Textbook of Uncommon Cancer

罕见肿瘤学

·原书第5版·

原著 [美] Derek Raghavan
[美] Manmeet S. Ahluwalia
[美] Charles D. Blanke
[美] Jubilee Brown
[美] Edward S. Kim
[美] Gregory H. Reaman
[美] Mikkael A. Sekeres
主审 于金明
主译 邢力刚

中国科学技术出版社
·北 京·

图书在版编目（CIP）数据

罕见肿瘤学：原书第 5 版 / (美) 德里克·拉哈万 (Derek Raghavan) 等原著；刑力刚主译．— 北京：中国科学技术出版社，2022.1

书名原文：Textbook of Uncommon Cancer, 5e

ISBN 978-7-5046-9015-9

Ⅰ．①罕… Ⅱ．①德… ②刑… Ⅲ．①肿瘤学 Ⅳ．① R73

中国版本图书馆 CIP 数据核字 (2021) 第 063858 号

著作权合同登记号：01-2021-0311

策划编辑 孙 超 焦健姿
责任编辑 方金林
装帧设计 佳木水轩
责任印制 李晓霖

出　　版 中国科学技术出版社
发　　行 中国科学技术出版社有限公司发行部
地　　址 北京市海淀区中关村南大街 16 号
邮　　编 100081
发行电话 010-62173865
传　　真 010-62179148
网　　址 http：//www.cspbooks.com.cn

开　　本 889mm × 1194mm 1/16
字　　数 1850 千字
印　　张 61.5
版　　次 2022 年 1 月第 1 版
印　　次 2022 年 1 月第 1 次印刷
印　　刷 天津翔远印刷有限公司
书　　号 ISBN 978-7-5046-9015-9 / R · 2729
定　　价 598.00 元

版权声明

Title: *Textbook of Uncommon Cancer, 5e*

By Derek Raghavan, Manmeet S. Ahluwalia, Charles D. Blanke, Jubilee Brown, Edward S. Kim, Gregory H. Reaman, Mikkael A. Sekeres

ISBN: 978-1119196204

This edition first published 2017

译校者名单

主　审　于金明

主　译　邢力刚

副主译　王景福　李增军

译校者　（以姓氏笔画为序）

于　洋　山东第一医科大学附属肿瘤医院（山东省肿瘤医院）
于雪迪　山东第一医科大学附属肿瘤医院（山东省肿瘤医院）
马　丽　齐齐哈尔市第一人民医院
马常英　齐齐哈尔市第一人民医院
王　娟　西南医科大学附属医院
王长宾　胜利油田中心医院
王银霞　山东第一医科大学附属肿瘤医院（山东省肿瘤医院）
王景福　山东第一医科大学附属肿瘤医院（山东省肿瘤医院）
孔玲玲　山东第一医科大学附属肿瘤医院（山东省肿瘤医院）
白孟麟　山东第一医科大学附属肿瘤医院（山东省肿瘤医院）
冯　帅　山东第一医科大学附属肿瘤医院（山东省肿瘤医院）
曲　伟　山东第一医科大学附属肿瘤医院（山东省肿瘤医院）
朱婉琦　山东第一医科大学附属肿瘤医院（山东省肿瘤医院）
刘　静　山东第一医科大学附属肿瘤医院（山东省肿瘤医院）
刘雅洁　北京大学深圳医院
孙枫淏　山东第一医科大学附属肿瘤医院（山东省肿瘤医院）
孙娅茹　山东大学第二医院
严晓慧　山东第一医科大学附属肿瘤医院（山东省肿瘤医院）
李　阳　山东第一医科大学附属肿瘤医院（山东省肿瘤医院）
李　瑛　北京大学深圳医院
李　新　北京大学深圳医院
李大鹏　山东第一医科大学附属肿瘤医院（山东省肿瘤医院）
李志强　山东第一医科大学附属肿瘤医院（山东省肿瘤医院）

李国强　北京大学深圳医院
李晓琳　山东第一医科大学附属肿瘤医院（山东省肿瘤医院）
李增军　山东第一医科大学附属肿瘤医院（山东省肿瘤医院）
杨梦祺　北京大学深圳医院
杨鹏飞　北京大学深圳医院
吴培培　济宁市第一人民医院
余丽娌　三峡大学附属仁和医院
张　云　山东第一医科大学附属肿瘤医院（山东省肿瘤医院）
张　然　山东第一医科大学附属肿瘤医院（山东省肿瘤医院）
张　璐　山东第一医科大学附属肿瘤医院（山东省肿瘤医院）
张亚琨　青岛市市立医院
张建光　淄博岜山万杰医院
张淞盛　山东第一医科大学附属肿瘤医院（山东省肿瘤医院）
张德普　山东第一医科大学附属肿瘤医院（山东省肿瘤医院）
陈　亮　山东第一医科大学附属肿瘤医院（山东省肿瘤医院）
陈　敏　北京大学深圳医院
陈　霞　山东第一医科大学附属肿瘤医院（山东省肿瘤医院）
陈金龙　山东第一医科大学附属肿瘤医院（山东省肿瘤医院）
陈宜聪　山东第一医科大学附属肿瘤医院（山东省肿瘤医院）
陈晓静　西南医科大学附属医院
岳金波　山东第一医科大学附属肿瘤医院（山东省肿瘤医院）
郑雅文　济南市中心医院
孟　珅　山东第一医科大学附属肿瘤医院（山东省肿瘤医院）
孟祥姣　山东第一医科大学附属肿瘤医院（山东省肿瘤医院）
赵玉洁　北京大学深圳医院
赵汉玺　山东第一医科大学附属肿瘤医院（山东省肿瘤医院）
赵亚兰　山东第一医科大学附属肿瘤医院（山东省肿瘤医院）
赵伟珠　滨州市人民医院

胡　漫　山东第一医科大学附属肿瘤医院（山东省肿瘤医院）
施鹏越　山东第一医科大学附属肿瘤医院（山东省肿瘤医院）
祝效鹏　北京大学深圳医院
秦庆谨　山东第一医科大学附属肿瘤医院（山东省肿瘤医院）
贾　珏　山东第一医科大学附属肿瘤医院（山东省肿瘤医院）
倪　燕　山东第一医科大学附属肿瘤医院（山东省肿瘤医院）
高　敏　山东第一医科大学附属肿瘤医院（山东省肿瘤医院）
高福锋　山东第一医科大学附属肿瘤医院（山东省肿瘤医院）
郭　欢　济宁市肿瘤医院
郭秋芬　山东第一医科大学附属肿瘤医院（山东省肿瘤医院）
崔春辉　山东第一医科大学附属肿瘤医院（山东省肿瘤医院）
董　敏　平邑县人民医院
董鑫哲　山东大学齐鲁医院
蒋力扬　山东第一医科大学附属肿瘤医院（山东省肿瘤医院）
韩云炜　西南医科大学附属医院
韩晓运　山东第一医科大学附属肿瘤医院（山东省肿瘤医院）
童　欣　山东第一医科大学附属肿瘤医院（山东省肿瘤医院）
谢　健　山东第一医科大学第一附属医院（山东省千佛山医院）
解琳娜　山东第一医科大学附属肿瘤医院（山东省肿瘤医院）
窦　雪　山东第一医科大学附属肿瘤医院（山东省肿瘤医院）
潘国友　山东第一医科大学附属肿瘤医院（山东省肿瘤医院）

主译简介

邢力刚，肿瘤学博士，主任医师，博士研究生导师，师从我国著名放射肿瘤学家于金明院士，在美国纽约纪念斯隆－凯特琳癌症中心从事博士后研究 4 年。中华医学会放射肿瘤治疗学分会委员，中国抗癌协会癌症康复与姑息治疗专业委员会委员兼放疗学组组长，中国临床肿瘤学会肿瘤放疗专家委员会副主任委员，中国抗癌协会肿瘤放射治疗专业委员会委员。擅长胸部肿瘤的诊断、放射治疗和综合治疗。主持多项国家级和省级课题，多次获国家级和省级科技进步奖，以第一或通讯作者发表 SCI 收载论文 30 余篇。

内容提要

本书引进自国际知名的 WILEY 出版社，由来自美国、英国、爱尔兰、日本、澳大利亚等国的两百余位专家共同编写。本书为全新第 5 版，内容涵盖泌尿生殖系统、头颈部、胸部、乳腺、消化系统、妇科、内分泌系统、血液系统、神经系统、皮肤、软组织等各系统肿瘤的相关知识。全书共 81 章，各章均从该系统罕见肿瘤的发病率、病理特征、临床表现、治疗和预后等方面进行介绍。书中重点更新了很多肿瘤的分子特征信息及手术、放射治疗和内科治疗的相关进展，特别是靶向治疗和免疫治疗的进展。本书内容全面而系统，配图丰富且精美，在帮助临床医生提高肿瘤诊治水平的同时，造福广大肿瘤患者及其家庭，是广大肿瘤学临床医师必备的参考书。

译者前言

罕见肿瘤是棘手的临床问题。因为临床少见，临床医师往往对这些肿瘤的特征、鉴别诊断和治疗方案难以把握，需要反复查阅大量文献，而这些罕见肿瘤病例的报道，临床循证级别通常不高，有时甚至无法很好地指导临床诊治。因此，迫切需要一部相关学术专著作为参考。

Textbook of Uncommon Cancer 是一部经典著作，其初版始于 1988 年，至今已更新至第 5 版。全新第 5 版中更新了很多肿瘤分子特征和诊断的信息，包括手术、放疗和系统治疗的不少进展，特别是靶向治疗和免疫治疗方面的进展。

原著书名中的“uncommon”，直译应为“不常见”或“少见”，但结合中文表述习惯，将其意译为“罕见”。由于我国人口众多，肿瘤发病率高，有些肿瘤并不像西方国家那样“罕见”，所以书中定义为罕见的病例还需临床医生自行甄别、解读。由于我国肿瘤发病特征和疾病特征与西方国家不尽相同，因此书中介绍的内容及观点仅供临床医生拓展思路之用，不能作为临床诊治的指南和依据。

尽管翻译过程中我们反复斟酌，希望能够准确表述原著者的本意，但中外语言表达习惯有所差别，中文翻译版中可能存在一些表述欠妥或失当之处，恳请各位同行批评、指正。希望这部中文翻译版能为广大肿瘤学临床医师提供参考，为提高我国肿瘤的诊治水平、造福广大肿瘤患者和家庭提供帮助，同时也希望能够帮助广大医学研究生拓展科研思路。

山东省肿瘤医院

原著前言

Textbook of Uncommon Cancer 已出版 30 余年，在该领域的重要性日益凸显，第 5 版启用了全新的编委会成员，继续承担更新修订本书的重任。由于罕见肿瘤病例数量少、缺乏系统的合作研究，一级临床研究证据仍很有限，但累计资料在不断增多。国际和美国国家卫生组织日益重视罕见肿瘤患者的困境，已创建了相关网站和查询系统，以提供疾病治疗相关信息和其他帮助。美国政府卫生部门也已开始关注这一复杂疾病。

分子诊断技术提高了生物医学专家对罕见肿瘤特征的认识，研发的靶向药物在一些患者中取得了成功。同时，结构化管理措施的发展也对罕见肿瘤患者提供了更多帮助，如建立相关机制协助患者和医师与杰出专家和医疗中心合作，应用电子会诊、生物标本库和建立临床路径等。有关罕见肿瘤患者的研究成果发表难度较大，高水平的同行评议医学出版物越来越关注来自杰出医疗中心或协作组的病例系列，而未经证实的少数病例报道发表机会不断减少。

全新第 5 版增加了社会支持的相关内容，重点更新了分子特征和诊断信息，同时还关注了手术、放疗和系统治疗的相关进展，特别是重要的靶向治疗和免疫治疗进展。

在本书撰写期间，我们的家人和支持团队给予了大量无私的帮助。对他们的奉献，我们在此致以深深的谢意。希望全新第 5 版能够帮助更多与罕见肿瘤做斗争的患者及其家庭。

Derek Raghavan
Manmeet S. Ahluwalia
Charles D. Blanke

Jubilee Brown
Edward S. Kim
Gregory H. Reaman
Mikkael A. Sekeres

纪念Mark R. Green医师（1945—2015）

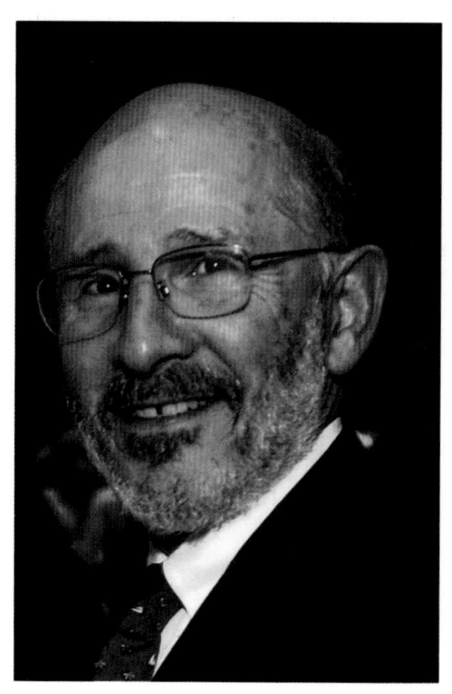

Mark R. Green 医师，*Textbook of Uncommon Cancer* 的主创编写专家之一，不幸离开了我们。20 世纪 80 年代中期，在一次美国肿瘤学年会（ASCO）上，Christopher Williams、John Krikorian、Derek Raghavan 和 Mark R. Green 在会议日程结束后聚会席间，他们就美国、英国和澳大利亚的医学实践问题，友好地交谈了很长时间。他们清醒地意识到在诊治罕见肿瘤过程中面临的共同挑战，在相关文献检索中会重复花费大量时间。因此，有必要编写一部相关著作。在 Christopher Williams 医师的主持下，*Textbook of Uncommon Cancer* 应运而生。Mark 医师在本书的设计和编撰过程中发挥了重要作用，并撰写了其所专注领域的众多章节。之后，本书多次修订再版，Mark 均高度负责地给予了积极贡献。他的去世令我们痛失一位朋友、一位同事和一位导师。我们将永远铭记他的开朗乐观、热情豁达和渊博的学识。

Mark 是具有高超技巧的完美临床研究者。1945 年 1 月 13 日，Mark 出生于康涅狄格州诺沃克。他的父亲是一名医师，受此影响，他很早就立志从医。他在哈佛大学获得学士和医学博士学位，并先后在 Beth Israel 医院、国家癌症研究院和斯坦福大学接受培训。1976 年，他加入 UC 圣地亚哥癌症中心并担任主任。1986 年，他带领团队首次获得 NCI 认证。10 年后，他加入南卡罗莱纳医科大学 Hollings 癌症中心并担任主任。他长期担任 CALGB 呼吸委员会的负责人，并主持了多项重要的国家临床试验，发表了多篇改变临床实践的论文。1989—1999 年，Mark 任美国内科学委员会肿瘤内科专业委员会委员，并于 1995—1999 年担任主任。2004 年，他从 Hollings 癌症中心主任职位退休后，出任医学交流与研究网络医学主任，并被聘为 Xcenda 公司的执行医学官，于 2007 年任 Xcenda 肿瘤智慧咨询委员会副主席。为了纪念他的突出贡献，南卡罗莱纳医科大学专门设立了 Mark R. Green 胸部肿瘤杰出访问教授职位。Mark 给妻子 Judith 和两个女儿带来无限温暖，并与众多志同道合的人结为好友。

谨以 *Textbook of Uncommon Cancer, 5e* 向 Mark R. Green 医师致以深深的缅怀之情。

补充说明

书中参考文献条目众多，为方便读者查阅，已将本书参考文献更新至网络，读者可扫描右侧二维码，关注出版社“焦点医学”官方公众号，后台回复“罕见肿瘤学”，即可获取。

致　谢

谨以此书向本书所有著者的同事、本书的发起人之一 Mark R. Green 医生致意。

感谢我的妻子 Harneet，我的孩子 Aisha 和 Angad，感谢他们的支持和关爱，感谢我的母亲和导师给予的指导，感谢患者们给予我的激励。

Manmeet Ahluwalia

感谢我的朋友、家人和 SWOG。

Charles D. Blanke

感谢勇敢的患者们。感谢我挚爱的家人 Wendel Naumann、Elizabeth Joan Robinson 和 William David Robinson，感谢你们的耐心和关爱。

Jubilee Brown

感谢我的父亲 David Jaiman Kim 教授，我的母亲 Deborah Yong Ae Kim, 我的兄弟 Donald Sunghyum Kim, 我的爱人 Haesue Florence Kim 博士，以及可爱的孩子们 Elyssa 和 Alexander。谢谢你们带给我的幸福。

Edward S. Kim

感谢 Judy、Nick、Stephanie、Megan 和 Eric，感谢你们给予我的长期支持、友爱、激励和忍耐，感谢 40 年来患者们的勇气和决心。

Derek Raghavan

感谢 Susan、Emily 和 Sarah 的支持。感谢罕见肿瘤患儿和家庭给予的激励与感动。

Gregory H. Reaman

感谢我的爱人 Jennifer，孩子 Gabriel、Samantha 和 Silas 给予的关爱、支持和忍耐。感谢我的父母和老师们，感谢你们长期的指导，感谢我的患者们的鼓励。

Mikkael A. Sekeres

目　录

第一篇　罕见肿瘤的一般诊疗原则

第二篇　泌尿生殖系统肿瘤

第三篇　头颈部癌

第四篇　胸部肿瘤

第五篇　乳腺癌

第六篇　胃肠道肿瘤

第七篇　妇科肿瘤

第十一篇　皮肤恶性肿瘤

第十二篇　骨骼肌肿瘤

第十三篇　儿童肿瘤

第一篇　罕见肿瘤的一般诊疗原则

General Principles of Care of Uncommon Cancers

第 1 章　罕见肿瘤概述

A Structured Approach to Uncommon Cancers

Derek Raghavan　著

李晓琳　译　　赵汉玺　校

一、概述

在过去的 10 年中，人们越来越认识和关注罕见肿瘤患者及其家庭面临的困境。由于全面且明确的诊疗信息难以获得，医护人员相应的临床经验、标准治疗方案及临床试验效果缺乏，特定的赔付方案难以达成，以及由此导致的诊疗费用增加等多种原因，导致患者及其家庭存在额外的恐惧和挫折感。这些隐含的社会经济问题将在第 2 章和第 3 章详述。

诊断、治疗和随访的基本原则基本上是可相互通用的 [1-3]，因此定义一个能够涵盖所有患有罕见恶性肿瘤患者的通用临床管理结构同样十分重要。尽管人们对罕见肿瘤的概念尚未达成完全共识，但一般认为每年每 10 万人中有 6～15 例新发病例的肿瘤类型即为罕见肿瘤 [4, 5]。

Greenlee[4] 等提出新发癌症病例中 25% 为罕见肿瘤，但是这个数字被夸大了，因为他们将“罕见”的定义标准设定为 15 例 /10 万人口。根据这个定义，睾丸癌症也将被视为一种罕见的癌症，而这并没有实际意义。出于实用目的，本书推荐每年每 10 万人口中新发病例少于 6 例的肿瘤可被视为适当的标准 [5]。然而值得注意的是，这个定义仍然不完整，因为它没有考虑到常见肿瘤的罕见亚型。例如，虽然前列腺癌和膀胱癌是常见的，但这些疾病的小细胞变种发病率每年不到 6 例 /10 万人口，这绝对是罕见的。正如第 2 章和第 3 章所述，关于罕见肿瘤诊断和管理的确定信息非常少。反过来，有大量个案和病例报告被发表，但是这些研究结果对肿瘤的定义及治疗方法缺乏临床或统计学意义。值得注意的是，在这些存在的问题包括缺乏病例和分期评估，缺乏广泛的治疗方法，报道不能确定专业水平，病例选择偏移，以及阳性病例报道偏移。除此之外，还有各种评论中孤立的病例报道 [6]。

这简单地强调了国家和（或）国际试验合作组在其各自研究领域内推进罕见肿瘤研究地位的重要性，从而使其发展更为明确，并推动罕见肿瘤基于证据的诊断和治疗途径的发展。欧洲肿瘤学界尝试通过一个集成的网络系统和创新的试验设计等 [2, 3] 来系统化其诊断治疗方法，并希望于适当的时候进行评估和验证。

二、临床表现

罕见肿瘤临床表现的细微差别不在本章讨论范围。然而，必须要强调的是，临床思维敏锐性的基础是临床任务的频率和重复性。但对于罕见肿瘤，一般临床医生并不能保证这一点。考虑到罕见肿瘤患者相对聚集于知名肿瘤治疗中心和知名肿瘤专家处，非专科医生应考虑与专科医生进行讨论，或将患者转诊到知名肿瘤治疗中心，进一步复核病情诊断或征求其他专家意见。

例如，与神经母细胞瘤和副神经节瘤（通常见于后纵隔）相比，胸部罕见肿瘤的表现包括性腺外生殖细胞肿瘤和胸腺瘤（特征性地见于前纵隔）。这些微妙的临床差异，对于不熟悉的医生来说，这可能不会被常规地视为具有临床重要性。微妙的临床差异如男性乳腺发育，可能影响专家的诊断，可以节省大量不必要的诊断和活检（例如，血清 β- 人绒毛膜促性腺激素显著升高的检测即可确诊，可以避免经胸活检引起的并发症）。

在病史构成方面，考虑到肾癌的不常见表现时，家族史的差异（例如镰状细胞病的存在）可能有助于诊断肾髓质癌与导管癌 [7]。这本教科书有许多类似的例子，因此在设计罕见肿瘤的最佳管理途径时，不能低估临床敏锐性和经验的重要性。

三、病理学评价

无论是缺乏实践经验的临床医师，还是知名治疗中心的专家，在诊治罕见肿瘤患者时应该采取一些初步措施。在这种情况下，专科病理学家对病理标本的审核对于确保正确识别实体至关重要，有助于引导患者直接获得适当的管理和治疗 [1, 8]。

由于很少有肿瘤病理学家专门从事一般罕见恶性肿瘤的研究，因此，将标本交给一位备受尊敬的专注于该部位肿瘤研究的肿瘤病理学家进行审核十分必要。例如，交由泌尿生殖系肿瘤病理学家来审核泌尿生殖道膀胱、前列腺、肾脏、睾丸和其他不常见部位的罕见肿瘤；或交由一位专科乳腺癌病理学家审核针对该疾病的罕见变种等。例如，未分化的 Gleason 分级 5 + 5 级前列腺腺癌和小细胞间变性前列腺癌之间的差异可能是微妙的，并且可能存在真正的诊断困境。同样，不常见的肾癌低分化变异体之间的区别在形态上几乎是不可能辨别的。

自分子生物学快速发展以来，与癌症相关的遗传异常的评估，包括表达水平和模式的改变，以及下游靶点和受体的精细化已成为诊断的关键。识别受体检测方法，如表皮生长因子受体和其他可能决定曲妥珠单抗治疗效果及类似的靶向疗法，其准确性和可重复性已经成为人们关注的焦点。所采用的技术之间可能存在差异，在具体实例中，免疫组织化学与更复杂的分子探针（例如荧光原位杂交）的结果可显著不同。诊断罕见肿瘤时，这种情况更加重要，因为基因表达和突变的模式可能有助于定义罕见组织学不同亚型之间有限差异。在一些情况下，特别是无特效治疗方法的时候，这些模式有助于识别潜在药用治疗靶点。

例如，分子和细胞遗传学研究已经解释了如何在没有镰状细胞病的白人群体中发生肾髓质癌，以及他们对酪氨酸激酶抑制反应的异质性 [7, 9]。在类似的背景下，现在有证据表明 PD-L1 在集合管癌中表达，这表明 PD-L1 对于治疗这种罕见的肾肿瘤可能有作用 [9, 10]。

现已明确常规获取病理学评估的潜在障碍，例如报销问题 [3]。这一步骤对于实施正确治疗至关重要，并且通常不会导致成本过高，我们只是认为必须这样做。大多数医疗保健系统（包括国家医疗计划中的医疗保健系统）覆盖贫困人口，对于资源有限且财力不足的患者，有一系列替代资助方案。

四、其他诊断方法

其他诊断方法同样重要，例如审查生化、其他血清学或生物标志物，以及影像学检查。小地区内的病理学实验室通常由政府机构认证，并且能够完成血液和组织生物标志物的常规分析。在罕见肿瘤的情况下，相关的生物标志物和分子探针可能是独特且不常见的，因此质量保证（和实验室工作人员的经验）可能差强人意。因此，临床医师应认真核实，确保这种不常用的检测结果及其解释的准确性。

相似的是，对于经验较少的普通放射科医师或肿瘤科医生而言，罕见肿瘤的影像学诊断具有挑战性，最好在罕见肿瘤影像学诊断经验丰富的医疗中心进行检查。如第 6 章所述，原发性脐尿管肿瘤的影像学评估（与局部侵犯的前列腺、结直肠恶性肿瘤，或近期经尿道穹窿活检术后局部改变相比），对于在此问题上缺乏经验的诊断医生而言可能是一个挑战。

五、已发表经验的综述

我强烈反对这样的观点：由于公布的关于诊断和管理这些病症的最佳方法的信息缺乏同行评审，

有人建议应该更多地发表小样本例数研究甚至是孤立的病例报道[3]。一系列临床实际情况表明，由初级或没有经验的医师撰写的报道，并没有病理学和诊断检测的验证，因而不会给这一类肿瘤患者提供可靠的临床诊疗参考。随着开放获取渠道出版物的激增，这种情况可能会变得更糟，因为其中一些出版物迫切需要发表内容，而且质量保证相对较差。同样重要的是，传统医学文献强调“积极”报道，因此可能选择尚未成功的治疗报告。也就是说，临床医师可能从互联网获得有用的信息，尤其是 PubMed 网站（其中包含了根据文章发表标准对内容进行同行评审的期刊）。

通过解决上述问题可以最有效地识别信息的质量，即肿瘤负荷、中心病理学评估、所有病例报道、治疗反应评价标准，以及所呈现结果的清晰度。

如第 2 章和第 3 章所述，患者及其家属在面对这些罕见的肿瘤时，由于相对缺乏医疗支持和经验，可能会转向求助互联网或其他非常规信息来源，并可能受到不准确信息的影响。因此，作为严谨的临床医生，除了临床的治疗，我们还应积极为患者及其家属提供有用治疗信息支持。

已经面向临床医师及患者发布的两个权威性出版物（此版本和自 1988 以来的罕见肿瘤教科书[11]和法语出版物 *Tumeurs Malignes Rares*[12] 之前的四个版本），试图解决其中的一些问题，但是无法涵盖临床医师所需要面临每种复杂和罕见病症的具体细节。越来越多的标准肿瘤学文章开始关注更有趣或治疗反应更迅速的罕见肿瘤，但也缺乏细节问题和完全最新信息的提供。

另一个潜在信息来源是 Rene Mirimanoff 教授于 1993 年在瑞士洛桑建立的罕见肿瘤网[13]，其数据通过电子邮件和专门网站生成，但显然缺乏统一的组织学评价。值得注意的是，该小组最近在开放获取渠道的期刊中总结了其工作，但对其中一些结果的解释却被上述因素所干扰，特别是质量保证的问题。最近在欧洲肿瘤内科学会主持下召开的一次共识会议试图解决其中许多问题，并更新网站 RARECARENET（http://www.rarecancerseurope.org/ 和 http://www. rarecarenet.eu/rarecarenet/，最终编辑于 2016 年 10 月）[2, 3]。重要的是，该倡议还尝试在罕见恶性肿瘤领域中定义最需要的领域，以使它们受到更多的关注，在协作的基础上，获得更为集中、严谨的研究数据。

自 2013 年以来，在美国国家癌症研究中心已将罕见肿瘤列为其新兴关注点之一，但迄今为止的关注程度尚有不足。相关网站（https://ccrod.cancer.gov/confluence/display/RTIP/ Rare+Tumors+Initiative+Home）不是特别有用的。他们的总体战略是“利用具有遗传学、基因组学、蛋白质组学、分子生物学、影像、肿瘤模型、药代动力学、药效学、生物标志物，以及临床试验开发和执行方面的专业知识的内部研究人员才能”。

在加拿大和澳大利亚已经制定了新的倡议，开展针对罕见肿瘤患者的早期阶段性靶向治疗试验（见第 3 章）。国际罕见肿瘤组织倡议的一些国家倡议汇集在一起（包括英国癌症研究所，欧洲癌症研究和治疗组织，美国国立卫生研究院，加拿大国家癌症研究所试验组和英国国家卫生研究所），目的是更加关注罕见肿瘤患者的困境并最终开展国际合作研究[14]，更详细地介绍患者和家属需要的信息，以及可获得的信息来源见第 2 章和第 3 章。

六、协作管理

在当今时代，有些国家中较小的肿瘤治疗中心日益受到大型医疗保健系统威胁，这种负面因素可能影响个别临床医生转至大的医疗集团中心，从而存在失去对患者持续治疗的潜在可能性。在目前的情况下，这是一个特别重要的问题，因为对罕见肿瘤的最佳诊疗方法可能远不如对普通癌症的最佳治疗方法了解得多，因此专业知识水平和获得罕见肿瘤常规治疗的结构化方法可能至关重要。

对于无保险或保险不足的患者，问题更加复杂，理想的早期咨询和（或）转诊可能是这些人群所面临的额外挑战[15, 16]。因此，对于全科医生或独立的临床医生来说，发展个人的管理方法用于处理罕见肿瘤或罕见的常见癌亚型非常重要。在我们看来，通过电话或电子邮件系统并未得到充分的利用，临床医生有机会通过这两种方式与当地或国家专家讨论和管理罕见肿瘤。许多中心欢迎这种方式的交流，可以帮助改善诊疗质量和帮助建立有效的沟通转诊方式。

当临床医生试图找到具有相关经验的专家时，识别具有特定肿瘤治疗专长的全国知名专家并不困难，并且这些临床医生通常会在他们的专业领域内诊疗更为广泛的罕见肿瘤。有时，专家会针对特定的罕见肿瘤发表相关的研究报道。查找国家和国际相关会议的进程也可以找到罕见肿瘤治疗方面的专家，也可在本章所列的一些出版物的目录中同样找到相关专家。

当临床医生尝试识别一个真正的罕见恶性肿瘤领域专家时，除了简单地参考知名肿瘤中心出版物（通过检索PubMed或其他同行评审的出版物）之外，还应从以下问题进行审视。

(1) 您看过和（或）帮助管理过多少这类病例？

(2) 结果如何？

(3) 是否发表了这方面的经验报道？

(4) 随访时间有多长？

(5) 您咨询过其他专家吗？

(6) 您是否需要常规病理检查？

(7) 这些病例是否常规提交给最高专科的肿瘤委员会或类似会议审议？

表1-1总结了这些全科医生或独立医师对这类肿瘤的管理原则。与可能发生诉讼有关的问题通常可以通过在任意管理意见中插入警告来处理，甚至可以通过编写解释该问题的书面文件来处理。在某些情况下，这种类型的关联将导致产生第二意见，可以根据中心或当地的政策，甚至通过共同管理，共同决策和监督的方式做出决定。

理想情况下，当独立的临床医生面对有知名肿瘤中心提供第二意见，如果没有标准的治疗方案时，除了需要病理学专家审查外，还有可能使用分子诊断技术。最近，加拿大国家癌症研究所一直在进行一项Ⅱ期伞式试验，其中正在对一系列罕见的恶性肿瘤进行舒尼替尼或替西罗莫司的评估，这些恶性肿瘤可能具有基因突变的表达，这些基因突变有助于酪氨酸激酶抑制[17]。鉴于晚期罕见肿瘤的全身治疗进展十分缓慢，这种方法可能会在未来几年内取得有意义的发展。

七、建议

对于经验不足的临床医生以及患者和家属来说，罕见肿瘤的管理是一个具有挑战性和极高要求的领域。尽管存在允许自我学习和管理方法演化的资源，但我们相信，对于独立的或经验不足的临床医生而言，让特定专家或专业的肿瘤中心参与具有罕见恶性肿瘤的患者诊疗则更为有效。在某些情况下，可能需要特定的亚专科护理（特别是在外科肿瘤学领域），但大多数需放疗或全身性治疗的病例由初次接诊的肿瘤科医师处理均可顺利进行，前提是这是根据明确定义的规范管理计划，并与经验丰富的临床医生或医疗中心合作。该方法将患者利益置于管理流程的中心。

表1-1　罕见肿瘤的管理方案

管理步骤	解　释
由肿瘤病理学专家审核组织学诊断报告	大量的文献支持知名诊疗中心进行的病理学评估；存在罕见恶性肿瘤的情况下更为重要
审查放射学和其他诊断标准（包括不常见的生化或基因检测）	放射学、生物化学和分子检测的罕见发现很容易被误解；在这种情况下，除了知名诊疗中心之外，质量控制可能较差
文献综述 • 标准文本可能有相关部分 • 参考罕见肿瘤教科书或罕见恶性肿瘤著作（注意任何文本中的选择偏见和潜在的注明日期） • PubMed 或同等质量的检索网络（具体问题在文中有总结）	教科书通常由具有特定癌症管理丰富经验的专家撰写，有时包括不常见的或罕见肿瘤。请注意文本中提到的孤立案例不准确报道；注意评论中的数据再分析；谨防“案例报道和文献回顾”
咨询专家——通常在知名诊疗中心，选择在国家/国际会议上发表相关文章或演讲的专家 实际考虑：与专家建立伙伴关系	罕见肿瘤病例往往聚集在知名诊疗中心，至少在一定程度上，寻求病理/影像结果审查方面的专家意见 罕见肿瘤患者反复就诊于知名中心是不现实的，但知名中心的专业知识（包括病理学和分期复查）通常可以与具体进行治疗、后续随访的当地肿瘤学家积极合作，共享信息

经 Amals of Oncology 许可转载，引自 Raghavan，2013.

第 2 章　患者需要了解的信息：诊断为罕见肿瘤的患者信息需求及来源

What Patients Need to Know: Information Needs and Information Sources of Patients Diagnosed with Rare Cancers

Dana L. Ladd　著

李晓琳　译　　赵汉玺　校

一、概述

患有罕见肿瘤的患者除了在生活及生命方面遭受威胁之外，还会面临重大挑战[1]。这些患者往往很难获得及时准确的诊断，很少或根本无治疗方案，并且在特异性疾病专家就诊方面会遇到难题[1]。除了这些问题外，罕见肿瘤患者在获取有关其癌症的可靠信息方面也会面临困难。

虽然患者希望并积极寻求有关罕见肿瘤的信息，但总体而言，这一人群的信息需求并未得到满足。与报告获得满意信息的患者相比，信息需求不满意患者会产生多种消极的相关因素[2]。此外，罕见肿瘤患者可在线查询有关癌症的信息，而这些信息很多并没有经过严格的可靠性和准确性评估，这会造成患者接收到健康信息不可靠甚至危险。来源权威、可靠的健康信息对患者非常重要，可使他们根据准确的医疗信息做出决策。

本章对罕见肿瘤确诊患者的信息需求、健康信息来源及未满足信息需求的后果进行了概述。此外，还包括了评估健康信息来源和内容的标准，其中包括一个带注释的网络资源列表，用于帮助患者及其护理人员查找可以提供给成人和儿童罕见肿瘤患者的可靠信息。

二、信息需求

关于罕见肿瘤缺乏医疗信息，尤其缺乏面向患者的可访问的可靠信息。虽然罕见肿瘤患者想要更多地了解他们的病情，但找到关于罕见肿瘤的准确信息可能是一项艰巨的挑战[3]。此外，关于针对罕见肿瘤患者具体信息需求和信息来源的研究很少。以下概述了一般癌症患者的信息需求和来源，重点是关于罕见疾病和癌症方面的。

癌症患者的信息需求随着癌症治疗的进展而变化[2, 4–6]。我们认为在癌症的诊断和治疗阶段，患者对相应信息需求最高[4–6]。在完成治疗后患者对信息需求略有下降，但在癌症患者的长期护理期间对信息需求仍然很高，并且根据特定的疾病而有所不同[5, 6]。

1. 不同癌症特异性信息

患者需要有关癌症类型，病因，对身体的影响，诊断和特定症状的信息[6]。罕见肿瘤患者往往被错误诊断或延迟诊断[1]，这些患者可能求助于在线资源检索有关其症状进行自我诊断。

2. 治疗相关信息

此类别包含有关患者治疗、治疗方案的选择[7]、不良反应、临床试验[4]和药物信息。在一项研究中，大多数患者将“治疗或治愈”当作非常重要的信息类型，比任何其他信息都重要[7]。对接受放射治疗的乳腺癌患者信息需求的纵向研究发现，患者所需要的信息是关于治疗不良反应，以及治疗对其整体健康和生活的影响[2]。除了标准治疗方案外，癌症患者还会需要有关补充和替代治疗方案的信息[6, 8]。由于许多罕见肿瘤缺乏有效的治疗方法，患者可能会使用互联网搜索相关的治疗方案和临床试验。

3. 预后信息

罕见肿瘤患者的死亡率高于常见肿瘤的患者[9, 10]。

所有癌症患者均称曾检索癌症预后、康复和长期随访的信息[6, 7, 11]，其中58%患者表示他们检索过关于特定类型癌症预后的信息[8]。

4. 监测信息和健康信息

监测信息和健康信息包括有关身心健康、预防和早期诊断的信息[6]。患者需要有关自我护理和健康生活方式的信息，包括饮食、营养及体育锻炼[4]。除健康信息外，癌症患者还需要有关性生活的信息，性功能和生育能力，以及外表变化等信息[6, 12]。

5. 支持信息和人际社交信息

这一类别包括情感、精神支持，以及如何与癌症做斗争[6, 8]。虽然没有像其他信息需求那样经常被报道，但大约9%的癌症患者表示需要相关的心理社会信息。患有罕见疾病的患者常常感到孤独，希望与其他有类似经历的人沟通。通常情况下，他们从未遇到其他同样病症的患者，因此建立与其他患者联系的网络对于罕见肿瘤的患者意义重大（见第3章）。

6. 财务、保险和法律信息

这是普通癌症患者另一个重要的信息需求[6]。这些患者的医疗护理和治疗费用常为自付，并且数额很高。而罕见肿瘤的患者为获得诊疗和护理方面的专家意见，可能还需要长途跋涉，这也会增加费用。由于癌症和治疗影响，患者也可能由于诊疗而无法工作或大量时间缺勤。这些因素可能会对患者的财务状况造成重大影响，患者可能需要有关财务和保险资源的信息。普通癌症患者还需要法律信息，包括遗嘱等信息[4, 6]。

7. 医疗系统信息

医疗系统信息包括与医疗服务提供者的互动，医生和医疗服务提供者的经验和资格，以及有关医疗保健系统的信息[6]。患者使用信息资源来评估负责自己的肿瘤科医生，以及为自己提供诊疗服务的医院资质[13]。此外，特别是患有罕见肿瘤的患者，希望可寻找到专门治疗其特定类型罕见肿瘤的肿瘤学家和医疗中心。

三、信息来源

患者的癌症信息来源包括医疗保健提供者、媒体（包括互联网）、印刷和图书馆、人际关系网络及相关癌症组织[6, 7, 13–16]。这些类型的癌症信息来源将在下面进行更详细地阐述和解释[1]。

1. 医疗保健提供者

包括医生（肿瘤科医生、全科医生、外科医生和放射科医生）、护士和其他医疗保健提供者在内的医疗保健提供者，是罕见肿瘤患者的重要信息来源。与互联网、家人、朋友、广播、报纸和电视的其他来源相比，大多数患者表示他们更信任自己的医疗保健提供者所提供的健康信息来源[7]。此外，患者称他们更倾向于从这些医疗保健提供者那里接收信息。然而患者还表示，他们也从各种其他渠道搜寻与癌症有关的信息[6, 11]。

2. 媒体

媒体资源包括互联网、电视、视频和DVD，以及广播。37.1%的癌症患者表示通过互联网获取与癌症相关的健康信息[6]。患者称使用互联网搜索健康信息并参与在线支持小组，曾阅读与健康相关的博客，以及向医疗保健提供者发送电子邮件[11]。视听信息是受教育程度较低的患者重要的信息来源。然而，只有2%的癌症患者表示曾使用广播媒体（电视、视频、DVD）来查找健康信息[16]。同样，Balka等发现患者很少报告观看视频以了解有关癌症的更多信息[14]；这种低使用率可能是由于患者无法访问权威的癌症相关视频。罕见肿瘤的患者可能无法识别和获取关于其癌症的准确视听资源。

3. 打印资源和图书馆

书籍、杂志、报纸、小册子、讲义和图书馆都包含这一类健康信息。Rutten等报道，26.2%的患者倾向于使用出版材料查找相关癌症健康信息[6]。此外，患者还报告将图书馆作为其癌症信息的来源[6, 15]。作为医疗或医院图书馆的一部分，医疗中心图书馆越来越多地为患者提供独立的健康信息服务。罕见肿瘤患者可能会发现图书馆是查找有关罕见肿瘤的其他信息的重要来源。这些中心的医学图书馆员擅长查找和评估健康信息，也可以访问包含订阅的罕见肿瘤信息数据库。

4. 人际关系

人际交往包括与朋友、家人、同事、神职人员和其他患者的关系[4, 6]。在人际关系网络中，有43%癌症患者表示曾与朋友和家人沟通；31%曾求助于支持团体；20%曾寻求来自其他患者的信息；6%的人表示他们将神职人员或教会作为信息来源。

进行人际交流的方法包括在线访问、电话沟通和支持小组现场帮助[6]。罕见肿瘤患者经常感到孤独，缺乏足够的医疗信息。他们可能希望遇到面临类似困境的其他患者。支持小组可以帮助填补这一信息空白，并为罕见肿瘤患者提供一种赋权感。

5. 组织

此类别包括电话信息服务，慈善和专业组织，以及医疗机构[6]。这些组织提供宣传、研究、合作、意识、资金和教育支持，以支持罕见肿瘤患者。许多组织都有在线网页，患者可以登录这些网页，还可利用其中包含的电话热线信息。罕见肿瘤组织的网站通常提供丰富的面向患者的信息和资源。除特定疾病信息外，患者还可以在网站中搜索支持机构和相应资源的链接。

四、可获得可靠的健康信息的重要性

如上所述，患者可以通过许多渠道来获得健康信息。由于信息通常会影响医疗保健决策，因此罕见肿瘤患者需要获得可靠、准确和权威的信息[17]。信息需求得到充分满足后，患者表示他们能积极地参与决策，治疗满意度、应对疾病的能力也相应提高，与家人的沟通更多，焦虑也相对减少[6, 18]。

未满足或未充分满足的信息需求与生活质量呈负相关，疾病的负面认知与癌症的负面影响[19]会使患者高度焦虑和抑郁[2]。不幸的是，癌症患者经常表示他们的需求未得到充分满足[6, 20]。此外，患有罕见疾病（包括罕见肿瘤）患者也称，他们的信息需求未得到满足，并且对已获得的信息不满意。许多罕见疾病患者表示，他们很难找到和获得有关罕见疾病的信息[21–26]。

Huyard 对诊断为罕见疾病的患者进行的一项研究发现，患者报道他们的信息需求非常重要，以至于他们认为提供权威和准确的信息是医生的义务[24]。在这项研究中，罕见疾病患者报道了他们对整体医疗保健的需求，如果就诊机构不仅明确诊断，还提供有关病情的充分信息，那么整体的治疗将得到改善。

五、网站可靠性

患者可能根据他们在网上找到的信息做出决定，有时甚至放弃医生的治疗建议，转而相信网上的健康信息。一项研究发现，根据网络上检索的信息，11% 的患者拒绝或停止了医生建议的治疗[26]。人们根据这些在网上获得的健康信息对自己或者亲人的健康状况做出判定[27]。健康信息搜索者报道，互联网对医疗保健决策产生了一定的影响（68%），16% 的人表示它对医疗保健决策产生了重大影响[27]。患者使用互联网健康网站来的信息作为参考，用以制定他们的健康决策，因此，罕见肿瘤患者从健康信息门户网站获得具有高质量、准确和可靠信息尤为重要。那些通过在线搜索引擎查询信息的患者应该学会对健康信息来源的准确性和可靠性进行批判性评估。

尽管通过值得信赖的健康信息门户网站，罕见肿瘤患者可以获得可靠的健康信息，但患者通常一开始就使用搜索引擎搜索健康信息[8]。搜索引擎可以搜索到数千种不同质量的检索结果[15]。患者通常会信任在这些网站上发现的信息，而不对其质量进行批判性评估。美国国家癌症研究所行为研究计划健康传播和信息学研究部门负责人 Bradford Hesse 在接受采访时表示，“网站数量激增，患者无法区分‘可信度线索’，这些可信度信号将可靠网站与非可靠网站区分开来。因此，有时患者可能会认为不同网站有相同的可信度，例如，美国癌症协会网站，和一个名为‘草药治疗癌症’的名人网站。”[28]

在探索有关癌症互联网健康信息来源的可信度时，Bates 等发现检索者对一些没有提供来源的通用网页可信度的看法是相同的，因为这些网站信息被告知是来自国家癌症研究所（NCI）、美国肺脏协会（ALA）或美国癌症协会（ACS）。受访者并不认可 NCI、ALA、ACS 的页面比一般无源网站更值得信赖，或更具备真实性、完整性。Bates 等发现，与没有可信度的一般来源网站相比，高度可靠的网站信息来源不会影响检索者对质量的感知[29]。

国家医学图书馆网络（NNLM）提供了简明的评估标准，用于评估在线健康信息在准确性，来源，偏见 / 客观性，流行性 / 及时性，以及覆盖范围方面的可靠性。这些评估标准可以帮助用户识别可能不准确，有偏见甚至危险的信息，评估可靠的医疗信息。表 2–1 给出了 NNLM 评估标准以及评估网站的其他资源。

那些在互联网上搜索健康信息的人也可以使用 Google 高级检索来限制结果（https://www.google.com/advanced_search，最后访问 2016 年 10 月），使用某些关键字和短语，从搜索结果中删除某些词。高级检索还允许用户精简检索结果。将结果范围缩小到某些域名，例如政府资助（.gov）、教育（.edu）

表 2-1　用于评估在线健康信息的资源

网　站	URL	描　述
医学图书馆协会：面向健康消费者和患者：查找健康信息	http://www.mlanet.org/resources/ userguide.html	为如何在网上检索并评价可信的健康信息提供意见
MedlinePlus 健康网络指南网络检索	https://www.nlm.nih.gov/medlineplus/healthywebsurfing.html	为评价健康信息质量提供标准及建议
全国医学图书馆网络：评估健康网站	http://nnlm.gov/outreach/consumer/ evalsite.html	这个网站包括一系列的评价在线健康信息的标准和方法

所有网站最后访问时间为 2016 年 10 月

或组织（.org），可能有助于检索权威网站来源的结果。限制和缩小可以帮助用户减少搜索产生的结果数量，并可用于消除结果中的商业网站（.com），有时可能包含有错误的健康信息（推销产品或误导）。即使在限制和缩小搜索范围之后，用户也应该在依据信息做出医疗保健决策前，始终以批判态度看待这些网站信息。

批判性地评估搜索结果是识别可靠信息的一种方式，然而患者还可以使用经过审查的健康信息门户和网站来获取有关罕见肿瘤的知识。虽然罕见肿瘤很少有可靠的在线信息来源，但有非营利组织和健康组织，教育和联邦政府机构提供有关许多类型的罕见肿瘤的信息。表 2-2 提供了一个网站列表，用于查找各种类型的成人和儿童罕见肿瘤信息，支持小组信息，以及寻找罕见肿瘤治疗专家和医疗中心资源。这些资源是寻找可靠的在线健康信息的绝佳起点。如前所述，健康中心或医学科学图书馆的馆员也可以帮助患者识别有关其病情的信息来源。

六、结论

罕见肿瘤患者具有许多信息需求，但是经常难以获得面向患者的关于其肿瘤的可靠信息。本章概述了肿瘤和罕见疾病患者的信息需求和来源，重点介绍了罕见肿瘤患者的具体需求和所面临的挑战。基于满足患者的信息需求与提供健康相关因素之间的供求关系，提供权威和准确的信息至关重要。

表 2-2　在线查找可信度较高的罕见肿瘤信息的资源

网　站	链　接	简　介
American Cancer Society（美国癌症信息网）	https://www.cancer.org/	包含各种肿瘤类型的信息，包括一些被认为罕见的肿瘤
American Society of Clinical Oncology's Cancer.Net（美国临床肿瘤学会）	https://www.cancer.net	虽然它是一个普通的肿瘤网站，但该网站包含有关各种罕见的成人和儿童肿瘤的信息，并包含寻找专门研究罕见肿瘤的支持团体和肿瘤学家的章节
Cancer Research UK（美国癌症研究）	https://www.cancerresearchuk.org/	该网站包含关于罕见肿瘤信息的部分，包括有关特定罕见肿瘤，诊断和患有罕见肿瘤的信息的链接
CureSearch for Children's Cancer（儿童肿瘤研究）	www.curesearch.org	该网站包含各种儿科肿瘤的信息，包括一些不太常见的肿瘤
Disease InfoSearch（疾病信息检索）	https://www.diseaseinfosearch.org	包含各种罕见疾病的简要信息，包括一些罕见的肿瘤，该网站提供疾病特定信息及支持小组和组织的链接
EURORDIS Rare Diseases Europe（欧洲罕见疾病组织）	www.eurodis.com	这个欧洲罕见疾病组织网站提供有关罕见疾病的支持和生活的信息

（续表）

网　站	链　接	简　介
National Center for Advancing Translational Sciences：Genetic and Rare Diseases Information Center（罕见病数据库）	https://rarediseases.info.nih.gov/ GARD/diseases-by-category/1/rarecancers	GARD 提供有关许多罕见肿瘤的信息。该网站列出了有关病情，治疗方案，组织，新闻和其他资源概述的链接，包括有关病情的信息
Genetics Home Reference（遗传学家庭参考）	http://ghr.nlm.nih.gov/	包含一部分有关肿瘤的信息，其中许多被认为是罕见的
Global Genes：Allies in Rare Disease（全球基因）	https://globalgenes.org/	该网站提供有关罕见疾病的一般信息，包括旨在赋予患者权力的工具包，但不包含特定的癌症信息
Macmillan Cancer Support（Macmillan 癌症支持）	http://www.macmillan.org.uk/Home.aspx	包含有关各种肿瘤的信息，包括一些罕见的肿瘤，并提供有关儿科非常罕见肿瘤的部分。组织和支持信息特定于英国
MedlinePlus（医疗在线）	http://medlineplus.gov	这个一般的消费者健康信息网站由美国国家卫生研究院和美国国家医学图书馆赞助，提供有关各种医学主题的信息，包括一些罕见的肿瘤和孤儿药的信息
National Cancer Institute（美国国家癌症机构）	http://www.cancer.gov	该网站包含许多一般肿瘤类型的信息和一些关于罕见肿瘤的信息。还包含一个关于罕见和不寻常的儿童肿瘤的部分
National Library of Medicine PubMed（美国国立医学图书馆）	http://www.ncbi.nlm.nih.gov/pubmed	由美国国家医学图书馆和国家卫生研究院赞助，该数据库可用于查找关于罕见肿瘤的期刊文章的引用。虽然针对的是专业人员，但对于需要更深入信息的患者或者很少或根本没有关于该病症的患者可能会有用
National Organization for Rare Disorders（美国国家罕见肿瘤组织）	http://www.rarediseases.org/	该数据库提供有关各种罕见疾病的深入信息，包括许多罕见的肿瘤。还包含有关患有罕见疾病的生活信息，支持信息，并包括患者组织列表。虽然是订阅数据库，但每天有两种免费的疾病特定报告
OncoLinK（癌症信息服务器）	http://www.oncolink.org/	该网站由 Penn Medicine 赞助，包含各种肿瘤的信息，包括一些罕见的肿瘤
Orphanet（孤儿病联盟）	http://www.orpha.net	欧洲罕见疾病数据库，包含罕见的肿瘤信息，所包含的信息是简短的，并以高阅读水平书写
Rare Cancers Europe（欧洲罕见肿瘤）	http://www.rarecancerseurope.org	这个欧洲网站包含许多罕见肿瘤信息的链接
RARECARENet（罕见肿瘤网络）	http://www.rarecarenet.eu/rarecarenet/index.php/information-on-rare-cancers	本网站包含有关各种罕见肿瘤患者的信息和链接

所有网站最后访问时间为 2016 年 10 月

第 3 章 让公众参与罕见肿瘤护理和研究：为稀有和罕见肿瘤塑造未来

Involving the Public in Rare Cancer Care and Research: Shaping the Future for Rare and Uncommon Cancers

Jack S. Nunn Clare L. Scott John W. Stubbs Sarah F. Cherry Marie M. Bismark 著

李晓琳 译 赵汉玺 校

一、概述

作为一组疾病，"罕见"肿瘤令人惊讶地普遍存在。然而，由于确诊延迟，可选择的治疗方案较少，以及获得可能挽救生命的药物机会较少，罕见肿瘤患者的生存率较低[1]。改善这一现状的机会是加强公众参与护理和研究。公众参与越来越被认为可以增进信任、提高质量和增强成果[2]。可以通过多种方式参与，包括支持患者、护理人员、家庭成员和公众做好以下几个方面。

1. 了解治疗方案，并在患者层面做出明智的护理决策。

2. 在机构、国家或者国际合作方面改善护理和服务（如成为委员会的倡导者或患者代表）。

3. 改进和告知健康研究，如与研究资助者合作，优先或直接与研究人员合作。

本章重点介绍后两个方面：改善护理服务水平并为卫生研究提供信息（表 3-1）。

二、选择我们的术语

关于"公众"或"罕见肿瘤"等术语的定义，对研究、资助、倡导及公众参与具有重要意义。出于这个原因，我们首先简要讨论这些术语的含义。

（一）什么是罕见的癌症

本章使用术语"罕见肿瘤"来指代罕见和特殊癌症。国际上，对于罕见肿瘤没有一致的定义。在欧洲，罕见疾病通常被定义为患病率低于 50/10 万人口的疾病[3]。最近欧洲罕见肿瘤监测系统认为，发病率是一种比患病率更有用的指标，其中罕见的癌症定义为发病率为每年每 10 万人口发病少于 6 例。欧洲罕见肿瘤监测系统估计目前欧盟有 430 万名患者被诊断为罕见肿瘤，占癌症总患病率的 24%[4]。

目前，澳大利亚有超过 100 万人患有或者曾经患有癌症，每年 1/3 癌症患者死于罕见肿瘤。澳大利亚罕见肿瘤协会为特定类型的癌症患者提供援助，这些癌症类型定义为罕见（每年每 10 万人口发病少于 6 例）或不常见（每年每 10 万人口发病 6～12 例）。根据这一定义，罕见和较少见的癌症占所有癌症死亡人数的近 50%。

（二）什么是公众参与

国际上，关于"公众参与"的术语也各不相同[5]。不同的国家和组织使用各种术语来定义涉及的人员和涉及的内容。用于描述人的常用术语包括服务使用者、患者、护理者、家庭成员、消费者、倡导者、利益相关者、幸存者和公民，每一个术语都传达了细微含义，所有这些都属于"公共"的范畴内[6, 7]。同样，"参加""涉及"和"参与"这几个词语在世界范围内有不同的含义，并且经常互换使用[8]，这可能会引起混淆。在本章中，我们使用"公众参与"一词来指代患者，潜在患者（包括已知遗传倾向的患者），使用健康和社会护理服务的人员，公共组织，还有使用这些服务的人群代表的参与[9]。

在研究方面，澳大利亚的公众参与被描述为

表 3-1　与罕见肿瘤患者相关的项目示例

国　家	示　例
澳大利亚	CART-WHEEL：这是针对罕见肿瘤的消费者驱动信息收集的门户。它已获得道德批准，并使用 BioGrid Australia 设施基于网络的罕见肿瘤数据库。https://www.cart-wheel.org/
澳大利亚	Rare Cancers Australia：由 Kate 和 Richard Vines 创立，旨在提高人们对基于证据的诊疗的需求，以及对罕见肿瘤患者的药物治疗的广泛支持和可用性的认识。http://www.rarecancers.org.au/
澳大利亚	Unicorn Foundation：由 John 和 Simone Leyden 创立，旨在支持神经内分泌肿瘤患者。该基金会为患者和护理人员提供支持，提供专业网络，以及调查和治疗的信息。https://www.unicornfoundation.org.au/
加拿大	Canadian Inherited Metabolic Diseases Research Network（CIMDRN）：为患有先天性代谢异常的儿童提供改善预后和保健服务所需的证据信息。http://www.cimdrn.ca/
加拿大	Canadian Organization for Rare Disorders（CORD）：加拿大代表所有罕见疾病患者组织的国家网络。https://www.raredisorders.ca/
欧洲	筛查患者进行有效的临床试验（SPECTArare）。https://clinicaltrials.gov/ct2/show/NCT02834884
美国	GenomeConnect：一个患者登记处，允许个人与研究人员，临床医生和其他人共享遗传和健康信息。https://www.genomeconnect.org/

所有网站最后访问时间为 2016 年 10 月

“与研究资助者优先合作，参与资金资助流程，并作为项目指导小组的成员提供建议。这与参与项目的研究者不同”[8]。在临床护理层面，公众参与是指患者，家庭和其他公共组织的积极支持，以帮助改善患者体验和健康结果，并通过参与改善服务质量[10]。

没有单一的公众参与的方法，我们将在本章中详细讨论。参与可以自发发生，也可在详细计划后。例如，一个人的诊断可能会意外地引发一系列后果（意识、建立有针对性的活动或慈善机构、研究筹款等）。或者一个组织可以为特定类型的参与活动提供资金（例如，培训研究人员及与公众有效地协作）。当然，参与通常是两者的结合。例如，个人家庭的提议倡导可以促进医院或研究机构的方法的持续改进。

（三）研究和患者护理之间的关系有多重要

对于罕见的癌症而言，患者护理和研究之间的区别通常是模糊的。在研究中发现有效新疗法与在临床实践中应用这些疗法存在着时间上的差距。这种差距可能会给研究人员带来压力，要求他们提供给患者在其他地方无法获得的临床诊疗服务[11]。

这种模糊的关系也反映在患者倡导团体［如全国罕见疾病组织（NORD）或欧洲罕见疾病组织（EURORDIS）］所扮演的多重角色中。这些组织不只专注于护理或研究，而是从支持患者的角度出发，促进公众、患者、临床医生和研究人员之间的沟通，倡导改善护理，招募参与者进行临床试验，传播研究成果。

因此，除非另有说明，本章使用“公众参与”表示参与护理和研究。

三、为何强调公众积极参与

政府组织和研究资助者越来越多地支持公众参与医学研究，并使其成为获得资助的先决条件[12]。这一转变反映了越来越多的关于让人们从参与护理和研究决策中受益的研究[13]。

公众参与也为参与该过程的人和所有通过改善结果的潜在受益者带来了回报[13]。临床护理方面的研究表明，与公众建立伙伴关系可以提高临床诊疗质量和治疗结果，以及患者的护理经验[14]。在研究方面，公众参与产生了各种影响，包括对研究的影响（在所有研究阶段和分级），对参与的公众成员、研究人员、参与者、社区组织和更广泛的社区人员。它还影响了研究结果是否转化为实践应用[15]。

在澳大利亚，国家健康与医学研究委员会观察到，积极的健康消费者和社区参与有利于把握研究的方向和质量。最近的一篇文献综述也表明，公众的参与可能会提高癌症患者的研究相关性[16]。处理研究结果的人员和研究者的观点之间经常存在“脱节”[17]。公众需要知情，发生这种“脱节”如何进行研究，如何为所涉及和受影响的人提供所有权。近几十年来，一些临床试验小组已开始在协议研发阶段纳入消费者审查，为研究者主导的临床试验提供改进试验设计和试验相关性的契机。

随着医疗卫生组织、资助、监管和立法越来越需要公众参与，公众参与似乎也越来越被视为民主权利的一部分[12, 18]。一些研究资助机构，如英国国家卫生研究所、美国国家癌症研究所、美国食品药品管理局和澳大利亚癌症委员会现在要求公众参与研究资助的决策。关于向受罕见肿瘤影响的人提供护理方面，澳大利亚现在要求医疗卫生组织贯彻落实支持与患者、护理人员和其他健康消费者合作的系统，以提高医疗护理的安全性和工作质量。同样，在英国，公众参与服务的委托和提供是《健康与社会保障法》（2012）的法定要求。

（一）谁应该参与

这个问题的答案自然取决于人们被要求做什么。许多人可以给出一个非专业的观点，而只有一些专家有直接的经验和相关知识，这可能与改善或规划服务相关疾病研究有关[16]。

2005 年，一项关于公众参与“癌症研究、政策、规划和实践”的文献系统综述表明，关于谁为研究者，谁应该参与研究、政策和规划，以及对用户、患者、护理人员、公众、消费者、倡导者、利益相关者和幸存者术语的定义、使用等方面均不够明确[16]。该综述建议，我们应该首先让那些过去缺席的人参与进来，包括过去常被排除在公众参与过程之外受到罕见肿瘤影响的人[16]。在制订公众参与程序时，需要仔细考虑，以确保将一个群体包含在内时不会无意中排除另一个群体。医疗保健服务需要在每个层面倾听患者声音，即使这个声音弱得像轻声耳语[19]。

患有罕见肿瘤的人越来越有可能认同自己的个人基因组，但有时却没有完全理解基础科学和我们当前认知的局限性。因此，临床医生、研究人员和公共卫生工作者需要与公众合作，开发适当的语言来描述基因变异，并允许在更广泛的“公众”概念内进行伦理和有效的分组。新的群体可能重新定义谁参与特定的研究，以及如何参与，用于支持公众参与的特定语言需要适应和发展，与我们对基因组学的理解同步。

（二）公众如何参与

有效参与需要将公众视为平等的合作伙伴，并支持公众参与到护理和研究的资金、设计、实施、传播、翻译和评估。表 3–2 列举了公众可以参与护理和研究的多种方式。

癌症护理和研究的复杂性意味着公众参与的形式也必须具有适应性。随着我们对癌症基因组学，以及对公共健康的理解的改善，现有的方法必须进一步发展，以适应未来的需求。

四、公众参与中出现的新问题

在探究罕见肿瘤患者所面临的许多问题时，根本原因通常与社会，政治或经济结构的复杂性相关。这些关系可能因研究者与患者的价值观不一致，加之经验不足，因而难以解决这些新出现的问题。我们中的许多人已经习惯了目前的社会和经济结构以至于我们很少会问“能有所不同吗？如果不同，会怎么样？”

在最后一节中，我们考虑了四个方面的问题，其中对社会和经济结构的看法可能会限制我们对罕见肿瘤护理和研究重大进展的认识。然后，我们考虑了公众参与如何帮助我们重新构想和创建新的经济模型和总体管理框架的其他方面。这些领域涉及癌症分类，评估证据，资助研究，管理和治疗方法的发展，以及人员、数据和想法创意。

（一）癌症分类

临床医生和研究人员根据解剖位置或细胞类型对癌症进行分类。根据这种传统分类方法，基于癌症起源的器官，已经形成了许多患者群体。目前，许多罕见肿瘤患者往往很难获得基于解剖位置的癌症类型的治疗方案。这是因为尽管国际罕见肿瘤倡议组织等国际组织为支持临床试验和增进全球了解做出了努力，但这些数据根本无法获得[3]。未来，除了罕见肿瘤的解剖位置或病理类型外，以下罕见肿瘤的遗传学基础也可被更好地理解。

1. 最近批准了一项针对携带 *BRCA1* 或 *BRCA2* 突变治疗卵巢癌患者的治疗方法（已知该基因也会

表 3-2　医疗和研究周期各阶段的公众参与示例

周期节点	示　例
确定及优先顺序	The James Lind Alliance 促进优先重点合作伙伴关系，将患者、护理人员和临床医生聚集在一起，确定并优先考虑对研究最重要的治疗不确定性
资金或调试	在询问患有多发性硬化症的人后，MS Society 决定资助研究，以改善其影响的人们的日常生活，以及生物医学研究
患者招募	国家健康研究所（英国）向研究人员捐赠了少量资金，以帮助在计划研究的阶段让公众参与进来。直接结果是改变患者招募办法，帮助增加患者入组，减少中途退出 [39]
设计和管理	支持性就业研究的工作场所影响涉及服务使用者设计一项研究，调查“个人安置和支持”对精神卫生服务区的影响
研究进行中	Macmillan 听力研究对受癌症影响的人进行培训，开展研究以确定癌症研究重点
数据分析和解读	西澳大利亚大学设立一个项目以支持开展研究人员、消费者和社区合作，使用关联数据做出关于研究开发决策
传播	Eve Appeal 致信参加筛选试验的所有人员，并使之有机会继续接收最新信息
实施	服务用户的研究者和护理研究者共同为精神卫生信托的工作人员团队提供干预治疗方面的培训（伦敦大学圣乔治分校）
倡议	Walter 和 Eliza Hall 研究所消费者咨询小组倡导公众参与该机构的研究活动
评价影响	英国临床研究协作组织发布了一份关于患者和公众参与研究项目的评估报告

影响乳腺癌风险）[20, 21]。

2. 在诊断为 Beckwith-Wiedemann 综合征（BWS）的儿童中，肾母细胞瘤和肝母细胞瘤的发病率增加，促使各种遗传异常的重大研究进展。人们越来越认识到曾被认为具有同质性的群体中的遗传多样性。现在已知在较大人群组中某些个体具有更强的肿瘤遗传易感性，从而提高了对适当的肿瘤筛查需求的认识 [22, 23]。

利用遗传学分析可以使癌症如何产生和表现，以更完整图像呈现在我们面前；可以让我们将大的基因变异组分为亚组，以便更准确地研究和转化为更好的诊疗模式 [24]。这可以减少大约 200 种欧洲罕见肿瘤监测系统确定的罕见肿瘤类型为较少数量的“分子”分组，为受罕见肿瘤影响的人群提供更清晰的治疗方案。相反，癌症的分子图谱已经表明，即使是常见的癌症实际上也是由多种亚型组成 [25]。更为复杂的分析可能会揭示癌症的多种类型和多个阶段的进一步变异，这意味着更多的癌症可能被归类为罕见肿瘤。无论哪种方式，我们对“罕见”的理解都可能受到挑战。

随着上述发展，人们可能会越来越多地加入基于个人基因组学，药物基因组学，肿瘤异质性或自我鉴定的基因特异性群体 [26]。随着这些群体的形成，重要的是要了解谁在分组及其分组依据。例如，一些罕见的癌症可能与更常见的癌症类型的亚组有共同的分子特征，因此人们可以与更广泛的群体交流，以获得同伴支持。或者是临床医生或研究人员基于其他目的将患者分组，例如基于遗传变异组成临床试验治疗组。

研究人员和政策制定者需要仔细考虑他们与公众就复杂问题进行沟通的方式，例如，基因与其他生物和环境风险因素之间相互作用对疾病产生的影响。这包括为具有未知意义的遗传变异的患者提供情感支持，并在道德层面确保公众参与有关诊疗和研究决策的机会。此外，研究人员和临床医生必须诚实地面对现有知识的局限性，邀请公众参与讨论当前的研究重点。至关重要的是，公众要参与研究进程的每个阶段，并且人们有授权和接受教育的机会，可以询问有关数据共享和利益冲突的问题，以及询问研究的方法和评估。

（二）重新构想经济模型

在疾病治疗技术研发方面，目前的市场模式指向了一种研究议程，该研究议程优先考虑投资具有最高回报率的领域。尽管这促使了许多针对心脏病等常见疾病的救命药物开发，但也导致了缺乏对包括罕见肿瘤在内的“非营利性”疾病[27]的研究和开发。

针对罕见疾病药物研发的费用往往高得令人望而却步。近期关于美国食品药品管理局批准的肿瘤药物综述表明，目前的定价模式并不合理，只是反映了市场的承受能力[28]。开发非专利（或专利期满）的诊疗措施动力也有限。对2010年世界最昂贵药物的福布斯分析发现，这些药品大多用于治疗不足1万例罕见遗传性疾病患者。鉴于新型癌症治疗成本高，全世界在不同癌症，特别是罕见肿瘤患者人群中获取干预措施方面存在巨大的不平等风险，而为解决这些风险，应对不同的疾病现状，需要新的投资和参与模式。

2018年，全球处方药物支出近1.3万亿美元，公众必须参与制定关于“价值”的集体决策。如果政府正在设定研究重点或从制药公司购买产品，公众应有机会参与包括审查产品定价在内的决策过程。增加决策透明度和审查环节必不可少，并且一些地方已经开始实行。例如，英国国家健康和护理研究所让公众参与决策，在审查临床和经济数据时提供不同的视角[29]。鉴于长期以来存在向公众隐瞒的问题[30]，美国至少有6个州引入了“药品成本透明度”法案，旨在提高卫生支出方面的透明度。

公众对投资和定价决策的审查力度加大，可能会促进关于资源配置更丰富的社会对话，而资源配置往往被认为是有限的。反过来，我们也有可能形成新的经济模式，并实现一个更加公平和灵活的市场结构，以更好地满足受罕见疾病（包括罕见肿瘤）影响的人群的需求[31]。

（三）重新审视证据的门槛

在评估研究设计和临床证据时，卫生研究部门传统依赖证据等级，例如，对随机临床试验结果的重视程度高于对病例系列或定性数据[32]。在实践中，这种高等级的证据需要大样本量的患者参加临床试验。未来精准医学可能使当前的随机试验等级受到挑战，而分子模型的地位变得越来越重要。

由于某些罕见性癌症，通过足够多的参与者生成高质量数据几乎不可行。从足够的案例中获取资料，以及为罕见肿瘤提供资金的机构也较少，罕见肿瘤的临床试验研究很难吸引到资金资助。在大多数国家，研究经费中只有很小一部分用于治疗罕见的癌症。在临床试验阶段，由于招募的人数太少，试验动力往往不足，因此疾病知识发展受限，并由此导致新诊疗措施发展有限。大多数政府在卫生技术评估中所遵循的严格规则（决定他们将采取哪些干预措施）意味着，因为缺乏现行标准所要求的证据，许多罕见肿瘤干预措施无法证明，这些直接影响了公众的认知。例如，在澳大利亚，尽管罕见和不常见癌症患者的死亡人数约占所有癌症人数的1/2，但针对特定癌症类型的研究资金仅为总研究资金的13%，在药物福利计划癌症支出中占12%。

克服这些障碍，需要与公众进行开诚布公的交流，讨论我们现有知识的局限性，面临在不确定性背景下做出决策的挑战，以及已发表文献中存在的偏见和缺陷。对于一些罕见的癌症，尤其在无治疗方法的侵袭性癌症试验中观察到令人鼓舞的持续应答时，仅有小样本的罕见肿瘤临床试验结果基于“合理的分子假设”治疗患者被认为是可行的。因为开展更大规模试验不太可行，监管机构和药物审批机构可以免于此方面的要求[33]。

我们可能还需要扩大对“重要临床结果”的理解。最近的《自然杂志》的一篇社论强调“人类大脑习惯于对关键的问题进行研究”[34]。目前患者或护理人员的经验证据等级存在降低风险[35]。通过关注对患者最重要的结果，我们可以消除一些障碍，扩大我们的视野。公众参与这一研究领域，特别是数据分析（通过共享开放的相关数据），是关键、强大和道德方式，能够避免发生偏移危险。

（四）联系的促进

当受到相似疾病影响的人们相互联系交流，相互之间可以提供和接受情感支持，共享可信赖的信息来源，并促进获得诊疗或参与改善诊疗和研究。虽然大多数常见的癌症都有先进的同伴支持和倡导服务，但许多罕见肿瘤却没有。虽然这些联系经常是面对面的，但社交媒体等线上方法使罕见疾病患者与来自世界各地的其他人联系。此外，人们已经在相互联系，不是基于他们所患的疾病，而是根据他们的遗传倾向。基于基因类型，共享遗传变异或上述其他分组特征信息的人群数量增加，可以看到关注的焦点从现患者转移到疾病易感人群。我们应评估这些在线联系方法为是否有可能造福于罹患罕见肿瘤的人群，如果利大于弊，就应该鼓励和培育这些在线联系。（编者注：编辑承认并尊重患者对其疾病管理的重要贡献，并了解患者之间在线联系的潜在重要性。但应该注意的是，互联网上的大部分信息来自于具有利益冲突的来源，可能缺乏基于事实的报道，而这通常是同行评议的医学文献的特征。）

在线工具还可增强与罕见肿瘤相关的数据收集和分析方式，进而改变我们对罕见肿瘤的探索方式。收集罕见疾病患者数据的一个有价值的网络是 CARTWHEEL.org，这是一个用于收集有关罕见肿瘤的信息的门户网站[36]。它是在消费者投入的基础上开发的，以确保可访问性和疾病相关性并得到伦理认可。患者通过签署和提交知情同意书来加入网站。然后可以录入个人的数据，下载摘要并联系潜在合适的研究或临床试验。同样，Genome Connect 注册表允许患者与研究人员、临床医生和其他人共享遗传和健康信息（表型数据）[37]。在美国，人们呼吁建立癌症知识网络，以复杂数字模型的方式存储分子和医学数据，并以可理解的方式对科学家、医护人员和患者提供这些数据[38]。

公众参与的另一个方式是通过分析获取的开放数据。现行法律许可许多试验数据保密，或仅通过支付高昂费用的方式获得，这当然对发布的证据质量及政府的购买决策具有重大影响。访问在线数据可帮助参与者找到具有最大比较优势的任务，从而可能创造新的理论。在线工具打破和淡化科学家与公众之间的壁垒，改变了“谁可以做研究”及“称为研究者意味着什么”，可以更快地共享和验证研究发现，进而更快地转化为诊疗实践。重复现有研究有助于减少错误和文献发表偏倚。

五、结论

近几十年来，卫生部门和公众之间的关系已从家长式转变为伙伴式[18]。在这种新的伙伴关系模式下，公众不仅仅是诊疗和研究的被动接受者，而且是变革的积极推动者。支持公众参与罕见肿瘤诊疗和研究是合理的。公众参与受罕见肿瘤影响的人的价值观和观点，可能会提高研究和临床诊疗的质量，同时这也是资金机构和监管机构的要求。

公众参与可以提供解决本章所述的复杂问题新方法。它可以促进形成新的患者群体，这些群体通过遗传基因或类似的遗传变异分组，而非根据解剖位置或病理类型分组。社交媒体等在线工具可以将患者彼此或与研究人员联系起来，并为具有各种技能和经验的人提供机会，帮助他们参与解决罕见肿瘤诊疗和研究中的问题。

公众可以参与挑战当前的研究和发展“价值”概念，确定需求的优先领域，并在审查卫生经济学，特别在药品定价方面成为平等合作伙伴。如果没有明确的道德框架来指导公众对研究的优先排序，那么以盈利能力继续推动研究议程和诊疗发展的风险依然存在。公众也可以参与审查证据，帮助确保优先考虑对公众最重要的结果，特别是确保受罕见肿瘤影响的人免于不平等待遇。

最后，虽然这是一本关于罕见肿瘤的书，但重要的是要记住，这些对公众如此重要的领域跨越了传统的界限。跨学科工作的机会将提供一些挑战，但也为罕见肿瘤诊疗和研究的未来提供了许多新的机会。我们不应低估从结构化、公正和道德的公众参与中可以获得的积极影响。

第二篇　泌尿生殖系统肿瘤

Genitourinary Cancers

第 4 章　肾脏罕见肿瘤

Uncommon Tumors of the Kidney

Guillermo De Velasco　Sabina Signoretti　Brian I. Rini　Toni K. Choueiri　著

施鹏越　译　　岳金波　校

一、概述

肾脏肿瘤约占成人恶性肿瘤的 4%[1]。美国癌症协会统计 2015 年约有 61 560 例新发肾脏肿瘤（男性 38 270 例，女性 23 290 例）[2]。肾细胞癌（renal cell carcinomas，RCC）占这些恶性肿瘤的绝大多数，曾经被广泛认为是肾上腺样瘤，这个术语是 Grawitz 在 1883 年提出的，他认为肾细胞癌来源于肾上腺。RCC 来源于肾小管的上皮细胞，占原发性肾恶性肿瘤的 80% 以上。移行细胞癌（transitional cell carcinomas，TCC）虽然出现在肾盂中，但通常被归类为肾肿瘤，占 7%～8%。嗜酸细胞瘤、集合管癌、贝利尼管癌或肾肉瘤等其他肿瘤临床并不常见，但病理上越来越被认可。肾母细胞瘤在儿童中很常见，占所有原发性肾肿瘤的 5%～6%。

本章重点介绍肾脏较不常见的恶性和良性肿瘤的分类，病理学，遗传学，临床和影像学表现，以及手术和系统管理。

二、肾脏肿瘤的分类

1826 年，Konig[3] 在肾脏肿瘤总体形态特征基础上提出了第一个肾肿瘤分类。在过去的几十年中，人们对肾肿瘤有了广泛研究，欧洲和美国进行了标准化命名（框 4–1）[4]。2004 年世界卫生组织（WHO）基于结合免疫组织化学、组织学，以及广泛接受和相对可重复的临床和遗传特征 [5] 对肾脏肿瘤进行了分类，包括近 50 个不同的类别。一些大型系列研究已经显示这种分类对癌症患者的预后存在影响 [6]，并与细针穿刺诊断技术有关 [7]。国际泌尿病理学会（ISUP）2012 年共识会议就成人肾脏肿瘤的分类提出了新的建议（框 4–2）[8]。五个类别被认为是新的肿瘤：管状囊性肾细胞癌、获得性囊性疾病相关 RCC、透明细胞乳头状 RCC、小眼转录因子家族移位 RCC 和遗传性平滑肌瘤病 RCC 综合征相关 RCC。其他被认为是新类别或临时类别罕见上皮癌包括甲状腺样滤泡性 RCC、琥珀酸脱氢酶 B 缺乏相关 RCC 和间变性淋巴瘤激酶易位 RCC。

三、肾脏肿瘤的分子诊断技术

分子和细胞遗传学技术的应用促进了我们对这些肿瘤的认识。这些最前沿的技术包括新一代测序、比较基因组杂交、荧光原位杂交（fluorescent in situ hybridization，FISH）、等位基因丢失分析、经典细胞遗传学和核型分析。*VHL*（von Hippel–Lindau）

框 4-1 WHO 对肾脏肿瘤的组织学分类

肾细胞瘤
- 透明细胞肾细胞癌
- 多房性囊性肾细胞癌
- 乳头状肾细胞癌
- 嫌色细胞肾细胞癌
- 集合管癌
- 肾髓样癌
- Xp11 易位癌
- 与神经母细胞瘤相关的癌
- 黏液性管状和梭形细胞癌
- 肾细胞癌，未分类
- 肾脏乳头状腺瘤
- 嗜酸细胞瘤

后肾肿瘤
- 后肾腺瘤
- 后肾腺纤维瘤
- 后肾基质肿瘤

肾母细胞瘤

主要发生在儿童中
- 透明细胞肉瘤
- 横纹肌样瘤
- 先天性中胚层肾瘤
- 婴儿肾脏骨化肿瘤

主要发生在成人中
- 平滑肌肉瘤（包括肾静脉）
- 血管肉瘤
- 横纹肌肉瘤
- 恶性纤维组织细胞瘤
- 血管外皮细胞瘤
- 骨肉瘤
- 血管平滑肌脂肪瘤
- 上皮样血管平滑肌脂肪瘤
- 平滑肌瘤
- 血管瘤
- 淋巴管瘤
- 肾小球旁细胞瘤
- 肾髓质间质细胞瘤
- 神经鞘瘤
- 孤立性纤维瘤

混合的上皮和间质肿瘤
- 囊性肾瘤
- 混合性上皮和间质瘤
- 滑膜肉瘤

神经内分泌肿瘤
- 类癌
- 神经内分泌癌
- 原始神经外胚层肿瘤
- 神经母细胞瘤
- 嗜铬细胞瘤

造血和淋巴肿瘤
- 淋巴瘤
- 浆细胞瘤
- 白血病

生殖细胞肿瘤
- 畸胎瘤
- 绒毛膜癌

转移性肿瘤

经 IARC 许可转载，引自 Eble JN，Sauter G，Epstein JI，Sesterhenn IA. World Health Organization Classification of Tumours. Pathology and Genetics of Tumours of the Urinary System and Male Genital Organ. IARC，Lyon，2004

肿瘤抑制基因位于 3 号染色体的短臂（3p25.3），并且通常在散发性透明细胞 RCC 中通过基因突变或启动子高甲基化而失活。它也是 von Hippel-Lindau 综合征的致病基因[9, 10]。乳头状肾细胞癌、嫌色细胞 RCC、贝利尼集合管癌、后肾腺瘤和肾嗜酸细胞瘤也表现出特征性的染色体异常[11-13]。RCC 与染色体在 Xp11.2 上涉及 *TFE3* 基因的易位相关，被认为是一种独特的临床病理学类别[14]。

在大多数情况下，可以通过基于苏木精和伊红形态学来诊断各种组织学亚型。在少数难以区分的情况下，更多地依赖免疫组织化学和其他分子技术

框 4-2 国际泌尿病理学会（ISUP）温哥华肾脏肿瘤分类

肾细胞瘤
- 乳头状腺瘤
- 嗜酸细胞瘤
- 透明细胞肾细胞癌
- 低恶性潜能的多房性囊性透明细胞肾细胞肿瘤*
- 乳头状肾细胞癌
- 嫌色细胞肾细胞癌
- 混合嗜铬细胞嫌色细胞瘤*
- Bellini 集合管癌
- 肾髓样癌
- MiT 家族易位肾细胞癌*
- Xp11 易位肾细胞癌
- t（6；11）肾细胞癌*
- 与神经母细胞瘤相关的癌
- 黏液性管状和梭形细胞癌

肾小管肾细胞癌*
- 获得性囊性疾病相关肾细胞癌*
- 透明细胞（tubulo）乳头状肾细胞癌*
- 遗传性平滑肌瘤病肾细胞癌综合征相关肾细胞癌*
- 肾细胞癌，未分类

后肾肿瘤
- 后肾腺瘤
- 后肾腺纤维瘤
- 后肾基质肿瘤

肾母细胞瘤
- 其他肾源性的肾母细胞瘤
- 囊性部分分化的肾母细胞瘤

间充质肿瘤

主要发生在儿童中
- 透明细胞肉瘤
- 横纹肌样瘤
- 先天性中胚层肾瘤
- 婴儿肾脏骨化肿瘤

主要发生在成人中
- 平滑肌肉瘤（包括肾静脉）
- 血管肉瘤
- 横纹肌肉瘤
- 恶性纤维组织细胞瘤
- 血管外皮细胞瘤
- 骨肉瘤
  - 滑膜肉瘤*
  - 血管平滑肌脂肪瘤
  - 上皮样血管平滑肌脂瘤*
- 平滑肌瘤
- 血管瘤
- 淋巴管瘤
  - 肾小球旁细胞瘤
  - 肾髓质间质细胞瘤
  - 神经鞘瘤
  - 孤立性疱疹性肿瘤

混合间充质和上皮肿瘤
- 囊性肾瘤 / 混合上皮间质瘤

神经内分泌肿瘤
- 类癌（低级神经内分泌肿瘤）
- 神经内分泌癌（高级神经内分泌肿瘤）
- 原始神经外胚层肿瘤
- 神经母细胞瘤
- 嗜铬细胞瘤

造血和淋巴肿瘤
- 淋巴瘤
- 白血病
- 浆细胞瘤

生殖细胞肿瘤
- 畸胎瘤
- 绒毛膜癌

*. 建议新的肾上皮肿瘤和新生 / 临时肿瘤实体[21]。经 Wolters Kluwer Health Inc. 许可转载，引自 Srigley，2013[21]

来区分[15]。肾细胞癌标记物（RCC Ma）是针对近端管状刷状缘抗原的单克隆抗体，尽管灵敏度相当低，但对于近端肾小管来源的肾肿瘤，包括透明和

乳头状 RCC 有相对特异性[16]。抗体在近 80% 的透明细胞和乳头状 RCC 中呈阳性；在嫌色细胞 RCC 中表达不稳定；在嗜酸细胞瘤和集合管癌中为阴性。CD10 是另一种有助于鉴别诊断的标志物，它在透明细胞和乳头状 RCC 中表达，但在嫌色细胞 RCC 和嗜酸细胞瘤中不表达[17]。波形蛋白在透明细胞和乳头状 RCC 中表达不稳定，但在嫌色细胞 RCC 和嗜酸细胞瘤中不表达[18]。细胞角蛋白广泛用于肾肿瘤鉴别诊断的免疫组织化学标记物。细胞角蛋白 7（CK7）在大多数嫌色细胞 RCC 中呈强阳性；在透明细胞 RCC 中阴性；在嗜酸细胞瘤中表达不稳定。此外，其他标志物如 PAX-8 目前在临床中用于提示肾脏来源的恶性肿瘤[19, 20]；p63 通常在尿路上皮恶性肿瘤中呈阳性。

对培养的肿瘤细胞进行细胞分裂中期常规遗传学分析已被用于鉴定与 RCC 组织学亚型相关的细胞遗传学变化。使用特异性探针组，FISH 可用于鉴定具有特征性染色体改变的 RCC。

在近期的肾脏肿瘤会议中，就以下问题达成了共识：①三种罕见的癌症作为新的或临时的类别：甲状腺样滤泡性 RCC、琥珀酸脱氢酶 B 缺乏相关 RCC 和 ALK 易位 RCC；②在分类系统中被认为上皮肿瘤的五个新类型：肾小管肾细胞癌（RCC）、获得性囊性疾病相关 RCC、透明细胞（tubulo）乳头状 RCC、MiT 家族易位 RCC［特别是 t（6；11）RCC］和遗传性平滑肌瘤病 RCC 综合征相关 RCC。

四、肾细胞肿瘤

（一）乳头状腺瘤

1. 背景

从历史上看，根据 Bell 的研究，腺瘤被认为是小于 3cm 的病变[22]。1970 年，Murphy 和 Mostofi 对此进行了修改，他们认为腺瘤与真正的腺癌从组织学上是有可能区分的[23]。目前，WHO 分类系统将乳头状腺瘤确定为具有肾小管结构的上皮病变[4, 24]。报道了肾切除标本中 7% 有乳头状腺瘤。由于许多乳头状腺瘤不容易肉眼识别，因此，如果在手术标本中进行更广泛的取样，肾乳头状腺瘤的真实发病率可能更高[25]。

2. 病理

乳头状腺瘤直径小于 5mm，核级别低。它们表现为浅黄灰色，界限清楚的结节，通常位于肾皮质的肾包膜下方。乳头状腺瘤通常不是密封的，但有些存在假包膜。在显微镜检查中，它们具有类似于乳头状 RCC 的管状、乳头状或管状乳头状结构。细胞质稀少，呈圆形至椭圆形核，核级不高（Fuhrman 核级 3 或 4 级）。细胞遗传学特征包括三倍体性（染色体 7 和染色体 17）和 Y 染色体的丢失[26]。一项研究表明，人类 8- 氧代喹啉 DNA 糖基化酶 1（*hoGG1*）基因在透明细胞和乳头状 RCC 中具有常见的杂合性缺失（LOH），肾皮质乳头状腺瘤中没有这种现象[27]。尽管尚未确定，这种与肾乳头状癌的相似性使人们认为它可能是 RCC 的前期病变。

3. 临床表现及治疗

大多数乳头状腺瘤病变是偶然发现的。它们更常出现在与动脉粥样硬化、瘢痕形成、继发于血液透析的后天性肾囊性疾病，以及其他肾脏恶性疾病相关的潜在肾脏疾病患者中[28]。随着小肿瘤被偶然发现的增加，目前的观点是将所有病变都认为是可能的早期癌症。一般而言，直径达 2cm 的肾肿瘤通常表现为惰性，尽管生物学行为难以确定。因此，小于 2cm 的肿瘤有时被称为“具有不确定恶性潜能的肾上皮肿瘤”，并且观察其进展，而较大的肿瘤可能需要手术切除，这取决于临床情况。因此，这些肿瘤的主要治疗是手术，靶向治疗、化疗或放疗没有确定的作用。

（二）嗜酸细胞瘤

1. 背景

1976 年 Klein 和 Valensi 报道一系列病例后，嗜酸细胞瘤首先成为良性肾脏肿瘤引起人们的关注[29]。在大多数大型研究中，嗜酸性细胞瘤占肾脏肿瘤的 3%～5%[30]。然而，Zippel 等早先在 1942 年已经描述过类似于嗜酸细胞瘤的肿瘤[31]。术语“肿瘤细胞”是指“肿胀的细胞”，细胞由于存在大量的细胞质线粒体而肿胀。类似的肿瘤可发生在唾液腺、甲状腺、甲状旁腺和肾上腺部位[32]。

2. 病理

嗜酸细胞瘤是界限清楚的、无包膜的肿瘤，具有特征性的中央星状瘢痕见于 33% 的肿瘤中，最常见于大肿瘤（图 4-1A）。嗜酸细胞瘤的中位大小约为 5cm，但也可以大到 20cm。颜色是典型的桃花心木棕色，但可以是棕褐色至浅黄色。出血率为 20%。它们由固体巢和具有丰富颗粒状嗜酸性细胞质的肿瘤细胞组成，位于富含黏多糖的细胞外间质基质中（图 4-1B）。它们被认为是由集合管相互连接的细胞产生。细胞核通常不表现出多形性；在染色质均匀分散的情况下，离散的中央核仁和有丝分裂活性很少见。肾周脂肪和淋巴血管侵犯等特征很少见，并且似乎不会使预后更差[33, 34]。然而，例如肾静脉的严重受累、广泛的乳头状结构、透明细胞灶、肉瘤样病变、明显的坏死，以及频繁或非典型的有丝分裂等非典型特征具有不同的含义，并且与嗜酸细胞瘤的诊断不一致[35]。

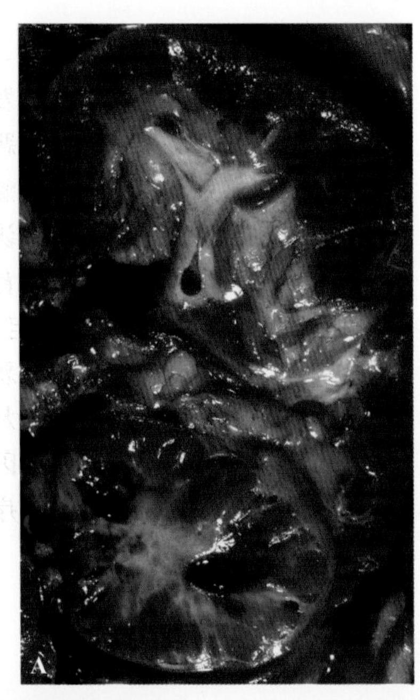

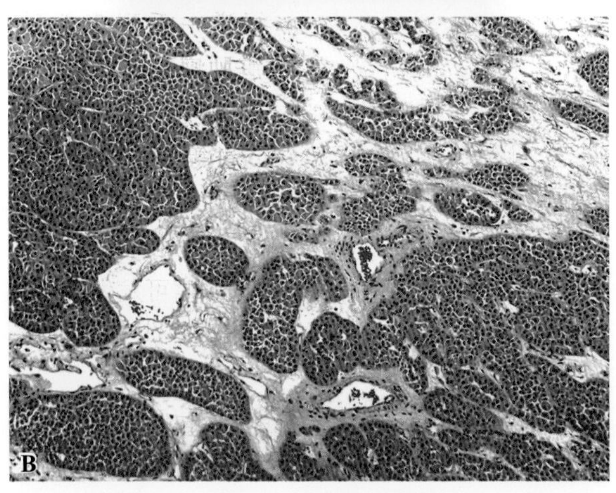

▲ 图 4-1　肾嗜酸细胞瘤

A. 形成界限清楚，无包膜的肿块，切面均匀，中央有瘢痕；B. 肿瘤细胞（癌细胞）均匀嵌套在松散的细胞和玻璃样基质中，形状呈圆形或多边形，具有颗粒状嗜酸性细胞质和规则的圆形核，染色质均匀分散

嗜酸细胞瘤最常见的鉴别诊断是嫌色细胞 RCC 和具有嗜酸性细胞的透明细胞 RCC。在细胞学标本上区分这些肿瘤可能是困难的[36]。采用 Hale 胶体铁染色，小白蛋白和波形蛋白是阴性的（虽然为局部管腔），与弥散性细胞质相反，胶体铁染色可以在嗜酸细胞瘤发现，抗线粒体抗体在嗜酸细胞瘤中呈阳性，有助于该类肿瘤的鉴别诊断。在电子显微镜下，它们的特征是细胞质中大量正常出现的线粒体，导致一些作者使用术语“线粒体瘤”[32, 35, 37] 表示这类肿瘤。嗜铬细胞瘤中见到的微泡在嗜酸细胞瘤中不存在。

嗜酸性粒细胞增多症是肾脏含有多灶性嗜酸细胞瘤结节，肾周围区域囊肿和肾小管中的嗜酸细胞改变的疾病。5%～13% 的切除性嗜酸细胞瘤呈多灶性和双侧性。它的迁延方式与孤立的肿瘤相似。病变有时可能包含嗜酸细胞瘤和嫌色细胞 RCC 成分，这种情况称为“杂交嗜酸细胞肿瘤”（hybrid oncocytic tumor，HOT 肿瘤）。因此，彻底充分检查与嗜酸细胞瘤相似的病变至关重要。嗜酸细胞瘤与嫌色细胞 RCC 的共存及其形态学相似性引发了关于这两个实体是否是起源于集合管夹层细胞的两个极端的争论。最近的基因组分析表明，有两种不同的肾嗜酸细胞瘤亚型，它们在线粒体基因中突变不活跃[38]。1 型的特征是染色体重排和 *CCND1* 的上调，而 2 型缺乏驱动突变，并且在获得 p53 和 PTEN 等突变后可能是嗜酸性粒细胞 ChRCC 的前体[39]。

Birt-Hogg-Dube 综合征是一种家族性常染色体显性遗传综合征，其突变基因 *FLCN*（folliculin）定位于 17 号染色体的短臂。其特征是穹顶状皮肤丘疹、肾肿瘤（27% 的患者）、肺囊肿和自发性气胸[40]。最常见的肾肿瘤是嫌色细胞 RCC 和嗜酸细胞瘤的混合体，多种肿瘤多发。这种家族性综合征的可能性在肾脏嗜酸细胞增多症的诊断中得到证实[41]。

3. 临床表现

嗜酸细胞瘤可以在 14—90 岁内任何时间出现，没有性别偏好。它主要通过常规影像学检查偶然发现。患者偶尔可能有血尿、腰痛或可触及的肿块。计算机断层扫描（CT）通常显示低密度病变，界限清楚，位于外周，中央有瘢痕[42]。

4. 治疗和预后

目前的文献支持嗜酸细胞瘤是良性的，可通过手术治愈[43]。有报道，异源性病变在初次诊断 9 年后才出现[44]。如果临床资料或术前信息证实嗜酸细胞瘤，可以通过部分肾切除术治疗。因此，术前诊断可避免过度治疗。因为目前的诊断方法无法可靠地将其与 RCC 区分开来，以及嫌色细胞 RCC 和透明细胞 RCC 与嗜酸性粒细胞瘤偶然共存（有限量的活检材料不易区分），许多患者确实接受了肾切除术。对于同时和异时嗜酸细胞瘤，手术治疗仍然是首选方法。肾嗜酸细胞瘤的全身治疗没有明确的作用。远处疾病的存在提示其他诊断。

（三）集合管癌

1. 背景

集合管癌是一种罕见的肾肿瘤，来源于贝利尼集合管细胞，占肾脏恶性肿瘤的不到 1%[45]。根据一些个案报道，Fleming 和 Lewi 详细描述了集合管癌作为一个独特类型的详细病理特征[46]。

2. 病理

该肿瘤的特征为位于髓质，具有坚实的白灰色外观和不规则的浸润边界。它从肾门放射性生长，侵入肾皮质、肾小囊和肾窦。在组织学上，它具有嵌入增生性基质中不规则的管状毛细血管生长（图 4-2A）。小管内衬有具有少量嗜酸性细胞质的 hobnail 细胞。细胞具有高级细胞核、活跃的有丝分裂活性和突出的核仁（图 4-2B），有时可看到肉瘤样变化。与上尿路上皮癌相比，显示出独特的基因表达模式[47]。免疫组织化学谱是可变的，通常对植物凝集素和高分子量细胞角蛋白呈阳性，与波形蛋白共表达，对 CD10、绒毛蛋白和 AMACR / 消旋酶呈阴性[48]。最近认为有些标记物在集合管癌和上尿路上皮癌中表达有差异，如 GATA3、P63 和 PAX8。集合管癌通常是 GATA 3 和 P63 阴性，以及 PAX 8 阳性[49]。最后，在 *FH* 和 *SMARCB1* 中检测到复发性基因组改变，这些与 *NF2* 变化相互排斥[50, 51]。

3. 临床表现

集合管癌是一种高度侵袭性肿瘤，通常表现为晚期，伴有肉眼血尿，腹部 / 背部疼痛，侧腹肿块；40% 的患者无症状。在诊断时，高达 50% 的病例[52]有肺、肝、淋巴结、骨或肾上腺转移。常见于各种年龄范围（13—83 岁，平均 55 岁）的男性（比例约为 2 : 1）。通常，位于髓质，CT 扫描的异质增强，浸润性生长，以及 ^{18}F-FDG 的显著摄取也见于集合管癌患者[53]。患者可具有继发性的全身炎性症状，尤其是由肿瘤和与肿瘤相关的炎症因子释放所致的全身炎症[26, 46, 54]。

4. 治疗和预后

集合管癌的诊断通常在术后得出，因为与其他 RCC 通过影像学区别很难。预后通常非常差，大多数患者快速发生全身性转移，中位生存期不到 2 年[55]。在转移性疾病情况下，总生存期估计不到 12 个月。肾脏切除术的作用一直存在争议，因为转移率非常高，手术似乎最常用于姑息治疗[56]。与传统透明细胞 RCC 相比，TCC 的病理学、免疫组化

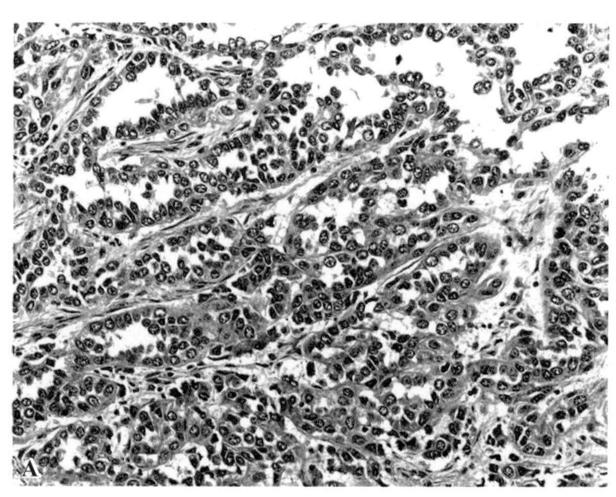

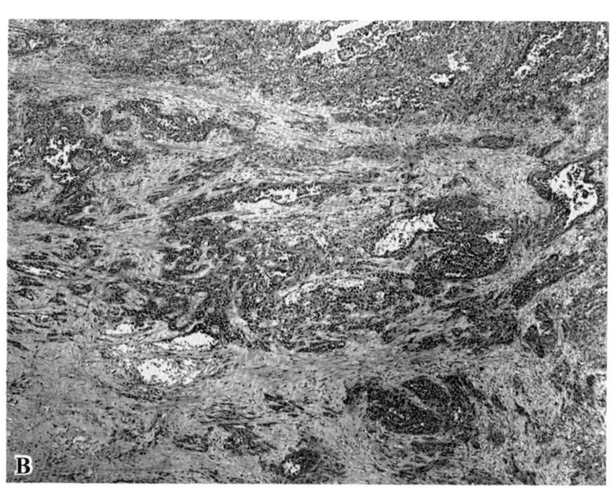

▲ 图 4-2　集合管肾细胞癌

由高级肿瘤细胞组成（A）形成复杂和有角度的小管，或管状毛细血管结构嵌入促纤维增生性基质中（B）

和细胞遗传学具有相似性，因此优先采用细胞毒性药物化疗治疗转移性疾病[57]。Dimopoulos 等回顾性地报道了 MD Anderson 在 1980—1990 年治疗 12 例集合管癌患者的经验[55]。在 8 例转移性疾病患者中，有 7 例接受了不同的化疗组合治疗，其中甲氨蝶呤、长春碱、多柔比星和顺铂（MVAC）方案是最常见的。只有 1 例患者达到了持续 5 个月的轻微效果。6 例患者用白介素 -2 和干扰素（IFN）-α 的组合治疗，1 例患者有疗效。Peyromaure 等报道了 2 例使用顺铂和吉西他滨联合化疗达到完全缓解的病例，效果分别持续了 9 个月和 27 个月[57]。对于这些疾病放射治疗似乎很难抑制局部复发。Oudard 等开展了顺铂和吉西他滨联合治疗集合管癌的最大前瞻性研究，研究结果显示，23 例患者的有效率为 26%；毒性主要是血液学毒性[58]。相比早期单独使用铂类化疗的临床试验报道，贝伐珠单抗联合铂类为基础化疗的无进展生存期（progression-free survival，PFS）和总生存期（overall survival，OS）更长[59]。目前有个案报道，靶向治疗集合管癌患者有客观缓解反应[59-63]。因此，鉴于这些患者缺乏生物学见解和治疗选择能力有限，强烈建议他们参与新疗法的临床试验。

（四）肾髓样癌

1. 背景

肾脏髓样癌最初由 Davis 等描述为镰状细胞肾病[64]。如此命名因为肿瘤主要位于髓质。在 Dimashkieh 等对肾脏髓样癌的文献回顾中[65]，55 例患者中有 53 例发现血红蛋白病，其中 50 例患者血红蛋白呈 S 镰状性状；2 例患有血红蛋白病引起轻度镰刀细胞病；1 例患有血红蛋白镰状细胞病。

2. 病理

肾髓样癌是位于中央的肿瘤，具有与集合管癌类似的浸润性生长模式。它来自集合管远端部分的上皮。右肾的病例为左肾的 3 倍，肿瘤大小为 4～12cm（平均 7cm）。肾脏髓样癌浸润广泛，有出血和坏死的区域。肿瘤细胞分化通常是高级别的，与集合管癌一样，通常有明显的发育不全和炎症[66-69]。免疫组化与集合管癌（PAX8 +、p63-）类似，但可以帮助区分肾脏髓样癌与其他低分化肾脏肿瘤。

肾脏髓样癌的分子遗传学研究很少。尽管先前发表的集合管癌和肾脏髓样癌病例报道了 8、10 和 11 染色体的单倍体，但在比较基因组杂交研究的 9 例肾脏髓样癌患者中，8 例未见染色体改变，1 例 22 号染色体丢失[68]。使用常规细胞遗传学和单核苷酸多态性阵列分析，后续研究未能证明两种病例之间的染色体异常模式一致，但发现了缺氧诱导因子 1α 表达的升高[70]。

最近的研究表明，肾脏髓样癌显示 *SMARCB1* / *INI1* 肿瘤抑制基因频繁失活，这种改变被称为肾脏髓样癌的标志[50, 71]。

3. 临床表现

肾髓质癌是一种高度侵袭性的肿瘤，几乎全部发生在年轻人中（平均年龄 22 岁）；主要是男性（男性与女性的比例为 2：1）和黑色人种；与镰状细胞特点有关。常见的症状是肉眼血尿，腹部 / 侧腹疼痛或体重减轻。诊断时常见转移部位包括肺、骨和肝，以及腹膜后或纵隔淋巴结。在两个有足够患者分期信息的大型病例研究中，18% 患有Ⅲ期疾病，82% 患有Ⅳ期疾病[64, 67, 68, 72, 73]。肾脏髓样癌放射影像学检查为非特异的，虽然它们可能在适当的临床背景下为诊断提供指示[74]。

4. 治疗和预后

肾髓质癌现在被广泛认为是 RCC 的高度侵袭性变体，结局几乎都是致死的。肾脏髓样癌的早期报道显示，诊断后中位生存期为 14 周。手术后的平均存活时间约为 4 个月[64, 75, 76]。Strouse 等报道，在超过 80 例患者中只有 1 例活到 2 年[72]。该患者在切除时只有一个局限于肾脏的小肿瘤（＜ 2cm）。

细胞毒性化疗已被证明具有一定的效果。在关于化疗的综述中，在 15 例可评估有疗效的患者中，有 1 例达到完全缓解，2 例部分缓解，1 例轻微缓解和 1 例病情稳定。Simpson 等对 1995—2003 年 28 例病例进行了回顾分析。生存期平均为 32 周，MVAC 治疗患者的生存率显著提高，达到 46 周[76, 77]。最近一项包括 165 例患者的文献 Meta 分析显示，基于铂类的化疗也与临床获益相关。在同一项研究中，癌症转移患者的总体生存期为 4 个月；非转移性患者的总生存期为 17 个月[78]。此外，许多报道显示，肾脏髓样癌患者使用包括紫杉烷和铂类化合物在内的不同化疗方案获益有限（偶有客观反应，维持时间有限）[72, 79-81]。目前正在进行临床试验测试分子靶向治疗对非透明细胞肾癌的效果，但现有数据过于初步，无法获得明确的推荐和临床试验。在患有全身性疾病的健康患者中，治疗方法与尿路上皮癌和集合管癌是相似的，使用基于顺铂的化学疗法，包括 I 期临床试验，都是合理的治疗选择。放疗在术后及化疗后辅助治疗没有显示确定的益处[67]，但是关于骨转移的放疗报道显示，姑息性放射治疗可以缓解疼痛并使病变范围减小[77, 80, 82]。

（五）MiT 家族易位肾细胞癌

包括 Xp11 易位肾细胞癌和 t（6;11）肾细胞癌。

◆ **Xp11 易位肿瘤**

1. 背景

Xp11 易位肿瘤是 RCC 的一个子集，其特征在于涉及染色体 Xp11.2 的各种易位，导致 *TFE3* 基因与多种受体基因的融合，以及 TFE3 蛋白的过表达。尽管已有一些老年患者的病例报道，此种疾病主要影响的是儿童和年轻人。几种不同 Xp11.2 易位癌的分子分析显示，有些易位与肺泡软组织肉瘤（alveolar soft part sarcoma，ASPS）中的断裂点和 *ASPL-TFE3* 基因融合相同[14]。这些被认为是 2004 年 WHO 肾脏肿瘤分类中的一个独特的亚型。*TFE3* 最常见的基因融合配偶体是 *PRCC*、*ASPL*、聚嘧啶束结合蛋白相关剪接因子（*PSF*）、含非 POU 结构域的八聚体结合（*NONO*；p54nrb）和网格蛋白重链（*CLTC*）基因，分别位于染色体 1q21、17q25、1p34、Xq12 和 17q23 上。t（X；17）（p11.2；q25）或 *ASPL-TFE3* 易位 RCC 与 ASPS 含有相同的 *ASPL-TFE3* 融合转录本，但 t（X；17）易位在 Xp11.2 易位 RCC 中通常是平衡的，在 ASPS 中是不平衡的[83]。此外，最近发现了与 *TFE3* 的新基因融合，涉及染色体 3q21 臂中的 PARP14。有趣的是，这种染色体易位是在甲醛固定、石蜡包埋（FFPE）组织中使用 RNA-seq 发现的[84]。

2. 病理

在大体检查中，这些病变非常类似于传统（透明细胞）肾癌。它们呈棕黄色，通常有坏死和出血。组织病理学最独特的表现为内衬透明细胞的乳头状结构，这在其他肾癌中并不常见（图 4-3）。它们通常具有嵌套结构，细胞含有清晰和颗粒状的细胞质。Xp11 易位癌的组织学随特定染色体易位而变化。*ASPL-TFE3* 肾癌细胞体积大，嗜酸性细胞质清晰透明，细胞边界离散，核染色质呈囊泡状，核仁

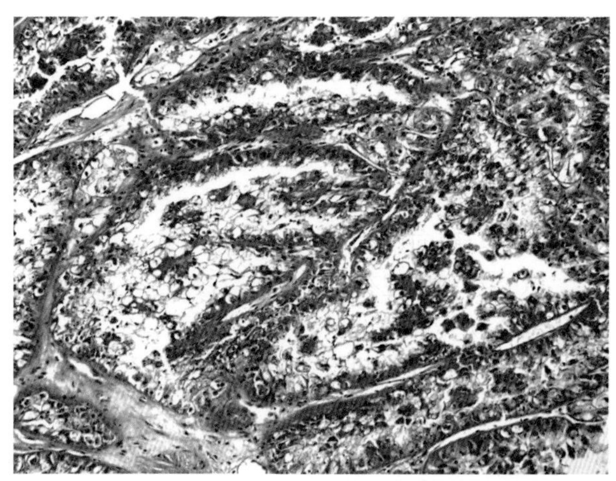

▲ **图 4-3 t（X；17）（p11.2；q25）相关肾细胞癌**
由嵌套的假毛细血管结构组成，内衬肿瘤细胞，具有丰富且透明，有时是嗜酸性的细胞质

明显。它们之前被认为是儿童 RCC 的“大量细胞变体”。可以看到含有沙门体的透明结节。相比之下，*PRCC-TFE3* 肾癌细胞质通常较少，透明结节与砂粒体较少，嵌套结构更紧凑。TFE3 蛋白、RCC 标记抗原和 CD10 免疫组织化学试验结果呈阳性。与传统的 RCC 相比，它们中只有一半表达上皮标志物，如细胞角蛋白和上皮膜抗原。虽然 TFE3 表达与 Xp11.2 易位性相关联，只有这些肿瘤的一个子集示出了 Xp11.2，因此 TFE3 不建议作为移位的标志[85]。与 RCC（透明细胞或乳头状）相比，TMED6-COG8 已被证明在 TFE3 易位的 RCC 升高[86]。目前，明确诊断需要进行基因分析（常规核型分析或 FISH）。

3. 临床表现和预后

虽然 RCC 在儿童中并不常见（占所有肾脏肿瘤＜ 5%），但儿童和年轻人中大约 1/3 的 RCC 属于这种易位肿瘤家族。一些报道表明，之前接触过细胞毒性化疗的儿童和成人一样，有发生 XV11.2 易位 RCC 的风险[87, 88]。

据报道，尽管 Xp11.2 易位 RCC 在儿童时期具有相对较好的预后，成人发病的 Xp11.2 易位 RCC 预后不良，许多患者出现晚期疾病[89-91]。化疗和免疫疗法尚未证明是成功的[89, 90, 92]。这些肿瘤的临床表现仍没有明显的特征。通常表现为晚期，尽管在大多数情况下其尺寸较小，但诊断时有淋巴结转移。即使病期较晚，临床过程也会发生变化。这种临床行为类似于 ASPS，其具有相似的遗传易位。

它可能在初步诊断多年后复发。

充分的手术切除可能会改善预后。据报道，Xp11.2 转位 RCC 患者淋巴结清扫的意义大于常规 RCC 患者[90, 93]。仅有儿科患者使用辅助化疗和免疫治疗的个案报道，因此不应在临床试验之外使用辅助治疗[14]。靶向治疗已经证实了在转移性 Xp11.2 易位 RCC 患者客观有效，并且延长了 PFS。Malouf 等报道 21 例转移性 Xp11.2 RCC 患者接受血管内皮生长因子（VEGF）和西罗莫司靶标（mTOR）靶向治疗[92]。舒尼替尼在一线治疗的患者中位 PFS 为 8.2 个月，在第二、第三或第四线的治疗中，它显示中位 PFS 为 11 个月。索拉非尼治疗的患者中位 PFS 为 6 个月，而接受替西罗莫司治疗的患者中位 PFS 为 3 个月。7 例患者（33%）有客观缓解。所有接受舒尼替尼治疗的患者和 1 例接受替西罗莫司治疗的患者均获得了缓解。中位随访时间为 19 个月，中位 OS 为 27 个月。另一项由 Choueiri 等报道的回顾性研究回顾了 15 例转移性 Xp11.2 RCC 患者，其中 10 例、3 例和 2 例分别接受舒尼替尼、索拉非尼和单克隆抗 VEGF 抗体治疗[94]；5 例患者接受了全身治疗。当用 VEGF 靶向治疗时，3 例患者表现出部分缓解，7 例患者病情稳定，5 例患者发展为进展性疾病。整个队列的中位 PFS 和 OS 分别为 7.1 个月和 14.3 个月。

已经研究了 MET 酪氨酸激酶受体作为 Xp11.2 RCC 中的未来潜在治疗靶标。一种选择性的 c-Met 受体酪氨酸激酶抑制药 Tivantinib 表现出良好的安全性，但抗肿瘤活性很小，尽管这种药物可能更多是一种细胞毒性药物[95]。临床试验的入组对于这类肿瘤是很好的选择，因为目前缺乏有效的药物。

◆ **t（6；11）肾细胞癌**

t（6；11）RCC 是一种罕见的肾上皮肿瘤，其具有特异性易位，导致转录因子 EB（TFEB）[一种与小眼转录因子（MiTF）相关的转录因子]与 Alpha（MALAT1）融合，进而使 *TFEB* 过度表达[96–98]。这些肿瘤通常呈现出大小上皮样细胞和透明基底膜结节样结构[99]，据报道，病例数不足 100 例（3—68 岁）。这些肿瘤 PAX8 呈阳性，可以局部表达 RCC 和 CD10[100–102]。与 Xp11 易位 RCC 相比，t（6；11）RCC 似乎具有更多的惰性行为。很少有病例发生肿瘤转移，但晚期复发也有报道[99]。

（六）黏液性管状和梭形细胞癌

1. 背景

Hennigar 等首次描述了这类肿瘤，他们收集了可能来源于集合管的 8 个特异肿瘤[103]。对该类肿瘤的进一步研究，将其归类为“低级别集合管癌”[104]，这个术语可能无法准确反映这些肿瘤的生物学特征。一些其他报道也假设其代表了一种较低生物侵袭性的低级别集合管癌[48]。然而，随后关于这些肿瘤特征和报道显示，它们具有与集合管癌完全不同的临床和病理特征。目前，黏液性管状和梭形细胞癌被认为是 WHO 分类中肾细胞瘤的独立类别[24, 105–107]。

2. 病理

黏液性管状和梭形细胞癌边界总体清楚，呈实性或囊性，大而且呈现灰色或浅棕色，并有均匀的、黏液样和光滑的切面。在显微镜下，它们由压缩的管状结构和由浅黏液基质分开的梭形细胞组成。它们可以具有类似平滑肌瘤或肉瘤的结构[108]，有丝分裂活动很少。这些病变的形态学、免疫组织化学和超微结构特征表明其起源于远端肾单位。它们具有复杂可变的免疫组化特征；对多种细胞角蛋白，上皮细胞膜抗原和 α- 甲基酰基辅酶 A 消旋酶（P504S）（AMACR）呈阳性。近端肾单位标记物如 CD10 和绒毛蛋白基本上不存在，而细胞角蛋白 7 和 19 通常是阳性的。他们还对欧洲荆豆、花生和大豆凝集素呈阳性[105]。在电子显微镜下，它们具有类似于 Henle 环或远端回旋小管的常见上皮特征。细胞遗传学的变化包括染色体 1、4、6、8、13 和 14 的丢失以及染色体 7、11、16 和 17 的获得[109]。

3. 临床表现

这些肿瘤在人群（17—82 岁，中位数约 55 岁）中均可发生，女性与男性的比例为 4 : 1，即中老年女性患者更常见。通常在影像学表现为无症状的病变，患者偶尔可能出现侧腹疼痛或血尿。虽然生物学行为通常是良性的，但也有一些转移性病例报道，原因可能为这些肿瘤中有时会存在肉瘤样细胞[110, 111]。

4. 治疗和预后

以前这些黏液性管状和梭形细胞癌可能被误诊为平滑肌瘤、肉瘤或集合管癌。鉴于该疾病的惰性特征，为防止过度的治疗，鉴别诊断至关重要。迄今为止尚未有全身系统性治疗的报道。有报道称

1例转移性黏液性管状和梭形细胞癌对舒尼替尼有效，持续时间＞24周[112]。

因此，这种极为罕见的肿瘤是通过外科手术治疗；如果发生转移，应考虑临床试验。如果没有临床试验，可以考虑VEGF靶向治疗，但仅基于非常有限的经验。没有数据支持在这种疾病中使用化疗。

（七）肾小管肾细胞癌

肾小管肾细胞癌是一种肾上皮肿瘤，由含有浆液的多个囊（中小尺寸）组成[113]。显微镜下，肿瘤由扩张的管状结构组成，上层细胞由单层上皮细胞排列，具有嗜酸性细胞质和细胞核，具有突出的核仁。肿瘤细胞通常对pancytokeratin、vimentin、CD10、CK19和AMACR具有免疫阳性[114]。在大多数情况下，肾小管肾细胞癌仍局限于肾脏，很少有转移病例报道[113]。报道有一例对舒尼替尼治疗有效的病例[115]。

（八）获得性囊性疾病相关肾细胞癌

获得性囊性疾病相关的RCC是与终末期肾病相关的RCC的亚型[116]。病理学特征包括可变结构，具有丰富的嗜酸性细胞质，以及大的核化细胞核的肿瘤细胞。肿瘤内常见含铁血黄素和草酸钙晶体沉积。肿瘤对CD10、α-甲基-coA消旋酶、泛细胞角蛋白、PTEN和c-MET呈阳性染色，对碳酸酐酶-9和CK7呈阴性。这些肿瘤行为大多为惰性[113, 116]。

（九）透明细胞（tubulo）乳头状肾细胞癌

透明细胞乳头状RCC（CCP-RCC）是肾上皮肿瘤。尽管一些肿瘤主要具有的实性外观，从宏观上看，这些肿瘤被囊泡包围呈乳头状和管状乳头状生长[117]。肿瘤细胞以具有清晰的细胞质和远离基底膜的低级细胞核为特征。免疫组织化学上，肿瘤细胞对CK7、CA9、HIF-1、GLUT-1呈阳性、对AMACR、RCC和TFE3呈阴性。CD10在大多数肿瘤中呈阴性或局灶性阳性[113, 118]。对预后而言，CCP-RCC通常具有惰性行为[118]。

（十）遗传性平滑肌瘤病和肾细胞癌综合征相关的肾癌

遗传性平滑肌瘤病和肾细胞癌（HLRCC）综合征是由富马酸水合酶（fumarate hydratase，FH）基因的种系突变引起的常染色体显性病症。该基因位于1号染色体的长臂上，其特征是肾癌以及平滑肌瘤患病风险增高[119]。已发现的种系改变包括错义、无义、插入、缺失和剪接位点突变[120]。这种综合征也称为多发性子宫平滑肌瘤病综合征（MCUL1）或Reed综合征[121]。肾脏肿瘤发生在近25%的患者中，通常是乳头状Ⅱ型RCC，但也有其他组织学亚型[122, 123]。

即使原发性肿瘤相对较小且局限，这些肾癌往往表现为侵袭性，很快发生淋巴结和远处转移。对于怀疑患有HLRCC的患者，建议尽早进行干预。对于患有局部或局部晚期疾病的患者，建议进行包括淋巴结清扫在内的全切除术。初步治疗后，强烈建议进行密切随访。全身治疗可能在转移性疾病患者中发挥作用[124]。患者最佳治疗管理需要包括妇科，皮肤科和遗传咨询在内的多学科参与。

五、后肾肿瘤

1. 背景

这些肿瘤首先由Bove等在1979年描述[125]，也被称为肾源性肾瘤[126]。随后出现了几种以各种名称描述的类似病变报道，并证实它们是一个独特的类别，其中包括后肾腺瘤（主要是上皮）、后肾腺纤维瘤和后肾间质瘤（间质瘤）。这是一种与后肾腺纤维瘤基质成分相同的儿科肿瘤[127]。在20世纪90年代中期的两个大型研究报道中描述了后肾腺瘤的大部分临床和病理特征[128, 129]。后肾腺纤维瘤被鉴定为具有上皮和间质成分的双相肿瘤，主要出现在儿童和年轻人中。

后肾肿瘤是一组高度细胞良性的上皮肿瘤，但已报道在两个病例中有转移。它们与肾母细胞瘤有密切关系，并且有些人认为其是一系列良性，分化良好的肿瘤的终末阶段，其中还包括肾母细胞瘤[127, 130-132]。

2. 病理

后肾肿瘤外观通常是单侧的，很少是多灶性的[133]；倾向于长得很大，最大尺寸为0.3～20cm[134]；通常是单中心的，界限清楚，没有囊（图4-4A）；切面为灰色至黄色，伴有出血灶，囊性变和坏死不常见。在组织学上，它们由紧密的小圆形腺泡组成；一半肿瘤包含乳头状结构，类似于原始肾小球；沙粒小体很常见，但没有胚芽的元素；基质是不明显的或水肿的；肿瘤细胞通常为长方体，外观单一，细胞质稀少，核小而均匀，核仁不明显 [24, 127–129]（图 4–4B）。

后肾腺纤维瘤由嵌入成纤维细胞样梭形细胞的条带和片状的类似于后肾腺瘤的上皮成分组成。这些肿瘤中梭形细胞和上皮成分的比例各不相同 [135, 136]。后肾间质瘤，顾名思义，与后肾腺纤维瘤的基质成分非常相似。最近的一项研究描述了 29 例后肾腺瘤的基因组情况。Choueiri 等发现 *BRAF* 基因中的特定突变存在于 90% 的病例中。此外，p16（INK4a）经常过表达，表明该肿瘤的低增殖率可能归因于 p16（INK4a）介导的 BRAFV600E 诱导细胞衰老所致 [137]。

3. 临床表现

后肾腺瘤可发生在儿童和成人。它主要见于生命的第五和第六个十年，女性占多数（女性与男性的比例为 2∶1）。有趣的是，Choueiri 等报道，没有 *BRAF* 突变的后肾腺瘤发生在较年轻的患者中，并且往往是较小的肿瘤，但是，样本量相当小（*n*=3）。后肾腺纤维瘤常见于 5 月龄至 36 岁的儿童和年轻人中，男性占优势。后肾间质瘤主要见于儿童，成人病例罕见。这些肿瘤占肾细胞肿瘤不到 1%。大多数这些病例是在放射学检查和血尿检查过程中偶然发现的。在放射学上，后肾腺瘤呈现为外部突出的低血供肿瘤。有症状时，可引起腹痛和血尿。也有红细胞增多症患者的报道 [128, 138–140]。Yoshioka 等 [141] 提供了后肾腺瘤细胞产生红细胞生成素和其他细胞因子的证据。许多报道支持通过经皮细针穿刺活检可以诊断后肾腺瘤 [142, 143]。使用细胞学特征来区分后肾腺瘤和肾母细胞瘤可能较为困难，在这种情况下进行免疫细胞化学分析可能会对诊断有所帮助 [143]。

4. 治疗和预后

除少数病例报道外，这些肿瘤一般是良性的 [131, 132]。如果临床中考虑后肾腺瘤，为了避免过度切除，必须进行术中诊断。与肿瘤相关的红细胞增多症在完全切除后可得到解决。有一些报道支持后肾腺瘤的部分肾切除术，主要对成人患者 [144–146]。少数病例报道描述了一种不进行后肾腺瘤手术治疗的保守方法 [6, 147]。后肾间质瘤没有局部复发或远处转移的报道。据报道，肾母细胞瘤在后肾性纤维瘤和后肾间质肿瘤中出现，这些实体可能有共同的起源 [136]。肾血管发育不良与这些病变相关，可导致血管并发症的增加。没有辅助化疗的手术切除是优选的治疗方式。没有关于转移性后肾腺瘤治疗的可靠报道，因此没有文献支持任何针对不可切除疾病的全身治疗，应质疑远处转移患者的组织学诊断。

六、肾母细胞瘤

成人肾母细胞瘤（肾母细胞瘤）

1. 背景

肾母细胞瘤是儿童最常见的恶性肾肿瘤。大约每 8000 名儿童中就有 1 名患者，并且没有明显的性别倾向，在美国每年报告约 500 例新病例。所有

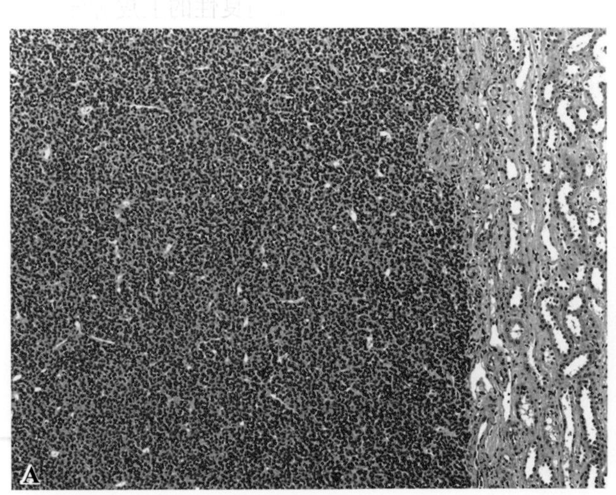

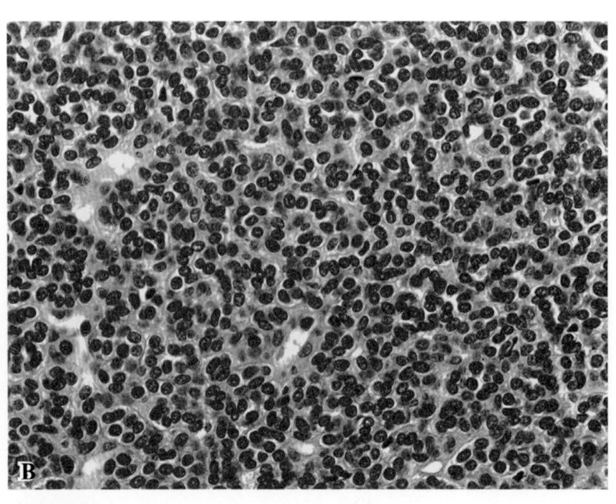

▲ 图 4–4 后肾肿瘤

A. 后肾腺瘤与邻近的肾实质界限明显；B. 肿瘤细胞紧密堆积形成不明显管腔的小管，其外观非常均匀，细胞质稀少，染色质光滑

病例中有98%发生于10岁以下的儿童，文献中报道的成人肾母细胞瘤少于300例。这种疾病的发病率在全球几乎相同，表明发病非环境因素影响。然而，美国的发病率在非裔美国人中最高，在亚洲人中最低，提示可能存在遗传倾向[24, 148]。成人的真实发病率难以确定，因为它在流行病学报告中包含在RCC中，并且在个案报道中使用不同的诊断标准。

大多数专家使用以下标准来定义成人肾母细胞瘤：①原发性肾肿瘤；②原始的胚基胚芽轴或圆形细胞成分；③形成流产或胚胎管状或肾小球状结构；④没有RCC肿瘤诊断；⑤组织学的图片确认；⑥年龄＞15岁[149]。Kilton等报道了35例符合上述所有标准的成人肾母细胞瘤病例[150]。

2. 病理

与儿童期肾母细胞瘤相比，其通常是多发性和双侧性的，大多数成人患者肾母细胞瘤病灶单一，5%～10%的患者有多中心和双侧疾病。马蹄肾患者的肾母细胞瘤发病率高出2倍。成人肾母细胞瘤的大体和微观特征和儿童肾母细胞瘤类似。

肾母细胞瘤的标志之一是组织学多样性。它的典型表现是具有所谓的胚胎、上皮和基质三种成分，尽管具有一种或两种成分也常见。化学疗法可以通过诱导胚胎、上皮和基质细胞的成熟来改变形态。与化疗前标本相比，活跃增殖细胞的不成比例的减少。转移性肾母细胞瘤可包含单个或多个原发性肿瘤中的成分。肾母细胞瘤-1（WT-1）抗原通常用于识别胚细胞和上皮细胞，但分化的上皮或基质组分中不存在此抗原[151, 152]。肾母细胞瘤与肿瘤抑制基因和转录基因的突变相关，包括*WT1*、*p53*、*FWT1*和*FWT2*基因。在染色体11p15处发现第二个肾母细胞瘤WT位点[153]。

使用SNP阵列对一名71岁的瑞典女性进行成人肾母细胞瘤高分辨率基因组分析，结果显示复杂遗传特征，与儿科肾母细胞瘤高度不同，这表明与儿童肾母细胞瘤相比，成人肾母细胞瘤可能代表不同的类别[154]。

3. 临床表现

成人肾母细胞瘤最常见的临床表现是侧腹疼痛、血尿、腹部肿块或全身症状。高血压通常出现在小儿肾母细胞瘤，在成人中尚未见报道。虽然Kilton等[198]报道了42%的患者在诊断前一年就多有症状，但这在其他成人病例中尚未有报道[151, 155–158]。

4. 治疗和预后

与有85%治愈率的儿童肾母细胞瘤相比，成人肾母细胞瘤的预后较差。小儿肾母细胞瘤的这种成功代表了多模式治疗的转变[159]。当然，也有人认为成人更容易出现晚期疾病和体质下降[160, 161]。

1979—1987年，Arrigo等向国家肾母细胞瘤研究小组报道了27例患者调查结果，患者的3年总生存率为67%，在这之前，人们认为成人不可能达到这么高的治愈率[156]。病程Ⅰ期且组织学良好的患者可以通过手术治疗，之后再用放线菌素D和长春新碱进行6个月的术后化疗，无须术后放射治疗；对于其他患者，则需要联合化疗和放疗。

Kattan等报道了法国在1973—1992年间治疗22例成年患者的经验[157]。研究对象包括4个Ⅰ期、8个Ⅱ期、3个Ⅲ期和7个Ⅳ期患者。所有患者均接受了肾切除术，7例患者进行术后单一辅助治疗（1例放疗、6例化疗），15例患者进行了联合治疗。最常用的化疗药物是放线菌素D、长春新碱和多柔比星。平均随访100个月后，22例患者中有12例存活（55%），其中10例患者为无疾病状态（45%）。这些作者建议进行应对肾母细胞瘤患者进行积极治疗，无论分期如何，化疗均采用三药联合方案（放线菌素D＋长春新碱＋多柔比星），并且Ⅱ期患者要实施放射治疗。

Terenziani等回顾意大利1983—2001年间17例成人患者的治疗情况，中位随访时间131个月[159]。患者包括8例Ⅱ期、4例Ⅲ期和5例Ⅳ期，其中1例有退行性变化。16例患者接受了肾切除术，15例接受了化学治疗（10例使用了2种药物，5例患者接受了3种药物治疗），7例接受了放射治疗。患者的5年无病生存率为45%，总生存率为62%。Reinhard等回顾了德国SIOP 93-01研究中30例成年患者的治疗情况[158]。其中26例患者开始接受了根治性肾切除术，另外4例患者在手术前接受了新辅助化疗。19例患者接受了中度风险化疗，11例接受了高风险化疗。中度风险化疗包括长春新碱、放线菌素D±多柔比星，治疗18～27周；高风险方案是依托泊苷、卡铂、异环磷酰胺和阿霉素，治疗34周。14例患者接受15～35Gy局部放射治疗，3例接受了转移部位的放射治疗。中位观察时间为4年，24名患者（80%）获得完全缓解，无事件生存率为57%，总生存率为83%。

儿科肾母细胞瘤标准相似的风险相关多模式治疗方法是当前的护理标准。与儿童患者不同的是，肾脏切除术应在开始进行还是在新辅助治疗之后，意见不一。有一致意见认为，初次手术对于成人肾母细胞瘤是可行的，因为术前很难对这种罕见病进行诊断。由于该疾病的罕见性，成人肾母细胞瘤中没有确定的治疗指南。治疗应优选在具有该疾病经验的三级医疗中心进行。儿童临床试验正在实施一些临床和生物因素，如年龄、肿瘤大小、化疗反应和染色体 1p 和 16q 的杂合性丢失（LOH）。但是，成年中没有这方面的数据 [162]。

除非是Ⅰ期非退行性（组织学有利）肾母细胞瘤，实施联合化疗方案如长春新碱＋放线菌素 D 治疗时，所有患者应给予放射治疗，术后Ⅲ期和Ⅳ期应在辅助治疗中使用放疗。当患者出现肺转移时，无论化疗或手术后是否达到完全缓解，都应给予肺部放射治疗。当术前或术后出现弥漫性肿瘤破裂时，建议进行腹部放疗。

作为共识，肾母细胞瘤中的化疗需要依据组织学检查进行风险调整，并且应当对具有器官功能和全身状态充分的各阶段患者进行辅助治疗。患有双侧肿瘤（Ⅴ期疾病）患者应接受 6～8 周的化疗，然后行保留肾单位的双侧肾部分切除术，以保护正常肾组织。手术后可能需要额外的化疗和放射治疗 [163]。

七、间质性肿瘤

（一）肾肉瘤

1. 背景

成人原发性肾肉瘤很少见，约占肾脏所有原发性肿瘤的 1%[164–166]。肾肉瘤不太常见，但比泌尿生殖道的任何部位肉瘤更致命，包括前列腺、膀胱和睾丸周围区域 [167]。大约 5% 的 RCC 可见肉瘤样成分，包括透明细胞、乳头状、嫌色细胞和集合管癌。它不应该与原发性肾肉瘤混淆，因为这两个肿瘤具有完全不同的生物学、病理学和临床特征 [24, 168]。

2. 病理

任何在身体其他部位出现的肉瘤都可能发生在肾脏中，包括平滑肌肉瘤、骨肉瘤、恶性纤维组织细胞瘤、血管神经节细胞瘤、横纹肌肉瘤和滑膜肉瘤。与身体的其他部位一样，诊断和分类基于组织学伊红染色和免疫组织化学 [169]。然而，分子研究越来越多地用于肉瘤的分类。例如，肾脏滑膜肉瘤在 18 号染色体上的 *SYT* 基因与染色体 X 上的 *SSX* 基因家族成员之间具有特征性的染色体易位 t（X; 18）[170, 171]。各种组织学亚型都有描述；如前所述，平滑肌肉瘤是最常见的肾肉瘤组织学亚型，占此类肿瘤的 50%～60%[172, 173]。由于脂肪组织的存在，脂肪肉瘤与 RCC 容易鉴别，但它常常与血管平滑肌脂肪瘤及大的良性肾脏脂肪瘤混淆 [174]。成骨肉瘤是一种罕见但独特的肾肉瘤，有钙化，通常是坚硬的 [175, 176]。肿瘤分级被认为是软组织肉瘤的重要预后因素，同样也被认为是原发性肾肉瘤的预后因素。

3. 临床表现

成人肾肉瘤的常见体征和症状包括可触及的肿块，腹部或侧腹疼痛和血尿，与大肿块伴快速生长的 RCC 相似 [177]，在 50—60 岁时发病率最高 [164, 167, 174, 178]。成人肾肉瘤类似于腹膜后肉瘤，它们可以在组织间隙扩散并且长得很大，之后才出现症状。全身症状较少见。成人肾肉瘤转移通常是血源性的。Saitoh 等报道了肾肉瘤转移的常见部位，其中肺部最常见，其次是淋巴结和肝脏 [179]。腹部 CT 通常显示连接或来源于肾脏的大的软组织肿块，与各种肉瘤样 RCCs 类似 [164, 180]。成人肾肉瘤与 RCC 的鉴别特点包括明确起源于囊泡或周围区域，大肿块生长，缺乏淋巴结病变，脂肪或骨骼检查提示脂肪肉瘤或骨肉瘤存在，血管造影显示血供缺乏，但有一个例外值得注意，血管外皮细胞瘤，它是富含血管的 [180, 181]。肾脏脂肪肉瘤一般在 50—60 岁时发现，并且经常长得巨大 [177]。因为胸部最常见的转移部位之一，术前应该做胸部影像学检查。

4. 治疗和预后

完全手术切除是治疗任何部位软组织肉瘤的主要方法，术中可对切缘状态进行筛查。最好的结果是看到局限于肾脏的低组织学分级小的肿瘤（＜ 5cm）。局部复发或寡转移性疾病的手术切除可能对特定的患者有益，这与非肾转移性肉瘤的情况相同 [182]。在大多数病例研究中，平滑肌肉瘤是最常见的组织学亚型。Karakousis 等 [183] 报道了早期疾病进展，无论接受何种治疗，大多数患者在数月内死亡。然而，其他数据显示，低级肉瘤倾向于惰性 [166]。Economou 等报道在肾脂肪肉瘤辅助治疗中，放疗和基于顺铂的化疗有效 [177]。辅助放疗虽然常用于局部广泛性疾病，但是否可预防局部复发或提高生存率还尚未被证实。同样，仅在肾肉瘤个案报道和病例中描述了辅助化疗的使用。因此，对于高风险患者，可以考虑辅助放疗和（或）全身化学疗法（肉瘤方案用药，如阿霉素和异环磷酰胺）。在典型的肉瘤中辅助化疗的获益是有限的，同样对肾肉瘤也不会有很大获益。

（二）血管平滑肌脂肪瘤

1. 背景

肾血管平滑肌脂肪瘤是良性间质病变[184]，由 Grawitz 等在 1900 年最初描述。它约占手术切除肾脏肿瘤的 1%。Bourneville 和 Brissaud 同时将其描述为结节性硬化症复合体（tuberous sclerosis complex，TSC）的一部分[185, 186]。1989 年，Hartwick 等报道了一种上皮样血管平滑肌瘤，其罕见的组织学形态与恶性肿瘤相似，经进一步调查后发现某些病例具有恶性特征。它被归类为具有恶性潜能的血管平滑肌脂肪瘤变体[108]。

2. 病理

肾血管平滑肌脂肪瘤为一个巨大的黄灰色肿块，与肾脏分界清楚，没有真正的包膜。一般为孤立的病灶，如果有多个病灶，则为一个主要病灶及相关的小病灶。当肿瘤变大时，通常会产生质量效应，并且偶尔会破裂。它们由不同比例的厚壁杂乱的血管、平滑肌束和成熟的脂肪组织组成（图 4-5A），每种成分的不同比例与肿瘤大体外观有关。平滑肌细胞通常是纺锤形的，偶尔是圆形上皮样细胞。区域淋巴结受累被认为代表多中心受累而不是转移[187, 188]。在不存在远处转移的情况下，很少认为肿瘤侵犯下腔静脉和肾静脉系统。

免疫组织化学的特征在于黑素细胞（例如 HMB-45）（图 4-5B）和平滑肌（例如平滑肌肌动蛋白）标记物的共表达。它们也可能对 CD68、神经元特异性烯醇化酶、S-100、结蛋白和激素受体呈阳性，而上皮标记物呈阴性[24, 189–191]。已知两种基因引起结节性硬化：染色体 9q34 上编码 hamartin 的 *TSC* 基因 1（*TSC1*），以及染色体 16p13 上的 *TSC2*，其产生作为 GTP 酶活化蛋白的 tuberin。近年来，这些基因的生物学特征已被广泛阐明。血管平滑肌脂肪瘤经常杂合性缺失散发性和结节性硬化相关肿瘤的两个 *TSC* 基因之一[185]。

上皮样血管平滑肌脂肪瘤是一种潜在的恶性间充质肿瘤，与经典血管平滑肌脂肪瘤密切相关。该肿瘤与结节性硬化症相关性较高（＞ 50%），患者通常有症状，病例性别间无差异。与典型血管平滑肌脂肪瘤相比，此种疾病患者的平均年龄（38 岁）通常更年轻。脂肪组织的稀缺使影像学诊断更加困难。报道中上皮样血管平滑肌脂肪瘤病例中大约 1/3 有淋巴结、肝、肺或脊柱转移[192–195]。显微镜下，片状上皮样细胞具有丰富的颗粒状嗜酸性细胞质、扩大的囊泡核和明显的核仁。经典血管平滑肌脂肪瘤的区域可以有肿瘤散布。肿瘤坏死，有丝分裂活性增加，核异型性和周围组织浸润应视为潜

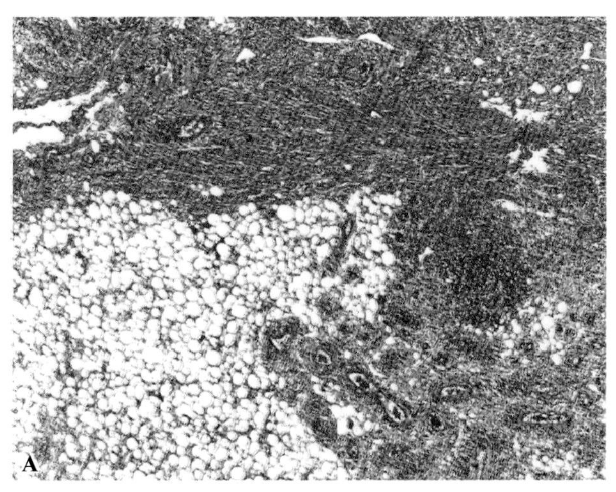

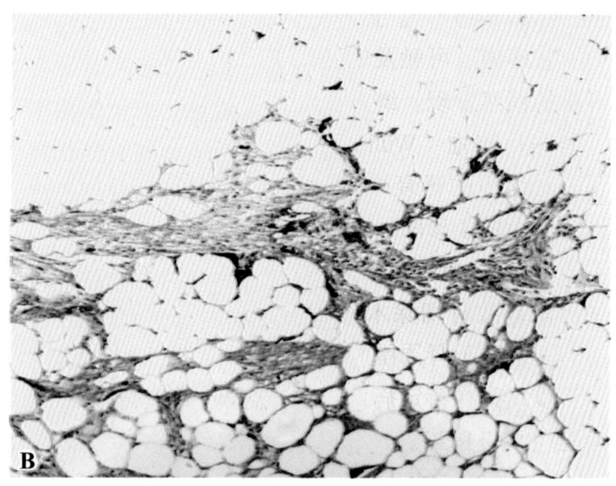

▲ 图 4-5　血管平滑肌脂肪瘤特征

A. 血管平滑肌脂肪瘤由 3 个元素组成：血管（右下）、脂肪细胞（左下）和平滑肌细胞（上部）；B. 一些肿瘤细胞中黑素细胞标志物 HMB-45 呈阳性

在的恶性肿瘤。免疫组织化学对黑素细胞标志物如 HMB-45 呈阳性，但对于肌动蛋白等平滑肌标志物不一定呈阳性[24, 108]。虽然罕见，但在诊断为血管平滑肌脂肪瘤时，不能忽视上皮样血管平滑肌脂肪瘤。

3. 临床表现

该肿瘤在一般人群中的患病率较低[196, 197]。血管平滑肌脂肪瘤可呈散发（80%）或与 *TSC* 基因（20%）相关。散发形式中女性占优势（4：1），但不存在于结节性硬化相关肿瘤中。结节性硬化症是一种常染色体显性疾病，具有不完全外显性。Bourneville 于 1880 年首次发现此病，病例为一名女孩，患有精神发育迟滞、癫痫和特征性硬化性脑病变（皮质结节）。之后在 1900 年，Bourneville 和 Brissaud 关注到该综合征与肾脏肿瘤的关系[186]。

Nelson 等汇总分析后认为，结节性硬化相关性血管平滑肌脂肪瘤与散发性病例相比，可能出现在较早的年龄阶段（平均年龄 30 岁 vs. 52 岁），肿瘤更大（8.9cm vs. 5.4cm），多中心性较高（97% vs. 13%）和出血率较高（44% vs. 14%）[198]。Steiner 等发现结节性硬化相关肿瘤更容易生长（67% vs. 21%），并且在随访的 4 年中更需要手术干预（50% vs. 28%）[199]。De Luca 等报道了 51 例散发性血管平滑肌脂肪瘤患者，他们有的立即接受手术治疗，有的处于观察阶段。在 5 年的随访期间，92% 的患者（平均肿瘤大小 1.5cm）未显示血管平滑肌的放射性生长。与较小肿瘤相比，较大的肿瘤（> 4cm）更容易生长（46% vs. 27%）或更需要手术干预（54% vs. 7%）[200]。血管平滑肌脂肪瘤可出现症状，如侧腹疼痛、可触及的肿块、肉眼血尿或影像学检查时的偶然发现。继发血管平滑肌脂肪瘤的发病率与腹膜后出血（Wunderlich 综合征）[201] 和继发于正常肾组织的肾衰竭有关[202]。肾脏病变中脂肪的鉴定是影像学诊断的关键。一些病变含有少量脂肪（脂肪贫乏的血管平滑肌脂肪瘤），可能无法检测到并可能导致肾切除术。有报道称 RCC 肿瘤中存在脂肪，继发于肾周围脂肪的侵袭和包裹。磁共振成像可以帮助在特定病例以及在妊娠期区分血管平滑肌脂肪瘤和 RCC。

4. 治疗和预后

肾血管平滑肌脂肪瘤通常是生长缓慢的肿瘤，发病率受其生长模式影响。对于治疗无症状血管平滑肌脂肪瘤的确切适应证存在争议，保留器官的部分肾切除术是首选方法。可以观察到无症状、良性外观的小病变。轻微的血尿通常可以通过补水和卧床休息来解决。在这种方法中，应该提醒患者尽量避免对抗性运动，并且应密切随访，以评估病变的生长模式。

干预的主要原因包括怀疑病变脂肪含量低，缓解继发于自发出血的症状，以及破裂或其他并发症的风险。当诊断没有确定时，应考虑手术切除或组织活检并使用免疫组织化学染色。有症状的血管平滑肌脂肪瘤可以通过血管栓塞或手术切除进行治疗[198]。当存在临床危险因素（如生育年龄、大肿瘤、疑似 TSC 或预期的周期性再成像困难）时，无症状血管平滑肌脂肪瘤可以根据患者需求进行观察或干预。

回顾性数据表明，出现症状或出血的患者通常可能有较大肿瘤。Oesterling 等提出无症状患者干预风险的阈值为 4cm[203]。De Luca 等[200] 和其他研究者的前瞻性数据表明，较大的病变可能随着时间的推移而出现症状，特别是 TSC 患者。这些研究还表明，肾血管平滑肌脂肪瘤可能在没有发病的情况下生长缓慢，因此没有必要治疗所有大肿瘤无症状病变。对无症状患者的干预应基于对临床情况的综合评估，内容包括肿瘤大小、肿瘤生长模式、结节性硬化症、患者并发症、肾功能、妊娠计划和依从性。

血管平滑肌脂肪瘤的手术治疗通常用于有症状且保守治疗无效，有肾静脉或软组织侵犯的病变，或影像学怀疑是恶性肿瘤的患者。由于肿瘤的良性性质，保留肾单位的手术是优选的方式。在一份关于 27 例接受部分肾切除术的血管平滑肌脂肪瘤患者的报道中，其中 21 例患有单侧或受损的对侧肾脏[204]，所有经过手术的肾脏在术后都有功能，其中 7 例患者的肿瘤大于 12cm。所有患者术后均不需要透析，并且在中位随访 39 个月内没有出现复发性血管平滑肌脂肪瘤症状。

妊娠会使患有血管平滑肌脂肪瘤的年轻女性的管理变得复杂。虽然妊娠期间出血的发生率很低，但后果可能是灾难性的，可能对母亲和胎儿造成伤害。激素联系还表明，这些肿瘤可能会在改变的环境中生长更快，导致肿瘤破裂。最佳诊断方法可能受到妊娠的限制，并且可能难以区分肿瘤破裂与子宫或胎盘破裂。这使人们更加相信，那些已知患有超过 4cm 的血管平滑肌脂肪瘤的女性如果想要怀孕，应该进行预防性治疗以避免破裂的风险。Bissler 等报道了一项为期 24 个月的非随机开放性试验，其中所有 25 例患者均被诊断为结节性硬化或散发性淋巴管平滑肌瘤病，并且至少有 1 例血管平滑肌脂肪瘤在 1cm 及以上[205]。在前 12 个月内服用西罗莫司，肿瘤体积可减少到一定程度，但在停止治疗后，观察到肿瘤有增大的趋势。在 24 个月时，18 例患者中有 5 例的血管平滑肌脂肪瘤体积持续减少约 30% 或更多。2012 年 4 月，美国食品药品管理局加速审批用于与 TSC 相关的肾血管平滑肌脂肪瘤患者的药物依维莫司。这一批准是基于至少有 1 例Ⅲ期临床试验对象存在 3cm 或更大的血管平滑肌脂肪瘤，以及被诊断为结节硬化或散发性淋巴管平滑肌瘤病。该研究结果显示，依维莫司可降低血管平滑肌脂肪瘤体积，且安全性可接受［依维莫司组的血管平滑肌脂肪瘤有效率为 42%（95%CI 31%～53%），安慰剂组为 0%（0%～9%）；$P < 0.0001$］[206]。主要争议是依维莫司停药导致常见的肿瘤再生。目前，推荐使用依维莫司用于转移性、恶性血管平滑肌脂肪瘤，而手术是局部血管平滑肌脂肪瘤的主要治疗方法。

八、神经内分泌肿瘤

肾类癌

1. 背景

原发性肾类癌是一种极为罕见、分化良好的神经内分泌肿瘤，病因不明。因为神经内分泌细胞通常不存在于肾实质中，这种肿瘤的起源尚不清楚。1997 年，Krishnan 等报道，当时文献报道中的 50 例肾脏类癌患者中 20% 患有马蹄肾[207]。马蹄肾患者发生这种肿瘤的相对风险比一般人群高 82 倍[208]。Resnick 于 1966 年首次报道有类癌综合征的患者[209]，但大多数局限在器官内的肿瘤不会产生类癌综合征，这与其他器官系统中的类癌相类似。

2. 病理

大体上，原发性肾类癌呈单发病灶，界限清楚，硬度中等，外观凸起。肿瘤颜色可变，外观均匀，伴有局灶性出血和钙化[4]。组织病理学特征似乎与其他器官系统中的类癌相似。细胞大小均匀并以小梁状排列。它们具有小核，具有盐和胡椒粉状染色质，以及嗜酸性细胞质。免疫组织化学染色通常对突触素、嗜铬粒蛋白、CD56、CD59、神经元特异性烯醇化酶和角蛋白呈阳性[210]。据报道，血清素、胰多肽、前列腺酸性磷酸酶和血管活性肠多肽可能为阳性[209]。

3. 临床表现

大多数患者出现无症状肿块，但也可出现腹痛、肿块或血尿。由于肾脏原发性类癌的罕见性，在肾脏中发现病变时需要进行其他来源肿瘤的检查[207]。不到 10% 的患者出现类癌症状[4, 211, 212]。诊断的中位年龄为 50 岁，没有性别差异。在 CT 扫描中，它表现为有界限的实体肿块，偶尔有钙化或囊性变[212]。奥曲肽扫描有助于准确分期和诊断[213, 214]。

4. 治疗和预后

由于疾病的罕见性，临床结果难以预测。由于很大一部分转移性疾病的患者存活期延长，也使情况变得复杂。没有标准治疗方案被批准用于局部晚期或转移性疾病[214]。局部疾病通过外科手术治疗。在一项最大的回顾性分析中，Romero 等报道 56 名患者在 48 个月的随访中，非转移性疾病的治愈率和存活率分别为 86% 和 96%[215]。

有关转移性肾类癌治疗的信息有限。在类癌综合征患者中，使用生长抑素或其类似物如奥曲肽来控制症状是可靠的[216]。对于转移性疾病患者，全身治疗选择基于胃肠道类癌患者的临床试验。是否需全身治疗要基于肿瘤解剖和（或）症状存在的情况，对于许多患者无法立即明示。干扰素可使转移性疾病患者肿瘤消退（15%）并产生生化反应[217]。联合化疗的价值有限。没有数据支持肾类癌的特定化疗方案，一般采用与其他类癌相同的治疗方法，如链脲佐菌素联合环磷酰胺或氟尿嘧啶（5-FU）[218]。

晚期神经内分泌肿瘤已证明 mTOR 通路成分的激活增加，而 mTOR 抑制药已在动物模型、细胞系和人类肿瘤中显示出疗效。这是 mTOR 靶向治疗用于晚期神经内分泌肿瘤治疗的基本原理[219]。依维莫司单药治疗已显示可改善肺、胃肠系统和胰腺的神经内分泌肿瘤患者的 PFS[220]。患有类癌综合征的晚期神经内分泌肿瘤患者，依维莫司联合长效奥曲肽（LAR）与单用奥曲肽 LAR 相比可改善 PFS[221]。尽管这些研究并未在肾脏类癌中特异性地进行，但用于这些肿瘤是合理的。

九、血液和淋巴系统肿瘤

淋巴瘤

1. 背景

肾脏淋巴瘤发生在 3 种不同的临床情境中，最常见的是晚期淋巴瘤累及肾脏。继发于医源性免疫抑制的移植后淋巴组织增生性疾病（posttransplantation lymphoproliferative disease，PTLD）也可以累及肾脏。原发性肾淋巴瘤（primary renal lymphoma，PRL），位于肾脏中且没有任何其他全身受累的迹象，因而最不常见。1980 年 Coggins 首次报道此种疾病[222]。由于移植频率的增加，移植肾中出现 PTLD 的发病率在过去几十年中一直在上升。继发性肾脏受累往往是双侧的，在晚期疾病中发病率很高（37%～47%）[223, 224]。

2. 病理

PRL 肾切除标本具有均匀、坚实、苍白的外观，偶尔有肿瘤血栓或肾静脉受累。最常见的是淋巴瘤细胞渗入肾单位之间，即所谓的"间质模式"。尽管已经发现有 Burkitt、淋巴母细胞淋巴瘤和其他组织学类型，弥漫性大 B 细胞淋巴瘤是最常见的组织学类型。这些肿瘤的起源仍有争议，因为肾实质不含任何淋巴组织。移植肾中的 PTLD 与免疫抑制程度和 Epstein–Barr 病毒（EBV）感染有关，可表现为单克隆或多克隆过程[4]。

3. 临床表现

由于疾病的发病过程隐匿，患者通常表现为全身性疾病的晚期表现，有 34% 的患者尸检发现死于进展性淋巴瘤或白血病[225, 226]。患者可出现侧腹 / 腹部疼痛，发热，恶病质，肾功能不全或血尿。

CT 或正电子发射断层扫描（PET）/ CT 是用于诊断和监测肾淋巴瘤治疗反应的最敏感和最有效的成像方法[226–229]。在 Urban 等的综述中[227]，典型病变为单个和多个肿块，腹膜后病变，肾周病变导致肾脏侵犯，弥漫性肾脏浸润。在有腹膜后淋巴结肿大，脾肿大，身体其他部位或腹膜后等罕见区域淋巴结肿大的情况下，应始终警惕肾淋巴瘤[229, 230]。

4. 治疗和预后

PRL 患者通常通过肾切除术进行治疗，因为 PRL 在临床上被认为是肾上皮肿瘤，并且通常不进行术前活检。一旦确认淋巴瘤肾脏受累，就必须彻底寻找肾外病变并进行分期检查，如应用 CT 扫描和骨髓活检以排除继发性淋巴瘤，因为后者更为常见（30 倍）。Stallone 等[223]提出，只有满足以下标准才能诊断 PRL：①淋巴瘤性肾脏浸润；②非阻塞性肾脏肿大；③诊断时无肾外病灶。

虽然有报道称 PRL 肾切除术后无病生存率尚可，但由于其向其他部位转移，预后通常较差，一年的死亡率约为 75%。早期发现和全身联合化疗可以通过预防播散来逆转肾衰竭并提高生存率[223, 230, 231]。继发性肾淋巴瘤通常见于晚期淋巴瘤并且预后不良。除了严重的症状，如无法控制的出血外，这些晚期患者不需要进行肾切除术。

十、临时肿瘤类型

（一）琥珀酸脱氢酶缺乏肾癌（SDH–RCC）

琥珀酸脱氢酶（succinate dehydrogenase，SDH）缺乏与常染色体显性疾病遗传性副神经节瘤和嗜铬细胞瘤有关。SDH 是一种 Krebs 循环酶，与肾癌相关的种系突变可能发生在 SDH 的多个亚群（*SDHB/C/D*）中[232]。Vanharanta 等首次记录了具有种系 *SDHB* 突变 c.847–50delTCTC 的家族，该家族有两名成员患有 RCC，患病年龄分别为 24 岁和 26 岁[233]。SDH–RCC 通常出现在年轻患者中，但年龄范围大，为 24—73 岁[234]。*SDH* 缺陷肿瘤通常由具有嗜酸性、空泡化细胞质和低级细胞核的肿瘤细胞巢组成。通常可以鉴定出胞质内有苍白嗜酸性内含物。对于早发性肾癌（即年龄＜45 岁），双侧或多灶性肿瘤，以及有嗜铬细胞瘤或副神经节瘤和肾癌家族史的患者，建议进行 *SDH* 突变检测[232, 235]。

（二）甲状腺滤泡性肾细胞癌（TLF–RCC）

这种罕见的暂时性肿瘤被认为类似于分化良好的甲状腺滤泡癌的 RCC。文献上报道的病例只有约 20 例[236, 237]。宏观上，这些肿瘤分界清楚，呈实性，大体均质。在显微镜下，这些肿瘤被包裹并具有巨大的毛囊和（或）微泡结构，伴有致密的胶体样物质[238, 239]。这些肿瘤的甲状腺转录因子 –1 和甲状腺球蛋白染色呈阴性，使其区别于滤泡性甲状腺癌转移至肾脏。CK7、CD10 和 PAX8 的免疫反应不稳定[236]。

（三）ALK 易位肾细胞癌

2 例 RCC 病例报道证实了与镰状细胞性状相关的肾脏髓样癌中的细胞骨架蛋白黏着斑蛋白

（vinculin，VCL）的间变性淋巴瘤激酶（anaplastic lymphoma kinase，ALK）重排 [240, 241]。然而，最近的一项研究发现，除了 VCL 外，还有另外两个与成人 RCCs 中 ALK 融合相关的基因（*TPM3*、*EML4*）。有趣的是，这些病例都与镰状细胞性状无关，并且形态学（乳头状和未分类）与 VCL-ALK 融合不同。此外，Mayo 诊所小组最近报道了另外两例 ALK 阳性病例，组织学发现有透明细胞和乳头状组织 [242]。鉴于目前报道的病例很少，最近的国际共识（ISUP 温哥华肾脏肿瘤分类）将此病症视为暂时性肿瘤 [21]。

十一、结论

几种不同类型的肿瘤可以影响肾脏，包括主要通过手术治疗具有非常大惰性的肿瘤，以及需要多模式治疗更具侵袭性的肿瘤。与肾病理学专家密切沟通，对于正确诊断对这些不常见肿瘤至关重要。已对血管平滑肌脂肪瘤和肾母细胞瘤等更常见的肿瘤制定了治疗指南，应该遵循。罕见肿瘤只有病例系列和个案报道，在评估针对个体患者治疗方法的风险、效益比时，应谨慎地将此类数据视为低级证据。未来的研究方向包括对这些肿瘤进行更全面、更具体的分子检测，以确定可靶向治疗的特定改变。

第 5 章　膀胱罕见肿瘤

Uncommon Cancers of the Bladder

Humaid Al-Shamsi　Donna E. Hansel　Joaquim Bellmunt　Arlene O. Siefker-Radtke　著
窦　雪　译　　岳金波　校

一、概述

膀胱罕见肿瘤可以分为三大类：尿路上皮的罕见变异起源、非内皮上皮肿瘤和间充质肿瘤。目前为止，对于这部分尿路上皮肿瘤的治疗经验有限，如何正确认识这些肿瘤关系到化疗药物和治疗时间的选择，甚至可能影响整个手术计划的实施。因此，我们首先介绍一下最常见也是最重要的罕见尿路上皮癌，随后，在本章节的后面我们还会介绍一下膀胱非尿路上皮癌和肉瘤。

大约 75% 的尿路上皮癌由非侵入性病变组成。其中最常见的为低级别乳头状尿路上皮癌，其病理特征表现为粗糙的乳头状结构，内衬有肿瘤性尿路上皮，保留整体极化，偶尔在基底可见有丝分裂象和散在的染色质核。“pTa” 病变往往容易复发，但通常无侵袭性。“pTa” 之外的乳头状病变为高级别乳头状尿路上皮癌，也表现为乳头状结构但无极化，有丝分裂贯穿于整个尿路上皮，可能呈非典型的、中到重度的多形性改变。除了无创性高级别乳头状癌外，扁平尿路上皮癌［原位癌（carcinoma in situ，CIS）］代表着第二种无创性高级别病变，被分类为 pTis。显微镜下 CIS 可反映与高级别尿路上皮癌相关的细胞学特征，但缺乏纤维血管核心。

侵袭性尿路上皮癌来源于高级别移行细胞或 CIS，以常规形式存在或包括局部或广泛的变体形成。尽管尿路上皮癌变体很少被视为单纯某一种形式，但大约 1/3 的侵袭性尿路上皮癌至少表现为去局灶性变异的组织学特征。相反，纯鳞状细胞、肉瘤和纯腺癌被认为是独立的实体。

基因表达研究目前正致力于常规尿路上皮癌不同亚型研究 [1-3]，可有效预测肿瘤预后和化疗敏感性 [4]。虽然膀胱鳞状细胞癌已经与传统的尿路上皮癌分开分类 [5]，但显微镜下原位病变存在着形态学的重叠，这表明这些癌可能有着同一细胞来源 [6, 7]。另外，共同细胞起源研究也将微乳头和常规尿路上皮细胞混合肿瘤中的癌组分进行了比较 [8]，也提出两者为一个共同的细胞来源。尽管这其中许多案例可能反映了尿路上皮癌的演化，但是还需要针对腺癌和膀胱小细胞癌的分子基础做进一步的研究。因此，对于那些显示少量变异组织学特性的病例，尚不能明确将其归类为常规尿路上皮癌谱或是其他肿瘤实体。

二、诊断

尿路上皮癌变组织学和非内皮性膀胱癌通常是通过活组织检查、经尿道切除术或膀胱切除术来确诊。当然也有例外，如脐尿管肿瘤，在放射影像学上呈现特有的中线囊性肿块影，可作为其诊断特征，除非有证据推翻诊断，否则也应该被视为尿道癌 [9]。膀胱的纯腺癌非常罕见，一旦考虑膀胱腺癌诊断，需考虑转移瘤可能。目前临床常用的检查手段如 CT、MRI 以及胸部 X 线检查均可确定原发病灶及更远处的转移。PET-CT 在膀胱和输尿管肿瘤中的诊断作用有限，因尿液中放射性核素的积累可能掩盖局部疾病或多灶性肿瘤。在小细胞尿路上皮肿瘤中，PET-CT 未显示转移灶不能成为可以手术的依据，因其成像无法及早发现微小的转移病灶。对于这部分患者或有神经系统症状的患者，可行脑成像检查，据报道转移灶的发现率可高达 50%[10]，尤其适用于Ⅲ期及更晚期的患者。

三、膀胱肿瘤

（一）膀胱肉瘤样尿路上皮癌

肉瘤样尿路上皮癌是尿路上皮癌的一种侵袭性亚型，由类似肉瘤的肿瘤区域存在来定义（图5-1A）。在一部分病例中，没有确定的上皮成分，然而，至少存在一些尿路上皮细胞和（或）上皮标记物可确诊其为上皮衍生的肿瘤[11]。鉴于其上皮起源，使用"癌肉瘤"这个术语是错误的或者说是不甚准确的。该变体被认为具有积极的生物行为，正如以下所述的众多案例[12-16]。肉瘤的外观形态类似许多间充质肿瘤。虽然梭形细胞成分在性质上通常具有非特异性，但小部分病例可能具有黏液样或软骨样外观。在可以识别上皮成分的病例中，尿路上皮癌很常见，但是这种形式的分化也可能发生在鳞状细胞癌或腺癌的背景下。通过免疫组织化学的方法，纺锤区通常波形阳性，并且广谱细胞角蛋白、CK7、p63或GATA-3可能出现局灶免疫反应[11]。基于微卫星标记杂合性丢失的克隆性分析[17-19]、p53突变[20]及X染色体失活[19]提供了强有力的证明，表明肉瘤样尿路上皮癌来自于尿路上皮癌。最近的证据表明，那些具有间充质表型和上皮-间充质细胞转换的尿路上皮癌干细胞存在可能是尿路上皮癌中肉瘤样转化的原因[11, 21]。

虽然我们定义肉瘤样形态为膀胱癌的一个子集，但很明显，这种形态学特征与不良后果相关。通过对SEERS数据库中221例膀胱肉瘤样癌病例的回顾性调查发现，这种肿瘤在老年男性中更为常见，通常预示着分期更晚和预后更差。这一结论与早年MD Anderson和SEERS数据库中关于局部晚期和远处转移肉瘤样癌的报道数据一致[15, 22]。鉴于此，我们认为在其他低度侵袭性的膀胱癌中，一旦出现肉瘤样成分，可成为膀胱切除术的强烈适应证[15, 23]。目前我们对于特定的全身治疗方法尚无相关数据可以推荐。尽管我们研究了针对肉瘤样尿路上皮癌更强的化疗方案[23]，并且也看到了新辅助化疗可以增加肿瘤治疗的反应性和达到降期作用，但是我们没有看到任何高强度化疗的好处及对预后的改善。

另外，非常重要的是，并非看起来呈纺锤的东西都是危险的[24]。特别是纺锤的聚焦区可以存在于侵袭性膀胱癌中，并且可能被错误诊断为肉瘤样尿路上皮癌。鉴别诊断还包括炎性肌纤维母细胞假瘤，这是一种良性肿瘤，通常缺乏在肉瘤样尿路上皮癌中看到的异型性，并且在许多情况下可以通过ALK-1的表达来诊断。最后，排除真正的间充质肿瘤至关重要，因为非上皮肿瘤的治疗和结果是不同的（参见本章肉瘤部分）。

（二）小细胞尿路上皮癌

某些高级别尿路上皮癌伴有神经内分泌功能，这在晚期患者中尤为常见。通过杂合性研究发现，小细胞与尿路上皮癌患者存在共同的前体[25]，类似于肉瘤样移行细胞癌。其小细胞癌形态与发生于其他部位的小细胞癌相同，由片状和巢状细胞组成。其细胞特点为胞质减少，细胞核大且不典型，有丝分裂活跃（图5-1B），坏死常见。大多数情况下，尽管其特异性神经内分泌标志物，如突触素、CD56、神经元特异性烯醇酶和细胞角蛋白的点状染色模式显示阳性，但大多数情况下的诊断是不需要采用免疫组织化学方法，通常只有对低分化的常见尿路上皮癌或仅局灶性小细胞分化进行鉴别诊断时，才使用免疫组织化学方法。

偶尔会发现发生于前列腺的小细胞癌，但目前尚不清楚是否应该被解释为尿路上皮或前列腺起源，除非前列腺特异抗原（prostate-specific antigen，PSA）水平有着显著的升高，否则对确诊该病毫无帮助，因为当尿路上皮肿瘤侵入前列腺时也可观察到PSA升高。由于针对小细胞癌的治疗原则为及早行全身化疗后联合手术或放疗，因而这种鉴别诊断对治疗的指导作用很小。鉴于肉瘤样癌等变异组织学肿瘤诊断增多，并且超过76%的患者为原位癌[10, 26, 27]，我们强烈主张手术前行新辅助化疗，以实现对肿瘤的长期控制。

与肺小细胞癌一样，膀胱小细胞癌也是一种侵袭性、快速增殖的肿瘤，其特征在于早期甚至肿瘤处于局限期时即可发生微转移。事实上，经"完全切除"后2～3周再次出现巨大肿瘤的患者并不罕见。一旦确诊为小细胞癌，必须快速对患者的病情做有效评估及正确分期，尽快予以全身化疗，希望在影像学可见病灶出现之前消灭微转移灶。由于约50%的Ⅲ期或Ⅳ期小细胞尿路上皮癌患者可发生颅脑转移[10]，因此这部分患者除了胸部、腹部和盆腔的影像学检查外，颅脑CT或MRI也是必需的。另

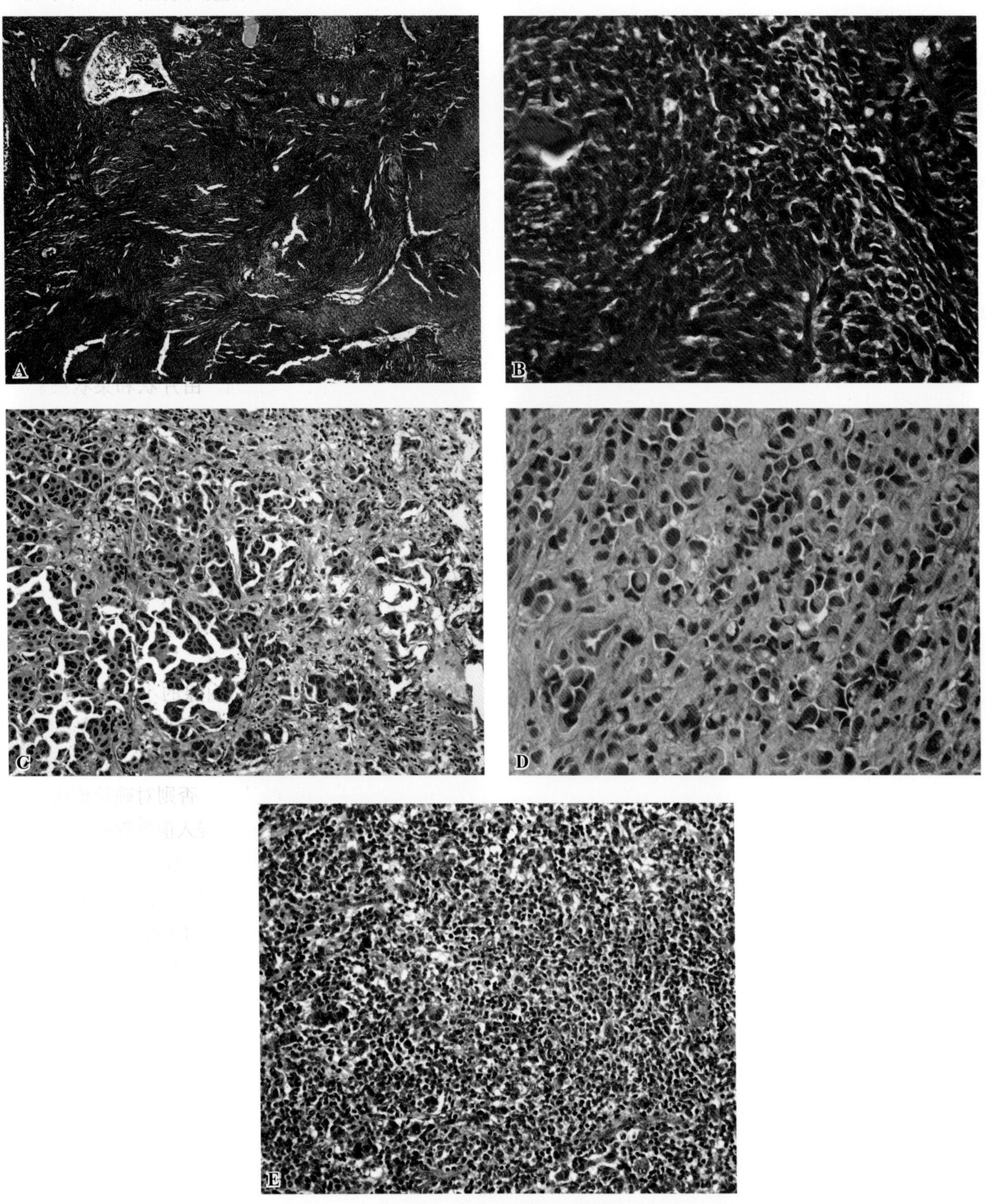

▲ 图 5-1　尿路上皮癌的罕见变异

A. 膀胱肉瘤样尿路上皮癌，呈密集纺锤状细胞异型性，与肉瘤的显微镜下形态类似；B. 小细胞尿路上皮癌；C. 尿路上皮癌的微乳头变异体，非典型上皮细胞的小巢出现在明显的腔隙内；D. 尿路上皮癌的浆细胞样变。注意松散排列的卵圆形癌细胞，具有明显的嗜酸性细胞质和偏心核。有些细胞有一个含有细胞质泡的大黏蛋白取代细胞核；E. 膀胱淋巴上皮样癌，肿瘤细胞向合胞体生长，含有大的泡状核和突出的核仁。注意模糊的炎症反应

外，局麻下彻底的经尿道电切术和随后的全面检查对可以帮助判断有无周围器官侵犯。

人们早就认识到，单纯膀胱切除术在小细胞癌的疗效要明显差于传统尿路上皮癌。根据临床经验，多达76%的小细胞癌在行膀胱切除术时已有远处转移[26]。来自多中心的回顾性研究发现，初始行膀胱切除术的患者大部分出现病理的恶化[26-30]。临床上从疾病诊断到手术的中位时间为24天，即使如此短的手术等待时间，仍有20%的初诊患者不能行根治性膀胱切除术[28]。

鉴于以上经验，许多机构都报道过全身治疗联合放疗和（或）手术在内的综合治疗模式。Abbas在1995年的一篇综述中报道称，采用膀胱切除术联合辅助化疗的治疗方式观察到了最高的DFS，其中位生存期为21.1个月[31]。Grignon报道了19例患者，5位生存者中的4位接受了术后联合化疗的综合治疗[32]。同样，南加州大学诺里斯癌症中心的报道显示，接受综合治疗的患者有着更长的OS和FRS（recurrence-free survival），他们中的大部分接受的为全身化疗[26]。然而，这些患者的中位生存期仅仅13个月，5年生存率为10%。

新辅助化疗有着更好的前景。Walther报道了7例接受综合治疗的患者，其中5例均接受过术前化疗的患者在经过36个月之后仍无病生存[33]。来自MD Anderson早期的一项包含46例患者的小样本回顾性研究发现，对于那些可行手术切除的患者而言，术前新辅助化疗可明显提高这部分患者的生存率[29]。最近的一项回顾性研究收集了95例可手术的患者病例，研究发现行新辅助化疗患者有着更高的总生存率和5年疾病特异性生存率（5-year disease-specific survival，5-DSS）（5年OS 159.5个月 vs. 18.3个月，$P < 0.001$；5年DSS 79% vs. 20%，$P < 0.001$）。然而，该研究结果还表明，辅助化疗并没有提高那些初始即可行膀胱切除术的患者的生存率[27]。

目前为止仅有一项前瞻性Ⅱ期临床试验针对小细胞尿路上皮癌进行了研究[10]。试验共收集了18例患者（分期为$cT_2N_0M_0$-$cT_{4a}N_0M_0$），首先行4个周期的新辅助化疗，交替采用异环磷酰胺联合阿霉素和依托泊苷联合顺铂方案，而后进行了外科切除。结果显示，78%的患者病理降期至≤$pT_1N_0M_0$，在中位随访58个月后有72%的患者获得无病生存（图5-2）。那些分期为$cT_{3b\sim4a}N_0M_0$的患者，大部分在手术时癌细胞仍有活性，预后比那些出现降期的患者要差。对于这部分分期较晚的患者，目前尚不明确增加化疗周期数是否会增加降期率和提高生存率，也不清楚其生存率是否与更多的微转移所致的不良生物学行为有关。

鉴于以上结果，我们认为对于那些可手术切除的$cT_2N_0M_0$期小细胞尿路上皮癌患者，在治疗开始（而不是治疗期间和治疗后）均应首先行依托泊苷联合顺铂方案，新辅助化疗4个周期。对于更晚期别可手术切除的患者最少要行6个周期的化疗，争取2个周期即可达到最佳的肿瘤退缩。我们推荐化疗结束后的手术治疗是实现肿瘤长期控制的最佳方案，这是基于以下观察得出的结论：大部分此类患者存在广泛的发育不良和CIS，其病理在化疗后经常表现为腺性成分。因此我们推论，有相当一部分患者不会通过放疗来达到好的长期疾病控制。

事实上，来自放疗相关回顾性研究的少量数据也证明了以上事实，其中一项研究报道的接受放疗的患者中，多达60%的患者缺乏肿瘤的长期控制，有些为照射野内复发[34, 35]。另有研究报道认为放疗并不优于单纯膀胱切除（中位OS分别为17个月和21个月）[36]。行全身化疗者更有生存优势（中位OS为32.5个月）[37]，但化疗并未提高新辅助化疗联合膀胱切除术这部分患者的生存[10, 27, 29, 38]。

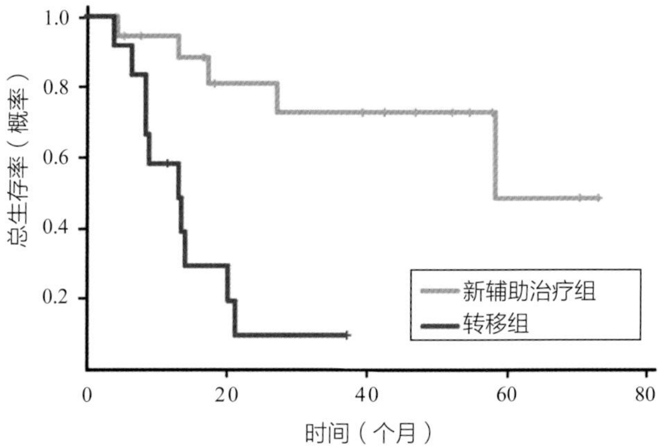

▲ 图5-2 可切除和转移性小细胞癌患者的病因特异性生存率

来自小细胞尿路上皮癌的Ⅱ期临床试验结果显示Kaplan-Meier总体生存（OS）。新辅助治疗组的中位OS时间为58个月[95%CI，58月未达到（NA）]。转移组患者的中位OS时间为13.3个月（95%CI，8.5个月至NA）（经American Society of Clinical Oncology许可转载，引自Siefker-Radtke et al.[10]）

遗憾的是，由于膀胱小细胞癌进展迅速和早期的转移潜能，很多患者在确诊时肿瘤已不能手术切除或已经发生远处转移。最常见的转移部位为淋巴结、肝脏、骨、肺和脑[29, 39]。在联合化疗后，疾病的中位生存时间由 7.5 个月延长至 15 个月[10, 29, 31]。能够获得长期生存的患者很少，在部分淋巴结阳性行手术治疗的患者中可见报道[10, 27]。尽管预后较差，小细胞尿路上皮癌对化疗高度敏感，大部分患者可表现为明显的客观反应和症状缓解，虽然效果短暂，但令人满意。

与肺癌常常发生脑转移不同，小细胞尿路上皮癌发生脑转移者少见。但是对于那些治疗效果好的患者，Ⅲ～Ⅳ期出现脑转移的比例可达 50%，Ⅰ～Ⅱ期则无脑转移发生[10]。在临床实践中，并不常规做脑相关的影像学检查，除非患者有局部性神经系统症状或出现临床不能解释的头晕而怀疑出现了脑转移。当然在临床上通过密切观察患者的病情可以解释这一发现，但另一种解释是，在接受化疗取得了更好的全身控制之后，患者的生存期延长，使得临床上可观察到的脑转移逐渐增多。对于这部分患者，超过 75% 的比例在其他部位无进展性肿瘤，因此预防性全脑照射（PCI）在制订更有效的化疗方案方面更有意义。目前我们的推荐是在Ⅲ～Ⅳ期小细胞尿路上皮癌中需要考虑和讨论预防性全脑照射的必要性。

（三）微乳头状膀胱癌

许多上皮来源的肿瘤细胞具有以高级群集为特征的子集，在形态学上表现为在向外极化的腔隙空间中存在着具有“微乳头状”形态的细胞核（图 5-1C）。该病理形态于 1994 年首次在膀胱病变中被描述，并被定义为尿路上皮癌的侵袭性亚型[40]。与其他部位的微乳头状肿瘤类似，发生于膀胱的微乳头状癌通常具有小的紧密簇或非典型细胞的薄乳头，细胞质表现为透明状或嗜酸性[40]。他们通常被突出的回缩神经环绕，这一发现可模仿血管淋巴管的侵袭[40]。然而，免疫组织化学法检查结果表明，在大多数病例中可能发现真正的血管淋巴管侵犯[40, 41]。目前发现微乳头变体存在于乳腺癌、膀胱癌、甲状腺癌、肺癌和胰腺癌中。在这些不同部位的肿瘤中发现一个可识别的“基因标记”并不令人惊讶，并且这一点最近也得到了基因表达谱的支持，表明微乳头尿路上皮癌具有管腔生物学特征[4, 8]，而这一特征在乳腺癌中也可被观察到[42]。

微乳头状尿路上皮癌经常与传统尿路上皮癌混合存在[40]。然而，在进行微乳头癌的诊断时观察者之间仍然存在着显著的差异[43]。

一些研究表明，微乳头成分与不良预后相关，微乳头成分＞ 50% 患者的死亡率是正常患者的 2.4 倍[44]。也有研究认为，含有微乳头成分的患者之所以预后更差是因为与更晚的疾病分期有关[45]。正是由于这种变体的存在，即使在少数组织中，微乳头癌的生物学行为也可表现出来[8]，这个发现近来得到了基因表达谱相关数据的支持，表明微乳头型癌和传统尿路上皮癌存在着基因组的改变[8]。

乳腺癌微乳头超微结构研究提示分泌颗粒沿着基底膜分布，其正常细胞极性消失，不仅顶端，基底表面也存在着分泌活性[46]。*MUC1* 基因的产物黏液糖蛋白异常定位于微乳头癌以及包括膀胱来源肿瘤的基底部[47]，这种“由内而外”形态的概念因此得到了加强。虽然尚未正式确立，但似乎这种异常表型与早期黏膜下浸润至淋巴管之间有着某种机制上的联系，这也是这类肿瘤病程的特征。根据我们的经验，膀胱癌 pT_1，N_1 阶段的不寻常发现极易与微乳头组织学产生相关性。

在微乳头状膀胱癌的临床管理中应该考虑到它临床表现不足并且生长快速，因此我们主张对于任何一种侵及固有层的肿瘤尽早采取膀胱切除术，这促使那些 cT_1 或更晚分期的患者在行膀胱灌注后立即进行膀胱切除术。MD Anderson 癌症研究中心在对 cT_1 期微乳头肿瘤行卡介苗膀胱灌注后，75% 的患者出现局部复发，35% 出现淋巴结转移；其 5 年 DFS 为 60%，而首先行膀胱切除术的患者 5 年 DFS 为 100%（P=0.006）[48]。来自 Sloan-Kettering 癌症中心的研究人员发现，某些 cT_1 期微乳头尿路上皮癌的患者采用保守的局部治疗结果较根治性膀胱切除术差[49]。

与传统的尿路上皮癌相比，肌肉浸润性微乳头癌的预后明显更差。在一组接受初次膀胱切除术的患者中，46% 的患者存在淋巴结受累[45]。来自 MD Anderson 癌症研究中心回顾性研究表明，与初始手术相比，行新辅助化疗的患者治疗效果不佳[50]。以上结果有可能存在着选择偏倚，因为接受化疗的患者普遍临床分期较晚，其中包括那些无法接受顺铂或基于异环磷酰胺的化疗但却接受术前化疗的患者，因此临床表现更加具有侵袭性。微乳头癌的治疗表明化疗可以使肿瘤降期，5 年 OS 为 54%[51]。最近的一项回顾性研究表明，行新辅助化疗的患者病理 T_0 率可达 45%[52]。所以，与传统尿路上皮癌相比，尽管微乳头癌预后较差，但仍有许多患者对治疗反应良好，因此这部分患者应该进行新辅助化疗。

该变体组织学未来的研究可能集中于表征这些肿瘤的生物学行为和确定潜在的靶向治疗方法。与常规尿路上皮癌相比，HER2 扩增在微乳头尿路上皮癌中更常见[53]。最近的研究发现，高达 40% 的微乳头癌中存在 *ERBB2* 突变[54]，这为 HER2 靶向治疗提供了潜在靶点。基因表达谱分析表明，微乳头状肿瘤具有富集 PPAR-γ 的腔内亚型和抑制 P63 靶向基因的特征[8]。最近的临床研究表明基底（非腔内）尿路上皮癌的化疗敏感性更高，提示微乳头的管腔特征导致了其不良预后[4]。无论如何，微乳头尿路上皮癌的治疗未来更多依赖开发基于肿瘤生物学的靶向疗法。

（四）尿路上皮癌的浆细胞样变

膀胱浆细胞样尿路上皮癌的名称来源于中心型细胞形态学外观，这些细胞具有偏心核，通常在浆细胞中可见到丰富的双嗜性到嗜酸性细胞质（图 5-1D）[55]。虽然存在一些细胞内黏蛋白也可做出诊断，但大量嗜酸性细胞质的存在有助于区分浆细胞样尿路上皮癌与印戒细胞癌。后者具有清晰的细胞质液泡，可以取代细胞核[56]。细胞角蛋白标记物的存在，淋巴瘤标记物、波形蛋白缺乏染色，以及细胞外黏蛋白的缺失有助于将这些肿瘤与浆细胞瘤、印戒细胞癌和横纹肌肉瘤区分开来[57]。已发现的浆细胞标记物 CD138 在 94% 的浆细胞样尿路上皮肿瘤中呈阳性[58]，因此并不能依赖此标志物可靠区分上述肿瘤和浆细胞瘤[57-59]。CK7 的免疫反应性在近乎 100% 的浆细胞样肿瘤中呈阳性[58]，其他传统尿路上皮标记物的阳性率则低得多，包括 CK20 和 uroplakin Ⅲ，分别有 31% 和 11% 的患者中存在阳性表达[58]。

浆细胞样尿路上皮癌与核积聚有关，而与上皮细胞钙黏蛋白（E-cadherin）的膜染色无关，这是诊断浆细胞样尿路上皮癌强有力的预测因子[60, 61]。E-cadherin 表达缺失与 *CDH1*（E-cadherin 编码基因）的高功能突变有关[62]，可导致浆细胞样尿路上皮癌相关的细胞迁徙增强[63]。

经常有报道，在浆细胞尿路上皮癌中皮革样变和炎性播散通常在远处转移出现之前便可导致弥漫性局部病变[63]。放射成像可显示出膀胱壁弥漫性增厚的典型特征：病变可局部扩散，也可使远端结肠周围增厚（图 5-3A）[63]。如果患者出现里急后重或稀便，则结直肠受累的可能性很高。这种渗透通过和穿透组织的能力可能是浆细胞样尿路上皮癌高腹膜受累的原因[63]。浆细胞样肿瘤也可能侵犯输尿管，并沿着尿道侵入阴茎干，除了可导致皮肤受侵外，还会导致阴部呈现一种橙色的外观（据 Siefker-Radtke 个人观察）。

浆细胞样尿路上皮癌的预后很差[63]。即使在可手术切除的肿瘤中，病理性上行侵犯也很常见，淋巴结受累率和切缘阳性率高[63-65]。新辅助化疗可达到病理完全缓解的状态，但也少有长期生存的患者[63]。据报道患者腹膜受累高达 83%[63]，因此发病期间可出现频繁的肠梗阻。CA125 和 CA19-9 的检测可能有助于发现早期腹膜受累的患者[63]。出现远处转移的患者中有 10% 可出现软脑膜受累[63]。浆细胞样尿路上皮癌似乎对于尿路上皮癌的传统治疗方案比较敏感，但在远处转移的患者中位生存期仍大概仅有 1 年的时间[63]。

（五）淋巴上皮瘤样尿路上皮癌

术语“淋巴上皮瘤样癌”最初用于描述发生于鼻咽部的一种特殊肿瘤，该肿瘤的主要成分为具有大囊泡核和突出核仁的合胞上皮组分；次要成分为突出的炎性浸润（图 5-1E）[66]。在鼻咽部，该肿瘤与 EB 病毒有关，但在膀胱中未发现这种相关性[67]。淋巴上皮瘤样癌对放疗非常敏感，最近很多报道发现在甲状腺、皮肤、宫颈、肺和胃肠道很多部位均发现形态相似的肿瘤。与膀胱癌一样，淋巴上皮瘤样癌似乎没有特殊的临床表现。对于这种肿瘤的认识，首先不要将它误认为是结外淋巴瘤；其次要认识到这种肿瘤主要的（或排他性）组织学有着更好的预后。在一系列研究中[68, 69]，包括我们自己既往的经验[66]，已经证实这种肿瘤比常规尿路上皮癌更具有化学敏感性和放射敏感性，许多“纯”淋巴上皮瘤样尿路上皮癌患者仅接受单纯化疗便可获得长

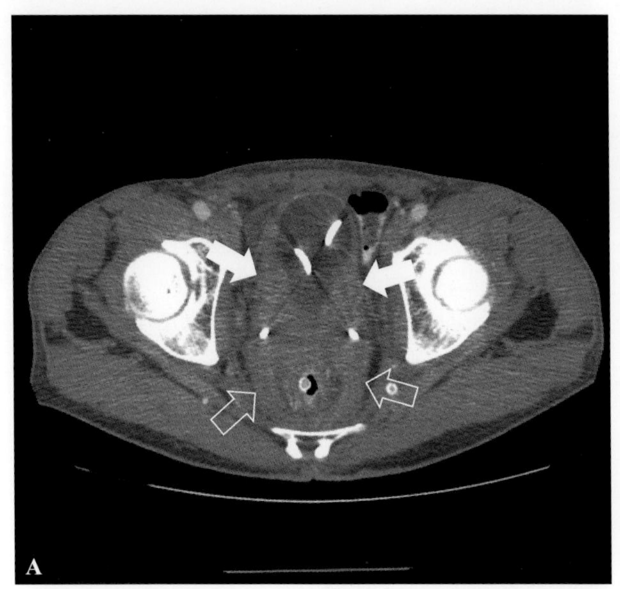

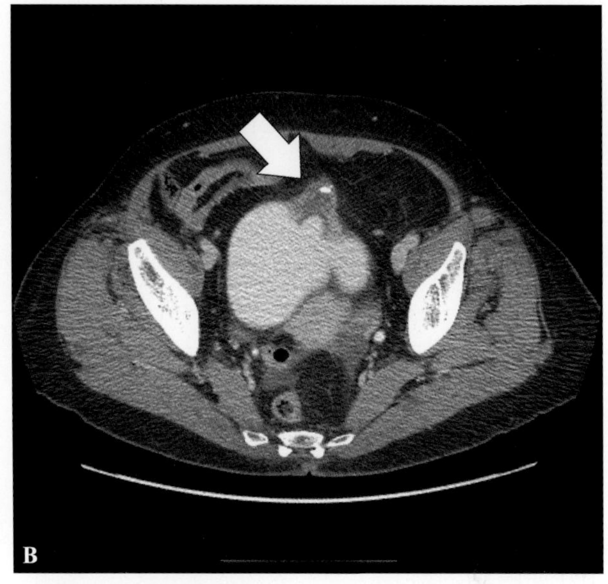

▲ 图 5-3 浆细胞样尿路上皮癌和尿路上皮癌的影像学特征

A. 浆细胞样肿瘤弥漫性累及直肠周围组织。患者表现为直肠张力减退和铅笔状稀便。肿瘤广泛累及膀胱壁（空心箭），引起双侧肾积水（输尿管支架可见），肿瘤广泛累及直肠周围组织（实心箭）；B. 尿路癌的放射学特征。出现中线、囊性、膀胱肿块伴微钙化，几乎是诊断尿路癌的特异性表现

期生存[66, 68]。

然而，需要注意的是，仅有淋巴上皮瘤样“局灶性”表达的患者预后不良[66, 68, 69]。在存在典型的尿路上皮组织时，我们目前的实践是作为典型的尿路上皮肿瘤来进行处理，通过肿瘤分期来确定手术和新辅助或辅助化疗。仅那些患有单纯淋巴上皮瘤样尿路上皮癌的患者，我们才建议单纯化疗。

（六）鳞状上皮细胞癌

在中东血吸虫病疫区内常见膀胱鳞状细胞癌，这一背景超出了本章的叙述范围，因为与非致死性鳞状肿瘤相比，它具有独特的生物学、自然史和治疗方法。在西方，纯膀胱鳞状细胞癌并不常见，其发生与慢性刺激有关，通常是来自尿石症（尤其是雄鹿角结石）或截瘫患者慢性留置导管或患有多发性硬化症等疾病的神经源性膀胱有关。在形态学上，大多数鳞状细胞癌是高至中度分化，低分化者通常缺乏明显的角蛋白形成，偶尔可导致诊断困难（图 5-4A）[6]。膀胱鳞状上皮癌通常分期更晚，多达 1/4 的患者伴有淋巴结转移。鳞状上皮细胞癌相关的浅表病变多样，既有典型的原位鳞状细胞癌，也有并发尿路上皮原位癌和原位腺癌，提示在疾病发展的早期有着基因的不稳定性。最终，无论相关的原位病变如何，纯的侵袭性鳞状细胞成分是诊断这种病变的金标准。

外科手术是治疗鳞状细胞癌的主要方法[70]。与传统的尿路上皮癌相比，膀胱鳞状细胞癌的局部控制较远处转移更应引起重视。据报道，鳞状细胞癌的化疗敏感性低于常规尿路上皮癌，而这也进一步说明可手术的重要性。不幸的是，当这些癌症出现复发或转移时，对化疗的期望是有限的。当然，因有的患者对化疗有着极好的反应，因此难以评估化疗到底是有益或是无益。有趣的是，膀胱鳞状细胞癌的肺转移灶在接受化疗后，其反应为病灶空洞性化，这种典型行为与其他组织学类型不同。

我们尝试给予截瘫患者或其他引起神经源性膀胱疾病的患者全身化疗，结果不太令人满意。我们不推荐应用甲氨蝶呤 + 长春新碱 + 多柔比星 + 顺铂（MVAC）这种常规化疗方案。比较有效的方案包括顺铂 + 吉西他滨 + 异环磷酰胺（CGI）[70, 71]；与紫杉醇顺铂类的组合，包括紫杉醇 + 甲氨蝶呤 + 顺铂（TMP）[72]，异环磷酰胺 + 紫杉醇 + 顺铂（ITP）[73]，以及吉西他滨 + 紫杉醇 + 顺铂（GTP）[74]。我们的经验也表明，只要有可能，联合表皮生长因子受体抑制药，如西妥昔单抗或帕尼单抗可获益。

（七）腺癌（非脐尿管）

原发于膀胱的腺癌非常罕见，其比例占所有

膀胱癌的不到 2%[56]，是由泌尿系统先天畸形（包括膀胱外翻）引起的最常见的恶性肿瘤[75]。在临床工作中，需要区分原发性尿路上皮腺癌和通过局部直接浸润、腹腔种植或血行转移导致的涉及膀胱的腺癌，明确诊断很重要，因为这将影响到该肿瘤的后续治疗。当疑为后者时，患者先前往往有其他恶性肿瘤病史，临床症状和（或）放射学检查通常可以对此进行鉴别。脐尿管腺癌是由脐尿管韧带引起的，肿瘤通常直接延伸侵入膀胱穹顶或中线，是另一种非内皮性腺癌。因外科手术需要整块切除膀胱穹窿和脐部，因此对临床医生而言，正确识别脐尿管癌非常重要[76]。关于脐尿管癌的更多细节详见本章末尾。膀胱原发性腺癌的最后一个重要特征是缺乏相关的尿路上皮癌成分，因此当存在常规尿路上皮癌特征时，这些肿瘤通常对传统的尿路上皮癌治疗方案有所反应，并被归为尿路上皮癌的分化范畴。

膀胱腺癌的特征在于侵入性腺体元素，其经常有渗出的黏蛋白。形态学亚型包括黏液腺癌、结肠型腺癌、肝样腺癌和其他一些未被命名的类型（图 5–4B）。在适当免疫染色模式下，偶尔具有细胞内黏蛋白和缺乏细胞外黏蛋白的印戒形态应被认为是浆细胞样 UCa 谱中的一部分，可能与不良预后相关[77]。肝细胞腺癌是主要涉及老年男性的极具侵袭性的变体，其特征在于与干细胞癌相似，有着甲胎蛋白染色[78]。

膀胱腺癌的透明细胞变体非常罕见，并且在临床表现上也不同。其好发于女性（男女比例至少 2：1），中位年龄更加年轻化。超过一半的病例报告肿瘤似乎来源于尿道或尿道周围腺体，通常表达 CA125，并且有其他证据表明缪氏病因学[79]。这些癌症往往对基于紫杉烷的疗法非常敏感，而利于应用于上皮性卵巢癌。

膀胱腺癌的分级和分期是其不良预后因素[56, 77, 80, 81]。这一发现可能与膀胱腺癌通常在疾病的较晚期阶段被诊断出有关[80]。然而，来自 SEERS 数据库的大型研究表明，当调整分级和分期后，膀胱腺癌与传统尿路上皮癌相比在死亡率上没有明显差异[80]。

目前，根治性膀胱切除术是可切除的、淋巴结阴性的膀胱腺癌标准治疗方式。不幸的是，其复发率依然很高，超过 50% 的膀胱切除术患者会出现复发[56, 77, 80, 81]。当疾病局限于器官内时，其 5 年治愈率可达 70%[56, 80, 81]。然而，即使通过临床检查显示淋巴结为阴性，膀胱切除术中隐匿受累淋巴结的存在致使长期生存较差，生存率为 15%～30%[56, 77, 80, 81]。虽然术后放疗已经作为一种提高长期生存率的手段，研究中有 2/3 的患者存在 2 级及以下疾病[82]。对于高级别肿瘤接受放疗并未观察到获益。

膀胱纯腺癌的全身化疗并无明确的标准，考虑到脐尿管和结肠腺癌的组织学和临床表现，使用全身化疗似乎是合理的。因此，可以使用包含氟尿嘧啶、甲酰四氢叶酸、吉西他滨和顺铂（GEMFLP）方案，研究发现这一方案在脐尿管癌患者中的有效率为 30%[83]；或采用结直肠癌常用的化疗方案，如 FOLFOX 和（或）FOLFIRI，可联合贝伐珠单抗或

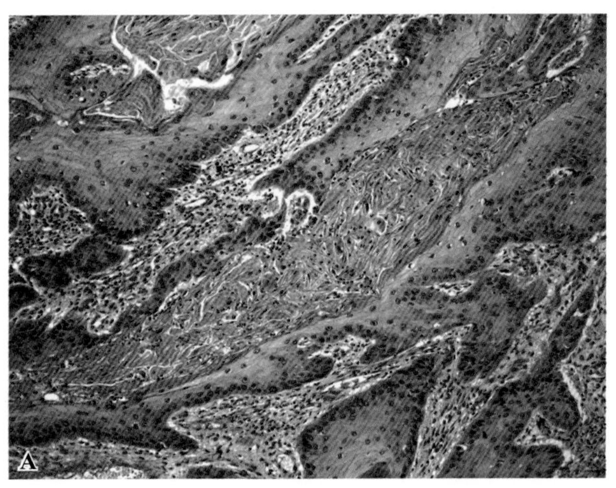

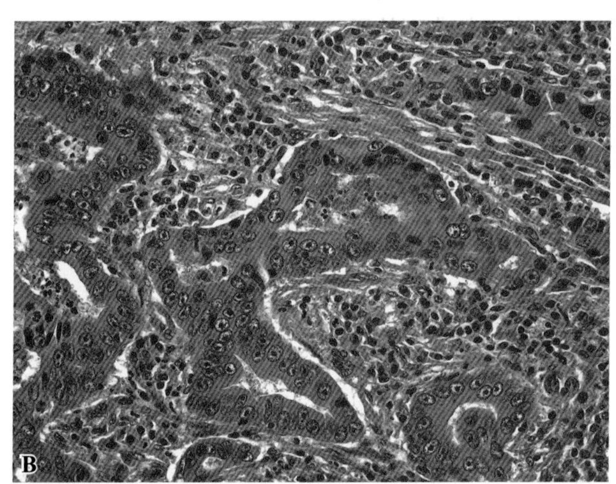

▲ 图 5–4　非尿路上皮性膀胱癌

A. 膀胱鳞状细胞癌伴角蛋白形成；B. 膀胱腺癌的结肠变异型由大腺体结构和不典型的层状核组成

西妥昔单抗。基于紫杉烷的化疗，包括 TMP83[83] 和 ITP73[73] 在膀胱腺癌患者中的有效率可能为 15%。

（八）脐尿管癌

脐尿管是一个退化的结构，虽然在某些物种中有着重要的作用，但在人类生长发育过程中无任何作用。脐尿韧带的前体最初起源于后肠末端的泄殖腔，在胚胎发育期间，泄殖腔的一部分分裂形成泌尿生殖器窦，而后逐渐发展成为膀胱和性生殖器；一部分发育成肛肠管，最终发展成为直肠。膀胱由泌尿生殖窦的中间部分组成，在此之上，尿囊的管腔被消除形成脐尿管。到成年时，脐尿管与退化的脐动脉合并形成韧带联合。虽然脐尿管韧带最常与膀胱穹顶连接，但它也可以连接到膀胱后壁或前壁，通常在中线[84]。残余腔可以作为微小的管状或囊状结构存在于膀胱壁中，并可与多达 1/3 的成年人的管腔相通[85, 86]。柱状细胞、腺岛和过渡细胞上皮可以存在于这种脐尿管残体中[87]。当在这种残体中发现恶性肿瘤时，组织学表现为主要为肠内型腺癌。

关于脐尿管肿瘤的理论目前有两种假说。一种是这些腺癌起源于胚胎发育过程中遗留于泄殖腔的肠内，这将解释结肠腺癌的组织学相似性，以及 MSI 和 KRAS 相互排斥突变的存在。这在结直肠癌和脐尿管癌中均有报道[88]。另一种假设是这些肿瘤起源于化生，支持性的证据包括出生时尽管有移行上皮，但在外翻性膀胱中仍发生腺癌，以及输尿管和肾盂中偶尔发生非泄殖腔来源的其他肠道型肿瘤。

无论其起源的细节如何，很明显，这些癌症的临床表现与典型的尿路上皮癌截然不同。目前还没有确定任何危险因素与之相关，而吸烟和其他环境因素在典型的尿路上皮癌中起着非常重要的作用。脐尿管癌的患者通常要年轻得多，据报道诊断的中位年龄为 47—57 岁，许多病例报道在三十几到四十几岁之间[83, 89]。此外，这些癌症在男性和女性中均可发生（尿路上皮癌的男女发病率为 3∶1），并且对基于顺铂的化疗敏感性显著降低。

大部分脐尿管肿瘤显示肠道型组织学，类似于结肠和直肠的腺癌。这些肿瘤通常带有黏蛋白产生的腺体结构，可以存在胶体和（或）印戒细胞组织学。更罕见的是，肉瘤样、鳞状和移行细胞组织学均已有报道[87, 89]。正常或局部溃疡表面上皮的残留可能覆盖肿瘤。覆盖在肿瘤上的正常上皮是诊断脐尿管癌的有力证据。然而，肿瘤对该层的破坏可以使脐尿管和非脐尿膀胱腺癌的鉴别变得困难。

大多数患者在诊断时已出现局部进展性疾病，通常表现为肉眼血尿和刺激性排尿症状，但完全没有尿路症状。患者自诉小便伴有黏液样物质，这与典型的组织学特征一致。红斑和脐部分泌物也有报道，我们也见过最初诊断为“脐部感染”的患者。在影像学上，膀胱穹窿有一囊性中线肿块，并伴有钙化，根据这一特点基本可以确诊病变（图 5-3B）。从实际操作来看，所有涉及膀胱穹窿的肠型腺癌患者均应考虑脐尿管癌的诊断，除非有证据证明为其他肿瘤。尽管如此，最重要的是，要认识到这些肿瘤可以发生在所有的脐尿管韧带，并可能在脐部到联合体有可触摸的肿块。虽然经常出现膀胱受累，但这不是诊断的必要条件。

大多数患者在确诊时为局部晚期，肿瘤侵犯膀胱壁。典型的诊断方法是膀胱镜检查和活检。除了好发于膀胱圆顶的位置和罕见的组织学之外，确认脐尿管起源的一个重要的线索是典型的固有肌层肿瘤，肿瘤上覆盖着不明显的尿路上皮。相比之下，腺癌起源于尿路上皮，表现为“从内到外”生长，常与肿瘤尿路上皮的存在有关。鉴别诊断中唯一一个重要的考虑因素是卵巢或上消化道（或胰腺）原发肿瘤的“点滴转移”，尽管这些转移往往涉及囊壁而非膀胱圆顶。脐尿管癌原发灶侵入大肠或小肠是相当常见的，我们已经看到了几个“多灶性结肠癌”或“膀胱癌转移到结肠”的病例，结果是脐尿管癌在一个或多个位置侵蚀到肠道。

与结肠癌一样，血清肿瘤标志物的评估可能是有益的，尤其是在评估治疗反应时[76, 83]。与其他肿瘤类型一样，CA125 的升高应怀疑腹膜转移的存在，这在脐尿管癌患者中极其常见。癌胚抗原和 CA19-9 的升高在评估化疗反应方面可能也很有用，尤其是在 CT 成像无法轻易测量腹膜疾病时。

手术治疗之前需要对脐尿管癌进行正确的诊断和评估，这种评估需要在适当的临床环境下认识到这种可能性。横断面成像是诊断的关键。脐尿管癌在 CT 上通常表现为膀胱穹窿处的低衰减肿块，常位于中线或略偏一侧位置（图 5-3B）。由于本病在治疗后复发率较高，目前常规手术采用脐、脐尿管、上腹膜、脐内侧韧带外侧后直肌筋膜、膀胱、盆腔淋巴结整块切除。由于脐尿管癌主要是膀胱外病变，外侵不明显，因此外科医生认为，在大多数情况下，即使是体积较大的肿瘤，也可以通过仅行部分膀胱切除术的整体剥离切除以获得足够的切缘 [83, 89–91]。目前的报道是，这种手术方案既不会影响局部复发，也不会影响手术效果。相反，患者生存时间长短与确诊时疾病分期、淋巴结转移的存在，以及获得阴性手术切缘的能力等因素，比部分或全部膀胱切除术更加紧密 [83, 92–94]。根治性膀胱切除术指的是对于切缘阳性的患者行补救性手术或切除在术前未能做出正确诊断而导致未能充分控制的脐尿管韧带。在 MD Anderson 收治的 35 例接受初次手术治疗的患者中，只有 19 例完整切除了脐尿管韧带和脐 [83]。在本系列报道的 16 例长期生存者中，有 13 例接受了包括脐部切除在内的整体切除治疗，这一发现进一步强调了适当手术治疗的重要性。

不幸的是，手术中发现淋巴结或腹膜受累患者的中位生存期约为 25 个月，并且其临床病程与诊断时即存在明显转移的患者几乎没有区别 [83]。鉴于这一发现以及结直肠癌围手术期化疗的明显益处，脐尿管癌采用辅助或新辅助化疗似乎是一个合理的方案。不幸的是，这一点没有直接相关的数据，因此只能从我们对其他肠腺癌的经验中做出推断。由于我们确实有一些具有临床相关反应率的系统性治疗方法（见下文），因此似乎有必要与复发风险特别高的患者讨论辅助治疗，包括那些淋巴结或腹膜转移的患者，或手术切缘阳性和脐尿管韧带控制失败的患者 [83]。

一旦发生转移，鲜有长期生存者。最常见的受累部位包括骨、肺、肝、淋巴结和大脑。腹膜受累常见，尤其是在手术切缘阳性和在膀胱切除术中存在腹膜植入物的情况下。非脐尿管韧带和膀胱穹窿的整体切除也可能增加这一风险 [83]。我们已经看到几个手术记录表明，当韧带切除在脐下方时，囊腔内容物溢入到腹腔，使脐部留在原位。

从既往经验来看，化疗对脐尿管癌的治疗几乎没有影响，传统化疗尤其适用于移行细胞癌 [93]。最近，有报道脐尿管癌对以氟尿嘧啶为基础的化疗方案有所反应 [83, 95]。使用 GEM–FLP 联合化疗的Ⅱ期试验显示，在前 20 例患者中，超过 1/3 的患者有客观反应 [9]。在接受 TMP[83] 和 ITP[73] 治疗的患者中，紫杉烷和顺铂联合治疗有着 15% 的客观缓解率。有趣的是，为了与结直肠癌密切相关的临床表现一致，我们也观察了卡培他滨和伊立替康方案及抗表皮生长因子抗体西妥昔单抗治疗患者的一系列反应。

（九）肉瘤

肉瘤在泌尿道并不常见。如上所述，许多最初诊断为肉瘤的患者在复查时发现有上皮成分，因此误诊为肉瘤样尿路上皮癌。既往接受过放射治疗是公认的危险因素，从辐射暴露到继发性癌症的发生可达二三十年的时间。既往暴露于环磷酰胺 [96, 97] 和一些儿童神经纤维瘤病 1 型 [98] 可导致膀胱肉瘤均有报道。在成人中，最常见的组织学亚型是平滑肌肉瘤 [99, 100]，横纹肌肉瘤是儿童中最常见的恶性膀胱肿瘤 [101]。

临床治疗遵循其他部位肉瘤的治疗原则。一般来说，外科手术是治疗的主要手段 [100]。如果原发肿瘤很大，并且组织学显示对化疗相对敏感，如骨肉瘤，则给予新辅助化疗。预后主要由疾病诊断时的分期决定。淋巴血管浸润和切缘阳性与较高的复发风险有关 [100]。根据我们既往的经验，肉瘤患者经尿道切除后更容易出现尿道内种植转移，但这尚未得到正式研究的确认，也没有其他中心的报道。

四、结论

总之，虽然分子诊断已经开始应用于临床，但罕见膀胱癌的诊断和治疗仍面临挑战。微乳头状癌、肉瘤样癌和小细胞癌是侵袭性尿路上皮癌的罕见变异，表现出侵袭性行为。这些可能发生在高级别乳头状尿路上皮癌或尿路上皮 CIS。其中，目前的治疗体系只对小细胞癌有效，最近的证据也表明了新辅助化疗的作用。虽然单纯的腺癌和鳞状细胞癌也可能由尿路上皮细胞引起，但它们对化疗的敏感性都不如传统的尿路上皮癌。相比之下，具有明显淋巴上皮瘤样特征者预后良好。浆细胞样变也表现出化学敏感性，具有非典型的传播模式，尽管新辅助化疗降低了疾病分期，但很少有长期存活者。脐尿管癌需要术前进行充分诊断和评估，以获得最佳的手术治疗，目前证明其对结肠癌有效的治疗方案也有一定反应。间叶组织肿瘤极为罕见，其治疗方法与其他盆腔肉瘤类似。

第 6 章 尿道恶性肿瘤

Urethral Cancer

Tanya B. Dorff　Leslie K. Ballas　Anne K. Schuckman　Manju Aron　David I. Quinn　著

张　云　译　　岳金波　校

一、概述

原发性尿道恶性肿瘤是极少见的，在所有泌尿生殖系统肿瘤中不到 0.1%[1, 2]，在 1998 年美国癌症协会的罕见肿瘤的例行报告中，提到每年新发病例不到 80 例[3]。在全国癌症研究所的监测、流行病学和最终结果数据（SEER）的研究中，其涵盖了 1983—2008 年约 10% 的美国人口，有 1075 名男性和 722 名女性被诊断为尿道恶性肿瘤[4]，年龄调整后的男性和女性年发病率分别为 4.3 例 /100 万和 1.5 例 /100 万[5]。由于发病率较低，没有一个机构能够收集足够多的患者来评估不同的治疗方案，并制定出一致的治疗策略。因此，医生的决策只能基于回顾性的资料。欧洲泌尿科协会关于原发性尿道恶性肿瘤管理的指南最近已经更新，并在寻找这些患者的标准化护理方案[6]，同时来自大中心的管理审查也有潜在的帮助[7]。下面将从尿道癌患者的自然病程、流行病学、预后和临床管理等重要方面进行讨论。

二、解剖学

男性和女性尿道的解剖和组织学差异很大，导致了不同的病理表现。女性尿道是一条 4cm 长的管状结构，从尿道内口开始经泌尿生殖膈向前下行至尿道外口。多个尿道旁腺（男性泌尿生殖道的衍生物，与男性前列腺同源）分泌黏液，在性交过程中有润滑作用[8]。一般来说，女性尿道的远侧 1/3 被称为前尿道；近侧的 2/3 被称为后尿道[9–11]。女性尿道近侧 1/3 上皮为移行上皮细胞，远侧 2/3 为复层鳞状上皮细胞[9–12]。男性尿道则分为前列腺部、膜部和阴茎部[9–13]。前列腺部尿道上皮为移行上皮细胞，阴茎部为复层鳞状上皮细胞，其余为柱状上皮细胞。前列腺部尿道被前列腺包围，其中尿道后壁有隆起，即精阜（Verumontanum）。男性尿道中央有一个开口，即前列腺囊，是子宫的基本男性同源物，而较小的开口则为阴茎球部尿道的尿道球腺（Cowper 腺）和尿道腺（Littre 腺）[14]。

尿道内口位于膀胱三角内，穿过盆底的浅会阴间隙和深会阴间隙。前尿道癌最易转移到腹股沟浅层淋巴结。后尿道（男性前列腺部、膜部和球部尿道，女性为近侧 2/3 尿道）淋巴引流一般进入盆腔淋巴结[9]。女性后尿道的淋巴引流进入盆腔淋巴结，而前尿道引流进入腹股沟浅层和深层淋巴结[10]。男性膜部尿道的淋巴引流至盆腔淋巴结，尿道阴茎部的淋巴引流至腹股沟浅层和深层淋巴结[10]。

三、流行病学

在泌尿系肿瘤中，女性比男性更易患尿道恶性肿瘤，其比例为（2～4）: 1[5, 15]（表 6–1）。任何年龄段均有发病，但大多数发生在 60 岁或以后，发病高峰为 75—84 岁[5]。在美国黑种人尿道恶性肿瘤的发病率超过了白种人。移行上皮癌（TCC）发生率在美国男女之间相似，鳞状上皮癌（SCC）在美国黑种人男性中占主导地位，而美国黑种人女性则以腺癌为主[5, 16]。

由于报道的病例数稀少，很难确定尿道恶性肿瘤的发生原因。尽管如此，由于感染或刺激引起的慢性炎症似乎在鳞状上皮癌的发生中发挥了一定的作用。在男性中，常见的病因包括性病、尿道狭窄、尿道炎、器械性损伤、外来辐射和粒子

表 6-1 现有的有关尿道恶性肿瘤的回顾性研究

中心	CHHRI Manchester[29]	U of TN+MVAH, Memphis[30]	MDACC Houston[31]	SNU, Seoul, Korea[32]	MSKCC New York[33]	BAKCC Detroit[25]	NCKUH Taiwan, China[27]	TMH, Mumbai, India[34]	MDACC Houston[35]	WUSM, St.Louis[36]	MSKCC New York[37]	PMH, Toronto, Canda[38]	Mayo Clinic, Rochester[39]	Lahey Clinic, Massachusetts[40, 41]
时间（年）	1936—1964	1961—1980	1979—1990	1991—2012	1958—1996	1980—1996	1988—2001	1991—2000	1955—1989	1959—1995	1958—1994	1961—1990	1948—1999	1991—2014
治疗方式	放疗	手术	手术	手术	手术	新辅助放化疗 + 手术	手术	手术、化疗、放疗	放疗	放疗 ± 手术	手术 / 放疗	放疗	手术	放疗 + 手术
特点														
例数	132	16	23	19	46	21	21	18	97	44	72	34	53	29
性别：男 : 女	0 : 132	16 : 0	23 : 0	0 : 19	46 : 0	11 : 10	14 : 7	36 : 18（仅有女性数据报道）	0 : 97	0 : 44	0 : 72	0 : 34	0 : 53	29 : 0（26 例入组）
年龄（岁）														
平均	未报道	62.5	61	59	59.5	未报道	53	未报道	63	未报道	60	67	63	59
中位数	62.2	63	未报道	未报道	59.2	59.2	52.6	58	未报道	67	59	未报道	63	未报道
范围	38—86	38—84	23—78	52—72	36—92	32—80	28—72	45—72	36—89	37—89	21—84	30—80	36—92	33-87
随访（个月）														
平均	未报道	43.7	50		未报道	未报道	55.6	未报道	未报道	未报道	未报道	未报道	未报道	55
中位数	–	18.5	未报道	87	125	42.1	36	未报道	未报道	99	85	84	174	35.5
范围	–	2~160	5~156	62~202	1~336	5~96	5~160	18~70	20~337	30~282	0~384	21~325	19~337	4~264
病理														
腺癌	4（3）	1（6）	0	9（47.4）	1（2）	8（38）	6（43）	9（50）	34（35）	23	25（35）	6（18）	14	1（3）
鳞癌	64（49）	8（50）	19（83）	3（15.8）	29（63）	11（52）	5（36）	5（28）	40（41）	13	28（39）	15（44）	21	28（97）
移行癌	19（14）	2（13）	3（13）	6（31.5）	15（23）	1（5）	3（21）	4（22）	21（22）	5	11（15）	13（38）	15	0
其他	5（4）	5（31）（鳞癌 + 移行癌）	1（4）	1（5.2）	1（2）	1（5）	0	0	2（3）	3	8（11）	0	0	0

（续表）

中心	CHHRI Manchester[29]	U of TN+MVAH, Memphis[30]	MDACC Houston[31]	SNU, Seoul, Korea[32]	MSKCC New York[33]	BAKCC Detroit[25]	NCKUH Taiwan, China[27]	TMH, Mumbai, India[34]	MDACC Houston[35]	WUSM, St.Louis[36]	MSKCC New York[37]	PMH, Toronto, Canda[38]	Mayo Clinic, Rochester[39]	Lahey Clinic, Massachusetts[40, 41]
肿瘤位置														
远侧	–	5（31）	15（65）	6（33.3）	18（39）	7（64）	5（35）	9（50）	34（35）	20（47）	25（35）	14（41）	29（55）	12（41）
近侧或全部（球部 / 前列腺部）	–	11（69）	8（35）	2（11.1）	28（61）	4（36）	9（65）	9（50）	63（65）	23（53）	40（56）	20（59）	24（45）	17（59）
分期														
Ⅰ～Ⅱ	86（65）	8（50）	6（26）		21（49）	9（43）	6（43）	9（50）	40（41）	13（30）	19（31）	8（24）	27（51）	（12）
Ⅲ～Ⅳ	46（35）	8（50）	17（74）		22（51）	12（57）	8（57）	9（50）	57（59）	31（70）	42（69）	26（76）	26（49）	（88）
5 年 OS（%）	42	–	41	58%	42	–	–	33	41	42	32	58	51	52
5 年 OS Ⅰ～Ⅱ期（%）	–	–	83	100%	83	–	–	50	–	–	78	–	59	–
5 年 OS Ⅲ～Ⅳ期（%）	–	37.5	31	20%	36	–	–	0	–	–	22	–	42	

BAKCC.Karmanos 癌症中心；CHHRI.Christie 医院和 Holt Radium 研究所；MDACC. 得克萨斯大学 M.D. Anderson 医学癌症中心；MSKCC.Memorial Sloan–Kettering 癌症中心；MVAH. Memphis 退伍军人管理医院；NCKUH. 中国台湾成功大学医院；OS. 总生存期；PMH. 加拿大多伦多玛格丽特公主医院；SNU. 韩国首尔国立大学医院；TMH. 印度孟买 Tata 纪念医院；WUSM. 华盛顿大学医学院；U of TN.Tennessee 大学

植入[6, 17, 18]。人乳头瘤病毒 16 型（HPV-16）和 18 型（HPV-18）与泌尿生殖系统肿瘤的发生密切相关[19-23]。虽然增生性病变，如乳头状瘤、腺瘤和白斑也可能很重要，尤其是在妇女中，但很少得到证实[24]。重金属暴露（特别是砷）和尿道憩室的存在是某些女性人群发生球部尿道腺癌的重要易感因素[25-28]。

四、病理学

（一）非肿瘤性病变

许多非肿瘤性良性病变可能表现为息肉样或乳头状，类似于肿瘤过程。

乳头状和息肉样尿道炎是一种炎症性病变，通常在去除炎症刺激后会自行消退。然而，与息肉样膀胱炎不同的是，它们通常与留置导尿管无关[42, 43]。患者通常临床表现为排尿困难和血尿。它们具有息肉样或乳头状的肉眼外观，类似于乳头状尿路上皮肿瘤。从形态学上看，表现为固有层水肿，伴有不同程度的纤维化、血管扩张和慢性炎症[44]。上覆的尿路上皮可能会出现反应性的改变或化生。

尿道肉阜是位于女性尿道远端靠近尿道口的息肉样病变。它似乎是炎性的，一般与创伤有关。可能无症状或伴有排尿困难和血尿[45]。根据炎症的程度，血管增生和上皮增生分为 3 个亚型：肉芽肿、血管瘤和乳头状瘤。间质或基质可能含有非典型细胞，增加了肉瘤的可能性[46]。

肾源性腺瘤是一种罕见的假肿瘤性病变，其原因是肾小管细胞沿着尿道播散所致[47]。男性较常见，而女性通常与尿道憩室有关[48]。尿道是继膀胱后肾源性腺瘤的第二常见部位[47, 49]。肾源性腺瘤大多无症状，偶见血尿。如果腺瘤较大，在膀胱镜下，可能会与低级别的乳头状尿路上皮癌混淆。在显微镜下观察，它们通常由小管或乳突组成，为立方形细胞，并常伴有梭形物（图 6-1A）。部分肾小管周围可见明显的基底膜。细胞表达 PAX-2、PAX-8 和消旋酶，而尿上皮肿瘤标记物阴性（图 6-1B）[49-52]。肾源性腺瘤可能会复发，但不会发生恶变。

前列腺型尿道息肉是发生在男性尿道的良性乳头状病变，多累及精阜和前列腺部尿道。它们通常小于 1cm[53]，可能是偶然发现的。在组织学检查中，表面被覆两层细胞组成的上皮，类似于良性前列腺腺泡，并伴有前列腺标记物（PSA 和 PSAP）阳性[54]。

尖锐湿疣是尿道最常见的人乳头瘤病毒（HPV）相关病变，男性多于女性。它们通常与外生殖器、肛门或会阴病变有关[55-58]。患者通常表现为肿块、排尿症状或出血[59]。最常与尖锐湿疣有关的是 HPV-6 和 HPV-11，但也有其他亚型的报道[60, 61]。尖锐湿疣的特征是外生性鳞状细胞增生并角化过度、颗粒细胞层突出，核周晕和“葡萄干样”核。它们可转化为疣状癌或浸润性鳞状细胞癌[19, 57, 60]。

其他可能表现为肿瘤样病变或尿道狭窄的非肿瘤性病变包括软化斑、淀粉样变性和子宫内膜异位

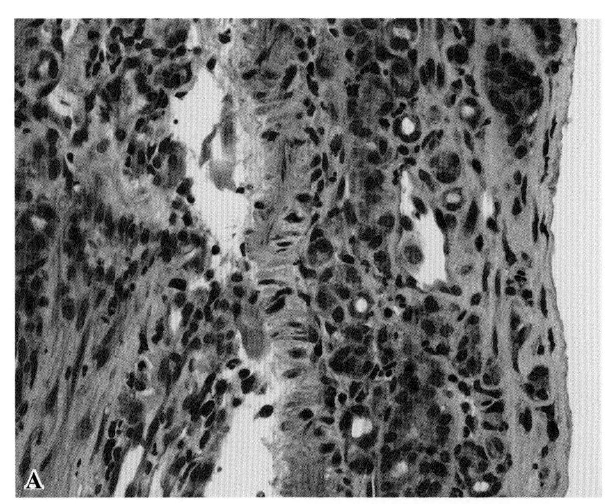

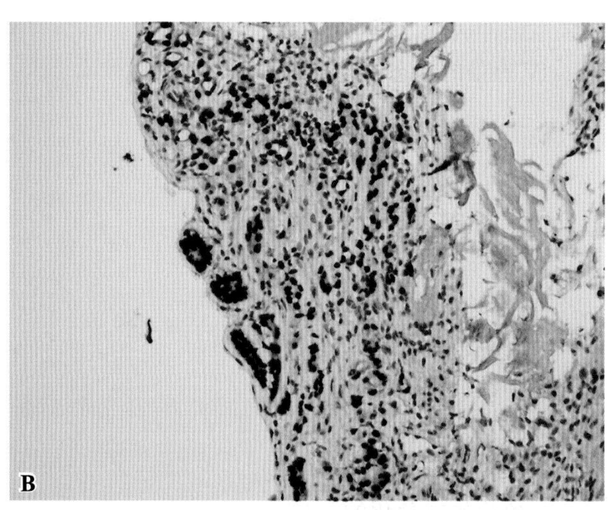

▲ 图 6-1　立方形细胞排列成小管的肾源性腺瘤（A）；PAX-8 阳性表达（B）

症。软化斑最常见于女性，与泌尿系感染有关，最常见的是大肠埃希菌感染[62]。大体而言，它们呈息肉状，其特征是成片的组织细胞，其中一些含有米凯利斯 – 古特曼小体（Michaelis–Gutman Body）。原发性尿道淀粉样变罕见，但可形成结节、斑块样病变或狭窄，导致梗阻或排尿困难症状[63]。尿道子宫内膜异位症是非常罕见的，一般发生在妇女生育年龄。其特点是可见子宫内膜腺间质及含铁血黄素的巨噬细胞。子宫内膜异位症很少发生恶变，更常见是透明细胞癌[64]。

（二）良性上皮源性肿瘤

尿道良性上皮肿瘤包括尿路上皮乳头状瘤和鳞状上皮乳头状瘤。传统的尿路上皮乳头状瘤是罕见的。然而，内翻乳头状瘤报道的更多，典型的累及前列腺部尿道[65]。患者通常表现为血尿和排尿困难。传统的尿路上皮乳头状瘤具有乳头状外观，而内翻乳头状瘤则多为息肉状。镜下检查，常规的尿路上皮性乳头状瘤主要表现为简单的乳头状结构，不具细胞异型性和明显的伞状细胞层。伞状细胞非常醒目，胞质增多，空泡化，并可表现为退行性异型性核[66, 67]。相反，内翻乳头状瘤可能有外生成分，也可能没有外生成分，其特征是内生性生长，内生有网索状和周围栅栏样突出的尿路上皮细胞巢。尽管这些细胞有退化的非典型性的报道，但在其细胞学上进展平缓[68]。尿路上皮乳头状瘤很少复发，治疗一般选择经尿道电切术[66, 69]。

鳞状上皮乳头状瘤多发生于女性。患者通常没有生殖器、会阴或肛周尖锐湿疣的病史[70]。病变小，息肉样病变，镜下可见成熟鳞状上皮细胞，未见 HPV 感染的形态学改变。一般切除后不再复发。

（三）恶性上皮源性肿瘤

1. 鳞状细胞癌

男性和女性尿道癌中鳞状细胞癌分别占 75% 和 70%[31, 71, 72]。男性多发生于尿道球部和海绵体部，女性则常发生于远侧尿道。约 25% 的原发性阴茎鳞状细胞癌可见尿道继发性受累[73]。尿道鳞状细胞癌与 HPV- 6 和 HPV- 16 有关[19, 57, 74]，患者常伴有尿道梗阻症状。查体发现这些肿瘤通常是外生性的，但也可能是溃疡或斑块样。显微镜下观察，它们可以是非角化的或角化的，具有不同的角化程度（图 6–2）。非角化性鳞状细胞癌可能很难与移行上皮癌鉴别。其预后很差[75]。

2. 移行上皮癌

原发性移行上皮癌很罕见，常与膀胱移行上皮癌相关[76]。膀胱癌患者膀胱切除术后，尿道复发率为 1%～8%，多数复发发生在术后 2 年内[77]。在男性中，多发生于前列腺部尿道，而在女性中，多见于尿道近侧 1/3[33, 78, 79]。患者一般有明显肿块、梗阻和（或）血尿症状。肉眼观察，它们可能有外生性、内生性或弥漫浸润性生长。在尿道，乳头状癌和高度侵袭性移行上皮癌可一并发生（图 6–3）。肿瘤可沿尿道周围腺体延伸，累及前列腺和腺泡。孤立性移行上皮癌患者的预后一般优于鳞状细胞癌，且主要与肿瘤的分期有关[33]。

3. 腺癌

尿道腺癌多见于女性，约占尿道恶性肿瘤的

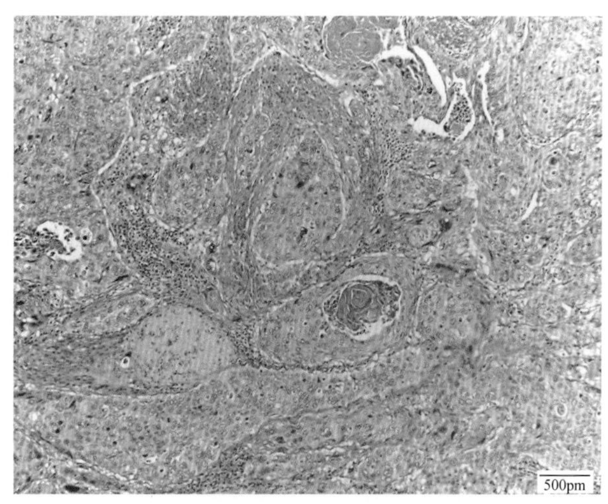

▲ 图 6–2　鳞状细胞癌，有角化区的岛状肿瘤细胞

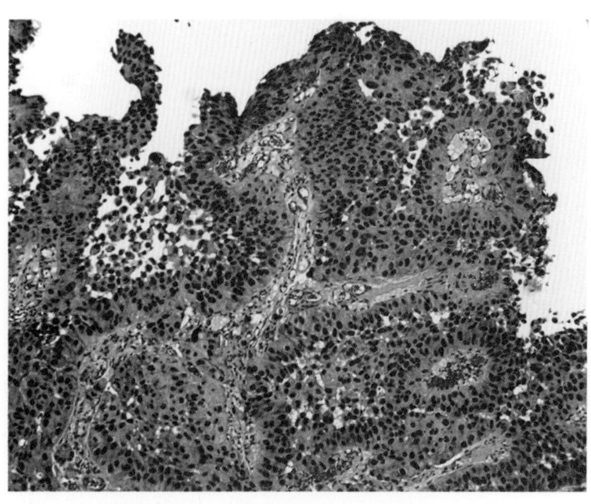

▲ 图 6–3　尿道高级别乳头状移行上皮癌

10%。在男性中，它们通常位于球部尿道，而在女性更常见于近侧尿道[16, 80]。它也是尿道憩室中最常见的肿瘤组织学亚型[81]。女性患者通常表现为排尿困难、血尿或脱垂性肿块，而男性患者的症状通常是非特异性的。腺癌在组织学上可分为黏液性（胶质）、印戒细胞性或其他类型[82, 83]。组织学特征可能与宫颈、结肠和前列腺的腺癌相同，在诊断原发性尿道腺癌之前应将其排除在外。预后与肿瘤的分期有关。然而，尿道腺癌患者一般发现已经是晚期[16]。

透明细胞癌是一种特殊类型的腺癌，类似于女性生殖道的苗勒（Müllerian）肿瘤。它约占尿道腺癌的 15%。在老年女性中更为常见，但在男性中也可以看到[84]。患者一般有排尿困难、血尿或肿块症状。镜下可见透明细胞癌呈乳头状、管状、囊状和实性生长。乳头具有特征性的透明核心。肿瘤细胞含有适量局部固定的嗜酸性透明细胞质[85]。肿瘤细胞呈多形性，有丝分裂活跃，常见出血和坏死区域。肿瘤细胞表达 PAX-2、PAX-8、CK7 和 CK20[86, 87]。这些肿瘤发生于苗勒静止期或者化生的尿道上皮，常发生于尿道憩室[88, 89]，并且均为侵袭性肿瘤，5 年生存率较低[89]。

（四）良性间叶组织肿瘤

尿道间叶组织肿瘤非常罕见。平滑肌瘤是成人尿道中最常见的间叶组织肿瘤。女性比男性更常见[90]。嗜酸性细胞质和雪茄状钝端细胞核组成的梭形细胞，有圆形包膜，交叉成束状结构（图 6-4）。尿道神经纤维瘤非常罕见，常发生于神经纤维瘤患者。

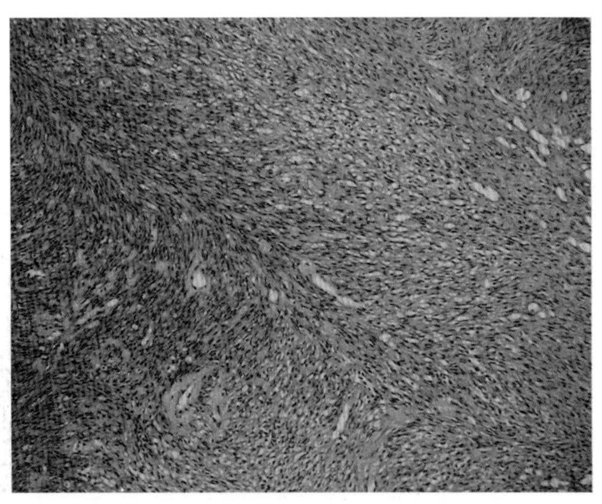

▲ 图 6-4　平滑肌瘤其呈束状排列的梭形细胞

其特征是梭形细胞增生，排列成疏松的束状，含有不同数量的胶原蛋白[91]。细胞核较小，呈波浪形。肿瘤组织中 S100 蛋白呈弥漫性表达。虽然尿道血管瘤已有报道，但大多数血管病变还是认为是血管畸形造成的。

（五）恶性间叶组织肿瘤

横纹肌肉瘤是儿童最常见的肉瘤，可累及泌尿生殖道[92]，很少发生在尿道内[93]。这些肿瘤表现为息肉样肿块。它们的特征为黏液样基质中的圆形或梭形细胞。通常，细胞在表面上皮细胞下凝结成一个“形成层”。这种模式是类葡萄孢样横纹肌肉瘤的特征。肿瘤细胞对肌间线蛋白、生肌素和肌醇 D1（MyoD1）免疫反应阳性。

尿道其他肉瘤极为罕见，包括卡波西肉瘤[94]。

（六）黑色素瘤

尿道是泌尿系统黑色素瘤的常见部位，约占尿道肿瘤的 4%[95]。女性比男性更常见，通常累及远侧尿道。肿瘤在外观上常呈息肉状，类似于尿路上皮癌。它们一般是无色的，尽管可能产生黑色素，却很少与黑色素尿有关。肿瘤显示不同的组织结构，从上皮样细胞到梭形细胞，有或无黑色素[96]。本病的鉴别诊断较多，通常需要用黑素细胞标记物（S100 和 HMB-45）进行免疫组化染色才能确诊。且预后通常较差，5 年生存率约为 10%[97]。

造血和淋巴系肿瘤很少累及尿道，包括非霍奇金淋巴瘤和浆细胞瘤[98-100]。在原发性尿道癌的鉴别诊断中，应始终考虑前列腺、结肠、阴茎和宫颈肿瘤的直接蔓延，包括已有报道的肾脏肿瘤的转移[101]。

五、调查

（一）临床表现

女性患者在盆腔检查时，通常会有出血点、性交困难、尿路感染、尿路刺激症和可触及的尿道肿块[32, 102]。大多数肿瘤发生在前尿道。其余的位于尿道近侧 2/3 或后尿道[11]。男性患者通常表现为排尿困难和（或）尿道出血[102, 103]。检查尿道时，可在阴茎触及的结节或硬结，并可粗略估计疾病的程度[10, 11, 14, 15, 40, 104, 105]。还应进行直肠指诊检查[105]。应彻底检查腹股沟淋巴结。大约 20% 的患者有明显的腹股沟淋巴结肿大，这代表已经发生转移。仅有一篇文献报道，有一位患者出现了突发性尿潴留和急性肾衰竭，随后发现患有尿道平滑肌瘤[106]。

（二）分期

美国癌症联合委员会（AJCC）分期系统（框6-1）与国际抗癌联盟（UICC）是一致的，致使全球文献中关于治疗和生存的报道更加一致[107]。

（三）内镜检查

大多数初诊是通过膀胱镜和活检进行的。必须注意，切勿把肿瘤分泌的黏液与内镜检查中使用的麻醉剂混淆[108]。

（四）影像学研究

尿道缺损诊断的金标准仍然是依据逆行尿道造影[10, 14, 40, 104, 105]。盆腔CT对诊断盆腔或腹膜后淋巴结肿大意义很大。多线圈磁共振成像（MRI）更容易辨别女性尿道和异常的尿道周围组织，有助于制订手术计划[8, 109]。阴道内超声或MRI可进一步确定某些患者的解剖结构[109-111]。正电子发射体层显像（PET）已用于评估盆腔或腹膜后淋巴结的生物学活性。因为在晚期骨转移肿瘤患者中，骨皮质或髓腔内会出现转移灶的高摄取，进行PET扫描后，患者可以不用进行骨扫描[112-114]。

六、预后与自然史

在最近的一次人类SEER数据库中，尿道癌患者的5年总生存期（OS）为32%～51%（表6-1）[116]，而男性尿道癌的10年OS为29%。据SEER报道，5年和10年OS率分别为43%和32%，女性的癌症特异性生存（CSS）分别为53%和46%[4]。在SEER数据库中，高龄、高级别、高T分期、淋巴结转移、全身转移、其他组织学类型与移行细胞癌、未手术与根治性手术切除是死亡预测和癌症死亡的因素[116]。黑人女性患者，可能分期更高，并且意味着更差的癌症特异性生存[4]。肿瘤临床和病理分期可预测患者的预后：诊断为Ⅰ或Ⅱ期的患者有50%～83%的5年生存率，而Ⅲ或Ⅳ期患者的5年生存率为0%～42%（表6-1）。局部浸润和（或）淋巴结转移一直意味着较差的预后。此外，累及球部（近侧）尿道或整个尿道的患者预后较局限于远侧的更差。在许多肿瘤中，腺癌的生存率比移行细胞癌或鳞状细胞癌差，但并不是全部[116]。相反，

框6-1 尿道癌的病理分期

原发性肿瘤（T）（男和女）

T_X	原发肿瘤不能评估
T_0	无原发瘤证据
Ta	非侵袭性乳头状、息肉状或疣状癌
Tis	原位癌
T_1	肿瘤侵及上皮下结缔组织
T_2	肿瘤侵犯以下任一者：尿道海绵体、前列腺、尿道周围肌肉
T_3	肿瘤侵犯下列任一者：阴茎海绵体、超过前列腺包膜、阴道前壁、膀胱颈
T_4	肿瘤侵犯其他邻近器官

前列腺尿路上皮（移行细胞）癌

Tis pu	原位癌，前列腺尿道受累
Tis pd	原位癌，前列腺小管受累
T_1	肿瘤侵及上皮下结缔组织
T_2	肿瘤侵及下列任一者：前列腺间质、尿道海绵体、尿道周围肌肉
T_3	肿瘤侵及下列任一者：阴茎海绵体、超越前列腺包膜、膀胱颈（前列腺向外延伸）
T_4	肿瘤侵及其他邻近器官（膀胱的侵犯）

区域淋巴结（N）

N_X	区域淋巴结无法评估
N_0	无区域淋巴结转移
N_1	单个淋巴结转移，最大直径≤2cm
N_2	单个淋巴结转移，且最大直径＞2cm；或1个以上淋巴结转移

远处转移（M）

M_X	远处转移无法评估
M_0	无远处转移
M_1	有远处转移

分期

0a期	Ta	N_0	M_0
0is期	Tis	N_0	M_0
	Tis pu	N_0	M_0
	Tis pd	N_0	M_0
Ⅰ期	T_1	N_0	M_0
Ⅱ期	T_2	N_0	M_0
Ⅲ期	T_1	N_1	M_0
	T_2	N_1	M_0
	T_3	N_0	M_0
	T_3	N_1	M_0
Ⅳ期	T_4	N_0	M_0
	T_4	N_1	M_0
	任何T	N_2	M_0
	任何T	任何N	M_1

经Springer许可转载，引自Edge and Byrd[115]

在某些肿瘤中，肿瘤分级作为单一变量时可能具有预测作用，但当合并其他因素（如分期）时，通常预测作用并不显著[116]。

鳞状细胞癌和移行细胞癌发生进展一般从局部淋巴结转移开始，典型的是腹股沟淋巴结，然后是主动脉旁淋巴结，随后是肺和其他内脏器官。腺癌的扩散方式略有不同，即使在无淋巴结转移的情况下，早期腹膜也有受累甚至出现癌性腹水。随后，患者可能发生肺（胸膜）、肝脏和骨转移。

七、治疗

（一）手术

1. 女性患者的外科手术

肿瘤的解剖位置和分期决定了手术方式。初步评估包括膀胱镜检查、活检和完善的体格检查，包括盆腔和双合诊检查（EAU 指南[6]）。这样可以评估可切除性和肿瘤范围。

在前尿道肿瘤（远侧 1/3），治疗的目标是治愈。经手术治疗，5 年治愈率达 75%。在这种情况下，也可以行单纯放射治疗[10, 105]。对于极小的浅表病变，可采用激光切除或电灼 / 电切术[115–117]。然而，仅病灶切除，局部复发率可高达 22%～60%。

前尿道 Tis、T_1、T_2 病变均可行远侧 1～2cm 尿道部分切除术[15]。术后可出现明显的尿失禁[4]。在病灶为 T_2/T_3 中，希望保留膀胱，可采用尿道周组织至膀胱颈的全尿道切除和米特罗芬（Mitroffanoff）重建术[6, 15, 118]。

后尿道肿瘤 5 年后生存率仅为 10%～17%。肿瘤同时累及前后尿道的患者预后也较差[32]。生存率较低的主要原因是尿道近端肿瘤的淋巴结阳性率较高[102]。手术包括前骨盆脏器切除术、尿流改道和腹股沟淋巴结清扫术[10, 105]。对于较大的软组织缺损，健康的肌皮瓣可为其提供血液和神经，从而闭合伤口[119]。

单纯手术在肿瘤晚期中的作用尚不明确。单纯手术切除，50%～60% 的患者可能会出现局部复发[192]。但在新辅助化疗和放射治疗后，成功获得局部控制的患者，可行巩固性手术[6, 32, 104]。

2. 男性患者的外科手术

和女性患者一样，肿瘤的解剖位置和组织学类型决定了手术方法；阴茎癌的 5 年生存率为 22%。经尿道电切术和（或）活检术后的准确分期，对于确定下一步合适的和必要的手术范围是非常重要的。对于移行细胞尿道癌的分期，膀胱镜检查和冷杯活检也很重要。

前尿道肿瘤的生存率高达 50%[29]，而球部尿道肿瘤的 5 年生存率仅为 10%[10, 105, 120]。

尿道远侧浅表移行细胞癌和鳞状细胞癌可采用局部切除和重建术[121, 122]。

前尿道鳞状细胞瘤一般按照阴茎癌指南进行治疗。相应地，远侧鳞状细胞癌可采用部分切除术。然而，在阴茎癌中，器官保存已变得越来越常见。不再认为切除鳞状细胞癌时，取近侧 2cm 的切缘。许多研究者已发表了保留器官手术方式治疗的结果[121, 123, 124]。局部切除和重建可采用尿道下裂、皮瓣重建、部分尿道切除术和（或）腺体切开术等技术。尽管切除边缘很窄，但这些技术可以在保持生活质量的同时保证长期的疾病控制[121, 122]。在 18 例接受保留器官手术的患者中，平均随访 26 个月，无局部复发，生存率为 78%。切除后可辅以放疗或局部治疗[30, 122, 125–128]。

较晚期 T_2 鳞状细胞癌（累及海绵体）且肿瘤未侵及中尿道，仍可用尿道造口术进行根治性治疗。

根据 2015 年欧洲尿道癌指南，前列腺部尿道浅表移行上皮细胞肿瘤可以行局部经尿道电切术（TUR），随后行卡介苗治疗[6, 129, 130]。累及前列腺小管或间质的侵袭性移行上皮肿瘤可采用根治性膀胱、前列腺切除术和整体尿道切除术[6, 131]。局部进展期尿道移行上皮细胞癌可采用顺铂为基础的化疗方案，然后进行巩固性手术。

如果有 T_3 期的证据，最佳的手术方式是行膀胱、前列腺的整体切除[120]。对于局部进展期球部尿道癌，则应行阴茎、耻骨、膀胱和前列腺的整体切除，并行尿道改流术。然而，单纯手术的无病生存率可能低至 20%～30%。因此，许多研究团队发表了一系列数据，认为对于晚期尿道癌，可采用多种治疗方法[102]。

3. 淋巴结清扫的作用

淋巴结清扫在尿道癌中的作用尚不明确。可触及淋巴结的患者通常进行活检（切除或细针穿刺）。腹股沟淋巴结清扫术是在转移发生的前提下进行的。与阴茎癌不同的是，预防性切除并没有显示出对总生存有获益。淋巴结分期是鳞状细胞癌和移行细胞癌或尿道癌总生存期的主要预测因素[6, 32, 122, 132]。

（二）放射治疗

1. 早期尿道癌的放射治疗

在疾病早期，单一的治疗方法可能有较好的肿瘤控制率。男性尿道癌的主要治疗方法是外科手术。然而，在女性中，放射治疗（RT）已经是主要的前期治疗，因为手术治疗可能会导致严重的并发症。早期疾病的放射治疗可单独使用外照射治疗（EBRT），或单独行近距离放射治疗，或两者的结合。MD 安德森癌症中心（MDACC）回顾了 5 例早期女性尿道癌患者，开始接受放射治疗，其结果是 5 例患者中有 4 例无病生存，中位随访时间为 4 年[79]。在这篇回顾性研究中，4 例患者接受了近距离放射治疗，剂量为 60Gy，使用镭或铱。另一例患者接受了 EBRT 和近距离放射治疗的联合治疗，总剂量为 70Gy。另一个回顾性研究中，有 3 例患者，接受 EBRT，40～50Gy，随后进行近距离放射治疗，28～30Gy，取得了很好的疗效。3 例患者在 20 个月内均无病生存[133]。女性近侧尿道肿瘤患者对放射治疗的反应可能优于尿道远侧肿瘤患者。Weghaupt 等回顾分析了他们研究中心的 62 例患者，发现尿道近侧肿瘤患者 5 年生存期为 71%，而尿道远侧肿瘤患者为 50%。这项研究包括淋巴结阴性的患者，但没有按分期分析预后[134]。

根治性放射治疗的并发症，最常见的是尿道狭窄。如果出现这类并发症，可以用气球扩张来处理。放射性膀胱炎也可能发生。在尿道癌晚期中，最常见的严重并发症是瘘管形成。Garder 等发现，55 例接受根治放射治疗的患者中，并发症的风险与总放疗剂量有关。60Gy 或更低剂量可降低并发症的发生率[35]。

2. 晚期尿道癌的放射治疗

一直以来，单纯手术治疗是晚期尿道癌的首选，导致接受盆腔脏器切除术的女性患者的 5 年生存率为 11%～21%，目前已有多种治疗方法应用于晚期尿道癌[1, 2, 135, 136]。由于尿道癌的罕见性质，还没有正式的相关指南发表，但多模式治疗似乎改善了局部控制和生存。

3. 晚期尿道癌的根治性化疗放射治疗

6 项回顾性研究报道了共计 10 例化疗联合放疗根治性治疗晚期尿道癌患者[137]。在这些研究中使用的化疗方案是基于肛管癌的丝裂霉素和氟尿嘧啶方案，或者是基于膀胱癌的包括顺铂的方案[25, 41]。照射剂量在 30～60Gy 之间。虽然很难报告这样一组不同的患者和其治疗的结果，但从表格上看，疾病控制率大约为 70%[137]。

4. 辅助放疗

在单纯手术切除的患者中，局部复发是常见的，不仅与并发症有关，而且与肿瘤本身相关。在一项针对 72 例女患者的研究中，Dalbagni 等报道，根据局部复发的情况，10 年的疾病特异性存活率为 68%，而非 18%[138]。Naryan 观察了辅助性放疗的使用，发现接受放疗的局部晚期女性患者的 OS 为 34%，而未接受放疗的女性患者为 5%[15]。众所周知，病理 T 分期可以预测局部复发[39]。

在这种情况下，必须谨慎地进行辅助 EBRT，并且考虑肠道耐受性。有些人主张术中近距离放射治疗，可以保护关键器官。这项技术需要特殊的设备和（或）手术室，而且并不普及[138]。

5. 新辅助放射治疗

最近的一些研究报道，患者采用综合方法治疗，即放化疗、诱导化疗或诱导放化疗治疗后再进行手术。这是未曾有文献报道的。Donat 报道，在放疗后进行广泛手术治疗的女性患者，5 年生存率是 54%[139]。Dalbagni 报道了 10 例尿道癌的行新辅助放疗的研究结果。在这 10 例中，无 1 人复发，而未接受新辅助放疗的 20 例患者中，有 15 例出现复发[37]。在这一回顾性研究中，局部无复发生存期延长了，但并没有生存获益。

Cohen 等研究报道，在 18 例接受放化疗和挽救手术治疗的男性患者。放疗包括腹股沟和盆腔淋巴结 55Gy，原发灶追加 12 ～15Gy。研究中的化疗方案包括氟尿嘧啶联合丝裂霉素 C。5 年 OS 为 60%，疾病特异性生存率为 83%。

（三）化疗的细胞毒性

之前只考虑对有腹股沟或盆腔淋巴结受累（5 年生存率为 10%～30%），或对已发生转移性的尿道癌患者进行化疗。最常用的药物有顺铂（CDDP）、博来霉素和甲氨蝶呤（MTX）[10]。单药化疗可为某些患者提供有效的姑息性治疗[140]。局部晚期（T_3 或以上）和后尿道肿瘤患者的整体治疗方法已经有所发展，因为已有数据显示采用单一模式的局部治疗患者预后极差。患者通常复发的模式是，局部病灶失去控制和发生远处转移同时发生或仅隔几个月。更好地了解该种疾病，可以帮助正在行手术的患者，或那些需要控制局部肿瘤以提高生活质量和减少并发症的患者在进行新辅助治疗时，考虑联合或不联合放疗的化疗成为其主要治疗手段。同时，借鉴其他癌症治疗的探索经验，新的药物和方案也将应用到尿道癌的治疗中。

尿道癌一般对具有细胞毒性的铂类为基础的化疗方案有效。该肿瘤的新辅助治疗结果显示，无论是单独化疗还是联合放疗，其完全有效率都较高 [25]。由于尿道癌罕见，与手术和放射治疗一样，目前还没有对化疗药物的反应和结果进行前瞻性评估，或者相关细胞毒性治疗的临床试验。因此，尿道癌的化疗方案一般来自尿道癌治疗的经验，或者是泌尿系统中常见的且具有相似组织学特征的其他肿瘤的治疗方案。

正因如此，一些肿瘤学家将用于针对治疗宫颈癌、外阴癌和肛门癌的治疗方案，应用于鳞状细胞尿道癌；膀胱移行细胞癌治疗方案应用于尿路上皮移行癌，直肠癌治疗方案应用于尿道腺癌。

1. 目前治疗宫颈或外阴鳞状细胞癌的标准治疗方案包括顺铂（加或不加氟尿嘧啶）与放疗联合，而肛门鳞状细胞癌的标准治疗方案是氟尿嘧啶和丝裂霉素 C 或顺铂联合放疗 [141–143]。近期数据显示，在高级别肌肉侵袭性膀胱癌患者中，氟尿嘧啶和丝裂霉素 –C 联合放疗取得较好的疗效 [144]。来自 Lahey 诊所的数据表明，这种联合治疗在男性局部晚期尿道癌患者中表现出良好的耐受性和有效性 [41]（框 6–1）。

2. 在尿路上皮肿瘤中，甲氨蝶呤、长春碱、阿霉素（多柔比星）联合顺铂（MVAC 方案）一直是辅助或新辅助治疗的标准 [145]。欧洲癌症研究和治疗协会（EORTC）开展的 Arandomized Ⅲ期试验中，MVAC 方案对比吉西他滨联合顺铂（GC 方案）治疗转移性移行细胞癌患者，发现疗效和生存率无差异，但 GC 方案组毒性较小 [146]。在局限期的膀胱癌患者中，顺铂联合放疗可使高达 70% 的患者获得良好的局部控制率和膀胱器官的保留，其余 30% 的患者进行挽救性手术 [147]。此外，包括铂类、吉西他滨联合紫杉醇（GCT 方案）的三种药物在晚期膀胱癌（包括鳞状细胞或腺癌等罕见组织类型的病例）的疗效令人鼓舞 [148, 149]。考虑到 EORTC 完成的Ⅲ期试验的结果，在晚期尿路上皮癌中，紫杉类联合顺铂是否会取得更好的效果尚不明确 [150, 151]。本试验结果无统计学意义趋势，即倾向于 OS 优势（*P*=0.075），而在对不同亚型进行特别分析后，发现有显著的 OS 优势，其中获益最大的是远侧原发性尿道癌患者（*P*=0.03）。这项试验的结果对尿道癌的影响尚不清楚，但紫杉醇联合铂类或吉西他滨可能提高某些患者的疗效。

3. 在阴茎鳞状细胞癌新辅助治疗中，基于顺铂的联合化疗已经是标准，在体质较好的患者可以紫杉类和异环磷酰胺与顺铂联合使用 [152, 153]。该化疗方案对尿路上皮癌也有疗效。对于大多数鳞状或移行细胞尿道肿瘤，我们倾向于在腹股沟淋巴结清扫术之前使用紫杉醇、异环磷酰胺联合顺铂（TIP 方案）进行化疗 [153]。如果有明显肿瘤细胞的残留，特别是在淋巴结清扫标本中发现有肿瘤的侵袭，常规进行辅助放疗。有研究报道表皮生长因子受体的单克隆抗体是有效的，无论是单一治疗、联合化疗，或作为放疗增敏剂用于头颈部鳞状细胞癌 [154, 155] 在术前可以降低腹股沟淋巴结的分期。

4. 直肠癌术前常规应用放疗和氟尿嘧啶（5–FU）治疗 [156, 157]。一些试验正在试图证明联合新的铂类，如奥沙利铂，或针对血管生成的生物制剂，或表皮生长因子受体可以进一步改善预后 [158, 159]。同样，对于尿道腺癌，氟尿嘧啶、亚叶酸钙联合奥沙利铂（FOLFOX 方案）联合放疗作为主要治疗或术前治疗。一些试验组针对组织学亚型，在新辅助治疗中，在没有联合放疗的情况下，应用氟尿嘧啶联合吉西他滨和顺铂，再根据疗效，进行后续手术治疗。总体而言，对于局部晚期尿道腺癌患者，推荐术前 FOLFOX 方案联合放疗。

（四）放疗联合化疗

对于局部进展期或累及近侧尿道的尿道癌患者，推荐放疗联合化疗 [16–163]。放疗剂量最小为 30Gy，最大剂量为 55Gy。同时使用细胞毒性制剂是很常见的，但所用药物的选择各不相同。每周使用顺铂，每 6 周输注氟尿嘧啶和（或）丝裂霉素作为单一药物或联合用药，这取决于肿瘤学家对每种方案的熟悉程度，这样是合理的。在南加州大学的方案是，在能够耐受顺铂的患者中，每周使用

20mg/m^2 的顺铂，联合氟尿嘧啶（静脉注射，每天 350～450mg/m^2，每 21 天注射 4 天以上）。在不能耐受顺铂的患者中，丝裂霉素 C（12mg/m^2，放疗第 1 天静脉注射），氟尿嘧啶（500mg/m^2 放疗第 1～5 天），并在放疗的第 3 周或第 4 周重复给药 [144]。根据患者的耐受性，每种方案与放疗同时使用 6～8 周。这种方案的常见副作用包括皮肤、膀胱、尿道、阴道和直肠的肿胀，腹泻引起的脱水和顺铂引起的电解质紊乱。如果管理患者的临床医生及时发现这些症状，那这些症状都是可以控制的。放疗完成后，通常给予另外 6 周的化疗，为 TIP 方案或顺铂联合氟尿嘧啶。

（五）转移性尿道癌的化疗

顺铂联合氟尿嘧啶一直被认为是尿道癌的一线药物。最近我们使用了顺铂或卡铂联合吉西他滨或异环磷酰胺和紫杉醇的三联方案 [152, 153, 164]。我们发现这些联合药物，患者可以耐受，并且在历史资料和个案分析，其比顺铂联合氟尿嘧啶更有效。在不耐受顺铂的患者中，我们倾向于使用 FOLFOX 方案，剂量和时间表与结直肠癌相似 [165]。虽然肿瘤明显缩小和临床症状改善，但肿瘤完全缓解是罕见的，所有患者都会复发并最终死亡，而且通常是死于肿瘤复发。在这种情况下，新的生物制剂，尤其是针对酪氨酸受体激酶的，激活血管内皮细胞或表皮生长因子途径的配体，或 T 细胞免疫检查点，在理论上是值得期待的。但是除非我们在 I 期试验中得到好的结果，或者能够更好地分析患者以确定他们的应答，否则在尿道癌患者中这些药物使用仍需谨慎。

可能与尿道癌患者有关的，最新的一组针对 PD–1 或 PD–L1 的 T 细胞检查点抑制药的药物，在尿路上皮癌和肺鳞癌 [166–172] 中具有独特的活性，更令人感兴趣的是癌症患者的 PD–L1 免疫组织化学表达的增加，预示着会有更好的疗效和生存期 [173, 174]。因此，可以开展有关尿道癌患者药物的临床试验，或者在肿瘤过度表达 PD–L1 的患者中，使用这几种药物中的一种进行治疗，其中包括 T 药、K 药、O 药和其他正在开发中的药物。尿道原发肿瘤患者和尿路上皮或移行细胞占优势的组织学患者参加了这些新的免疫疗法的试验。尿道原发肿瘤和尿路上皮细胞或移行细胞组织类型为主的患者已参加了这些新的免疫治疗的试验，虽然在亚组分析中代表的对象太少（2%～3%），但在铂类药物治疗后进展，与原发性膀胱尿路上皮癌患者相比，确实有相似程度的受益 [167]。

以肿瘤组织为基础的标记物，如 PD–L1，用于筛选患者，从而获得更好的免疫治疗效果，同时也为其他靶向治疗提供了新的概念。通过尿路上皮癌基因突变的下一代序列分析，现在已经确定了一系列可操作的突变，有成纤维细胞生长因子受体 3，ErbB 2 和 ErbB 3，Notch 和 PI3kinase–AKT–mTOR 途径的突变，在获得赠药或临床试验中，入选的病例，会出现肿瘤缩小和持久疗效 [175–184]。

八、结论

尽管从胚胎学角度认为，尿道和膀胱来自同一个泌尿生殖系统，但尿道肿瘤罕见，种类更多。根据肿瘤的解剖位置和组织学类型，治疗也更加多变，这决定了其患者的总生存期。尿道恶性肿瘤通常在较小的个案中报告，因此没有明确的护理标准。在南加州 Norris 综合癌症中心，尿道恶性肿瘤作为一个专门的泌尿道肿瘤委员会讨论的一部分，我们从病理开始回顾分析，以确定最佳多模式治疗的组合和排列。尤其是初诊为局部晚期尿道癌的患者，多种治疗方法广泛使用。不影响治疗疗效的前提下，器官保护应该是主要的目标。

致谢

作者希望感谢之前版本的贡献者，包括 Sonia Ali、Paul Pagnini、Oscar Streeter、Jocelyn Speight、Garth Green 和 Peter Nichols。

第 7 章 罕见的前列腺肿瘤

Uncommon Cancers of the Prostate

Scott T. Tagawa　Jaspreet S. Batra　Brian D. Robinson　Ana Aparicio　著
曲　伟　译　　岳金波　校

一、概述

前列腺是所有哺乳动物的外分泌器官，在成年男性中通常重量为 20～25g[1, 2]。它在胎儿生长的第 3 个月发育自泌尿生殖窦，这个过程由二氢睾酮引导。上皮芽侵入间充质发育成前列腺，并形成前列腺的各个区域。构成前列腺组织的细胞主要有 3 种类型：腔上皮细胞、基底细胞和神经内分泌（neuroendcrine，NE）细胞。基质细胞和前列腺基质参与构成了前列腺微环境，用于细胞的正常发育和功能的执行，以及参与恶性过程。

与男性的其他性腺相似，前列腺经常与增生和恶性肿瘤有关[1]。迄今为止，前列腺恶性肿瘤最常见的病理类型是腺癌。在男性人群中，这种癌症是除了基底细胞癌和皮肤鳞状细胞癌之外最常见的癌症，也是男性人群癌症死亡的主要原因。例如，2016 年美国超过 28 170 例患者死于前列腺癌[3]。然而，该器官还有其他少见的恶性肿瘤类型。

本章回顾了 4 种主要的罕见原发性前列腺恶性肿瘤：前列腺神经内分泌癌（neuroendocrine prostate carcinoma，NEPC）、肉瘤、尿路上皮癌（urothelial carinoma，UC）和淋巴瘤。下面我们将综述各类肿瘤的病理，讨论各类肿瘤的临床表现和诊断要点，以及综述各类肿瘤的预后和治疗方案，并总结我们的建议。

二、前列腺神经内分泌癌

正常前列腺的上皮隔室由基底细胞、分泌（腔）上皮细胞和神经内分泌细胞组成。前列腺腺癌或前列腺癌（prostate cancer，PC）显示出分泌细胞的特征。基底细胞对雄激素不敏感，最近发现其显示出干细胞特征。虽然神经内分泌细胞在正常前列腺组织中的生理学作用尚未确定，但它们通常被认为参与调节上皮细胞的生长和分化。神经内分泌细胞含有致密核心细胞质颗粒，可以储存肽激素和激素原，包括嗜铬粒蛋白 A（CgA）、神经元特异性烯醇化酶（NSE）、嗜铬粒蛋白 B、生长抑素、铃蟾肽和降钙素基因家族肽（降钙素、钙抑肽和降钙素基因相关肽）[4, 5]。正常的前列腺神经内分泌细胞缺乏与增殖相关的 Ki-67 抗原，被认为是分化的有丝分裂后细胞，并且不表达 p63 或前列腺特异性抗原（PSA）。它们通常不表达雄激素受体，因此对雄激素不敏感。

前列腺神经内分泌癌或小细胞癌是前列腺癌的侵袭性亚型，其特征在于由小的蓝色圆形细胞组成，其生物学行为类似于其他部位原发的小细胞癌的侵袭性特点。一般认为原发前列腺神经内分泌癌罕见，占新诊断前列腺癌的 1%。然而，前列腺腺癌治疗后继发出现的神经内分泌癌更为常见，并且可能在晚期前列腺癌中占有显著的比例[6, 7]。原发和继发神经内分泌癌的外观和生物学行为相似，分子分析表明它们具有相似的分子谱。

前列腺神经内分泌癌通常与腺癌成分混合，但与前列腺腺癌少见的临床特征相关，如其中多见的亦是独特的内脏转移，还有明显的溶骨性骨转移、原发肿瘤体积大和对激素疗法抵抗等[8-10]。它对含铂方案化疗敏感，但预后不佳，中位生存期不到 1 年[11, 12]。

5%～10% 的局限期前列腺癌可见局灶性神经内分泌分化，这一比例随肿瘤进展而增加[13]。前列腺肿瘤中神经内分泌细胞分化的数量与肿瘤进展速度、不良预后相关，以及与代表不良预后的指标（如肿瘤分级、分期等）相关[14, 15]。神经内分泌细胞也可导致很多的前列腺腺癌患者对激素疗法产生抵抗。血清嗜铬粒蛋白 A 水平升高与转移性前列腺癌患者的更差的生存期相关，提供了除临床分期和 Gleason 分级之外的预后信息[16]。

（一）病理

在病理学上，前列腺神经内分泌癌的主要特征在于几乎没有特定的细胞 - 细胞取向的均匀细胞片和巢。充其量，有一些沿着上皮 - 间质界面的血管或屏障周围集中排列，但没有这样的表现是更典型的特征。由于嗜酸性碎片的“流动效应”，因此肿瘤坏死特征是显著的。由于肿瘤细胞以类似淋巴流动的形式广泛渗透并弥漫性扩散，因此其边界不清。淋巴和血液浸润通常是明显的，可以在距癌的浸润边缘一定距离处看到小的肿瘤栓子。肿瘤岛之间的基质是未成熟的和成纤维细胞化的。还可以看到被包埋或被癌组织包绕的正常前列腺残余组织。图 7-1 显示了前列腺神经内分泌癌的病理特征。

在细胞学上表现为小的均匀细胞，具有被染色质包绕的胞核、粗染色质，以及通常不存在或不明显的核仁。高倍镜下 5～10 处有丝分裂明显。细胞质很少，在许多区域细胞核看起来是“裸露”的。黏蛋白染色是阴性的，而嗜银颗粒染色（Grimelius 技术）不是固定的。银杏黄素颗粒（Fontana–Masson 方法）通常观察不到。前列腺神经内分泌癌的电镜微观特征与其他部位的小细胞癌类似，包含典型的、小的（140～250nm）、大致呈圆形的神经分泌致密核心颗粒[17, 18]。至少有一项临床研究观察到这种小的、形状良好的桥粒[19]，并且这一观察结果已在异种移植研究中得到证实。

最近，为标准化前列腺神经内分泌癌的诊断，Epstein 等发表了一项合并神经内分泌成分的前列腺癌形态学分类建议[20]。分类方案包括 6 项内容：①具有神经内分泌分化的常见前列腺腺癌（即通过免疫组化检测的神经内分泌成分）；②具有合并潘氏细胞神经内分泌分化的腺癌；③类癌瘤；④小细胞癌；⑤大细胞神经内分泌癌；⑥混合（小细胞或大细胞）神经内分泌癌和腺泡腺癌。由于这是形态学分类系统，通过免疫组化染色检测到的神经内分泌分化的临床意义仍然不清楚，因此，不建议常规进行 IHC 染色检测常见腺泡腺癌中的神经内分泌分化情况。

（二）分子改变和肿瘤标志物表达

前列腺神经内分泌癌具有胺前体摄取和脱羧（APUD）细胞的特征，并且通常能产生多肽激素。这些激素的产生在形态学上与嗜银染色相关，或者在超微结构水平上与神经分泌颗粒的存在相关。涉及一系列肽激素，包括嗜铬粒蛋白、降钙素、免疫反应性甲状旁腺激素样物质和促甲状腺激素类似物。因此，免疫组化染色技术，对神经内分泌物质

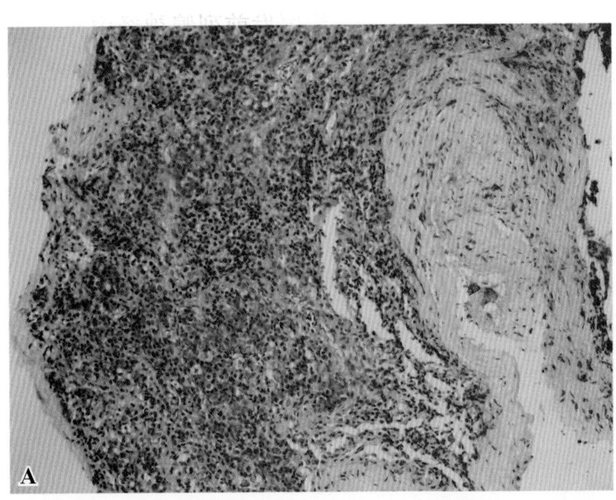

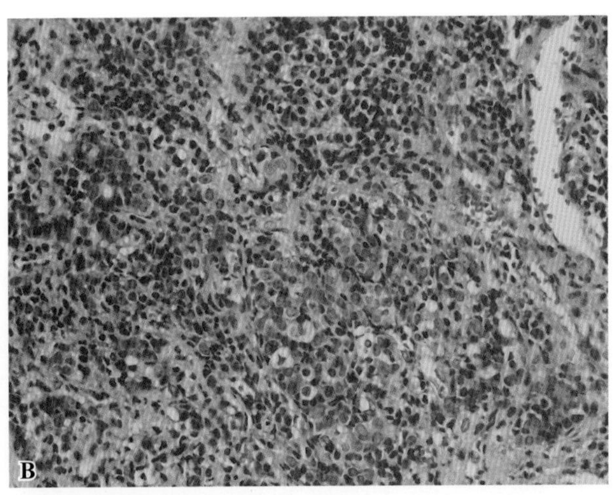

▲ 图 7-1　前列腺神经内分泌癌（NEPC）

低倍镜（A）和高倍镜（B）图像，均显示了其致密的成片细胞，其细胞特点是细胞核与细胞质的比例（N：C）增高，染色质粗糙，核膜不规则

（包括 NSE、突触素和嗜铬粒蛋白）而言，其结果通常是阳性的，而对其他多肽激素［包括促肾上腺皮质激素（ACTH）、抗利尿激素（ADH）和促肾上腺皮质激素释放因子］，其结果为部分阳性。然而，单个神经内分泌成分阳性不能诊断为前列腺神经内分泌癌，因为在前列腺其他类型肿瘤中也可以看到神经内分泌分化和阳性标记物表达的现象。实际上，世界卫生组织将前列腺癌中的神经内分泌分化情况分为 3 组：①具有神经内分泌分化的常见前列腺腺癌（即通过免疫组化检测的神经内分泌成分）；②分化为类癌的高分化神经内分泌肿瘤；③分化为小细胞神经内分泌癌的低分化神经内分泌癌 [21]。如上所述，具有潘氏细胞神经内分泌分化的腺癌和大细胞神经内分泌癌已被提议作为该分类中的新组 [20]。因此，在临床实践中，血清和组织中的神经内分泌标记可能支持神经内分泌癌的诊断，但不能作为诊断神经内分泌癌的直接依据。

免疫组化对于前列腺腺体分化的经典标志物［PSA 和前列腺酸性磷酸酶（PAP）］的结果通常是阴性的。由前列腺腺癌发展到神经内分泌肿瘤的过程中，甚至在相同的肿瘤区域内也可以看到混合的组织学及免疫组化染色特征。在具有混合模式的肿瘤中，腺癌呈中度至低度分化的微腺样或筛样表现，具有肿瘤特征和过渡区域的特征。

前列腺癌特异性 *TMPRSS2-ERG* 基因融合体存在于约 50% 的神经内分泌癌及前列腺腺癌中，在混合肿瘤中其比例也类似。这将前列腺神经内分泌癌与其他部位原发小细胞癌区分开来。通常参与 *ERG* 基因重排的上游基因是雄激素调节的（例如 *TMPRSS2*），所以下游 Erg 蛋白表达仅限于混合肿瘤中的腺癌成分。因此，通过荧光原位杂交（FISH）评估 *TMPRSS2-ERG* 基因融合，可以确认神经内分泌癌是否起源于前列腺。然而，由于融合只存在于 50% 神经内分泌癌患者，如果 FISH 结果是阴性，这也并不能排除其前列腺起源的可能 [22, 23]。

最近，基因表达谱分析和 DNA 拷贝数改变及测序的结果揭示了前列腺神经内分泌癌的其他分子特征。目前已报道 *Tp53* 异常核积累和突变见于 60%～100% 的病例 [24–27]，而 RB1 蛋白和拷贝数丢失见于 85%～96% 的病例 [24, 27–29]。由于 *RE-1* 沉默转录因子（REST）表达降低，因此 PTEN 丢失也很常见 [24, 28, 30]。而基因表达谱的结果显示，在前列腺神经内分泌癌中，前列腺腔上皮分化基因下调，而神经发育基因上调 [27, 30, 32]。此外，在前列腺神经内分泌癌 [29, 31, 32] 中，G_2/M 细胞周期基因如 *AURKA*、*AURKB*、*PLK1* 和 *UBE2C* 的表达显著上调，这一现象与它们的高增殖能力和高 Ki-67 染色阳性的特点一致。此外，据文献报道，在 40% 的前列腺神经内分泌癌中编码极光激酶 A（AURKA）和 N-myc（MYCN）的基因过表达并共扩增 [32, 33]。

最近的文献显示：DNA 甲基化谱可明确地区分神经内分泌癌与典型的去势抵抗型前列腺癌 [27, 34]。有趣的是，尽管神经内分泌癌的雄激素受体频繁沉默表达，但并不显示频繁的体细胞改变，也未显示启动子 DNA 甲基化 [34]。异种移植研究表明雄激素受体启动子中组蛋白标记物 H3K27me3 的富集有助于雄激素受体基因沉默，有可能通过利用表观遗传特点进行药物治疗 [34]。组蛋白甲基转移酶 EZH2 负责 H3K27me3 标记并且与几种肿瘤的侵袭性相关 [35]，它在前列腺神经内分泌癌中是高表达的 [27]。这些发现表明，表观遗传变化在神经内分泌癌的发病机制中起重要作用。

最后，最近一项关于前列腺神经内分泌癌患者循环肿瘤细胞的研究表明，与去势抵抗型前列腺癌患者相比，前列腺神经内分泌癌患者出现细胞角蛋白阴性和雄激素受体阴性的循环肿瘤细胞的比率更高，这也与前列腺神经内分泌癌中上皮细胞向间充质细胞的转变一致 [36]。

（三）前列腺神经内分泌癌模型

最常见的前列腺神经内分泌癌细胞模型源自患者和连续传代的异种移植物，例如 UCRU-PR-2[37]、MDA 144-13、MDA 146.10 和 MDA 155.2[30]，以及 LTL-352[38] 等，其形态学上与前列腺神经内分泌癌一致，具有神经内分泌标记物表达，缺乏 PSA 和雄激素受体表达，是探索前列腺神经内分泌癌分子基础，以及测试新药的有价值的工具。两种常用的细胞系是 NCI-H660 和 MDA 144-13 细胞系。NCI-H660 细胞系源自纯内分泌癌患者的转移淋巴结。最初认为它是小细胞肺癌，但被发现含有 *TMPRSS2-ERG* 基因融合，因此被归类为前列腺细胞系 [39]。MDA 144-13 细胞系获自 MDA 144-13 神经内分泌癌异种移植物，来自继发性神经内分泌癌 [34]。

最常用的前列腺神经内分泌癌基因工程小鼠模

型是 TRAMP 模型，其前列腺特异性大鼠 probasin 启动子驱动猿猴空泡病毒 40 肿瘤抗原编码区（SV40）的表达，通过与视网膜母细胞瘤和 p53 肿瘤抑制因子的相互作用发挥癌蛋白作用[40, 41]。其他模型有应用 cryptidin-2 基因调控元件在前列腺神经内分泌细胞中表达 SV40 的 CR2-TAg 模型，以及应用 Cre 重组酶构建的在大鼠前列腺特异性 probasin ARR2PB 启动子调控下的 *PB-Cre4*、*p53loxP/loxP*、*RbloxP/loxP* 模型。

（四）组织发生

多年来，研究人员已提出了多种理论来解释前列腺神经内分泌癌的组织发生。由于神经内分泌细胞分散在整个前列腺腺体和前列腺上皮，包括导管和腺泡[42]，所以早些年有人提出神经内分泌癌来自神经嵴线 /APUD 细胞系统[43]。然而，这并未得到胚胎研究的证实。基于前列腺神经内分泌癌具有缺乏 PSA 的免疫组织学染色，雄激素受体阴性，以及高 MIB-1 标记的特点，因此第二个理论认为前列腺神经内分泌癌直接来源于干细胞。另一个常见的理论是根据线性模型（序列获取基因组改变）和独立模型（肿瘤内的独立克隆产生不同的群体）或发散模型（由于适应和选择压力导致的不同克隆进化）[19]，而认为它是由典型腺癌进展，并作为最终去分化的产物，而最近的数据为后一种模式提供了证据[27]。

迄今为止，关于前列腺神经内分泌癌的组织发生一直存在争议，存在几种不同的理论。神经内分泌细胞分散在整个前列腺腺体和前列腺上皮，包括导管和腺泡[42]。尽管神经内分泌细胞是前列腺导管和尿道周围区域的固定特征，但它们似乎在儿童时期从正常外周前列腺组织消失并在青春期返回，而这种变化波动的基础尚不清楚[46]。有人认为，前列腺神经内分泌癌来源于神经嵴线 /APUD 细胞系统[43]。但这一点未被研究内胚层起源的胚胎学证实[44]。另一个常见的理论是参考不同分化模型，认为是典型的腺癌作为最终去分化的产物向神经内分泌癌转化。第三种理论提出了基于 PSA 的免疫组织学染色缺乏、雄激素受体阴性和高 MIB-1 的干细胞来源学说[45]。

在大多数报道的病例中，神经内分泌物质的发现鉴定要早于腺癌数年[6]。无论多肽激素的产生是否归因于内胚层或神经外胚层起源，这种功能分化指数最容易通过多能干细胞来源解释。无论组织发生如何，很明显神经内分泌癌通常与腺癌的成分密切相关。因此，诊断和治疗计划的制订应考虑到具有广泛潜在功能特征的肿瘤细胞的存在。此外，前列腺经典腺癌的诊疗规范可能需要修改，因为先前神经内分泌癌似乎未被诊断出来，并且很可能在激素抵抗前列腺腺癌中占有一定比例。

（五）临床表现

自从 1930 年 Duguid 和 Kennedy 首次描述肺外小细胞癌以来，肺外小细胞癌就对肿瘤学家提出了诊断和治疗方面的挑战[47]。

据估计，前列腺神经内分泌癌仅占所有常见癌症的 0.1%～0.4%，占所有小细胞癌的 2%～4%[48]。尽管本病在初步诊断时罕见，然而尸检显示前列腺神经内分泌癌的成分在转移性去势抵抗前列腺癌死亡男性患者中占 10%～20%，在其他典型前列腺腺癌的进展过程中也越来越被认识到。前列腺神经内分泌癌有时被误诊为转移性小细胞肺癌，两者具有许多相同的特征：它们具有极强的侵袭性、局部侵入性及早期转移能力，并且常常对传统的化疗方案有很高的反应率（尽管是短暂的）。它们的播散模式不同于典型前列腺腺癌的早期骨和淋巴结转移。它们通常呈现疾病加速进展的全身症状，通常 PSA 在低水平或稳定水平时就具有庞大的原发性和转移性肿瘤负荷，主要是溶骨性骨转移和内脏转移。也有文献报道了不常见部位，如皮肤、胸膜、腹膜和心包的转移。基于这些肿瘤所在部位，常见的临床症状包括尿频和尿急，会阴部疼痛或不适，血尿，以及直肠症状和骨痛等[8, 9, 49, 50]。

与典型前列腺腺癌患者相比，神经内分泌癌患者更可能发生实质性脑转移。McCutcheon 等从治疗时间超过 18 年的 7994 名前列腺癌患者中确定了 38 例生前颅内转移的患者，并指出其中小细胞癌占 0.5%，但这其中 26% 为脑转移患者[51]。所有神经内分泌癌患者最初都是Ⅳ期，与Ⅳ期占 50% 的腺癌患者相比，他们倾向于合并更多的脑转移，并且比腺癌患者年轻。令人惊讶的是，相比于神经内分泌患者，即使纯腺癌脑转移最初出现在病程的早期阶段，患者平均生存率仍较低[51]。在一项前瞻性Ⅱ期临床试验中，36 例患者中有 7 例（19%）出现了症状性脑转移，从化疗开始的中位时间为6个月（范围5～13个月）[12]。

据估计，10%的前列腺小细胞癌患者会发生副肿瘤综合征。这些综合征包括异位ACTH产生[52]、肌无力型Eaton-Lambert综合征[53]、甲状腺毒症[9]、ADH产生异常[54]，以及高钙血症[55]。已有异位甲状腺素分泌引起甲状腺毒症，并最终死亡的病例报道[9]。在这些情况下，生化紊乱如低钾血症、碱中毒或低钠血症，一旦被发现需要及时治疗。尽管代谢异常的常见表现是意识模糊、便秘、厌食和不适等，但在一个病例中，低钾性碱中毒的临床表现却是急性精神症状[56]。

（六）诊断

也许对前列腺神经内分泌癌进行正确诊断的最重要的先决条件是对这种肿瘤充分认识、理解[7]。对于合并异常表现或存在明显副肿瘤综合征的前列腺癌患者，应进行适当的体格检查和生化检查，如检查NSE、嗜铬粒蛋白A、降钙素或ACTH，可能有助于确诊。电解质异常，包括低钠血症和高钙血症等有助于诊断。值得注意的是，异位ACTH分泌患者可能不会表现出典型的库欣综合征，并且可能出现恶病质和色素沉着。

尽管免疫组化可以支持神经内分泌癌的诊断，但其明确诊断主要基于形态学表现[20]。典型特点是一种或多种神经内分泌标记物，如嗜铬粒蛋白A、突触素、NSE和CD56免疫组化检测为阳性。在少数病例（10%）中，神经内分泌标记均为阴性但形态学仍支持诊断。免疫组化通常对雄激素受体、PSA、PAP是阴性的，可将前列腺神经内分泌癌与常规前列腺腺癌区分开来。前列腺特异性*ERG*基因融合发生在大约50%的神经内分泌肿瘤中，通过FISH检测可以排除其他部位原发的小细胞癌[57, 58]。

也应该测量血清PSA水平，因为它可能反映了腺癌成分的存在。事实上，从异种移植研究来看，似乎神经内分泌癌本身可能释放低水平的PAP[37]。在肿瘤负荷大并伴有广泛转移的情况下，若PSA水平升高应引起对神经内分泌癌的注意。尽管有时PAP的存在会增加对未分化肿瘤的怀疑，但目前为止我们还是倾向于不经常测量PAP水平。

需要对肿瘤进行完整分期，得同时进行胸腹盆腔的骨扫描和计算机断层扫描（CT）。溶骨性骨转移的存在将增加对转移性神经内分泌成分存在的怀疑。磁共振成像（MRI）可以有助于前列腺原发肿瘤的诊断和范围确定，但与CT扫描相比没有明显的优势。FDG-PET用于小细胞肺癌的扫描价值已被描述[59, 60]，但目前尚未在前列腺神经内分泌癌中进行评估。然而，基于其他部位原发小细胞癌获得的有限信息[61, 62]，以及小细胞肺癌的摄取证实，FDG-PET可用于前列腺神经内分泌癌的分期，特别是尚未确诊的病例。如果准备进行明确的局部治疗，或合并神经系统症状，在确定方案前，还应考虑对大脑进行MRI扫描，有时也要考虑进行骨髓穿刺和活组织检查。

（七）治疗

鉴于前瞻性临床试验数据较少，本文介绍的治疗原则主要来源于回顾性研究，以及其他部位（如肺和膀胱）原发小细胞癌的经验外推。既往数据认为未经处理的前列腺神经内分泌癌通常是快速进展和致命的。然而，尽管其具有高度侵袭性和不良的预后，但它对细胞毒性化疗和放射治疗是敏感的。在包括肺和膀胱在内的其他部位小细胞癌中，作为单一疗法的手术治疗的效果非常差，目前已在很大程度上被放弃。早期引入化疗可以提供生存优势并提供有效的疾病缓解。对于接受化疗、手术和放射治疗的多模式治疗的患者，可以看到少见的短暂缓解。如上所述，每种治疗手段的依据是神经内分泌癌的早期诊断和疾病程度。

局限期前列腺神经内分泌癌患者极有可能合并隐匿性转移性疾病。建议采用多模式方法治疗，包括细胞毒性化疗（有或没有激素治疗）的全身治疗，以及放射或根治性前列腺切除术的局部治疗，因为有可能（即使不太可能）治愈，并显著降低局部肿瘤进展和侵袭。在可能的情况下，应在局部治疗之前进行全身化疗。不幸的是，前列腺神经内分泌癌的许多病例在活组织检查或临床表现上未被识别，而是从根治性前列腺切除术标本中诊断出来的。虽然在局限期神经内分泌癌没有化疗的对照研究，但可以根据肺部小细胞癌的经验进行辅助化疗。然而，化疗决定受诸如患者年龄、一般适应性、地理可及性、可用设施，以及患者偏好等因素的影响。关于放疗最佳剂量，因为前列腺神经内分泌癌最常见于与腺癌组分混合，类似于前列腺腺癌，应该应用常规的高剂量（75.6Gy，每次 1.8Gy）。适形放射治疗或调强放射治疗（IMRT）可用于对周围关键器官（即直肠和膀胱）的保护。在完全消退的情况下，可以考虑预防性头颅照射。

转移性前列腺神经内分泌癌的化疗管理文献较少。对支气管神经内分泌癌具有活性的细胞毒性药物，包括环磷酰胺、长春新碱、多柔比星、顺铂、卡铂、依托泊苷和紫杉醇[63]在转移性前列腺神经内分泌癌中也有效，但尚未明确单一药物的特定有效率[11, 64]。应用 3 种或 4 种药物联合方案可使肺神经内分泌癌的客观反应率达到 60%～75%[63, 65]。但在由多柔比星 + 依托泊苷 + 顺铂三药联合方案治疗前列腺神经内分泌癌的单机构Ⅱ期临床试验中，Papandreou 没有发现 3 种药物方案比标准双药组合具有优势的证据。其中 38 名患者接受三联药物治疗，有 61% 的客观缓解率，没有完全消退者。然而毒性反应远远高于既往顺铂 + 依托泊苷方案，5.8 个月中位进展时间和 10.5 个月中位生存期却并未优于既往两药方案[12]。

虽然没有具体的证据支持提高生存期，但化疗可以缓解病情，并且已经有肿瘤完全消退的报道[66]。常规剂量的依托泊苷 + 卡铂或顺铂[65, 67]的客观缓解率为 50%～60%。常用方案是依托泊苷 360～500mg/m^2，每周期 3～5 天，顺铂 60～100mg/m^2 或卡铂，每 21～28 天重复一次。虽然吉西他滨、紫杉醇类和伊立替康等新药在支气管神经内分泌癌中发挥一定的作用，但它们治疗前列腺神经内分泌癌的作用尚未明确。目前尚没有使用靶向生物制剂的临床数据。

关于初始是否应用激素疗法是更加复杂和有争议的。事实上，前列腺神经内分泌癌经常与高级别雄激素受体阳性的腺癌组织混合[68]，一项临床前模型报告认为，其中雄激素可刺激肿瘤细胞生长（尽管没有雄激素受体表达）[26]，导致大多数临床医生将外科手术或化学阉割增加到神经内分泌癌的全程管理中。此外，一些报道（表 7–1）描述了双侧睾丸切除术或使用系统性雌激素（没有细胞毒性化学疗法）可实现持续的客观初步缓解。

鉴于在疾病过程中原发肿瘤进展快、恶性程度高，在采用全身治疗使肿瘤最大程度退缩后，即使存在转移性疾病，也应加强对原发肿瘤的巩固治疗。

随着对前列腺神经内分泌癌的更多的分子水平研究，可能会发现更有效的药物靶标，并将进一步研发靶向治疗药物。例如，基于基因组研究和临床前评估，靶向极光激酶 A 抑制可能是一种有效的治疗策略[32]，但尚无正式的前瞻性临床评估结果。

诊断前列腺“类癌”的具体含义尚不完全清楚，尽管人们普遍认为经典前列腺类癌生物学行为上的侵袭性低于神经内分泌癌[69, 70]。如果可以鉴别类癌和神经内分泌癌，类似于胸部肿瘤的情况，更倾向于对前列腺类癌进行局部治疗（特别是手术切除）。在其他部位类癌中，细胞毒性化疗的作用似乎比神经内分泌癌要小得多，因此我们不太倾向于使用全

表 7–1　前列腺神经内分泌癌的临床总结

研究组	中位年龄（范围）	合并 AdCa	异位激素产生	肝转移	骨转移	激素疗法初始反应	评论
历史数据 *	66 岁（49—89 岁）	62%	4/9	41%	52%	60%	1988 年个案报道
WCMC 2011†	74 岁（50—89 岁）	100%†	NR	48%	93%	100%	中位生存时间 17 个月
来自 AdCa 的 NEPC‡	69 岁（43—89 岁）	初诊 100%；NEPC 诊断时为 36.9%	8.1%（只有库欣综合征报道）	50%	61.6%	NR	在 AdCa6 之后对 NEPC 进行回顾和汇总分析[6]

AdCa. 腺癌；NR. 未报道

*. 引自 Tagawa ST, et al. Uncommon cancers of the prostate. In：Raghavan D et al.（eds）Textbook of Uncommon Cancer, 4th edn. Hoboken：John Wiley & Sons, Inc., 2012

†. 先接受激素治疗、后临床诊断为前列腺神经内分泌癌的转移性前列腺肿瘤患者

‡. 注意参考文献与上述历史数据有重叠情况

身化疗来治疗前列腺类癌。在这种前列腺肿瘤的检查中，奥曲肽扫描可以明确转移性疾病的部位。生长抑素类似物可用于控制系统性类癌症状，并已显示出对前列腺细胞系 LNCaP 的抗增殖作用[71]。生长抑素类似物已被证明可抑制体外肿瘤生长，并在临床上观察到可评估的反应情况[72]。

（八）预后

传统上，前列腺神经内分泌癌的预后很差。尽管文献报道大多数患者在诊断神经内分泌癌后存活不到6个月，但应该注意的是，他们中的大多数没有接受细胞毒性药物治疗并被诊断为晚期肿瘤。最近，随着对前列腺神经内分泌癌的早期认识，我们已经发现经明确的局部治疗和全身化疗联合可延长患者存活时间[9, 11]。

由于报道的一些病例是合并腺癌和神经内分泌癌的双原发肿瘤，因而中位生存的定义更加复杂。一些存活期长的病例可能反映了腺癌对激素疗法的持续初始反应的最初优势。前列腺神经内分泌癌生存时间的明显降低可能反映了选择过程，其原因有3点：初始治疗后神经内分泌癌的生长；未对神经内分泌癌采用最合适的治疗手段；或者在最初的激素疗法后，肿瘤的生物学状态发生改变。

（九）建议

尽管我们对细胞周期调控和基因调控机制的不断认识有助于对前列腺神经内分泌癌的理解，但目前对前列腺神经内分泌癌的生物学行为仍然尚未完全了解。在形态学和功能上，它与经典的前列腺腺癌相比，与支气管神经内分泌癌更为相似。然而，由于存在腺癌成分或作为神经内分泌细胞的固有生物学功能，许多前列腺神经内分泌癌患者与腺癌的特征也存在实质性重叠。尽管对局限期或局部晚期肿瘤的理想治疗方案还没有明确的共识，但多模式疗法是被认可的。病例报告的丰富性、数据的异质性，以及该肿瘤的临床诊断失败都影响确定最佳治疗方案。只有认可这种组织学预后不佳的观点，才能有明确的共识。

尽管神经内分泌癌罕见，其临床管理最重要的一个方面是在低分化前列腺肿瘤鉴别诊断时早期考虑到神经内分泌癌的可能性，因为早期识别与细胞毒性药物化疗应用可能与潜在的长期生存相关，甚至最终可以治愈。鉴于上述信息，建议到有多学科的经验丰富的中心治疗。即使局限期病变也应考虑全身治疗。在所有情况下，如果可行，建议参加临床试验。

三、前列腺肉瘤

肉瘤相对于其他恶性肿瘤并不常见。在美国，预计2016年将有12 310例新发软组织肉瘤患者，预计其中4990例死亡[3]。由于软组织肉瘤几乎可能出现在任何解剖部位，因此肉瘤的具体数量尚不清楚。然而，参考多个国家数据推断，认为全球发病率大约为每百万人口中30例［国际癌症研究机构（IARC）数据］[73]。

这种相对少见的肿瘤原发于前列腺更为罕见，仅存在病例报告和小型回顾性报道。虽然前列腺癌是最常见的恶性肿瘤之一，但诊断肉瘤的比例极少。在一项研究中，前列腺恶性肿瘤的死亡人数为31 882人，其中肉瘤占35例[74]。Schmidt总结了1933—1973年共40年间的单中心的经验，在5000多例前列腺腺癌中发现了12例前列腺肉瘤（0.24%）[75]。来自Memorial Sloan–Kettering癌症中心的调查报告认为25年内16%的泌尿生殖系统肉瘤来自前列腺[76]。来自中国的数据报道了在经验丰富的诊疗中心，从1989年1月至2009年12月期间诊治的3750例成人前列腺肿瘤病例中有25例为前列腺肉瘤（0.7%）[77]。

本节将回顾前列腺肉瘤的病理，提供与临床情况相关的信息，并综述治疗方案。

（一）病理

肉瘤可根据其生物学行为、起源组织、发生部位、组织学外观和（或）分级、免疫组化谱、分子谱和（或）微阵列分析进行分类。因此，在罕见的前列腺肉瘤中，可能存在更多的亚类。在成人前列腺肉瘤中，平滑肌肉瘤最常见，其次是横纹肌肉瘤（RMS）[75, 78, 79]。而恶性纤维组织细胞瘤和脂肪肉瘤是软组织肉瘤中最常见的两种亚型。另一种特殊情况是前列腺基质肿瘤，偶尔表现出明显的恶性（肉瘤）生物学行为[80, 81]。

不应忽视肉瘤分类的难度和重要性。一些研究表明，在专业中心具有特定肉瘤经验的病理学家确实具有不同的见解[82–85]。这些病理诊断上的差异可能具有预后意义，在临床试验中可能尤为重要[84, 85]。

我们应该批判性地看待描述肉瘤亚型比例的历史病例报道，因为许多病例为单独使用光学显微镜识别的。使用免疫组化技术及高分辨的电子显微镜可更准确地识别肉瘤亚型。例如，横纹肌肉瘤和平滑肌肉瘤是前列腺最常见的两种不易区别的亚型，可通过电子显微镜观察到细长的细丝或 Z 带材料 [86, 87]，或免疫组化技术检测肌肉组织的特异抗原，如结蛋白、肌红蛋白、肌酸磷酸激酶的 M 亚基、骨骼肌肌球蛋白或肌肉特异性肌动蛋白抗原等来证实 [86]。此外，一些肉瘤亚型存在细胞遗传学异常，提供了另一种潜在的明确诊断手段 [88, 89]。例如，在黏液样脂肪肉瘤中已经鉴定出 t（12；16）（q13；p11）易位。这种易位改变支持这种诊断，而不支持恶性纤维组织细胞瘤的黏液样变体诊断，两者很难区别。其他基因突变包括支持滑膜肉瘤诊断的 t（X；18）（p11.2；q11.2）与支持肺泡横纹肌肉瘤的 t（2；13）（q37；q14）。

已经开发出通过明确基因表达模式来诊断肿瘤的芯片技术 [90, 91]。该技术同时检测多个基因表达情况。肺泡横纹肌肉瘤、尤文肉瘤、胃肠道间质瘤和滑膜肉瘤的基因表达模式均已被鉴定 [92–95]。该技术还暴露了肉瘤组织学分型不太精确的缺点，例如恶性纤维组织细胞瘤具有可变的基因表达谱 [91]。近期已鉴定出不同亚型肉瘤的信号转导通路的基因表达谱，并且在多形性高级别肉瘤中鉴定了缺氧诱导的转移相关的基因表达谱。这些数据有助于诊断和筛选高危患者 [96]。这些基因组谱显示了常见软组织肉瘤的不同的细胞遗传学、分子遗传学和临床病理学特征，非常复杂，为我们提供了挑战 [97]。此外，可能会发现潜在的分子治疗靶点 [94]。

参考上述思路，复阅历史文献，尤其是罕见的肉瘤，如前列腺原发性肉瘤，总结了几种罕见的原发性前列腺肉瘤特点。在其他部位常见的原发肉瘤类型发生在前列腺 [75, 78, 79, 98–105]。在这篇综述中，我们的讨论焦点限于更常见的成人前列腺肉瘤（平滑肌肉瘤和横纹肌肉瘤）、特化性前列腺基质肿瘤（即前列腺间质肉瘤），以及一些有趣的肿瘤（例如癌肉瘤、放疗后前列腺肉瘤、尤因肉瘤和炎性肌纤维母细胞瘤）等。

（二）平滑肌肉瘤

前列腺平滑肌肉瘤是一种极为罕见的肿瘤，占原发性前列腺恶性肿瘤的比例不到 0.1%[106]。全世界报道的病例不到 200 例，其中英国文献报道了约 100 例 [103, 107]。它是成人前列腺中最常见的原发性肉瘤类型，占原发性前列腺肉瘤的 38%～52%（图 7–2A）[79]。Vandoros 等对 1988—2008 年的 54 例前列腺平滑肌肉瘤进行了总结分析。其中位年龄为 63.8 岁（范围 40—80 岁）。在 38 例有临床症状的患者中，89.4% 有阻塞性泌尿系统症状，25.6% 有会阴或直肠疼痛；射精不适和血尿的症状少见，仅有 5.2% 的患者作为初始症状表现出来；中位生存期估计为 17 个月（95%CI 20.7～43.7 个月），1 年、

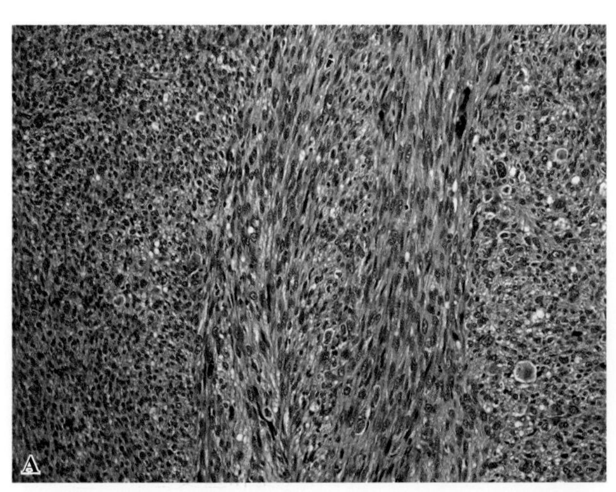

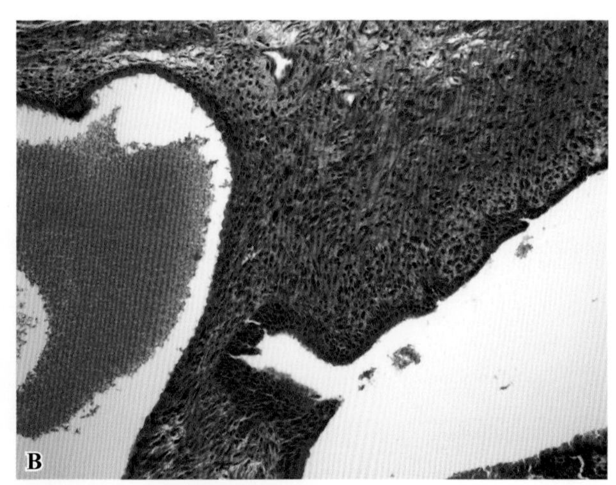

▲ 图 7–2　前列腺肉瘤

A. 前列腺平滑肌肉瘤的病理学表现。HE 染色显示非典型纺锤细胞与嗜酸性细胞质的交叉束，表现为明显的核多形性和过度染色；B. 前列腺间质肉瘤的病理学表现，细胞外基质由非典型的梭形细胞和散在的良性腺体组成，基质细胞表现出松散的束状生长模式，呈现核多形性和色素过多，并且倾向于在腺体成分下显示出凝结

3 年和 5 年生存率分别为 68%、34% 和 26%。预测长期存活的主要因素是手术切缘阴性和无远处转移[108]。该研究与既往报告中的 16～49 个月的中位生存期数据是一致的[75, 78, 79]。组织学上，平滑肌肉瘤倾向于显示胞核增大、有丝分裂活性增加的梭形细胞[109]。免疫组化显示波形蛋白[103, 108]、CD44[108]、平滑肌肌动蛋白[103]和钙调蛋白[110]阳性，结蛋白局灶阳性[103]，以及时常阳性的角蛋白[103]。免疫组化对 PSA[111]、CD34[111]、S-100[108]、CD117[108]和细胞角蛋白[108]均为阴性。细胞遗传学研究认为可能涉及染色体 2、3、9、11 和 19 号重排[110]。

（三）横纹肌肉瘤

虽然在文献中很少提及成人横纹肌肉瘤，但它可能比文献提及的更为常见[112-116]。在芬兰一项研究中，40 岁以上的 880 例软组织肉瘤患者中有 25 例初诊时被确定为横纹肌肉瘤。然而，应用组织学、免疫组化和电子显微镜对这 25 例病例进行复检，参考横纹肌肉瘤的严格诊断标准，只有 2 例可以确诊为横纹肌肉瘤。2 例肿瘤均出现在泌尿生殖区，一例位于前列腺，另一例位于膀胱。两名患者均在诊断后 3 个月内死亡。有趣的是，研究者还评估了该研究人群中的 30 例多形性肉瘤诊断情况，以确定是否是横纹肌肉瘤病例漏诊，但未发现漏诊[117]。

Smith 和 Dehner 总结了武装部队病理学研究所（Armed Forces Institute of Pathology）55 例原发性肉瘤（包括儿科患者）的情况[78]。32 例（42%）归类为横纹肌肉瘤，其中 17 例是胚胎横纹肌肉瘤（中位年龄 16 岁），4 例来自腺泡，另外 2 例来自其他组织。Waring 等发表了一系列成人前列腺胚胎横纹肌肉瘤病例报道。来自 1958 年后的 6 个病例（重新进行横纹肌肉瘤分类后）符合至少 18 岁、前列腺作为原发灶，以及有足够的临床信息。中位年龄为 31 岁（平均 39 岁），中位生存期为诊断后 8 个月[118]。

参考预后、发病年龄和组织学分类（腺泡横纹肌肉瘤与胚胎横纹肌肉瘤）将横纹肌肉瘤分为低、中、高风险亚型[119]。

有必要通过确定骨骼肌成分来确认横纹肌肉瘤的诊断[120]。因为这可能存在于被错误分类为未分化肉瘤的一小部分肿瘤中。分子生物学最新进展使病理学家能够使用针对结蛋白、肌细胞生成素和 myoD（所有参与骨骼肌分化的蛋白质）的抗体进行特异性染色[121, 122]。当联用肌细胞生成素和 myoD 进行抗体染色，横纹肌肉瘤检测敏感性可达 97%[120, 123]。目前关于横纹肌肉瘤组织学的研究主要集中在儿科人群，并侧重于分子标志物研究，特别是 PAX 和 FOXO1 融合异常[124-127]。COG D9803 回顾分析发现 5 个基因（*EPHA2*、*EED*、*NSMF*、*CBS* 和 *EPB41L4B*）的高表达，提示预后较差[124]。

（四）炎性肌纤维母细胞瘤

这类肿瘤更是罕见的病变，其发病机制不确定，也可称为假肉瘤性纤维黏液样瘤、炎性假瘤、假肉瘤肌纤维母细胞瘤、纤维黏液假性肿瘤、假性梭形细胞增殖和结节性筋膜炎[128]。炎性肌纤维母细胞瘤（IMT）的发病机制尚不清楚。一些人认为角蛋白阳性是诊断肉瘤样癌的必要条件；然而，许多 IMT 也能表现出局灶性细胞角蛋白阳性[129]。最近，在大约 75% 的 IMT 病例中发现 *ALK* 基因重排，所以 ALK 表达的免疫组化检测或 *ALK* 基因重排的 FISH 检测可能是有用的辅助诊断手段[130, 131]。IMT 与前列腺恶性肉瘤的鉴别诊断是至关重要的，因为 IMT 是良性病变，仅需要保守的手术治疗。

（五）前列腺间质肉瘤

特指的前列腺基质肿瘤可以是纯基质的，也可以是更常见的含有混合的良性上皮组分的[132-134]。这类肿瘤包括经典名称为囊性肉瘤的囊性上皮间质肿瘤。总的来说，这些病变非常罕见。它们表现出与乳腺恶性叶状肿瘤类似的组织学特征谱。尽管一些病例报道强调了良性临床病程，但多数资料表明：频繁的早期复发可能会导致肿瘤细胞去分化、浸润性生长和前列腺外播散的可能性，因此这些病变应被视为肿瘤而不是非典型增生。前列腺基质肉瘤很少见，既往文献共报道了 82 例。这些病例已按各种诊断名称发表，包括叶状肿瘤和具有不确定恶性潜能的前列腺间质瘤（STUMP）[135-149]。少见的前列腺间质肉瘤也被证明具有侵袭性并可迅速致死[140, 141, 149]。

大多数肿瘤在组织学上是双相的，由基质和上皮组分组成，并由增生上皮排列形成囊肿。增殖的基质具有可变的细胞性，有时表现出上皮下凝结（图 7-2B）。衬里上皮是良性的，基底细胞和分泌层显示良性前列腺上皮的典型免疫反应性，但上皮组分可能表现出各种化生和增殖的变化，如基底细胞增生或鳞状上皮化生[137]。基质与上皮比例、基质细胞性、细胞异型性和有丝分裂活性存在广泛的差异。这些可变特征及坏死程度已被量化并用于确定肿瘤等级。前列腺间质肉瘤患者的平均发病年龄约为 55 岁（22—86 岁），40% 的患者年龄小于 50 岁[134]。

术语 STUMP 保留用于针芯活检病变的诊断，其有限的组织可用于评估，并且未发现明显的恶性特征。在这些情况下，如果建议手术切除作为治疗手段，可以对完全切除的肿瘤进行最终分类，如异型性、低级别间质肉瘤或高级别间质肉瘤（例如囊肿肉芽肿）的间质增生。这些病变在组织学和免疫组织学上彼此不同，每个病变都需要各自的临床管理策略[150]。基因扩增研究表明，在前列腺间质肉瘤的上皮和间质成分中表皮生长因子受体和雄激素受体表达率高[150]。近期发现在前列腺基质肿瘤中反复发现 13 和 14 号染色体丢失[151]。

（六）癌肉瘤

癌肉瘤是在前列腺中发现的另一种不寻常的组织，不同于成人横纹肌肉瘤和囊性肉瘤，它是独特的。大约有 100 例病例描述了这种恶性上皮和恶性间充质成分的混合组织[75, 152–167]。癌肉瘤是一种很难诊断的病变。必须与下列肿瘤区别：已成为间变性和梭形的原发癌；在基质中产生非恶性肉瘤变化的原发性癌；少见的单独发生的癌与肉瘤[75]。

Mostofi 和 Price 已将癌肉瘤定义为具有癌性和肉瘤性成分的恶性混合性肿瘤，后者由肿瘤性软骨或骨质组成[168]。实际上，在没有其他组织来源（如骨、软骨或横纹肌）的情况下，难以确定没有上皮细胞的间充质细胞分化情况[158]。

已经提出许多理论来解释癌肉瘤的起源。Chung 等将特异性上皮细胞和成纤维细胞系接种到成年雄性同基因大鼠或无胸腺裸鼠中，并诱导类似癌肉瘤的肿瘤的发生[169]。在该模型中，研究者能够确定成纤维细胞可影响上皮细胞。最近，Elo 等研究数据表明，在转基因小鼠中上皮组织可通过增加 FGF-8b 表达来破坏成纤维细胞生长因子（FGF）信号转导途径，可明显活化基质，导致基质非典型化，进而出现腺癌和肉瘤的混合特征[170]。癌肉瘤患者的症状和体征与前列腺癌或前列腺肉瘤的患者没有显著差异。

最大规模的研究包括对 70 名患者的病理标本分析。其中 45 名患者可获得生存信息，78% 的患者有前列腺腺癌病史。在有前列腺腺癌病史的患者中，在前列腺腺癌患者诊断后 9 个月到 20 年发展为肉瘤样癌，平均为 8.3 年。在 22 例（9%）病例中，肉瘤样组织仅显示 PSA 的局灶性免疫反应性，其余 20 例为 PSA 阴性。中位随访时间为 106 个月，中位总生存期仅为 10.6 个月。值得注意的是，虽然总体中位生存期较短，但 9 例局限期患者中有 5 例存活时间超过 5 年，这表明患者的预后并不均衡，早期局限期患者可以实现长期生存[167]。

（七）放疗相关的肉瘤

肉瘤可能在之前的前列腺放射野内发生。辐射暴露对继发恶性肿瘤的发生有影响，并且放射治疗也伴随着继发恶性肿瘤的发生风险，已有报道认为乳腺癌患者接受辅助放疗后有 0.8% 的肉瘤发病率[171]。与辐射相关的前列腺肉瘤发生风险尚不清楚。一项单中心回顾性研究估计，长期随访其风险为 0.03%～0.8%，跟多个部位及放疗有关[172]。在一项单中心手术治疗的放射相关软组织肉瘤患者的回顾分析中，14% 的病例出现在前列腺放疗后（为第三常见，乳腺癌占 29%，淋巴瘤占 15%）[173]。

目前认为这些肉瘤的组织学是可变的（本节开头的提示很重要），其中变动最大的是恶性纤维组织细胞瘤和骨肉瘤[174]。文献报道的多数病例往往是高级别的，往往与预后不良有关[173–175]。根据已报道的 20 多例病例资料看，前列腺放疗相关肉瘤在分级后与其他部位类似肉瘤的生物学表现类似[173, 176–182]。Canfield 等报道了 1 例近距离放疗后从腺癌演变为肉瘤的病例[182]。他们从文献综述中得出结论，认为对于许多病例，尤其是潜伏期短的病例，实际上可能是癌肉瘤或腺癌去分化。尽管前列腺放射相关肉瘤的疼痛症状可能比其他前列腺肉瘤明显，但两者的临床表现是类似的。

（八）前列腺尤因肉瘤 / 原始神经外胚层肿瘤

现在基于免疫组化和分子水平研究认为尤文肉瘤（ES）和原始神经外胚层肿瘤（PNET）是具有不同临床表现 / 疾病表型的单一病种。据报道，ES/PNET 可发生在各种器官中，但很少发生在前列腺，仅有 2 例文献报道[183, 184]。2 份病例均显示可变的免疫组化染色特点。Kumar 等发现在肿瘤细胞表面显示出 CD99 弥散强阳性免疫反应。波形蛋白、S-100、NSE 和突触素免疫组化阳性（其中后者为局灶性阳性），而细胞角蛋白、结蛋白和 CD45 是阴性的[183]。Funahashi 等发现 CD99，以及 NSE、CD56、MIB-1 和 p53 免疫组化弥漫阳性。AE1/AE3、嗜铬粒蛋白 A、S-100、EMA、αSMA、CD34 和 Bcl-2 免疫组化均为阴性。FISH 分析可显示 ES/PNET 的特征性染色体易位：t（11；22）（q24；q12）[184]。

虽然前列腺的原发性 ES/PNET 极为罕见，但在前列腺肿瘤的鉴别诊断中应予以考虑。细胞遗传学等多种方法对早期准确诊断 ES/PNET 非常重要。当前治疗策略是化疗、手术及放疗相结合的多模式综合治疗[185]。不良预后的特征包括肺转移、肿瘤体积（＞ 100ml）、位于骨盆内、年龄大（＞ 14 岁）、初始治疗疗效差等[186–188]。

（九）临床特征

梗阻症状是前列腺肉瘤患者最常见的主诉。包括轻度梗阻至急性尿路梗阻及其并发症。其他较常见的症状包括血尿、脓尿和排尿困难。也包括尿失禁、排便习惯改变、体重减轻、发热、水肿和疼痛等症状及体征。

前列腺肉瘤最常见的转移部位是淋巴结、肺和骨骼。在成年胚胎横纹肌肉瘤的综述中，Waring 等描述了肉瘤区别于前列腺腺癌的临床特征，包括诊断时年龄较小、耻骨上肿块多见、淋巴结转移多发、溶骨性骨转移，以及快速进展的临床病程等[118]。但是，任何占位性前列腺病变都可引起类似的主观和客观症状，这些都不是前列腺肉瘤所特有的。

有人提出直肠指检可能存在差异。因为肉瘤可能是光滑的、紧致的和对称的，以及柔软的、气球般的，或光滑及坚固的。这些特点可以与腺癌固定、坚硬及不规则特点区分开来[75, 76, 102]。尽管如此，前列腺肉瘤的初诊特点类似于前列腺腺癌。也只有约 20% 的肉瘤具有这些触诊特点。

值得注意的是，儿童或年轻人出现前列腺异常或尿路梗阻症状者少见，一旦出现这种临床表现应提示肉瘤的可能性。老年患者前列腺异常的鉴别诊断包括良性前列腺肥大、前列腺囊肿或脓肿、精囊和淋巴管残余的囊肿或肿瘤、结核性前列腺炎、肉瘤或侵犯前列腺的膀胱肿瘤，或前列腺转移性病变等。可通过超声引导下的经直肠活检明确诊断。

一般来说，有助于鉴别前列腺腺癌与其他恶性肿瘤的影像学特征很少[189]。然而，肉瘤的特征可能会提供一些线索。与其他前列腺恶性肿瘤相比，肉瘤常常伴有明显的前列腺肿大。影像学在分期和评估治疗反应方面发挥更大的作用。有几例前列腺肉瘤不同影像学特点的报道。图 7-3 显示了前列腺肉瘤的 CT 表现。临床上最常见、最有效的检查方法是超声、CT 和 MRI。盆腔及经直肠超声检查可应用于前列腺肉瘤。已证实盆腔超声检查在儿科可用于横纹鉴别，但在成人可能不如其他检查手段有效[190, 191]。CT 可用于盆腔恶性肿瘤，但很少用于间质肉瘤，尤其是叶状变体之外的前列腺肉瘤诊断[137]。

Bartolozzi 等总结了前列腺肉瘤的 MRI 特点。有趣的是，在 4 个病例中的 3 个病例，MR 图像均显示原始部位是前列腺的中心区域，形成了一个清晰可辨的外围区域，这可能利于区分肉瘤与癌[192]。近期一项研究分析了前列腺肉瘤影像学特征与临床表现的相关性。前列腺肉瘤特征表现为血管丰富的、CT 和 MRI 快速强化的大而异质的肿块。MR 主要特征是胆碱与枸橼酸盐的比率偏高。临床表现主要与局部占位效应和肿瘤侵袭程度相对应[193]。

（十）预后因素

前面已经描述了前列腺肉瘤各类型的预后情况。由于尚无前瞻性研究验证前列腺肉瘤的预后因素，只能根据既往病例和原发其他部位肉瘤的相关因素进行推断。然而，上述关于肉瘤分类的限制也适用于针对肉瘤进行的一些前瞻性研究，尤其是进行组织学类型分析时。肉瘤的起源部位已被描述为整体软组织肉瘤的预后因素，非肢体部位具有较高的死亡风险[194, 195]。仅这一事实就意味着前列腺肉瘤的预后将比肢体相同的类型预后更差。近期 Janet 等发现前列腺肉瘤的组织学亚型具有预后意义，然而肿瘤大小或分级对生存期没有影响。初诊时存在转移是预后不良因素[196]。Kattan 的术后列线图在临床上可能对整个软组织肉瘤有用，但在前列腺起源的肉瘤中的作用尚未得到证实[194]。

前列腺肉瘤的预后差别很大。远处转移或大肿

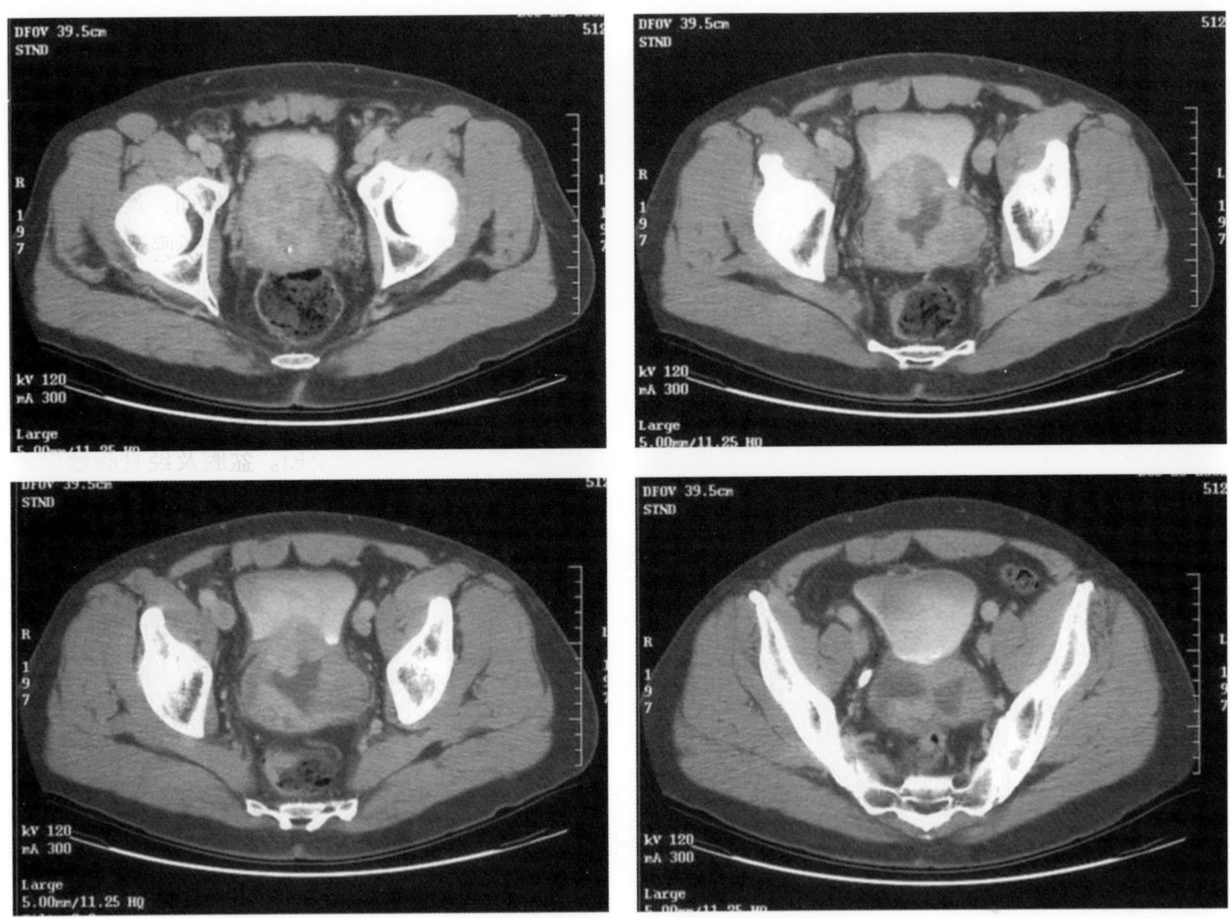

▲ 图 7-3　前列腺恶性纤维瘤的 CT 扫描图像

注意合并中央区域坏死的增大的异质性前列腺。精囊后移，肿块推向膀胱基部未侵入。三角区升高，直肠未受影响，肿瘤延伸到道格拉斯窝中，与前列腺肉瘤情况一致

块患者可能具有快速进展的病程和较短的存活期。其他一些患者无论是否积极治疗可能呈现惰性病程。制订治疗方案时要考虑上述因素，以及患者特点、喜好等。前列腺高级别肉瘤年轻患者即使进行了积极治疗，也往往预后不良。

（十一）治疗

手术仍然是局部软组织肉瘤的主要治疗手段。也可进行放疗为主的治疗。对于局限期病变也倡导应用多模式疗法。全身化疗已被用于转移性疾病。我们将参考具体的临床情况，讨论现有数据并提出建议。

前瞻性治疗的最大规模数据来自四肢软组织肉瘤。对于这种肿瘤，彻底手术切除并达到切缘阴性可获得最佳的疗效，尤其在无复发生存方面[197, 198]。术后辅助放疗似乎可降低局部复发率，特别是对于高级别病变[199]。尽管没有前瞻性随机对照试验的生存率，也有研究报道了术前放疗情况。回顾性多变量分析发现术前和术后放疗[200]的结果无统计学差异。

针对 176 例原发头颈部软组织肉瘤成年患者的研究发现，切缘阴性患者 5 年存活率为 85%；切缘阳性患者 5 年存活率为 28%[201]。在另一项包括 57 例头颈部、乳房和躯干肉瘤患者的研究中，完全切除者 3 年生存率为 77%（中位随访 35 个月）[202]。在 50 例原发结直肠肉瘤患者中，完全切除者中位生存期为 174 个月，而姑息切除者中位生存期仅为 12 个月[203]。

在另一项不包括内脏肉瘤的软组织肉瘤患者研究中，107 例首次复发的患者中有 66 例进行了彻底切除手术[204]。其 3 年存活率为 51%，而姑息切除患者的中位生存期为 7.4 个月。报告发表时 66 例中

有 30 例（45%）未复发（中位随访 28 个月），但另外 36 例再次复发。这 36 例中有 16 例（44%）再次根治，他们的生存期为 18 个月，而那些无法再次根治者仅为 6 个月。然而，这 16 例中只有 4 例在随访时仍是无病状态。

由于微小残留及局部复发常见，放疗是根治术后的常用辅助治疗手段。非肢端肉瘤放疗数据有限，但目前认为肉瘤呈中度放射敏感性。就肢体肉瘤而言，我们不建议对手术切缘阴性的“低级别”病变进行辅助放疗。对于“高级别”肉瘤，我们推荐适形放疗（3D 适形放疗或调强放疗 IMRT），采用 60Gy（切除阴性）或 66～70Gy（切除阳性），每次 2Gy。此外，对于切缘阳性的低级别肉瘤也考虑辅助适形放疗。一般而言，横纹肌肉瘤需要较低的放疗量，这取决于对初始化疗的反应情况（对于化疗后完全退缩者为 40Gy，未达完全退缩者至少为 50Gy）和切缘状态（切缘阴性 40Gy，切缘阳性至少 50～55Gy）。病例报告提示放疗对于姑息切除的前列腺肉瘤患者具有一定的姑息作用。但其疗效在没有手术的情况下是有限的。单独手术达到切缘阴性对于低级别病变（例如，低级别前列腺间质肉瘤）似乎是可接受的，也有应用化疗成功治疗转移性间质肉瘤的病例报道[146]。化疗的地位将在下面讨论。

但是，读者必须注意到这些建议的证据级别不高。已有对非肢体肉瘤的回顾性数据总结。不同的研究推出不同的结论，不同研究之间差别很大，包括外科医生的技能、手术情况、支持治疗、分期方法、组织病理学分类、辅助治疗、预后因素及随访间隔等。即使多变量分析也是受限的。此外，为了明确手术治疗对复发的影响，需要考虑时间偏倚。即使消除这些影响，也仍然需要结构优化的临床试验设计。

尽管大多数病例发生在儿科年龄范围内，从治疗的角度看前列腺肉瘤，最规范的是横纹肌肉瘤。在横纹肌肉瘤探索、评估治疗方面有很多贡献者，其中自 1972 年开始协调试验、从世界各地中心接收患者数据的组间横纹肌肉瘤研究（IRS）委员会一直是最有帮助的。由于成人前列腺横纹肌肉瘤是一种罕见肿瘤，我们只会简要回顾一下已有的治疗结果。

Ⅰ期横纹肌肉瘤研究（IRS-I）进行了膀胱前列腺肉瘤手术、部分联合术后放疗（50～60Gy）和化疗（长春新碱、放线菌素和环磷酰胺）的对比探讨[205]。数据表明化放疗后进行手术膀胱挽救率较高，而 IRS- Ⅱ、Ⅲ和Ⅳ的主要目标之一是继续改善疾病控制和提高保留膀胱的生存率。膀胱保存率从 IRS- Ⅱ期的 25% 提高到 IRS- Ⅲ的 60%[206-208]。在 IRS- Ⅳ中，82% 非转移性横纹肌肉瘤可存活 6 年，88 例患者中有 55 例保留膀胱而没有出现复发[208, 209]。不幸的是，儿童年龄组的可喜效果并没有延伸到其他肉瘤患者，尽管进行多模式治疗，但其仍然预后不良。

也有对化疗在软组织肉瘤辅助治疗和全身治疗中的作用的深入的评论，这里仅作简要讨论[210]。传统细胞毒性药物，包括阿霉素，异环磷酰胺和环磷酰胺，甲氨蝶呤，顺铂和卡铂，达卡巴嗪，放线菌素 D 和依托泊苷对软组织肉瘤均具有明显的活性，据报道晚期患者的客观反应率在 0%～40% 之间。目前虽然多柔比星和异环磷酰胺是共识药物，但尚未定义最佳药物。

关于进行单药化疗或联合化疗尚未达成共识，但一般认为联合化疗方案有较高的客观反应率（60%～70% 对比 0%～40%），但没有明确的生存获益证据。在目前的实践中，将环磷酰胺或异环磷酰胺与阿霉素和达卡巴嗪联合使用的 CYVADIC 和 MAID 方案被广泛应用于晚期软组织肉瘤，尽管关于其毒性反应仍存在相当大的争议。在临床试验之外，可采用不应用达卡巴嗪的多柔比星和异环磷酰胺联合同时行美司他滨预防（AIM）的治疗方案，以减少毒性反应，同时维持联合化疗的疗效。吉西他滨和多西紫杉醇通常用于因心脏或肾脏损伤而无法接受蒽环类或异环磷酰胺的患者[211]。

关于辅助治疗即使在肢体肉瘤方面仍存在争议。不论前列腺肉瘤的分级、分期如何，在考虑辅助化疗时，应将其视为“深部”肿瘤[212]。关于肉瘤辅助化疗的文献以肢体肉瘤的数据为主，难以就前列腺肉瘤提出具体建议。Pervaiz 等进行了 Meta 分析，证实了化疗在局部可切除的软组织肉瘤具有一定的辅助疗效，与降低局部复发、远处复发、总体复发和总存活率有关。基于阿霉素的方案联合异环磷酰胺可进一步改善这些益处，但必须权衡相关的毒副反应[213-215]。尽管有一项试验确实显示非肢端肉瘤进行辅助治疗可改善无病生存率，但没有明确证据证明可延长生存期[202]。然而，这些研究存在样本量少、可能选择的不是最佳化疗方案、统计学效力低等问题，以至于非肢端肉瘤的辅助治疗问题仍未解决。

鉴于常规细胞毒药物和组合方案的局限性，用于辅助治疗及全身治疗的新药已在研制中。除了紫杉烷、吉西他滨和异环磷酰胺等非蒽环类药物组合外，还研究了蒽环类替代药物[216]。目前很多研究者尝试热疗和术中光动力疗法与其他治疗方式组合以提高疗效。术前化疗的价值仍未得到证实。理论上，术前化疗的优势包括 5 个方面：①减少手术操作或将不可切除的肿块转化为可手术病变；②使化疗无效者免于术后辅助化疗；③鉴定预后不良的患者，从而改变治疗策略；④可能的对肿瘤组织的放射增敏作用；⑤对隐匿性转移灶有作用。此外，尽管我们不知道如何选择针对前列腺肉瘤的具体方案，目前正在探索高剂量化疗方案。随着我们不断深入研究其分子基础，靶向治疗有望发挥作用[19]。到目前为止，唯一临床获益的靶向方案是治疗胃肠道间质瘤的伊马替尼及其新的衍生物。

（十二）建议

与所有罕见肿瘤病例一样，应考虑转诊至经验丰富的中心治疗。由经验丰富的专业病理学家进行病理学检查，对于指导后续治疗非常重要。一般来说，参考其他部位非肢体肉瘤的数据，认为对于前列腺软组织肉瘤而言进行根治性手术似乎是合理的。彻底切除应该是首要目标，因为局部切除似乎不会延长生存期。手术通常包括膀胱前列腺切除术，以及常用的全骨盆切除术。高级别肢体肉瘤数据表明保留肢体手术联合放疗与截肢术疗效相当，那么在高级别前列腺肉瘤中采用类似方案也是合理的。我们建议 CRT（如 IMRT）提供高剂量的辅助放疗（60～70Gy，取决于切缘状态和肉瘤分级）。在不良反应可耐受情况下对前列腺瘤床进行高剂量放疗。对于低度恶性肿瘤，如低度平滑肌肉瘤或间质肉瘤，手术切除可能是必要的，但局部复发非常常见。对于复发者，无论是局部复发还是远处转移，应考虑彻底切除肿瘤。鉴于手术高死亡率，只有在外科医生认为所有病灶可彻底切除时才应进行切除。

肉瘤患者进行辅助化疗与偶尔的无病生存时间延长及少见的较长生存期有关。虽然无病进展时间不是一个不合理的目标，但相关结果不一致，特别是对于非肢端肉瘤，表明仍需研究前列腺肉瘤的辅助化疗情况。尽管化疗获益可能是有限的，但目前认为具有良好 PS 评分和局部晚期或转移性前列腺肉瘤患者适合化疗。尽管化疗会导致毒性增加，没有明显的生存获益，但对于控制转移灶后有可能进行手术切除的患者，仍建议进行联合化疗。在新药上市之前，含或不含达卡巴嗪的蒽环霉素和异环磷酰胺联合方案仍然是首选药物。这些局限性强调了方案创新以及患者进入临床试验的重要性。

四、前列腺尿路上皮癌

原发性尿路上皮癌最常见于膀胱，但可能来自肾盂、输尿管、后尿道或前列腺远端的分泌性尿路上皮。单发的前列腺尿路上皮癌是一种罕见的肿瘤，数量远少于 2016 年美国膀胱癌新诊断患者（大约 76 960 例）和膀胱癌死亡患者（16 390 例或全球 429 例 /10 万人）[217]。更常见的是前列腺受累，或者前列腺作为膀胱中的一个同时或异时病变。前列腺尿路上皮癌的分期和发病机制尚未完全阐明。这种混淆部分原因在于该肿瘤既往不精确的命名法。

尽管更早的作者可能诊断过尿路上皮癌，一般认为是 Melicow 和 Hollowell 在 1952 年进行了涉及前列腺的尿路上皮癌的首次描述[218-220]。鲍恩（Bowen）病用于描述 30 例尿路上皮原位癌（原位癌 CIS）。根治性前列腺切除术后偶然发现 3 例前列腺原位癌患者。Ortega 等用术语 Paget 病描述前列腺原位尿路上皮癌[221]。膀胱原位癌与前列腺尿道的关联也受到关注[222]。Franks 和 Chesterman 提出了类似于之前的概念，并强调使用术语“原位癌”，而不是同名的标题 Bowen 或 Paget[223]。Ende 等假设这些癌症来自于进入前列腺尿道的前列腺管，后来被其他人证实[224-226]。1972 年，Johnson 等报道了第 1 例膀胱和前列腺不连续的尿路上皮癌病例[227]。Seemayer 等强调对膀胱原位癌患者的关注，以及膀胱原位癌进一步向前列腺导管尿路上皮癌进展的可能，而这种进展可能会很快速，且没有明显症状[228]。许多早期病例报告指出前列腺尿路上皮癌与感染或膀胱炎有关，而与明显的膀胱肿瘤无关。Grabstald 理论认为，这些病变实际上可能是未被发现认可的膀胱原位癌[229]。

在本节中，我们将回顾原发性前列腺尿路上

皮癌的情况。原发性尿路上皮癌被定义为由前列腺结构的移行上皮细胞产生的癌，同时没有上消化道或膀胱癌[230]。更常见的是，前列腺尿道或导管的上皮细胞继发于膀胱癌[227]。文献综述包括原发和继发尿路上皮癌。在许多原发性尿路上皮癌的病例中，膀胱的组织学程度是不确定的[231]。同样令人困惑的是一些早期的评论，认为相对于其他泌尿系统的尿路上皮癌，前列腺的尿路上皮癌与前列腺腺癌的关系更密切[232]。Adley 等描述了在前列腺中罕见发现的高级别尿路上皮型腺癌。这种原发的前列腺肿瘤形态学、免疫组化表型高度类似于转移性结直肠腺癌[233]。这些病例有一个共同的特点是激素治疗无效病史。

（一）发生率

这种罕见疾病的真实发病率很难确定。如上所述，某些历史报告中对该肿瘤的诊断是值得怀疑的。近期诊断前列腺尿路上皮癌的频率越来越高，与病理重视或对前列腺活检组织的尿路上皮鉴定有关[234-236]。一个时长 9 年且纳入了 2724 例前列腺癌的病理资料显示，其中 122 例（4.5%）为前列腺尿路上皮癌[237]。其中 46 例（1.7%）是没有膀胱尿路上皮癌的孤立性病变。其他研究报道认为，前列腺的原发性尿路上皮癌占所有原发性前列腺肿瘤的 1%～5%[244, 232, 238-240]。

如前所述，前列腺的尿路上皮癌与膀胱的尿路上皮癌密切相关。为了确定由膀胱尿路上皮癌衍生至前列腺受累的情况的发生率，许多作者对膀胱癌手术切除的前列腺进行了病理学评估。Pagano 等报道了在 T_1～T_4 期膀胱癌切除术后，562 例膀胱癌患者的病理分期中有 72 例（13%）显示前列腺受累[241]。其他研究中报道的该现象发生率为 12%～43%[242-245]。

Kirk 等进行了回顾性病理学综述报道，认为在膀胱前列腺切除术标本中，尿路上皮癌对前列腺侵犯、前列腺导管发育异常或原位癌的比率为 55%[246]。作者认为，这些恶性或癌前病变的高发病率预示着非手术治疗预后不良。Mayo Clinic 20 年经验的回顾性研究表明，23% 的前列腺尿路上皮癌是真正的原发性病变，在泌尿道其他部位没有肿瘤。

（二）发病机制和病因

前列腺尿路上皮癌发生的风险因素可能与泌尿系统其他部位的尿路上皮癌相同。可能的致癌物质包括烟草烟雾、芳香胺（β- 萘胺、联苯胺）、镇痛药（特别是含有非那西丁的镇痛药）、环磷酰胺、辐射、慢性炎症及感染等[247]。

目前存在几个不太成熟的假说。有学者已经在 1 级尿路上皮癌的远端尿道中检测到人乳头瘤病毒 6 型的完整 RNA，他们假设这种病毒可导致上皮细胞恶性转化，类似于鳞状上皮的尖锐湿疣样改变[248]。也有学者提出了膀胱炎或尿道炎的慢性刺激作用学说，但尚未得到证实[205]。1 例个案报道了石棉是一种危险因素[249]。原位癌是假定的癌前病变，但也发现了其他改变。Ullmann 和 Ross 报道了 9 例良性膀胱疾病患者出现尿道周围前列腺上皮异常改变的病例[250]。这些异常改变包括增生、异型增生和原位癌。虽然无法鉴定这些异常改变明确进展到尿路上皮癌的时间，但它们已被提出作为潜在的前驱病变。

Johnson 等探讨了肿瘤的 3 种可能发展机制：①从侵袭性膀胱病变直接延伸；②从泌尿道其他部位病变植入前列腺尿道；③前列腺尿路上皮的从头发育[227]。其他参与模式包括连续的上皮内播散和转移播散。膀胱前列腺切除术后标本的前列腺作图研究提供了支持过渡性癌上皮内扩散的证据[251]。第 4 版章节的作者及其同事检查了 8 例患者囊泡中过渡细胞原位癌情况[252]。发现囊泡原位癌与膀胱癌和前列腺癌高度相关，并且囊泡原位癌总是在前列腺导管的尿路上皮中被发现。由于这些囊泡由柱状上皮而不是尿路上皮排列组成，因此这与通过前列腺导管的黏膜扩散模式最为一致（在没有来自膀胱的透壁穿透证据的情况下）[252]。

（三）病理

尽管绝大多数原发性前列腺癌是腺癌，但也有几种特殊类型（如腺泡性腺癌、导管腺癌、黏液腺癌、肉瘤样腺癌、神经内分泌腺癌和印戒细胞癌等）[253-255]。总体上说，腺癌和前列腺尿路上皮癌无法区分[232, 256]。腺体可能是质硬、不规则、固定和增大的[256, 257]。涉及前列腺尿道、导管和腺泡的尿路上皮癌通常很容易与腺癌相区别，并遵循其他部位尿路上皮癌的病理学诊断标准[255]。尿路上皮癌通常是中低分化并常见于明显的慢性炎症，但与鳞状上皮化生无关[256, 258]。而前列腺尿道发育不良与膀胱尿路上皮癌有关[259]。

前列腺的尿路上皮癌和膀胱的原位癌有很强的关联。Wishnow 和 Ro 的研究显示，患有前列腺尿路上皮癌的 25 例患者均具有膀胱的多灶性原位癌[260]。Johnson 等报道了前列腺尿路上皮癌和膀胱原位癌之间具有一些较小的但差异显著的关联（70%）[227]。Prout 等评估了膀胱尿路上皮细胞原位癌在有或无侵袭性肿瘤中的意义[261]。对于膀胱原位癌进行了膀胱切除术的患者，其中 66% 合并前列腺尿道、导管或基质的恶性肿瘤。Cheville 等最近的一项研究发现这种情况与膀胱的既往或同期原位癌有 76% 的一致性[262]。虽然膀胱侵袭性尿路上皮癌与前列腺的继发性受累不是本章的主题，但我们建议读者研究记录尿道复发的危险因素，后者有可能被误认为是前列腺尿路上皮癌[262–264]。

正如预期可能的那样，在尿路上皮癌风险最高的人群中，前列腺腺癌的发病率很高，有许多前列腺尿路上皮癌合并偶发性腺癌的病例。在 Cheville 等的大型回顾性研究中，50 例患者中有 4 例（8%）患有前列腺腺癌[262]。其他研究也发现了 20%～50% 的更高符合率，这与一般人群中偶发性腺癌的发生率相当[227, 265–267]。

高级别的尿路上皮癌可能难以与低分化腺癌区分开来[237]。核特征鉴别通常是有用的；尿路上皮癌细胞倾向于具有更大、更多形的细胞核，染色质不规则分布明显和粗粒状染色质[258]。PSA 和 PAP 免疫组化染色也有助于鉴别。然而，这些鉴别手段在低分化腺癌中可能结果是假阴性[268]。鳞癌在前列腺中很少发生，并且可能与高级别尿路上皮癌无法区分。局灶性角化和缺乏尿路上皮分化有提示作用，而角蛋白染色可能支持这种分化[258]。

涉及前列腺的尿路上皮癌倾向于高级别[237, 269]。在一系列由 Goebbels 等检查的 110 例前列腺组织学标本中没有 1 级组织学标本，2 级组织学标本 24 例，3 级组织学标本 86 例。其中 50% 病例具有明显的肿瘤相关炎症，这与前列腺腺癌的情况相反，前列腺腺癌通常缺乏炎症反应[237]。

当前列腺与尿路上皮癌有关时，存在远处转移的高风险。在一项研究中，20% 的患者出现骨转移和肺转移[265]。另一项研究中，合并侵袭性（侵入前列腺基质）尿路上皮癌的患者存在 100% 转移风险[260]。另一项研究显示，与没有前列腺间质侵犯的患者相比，间质侵犯患者的总生存率更差（风险比为 6.2）[270]。Curtis 等报道，有 2 例来自前列腺尿道和（或）近端前列腺导管的腺癌，仅根据苏木精 – 伊红染色去鉴别原发性尿道腺癌和继发性结肠腺癌几乎是不可能的，特别是应用前列腺穿刺活检组织[271]。

（四）临床表现

前列腺尿路上皮癌患者的诊断年龄从 7 岁到高龄均有，老年中位年龄 80 岁[272, 273]。许多患者常见症状是刺激性排尿症状，如尿急、尿频、排尿困难或血尿[227]。在同时合并膀胱癌的患者中，这些症状可能与膀胱疾病有关[238, 265]。许多研究报告了阻塞性症状表现[224, 227, 274]。然而，在该年龄组中伴有良性前列腺增生症（benign prostatic hyperplasia，BPH）很常见，而病因很难区分。由于发病年龄往往与前列腺腺癌相似，因此在前列腺癌中存在明显的重合情况。尿路上皮癌有时也见于年轻患者[230, 275]。一例疑似原发性前列腺尿路上皮癌患者的主要临床表现为鼻部皮肤转移[276]。在血清 PSA 检测及 PSA 免疫组化出现之前，尿路上皮癌有时表现为去势抵抗“腺癌”[232, 274, 277]。尿路上皮癌的前列腺受累迹象可能包括前列腺质硬结节[227]。

（五）诊断

目前细胞学诊断是尿路上皮癌诊断和监测的重要手段，但单独的细胞学检查不能区分膀胱和前列腺。Epstein 报告一例前列腺尿路上皮癌患者有膀胱癌及前列腺穿刺针吸细胞学诊断病史[278]。一项针对 221 例前列腺癌患者的经直肠超声（TRUS）结果的回顾性分析包括 2 例确诊为累及前列腺的尿路上皮癌[279]。两名患者具有可识别的低回声病变，涉及前部和后部区域，这与前列腺腺癌的超声表现无法区分。在另一项研究中，经直肠超声无法确定尿路上皮癌对前列腺尿道的侵袭程度[280]。同样的研究发现，7 例间质浸润患者中有 5 例出现低回声病变，均有射精管受累。来自膀胱癌的前列腺尿路上皮癌也可以通过 CT 扫描鉴别[281]。

Algaba 等回顾了他们对 5 例累及前列腺的尿路上皮癌患者进行的膀胱镜检查结果[265]。其中 4 例无异常，1 例与伴随的膀胱癌相关，但前列腺尿道阴性。Montie 等的前瞻性综述指出，10 例前列腺尿路上皮癌患者中只有 1 例经膀胱镜检查证实[234]。

该患者前列腺尿道有可见的乳头状病变。穿刺活检及经尿道或开放式前列腺切除术可偶然发现前列腺尿路上皮癌[236, 282]。Albert等描述了在直肠指检异常后经会阴细针穿刺活检后的诊断情况[236]。

由于在尿路上皮癌中前列腺和膀胱受累有明显的重合情况，并且术前对前列腺恶性肿瘤的明确诊断可能会改变治疗策略，所以前列腺的充分活检是原发性膀胱癌分期的必要组成部分[283-285]。对于膀胱原位癌或膀胱颈癌患者尤其如此。Rikken等在应用丝裂霉素C治疗膀胱癌之前进行前列腺尿道内镜冷杯活检[286]。他们的结果表明原位癌或浅表肿瘤的发生率为27%。但未获得完整的病理情况。这个数据在几项研究报道的发生率范围内，但略低于一些研究者报道的前列腺尿路上皮癌发病率[243, 287]。

在根治性膀胱前列腺切除术之前进行3项活检技术［经会阴细针穿刺活检、前列腺经直肠细针穿刺和经尿道电切术（TUR）活检］、应用4～5mm长度组织切片进行病理评估的前瞻性研究[287]的结果表明：会阴细针穿刺活检的诊断准确率为20%，经直肠细针穿刺的诊断准确率为40%。TUR活检可鉴定90%的前列腺受累病例，鉴定导管受累的准确率为83%，鉴定前列腺间质侵犯的准确率为40%。作者推荐的技术是在尿道5点钟和7点钟位置对前列腺进行深部电切镜活检。Sakamoto等进行了膀胱前列腺切除术标本的前列腺标测[288]，证实这种技术是最准确的。他们指出，若在精阜水平5点钟和7点钟位置发现前列腺导管癌应引起对深度浸润的怀疑。虽然理论上在切除膀胱肿瘤和前列腺活检后存在种植转移风险，但Laor等的研究未发现后续种植转移的风险增加[289]。

关于前列腺尿路上皮癌的最佳分期系统存在争议。一些作者使用传统的治疗前列腺腺癌的分期系统，而另一些则使用了膀胱尿路上皮癌的分期系统。实际上，分期系统必须能预测预后。大多数关于分期的争论焦点都围绕着前列腺继发受累而不是原发性前列腺尿路上皮癌[239, 241, 245]。

（六）预测

由于存在之前诊断为前列腺受累但按照当今诊断标准却认为是继发的病例，使得对预后的讨论往往变得困难。文献关于尿路上皮癌的讨论已经混淆，因为其中包括前列腺受累，而不是真正的原发性前列腺尿路上皮癌。一般认为前列腺尿路上皮癌患者的预后非常差，他们往往在诊断时就合并转移情况[257, 265, 282, 290-293]。Laplante和Brice指出，“如果证实侵犯前列腺，那么预后很差，进行根治性膀胱切除术似乎是不合理的”[283]。这可能反映了晚期膀胱癌患者整体预后不良的情况。

先前的研究表明，原发性膀胱相关肿瘤经积极治疗后存活率更为乐观，尽管这些报道常常描述为前列腺受累的膀胱尿路上皮癌[294]。Cheville等回顾了50例原发性前列腺尿路上皮癌的生存情况，其中包括前列腺尿道和前列腺导管原位癌（包括膀胱原位癌，但不包括浸润性膀胱尿路上皮癌）[262]。所有患者均接受了根治性膀胱前列腺切除术。整体5年生存率为40%。患者分为四类不同生存期情况：仅原位癌（5%生存率62%）、前列腺间质侵犯（5年生存率35%）、前列腺外侵（5年生存率0%）和淋巴结转移（5年生存率为30%）。只有原位癌患者生存率（占38%的患者）与其他患者相比具有统计学意义。

在2010年，美国癌症联合委员会（AJCC）根据侵犯深度和方式修订了前列腺尿路上皮癌的分类。在新系统中，上皮下尿道侵及前列腺不再归类为T_4[212]。随后，两个研究组评估了新分类方法的预后意义[295, 296]。Patel等报道了97例术后中位随访时间为12.8个月的患者生存情况。比较了透壁浸润前列腺肿瘤与上皮下浸润之间的存活差异。结论：尿路上皮癌的上皮下前列腺间质侵犯比透壁PT4a预后更好。2014年，Knoedler等回顾性总结了1980—2006年间接受根治性膀胱切除术的201例患者的病例系列数据。前列腺肿瘤浸润深度与癌症特异性死亡率显著相关，证实了分期重新分类的意义。同时，局部晚期（≥PT_3肿瘤阶段）也是预后不良因素。

（七）管理

多年来多项实验报道了激素消融治疗尿路上皮癌的失败结果[239, 257]。膀胱内卡介苗（BCG）治疗前列腺尿路上皮癌的价值仍存在争议。一些作者报道了应用BCG作为前列腺尿道原位癌的初始治疗或主要治疗方案的疗效情况[297-301]。Orihuela等应用BCG膀胱内应用方法治疗了15例膀胱表浅尿路上皮癌和前列腺黏膜受累的患者[300]。他们注意到，平均随访 37 个月后，87% 的患者成功治疗。他们认为治疗后前列腺尿道炎和肉芽肿的存在是前列腺暴露于 BCG 的迹象，是一种有效标志。Lamm 认为膀胱内 BCG 治疗是前列腺尿道表浅尿路上皮癌的治疗选择 [302]。问题仍然是前列腺尿路上皮细胞暴露于治疗性 BCG 的充分程度。TUR 治疗，特别是膀胱颈的，被推荐用于促进病灶暴露于芽孢杆菌；然而，一些作者在膀胱内治疗前不推荐 TUR[297, 301, 303, 304]。据我们所知，尚未见原发性前列腺尿路上皮癌的膀胱内化疗。Lockhart 及其同事的一份报道指出，膀胱内丝裂霉素 C 治疗表浅性膀胱尿路上皮癌后前列腺尿路上皮复发率为 36%[305]。但是，由于在治疗前未对前列腺进行取样，这实际上可能代表未经治疗的病变，而不是复发性病变。Droller 和 Walsh 报道了 3 例膀胱内化疗患者进展至前列腺受累的情况 [306]。

前列腺尿路上皮癌患者已经有应用 TUR 治疗的报道，早期报道指出了这种治疗手段对尿路上皮癌和混合癌的生存率情况 [224, 290]。Shenasky 和 Gillenwater 推荐 TUR 膀胱尿道镜检查重复监测作为前列腺浅层低度尿路上皮癌的确定性治疗方法 [307]。这些作者建议对高级别或侵入实质病变进行积极治疗。

一些作者报道了前列腺尿路上皮癌进行放疗的疗效情况。考虑到此肿瘤的侵袭性，Kopelson 等提出放疗是一种可选的治疗方案 [308]。Schellhammer 等发现间质侵犯患者进行术前放疗后接受根治性膀胱前列腺切除术的 5 年生存率为 20%[242]。但 Frazier 及其同事发现，是否进行术前放疗在局部复发率或生存率方面无差异 [309]。偶见的全身化疗有效的病例已被报道 [257, 290, 291, 310–312]。根据既往数据，不能切除的前列腺尿路上皮癌的最有效方案可能是经典方式或剂量密集方式的甲氨蝶呤、长春新碱、多柔比星和顺铂（MVAC）方案 [313]，或吉西他滨和顺铂方案 [314]。近期报道动脉内应用 MVAC 方案治疗前列腺尿路上皮癌具有良好的短期疗效 [315]。

（八）建议

涉及前列腺的尿路上皮癌几乎总是与泌尿系统其他部位的尿路上皮癌相关，并且很少是原发性的。这可能是疑似前列腺腺癌的偶然发现，并且往往是高级别的。选择的诊断方法是通过前列腺尿道进行深度 TUR。偶然发现或怀疑孤立性前列腺尿路上皮癌需要对整体进行评估，包括麻醉下进行膀胱活检检查尿路上皮和尿路造影 CT 检查。

如果发现膀胱尿路上皮癌与前列腺尿道黏膜或间质侵犯相关，则治疗方案参考膀胱癌治疗方案。可选择的治疗方案是基于顺铂的新辅助化疗，化疗后进行膀胱前列腺切除术。间质受累患者、切缘阳性或皮肤转移可能性大患者进行尿道切除术（与新膀胱重建相反）。未进行原发性尿道切除术的患者必须终身进行定期尿液或尿道冲洗细胞学检查，以检测残余尿道的复发情况。关于这种更常见疾病的管理内容超出了本章的范围。

由于这是一种罕见疾病，因此可考虑转诊至经验丰富的中心诊治并参加临床试验（如果有）。对于没有膀胱受累的前列腺原发性尿路上皮癌患者，治疗应考虑疾病分期和患者的一般状况。可以用 TURP 和膀胱内 BCG 有效治疗浅表黏膜受累或原位癌。BCG 治疗后间质侵犯或复发的患者需要手术切除，根据疾病程度进行根治性前列腺切除术或膀胱前列腺切除术，以及完整的双侧盆腔淋巴结清扫术。对于手术切缘阳性的患者，我们会考虑辅助放疗，剂量至少为 66Gy，每次 2Gy。对于局部晚期患者，可以采用全身化疗以降期并可考虑手术切除。合并转移患者应接受全身化疗。吉西他滨和顺铂方案是合理的选择，剂量密集的 MVAC 方案也可行，鼓励参与临床试验。

五、前列腺原发性淋巴瘤

预计美国 2016 年将有 81 080 例新发淋巴瘤和 60 140 例新发白血病病例，其中 21 270 例死亡［20 150 例非霍奇金淋巴瘤（NHL）、1120 例霍奇金淋巴瘤］[3]。在世界范围内，WHO 通过 GLOBOCAN 2012 报告发现每年大约有 452 000 例淋巴瘤（386 000 例 NHL、66 000 例霍奇金淋巴瘤）和 352 000 例新发白血病病例 [217]。其中只有一小部分涉及前列腺，原发性前列腺的更少，报告的病例少于 70 例。本节回顾了这种不常见的疾病。

（一）全身性血液系统恶性肿瘤累及前列腺情况

我们将简要回顾血液系统恶性肿瘤引起的前列腺受累情况。据报道，全身性白血病和淋巴瘤均涉及前列腺。1937 年，Jacobi 等发现了白血病累及前列腺的情况[316]。从那时起，陆续发表了几篇病例报道和文献综述[317-322]。Butler 等报道了 4862 例前列腺切除术的大型回顾性研究分析结果，确诊了 6 例白血病浸润情况[323]。涉及前列腺受累的白血病主要类型是慢性淋巴细胞白血病（CLL），仅有少数急性髓性白血病病例，慢性粒细胞白血病则更少。Thalhammer 等报道了 1 例前列腺受累的急性髓性白血病的有趣病例：1 例 68 岁的男性急性髓性白血病患者在完全缓解后 9 年，出现前列腺粒细胞肉瘤（髓外白血病），而前列腺作为复发的初始部位[324]。CLL 的比例高并不完全出乎意料，因为与其他白血病亚型相比，此病患病率很高。由于多年来不同的病理解释和分类方案，白血病（和淋巴瘤）的确切亚型难以明确。

淋巴瘤也被发现可累及前列腺。Bostwick 等开展的前列腺淋巴瘤最大样本研究描述了 62 例。在该分析中，继发性前列腺受累比原发性前列腺淋巴瘤更常见[325]。Weimar 等进行了 1068 例淋巴瘤患者泌尿生殖系统受累的大型回顾性研究分析[326]。6.7% 的病例（49 例 NHL、23 例霍奇金淋巴瘤）可见泌尿生殖道受累，但未发现前列腺受累情况。对 6000 例男性尸检情况的回顾分析发现，淋巴瘤前列腺受累的发生率为 0.82%（49 例）[327]。在结外淋巴瘤的综述中，1467 例病例中只有 3 例（0.2%）出现前列腺受累情况[328]。Rosenberg 回顾了 1269 例淋巴肉瘤病例情况，仅发现 2 例（0.16%）伴有前列腺受累[329]。来自 MD 安德森癌症中心的一项研究综述了 1980—1991 年 2928 名初诊淋巴瘤患者情况，发现 3 例（0.1%）为前列腺原发性淋巴瘤[330]。在此期间治疗的 3446 例前列腺恶性肿瘤患者中，这 3 例占前列腺恶性肿瘤的 0.09%。

几乎所有报道的前列腺淋巴瘤病例均为非霍奇金型，涉及前列腺的霍奇金病例非常少。Klotz 等描述了一个有趣的案例，是 1 例Ⅳ期结节硬化性霍奇金淋巴瘤患者，初期对手术、化疗和放疗均有治疗反应[331]。随后出现急性尿潴留显示前列腺复发，进行放射治疗长期有效。

由血液恶性肿瘤引起的前列腺继发受累的临床表现难以解释。一项大宗手术病例分析发现：虽然入组的白血病患者均有前列腺症状，其中 6 例证实为白血病浸润前列腺，但其他 8 例前列腺未见白血病受累[332]。由于前列腺受累的常见白血病类型多发生在 50 岁以上人群，因此许多白血病患者会出现前列腺症状，但参考既往报道数据，其中只有少数出现前列腺受累。有学者已经报道了合并前列腺症状的白血病的主要表现[321]。然而，在现代，大多数 CLL（迄今为止最常见的前列腺受累的白血病类型）患者以外周淋巴结受累和（或）实验室异常为主要表现，我们考虑前列腺受累是一个更不寻常的现象。在 Verma 等最近的一项研究中，对 1445 名患有 CML/ 骨髓增生性肿瘤（MPN）或其他用酪氨酸激酶抑制剂治疗的血液系统恶性肿瘤（除了 AML、急性淋巴细胞白血病或骨髓增生异常综合征）的患者情况进行了回顾分析，以研究继发肿瘤的发生率和特征。在 CML/MPN 诊断后中位随访 107 个月（范围 13～362 个月）后，66 例（4.6%）患者出现继发肿瘤，其中 10 例（0.7%）前列腺受累[322]。

（二）原发性前列腺淋巴瘤

1877 年，Coupland 报道了第一例前列腺原发淋巴瘤[333]。此后，报道了更多病例和小样本研究结果。大部分前列腺淋巴瘤在诊断时是间接发现的（即首先在其他部位发现）。但是，即使这种情况也不常见。在前列腺病理学检查中，数千例连续前列腺病理学样本（前列腺切除术、TUR、活组织检查）中有 0.3%～0.8% 含有淋巴瘤 / 白血病成分[334, 335]。大多数病例涉及慢性淋巴细胞白血病 / 小淋巴细胞淋巴瘤（CLL）。King 和 Cox[337] 修改的标准被用于定义 Bostwick[336] 总结的前列腺原发的淋巴瘤病例。标准很简单：①出现可归因于前列腺肿大的症状；②主要涉及前列腺，有或没有邻近组织受累；③在诊断前列腺受累后 1 个月内没有肝脏、脾脏或淋巴结受累[325, 336]。由于这些标准自那时起已被用于文献（有时被称为 Bostwick 和 Mann 标准），我们将按照分类进行。然而，应该注意的是，这些标准将排除在尸检或活组织检查中发现仅在前列腺中存在、但未出现前列腺增大症状的淋巴瘤患者。

Bostwick 在 1998 年报道的 62 例患者中包括 22 例原发性前列腺淋巴瘤患者[325]。原发性前列腺淋巴瘤患者中最常见的组织学类型是弥漫性大 B 细胞淋巴瘤（DLBCL），占 55%，其次是 CLL 占 18%。有 2 例高级伯基特样淋巴瘤。过去十年间也报道了其他一些病例或更小的样本综述，符合前列腺原发性淋巴瘤的标准[22, 330, 338-359]。这些病例中的大部分也是大 B 细胞淋巴瘤，有一些小细胞或混合型，以及另外两例小的未分类的 NHL，尽管 NHL 的特定亚型在所有情况下都没有得到很好的描述。有很多关于病毒和 NHL 的新报道的数据，特别是人类免疫缺陷病毒（HIV）、Epstein–Barr 病毒（EBV）和丙型肝炎病毒，但在这方面没有针对前列腺原发性淋巴瘤的具体研究。有趣的是，瑞士研究人员最近报道了在免疫受损小鼠进行前列腺肿瘤细胞异种移植后可出现人类淋巴瘤；大多数（7/10）是 EBV 阳性 DLBCL 类型 [360]。

Koga 等报道了一例前列腺黏膜相关淋巴组织（MALT）淋巴瘤的患者情况。患者为结外边缘区 B 细胞 MALT 前列腺淋巴瘤、低级别和Ⅰ期，对放疗反应性良好 [361]。还有一例前列腺原发性 MALT 并发前列腺腺癌的个案报道 [362]。Chin 等报道了 1 例前列腺弥漫性大 B 细胞恶性淋巴瘤后来发展为中分化腺癌的患者情况 [356]。这两个病例报告开启了一个新的争论，即慢性炎症可能引发前列腺组织的恶性转化。此外，在 BPH 和前列腺癌组织切片中研究了白血病 / 淋巴相关因子（LRF）（也称为 Pokemon 因子）的表达情况 [363]。半定量 RT–PCR 和 Western 免疫印迹分析显示癌组织中 BPH 信使 RNA 转录和蛋白质表达显著增加。LRF 的高表达提示它可能在 BPH 和前列腺癌的发病机制中具有潜在作用 [359]。

（三）临床表现

在 1998 年的 Bostwick 报道的病例中，所有患者（包括继发性前列腺淋巴瘤受累和未知病例）中 91%（43/47）出现前列腺肿大症状 [325]。9 例（19%）患者出现血尿。只有 3 名（6%）患者有 B 症状。膀胱镜检查未发现特征性结果，如尿道腔狭窄和膀胱小梁结节增生。10 例患者发现 PSA 升高，其中 2 例患者升高至 4ng/ml 以上。在符合原发性前列腺淋巴瘤标准的 22 名患者中，16 名（73%）在诊断后超过 1 个月发生了前列腺外受累。由于需要出现症状以满足前列腺原发性淋巴瘤的诊断标准，所有其他近期病例均报告了相关症状，其中最常见的是阻塞性症状，血尿症并不罕见。大多数其他病例报告和综述都支持此描述 [338–349, 364–366]。所有这些报告病例的 PSA 数据都很少。在其中 1 例小细胞淋巴瘤患者的 PSA 是 4.8ng/ml，并合并前列腺结节和超声检查中的明显的低回声病灶 [345]。另一例前列腺滤泡性 NHL 的患者，实验室数据显示有 PSA 升高明显 [359]。Chin 等报道了一例患者 PSA 为 13ng/ml [356]。虽然有几例病例报告描述了前列腺的超声表现，梅奥诊所的一例患者的超声特征被详细描述 [367]。这例 39 岁前列腺淋巴瘤患者前列腺增大，但标志清晰。可以确定几个低回声区域，包括在直肠指检发现的前列腺外侵区域。

最近，^{18}F– 氟脱氧葡萄糖正电子发射断层扫描 / 计算机断层扫描（FDG PET/CT）已被用于对原发性和继发性前列腺淋巴瘤的评估和分期。Hodgson 等报道，在活检时偶然被诊断的前列腺淋巴瘤患者，FDG PET/CT 显示前列腺中 FDG 的摄取显著增加，并且在联合化疗后显示出完全的缓解反应 [368]。Cimarelli 和 Li 报道了 FDG PET/CT 用于评估 CD20+ NHL 累及前列腺和前列腺大 B 细胞 NHL 两种不同类型肿瘤对化疗的疗效反应情况 [369, 370]。Pan 等学者报告了非生发中心 DLBCL 病例并进行简要的文献回顾 [371]。即使没有 FDG PET/CT 在前列腺淋巴瘤中应用情况的前瞻性研究，也可推断其在其他淋巴瘤亚群中用于疾病分期，评估治疗反应和预后是合理的 [372]。

（四）预后

Bostwick 的病例总结中，中位生存期为 8 个月（平均生存期 2 个月），而前列腺原发性淋巴瘤患者的中位生存时间仅 4 个月（平均 8 个月）[366]。在其他研究中，22 例原发性前列腺淋巴瘤患者中有 13 例已经死亡，其中 9 人死于淋巴瘤（这些患者的中位生存期为 23 个月）。除了少数病例外，大多数其他病例的生存时间都相对较短。部分病例在局部治疗［手术和（或）RT］以及化疗和（或）多模式治疗之后可长期存活，将在下面展开讨论。

（五）治疗

参考定义，前列腺原发性淋巴瘤多是局部或区域性病变（至少在出现临床表现时），因此，既往已经报道了单独进行局部治疗的疗效分析情况。由于淋巴瘤的诊断仅在前列腺切除术后才知晓，所以许多病例都是手术治疗的。前列腺切除术后的几例病例预后不佳，但至少有一例大细胞淋巴瘤进行根治性前列腺切除术后未进行其他治疗，至报道病例时已有 13 年无病存活 [339]。同样，也有少数患者仅进行放射治疗。其中 2 例病例出现快速进展和死亡

（存活时间为诊断后 5 个月和 11 个月）[333, 342]，但另一例仅进行放射治疗，在报告病例时已有 24 个月的无病生存[338]。2003 年 Fukutani 等综述了 23 例恶性前列腺淋巴瘤病例的治疗情况。根据旧分类法，大多数患者年龄大于 60 岁，其组织病理学多为中间型 NHL。23 例中有 19 例（83%）被分为局限期，即Ⅰ期或Ⅱ期。其中应用前列腺癌根治术或单纯放疗的 5 例中有 3 例出现死亡或病情进展。另一方面，接受单独化疗或其他治疗的 16 例中有 11 例（69%）获得完全消退反应[373]。因此，不同患者应进行个体化分析及治疗。

在考虑对前列腺原发性淋巴瘤进行局部治疗时，应注意几个要点。既往文献资料经常忽略淋巴瘤的病理亚型。这可以通过 Braslis 等报道的案例来说明，他们分析了一例 65 岁患有复发性尿路感染、直肠指检结果异常、PSA 水平轻度升高的患者情况[345]。经直肠活检显示小细胞淋巴瘤。考虑到惰性情况，患者没有进行相关治疗，目前仍存活，并且在直肠检查、PSA 水平或临床症状方面没有变化。正如文献中报道的那样，像这样的惰性淋巴瘤可能具有 70% 的 10 年生存率，并且不会受到是否进行侵袭性治疗的影响[374]。

另一个值得注意的重点是淋巴瘤的自然病史。虽然几例Ⅰ E 期淋巴瘤亚型经局部治疗获得了长期存活，但值得注意的是，在最大的病例报道中，22 例患者中有 16 例（73%）在 1～59 个月后发生了前列腺外累及[325]。22 例患者中只有 7 例（32%）接受了全身治疗。来自 MD 安德森癌症中心的一项研究中，所有 3 名患者均接受全身化疗：2 名侵袭性小的未分化淋巴瘤患者接受特异性治疗，另外 1 名进行了环磷酰胺、多柔比星、长春新碱和泼尼松的联合化疗（CHOP）[330]。值得注意的是关于前列腺 NHL 全身治疗的病例报道是在引入利妥昔单抗之前的[354]。利妥昔单抗联合标准化疗（例如 R–CHOP）可能会进一步改善部分患者的预后情况。

（六）建议

对于初治的合并影响前列腺的血液恶性肿瘤的患者，我们建议在具有多个领域专业知识的中心进行评估，包括血液学 / 肿瘤学、泌尿学、放射肿瘤学和病理学。如果可行，应考虑参加临床试验。除了详细的病理分析外，应进行全面的检查，包括完整的病史和体格检查，实验室评估，全身 CT，PET 功能成像（特别是高级别的淋巴瘤）和骨髓活检。如果需要，应考虑检测感染性病因，如 HIV 和（或）丙型肝炎。并在检查后进行多学科评估。综合考虑病理（类型和分级）、分期、身体状况、症状、并发症和患者偏好，以制订治疗计划。对于那些偶然诊断为前列腺低度恶性淋巴瘤（即无症状）患者，可考虑进行密切观察。无论分期情况如何，都应该强烈考虑对中度至高度恶性淋巴瘤患者进行全身性联合化疗方案治疗。在临床试验之外，推荐用于弥漫性大 B 细胞淋巴瘤的最常见方案是 R–CHOP。对于合并大肿块的患者，除了化疗之外，从其他部位的大肿块淋巴瘤治疗结果推论，认为在个案基础上关于放疗的风险和益处的讨论是合理的。

对于临床表现特殊的任何患者，特别合并阻塞性前列腺症状和（或）血尿的年轻男性，应该考虑到前列腺淋巴瘤的诊断。经直肠超声活组织穿刺可以是诊断性的，有助于明确诊断。对于仅在前列腺切除术后诊断为前列腺淋巴瘤的小部分患者，我们建议进行全面检查（如上所述）以评估其他部位情况。尚不清楚这部分患者的“辅助”疗法是否会影响结果。然而，鉴于这一部分患者的既往预后不良情况，特别是那些中度至高级别病变的患者，需要转诊至有经验的中心，并应考虑联合化疗。

第 8 章　睾丸和睾丸旁组织的罕见肿瘤

Rare Tumors of the Testis and Paratesticular Tissues

Robert Huddart　Anna Patrikidou　Stephen Hazell　著
曲　伟　译　　岳金波　校

一、概述

睾丸起源于腹膜后胚胎组织。它们具有内分泌和生殖功能，睾丸及其附属器肿瘤（图 8-1）反映了这种起源和功能的多样性。大多数睾丸癌来自生发上皮[1]。在睾丸内很少有淋巴、间质或导管来源的肿瘤，本章将这些与睾丸周围组织、间皮和结缔组织来源肿瘤一起描述。本章的主要部分包括以下几个方面：①睾丸的非霍奇金淋巴瘤；②性腺（性索）间质瘤；③鞘膜恶性间皮瘤；④睾丸的腺癌；⑤睾丸横纹肌肉瘤。

二、睾丸的非霍奇金淋巴瘤

（一）历史

1877 年对睾丸恶性淋巴瘤的首次描述归功于法国工人 Malassez[2]。在 Hutchinson 发表的一份病例报道中[3]，显著特征是老年人、患有双侧肿瘤，涉及骨和皮下组织的广泛受累（Malassez 原始病例的一个特征）。Gowing 报道了 128 例病例[4]。其中有 78% 的患者年龄超过 50 岁，20% 患有双侧睾丸受累，62% 的患者在 2 年内死于播散性疾病。然而，通过睾丸切除术治疗的 124 例患者中有 15 例无病生存了 5 年或更长时间，这支持了睾丸淋巴瘤是非霍奇金淋巴瘤（non–Hodgkin lymphoma，NHL）的主要表现，也是播散性疾病的主要表现的结论。

睾丸淋巴瘤侵袭性组织学特点表明其预后差。然而，Kiely 和其他人强调的分期[5, 6]和组织学分型准确[7]的重要性现在已得到认可，即使在早期患者中，全身复发率也很高，以至于需要对 I 期患者全身治疗进行调查研究。

Zucca 等报道了一项代表国际结外淋巴瘤研究组（IELSG）的回顾性结果研究，该研究数据基于全球 23 个机构的 373 例患者[8]。这为定义不同于其他类型淋巴瘤亚组的临床特征和预后结果提供了一种工具。

（二）流行病学和病因学

睾丸 NHL 是罕见的，每年每百万男性中有 1～4.5 例此种疾病患者，并且存在显著的种族和地理差异[9]。据报道，该肿瘤的发病率在不断增加[10]，其中绝大多数是由生殖上皮细胞引起的。NHL 约占所有睾丸肿瘤的 5%。发病率随年龄增长而逐渐增加（图 8–2）。在 50 岁以上的患者中，淋巴瘤占所有睾丸肿瘤的 25%～50%[11]。英国睾丸肿瘤专家组（BTTP）报道的超过 5 岁的病例数约为 80%，与同一系列报道的仅 3 例儿童患者形成鲜明对比[4]。

睾丸是非霍奇金淋巴瘤的一个不常见的发病部位[12, 13]。多伦多 Princess Margaret 医院为 400 万人口提供服务，1967—1978 年间有 1934 名患有 NHL 的新患者，其中 16 例（0.83%）患有原发性睾丸非霍奇金淋巴瘤[11]。Wahal 等[14]报道，印度北部有 20/1283（1.5%）的睾丸非霍奇金淋巴瘤患者；Kemal 等[15]在 8/339（2.3%）的土耳其患者中发现了这种睾丸非霍奇金淋巴瘤情况。

（三）病理

睾丸 NHL 可能表现为明显的睾丸肿大[4, 5]。切面看起来可能是均匀的或具有黄色的坏死区域，颜色被不同地描述为乳白色、粉红色、灰色或浅黄色，没有囊，病变边缘不清楚。局部外侵很常见。

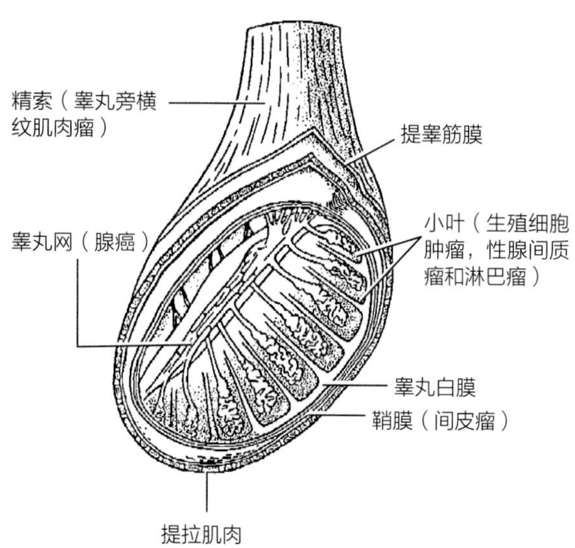

▲ 图 8-1 指示肿瘤位置起源的睾丸和精索图表

睾丸横纹肌肉瘤可能起源于精索或相邻的结缔组织

Gowing 给出了这些肿瘤的完整组织学描述，以及有助于将它们与精原细胞瘤区分开来的形态学特征 [4]。在该研究中，所有淋巴瘤均由低分化淋巴细胞或较大的未分化细胞组成。

过去最广泛应用于睾丸淋巴瘤的分类系统是 Rappaport 系统 [16]，并且按此分类，几乎所有报道的病例都是弥漫性组织细胞或弥漫性低分化淋巴细胞类型。Turner 等 [7] 报道了 35 例应用 Rappaport 标准和非霍奇金淋巴瘤国际工作标准分类的睾丸恶性淋巴瘤 [17]。所有肿瘤均呈弥漫性生长模式，29 例为弥漫性组织细胞性淋巴瘤。参考国际分类标准，其中 22 个是中级别（大细胞分化、大细胞未分化），7 个是高级别（免疫母细胞淋巴瘤）。在随后的研究中，大多数睾丸淋巴瘤被归类为世界卫生组织（WHO）分类的弥漫性大 B 细胞淋巴瘤（DLBCL）[18] 的非生发中心型和中间级别 [19, 20]。大多数肿瘤属于 B 细胞系并具有免疫组织化学上的 MUM1+, CD10– 和 BCL–6+/– 的 B 细胞表型 [21]。

最近的研究表明，睾丸和结节性 DLBCL 之间可能存在基因组改变和基因表达的差异 [22]。有人提出这种肿瘤的快速传播可能与黏附分子表达缺乏有关 [16]。Deng 等还报道了与其他 DLCBL 不同的独特遗传表型，特别是 FOXP1 和 T 细胞白血病 / 淋巴瘤 1（TCL1）癌基因高活化的发生率，与较差的预后相关 [23]。这类淋巴瘤通常 BCL–2 蛋白阳性，但没有滤泡性淋巴瘤典型的 t（14；18）易位 [24]。

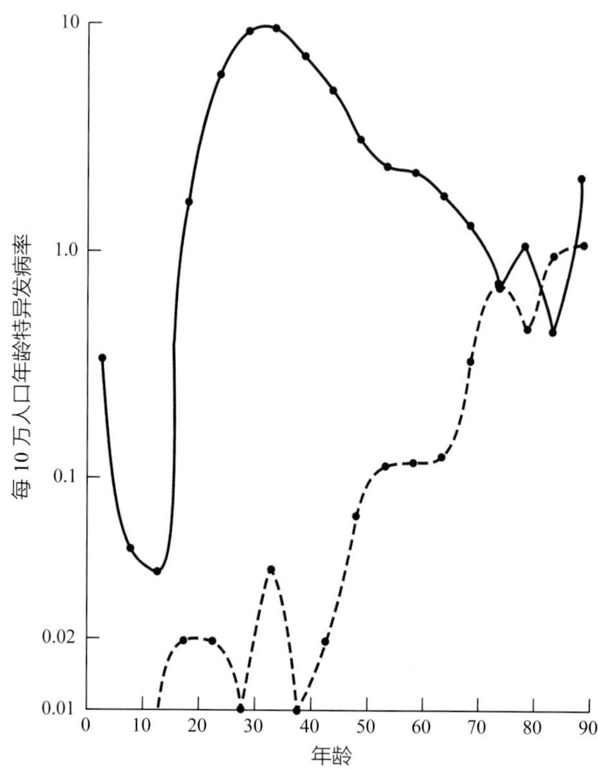

▲ 图 8-2 睾丸生殖细胞肿瘤（实线）和淋巴瘤（虚线）不同年龄的发病率

资料来源：泰晤士癌症登记处的数据

它们通常与 EBV 或人类疱疹病毒（HHV）8 病毒无关 [25]。

（四）预后和复发模式

睾丸非霍奇金淋巴瘤的预后不令人满意（表 8–1），早期报道显示生存期结果特别差。在 BTTP 研究中，62% 的患者在确诊后 2 年内死于播散性病变，而 124 例经睾丸切除术治疗的患者中只有 15 例存活 5 年以上 [4]。在最近的关于侵袭性淋巴瘤多模式治疗的研究报道中，使用全身和鞘内注射的组合化疗 ± 利妥昔单抗和阴囊与淋巴区域放疗，已证实可提高生存率，具体取决于预后因素 [30]。2003 年的 IELSG 多中心综述研究显示，中位生存期为 4.8 年，5 年和 10 年总生存期 OS 分别为 48% 和 27%[8]。最近的一项 Ⅱ 期研究报告显示在现代医疗条件下在 Ⅰ 期和 Ⅱ 期患者中 5 年无进展生存（PFS）和 OS 率分别为 75% 和 85%[31]。大多数患者在最初的 2～3 年内死亡，有一定比例超过 3 年。Sussman 等进行了 37 例患者的研究，其中 24 名（65%）死于播散性疾病；所有死亡患者中 71% 死于睾丸切除

表 8–1　睾丸淋巴瘤预后情况

参考文献	分　期*	数　量	5 年无病生存率（%）
Zucca 等[8]	Ⅰ Ⅱ Ⅲ～Ⅳ Ⅰ～Ⅳ	214 80 79 373	54 48 30 48
Gowing 等[4]	Ⅰ～Ⅳ	128	12
Mazloom 等[26]	Ⅰ～Ⅳ	75	＞2000，59% ＜2000，52%
Jackson 和 Montessori[19]	Ⅰ～Ⅳ	194	14.5
Read[27]†	Ⅰ+ⅡA ⅡB～Ⅳ Ⅰ～Ⅳ	24 27 51	40 0 20
Crellin 等[28]	Ⅰ～Ⅳ	34	33
Zietman[29]	Ⅰ	26	61

*. 参考安阿伯（Ann Arbor）系统分期

†. Ⅰ+ⅡA. 未发现远处受累；ⅡB～Ⅳ. 临床上远处受累明显

术后第 1 年，17% 在第 2 年内死亡，4% 在第 3 年内死亡，4% 在第 4 年内死亡，8% 在随访的第五年内死亡[32]。IELSG 2003 报告观察到淋巴瘤相关死亡可发生在诊断后 14 年之久[8]。Gundrum 等报道了美国一项基于人群的 769 例患者的研究，获得了类似的结论[33]。

IELSG 2003 报告中单变量分析表明预后良好的因素包括良好的体力评分，早期，无大肿块，血清乳酸脱氢酶（LDH）和 $β_2$- 微球蛋白正常，无结外受累，无 B 症状，IPI 评分好，进行基于蒽环类的化疗和预防性阴囊照射。但是，在多变量分析中，只有后四种仍然与预后明显相关。在Ⅰ期患者中，LDH 正常、年龄＜ 60 岁、PS 1 分患者有更好的预后结果，5 年 OS 为 81%，PFS 为 68%。这一小部分患者的预后接近其相应淋巴瘤类型的预后。

这些肿瘤常表现为早期病变，但在复发时可广泛播散（表 8–2 和表 8–3）。近期 SEER 数据库数据表明 76% 处于Ⅰ期或Ⅱ期[33]的患者可能的受累部位很多，反映了淋巴和血源性扩散。在 IELSG 研究中，常见结外受累部位是骨髓（5%），中枢神经系统（CNS）（3%），肾上腺和皮肤（各占 2.5%），骨和肾（各占 2%），软组织，胃肠道和肝脏（每个 1%）[8]。

复发部位各不相同（表 8–3），但 CNS 复发风险高[34–39]。在 36 例患者的多中心罕见肿瘤网络研究中，CNS 是复发的主要部位（8/14 复发）[40]。这导致鞘内预防化疗作为这些患者常规治疗的一部分，经鞘内治疗后复发率明显降低[36, 39, 41]。对侧睾丸复发是一个特殊的影响生存率的问题[8]，可通过预防性放射治疗预防[8, 42]。

（五）临床表现

睾丸增大是常见的体征。Talerman 系列病例中症状的持续时间从几周到 3 年不等，但通常不到 6 个月[43]。自 1985 年以来的 402 例病例报道中，8%～25% 的病例存在疼痛，右侧痛患者与左侧痛患者数量的比值为 1.3∶1。有助于区分淋巴瘤与生殖细胞肿瘤和精原细胞瘤的临床特征是年龄较大、双侧受累倾向、缺乏与月经的关联、不同播散模式，以及缺乏男性乳房发育症等，以睾丸生殖细胞肿瘤在年龄分布方面的差异尤为显著。例如，Eckert 和 Smith[44] 发现淋巴瘤的中位年龄为 59.8 岁，而畸胎瘤为 33 岁、精原细胞瘤为 42.3 岁，而 IELSG 报道的中位年龄为 66 岁（范围 19—91 岁）。在 IELSG 整体研究中，79% 为Ⅰ～Ⅱ期，90% 无 B 症

表 8-2　睾丸淋巴瘤：分期分布

参考文献	病例数				Ⅳ期主要受累部位（n）
	ⅠE	ⅡE	ⅢE	Ⅳ	
Zucca 等 [8]	214	80	79		骨髓（18）、CNS（11）、肾上腺（9）、皮肤（9）、骨（8）、肾（7）
Duncan 等 [6]	10	8	2	4	皮肤（3）、肺（1）
Read[27]	28		6	17	骨（4）、皮肤（4）、肺（3）、CNS（3）、上呼吸道（4）、骨髓（2）、肝（1）
Baldetorp 等 [24]	8	8	3	5	骨（2）、肝（1）、皮肤（1）
Crellin 等 [28]	13	10	3	8	骨（2）、骨髓（3）、盆腔（3）、肾（3）

CNS. 中枢神经系统

表 8-3　睾丸淋巴瘤：复发部位

参考文献	病例数	复发例数	复发部位
Zucca 等 [8]	Ⅰ：214 Ⅱ A：80 Ⅲ～Ⅳ：79 合计：373	102 44 49 195	对侧睾丸、淋巴结及结外（Ⅰ：19；Ⅱ：5；Ⅲ～Ⅳ：7；合计 31） 全部为 CNS 复发（Ⅰ：27；Ⅱ：12；Ⅲ / Ⅳ：17；总数：56） 单发的 CNS 复发（I：17；II：6；Ⅲ / Ⅳ：11；总数：34）
Duncan 等 [6]	24	13	上呼吸道（5）、骨（5）、淋巴结（4）、CNS（2）
Read[27]	51	32	肝（11）、皮肤（9）、CNS（5）、肺（5）、骨（2）
Baldetorp 等 [20]	24	13	淋巴结（6）、上呼吸道（2）、睾丸其他部位（3）
Crellin 等 [28]	34	23	CNS（6）、睾丸（2）、肺（3）、心脏（2）、骨髓（2）、腮腺（1）、淋巴结

CNS. 中枢神经系统

状，5% 有大肿块（定义为＞ 10cm 直径），47% 有 LDH 升高 [8]。双侧同时发病发生在 2%～5% 的病例 [4, 41, 42]。最近对 280 名患者开展的一项国际研究也显示，平均发病年龄为 65 岁（范围 10—96 岁），诊断时双侧肿瘤占 6%，77% 为Ⅰ期或Ⅱ期 [23]。

在儿童期，睾丸淋巴瘤仅很少数为局限期 [45, 46]，其中在老年人中也有报道的伯基特淋巴瘤是最常见的类型 [47, 48]。

（六）调查和分期

患者应根据 Ann Arbor 分期系统进行分期 [49]。临床评估的重要内容包括对侧睾丸、区域淋巴结和其他淋巴结、皮肤和中枢神经系统。

建议进行以下研究：全血细胞计数和红细胞沉降率，骨髓穿刺和活检，肝肾功能检查，甲胎蛋白（AFP）和 β- 人绒毛膜促性腺激素（β-HCG）评估，胸部 X 射线，胸部和腹部的计算机断层扫描（CT），以及脑脊液细胞学研究。

（七）管理和预后

适当管理的重要考虑因素包括患者的年龄和一般状况，组织学亚型和疾病的阶段。

（八）手术

建议采用根治性腹股沟睾丸切除术。从治疗历史上看，这是唯一的治疗方法，可以治愈少数患者 [4]。在 IESLG 研究中 [8]，41 名患者进行了睾丸切除术作为唯一治疗手段。他们的 PFS 显著低于联合化疗和（或）放疗患者（中位 PFS 1.0 年 vs. 5.4 年）。OS 也较短，但差异没有达到统计学意义（中位 OS

2.1 年 vs. 6.4 年，*P*=0.07）。

（九）放射治疗

单纯腹盆淋巴结照射（如倒 Y 野放疗）或联合化疗已经作为睾丸切除术后辅助治疗手段和疗效明显的主要手段。表 8–4 列出了不同机构所进行的放疗计划，使用兆伏设备在 4 周内进行 20 次分割，中位剂量为 30～40Gy。通过睾丸切除术联合辅助放疗，大约 50% Ⅰ期患者和 20% Ⅱ期患者可获得长期存活。鉴于全身复发率高，应参考其他部位类似的早期淋巴瘤治疗方案进行辅助化疗 [46, 51]。对于大肿块的局部 NHL 患者，化疗后要进行放射治疗。其中腹部淋巴结转移或对侧睾丸受累未切除者有指征。

已证实对阴囊和对侧剩余睾丸进行辅助放疗可改善预后。在 IELSG 报告中，未接受对侧睾丸放疗的患者存在对侧睾丸复发的持续性风险（3 年时为 15%，15 年时为 42%）[8]。对侧睾丸进行预防性放疗有更好的 PFS（5 年 PFS 36% vs. 70%；*P* ＜ 0.001）和 OS（5 年 OS 38% vs. 66%； *P* ＜ 0.001）。睾丸原发部位放疗患者中，放射量在 30Gy 以上的患者 OS 较长（*P*=0.02）[8]，Vitolo 等的前瞻性研究报道认为可预防睾丸复发 [42]。

（十）化疗

联合化疗方案可改善治疗结果。在 IELSG 研究中 [8]，含蒽环类药物的联合方案显著改善了所有患者的预后（5 年 PFS 35% vs. 55%； *P* ＜ 0.001； 5 年 OS 39% vs. 52%，*P*=0.02）。针对Ⅰ～Ⅱ期患者单独分析，PFS 和 OS 的获益也具有统计学意义。接受 6 个及以上周期化疗的患者长期疗效优于短期疗程（10 年 OS 44% vs. 19%，*P*=0.03）。在加入利妥昔单抗改善生存率之前，环磷酰胺、多柔比星、长春新碱和泼尼松方案（CHOP）是标准方案 [52]。虽然美国基于人群研究没有发现接受利妥昔单抗治疗的患者获益情况 [33]，但个别研究似乎显示预后改善 [26, 42]。国际原发睾丸淋巴瘤联盟的多中心研究观察了 280 例睾丸 NHL 病例的生存结果，认为接受利妥昔单抗治疗的患者 5 年 PFS 更好（56% vs. 36%，*P*=0.012）和 OS（68% vs. 48%，*P*=0.027）[23]。

（十一）建议

考虑到早期患者的全身复发率也很高，我们建议所有患者进行全身化疗。晚期患者治疗应与其他部位的晚期淋巴瘤一样。化疗的选择应取决于患者的年龄和健康状况，以及治疗机构的经验。尽管在Ⅰ～Ⅱ期肿瘤中，3～4 个疗程可能是足够的，对于晚期肿瘤，建议至少 6 个周期的 CHOP 方案化疗联合利妥昔单抗靶向治疗。Ⅱ期成年患者应考虑进行辅助的受累野放疗，剂量为 30～40Gy，需要参考 PET 反应评分。推荐应用高能电子等能量传递技术对对侧阴囊进行 30Gy 的放疗。所有患者均应考虑进行 CNS 分期和鞘内化疗预防。

三、性腺（性索）间质瘤

Mostofi 等将 Sertoli 和 Leydig 细胞统称为“特殊性腺基质肿瘤”，这个概念提示了这些细胞类型的共同起源 [53]。而用于类似卵巢肿瘤的“性索间质肿瘤”一词可能更合适 [54]。它们不常见，约占所有

表 8–4　睾丸淋巴瘤：放疗疗效

作　者	分　期	例　数	放疗处方	无病生存率	
Duncan 等 [6]	ⅠE ⅡE	9 7	30～40Gy/20～24 次，超过 34d 每天	45% 30%	5 年 5 年
Read[27]*	Ⅰ/ⅡA ⅡB	24 4	30Gy/20 次，超过 4 周	40% 0	5 年 5 年
Tepperman 等 [11]	ⅠE ⅡE	4 6	25Gy/20 次，超过 4 周	75% 17%	2 年 2 年
Buskirk 等 [50]	ⅠE ⅡE	8 3	25～40Gy/20 次，超过 4 周	50% 33%	2 年 2 年

*. 曼彻斯特（Manchester）分期系统

睾丸肿瘤的 4%，具有广泛的年龄分布，可能具有激素活性。有报道见 S-100 蛋白的表达[55]。

睾丸间质细胞包括 Leydig 和 Sertoli 细胞。Leydig 细胞以首次对它们进行描述的德国解剖学家 Franz von Leydig（1821—1908）命名。在胚胎学上它们从后泌尿生殖脊中产生，主要分泌睾酮，也分泌较少量的雌激素。它们能利用胆固醇获得睾酮，每天分泌的睾酮略低于 10mg[56]。

Sertoli 细胞以意大利米兰生理学家 Enrico Sertoli（1842—1910）命名。它们形成于生发细胞之间的生精小管支持细胞，通常合并埋在其细胞质中的精子细胞团块。支持细胞具有激素分泌特征，虽然分泌类固醇，但它们也可能参与相互转化。

大多数性腺（性索）间质瘤（GST）为睾丸间质细胞瘤（Leydig cell tumor，LCT），支持细胞肿瘤（Sertoli cell tumor，SCT）较少，颗粒细胞瘤偶见（表 8–5）。然而，SCT 和颗粒细胞瘤似乎在患有睾丸性索间质肿瘤的儿童中占主导地位[57]。已有混合 GST 描述，并且一个病例揭示了腹股沟淋巴结转移中的生殖细胞遗传学标记 isochromosome i（12p）[58]。混合 Sertoli–Leydig 肿瘤是由不同比例的 Sertoli 和 Leydig 细胞组成的肿瘤，也具有原始的性腺基质和异质元素，在卵巢中常见，在睾丸中则很少发生（＜ 1% 的睾丸肿瘤），并与男子乳房发育和雄激素不敏感有关。虽然卵巢对应物 DICER1 种系突变和体细胞突变均高于 50%[59, 60]，但在睾丸性索间质肿瘤中没有检测到这种突变[61]。

表 8–5　睾丸性索间质肿瘤的分类及发生率

肿　瘤	睾丸肿瘤的近似比例
睾丸支持细胞肿瘤 变异型： 大细胞钙化型 硬化型 未特指型 Sertoli–Leydig 细胞肿瘤	0.4%～1.5%
睾丸间质细胞瘤	3%
颗粒细胞间质细胞瘤： 颗粒细胞瘤（成人型、少年型） 未分类 混合型	＜ 1%

经 Elsevier 许可，改编自 Acar 等 2009[63]

大多数 GST 是良性的，仍有大约 10% 转移。从其临床特征难以预测恶性表型。手术仍然是治疗的主要手段。1998—2011 年，恶性性索间质肿瘤在美国国家癌症数据库（315/79 120 例）报告的睾丸癌中仅占 0.323%。Ⅰ期 GST 患者的总生存率低于Ⅰ期生殖细胞肿瘤，而 Leydig 患者的总体生存率高于支持细胞肿瘤（5 年生存率分别为 91% 和 77%，P=0.015）[62]。

四、Leydig 细胞肿瘤

（一）流行病学和病因学

在 BT39 系列的 2739 例睾丸肿瘤中，43 例（1.6%）为 LCT[64]。Mostofi 报道了 3% 的发病率[65]，而 Ward 等报道的发病率为 2%[66]。超声检查的应用使得查体未发现的睾丸病变被越来越多地发现出来，故这些肿瘤和其他性索肿瘤的诊断和发病率不断增加。Leonhartsburger 等报道，1999—2008 年 LCTs 占 197 例肿瘤的 14.7%[67]。在对体格检查未发现病变的概述中，性索肿瘤（主要是 Leydig 细胞）占病变的 35%[68]。

已发表的 LCT 病例报道对象大多数为成人，很少有儿童患者[69]。BTTP 系列中患者年龄介于 21—81 岁，近期研究报道也出现了类似的结果，中位发病年龄为 35—45 岁[68, 70–73]。未见种族特异性描述。

Leydig 细胞增生可能伴有睾丸萎缩，LCTs 可能与睾丸下降不良、萎缩和不孕有关[64, 68, 72, 73]。Carmignani 等[68]指出，不孕症是诊断体格检查中未触及性索肿瘤的一个风险因素（相对风险 9.6）。在实验动物中持续进行黄体生成素刺激睾丸可以诱导睾丸间质细胞增生和 LCT 发生。

恶性 LCT 是罕见的，在儿童时期不会发生。他们被认为约占病例的 10%。截止到 1985 年，只报道了 37 例恶性 LCT，平均年龄接近 63 岁[74]。而 LCT 恶性肿瘤的实际比例变化很大，一些病例报告的比率低于 10%。例如，Suardi 等[75]统计了 1990—2006 年接受治疗的 37 例患者中没有复发情况，而 Giannarini 等[72]和 Loeser 等[73]也报道了 17 例和 16 例患者经保守治疗无转移复发情况。这种可变性可能部分取决于临床与偶然检测到的肿瘤的比值，以及检测到的肿瘤的大小。

（二）病理学和生物学

10% 的肿瘤发生在双侧睾丸，呈醒目的黄褐色，容易界定。可见坏死和出血。肿瘤大小变化很大，BTTP 研究中的范围是 0.7～10cm[64]，有时还包括睾丸和精索。很少情况下，原发性 LCT 可能来自附睾[76]。

肿瘤细胞可以是多边形或纺锤形，具有明显的核仁和丰富的嗜酸性或颗粒状细胞质。在大约 1/3 的病例可见 Reinke（胞质内、细胞核或细胞外）特征性晶体，这些已被用于辅助细胞学诊断，尽管后者很少开展[71]。生长模式通常是弥漫性的；不常见的模式包括岛状、结节状、假腺体、小梁等[74]。有丝分裂可能很频繁，并不一定意味着恶性肿瘤[64]。肿瘤内缺乏生精小管有助于区分 LCT 和 Leydig 细胞增生（图 8–3 和图 8–4）。

应引起恶性肿瘤怀疑的原发病灶特征包括大尺寸（＞ 5cm），浸润边缘，缺乏包裹，存在卫星结节，睾丸侵犯或睾丸外侵犯，坏死区域，有丝分裂率高［＞ 3 个 / 每 10 个高倍镜视野（HPF）］或存在非典型有丝分裂，DNA 非整倍性，以及血管或淋巴管侵犯。在 Kim 等的综述中，84% 的恶性 LCT 直径为≥ 5cm，74% 具有浸润性边缘，72% 有淋巴或血管侵犯[74]。Royal Marsden 和 Charing Cross 医院进行的组织学因素多变量分析，研究了 23 例间质性肿瘤患者（18 例 LCT、4 例 SCT 和 1 例颗粒细胞瘤）情况。恶性表型特点为中度 / 明显的核异型，每 10 处高倍镜下见有丝分裂，核仁明显[71]。然而，组织学预测并不完全可靠，转移的发生是恶性肿瘤的唯一明确证据[77]。Cheville 等报道 30 例睾丸 LCT 病例（23 例肿瘤局限期、7 例转移性）情况[78]，转移 LCT 患者中位诊断年龄为 62 岁（范围 39—70 岁），而非转移性患者中位诊断年龄为 48 岁（范围 9—79 岁，P=0.25）；转移 LCT 肿瘤大小明显大于非转移性肿瘤（分别为 4.7cm 和 2.6cm，P=0.008）。在这项研究中，细胞学异型性、坏死、血管淋巴管侵犯、有丝分裂活性增加、非典型有丝分裂象、浸润性边缘、睾丸外侵犯、DNA 非整倍性和 MIB–1 活性增加与 LCT 的转移行为显著相关。

据报道，抑制素是最敏感的标记物，在每例 LCT 均呈阳性，是用于区分睾丸性索间质肿瘤与生殖细胞肿瘤的非常有用的标记物[79, 80]。Melan A 和 calretinin 也经常表达，CD99 阳性率约为 2/3。

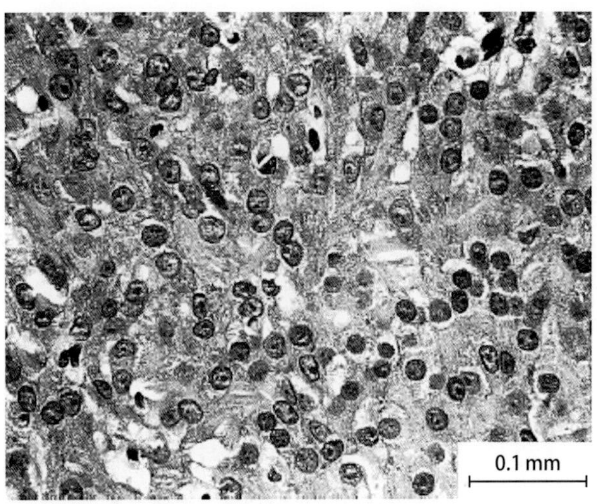

▲ **图 8–3**　睾丸间质细胞瘤由含圆核和丰富细胞质的相对均匀的细胞组成（**HE** 染色，**310**×）

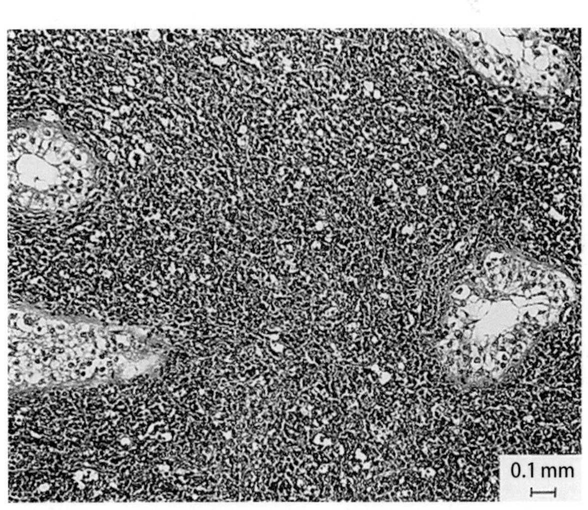

▲ **图 8–4**　睾丸受累的弥漫性 **B** 细胞淋巴瘤。浸润成分是间质性的，与仅含支持细胞的曲细精管明显分离（**HE** 染色，**62**×）

LCT 的分子基础知之甚少。已报道的有，儿童 LCTs 中的体细胞黄体生成素 / 绒毛膜促性腺激素受体基因突变[81, 82]，遗传性平滑肌瘤病和肾细胞癌综合征家族中的种系富马酸盐水合酶基因突变[83]，成人 LCT 中的鸟嘌呤核苷酸结合蛋白基因突变[84, 85]，以及与卡尼复杂家庭的联系学说[86]。

（三）临床表现

尽管间质肿瘤可能存在于儿童时期，但这些肿瘤通常不会转移[87–89]。大多数 LCT 伴有睾丸肿块，或者是越来越多的查体未发现，而由超声发现的低回声病变。一部分患者（10%~25%）可出现男子乳腺发育或儿童性早熟[72-74]。雌激素分泌性肿瘤更常见女性化症状（男性乳房发育不全、女性头发分布、性腺萎缩、勃起功能障碍）[85]。

恶性LCT通常发生成年人，合并睾丸肿块[78]。虽然年龄范围为20—82岁，与良性LCT相似，但中位年龄往往更大，为58岁。无痛性睾丸肿大占81%。男性乳房发育症与恶性肿瘤更相关(19%)[90]。

初诊时约25%患者已并发转移，其余通常在3年内发生。5年后的复发并不常见[87]。最常见的转移部位包括区域淋巴结（68%）、肝脏（45%）、肺部（45%）和骨骼（27%）。

（四）调查

建议对垂体/性腺轴进行完整的内分泌学评估，特别注意雄激素、雌激素和孕酮[65, 91, 92]。这些数据的价值在于，若注意到其表达量升高，可以作为肿瘤标记物。一个病例报告显示荷瘤睾丸的精索静脉血中含有高浓度的睾酮、脱氢表雄酮和雄烯二酮[93]。22例患者中有14例（64%）出现尿酮类固醇升高，22例患者中有12例（54%）出现血清和（或）尿中雄激素升高，22例患者中有11例（50%）转移性LCT患者血清中出现尿雌激素[93]。儿童17-羟孕酮（17-OHP）增加可能提示先天性肾上腺增生。然而，在LCTs中血浆皮质醇水平正常，17-OHP不能抑制地塞米松[94]。还应进行胸部和腹部的CT扫描。全套肿瘤标志物（AFP、β-HCG、LDH）有助于与生殖细胞肿瘤的鉴别诊断，但如果已确诊则不需要。

（五）治疗和预后

1. 手术

传统上，腹股沟睾丸切除术是LCT的首选治疗方法，可治愈大多数患者。近年来，有几个小组通过部分睾丸切除术治疗了小肿瘤，局部控制率很高[95, 96]。睾丸保留手术通常被认为适合小的良性病变，特别是儿童和年轻人。这是通过腹股沟或阴囊切口进行的，部分可行超声引导。恶性肿瘤通常根据转移性疾病的存在来定义，应用手术切除腹膜后区域淋巴结[97, 98]和孤立性肺转移具有长期获益疗效[99]；合并远处转移者通常无法治愈。关于是否应该进行预防性腹膜后淋巴结清扫术（prophylactic retroperitoneal lymph node dissection，RPLND）的研究汇总在表8-6中。决定手术与否的主要关注点是，大多数合并腹膜后转移间质性肿瘤患者会发生转移，但也有一部分在RPLND治疗后保持无病生存[98-101]。例如，Silberstein等报道了11例进行RPLND的男性患者情况：6名患者虽有高风险特征但没有出现复发，1名淋巴结阳性患者随后出现转移复发，1名淋巴结阴性患者也出现复发；在合并原发或复发腹膜后转移进行RPLND清扫的5名男性颗粒细胞瘤患者中，只有1名患者长期无疾病[101]。腹腔镜RPLND可能是一种创伤较小的方法[102]。大多数患者合并多处转移灶，在某些情况下可行手术治疗，缓解病情[104]。

2. 放射治疗

Grem等总结了32例恶性LCT患者中的11例进行放疗的情况[90]。总体上没有观察到治疗反应，但是2例患者（1例合并骨转移，1例合并腹膜后肿块）可减轻疼痛症状。其剂量不同，但发现接受48Gy、50Gy，或更低剂量的放疗患者没有治疗反应。

3. 化疗

仅在晚期转移情况下考虑全身化疗。应用药物o，p'-DDD治疗的7例患者中有2例出现客观反应，其中1例患者肝脏体积减小，尿液17-酮类固醇减少，而另1例患者肺结节消退[93, 105]。

目前认为标准化疗方案获益不大[106]，而用于生殖细胞肿瘤的经典BEP（博来霉素、依托泊苷、顺铂）方案在恶性LCT中具有有限的功效。其他的试验治疗可能会通过诱导Sertoli细胞变化而损害精子发生，2例患者中有1例患者出现症状改善但没有产生客观反应[93]。

4. 靶向治疗

基于Leydig细胞肿瘤表达血小板衍生生长因子和C-kit受体和配体，已经研究了选择性酪氨酸激酶抑制剂伊马替尼的疗效情况。目前经验有限，虽然它显示出令人鼓舞的体内和体外活性[107]，但人体未见疗效[108]。

5. 随访

良性LCT具有良好的预后，只进行临床随访足够。针对恶性肿瘤虽尚无共识，但需要重复成像检查。在第1年需要行胸腹部的CT成像检查，以后可行胸部X线片和腹部超声检查，以避免过度照

表 8–6　性索肿瘤腹膜后淋巴结清扫术的治疗结果

参考文献	地区	年份	肿瘤类型（n）	病例数 n	转移淋巴结	远处转移	中位随访期（月）	死亡例数
Di Tonno 等[103]	意大利内布拉斯加州	2009	间质细胞瘤	5	0	1	81	1
Mosharafa 等[98]	美国印第安纳州	2003	间质细胞瘤（6） 支持细胞瘤（4） 混合型（5） 颗粒细胞瘤（1） 未分化（1）	17	9	6	40	6
Peschel 等[102]	澳大利亚	2003	间质细胞瘤	6	0	0	12	0
Dudderidge 等[71]	英国皇家 Marsden 医院	2009	间质细胞瘤（18） 支持细胞瘤（4） 颗粒细胞瘤（1）	23	5	5	95	4
Nicolai 等[100]	意大利米兰	2015	间质细胞瘤 / 支持细胞瘤	5	3	1	37	1
Silberstein 等[101]	美国 Memorial Sloan Kettering 癌症中心	2014	间质细胞瘤（6） 颗粒细胞瘤（2） 未分化型（3）	11	4	5	67	3

射。结合双侧肿瘤的发生率，复查项目应包括睾丸超声。

据报道，睾丸切除术后的迟发转移最长出现在 8 年以后。因此，建议进行长期肿瘤监测（术后 5～10 年）。

在最近的美国国家癌症数据库报告中，Ⅰ期 LCT 的 1 年和 5 年总生存率为 98%（95%CI 96%～100%）和 91%（95%CI 85%～96%），其中 94% 的患者单纯进行睾丸切除术。合并转移患者的预后差别很大，中位生存期为 2 年（范围 2 个月至 17 年）[62]。

6. 建议

建议进行腹股沟睾丸切除术以明确诊断和切除原发病灶。对肿瘤生物学行为良好、经睾丸切除术后激素水平恢复正常的患者，建议定期复查；对仅有区域淋巴结转移或局限性可切除肺转移患者，建议行淋巴结清扫术；对那些具有恶性肿瘤组织学特征的患者，应该进行全面检查并考虑进行腹膜后淋巴结清扫术。放化疗疗效不显著，但可考虑用于缓解广泛期或不可切除患者症状。

五、支持细胞肿瘤

（一）流行病学和病因学

在 BTTP 研究系列中，有 32 例支持细胞肿瘤（1.2%）[64]。其中至少 7 例表现为恶性肿瘤。这个比例与其他大型报道的一致[74]。患者年龄为 2 月龄至 80 岁，其中 7 例患者小于 10 岁。支持细胞肿瘤可以作为单发，或与生殖细胞肿瘤或其他性腺间质肿瘤同时发生，病因仍然不清。Giglio 等综述了这类肿瘤的多变的临床特征[109]。支持细胞肿瘤发生可能与 Peutz–Jeghers 综合征有关，据报道其中女性化是由于芳香化酶 P_{450} 基因的转录增加所致[110, 111]。

（二）病理学和生物学

Symington 和 Cameron 提供了这类肿瘤病理特征的完整描述[64]。支持细胞肿瘤出现在睾丸内，在 BTTP 研究中大小差别很大（1～30cm）[64]。它们特征鲜明，呈乳白色或棕褐色，偶尔有出血或坏死灶。在组织学上，支持细胞肿瘤通常为实体或腺体样小管形成，形成被纤维组织隔开的巢和嵴

（图 8–5），在肿瘤内及肿瘤之间差别很大。由于胞质内存在脂质成分，肿瘤细胞可能看起来透明，并且有时在较大的细胞聚集体中，有时可观察到 Call–Exner 样小体或局灶性钙化。在正常支持细胞及肿瘤内不同蛋白免疫组化证据包括波形蛋白（100%）、频繁细胞角蛋白（60%～80%）、S–100（30%～60%）、局灶性 calretinin（50%）和抑制素（30%～90%）。上皮细胞膜抗原（EMA）通常是阴性的，但在恶性病例中表达增加 [112]。

在 BTTP 研究病例中，有 7 例是恶性的。转移受累部位包括肝、肺、骨和脑。这 7 个病例中有 4 例肿瘤均侵及睾丸、附睾或精索，均有淋巴和（或）血管侵犯情况。在美国国家癌症数据库的一项美国研究中，在超过 73 000 例睾丸肿瘤中仅有 65 例恶性支持细胞肿瘤 [62]。在波士顿 60 例支持细胞肿瘤研究中 [113]，与临床恶性病程最相关的病理特征如肿瘤直径为 5.0cm 及以上、坏死、中度至重度核异型、血管侵犯，以及有丝分裂率每 10HPF 超过 5 个有丝分裂。只有 5 年或更长时间的随访数据的 9 个良性肿瘤中只有 1 个具有这些特征中的 1 个以上，而 7 个恶性肿瘤中 5 个病理特征至少有 3 个。与 Leydig 肿瘤一样，抑制素染色很常见，但缺乏染色可能是恶性潜能的标志 [114]。

支持细胞肿瘤与精原细胞瘤鉴别困难。Henley 等总结了 13 例睾丸恶性支持细胞肿瘤的光学显微特征，其特征类似于精原细胞瘤，具有嵌套生长模式，透明细胞明显，淋巴浸润，细胞质存在糖原

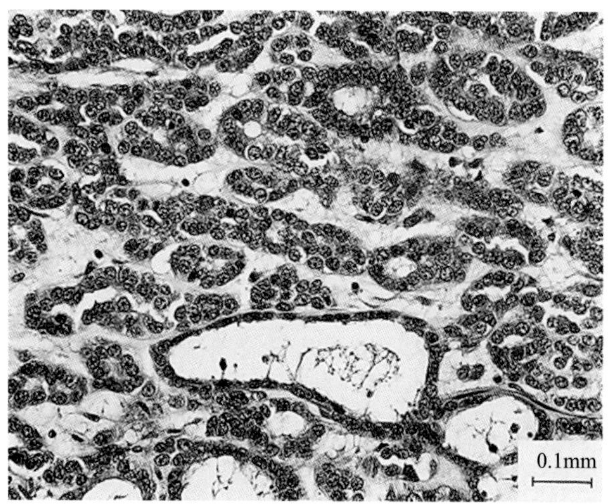

▲ 图 8–5　支持细胞肿瘤在松散的纤维基质具有大小不一的小管模式（**HE** 染色，**155×**）

和核仁突出 [115]。然而，包括抑制素 –α、EMA 和 OCT3/4 的免疫组化有助于解决这个问题。

尽管偶尔有长期无病间隔，一般从发病到转移 [116] 的间隔时间较短，11 例恶性病例中有 8 例在 1 年内发生转移 [116]。

（三）临床表现

支持细胞肿瘤通常伴有睾丸肿大。BTTP 研究系列中 32 例中有 29 例以这种症状首发 [64]。它们也可能在常规查体中被发现，或在尸检或手术时偶然发现 [65]。

Gabrilove 等报道了 72 例支持细胞肿瘤，其中 60 例为良性 [117]。17 例不到 1 岁，28 例在 20—45 岁。其中仅 1 例小于 10 岁的儿童诊断为恶性肿瘤，恶性肿瘤主要见于 25 岁以上的患者。72 例患者中有 17 例记录到男性乳房发育，其中 7 例患者与恶性肿瘤相关。虽有报道血清、尿雌激素和睾酮的升高，但激素研究并不常见。Young 等描述了 60 例睾丸支持细胞肿瘤情况，年龄范围为 15—80 岁（中位年龄为 45 岁）[113]。其中 14 例睾丸肿块缓慢增大，最长时间为 14 年（平均 3.7 年）。只有 5 名患者合并睾丸疼痛。4 名患者在初诊时合并转移。所有肿瘤均为单侧肿瘤，大小为 0.3～15cm（平均 3.6cm）。

（四）调查

建议对垂体 / 性腺轴进行全面的内分泌学评估，需特别注意雄激素、雌激素和孕酮的产生 [65]。应进行胸腹部和骨盆 CT 扫描，特别是当原发肿瘤呈现恶性肿瘤生物学行为时。还应检测 β–hCG、AFP 和胎盘碱性磷酸酶，以排除生殖细胞肿瘤。

（五）治疗和预后

1. 手术

总体处理原则类似于间质细胞肿瘤。腹股沟睾丸切除术已成为支持细胞肿瘤的首选治疗方法，可治愈大多数患者，但部分睾丸切除术 / 局部切除术越来越受重视，对于小肿瘤实现了良好的长期控制率。

类似间质肿瘤，RPLND 既作为分期手段辅助治疗，也用于切除既定的转移性病灶 [118]。其价值虽然未进行临床研究，但病例报道了切除微观及宏观淋巴结后长期存活情况 [119, 120]。Godec 研究回顾了 11 例恶性支持细胞肿瘤患者情况，其中 4 例进

行腹膜后淋巴结清扫淋巴结，3 例无病生存期分别为 5 年、7 个月和 6 个月 [121]。Mosharafa 等回顾了 17 例接受腹膜后淋巴结清扫术的恶性性索间质瘤患者生存情况 [98]。所有Ⅰ期患者在最后一次随访中均未复发（平均 4.5 年）。8 名Ⅱ～Ⅲ期患者中有 6 名在手术后 9 个月至 6 年内死于复发或转移（中位数为 1.2 年）。

2. 放射治疗

放射治疗也被指定为辅助治疗腹股沟淋巴结和治疗复发性疾病。在一篇关于转移性支持细胞肿瘤的综述中，Madson 和 Hultberg 报道了主动脉旁淋巴结的照射可以提供有效的局部治疗。他们回顾的 13 例患者中无一例出现主动脉旁淋巴结复发 [122]。一般来说，建议应用高剂量（40Gy）放疗。

3. 化疗

对于这种罕见的肿瘤，化疗应用很少，除了儿童时期，这类种肿瘤似乎不具有化疗敏感性 [120]。

4. 预测

预后差别很大。在 BTTP 研究系列中，7 例恶性支持细胞肿瘤患者中有 6 例在 18 个月内死亡，1 例在 18 年后死亡（经组织学证实）[64]。在 Godec 研究系列中，11 例中有 4 仍存活，7 例死亡患者中有 5 例死于 2 年内 [121]。

在美国国家癌症数据库最近的一份报告中，Ⅰ期支持细胞肿瘤的 1 年和 5 年总生存率分别为 93%（95%CI 83%～100%）和 77%（95%CI 62%～95%），其中 84% 患者进行睾丸切除术后未接受进一步治疗。值得注意的是，其 5 年生存率低于恶性 Leydig 肿瘤（分别为 77% 和 91%，P=0.015）[62]。

5. 建议

建议进行腹股沟睾丸切除术以明确诊断和切除原发病灶。对于小肿瘤，可在有经验的中心进行部分睾丸切除术。在那些肿瘤生物学行为良好，在睾丸切除术后激素分布恢复正常的患者中，不建议进一步治疗。对于疑似恶性肿瘤的患者应进行全面检查，如果未发现肿瘤转移证据，则考虑腹膜后淋巴结清扫或密切观察。局限期患者应首先进行腹膜后淋巴结切除术。放射治疗获益不确定，可用于缓解广泛期或不可切除患者症状。

6. 大细胞钙化 Sertoli 细胞瘤

大细胞钙化 Sertoli 细胞瘤是一种罕见的支持细胞亚型 [123–127]。Giglio 等 2003 年进行综述时只有 48 例 [109]。它通常见于儿童期和青春期，并且有时合并其他肿瘤，如 Leydig 细胞和垂体肿瘤 [128]，并且可能形成常染色体显性遗传的 Carney 复合体 [129, 130]，或形成 Peutz–Jeghers 综合征的一部分。它表现为缓慢增大的睾丸肿块，可为双侧或多灶性的。总的来说，肿瘤是局限分布的，在显微镜下具有纤维性隔膜，钙化和单独的片、索状结构，以及具有富含嗜酸性细胞质的细胞固体巢。超微结构上它们与 Sertoli 细胞相似，已有 1 例证实了特征性 Charcot–Böttcher 晶体存在 [131, 132]。免疫组化证实，在肿瘤细胞表达睾酮和雌二醇，同时具有不同的免疫反应性，而抑制素、S–100 和波形蛋白的表达比传统支持细胞肿瘤更高 [133]。

Kratzer 等报告了 6 例恶性和 6 例良性大细胞钙化睾丸支持细胞肿瘤并进行文献回顾 [134]。恶性肿瘤特点是单侧和单发，中位年龄为 39 岁（范围 28—51 岁），而良性肿瘤特点为双侧；在 28% 的病例中多灶性；中位年龄为 17 岁（范围 2—38 岁）。遗传综合征（Carney 综合征）患者中仅发生 1 例恶性肿瘤，而 36% 的良性肿瘤具有各种遗传综合征或内分泌异常表现。后一种情况下的大多数肿瘤是双侧和多灶性的，大小＞ 4cm，睾丸外侵，严重或微观坏死，高级别细胞学异型性，血管侵犯，以及有丝分裂率每 10HPF 大于 3 个有丝分裂。这些特征与恶性生物学行为存在强烈关联。治疗原则与其他 SCT 一样。

六、睾丸腺癌

（一）历史

这种肿瘤首先由 Curling 于 1853 年报道 [135]。Feek 和 Hunter [136] 概述了诊断的组织学标准，Schoen 和 Rush [137] 强调了其侵袭性。Sarma 和 Weillbaecher [138] 进行了文献回顾，认为经睾丸切除术后有可能长期存活 [139]。

（二）流行病学和病因学

睾丸腺瘤是一种非常罕见的肿瘤，文献报道仅 60～65 例，但如果应用明确的组织病理学定义标准，数量可能更小 [140–142]。发病年龄范围为 17—91 岁 [138, 143, 144]，中位年龄为 54.4 岁，70 岁为发病高峰 [142]。虽然有些患者有隐睾病史 [145]、慢性附睾炎 [146]、睾丸手术或创伤病史 [142]，但病因尚不清楚。

（三）病理学和生物学

睾丸形成睾丸收集系统的一部分，并且该区域中出现的肿瘤倾向于位于脐部。Price 和 Mostofi 虽然看到了实体和管状图案，也描述了这种肿瘤形成乳头状结构的趋势 [147]。Nochomovitz 和 Orenstein 区分了两种不同类型的 ART，差别在于具有实体肿瘤的浸润性生长模式和囊性病变 [148]。中度核异型性和有丝分裂活动常见。睾丸腺瘤的病理学诊断标准已列出，包括以下内容：①没有组织学相似的阴囊外主要部位肿瘤；②以睾丸门为中心的肿瘤；③与其他任何类型的睾丸组织或睾丸肿瘤（包括畸胎瘤）不同；④免疫组化排除其他可能性（特别是恶性间皮瘤和乳头状浆液性癌）。

免疫组化显示细胞角蛋白（CAM5.2、CK7）、EMA 阳性，癌胚抗原少见阳性 [133]。还有证据表明，正常组织和肿瘤上皮可表达参与 wolffian 导管发育的特异性转录因子、PAX2 和 PAX8[149]。

鉴别诊断包括侵及睾丸的生殖细胞肿瘤、胚胎残余引起的腺癌、恶性支持细胞肿瘤、转移癌，特别是间皮瘤等。此外，在隐睾症中，收集系统的细胞相对增加或增生可能误诊为睾丸腺癌。更规范地描述睾丸腺癌的组织病理学标准 [54] 包括以睾丸门为中心的主要位置，与睾丸上皮的起源一致，肿瘤与正常睾丸上皮之间的连续性，没有组织学相似的可能是原发部位的外阴肿瘤，免疫组化排除其他主要肿瘤（特别是阴道内皮瘤和乳头状浆液性癌，以及其他类型的睾丸或睾丸肿瘤）[142, 148]。预示肿瘤转移的特征是年龄较大，双侧或多灶性肿瘤，组织学特征为原发性睾丸肿瘤，频繁的淋巴血管侵犯和间隙增长模式 [150]。

睾丸腺癌在切除后可局部浸润和复发、广泛转移，是一种侵袭性肿瘤。初诊时，多达一半的患者合并转移 [142, 150]。Sarma 和 Weillbaecher 总结的 17 例病例有足够的随访资料，其中 10 例患者在 1 年内出现转移 [138]。转移受累部位包括区域淋巴结、肺、骨和肝脏，以及较少见的皮肤、肾脏或肾上腺。Sanchez-Chapado 等对 38 名患者公布的数据进行了生存分析 [142]。这些患者中多达 40% 在诊断的第一年内死亡。3 年和 5 年无病生存率分别为 49% 和 13%。肿瘤大小＜ 5cm 是唯一的独立生存预测因子（P=0.045），肿瘤＞ 5cm 的患者生存时间不超过 1 年，其中肿瘤＜ 5cm 的患者 3 年生存率为 75%（P=0.0003）。尽管器官限制性疾病没有作为独立预测因子保留在 Cox 回归分析中，但它也影响生存（据报道，3 年生存率为 87%，转移性疾病为 14%，P=0.0002）。

（四）临床表现

肿瘤可能出现在睾丸中。最常见的体征（在 80% 的病例中）是阴囊肿块增大，通常存在数年，可能有触痛（20%），并且 25%～30% 的患者可能伴有鞘膜积液，后者偶尔隐藏一个潜在的肿瘤 [142, 150]。大约 20% 的睾丸腺癌由于出现淋巴结转移或远处转移而出现症状，另外约 30% 的睾丸腺癌在初诊时已发生转移 [142, 150, 151]。

（五）调查和分期

原发肿瘤的超声检查提供有关病变组成和程度的信息，并有助于鉴别诊断，通常表现为低回声病变、边界不明确、血管化程度增加 [152]。建议初诊时进行胸部和腹部 CT 扫描评估范围 [153]。还应进行胸部 X 线检查和常规血液学和生化检查，以及 AFP、β-hCG 和胎盘碱性磷酸酶的血清评估，利于进行鉴别诊断。

（六）治疗和预后

1. 手术

完整的手术切除是治疗的主要手段。因为在阴囊受侵病例已记录到局部复发情况，建议进行根治性腹股沟睾丸切除术 [154]。当肿瘤与阴囊粘连时也会出现局部复发 [151]，在这些情况下可考虑进行挽救性手术。

由于睾丸腺癌具有较高的转移率并且对非手术治疗疗效欠佳，只有少数病例进行 RPLND 辅助治疗 [155-158]。这种治疗方法成功的病例有限。对已发表病例数据进行生存分析，认为接受 RPLND 的患者 3 年生存率更高（83%vs.42%，P=0.034），但总体生存率在 Cox 回归分析中无统计学差异（P=0.747）[142]。淋巴结阴性的患者可能有更好的预后 [198, 155, 159]，至少有一例进行淋巴结切除病例在 3.5 年时无病生存 [160]。

2. 放射治疗

传统上睾丸腺癌对放疗有抵抗作用 [151, 161]。放疗已被用于治疗原发病灶，或在睾丸切除术后作为区域淋巴结的辅助治疗（有或没有同步化疗），也可治疗转移病灶。据报道接受过辅助放疗的 10 名患者中 [142]，有 1 名患者因皮肤、腹股沟淋巴结转移在 2 个月时死亡。其余的随访时间不到 1 年，放疗获益仍不明确 [138, 142, 159]。在 14 例初诊转移或继发转移患者中，7 例患者进行了放疗。仅有一例放疗获益，在治疗后 5 个月内仍然没有症状。目前尚无数据确定放射剂量和局部控制的关系 [138, 162]。

总体而言，尚未证实使用辅助放疗（包括放化疗）可提供生存益处 [140, 142]。

3. 化疗

这种治疗手段很少使用，仅在明显转移时应用。应用环磷酰胺、氟尿嘧啶和放线菌素 D 或单药甲氨蝶呤的联合方案未观察到治疗反应 [138, 163]。对公布数据进行生存分析，虽然发现接受辅助化疗的患者 3 年生存率优于没有接受辅助化疗的患者 3 年生存率（60%vs.44%），但这未达到统计学显著性差异（P=0.3）[142]。

4. 建议

如果发生阴囊侵犯，患者应进行根治性腹股沟睾丸切除术和姑息切除术。这有利于明确诊断、控制原发灶。如果没有转移证据，则参考个案报道的获益分析应考虑腹膜后淋巴结清扫术。另一种策略是随访，重点关注区域淋巴结，区域复发者可考虑手术治疗。

仅限于区域淋巴结转移的患者应通过手术治疗。合并远处转移的患者应接受姑息治疗，针对不同症状进行放疗和化疗。有关这些肿瘤的化疗疗效情况，可能需要更新的化疗药物。（编者注：我们尚未取得此种情况下使用新型细胞毒药物或靶向治疗的任何数据。）

七、鞘膜恶性间皮瘤

鞘膜包围睾丸，由鞘突形成，鞘突是腹膜的一部分，在睾丸下降过程中被带到阴囊。鞘膜内膜瘤非常罕见，最早于 1957 年报道描述 [164]。尽管大多数睾丸恶性间皮瘤起源于鞘膜内膜，它们很少来自精索、附睾和腹股沟鞘膜囊的腹膜间皮 [165–169]，而与既往石棉暴露史有关 [170]。手术是唯一可能治愈的治疗方法，鉴于局部高复发情况，必须仔细进行。仔细评估区域淋巴结情况很重要，因为这是主要的传播途径。在合并转移情况下，放射疗法和化疗逐渐应用，最佳治疗方案尚待明确。

（一）流行病学和病因学

恶性间皮瘤可能来自身体任何存在间皮膜的部位 [171]，但是鞘膜内膜间皮瘤非常罕见，占所有间皮瘤的不到 5%[172, 173]。发病高峰年龄为 55—75 岁（47.1%），10% 患者发生在 25 岁以下 [174]。2010 年的一项文献综述确定了 223 份病例 [165]，后续又报道了几十例 [175–177]。最近发表的一篇关于英国 2001—2013 年间所有年龄（不包括生殖细胞肿瘤）的睾丸和睾丸肿瘤发病率及死亡率的综述报道了鞘膜内膜瘤发病率为 0.2%[178]。

虽然有几种机制假说推测了间皮瘤的发生原因，但接触石棉或含石棉的材料仍然是唯一确定的风险因素。在 Plas 等的文献综述中 [174]，34.2% 患者有石棉暴露史。但这可能是被低估的，因为只有约半数患者可以获得详细的病例记录。从第一次石棉暴露到疾病发生似乎与胸膜和腹膜间皮瘤相同 [170]。石棉暴露的家族史也与鞘膜内膜瘤发生有关 [179]。其他相关因素包括慢性免疫抑制 [180]，辐射暴露 [181, 182]，猿猴病毒 40 暴露 [182, 183]，创伤和既往疝气修复 [150, 170, 184, 185]，以及长期鞘膜积液病史 [184, 185]。

（二）病理学和生物学

肿瘤通常表现为与阴囊肿块相关的鞘膜积液。鞘膜积液通常是透明的，但可以是血性的，肿瘤多为从增厚的鞘膜内膜突出的乳头或结节状肿物 [165, 186]。其组织学外观发生了很大的变化，但是，像胸膜间皮瘤一样，可见实体状和乳头状腺体两种形式，以及偶尔的双相模式。一般来说，间皮细胞可能产生透明质酸，但与许多腺癌不同，不产生高碘酸 – 席夫（PAS）阳性黏蛋白 [187]。鞘膜内膜瘤的免疫组化特征与其他部位间皮瘤相似，对 caretinin，Wilms 肿瘤抗体，EMA，血栓调节蛋白，CK7 和 CK5/6 呈可变的阳性，但 CK20 和癌胚抗原呈阴性 [188, 189]。间皮细胞也具有明显的超微结构特征，包括丰富、细长的微绒毛，电子显微镜可有助于诊断 [190]。鉴别诊断包括睾丸腺癌、花斑间皮增生、腺瘤样肿瘤和浆液性乳头状肿瘤，还有多形性肉瘤，尤其是其双相变异体；睾丸生殖细胞肿瘤也应排除在外 [188]。

此外，还报道了一种罕见的变异，特征是具有分化良好的乳头状生长模式，没有间质浸润或邻近

组织 / 器官侵犯，不同于分类中的弥漫性恶性间皮瘤，有利于定位、预后较好[191]。他们通常是没有侵袭性的惰性肿瘤；文献报道了 17 例鞘膜内膜瘤病例[192]，但其长期生物学行为尚不确定。此外，还描述了另一种称为“具有不确定恶性潜能的恶性间皮瘤”的变体，其具有更复杂的管状毛细血管生长模式[175, 193]。

关于鞘膜内膜瘤的分子谱认识尚少，个案报道中有几例染色体（1p、3p、6q，8p、9q、14q 和 22q）丢失和几例染色体（5p、6p、8q、15q、17q 和 20q）增加倍，以及单体 22[174, 194–196]。然而，尚未发现驱动 / 特征性遗传改变。尽管 90% 的恶性间皮瘤表达端粒酶并因此变得永生化[197]，但迄今为止尚未见对鞘膜内膜瘤的这种分析。

（三）临床特征和预后

鞘膜内膜的恶性间皮瘤表现为阴囊肿块，通常在几个月内发生，与鞘膜积液相关，经常复发。右侧和左侧的分布是相同的，并且有罕见的双边鞘膜内膜瘤报告（2 例患者）[174]。既往有石棉暴露史。多普勒阴囊超声可能有助于诊断[162]。肿瘤可以产生多个结节[186, 198]，偶尔腹膜的恶性间皮瘤可以扩散到鞘膜内膜，反之亦然[199]。15% 的病例可见原发性转移灶。淋巴扩散到腹股沟和腹膜后淋巴结最常见，然后再扩散到肺、肝和胸膜[170, 174, 185]，但罕见的转移发生在皮肤[200]、纵隔[201]和脑[202]。在有复发转移性疾病的患者中也报道了副肿瘤性肾病综合征[201]。有趣的是，文献也强调了术前诊断的难度。在 Plas 等的综述中，74 例中只有 2 例（2.7%）术前诊断准确[174]。

尽管可从临床表现和组织学获取预后信息，但临床过程是可变的[203]。中位生存时间约为 2 年，大约一半的患者有局部或远处复发，其中大部分（> 60%）发生在前 2 年（中位数为 10.5 个月），40% 的患者死于疾病进展[174]。尽管如此，很少有关于 10 年或更长时间长期存活的报道。Plas 等报道超过 60 岁的年龄和合并转移单因素生存分析的较差预后因素[174]。石棉暴露史患者生存情况更差，无病间隔更短。

（四）调查和分期

睾丸超声是一种有用的初步诊断方法，近期报道对超声波特征进行了总结[204]。细胞学诊断很少用于术前辅助诊断[174, 201, 205, 206]。鉴于存在腹部淋巴结转移和肺部转移的倾向，建议行胸腹部 CT 扫描，以及常规的血液学和生化检查。胸膜间皮瘤的数据表明 ^{18}F– 氟脱氧葡萄糖正电子发射断层扫描（FDG PET 扫描）有助于分期[207]。

（五）治疗

1. 手术

手术是鞘膜内膜瘤治疗的主要手段，根治性腹股沟睾丸切除术是局部肿瘤的最佳手术方法[199]。Transscrotal 手术与局部复发相关，合并阴囊侵犯时，应考虑进行 hemiscrotectomy。初次手术后中位随访 12 个月，47.5% 的患者获得完全缓解。大多数复发患者进展为播散性疾病（83.9%）。肿瘤复发的中位时间为 10.5 个月（范围 2～180 个月）。在复发的情况下，中位生存期降至 14 个月[174]。

局部淋巴结受累但无远处转移患者需要进行淋巴结清扫，这可以是治愈性的。一名经组织学证实的区域淋巴结转移患者在淋巴结清扫后无病存活 15 年[169]。

RPLND 作为辅助分期手段具有争议性。对于鞘膜内膜瘤除了手术之外没有其他更有效的治疗方法，因此可以在一般健康状况良好的患者中进行 RPLND 尝试。接受腹股沟或腹膜后淋巴结切除术的患者中约有 2/3 具有阳性组织学特征[174]，其中有 2 例患者发生腹膜播散[170]；16 例患者未进行剖腹手术，其中仅有 2 例患者分别于 5 年和 19 年出现腹膜播散[170]。因此，合理的替代方案是影像学监测，针对区域淋巴结复发患者可行淋巴结清扫术，参考切缘情况进行辅助放疗。

2. 放射治疗

在文献报道的 74 例鞘膜内膜瘤病例中，有 10 例以单独放疗作为主要治疗手段[174, 208–210]。放疗剂量为 25～60Gy，并且没有规定分次和总时间。10 例患者中有 5 例（50%）报告完全缓解，中位随访时间为 12 个月。随访时间为 1.5～36 个月，放疗对总生存的影响尚不清楚。

放射治疗也被用于术后局部复发的患者[170]。在 3 名局部复发患者中，1 名患者在复发切除后接受放疗（总剂量 45Gy，超过约 1 个月），他没有再发生局部复发，尽管他随后死于肺转移。

3. 化疗

许多化疗药已被用于治疗复发或转移性鞘膜内膜瘤。在 Plas 等的综述中，10 例接受化疗的患者中有 2 例（20%）报道了部分缓解（定义为稳定疾病或肿瘤体积减小）；6 名患者（60%）稳定，未见症状改善或肿瘤大小缩小；没有患者完全缓解。对 6 例播散性疾病患者进行联合化疗和放疗，3 例患者部分缓解，其中 1 例患者病情稳定 16 年 [174]。

鞘膜内膜瘤与其他部位恶性间皮瘤的相似性表明化疗不能治愈 [198, 208]。顺铂与培美曲塞联合应用可延长生存期。一项Ⅲ期试验也显示联合顺铂的益处，但这种情况很少使用 [211, 212]。目前的指南建议顺铂 / 培美曲塞联合用药，如果不是禁忌，加用贝伐单抗作为一线策略。培美曲塞与卡铂或长春瑞滨，以及吉西他滨 / 顺铂双药联合方案也是有效的。对于局部区域疾病播散，也有报道使用吉西他滨 / 卡铂双联治疗 [177]。

4. 建议

根治性腹股沟睾丸切除术和半椎体切除术可提高局部控制率。PET 扫描可以提高分期的灵敏度。没有转移性证据的患者应进行随访，特别注意原发部位、腹膜和区域淋巴结。在没有其他疾病迹象的情况下在这些部位复发的患者应该接受进一步的手术，如果切除边缘有疑问，可以考虑高剂量局部放疗。同样，仅仅涉及区域淋巴结转移患者应进行根治性手术以争取治愈。

复发播散疾病或无法切除的患者应采用姑息治疗。目前化疗方案是患者的合理姑息治疗选择。

八、睾丸横纹肌肉瘤

（一）历史

Rokitansky 第一次报道了横纹肌肉瘤影响精索的病例 [213]，并且，1934 年 Hirsch[214] 在一篇综述中指出，大多数病例发生在儿童时期。Tanimura 和 Furata[215] 对相关文献进行了回顾，并指出大多数患者在 1 年内死于播散性疾病、总体预后较差。化疗在横纹肌肉瘤的治疗价值在 20 世纪 70 年代得到了明确的证实。目前，正在尝试降低早期肿瘤的化疗毒性，改善低风险患者的治疗效果，提高整体治愈率到 80% 以上 [216]。

（二）流行病学和病因学

横纹肌肉瘤是最常见的儿童期软组织恶性肿瘤。1954—1973 年，曼彻斯特儿童肿瘤登记处记录了 2048 例儿童期恶性肿瘤病例，其中 85 例（4%）为横纹肌肉瘤。英国的总体发病率约为每年每百万 15 岁以下人口中 4 例 [217]，这一数字与 Young 和 Miller 报道的美国经验一致 [218]。

睾丸横纹肌肉瘤占 7% 的儿童和青春期横纹肌肉瘤 [149, 219]，占 40% 的儿童睾丸恶性肿瘤 [220]，占高达 25% 的成人睾丸肿瘤 [221]。最近发表的一项关于英国 2001—2003 年间各年龄组睾丸肿瘤的发病率和死亡率数据的分析报道表明，所有睾丸横纹肌肉瘤亚型的发病率为 18.6%，排名第三 [178]。整组癌症特异性死亡率占22%，睾丸横纹肌肉瘤中占9.3%[178]。

合并遗传性疾病者更易患横纹肌肉瘤，尤其是 von Recklinghausen 病 [222, 223]。有趣的是，在 von Recklinghausen 病中，可见由施万细胞成分和横纹肌肉瘤组成的复合肿瘤 [224]。这些在 Locatelli 实验后有时被称为“triton”肿瘤 [223]，该研究将坐骨神经末端植入蝾螈诱导多余肢体的生长，提出神经细胞可以分化成肌肉的假说。亲属中乳腺癌的发病率也可能更高 [222]，与 Li–Fraumeni 癌症综合征一致 [225]。

横纹肌肉瘤的年龄发病率显示出两个峰值，一个是 5 岁左右的早期峰值，另一个是青春期后期的峰值。这种年龄的双峰分布也见于睾丸横纹肌肉瘤，峰值为 3—4 月龄和 16 岁 [226]。

（三）病理学和生物学

睾丸横纹肌肉瘤通常出现在精索中，但它可以压迫或侵及邻近的结构，如附睾或睾丸，并且可能非常广泛。

横纹肌肉瘤组织学亚型已被报道，睾丸横纹肌肉瘤最常见亚型如 Willis 所示是胚胎型而不是多形性或肺泡型 [227]，类似于原始胚胎组织。在意大利和德国的合作组研究中，198 名睾丸横纹肌肉瘤患者中有 84% 具有胚胎组织学，而只有 8% 具有肺泡组织学，这一比例显著低于横纹肌肉瘤患者的整体水平（20%～30%）[228]。最近发表的一项英国 2001—2013 年间所有年龄组（不包括生殖细胞肿瘤）的睾丸肿瘤的发病率和死亡率数据也报告胚胎性横纹肌肉瘤是最常见的亚型（占所有横纹肌肉瘤亚型的 50.5%），而肺泡和多形性横纹肌肉瘤分别为 19.6% 和 2%[178]。

胚胎和肺泡组织学具有独特的分子特征，有助于确诊。13 号染色体上的 FKHR 基因与 2 号染色体上的 *PAX3* 基因易位 [t（2；13）（q35；q14）] 或 1 号染色体上的 *PAX7* 基因之间的独特易位［t（1；13）（p36；q14）］是肺泡横纹肌肉瘤特征[229, 230]。尽管整个染色体的扩增通常发生，但基因组扩增在胚胎性横纹肌肉瘤中很少见，而基因扩增通常发生在肺泡横纹肌肉瘤中[231]。横纹肌肉瘤也可能作为 Li–Fraumeni 综合征、von Recklinghausen 病、1 型神经纤维瘤病、Beckwith–Wiedemann、Costello 和 Noonan 综合征的一部分发生。

对肌细胞发育的研究表明，直到胚胎发育第 14 周，交叉条纹才会变得明显，因此即使没有这种条纹也不能排除横纹肌肉瘤的诊断[232, 233]。在组织病理学上，大体表现为灰白色肿块，有出血和囊变区域。一般显微镜下表现为小的，黑的卵圆形或梭形细胞组成的黏液样基质，具有不同程度的成肌分化[234]。这些卵圆形细胞可能在偏心的胞核周围扩大，产生所谓的“蝌蚪”或“网球球拍”细胞。两种组织病理学分类见表 8–7[235, 236]。这种分组的预后意义尚不清楚。

表 8–7　横纹肌肉瘤分类

国际儿科肿瘤学会(SIOP) 横纹肌肉瘤分类[232]	病例比例
• 胚胎型（293 例）	
– 致密型	
➢ 分化差	37%
➢ 分化好	14%
– 松散型	
➢ 葡萄状	11%
➢ 非葡萄状	15%
– 肺泡型	
• 成人型（1 例）	
组间横纹肌肉瘤研究组（IRSG）分类（581 例）	
• 胚胎型	57%
• 肺泡型	19%
• 葡萄型	6%
• 多形型	1%
• 特殊的未分化 1 型	4%
• 特殊的未分化 2 型	3%
• 未分化的间充质肉瘤	10%

经 Elsevier 许可，转载自 Flamant 等 1985[235]

虽然电子显微镜可以通过显示肌动蛋白和肌球蛋白丝和 Z 带来帮助建立诊断，但免疫组化更敏感[234]。肌细胞生成素和 MyoD1，以及结蛋白、平滑肌肌动蛋白，有助于区分横纹肌肉瘤与其他小的、儿童的圆形细胞肿瘤，如神经母细胞瘤、尤因肉瘤或淋巴瘤，以及成人的其他睾丸肉瘤。只有肌细胞生成素和 MyoD1 的核染色才是诊断性的[237]。

（四）临床表现

最常见的临床表现是无痛性阴囊肿块增大[226]。少见症状是转移，特别是区域淋巴结转移。儿童出现阴囊肿块，特别是与睾丸分开，应该提示横纹肌肉瘤的可能性。

局限于睾丸者预后良好，与一般的横纹肌肉瘤人群相反，大多数睾丸横纹肌肉瘤呈局限期病灶。在一项欧洲研究中，所有 216 例患者均进行了腹膜后淋巴结评估，其中 21 例（10%）合并腹膜后淋巴结受累[228]。其中 82% 为局限期病变（91.7% 为区域淋巴结转移，不包括远处转移），而 8.3% 表现为远处转移，而其他部位横纹肌肉瘤远处转移率为 25%。初诊时血行转移并不常见，发生率低于 5%，主要发生在肝脏、骨髓和肺部。早期疾病治疗后最常见的复发部位包括腹股沟、腹膜后淋巴结、肺、骨和骨髓[238]。

（五）调查

建议检查包括全血细胞计数，AFP 和 β–HCG（以区分生殖细胞瘤），肝肾功能检查，胸腹部 CT 扫描，同位素骨扫描，以及骨穿化验和活组织检查。此外，鉴于局部外侵的不良预后意义，应对原发肿瘤进行清晰成像评估[239]。

（六）风险分层

1982 年国际癌症控制联盟（UICC）发表了已被广泛接受的横纹肌肉瘤的 TNM 分类[240, 241]。组间横纹肌肉瘤研究组（IRSG）也制定了术后风险分类标准[240]。两种分类系统已经发展了多年。原发肿瘤部位、侵袭性、大小和淋巴结状态等已合并发展出 TNM 治疗前分期系统（表 8–8）[242, 243]。决定治疗方案的风险分层基于分期系统，包括原发肿瘤位置、侵袭性、原发肿瘤的大小和区域淋巴结状态（表 8–9）[244–246]。

表 8-8 横纹肌肉瘤治疗前 TNM 分期系统 [243]

分 期	部位 *	T 分期 †	大小 ‡	淋巴结状态 §	转移情况 ¶
1	预后良好型	T_1 或 T_2	a 或 b	N_0 或 N_1 或 N_X	M_0
2	预后不良型	T_1 或 T_2	a	N_0 或 N_X	M_0
3	预后不良型	T_1 或 T_2	a b	N_1 N_0 或 N_1 或 N_X	M_0 M_0
4	全部	T_1 或 T_2	a 或 b	N_0 或 N_1 或 N_X	M_1

*. 预后良好型部位 = 眼眶 / 眼睑、头颈部（不包括动脉）、泌尿生殖器（不包括膀胱或前列腺）；预后不良型 = 膀胱、前列腺、四肢、脑膜，其他（躯干，腹膜后等）

†. T 分期：T_1，局限于解剖部位；T_2，周围组织外侵或固定

‡. 大小：a，直径≤ 5cm；b，直径＞ 5cm

§. 淋巴结状态：N_0，无区域淋巴结转移；N_1，区域淋巴结转移；Nx，区域淋巴结转移不确定

¶. 转移情况：M_0，无远处转移；M_1，远处转移（包括脑脊液、胸腔或腹腔中的阳性细胞学）

引自 Harmer 等 1982[241]

表 8-9 横纹肌肉瘤研究组（IRSG）手术后临床分类 [243]

分 类	定 义
Ⅰ	局部疾病，完全切除
Ⅱ	全切除术，有区域受累证据
	A. 肿瘤大体切除，合并微观残留
	B. 受累的淋巴结完全切除，无微观残留
	C. 受累的淋巴结大体切除，有微观残留
Ⅲ	仅活检或姑息切除合并明显残留
Ⅳ	远处转移（不包括区域淋巴结受累和邻近器官浸润）

经 John Wiley & Sons 等许可转载，引自 Lawrence 等 1987[247]

欧洲儿科软组织肉瘤组对此考虑了相同的因素，尽管有一些差异 [248]。

对于横纹肌肉瘤而言，如上述分类所示，年龄、部位、分期和组织学类型是重要的预后因素（表 8-10）[247, 249-251]，睾丸原发有利，而年龄＞ 10 岁不利，淋巴结转移及远处转移的风险较高 [228]。IRSG[247] 和意大利合作研究 [252] 均证实在儿童肿瘤中与肺泡或多形性肉瘤相比，胚胎型的预后更好，这在成人睾丸横纹肌肉瘤中也被证实 [253, 254]。在儿童横纹肌肉瘤中，淋巴结阳性是肺泡型预后指标，而不是胚胎型肉瘤的预后指标 [255]。

对于儿童期睾丸肿瘤已有很多研究报道。LaQuaglia 等 [256] 对 28 例睾丸横纹肌肉瘤患者进行多变量死亡率分析，确定了手术完整切除的重要性。其他预后指标包括肿瘤可切除性、局部侵袭性、淋巴结受累、患者初诊年龄（＞ 10 岁）和肿瘤大小（＞ 5cm）[228, 257]。局部侵袭性或肿瘤大小超过 5cm 者风险最大。而合并转移患者，受累的部位数量很重要 [244]。

（七）管理和预后

由于成人横纹肌肉瘤罕见，其管理指南源于儿科经验及其各自的指南。其他特殊睾丸横纹肌肉瘤诊断通常需要进行根治性腹股沟睾丸切除术，以明确诊断、切除原发灶，指导后续进行全身化疗 [248]。

（八）手术

根治性腹股沟睾丸切除术既可以确诊，也可以完全切除原发肿瘤。阴囊皮肤的切除通常在阴囊组织受累或再次切除时进行。对于初次手术后病变残留不适合进行二次手术患者，建议在化疗后进行第二次手术 [258]。

已有数据表明，单纯睾丸切除术 2 年无复发生存率约为 50%，7 岁以下患者的这一数字高于 7 岁以上患者 [259-261]。

手术被用于对腹膜后淋巴结取样明确诊断及治疗措施。然而，在睾丸横纹肌肉瘤中进行 RPLND 是有争议的，欧洲和 IRSG 研究中出现了相互矛盾

表 8-10　儿童横纹肌肉瘤风险组及预后情况

危险分组	分期 / 分组*	组织学	长期无病生存
低风险，1 型	1 期，Ⅰ～Ⅱ组 1 期，Ⅲ组（眼眶） 2 期，Ⅰ～Ⅱ组	ERMS	85%～95%
低风险，2 型	1 期，Ⅲ组（非眼眶） 3 期，Ⅰ～Ⅱ组	ERMS	70%～85%
中间型	2～3 期，Ⅲ组 1～3 期，Ⅰ～Ⅲ组	ERMS ARMS	73% 65%
高风险	4 期，Ⅳ组 4 期，Ⅳ组	ERMS ARMS	35% 15%

*. 分期符合 TNM 分类（表 8-8）；分组符合 IRSG 分类（表 8-9）
ARMS. 肺泡横纹肌肉瘤；ERMS. 胚胎性横纹肌肉瘤

的数据。在意大利和德国合作组对儿童横纹肌肉瘤的研究中[228]，影像学检查淋巴结阴性患者进行腹膜后淋巴结的手术评估发现 1.3% 阳性，而影像学检查呈阳性者手术评估发现 50% 淋巴结阳性。因此，不建议在影像学检查阴性患者中进行。然而，一项成人睾丸横纹肌肉瘤研究显示，应用包括 RPLND 手术的多种方法可检测到更高的淋巴结阳性比例（56.25%），其中位随访时间为 5.25 年，无病生存率为 89%[262]。

最近基于 SEER 人群的睾丸横纹肌肉瘤患者淋巴结管理分析发现淋巴结清扫可将 5 年总生存率从 64% 提高到 86%（$P < 0.01$），并被作者推荐用于 10 岁以上的儿童及成人[263]。这项研究还证实，与年轻患者相比，老年人淋巴结受累的发生率更高（40% vs. 8.0%，$P < 0.0001$）。

复发患者还可以考虑手术治疗，与放化疗联合时可以延长生存期[264]。

（九）放射治疗

IRSG 研究了局部放疗在 13 例原发性无淋巴结转移、完全切除患者中的作用，随机进行局部放疗和单纯辅助化疗。两组均未发生局部复发，表明原发部位的放射治疗获益不大，但如果发生阴囊侵犯或术后残留则可以考虑[238]。

对于Ⅰ期睾丸横纹肌肉瘤推荐进行区域淋巴结辅助放疗，对于已有腹盆腔淋巴结转移可进行放疗联合化疗和手术的综合治疗。然而，对幼儿的主动脉旁和盆腔淋巴结进行放射治疗会产生生长障碍。Tefft 等研究了 58 例儿童期泌尿生殖道横纹肌肉瘤局部淋巴结放疗情况[265]。其中 38 例患者有淋巴结活检，其中 15 例为阳性；接受了放疗的患者包括淋巴结阳性的 15 例患者中的 11 例，淋巴结阴性的 23 例中的 6 例，以及 10 例无淋巴结取样的患者。放疗量不同，一般在 5～6 周内完成，最大剂量是 45Gy。在整个研究对象中，只有一名患者（进行区域淋巴结放疗 45Gy）出现淋巴结转移。放疗联合手术和化疗可以延长区域淋巴结复发患者的存活时间[264]。

对于非转移性横纹肌肉瘤，欧洲学者多采用不良反应不明显的局部疗法，以降低长期毒性风险[266]，所以对于手术联合化疗达到完全消退反应的患者不建议放疗。而美国的治疗协议更加强调维持高的无病率[267]。

在儿科人群中，在接受或未接受放疗的 N_1 患者中，淋巴结复发率没有显著差异，考虑到这类肿瘤较高的化疗敏感性，对阳性淋巴结是否放疗存在争议[228]。但是，最近的SEER人群睾丸横纹肌肉瘤患者淋巴结管理数据表明，10 岁以上儿童和淋巴结阳性患者进行放疗有明显的总体生存获益（5 年 OS 率为 90%，而未进行放疗患者为 36%，$P < 0.0001$）[263]。有趣的是，在同一年龄组 N_0 分期患者，未显示放疗与更好的 OS 有关（74% vs. 90%；P=0.08）。

（十）化疗

Heyn 等证实了横纹肌肉瘤患者在手术后进行化疗的辅助价值，其中术后局部放疗 15 例患者中有 8

例（53%）出现转移；而 17 例术后辅助化疗（放线菌素 D 和长春新碱）患者中有 3 例（17.6%）出现转移（P=0.03）[268]。Olive 等研究了 19 例肿瘤完全切除、淋巴结阴性的儿童患者进行辅助化疗的有效性[264]。其中 18 例接受了长春新碱、阿霉素、放线菌素 D 和环磷酰胺的联合化疗，其中只有 1 例复发。

多药联合化疗是治疗这些肿瘤的重要方案。在欧洲和北美的不同方案中已经使用了各种不同的药物组合和剂量方案。总体而言，治疗方案的强度和持续时间逐渐减少。常用化疗药物包括长春新碱、放线菌素、环磷酰胺、异环磷酰胺和多柔比星。

在意大利和德国合作组的研究中，106 名患有低风险患者［即良好的组织学类型、$T_1N_0M_0$ 和诊断时 R_0 切除（IRS 组Ⅰ）］仅进行了术后辅助化疗。该组患者 5 年存活率为 99.1%。鉴于此结果，他们推荐对低风险患者应用无烷基化和无蒽环类药物即可，但他们建议对 10 岁以上患者或大肿瘤患者（即使肿瘤已完全切除）减少化疗强度时要谨慎[228]。国际儿科肿瘤学会研究（MMT 84 和 MMT 89）系统地研究了联合化疗在睾丸横纹肌肉瘤中的治疗作用[257]。MMT 84 中所有患者的标准一线化疗方案是异环磷酰胺、长春新碱和放线菌素。在 MMT 89 研究中，在初次手术中 R_0 切除患者（Ⅰ期 pT_1）避免使用烷化剂。这些患者仅接受长春新碱和放线菌素化疗。影响生存的重要预后因素是大肿瘤（＞5cm）和年龄＞10 岁[266]。

由于转移性睾丸横纹肌肉瘤比例较低，可以从其他部位的横纹肌肉瘤的研究中得出关于化疗在转移性治疗中的作用的推论。Heyn 等总结了 14 名肿瘤远处转移患者应用长春新碱和放线菌素 D，以及适当的手术和放疗的疗效，5 年生存率达到 20%[269]。在意大利和德国合作组研究中，睾丸横纹肌肉瘤转移患者的 5 年生存率为 22.2%[228]。IRSG 对比了长春新碱和放线菌素 D 以及这两种药物加环磷酰胺（VAC）方案的疗效，发现两种方案在微观残留疾病和（或）淋巴结受累患者之间没有生存差异，5 年内无复发生存率约为 70%[240, 270]。他们还比较了 VAC 方案和 VAC+ 阿霉素方案用于晚期肿瘤（大块残留 / 全身转移）患者的疗效，在每组都获得超过 80% 的有效率，并且在有效率或存活率方面没有差异。在 Maurer 等的报告中[240]，有 423 名儿童参加了 IRSG 系列研究，其中 85 名合并微观或区域性淋巴结转移，151 名儿童合并残留或转移。只有不到 10% 的初诊合并转移患者在 2 年时存活，相比之下，术后残余患者超过 60% 在 2 年仍存活。14 例接受 VAC ± 阿霉素方案化疗 ± 放疗的睾丸横纹肌肉瘤患者中，有 12 例完全缓解，其中 3 例复发，估计 3 年生存率为 64%[247]。

在儿童实体肿瘤组的研究中[271]，73 名儿童患者中 14 例初诊时合并远处转移，均进行了 VAC 方案化疗，手术通常仅限于活检，放射治疗是针对大肿块病灶。大约 15% 的患者存活了 2 年。有人建议使用异环磷酰胺替代环磷酰胺[272]。Sultan 和 Ferrari 综述中可以找到现代化疗方法的详细讨论[248]。

（十一）预测

IRSG 研究Ⅰ和Ⅱ报告了睾丸横纹肌肉瘤患者的总体良好预后，3 年无复发生存率分别为 93% 和 90%[238]。在儿童实体肿瘤组研究中[271]，局限于原发组织、没有淋巴结转移或转移的横纹肌肉瘤患儿的 5 年预期精准存活率为 86%，而合并外侵患者为 21%。同样，欧洲大型儿童睾丸横纹肌肉瘤系列研究报道 5 年生存率为 85.5%，局限期患者为 94.6%，转移病例为 22.2%[228]。

成人睾丸肿瘤的预后与位置、年龄有关。所有主要的研究报道认为经手术、化疗、放疗的综合治疗模式，5 年 OS 超过 80%[228, 238, 256, 273]。局限期患者预后比较好。表 8-11 列出了综合治疗的结果。

（十二）建议

主要手术方案是高位腹股沟睾丸切除术。通常不建议用 RPLND 进行分期。在临床Ⅰ期睾丸横纹肌肉瘤初次手术后建议进行辅助治疗，最常用的化疗方案是 VAC 方案。一般而言治愈率很高（约 90%），而低毒性化疗疗法，如没有烷化剂方案，可用于手术分期阴性的患者。在预后好患者中不建议化疗后进行放疗。

对于腹部淋巴结转移的患者建议进行综合治疗。在睾丸切除术后进行化疗并通过观察淋巴结情况评估疗效。对于 CR 患者，可以单独进行持续化疗，也有建议手术后进行化疗的争议。对那些化疗后残留病灶再次增大之前，作者会建议采用手术方法来控制。在化疗后病灶残余的年龄较大的青少年中，可以考虑放疗（倒置 Y 野，40Gy），具体需参考手术及病理情况。对于年龄较大的儿童（＞10 岁）

表 8-11 睾丸旁横纹肌肉瘤治疗结果

研究组	分 期	病例数	治 疗	% 无病生存	中位观察时间
Ferrari 等 [228] *	Ⅰ组 Ⅱ组 Ⅲ组	164 21 13	C S、R、C S、R、C	91 95 76	9 年
SIOP MMT 84[257]	Ⅰ～Ⅲ	27	C	93	7 年
SIOP MMT 89[257]	Ⅰ～Ⅲ	69	C	78	7 年
Olive 等 [264]	Ⅰ Ⅱ～Ⅳ	19 13	C –	89 46	＞3 年 –
Hamilton 等 [249] *	全部 Ⅰ	17 12	S、R、C R、C	88 90	5 年 5 年
Loughlin 等 [250]	全部	12	S、R、C	74	
Blyth[273]	全部	18	S、R、C	89	4 年
Raney 等 [238] *	Ⅰ组 Ⅱ组 Ⅲ组 Ⅳ组	57 20 4 14	S、R、C S、R、C R、C R、C	93 90 67 67	3 年
LaQuaglia 等 [256]	全部	28	S、R、C	57	

*. IRS 分期系统（表 8-8）
C. 化疗；R. 放疗；S. 腹部手术

和淋巴结阳性成年人，也可进行二次放疗。

播散的横纹肌肉瘤可参考其他部位的横纹肌肉瘤，虽然使用长春新碱、环磷酰胺和阿霉素联合方案有效率高，但总生存率很低，约为 25%。

致谢

这项工作是在 Royal Marsden NHS 信托基金会资助进行的，该基金会从 NHS 执行局获得了一部分资金，我们确认 NHS 向 NIHR 生物医学研究中心资助。本章中表达的观点是作者的观点，不一定是 NHS 执行官的观点。这项工作得到了癌症研究所（ICR）和英国癌症研究中心（CUK）批准号 C46/A10588 的 ICR 放射治疗部门的支持。

第 9 章　阴茎癌

Penile Carcinoma

J. Ryan Mark　Stephen B. Riggs　David L. Graham　Derek R. McHaffie　Chad A. Livasy　Earle F. Burgess　著

曲　伟　译　　岳金波　校

一、概述和流行病学

阴茎癌是一种少见的恶性肿瘤，主要组织学类型为鳞癌。该肿瘤的病例较为罕见，2016 年美国仅有 2030 例病例，仅有 340 例癌症特异性死亡[1]。全球估计阴茎癌发病率仅为每年 26 000 例，亚洲、非洲等发展中国家比北美和西欧发病率更高[2, 3]。这主要是由于受社会经济因素、病毒学、性行为，以及与割礼有关的不同文化习俗的影响。

阴茎癌在美国和西欧非常少见。美国的发病率为 0.58∶100 000，欧洲为（0.45～1.7）∶100 000。在发达国家，阴茎癌的发病率随着年龄的增长而增加，50—70 岁的男性发病率最高。与其他国家类似，美国社会经济地位低下与阴茎癌的发病率和死亡率相关。西班牙裔和非裔美国人发病率偏高，而这些患者的发病年龄小于白人。亚裔美国人和太平洋岛民的阴茎癌发病率最低[4]。

二、病理

大多数阴茎癌是鳞状细胞癌（squamous cell carcinomas，SCC），起源于覆盖龟头、包皮、冠状沟或轴的鳞状上皮。风险因素包括无包皮环切、卫生条件差、包茎、吸烟、慢性潜在炎症（如硬化性苔藓和 Zoon 龟头炎）和人乳头瘤病毒（human papilloma virus，HPV）感染。

致癌机制研究表明至少有两条不同的途径导致阴茎鳞癌发生：一条途径与慢性刺激 / 炎症状态相关，涉及 p53 突变和细胞周期蛋白 D_1 过度表达；另一条途径则主要与高风险 HPV 感染相关，其中 p16 过表达[5]。非 HPV 相关肿瘤的发病机制细节仍在研究中。与鳞癌相关的阴茎上皮内瘤变通常显示分化的（非 HPV 途径）或未分化 / 基底的（HPV 途径）组织学（图 9–1）[6]。阴茎癌大体外观通常为外生或扁平溃疡性肿块。

观察到的侵袭性鳞癌的组织学模式与癌发生途径有关（图 9–1）。通常的角化组织学是非 HPV 相关的，而基底样和疣变体是 HPV 相关的。有多种鳞癌亚型显示出独特的组织学特征和临床结果[7, 8]。这些组织学亚型可分为 3 个预后分组：低风险、中等风险和高风险。鳞癌的亚型总结可参见表 9–1。

阴茎癌的其他几种病理特征具有预后价值。浸润生长的肿瘤淋巴结受累的风险较高[9]。组织学分级一直被认为是腹股沟淋巴结转移和肿瘤扩散的影响因素[10–12]。侵犯深度与临床结果之间具有相关性。根据现有报道，厚度＜ 5mm 的肿瘤的转移风险最小[12, 13]。侵犯阴茎解剖水平较深的肿瘤与淋巴结受累高风险有关。侵入阴茎海绵体的肿瘤发生淋巴结转移的风险高于仅侵及海绵体的肿瘤[14]，且淋巴管和神经周围侵犯是预后不利的影响因素之一[15, 16]。淋巴血管腔的栓塞通常发生在侵袭性肿瘤前缘附近。远处转移通过淋巴血管扩散发生。腹股沟淋巴结通常是转移受累的第一个部位。阴茎淋巴管穿过轴和阴茎基线，可导致任何一侧转移。腹股沟盆腔中存在两个以上的阳性淋巴结转移，增加了对侧和同侧盆腔受累的可能性[17]。阳性淋巴结受累是生存的唯一最重要的预后指标，且阳性淋巴结的数量和百分比会影响生存率[18]。

三、风险因素

目前已证实阴茎癌的几种风险因素。与卫生

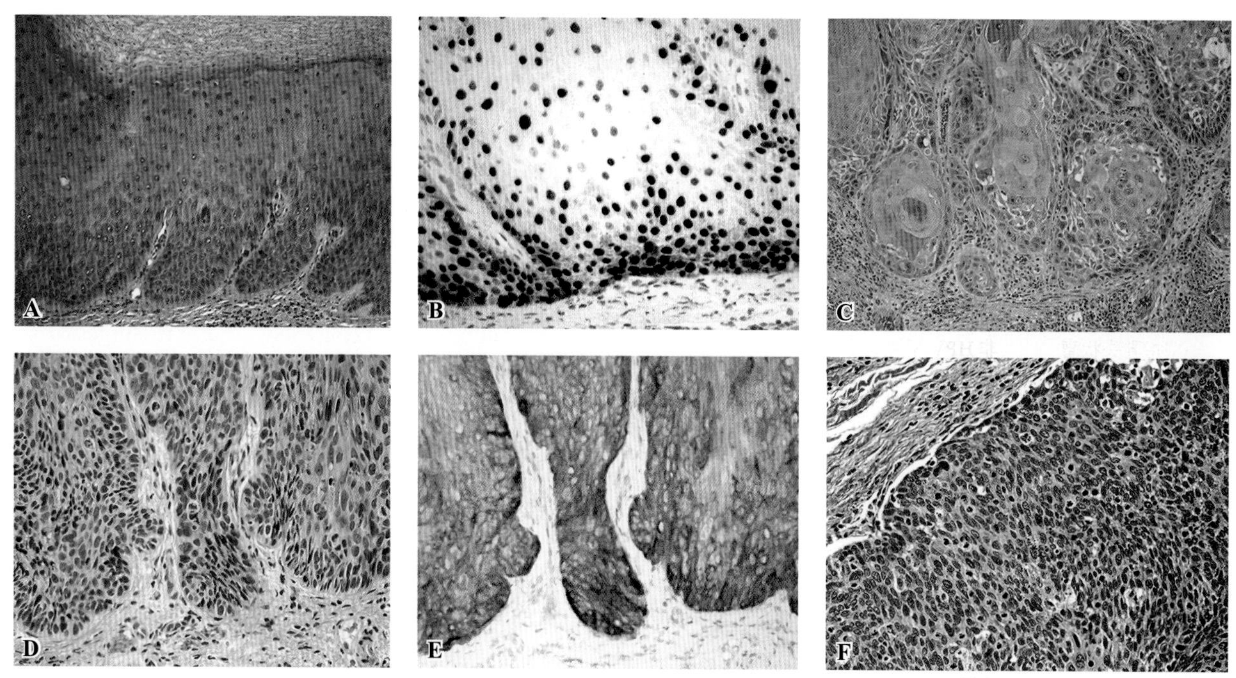

▲ 图 9-1 致癌的双峰途径

分化的阴茎上皮内瘤变（PeIN）（A）是非人乳头瘤病毒（HPV）相关致癌途径的一部分，其特征是鳞状上皮成熟、表皮突起伸长、嗜酸性细胞质、基底层异型性和 p53 过度表达（B）；与分化的 PeIN 相关的常见类型鳞状细胞癌通常显示肿瘤细胞巢的显著角化（C）；基底的 / 未分化的 PeIN（D）是 HPV 相关致癌途径的一部分，其特征在于缺乏鳞状上皮的成熟、高有丝分裂率、许多凋亡小体和 p16 过表达（E）；与基底的 / 未分化的 PeIN 相关的基底鳞癌则显示出由小的基底肿瘤细胞组成的实体结构或癌巢（F）

条件差和包茎相关的阴茎慢性炎症已被确定为阴茎癌发展的潜在原因[2]。包皮过长可潜伏感染性颗粒，在阴茎癌的发展中起着致病作用，之前已在人类免疫缺陷病毒（HIV）文献中对此进行了描述。其中几项随机试验表明，在接受阴茎切除的男性中，HIV 感染率下降[19, 20]。对于阴茎癌，超过 50% 的患有侵袭性疾病患者切除术标本发现 16 型和 18 型 HPV[21]。此外，在包茎男性中，43% 的包皮环切标本中存在 HPV，其中超过一半存在高风险的 HPV16 型和 HPV18 型。相反，只有 16% 的无症状男性的包皮过长携带任何 HPV 病毒 DNA[22]。

由于 HPV 是一种性传播疾病，因此多个性伴侣的病史可视为阴茎癌发展的危险因素之一。拥有超过 30 个终身性伴侣的男性患阴茎癌的风险是普通男性的 3 倍。同样，男性阴茎癌的发病率亦与患宫颈癌的女性伴侣有关[23]。

慢性炎症也已显示与阴茎癌具有相关性。多达 45% 的阴茎癌患者出现龟头炎或龟头炎症，而对照组只有 8%[23]。同样，慢性炎症性硬化性苔藓已被确定为发展的阴茎癌的可能危险因素。

吸烟和紫外线辐射（例如寻常型银屑病的治疗）可以以剂量依赖关系增加阴茎癌的发病率。一项病例对照研究发现，每年吸烟超过 45 包的男性患病风险比不吸烟的男性高 3.2 倍。重要的是，已戒除吸烟者较不吸烟男性的患病风险则只有 1.5 倍，这意味着戒烟对阴茎癌风险人群及患者的重要性[24]。

四、临床表现

阴茎癌通常在确定原发病灶后进行诊断（图 9-2）。最初的检查应包括病理活检，以及通过横断面成像和体格检查进行的腹股沟及盆腔淋巴结的分期。现代成像技术局限性及淋巴结管理将在后一部分讨论。

阴茎不愈合的溃疡应该引起临床医生的怀疑。阴茎原位癌（penile carcinoma in situ，CIS），也称为 Bowen 病（轴）和 Queyrat（龟头）红细胞增多症，在 50% 病例中呈现红色、天鹅绒状病变，引起疼痛或瘙痒。鉴别诊断和治疗是必要的，因为有 5% 的阴茎原位癌病例报告有转移，多达 30% 的患者可发生侵袭性疾病[2, 25]。

表 9-1　阴茎鳞癌的不同病理类型

类　型	危险组	特　点
常见类型	非 HPV 相关 / 风险分组与分级相关	阴茎癌的常见角化形式（50%~60% 的病例），组织学分级从普遍的高分化 1 级模式（突出的角蛋白珠、轻度异型性和罕见的有丝分裂）到罕见的不良分化的 3 级模式（角蛋白形成很少或没有，核多形性显著，有丝分裂丰富）
疣状瘤	非 HPV 相关 / 低风险组织学	分化良好的罕见形式的鳞状癌，具有广泛的外侵边界和外生型的大体外观。此类型无远处转移
未特指乳头状瘤	非 HPV 相关 / 低风险组织学	乳头状结构明显和低级别组织学。可能难以记录小活检组织中的入侵情况
楔状茎	非 HPV 相关 / 低风险组织学	罕见的高分化、低等级类型，具有特征性的迷宫式浸润性生长模式，多见于切除手术标本。在活检标本中通常难以识别
假腺	非 HPV 相关 / 高风险组织学	作为少见类型表现为突出的棘层松解生长模式，类似于腺体（假腺体空间）。肿瘤细胞通常为有坏死病灶的高级组织学
假增生	非 HPV 相关 / 低风险组织学	罕见的极低级别变异，具有模拟反应性假性上皮瘤样增生的组织学特征。通过病变根部的浸润嵌套模式识别诊断。活检标本中通常难以鉴别
腺体	非 HPV 相关 / 生物行为数据有限	非常罕见的混合肿瘤，包括鳞状细胞和腺体细胞。组织学可能类似于唾液腺的黏液表皮样癌
肉瘤样	非 HPV 相关 / 高风险组织学	高度侵袭性的阴茎癌，其特征为梭状肉瘤样组织，至少有鳞状分化的局灶性证据。通常表现为快速生长的息肉状坏死和出血性肿块
基底样	HPV 相关 / 高风险组织学	由小基底细胞组成，具有高有丝分裂率和丰富的凋亡小体，合并 p16 过度表达。团块和（或）嵌套的生长模式通常具有典型的坏死聚焦区域
疣	HPV 相关 / 低风险组织学	明显疣状变异（外生性肿块）伴有尖锐湿疣的乳头状结构，类似于常见的尖锐湿疣；然而，肿瘤细胞表现出恶性细胞学和基底的间质侵袭
透明细胞	HPV 相关 / 高风险组织学	特征是肿瘤细胞的透明细胞质，通常为高级别组织学，嵌套和团块生长模式以及区域性坏死灶
淋巴样	HPV 相关 / 高风险组织学	罕见的低分化形式的癌，其特征是肿块质硬和致密的淋巴细胞浸润。形态学类似于鼻咽癌。Epstein-Barr 病毒通常是阴性的
混合型		高达 1/4 的阴茎癌可能显示 2 种或更多种鳞癌变体的组织学特征。常见的混合模式包括疣状和基底细胞癌（HPV 相关），乳头状和基底细胞（HPV 相关），以及疣状和常见型癌（非 HPV 相关）

HPV. 人乳头瘤病毒

阴茎癌通常出现在未包皮环切的男性龟头、冠状沟和包皮上。1973—2002 年的 SEER 医疗保险数据显示，近 65% 的阴茎癌发生在龟头上[26]。应用 1988—2006 年 SEER 更新数据进行了分期评估。原发肿瘤分期 T_1、T_2、T_3 和 T_4 比例分别为 64.8%、17.1%、9.5% 和 2.1%。大多数患者为局限期，61.6% 为临床淋巴结阴性，2.3% 有远处转移[27]。在发展中国家，呈现出更高级别的趋势。对坦桑尼亚的 236 名患者的回顾性研究显示，已确诊的阴茎癌患者淋巴结阳性率为 56%，而 13% 为无法手术切除的淋巴结转移[28]。

未经治疗的侵袭性阴茎癌常沿着可预测的淋巴引流路径进展转移。阴茎皮肤、下体和尿道都有淋巴管网络汇入到双侧腹股沟淋巴结。这些淋巴结经深腹股沟淋巴结穿过股骨管进入骨盆，在那里汇入髂外、髂内和闭孔淋巴结[29]。在临床中亦有观察到经此途径造成的肝、肺、骨和脑的远处转移[28]。局部晚期腹股沟淋巴结转移可表现为坏死、溃疡性的病变，以及在股动脉管中形成瘘管，引起败血症或出血等表现。

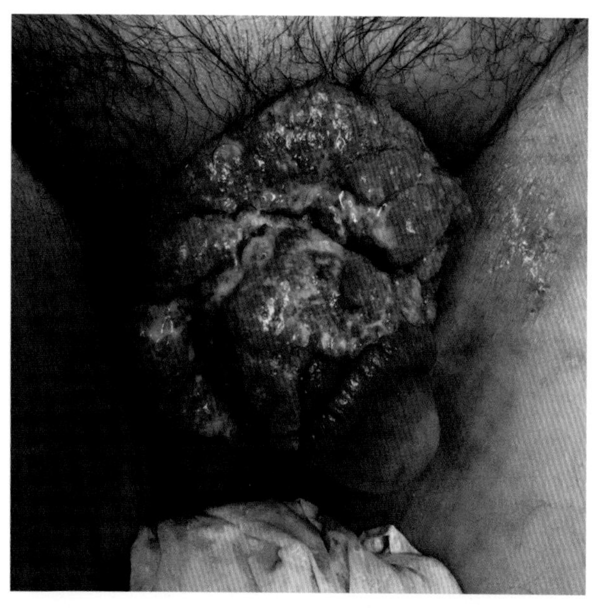

▲ 图 9-2 一例 59 岁患有 pT_2G_2 鳞状细胞阴茎癌男性的肿瘤表现

阴茎癌的治疗结果主要取决于淋巴结的病理状态。1960—2006 年在巴西接受治疗的 688 例患者的回顾性研究显示，pN+ 分期的 5 年和 10 年疾病特异性生存率为 35%，而 pN_0 分期为 96%。临床阴性淋巴结复发但延迟淋巴结清扫患者预后更差，10 年疾病特异性生存率为 30%[30]。法国 1986—2006 年的 114 例腹股沟淋巴结清扫术患者对应不同病理分层 pN_0、pN_1、pN_2 和 pN_3 的 5 年疾病特异性生存率分别为 93.4%、89.3%、30.9% 和 0%[31]（表 9-2）。

淋巴结复发也预示着预后不良。在荷兰和瑞典报道的 700 例患者中，205 例（29.3%）在治疗后出现复发。其中 109 例（15.6%）为局部复发，65 例（9.3%）为区域性复发，而 10 例（1.4%）为远处转移。局部复发后 5 年的疾病特异性生存率为 92.2%，而区域淋巴结复发患者仅为 32.7%。所有远处转移患者均在 22 个月内死亡，包括应用化疗患者[32]。

五、原发肿瘤治疗

尽管晚期患者的预后较差，但所有阴茎癌病例中有 80% 可治愈[33]。充分的治疗需要对原发灶的准确分期，以选择最佳的肿瘤和区域淋巴结治疗方案。应进行溃疡或其他可疑阴茎病变的活组织检查。如果进行穿孔活检，优选 4mm 或更大病灶有利于准确诊断[34]。活组织检查的病理信息可指导后续治疗。

原位癌可以用局部化学治疗剂（5% 咪喹莫特或 5% 氟尿嘧啶）治疗。对局部给予 5% 氟尿嘧啶治疗（每 48 小时应用 12h，共 28d）的 44 例阴茎原位癌患者进行为期 10 年调查研究，结果表明完全缓解率为 57%。在平均 34 个月（范围 12～180 个月）随访后，达到持久完全反应的 80% 患者无病生存。5 名（20%）患者平均复发时间为 5 个月，需要额外治疗，约 30% 的患者无治疗反应。咪喹莫特在该方案中用作二线治疗，完全缓解率为 44%[35]。咪喹莫特用于阴茎原位癌一线治疗也在小样本病例报告中描述过，表现出良好的治疗反应[36, 37]。

在局部化疗失败后，保留阴茎手术作为可选择的治疗方法，或者作为基于临床医生和患者偏好的

表 9-2 病理分期相关的 5 年肿瘤特异生存率（%）

出 处	病例数	pT_1	pT_2	pT_3	pT_4	pN_0	pN_1	pN_2	pN_3
Mistry 等[109]	65	80		50*		80	25†		
Yamada 等[110]	59	80.2‡		25.0§		85¶		25**	
Beech 等[111]	42	90	50	35		100	15		
Veeratterapilla 等[112]	203	85				92	73	61	33
Ornellas 等[30]	688	–	–	–	–	96	35		
Moses 等[113]	127	100	84	54	54	90	65†		
Marconnet 等[31]	144	–	–	–	–	93.4	89.3	30.9	0

*. > pT_1; †.3 年癌症特异生存率; ‡ . ≤ pT_2; §. ≥ pT_3; ¶ . ≤ pN_1; **. ≥ pN_2

主要治疗手段。阴茎原位癌的消融可以用 CO_2 或钕掺杂的钇铝石榴石（Nd：YAG）激光进行。CO_2 激光器的组织穿透深度为 2～2.5mm，Nd：YAG 穿透深度为 3～5mm。Nd：YAG 激光可引起凝固，这可能会对治疗后边缘状态的评估产生负面影响，而 CO_2 激光则不会[38]。Nd：YAG 烧蚀技术的长期随访显示复发率高达 42%。这些复发中有一半在初始治疗后超过 53 个月，表明需要在阴茎保留术后进行长期随访[39]。复发后接受部分切除治疗患者均表现出侵袭性 pT_1～pT_2，表明在激光消融失败后肿瘤可进展至更高的分期。应用放射治疗方法保留阴茎的方案将单独讨论。

不适合消融治疗的肿瘤需要广泛切除。如果肿瘤涉及包皮，则可较为容易地通过包皮环切术来实现。应通过冻结病理检测确认切缘阴性。然而，局部化疗在某些残留病例中是有效的[35]。龟头上的病变可以切除并覆盖从大腿或阴囊获得的分层皮肤移植物，功能良好[40]。

既往治疗规范建议切除术中保证 2cm 的阴性边缘，尽管新的数据表明这是不必要的[41]。充分的切缘取决于肿瘤分级。对于 G_1 和 G_2 病变，5mm 的边缘应该是足够的，而 G_3 肿瘤需要 10mm 的边缘[42]。因为长期随访显示保留阴茎和切除术两者 5 年的癌症特异性存活率相当，因此，保留阴茎治疗越来越受关注。一项回顾性分析研究了 859 例侵袭性阴茎癌进行阴茎保存治疗（53%）或部分切除术（47%）的疗效情况。在阴茎保留治疗后复发更常见（27% vs. 3.8%）。然而，经由多变量分析认为只有病理分期对癌症特异性存活率具有影响，阴茎保留治疗或局部复发则无影响（HR=1.52，95%CI 0.96～2.4，P=0.08）[43]。

莫氏显微（Mohs）手术是具有使用该技术经验丰富的治疗中心的另一种选择，但它在阴茎癌治疗中应用较少。最近文献报道了两个研究情况。Brown 等报道了 Mohs 手术治疗 17 例阴茎癌的情况，中位随访时间为 3 年。1 例（6%）患者出现局部复发，4 例（24%）患者出现淋巴结阳性，1 例患者死于远处转移；3 年无复发率为 71%。未见原发肿瘤病理分期的具体报道[44]。最近 Shindel 等总结了 33 例患者中应用 Mohs 手术的 20 年经验。56% 的患者为原位癌，而另外 44% 患者肿瘤分期位于 T_1～T_3。5 年无复发生存率为 68%，疾病特异性生存率为 96%[45]。

非保留手术适用于更具侵袭性的疾病。然而，对于侵入阴茎尖端海绵体（pT_2）的患者，限制切除龟头（glansectomy）手术就足够了[46]。这种技术试图通过保留下体来保持阴茎的长度和性功能，只要保证阴性切缘足够即可。

阴茎肿瘤若侵及龟头附近的下体或海绵体，则需要更广泛的切除术和部分切除术。在这种情况下，建议保证 1cm 的阴性边缘[41]。一项 32 例患者研究报道认为部分切除术后的复发率较低。尽管该研究队列中有 2/3 患者有 pT_2 或更高分期的肿瘤，只有 1 例（3%）患者出现局部复发，随访中位数为 34 个月。其中肿瘤分级和分期可预测预后情况[47]。对于 T_3 和 T_4 或低分期肿瘤过度邻近患者可行会阴尿道造口术进行全部切除术，以保留直立排尿功能并获得足够的边缘。

已有研究分析了切除术对患者生活质量的影响。令人惊讶的是，接受部分切除术的患者经常报告性功能的维持。一项对接受部分切除术治疗的巴西男性患者的调查显示：55% 的人有足够的勃起能力，72% 的人保持了体验性高潮的能力。尽管如此，只有 33% 的人能保持性活跃[48]。一项对荷兰男性的调查显示，部分切除术后的生活质量相对于保留阴茎的手术相比存在差异。保留阴茎的手术确实保持了更好的性高潮体验功能。且保留阴茎术后男性的尿路疾病较少。部分切除术后 83% 的男性抱怨在排尿时漏尿，其中 35% 归因于喷尿流，35% 归因于阴茎长度[49]。

六、盆腔淋巴结治疗

治疗原发性肿瘤后，对腹股沟淋巴结进行适当的处理是至关重要的，因为在 40% 的淋巴结阳性患者实现了手术治愈。pN_1 更有利，其中超过 90% 的患者存活 8 年。在盆腔淋巴结阳性（pN_3）的患者中甚至可以观察到 16%～53.6% 的治愈率[17, 50]。尽管获益很大，实施淋巴结清扫的比率仍非常低。对 SEER 数据的一项回顾分析表明，淋巴结清扫术仅在符合 NCI 指南的 19%～31% 患者中进行[51]。为什么在确定明确获益时仍不进行手术治疗？

也许答案可以在腹股沟淋巴结清扫术后出现的高并发症中找到。对几项淋巴结切除术进行的系列综述指出：皮肤坏死率为 8%～62%，淋巴水肿率为 23%～50%，感染率为 10%～17%，血清肿率为6%～16%，死亡率低于2%[52]。因此，临床上一般对于淋巴结阴性患者进行持续观察，一旦出现可检测的淋巴结病变再进行干预。在管理患有不可触及的淋巴结的患者时，不建议采用这种方法，因为阴茎癌的淋巴结的非侵入性临床分期已被证明不够充分。

在1953—1985年在巴西接受治疗的145例患者中，cN_0男性患者接受腹股沟淋巴结切除术后淋巴结转移阳性41.4%[50]。同样，1996—2005年德国72例男性患者中发现淋巴结转移37.8例。目前认为计算机断层扫描（CT）和磁共振成像（MRI）在分期淋巴结时不可靠，几乎没有帮助[53]。^{18}F-FDG-PET/ CT在cN+患者中显示出91%灵敏度和100%特异性。然而，PET-CT对于cN_0男性的淋巴结情况预测不佳，敏感度为20%，特异性为92%[54, 55]。

淋巴结转移的风险取决于不同组织学以及原发肿瘤的分级和分期。Guimaraes等回顾了333例阴茎癌患者情况。结果表明，基底细胞、肉瘤样和腺鳞状组织学亚型的淋巴结转移率为50%～75%，而虽然有29%的pT_3，但在疣状阴茎癌患者中没有发现淋巴结转移[56]。淋巴血管侵犯的存在早已被确定为转移性阴茎癌的危险因素。Lopes等发现在LVI阳性患者中pN+占63.5%，无LVI情况者pN+比例为30.6%。肿瘤厚度也被确定为淋巴结转移的危险因素，肿瘤厚度＞5mm，pN+率为57.7%，而厚度＜5mm的肿瘤为33.3%[50]。组织学分级也可预测淋巴结受累情况。Alkatout等对72例阴茎癌患者的病理特征进行多变量分析，确定分级是局部转移的最重要危险因素。1级、2级和3级肿瘤的pN+率分别为7.1%、50.0%和68.2%[57]。表9-3显示了欧洲泌尿学会（EAU）推荐的风险分组。

表9-3 预测淋巴结转移的危险因素

分 组	病理分期	pN+比例（%）[114]
低危组	CIS、pT_1G_1	0
中危组	pT_1G_2	33
高危组	pT_1G_3、pT_2、pT_3、pT_4	83

预防性和延迟性淋巴结切除术的结果对比数据也不赞同对所有cN_0男性进行监测。在行淋巴结清扫术的cN_0患者中发现，有转移的总体6年生存率为84%～92%，而在临床发现淋巴结阳性时接受延迟淋巴结切除术的患者为33%[58]。其他组结果则显示出手术时直接进行淋巴结清扫，相对于延迟切除，3年生存率有49%的改善[59]。不过，即使存在这种生存益处，如果对每位阴茎癌患者都进行淋巴结清扫，那么大量cN_0患者将面临不必要的腹股沟淋巴结切除术并发症风险。

动态前哨淋巴结活检（dynamic sentinel lymph node biopsy，DSNLB）已经成为一种cN_0准确分期的技术，并确定哪些将从淋巴结切除术中受益，以及防止过度治疗临床阴性淋巴结。在超声引导细针穿刺（FNA）中加入了淋巴系闪烁造影和蓝染注射液（异硫蓝），以提高对cN_0淋巴结转移的检测。一旦确定为cN+分期，其后将进行腹股沟淋巴结切除术，而cN_0患者进行定期复查。Leijte等联合应用DSNLB和FNA技术，将活检假阴性率降低至4.8%。该研究组并发症低至5.7%[60]。Naumann等证实了这些结果，联合应用DSLNB和FNA技术实现了0%的假阴性率。该研究组并发症与发生率相似，均为6%[61]。

由于DSLNB对其他非侵入性分期选项的敏感性提高，因此它已成为非触及节点的分期和治疗的重要部分。关于阴茎癌的EAU指南推荐DSLNB用于所有被认为是淋巴结转移中度和高风险的cN_0患者（T_1G_2，pT_{1b}-T_4和所有G_3肿瘤）。国家综合癌症网络指南将DSLNB的使用扩展到Tis、Ta和T_{1a}病变，作为仅基于非侵入性评估的监测的替代方案[33, 62]。

DSLNB并未在所有中心都成功实施。综合18个应用DSLNB检测淋巴结转移的Meta分析显示，总体敏感性为88%。不过该研究系列的结果范围很大，敏感性低的研究低至42.8%。其中包含的一个研究系列假阴性率为25%[63]。

在没有应用DSLNB的中心，使用浅表和改良腹股沟淋巴结切除术对不可触及的淋巴结进行手术分期优于预防性根治性腹股沟淋巴结切除术。该术式仅切除阔筋膜浅表的淋巴结组织，切口较小。改良手术方式包括卵圆窝中的淋巴结组织。通过这些技术，可免于切除大隐静脉，并且不需要Sartorius肌肉转位（图9-3）。这些方法较DSLNB可提供更多组织用于病理分期，与根治性腹股沟淋巴结清扫相比具有更低的并发症发生率。该术式也通常作为

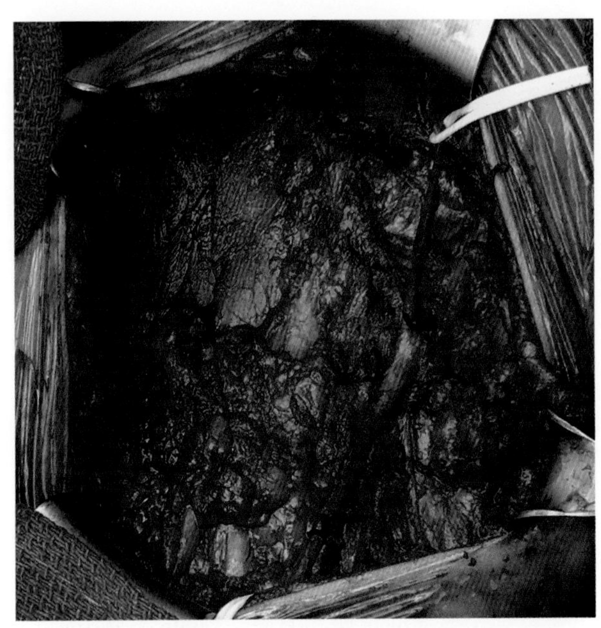

▲ 图 9-3　改良的保留大隐静脉髂腹股沟淋巴结切除术

风险调整方法在具有高淋巴结转移风险的患者中进行。如前所述，2 级和 3 级病变携带 50%～70% 的 pN+ 疾病风险，导致许多人考虑到某些研究中的高假阴性率时，认为这些患者的手术分期比 DSLNB 更合适[57, 63]。通过术中冷冻切片应用可为阳性浅表淋巴结的患者再行根治性腹股沟淋巴结切除术。5 年随访中未观察到复发[64]。

如果存在结外受累或两个或多个同侧淋巴结阳性情况，建议进行同侧盆腔淋巴结切除术。因为该结果标志盆腔淋巴结受累的概率为 16%～33%[17]。已发布指南建议双侧盆腔淋巴结切除术由外科医生自行决定。双侧盆腔淋巴结清扫术的多机构数据认为，存在 4 个或更多阳性淋巴结增加了对侧盆腔淋巴结受累的风险（OR 14.0，CI 1.71～115）。本研究建议在这种情况下行双侧盆腔淋巴结清扫，以及双侧淋巴结外展或双侧腹股沟淋巴结多发转移时行双侧盆腔淋巴结清扫的作用[65]。

临床检查到的腹股沟淋巴结的治疗方案因临床阶段而异。首先应该注意的是，cN+ 腹股沟淋巴结可能具有误导性，误报率接近 40%[57]。这是由于原发肿瘤溃疡性感染的炎症所致。从历史上看，如果给予抗生素后腹股沟淋巴结肿大消退，建议观察 3～6 周。不再常规应用。然而，延长抗生素应用可预防对感染的淋巴结组织进行淋巴结切除术后并发的败血症[66]。

临床 N_1（移动单侧）和 N_2（移动多发或双侧）患者应进行腹股沟淋巴结清扫分期或 FNA，并考虑进行新辅助化疗。具有临床阳性淋巴结的低风险患者可以应用 FNA 进行分期。如果阳性，则应进行腹股沟淋巴结切除术，包括切除针道。由于假阴性率为 20%～30%，对于结果阴性者可以采用重复 FNA 或切除活检[33, 62, 66]。临床 N_3（粘连的腹股沟或阳性盆腔淋巴结）应进行新辅助化疗（在模棱两可的情况下考虑 FNA），如果临床反应良好，可继续进行淋巴结切除术[62]。化疗方案的选择将在后面讨论。

七、放射治疗

关于放射治疗在阴茎癌治疗中的作用的研究很少。由于此病在发达国家罕见，目前没有随机试验支持在确定性治疗或辅助治疗中常规使用放射治疗。应用放射治疗的潜在作用包括早期肿瘤的阴茎保存，确定手术后局部复发的不良病理危险因素发现后的辅助治疗，或局部晚期或不可切除疾病的初始治疗手段。

（一）一期和二期肿瘤

放射治疗应用在英国和欧洲更常见，可作为保护阴茎的手段，并可能避免与完全或部分阴茎切除相关的心理影响和性功能障碍。放疗方法包括外照射和近距离放射治疗。使用插植近距离放射治疗的系列报道结果提示使用这种方式可改善肿瘤控制。

许多评估近距离放射治疗以达阴茎保存的研究病例数不到 50 例，并且可以持续数十年。总体而言，局部控制率为 60%～90%，失败后进行切除术。最大的研究系列是法国包括 184 例患者的多中心单纯近距离放射治疗研究[67]。本研究中观察到的 5 年和 10 年无病生存率分别为 78% 和 67%，10 年肿瘤特异性生存率为 88%。这些结果与其他已发表的近距离放疗研究数据一致[68-70]。

由于阴茎癌最常发生在龟头或包皮上，因此早期病变通常适合间质植入。鉴于诊断的罕见性和先进近距离放射治疗的有限可用性，应用这种治疗手段时，建议转诊给具有该领域技能或专业知识的中心或医师。根据美国近距离放射治疗学会 - 欧洲治疗放射肿瘤学会（ABS-GEC-ESTRO）共识，合理选择患者可提高阴茎保存率[71]。临床分期 T_{1b} 或 T_2

期肿瘤是近距离放疗的合适候选者。肿瘤大小超过4cm、尿道受累和海绵体侵犯则往往可预测局部治疗效果不佳。当考虑单纯植入治疗时，必须考虑区域淋巴结的分期和治疗方案。前哨淋巴结取样应考虑高级别肿瘤或 T_2 病变。植入前包皮环切是获得原发肿瘤充分暴露的重要步骤。

最常应用的是巴黎系统结合低剂量率源的体系[72]。典型的处方剂量为60Gy，0.5～0.6Gy/h，在5d内完成。现代近距离放射治疗通常采用高剂量率来源，但尚未在阴茎癌中广泛研究。在一项剂量较小的研究中，5d内以9个分割方式进行36～39Gy的高剂量短期放射治疗，结果提供了与早期报告相似的功效和安全性[73]。

最近的一项Meta分析将673例近距离放射治疗患者与1505例手术患者的疗效进行了比较。总体而言，近距离放疗治疗5年器官保留率为74%[74]。手术者局部控制得到改善，两组局部控制率为84%vs. 79%，总生存率没有明显差异，提示近距离治疗失败后可成功挽救。对于Ⅰ期或Ⅱ期患者未观察到局部控制的统计学差异。

很少有研究探讨外照射对早期肿瘤的治疗作用。据报道，这种治疗方式的局部控制率为55%～65%，但其中有可能包括 T_3 病变[75-77]。推荐剂量是每次2Gy，总剂量为66～70Gy。要求精细制定放疗计划，以保证组织受量。最常见的设野是在仰卧位置使用相对的侧向野，使用支撑阴茎的定制支架，或者使用水浴技术。而总剂量＜60Gy，单次剂量＜2Gy，总治疗时间＞45d似乎可降低肿瘤控制率[75]。通过全面的临床分期和（或）前哨淋巴结取样，应避免选择性淋巴结照射，以尽量减少睾丸受照射剂量。

局部放射治疗的反应包括皮肤萎缩和色素减退，毛细血管扩张，纤维化和尿道狭窄。有关放疗疗效数据有限，提示对性功能产生中度影响[78]。近距离治疗后溃疡和坏死率为10%～23%，由于并发症导致的切除术比例可能高达5%。虽然大多数局部失败发生在最初2年内，但在治疗后8年内亦有阴茎复发病例的报道，所以建议放疗后延长随访时间[79]。在大多数情况下，局部或全部阴茎切除术可以成功地挽救局部手术失败[67]。

（二）辅助放疗

参考女性外阴癌的数据，可考虑对多发性腹股沟淋巴结转移或外侵明显患者进行术后放疗，但阴茎癌数据很少[80, 81]。小样本病例研究表明术后放疗可降低腹股沟淋巴结复发，尤其适合化疗反应不佳[82]。放疗处方剂量通常为45～50Gy，每次1.8～2Gy，靶区包括腹股沟淋巴结区域及下一级盆腔淋巴结区域。应用现代调强放疗技术可以尽量降低对股骨近端和肠道的照射剂量，可能会降低晚期骨折和胃肠道反应的发生率。此时应考虑辅助同步放化疗的作用。

（三）局部晚期或不可切除肿瘤

对于无法切除的阴茎癌患者，最常见的治疗策略是采用新辅助化疗，后续可行的话可采用切除术。然而，在这种情况下也可以考虑同时放化疗，尤其对于不适合多药化疗的患者。不幸的是，目前同时放化疗的研究结果证明效果欠佳[83]；然而，这种方法值得进一步探讨，因为在其他常见的恶性肿瘤中，这种治疗方案的疗效已得到证实。

八、化疗

（一）新辅助化疗

区域淋巴结受累对生存的不利影响已得到充分认识，大的或粘连的腹股沟淋巴结导致淋巴结清扫无法实现[84]。细胞毒性药物单药治疗效果有限[85, 86]，而回顾性研究中有应用多药方案将无法切除患者转化为可切除报道[87, 88]。使用博来霉素的方案的早期研究认为其与存在不可接受的毒性反应，一般不推荐应用[89]。虽然由于缺少大型随机化对照研究，新辅助化疗的生存获益尚未确认，但参考客观化疗反应及改善切除率情况，可常规应用多药方案进行新辅助化疗。

基于一项纳入 N_2 或 N_3 患者的前瞻性Ⅱ期试验结果，认为紫杉醇、异环磷酰胺和顺铂（TIP）联合方案是一种广泛使用的方案[90]。30例入选患者中有23例进行了全程化疗(4个周期的新辅助化疗)。观察到的客观反应率为50%，10%达到完全反应。该23例患者中的22例接受了双侧淋巴结清扫术。毒性反应与其他细胞毒性方案的既往数据对比是有利的。试验人群的中位生存期为17.1个月。单变量分析认为尽管病理完全反应与进展时间或总生存期的改善无关，但出现化疗反应的患者可获得进展时间和总生存期的改善。生存获益的相关解释受到本研究的小规模限制。在切除时存在双侧淋巴结受累以及外侵明显的患者预后更差。

（二）辅助化疗

术后病理提示淋巴结转移患者的复发和死亡的风险很高[84]。小样本病例研究表明相较于历史对照，多药化疗方案治疗包括双侧淋巴结受累、盆腔淋巴结受累、结外受侵或手术切缘阳性等高风险患者的无病生存率有所提高[89, 91, 92]。

一项多国的对 84 例合并盆腔淋巴结转移的回顾性研究分析了其中 36 例接受辅助化疗的患者情况[93]。使用的化疗方案未标准化。辅助化疗患者双侧腹股沟转移率较低，但结外受侵率较高。辅助化疗提高了总生存期，从 10.1 个月延长至 21.7 个月，多变量分析支持此结论。

虽然还没有关于阴茎癌患者围手术期化疗的随机前瞻性试验报告，但整体数据的影响已促使 EAU 虽然没有阴茎癌患者的围手术期化疗的随机前瞻性试验报道，但受总体数据影响，EAU 推荐对腹股沟淋巴结体积庞大或粘连的患者使用新辅助化疗，然后进行根治性腹股沟淋巴结清扫[33]。建议术后分期 N_2 或 N_3 的患者进行辅助化疗。

（三）晚期疾病

在根治性手术后，大多数局部复发和远处转移发生在术后 2 年内[32, 94]。远处转移者预后极差。目前的治疗方法无长期存活者，大多数远处转移患者在 2 年内死亡[32, 94]。在含顺铂方案新辅助化疗后复发的患者中，无论挽救治疗如何，包括应用生长因子受体（EGFR）靶向药物，其中位生存期均少于 6 个月[95]。

对晚期患者应用含铂剂的多药化疗仅受到小型非随机试验的支持，并且目前仅用于姑息治疗。在一线化疗方案中，考虑疗效及毒副反应，TIP 方案通常优于其他方案。如上所述，新辅助治疗应用 TIP 方案的客观缓解率为 50%[90]。多西紫杉醇、顺铂和氟尿嘧啶联合方案疗效中等，但毒副反应明显[96–98]。对于不适合 TIP 方案患者可考虑顺铂结合吉西他滨、伊立替康或氟尿嘧啶联合方案[99–101]，虽然其有效率令人失望，而最佳支持治疗对于不适合的患者是有利的。含博来霉素的方案已显示出严重的细胞毒性，不应使用[88, 95]。虽然紫杉醇单药治疗可考虑用于特别适合的患者，二线姑息化疗的作用有限[102]。

目前尚无研究表明分子靶向治疗在晚期阴茎癌患者中显示临床获益。在阴茎癌中 EGFR 过度表达普遍存在，而 KRAS 或 BRAF 下游突变罕见[103]。尽管如此，单独应用 EGFR 靶向药物疗效有效[104–106]。虽然 EGFR 靶向药物与化疗联合出现了预期的毒副反应，但疗效尚不清楚。

基因组分析已经确定了晚期阴茎癌患者的临床相关基因突变情况，包括已建立靶向治疗的基因，如 *CDKN2A*、*CDK4*、*PIK3CA*、*EGFR* 和 *BRCA2*[107, 108]。希望加深对其分子基础的理解，促进未来发展有效的治疗方案。

九、结论

鳞状细胞癌是阴茎癌中最常见的组织学类型，其分期和分级是确定后续治疗方案的必要病理特征。适当评估腹股沟淋巴结仍然是有意义的，可用于指导治疗，减少腹股沟淋巴结清扫后的并发症。对局部晚期和远处转移肿瘤的治疗方案正在探索中，显然需要进行多机构、大规模的临床试验，进一步改进治疗策略，以期获得长远的收效。

第三篇　头颈部癌

Head and Neck Cancer

第 10 章　口腔及其邻近结构的罕见肿瘤

Uncommon Tumors of the Oral Cavity and Adjacent Structures

Madalina Tuluc　Voichita Bar-Ad　David Cognetti　Jennifer Johnson　Rita Axelrod　著
张建光　译　　胡　漫　校

一、概述

头颈部癌是全球第六大常见的恶性肿瘤 [1, 2]。在美国，口腔癌约占头颈部肿瘤的 30%，占所有肿瘤的 3%[3]。在美国，口腔癌最常见的发病因素是吸烟和饮酒 [1, 4]。然而，最近的数据显示，不吸烟和不饮酒的年轻人中，口腔癌的发病率增加，高危型人乳头瘤病毒（human papillomavirus，HPV）在口腔鳞癌的发生中起着重要作用 [1]。口腔恶性肿瘤中，绝大多数（约 95%）是鳞状细胞癌 [5, 6]，但也存在许多其他病理类型，本章对此进行了讨论（框 10–1）。

二、侵犯口腔黏膜的恶性肿瘤

（一）疣状癌，鳞状细胞癌的罕见变异

疣状癌是高度分化鳞状细胞癌的一种罕见且独特的病理和临床的变异。它通常与长期吸烟或咀嚼槟榔有关 [7]。然而，最近研究表明 HPV 在疣状癌的发生和发展中具有潜在的作用 [8, 9]。患者通常表现为广泛的、生长缓慢的、白色的疣状病变，类似菜花样。常见的黏膜受侵部位是颊黏膜、下颌牙槽嵴和舌 [10]。因为缺乏组织学和细胞学的特异性，诊断存在困难性，有时需要重复活检。疣状癌的细胞动力学比典型的鳞状细胞癌更类似于正常的上皮细胞。不同于浸润性鳞状细胞癌，有丝分裂相仅局限于基底层（图 10–1）[11]。增殖性疣状白斑被认为是疣状癌的癌前病变 [12]。进展为疣状癌的口腔病变在流式细胞仪检查中显示 DNA 非整倍体，并且在疾病进展期间维持异常的非整倍体细胞系 [13]。

疣状癌具有局部侵袭的倾向，可能侵及大面积的口腔表面，但不太可能出现转移 [14]。疣状癌治疗的复杂性与该肿瘤的持续性和复发的高风险有关。传统上，外科是这些病变的首选治疗方法。由于淋巴结转移罕见，疣状癌通常不需要颈淋巴结清扫。放疗和化疗的作用存在争议 [7, 15]。

（二）睾丸核蛋白中线癌

睾丸核蛋白中线癌是侵袭性鳞状细胞癌的一种亚型，其特征是编码睾丸核蛋白（NUT）的基因在染色体 15q14 发生重排。在大多数 NUT 病例中，t（15；19）（q14，p13.1）存在 BRD4 融合。其余病例中，或者 t（9；15）（q34.2；q14）BRD3 融合，或者未知的基因融合 [16, 17]。

框 10-1 口腔和邻近结构的罕见肿瘤

侵犯口腔黏膜的恶性肿瘤
- 疣状癌，鳞状细胞癌的罕见变异
- NUT 中线癌
- 恶性黑色素瘤

小涎腺恶性肿瘤
- 黏液表皮样癌
- 腺样囊性癌
- 腺泡细胞癌
- 癌在多形性腺瘤中
- 多形性低度恶性腺癌
- 乳腺样分泌癌

软组织肉瘤
- 未分化多形性肉瘤
- 血管肉瘤
- 滑膜肉瘤
- 平滑肌肉瘤
- 横纹肌肉瘤

骨肿瘤
- 软骨肉瘤
- 骨肉瘤
- 朗格汉斯细胞组织细胞增生症

恶性牙源性肿瘤
- 恶性成釉细胞瘤和成釉细胞癌

其他肿瘤
- Kaposi 肉瘤
- Burkitt 淋巴瘤

NUT 最初发现是在纵隔，高达 35% 的病例出现在头颈部区域。高侵袭性和几乎全部死亡，中位生存时间少于 12 个月，NUT 中线癌发病年龄跨度很大（新生儿至 78 岁），男女之间发病率相当。患者表现出与原发部位有关的肿块相关症状，但许多患者表现为局部和远处转移的晚期症状。

显微镜检查显示未分化的片状肿瘤细胞具有“突然”角化。常见到大量的有丝分裂相、凋亡小体和肿瘤坏死。在大约 50% 的病历中，NUT 癌会与角蛋白抗体发生反应，也可以见到 CD34 反应性 [17]。针对 NUT 蛋白的高度特异性抗体已经可以商品形式获得。荧光原位杂交（FISH）和反转录聚合酶链反应（RT-PCR）也可用于诊断。

大多数情况下，头颈部鳞状细胞癌的标准治疗方案对这些肿瘤无效。广泛存在的染色体重排可以为生物治疗提供特定的靶点。组蛋白去乙酰化酶抑制剂、溴结构域和末端外抑制剂的初步研究显示，无论体内还是体外，结果都令人鼓舞，并且即将进行这些药物的临床试验 [18]。

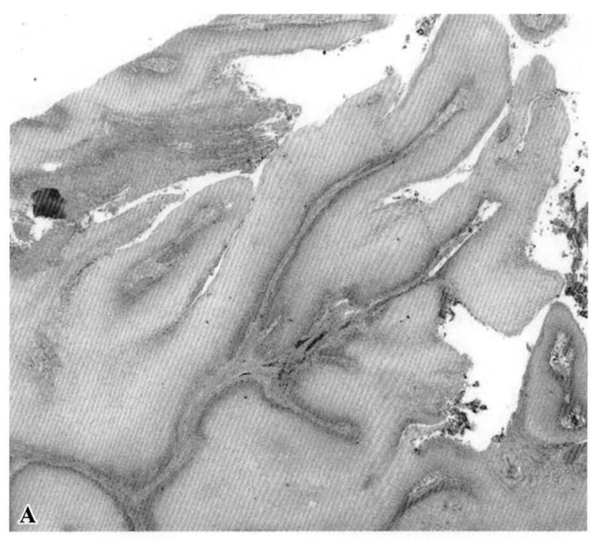

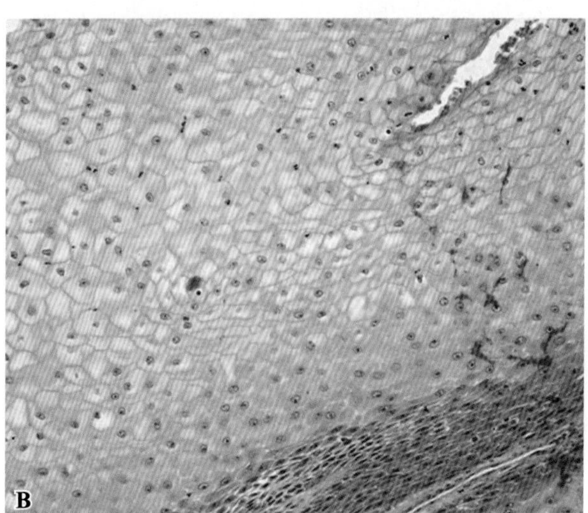

▲ 图 10-1 疣状癌
A. 疣状癌表现为外生性疣状病变，保留成熟的上皮（HE，40×）；B. 疣状癌表现为上皮增生，细胞学异型性极小，有丝分裂相很少，局限于基底层（HE，200×）

（三）恶性黑色素瘤

恶性黑色素瘤起源于黑色素细胞的增殖，黑色素细胞来源于神经嵴。虽然大多数黑色素瘤发生在皮肤，但它们也可能发生在黏膜或神经嵴细胞迁移的其他部位 [19]。尽管尚未完全了解其功能，但已经充分证实了黏膜中存在黑色素细胞 [19, 20]。

口腔恶性黑色素瘤是一种非常罕见的肿瘤，仅占所有黑色素瘤的 2% 左右。黏膜恶性黑色素瘤的危险因素尚不明确 [20, 21]。仅在少数情况下，黑色素痣被认为是口腔黏膜黑色素瘤的癌前病变 [20]。当口腔出现痣时，最常见于上腭；这也是口腔黏膜黑色素瘤最常见的部位[20]。黏膜黑色素瘤的发病高峰年龄在 65—79 岁，比皮肤黑色素瘤平均晚 20 年[17]。这些肿瘤可能发生在口腔的任何部位，但更常见于硬腭和上颌牙槽黏膜[19, 20]。大多数口腔黏膜恶性黑色素瘤表现为正常黏膜中新发病灶，而 1/3～1/2 的肿瘤则在几个月或几年内出现口腔色素沉着[20]。

口腔恶性黑色素瘤必须与其他口腔色素沉着性病变进行区分，包括生理性或种族色素沉着，汞合金文身，口腔黑色素斑，黑色素细胞痣，黑棘皮瘤，Kaposi 肉瘤，Peutz–Jeghers 综合征，Addison 病，毒品或吸烟相关的黑色素沉着[20, 22]。口腔无色素性黑色素瘤非常罕见，仅占口腔黏膜黑色素瘤的 10% 左右[20]。口腔无色素性黑色素瘤的预后比色素性黑色素瘤差，部分原因是确诊和开始治疗的延迟。此外，无色素性黑色素瘤被认为比色素性黑色素瘤在生物学上更具有侵袭性。组织学检查联合 S–100 抗原和更具有特异性的标记物（HMB–45、Melan–A、抗酪氨酸酶、Sox10）免疫染色是诊断无色素性黑色素瘤的关键（图 10–2）[20, 23, 24]。

口腔恶性黑色素瘤通常表现为无症状的棕色、深蓝色或黑色斑疹，只有当黏膜溃疡或出血时才去就诊[20]。缺乏早期症状和发生在特殊部位，可以解释大多数原发性黏膜黑色素瘤诊断为晚期的事实[20]。与皮肤黑色素瘤相比，黏膜黑色素瘤的亚型分类存在争议，没有发现在浸润深度和预后之间存在相关性[20, 25]。放射生长阶段，黏膜黑色素瘤在组织学上可能与皮肤小痣恶性黑色素瘤相似。然而，一旦发生侵袭，口腔黏膜黑色素瘤非常具有侵袭性，并且可以垂直生长，类似于表浅扩散性皮肤黑色素瘤[20]。美国癌症联合委员会（AJCC）尚未发布口腔恶性黑色素瘤分期的指南[20]。

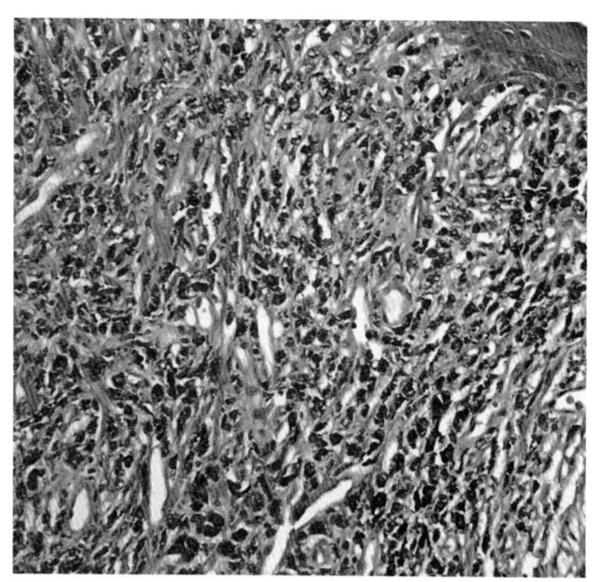

▲ 图 10–2　恶性黑色素瘤
表现为严重色素沉着的恶性肿瘤，累及黏膜下层（HE，200×）

口腔局限性非转移性黏膜恶性黑色素瘤的主要治疗方法是广泛手术切除[25]。外科技术的进步能够做到更加广泛的切除和重建[26]。然而，切除术后局部复发的概率约为 50%[27]。术后放疗用于高危患者，已经显示能够减少局部区域失败的风险。然而，术后放疗可能无法改善总生存。晚期原发病变和确诊时区域淋巴结转移的疾病特异死亡率增加[25, 27]。此外，尽管进行了有效的局部区域治疗，包括手术切除和术后放疗，大多数黏膜恶性黑色素瘤患者死于远处转移[25]。目前尚不清楚化疗和（或）免疫治疗是否有助于预防这些患者的远处转移[25, 28, 29]。口腔黏膜恶性黑色素瘤预后较皮肤恶性黑色素瘤差[20]。据报道，原发性黏膜黑色素瘤的 5 年生存率为 15%～50%[20, 26, 27]。

早期诊断和治疗对于改善口腔恶性黑色素瘤的预后至关重要[26]。因此，口腔科医生必须仔细彻底检查口腔，并且必须对任何表现出生长的色素性病变进行活检。此外，迫切需要研究新的更有效的全身治疗方法来预防远处转移。

三、小涎腺恶性肿瘤

涎腺由 3 对大的成对大涎腺（腮腺、颌下腺和舌下腺）和数百个小涎腺组成[30]。小涎腺广泛分布于上呼吸道、上腭、颊黏膜、舌根、口底牙龈、嘴唇、鼻旁窦、鼻腔、咽部和气管[30]。在美国，涎腺肿瘤占头颈部恶性肿瘤的比例不到 5%，仅占全部肿瘤的 0.4%[30, 31]。大多数（88%）小涎腺肿瘤是恶性的，而腮腺肿瘤只有 25% 是恶性的[32, 33]。

涎腺肿瘤的相关病因尚不明确；吸烟和照射被认为是潜在危险因素[34–37]。患者通常表现为无痛性肿块。局部浸润是涎腺恶性肿瘤扩散的初始途径，具体取决于位置和组织学类型。淋巴结侵犯的概率取决于原发肿瘤的分期、肿瘤位置和组织学类型。鳞状细胞癌、未分化癌和涎腺导管癌出现淋巴结扩散的风险最高。黏液表皮样肿瘤是中等危险。腺泡细胞癌、腺样囊性癌和癌在多形性腺瘤中很少出现淋巴结扩散[38, 39]。就诊时，大约 3% 的患者出现远处转移，33% 的患者 10 年内出现远处转移。远处转移最常见的部位是肺和骨[40]。腺样囊性癌、涎腺导管癌和未分化癌更常见远处转移[32, 41–44]。

通常，恶性涎腺肿瘤的治疗包括手术切除，对于具有不良预后因素（局部晚期侵犯邻近器官，切缘阳性或接近阳性，骨侵犯，神经受侵，高级别肿瘤和复发肿瘤）的患者给予术后放疗[40, 45]。化疗增敏的作用仍存在争议，目前正在进行一些协作组研究（RTOG1008/NCT01220583）和其他研究[46]。复发高危的患者，对于非腺样囊性癌，我们考虑每 3 周 100mg/m^2 高剂量顺铂或每周 40mg/m^2 低剂量顺铂进行化疗增敏。

涎腺肿瘤中发现许多分子异常，可能在未来会引导更加特异性的治疗。在腺样囊性癌中，发现特异性的易位 t（6：9）（q22–23；p23–24）[47]。*myb* 致癌基因和 NF1B 转录因子的融合产物导致 *myb* 和涉及细胞周期控制、血管生成以及其他通路的调控异常[47]。在黏液表皮样癌中，发现 CRTCMAML2 易位。有趣的是，野生型 *CRTC* 基因成员是环单磷酸腺苷反应蛋白的激活剂，与葡萄糖和脂肪酸代谢的调节有关[48–51]。在涎腺导管肿瘤中，一定比例的肿瘤可显示出雄激素和（或）雌激素受体的存在[51]。少数病例中发现人表皮生长因子受体 2(HER2/neu)。当存在这些受体时，可能用于治疗，但目前没有标准。拉帕替尼治疗表达表皮生长因子受体（EGFR）或 erbB2（HER2/nue）的涎腺肿瘤的最新研究尚未显示有效，但显示肿瘤稳定[52]。

通常，对于涎腺恶性肿瘤，化疗可以改善转移性病变的症状，但不能治愈，而且有效性不持久。因此，化疗通常应用于有症状的和（或）疾病进展迅速的患者。例如，无症状的、肺转移生长缓慢的患者最好的治疗就是观察，在有选择的病例中可以切除。局部复发的病变在可能的情况下通常给予再次切除。用于头颈部鳞状细胞癌的其他药物，例如顺铂、氟尿嘧啶、长春瑞滨等，显示出有效性[53, 54]。一系列协作组研究证实，紫杉类药物对黏液表皮样癌或腺癌有效，但对腺样囊性癌无效[55]。尽管有了新的靶点，但小分子药物效果仍然令人失望，病变稳定，几乎没有变化。

分子靶向治疗直觉上认为是有前途的，但临床试验并没有显示出明显效果。已经注意到无进展生存的改善。

（一）黏液表皮样癌

黏液表皮样癌是涎腺最常见的恶性肿瘤[56, 57]。当肿瘤发生在小涎腺时，最常见于上腭、后磨牙三角区、口底、颊黏膜、嘴唇和舌[56]。黏液表皮样癌更常见于女性。生命中第三个和第六个十年是发病率最高的时期，但任何年龄均可发病[56, 57]。黏液表皮样癌是儿童和青少年中最常见的涎腺恶性肿瘤[56–59]。

黏液表皮样癌的组织病理学分级标准仍存在争议。低级别黏液表皮样癌，特别是那些发生于小涎腺的，具有明显的黏液分泌成分，由在囊腔内排列的柱状细胞组成。低级别肿瘤直径通常小于 4cm，界限清楚，主要为囊性。组织学上，大多数肿瘤细胞为分化良好的表皮样细胞和黏液分泌细胞，有丝分裂相很少［每 10 个高倍视野（HPF）少于 3 个有丝分裂］，并且核多态性极少（图 10–3A）。中间级别的肿瘤的囊较小，易于形成大而不规则巢状或片状恶性细胞（图 10–3B）。高级别肿瘤，直径通常大于 4 cm，典型表现为异型性、坏死程度和有丝分裂计数增加（每 10 HPF 超过 4 个有丝分裂）（图 6–3C）[56, 60]。增殖细胞核抗原（PCNA）和 Ki–67 增殖抗原的免疫反应性表明，肿瘤细胞的增殖比例随着肿瘤分级的增加而逐渐增加[56, 58, 61]。

手术切除是所有黏液表皮样癌的首选治疗方法[59]。在所有级别肿瘤中，充分的肿瘤切除都是必要的。据报道，对于低危和中危肿瘤，手术切缘阳性的病例复发率为 50%。对于切缘阳性的高级别病变，可增加至 80%[56, 62]。术后放疗一般用于高级别肿瘤和手术切缘阳性的患者，以改善局部控制和可能改善长期生存[57, 63, 64]。预后与组织学分级、手术切除是否充分及临床分期有关。低级别黏液表皮样癌的 5 年生存率高达 90%～100%[56, 60]。中、高危黏液表皮样癌更容易出现复发和转移，10 年和 15 年的生存率分别约为 40% 和 33%[57, 65]。最近的研究表明，*p27* 表达和 CRTC1–MAML2 融合阳性的黏液表皮样肿瘤具有良好的临床和病理学特征以及长期生存[44]。

（二）腺样囊性癌

腺样囊性癌是最常见的小涎腺肿瘤，最常累

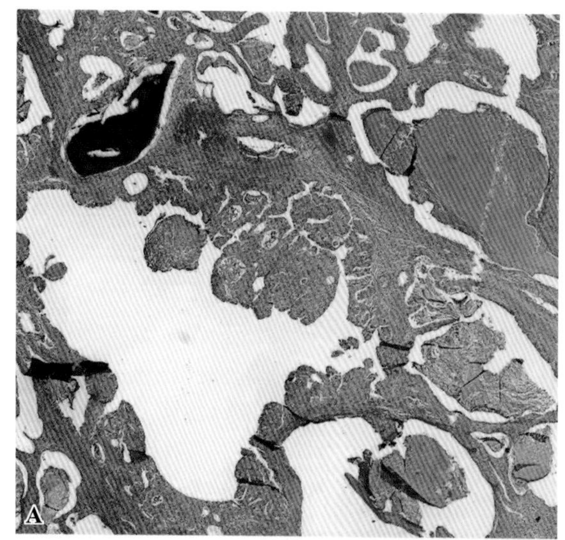
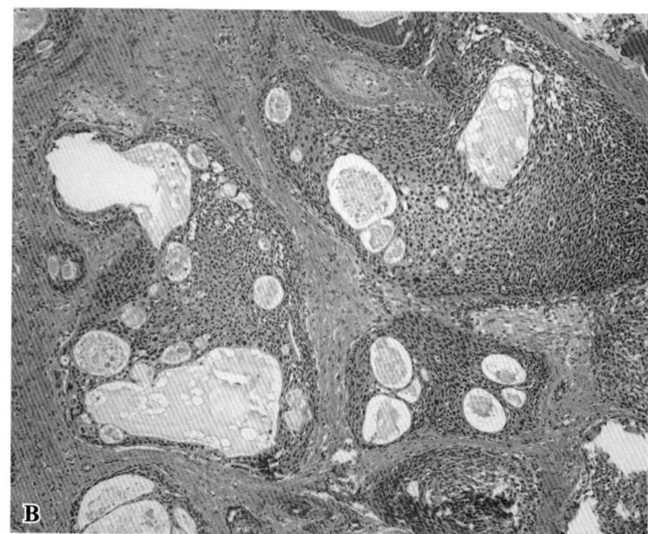
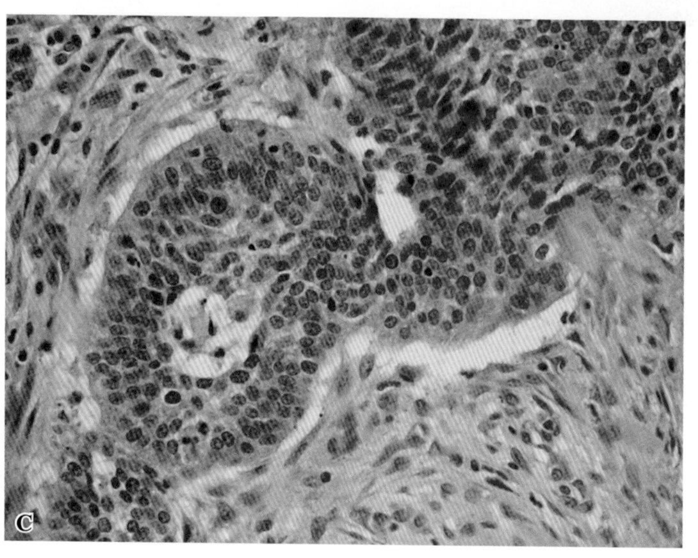

▲ 图 10-3 黏液表皮样癌

A. 黏液表皮样癌，低级别（HE，40×）；B. 黏液表皮样癌，中级别（HE，40×）；C. 黏液表皮样癌，高级别（HE，400×）

及上腭 [33, 41, 43]。性别分布相对平均 [66]。这种肿瘤发生于成人的第 5、第 6 和第 7 个十年 [56]，其特征是生长缓慢，有局部复发和晚期全身性播散的趋势 [32, 40, 43]。腺瘤样囊性癌具有很强的嗜神经性，是肿瘤扩散的主要途径 [67]。腺样囊性癌的神经周围浸润可通过计算机断层扫描（CT）进行评估，表现为椎间孔增大，也可以通过磁共振成像（MRI）进行评估 [68]。

其生长模式是筛状、管状和实体型（图 10-4）[67]。最近的研究表明，6q23-35 号染色体杂合性丢失（LOH）的发生率很高，这与涎腺腺样囊性癌的临床和组织学参数相关 [69]。尽管几项研究报道了与实体型相比，管状和筛状亚型的腺样囊性癌预后良好，但许多作者质疑肿瘤分级的预后意义，并表示需要使用分类系统进行标准化 [70]。神经周围浸润已被确定为不良预后因素 [71-73]。

腺样囊性癌远处转移比局部淋巴结受侵更常见 [67]。肺转移最常见，而其他远处扩散部位包括骨、肝脏和大脑 [74, 75]。远处转移似乎与原发肿瘤的控制无关 [76, 77]。Sung 等报道，远处转移的患者中有一半未显示出局部区域衰竭的迹象 [77]。腺样囊性癌的转移可长期无症状。肺转移尤其如此，进展非常缓慢 [75, 77-79]。最新数据表明，富含半胱氨酸蛋白 61 的表达与腺样囊性癌的血管生成和转移密切相关，

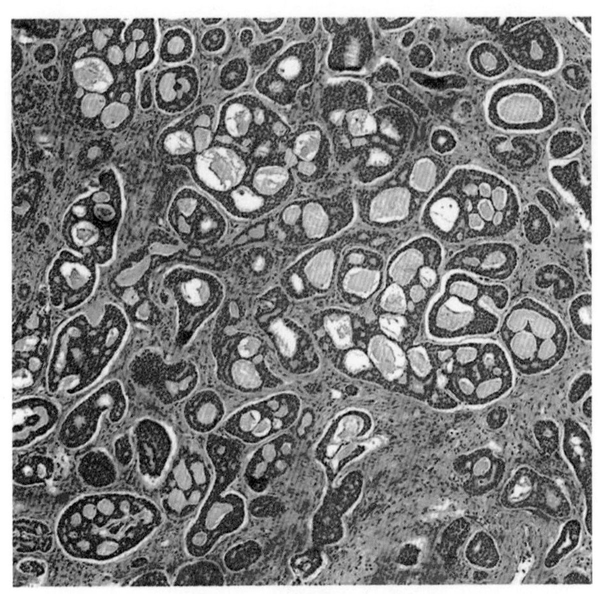

▲ 图 10-4 腺样囊性癌，主要是筛状结构（HE，40×）

这可能是抗血管生成治疗的重要靶点 [80]。

腺样囊性癌应采用多学科治疗方法。单纯手术切除可能与局部复发的高风险相关，并且经常需要术后放疗 [67]。当腺样囊性癌侵犯了脑神经的一个分支时，应选择性地治疗神经通往颅底的神经通路。当仅局限性侵犯小的无名神经周围时，对颅底照射的需求取决于原发肿瘤的位置；对于上腭或鼻旁窦的肿瘤，由于靠近肿瘤床，颅底将包括在放疗野内 [81]。在首程局部治疗中未提及化疗。全身化疗在腺样囊性癌中的作用尚不清楚。

化疗在转移性腺样囊性癌中的作用总体上仍存在争议，如果可行，首选临床试验。肿瘤的分子和免疫组化可能有助于指导治疗，但尚未在对照试验中得到证实 [82]。化学治疗用于迅速进展的全身性疾病而不适合局部姑息性放疗或手术的患者。过表达切除修复交叉互补基因 -1 的肿瘤对含顺铂方案有效的可能性较小；过表达核糖核苷酸还原酶催化亚基 M1 的肿瘤对吉西他滨有效反应较低，而胸腺嘧啶合成酶表达水平低的肿瘤更容易对氟尿嘧啶或培美曲塞等药物产生反应 [83–87]。

其他未指定的涎腺癌的治疗方案通常与其他头颈部鳞状细胞癌的治疗方案相同。根据协作组的数据，我们将避免使用紫杉类药物治疗腺样囊性癌 [55]。顺铂（50mg/m^2）、阿霉素（50mg/m^2）和环磷酰胺（500mg/m^2）的 3 周方案用于治疗转移性涎腺癌 [53]，50% 的患者显示有效，我们在无法进行临床试验时使用这个方案。其他合理的治疗方案包括顺铂和长春瑞滨 [54]。

（三）腺泡细胞癌

腺癌细胞是一种罕见的涎腺恶性肿瘤。该肿瘤通常发生在生命的第五个十年，约有 3% 的病例表现为双侧受累 [88]。腺泡细胞癌是儿童中第二常见的涎腺肿瘤，发病率仅次于黏液表皮样癌 [89]。肿瘤主要由浆液性腺泡细胞组成（图 10–5）。可有包膜，肿瘤可呈多结节状 [90]。腺泡细胞癌的细胞遗传学改变，包括 6q 号染色体重排，Y 染色体丢失，以及 7 号和 8 号染色体扩增 [91, 92]。一般治疗方法包括外科切除，对于有不良预后因素（局部晚期肿瘤累及邻近器官，手术切缘阳性或接近）的给予术后放疗 [40, 45]。

（四）癌在多形性腺瘤中

癌在多形性腺瘤中是由良性多形性腺瘤发展而来的。该病罕见，仅占所有恶性涎腺肿瘤的 12% 左右 [93]。肿瘤最常见于生命的第六至第八个十年间，女性发病率略高 [93]。癌在多形性腺瘤中被认为是原发或复发多形性腺瘤的恶性转化 [94]。在一系列发表的文章中，诊断为癌在多形性腺瘤中的患者中，20%～25% 的患者曾接受过多形性腺瘤的治疗 [95, 96]。

癌在多形性腺瘤中的发展似乎遵循一个多阶段模型。根据囊外癌成分的出现和侵袭程度，癌在多形性腺瘤中可分为三类：非浸润型（称为囊

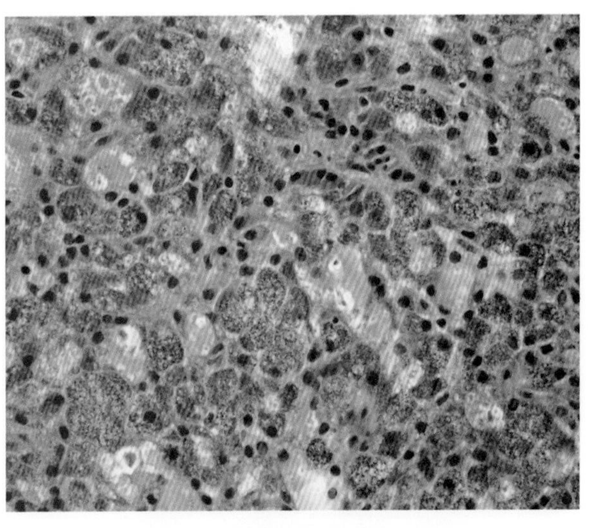

▲ 图 10–5 腺泡细胞癌（HE，200×）

内癌在多形性腺瘤中）、微浸润型（侵袭囊外组织＜ 1.5mm）和浸润型（恶性成分从肿瘤包膜侵袭邻近器官＞ 1.5mm，图 10-6）[97, 98]。非浸润性或微浸润性肿瘤患者的预后要好于浸润性肿瘤患者。此外，肿瘤大小、肿瘤等级和肿瘤切除的完整性已证明是诊断为癌在多形性腺瘤中患者的预后指标 [98]。

癌在多形性腺瘤中的治疗包括手术切除和颈淋巴结清扫术（颈淋巴结受累的情况下）[93]。术后放疗用于高级别病变、手术切缘阳性、神经周围浸润或淋巴结受累的患者 [99]。患者也可以选择术后联合放化疗，尽管目前关于该病化疗效果的公开数据很少 [95, 99]。

（五）多形性低级别腺癌

多形性低级别腺癌（polymorphous low-grade adenocarcinoma，PLGA）是一种通常生长缓慢、转移潜能低的肿瘤，几乎总是发生在上腭和颊黏膜的小涎腺 [100, 101]。一个典型的表现是同心螺纹的存在，形成了类似靶子的（洋葱皮样）样式，使人联想到乳腺小叶癌。组织学表现多种多样，包括实性、小梁状、管状、乳头状和筛状 [92]。局部、神经周围和血管浸润是常见的 [100, 101]。尽管 PLGA 的异质性形态学特征较明显，但由于与其他原发涎腺肿瘤的形态相似，可能会造成诊断困难，特别是腺样囊性癌；共同的组织学特征包括边界不清，实性和筛状生长模式，以及嗜神经性（图 10-7）[102]。

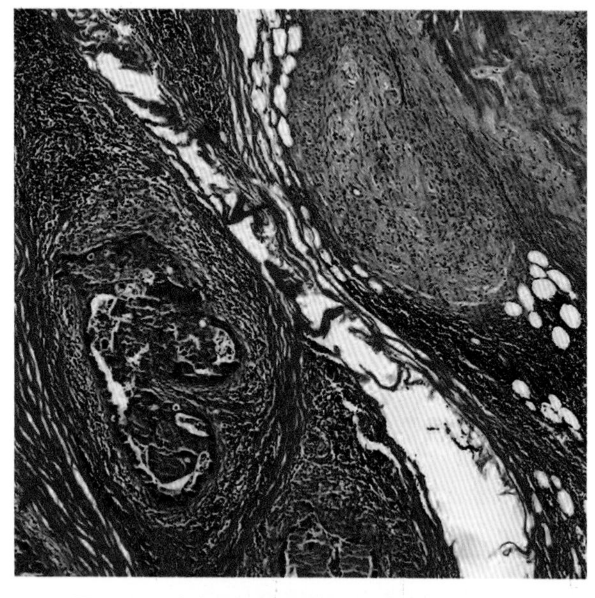

▲ 图 10-6　癌在多形性腺瘤中，浸润型（HE，40×）

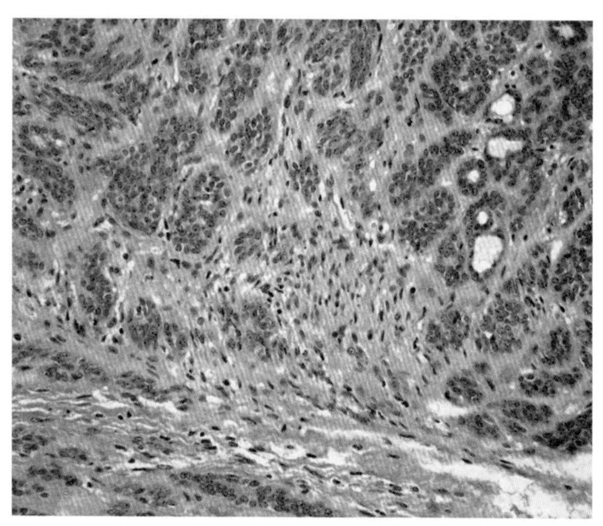

▲ 图 10-7　多形性低级别腺癌（HE，200×）

免疫组化标记有助于区分 PLGA 和腺样囊性癌，特别是癌胚抗原、波形蛋白、平滑肌肌动蛋白、C-kit 和 Ki-67[66, 102, 103]。PLGA 与腺样囊性癌的鉴别是正确治疗和随访的关键。尽管其具有浸润性生长模式和嗜神经性，但 PLGA 的总体预后仍然良好，完全切除肿瘤后复发率低且预后极好 [102]。

（六）乳腺样内分泌癌

乳腺样内分泌癌（MASC）是一种新近发现的涎腺肿瘤，其 ETV6-NTRK3 易位 [104, 105]。大多数病例发生在腮腺，其次是口腔的小涎腺。它表现为一个生长缓慢的肿瘤，具有明显的形态学特征，结合适当的免疫特征谱，通常足以进行诊断 [105]。

肿瘤表现出微囊状和腺样结构，腔内充满嗜酸性分泌物质。偶热可见微乳头结构。肿瘤细胞通常表现出大汗腺分化，有时可以看到具有大量胞质空泡的细胞 [105]。该肿瘤的免疫组化特征是 S100 和乳珠蛋白染色呈阳性。

MASC 是低度恶性肿瘤，总体预后较好，存在区域淋巴结转移的可能。极少数情况下，MASC 表现出侵袭性，可能转化为高度恶性 [105]。

完全切除 MASC 是第一步，通常被认为是治疗的唯一办法。对于具有不良风险特征（如不完全切除、淋巴血管侵犯或神经周围侵犯）的病例给予辅助放疗；然而，辅助治疗的作用尚未在临床试验中得到证实。对于那些复发或转移的罕见病例，可利用其独特的遗传异常（*ETV6-NTRK3* 基因融合）进行治疗。现在已经开发出了能够针对 TRK-A、

TRK-B 和 TRK-C 激酶靶点的新药物，两种不同的药物正在进行临床试验（www.clinical trials.gov，最后访问时间 2016 年 10 月）[106]。

四、软组织肉瘤

软组织肉瘤是一种罕见的肿瘤，占所有恶性肿瘤的 1%，仅占头颈部恶性肿瘤的 1%[107]。男性发病占优势，诊断时的中位年龄为 50—55 岁[108]。头颈部软组织肉瘤的小部分（3%）发生在先前接受过放疗的区域[108, 109]。大多数患者表现为无痛肿块[110, 111]。头颈部软组织肉瘤最常发生在头皮、面部、颈部，很少见于口腔、喉部或咽部[108]。最常见的头颈部软组织肉瘤有未分化的多形性肉瘤、血管肉瘤、横纹肌肉瘤、恶性周围神经鞘瘤、隆凸性皮肤纤维肉瘤、纤维肉瘤、平滑肌肉瘤、滑膜肉瘤、脂肪肉瘤和硬纤维瘤[109]。硬纤维瘤，也称为侵袭性纤维瘤病，是局部侵袭性良性肿瘤，预后良好[112]。隆凸性皮肤纤维肉瘤是一种低级别皮肤病变，预后良好，虽然很少数患者会出现转移[113]。然而，大多头颈部软组织肉瘤为高级别肿瘤[109]。淋巴结转移率通常很低，远处转移的风险与组织学类型、肿瘤分级和肿瘤大小有关[108, 112, 114]。最常见的远处转移部位是肺[108]。

头颈部肉瘤的治疗与其他部位类似。根治性切除是最佳治疗方法。然而，对于这部分肉瘤，通常不可能实现完全的区域性切除。因此，高级别的头颈部软组织肉瘤局部广泛切除后的复发率可能高达 50%[108, 115]。术后放疗适用于边缘接近（＜ 1cm）或阳性的低级别软组织肉瘤患者，以及所有高级别肿瘤患者[108]。报道的单纯手术和术后联合放疗局部控制率在 60%～70% 之间，受肿瘤分级、肿瘤大小和切缘状况的影响[108]。头颈部软组织肉瘤患者中有 10%～30% 会发生远处转移[108]。5 年总生存率在 60%～70% 之间，且随年龄、组织学分级、深部结构浸润和手术切除的充分性而异[108]。

辅助化疗的作用尚不明确。紫杉类药物被证实是血管肉瘤中唯一有效的药物[116]。对于勉强可切除的患者，可选择适合的新辅助治疗。头颈部肉瘤的经验不如四肢部位肉瘤丰富。然而，一些研究中使用正电子发射断层扫描（PET）评估化疗的反应[117]。

（一）未分化多形性肉瘤

未分化多形性肉瘤是头颈部最常见的软组织肉瘤[107]，似乎是头颈部放疗患者中最常见的肉瘤[118, 119]，头颈部辐射诱导的未分化多形性肉瘤预后似乎特别差[120]。大多数未分化多形性肉瘤被认为是高级别的（图 10-8）。淋巴结转移极为罕见，但远处转移很常见[118]。

手术切除是头颈部未分化多形性肉瘤的主要治疗方法。然而，鉴于局部复发率高（边缘切除术后 86%，广泛切除术后 66%，根治术切除术后 27%），应考虑辅助放疗[118, 121]。辅助化疗对此类肉瘤的作用尚不明确。据报道，头颈部未分化多形性肉瘤患者的 5 年总生存率（48%）远低于躯干或四肢部位恶性纤维组织细胞瘤患者（77%）[121]。

（二）血管肉瘤

头颈部血管肉瘤在老年白人男性中最常表现为紫色头皮病变[122]。口腔血管肉瘤极为罕见（图 10-9）[123]。与其他软组织肉瘤相比，血管肉瘤预后更差[124, 125]。这些肿瘤具有侵袭性，尽管有多种治疗方法，包括手术和术后放射治疗，但往往会局部复发和早期转移。由于多灶性病变，完全切除往往具有挑战性[122]。由于局部复发率高，单纯手术治疗的结果令人失望[122]。一些研究表明，联合治疗的预后最好。广泛手术加术后放疗被认为是最佳的方法，但化疗的效果尚不确定[122, 126, 127]。文献报道的 5 年总生存率非常低，介于 10%～20%[122, 123, 126]。

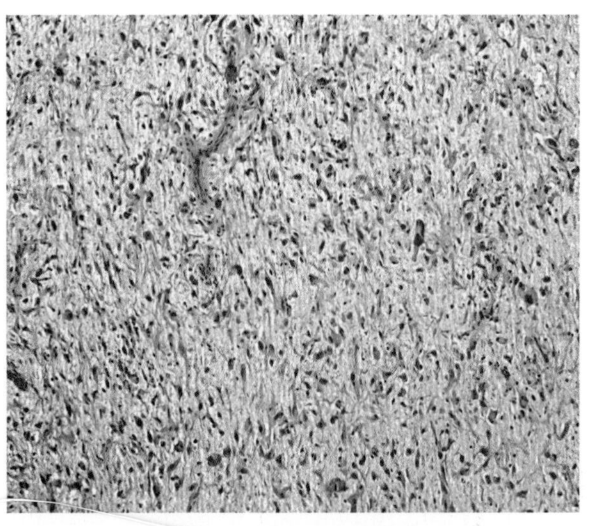

▲ 图 10-8　高级别、未分化多形性肉瘤（HE，40×）

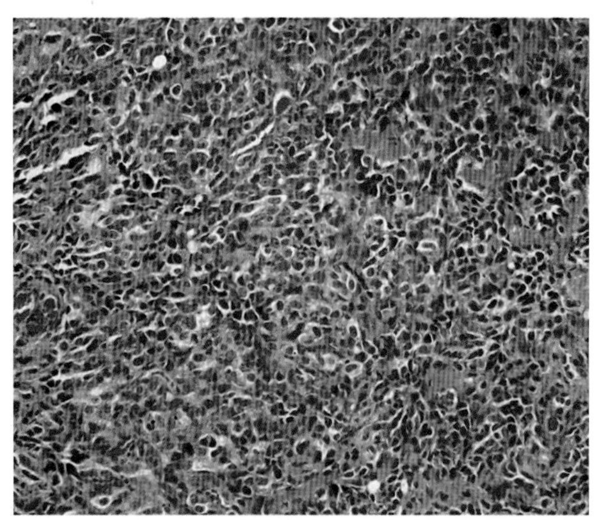
▲ 图 10-9　口腔血管肉瘤（HE，200×）

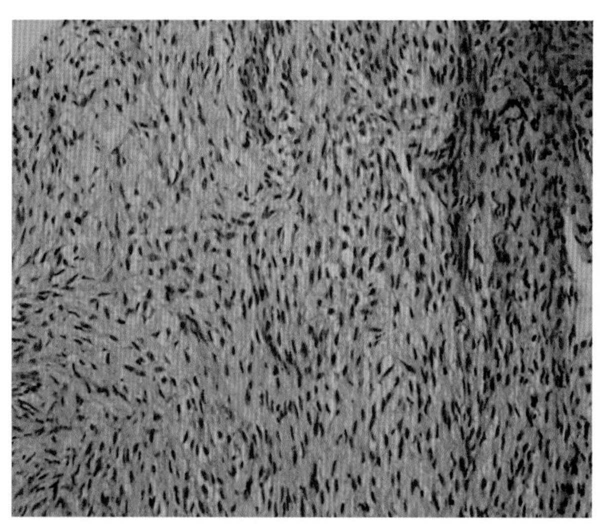
▲ 图 10-10　滑膜肉瘤，单相型（HE，200×）

（三）滑膜肉瘤

在头颈部，滑膜肉瘤多见于下咽和咽旁间隙[128-130]。滑膜肉瘤是继未分化多形性肉瘤、脂肪肉瘤和横纹肌肉瘤之后第四常见类型的肉瘤[131]。滑膜肉瘤有两种亚型：单相型（仅含梭形细胞）（图10-10）和双相型（含梭形细胞和上皮样细胞）。双相型比单相型更常见，通常被认为比单相型更具侵袭性[128, 132]。99%病例中存在的t（X；18）特征性易位。找到这种易位对于确诊滑膜肉瘤非常重要，特别是对于单相型，其中鉴别诊断包括其他梭形细胞瘤，如血管外皮细胞瘤、纤维肉瘤、平滑肌肉瘤和恶性周围神经鞘瘤[128, 133]。据近期文献报道，头颈部滑膜肉瘤的总生存率和无病生存率为45%～50%[134]。

滑膜肉瘤的治疗采用多种方法，包括手术切除、术后放疗和全身治疗[128]。术后放疗显示可改善头颈部滑膜肉瘤的预后[128, 134, 135]。已研究以异环磷酰胺为基础的化疗方案，特别是对于有时不可能手术完全切除的下咽部和喉部肿瘤[128, 130, 136]。最近的数据表明，EGFR和HER2/neu可能在滑膜肉瘤的癌变过程中发挥作用，因此提示抗EGFR单克隆抗体可能在滑膜肉瘤的治疗中发挥作用[128, 137, 138]。

（四）平滑肌肉瘤

口腔平滑肌肉瘤非常罕见，仅占头颈部平滑肌肉瘤的3%～10%[139, 140]。它们代表具有平滑肌分化的间叶性肿瘤（图10-11）[139]。发病率高峰出现在人生的第五个和第七个十年之间。患者出现缓慢生长的结节，浸润到邻近组织[139]。15%的病例报道淋巴结转移；39%的病例发生远处转移，最常见于肺[141]。

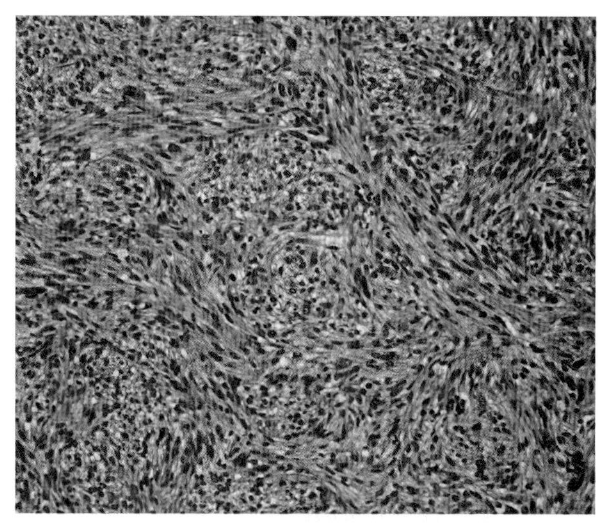
▲ 图 10-11　平滑肌肉瘤（HE，200×）

口腔平滑肌肉瘤的主要治疗方法是广泛的外科切除术，组织学证实手术切缘阴性。然而，口腔平滑肌肉瘤的完全手术切除可能存在困难的，一些研究报道的复发率为36%；报道的5年无病生存率仅为23%[141]。术后可使用放射治疗[129]，尽管一些作者质疑其作用[139]。化疗的作用尚不明确[139]。

（五）横纹肌肉瘤

横纹肌肉瘤在成人中是罕见的肿瘤，仅占头颈部肿瘤的2%～5%。另一方面，它约占儿童头颈部肿瘤的 60%[142]。实际上，横纹肌肉瘤最常见的部位是头颈部，眼眶又是其中最常见的部位。口腔横纹肌肉瘤非常罕见，仅占所有头颈部病例的 10%～12%[142]。口腔横纹肌肉瘤最常见的侵及部位是舌、软腭、硬腭和口腔黏膜[142, 143]。根据组织学表现，共有分为 4 个亚型：胚胎型横纹肌肉瘤，腺泡型横纹肌肉瘤，葡萄状和梭形细胞横纹肌肉瘤，未分化葡萄状和梭形细胞横纹肌肉瘤（图 10-12）[142, 144, 145]。

由于邻近重要结构的位置和受侵，头颈部横纹肌肉瘤通常难以手术切除[142]。过去几十年来，包括化疗、手术和放疗在内的多学科治疗方法已被证明可以提高生存率[142, 146-148]。

五、骨肿瘤

（一）软骨肉瘤

颌面部的软骨肉瘤很少见，仅占所有头颈部恶性肿瘤的 0.1%[149]。由于组织学特征相似，尤其是考虑到颌骨骨肉瘤中软骨样分化比长骨骨肉瘤更为常见，软骨母细胞性骨肉瘤可能被误诊为软骨肉瘤。颅面骨中最常见的部位是上颌骨；下颌骨、鼻中隔和鼻旁窦部位较少见。头颈部软骨肉瘤相当一部分是来自喉部的软骨成分。下颌软骨肉瘤患者，尤其是间质变异患者，通常比颌外受累患者年轻，并且没有发现性别或种族偏好。最常见的临床症状是骨膨胀性改变，伴继发性错颌畸形和牙齿松动。疼痛往往是一种不寻常的主诉。出现于鼻腔或上颌窦的软骨肉瘤表现为鼻塞、充血和鼻出血。

影像学上，软骨肉瘤表现为边界模糊的射线可透性病变。环状点状钙化是软骨肉瘤的特异性特征，但仅存在于显示明显钙化的肿瘤中。通常，软骨肉瘤渗入原有骨的骨小梁，因此难以确定肿瘤的确切范围。当牙齿受累时，还会注意到牙根吸收或牙周膜对称加宽。

组织学上，软骨肉瘤是由具有不同程度的细胞性和成熟度的软骨组成的肿瘤。软骨肉瘤分为 3 个不同组织学分级，与预后密切相关。绝大多数颌面部肿瘤是 1 级（低级别）软骨肉瘤；它们由软骨样基质和散在的非典型细胞核或双核细胞组成（图 10-13）。2 级肿瘤显示细胞增多，尤其是小叶周围，核异型性增强，有丝分裂比率低；软骨基质中有明显的黏液区。3 级肿瘤具有高度细胞性、多形性，显示有丝分裂活性增强，可能显示梭形细胞转化。软骨基质极少，可能出现液化坏死[149, 150]。

间叶型软骨肉瘤是软骨肉瘤的一个不寻常的变异，因为它主要涉及颌骨而值得特别讨论。这种肿瘤发生在年轻的患者群体中，发病年龄为生命中的第 2 个和第 3 个十年，在组织学上表现为一种双相型肿瘤，由分化良好的软骨岛与小而圆形细胞并列构成，未分化的恶性肿瘤细胞呈血管外皮细胞样排列。软骨肉瘤的治疗建议外扩 2～3cm 边界的整块手术切除。由于头颈部很难实现宽而清晰的手术切缘，肿瘤的位置成为最重要的预后因素之一。肿瘤分级也有预后价值，远处转移的风

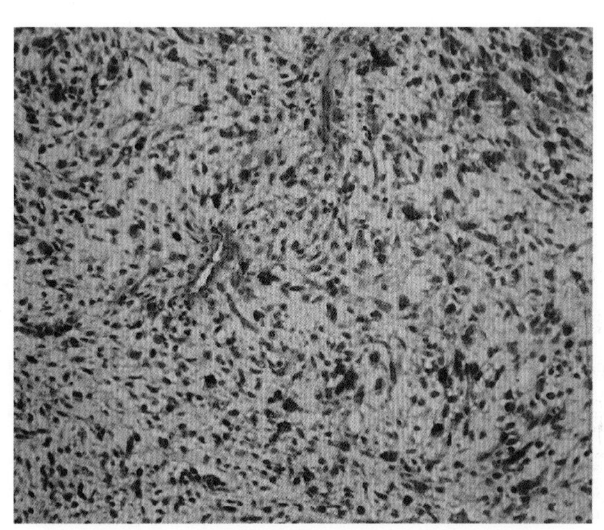

▲ 图 10-12　横纹肌肉瘤，葡萄状（HE，200×）

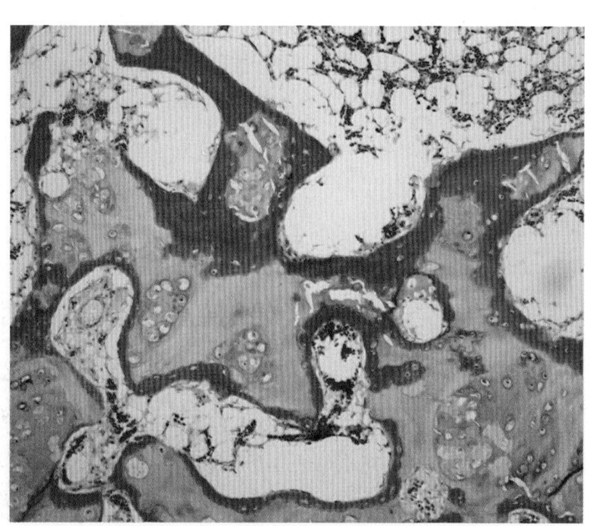

▲ 图 10-13　软骨肉瘤，低级别（HE，200×）

险随分级而增加。1 级肿瘤很少（如果有的话）转移，而 3 级肿瘤的转移率达到 70%。间叶型软骨肉瘤预后较差，5 年和 10 年生存率低于常规的软骨肉瘤。放疗和化疗效果较差，主要用于无法切除的肿瘤[149]。

（二）骨肉瘤

颌骨骨肉瘤是恶性间叶性肿瘤，肿瘤细胞间质直接产生骨样组织，也可能产生数量不等的软骨基质。病因不明，但大多数骨肉瘤含有克隆性染色体畸变。虽然大多数的骨肉瘤是新发的，但有些在放射治疗后、Paget 病或先前存在的良性骨肿瘤基础上发生的[151]。颌骨骨肉瘤有轻微的男性优势，大多数患者在诊断时处于生命的第 3 个和第 4 个十年。上颌骨和下颌骨受累的概率相同，患者通常表现为肿胀和疼痛。

影像学上，骨肉瘤从致密硬化性病到混合硬化性病变，再到低密度病变等不同改变。肿瘤累及牙齿可引起牙根吸收和牙周膜对称性增宽，这是肿瘤沿牙周间隙浸润的结果。CT 扫描在评估肿瘤范围、肿瘤钙化和软组织受累方面具有重要价值[152]。组织学上，骨肉瘤的特征是恶性肿瘤细胞产生类骨细胞。基质细胞数量、细胞异型性程度、有丝分裂活性和肿瘤产生的基质物质数量方面存在着很大的差异。主要基于肿瘤中产生的基质的类型和数量，分为 3 种组织学亚型：成骨性、成软骨性或成纤维性（图 10-14）[149]。然而，这些亚型没有任何预后或治疗的差别。

大多数颌骨骨肉瘤是低度恶性肿瘤，因此颌骨骨肉瘤患者的预后优于长骨肿瘤患者。治疗包括广泛的手术切除联合新辅助或术后多药联合化疗。大多数方案包括新辅助化疗，其次是手术切除，并对切除的标本进行病理检查，以了解化疗对肿瘤的疗效。一个最重要的预后因素是能否能够完全手术切除。与远处转移相比，头颈部骨肉瘤的局部未控的局部复发是更常见的死亡原因。因此，为了降低局部复发率，可给予术后放射治疗[153, 154]。与长骨骨肉瘤相比，颌骨骨肉瘤远处转移较少见。最常见的转移部位是肺和脑。

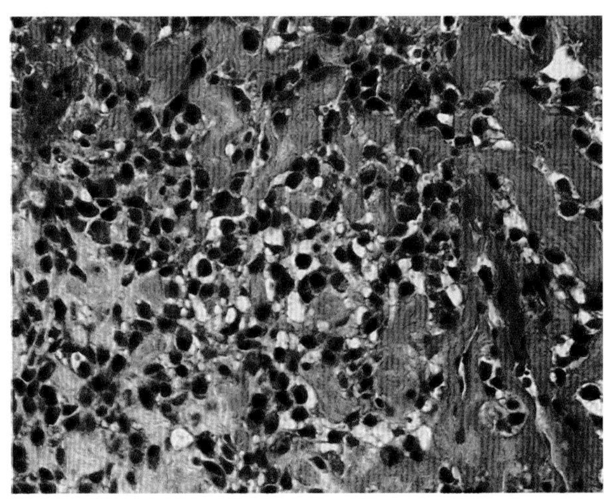

▲ 图 10-14 骨肉瘤，成骨型（HE，200×）

（三）朗格汉斯细胞组织细胞增生症

朗格汉斯细胞组织细胞增生症（langerhans cell histiocytosis，LCH）包括一组病因不明的疾病，其通常表现为骨髓分化的组织细胞（朗格汉斯细胞）的异常增殖。LCH 包括 3 个典型的类型：嗜酸性肉芽肿（慢性局限型）、Hand-Schuller-Christian 病（慢性播散型）和 Letterer-Siwe 病（急性播散型）[150]。

LCH 的发病机制尚不清楚，提出的假说包括免疫系统功能紊乱，对未知抗原过敏反应，刺激组织细胞 - 巨噬细胞系统，T 抑制细胞缺乏，以及免疫球蛋白改变。由于该病的微观特征和临床演变，人们怀疑其炎性起源，但迄今为止，尚未证实任何所提出的致病机制。

该病可局限于局部或多器官播散受累。儿童比成人更容易受到影响；超过 50% 的病例发生在 15 岁以下的患者中。LCH 经常累及头颈部，通常累及骨骼（颅骨和颌骨）。患者临床表现为骨受累后引起的疼痛和压痛，如果病变出现骨外播散，会伴有溃疡性或增生性黏膜病变。颞骨受累患者可出现中耳炎。在极少数情况下，没有骨损伤的情况下也可发生溃疡性口腔黏膜损伤。黏膜病变可与颈部淋巴结病变有关，是组织细胞浸润的反映。上颌骨或下颌骨体部的病变可类似根尖周炎症状态。

影像学上，LCH 的骨侵犯会产生边缘锐利的可透过射线的病变。确诊需要显微镜检查和朗格汉斯细胞的鉴定。这些是增大的、浅染色的单核细胞，细胞核呈锯齿状、分叶状或折叠状（“咖啡豆”）。朗格汉斯细胞表现出对 CD1a 和 S100 抗体的反应性。背景中嗜酸性粒细胞数量增加（图 10-15）。

头颈部局限性病变需要保守性手术治疗。低剂量的放射治疗用于难以切除的骨骼病变。对于慢

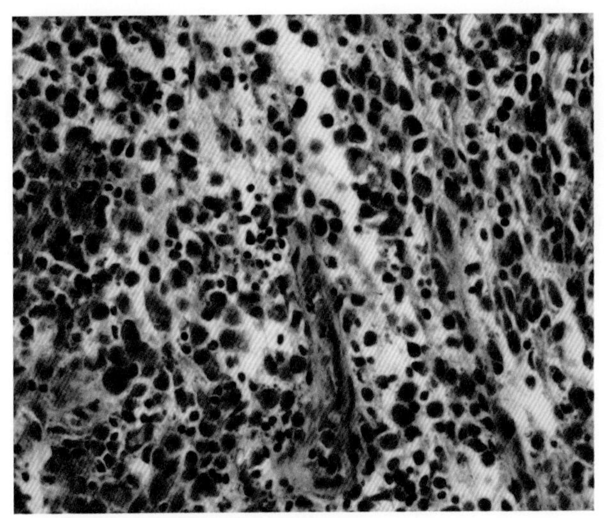

▲ 图 10-15 朗格汉斯细胞组织细胞增生症（HE，200×）

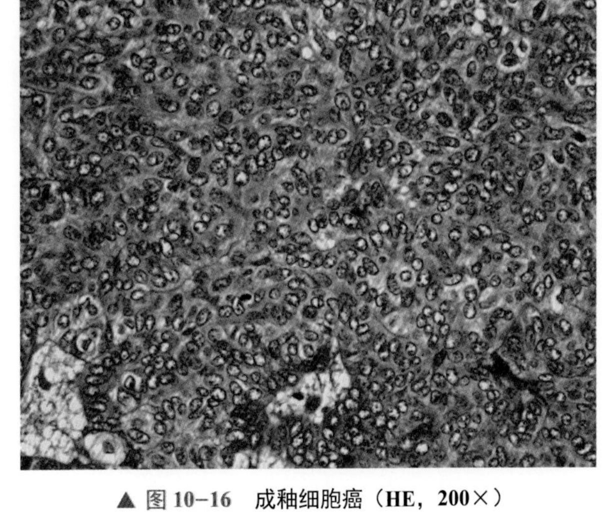

▲ 图 10-16 成釉细胞癌（HE，200×）

性播散性疾病，理想的治疗方法尚未确定。通常使用泼尼松、依托泊苷或长春新碱单药化疗能获得良好的疗效[155]。泼尼松和长春新碱联合使用似乎可以降低复发的风险。内脏受累和诊断时年龄很小对生存率有负面影响。超过 50% 的 LCH 病例中发现 BRAF V600E 突变，这是迈向靶向治疗的第一步，也是重要的一步[155, 156]。

六、恶性牙源性肿瘤

恶性成釉细胞瘤和成釉细胞癌

成釉细胞瘤的恶性变异包括转移性成釉细胞瘤和成釉细胞癌。转移性成釉细胞瘤是一种成釉细胞瘤，尽管有良性的组织学表现，但仍会转移，这是一种纯粹的回顾性诊断。它发病年龄范围很广（4—75 岁），成釉细胞瘤的初次诊断和首次转移之间的间隔为 1～30 年。转移性成釉细胞瘤患者预后不良。大约 50% 的转移患者死于该病。

成釉细胞癌发生于老年患者（50—70 岁），由细胞虽然与成釉细胞瘤的结构模式相似，但表现出强烈的细胞异型性、增多的有丝分裂活性和坏死（图 10-16）。最近的文献报道了 *p16* 基因的 CpG 岛甲基化在成釉细胞癌前成釉细胞瘤恶性转化中可能发挥作用[157]。患者出现肿胀和疼痛，最常见于下颌骨后部。影像学表现与侵袭性肿瘤相符，表现为边缘不清、皮质破坏、钙化灶[138]。釉细胞癌通常转移到肺和颈部淋巴结[158, 159]。也发现播散到内脏和其他骨骼。

成釉细胞癌预后差。由于缺少长期随访的大型临床研究，因此在治疗指南上没有达成共识。治疗包括根治性手术切除。术后辅助放疗或化疗的疗效尚不清楚。然而，对于不适合手术切除的局部晚期病变和转移性病变，应考虑放疗和化疗[158, 160]。

七、其他肿瘤

（一）Kaposi 肉瘤

Kaposi 肉瘤是一种血管增生性疾病，其特征是梭形细胞增生、新生血管生成、炎症和水肿（图 10-17）[161-163]。Kaposi 肉瘤主要类型包括经典型，非洲地方型，免疫抑制相关或移植相关型，艾滋病（acquired immonodeficiency syndrom，AIDS）相关型[161, 164]。头颈部受累在 AIDS 相关 Kaposi 肉瘤中常见，但在其他 Kaposi 肉瘤类型中并不常见[161, 163, 165]。自从采用高活性抗反转录病毒治疗（HAART）以来，在欧洲和北美发现的 AIDS 相关 Kaposi 肉瘤数量减少，但在非洲 Kaposi 肉瘤有显著的增加[161, 166-168]。在 Kaposi 肉瘤病灶中普遍发现人类疱疹病毒 8 型（HHV-8）[161-163, 169]。

AIDS 相关 Kaposi 肉瘤累及口腔很常见。在 22% 的 HIV 阳性个体中，口腔病变是 Kaposi 肉瘤的首发表现，发展为 Kaposi 肉瘤的 HIV 阳性个体中，71% 的患者在某个时候会发展为口腔 Kaposi 肉瘤[161, 163, 165]。患者表现为深红色至蓝色紫色黄斑，斑块和结节性病变，尤其是在上腭。肿瘤也可能累及舌头、牙龈、颊黏膜、咽部、大涎腺和颌骨[161, 162, 165]。

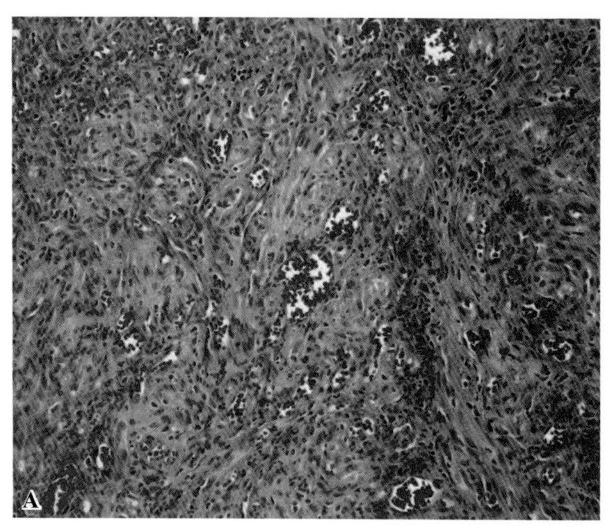

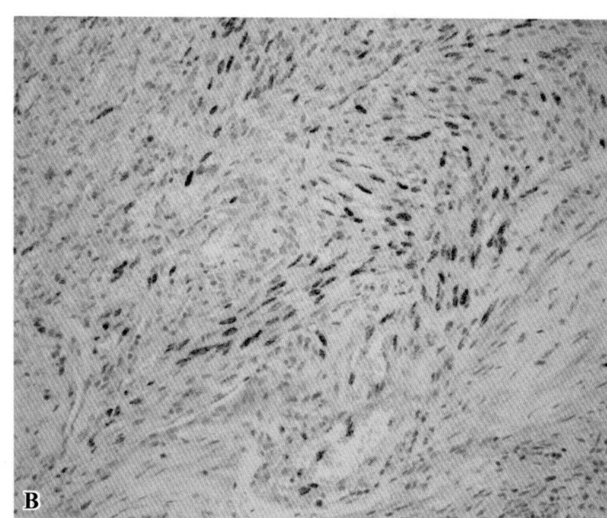

▲ 图 10-17 **Kaposi 肉瘤**
A. Kaposi 肉瘤（HE，200×）；B. Kaposi 肉瘤（HHV-8 染色，200×）

AIDS 相关 Kaposi 肉瘤患者应接受 HAART 治疗，尤其是在疾病早期[161, 170]。全身治疗是用于快速进展、广泛的口腔 Kaposi 肉瘤[161, 171]。蒽环类脂质体药物（聚乙二醇脂质体阿霉素）是常用于播散性 Kaposi 肉瘤的化疗药物。聚乙二醇脂质体阿霉素联合 HAART 治疗播散性疾病患者，70% 以上能达到完全或部分缓解[161, 171, 172]。局部治疗包括瘤内化疗、放疗、激光治疗和冷冻治疗[161, 170-173]。瘤内注射长春碱被广泛用于口腔 Kaposi 肉瘤[173]。

（二）Burkitt 淋巴瘤

Burkitt 淋巴瘤是一种 B 细胞淋巴瘤，最初被认为是发生在非洲儿童颌骨的恶性肿瘤[174]。这种非洲的疾病通常影响 5—7 岁的儿童，60%～80% 的病例以颌骨肿瘤为特征。90% 以上的病例可检测出 EB 病毒（EBV）的感染；腹部肿块的发生率较低，仅发生在约一半的病例中；约 1/3 的病例出现截瘫，表明中枢神经系统受累[175]。美洲非地方性 Burkitt 淋巴瘤最常表现为腹部肿块。与非洲变异型相比，头颈部受累更不常见，通常表现为颈部淋巴结肿大。只有不到 10% 的非地方性 Burkitt 淋巴瘤患者诊断出面部骨骼、下颌和头颈部的其他结外部位受侵。中枢神经系统受累也是一种罕见的症状，但在疾病过程中，将近一半的病例最终会发生。与非洲 Burkitt 淋巴瘤不同，美洲变异型病例中只有不到 20% 的患者 EBV 滴度为阳性[176-178]。

Burkitt 淋巴瘤的组织学特征显示未分化，有丝分裂活跃，小淋巴细胞与大组织细胞间隔的“满天星”现象（图 10-18）[177-179]。Burkitt 淋巴瘤与 8 号染色体上 *c-MYC* 癌基因的独特细胞遗传学易位有关，这似乎与这类淋巴瘤的发病机制有关[178]。

Burkitt 淋巴瘤是人类生长最快的肿瘤之一，快速诊断和治疗至关重要。Burkitt 淋巴瘤的治疗包括积极的多药化疗与中枢神经系统预防治疗[178, 179]。使用自体干细胞移植似乎有利于化疗敏感的复发 Burkitt 淋巴瘤患者。异基因干细胞移植的作用尚待确定[179]。

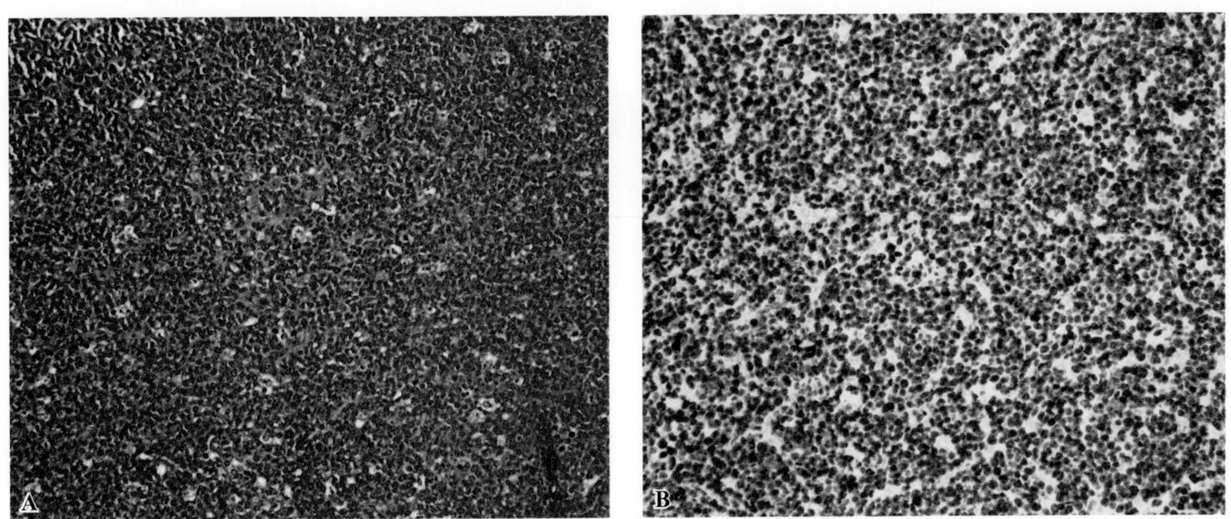

▲ 图 10-18　**A. Burkitt 淋巴瘤（HE，40×）；B. Burkitt 淋巴瘤（Ki-67 染色，40×）**

第 11 章　喉部罕见肿瘤

Rare Tumors of the Larynx

Kenneth J. Niermann　Jill Gilbert　Kyle Mannion　Joseph M. Aulino　Kim Ely　Barbara A. Murphy　著
张建光　译　　胡　漫　校

一、概述

喉是一个特殊的器官，在发声、吞咽和保护气道中发挥至关重要的作用。因此，该部位发生的癌症对器官功能和生活质量具有深远的影响。2015 年，美国估计新发喉癌患者 13 560 例，死亡 3560 例 [1]。超过 90% 的病例都是鳞状细胞癌（squamous cell carcinoma，SCC），吸烟和饮酒是主要危险因素。非鳞癌的病理学亚型是罕见的一组异质性恶性肿瘤。本章节旨在叙述发生在喉部的罕见恶性肿瘤，讨论目前的治疗方法，提供预后信息。

二、解剖、临床表现和分期

喉在胚胎发育过程中，分为 3 个解剖亚区：①声门上区，包括会厌、杓状皱襞、假声带和杓状软骨；②声门区，由真声带组成；③声门下区，从声门下方到环状软骨下缘（图 11–1 至图 11–3）。3 个区域有不同的淋巴引流途径。与喉的其他区域和上消化道相比，声门区淋巴管很少，因此早期病变很少出现转移。

喉癌的症状体现了该器官的独特功能。患者通常由于肿瘤压迫气道而出现喘息或气短等呼吸道症状。气道阻塞表现为喘息和辅助呼吸肌参与呼吸运动，并不常见，必须通过切除肿瘤或气管切开紧急建立稳定通畅的气道。由于吞咽时无法充分保护气道而误吸，患者也可能出现继发性呛咳或呼吸道感染。声带受侵可能产生声音嘶哑或音质改变。其他症状还有伴有或不伴有体重减轻的吞咽困难、喉咙疼痛、耳痛或颈部肿块。由于这些症状常见于上呼吸道感染或过敏，误诊是很常见的。

喉癌根据肿瘤 / 淋巴结 / 远处转移（tumor/node/metastasis，TNM）系统进行分期。由于喉的 3 个区域的解剖结构不同，每一个都有特定的 T 分期（表 11–1）。值得注意的是，对于全部 3 个区域，声带固定对应的是 T_3。3 个解剖区域的淋巴结分期和总分期是相同的（表 11–2 和表 11–3）。

准确的分期开始于体格检查，包括仔细的颈部触诊以确定转移性淋巴结，以及原发肿瘤的间接和直接内镜检查。绝大多数患者在麻醉下行直接喉镜检查，以明确肿瘤侵犯范围和评估气道通畅情况。对于有局部进展的患者，计算机断层扫描（CT）、磁共振成像（MRI）和（或）氟脱氧葡萄糖 – 正电子发射断层扫描 /CT（FDG–PET/CT）评价局部和区域扩散被认为是标准手段。另外，常需要进行胸部平片或胸部 CT 检查，以排除转移性病变。

三、喉部影像学检查

绝大多数喉部肿瘤来源于上皮组织，内镜医师很容易鉴别。绝大多数罕见的喉部肿瘤（SCC）表现为黏膜下肿块，内镜医师看到的是完整黏膜下隆起或不对称 [3]。颈部 CT 和（或）MRI 的横断面成像，用于确定上皮肿瘤黏膜下侵犯的范围，呈现黏膜下病变（肿瘤被黏膜完全覆盖），以及确定区域转移侵犯的情况。图像可以显示肿瘤和周围结构的关系，识别软骨受侵，并且协助内镜医师进行直视下活检。与 MRI 相比，CT 成像很少出现运动伪影，尽管新 MRI 序列有助于减少扫描时间。尽量减小轴向 CT 图像的层厚（0.5～2mm），以获得优良的矢状和冠状重建图像。

喉上皮性肿瘤（SCC，梭形细胞癌）具有相似

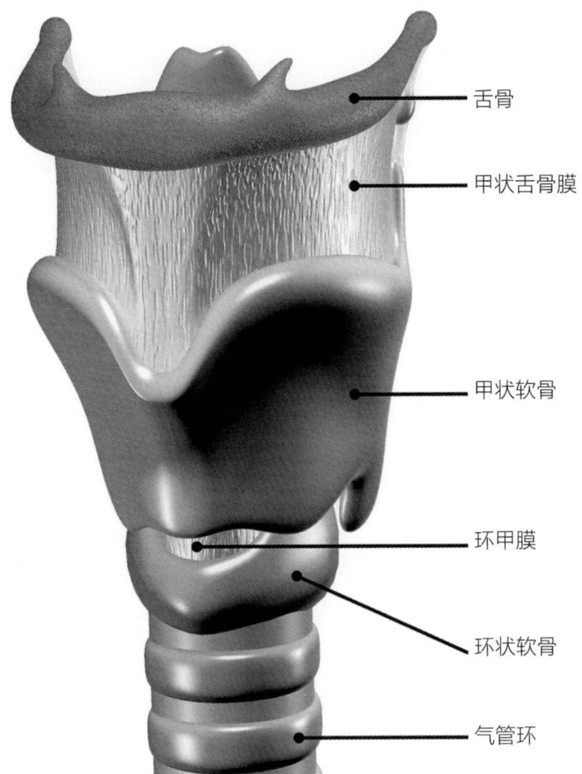

▲ 图 11-1　喉外部骨骼
经 Mark Sabo 许可转载

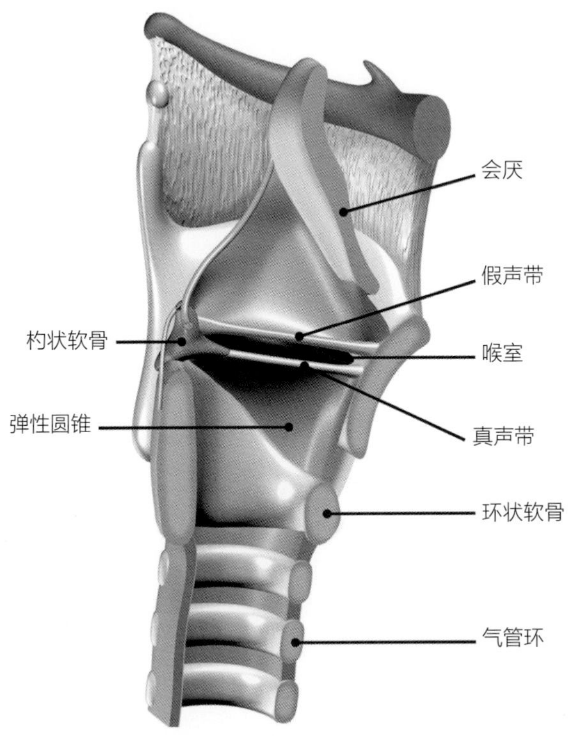

▲ 图 11-2　喉正中矢状面图
经 Mark Sabo 许可转载

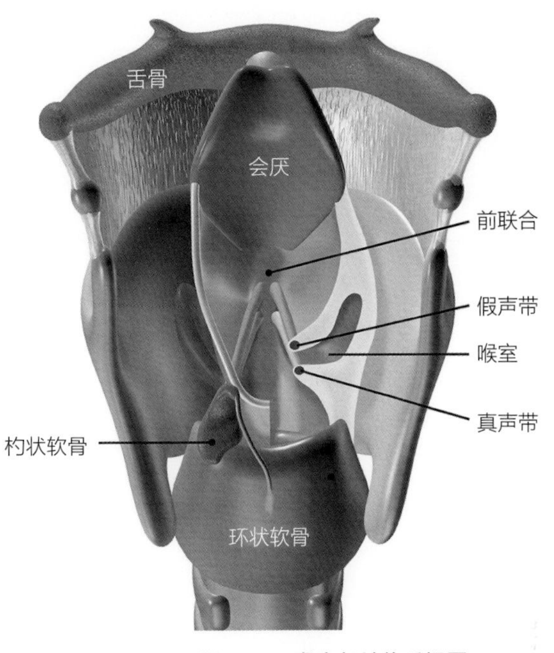

▲ 图 11-3　喉内部结构后视图
经 Mark Sabo 许可转载

的、非特异性的影像学表现。喉黏膜下肿瘤表现出的影像学特征提示特定的诊断，例如钙化或血管增生[3]。软骨肉瘤和软骨瘤来源于透明软骨，80% 的肿瘤伴有钙化，可以是点状或“环样和弧样”的形状[4]，CT 图像上很容易辨认。这些病灶在图像上彼此难以区分，并且可以在同一肿块内共存。黏膜下病灶多集中在软骨并破坏软骨，最常见于环状软骨后侧[5]。由于透明软骨含水量高，通常此类病变在 MRI T_2 相上显示高信号。

黏膜下小唾液腺肿瘤和神经内分泌癌的横断面影像学的表现与上皮性肿瘤相似，没有特异性影像学表现能提示组织学诊断。

许多特定的组织学有相对应的生物学行为。喉腺样囊性癌最常发生于声门下区，常属于局部晚期病变，可明显呈现典型的声带麻痹的影像学表现。腺样囊性癌、软骨肉瘤和软骨瘤的患者常出现后晚期复发，所以需要长期监测。使用 CT，可以精确地确定喉软骨肉瘤的大小和范围。MRI 可以在适当的时机帮助确定病变侵犯的软组织范围[6]。对于黏液表皮样癌，仔细评价区域淋巴结至关重要。腺样囊性癌患者，建议胸部 CT 筛查胸部转移。腺样囊性癌在 PET 上的摄取变化很大，因此 PET 在这种类型肿瘤中的作用尚不明确。

表 11-1　原发肿瘤（T）

<table>
<tr><th></th><th>声门上区</th><th>声门区</th><th>声门下区</th></tr>
<tr><td>T_1</td><td>• 声带活动正常；并且
• 局限于声门上区的一个亚区</td><td>• 肿瘤局限于声带（可以累及前或后联合），声带活动正常
• T_{1a}：局限于一侧声带
• T_{1b}：累及两侧声带</td><td>• 肿瘤局限于声门下区</td></tr>
<tr><td>T_2</td><td>• 声带活动正常；并且
• 一个以上的声门上区或声门区的邻近亚区的黏膜受累或超出声门上区
－舌根黏膜
－会厌溪黏膜
－梨状窝内壁黏膜</td><td>• 肿瘤侵犯声门上区和（或）声门下区，和（或）声带活动受限</td><td>• 肿瘤侵犯声带，声带活动正常或受限</td></tr>
<tr><td>T_3</td><td>• 声带固定；和（或）
• 肿瘤局限于喉内，侵犯下列任何一个结构
－环后区
－会厌前间隙
－声门旁间隙
－甲状软骨内侧皮质</td><td>• 肿瘤局限于喉内，伴有下列之一
－声带固定
－声门旁间隙受侵
－甲状软骨内侧皮质受侵</td><td>• 肿瘤局限于喉内，伴声带固定</td></tr>
<tr><td rowspan="2">T_{4a}</td><td colspan="3">中晚期局部病变</td></tr>
<tr><td colspan="2">• 肿瘤侵犯下列之一
－环状软骨外侧皮质
－气管
－颈部软组织
－深部舌外肌
－带状肌
－甲状腺
－食管</td><td>• 肿瘤侵犯下列之一
－环状软骨或甲状软骨
－气管
－颈部软组织
－深部舌外肌
－带状肌
－甲状腺
－食管</td></tr>
<tr><td rowspan="2">T_{4b}</td><td colspan="3">很晚期局部病变</td></tr>
<tr><td colspan="3">• 肿瘤侵犯下列之一
－椎前间隙受侵
－包裹颈总动脉
－纵隔受侵</td></tr>
</table>

经 Spring 许可转载，引自 Edge 等，2010[2]

四、病理亚型

（一）上皮来源肿瘤

1. 疣状癌

(1) 生物学和流行病学：1948 年 Lauran V. Ackerman[7] 首次报道了 7 例疣状癌，这是一种具有乳头状小结节外观的外生性病变[8]。它是 SCC 的变异，具有独特的临床表现和形态特征，分化程度介于良性鳞状细胞增生和 SCC 之间。疣状癌仅占喉癌的 1%～2%。在头颈部，喉是第二常见的发生部位，排在口腔之后[9, 10]。有人认为疣状癌可能是由良性病变进展而来[11]。烟草产品和疣状癌有明确的相关性[12, 13]。一些研究者认为人乳头状瘤病毒（HPV）与这些肿瘤的发病机制相关，但数据是混乱的；因此 HPV 在疣状癌中的作用仍不清楚[14-16]。侵袭性 SCC 可来源于高度增生性病变。HPV 似乎并不在高度增生性疣状癌进展为 SSC 的发病机制中发挥作用。虽然已证明高达 45% 的喉疣状癌含有 HPV DNA[17]，但它们似乎缺乏具有转录活性的 hrHPV，包括那些具有广泛 p16 表达的 hrHPV[18]。

表 11-2　区域淋巴结（N）

N_X	区域淋巴结无法评估
N_0	无区域淋巴结转移
N_1	同侧单个淋巴结转移：≤ 3cm
N_{2a}	同侧单个淋巴结转移：> 3cm，≤ 6cm
N_{2b}	同侧多个淋巴结转移：≤ 6cm
N_{2c}	对侧或双侧淋巴结转移：≤ 6cm
N_3	任何转移淋巴结：> 6cm

经 Spring 许可转载，引自 Edge 等，2010[2]

表 11-3　总的分期组合

<table>
<tr><th></th><th>N_0</th><th>N_1</th><th>N_2</th><th>N_3</th><th>M_1</th></tr>
<tr><td>Tis</td><td>0 期</td><td rowspan="3">Ⅲ期</td><td rowspan="4">ⅣA 期</td><td rowspan="5">ⅣB 期</td><td rowspan="6">ⅣC 期</td></tr>
<tr><td>T_1</td><td>Ⅰ期</td></tr>
<tr><td>T_2</td><td>Ⅱ期</td></tr>
<tr><td>T_3</td><td></td><td></td></tr>
<tr><td>T_{4a}</td><td></td><td></td></tr>
<tr><td>T_{4b}</td><td colspan="4"></td></tr>
</table>

经 Spring 许可转载，引自 Edge 等，2010[2]

(2) 病理：肉眼观察，疣状癌呈现真菌样、乳头状、蓬松的灰白色肿瘤（图 11-4）。镜下，它是分化良好的 SCC，其特征是超厚的覆盖着致密角蛋白的鳞状上皮堆积带。这些细胞带以“推挤”而不是浸润的方式延伸到周围黏膜层以下，并且周围通常被炎性细胞浸润包围 [9, 13, 16, 19]。疣状癌的诊断存在挑战性。当组织活检只有肿瘤表面而没有包括基底部时，就不能排除潜在浸润性 SCC。高达 20% 的患者中可见到这种情况，通常被称为混合性肿瘤 [20]。这些肿瘤应按照常规的 SCC 来治疗。

(3) 临床表现和行为：绝大多数肿瘤表现为Ⅰ期病变 [10]。尽管偶尔出现局部破坏，但 90% 以上的病例都是局部病变 [10]。疣状癌的区域和远处播散极其罕见 [20, 21]。喉疣状癌的 5 年总生存率为 86.9%。死亡率通常与间变性转化有关。过去，有人认为放疗可导致转化为更具侵袭性的组织病理学类型 [16]，但这个假设一直存在争议 [22, 23]。无论如何，可切除肿瘤的主要治疗方式是手术，放射治疗主要用于无法切除或复发的病变。手术治疗和单纯放疗的 5 年生存率分别是 94% 和 66%[10]。虽然局部治疗是首选，但部分患者无法接受局部治疗，数据显示每周低剂量甲氨蝶呤可能有效 [24]。

2. 梭形细胞（肉瘤样）癌

(1) 生物学和流行病学：喉梭形细胞（肉瘤样）癌（图 11-5）占头颈部癌的 1.3%～2.7%[25, 26]。常见于男性，与吸烟（87%）和酗酒（65%）有关，最常见于 60—70 岁 [26]。肿瘤由梭形细胞和上皮细胞两种成分组成，两种成分均来自单个干细胞克隆。进一步证据证明肉瘤样成分代表去分化，提示常规的鳞状细胞成分的分子学进展 [27]。

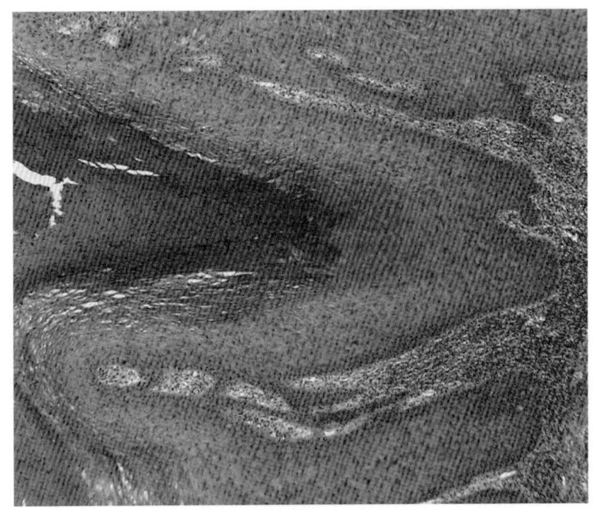

▲ 图 11-4　喉疣状癌（HE，50×）
经 Richard Prayson 许可转载

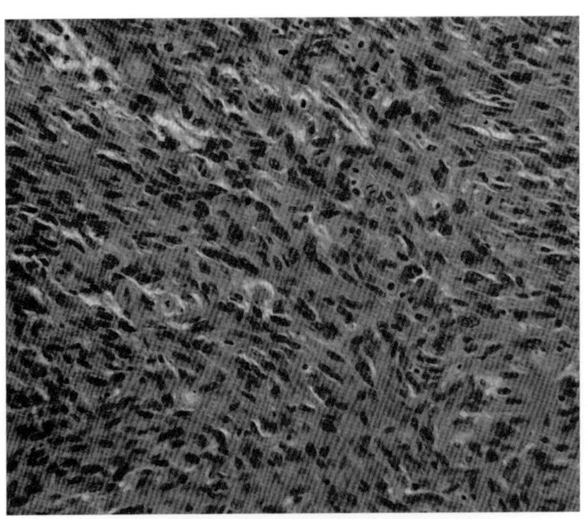

▲ 图 11-5　喉梭形细胞癌（HE，200×）
经 Richard Prayson 许可转载

文献中曾用过多个术语来描述：癌肉瘤、假肉瘤、假癌、假癌肉瘤、假肉瘤癌、梭形细胞癌、鳞癌梭形细胞变异、鳞状细胞癌伴假肉瘤、多形性癌、化生性癌和息肉样鳞状细胞癌。

(2) 病理学：肉眼观察，大多数梭形细胞癌呈息肉状，少数无蒂，表面溃疡。它们具有双相形态，特征为显著的肉瘤样梭形细胞增殖，伴有可变的上皮成分，从不典型增生到原位癌直至侵袭性鳞状细胞癌。这可通过光学显微镜、上皮标记物的表达或电子显微镜来证实[26, 27]。

肉瘤样部分的外观可发生改变，类似于恶性纤维组织细胞瘤、平滑肌肉瘤、纤维肉瘤或纤维瘤病。当发现鳞状细胞成分时，可以常规地诊断为梭形细胞癌。不幸的是，情况并非总是如此，要与肉瘤鉴别。值得注意的是，真正的喉肉瘤（不包括软骨肉瘤）非常罕见[26–28]。实际上，Thompson 建议将喉部所有的不典型梭形细胞瘤都视为喉梭形细胞癌可能是明智的[26]。

(3) 临床表现和行为：通常这些肿瘤的表现与 SCC 相似，而且治疗方式也相同。根据 T 分期，T_1～T_4 患者的死亡率分别为 22.5%、36.0%、56.5% 和 66.7%[26]。这些数据表明病灶越大进展越差。具有放疗史的患者发生的肿瘤似乎侵袭性更高。最近发现，不考虑 TNM 分期，总的 5 年生存率是 58.8%[26]；19.3% 的患者出现转移：不同的部位，比例有变化（声门区 12.1%，声门上区 35.7%，声门下区 100%）[26]。

3. 基底细胞样鳞状细胞癌

(1) 生物学和流行病学：基底细胞样鳞状细胞癌是一种罕见的肿瘤，Wain 等首先报道[29]，认为肿瘤来源于柱状纤毛细胞基底部的全能细胞。此病好发于伴有吸烟史和（或）酗酒史的老年男性。喉部最常见的发生部位是声门上区[30]。

与 HPV 相关的口咽非角化型鳞状细胞癌具有相似的形态学特征，研究者质疑 HPV 是否也是基底细胞样鳞状细胞癌的发生原因。早期的研究在许多头颈部基底细胞样鳞状细胞癌中通过聚合酶链反应（PCR）证实 HPV 的存在，其中包括喉部。然而，后续的采用 HPV 原位杂交和 p16 的研究表明，当按位置分层时，任何一种方法检测喉部肿瘤的结果都不是阳性[31, 32]。

(2) 病理学：肉眼观察，基底细胞样鳞状细胞癌表现为扁平或稍高的肿瘤，常伴有中央溃疡[29]。显微镜下，它由基底细胞和鳞状细胞两部分组成。前者是由小而密集的细胞排列成巢状，胞质较少，圆形和椭圆形的细胞核呈“拼图”样排列。巢中央常有凝固性 / 粉刺样坏死，周围为透明基质。有丝分裂常见。鳞状上皮组成可见到发育不良、原位癌、侵袭性鳞状细胞癌或鳞状分化灶（如角蛋白珠）。这些成分在肿瘤内非常局限和表浅[19, 29]。

(3) 临床表现和行为：基底细胞样鳞状细胞癌是鳞状细胞癌中具有侵袭性的一个亚型，就诊时，具有很高的淋巴结和远处转移率[33–35]。一项包含 20 例患有基底细胞样肿瘤的头颈部癌患者的研究中，5 例死于该病，4 例带病生存[30]。最近，一些报道提出了质疑，认为这个肿瘤的生物学行为与 SCC 类似[36–38]。一般来说，治疗应该根据 SCC 治疗指南的原则进行；也就是说，对于晚期病变应该考虑综合治疗。

（二）唾液腺来源肿瘤

1. 腺样囊性癌

(1) 生物学和流行病学：腺样囊性癌是一种恶性的小唾液腺肿瘤，占所有喉部恶性肿瘤的比例不到 1%[39]。虽然有些报道女性发病率稍微偏高，但绝大多数人认为发病率在性别之间没有显著差异[40]。喉部腺样囊性癌主要发生在声门下区，与黏膜下浆液腺的来源一致，其在该区域更常见[41]。另外，由于发生在这个位置，发现时肿块往往较大[42]。由于样本量小，报道的生存率变化很大；然而，一系列的病例表明，5 年疾病特异性生存率很高，治疗后超过 5 年会出现远处转移[43–45]。

(2) 病理学：肉眼观察，病灶通常表现为完整黏膜覆盖的外生性肿块。Batsakis 等最初分了 4 种组织病理学类型：筛状、管状（腺体）、实体型和透明型（柱状）[46]。腺样囊性癌分级系统的建立对分型模式进行了改进。Ⅰ级主要为管状，Ⅱ级主要为筛状，Ⅲ级为实体型[5, 46]。通常镜下描述为筛状，呈现为过碘酸 – 雪夫染色阳性的围绕腺体样结构按同心圆状排列的平淡细胞排列成柱状和巢状。也可见到真正的腺体（图 11–6）。

在特定的亚型中，筛状是最常见的[47, 48]。它由小而平淡的细胞组成，细胞核呈胡萝卜样或钉子样，核仁不明显。这些细胞组成假腺体，周围充满

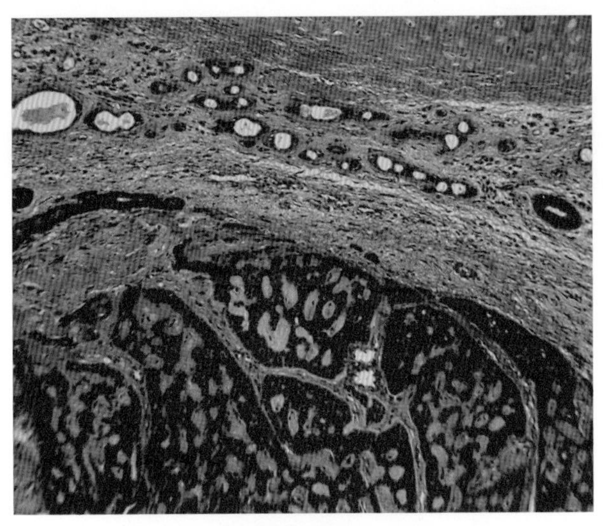

▲ 图 11-6 喉部腺样囊性癌（HE，100×）
经 Richard Prayson 许可转载

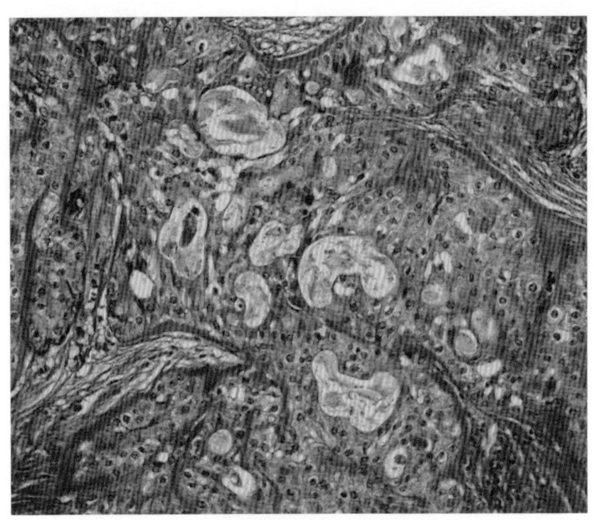

▲ 图 11-7 喉部黏液表皮样癌（HE，200×）
经 Richard Prayson 许可转载

黏液状的粉红色至浅紫色的基底膜样物质。

(3) 临床表现和行为：腺样囊性癌具有独特的生物学行为。肿瘤生长往往很缓慢，生存时间以 10 年而不是 1 年来衡量。肿瘤的特征是沿着神经侵犯，病灶呈跳跃性，在黏膜下生长。因此，肿瘤在诊断时经常已是局部晚期，而且局部复发常见 [49]。与绝大多数表皮样癌不同，实体瘤最常见的区域淋巴结扩散在腺样囊性癌中并不常见 [49, 50]。因此，临床发现异常淋巴结或病理证实淋巴结转移的患者给予颈部解剖 [51]。随着时间的推移，腺样囊性癌常发生远处转移。常见的部位包括肺（最常见）、骨和肝。

2. 黏液表皮样癌

(1) 生物学和流行病学：喉部黏液表皮样癌是一种罕见的实体瘤，最初在 1963 年由 Arcidiacono 和 Loinco 描述 [52]。喉部病例占喉恶性唾液腺肿瘤的 1/3 [53]。它们被认为是从黏膜下腺排泄管中的储备细胞或黏膜表面发展而来。最常见的受影响部位是声门上区（61%），随后是声门区（26%）和声门下区（13%），不同于 SCC，其最常见于声门区 [54]。男性比女性更常见 [55]。

(2) 病理学：黏液表皮样癌由几种不同类型的细胞组成，包括透明细胞、黏液样细胞、柱状细胞、表皮样细胞和中间细胞（图 11-7）。肿瘤的分类和分级取决于每种细胞的相对比例 [46]。黏液表皮样癌分为 3 个级别：低级别、中级别和高级别。低级别黏液表皮样癌由形态良好的腺体或囊腔组成，黏蛋白分泌细胞和扁平表皮细胞单层排列。低级别肿瘤不具有多形性或有丝分裂。中级别肿瘤更容易形成实性细胞巢。它们具有更多的细胞和多形性，中间细胞数量更多，偶尔可见有丝分裂。高级别黏液表皮样癌可见黏液样物质减少，有更多的有丝分裂和中间细胞或表皮细胞的实性细胞巢 [56]。这种病灶通常很难与 SCC 区分开来 [50]。

(3) 临床行为和治疗：喉黏液表皮样癌最常见于声门上区，其中小唾液腺最高发。黏液表皮样癌的临床行为因组织学分级的不同而有很大的差异。低级别病变扩散到局部淋巴结或远处的可能性很小。中高级别黏液表皮样癌患者常出现颈部转移。因此，诊断工作需要根据患者个体进行制定。高级别病变的患者更可能出现远处转移。据报道，低级别肿瘤的 5 年生存率为 100%，而高级别黏液表皮样癌患者 3 年生存率只有 53%[49]。

（三）间质来源病变

软骨肉瘤

(1) 生物学和流行病学：软骨肉瘤是喉部最常见的肉瘤；然而，其占所有头颈部恶性肿瘤不足 0.2%，占所有喉部恶性肿瘤的 1%[57]。其发生与最初喉软骨骨化障碍有关。因为骨化开始于肌肉附着部位（环状软骨和甲状软骨的后侧），软骨肉瘤在这些区域更常见 [58-61]。软骨骨化的时间也决定了肿瘤的发病年龄范围。骨化开始于生命的第三个 10 年，随年龄增长而增加 [62]。因此，患者最常见于50—80岁，但据报道，年龄最轻的是33岁，年龄最大的是91岁[57, 63, 64]。有人提出，软骨瘤的缺血性改变可能促进软骨肉瘤的进展。Thompson和Gannon在他们的综述文章中指出，60.4%的软骨肉瘤伴有软骨瘤，61.2%的患者伴有缺血[65]。最后，Teflon注射和放疗后会发生软骨肉瘤，但这些并不被认为是主要病因[66]。

(2) 病理学：肉眼观察，软骨瘤和软骨肉瘤都表现为光滑、质硬的肿块[67, 68]。区分软骨瘤和软骨肉瘤是比较困难的。经常依靠个人经验[65]。喉软骨的软骨瘤与正常的软骨相似，但细胞核往往更大[69–71]。低级别软骨肉瘤往往含有软骨瘤的成分。因此，软骨肿瘤单点活检可能无法提供足够的肿瘤样本。Evans等描述了具有饱满细胞核的细胞，多个含有两个细胞核的细胞，具有大单核或多核的巨大软骨细胞，或有染色质团块的细胞（图11–8）。他们将软骨肉瘤分为Ⅰ级（分化良好）、Ⅱ级（中分化）和Ⅲ级（分化差）[72]。根据有丝分裂比例、细胞数量和核大小进行细分。分化良好的病变通常只有中心区域符合恶性肿瘤的标准。相反，中度和高度恶性肿瘤中可以在更大的区域观察到恶性肿瘤特征。

肉眼观察，软骨肉瘤"质脆"、小叶状、切面光亮、带有半透明的黏液样基质物质[59]。根据细胞增多、核异型及侵袭破坏周围结构的倾向做出诊断[57, 61, 73, 74]。绝大多数肿瘤属于Ⅰ级[57, 60, 61]，细胞数目不多，细胞核小而深染，周围有丰富的细胞质。尽管必须将其与软骨瘤区分开，需要强调的是，真正的喉软骨瘤极其罕见，许多作者认为所有的喉软骨瘤都是低级别软骨肉瘤的错误描述[65]。此外，因为软骨瘤可能和软骨肉瘤有相关性，所以认识到单点活检可能无法提供足够的肿瘤样本是很重要的。与Ⅰ级肿瘤相比，Ⅱ级肿瘤具有更多的细胞数目，有丝分裂少见，但仍表现出较低的核质比（N：C）。Ⅲ级软骨肉瘤含有大量的体积增大、双核和多核的软骨细胞，增殖率增加[75]。

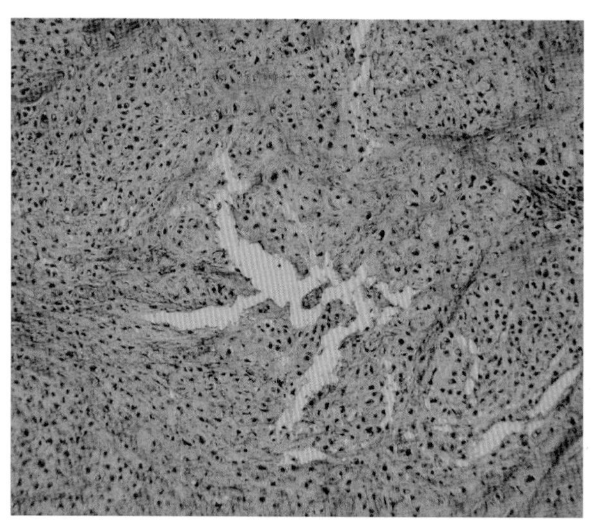

▲ 图11–8 喉软骨肉瘤（HE，100×）
经Richard Prayson许可转载

软骨肉瘤的其他亚型包括去分化软骨肉瘤、透明细胞软骨肉瘤和黏液样软骨肉瘤。文献曾报道了15例去分化软骨肉瘤[76]。组织学上，他们证实了分化良好的软骨肉瘤和高级别梭形细胞成分的突变。由于软骨中可能包括很小比例的去分化软骨肉瘤，因此对整个肿瘤进行完整的组织学评价是必需的[65]。

黏液样软骨肉瘤的特征是具有能产生黏液的基质，肿瘤软骨细胞呈"珍珠串"样分布，同时具备软骨肉瘤的其他特征。要求超过10%的病变具有这个特点即认为是黏液样软骨肉瘤。病变确定为Ⅱ级肿瘤。Thompson和Gannon指出这一决定显著影响了患者的预后[65]。

透明细胞软骨肉瘤是软骨肉瘤中最不常见的亚型[77]。其特征是传统的软骨肉瘤中包含大量透明细胞和部分嗜酸性细胞，细胞间的基质稀疏。已经报道了2例局部复发但没有远处转移的透明细胞软骨肉瘤[78–80]。

(3) 临床表现和行为：在喉内，软骨肉瘤最常见于环状软骨，其次是甲状软骨。杓状软骨和会厌部的软骨肉瘤很少见[65, 81]。因为软骨瘤和软骨肉瘤的生长缓慢，症状随时间而缓慢发展。肿瘤最常表现为局部生长和破坏。区域性和远处转移罕见，但已有报道[65]。喉软骨肉瘤治疗后的生存情况通常很好[77]。Rinaldo等报道5年生存率为90%[68]。一项更大的研究表明，平均随访10.9年，总生存率为96.3%。在这项研究中，5年和10年的无病生存率分别为78.9%和47.8%[65]。有意思的是，Ⅰ级、Ⅱ级和Ⅲ级肿瘤的5年生存率分别为78%、79%和100%。肿瘤分级增加与更高的复发风险有关，但似乎不影响总生存。

（四）神经内分泌来源病变

神经内分泌癌

(1) 生物学和流行病学：大多数头颈部神经内

分泌癌发生在喉部[82]。目前世界卫生组织头颈部肿瘤的分类按照与肺癌分类相似的方式将喉部神经内分泌癌分为分化良好的神经内分泌癌（NEC）（真正的类癌）、中分化 NEC（MDNEC）（不典型类癌）和分化差的 NEC（小细胞癌）三个亚组。中分化肿瘤，介于其他两种 NEC（不常见）之间，占喉部 NEC 的大多数。分化好的亚型最不常见[83]。在喉内，声门上区是最常见的发病部位。虽然在中、低分化 NEC 患者中吸烟的比例很高，但分化良好的亚型似乎与吸烟无关[84]。

值得注意的是，该分类系统中划分为 MDNEC/不典型类癌的肿瘤，如果采用肺癌诊断标准，则符合大细胞 NEC 的诊断标准。一些研究者建议将这部分肿瘤被视为高级别或低分化 NEC，因为它们的行为和预后与小细胞癌的相似性高于报道的不典型类癌[85, 86]。

(2) 病理学：NEC 的镜下表现因分化程度而异。在许多情况下，神经内分泌和上皮标记物的免疫组化应用有助于诊断。喉部分化好的 NEC 的特征是由纤维血管或透明结缔组织间质分割的均匀细胞巢。细胞核圆形或卵圆形，具有盐和胡椒样细颗粒状染色质和嗜酸性细胞质。

MDNEC 呈息肉状或结节状，表面有不同程度的溃疡。肿瘤位于黏膜下，生长方式包括器官样、小梁样、腺泡样、实体样和巢状；然而，有丝分裂、坏死和多形性超过了分化良好的 NEC。区分不典型类癌和大细胞 NEC 的主要特征是增殖率，每 10 个高倍野（HPF）观察到 10 个以上的有丝分裂被认为更接近大细胞 NEC[85]。免疫组化检测，分化良好和中等分化的 NEC 都显示出对细胞角蛋白、突触素和嗜铬粒蛋白的反应性[87–89]。

分化差的 NEC 病变的特征是未分化的小细胞片，最少的细胞质和多形性，核深染，染色质精细，核仁缺失或不明显。常见有丝分裂和单个细胞坏死。血管和神经周围侵犯也很常见。与分化较好的神经内分泌肿瘤相比，由于这类肿瘤的未分化性质，特殊的组织化学、免疫化学和超微结构研究不统一，然而，上皮和神经内分泌分化的证据是明确的[88]。

(3) 临床表现和行为：喉 NEC 在局部复发和远处转移方面的行为根据肿瘤分化而变化。分化良好的肿瘤通常具有惰性，选择手术治疗[90, 91]。中分化肿瘤具有更大的局部复发和转移的倾向。这些肿瘤，像分化好的亚型，认为是化疗和放疗抗拒的。手术是主要的治疗方式，除了小肿瘤外，全喉切除通常是必要的[92]。分化差的肿瘤更具侵袭性，通常转移到骨、肝、肺、脑和肾上腺[93]。数据表明，NEC 患者可受益于积极的、尽早的、多学科治疗[94]。在转移的患者中，几种细胞毒药物治疗可见暂时的缓解，包括铂类、依托泊苷、紫杉醇类、吉西他滨和异环磷酰胺。虽然原理上可行，但新辅助或辅助化疗的作用尚未确定。低分化 NEC 患者的平均生存时间小于 1 年[93]。

喉部 NEC 的一个不寻常的特征是喜欢出现皮肤和皮下转移[95, 96]。无论肿瘤分级如何，都可能发生这种类型的转移。有人提出，皮肤转移的发生与部分原发肿瘤的去分化有关，这部分患者的预后差[95]。鉴别这些转移瘤与原发 Merkel 细胞癌和转移性内脏未分化小细胞癌非常重要。

五、治疗方面

功能保留对喉癌患者非常重要，因此，对于任何组织学亚型，治疗的关键问题是确定功能保留的方法是否可行。为了这个决定，必须确定肿瘤是否对辐射敏感。如果不敏感，那么手术是唯一有效的治疗选择。早期病变可能适合保留功能的手术方法。如果肿瘤晚期，唯一有效的方法可能是全喉切除，伴或不伴辅助放疗。

放疗敏感肿瘤的决策更复杂。早期肿瘤可以通过手术或放疗治疗，可以保留功能。在这种情况下，治疗的长期结果将有助于指导患者决策。对于局部晚期的患者，有手术和术后辅助放疗（伴或不伴化疗）或放化疗两种方法可以考虑。放化疗是功能保留的选择，但在有选择的患者中，保留功能的手术可能是一种选择。当放射和手术都能保留功能时，治疗的选择再次基于预期的副作用。一般的偏见认为手术方法与发病率增加有关，但情况并非总是如此。放化疗治疗喉鳞状细胞癌已被证实严重晚期毒性反应发生率为 43%[97]，并且上呼吸消化道结构的照射剂量对长期功能具有显著的负面影响。具体而言，杓会厌襞、假声带和咽侧壁的剂量增加与体重减轻加重和生活质量评分下降有关[98]。为避免对咽部的高剂量照射对功能的减弱，则应考虑手术。最后，如果手术和放疗都是患者治疗的一部分，则应首先进行手术以避免增加术后愈合问题的风险。

（一）手术方面

一旦决定手术，肿瘤的解剖学范围决定了手术方式的选择，并因此决定了手术对功能的影响。主要的手术方式包括经口部分喉切除术、开放式部分喉切除术和全喉切除术。

头颈外科医生要回答的关键问题为，这个肿瘤是否适合喉保留手术（部分喉切除术）。如果适合，那么部分喉切除术对患者的影响程度是否比全喉切除更小。对第二个问题的直观回答为，对于患者而言，部分喉切除术总是比全喉切除术更好，但情况往往不是这样的。即使手术保留喉是可能的，受患者特定因素和肿瘤相关因素的影响，可以预测全喉切除术的效果更好。具体而言，声门肿瘤，特别是杓状软骨受累，应该暂缓考虑部分喉切除术。真声带切除总会对发声产生负面影响，并且也会影响吞咽。如果保留声门上区的结构和杓状软骨，吸气很少出现问题，可以教导患者用假声带发出可接受的声音质量。

许多外科医生都做过切除一个杓状软骨的部分喉切除术，但需要非常仔细地选择患者。虽然杓状软骨受侵并非不能部分喉切除，但对语言和吞咽的影响很大。同样地，肺功能有限的患者应对喉部分切除的能力有限，因为几乎每部分的切除都有误吸的风险。只有经过仔细选择患者和广泛咨询，才进行喉部分切除术。外科医生和经验丰富的语言病理学家应进行术前咨询，使患者有接受手术的心理准备和补偿措施，这会大大加快患者的术后恢复。在所有情况下，患者必须明白，根据手术发现和术中冰冻切片分析，全喉切除术可能成为唯一的选择。他们还必须知道误吸的可能性和（或）残留喉的失功能，这可能导致后期行全喉切除术。

手术治疗的功能结果：与患者讨论全喉切除术后的功能结果非常重要。Gadepalli 等 [99] 表明 95% 接受全喉切除术的患者评估术后发音为良好，而 5% 的患者发音差或丧失。同样，3%～5% 的患者受限于流质饮食（通过口或胃造瘘管），而其余 95%～97% 的患者能通过口服软食或常规饮食。作者们表明当除了全喉切除术外还需要全咽切除术的时候，功能结果明显下降。

不同的喉部分切除术技术具有不同的功能结果。在过去 20 年中，技术和外科手法的进展导致了从开放式喉部分切除术到经口方法（使用激光、机器人或传统器械）的过渡，适用于可以保留喉部的肿瘤。这些技术和其应用之间的差异超出了这次讨论的范围，因为它们是在最基本的层面上实现相同目的的不同工具。需要知道的最重要的事情是，随着经口技术的发展，它们获得了比开放性喉部分切除术更好的功能效果 [100]。

一般而言，对于没有明显合并其他疾病，特别是肺部疾病的患者，声门上区肿瘤被认为是很好的手术适应证。发声结果通常很好，但吞咽可能会受损。虽然大多数声门上区喉切除术患者可能误吸，但经口声门上区切除术后吸入性肺炎的发生率很低，只有 0%～11.5%[101-103]。环状软骨上喉切除术是非常合理的肿瘤手术，如果需要，可以切除双侧声带、大部分甲状软骨和整个声门上区。患者的声音明显改变但能发声，像声门上区喉切除一样，具有中等的误吸风险。对超过 450 名接受环状软骨上喉切除术的患者进行分析，Benito 等 [104] 发现吸入性肺炎的风险为 11.6%。34% 的患者使用临时胃造瘘管（平均持续时间 8 个月），1.6% 的患者需要永久性胃造瘘管，3.7% 的患者需要全喉切除术。切除一个杓状软骨与永久性使用饲管和转换为全喉切除术有显著相关性。根据指定肿瘤的特定位置变化，喉部分切除术还有许多其他的变化。

（二）放疗方面

下咽和喉 SCC 的放疗原则也适用于该区域的罕见恶性肿瘤的治疗。应用于鳞癌的照射区域和技术，包括常规三维适形放疗和调强放疗，也可用于其他不常见的组织学类型的肿瘤，但存在一些重要的差别。

放疗剂量方面：与 SCC 一样，照射剂量取决于给定肿瘤的情况。当肿瘤较大、不能切除的时候，无论在原发部位还是淋巴结播散的部位，治疗剂量为 70Gy。对于已经切除但仍有残留的部位，或有迹象表明复发高风险的部位，则给予照射 60Gy。没有活动性病变迹象的存在风险的淋巴结区域预防照射 50～54Gy。

（三）根据解剖学部位确定高危淋巴结区域

对于喉部的癌症，认识到丰富的淋巴引流网络结构导致区域播散的风险是非常重要的。鉴于缺乏详细描述罕见组织学类型喉癌淋巴结引流模式的大型临床研究，许多临床医生根据 SCC 的经验推断淋巴结引流方式，以确定罕见组织学类型肿瘤的高危淋巴结区域。对于声门上区肿瘤，高危淋巴结区域包括双侧颈静脉链淋巴结。声门上区是中线结构，双侧淋巴结均存在播散高风险。最常累及的颈部淋巴结是Ⅱ区、Ⅲ区和Ⅳ区。很少累及ⅠA 区、ⅠB 区和Ⅴ区[107-109]。声门下区肿瘤具有较小的但仍显著的淋巴结受侵的风险。对于这个部位的肿瘤，风险最高的区域包括喉前、气管前和锁骨上淋巴结区域[110]。与声门上区和声门下区不同，真声带几乎没有毛细淋巴管。T_1 和 T_2 病变淋巴结转移风险小于 2%，而 T_3 病变风险接近 20%，T_4 病变接近 30%，特别当肿瘤扩散到声门上区或声门下区等淋巴引流丰富区域时[111]。

（四）组织学亚型的特殊因素

通常，特定的肿瘤学类型指导医生选择手术或非手术治疗。前面已经讨论了此方面的许多问题。

一般来说，低级别肿瘤手术切除有很高的治愈率，应始终考虑手术治疗。疣状癌多为外生型而且转移率低，如有可能应经口切除。即使需要全喉切除，单一治疗即可。同样，低级别黏液表皮样癌也采用同样的治疗方式。肿瘤常见于声门上区的习性也适合经口切除的技术。低级别软骨肉瘤是一种特殊的外科疾病。肿瘤生长缓慢，转移率很低。如果仅累及环状软骨前部，环气管切除术可治愈，但当环状软骨后部受侵时，通常选择全喉切除术。肿瘤的惰性允许通过经口窄切缘切除肿瘤达到至少暂时性且通常永久性避免全喉切除术[105]。这意味着局部复发率相对较高（20%）[106]。复发后通常再次切除。最终，气道损害无法通过这种方法再次缓解，或环杓关节受累，全喉切除术成为唯一选择。

高级别肿瘤或倾向于局部浸润的肿瘤需要更积极的手术治疗，类似于喉 SCC 的治疗。最后，具有高风险区域转移的肿瘤应进行颈部解剖。颈部 N_0 的患者，当肿瘤特征增加淋巴结转移风险达 20% 或以上时，强烈考虑选择性颈部解剖。在大多数情况下，治疗计划中必须考虑双侧颈部病变的风险。

1. 疣状癌

作为最常见的喉 SCC 的变异，疣状癌认为具有相对低的转移潜能。放疗通常用于较大肿瘤治疗，包括 T_3 和 T_4 病变。在这些病例中，只有原发肿瘤受到照射，几乎不需要对区域淋巴结进行预防性照射。当放疗作为主要治疗，大约 1/3 患者局部复发。在这种情况下，几乎所有患者能通过手术挽救，5 年疾病特异性生存率为 97%[112]。

2. 梭形细胞（肉瘤样）癌

肿瘤通常很小，可以单纯放疗。对于需要全喉切除的较大病变，经常需要对原发部位进行术后放疗[113]。

3. 基底细胞样鳞状细胞癌

这部分肿瘤应被视为鳞状细胞癌的一个亚型，具有高度的侵袭性。因此，这部分肿瘤的放疗方法实际上与 SCC 相同，即多种方式的放化疗，放疗照射原发肿瘤部位和颈部高危淋巴结[114, 115]。

4. 腺样囊性癌

由于其具有高度沿神经侵袭的潜能，术后放疗在这部分肿瘤中具有很强的作用。修改标准照射野以覆盖局部浸润的区域和沿神经扩散的区域，因为肿瘤可沿着颅神经达到颅底。具体而言，如果肿瘤侵犯某一个颅神经，必须将其包括在照射野内。在这种情况下，近距离治疗可以代替或作为外照射的补充，使正常组织并发症降至最低[116]。

5. 黏液表皮样癌

这种典型的低级别、生长缓慢、边界清楚的癌症通常单独手术就可以得到有效的治疗。在高级别变异中，淋巴结扩散的风险增加，对原发肿瘤部位和高危淋巴结区域进行辅助放疗是合适的[117, 118]。

6. 软骨肉瘤

这种组织学肿瘤的放疗被认为不如手术有效，因此主要用于不适合手术切除的患者。一般而言，淋巴结扩散的恶性潜能较低；因此，当放疗存在指征时，放疗体积局限于原发疾病的区域，没有区域淋巴结预防照射。为了达到有效的局部控制，照射剂量应为 60Gy 或更高[119]。

7. 神经内分泌癌

对于喉部分化良好的神经内分泌癌，放疗通常仅在不能完全切除时进行。预防性淋巴结区域通常不包括在照射体积内。对于中或低分化肿瘤，放疗可用于局部晚期的病变，加或不加化疗。

（五）化疗方面

目前缺乏研究来评价化疗在喉非鳞癌组织学类

型中的作用。显然，全身化疗是转移或复发的不能治愈的患者可选择的治疗。化疗在局部晚期患者中的作用越来越不明确。一般而言，最常见的办法是其他病变部位的特定组织学亚型的数据进行推论。例如，疣状癌、梭形细胞癌和基底细胞样鳞状细胞癌的表现方式与头颈部鳞状细胞癌最相似。因此，局部晚期的患者行根治性放疗时，可以考虑使用顺铂、卡铂、紫杉醇、多西紫杉醇和氟尿嘧啶等药物进行诱导和（或）同步化疗。对于局部晚期、分化较差的神经内分泌肿瘤，顺铂和依托泊苷治疗可考虑作为放疗的辅助治疗。当决定增加化疗作为主要治疗或放疗的辅助治疗时，必须仔细权衡治疗的潜在获益，以及已明确的急性和晚期毒性反应增加的可能。

六、结论

本章所讨论的喉部罕见肿瘤是一组具有独特特征的多种恶性肿瘤。仔细考虑相关的鉴别诊断通常有助于确定正确的诊断。因为肿瘤不常见，治疗方式不太明确。在可能的情况下，为了保护功能，应尝试常规手术或以放疗为基础的治疗。然而，更具侵袭性的、放疗抗拒的肿瘤可能需要喉切除术以根除肿瘤。

第 12 章　非高发人群鼻咽癌

Nasopharyngeal Carcinoma in Nonendemic Populations

Lachlan McDowell　Annette Lim　June Corry　著
张建光　译　　胡　漫　校

一、概述

第 1 例经组织学证实的鼻咽癌病例可能是由 Michaux 报道的，他于 1845 年描述了 1 例 45 岁男性患有颅底恶性肿瘤。然而，已有人类学证据表明，这病已经存在了许多世纪[1]。例如，Strouhal 描述了一个在古埃及 Naga–ed–Der 古墓中发现的古埃及人头颅，其特征与鼻咽癌造成的广泛破坏相一致[2]。本病的第一篇英文综述见于 Bosworth 于 1889 年编写的 *A Treatise on Disease of the Nose and Throat*[3]。Muri 在文章中描述了更多有关这种备受关注疾病的历史细节[4]。

一般意义上，鼻咽恶性肿瘤包括癌、肉瘤和淋巴瘤。然而，在全世界范围，鼻咽癌（nasopharyngeal cancer）实际上是指癌和癌的特定类型，缩写为 NPC。鼻咽癌是指来源鼻咽表面和咽隐窝的上皮细胞的非腺恶性肿瘤，这可能会引起混淆。根据超微结构特征，所有类型的鼻咽癌可视为鳞状细胞癌的变异（图 12–1），并且根据光镜观察到的结果，以占优势部分进行分组[5–10]。鼻咽癌代表了人类肿瘤形成的典型模式，因为它与病毒感染、新生物转化和宿主免疫反应具有病原相关性[11]。由于鼻咽癌的临床病理、组织学、临床分期系统、遗传和环境改变等因素，在肿瘤研究中更多地起到抛砖引玉的作用。

二、鼻咽部解剖学

（一）大体解剖

鼻咽顶部为后鼻窦，斜向下，与后壁相连。骨性顶壁和前壁由蝶骨基底部、枕骨基底部和寰椎前弓组成。侧壁和后壁部分向上延伸至口咽。侧壁下部，咽上缩肌向后附着于蝶骨基底部。在咽上缩肌上部和颅底之间覆盖咽颅底筋膜，咽鼓管在翼内板和咽上缩肌之间。耳咽管隆突向内突起，在它和后壁之间形成一个狭缝状空间——咽隐窝或 Rosenmüller 窝，部分由位于咽颅底筋膜和黏膜间的腭提肌填充[12]。

鼻咽淋巴组织或腺样体集中在顶壁和后鼻孔后壁交界处。在咽鼓管开口周围还有其他淋巴集合体。后鼻孔的感觉神经由舌咽神经和上颌神经发出。顶壁的黏膜下是退化的咽垂体，位于犁骨蝶骨连接处中线附近。它的存在提示我们，前垂体的胚胎起源于 Rathke 囊。垂体残存部分可能部分或全部被蝶骨基底部包绕。同样在中线但在背侧沿着顶壁，通过腺体样组织与咽垂体分离的是一个上皮性隐窝，有时称为咽囊，偶尔发生炎症或形成囊肿。咽内胚层被认为是在胚胎脊索顶端形成的，这个隐窝与 Rathke 囊没有关系[12]。

（二）显微解剖

Batsakis 等[5]总结了我们目前有关鼻咽黏膜的组织学知识。它分三种基本的细胞类型：假复层柱状（呼吸）细胞、鳞状细胞和中间（假复层）立方细胞。所有这三种类型细胞都是在胎儿发育过程中发现的，呼吸型首先进化。在成人鼻咽中，鳞状上皮增加，呼吸细胞上皮对鳞状细胞上皮的优势被逆转。没有观察到中间型上皮的增加，但其持续存在于呼吸上皮和鳞状上皮交界处，在口咽和鼻咽交界处密度最大。在成人中，鳞状上皮覆盖了整个鼻咽表面的将近 60%。中间上皮是一个恰当的名称，因

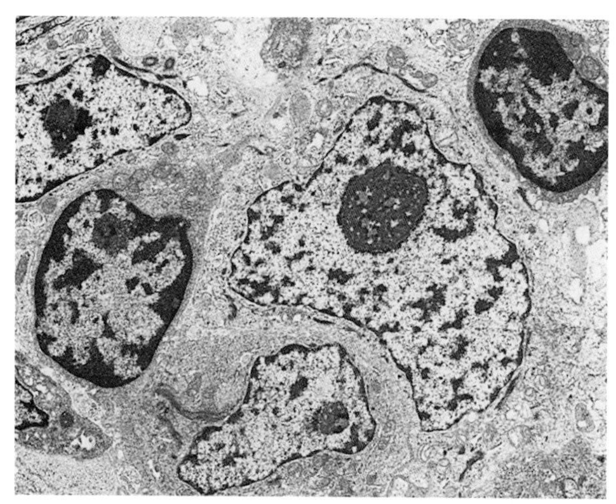

▲ **图 12-1　未分化鼻咽癌的电子显微镜照片**

显示上皮样特征，例如细胞连接和张力（原始图像放大 9000 倍）

为它在位置和细胞学意义上都是中间意义。对非人类物种的研究表明，一些中间细胞转化成纤毛呼吸细胞或鳞状细胞[5]。类似于呼吸上皮和鳞状上皮的中间细胞层，中间上皮最大密度处位于鼻咽癌好发部位，而且它也是鼻咽非角化或未分化癌最接近的正常组织学同源物。

三、流行病学和病原学

鼻咽癌病因是多因素的，遗传因素、环境因素和病毒因素都有作用。至少有 3 个主要的危险因素：①遗传因素决定了 EB 病毒（EBV）的易感性；②将病毒基因整合到鼻咽上皮细胞的染色体中，从而启动它们；③通过某些环境因子进行肿瘤转化，或者环境因子触发细胞中的病毒基因组，进而产生致癌活性。

虽然环境因素似乎是必需的，但不同种族群体的高发病率指向每个群体的不同的作用因素[5, 7, 11, 13–16]。根据特定年龄发病率判断，斯堪的纳维亚人和美国黑种人、白种人鼻咽癌的病因与美籍华人、中国香港人或新加坡人似乎不同。对于中国人而言，在第 3 个 10 年后发病曲线迅速上升；非中国人的发病曲线则是在第 4 或第 5 个十年后出现增长。阿拉斯加原住民的发病曲线与中国人相似，但是突尼斯人发病曲线呈双峰，第一个高峰出现在第 2 个十年。在所有种族中，男性发病率是女性的 2～3 倍。

全球确诊鼻咽癌超过 84 000 例，低收入国家占多数[17, 18]。根据最近出版的 *Cancer Incidence in Five Continents*[19]，鼻咽癌发病率最高的地方是中国中山市，其全球标准化年龄发生率（age-standardized rate，ASR）（每 100 000 人的 ASR）估计值男性为 26.8，女性为 10.7。在中国南方高发区域，鼻咽癌的发病率与地理位置有关。据报道，四会市、广州市和苍梧县具有相似的高发病率[14, 20, 21]。中国的其他地区也有很高的发病率，包括澳门和香港，估计男性 ASR 为 14.4～15.7，女性为 4.9～6.7[19]。与同一国家的非亚洲人相比，新加坡华人（男性 ASR 12.6）和马来西亚华人（男性 ASR 12.9）具有更高的发病率（ASR 5～12）。阿尔及利亚（非洲）、米佐拉姆邦（印度）和菲律宾报道的鼻咽癌发病率中等。泰国、土耳其、科威特、马耳他、葡萄牙和意大利的一些地区鼻咽癌的发病率属于低到中等（ASR 1～5）。在欧洲，南方国家（西班牙、意大利、法国、巴尔干地区）的人群发病风险相对高于北部国家的人群。在高加索、日本和大多数欧洲国家，以及大洋洲、中美洲和南美洲的大部分地区，这种病很罕见（ASR ＜ 1）（表 12-1）。

表 12-1　种族的年龄调整发病率

发病率	比例*	种　族
很高	＞25	中国南方本地人群
高	12～25	来自中国南方的移民（新加坡、美国、马来西亚）
中间	5～12	阿尔及利亚人、菲律宾人、亚洲人、夏威夷人、阿拉斯加本地人群
中到低	1～4	泰国人、南欧人、中非人、马耳他人
罕见	＜1	高加索人、印度人、日本人

*. 每 100 000 名男性

总体而言，全球鼻咽癌的发病率正在下降[18]。在疾病高发区域，例如中国、文莱、新加坡和中国香港，各地的报道证实发病率稳定或下降[22–25]。然而，在一些发病较低的地区，发病率可能会增加[26]。

种族对疾病风险有显著影响。对移居全球其他地区的中国人追踪观察后发现，人群鼻咽癌发病率保持高风险，与原籍国家居民相似，明显高于移居地人群，虽然与生活在中国的人群相比略有减少，并且后代的发病率逐步下降[15, 19, 27, 28]。在美国，可以观察到种族的显著影响。总体而言，美国人的鼻咽癌发病少见，男性 ASR 0.6，女性 ASR 0.3。然而，当按照种族对包括旧金山湾（ARS 男性 5.5，女性 2.1）、洛杉矶（ARS 男性 5.9，女性 1.9）、科罗拉多（ARS 男性 2.2，女性 0.6）、北卡罗莱那（ARS 男性 2.2，女性 0.6）在内的全体美国人进行调查时发现，与非亚洲人和非太平洋岛原住民相比，亚洲人和太平洋岛原住民仍保持着更高的鼻咽癌发病率。同样，与美国白种人发病率较低相比，阿拉斯加原住民的疾病发病率显著增高，男性 ASR 6.5，女性 ASR 2.7，与死亡率的增加也有相关性[19, 29]。在夏威夷，中国人、菲律宾人和夏威夷人在鼻咽癌发病率方面同样具有较高的种族优势，他们比日本人和白种人的风险更高（男性 ASR 为 3.0～7.6 vs. 0.4～0.5）。

除种族因素外，地域也会影响鼻咽癌的发病风险，这得到以下观察结果的支持：出生于高风险地域，例如中国或北非等的高加索人 / 白种人男性的鼻咽癌发病率仍明显高于出生于原籍国家的高加索人 / 白种人男性[30, 31]。

性别似乎也加重了疾病的发病风险，鼻咽癌在男性中的发病率至少是女性的 3 倍。许多研究表明，在多变量分析中，女性具有显著的生存优势，特别是绝经前女性[13, 32]。

几个小组从流行病学方面查询了在美国不同种族群体鼻咽癌的数据，包括监测、流行病学和最终数据（SEER 数据）[15, 33–35]。这些研究证实了预期的男性发病优势，两性中位诊断年龄为（54.7 ± 16.6）岁。然而研究发现，美国黑种人鼻咽癌发病更趋于年轻化，诊断年龄为（48.3 ± 18.2）岁[34, 36]。在世界其他地区，例如印度、突尼斯和苏丹，也观察到类似的发病年龄高峰年轻化，但仍无法解释。美国年轻黑人人群的显著高风险被认为与农村居住和社会经济地位低有关[37]。对 SEER 数据库进行进一步研究证实，非西班牙裔白种人在美国所有种族人群中发病率最低，与其相比，亚裔美国人更容易患鼻咽癌。在不同病理亚型中，角化型鼻咽癌在非亚裔人群中更为常见，而更常见的病理类型（非角化型和未分化型）在亚裔美国人群中最常见。研究发现，患有非角化型病变的美国人年龄更小，疾病分期更晚[33]。从 2004—2009 年疾病发病趋势分析，非角化型鼻咽癌平均年发病率与角化型相比有显著增加。从疾病生存角度分析，不论疾病分期或组织学类型如何，尽管无角化疾病患者和那些亚洲族裔患者更为常见，但相对生存率明显更高[33, 34]。

来自美国的发病率数据并没有显示出白人患鼻咽癌的风险在地域和时间上的差别[35, 37]。在州县的死亡率的研究中，只有阿拉斯加的死亡率相对较高[29]。

（一）EB 病毒和生物学意义

EB 病毒（EBV）在人类中是普遍存在的，在美国，超过 80% 的人血清中存在该病毒的多肽抗体，来自亚洲和非洲的人群中的比例更高[11, 38]。实际上没有人能避免这类疱疹病毒的感染。原发感染通常临床症状不明显，或者不被认为是由 EBV 引起的，特别是对于 5 岁以下的儿童。

EBV 感染的后果在不同人群中有所不同，它主要与西半球的传染性单核细胞增多症、非洲的伯基特淋巴瘤和亚洲的鼻咽癌有关。这三种 EBV 相关疾病的发生在正常相关人群之外是不常见的，强烈暗示了其他因素在高危人群中的作用。三种主要的 EBV 相关疾病在地理分布上的明显差异也提示在不同区域存在不同的 EBV 菌株，但这尚未得到证实，也可能不是一个因素[11]。

无论是否有临床表现，原发 EBV 感染在淋巴系统和大唾液腺中形成一个永久的 EBV 携带状态[39]。这反映在 EBV 特异性抗体终生持续存在，滴定几乎恒定，以及 EBV 间歇性地进入口咽部位。

1966 年，Old 等发现了 EB 病毒和鼻咽癌之间的联系[40]，他们发现鼻咽未分化癌患者对 EBV 早期和病毒衣壳抗原（VCAs）的免疫球蛋白 G（IgG）和 IgA 抗体滴度升高。从那时起，大量研究表明，无论肿瘤局部发病率或患者种族情况，全世界所有鼻咽未分化癌患者都含有 EBV 基因组。EB 病毒核抗原（EBNA1）几乎在所有鼻咽癌患者中都有表达。鼻咽癌前增生性病变含有 EBV 基因组（使用末端重复序列出现频率的标准）的单克隆拷贝，进一步证实具有遗传倾向的患者中 EBV 和鼻咽癌存在的因果关系，提示鼻咽癌的进展早期始自于 EBV 感染[41, 42]。关于 EBV 与角化型［世界卫生组织（WHO）1 型］鼻咽癌之间关系的报道存在矛盾之处。虽然一些研究无法证明角化型鼻咽癌中存在 EBV 感染，但其他的研究显示出阳性的杂交信号，尽管一旦肿瘤细胞分化并产生角蛋白，病毒编码转录产物的表达似乎会被下调[43]。鉴于全球 EB 病毒感染很普遍而鼻咽癌发病率较低，肿瘤的发生可能还需要遗传易感性和病毒共同促进。与对照组相比，中国高发地区患者的肿瘤和正常鼻咽上皮细胞均发现 3p 和 9p 位点的杂合性缺失和 cyclin D1 过表达，提示对肿瘤性病毒感染的遗传易感性[44-47]。

（二）人乳头瘤病毒

虽然 EB 病毒是鼻咽癌发展过程中最常见的相关病毒，但一个公认的小亚组患者 EB 病毒为阴性，其中一部分鼻咽癌与人乳头瘤病毒（HPV）有关，最常见的是 16 亚型[48-52]。与其他的鼻咽癌相比，这些可能是一类独特的临床病理学群体，但由于与少见非高发疾病之间的关系，人们对其了解并不多。对于其他头颈部鳞状细胞癌，HPV16 亚型是一种众所周知的致癌因素，对于没有传统危险因素暴露的年轻患者，好发于口咽部，无论采用何种治疗方式，病变与良好预后显著相关[53-56]。然而，HPV 相关的鼻咽癌亚组患者好像与口咽部的患者在生物学方面存在差异。HPV 相关鼻咽癌与高加索人、吸烟史有相关性，并且可能与较差的生存相关，尽管相关研究结果不一致而且数量不多[48, 49, 51, 57, 58]。HPV 似乎多见于角化型和非角化型鼻咽癌。值得注意的是，EBV 和 HPV 可发生共同感染，早期相关研究表明 EBV 阳性 /HPV 阴性患者生存较好，EBV 阴性 /HPV 阳性患者生存居中，EBV 阴性 /HPV 阴性患者生存最差。

根据口咽部病变 HPV 检测的认识[59, 60]，要考虑报道鼻咽癌研究中采用方法的局限性，因为 HPV 聚合酶链反应（PCR）无法区分共生 / 污染病毒和病原学相关病毒。这与其他技术，如反转录酶 PCR（RT-PCR）和原位杂交鉴别 E6 和 E7 病毒癌蛋白技术形成对比。此外，免疫组化评估 *p16* 过表达仅是 HPV 相关疾病的替代标志物，并且不能提供有关 HPV 亚型的信息，仅有特定 HPV 亚型已知是致癌的。

（三）遗传学

在鼻咽癌患者中开展了几项遗传学研究，通过两种主要方法（家族或病例对照研究和遗传相关性研究）对候选基因进行鉴定[61, 62]。

具有鼻咽癌家族聚集的关系研究允许通过对一个包含受影响个体的队列进行基因分型，以识别病变的遗传标记集合。然而，由于很难获得家族样本，并且畸变可能是偶发的，故病例对照研究比较容易进行。病例对照研究是基于在受影响的个体中比未受影响的对照组中富集的特定分子特征。鉴于技术的最新进展，全基因组关联研究（GWAS）使用高通量技术同时研究新基因和候选基因，从而为疾病生物学提供了重要见解。

迄今已经报道了 4 项家族关系研究，调查了扩展谱系和受影响的同胞[62-66]。利用不同的分子学方法，每项研究都确定了每个研究队列中的不同易感位点，包括人类白细胞抗原（HLA）的 6p22、4p15.1～4q12、3p21.31～3p21.2 和 5p13。在 30 对同胞的同胞配对研究中，存在 HLA 相关基因的相对风险增加 21［95% 的可信区间（CI）5.1～无穷大］[63]。其余 3 项鼻咽癌关联研究采用全基因组方法，对每个被识别的基因组赋予 1.5～5.36 之间的优势对数评分数值，以研究鼻咽癌的发展[64-66]。

迄今为止报道的最大 GWAS 研究利用了来自中国南方和新加坡的 3000 多人的病例对照组队列，以及两个超过 6000 人的验证组队列[67]。在对照组中发现的前 49 个单核苷酸多态性（SNPs）中，6p21 染色体上的 3 个 HLA SNPs 与鼻咽癌显著相关。鉴于已知 EBV 对病变风险的作用，以及 HLA 在抗原递呈 T 细胞引发免疫应答中的作用，早期的研究已经广泛记录了 *HLA* 基因和鼻咽癌发病风险之间的关系[61, 62]。在该 SWAS 研究中发现的其他感兴趣的易感位点包括 *TNFRSF19*（13q12）、*MDS1-EVI1*（3q26），以及已知通常在其他头颈部肿瘤中发挥作用的肿瘤抑制基因 *CDKN2A/B*（9p21）。

鉴于 EB 病毒在癌发生过程中的已知作用，在 HLA 抗原以外，许多其他的免疫相关的基因与鼻咽癌风险相关。包括编码细胞因子和趋化因子的基因，以及与固有免疫应答有关的其他基因，如白介素家族、干扰素 γ、肿瘤坏死因子 $β_1$、Toll 受体家族和 FAS[61, 62]。

在高危人群中，环境致癌物（如咸鱼）也可能发挥作用。细胞色素 P450 酶的遗传多态性，如代谢性激活亚硝胺的 *cyp2e* 的 c2 等位基因，可能是咸鱼具有暴露相关性的原因[68]。在病例散发的地理区域，烟草和酒精的暴露增加了角化型（WHO 1 型）而不是非角化型（WHO 2 型或 3 型）的风险[69]。美国一项基于人群的病例对照研究显示，当谷胱甘肽 S– 转移酶 M1 基因（*GSTM1*）缺失时，鼻咽癌的比值比是 1.9[70]。有意思的是，尽管这种酶参与了烟草致癌物的代谢，但烟草暴露并没有改变 *GSTM1* 缺失与风险之间的关系，高加索人、非洲裔美国人和亚洲人之间，以及组织学类型之间的风险是相似的。其他与 DNA 修复（如 *ERCC1*）和 I/II 相代谢（如细胞色素 P450 酶）有关的基因已被确定与鼻咽癌有潜在相关性[62]。

原发肿瘤和细胞系早期核型分析显示染色体 1、3p、3q、5q、9q、11q、12、13q、14q 和 X 的定义区域存在非随机结构或数值异常[71–74]。最近在原发鼻咽癌中使用比较染色体基因杂交的研究表明，许多遗传事件，包括增益和缺失，表明癌基因和抑癌基因的参与[74]。鼻咽癌中，其中最关键的似乎是 3p（*RASSF1A*、*FHIT*、*RARβ2*）、9p（*p15INK4B*、*p16/INK4A*）、11q（*TSLC1*）、13q（*EDNRB*）、14q 和 16q 抑癌基因的失活，以及 8q24 上的 *c-myc* 和 7p12 上的 *EGFR* 拷贝数增加和表达。

最近对 128 例患者进行了全外显子测序和转录组测序，确定了与鼻咽癌相关的其他关键基因，包括潜在的靶向突变[75]。总之，与其他实体瘤相比，鼻咽癌有相对低的突变率，仅在 1413 个基因中识别出突变。除了常见的 *TP53* 和 *PIK3CA* 突变外，还在 *MLL2*、*TSHZ3*、*MAP1*、*ERBB3*、*ERBB2*、*KRAS* 和 *NRAS* 中发现新的突变（Benjamini–Hochberg 假发现率＜ 0.2）。此外，观察到参与表观遗传调控的其他基因，特别是调节染色质修饰的基因，包括 *ARID1A*、*BAP1*、*MLL3* 和 *TET2*。在单变量分析中，这些基因与患者较差的生存相关，但多变量分析则失去了相关性。与相对低的突变率相似，拷贝数变异也不常见。最常见的缺失区域是编码 *CDKN2A*（9p21）、*CCND1*、*AKT2*、*MYC* 和 *TP53*。

在遗传学和表观遗传学变异的证据不断积累的基础上，研究人员提出了鼻咽癌的分子机制模型[52]。在地方高发性鼻咽癌中，可以假设 HLA 的种系基因类型，以及致癌物代谢、解毒和 DNA 修复的多态性基因使鼻咽上皮细胞的 DNA 损伤持续存在。长期暴露在环境致癌物中产生的 DNA 损伤克可导致瘤克隆的进化。这些与潜在 EBV 感染诱导细胞机制的相互作用有助于致癌作用的启动。由于模型来源于高发人群的研究，因此即使与 EBV 相关，与散发性发病率地区的鼻咽癌的相关性也不清楚。在这一领域的持续研究不仅对于进一步了解发病机制，而且对于预防和早期诊断策略，以及确定生物学治疗目标至关重要。

四、病理学

（一）分类和组织学

无论地理分布如何，非腺性、非淋巴瘤和非肉瘤的恶性肿瘤是鼻咽部最常见的肿瘤[5]。在高危地区，这些肿瘤在头颈部的癌症统计中占主导地位。

多年来，诊断术语的多样性和缺乏统一的组织学报告系统，使其与治疗结果和预后之间的关系变得混乱[5]。因此，在 1978 年，WHO 将鼻咽癌分为 3 种组织学类型：鳞状细胞癌（1 型）、非角化型癌（2 型）和未分化癌（3 型）[5, 7, 10]。1 型在高发地区并不常见，而在北美约占 25%[73]。3 型在中国南方占绝大多数（90%～95%）。2 型和 3 型在诊断时 EBV 血清学检查升高[72]，后者与 EBV 的相关性，以及鼻咽癌组织中有时发现 2 型和 3 型的混合型，导致 1991 年修订的 WHO 分类试图取消 WHO 亚型的应用，尽管它已经被广泛应用[71]。该修订将鼻咽癌分为角化型鳞状细胞癌和非角化型癌。后者又进一步分为分化型癌和未分化型癌。2005 年，对分类进行修改，增加了基底细胞样组织学类型，这是很少见的第 4 种亚型（框 12–1）[76]。

框 12–1 世界卫生组织 2005 年鼻咽恶性上皮肿瘤组织学分类

- 鼻咽癌（NPC）
  - 角化型鳞状细胞癌
  - 非角化型癌
    - 分化型
    - 未分化型
- 基底细胞样鳞状细胞癌
- 鼻咽乳头状腺癌
- 涎腺型癌

经 WHO 许可转载，引自 Chan 等 2005[76]

鼻咽的鳞状细胞癌与上呼吸消化道其他解剖部位的鳞状细胞癌相似。此类癌具有明显且易于识别的角蛋白产物，其生长模式是其他任何鳞状细胞癌的典型生长模式（图 12–2）。一般来说，癌是中分化的且伴有促结缔组织增生性宿主反应。由于它主要是表面生长，鼻咽内镜检查通常可以确诊癌。鼻

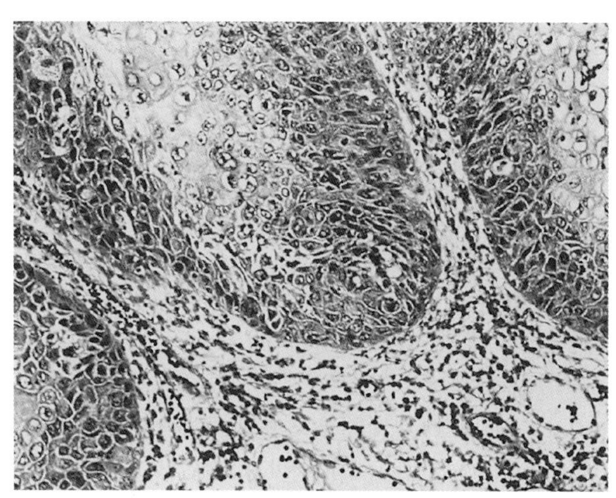

▲ 图 12-2　鼻咽角化型鳞状细胞癌，WHO 1 型
（HE，原始放大倍数 400×）

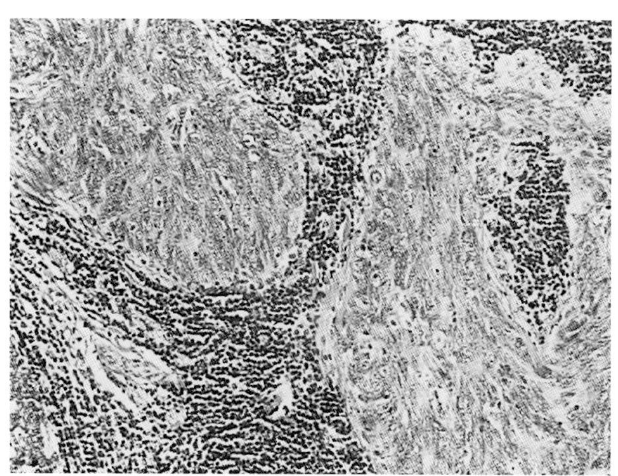

▲ 图 12-3　鼻咽非角化型癌，WHO 2 型
注意周围淋巴组织的界限清楚，在本例中，肿瘤细胞呈纺锤状（HE，原始放大倍数 360×）

咽鳞状细胞癌患者的平均年龄略高于所有鼻咽癌患者。它很少发生在 40 岁以下的患者中[10]。

与鳞状细胞癌一样，分化的非角化型癌在其定义范围内表现出不同程度的分化。细胞具有成熟排列，在光镜下无鳞状分化表现（图 12-3 和图 12-4）。呈乳头状和（或）丛状生长。细胞有很清晰的细胞边界，可以从间质中很清楚地勾画出肿瘤细胞岛。在一些癌中，细胞呈假复层排列，这与鼻咽的中间型上皮没有什么不同。虽然鳞状细胞癌和非角化型癌之间组织学差异很明显，但非角化型和未分化癌之间的差异有时是模糊的，存在主观性，因此在最近的 WHO 分类中被分到同一组中。

鼻咽未分化癌由原始细胞组成，其最一致的特征是单个明显的核仁和具有独特膜的细胞核，多数情况下核呈空泡状（图 12-5）。与鼻咽癌其他类型相比，细胞界限不清，细胞常呈合体状。然而，细胞排列是变化的，呈团块状、链状或单个细胞分散在淋巴间质中。胞质样式和生长方式的多样性产生一些描述性术语，例如间变性细胞、透明细胞、梭形细胞、单纯细胞和淋巴上皮。未分化鼻咽癌具有明显的侵袭和转移能力，浸润性肿瘤的组织反应通常是有限的。例如，除非先前做过放疗，否则纤维化和粘连是不明显的[10]。肿瘤和淋巴组织关系密切，通常没有明显的反应。

进行诊断时，鼻咽癌中是否存在淋巴细胞不是考虑因素。现在已确定淋巴细胞不是肿瘤或癌的成分。它们可以在所有 WHO 分型中发现，但更常见于未分化癌。大约 98% 的未分化癌、70% 的非角化

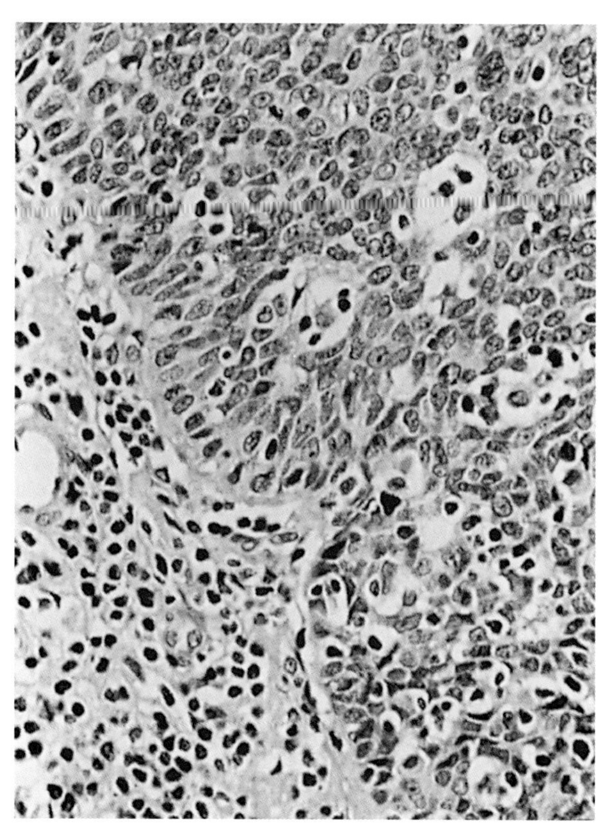

▲ 图 12-4　分化的非角化型癌，WHO 2 型
从中可以清楚看到肿瘤细胞、间质边界、透明细胞和“中间型”细胞（HE，原始放大倍数 400×）

型癌和 37% 的鼻咽鳞状细胞癌与淋巴细胞有关[10]。淋巴样“间质”并非完全被动的。未分化鼻咽癌向非淋巴组织转移也可能伴有淋巴细胞。

有关宿主对鼻咽癌反应的几个组织学发现值得说明一下。其中一些可能具有未知的预后价值；在

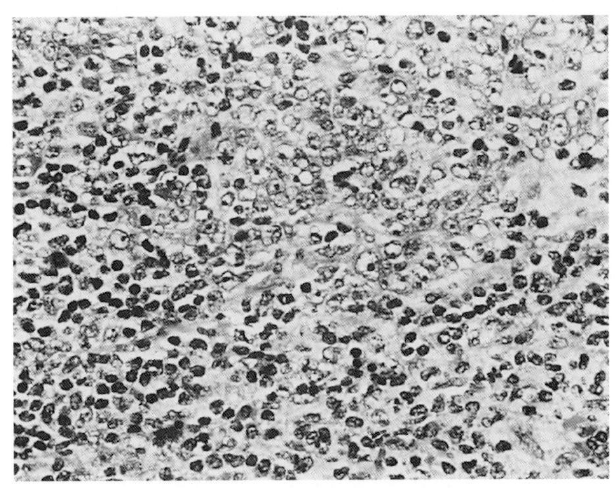

▲ 图 12-5 WHO 3 型或未分化癌

泡状核，核仁突出，胞膜不清，淋巴细胞浸润。注意与非肿瘤的紧密关系（HE，原始放大倍数 420×）

未分化的鼻咽癌存在的情况下，另一些可能会误导外科病理学家诊断为淋巴肿瘤。几乎在所有类型的鼻咽癌中都发现混合淋巴细胞和浆细胞，有时与多形核白细胞有关。大约 1/4 的癌症间质中可见轻到中度的嗜酸性粒细胞增多症，最常见于未分化型，这可能是一个显著特征。一些作者还报道了间质中存在淀粉样物质，有时候存在癌细胞的细胞质中 [77]。淀粉样物质最常见于非角化型鼻咽癌。未分化型鼻咽癌的淋巴组织中，可能是以 T 淋巴细胞为主，因为鼻咽淋巴组织中固有 B 细胞的性质，这一发现可能具有重要意义。原发癌部位的 T 区组织细胞（朗格汉斯细胞和前体细胞）也可能在免疫反应中发挥作用 [78]。结节性肉芽肿存在于鼻咽癌转移或非转移的淋巴结中，有时也发生在鼻咽部本身。通常在肿瘤周围，上皮性肉芽肿可伴有大量嗜酸性粒细胞、纤维化和干酪样坏死。可类似于感染性肉芽肿或霍奇金病。

尽管 WHO 分型的组织学外观有所不同，但他们提出的组织发生模式、鼻咽上皮不稳定性和成熟趋势，以及临床病理学发现表明，这三种类型可能在组织学上是同质的。在其他组织学类别中，表皮样分化趋势和混合细胞或中间群体的光镜发现支持这种同质性，超微结构也是如此。Shanmugaratnam 等 [7] 指出，在新加坡人群进行的所有鼻咽癌研究中，25% 的鼻咽癌存在一种以上组织学类型的特征。在这种情况下，分类是基于原发病灶中发现的主要类型。

在 Waldeyer 环 [79]、喉 [80]、胸腺 [81]、大涎腺 [39] 和子宫颈 [82] 的上皮中均发现了组织学上与 NPC 2 型和 3 型相似或无法区分的肿瘤。血清学检查、癌细胞中 EBV 相关核抗原和 DNA 中病毒基因的高表达都强烈提示 EBV 在这些肿瘤中的作用。在喉部扁桃体和胸腺。这些淋巴上皮癌并不常见，例如不到 5% 的舌根癌和扁桃体癌，但它们的生物学行为和对治疗的反应进一步证明它们属于鼻咽癌类型。所有肿瘤的常见的组织形态学特征是上皮细胞和淋巴细胞之间关系密切，与鼻咽黏膜相似。这种“淋巴上皮”存在于舌根、扁桃体和腺样体隐窝，与涎腺导管相连，也存在于喉部“扁桃体”中，胸腺中明显。这些“淋巴上皮癌”很少见，例如，不超过舌根癌和扁桃体癌的 5%，但它们的生物学行为和治疗反应使它们归为鼻咽癌类型中。

（二）病毒免疫学

病毒免疫检测，包括 EBV 壳抗原（VCA–IgA）、早期抗原（EAIgA）、EBV 核抗原 1（EBNA1–IgA）和 EBV 特异性 DNA 酶抗体的抗体滴度，对筛查和预后具有显著诊断意义 [11, 83–86]。可能需要结合病毒免疫学检测和特异性病毒实验以达到确定鼻咽癌风险的所需要的特异性和敏感性。单独血清学检测，假阳性率 2%～18%[87, 88]。此外，抗体依赖性细胞介导的细胞毒作用分析滴定 EB 病毒诱导的膜抗原复合物似乎可以预测 2 型和 3 型鼻咽癌患者的临床结局和预后。无论疾病分期，诊断时 ADCC 高滴度与更好的预后相关。无论肿瘤大小，鼻咽癌中滴度阳性发生率似乎是相同的，因此能够作为患者诊断评估的补充。在中国南方，VCA–IgA 阳性已被主要用于鼻咽癌早期的筛查 [89]。

抗 EBV 血清学检查结果可将 WHO 1 型与 2 型、3 型区分开。2 型和 3 型具有特征性的抗 EBV 特性，通常病灶较小，位于黏膜下，具有临床隐匿性 [10]。与 WHO 1 型相比，具有更高的放射敏感性。WHO 2 型和 WHO 3 型似乎发病年龄更早，治疗后无病生存时间更长，具有更好的生存，即使颈部较早就出现，晚期的转移很常见，远处转移的风险也是如此 [10, 37]。

高危人群经口刷检活检进行筛查的早期结果似乎很有希望。刷子提供鼻咽细胞 DNA，可以应用 PCR 测试 EBV 基因组序列。在 178 个样本人群中

（21 例鼻咽癌，157 例正常），采用该技术检测鼻咽癌的敏感性为 90%，特异性为 99%[90]。应用 PCR 技术对血浆 EBV–DNA 进行定量分析，结果表明，在高发人群中对于鼻咽癌的诊断具有很高的敏感性和特异性。治疗前后血浆 EBV–DNA 变化作为预后因素也有令人感兴趣的结果。由于对 EBV–DNA 的 cutoff 值没有达成共识，而且到目前为止，缺乏有效的管理，并没有常规开展[91]。

目前有许多大型国际试验正在研究病毒免疫学检测与 EBV–DNA 联合应用的作用。香港一项扩展的Ⅱ期研究在 20 000 男性中探讨使用 EBV–DNA 检测作为筛查工具的优势（NCT02063399）。另一项以香港为主的随机Ⅲ期临床试验（NCT00370890）中，探讨在根治性治疗后辅助吉西他滨和顺铂的患者中持续 EBV–DNA 检测的作用。国际 NRG–HN001（NCT02179164，RTOG–1305）研究分别进行独立的Ⅱ期和Ⅲ期试验，探讨在接受根治性治疗的Ⅱ～ⅣB 期鼻咽癌患者中采用 EBV–DNA 确定高危患者。仍有残留的可检测到的 EBV–DNA 的患者入组Ⅱ期试验，患者随机分为辅助顺铂和氟尿嘧啶，或者卡铂和紫杉醇。没有残留的能检测到的 EBV–DNA 的患者，入组Ⅲ期试验，患者随机分为单纯观察组或辅助卡铂和氟尿嘧啶治疗组。

最近，免疫疗法在转移性黑素瘤[92, 93]和其他实体瘤亚群[94]中的成功应用，确保了对这些疾病的持久控制，强调了有效抗肿瘤免疫反应的重要性。因此，研究免疫治疗对鼻咽癌的有效性是一个让人感兴趣的问题。人们已经认识到，包括鼻咽癌在内的 EBV 相关肿瘤，表达程序性细胞死亡配体 –1 的比例很高，但这是肿瘤的特异性还是临床相关性，尚不清楚[95, 96]。

五、临床表现和诊断

鼻咽癌，特别是 WHO 2 型和 WHO 3 型，好发于 Rosenmüller 窝的区域。早期症状没有特异性。一项协作性前瞻性研究中记录了北美人群鼻咽癌的临床表现[97]。

超过 1/3 的患者首发症状是颈部肿块，相同比例的患者会感觉到耳闷、耳鸣和听力下降。发生持续性分泌性中耳炎，特别是健康成年人单侧发生时，应怀疑鼻咽癌的可能。鼻咽癌患者很少引起后鼻孔或鼻腔阻塞，但大约 1/5 的患者在初期会出现鼻腔血性分泌物或出血。诊断鼻咽癌时，经常表现为颈部肿块、传导性听力下降和伴血性分泌物的鼻塞三联征。

肿瘤邻近破裂孔和中颅窝底部，能够直接侵犯颅骨和周围神经。1/5 的患者就诊时出现颅神经受累的症状。面部疼痛和感觉异常提示肿瘤浸润三叉神经分支，外直肌麻痹所致复视是外展神经受累的表现。第Ⅲ对和第Ⅳ对颅神经受累表明伴有海绵窦综合征的进展期病变。肿瘤向侧方生长，可侵犯咽旁间隙，累及第Ⅸ对、第Ⅹ对、第Ⅺ对颅神经，产生颈静脉孔综合征。每 6 名患者就有 1 名自诉持续性枕颞部头痛，尤其是单侧头痛。偶有鼻咽癌侵入腮腺，引起面神经麻痹。肿瘤侵入眶后部会发生突眼。张口困难提示肿瘤扩展侵犯翼内、外肌。

就诊时，每 10 名患者中 9 名存在可触及的淋巴结转移，其中一半是双侧受累。最常见的受累淋巴结是二腹肌下淋巴结和颈后三角区脊副神经链淋巴结。鼻咽癌前哨淋巴结位于胸锁乳突肌上部的内侧。颈部肿块通常较大，无痛性，并且由于坏死或出血可迅速增大。咽后淋巴结广泛转移时，会引起同侧颈部、耳朵、头部、前额和眼眶特有的疼痛综合征。当尝试颈椎背屈时，它可能会感觉颈部僵硬或疼痛。

体格检查包括间接鼻咽镜检查，最好是通过纤维内镜直接观察。肿瘤通常表现为不对称性肿块，质脆，表面上有毛细血管扩张，位于 Rosenmüller 窝。根据肿瘤大小，软腭可能发生扭曲。发生分泌性中耳炎时鼓膜呈稻草色，通常是单侧的。颅神经评估可发现肿瘤浸润的细微迹象。最早出现的症状通常是眼外肌功能障碍，特别是第 6 对颅神经受累有关的外直肌麻痹，以及三叉神经受累的症状，如面部感觉过敏和咀嚼肌萎缩。各组颅神经受累的相对概率见表 12–2[98]。

鼻咽部肿瘤活检可通过鼻腔应用可卡因进行局部麻醉下进行。颈部触诊，特别是上 1/3 部位，经常会发现淋巴结转移，通常较大，呈多发性，有时与周围结构粘连固定。与非角化型癌（WHO 2 型和 WHO 3 型）相比，角化型癌（WHO 1 型）淋巴结转移较少见。

为了正确的分期和治疗，必须对鼻咽、颅底、鼻旁窦和颈部进行放射学评价。计算机断层扫描

表 12-2　鼻咽癌颅神经受侵的发生率*

	颅神经											
	Ⅰ	Ⅱ	Ⅲ	Ⅳ	Ⅴ	Ⅵ	Ⅶ	Ⅷ	Ⅸ	Ⅹ	Ⅺ	Ⅻ
患者数	13	114	236	207	521	600	133	49	264	233	154	358
发生率（%）	0.5	4.0	8.2	7.2	18.1	20.9	4.6	1.7	9.2	8.1	5.4	12.5

*. 总计 2871 例患者，641 例出现颅神经受侵
引自 Sawaki 等，1978[98]

（CT）可以确定原发肿瘤的范围和周围结构的浸润。可记录到蝶窦底部、邻近的中颅窝、斜坡和翼板的骨质破坏，以及肿瘤通过破裂孔进入中颅窝，侧向进入咽旁间隙，向前进入鼻腔，前外侧进入眼眶。重要的是确认侵犯后组筛窦和上颌窦相邻部分。磁共振成像（MRI）进一步改善了病变的放射学分期，特别是检查颅底侵犯和颅内扩散。Ng 等报道了 67 名同时进行 CT 和 MRI 扫描进行分期的患者[99]。他们发现，与 CT 相比，采用 MRI 进行分期能额外发现 20% 的患者出现颅底侵犯和颅内扩散。Poon 等报道了相似的结果[100]。他们比较了 48 名患者同时采用 CT 和 MRI 进行分期的结果，发现 MRI 显示 16 名患者（33%）的病变体积增加，病变分期上升，其中 8 名患者（25%）的 T 分期下降。Liao 等回顾性比较了 420 名患者 MRI 和 CT 分期的研究，发现除了改善颅底和颅内受累的检测外，MRI 还显示出软组织分期的优越性，包括肿瘤侵犯口咽、咽旁间隙（T_2 病变）和椎前肌肉（在第 8 版 TNM 分期中将变得更加重要，将在下面讨论）[101]。在他们的研究中，几乎一半的患者（49.8%）T 分期存在差异，然而 MRI 扫描只有 32% 的患者分期上升。因此，目前 MRI 被认为是鼻咽癌最佳的标准的诊断分期工具（图 12-6）。

CT 和 MRI 扫描也可以显示临床体检无法发现的淋巴结转移。例如，图 12-7 显示一名患者放射学检查，证实咽后淋巴结明显受侵。准确地描绘病变是给予整个肿瘤照射最佳剂量的必要条件。这大概是对 MRI 影响鼻咽癌预后现象的解释。Lee 等首先证实了这一点[102]。在他们进行的入组 2687 例患者的研究中，860 例（32%）使用 MRI 进行分期，治疗结果明显优于使用 CT 进行分期的患者。尽管 MRI 组患者分期明显较高（T_3～T_4：46% vs. 72%，N_2～N_3：37% vs. 27%），但其 5 年局部无失败率和总生存率明显优于 CT 分期组：91% vs. 87%，80% vs. 74%。Corry 等在亚洲和非亚洲患者中采用多因素分析，也证实 MRI 分期是局部控制和总生存的独立影响因素[103]。在 MRI 之外，使用正电子发射断层扫描 CT（PET/CT）评价肿瘤代谢，同时结合断层成像，可作为评价区域淋巴结的工具，特别是在确定淋巴结受累程度方面。然而，由于相邻原发肿瘤代谢信号的影响，其在评估咽后淋巴结中的价值较低。Vellayappan 等系统回顾了 PET/CT 在评估颈部淋巴结方面的敏感性和特异性，分别为 84% 和 90%[104]。Ng 等前瞻性研究了 111 例行 MRI 和 PET/CT 扫描的鼻咽癌患者[105]。MRI 扫描显示，颈

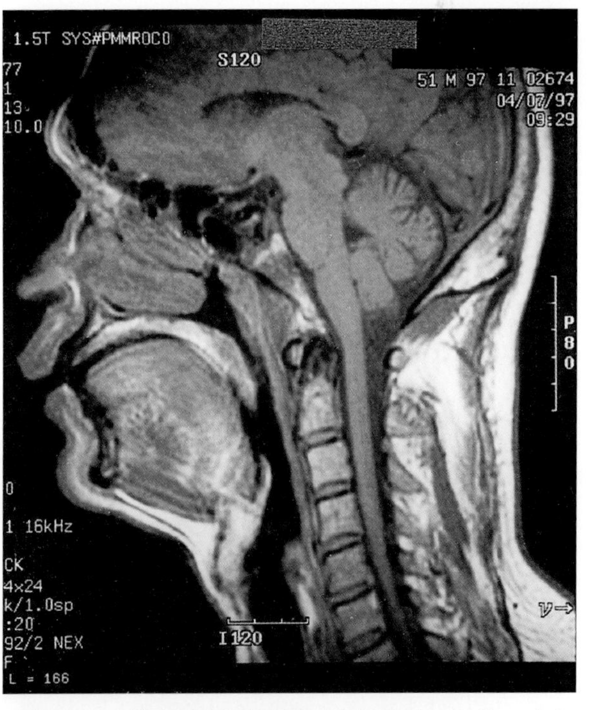

▲ 图 12-6　临床局限期鼻咽癌患者矢状面 MRI 的 T_1 加权图像，肿瘤侵犯斜坡
肿瘤显示一个较暗的区域，正常骨髓是较亮的信号

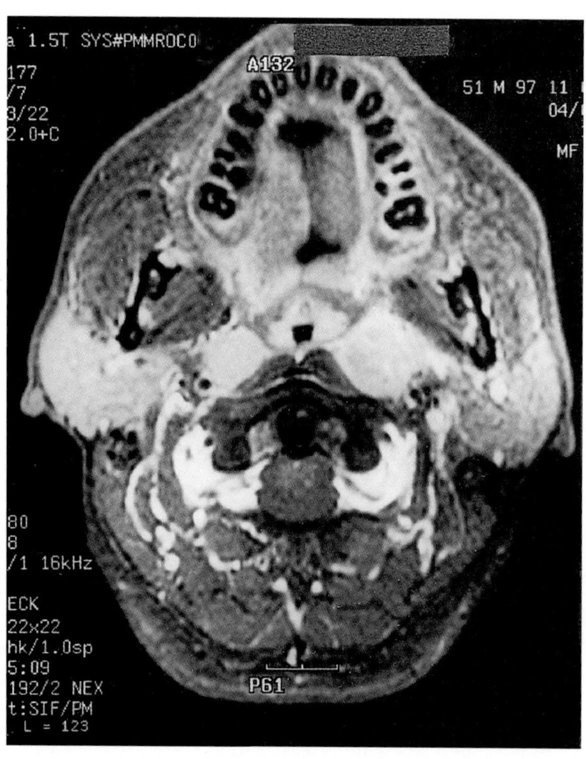

▲ 图 12-7　轴位 T_1 加权脂肪饱和增强 MRI 图像显示双侧咽后淋巴结肿大，提示鼻咽癌转移

部淋巴结受累的 82 例患者中，12 例患者（10.8%）PET/CT 扫描有不同发现。通过细针穿刺，PET/CT 和 MRI 的发现中分别有 10 例和 2 例的结果是正确的。重要的是，另外 7 例在 MRI 上淋巴结形态正常的患者在 PET/CT 上显示转移。我们建议两种方法一起应用，可以最准确地进行颈部分期，制订放疗方案。

大多数鼻咽癌患者属于局部晚期，根据治疗后复发模式判断，至少 1/5 的患者被认为就诊时存在隐匿的远处转移 [106, 107]。表 12-3 列出了转移性播散的好发部位 [108]。Kumar 等前瞻性评估了 139 例 WHO 3 型鼻咽癌患者，对其进行常规分期扫描，包括胸部 X 线摄影、肝脏超声和骨扫描 [109]。隐匿性远处病变的发生率随总分期和 N 分期的增加而增加，N_0～N_2 病变的发生率为 5%，N_3 则为 14.3%。由于具有优异的检测转移性病变的能力，PET/CT 已经取代传统的影像学检查，作为远处转移分期的首选方法 [105, 110-113]。图 12-8 展示了骨寡转移鼻咽癌患者的 PET/CT 图像。Tang 等前瞻性入组 583 例 2 型和 3 型鼻咽癌患者，给予常规影像检查、PET/CT 检查和治疗前血浆 EBV DNA 滴度检测 [113]。在检

表 12-3　鼻咽癌远处转移的部位：一项包括 2673 例患者的研究

转移部位	患者数目（%）
骨	342（41%）
肺	256（30%）
肝	121（14%）
远处淋巴结	101（12%）
脑	18（2%）

经 Elsevier 许可转载，引自 Huang 和 Chu 1981[108]

测远处转移性病变方面，在所有组中，PET/CT 均优于常规分期影像，除了那些认为具有极低远处转移风险的患者（N_0～N_1，EBV < 4000 拷贝数 / 毫升），甚至在这部分患者中，差异也接近显著水平（P=0.062）。PET/CT 优于常规影像的发现转移的能力改变了高达 16.5% 的患者根据危险分层（基于分期和 EBV 滴度）确定的治疗方法。淋巴结分期升高和治疗前 EBV DNA 水平可预测 PET/CT 显示的远处转移情况。其他的研究，例如 Leung 等的研究，也显示出治疗前血浆 / 血清 EBV DNA 水平能预测远处转移和生存，虽然尚未达成用于分层的确切的 cutoff 值的共识 [114-117]。目前美国国家综合癌症网络指南建议给予胸部、肝脏和骨骼的影像学检查，包括 PET/CT 扫描或其他（常规）影像学检查方式，并考虑进行 EBV DNA 检测 [118]。

根据这些指南，我们建议将颅底和颈部 CT 分期和 MRI 分期相结合，以评估局部受累的程度，标准化应用 PET/CT 扫描来评估局部和远处转移性病变。

（一）分期

多年来，三个独立的分期系统用于鼻咽癌。在高加索人群中，美国癌症联合委员会（AJCC）系统在美国应用最广泛，类似的国际抗癌联盟（UICC）系统在西方其他地方使用。相比之下，在东南亚使用 Ho 系统 [119]。一项重大进展是，UICC 标准和 AJCC 标准于 1997 年合并成为国际共识的联合分类。这个综合标准融合了 Ho 系统及其改进版本的许多特征，为鼻咽癌提供了一个与头颈部其他部位黏膜原发肿瘤截然不同的分期系统。最新的版本

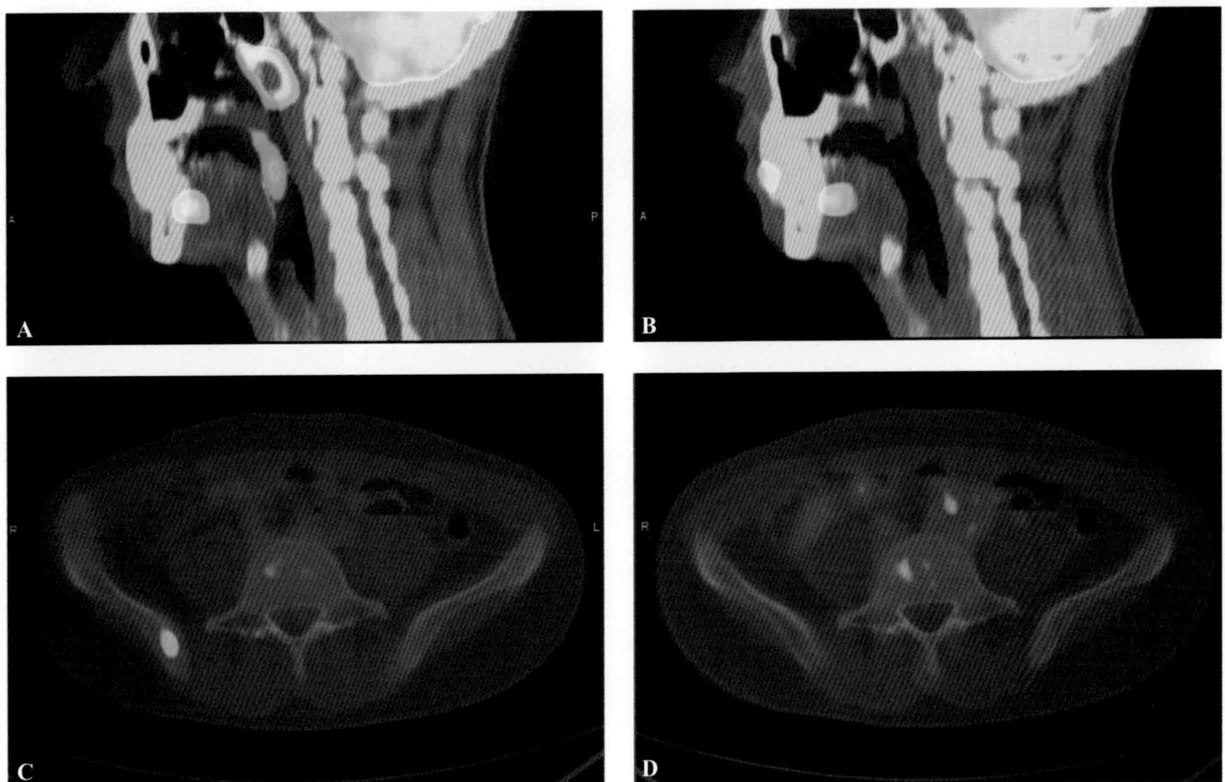

▲ 图 12-8　T_2N_2 病变，PET/CT 显示右侧髂骨寡转移（活检证实）

$T_2N_2M_1$ 期鼻咽癌（图 A 和图 C）。PET/CT 图像显示诱导化疗和联合放化疗后局部区域和远处骨转移达到代谢完全缓解（图 B 和图 D）（经 Jason Callahan 许可，转载自 Dr Jason Callahan）

为《AJCC 癌症分期手册》（第 7 版）详见框 12-2，分期组合见表 12-4[120]。对该系统的修改稿（第 8 版）已经发布，预计这些修改将在不久的将来得到批准[121]。

分期系统的核心是使用横断面图像，包括 CT、MRI 和 PET/CT 代谢成像，以确定原发肿瘤范围和淋巴结受累情况。所遵循的原则是，指导分期修订的数据应基于肿瘤，其范围可用横断面影像评估，因为基于先前临床和放射学发现的结果可能无效。现行的 2010 年出版的第 7 版（框 12-2）和第 8 版的拟修改的地方如下：

1. 由于在定义和（或）理解上缺乏一致性，颞下窝和咀嚼肌间隙侵犯或累及这个术语被取消。

2. T 分期：现在，T_2 将包括翼内肌和（或）翼外肌受侵（之前为 T_4），并且包括椎前肌受侵（之前未认识到）。

3. N 分期：现在，N_3 将合成一个单一的分组（不分 N_{3a} 或 N_{3b}），将解剖术语锁骨上窝替换为下颈部（环状软骨以下），与淋巴结 > 6cm 分组（以前为

框 12-2　TNM 分期系统

原发肿瘤（T）

T_X	原发肿瘤无法评价
T_0	无原发肿瘤的证据
Tis	原位癌
T_1	局限于鼻咽，或者侵及口咽和（或）鼻腔，无咽旁受侵
T_2	咽旁受侵
T_3	颅底和（或）鼻旁窦受侵
T_4	颅内受侵和（或）颅神经、颞下窝 / 咀嚼肌间隙、下咽或眼眶受侵
	区域淋巴结

区域淋巴结（N）

N_X	无法评价
N_0	无区域淋巴结转移
N_1	锁骨上窝以上单侧淋巴结转移，最大径≤ 6cm；或单侧 / 双侧咽后淋巴结转移
N_2	锁骨上窝以上双侧淋巴结转移，最大径≤ 6cm
N_3	转移淋巴结
N_{3a}	直径超过 6cm
N_{3b}	侵及锁骨上区

经 Springer 许可转载，引自 Edge 2010[120]

表 12-4　分期组合：鼻咽

分期	T	N	M
0 期	Tis	N_0	M_0
Ⅰ期	T_1	N_0	M_0
Ⅱ期	T_2	N_0	M_0
	T_1	N_1	M_0
	T_2	N_0	M_0
	T_2	N_1	M_0
Ⅲ期	T_1	N_2	M_0
	T_2	N_2	M_0
	T_3	N_0	M_0
	T_3	N_1	M_0
	T_3	N_2	M_0
ⅣA 期	T_4	N_0	M_0
	T_4	N_1	M_0
	T_4	N_2	M_0
ⅣB 期	任何 T	N_3	M_0
ⅣC 期	任何 T	任何 N	M_1

经 Springer 许可转载，引自 Edge 2010[120]

N_{3a}）合并。

4. 分期：T_4N_3 归为ⅣA 期（之前为ⅣB 期）。

（二）组织学和种族

大家普遍认为，在各个分期，非角化型鼻咽癌比角化型鼻咽癌具有更好的总生存[122]。据推测，在这些研究中，来自高发地区的更好结果至少部分原因是角化型鼻咽癌的发病率很低。目前尚不清楚，按照分期和组织学类型进行配对后，亚裔鼻咽癌患者和非亚裔鼻咽癌之间的治疗结果是否存在差异。

Su 和 Wang 在北美鼻咽癌患者中进行一项回顾性分析，在具有中国血统的患者和没有中国血统的患者之间进行比较[123]。1979—1996 年，该研究共入组 131 例没有中国血统的患者和 41 例具有中国血统的患者，在同一机构接受根治性放疗。在多变量分析中，种族不能预测总生存或局部控制。独立于种族之外，WHO 3 型（未分化非角化型）与更好的局部控制和生存相关。

一项来自澳大利亚 Peter MacCallum 癌症中心的研究比较了 72 例高加索人群（出生于欧洲、澳大利亚、中东和太平洋群岛）鼻咽癌患者和 86 例亚洲人群（出生于中国南方或东南亚）鼻咽癌患者的治疗结果[103]。所有患者均为 WHO 2 型或 WHO 3 型（非角化型），采用 1997 版 UICC/AJCC 标准进行分期。亚洲人群和白种人之间，在无失败生存率或总生存率方面没有显著差异，尽管有人认为复发模式可能不同，亚洲人群具有更高的晚期原发部位失败率（抵消了较低的远处失败率）。

鉴于 WHO 1 型组织学亚型在亚洲人群中罕见，很难比较种族对此类型患者的影响。Marks 等分析了 1985—1994 年间美国国家癌症数据库中确诊的病例[124]。数据显示，在非亚裔患者中 1 型占据优势，2 型和 3 型患者生存更好。然而，种族不是生存的独立因素，而组织学类型是独立因素。

Sun 等分析了 1973—2002 年美国 SEER 数据库，发现华裔鼻咽癌患者（n=885）的总死亡率优于非西班牙裔白人（n=1997）[风险比（HR）=0.73；95%CI 0.64～0.84；$P < 0.001$][125]。然而，当按照年龄、分期和组织学类型分层时，显示种族间鼻咽癌疾病特异性死亡率没有差异。Bhattacharyya 等[126]对 171 例患者（可能纳入了 Sun 等的大型研究）按照年龄、性别、AJCC 分期、WHO 组织学类型和治疗方法进行回顾性配对研究，得出了关于种族（高加索人 vs. 亚洲人）对总生存和疾病特异性生存的影响的相同结论。

许多研究报道了来自非高发区域，包括从高发区域迁徙而来的患者的结果。只有少数研究报道了仅有高加索患者的研究结果。Boscolo-Rizzo 等回顾性评价了 1990—2007 年间 75 例高加索人的治疗结果，患者至少进行了 CT 分期，给予诱导化疗（顺铂和氟尿嘧啶）和同步放化疗[127]。近一半（44%）的患者是 T_4 病变，24% 的患者是临床 N_3 病变。大约 20% 是角化型鳞状细胞癌鼻咽癌。他们报道了一个不错的结果（结合最初的 T 和 N 分期），5 年总生存率、局部控制率和远端控制率分别为 72.0%、80.1% 和 82.2%。非角化型未分化鼻咽癌患者生存率更高（P=0.003），N_3 患者的局部控制和总生存更差，远处失败率更高。

Demerci 等回顾性评价了 1996—2008 年间土耳其中心包含 248 例患者的大宗病例，其中只有少数的角化型鳞状细胞癌（5.6%）[128]。绝大多数患者采用常规影像进行分期（58.1%），使用 MRI 进行分期的较少（39.5%）。所有患者上部分采用水平对穿野，下部分采用颈部前野照射。整个研究中，化疗的使用和时间各有不同：约 50% 的患者接受了同步放化疗。5 年总生存率和局部控制率分别为 71% 和 84%；与上述的意大利高加索人的研究结果相似。

鉴于种族定义的不同，上面讨论的数据在许多方面是矛盾的，这也许并不奇怪。总体而言，当考虑其他因素，如分期和组织学类型，他们并不支持种族对鼻咽癌患者的生存具有独立影响。

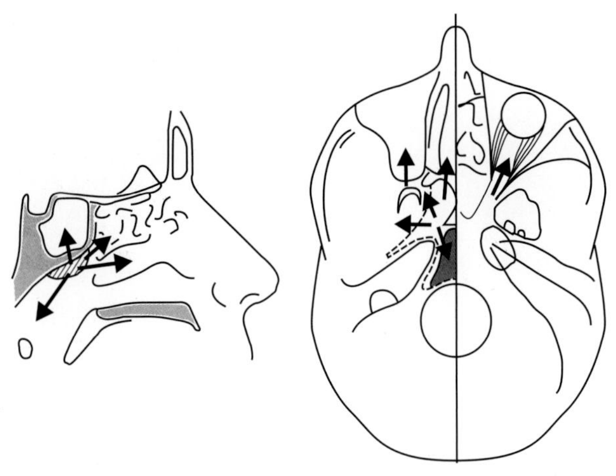

▲ 图 12–9　原发肿瘤播散的潜在路径

六、治疗

由于鼻咽癌的解剖学位置和放化疗的敏感性，最佳治疗是非手术治疗。放疗是鼻咽癌治疗的基石。充分证据表明，在局部晚期患者中加入同步化疗能改善局部控制和总生存[122]。辅助和诱导（新辅助）化疗的使用仍存在争议，各中心之间做法也不相同。这将在化疗章节进一步讨论。

（一）放疗

鼻咽癌转移和局部扩散具有超出鼻咽范围的倾向，要求所有分期的病变都需要较大的照射范围。原发肿瘤可向前侵犯到鼻腔，向上侵犯到蝶窦底部，或通过破裂孔进入到海绵窦，前上方侵犯筛小房后侧及眼眶，侧方侵犯咽旁间隙和蝶腭窝，向下侵犯口咽（图 12–9）。淋巴扩散最常见的是颈静脉链淋巴结和颈后淋巴。此外，咽后淋巴结也可受累（图 12–7）。对于所有分期的病变，这些淋巴途径都要包括在计划靶区内。原发灶靶区的勾画要基于临床和放射学评估的病变的范围。正如在所有的放射治疗中，目标是给予根据病变范围确定的靶区一个剂量，同时考虑照射的正常组织的耐受性。由于正常组织接近肿瘤靶区，在鼻咽癌中实现这个目标存在技术困难。

调强放射治疗（IMRT）的进展在放射治疗领域，特别是鼻咽癌治疗方面是一项非常令人振奋的进展。然而，鼻咽癌的治疗和所需要的放疗技术都是特别复杂的。这一点，再加上非高发区的罕见性，表明患者最好在具有该病治疗经验的大型中心进行治疗。最近，针对每个中心放疗质量和头颈部癌（HNC）患者数量的研究表明，这些因素对 HNC 患者的治疗效果具有巨大而显著的影响[129–131]。在这些研究中，治疗中心患者的数量多或少，制度遵从性好或差，总生存的差异达 20%。这比 HNC 治疗的其他进展所带来的影响要大得多，例如联合化疗的生存获益 10%[132]。尽管这些研究在头颈部其他非鼻咽部位进行，由于鼻咽癌治疗的复杂性，预计在这组患者中也会具有类似的效果。

（二）治疗计划

最初，鼻咽癌放疗技术采用能减少脊髓剂量的平行对穿野，与后方电子线野或中央屏蔽的光子前野衔接（Ho 技术），后来鼻咽癌放疗技术有了巨大发展[133]。这项技术在早期病变中能提供很好的肿瘤剂量覆盖，但不可避免地照射大唾液腺产生不必要的并发症。在局部进展的病变中，肿瘤的覆盖通常较差，特别是如果肿瘤向后内侧延伸。常规适形放疗技术在局部进展病变中显著改善了肿瘤区（GTV）的剂量覆盖和腮腺的保护[134]，但是剂量下降，特别是病变上方靠近视神经 / 视交叉，剂量下降不如 IMRT 那么迅速，因此 IMRT 已成为当前鼻咽癌放疗技术的标准方法。图 12–10 演示了应用旧放疗技术达到的次优的靶区覆盖[134]。相比之下，图 12–11 显示了 IMRT 所能达到的高度适形的剂量云。

（三）调强放射治疗

与传统的放射治疗不同，IMRT 通常涉及逆向计划，即预先设定靶区和正常组织的剂量 / 体积限

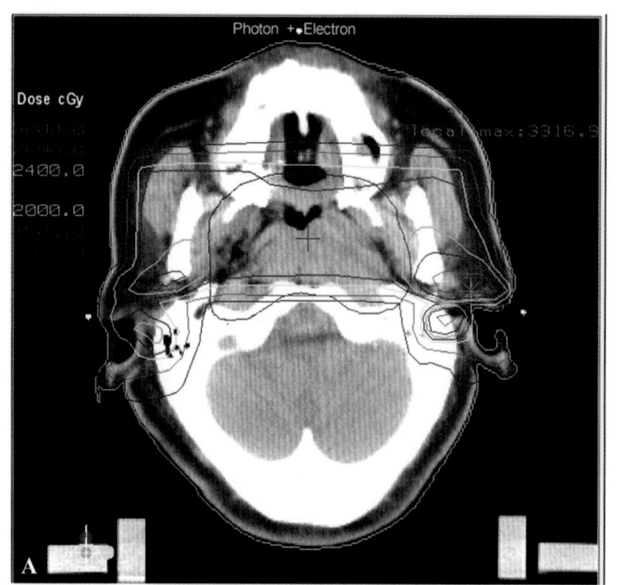

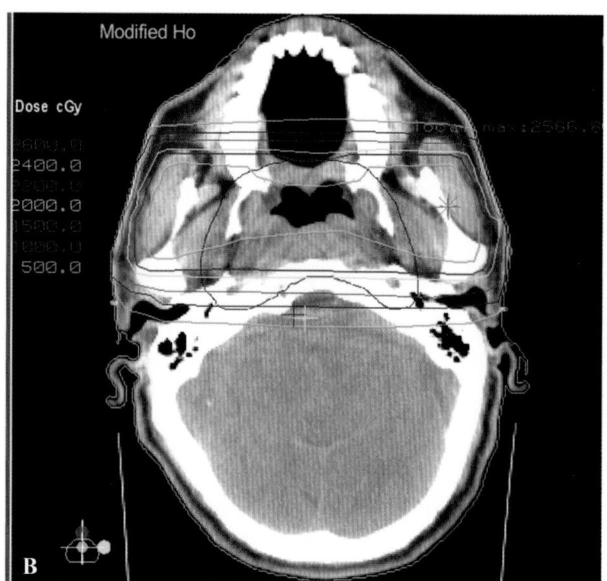

▲ 图 12-10　应用旧放疗技术达到的次优的靶区覆盖

图像显示（A）光子 / 电子技术和（B）改进 Ho 技术次优靶区覆盖的代表性层面，90% 的计划治疗体积仅分别接受 67% 和 75% 的处方剂量[134]

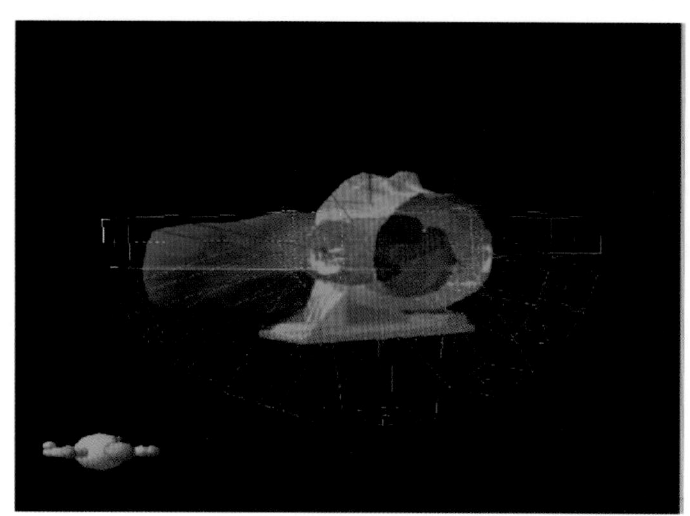

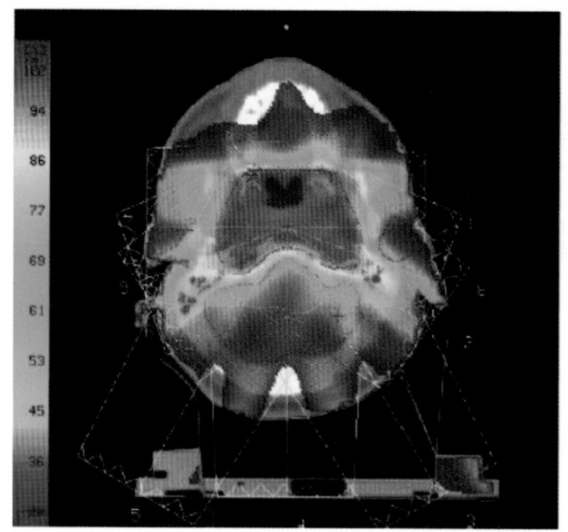

▲ 图 12-11　IMRT 射束布置和剂量云

制，然后使用计算机算法进行优化。大多数情形下，IMRT 仅指步进式 IMRT（ssIMRT）和滑窗式 IMRT（swIMRT），采用不同角度的多个调制射束，当射束开启时机架处于静止状态。更复杂的 IMRT 技术，射束开启期间使用旋转机架和动态多叶光栅（某些情形下移动床），正应用于临床，可以改善重要器官的保护并显著缩短治疗时间。容积旋转调强放疗（VMAT）和螺旋断层放疗（HT）是目前可行的两种方法。

1. 靶区因素和放疗剂量

患者使用热塑面膜进行头颈肩固定。增强 CT 扫描，层厚 2mm。放射肿瘤学家和特定的头颈部放射学专家一起回顾所有的诊断图像，这些图像（MRI、PET/CT）与模拟 CT 融合以更好地勾画肿瘤。在计划 CT 的轴向图像上，勾画肿瘤，包括原发部位（GTVp）和淋巴结（GTVn）。然后 GTV 外扩一个边界（通常 5mm）作为潜在的亚临床病变——临床靶区（CTV）——再外扩一个边界（通常也是 5mm）作为治疗时的不确定性——产生一个高剂量的计划靶区（PTV）。低剂量的 PTV 来自于覆盖亚临床病变危险区域的 CTV，包括原发灶镜下扩散的危险区域和淋巴结引流区域。所有相关的危及器官（OAR）也需要勾画——视神经 / 视交叉、颞叶、晶体、脑干、脊髓、内耳、腮腺、颌下腺、下颌骨、咽缩肌和臂丛神经。一些避开的结构，如口腔和喉也要勾画。

高危、中危和低危 CTV 的定义将在下面讨论，参见表 12–5。

目前推荐的标准放疗剂量（根据经验）肿瘤病灶为 70Gy，镜下高危区域为 60Gy，未累及的淋巴结区域为 50Gy，单次 2Gy。在前 IMRT 时代，通常是不可能在脑干 / 脊髓不超耐受剂量的情况下给予 GTVp 70Gy。二维放疗（2D–RT）时代应用的照射 40Gy 后避开脑干和脊髓的缩野技术不再适用，大多数 IMRT 中心使用同步加量技术给予高危、中危、低危 PTV 不同的照射剂量。我们及其他人，治疗所有的区域都是 7 周内照射 35 次，单次剂量不同，提供一个生物等效剂量。因此，高度风险 PTV 70Gy，单次 2Gy；中度风险 PTV 63Gy，单次 1.8Gy；低度风险 PTV 56Gy，单次 1.6Gy。放疗次数增加导致了放疗时间的延长，其对生物效应的影响被每次增加的 0.6Gy 抵消（即每周最多增加 3Gy）。因此，7 周内 56Gy 与 5 周内 50Gy 的生物等效剂量相同[135]。有许多类似的剂量分割方案，包括目前正在进行的 NRG–HN001 试验，采用同步加量技术照射 33 次分段方案，按照高、中、低风险 PTV，照射剂量分别为 69.96Gy（2.12Gy/ 次）、59.4Gy（1.8Gy/ 次）和 54.12Gy（1.64Gy/ 次）。

IMRT 快速的剂量跌落是优势，但也意味着要合理地应用 PTV63 和（或）PTV56，确保在合适的边界内给予足够的剂量。在这方面，重要的是 PTV63 要覆盖镜下扩散的高危区域（表 12–5），包括鼻咽的解剖学边界、斜坡的前半部分（如受累则整个斜坡）、颅底（双侧卵圆孔和圆孔）和翼腭窝、翼状窝、咽旁间隙、蝶窦下半部分（T_3～T_4 病变，包括整个蝶窦），以及鼻腔和上颌窦的后 1/3 或 1/4。T_3～T_4 的患者，海绵窦也应包括在内。GTVp 至少外扩 15mm 为 PTV63。早期（T_1～T_2，N_0）患者中 PTV56 包括上述结构也是可以接受的。

鼻咽癌需要照射的淋巴结范围是比较广泛的。受累淋巴结通常照射 70Gy，但对于小于 2cm 的淋巴结，照射每 7 周 63～68Gy 也是可以接受的。高危的亚临床淋巴结区域包括双侧咽后淋巴结和上颈内静脉链淋巴结（2a 区）给予 63Gy。低危的亚临床淋巴结区域包括双侧中、低颈内静脉链淋巴结和颈后淋巴结和锁骨上淋巴结为 PTV56。有的患者需要包括颌下淋巴结（1b 区），但在有选择的患者中

表 12–5　高危、中危和低危临床靶区（CTV）* 的定义

区　域	高危 CTV（70Gy）	中危 CTV（63Gy）	低危 CTV（56Gy）
局部	GTVp 外扩 5～10mm	GTVp 最少外扩 15mm 鼻咽解剖边界 斜坡前半部分，如果受侵则整个斜坡 卵圆孔和圆孔 翼状窝 咽旁间隙 蝶窦下半部分，如果 T_3～T_4 病变，则包括全部 鼻腔和上颌窦的后 1/3 或 1/4 侵犯鼻咽顶壁的 T_3～T_4 病变则包括海绵窦	N/A
淋巴结	GTVn 外扩 5mm	双侧咽后淋巴结 上颈内静脉链淋巴结（2a 区）	1b 区 2b 区 3 区 4 区 5 区 锁骨上窝

*. CTV 剂量是基于 7 周的调强放疗同步加量计划
GTVn. 受侵淋巴结的肿瘤区；GTVp. 原发病变的肿瘤区；N/A. 不适用

可以安全地忽略。最初的分期研究中，1b区受累是很少见的（< 5%）[136]，选择性忽略照射此淋巴结区域的研究没有失败的报道[137-139]。2a区受侵的程度和大小可预测1b区受累的风险[140]。

对于颈部阴性或近限于咽后淋巴结或上颈淋巴结（N_0～N_1）的患者，可能不必要全面覆盖下颈部。Chen等进行一项Ⅱ期研究，在N_0或N_1患者中，低危CTV不包括4区和5b区淋巴结区域[141]。212例患者入组，128例N_0患者，剩余84例为N_1（但均为单侧）。N_0患者照射区不包括双侧4区和5b区，而84例N_1患者同侧4区和5b区包含在照射区内，对侧颈部不包括在内。中位随访59个月，下颈未照射区域的淋巴结失败很少，仅有1例出现5b区失败（0.5%），4区情况没有记录。

一旦所有结构都勾画完毕，应用IMRT软件制订一个最佳方案，通常采用7～9个照射野（图12-11）。虽然IMRT可以照射整个治疗靶区，但联合中间2cm厚挡铅板的双侧颈部前野可以更好地保护中线的结构（黏膜、咽缩肌、声门）。重要的是要认识到IMRT计划与下颈前野衔接的复杂性和随后带来的衔接处剂量的不确定性。为了使其最小化，我们把等中心放在衔接处或附近，具有1cm重叠，IMRT和颈部前照射野各占50%。

放射肿瘤学家评估GTVp、GTVn和PTVs的剂量体积直方图，以及每个层面的剂量分布。目标是给予GTV100%处方剂量，PTVs至少95%，同时确保顾及重要的危及器官耐受剂量，非重要危及器官的剂量尽可能低，并且任何高剂量区域要小，例如PTV70体积内超过77Gy的体积< 5%，超过80Gy的体积< 1%。

在原发灶分期更晚的患者中，外扩的边界［和（或）剂量］可适当妥协，以顾及脑干和视神经/视交叉的耐受剂量54Gy（单次2Gy）。然而，当肿瘤很接近这些结构时，我们将耐受剂量限值增加到59Gy，单次剂量1.7Gy，7周内给予（即按照α/β值等于2换算，生物等效剂量为54Gy，单次剂量2Gy）。这是由QUANTEC数据支持的[142]。适当考虑腮腺剂量以防止长期口干，这与较差的生活质量有关[143]。通常把平均剂量26Gy作为剂量限值[144]，但是计划目标应是尽可能地降低剂量[145]。

当下颈/锁骨上窝出现肿大淋巴结时，臂丛神经是一个重要的考虑因素。重要的是从C_4～C_5椎体交界平面界定这个结构，从椎间孔朝向颈外静脉方向勾画，但不延伸到椎旁肌肉/筋膜之外。臂丛神经最大剂量限制在66Gy。

鼻咽癌治疗后听力下降是常见的，适当注意听觉器官的剂量。这个毒性反应机制是多因素的，包括肿瘤（咽鼓管功能障碍）和治疗因素（内耳照射剂量和耳毒性化疗药物）。尽管需要，但肿瘤常位于内耳附近，QUANTEC建议限制耳蜗剂量为45Gy经常无法达到。尽管如此，尽可能降低剂量是很重要的，至少也要降低对侧听觉器官的剂量[146]。

晚期治疗相关的吞咽困难是鼻咽癌治疗后令人痛苦的并发症。咽缩肌、喉的声门上区或者声门区的剂量增加，均显示与长期的吞咽困难有关[147-149]。建议最大限度地减少咽缩肌和喉的剂量，使其平均剂量低于60Gy，尽可能低于50Gy[150]。

2. 照射剂量、分次和近距离放射治疗

改变分次或剂量递增是否有益于鼻咽癌的治疗尚不清楚，但是大多数人认为目前的标准70Gy/35次已接近耐受剂量的极限。Teo等将159例WHO 3型鼻咽癌患者随机分为常规放疗组（60Gy，单次剂量2.5Gy，30d）或常规/加速放射治疗组（20Gy，单次剂量2.5Gy；然后51.2Gy，单次1.6Gy，每天2次；总剂量为每31天71.2Gy/40次）[151]。该研究并没有显示出高剂量组局部控制和总生存的改善。然而，由于高剂量组中不能接受的神经毒性反应，研究结束前只有半数的患者完成了治疗计划。

Kwong等对50例T_3～T_4患者进行了Ⅱ期前瞻性试验，研究剂量递增对局部进展期鼻咽癌的作用[152]。GTV处方剂量76Gy/35次，PTV处方剂量70Gy/35次（7周），所有患者给予IMRT治疗。原发灶GTV、淋巴结GTV和PTVs的平均剂量分别为79.5Gy（2.27Gy/次）、75.3Gy（2.15Gy/次）和74.6Gy（2.13Gy/次）。他们报道2年局部控制率和总生存率分别为95.7%和92.1%，但两例患者因颈内动脉假性动脉瘤进展继发出血。这两例患者假性动脉瘤部位的剂量至少80Gy，表明已经超过颈动脉的耐受剂量。

Ⅱ期2×2随机研究（NPC-9902）比较了常规放疗（CF）和加速治疗（AF），伴随或不伴随同步和辅助化疗（+C），认为加速治疗是很有希望的[153]。然而，来自香港鼻咽癌研究小组NPC-0501后续研究为一项宏大的研究，试图解答鼻咽癌治疗中3个有争议的问题（更多的细节将在后面化疗部分进行讨论），并没有发现加速治疗的益处[154]。

近距离放射治疗也用于鼻咽内原发病灶的加量，虽然在非高发区域的中心不是常规应用。国际原子能机构于 2004—2008 年进行了一项前瞻性研究，探讨外照射后近距离放射治疗加量的益处[155]。对本研究的对照组给予诱导化疗，然后同步放化疗（70Gy，顺铂），患者随机接受低剂量（11Gy）或高剂量（3 x 3Gy）近距离放射增强治疗。研究在低中收入国家进行，IMRT 没有常规开展，使用钴治疗机或 4～6MV 直线加速器给予兆伏级外照射治疗。总体而言，3 年局部无复发生存没有差异（对照组 60.5% vs. 近距离放射治疗组 54.4%；P=0.647），即使考虑到 T 分期，全组中 T_3～T_4 病变不到一半（133/273；48.7%）。两组的 3 年总生存率（对照组 62.9% vs. 研究组 63.3%；P=0.742）无病生存率（对照组 59.8% vs. 研究组 52.6%；P=0.496）相似。一般来说，近距离放疗对鼻咽癌原发灶加量随着 IMRT 应用的增加而减小。

目前的证据表明，鼻咽癌的治疗标准（70Gy/35 次）接近相邻关键器官的耐受剂量限值。剂量增加似乎会导致治疗比的不利变化，目前不建议使用更高的剂量。

3. 调强放射治疗的效果

旧金山加利福尼亚大学开展了 IMRT 治疗鼻咽癌的一些初期开创性工作[156]。2002 年，Lee 等报道了 67 例患者，其中 55 例（82%）是华人，接受 IMRT 治疗。所有患者组织学类型是 WHO 2 型和 WHO 3 型，没有 WHO 1 型。75% 的患者给予同步和辅助化疗。处方剂量 GTV 65～70Gy，临床靶区（即 GTV 外扩潜在镜下扩散的边界）60Gy，临床检查阴性的颈部 50～60Gy。26 例患者给予近距离放射治疗加量，1 例外照射后给予伽马刀放射外科治疗。采用 AJCC/UICC 1997 年分期标准，20 例为Ⅰ～Ⅱ期，33 例为Ⅲ期，25 例为Ⅳ期。15 例和 14 例分别为 T_3 和 T_4 病变（43%）。中位随访时间相对较短，31 个月，但 4 年局部控制率非常好，为 98%；4 年总生存率为 88%。腮腺中位剂量 34Gy，但在 41 例可评价的患者中，98% 的患者在 24 个月出现 0～1 级口干。

Peng 等在 2003—2008 年将 616 例患者随机分为 2D-RT 组或 IMRT 组[157]。所有分期的患者均可入组，但Ⅲ期（48.4%）和Ⅳ期（20.1%）患者占大多数。2D-RT 采用 Ho 技术（如上所述），原发肿瘤、颈部淋巴结和未受累淋巴结区域的总剂量分别为 70～74Gy、60～66Gy 和 50Gy。该方案允许在 4 周时采用高剂量铱近距离放射治疗，对颅底或颅内受侵，以及鼻咽残留肿瘤加量（4Gy 或 6Gy，2Gy/ 次）（占所有患者的 8%，2D-RT 组和 IMRT 组之间没有差别）。IMRT 同步加量技术给予 33 次的处方剂量，肿瘤区 66～70Gy（70Gy/33 次，单次剂量 2.12Gy），周围高危区域 60Gy（1.82Gy/ 次）。下颈部使用中间档铅的光子前野治疗。如果没有禁忌证，Ⅲ期和Ⅳ期的患者常规化疗，虽然在整个研究中化疗的时间节点不同（新辅助、同步和辅助），但 2D-RT 和 IMRT 两组之间没有差异。IMRT 的 5 年局部控制率（IMRT 90.5% vs. 2D-RT 83.8%；P=0.046）、区域控制率（91.7% vs. 84%；P=0.049）和总生存率（79.6% vs. 67.1%；P=0.001）更好。IMRT 组放射相关的毒性反应明显更低。在治疗反应的急性期，IMRT 组听力下降（IMRT 47.4% vs. 2D-RT 89.0%；$P < 0.001$）和急性口干（83.0% vs. 100.0%；$P < 0.001$）得到改善。在随访期间，IMRT 组颞叶坏死、颅神经麻痹、张口困难、颈部纤维化、晚期口干和听力下降的发生率明显下降。本研究中报道的长期口干概率的改善，与之前两项随机对照研究（早期鼻咽癌患者行 IMRT 或平行对穿野照射）的结果相似[158, 159]。这两项研究均显示，IMRT 可显著降低口干的严重程度，并且改善患者的生活质量。

根据香港的经验，Lee 等回顾性分析了 434 例、715 例和 444 例接受 2D-RT、三维适形放疗（3D-CRT）和 IMRT 患者的结果[160]。这个大型研究有力地证明了过去 20 年里在局部晚期鼻咽癌患者治疗效果方面取得的进展，尽管这些获益不仅仅是由于放疗技术的发展。所有患者进行 CT 分期，而且在整个研究过程中，MRI（2D-RT 16%，3D-CRT 98%，IMRT 100%）和 PET/CT（2D-RT 0%，3D-CRT 0.3%，IMRT 25%）的使用率增加。这些手段使用的增加改善了分期和靶区勾画，至少可以部分解释 3D-CRT 和 IMRT 组中出现的一些改善的结果。此外，研究期间，使用化疗频率急剧增加，2D-RT 组、3D-CRT 组和 IMRT 组分别有 20%、55% 和 87% 的患者（限于Ⅲ～ⅣB 期）接受同步化疗伴或不伴随序贯化疗。与 2D-RT 组相比，3D-CRT 组患者在局部控制率、疾病特异性生存率和总生存率方面具有统计学显著改善，但远处失败率没有观察到改善。IMRT 的出现，改善了远处控制和总生存，但局部控制没有进一步获益。不考虑混杂的治疗因素，治疗的改进显示出神经系统并发症明显减少。听力损伤的显著增加归因于化疗应用的增加。

在非高发区域 IMRT 治疗的最大报道来自 Memorial–Sloan–Kettering Cancer Center。Setton 等回顾性分析了 1998—2011 年间 177 例接受根治性 IMRT 治疗的患者 [161]。在整个报道期间使用了 3 个不同的照射剂量方案，包括同步加量（70Gy/6 周，前 4 周每天 1 次，后 2 周每天 2 次；共 59 例；占 33.3%）、大分割放射治疗（70Gy/30 次 /6 周；共 25 例；占 14.1%）和剂量雕刻 IMRT（70Gy/33 次；共 93 例；占 52.5%）。绝大多数患者按照 INT–0099 方案进行治疗（2～3 周期同步顺铂化疗，最多 3 周期辅助顺铂和氟尿嘧啶联合化疗）。T 分期，66 例（37%）、37 例（21%）、48 例（27%）和 26 例（15%）患者分别是 T_1、T_2、T_3 和 T_4。总体而言，该组患者分别由Ⅰ期 19 例（10%）、Ⅱ期 40 例（23%）、Ⅲ期 72 例（41%）和Ⅳ期 46 例（26%）患者组成。39 例（21%）患者因为病理报告中无“角化”一词而无法确定组织学类型；其余的大多数为非角化型（125/177；69%），少数病例为角化型（11/177；6%）或基底细胞样（2/177；1%）。所有患者中位随访 52 个月，5 年精确局部和区域控制率分别为 83% 和 91%。5 年远处控制率为 83%，5 年总生存率为 74%。

随着 VMAT 和 HT 的发展，更先进的放射治疗可以进一步增加治疗比。Lu 等在 20 例Ⅰ～Ⅳ期鼻咽癌患者中进行了 7～9 野 ssIMRT、HT 和双弧度 VMAT 剂量学分析 [162]。虽然所有方案具有相似的 PTV 覆盖（96%），但 VMAT 和 HT 方案显示，腮腺、脑干和脊髓的保护作用得到加强。与 HT 和 ssIMRT 相比（分别为 9.5min 和 9.2min），VMAT（5.7min）具有更短的治疗时间。其他的研究，VMAT 或 HT 与常规 IMRT 技术比较，显示在保持或改善 PTV 覆盖的同时，腮腺（特别是对侧腺体）和中耳的保护得到改善 [163–166]。

IMRT 现已成为鼻咽癌放射治疗的标准治疗手段。足够的长期随访研究证实，其具有优秀的局部区域控制率，这是因为提高了给予靶区处方剂量的能力，而且由于该技术所能见到的快速剂量梯度变化，降低了治疗相关毒性反应发生。

（四）化疗的作用

在单纯放疗的基础上加用顺铂为基础的化疗治疗局部晚期鼻咽癌的获益已得到充分证实，并在各种不同的 Meta 分析中得到确认 [132, 167–172]。然而，所用的不同化疗方案和剂量，不同的化疗时间次序，由于病变分期和组织学亚型不同导致的研究群体的异质性，剂量强度限制性化疗的显著毒性反应，目前根据疾病特点确定最佳治疗方法仍是临床研究的重点。

关键性的 INT 0099 试验确立了北美局部晚期鼻咽癌的标准治疗模式，患者随机分为单纯放疗组（70Gy）和同步放化疗组（间断行高剂量顺铂 3 周期，然后顺铂和氟尿嘧啶辅助化疗 3 周期）[173]。入组患者包括 AJCC1992 分期Ⅲ～Ⅳ期患者。中期分析显示联合化疗组的生存明显获益，试验提前终止入组。所报道的治疗组 5 年总生存率 67%，单纯放疗组为 37%（HR 未报道，P=0.001）。此外，无进展生存期也显著改善。该试验因为入组不合格率较高、单纯放疗结果相对较差，以及早期关闭，导致对照组和实验组分别仅有 69 例和 78 例患者入组，因而受到质疑。此外，研究中 30% 患者的组织学类型是 WHO 1 型而存在很大的疑问，因为这更像高发区域鼻咽癌的构成。而典型的比例应该是 WHO 2 型和 WHO 3 型超过 95%，一般来说其具有更高的放射敏感性。此外，已认识到同步放化疗期间的毒性反应显著限制了给予患者辅助化疗的能力，引发了对最佳治疗顺序的关注。

自从 INT 0099 研究报道以来，其他使用相同方案的研究证实了同步化疗后辅助治疗的更温和但显著的总生存和无进展生存的获益，尽管远处失败或局部区域控制的获益报道不一 [174–176]。此外，自 INT0099 研究以来，包括使用单纯同步化疗、单纯辅助化疗、新辅助化疗和非铂类同步放化疗等其他治疗方法均有报道。试验的不同之处在于对照组和招募患者的疾病特性。因此，随着大量治疗方法的报道和对剂量强度限制性毒性反应的关注，需要更多的研究来确定最好的治疗方法。

各种治疗手段之间头对头的比较很少，Meta 分析能评估每个治疗方法的获益。大多数报道的研究已在一些关键的 Meta 分析中进行了评估，这些分析均证实，局部晚期鼻咽癌放疗联合化疗的 5 年总生存绝对获益约为 6.3%[132, 167–169, 171, 172]。而除此之外，远处失败率（DFR）、局部区域控制（LRC）和其他因素的获益尚未进一步得到澄清。同样，尚不清楚额外化疗或化疗时机是否影响患者治疗效果。Meta 分析本身在纳入标准和使用方法方面有所不同，因此结论也不同。

迄今为止，只有 MAC–NPC2 的 Meta 分析检测了单纯放化疗（CRT）和 CRT 加单纯辅助化疗的结果，再加上更新的患者个体生存数据，并作为单个研究组与其他治疗方案进行了比较 [132]。MAC–NPC 2 分析是患者个体初始 Meta 分析的更新形式，包括 8 项研究 1753 例患者数据 [168]。目前更新的分析包括来自 19 个试验 4806 例患者的数据，中位随访 7.7 年（四分间距 6.2～11.9 年）。与使用没有个人或更新信息的已发布数据的局限性相比，每个试验的主要协调员都确认了单个数据 [177]。MAC–NPC 2 分析纳入的患者中，大多数患者年龄小于 50 岁（63%），具有良好的一般状态（东部肿瘤协作组评分 0～1，98%），Ⅲ期或Ⅳ期病变（89%），主要组织学类型是非角化型（96%）。分析再次证实放疗加化疗改善总生存（HR 0.79；95%CI 0.73～0.86；$P < 0.0001$），5 年生存绝对获益为 6.3%（95%CI 3.5～9.1）。此外，除了优越的总生存，加入化疗显著改善了无进展生存、LRC、DFR 和减少癌症死亡。特别值得注意的是，发现化疗给药时机和化疗获益存在显著相关性（P=0.01）。与其他治疗方法相比，CRT 加辅助化疗（HR 0.65；95%CI 0.56～0.76）最优；其次单纯 CRT（HR 0.80；95%CI 0.70～0.93）。然而，单纯 CRT 和 CRT 加辅助治疗之间没有显著不同，表明这些方法可能具有可比性。值得关注的是，CRT 加辅助化疗与患者最严重的毒性反应相关。在 CRT 期间或辅助治疗期间，化疗剂量强度不足被认为是治疗中真正的挑战，对患者预后有负面影响。数据表明，CRT 期间顺铂剂量越低，总生存和 LRC 越差；辅助治疗期间氟尿嘧啶剂量越低，远处控制越差 [178, 179]。

关于化疗在鼻咽癌治疗中作用的另一个争议是所有Ⅱ期病变是否都需要化疗 [180]。数据受到 AJCC 分期标准的重大变化的限制，1997 年前开始的一些研究包括一些现行标准是Ⅱ期的患者。因此，只有少数研究涉及化疗对早期病变的作用。MAC–NPC 2 分析未能发现Ⅰ～Ⅱ期病变加用化疗带来显著获益，HR 0.95（95%CI 0.65～1.44），Ⅲ期 HR 0.75（95%CI 0.59～0.94），ⅣA～ⅣB 期 HR 0.72（95%CI 0.58～0.89）（趋势检验 P=0.24）[132, 180]。然而，有关Ⅱ期病变的研究不多。这些发现与唯一专门入组Ⅱ期病变患者的随机研究结果相反，其报道能显著改善 5 年总生存（P=0.007）[181]。因此，总体而言，尽管 CRT 明显优于单纯放疗，MAC–NPC 合作组建议需要进一步研究，以阐明 CRT 之外加上化疗的具体获益。

在另一项 Meta 分析中，Zhang 等仅纳入了来自高发地区的同步 CRT、伴或不伴辅助化疗的试验 [169]。来自 7 个试验中的患者个体数据并未进行分析。尽管如此，他们的调查结果总体上概括了其他报道。化疗减少了 26% 的 5 年死亡风险（HR 0.74）。由于放疗敏感的 WHO 2 型和 WHO 3 型患者占优（99.7%），虽然局部区域控制也能改善，化疗最主要减少了远处失败。

在 INT0099 试验结果开创放化疗时代之前，已有 7 个随机试验研究新辅助和辅助化疗。对于生存的影响均为阴性，虽然一个新辅助试验显示化疗组改善了无进展生存 [182]。2004 年一个较早的 Meta 分析报道包含了这些研究和 3 个同步放化疗试验，共计 10 个试验 2450 例患者 [171]。新辅助化疗和同步放化疗均可显著改善局部区域和远处控制，而辅助化疗则不能。所有研究的死亡 HR 为 0.82（P=0.01），与 3 年后绝对生存获益 4% 相对应。放化疗的 HR 为 0.48（P=0.004），3 年后生存提高 20%。新辅助和（或）辅助化疗不影响总生存。尽管结果阴性，但辅助足量化疗，特别是对于高危患者（晚期 N 或 T 分期）继续进行积极研究，正如上文讨论的试验所反映的那样。部分原因是观察到的远处复发是 IMRT 时期主要的失败模式，即使进行同步化疗，以及给予全疗程的辅助化疗存在困难。

获得确认额外化疗获益的数据存在严重障碍，无论是否在方案进行的时间内，可能是因为耐受力差和因此产生的药量不足。诱导和辅助治疗具有更好的耐受性，因此应用更多。此外，它能缩小肿瘤，对侵犯邻近重要结构，如大脑、脑干和视束的 T 分期非常晚期病变的放疗提供便利条件。如上所述，正在研究将紫衫类和（或）吉西他滨联合铂类，含或不含氟尿嘧啶，作为诱导化疗的方案。自从 Rischin 等[183]首次报道诱导化疗以来，已进行了近 20 项Ⅱ期研究，使用不同的诱导联合方案。Hui 等报道了首个使用多烯紫杉醇 / 顺铂化疗随机Ⅱ期试验结果显示，与单纯血液放疗相比，经每周顺铂化疗后，3 年总生存率有了初步改善，但随着随访时间延长，获益变得微不足道[184]。这个发现被两个略大的随机研究重复，这两个研究也表明诱导化疗没有获益[185, 186]。另外两项完全随机研究也在研究新辅助化疗的作用，正待等待数据成熟（NCT00828386，NCT01245959）。最近报道了新辅助化疗与单纯放化疗相比的额外获益的首个Ⅲ期研究[187]，表明无失败生存率、总生存率和无远处失败生存率得到显著改善。Sun 等随机选择 480 例患者，同步放化疗前接受顺铂 60mg/m^2、多烯紫杉醇 60mg/m^2，第 1～5 天持续输注氟尿嘧啶 600mg/m^2（TPF）诱导化疗，3 周 1 次，共 3 个周期，然后给予顺铂 100mg/m^2 3 周 1 次，联合同步放疗，并与单纯放化疗进行对比。对患者全部进行 IMRT，原发性肿瘤的总累积剂量为 66Gy 或更高，受累淋巴结给予 50Gy 或更多的累积剂量。患者是高度选择的，只有年龄小于 60 岁，一般状态良好（Karnofsky ＞ 70），并且根据第 7 版 AJCC 分期标准，Ⅲ～Ⅳ B 期非角化型患者才符合入组资格。$T_{3\sim4}N_0M_0$ 的患者不符合条件。中位随访 45 个月，达到主要研究终点，接受诱导化疗的 3 年无失败生存率为 80%，未接受诱导化疗的为 72%（HR 0.68；95%CI 0.48～0.97；P=0.034）。接受诱导化疗的总生存改善，3 年总生存率为 90%，未接受诱导化疗的为 86%（HR 0.59；95%CI 0.36～0.95；P=0.029），同样，无远处失败生存率也得到改善（90% vs. 83%；HR 0.59；95%CI 0.37～0.96；P=0.031）。然而，两组之间无局部区域失败生存没有明显差别（P=0.12）。关于耐受性，接受诱导化疗的 241 例患者中，212 例（212/241，88%）完成 3 个周期诱导化疗，肝毒性是导致停药的最常见事件。43%（102/239）的接受诱导化疗患者出现 3～4 级不良事件，最常见的毒性反应是中性粒细胞减少、白细胞减少、腹泻和口腔炎。出现 1 例 TPF 相关死亡病例。接受诱导化疗的患者中，226 例（94%）接续接受放化疗。接受诱导化疗的患者，只有少数完成放疗期间的 3 个周期顺铂，接受诱导化疗的患者中 73 例（73/241，30%）完成全部的同步化疗，而接受单纯放化疗的患者中有 134 例（134/239，56%）完成。两组患者在放疗期间停止化疗最常见的原因是患者拒绝治疗。其他试验对使用新辅助化疗的益处尚待证实（NCT00201396、NCT00705627 和 NCT01872962）。

改善诱导和同步放化疗而授性的另一个方法是研究替代剂量方案、替代化疗药物或替代药物组合方案。在这方面，比较感兴趣的是避免输注氟尿嘧啶和其产生的毒性，以及后续处理的困难。例如，大多数已完成的研究和正在进行的试验所常用的方法是每周顺铂或其变化方案与 INT0099.81.1 研究相比较[180]。虽然两个方案没有直接进行比较，但每周方案在病变控制和生存方面的效果似乎是相当的，并且许多肿瘤学家基于改善耐受性和剂量灵活性的看法而偏好此方案。

来自 NPC-0501 试验令人鼓舞的初步报道发现，口服卡培他滨替代氟尿嘧啶可能是治疗局部晚期病变的有效的替代方案[188]。这项以香港为基础的研究调查了 6 种同时使用的治疗方案，包括常规和加速分割放疗、辅助和诱导化疗，以及 5 种氟尿疗法和卡培他滨的使用。一项以香港为基础的研究调查了 6 种同步治疗方案，涉及常规与加速分割放疗、辅助与诱导化疗，以及氟尿嘧啶治疗与卡培他滨治疗。研究将 803 例Ⅲ～Ⅳ B 期鼻咽癌患者随机分为①以顺铂为基础的 CRT，加上常规分割放疗，然后辅以顺铂和氟尿嘧啶；②以顺铂为基础的 CRT 和加速放疗，然后辅以顺铂和氟尿嘧啶；③顺铂和氟尿嘧啶诱导化疗，然后以顺铂为基础的 CRT 加常规分割放疗；④顺铂和氟尿嘧啶诱导化疗，然后顺铂为基础的 CRT 加速放疗；⑤顺铂和口服卡培他滨诱导化疗，然后以顺铂为基础的 CRT 加常规分割放疗；⑥顺铂和口服卡培他滨诱导化疗，然后顺铂为基础的 CRT 加速放疗。中位随访 3.3 年，作者报道，顺铂和氟尿嘧啶诱导化疗对比顺铂和氟尿嘧啶辅助化疗，患者效果没有差别，尽管诱导化疗比辅助化疗有更好的耐受性（$P < 0.01$）。值得注意的是，与顺铂和氟尿嘧啶辅助化疗未校正相比，给予常规分次放疗时，顺铂和卡培他滨诱导化疗显示出生存获益趋势无进展（3 年 81% vs. 75%；P=0.045）。当对其他因素进行校正时，疾病进展（HR 0.54；95%CI 0.36～0.80）和死亡（HR 0.42；95%CI 0.25～0.70）的风险比显著降低。可能最有希望的是，作者还发现诱导化疗使用卡培他滨与氟尿嘧啶相比具有更

低的毒性反应，而且校正后的比较中，使用卡培他滨诱导化疗也与更低的死亡风险比相关（HR 0.57；95%CI 0.34～0.97）。

另一种试图通过最小化治疗毒性来优化治疗强度的方法是用卡铂代替顺铂。卡铂的耐受性普遍优于顺铂，是治疗老年人和肾功能不全、既往神经病变或听力丧失，以及功能减退患者的首选铂类药物。在 INT 0099 基础上，泰国进行一项Ⅲ期随机试验，比较 206 例晚期鼻咽癌患者接受卡铂和顺铂的效果[189]。在 3 年时评估，疗效相当（顺铂组和卡铂组的无病生存率分别为 63% vs. 61%，总生存率分别为 78% vs. 79%）。顺铂显然比卡铂具有更高的毒性反应，顺铂组只有少数患者接受了预定的剂量。虽然这些数据很有意义，但在认定卡铂与顺铂等效之前，有必要进行验证性试验。

与大多数调查其他常见黏膜原发部位的头颈部鳞状细胞癌患者随机试验结果相反，高发地区的鼻咽癌患者无论化疗与同步放疗，还是作为诱导 / 辅助化疗，似乎都能从减少远处失败中获益。研究高发地区诱导化疗后 CRT 和单纯 CRT 的几个试验（NCT01245959、NCT00997906、NCT00201396、NCT00379262）正针对此问题进一步研究。GORTEC–NPC2006（NCT00828386）试验解决了零星发病地区鼻咽癌患者的这一问题[187]。所有这些研究都有待于数据成熟。

七、治疗前评估和随访

每个患者治疗前都要进行听力图检查和仔细的牙科评估。出现龋齿或牙周病迹象的牙齿需要修复或拔除。每个患者都制订详细的预防方案[190]。在照射野内可见晚期患者的垂体和下丘脑，放疗开始前应对垂体的内分泌功能进行基线评估。这样可以早期发现激素缺乏，并开始适当的替代治疗[191]。

治疗结束后，常规的随访方案包括治疗后前 2 年每 3 个月进行 1 次临床体检；第 3 年每 4 个月 1 次；第 5 年每 6 个月 1 次。此后，每年都进行随访评估。随访期间，对原发灶或颈部淋巴结是否有复发或远处转移的临床症状进行评估。虽然国家综合癌症网络（NCCN）建议治疗完成 6 个月内对原发部位进行基线影像学检查，但没有推荐标准的影像学随访方法[118]。在系统性回顾中显示其具有比 CT 或 MRI 更高的灵敏度和特异性，因此基于 PET 的成像可提供最准确的信息[192]。治疗后 EBV DNA 滴度也可以用于预测复发，虽然数据完全来自于疾病高发区治疗的患者，但 NCCN 推荐其作为随访中的一部分。在高发区域进行的研究中，治疗后 EBV DNA 滴度与长期预后相关，并可预测复发（局部复发和远处复发），滴度升高通常提前 3～6 个月就可检测复发[116, 193–195]。将治疗后滴度纳入目前的管理模式尚需进一步研究，但希望能解决鼻咽癌管理中长期存在的争议之一：辅助化疗的作用。治疗后 EBV DNA 滴度可识别那些需要辅助化疗的患者，或筛选出需要更高强度化疗的高危患者。前面提到的 NRG–HN001 试验解答了这个问题。

另外，需要注意的是，治疗后可能出现的后遗症，以及头颈部感染性并发症的预防。外耳道不能正常产生耵聍，应告知所有患者预防外耳炎。耳道干燥和上皮在耳道内的正常迁移有障碍。因此，碎屑容易聚集并产生影响。应建议患者避免掏耳朵，如果出现刺激症状及时就医。鼻咽癌患者常出现分泌性中耳炎。治疗后，可能会消失，但可能后以慢性形式持续存在。如果这种后遗症出现令人不舒服的症状，可以通过留置鼓膜通气管来治疗，尽管这必须与随后可能出现慢性中耳炎的高风险相权衡。因为前瞻性的研究很少，鼻咽癌治疗后慢性听力下降的发生率普遍被低估。必须评估永久性助听器的需求，并在患者的随访中根据需要推荐。

随着能够保护腮腺的 IMRT 出现，治疗后过快出现龋齿的情况变得很少见了。然而，考虑到 IMRT 治疗后 12～24 个月内唾液腺的功能还没有达到最大程度的恢复，在此期间应该细致地进行牙齿和口腔护理。最常见的方式是日常使用特制的二氟化锡或氟化钠等形式的含氟溶液。目前有一些产品，如氟化物含量高的牙膏（如 Neutrofluor 5000™ 和 Dentacal™；酪蛋白磷酸肽无定形磷酸钙），建议预防性应用，可以防止口干对牙齿的有害影响。放疗后尽可能避免拔牙，如果必须拔牙，则必须采取预防措施，以尽量减少放射性骨坏死的风险[102]。

照射对鼻窦黏膜的影响是上皮细胞从纤毛柱状呼吸上皮细胞向立方或鳞状复层上皮细胞化生转化，纤毛功能丧失，分泌黏液成分常丧失。尽管存在这些改变，很少有患者出现鼻窦感染。如果发生感染应迅速积极地治疗，以避免软组织不必要的坏死和颌面部骨骼的放射性坏死。

当肿瘤侵犯颅底骨骼时，不可避免要对部分或整个垂体－下丘脑轴进行照射。因此，在这些患者中，推荐每年一次垂体功能、甲状腺和垂体肾上腺轴的评估。出现功能缺陷时应给予适当的替代治疗[191]。

八、复发或转移鼻咽癌的治疗

（一）放疗

1. *局部复发病变*

因为挽救性放疗具有长期治愈的可能已被证实，局部复发鼻咽癌，特别是局限于原发部位而没有颅内侵犯时，应该考虑再程放疗。再照射具有相当大的长期毒性反应，需要仔细选择患者。应充分考虑先前放疗结束和鼻咽癌复发之间的间隔，间隔较短（＜ 12 个月）表明再程放疗的获益可能有限。评估之前对脑干、视神经和颈动脉等重要结构的治疗剂量至关重要，对每个患者的重大晚期反应（即软组织纤维化、颅底放射性骨坏死）应进行临床评价，这表明进一步的照射可能会产生更大的毒性。可以采用不同形式的再程照射，包括 3D-CRT、IMRT、立体定向放射治疗（该技术能够做到剂量迅速衰减，可以标准分割或每次高剂量治疗）、近距离放射治疗或质子治疗。更加适形的技术可以增加对危及器官的保护，其中许多在初次治疗时已接近耐受剂量。制订治疗计划时注意尽量减少对正常组织的剂量，通常不建议对预防部位再程治疗。

对再程治疗并发症危险因素的权威性研究来自香港，Lee 等[196]报道了 1976—1992 年 654 例再程治疗患者，其中 539 例接受单纯外照射。初次治疗的生物等效剂量（BED）和再次治疗的 BED 是风险的重要决定因素。有趣的是，没有证据表明治疗之间的时间间隔会影响残余的耐受性。在所有的研究中，当应用近距离放射治疗时，发病率更低，反映了接受高剂量再程治疗的组织体积更小。最近的 Koutcher 等[197]的研究再次证明这一点，他们回顾分析了 29 例患者，其中 16 例接受外照射（EBRT），多数采用IMRT，13 例接受近距离放射治疗（CMT）。两组的 5 年精确局部控制率相同（52%），但 EBRT 组的严重并发症（颞叶坏死和颅神经病变）较高。使用现代立体定向适形技术或重离子治疗可部分克服近距离放射疗法在治疗超出鼻咽部之外病变的局限性[198-201]。

目前已有多个中心发表了 IMRT 治疗复发鼻咽癌的结果。Chua 等治疗了 34 例局部复发鼻咽癌（45% 为复发性 T_4 病变）[202]。患者接受诱导化疗和中位剂量 54Gy 照射，10 例患者接受放射外科加量（约 10Gy）。1 年局部控制率为 56%，但 rT_1～rT_3 病变为 100%，而 rT_4 病变为 35%。1 年严重晚期毒性反应发生率为 25%（包括 10% 颅神经病变和 7% 脑坏死）。（包括 51%rT_4）9 个月的 LRC 率为 100%。Lu 等证实，使用 IMRT 治疗的 49 例患者（包括 51% 的 rT_4 病变）经 70Gy 再程治疗后，9 个月 LRC 为 100%[203]。这两个研究都没有后续晚期并发症的数据报道。Tian 等使用 IMRT 治疗 60 例 rT_1～rT_2 病变患者，报道 5 年局部无失败率和总生存率分别为 85.7% 和 67.2%[204]；GTV 的放射剂量为 60～70Gy，与 50～54Gy 的临床肿瘤体积处方剂量相比，外扩 1～1.5cm 为临床靶区；患者的并发症发生率高，有 18 例（30%）死于放射性损伤，包括颈动脉破裂（8 例）、放射性脑病（4 例），以及张口困难或颅神经病变（6 例）导致的健康状况差。普遍报道了 3 级毒性反应的显著发生率，包括颅神经发生率（25%）、颞叶坏死（21.6%）和张口困难（18.3%）。

Tian 等也报道了一个包含 251 例患者的较大研究，使用相同的治疗方案，但包括 rT_4（43%）、rT_3（35.9%）、rT_2（12.4%）和 rT_1（8.8%）患者[205]。给予 126 例患者化疗，包括诱导化疗（67 例）或同步化疗（46 例）。按照复发的 T 分期，rT_1、rT_2 和 rT_3～rT_4 的 5 年生存率分别为 81.8%、64.5% 和 32.4%。再次发现继发于放射诱导的并发症的高死亡率：159 例患者中 77 例（48.4%）死亡，包括 44 例死于黏膜炎或大出血。

Princess Margaret 癌症中心报道了他们再程照射 42 例复发鼻咽癌患者的经验，其中大多数患者接受 IMRT（64%），大多数接受超分割再程照射 40～60Gy，每次 1.1～1.4Gy，每天 2 次（76%）[206]。此项研究包括接受单纯放疗的患者（6/42）、放化疗患者（24/42）和手术患者（12/24：6 例颈部清扫术、5 例鼻咽部切除术和颈部清扫术、1 例鼻咽部切除术）。在手术的患者中，所有 12 例患者都接受辅助治疗：单纯辅助放疗（5/42）或辅助放化疗（7/42）。分析所有患者，无论何种治疗模式，3 年总生存率为 49%，局部控制率和区域控制率分别为 46% 和 71%。37% 患者出现 3 级或 4 级晚期毒性反应，没有治疗导致死亡的报道。

放疗中增加化疗可能会有额外获益，尽管只有几个研究发表了其疗效结果。Guan 等对 69 例复发未转移的鼻咽癌患者进行了Ⅱ期随机研究[207]。对所有患者给予 60Gy 的 IMRT 照射 27 次，并每周随机进行同步顺铂治疗。靶区包括肉眼病变边缘，以及整个鼻咽腔和阳性淋巴结区域。所有患者均为 WHO 2 型或 WHO 3 型。两组患者在预后因素如复发分期和肿瘤体积，具有很好均衡性。在同步或单纯放疗之间，5 年局部区域无失败生存率（43.4% vs. 62.4%；P=0.502）或无远处转移生存率（85.8% vs. 81.4%；P=0.519）均没有显著差异。然而，接受同步化疗的患者显著改善了 3 年总生存率（68.7% vs. 42.2%；P=0.016）和 5 年总生存率（41.8% vs. 27.5%；P=0.049）。亚组分析表明，同步治疗改善了 rT_3～rT_4 或Ⅲ～Ⅳ期、复发间隔＞ 30 个月和肿瘤体积＞ 26cm^3 的患者的生存。其他研究表明同步化疗是可行的[208, 209]。

使用立体定向方法再程治疗的经验正不断增加。目前仅有小型研究报道，没有前瞻性试验与 IMRT 或 3D-CRT 进行比较。立体定向治疗可以给予高度适形的分次放疗或使用每次大剂量的方式，两种方法都有报道。Chua 等的一个最大研究报道了对 86 例患者进行配对分析（每组 43 例），以单次中位剂量 12.5Gy（8～18Gy）至 80% 等剂量线，或每 4～6 次 48Gy（20～49Gy）至 90% 等剂量线[210]。该组中大多数患者为 rT_1 病变（56%），肿瘤体积较小（≤ 5cm^3 49%；5～10cm^3 30%）。与单次方案相比，多组分次方案改善了 3 年时的局部控制率(83% vs. 51%；P=0.003)，但生存率相似。严重并发症发生率没有显著差异，单次和多分次方案分别为 33% 和 21%（P=0.22）。Ozyigit 等进行回顾性研究，一组患者（24 例）接受 CyberKnife（Accuray）立体定向治疗，处方剂量 30Gy/5 次，最低 95%～99% 等剂量线覆盖 GTV；另一组（27 例）接受放化疗，3D-CRT 60Gy/30 次[211]。CRT 组中 6 例患者接受高剂量率近距离放射治疗加量（16Gy/4 次）。据作者报道，体部立体定向放射治疗和 3D-CRT 在 2 年局部控制率（82% vs. 80%；P=0.6）和特定癌症生存率（64% vs. 47%；P=0.4）方面没有差异，然而，立体定向组严重晚期毒性反应发生率非常低（21% vs. 48%；P=0.04）。

总体而言，在高度选择的复发鼻咽癌患者中使用放疗再程治疗具有明显的临床价值。然而，患者治疗相关的毒性反应发生率高，并且放疗相关毒性反应导致死亡的报道也很频繁。矛盾的是，IMRT 作为鼻咽癌初次治疗的现行标准，能够给予邻近脑干的斜坡后部 63Gy 的剂量，这项获益将限制今后复发病变使用放射治疗的“可达到的剂量”。需要对孤立性局部复发患者进一步研究，以确定放疗剂量和技术的最佳组合，以及如何最好地将化疗纳入再程治疗计划中。

2. 转移性病变

对于无法治愈的患者，放射治疗在区域部位或远处转移部位发挥姑息治疗的作用。最常见的适应证是疼痛性骨转移或肝转移。正如下面将要讨论的，对于有限的转移性疾病，化疗可延长生存期，也可考虑对少转移性疾病进行积极的局部治疗，可采用消融放疗或转移切除术。

（二）手术

颅底手术技术的进步，以及更好的成像技术来确定复发病灶的程度，使挽救性手术也成为局部复发患者的一项选择。历史上，曾经存在不同的手术入路，主要分为以下三组：下方 / 下侧方[212–214]、侧方[215, 216]和前外侧[217]。在高发区域实践中，上颌骨翻转（前外侧）入路是最常用的。最大的经验来自于高发地区的癌症中心，包括 Chan 和 Wei 的经验，他们报道了 312 例患者在 20 年内的结果[218]，79.5% 的患者切缘阴性，5 年局部控制率为 74%，5 年总生存率 62%。在外科手术中未能获得清晰的切缘对局部控制和生存率都有显著影响[219]。虽然这与接受再程放疗患者所报道的结果相比非常有利，但考虑手术切除的患者相比于再程放疗的患者有更大程度的选择。侵及咽后壁的小的复发灶可以通过内镜手术切除。在有选择的病例中，虽然没有进行随机试验，但其并发症可能比再程放疗少[220]。You 等报道了 72 例适合微创手术的患者，局部无复发生存率、无远处转移生存率和 5 年总生存率分别为 67.4%、87.4% 和 77.1%[220]。与挽救性 IMRT 治疗的患者放射学配对比较，该组病例的长期并发症较低。

鼻咽癌治疗后孤立的颈部复发很少见（特别是 WHO 2 型和 WHO 3 型）。然而，对于局部复发且没有证据表明远处转移的患者，颈淋巴结清扫术是必要的并且能够治愈。例如，Wei 等报道 51 例放疗后颈部残留或复发的患者接受根治性颈淋巴结清扫[221]。5 年生存率和颈部控制率分别为 38% 和 66%。最近，Yen 等[222]报道了中国台湾 31 例接受颈部挽救性手术患者的结果数据，这些患者在超过 14 年的时间内接受了挽救性颈部手术（强调这种情况的罕见性）。在该研究中，颈部清扫术后 5 年总生存率为 67%。

在有选择的患者中，局部复发的积极治疗可以采用再程放疗或手术是可行的。但是治疗相关的发病率很高。在这些情况下，基于先前治疗的时间间隔、复发程度、以前的剂量和重要结构的个体化治疗，对于多学科团队制订适当的管理计划是至关重要的。

（三）复发病变的系统治疗

对于颈部和远处转移部位的复发，伴或不伴原发部位的失败，通常需要全身化疗，除非功能状态非常差。有活性的单药方案包括铂类、氟尿嘧啶、紫杉类、吉西他滨、甲氨蝶呤、蒽环类、博来霉素和异环磷酰胺。铂类为基础的两药方案的研究最为广泛，有效率达 70%～80%，并且直到最近也只有Ⅱ期研究的证据。在绝大多数试验中，无法治愈的复发鼻咽癌患者姑息化疗的总的中位生存期为 12～15 个月。积极的三药或四药联合方案可产生比两药方案更高的总有效率，但通常与许多毒性反应相关，包括治疗相关死亡，对生存没有明显影响（Guo 和 Glisson 综述[223]）。首个在复发或转移鼻咽癌患者中头对头比较顺铂 / 吉西他滨与顺铂 / 氟尿嘧啶的Ⅲ期研究，报道了使用包含吉西他滨的双药方案能显著改善无进展生存和总生存，尽管随访时间有限[224]。Zhang 和同事随机把 362 例患者分为两组：顺铂 $80mg/m^2$ 第 1 天，吉西他滨 $1g/m^2$ 第 1、8 天，每 3 周一周期，至少 6 周期；顺铂 $80mg/m^2$ 第 1 天，氟尿嘧啶 $4g/m^2$ 持续静脉注射 96h，每 3 周一周期，至少 6 周期。中位随访 19.4 个月（四分位数 12.1～35.6 个月），接受包含吉西他滨化疗的患者的中位无进展生存时间为 7.0 个月，而不包含吉西他滨化疗的患者的中位无进展生存时间为 5.6 个月（未分层 HR 0.55；95%CI 0.44～0.68；$P < 0.0001$）。对于总生存来讲，22.0 个月的中位随访时间较短，同样，接受吉西他滨双药方案的患者中位总生存时间（29.1 个月）改善，对照组为 20.9 个月（HR 0.62；95%CI 0.45～0.84；P=0.0025）。值得注意的是，对于接受吉西他滨或氟尿嘧啶治疗的患者，达到完全缓解的比例为 15/156 vs. 5/173，达到部分缓解的比例为 101/156 vs.71/173，达到疾病稳定的为 46/156 vs. 80/173。两组之间所有级别的毒性反应是相似的。因此，这个研究是首个Ⅲ期研究，确立了包含吉西他滨的铂类双药方案作为复发或转移鼻咽癌一线治疗方案的优越性。

尽管对于大多数复发患者，化疗仅有缓解作用，但根据 Gustave Roussy 研究所经验，少数患者（接近 10%）可以长期生存（无病生存 82～190 个月）并且似乎已经治愈[225]。75% 的长期生存患者有孤立的骨转移，其中许多患者在化疗完全缓解后接受了巩固放疗。考虑到转移性疾病患者结局的异质性和长期生存的可能性[226]，这就强调了个体化治疗的重要性。

然而，由于大多数复发特别是远处转移患者的预后很差，因此研究新的治疗途径很具有吸引力。

已经开展在鼻咽癌患者中使用表皮生长因子受体（EGFR）和血管内皮生长因子受体（VEGFR）拮抗药的分子靶向治疗的研究。两个研究显示，高发地区超过 80% 的鼻咽癌患者观察到 EGFR 的表达，尽管表达对预后的影响并不一致[227, 228]。总的来说，这些治疗方法并没有显示出巨大成功。西妥昔单抗，一种抗 EGFR 单克隆抗体，联合卡铂治疗先前接受顺铂治疗的复发患者的试验显示 12% 的部分缓解率[229]。这与西妥昔单抗单药、联合顺铂或卡铂治疗铂类难治性头颈部其他鳞状细胞癌的有效率几乎相同[230]。吉非替尼，另一种 EGFR 抑制药，在晚期鼻咽癌中的有效性也很低[231]。口服药物，如针对 VEGFR 的舒尼替尼和帕唑帕尼，或静脉注射贝伐珠单抗联合化疗，也有有限的有效性，并且也与出血和其他影响生活质量的毒性反应相关[232-234]。总之，本试验中生物制剂的活性并不优于传统化疗。新化合物的疗效仍在研究中（NCT00458978）。

鉴于鼻咽癌的病毒免疫学特征和其与 EB 病毒的关系，另一个明显的治疗途径是使用免疫调节剂。为了诱导有效的抗肿瘤 T 细胞反应，Louis 等报道了从先前治疗的患者体内开发体外扩增 EB 病毒特异性细胞毒性 T 淋巴细胞的可行性[235]。23 例复发患者在化疗后注射自体细胞毒性 T 淋巴细胞治疗复发。截止文章发表时，8 名在缓解期注射的患者中，有 5 名治疗后 17～75 个月仍没有出现进展。15 例进展的患者中 7 例（48%）观察到客观效果。对于局部区域病变患者，疗效似乎最有希望。许多研究小组也对这种方法进行了研究，结果相似[236-238]。

此外，病毒抗原结合的树突状细胞和整合病毒载体的多肽的接种也在研究中，结果表明存在 EB 病毒特异性免疫应答[239, 240]。以 EB 病毒潜伏膜蛋白 2 为靶点的多肽疫苗接种的 NCT00078494 研究已完成，正等待结果。过继免疫治疗和疫苗策略正在复发高危患者或复发联合化疗患者中进行进一步研究。以程序性细胞死亡 -1（PD-1）及其配体（PD-L1）为靶点的检查点抑制药在鼻咽癌治疗中的作用尚不清楚。许多研究这些令人感到兴奋的方法的试验正在等待结果完成和成熟，早期结果很有希望（NCT02054806、NCT02605967、NCT02605967）。

九、结论

虽然鼻咽癌在白种人和其他非高发地区人群中是罕见疾病，但强有力的证据表明，治疗效果受到医疗质量的显著影响。在过去的 30 年里，治疗结果得到显著改善。而且可以确信地预测，由于医学成像、放射治疗技术能力的持续进步，以及系统治疗的疗效和耐受性的提高，结果将进一步改善。在未来 10 年，除了 T 和 N 阶段，基于分子谱的个体化治疗，以及治疗前和治疗后的生物标记有望进一步细化放疗和系统治疗的决策。

为了确保鼻咽癌患者获得最佳治疗，他们最好在一个具有治疗复杂病变经验和专业知识的大型癌症中心接受治疗。此外，他们应尽可能参加旨在解决有关该疾病未知问题和治疗的临床试验。随着鼻咽癌高发国家和地区可获得的医学资源的增加，不应失去及时开展国际合作以检验新的治疗策略的机会。

第 13 章 嗅神经母细胞瘤

Esthesioneuroblastoma

Christine H. Chung　Gary L. Gallia　Bruce M. Wenig　John A. Arrington　Jimmy J. Caudell　著
张建光　译　胡　漫　校

一、概述

嗅神经母细胞瘤（esthesioneuroblastoma，ENB）是一种罕见的来源于神经嵴的恶性肿瘤，约占所有鼻腔肿瘤的 3%[1-3]。ENB 曾有许多名称，包括嗅神经母细胞瘤、嗅神经细胞瘤、鼻腔嗅神经母细胞瘤、感觉神经上皮瘤、嗅感觉神经瘤、嗅板肿瘤和嗅神经源性肿瘤[1]。Berger 等在 1924 年首次描述了该病，此后文献报道了 1200 多例[1, 2, 4]。肿瘤发生于前颅底筛板、鼻中隔上 1/3 和上鼻甲上表面的嗅上皮[5]。它是一种局部浸润性肿瘤，具有侵入眼眶、颅底和颅内的倾向[6]。

目前，尚无明确的危险因素和发病因素。ENB 从幼年到老年各个年龄段均可发病，尽管之前研究显示发病年龄呈双峰型，分别在 10—20 岁和 50—60 岁[3, 6]。最常见的症状包括鼻塞、嗅觉丧失、鼻反复出血、疼痛、头痛和复视[7]。少数病例也会出现副瘤综合征的表现，例如异位分泌促肾上腺激素（ACTH）导致的库欣综合征或抗利尿激素分泌紊乱（SIADH）引起的低钠血症[8, 9]。由于许多症状是非特异性的，慢性鼻窦炎也可能出现，明确诊断可能会延误一段时间，因此患者往往表现为局部晚期病变。

由于肿瘤的罕见性，目前的治疗方法是建立在有限的病例报道和回顾性分析基础之上。然而，多年来发表的一些综述进一步提供了对 ENB 的自然病程的深入了解，并有助于治疗模式的进展[1-3, 10]。一般而言，ENB 被认为是一种生长缓慢的肿瘤，病程较长。Broich 等提供了 1924—1994 年 208 份文件的详细清单，共 945 例 ENB 患者[1]。在这项 Meta 分析中，234 名患者的 5 年总生存率如下：68% 无病生存，13% 带病生存，19% 死亡。与鼻腔和鼻旁窦其他非鳞状细胞肿瘤相比，5 年和 10 年生存率相对较高。部分肿瘤分化差的患者，进展迅速，转移概率高。然而，目前的数据表明生长迅速的肿瘤代表不同的病理类型，特别是临床上具有侵袭性的鼻窦未分化癌[11]。Ow 等报道了一项回顾性分析，70 例患者中位随访 7.6 个月[3]。在这项研究中，中位特定疾病生存时间为 11.6 年，中位总生存时间 10.5 年。总之，这些报道一起提出了有关这种罕见疾病的重要认识。

二、分期

嗅神经母细胞瘤通常会侵及筛窦，也常累及上颌窦、蝶窦、额窦、眼眶、前颅窝、海绵窦和额叶。原发肿瘤更常见的是向前下侵犯至鼻腔和鼻旁窦，而不是向上侵及脑组织[12]。肿瘤侵及这些关键结构对分期、治疗和功能预后有着深远的影响。

最常用的分期系统是改良的 Kadish 和 Dulguerov 分期[13, 14]。ENB 最初分期系统由 Kadish 等在 1976 年提出的（表 13-1）[15]。肿瘤分为 3 期：A 期，肿瘤局限于鼻腔；B 期，肿瘤局限于鼻腔和鼻旁窦；C 期，肿瘤超出鼻腔和鼻旁窦。只有 5% 的患者出现临床明确的淋巴结转移；然而，随着时间推移，显而易见的是，这组患者的生存率显著下降（淋巴结阳性 29% vs. 淋巴结阴性 64%）[2, 13]。因此，1993 年 Morita 等推荐增加 D 期，包括存在淋巴结转移和远处转移的这组患者[13]。Biller 等在 1990 年提出首个使用肿瘤 / 淋巴结 / 转移（TNM）的分期系统[16]。T_3 期肿瘤侵犯大脑，与 T_4 期肿瘤的区别是

表 13-1　嗅神经母细胞瘤分期系统

分　期	范围
Kadish 分期 [15]	
A	局限于鼻腔
B	侵及鼻腔和鼻旁窦
C	超出鼻腔和鼻旁窦
Morita 分期（改良 *Kadish* 分期）[13]	
A	局限于鼻腔
B	侵及鼻腔和鼻旁窦
C	超出鼻腔和鼻旁窦
D	出现淋巴结或远处转移
Biller 分期 [16]	
T_1	肿瘤累及鼻腔和邻近的鼻旁窦（不包括蝶窦），伴或不伴前颅窝骨质侵蚀
T_2	肿瘤侵犯眶周组织或突入前颅窝
T_3	肿瘤累及脑组织，有清楚边界可切除
T_4	肿瘤不可切除
N	淋巴结累及
M	远处转移
Dulguerov 和 *Calcaterra* 分期 [14]	
T_1	肿瘤累及鼻腔和（或）鼻旁窦（不包括蝶窦），但筛窦最上方筛小房未受侵
T_2	肿瘤累及鼻腔和（或）鼻旁窦（包括蝶窦），同时侵及或破坏筛板
T_3	肿瘤侵入眶内或突入前颅窝，没有累及硬脑膜
T_4	肿瘤侵及脑组织
N_0	无颈部淋巴结转移
N_1	任何形式的颈部淋巴结转移
M_0	没有转移
M_1	远处转移

可进行手术。最后，Dulguerov 和 Calcaterra 于 1992 年提出了一种基于计算机断层扫描（CT）和磁共振成像（MRI）的分期系统，从而可以进行非手术分期 [14]。

由于症状的非特异性，患者可能在就诊前很长时间就出现了症状，故大多数患者表现为局部晚期病变。Dulguerov 等进行的 Meta 分析中，采用 Kadish 分期系统的研究报道了各期比例为 A 期 12%、B 期 27% 和 C 期 61%[2]；采用 Dulguerov 和 Calcaterra 分期系统的研究报道了 T 分期比例为 T_1 25%、T_2 25%、T_3 33% 和 T_4 17%[2]。患者很少出现肺、骨、肝、皮肤、纵隔和脑的远处转移；播散性病变通常是复发的特征 [3, 12]。遗憾的是，尽管一项回顾性研究表明 TNM 分期比 Morita 分期（改良的 Kadish 分期）可更好的预测效果（图 13-1），但除了伴或不伴淋巴结转移以外，目前的分期系统对效果的预测并不一致 [3]。

三、病理学

（一）大体表现

肿瘤通常是息肉状，表面有光泽，质软，呈灰红色，表面有完整黏膜覆盖。切面呈棕灰色至粉红色。肿瘤大小从＜ 1cm 到侵及鼻腔和颅内区域的巨大肿块。可出现肿瘤侵犯邻近的鼻旁窦、眼眶和颅顶。

（二）组织学特征

嗅神经母细胞瘤按照 Hyams 定义在组织学上分为 4 级（表 13-2）。Hyams 分级系统根据肿瘤结构、核多形性、有无神经元纤维基质、有无有丝分裂、是否存在坏死，以及菊形团的类型建立，反映了 ENB 的成熟程度，从分化好（Ⅰ级和Ⅱ级）到分化差（Ⅲ级和Ⅳ级）。相关报道证实了该分级方案与预后相关 [17-21]。

1. Ⅰ级

Ⅰ级 ENB 分化程度最好，表现为黏膜下小叶状、片状或巢状，通常由血管或透明纤维间质分隔（图 13-2A）。肿瘤细胞均质，核圆形或椭圆形，核染色质呈点状或分散分布，没有小核仁，胞质边界不清。没有明显的异型性、有丝分裂相和坏死。细胞核被神经元纤维物质样包绕，特征是纤维状细胞质和交错的神经突起（神经纤维）形成细胞合胞体（图 13-2B）。细胞紧密排列成环状结构，没有真正管腔，呈现假菊形团（也称为 Homer Wright 菊形团）（图 13-2C）。菊形团本身不能诊断 ENB，虽然当包含真正的神经纤维网时，相对于鼻腔病变 Homer Wright 菊形团几乎是特征性的。另外，还可见钙化

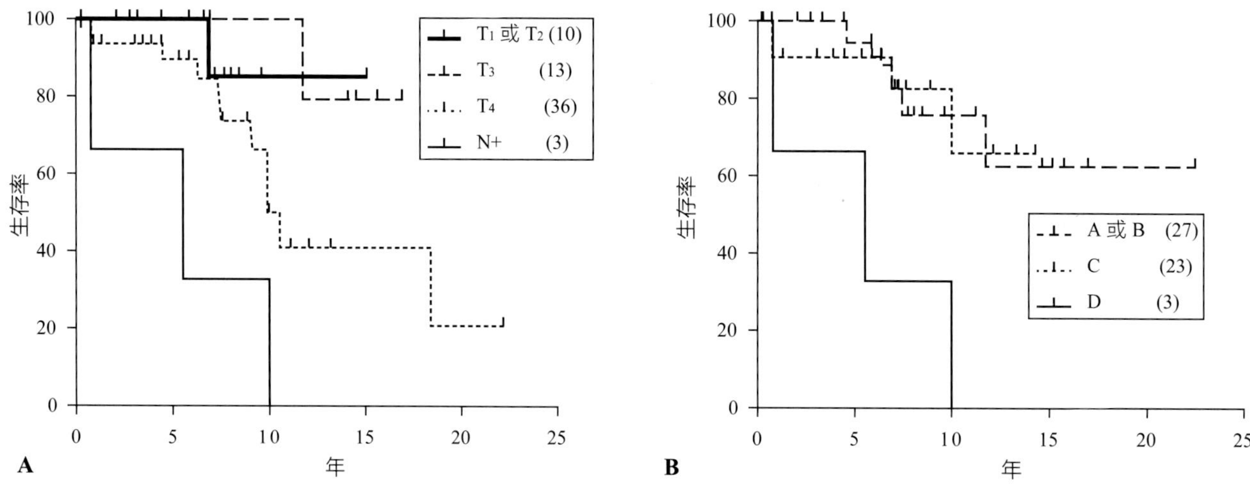

▲ 图 13-1 T 和 N 分期（A）和改良 Kadish 分期（B）的疾病特异性生存率

经 John Wiley & Sons 许可转载，引自 Ow 等，2014[3]

表 13-2 嗅神经母细胞瘤的 Hyam 组织学分级系统

组织学特征	Ⅰ期	Ⅱ期	Ⅲ期	Ⅳ期
结构	分叶	分叶	分叶 ±	分叶 ±
多形性	无至很少	有	较多	显著
神经纤维基质	较多	有	可以有	无
菊形团	有*	有*	可以有†	可以有†
有丝分裂	无	有	较多	显著
坏死	无	无	有	较多
腺体	可以有	可以有	可以有	可以有
钙化	差别大	差别大	无	无

*. Homer Wright 菊形团（假菊形团）

†. Flexner–Wintersteiner 菊形团（真菊形团）

（凝固样或砂粒状）。

2. Ⅱ级

Ⅱ级 ENB 具有许多Ⅰ级的组织学特征，但神经元纤维成分少，肿瘤细胞核具有更多的核异型性和有丝分裂相（图 13-2D）。Ⅱ级 ENB 也可见到假菊形团（Homer Wright 菊形团）。

3. Ⅲ级

Ⅲ级 ENB 保留了小叶结构和血管间质。与Ⅰ级或Ⅱ级肿瘤相比，这部分肿瘤的特征是细胞分化程度低，核异型性更强，细胞核深染明显，有丝分裂相增加。此外，可见坏死。神经元纤维成分可局部存在，但与Ⅰ级或Ⅱ级相比肿瘤不明显。如果可见菊形团，则为真菊形团（Flexner–Wintersteiner 菊形团），其特征是细胞排列在真管腔周围（图 13-2E），而不是假菊形团（Homer Wright 菊形团）。然而，通常情况下，这些菊形团是少见的。可见到钙化，但在高级别 ENB 中很少或没有。

4. Ⅳ级

Ⅳ级 ENB 也可见整个小叶结构，但这种小叶可能仅局限于局部。Ⅳ级 ENB 的肿瘤细胞是所有组织学分级中分化最差（即高级别）的间变性细胞，特征是明显的异型性细胞核，常伴有明显的嗜酸性核仁和不明显的细胞质。坏死较常见，有丝分裂相增加，包括非典型的形式。通常没有神经元纤

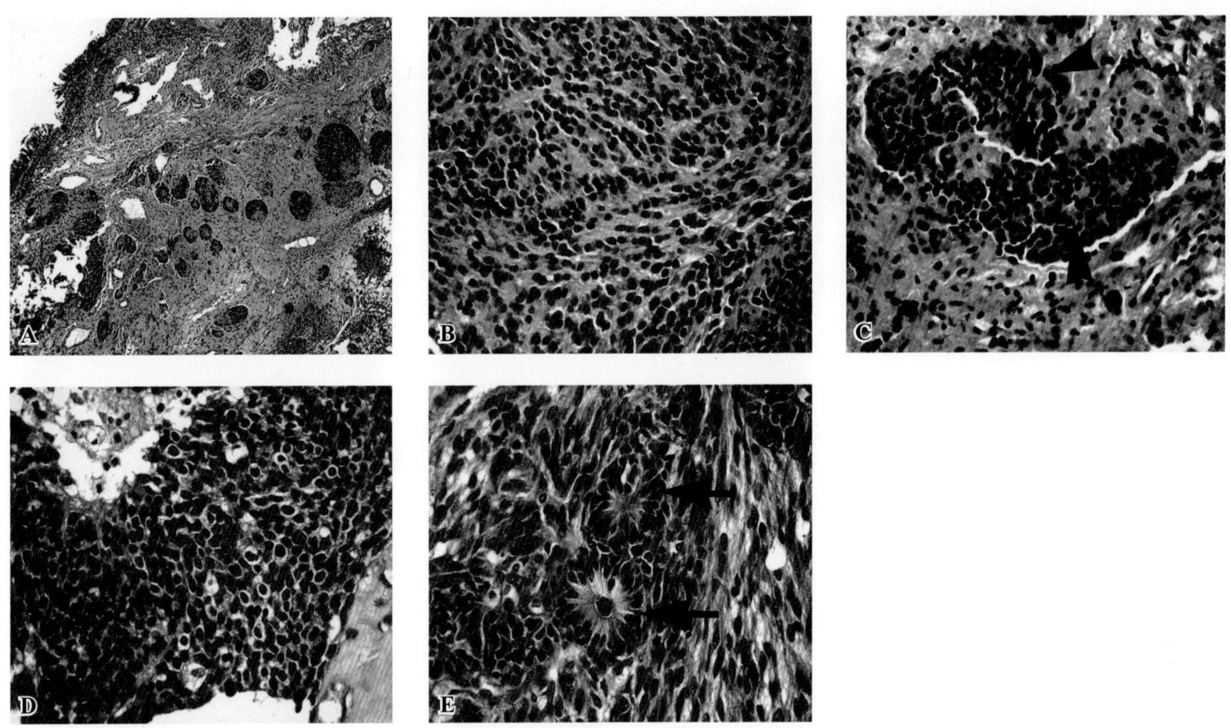

▲ 图 13-2　嗅神经母细胞瘤的组织学分级

A. 呼吸上皮黏膜（左上方）显示有许多黏膜下小叶，这是嗅神经母细胞瘤（ENB）的特征性表现。B. Ⅰ级 ENB，细胞被神经元纤维物质包绕，特征是纤维状细胞质和交错的神经突起（神经纤维）形成细胞合胞体。C. 高倍镜下，Ⅰ级 ENB 细胞呈圆形或椭圆形，核染色质分散，没有核异型性、有丝分裂相和坏死。另外，Ⅰ级（和Ⅱ级）ENB 中，可见假菊形团（也称为 Homer Wright 菊形团），特征是细胞排列成紧密的环状，没有真正的管腔（箭头）。D. Ⅱ级 ENB 中有较多的核异型性和较少的神经纤维基质。E. 真菊形团（也称为 Flexner– Wintersteiner 菊形团），特征是细胞排列在一个真正的管腔周围(箭)，可在组织学级别高的 ENB 见到。与级别较低的 ENB 相比，后者特征是核深染，更明显的核异型性，有丝分裂相增多。真菊形团通常不常见

维成分。可见到Ⅲ级肿瘤中的真菊形团（Flexner–Wintersteiner 菊形团），但罕见。可见到钙化，但在高级别 ENB 中很少或没有。

（三）异向分化

ENB 中偶尔可见到含黑色素细胞、神经节细胞、横纹肌肉瘤、透明细胞，以及不同分化程度的上皮岛（鳞状细胞珠或腺体形成）[22-26]。

（四）特殊染色

一般来说，低级别 ENB 通过光学显微镜很容易识别和判断。辅助方法，特别是在组织学分级较高的肿瘤中，可有助于诊断。在 ENB 诊断中，免疫组化已代替了组织化学染色。免疫组化特征通常包括神经元特异性烯醇化酶 [26]、突触素、嗜铬粒蛋白 A、CD56、神经丝蛋白和 β 微管蛋白的弥漫性染色（图 13-3A 和 B）。肿瘤细胞对 S-100 蛋白染色存在一定的变化。ENB 的一个独有的特征是肿瘤内小叶周边的支持细胞表达 S-100 蛋白染色（图 13-3C）。外周 S-100 蛋白染色在组织学级别较低的肿瘤中均可见到，但在高级别肿瘤中可能局灶性的。神经胶质纤维酸性蛋白和 SOX10 在支持细胞中也可呈阳性。据报道，钙网膜蛋白染色（细胞核和细胞质）（图 13-3D）是 ENB 特有的 [27]，但其在其他鼻旁窦肿瘤中也能见到。

高达 1/3 的 ENB 可出现细胞角蛋白的局部染色 [28, 29]，但是出现弥漫性细胞角蛋白染色需要考虑其他诊断，包括（但不限于）高级别的鼻窦未分化癌和低级别的异位垂体腺瘤。使用 Ki-67 作为增殖标记物的研究发现了增殖指数的变化（2%～50%）[6, 28]，而 *bcl-2* 的表达随肿瘤级别的增高而增加。外周血淋巴细胞标记物（即 CD45、CD20、CD3）、黑色素瘤标记物（即 HMB45、melan A、酪氨酸酶）、肌源性标记物（结蛋白、肌红蛋白、肌动蛋白）和 CD99 通常是阴性的。伴横纹肌分化的 ENB 可观察到罕见的结蛋白或肌细胞生成素反应 [30]。与人乳头瘤病毒和 EB 病毒的相关性不明。

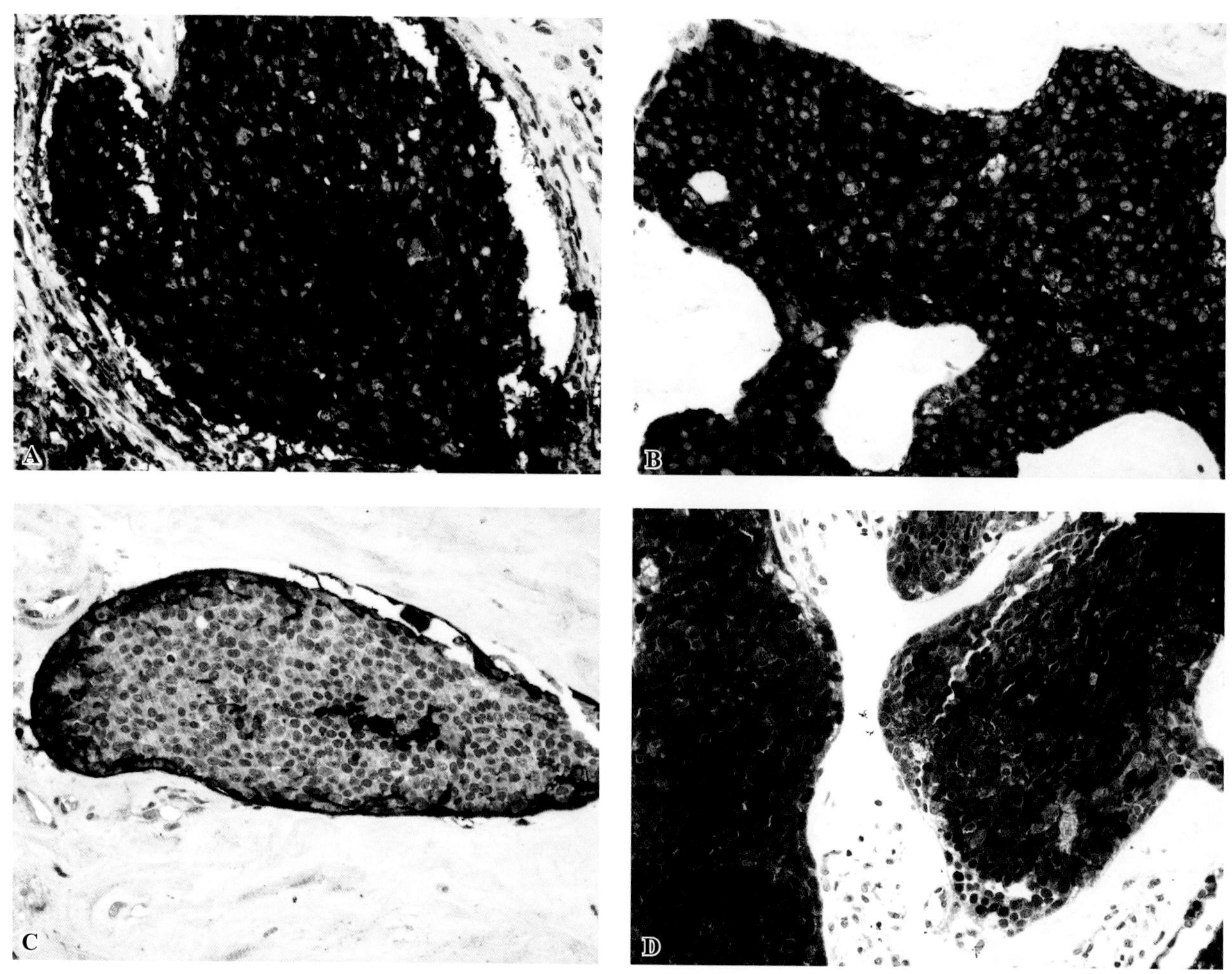

▲ 图 13-3　免疫组化染色是 ENB 诊断中非常有用的辅助方法

免疫组化特征包括神经元特异烯醇化酶（A）、突触素（B）和 S-100 蛋白沿肿瘤小叶（C）周围以支持细胞模式进行细胞染色，以及钙网膜蛋白（D）

（五）电镜

超微结构上，肿瘤细胞显示出神经母细胞分化的证据，包括神经管树突状突起、致密核心的神经内分泌颗粒和偶见的突触结[28]。

（六）鉴别诊断

鉴别诊断需要区分 ENB 的组织学分级，以及鉴别多种其他鼻腔恶性肿瘤。虽然光镜下就可以观察到区别，但通常需要利用免疫组化染色谱，以区分不同肿瘤（表 13-3）。

四、分子生物学

由于光镜进行组织学诊断的局限性，各种分子技术用于寻找 ENB 细胞遗传学特征和分子生物学特征。近年来，随着比较基因杂交（comparative genomic hybridization，CGH）、基因组学和蛋白组等分子技术的发展，ENB 肿瘤的鉴别和病理学分类系统将变得更加复杂。额外的生物学信息也将极大地促进临床治疗。

CGH 显示出很高的基因组不稳定性，包括许多染色体的缺失和扩增[31, 32]。Holland 等报道存在大量染色体畸变，主要涉及染色体 2q、5、6q、17、19、21q 和 22，以及 8 三联体[32]。值得注意的是，11 号染色体的特异性缺失和 1p 染色体的扩增，与转移和预后不良有关[31]。曾报道了整个 19 号染色体扩增，1p、8q、15q 和 22q 的部分扩增，4q 和 6p 的缺失[33]。ENB 中 CGH 阵列已经识别出经常出现改变的新的染色体区域[34]。一些新的改变出现，包括 7q11.22–q21.11、9p13.3、13q、20p/q 和 Xp/q 的扩增，和 2q31.1、2q33.3、2q37.1、6q16.3、

表 13-3　不同鼻腔鼻窦恶性肿瘤的选择性免疫组化反应

	CK	P63	SYN	P16	EBER	S-100	NSE	CAL	MSM	LCA	CD99	VIM	DES/*Myf4*	PH
鳞癌	+	+（D）	–	+**	–	–	–	–	–	–	–	–	–	–
鼻窦未分化癌	+	v	–	–	–	–	v	–	–	–	–	–	–	–
嗅神经母细胞瘤	–	–	+	–	–	+***	+	+	–	–	–	–	–	–
小细胞未分化神经内分泌癌	+*	+（v）	+	v	–	+	+	–	–	–	–	–	–	–
黏膜恶性黑色素瘤	–	–	–	–	–	+	–	–	+	–	–	+	–	–
NK/T 细胞恶性淋巴瘤	–	+（v）	–	–	+	–	–	–	–	+	–	v	–	–
横纹肌肉瘤	–	–	–	–	–	–	–	–	–	–	–	+	+	–
尤因肉瘤家族肿瘤	R+	–	v	–	–	v	v	–	–	–	+	+	–	–
异位垂体腺瘤	+*	–	+	–	–	+	+	–	–	–	–	+	–	+

CK. 细胞角蛋白（广谱和窄谱）; SYN. 突触素; EBER. EB 病毒编码的 RNA 原位杂交; S-100. S-100 蛋白; NSE：神经特异性烯醇化酶; CAL. 钙网膜蛋白; MSM. 黑色素瘤特异性标记物（HMB45、melan A、MITF、酪氨酸酶、SOX10）; LCA. 白细胞共同抗原; VIM. 波形蛋白; DES. 结蛋白; *Myf4*. 肌细胞生成素基因（细胞核）; PH. 垂体激素（包括泌乳素、促肾上腺皮质激素、生长激素、促黄体生成素、促甲状腺激素和卵泡刺激素）存在于大多数异位垂体腺瘤（EPAs），但可能是阴性的，代表无功能 EPA; D. 弥漫; v. 可变阳性; R+. 很少阳性; *. 常为核旁点状染色; **. 非角化癌或部分角化癌阳性; ***. 外周支持细胞阳性

6q21.33、6q22.1、22q11.23、22q12.1 和 Xp/q 的缺失。扩增比缺失更常见，高级别 ENB 比低级别肿瘤的改变更多。高级别肿瘤中常见的改变是 13q14.2–q14.3、13q31.1 和 20q11.21–q11.23 的扩增和 Xp21.1 的缺失。50% 的病例出现 5q35、13q 和 20q 的扩增和 2q31.1、2q33.3 和 6q16–q22 的缺失。20q 和 13q 的扩增对肿瘤进展可能具有重要作用，这些区域可能包含 ENB 的功能相关基因。

已发表了配对的转移性 ENB 肿瘤和正常的全基因测序的病例报道[35]。与之前所知的 CGH 数据一致，发现许多染色体异常，包括 18 号染色体几乎完全单拷贝缺失，5q15、6p25.1、7p15.3、7p21.3、11q24.2、19p12 和 21q.1 的局部缺失，8p 扩增和 5p15.33、7p13、8q24.3、9q22.31、9q34.3、16q22.1 和 16q24.3 的局灶事件。在非同义编码单核苷酸变异中，验证了 7 个基因（*KDR*、*MYC*、*SIN3B*、*NLRC4*、*TP53*、*MAP4K2* 和 *TAOK2*）。发现转移之前最初手术标本，与转移标本相比，*KDR*、*MYC*、*SIN3B* 和 *NLRC4* 基因不存在突变，而原始手术标本中 *TP53*、*MAP4K2* 和 *TAOK2* 基因出现突变，表明随 ENB 癌细胞随着疾病进展为转移性疾病，会进化为遗传学上更复杂的肿瘤。在其他研究中，分别在 70%、70% 和 65% 的人类 ENB 标本中检测到 Patched 1、Gli1 和 Gli2 表达，表明 sonic hedgehog 信号通路可能参与了人类 ENB 的发病[36]。嗅觉标记蛋白和 *RIC-8B* 基因在 ENB 中表达[37]。

五、影像学

诊断影像不可能明确区分 ENB 和鼻腔常见肿瘤，包括鳞状细胞癌、腺癌、淋巴瘤、神经内分泌癌、黑色素瘤、腺样囊性癌、横纹肌肉瘤和鼻腔未分化癌。ENB 在磁共振成像（magnetic resonance imaging，MRI）和计算机断层扫描（computed tomography，CT）上可有不同表现。ENB 的诊断影像学表现不典型，或其典型表现与组织学诊断不能在影像学上建立明确的联系[38–48]。然而，联合多种检查手段可能更容易诊断 ENB（框 13–1）。

ENB 起源于嗅觉黏膜，发病年龄较广，在第二个和第六个 10 年出现 2 个发病高峰[7]。了解青少年和成年人鼻腔中嗅觉黏膜的正常分布，有助于解释 ENB 在影像学上的解剖学位置。嗅觉黏膜从鼻腔的顶部沿筛板、鼻中隔上 1/3 和上鼻甲延伸到鼻腔中部。嗅上皮在人类胎儿中是连续均匀地分布，与呼吸上皮有明显的界线。在成人中，嗅上皮分布不规则，上鼻腔中大面积的嗅上皮被呼吸上皮取代[49, 50]。

ENB 可表现为 1cm 的鼻内小肿物，但初诊时更多是巨大的鼻腔肿物。在单侧鼻塞、复发性鼻出血或嗅觉缺失的患者中，发现上鼻腔强化的肿块，鉴别诊断时应考虑到 ENB。

（一）影像检查方法

与大多数鼻腔和头颈部肿瘤一样，MRI、增强 CT 和 ^{18}F–FDG PET/CT 用于评估 ENB。MRI 是首选，初诊时就要检查。

框 13–1　嗅神经母细胞瘤（ENB）的 MRI 和 CT 的特征性表现

A. 软组织特征

伴有颅内侵犯的巨大 ENB（图 13–4 和图 13–5）

- 哑铃形肿物，中心位于上鼻腔，腰部位于筛板处
- 分叶状和膨胀样形态
- MRI 信号强度不均匀，T_2W 信号强度中等，等于或高于脑灰质，低于脑脊液 / 液体
- MRI/CT 不均匀增强
- 在肿瘤边缘，肿瘤 – 脑组织交界处的边界 / 周围的囊肿基底较宽（这个表现使 ENB 的影像诊断具有高度的准确性）

小的 ENB（图 13–6 至图 13–8）

- 位于鼻腔上 1/3 的单侧鼻腔肿物
- 肿瘤位于鼻腔的部分大于颅内部分
- MRI 信号强度均匀，T_2W 信号强度中等，等于或高于脑灰质，低于脑脊液 / 液体
- MRI/CT 不均匀增强

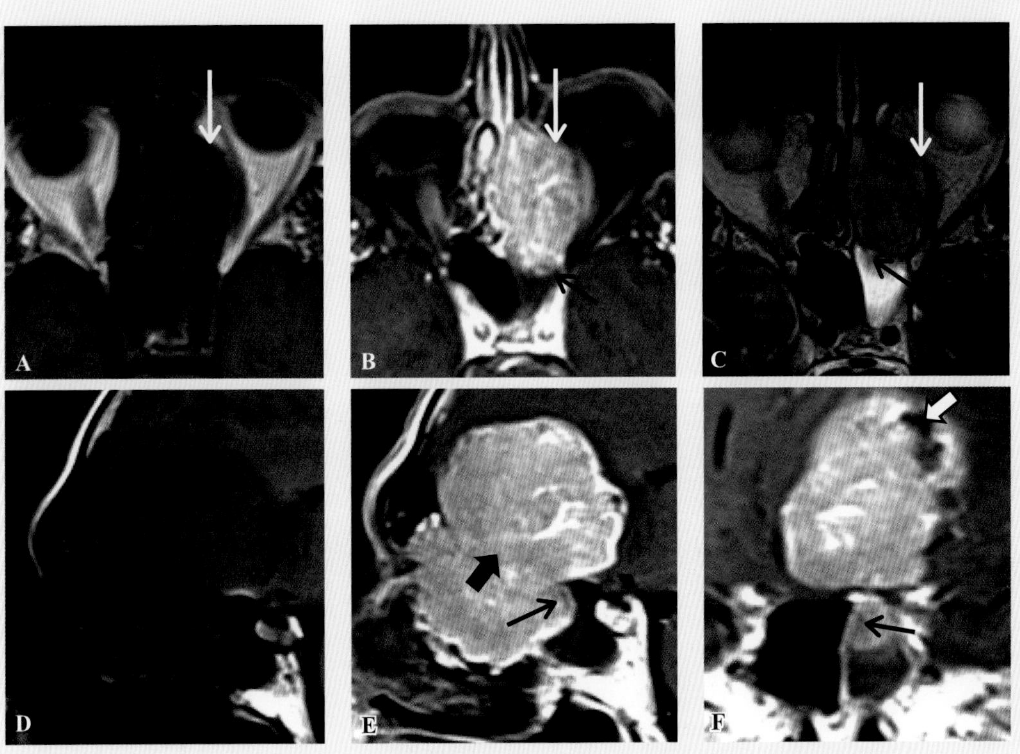

▲ 图 13-4　伴有颅内侵犯的巨大嗅神经母细胞瘤

A. 轴位 T_1 加权（T_1W）图像，（B）脂肪抑制的增强 T_1W 图像和（C）上鼻腔水平的 T_2 加权（T_2W）图像，显示增强的肿物侵犯左眼眶（白箭）和蝶窦（黑箭），分泌物阻塞了其余的部分蝶窦；D. T_1W 矢状面和（E、F）增强的矢状和冠状 T_1W MRI 图像，显示颅内侵犯，肿瘤腰部位于筛板处（黑短箭）和肿瘤 - 脑交界处的边缘囊肿（白短箭））。矢状和冠状增强图像还可以区分强化的肿瘤（黑长箭）与低信号强度的鼻窦分泌物

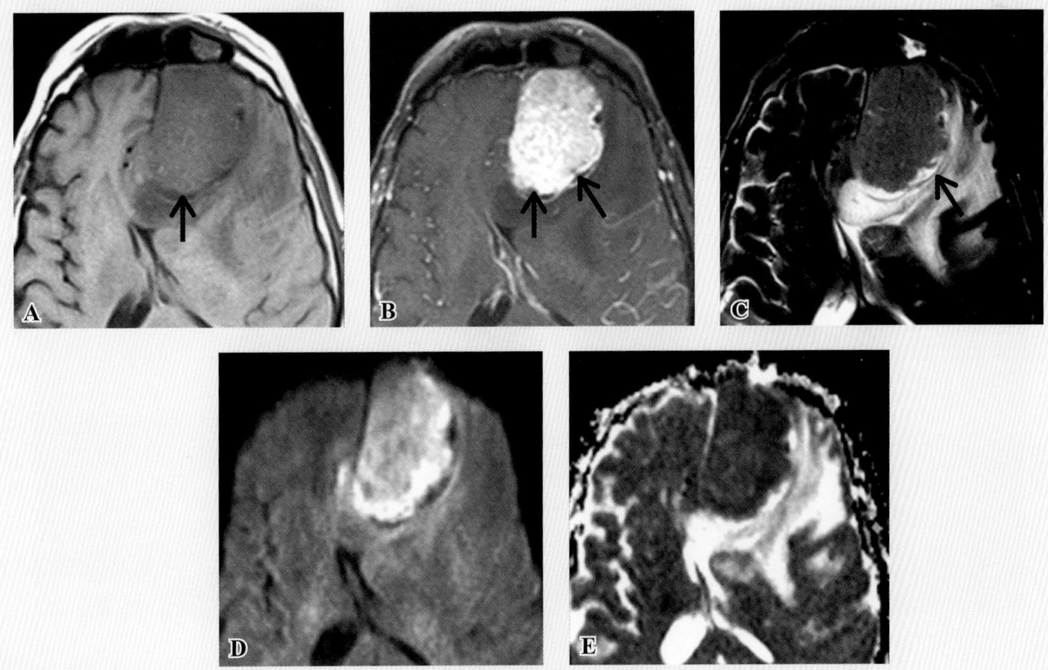

▲ 图 13-5　伴有颅内侵犯的巨大嗅神经母细胞瘤

T_1W 像（A）、增强 T_1W 像（B）和 T_2W 像（C）显示肿瘤位于前颅窝，并伴有血管源性水肿，并且肿瘤影响邻近脑组织，肿瘤 - 脑交界处出现囊肿（黑箭）。弥散加权成像（D）和表观扩散系数图（E）显示肿瘤扩散受限

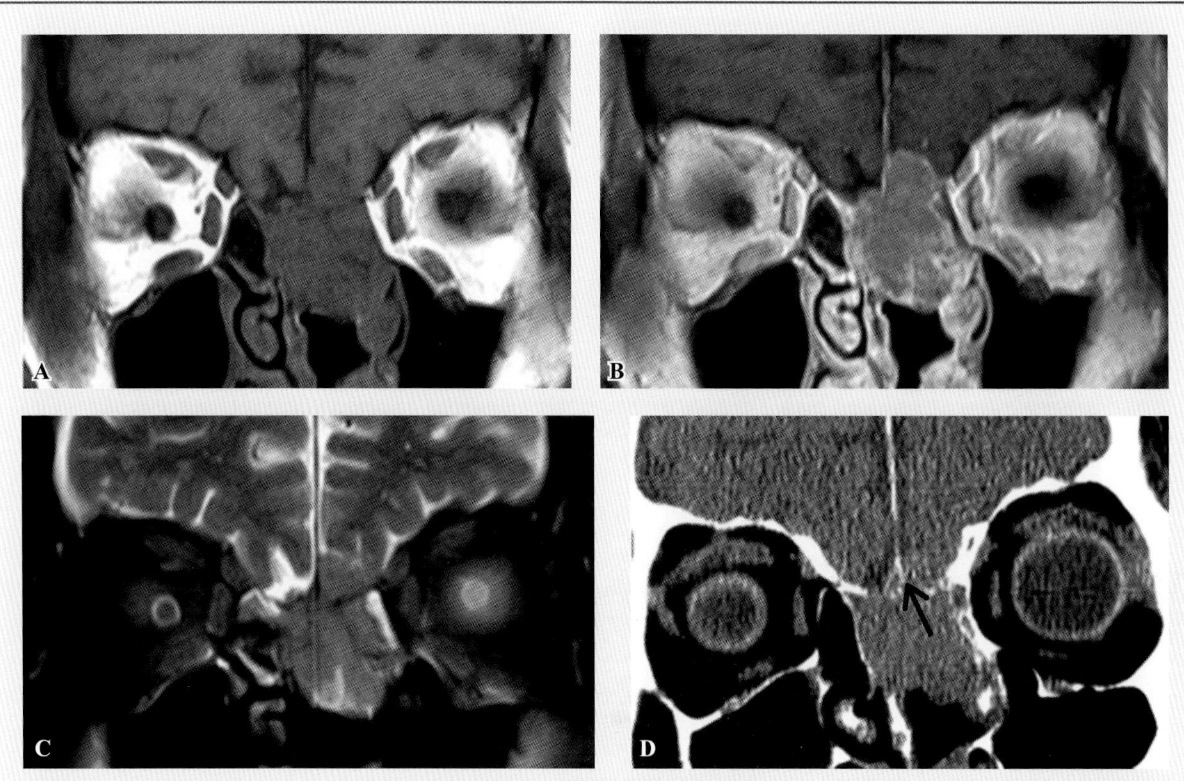

▲ 图 13-6 小的嗅神经母细胞瘤

冠状位 T_1W 像（A）、增强 T_1W 像（B）、T_2W 脂肪抑制像（C）显示肿瘤集中在鼻腔上方，延伸到前颅窝，在鼻腔内的部分大于颅内部分。D. 冠状位 CT 图像显示筛板被破坏（黑箭）。MRI 可更清楚地显示肿瘤边缘

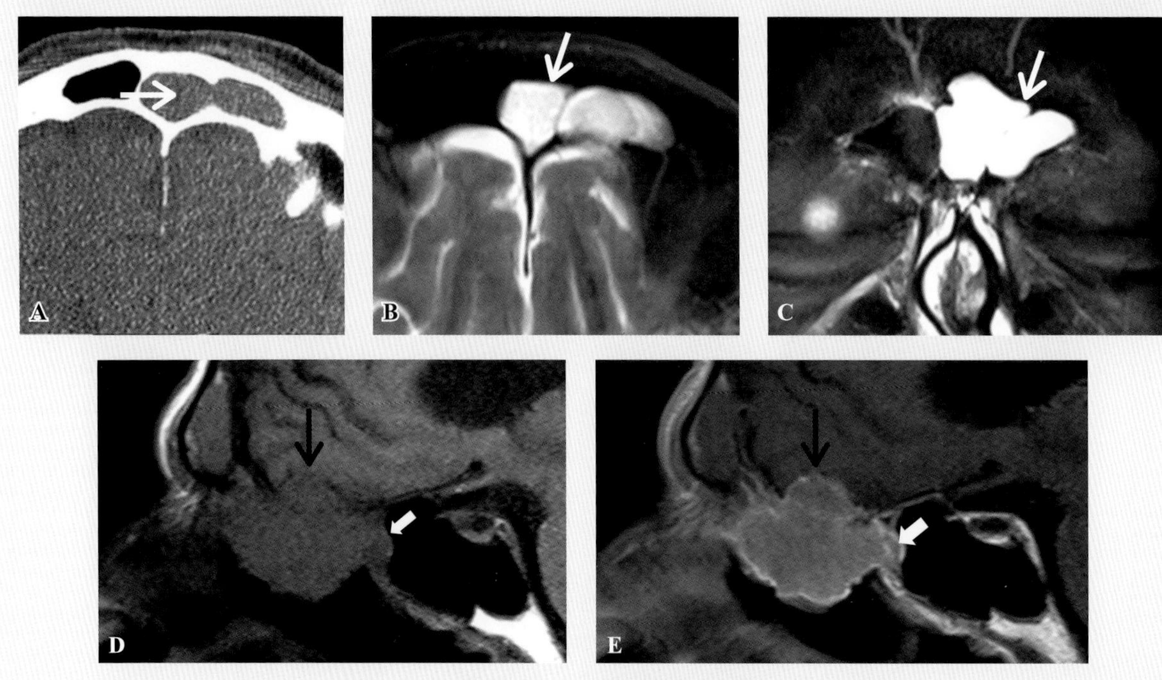

▲ 图 13-7 小的嗅神经母细胞瘤

轴位 CT（A）、轴位（B）和冠状位（C）T_2W MRI 图像，显示额窦被液体充满填塞（白箭）。平扫（D）和增强（E）矢状位 T_1W MRI 图像显示部分肿瘤扩展到前颅窝（黑箭）和蝶窦（白箭）

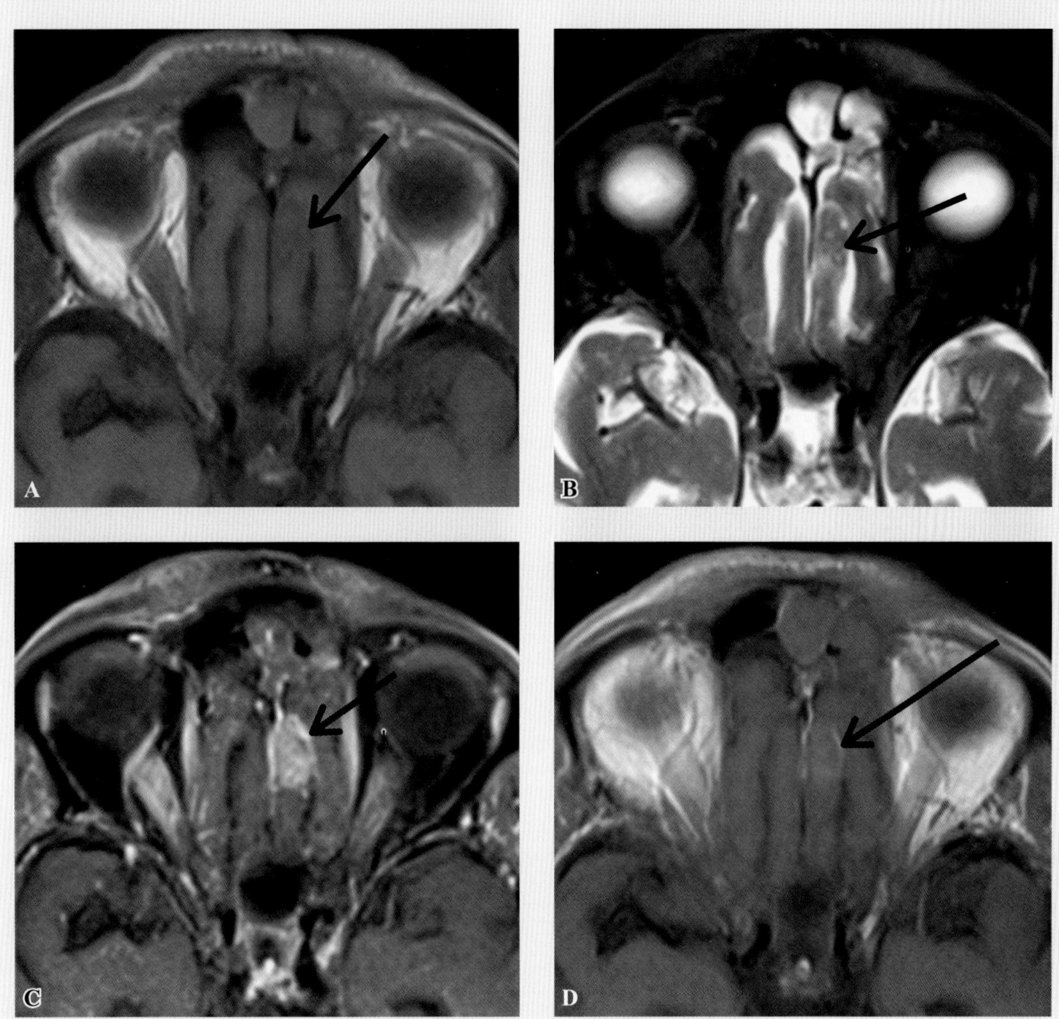

▲ 图 13-8 小的嗅神经母细胞瘤

T_1W 像（A）和 T_2W 像（B）轴位图像，以及 T_1W 增强脂肪抑制图像（C）和无脂肪抑制的图像（D），显示较小的颅内肿瘤侵犯（黑箭），在非增强图像上与正常大脑难以区分。脂肪抑制的增强图像（C）可清楚地显示肿瘤边界

B. **骨质特征（图 13-6）**

- 肿块的膨胀性生长首先引起鼻中隔和窦壁的重塑和弯曲，然后破坏筛板、筛窦、鼻窦和鼻甲
- 瘤内钙化

1. 磁共振成像（MRI）

MRI 是 ENB 术前计划和评价的主要的影像学检查方式，在评价肿瘤局部侵犯鼻窦、眼眶和前颅窝方面，比 CT 敏感性更高 [38, 40, 43, 46]。由于优异的软组织对比和多层面成像功能，MRI 可以更好地描绘解剖位置、肿瘤边界和肿瘤局部侵犯范围。T_1 加权（T_1W）、T_2 加权（T_2W）和增强脂肪抑制 T_1W 图像上信号强度的变化能显示肿瘤软组织特征，有助于区分肿瘤和邻近的正常解剖结构。通常可以区分肿瘤侵犯与鼻腔炎性改变和鼻窦分泌物阻塞。MRI 信号特征可以区分颅内肿瘤和邻近脑组织，显示相关的白质血管源性水肿，发现肿瘤内的囊变和出血区域，区分正常的眶内脂肪和浸润性肿瘤。MRI 对硬脑膜受累的评估也优于 CT。

评价 ENB 的 MRI 表现，肿瘤的 MRI 信号特征优于脑灰质和脑脊液。ENB 在 T_1W 和 T_2W 像具有中等强度的信号。T_1W 图像上，肿瘤的典型表现为与脑灰质信号相同或稍低，比脑脊液信号强度高。T_2W 图像上，肿瘤信号强度与脑灰质相同或稍高，比脑脊液低。鼻腔黏膜的炎性改变和炎性 / 阻塞性鼻窦分泌物遵循流体信号特征，在 T_2W 图像上的信号明显高于肿瘤。肿瘤内出血根据出血时间表现出不同的复杂MRI信号特征。急性出血在 T_2W 图像上表现为明显的低信号（黑色），在 T_1W 图像上表现为等信号。慢性出血在 T_2W 图像上表现为典型的高信号（白色），在 T_1W 图像上表现为低信号、等信号或高信号。ENB也可能在弥散加权成像中显示扩散受限。

ENB在MRI上显示中度到显著的增强，静脉注射钆造影剂后，脂肪抑制 T_1W 图像上显示最清晰。较小的ENB表现出均匀的强化，而较大的肿瘤在MRI上表现为不均匀强化，伴有囊变和出血。鼻腔和鼻窦黏膜通常比肿瘤的强化程度更大。在炎症或阻塞的鼻窦中，积液不会强化，从而可以与增强的肿瘤区分开。

2. 计算机断层扫描（CT）

CT不是评估ENB的主要影像学手段，但由于临床症状无特异性，可能提示为炎性鼻窦炎，而这通常是影像学检查首选成像方法，故通常采用CT作为首选成像方式。放射科医生必须了解区分肿瘤和炎性改变的CT表现。中心位于上鼻腔的单侧鼻腔肿块伴有单侧鼻旁窦浑浊，即使没有骨质改变也要予以怀疑，并且必须考虑包括ENB在内的鼻窦恶性肿瘤的可能。

平扫CT和高分辨率的骨骼算法是评估骨骼受累，以及区分骨骼重塑和变薄与侵蚀和破坏的必需方法。骨骼破坏的存在和程度只能在CT上得到充分确认。

ENB缓慢生长，最初侵犯鼻腔，导致鼻中隔、鼻甲和上颌窦内壁的重塑或弯曲。肿瘤进一步生长导致这些骨结构以及筛板和筛窦的破坏。这些骨性表现最好采用CT描述。小的ENB呈现均匀强化，而较大的肿瘤表现为不均匀强化，在增强CT上可见囊变和出血。

3. PCT/CT

颈部淋巴结和远处转移的筛查最好进行PET/CT筛查，通过检测有无临床上无症状的颈部淋巴结受累或远处转移，可能改变患者的治疗方法[51, 52]。PET/CT可以检测出不符合CT诊断标准的颈部淋巴结转移，以及MRI未发现的ENB局部复发[52]。初诊时的疾病分期是生存和预后的重要预测指标[53, 54]。最精确的ENB分期必须通过影像学检查确定原发肿瘤的局部侵犯范围、淋巴结和远处转移情况。Broski等报道，PET/CT改变了大约40%ENB患者的分期或临床治疗方案。PET/CT可以发现没有临床症状的颈部淋巴结或远处转移，或者发现MRI未见的局部复发[52]。

（二）影像学在分期中的作用

无论是使用TNM分期，还是使用Kadish分期或改良Kadish分期系统分期，通过影像学确定原发灶局部范围对于ENB的准确分期都是必不可少的[1, 14, 15]。ENB通常具有局部侵袭性，约40%的患者出现鼻旁窦侵犯，约30%的患者出现颅内侵犯，约30%的患者出现眼眶侵犯[55–60]。最好通过MRI完成肿瘤的精确解剖定位和评估肿瘤侵犯鼻旁窦、眼眶和前颅窝的情况。MRI能最好地显示肿瘤和周围正常组织的对比度，比CT更能精确地显示肿瘤边界，以及肿瘤向鼻旁窦、颅底、眼眶和前颅窝的侵犯。

颈部淋巴结受累是ENB患者生存的一个重要预后因素，而在进行颈部影像学评价时，了解颈部局部淋巴结扩散情况很重要。放射科医生在进行颈部和颈部淋巴结CECT和PET/CT检查时，必须警惕常见的淋巴结转移部位。转移淋巴结通常是实性的，CECT显示显著强化，FDG–PET/CT显示中度至高度增强[52, 55]。

Howell等发现Ⅱ区淋巴结侵犯最常见（93%），其次是Ⅰ区（57%）、Ⅲ区（50%）和咽后淋巴结（43%）[55]。CECT和PET/CT进行咽后淋巴结检查非常重要，因为这些淋巴结无法触及，通常没有临床症状。在ENB患者中，影像学检查仔细评价咽后淋巴结受累情况非常重要。

NEB具有区域淋巴结转移的倾向，颈部淋巴结转移是最常见的远处转移部位。目前通常认为颈部淋巴结转移的累积概率超过20%。Rinaldo等回顾了已报道的关于ENB淋巴结转移患者的大量数据，发现总体发生率为23.4%[57]。一些研究中发现淋巴结转移高达40%；另一些研究中发生率与局部复发相似。Howell等发现ENB患者中将近30%的患者出现颈部淋巴结转移。在淋巴结转移的患者中，将近1/3的患者诊断时就已经出现转移，2/3患者在监测期间出现淋巴结转移[55]。考虑到发病时颈部淋巴结受累概率低于10%，对于颈部临床检查阴性的患者，不常规进行颈部和颈部淋巴结的 CECT 和 PET/CT 检查。然而，因为临床颈部检查阴性和原发肿瘤完全切除的 ENB 患者会出现颈部淋巴结转移，一些作者建议在 ENB 患者的分期和监测中考虑 PET/CT 检查[10, 51, 52, 55]。尽管初诊时远处转移很少见，但 ENB 仍有晚期远处转移的可能[1, 14, 15, 52]。PET/CT 能够发现临床体检阴性但有远处转移的患者，有可能改变疾病分期和治疗的选择[52]。

六、治疗

（一）历史回顾

历史上，ENB 采取手术或放射治疗。1966 年，Skolnick 等报道了 104 例 ENB 患者的回顾性结果[61]。接受手术治疗的患者的 5 年生存率为 64%，接受放疗的患者为 38%。早期的报道显示局部复发率很高，相当一部分的患者在较长时间内经历了多次复发[2, 3]。尽管复发率很高，但一些研究者报道其缓解率也很高。虽然没有有关治疗的 1 类证据，但治疗方面的 2 项进步对患者预后产生了重大影响：颅面 / 内镜切除术的应用和联合治疗的应用。

（二）手术的作用

手术一直是 ENB 治疗的重要环节。手术和术后放疗的联合治疗是 ENB 患者最常见的治疗方法[1, 2, 54, 62]。2001 年，Dulguerov 等对 1990—2000 年 26 项研究 390 例患者进行 Meta 分析，发现最频繁使用的治疗手段是手术和放疗（44% 患者）[2]。联合治疗具有最好的平均生存率（65%），并且与单独放疗相比在统计学上效果更佳[2]。2007 年，Jethanamest 等报道了 SEER 数据库于 1473—2002 年登记的 311 例患者中的 274 例治疗资料完整的患者的结果，大多数（62%）接受了类似的手术和放疗[54]。

在这项研究中，Kaplan–Meier 分析表明，接受手术和放疗的患者平均生存时间最长（217 个月），其次是单纯手术（208 个月），单纯放疗（93 个月），和没有接受任何治疗（54 个月）。对数秩和分析表明，仅在联合治疗和单纯放疗之间存在显著差异[54]。在随后对 1973—2006 年间 511 例患者进行的 SEER 分析中，Platek 等报道，在 485 例（61%）有治疗方式信息的病例中，大多数（61%）采用手术和放疗的联合治疗[62]。在这项研究中，接受手术和放疗的患者中 5 年生存率为 73%，单纯手术为 68%，单纯放疗为 35%，既未手术也未放疗的为 26%[62]。接受手术和放疗的患者与单纯放疗的患者之间总生存存在显著差异，单纯手术和单纯放疗之间总生存存在显著差异[62]。Kane 等进行了一项详尽的文献回顾，分析了 205 篇文献共 956 例患者，单纯手术的患者 5 年生存率为 78%，单纯放疗为 52%[63]。这些研究以及其他研究均支持手术在这种恶性肿瘤治疗中发挥重要作用[14, 54, 62–65]。

1. 手术的一般原则

手术的主要原则包括合理切除肿瘤、减少并发症和重建颅底。从肿瘤学角度而言，手术的目标是完全切除肿瘤，并且切缘组织病理学阴性。大量研究表明，切缘阴性能影响患者的生存，因此，是否能获得切缘阴性是 ENB 患者外科评估的一个关键方面[64–67]。考虑到 ENB 起源于上鼻腔和侵犯颅底，肿瘤切除术通常需要切除前颅底，包括筛板、硬脑膜、嗅球和嗅神经远端。在有选择的患者中（例如 Kadesh 分期 A 的病变），可以考虑单侧切除。然而，大多数病例，需要双侧切除颅底，包括硬脑膜和嗅球 / 远端神经。对于无法完全切除的病例，需要考虑其他治疗方案。

达到肿瘤切除效果的手术路径必须尽可能地减少并发症。在寻求获得阴性切缘的过程中，最小化或避免脑组织牵拉和保护关键性神经血管结构（如颈动脉）是重要的考虑因素。术前规划颅底重建也是前颅底恶性肿瘤手术治疗的关键组成部分，需要将颅腔和鼻腔分开，以最大限度减少术后并发症。

2. 术前评估

术前评估和检查由多学科团队进行，包括耳鼻喉科 / 头颈外科医生，神经外科医生，内科和放射肿瘤学专家，病理学专家，以及神经放射科医生。对于有眼部症状和（或）影像学检查涉及眶内的患者，应考虑进行神经眼科评估。评估需详细询问病史和进行体格检查，其中包括鼻窦内镜检查，以及有经验的头颈部病理学家对活检标本的诊断[68]。高分辨率图像，包括 CT 和 MRI 序列，对于确定病变范围和病灶可切除性非常重要。在进展期患者中进行 PET/CT 扫描评价区域和远处转移的情况。经过彻底检查后，病例提交给多学科肿瘤委员会进行分析，推荐一个个体化的治疗方案。

3. 嗅神经母细胞瘤的手术方法

ENB 等前颅底肿瘤的手术切除方法随时间推移而不断发展。从历史角度来看，Skolnik 等回顾全世界的相关文献，于 1965 年报道了当时 ENB 病例刚超过 100 例[61]。在这篇综述中，报道的 5 年总生存率为 52%。他们评价了这组患者的治疗方式，手术、放疗和联合治疗的 5 年生存率分别为 64%、38% 和 50%[61]。手术方法多样，包括简单的肿瘤切除到根治性手术，并推荐手术作为治疗选择[61]。

20 世纪 50 年代中期和 60 年代初出现的开放式颅面外科技术，成为包括 ENB 在内的前颅底恶性肿瘤标准治疗方法[69, 70]。在传统的开放式颅面部切除术中，双侧额部开颅术和经面切口相结合，以进入和切除肿瘤；有多种经面部入路方法，包括鼻唇沟和唇下经鼻（中面部脱套）切口。该手术技术用于 ENB 患者治疗的早期报道约始于 1970 年[71, 72]。在过去的半个世纪内，开放式颅面部手术一直是前颅底恶性肿瘤切除的标准手术技术。ENB 患者颅面部手术的最大报道来自国际合作研究小组[64]。这项研究，截止到 2000 年，评估了 17 名研究者的 151 例患者，报道的 5 年总生存率、特定疾病生存率和无复发生存率分别是 77.7%、82.6% 和 64.2%[64]。

从 20 世纪 90 年代开始，内镜技术开始用于颅底病变。在 90 年代末和 21 世纪初，内镜技术开始报道用于鼻窦恶性肿瘤治疗[73]。最初，内镜用于取代经面部入路 / 切口清除肿瘤的鼻腔部分，与双侧额部开颅术相结合。这些病例治疗方法被称为内镜辅助、颅内镜或颅鼻手术，早在 1997 年就用于 ENB[74]。此后不久，完全鼻内镜手术，避免了所有的外部切口，据报道被用于包括 ENB 在内的鼻腔恶性肿瘤治疗（Gallia 等回顾性报道[10]）。

在鼻腔恶性肿瘤的外科治疗中，内镜技术的引入引起了广泛的关注，包括进行合理肿瘤切除术的能力。由于内镜手术涉及将肿瘤零碎切除，因此切缘的可靠性受到关注，手术不是以整块切除的方式进行[75]，这是开放式颅面手术时代的教条。整块切除即使在开放式颅面手术中也常常具有挑战性，尤其是巨大肿瘤和肿瘤接近或贴着重要的神经血管结构。在这种情况下，这些病变也会被逐步分割切除。Wellman 的一项研究显示，在 30 例不同颅底恶性肿瘤患者中，边界情况是最重要的生存指标，与手术方法无关[76]。

开放式颅面内镜辅助和单纯鼻内镜手术是 ENB 切除的最常见的手术方法。还有其他的手术方法，包括颅下经额窦入路[77–79]。对于特定的患者，从大量手术方法中选择特定的手术技术，很大程度上取决于肿瘤的范围和最有可能实现切缘阴性的方式。这强调了高分辨率影像学检查在术前评估中的重要性，因为方法的选择要基于疾病的程度和进行肿瘤周边清除的必要手术技术。手术团队的经验和技能也影响手术方法的选择[80]。

4. 内镜与开放式手术

在过去的几年内，已有多项 Meta 分析和系统回顾关注于开放式和内镜手术治疗 ENB 患者。Devaiah 和 Andreoli 在 2009 年进行了一项包含 23 个研究 361 例患者的 Meta 分析结果显示，接受内镜或内镜辅助手术的患者比开放手术的生存率更高[81]。正如作者所讨论的，在入组的研究中，Kadish 肿瘤分布存在显著差异，给予开放式手术的患者绝大多数是 Kadish C 期或 Kadish D 期的患者，给予内镜或内镜辅助手术的患者绝大多数是 Kadish A 期或 Kadish B 期的患者[81]。由于观察病例数的限制，无法按照肿瘤类型对生存结果进行分层[81]。

Komotar 等于 2013 年开展的后续研究，共包括 47 项研究 453 例患者，比较开放式颅面手术、内镜辅助（颅鼻组）和单纯鼻内手术的效果[82]。此分析中发现，与颅面组（局部复发和区域转移分别为 22.1% 和 17.3%）相比，内镜和内镜辅助组具有更低的局部复发（分别为 8% 和 16.7%）和区域转移（分别为 6% 和 8.3%）[82]。内镜和内镜辅助病例的切缘阴性率分别为 93.8% 和 95.8%，颅面切除术的患者则为 77.3%。与 Devaiah 和 Andreoli 的研究[81]相似，与颅面组相比，内镜组的低级别肿瘤比例明显更高，而高级别肿瘤比例明显更低，因此不可能对结果和生存进行直接比较[82]。

在最近的一项系统回顾和 Meta 分析中，Fu 等评价了 36 项研究共 609 例患者在接受开放手术和内镜手术的肿瘤学结果[83]。在这项研究中，内镜手术定义为单纯内镜手术，开放式手术包括所有经颅、经面和内镜辅助手术[83]。总体分析结果显示，内镜组具有显著低的局部区域复发率（17.4% vs. 45%）、远处转移率（1.1% vs. 7.5%）、原因特异性死亡率（0% vs. 15.2%）和总死亡率（0% vs. 19.9%）。在综合个体患者分析中，单变量分析显示，内镜手术具有更高的总生存率和疾病特异性生存率。当对年龄、肿瘤分期、辅助化疗和放疗进行多因素分析，发现没有统计学意义。对进展期病变（Kadish 分期 C/D）患者进行亚组分析表明，与开放式手术相比，内镜手术提高了整体生存率，并有改善疾病特异性生存率的趋势。此外，Hyams 级别较高（Ⅲ / Ⅳ）的患者总生存率和疾病特异性生存率也有类似的提高 [83]。

5. 手术并发症

ENB 的手术切除存在许多并发症 [64, 73, 84]。Patel 等的国际合作研究小组报道，151 例 ENB 患者行颅面切除术，并发症总发生率为 32.5%[64]。这与该小组另一项大型的报道相似，该报道评价了 1307 例接受颅面入路切除前颅底恶性肿瘤手术的患者 [85]。更现代的一系列开放式颅面手术报道的并发症显著减少 [86]。两个大型的研究评估和比较了单纯内镜手术和内镜辅助治疗，结果显示，并发症总发生率在 9%～11% [87, 88]。

6. 颈部手术治疗

大约 5% 的患者展现出颈部淋巴结转移证据 [2]。虽然文献中的数据会有一定变化，但大约 20% 的患者将发展为颈部疾病 [89–91]。不论是影像学检查还是临床查体发现颈部淋巴结阳性的患者，最常进行选择性的颈淋巴清扫，然后进行辅助治疗。关于颈部 N_0 患者，一些作者建议考虑对 Kadish B 期和 Kadish C 期的患者进行选择性颈清扫 [89, 92]；然而大多数中心目前还没有在未发现颈部疾病证据的患者中开展此项手术治疗。虽然大多数外科医生不对颈部进行手术治疗，但鉴于晚期颈部疾病的高发生率，关于在该患者群体中选择性进行淋巴结放疗仍存在相当大的争议。

（三）放射治疗的作用

1. 可切除病变的放疗

鉴于 ENB 的罕见性，目前尚无临床随机试验来指导放射治疗的使用。根据回顾性分析，目前手术和术后放疗的联合治疗是 ENB 患者最常用的治疗方案 [2, 45, 62]。然而，由于患者数量少并且缺乏不同联合模式之间的比较，即使是回顾性报道也用途有限。但在现有的文献中，放射治疗似乎在大多数 ENB 治疗中发挥着作用。在筛板下方未表现出骨侵蚀或颅神经受累者的早期病灶，给予根治性放疗可很好地控制肿瘤和保留功能 [93]。对于绝大多数肿瘤可做到切除后切缘呈阴性，并且不会损害嗅觉或视力。因此，标准的治疗是观察，或更常见的是采用术后放疗，使用照射 50～60Gy 的中等剂量和调强放疗，以尽量减小视觉器官、垂体和大脑的照射剂量 [94]。

2. 不能切除或潜在可切除病变的放射治疗

同样，局部晚期 ENB 患者似乎能从联合治疗中获益。据报道，局部控制率在 65%～100% 之间，大型的回顾性研究甚至支持在手术切缘阴性的患者中应用术后放疗。对美国人群水平数据库进行检索表明，接受放疗与高级别肿瘤患者的疾病特异性生存和总生存相关 [20]。现有文献的多次回顾分析一致证明了类似的发现。Broich 等在 945 例病例的文献综述中报道，联合治疗似乎优于单一治疗（手术联合放疗的平均生存率为 72.5%，单纯手术为 62.5%，单纯放疗为 53.9%）[1]。与这些发现一致，Dulguerov 等文献回顾分析了 390 例患者，手术联合放疗的平均生存率为 65%，单纯手术为 48%，单纯放疗为 37%[2]。一项最近的对局部晚期病例进行的文献回顾显示，手术联合放疗的 5 年生存率为 72.9%，单纯手术为 57.6%，同步放化疗为 32.0%，单纯放疗为 28.6%[95]。虽然单纯放疗的死亡率最高，但这可能是病例的选择偏差造成的，即这一组患者是晚期无法切除的患者或因并发症而不能手术的患者。

3. 颈部淋巴结复发的放射治疗

在评估颈部复发的文献回顾中，Beitler 等报道 19%（21/110）的患者出现颈部复发 [96]。因此，颈部复发相对频繁。其他人也报道了类似的结果。Rinaldo 等对 15 个报道 320 例患者进行回顾，23.4% 的患者出现颈部转移 [57]。对侧颈部复发是常见的，因此一些作者主张，当出现淋巴结病变时给予双侧颈部治疗。尽管给予积极的挽救性治疗，颈部复发的患者中，1/3 将死于该病。这使得一些研究者质疑，应用手术或放疗对颈部进行预防性治疗是否能够获益。Koka 等报道，接受选择性颈部照射的患者颈部失败率为 0%（0/12），未接受的患者为 19%（4/21）[97]。但是，其他研究小组尚未发现预防性淋巴结治疗的确切效果 [98]。该领域仍存在争议，虽然一些机构主张如果未行颈部解剖的患者术后早期进行预防性治疗，但是没有实质性证据表明预防性颈部放疗会改变疾病的自然病程或提高总生存。

4. 同步放化疗在不能切除病变中的作用

对于无法切除的病变，提倡放疗和同步化疗。弗吉尼亚大学的研究人员强烈主张 Kadish B 期和 Kadish C 期的患者行术前放疗或放化疗。术前放疗剂量 45～50Gy，在视神经耐受剂量以内。Polin 等报道，2/3 的患者出现肿瘤负荷显著减少[99]；有效的患者无病生存得到改善；患者 5 年和 10 年总生存率分别为 81% 和 54.4%。然而，大多数患者在肿瘤切除术后给予放疗，伴或不伴化疗，以最大限度地降低手术并发症。例如，Herr 等报道局部区域晚期患者行颅面切除术后放疗伴或不伴化疗，5 年生存率 95.2%，毒性反应率较低[100]。

另外，对于晚期肿瘤也可给予根治性放疗，伴或不伴化疗。Yin 等证实根治性放疗的 5 年局部区域控制率为 63%，总生存率为 47%[101]。放疗联合化疗也可用于局部晚期肿瘤的根治性治疗。Fitzek 等报道 19 例患者给予依托泊苷和顺铂联合放射治疗，5 年局部控制率为 88%，5 年生存率为 44%[102]。通常建议剂量 60Gy 以上。

5. 化疗在复发和（或）转移性疾病中的作用

正如预期的一样，以前治疗过的患者的有效率明显降低。在梅奥诊所的研究者的报道中，10 例 Kadish C 期患者给予铂类为基础的化疗[103]。10 例患者中 9 例是复发。4 例高级别肿瘤中 2 例化疗有效；低级别肿瘤患者化疗无效。Stewart 等报道了 8 例复发 ENB 或低分化鼻窦肿瘤患者给予高剂量化疗和自体骨髓移植。报道时，3 例存活，另一例存活 5 年，但出现复发并在第二次移植后死亡。高剂量治疗方案仍处于实验阶段[104]。

七、结论

嗅神经母细胞瘤是一种罕见疾病，但许多回顾性研究为治疗策略提供了一些启示。考虑到目前数据的局限性，对可切除病变给予手术切除和术后放疗是最常用的治疗方法；对不能切除的患者，单纯放疗或同步放化疗也是可行的治疗选择。对复发和（或）转移性病变给予姑息性化疗并没有显示出生存获益。通过分子靶点和肿瘤免疫微环境的识别，进一步认识其肿瘤生物学行为，推动该领域的发展。

第四篇 胸部肿瘤
Thoracic Tumors

第 14 章 胸腺瘤和胸腺癌
Thymoma and Thymic Carcinoma

Mohammad Abu Zaid　Kenneth Kesler　Jessica Smith　Sunil Badve　Patrick J. Loehrer Sr　著
蒋力扬　译　王银霞　校

一、组织学概述

胸腺是一个位于前纵隔的“神秘”器官，其功能是促进 T 细胞的分化和成熟。因此，胸腺具有复杂的微环境并由特殊上皮细胞组成。胸腺在免疫过程中起着不可或缺的作用，其控制功能的改变与多种疾病表现有关。胸腺上皮肿瘤很少见。美国国家癌症研究所的监测、流行病学和最终结果（surveillance，epidemiology，and end results，SEER）肿瘤登记处估计，美国胸腺瘤年发病率约 0.15/10 万人 [1]。

胸腺瘤、胸腺癌、胸腺类癌和胸腺脂肪瘤均含有上皮成分。然而，通常只有胸腺瘤和胸腺癌表现为向胸腺上皮分化的肿瘤。因此，本章仅涉及这些病变。胸腺瘤可能是有包膜的肿瘤，表现为占位性病变，也可表现为局部浸润或全身播散。尽管如此，它们在所有阶段仍然具有温和的细胞学特征。相反，胸腺癌具有明显恶性细胞学特征。胸腺癌可与胸腺瘤表现行为相似，但胸腺癌通常为浸润性或转移性疾病，因此预后更差 [2, 3]。

胸腺瘤的传统组织学分类基于非肿瘤性淋巴样细胞与肿瘤上皮细胞的比例。该分类法似乎与预后无关。最近，世界卫生组织（World Health Organization，WHO）分类法已被许多病理学家采用。本章将对 WHO 分类法、临床病理学分类法和更传统的描述性术语分类法进行比较并讨论。在本章中，将根据 Masaoka 等设计的系统对胸腺瘤和胸腺癌进行解剖学分期（表 14–1）[3]。在该系统中，Ⅱ期和Ⅲ期肿瘤进一步细分为可完全切除和不可完全切除的肿瘤。需要澄清的是，如果没有浸润，胸腺瘤被称为“具有包膜的”和“良性”胸腺瘤，如果有浸润到其他胸腔内结构或远处转移，则被称为“恶性”胸腺瘤。此外，术语“Ⅰ型恶性胸腺瘤”指的是局部浸润或转移性胸腺瘤，而胸腺癌被称为“Ⅱ型恶性胸腺瘤”[2]。然而，基于观察发现，胸腺瘤的所有组织学亚型都具有局部浸润和远处转移的特点，并不能被确切地归类为良性。因此，笔者更倾向于更简单的描述即“胸腺瘤”和“胸腺癌”。

二、解剖

在妊娠早期，胸腺起源于第三对咽囊上皮结构的腹侧，与甲状旁腺（下部）密切相关 [4, 5]。胸腺上皮细胞来源于内胚层。到第 8 周时，幼稚胸腺增大并下降到前上纵隔。胸腺靠近心包（下部）和

表 14-1 分期系统

分 期	描 述		
Masaoka 分期[3]			
Ⅰ	肉眼包膜完整，镜下没有包膜浸润		
Ⅱ	①肉眼浸润周围脂肪组织和（或）纵隔胸膜		
	②镜下包膜浸润		
Ⅲ	肉眼浸润周围组织如心包、大血管或肺		
Ⅳa	胸膜或心包播散		
Ⅳb	淋巴或血行转移		
IASLC/ITMIG 关于第 8 版 TNM 分类的建议[184-188]			
T			
T_1			
a	局限在胸腺内或浸润纵隔脂肪		
b	直接浸润纵隔胸膜		
T_2	心包		
T_3	肺、头臂静脉、上腔静脉、胸壁、膈神经、肺门（心包外）肺血管		
T_4	主动脉、主动脉弓、主要肺动脉、心肌、气管或食管		
N			
N_0	无淋巴结转移		
N_1	转移至前（胸腺周围）淋巴结		
N_2	转移至深部胸内或颈部淋巴结		
M			
M_0	未转移至胸膜、心包或远处器官		
M_1			
a	孤立的心包或胸膜结节		
b	肺实质内结节或远处脏器转移		
分期组别			
分 期	T	N	M
Ⅰ	T_1	N_0	M_0
Ⅱ	T_2	N_0	M_0
Ⅲa	T_3	N_0	M_0
Ⅲb	T_4	N_0	M_0
Ⅳa	任何 T	N_1	M_0
	任何 T	$N_{0、1}$	M_{1a}
Ⅳb	任何 T	N_2	$M_{0、1a}$
	任何 T	任何 N	M_{1b}

IASLC/ITMIG. 国际肺癌研究协会 / 国际胸腺恶性肿瘤兴趣小组

大血管（前部），其上部位于颈根部。在第 8 周时，微观结构变得明显，前体淋巴细胞迁移到胸腺，形成皮质、髓质和由纤维间隔支撑的血管周围间隙。此外，淋巴细胞与上皮细胞紧密混合，但被血管周围间隙隔开，形成血—胸腺屏障。对胸腺上皮细胞的超微结构评估表明，不同类型的上皮细胞与淋巴细胞成熟过程中的各个步骤之间存在密切联系[6, 7]。迄今已鉴定出 6 种不同类型的胸腺上皮细胞[4]。外皮层是含有大量未成熟淋巴细胞的淋巴母细胞生成的位置，内皮层含有更成熟的胸腺细胞，而髓质含有最成熟的 T 细胞，与外周血相似[6]。

胸腺是专门负责淋巴分化和“阴性选择”的部位[4, 8]。这种腺体产生大量皮质胸腺细胞（淋巴细胞），包括 CD4 和 CD8 分子，对人体中表达的所有主要组织相容性复合物（major histocompatibility complex，MHC）分子具有特异性。胸腺能够自行去除一小部分识别“自身 MHC”分子的 T 细胞。这些共表达 CD4 和 CD8 的未成熟体与上皮（自身）细胞结合并接收保护信号，使之能够存活并被输出。其他 $CD4^+$ 和 $CD8^+$ 细胞死亡，存活的细胞分化成 CD4 或 CD8 细胞。在生理学上，如果 CD8 淋巴细胞不具有相同的“自身 MHC”谱并且耐受具有相同决定簇的颗粒，则会将肽识别为异己。这其中一部分 T 细胞乐于结合上皮（自身）细胞，因此被认为是“自我攻击”，并且随后经历细胞凋亡[4, 8]。如果未被消除，它们可以攻击“自身”并产生自身免疫疾病。

在新生儿中，胸腺具有最大相对重量，但在青春期达到约 35g 的最大绝对重量。然后腺体逐渐退化，直到它成为成人中的一个小的残余结构，大部分被脂肪细胞取代。在纵隔和颈部的许多位置发现异位胸腺组织，可能是由于异常或拒绝迁移所致[5]。最常见的部位为隆突后和主肺动脉窗。

非肿瘤性胸腺

在显微镜下，胸腺在妊娠前 3 个月达到成熟。此时，它具有多种外观，每个小叶由皮质和髓质组成。这两个区域的形成具有较高的淋巴细胞与上皮细胞比率，而髓质的淋巴细胞与上皮细胞数几近相同。两个小室中的上皮细胞簇通常经历角质化和微小化，产生“Hassall 小体”的结构。在皮质和髓质中也发现了肥大细胞，随着腺体淋巴细胞含量的减少，肥大细胞逐渐衰老而变得更加明显。事实上，青春期后的胸腺含有相对较少的胸腺细胞，而由大量成熟的嵌入残留上皮细胞的脂肪组织所取代[9, 10]。

胸腺上皮表现出一定程度的形态变异，很大程度上取决于它位于哪个腺体小室。皮质上皮细胞具有圆形至卵圆形的核轮廓，具有囊泡样的染色质和明显的小核仁，而髓质中通常呈梭形、为分散的染色质，几乎无核仁。在青春期前，整个腺体中的胸腺细胞与外周成熟淋巴细胞的外观不同。外周成熟淋巴细胞表现出相对增大的细胞核，具有开放的染色质模式，可辨别的染色中心和核膜的折叠。有丝分裂也常见于胸腺细胞中[11]。

胸腺内淋巴细胞和胸腺上皮之间的结构关系紧密，其中上皮细胞质的延伸和分支过程与剩余残余胸腺细胞的质膜紧密相关。与细胞核相比，上皮细胞的延伸相对更多，而胸腺髓质与之相反。

胸腺中的非肿瘤形态学异常主要表现为：①增生，涉及胸腺内淋巴细胞而不是上皮细胞的增殖；②发育不良，观察到稀疏的胸腺细胞和异常的上皮聚集成玫瑰花结或树枝状。与淋巴生发中心的形成有关的增生与重症肌无力（MG）或格雷夫斯病（Graves disease）密切相关，而发育不良与先天性免疫缺陷状态有关，尽管这种特征可在肿瘤附近看到[12]。

三、生物学和流行病学

（一）生物学

胸腺微环境与胸腺瘤和胸腺癌的发生有关。纤连蛋白和层粘连蛋白为蛋白多糖，是细胞外基质的基础物质一部分。它们与 T 细胞、胸腺上皮细胞、各种胸腺激素和其他因子相互作用。尽管“皮质”胸腺瘤经常缺乏这些基础物质，但这种缺乏较单纯的组织学外观而言可能更加与浸润相关[13]。

胸腺瘤的行为取决于它们的上皮成分[14]。虽然淋巴细胞占主导的患者生存预后优于上皮占主导的患者，但淋巴细胞含量并不能预测浸润性[15]。胸腺瘤保留了正常胸腺的某些功能，可能能够诱导淋巴细胞的分化和归巢[2]。然而，仔细观察会发现些微差异[16]。一项研究发现在 15 个肿瘤中有 3 个观察到 Leu-2 和 Leu-3 抗原表达的轻微表型异常，另外 6 个肿瘤中显示皮质和髓质分化异常。缺乏Ⅱ类 MHC 抗原与皮质胸腺细胞中淋巴样含量降低与 Leu-1 表达减少有关[16]。此外，Ki-67 抗体记录了胸腺瘤中淋巴细胞的增殖，比年龄相当的对照组高 35%～80%。人们认为，这一过程可能在与胸腺瘤相关的自身免疫性疾病的发病机制中发挥作用[17]。胸腺癌分化程度较低且功能惰性，这可能解释了为什么它们很少与自身免疫疾病相关。

遗传异常的特征不甚明显。有几项研究显示 6 号染色体长臂异质性丧失，但至少有两篇报道发现在 14A 号染色体的长臂出现一致性缺失[18-20]。在 1 例中观察到 15 和 22 号染色体存在易位[21]。细胞遗传学异常包括在细胞系中 15 和 19 号染色体之间[22]，以及在儿童和年轻成人中的 3 例胸腺癌[23-25]（WHO 亚型易位相关癌）中存在易位，其中这 3 例可能有独特症状[26]。表 14-2 总结了已报道的胸腺恶性肿瘤染色体畸变。

胸腺瘤的克隆进化是否能够成为胸腺癌有时仍有争论。潜在的联系是具有适度细胞学异型性的胸腺瘤，一些研究者将其分类为高分化型胸腺癌（well-differentiated thymic carcinmoma，WDTC），最初由 Kirchner 等描述[27]。WDTC 保留了经典胸腺瘤的大多数组织学特征。该术语代表胸腺瘤和胸腺癌之间的概念。虽然 WDTC 尚未得到广泛接受，但这种术语的支持者认为，83% 的病例与侵袭性行为有关。另一方面，批评者指出，与 WDTC 相关的副肿瘤综合征（主要是 MG）的频率与癌的诊断不一致，此外，这些作者认为 WDTC 是胸腺瘤的一种变体，因为它保留了这种肿瘤的一般形态特征。

胸腺上皮肿瘤中可能会出现一系列遗传异常，其中明显的核型异常会更可能成为恶性肿瘤，并且降低了患副肿瘤综合征的可能性。对这一概念的支持来自观察到少数活检证实的胸腺瘤患者可能后来发展为胸腺癌[28-30]。尽管罕见，但胸腺癌可能与任何组织学类型的胸腺瘤相关，包括更偏良性组织学类型的梭形细胞胸腺瘤。如果在胸腺瘤中发现坏死，病理学家应寻找恶性改变，例如特异性增加的上皮膜抗原（epithelial membrane antigen，EMA）、p53 蛋白、细胞角蛋白亚型或 $CD99^{+}$ 未成熟 T 细胞的缺失[29]。

（二）流行病学

胸腺瘤的病因不明[31]。在 Engels 的一篇综述中[32]，很少有证据表明胸腺瘤的任何风险因素。关

表 14-2　已报道的胸腺恶性肿瘤染色体畸变

基因畸变	报道的组织学类型	参考文献
1q 获得	B_2～B_3，胸腺癌	Zettl 等 [18]；Girard 等 [123]；Lee 等 [274]
	A，AB	Inoue 等 [275]；Penzel 等 [276]
1q - 1q21 和 1p	AB 和所有类型	Girard 等 [123]；Inoue 等 [275]；Penzel 等 [276]
2	AB 和所有类型	Lee 等 [274]；Penzel 等 [276]
3	AB，B_2～B_3，胸腺癌	Zettl 等 [18]；Girard 等 [123]；Lee 等 [274]；Inoue 等 [275]；Penzel 等 [276]
4p 获得	B_3，胸腺癌	Girard 等 [123]
4	AB 和所有类型	Lee 等 [274]；Penzel 等 [276]
5	AB 和所有类型	Lee 等 [274]；Inoue 等 [275]；Penzel 等 [276]
5q21 - 22	B_2，侵袭型 B_3	Zettl 等 [18]；Inoue 等 [275]
6p21.3	所有类型	Zettl 等 [18]；Lee 等 [274]；Inoue 等 [275]；Penzel 等 [276]
r（6）	AB	Dal Cin 等 [277]
6q23 - q25	AB 和所有类型	Girard 等 [123]；Lee 等 [274]；Inoue 等 [275]
7p15	B_2，B_3，胸腺癌，部分 AB 胸腺瘤	Inoue 等 [275]
8p11.21	B_2，B_3，胸腺癌	Inoue 等 [275]
8p21	AB 和 B 型	Inoue 等 [275]；Penzel 等 [276]
9	A，AB，B_1	Lee 等 [274]；Penzel 等 [276]
9p 缺失	A，胸腺癌	Penzel 等 [276]
10p	AB	Inoue 等 [275]
11q21 - 23	AB	Inoue 等 [275]
12p	B_2，B_3	Penzel 等 [276]
13q	AB 和所有类型	Girard 等 [123]；Lee 等 [274]；Inoue 等 [275]；Penzel 等 [276]
13q14.3	B_2，B_3，胸腺癌，部分 AB 胸腺瘤	Inoue 等 [275]
16p 获得	A，B_2	Penzel 等 [276]
16q	AB 和所有类型	Zettl 等 [18]；Inoue 等 [275]；Penzel 等 [276]
16q22.1	B_2，侵袭型 B_3，胸腺癌	Zettl 等 [18]；Inoue 等 [275]
（16；12）（q11；p11.2）	AB	Goh 等 [278]
17p 获得	A，AB	Penzel 等 [276]
17p13 缺失	侵袭型 B_3，胸腺癌	Zettl 等 [18]；Girard 等 [123]；Inoue 等 [275]；Penzel 等 [276]
17q 获得	B_3，胸腺癌，部分 AB	Zettl 等 [18]；Girard 等 [123]；Penzel 等 [276]
17q	AB	Inoue 等 [275]；Penzel 等 [276]
18q 获得	B_3，胸腺癌	Zettl 等 [18]；Girard 等 [123]
18q	AB 和 B 型	Lee 等 [274]；Penzel 等 [276]
20	A，B_2，B_3	Penzel 等 [276]
22	A	Penzel 等 [276]

于胸腺瘤危险因素的大多数现有证据来自胸腺瘤和相关恶性肿瘤的描述性流行病学研究。由于该病罕见，并没有针对胸腺瘤进行病例对照研究。目前可获得的证据不支持常见致癌物作为胸腺瘤危险因素的强有力证据，如烟草、酒精或人类免疫缺陷病毒（human immunodeficiency virus，HIV）感染。尽管如此，有些证据表明亚洲人 / 太平洋岛民和非洲裔美国人的发病率高于非西班牙裔白人[1]。这些差异可能源于遗传多态性。6 号染色体上人类白细胞抗原（HLA）位点等位基因的分布因种族而异[33]。Ⅰ类和Ⅱ类 HLA 蛋白在胸腺上皮细胞上高表达，需进一步研究以更好地了解胸腺瘤的可能易感性。

先前 EB 病毒感染作为胸腺癌危险因素的证据包括在胸腺癌中分离出有缺陷的病毒基因组[34–36]。有缺陷的病毒可以破坏 EB 病毒（Epstein–Barr virus，EBV）潜伏状态，导致 EBV 再激活和增加 EBV 抗体水平，并导致感染细胞的恶性进展[35]。与 EBV 相关的鼻咽癌类似，这种现象可能存在地域差异[37]。在年轻的亚洲后裔中，EBV 被认为与类似于胸腺淋巴上皮瘤的癌有特殊联系，但正如后面将要讨论的，胸腺癌中的细胞 EBV 整合并不常见[36, 38, 39]。

四、病理学

（一）胸腺瘤

胸腺瘤通常为在前上纵隔中能够良好定位的结节性多囊化肿块的形式，通常至少具有部分纤维包膜。胸腺瘤的切缘通过以锐角相互交叉的纤维带进行亚分组。自发性病灶内出血或坏死通常不明显，但在特定病例中可能有明显的囊性变。确实，这种改变在某些病例中可能引人注目——产生模拟单房或多房胸腺囊肿的图像——病理学家必须进行详尽的组织取样记录肿瘤细胞集落的存在[40]。

通常，上述所有关于非肿瘤性胸腺的细胞结构特征也与胸腺瘤的变体有关。根据定义，胸腺瘤是原发性肿瘤，其中肿瘤上皮细胞在细胞学上是温和的，或者至多是生物学上不确定的。考虑到这一事实，其他表现为细胞学恶性肿瘤的上皮胸腺肿瘤必须进行不同的分类（见下文）。

一些胸腺瘤由上皮组成，其类似于非肿瘤性胸腺皮质，因此被称为“皮质”胸腺瘤[41]。另一方面，由具有梭形核和分散的染色质的梭形细胞组成的其他胸腺瘤具有所谓的“髓质”胸腺瘤的特征。另一个亚基为这两种细胞学形态类型的混合（“混合”胸腺瘤）。然而，应该认识到胸腺瘤的微观变异是相当大的，可能在纵隔肿瘤中仅次于畸胎瘤。胸腺瘤的继发形态学表现包括大量的肿瘤内淋巴细胞、微囊性变化、假腺体形成、血管周假玫瑰花结、假设类器官、内分泌样亚结构、有分支基质血管的血管外皮细胞瘤样生长、具血“湖”的显著致密基质血管、松散的淋巴细胞聚集区（“髓样”分化）[42]、鳞状上皮化生、梭形细胞呈层状生长、横纹肌瘤样分化和局灶性核异型性[43]。关于局灶性核异型，必须说明的是某些病例在胸腺瘤和胸腺癌（具有明显细胞学恶性肿瘤）之间具有形态学边界，这两者之间至少理论上要有连续状态。然而，笔者认为 Kirchner 等[27]所说的“高分化型胸腺癌”更应被认为是某种形式的具有限核异型性的胸腺瘤。

由于先前引用的变异引发许多形态学鉴别诊断，病理学家可能希望采用辅助诊断研究来巩固胸腺瘤的解释。这些研究通常依赖于电子显微镜和免疫组织化学技术的应用，其结果用于确定上皮肿瘤在大部分肿瘤中缺乏神经内分泌分化的证据[44]。

传统的胸腺瘤通常可表现出大的包膜外侵袭（侵袭性胸腺瘤），并且一小部分表现为胸外（但特异性）扩散（“转移性胸腺瘤”）。然而，这些生物学事件并未要求诊断为“癌”。

（二）胸腺瘤的组织学亚分类

自始至终，胸腺肿瘤的组织学分类（图 14–1）仍是病理学中最具争议的领域之一。以前 Bernatz 等[50]设计的胸腺瘤组织学亚分类基于其微观特征将胸腺瘤分为四组：淋巴细胞为主型（＞ 66% 淋巴细胞）、上皮细胞型（＞ 66% 上皮细胞）、淋巴上皮混合型（34%～66% 上皮细胞）和梭形细胞型。梭形细胞型属于上皮占优势型胸腺瘤，特点是几乎均为梭形细胞组成。值得重新强调的是，胸腺瘤首先必须被定义为一种细胞学上温和的上皮性肿瘤，以使此方案具有组织病理学上的效用。除了通常（但并不普遍）[49]梭形细胞型胸腺瘤预后良好外，Bernatz 系统并不能提示预后信息。

1985 年，Marino 和 Muller–Hermelink 提出的分类系统（MMH 分类）[6]针对肿瘤上皮细胞与胸腺中正常上皮细胞亚型的形态学相似性进行分类[51]。

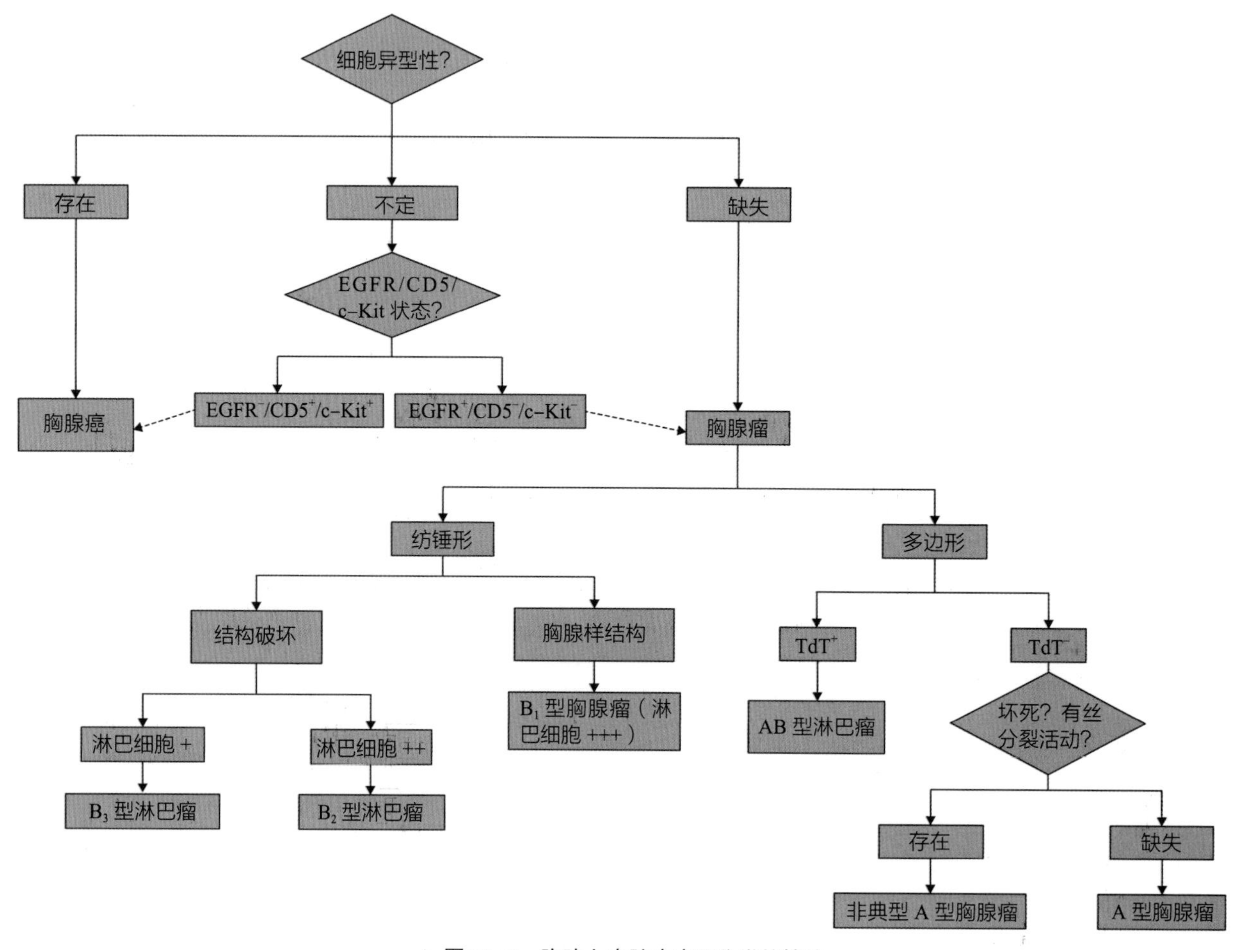

▲ **图 14-1 胸腺上皮肿瘤病理分类的算法**

他们预先假定“髓质型”胸腺瘤预后良好，而“皮质型”病变相对预后较差，“皮质 / 髓质混合型”胸腺瘤预后处于两者之间。正如 Shimosato 和 Mukai 所总结的那样[43]，MMH 分类系统似乎实际上是 Bernatz 分类的衍生分类。另外，已经注意到 MMH 系统的观察者间重复性的问题[52]。

尽管病理学上没有对胸腺瘤进行分类以便与其生物学（以及预后）完美契合的方法，但在 1999 年，WHO 同意基于上皮细胞形态及淋巴细胞与上皮细胞比率的分类系统。WHO 分类使用字母 A（萎缩：成人的胸腺细胞）、B（生物反应性：胎儿和婴儿的生物活性器官）和 C（癌）将肿瘤分为三种类型。WHO 分类的最新版本使“C”一词优先于“癌”（表 14-3）。

2014 年，国际胸腺恶性肿瘤兴趣组（International Thymic Malignancy Interest Group，ITMIG）发表了关于使用 WHO 胸腺瘤和胸腺癌组织学分类的共识声明[53]。这些指南的目的是解决 WHO 分类中关于观察者间重复性较差和一些研究中不一致的批评。该组同意应保留 WHO 分类，但需要在某些方面（将在下面讨论）改进组织学标准。该声明在 2015 年新的 WHO 分类中体现（表 14-3）。

1. **A 型胸腺瘤（梭形细胞型：髓质型）**

A 型胸腺瘤对应于先前分类的梭形细胞胸腺瘤和髓质型胸腺瘤（图 14-2）。大多数 A 型胸腺瘤是具有包膜的。尽管在 2004 年 WHO 分类中采用术语“良性”讨论 A 型胸腺瘤[54]，但有充分证据表明即使是 A 型胸腺瘤也可能存在晚期（包括转移），表明尽管程度不同，但所有胸腺瘤都是恶性的[49, 55]。

ITMIG 共识声明列出了对“常规”（非典型）A 型胸腺瘤的诊断所确定的“主要 / 不可或缺”标准和“次要 / 典型”标准。主要标准包括缺乏核异型的梭形和（或）椭圆形肿瘤细胞，以及整个肿瘤中未成熟（TdT⁺）胸腺细胞的缺乏或缺失。次要标准包括玫瑰花结和（或）包膜下囊肿的出现，局灶性腺体形成的存在，细胞旁血管模式，缺乏 Hassall 小

表 14–3　2015 年 WHO 胸腺上皮肿瘤分类

亚　型	描　述
胸腺瘤	
A 型	普通的梭形上皮细胞，整个肿瘤缺乏或不存在未成熟（TdT^+）T 细胞
非典型 A 型	A 型胸腺瘤伴有肿瘤坏死和有丝分裂数增加
AB 型	普通的梭形上皮细胞，含有大量的 TdT^+ T 细胞
B_1 型	胸腺样结构和细胞学：含有大量的 TdT^+ T 细胞，髓质分化区域，缺乏多角形或树突状上皮细胞
B_2 型	单个或簇状多边形或树突状上皮细胞数的增加与大量未成熟 T 细胞混合
B_3 型	片状多角形轻度至中度非典型上皮细胞，罕见或缺乏 TdT^+ T 细胞
其他罕见类型	微小结节性胸腺瘤伴淋巴基质、化生胸腺瘤、微小胸腺瘤、硬化性胸腺瘤、脂肪纤维腺瘤
胸腺癌	
	鳞状细胞癌 基底细胞癌 黏液表皮样癌 淋巴上皮瘤样癌 透明细胞癌 肉瘤样癌 腺癌 NUT 癌 未分化癌 其他罕见的胸腺癌

经 WHO 许可转载，引自 Travis 等，2016[65]

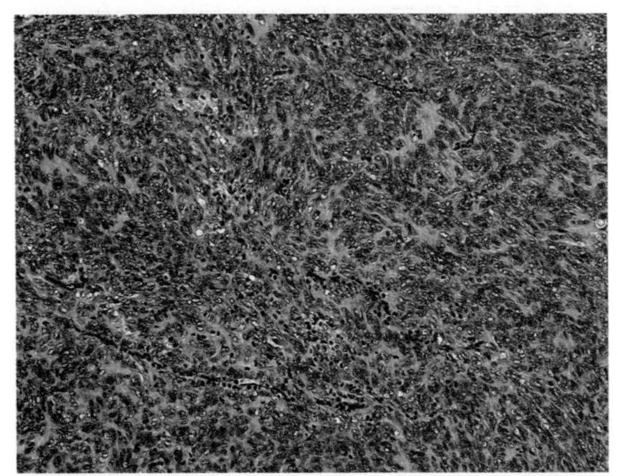

▲ **图 14–2　A 型（上皮细胞型 / 梭形细胞型）胸腺瘤的组织学图像**

该病变几乎不含淋巴细胞，上皮肿瘤细胞呈梭形外观，核染色质分散，核仁不明显

体，完全或大部分存在包膜，以及 CD20 在上皮细胞中表达[53]。

根据最近的文章[56, 57]，ITMIG 共识声明也接受了非典型 A 型胸腺瘤的概念。ITMIG 对“非典型”的共识中的认可标准是有丝分裂活性的增加（每 10 个高倍镜视野 4 个或更多）和“真实的”（凝固性）肿瘤坏死（与缺血或活体诱导的坏死相反）。最近的文章[56, 57]着重强调了非典型 A 型胸腺瘤的问题，同时笔者发现坏死可能预示肿瘤的侵袭性[57]。

2. AB 型胸腺瘤（混合型）

为拥有两种细胞学形态类型的混合物：富含淋巴细胞的区域（不幸的是有时称为 WHO B 型样组分）和乏淋巴细胞区域（WHO A 型，梭形细胞组分）。AB 型与 A 型的区别基于 TdT^+ 淋巴细胞的存在（图 14–3）。A 型胸腺瘤应该在 10% 或更少的活检组织中不含或仅含少量或中等量的 TdT^+ T 细胞。在高于 10% 的可用活检组织中有中等数量的 TdT^+ T 细胞或任何具有丰富 TdT^+ T 细胞的组织被诊断为

AB 胸腺瘤[53]。

Vladislav 等最近回顾了 37 例存在（1 型）或不存在（2 型）网状生长模式的 AB 型胸腺瘤病例。结构模式与诊断时的肿瘤期别和复发与否相关。2 型病例在梭形细胞内具有更大的细胞学异型性。1 型肿瘤患者更可能为早期。相比之下，2 型患者诊断时期别更晚，并且复发和转移的可能性更大[58]。

3. B 型胸腺瘤

B 型胸腺瘤被认为类似于正常胸腺皮质。基于结构特征和增加的上皮与淋巴细胞比率，进一步细分 B 型胸腺瘤（B_1、B_2、B_3）（图 14–4 至图 14–7）。

B_1 型胸腺瘤始终是淋巴细胞丰富、上皮细胞贫乏的肿瘤，在低倍放大和高倍放大下均能正常模拟

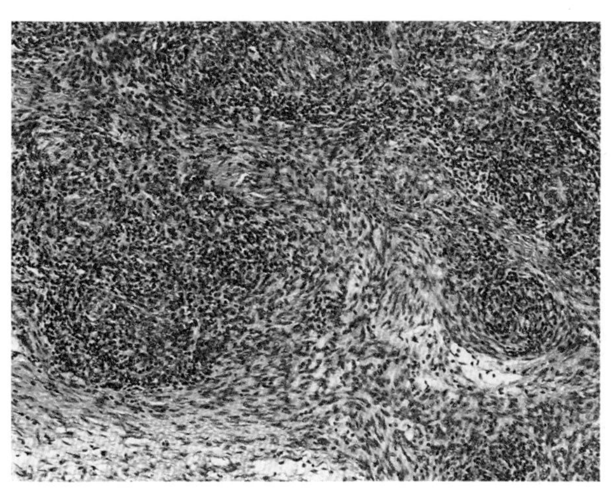

▲ 图 14–3 **AB 型（混合梭形细胞）胸腺瘤的组织学图像**
该病变包含许多淋巴细胞，并且上皮肿瘤细胞具有梭形外观，具有分散的核染色质和不清楚的核仁

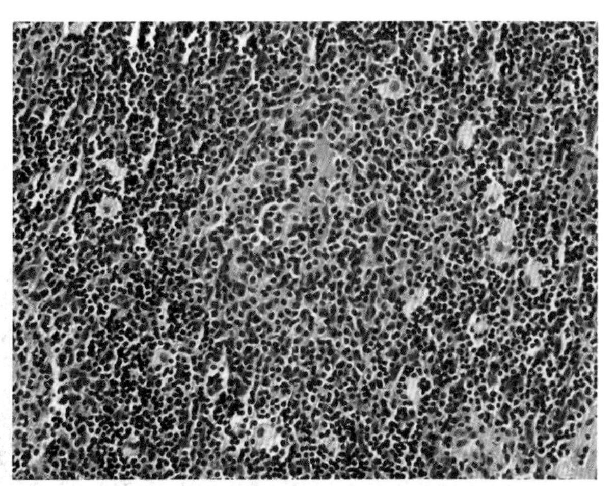

▲ 图 14–4 **B_1 型（淋巴细胞为主）胸腺瘤的显微照片**
其中较大的胸腺上皮肿瘤细胞被广泛分离；这些显示轻微的囊泡染色质和小核仁

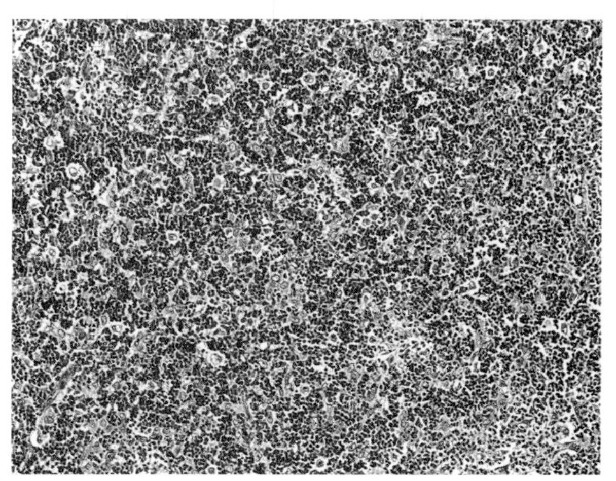

▲ 图 14–5 **B_2 型胸腺瘤的显微照片**
其中较大的胸腺上皮肿瘤细胞形成小簇但不形成片；这些显示轻微的囊泡染色质和小核仁

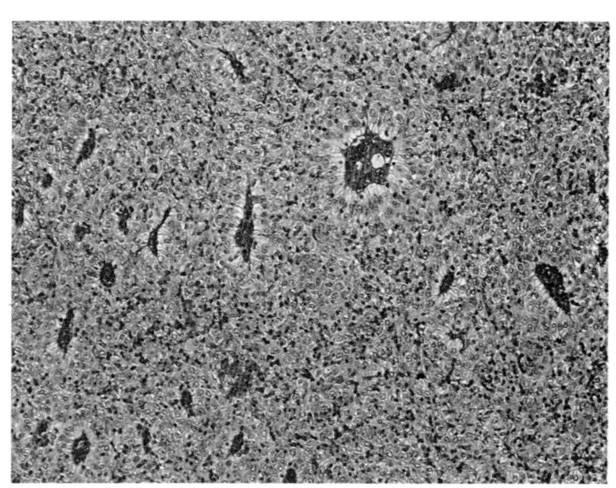

▲ 图 14–6 **B_3 型（“粉红色”）胸腺瘤的显微照片**
其中较大的胸腺上皮肿瘤细胞形成具有少量淋巴样细胞的细胞片；核仁特征不能区分不同形式的 B 胸腺瘤

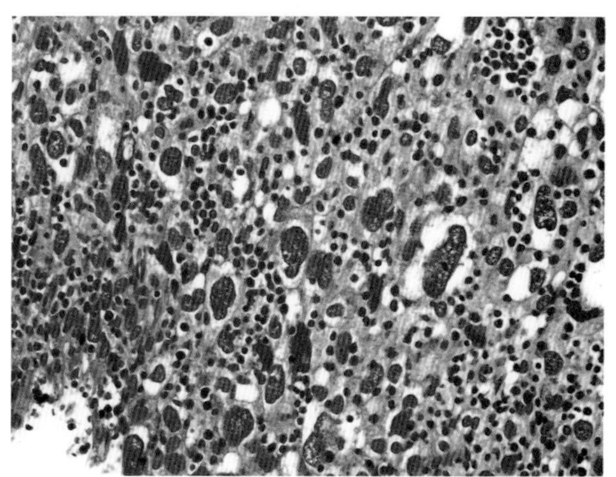

▲ 图 14–7 **非典型 B_3 型胸腺瘤**
这种罕见的 B_3 肿瘤可以显示散在的非典型细胞；但这种肿瘤不是胸腺癌

正常胸腺。B_1 型胸腺瘤的一个必要特征是存在突出的“髓质岛”。B_1 型胸腺瘤和 AB 型胸腺瘤区分如下：AB 型胸腺瘤中几乎不存在 Hassall 小体，而 50% 的 B_1 型胸腺瘤中存在 Hassall 小体。然而，两者均可为富含淋巴细胞型并可显示髓质岛。B_2 型胸腺瘤的显著特征是通常在低倍放大下可见与正常胸腺相比上皮细胞数量增加，以及上皮细胞聚集成簇。这类肿瘤往往是结节性的，缺乏胸腺样结构。一般来说，由于 B_3 型胸腺瘤中相对缺乏 T 细胞，B_3 型胸腺瘤的 HE 染色为“粉红色”而不是“蓝色”[53]。

4. 微结节胸腺瘤

胸腺瘤中少见明显的 B 细胞淋巴样细胞，只有少数胸腺肿瘤才可见到具有生发中心的淋巴样聚集体[59, 60]。这一小部分肿瘤被称为微结节胸腺肿瘤伴滤泡性淋巴样增生，包括伴淋巴样 B 细胞增生型微结节胸腺瘤和淋巴组织增生型微结节癌。除了具有突出的滤泡性淋巴样增生的丰富淋巴基质外，顾名思义，微结节胸腺瘤的特征还在于上皮肿瘤细胞的微结节排列。

Mneimneh 等最近回顾了对文献中已报道的 73 例微结节胸腺瘤，其中 9 例为胸腺癌[61]。他们的结论是，微结节胸腺瘤患者常大于 40 岁且多为男性。其中 30 例微结节胸腺瘤伴淋巴 B 细胞增生和 6 例微结节胸腺癌伴淋巴组织增生的随访数据平均分别为 47 个月（0.2～180 个月）和 23 个月（3～39 个月）。

（三）原发胸腺癌（C 型）

之前认为组织学不能预测胸腺肿瘤的生物学潜力[62]，但这种观点只是部分正确。确实，传统胸腺瘤通常表现出严重的包膜外侵犯（侵袭性胸腺瘤）[45–47]，并且一小部分表现出胸外扩散（转移性胸腺瘤）[48]。然而，这些生物学事件并不能被诊断为癌。

胸腺上皮肿瘤有一个独特的亚组，表现出明显的细胞发育不良和侵袭性行为，该亚组确实值得定义为癌。胸腺癌通常缺乏胸腺瘤的包膜或纤维分隔。它们的实质坚硬，外观呈灰白色，常有坏死和出血。胸腺癌占所有胸腺上皮肿瘤的 17%～22%[63, 64]。

2015 年 WHO 分类认可的胸腺癌亚型包括鳞状细胞癌、基底细胞癌、黏液表皮样癌（mucoepidermoid carcinoma，MEC）、淋巴上皮瘤样癌、透明细胞癌、肉瘤样癌、腺癌、NUT 癌、未分化癌和其他罕见的胸腺癌[65]。通过进一步的基因组分析，胸腺癌可能会进一步分为更具体的类别。考虑到它们相对稀有和独有的特征，下面将简要讨论。

1. 鳞状细胞癌

胸腺鳞状细胞癌（thymic squamous cell carcinoma，TSQCC）是胸腺的一种恶性肿瘤，具有鳞状细胞癌的形态学特征（图 14–8 和图 14–9）。它通常与正常的胸腺细胞结构缺乏相似性，例如离散的分叶征、血管周围间隙和混合的未成熟 T 细胞。

TSQCC 是最常见的胸腺癌类型，约占所有病例的 70%[63, 66–70]。最常见于 60—70 岁。大多数患者出现与纵隔压迫相关的症状。它们通常在晚期时表现为纵隔和全身受累的症状。

宏观来看，它们是直接侵袭性的肿瘤，缺乏包

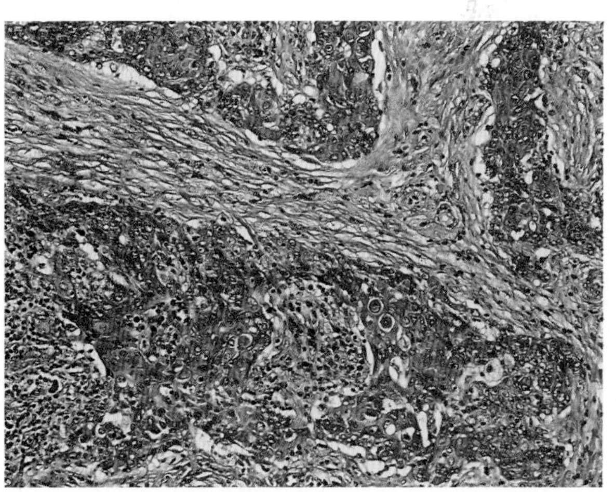

▲ 图 14–8　角化性鳞状细胞胸腺癌的组织学图像
存在大肿瘤细胞的相互索状和巢状连接，具有明显不典型的核和角蛋白沉积的焦点

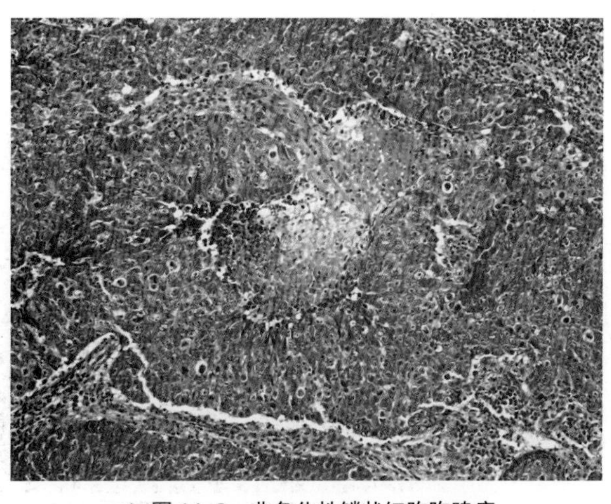

▲ 图 14–9　非角化性鳞状细胞胸腺癌

膜或内部纤维隔膜，伴有频繁坏死和出血的病灶。仅基于细胞学特征难以诊断它们。在组织病理学上，TSQCC 包括浸润性片状、岛状和条索状的大多边形细胞，伴有广泛的增生性硬化基质区域，可被慢性炎症细胞浸润。肿瘤岛的轮廓通常很光滑，这可能有助于将它们与非胸腺来源的鳞状细胞癌区分开来。

免疫组织化学层面上，TSQCC 对角蛋白具有免疫反应性，并且大多数对 p63 呈阳性 [71–74]。CD5、CD117、GLUT1 和 MUC1 经常在胸腺癌中表达，可能在鉴别疑难病例中具有价值。用一些抗体克隆可以看到 PAX8 的表达，这被认为是由于与 PAX 家族其他成员存在交叉反应所致（见下文）。

5 年总生存率为 57.6%～65.7%[75, 76]。预后与切除完整性、肿瘤大小和淋巴结状态显著相关 [63, 74]。这些因素已被证实在 1000 多名胸腺癌患者的大型 ITMIG 数据库中具有重要意义，而组织学亚型和性别则未见相关性 [64]。

2. 基底细胞癌

基底细胞癌是胸腺癌的一种，其特征是中小细胞的实性和囊性乳头状巢，伴有高的细胞核与细胞质比值和周围栅栏样排列 [65]。它在所有胸腺癌中比例＜ 5%[28]，在 ITMIG 数据库中，6097 例患有胸腺上皮肿瘤的患者中只有 19 例基底细胞癌 [64]。在组织病理学上，它通常表现为囊性乳头状和巢状生长模式的混合物 [77]。囊性乳头状模式的特征是由多层肿瘤细胞排列的囊性空间。巢状模式类似于其他位置的基底细胞癌。主要鉴别诊断是大细胞神经内分泌癌、小细胞癌和 NUT 癌。

3. 黏液表皮样癌

这是一种罕见的原发性胸腺癌，是鳞状细胞，产黏液细胞和中间型细胞的结合。它非常类似于其他器官的黏液表皮样癌 [65]。罕见的原发性胸腺癌被报道为类唾液腺 MEC[78] 或类肺腺鳞癌 [43, 79, 80]，在癌中表现出部分鳞状组织。显然，需要重视该疾病的起源。已在 2 例患者中检测到 *MAML2*（mastermind 样基因家族成员）的易位是唾液腺 MEC 的一个特征 [81]。

4. 淋巴上皮瘤样癌

淋巴上皮瘤样癌是一种未分化或低分化的原发性胸腺鳞状细胞癌，伴有明显的淋巴浆细胞浸润，形态学上与鼻咽癌相似。根据实际定义不同，它占所有胸腺癌的 6%～32%[28, 74, 82, 83]。它病因不明，但有些与 EBV 感染有关 [36, 84]。淋巴上皮瘤样胸腺癌具有特殊性组织学外观，包含具有界限不清的多边形细胞合胞体、囊泡核、嗜酸性核仁和成熟淋巴细胞的混合物 [39, 43]。肿瘤基质通常以狭窄的纤维血管间隔为特征。EBV 阳性有助于诊断淋巴上皮瘤样癌，但 EBV 阴性并不能排除。

5. 透明细胞癌

罕有胸腺透明细胞癌（thymic clear cell carcinoma，TCCC）的文献报道 [34, 85, 86]。这种病变由具有囊泡核、不同核仁和透明细胞质的多面体细胞均匀组成。在某些情况下，细胞的透明度反映了丰富的细胞质糖原的存在，而在其他情况下，水溶性变化似乎是细胞透明的原因。TCCC 具有模糊的类器官生长模式、不明显的血管生成，并且在肾脏等胸腺外部位的透明细胞癌中所预期的那样，缺乏“血湖” [85]。

6. 肉瘤样癌

原发性肉瘤样胸腺癌（thymic carcinoma，STC）罕有报道 [87–89]。它占所有胸腺癌的 5%～10%[28, 74]。在存在冗余风险的情况下，必须再次指出在确定原发性 STC 诊断之前必须严格排除转移。

在显微镜下，这种肿瘤表现出多形性梭形细胞的不规则束。细胞核高度染色，核仁明显，有丝分裂很多。也偶有报道梭形细胞中含有黏着性上皮样细胞巢 [90] 和具有类癌特点的双相 STC（“去分化的”胸腺类癌）[91, 92]。

7. 腺癌

腺癌是一组有着异质性的恶性胸腺上皮肿瘤，存在腺体分化和（或）黏蛋白生成。原发性胸腺癌非常罕见，大多报道仅包括 1 例或数例。它们可以是乳头状癌（类似乳头状甲状腺癌或恶性间皮瘤）、黏液性癌（类似于胃肠道、乳腺、肺或卵巢的对应物）、乳头样管状癌或常规的腺癌 [93]。

8. NUT 癌

NUT 癌是一种低分化癌，其遗传定义为存在 NUT 基因重排，t（15；19）易位使 *NUT* 基因与 *BRD4*（最常见的易位）融合。报道的病例少于 100 例。虽然最初认为 NUT 癌是儿童和年轻人的疾病 [94, 95]，但任何年龄段均可发病 [96–98]。肿瘤通常显示为具有单态外观的小到中等大小的未分化细胞的片和巢。细胞核大小均匀，轮廓不规则，染色质稍粗，核仁较小。识别过表达蛋白的单克隆抗体有助于诊断 [99]。临床试验目前正在研究使用靶向 BRD4

的小分子 BET 抑制药治疗 NUT 癌。

9. *未分化的胸腺癌*

未分化癌是原发性胸腺癌，除上皮分化外无其他形态学或免疫组织化学分化。这是一个排除诊断。

（四）神经内分泌肿瘤

可以见到所有形态的神经内分泌肿瘤，从类癌（图 14-10）到非典型类癌和小细胞癌（图 14-11）。原发性胸腺小细胞神经内分泌癌与其他形式的胸腺癌的区别在于中间丝表达的独特模式，具角蛋白的核周“小球”[44]，或其对几种神经内分泌标志物的潜在反应性。包括嗜铬粒蛋白 A（神经分泌颗粒的基质蛋白）、突触素、Leu-7（CD57 抗原）和选择性神经肽如促肾上腺皮质激素。

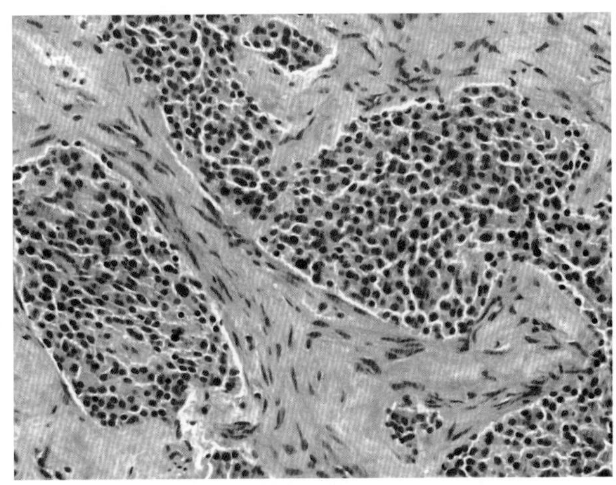

▲ 图 14-10 胸腺的神经内分泌癌（类癌）

注意具有中等量嗜酸性细胞质的均匀细胞；没有坏死区域，有丝分裂活性低

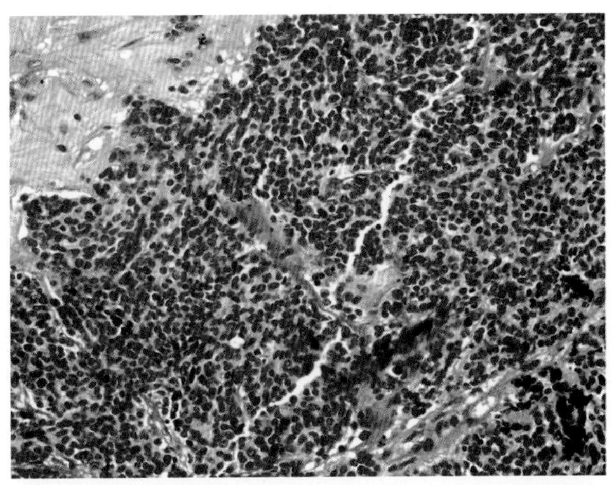

▲ 图 14-11 胸腺原发性小细胞神经内分泌癌的显微照片

肿瘤细胞显示出分散的核染色质、细胞凋亡和核膜彼此“成型”

（五）异常的和异位的胸腺瘤和胸腺癌

据报道胸腺瘤作为原发病灶很少发生在胸腔内外的如下部位：中、后纵隔区域、肺内或肺外胸膜和颈部[100-102]。这些肿瘤在组织学上与胎儿、成熟或退化的胸腺和纵隔胸腺瘤完全或部分相似，其家族涵盖了从完全良性病变到拥有转移性的恶性肿瘤之间的组织学表现和行为。Chan 和 Rosai 将这些起源自颈部的肿瘤分为 4 个临床病理类型[103]。在良性这一头是异位错构瘤性胸腺瘤，发生在下颈部的软组织中。其特点是拥有梭形上皮细胞、实性或囊性上皮岛及脂肪细胞，它们混杂在一起构成错构瘤。异位颈部胸腺瘤处于良恶交界，通常是良性的，但有时会局部浸润并且会罕见的发生转移。它们在组织学上与纵隔胸腺瘤相同，并且在肿瘤周围常可发现残留的异位胸腺。在恶性这一头是“具有胸腺样分化的梭形上皮肿瘤（spindle epithelial tumor with thymus-like differentiation，SETTLE）”和“具有胸腺样分化的癌（carcinoma showing thymus-like differentiation，CASTLE）”。SETTLE 类型的肿瘤发生在年轻患者的甲状腺中，是高度细胞化的肿瘤，其由紧密的长梭形上皮细胞束与管状乳头状结构和（或）黏液腺融合而成。CASTLE 类型的肿瘤在组织学上类似于淋巴上皮瘤或鳞状细胞癌的胸腺癌。据推测，这类肿瘤来自异位胸腺或保留了沿胸腺线分化的潜力的腮囊袋的残余[103]。CASTLE 肿瘤通常 CD5、p63、高分子量角蛋白和癌胚抗原（carcinoembryonic antigen，CEA）呈阳性，这可以帮助它们与其他甲状腺肿瘤区分开来[104-108]。

（六）胸腺瘤和胸腺癌的分子标志物

已经对胸腺瘤的上皮细胞中的核 DNA 进行了流式细胞分析。在一项针对 25 例患者的研究中，二倍体与较低分期和较好的 5 年生存率相关，尽管对于 S 期细胞百分比而言并非如此[109]。另一项研究显示，在非侵袭性胸腺瘤中，平均核 DNA 表现出连续的低值，但在侵袭性胸腺瘤和胸腺癌中，DNA 含量逐渐升高[110]。该研究范围很小，并显示了非侵袭性和侵袭性胸腺瘤之间的重叠。然而，胸腺癌和胸腺瘤的 DNA 含量之间存在显著差异。

一些研究评估了其他因素，如增殖活性（增殖细胞核抗原、Ki-67、有丝分裂象）和基质金属蛋白酶 2（matrix metalloproteinase 2，MMP-2）的活化[111]。MMP-2 的免疫反应性在 WHO AB 型胸腺瘤中偏低，B_1 型中等，B_2 型、BC 型和胸腺癌偏高。这些发现似乎与每种胸腺瘤的肿瘤学行为相关[112]。糖基磷脂酰肌醇蛋白 80（glycosylphosphatidyl inositolanchored protein 80，GPI-80）基因表达是一种分泌蛋白或细胞表面蛋白，在侵袭性胸腺瘤（Ⅳ期）中的浓度也显著高于早期（Ⅰ期）胸腺瘤[113]。有趣的是，GPI-80 在胸腺癌中没有升高。该蛋白在胸腺瘤进展过程中的过表达的确切机制尚不清楚。

同样在胸腺上皮细胞中研究了 p53 蛋白。有证据表明胸腺肿瘤的进展可能与该部分突变形式的积累有关[114, 115]。

原癌基因 *bcl2* 编码一种抑制细胞凋亡的蛋白质。已在 30 个胸腺瘤标本中对其进行了评估，如正常胸腺髓质中所示，髓质胸腺细胞中该标记物呈阳性[116]。这些发现与髓腔和梭形细胞胸腺瘤中相对缺乏细胞凋亡有关，而表现出细胞凋亡的皮质上皮细胞则没有染色。同样，“皮质”胸腺瘤 bcl2 阴性。这些发现可能支持胸腺瘤中的肿瘤上皮细胞来自不同的区室，bcl2 蛋白可能在“髓质”（梭形细胞）分化中起作用。

在此背景下，也对 MIC2 抗体 013 进行了研究[117]。这种未成熟 T 细胞的标记物几乎总是见于皮质胸腺细胞和仅 5% 的髓质淋巴细胞中，可能有助于诊断纵隔或异位和转移部位的胸腺瘤。胸腺癌为 013 阴性，但应该谨慎地识别以淋巴细胞为主的胸腺瘤和淋巴母细胞淋巴瘤的淋巴样细胞均用这种标记物标记。

表皮生长因子受体（epidermal growth factor receptor，EGFR）在胸腺瘤中表达概率较高[118]，且可能与侵袭性和（或）晚期疾病相关[119]。有一例病例报道了过表达的 C-kit 突变对伊马替尼有效[120]。似乎 C-kit 存在于胸腺癌中但不存在于胸腺瘤中，并且 EGFR 存在于胸腺瘤中但不存在于胸腺癌中[121]。

最近研究了 PAX8 在胸腺肿瘤中的表达。Laury 等分析了 PAX8 在大量人类肿瘤中的表达[122]。他们出乎意料地在大量胸腺肿瘤中发现了中度弥漫性表达，但重要的是在肺起源肿瘤中并没有表达。随后，Weissferdt 和 Moran 分析了大量胸腺肿瘤并报道了 77% 胸腺癌、100% WHO A 型胸腺瘤和 93% WHO B 型胸腺瘤中 PAX8 的免疫反应性[73]。这一发现需要进一步确认，因为 PAX8 的新克隆不与胸腺肿瘤反应（Sunil Badve，个人观点）。

Girard 等使用基于阵列的比较基因组杂交技术分析了一系列胸腺瘤和胸腺癌[123]。他们已经确定了 *C-kit*、*KRAS* 和 *HRAS* 中存在的突变，这些突变可能适合使用小分子抑制药进行特异性靶向治疗。笔者所在小组和其他人一直在使用分子分析来更全面地了解胸腺瘤的基因组基础、更好的预后方法及胸腺瘤类型之间的关键差异[124]。笔者进行了全基因组基因表达分析，并以无监督的方式将与组织学相关的数据集分成四个分子簇（C_1～C_4）[125]。笔者确定并验证了一种可以预测胸腺瘤转移行为的九基因特征[126]。在训练集中预测的低（1 级）和高（2 级）转移风险的 5 年和 10 年无转移生存率分别为 77% 和 26%。对于验证集，预测的低风险和高风险患者的 5 年无转移生存率分别为 97% 和 30%。

最近 Radovich 等对 48 个胸腺恶性肿瘤样本进行了下一代 RNA 测序[127]。他们在 19q13.42 上发现了一个大型微 RNA 簇，该簇在所有 A 和 AB 肿瘤中都显著过表达，而在其他胸腺瘤和正常组织中却几乎不表达。该微 RNA 簇的过表达激活了 PI3K/AKT/mTOR 途径。用 PI3K/AKT/mTOR 抑制药治疗胸腺瘤 AB 细胞系（IU-TAB-1）[128]导致细胞活力显著降低，进而启动了关于复发或难治性胸腺瘤中 PI3K 抑制药的Ⅱ期临床试验。

在一篇含有 274 个胸腺上皮肿瘤的文章中，Petrini 等[129]在 82% 的 A 型和 74% 的 AB 型胸腺瘤中检测到 *GTF2I* 基因的错义突变，但在侵袭性亚型中却很少见，并在这些亚型中检测到已知癌基因的复发突变，包括 *TP53*、*CYLD*、*CDKN2A*、*BAP1* 和 *PBRM1*。因此，*GTF2I* 突变与更好的生存率相关。

五、临床表现

胸腺瘤是前纵隔最常见的肿瘤，最常见于 40—60 岁（平均年龄 50 岁）的人群，但也可能发生在儿童和老年患者中。男女无差别[3, 15, 48, 130-139]。胸腺癌的人口学特征与胸腺瘤相同[28, 88, 140-142]。胸腺癌约占胸腺上皮肿瘤的 5%[140]。可能没有胸腺上皮肿瘤相关的表现，原因可能是肿瘤本身为占位性病变，或者可能与这种病变相关的系统性综合征有关。

大约 60% 的胸腺瘤或胸腺癌患者会出现明确的症状和体征或副肿瘤综合征[28, 88]。与此相反，大约 30% 的胸腺瘤患者会偶然在胸部 X 线检查中发现纵隔肿块（图 14-12）[48, 132, 133]。由于向周围组织生长

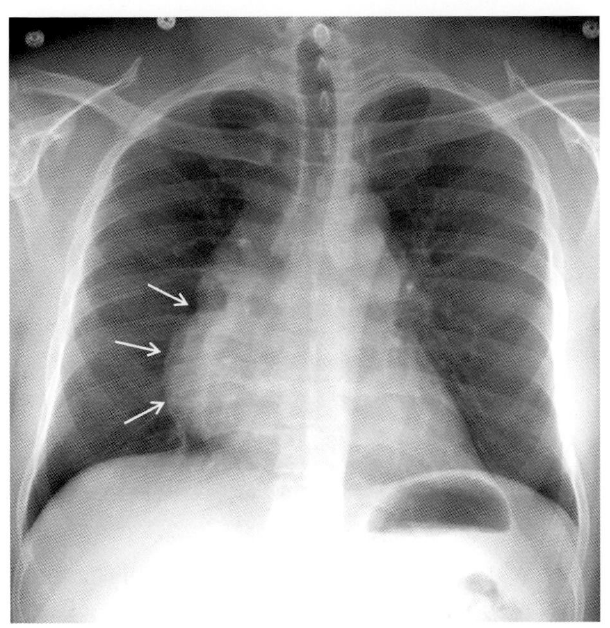
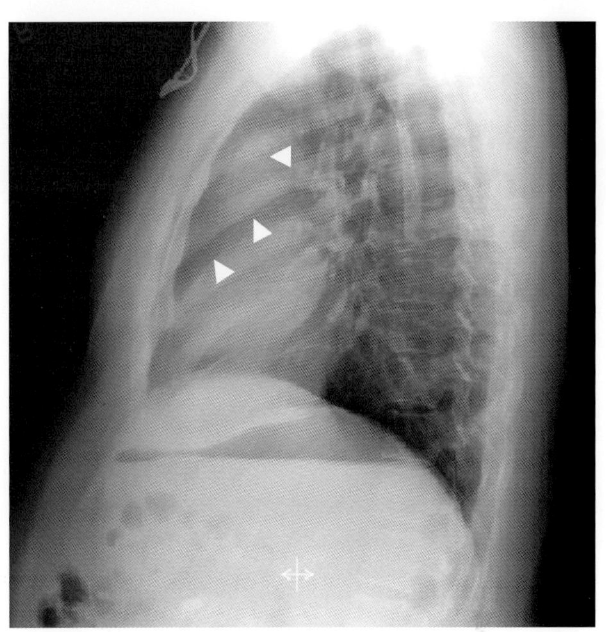

▲ 图 14-12　胸腺瘤患者的前后位和侧位 X 线片
显示右心边界异常轮廓（箭）和前纵隔（箭头）的密度增加

而表现出局部症状，包括胸痛、呼吸困难、咯血、喘鸣、咳嗽、吞咽困难、疲劳、发音困难、上腔静脉综合征、心律失常和霍纳综合征。胸腺肿瘤很少会直接侵入脊髓并导致神经功能障碍。

大多数（65%）胸腺瘤是局部侵袭性的，很少发生胸腔外转移[48, 137]。非侵袭性胸腺瘤的特征在于完整的纤维囊，肿瘤可活动性和相对易切除性。

侵袭性胸腺瘤可穿透纤维囊，并可能严重侵犯纵隔结构和（或）远处转移[138]。转移最常见于胸膜或心包表面，并表现为"下降"病变。胸腺瘤中淋巴结转移受累不常见（3%～7%）[143]。血源性扩散并不常见，但发生时可表现为骨、肝和肺实质性病变。这些远处转移发生在大约 5% 的胸腺瘤患者中，但在胸腺癌中更为常见[138]。

在完全切除的患者中印证了胸腺瘤是惰性、偶发性和不可预测性的，即使最初病变为 Ⅰ 期，也可能在切除后 5～10 年复发[48]。不可切除、局部晚期或转移的患者有时可能存活长达 20 年或更长时间[137]。

相反，胸腺癌具有更侵略性的临床进程。胸腺癌在临床上也与胸腺瘤有所不同，因为它们通常不伴有副肿瘤综合征如 MG 或纯红细胞再生障碍（pure red cell aplasia，PRCA），尽管也有类似病例报道[62, 144, 145]。患有恶性肿瘤的患者通常会出现占位的不适感，或者通过胸部 X 线检查偶然发现它们。胸腺癌患者的特征是中年或老年人多见，少见于儿童。因为某些病变可能类似于来自其他器官的转移性肿瘤，所以在最终诊断出现之前必须排除其他地方的隐匿性恶性肿瘤。

与胸腺瘤相比，胸腺癌的 Ⅰ 期或 Ⅱ 期疾病不到 50%，Ⅲ 期约占 30%，Ⅳ 期占 20%，通常伴有转移[28, 88, 141]。无法切除或晚期胸腺癌的长期存活率很低[142]。

转移性病变在 Masaoka 等的系统中分为心包或胸膜扩散（Ⅳ a 期）、淋巴或血行转移（Ⅳ b 期）。正如预期的那样，胸腺癌更常见晚期疾病[143]。胸内转移的特点是恶性渗出的症状和体征，包括胸痛、呼吸困难，以及在心包受累时的心脏压塞。淋巴扩散的部位可能很少包括纵隔、颈部和腋窝淋巴结。血源性转移累及骨骼（尤其是脊柱）、肝、肺、脑（很少）、骨髓和肾脏[28, 88]。

（一）副肿瘤综合征

由于胸腺在免疫和血液系统中的作用，50%～70% 的胸腺瘤最终与一种或多种全身性疾病相关（框 14-1）[3, 48, 146-148]。治疗胸腺瘤的医生面临的特殊挑战是可能同时发生自身免疫、需要免疫抑制和免疫缺陷[149]。尚不清楚胸腺癌患者是否与任何副肿瘤相关，但大多数文章报道无相关。

框 14-1 与胸腺瘤相关的疾病

神经肌肉综合征
- 重症肌无力
- 强直性肌营养不良
- 边缘性脑病
- Lambert—Eaton 综合征
- 感觉运动性神经根病
- 僵硬综合征
- Isaac 综合征
- Morvan 综合征

免疫缺陷综合征
- 低丙种球蛋白血症
- T 细胞缺乏综合征

胶原蛋白疾病和自身免疫性疾病
- 系统性红斑狼疮
- 硬皮病
- 结节病
- 类风湿关节炎
- 多发性肌炎
- 心脏疾病
- 心肌炎
- 急性心包炎

胃肠道疾病
- 溃疡性结肠炎

恶性肿瘤
- 淋巴瘤
- 癌
- Kaposi 肉瘤

血液综合征
- 红细胞再生障碍 / 发育不全
- 恶性贫血
- 粒细胞缺乏症
- 红细胞增多症
- 多发性骨髓瘤
- 溶血性贫血
- 急性白血病
- T 细胞淋巴细胞增多症

皮肤病
- 天疱疮
- 斑秃
- 慢性黏膜皮肤念珠菌病

内分泌失调
- 库欣综合征
- 全垂体功能减退症
- Addison 病
- 甲状腺炎
- 肥厚性骨关节病

肾病
- 肾病综合征
- 微小病变肾病

在一项研究中，发现两名患者患有 MG[28]。然而这 2 例患者都有活检证实的胸腺瘤病史。另一项研究指出，MG 与“分化良好的胸腺癌”（一种公认的胸腺癌亚型）有 77% 的相关性[27]。然而，如下所述，笔者赞同后者是胸腺瘤变异的观点，并且在 WHO 分类中，该变体分类为 B_3 型胸腺瘤。最近，笔者所在小组分析了 MG 与胸腺肿瘤的关系，发现患有胸腺癌的患者与胸腺瘤一样易患有 MG[150]。

1. 重症肌无力

这些疾病中最常见和最公认的是重症肌无力（MG），发生于 30%～50% 的胸腺瘤患者中。相比之下，只有 10%～12% 的 MG 患者患有胸腺瘤。两种情况之间的相互作用解释了 50%～60% 的胸腺切除术可以减轻 MG 表现，并可出现 8% 的时间内完全缓解（complete remission，CR）[151]。MG 的复发可以预示先前控制的肿瘤的局部或全身进展。必须记住，肌无力危象与诸如心肌梗死或脓毒血症等明显的医学压力有关，并且即使可能没有活跃的胸腺瘤生长的证据也可能发生。在约 15% 的病例中，MG 可与其他自身免疫性疾病同时发生[148, 152]。

副肿瘤性 MG 的发病机制很重要，因无年龄或性别偏好，并在副肿瘤性 MG 中几乎与 HLA 不相关，常发生胸腺炎[153]。试图解释 MG 和胸腺瘤之间关系的理论如下：T 细胞对乙酰胆碱受体的自身敏感性；胸腺产生乙酰胆碱受体抗体；由胸腺细胞异常比例的胸腺产生引起的 T 细胞失衡；或胸腺合成的激素如胸腺生成素，已被证明与乙酰胆碱受体结合，当胸腺瘤或胸腺增生存在时处于最高水平[154]。可能导致无效自身耐受诱导的其他特征包括自身免疫调节因子（autoimmune regulator，AIRE）基因和（或）胸腺瘤中Ⅱ类 MHC 分子的上皮表达缺陷、肌样细胞缺乏、不能产生 FOXP3（+）调节性 T 细胞，以及遗传多态性影响 T 细胞信号转导。然而，对 MG/ 神经肌肉靶标的强烈关注仍然无法解释和表明在胸腺瘤内某些自身抗原表达，T 细胞选择或自身免疫存在偏见[155–158]。

在较早的综述中，MG 和胸腺瘤患者的总体生存率下降[3, 131]。这可能是由于围术期死亡人数增加，以及这些患者的医疗管理效率较低。对 MG 的更好控制和围术期管理的进步使 MG 患者的预后与其他患者相同[48, 135, 139, 159]。但是，也有数据表明 MG 预示了更好的预后。这可能是由于 MG 的症状导致了较早的诊断[160]，有证据表明，MG 患者在不同阶段总生存率较高[161]。

2. 血液病

与胸腺瘤相关的最常见的血液病是 PRCA，存在于 5%～10% 的胸腺瘤患者中。相反，30%～50% 的 PRCA 患者患有胸腺瘤，大约 1/3 的患者在胸腺切除术后其骨髓功能获得改善[162, 163]。对骨髓的检查通常显示造血细胞三系均低，其中红系前体的受影响最大。人们认为 PRCA 的病因是自身免疫。

文献综述详述了自 1967 年以来 10 例胸腺瘤相关的粒细胞缺乏症[164]，其中 3 例完全没有骨髓生成，其余病例显示早幼粒细胞停滞。在 5 名患者中进行了胸腺切除术，并认为 2 例成功。7 例伴有低丙种球蛋白血症，2 例患 MG。研究血清的 6 例中有 4 例显示体外抑制骨髓细胞生长。根据这些信息，可以推测胸腺瘤相关的粒细胞缺乏症也是由自身免疫机制介导。

3. Good 综合征

Good 综合征很罕见，为胸腺瘤和低丙种球蛋白血症，由 Robert Good 在 1955 年描述。6%～11% 的胸腺瘤患者患有低丙种球蛋白血症[146]，可在高达 10% 的成人型低丙种球蛋白血症患者中发现胸腺瘤。最近对 Good 综合征进行的大型综述对 152 例进行文献报道[165]，42% 的低丙种球蛋白血症、感染或腹泻的患者诊断前已有胸腺瘤，而有 38% 的患者这两个疾病的诊断几乎在 2 个月之间。还发现该综合征患者的死亡率很高（44.5%）。

（二）继发恶性肿瘤

胸腺瘤似乎与继发肿瘤风险增加有关。一项使用 SEER 数据库，包含 1334 名患者的回顾性研究显示，11%～65% 的既往接受过放射治疗的患者和 12%～35% 未接受过放射治疗的患者出现了第二种癌症（P=0.22）[166]。

一些作者表明 10%～28% 的胸腺瘤和继发肿瘤（通常是恶性肿瘤）相关[146, 167-170]。然而，在最近一项来自 SEER 数据库的 2171 例胸腺瘤患者的研究中，306 例（14%）患有胸腺外恶性肿瘤（胸腺瘤诊断前 88 例，诊断后 206 例）。胸腺瘤患者(8224/10 万人）的胸腺外恶性肿瘤显著高于一般人群(459/10 万人，$P < 0.001$）[171]。胸腺外肿瘤，特别是淋巴瘤、白血病、食管癌和肺癌的标准化发病率也显著增加（框 14-2）。诊断时年龄较大、诊断后更长的生存期和男性（而非放射治疗或手术）是胸腺瘤患者发生胸腺外肿瘤的重要危险因素。与胸腺瘤最重要的相关癌症是非霍奇金淋巴瘤。确切原因尚不清楚，但认为是由于功能失调的 T 细胞对 B 细胞增殖的异常调节所致。

六、诊断注意事项

（一）影像学

影像学在胸腺瘤的初始诊断及随后的治疗计划中起作用，可以帮助监测纵隔结构的局部浸润，以及诸如胸膜传播或血液播散等远处疾病。可以通过影像学监测胸腺瘤术后复发和对转移性疾病的治疗的疗效。

1. 造影

胸部 X 线检查通常是最初进行的影像学检查，能够发现纵隔异常。当胸部 X 线用于其他疾病检查时通常会偶然间发现胸腺瘤。X 线片上的影像学表现通常显示前纵隔肿块（图 14-12）。然后通常经胸部计算机断层扫描检查进一步评估纵隔。

2. 计算机断层扫描

计算机断层扫描（CT）是评估纵隔的首选影像学手段。胸部 CT 广泛可用，具有出色的对比度和空间分辨率，可以评估整个胸部和上腹部。笔者建议对纵隔肿块进行初步成像，包括对比增强的胸部 CT，因为静脉造影可有助于确定血管结构和邻近的软组织。胸部 CT 能够为胸腺肿瘤和转移性疾病的初始评估、规划手术切除、确定化学治疗和放射治

框 14-2 与胸腺瘤相关的继发肿瘤

- 非霍奇金淋巴瘤
- 霍奇金淋巴瘤
- 软组织肉瘤
- 食管
- 白血病
- 胃
- 骨髓瘤
- 肺
- 膀胱
- 前列腺
- 结肠直肠
- 肾
- 子宫 / 子宫颈
- 头部 / 颈部

疗的疗效，以及治疗后复发或进展的监测方面提供有用的信息。

重要的是，不要将正常的胸腺组织或胸腺增生与胸腺瘤混淆。胸腺通常出现在主动脉弓的水平，呈三角形，并随着患者年龄的增长而渐开[172]。胸腺增生的患者，胸腺弥漫性扩大、边缘光滑、含有脂肪并保持相对正常的形状[173]。胸腺增生在正电子发射体层扫描（positron emission tomography，PET）时氟脱氧葡萄糖（fluorodeoxyglucose，FDG）有摄取。磁共振成像（magnetic resonance imaging，MRI）有助于通过检测脂肪浸润来区分胸腺增生，脂肪浸润可以通过同相和异相成像来检测。

胸腺瘤患者进行胸部 CT 时，应评估如下特征[174]：确定肿块的大小和轮廓；评估内部密度和肿块内钙化情况（图 14–13 和图 14–14）；评估肿块对周围纵隔脂肪的浸润，除了要记录直接侵犯血管结构外，如果肿块超过 50% 的纵隔结构且脂肪平面丢失也应记录（图 14–14 和图 14–15）；评估与膈神经预期位置的关系和膈肌是否抬高；胸腔积液、胸膜软结节、淋巴结增大和肺结节是否存在以及胸外扩散的证据对于肿瘤分期非常重要（图 14–15 和图 14–16）。

3. 磁共振成像

磁共振成像通常不用于评估胸腺瘤。但是，在某些情况下，它可能会带来益处。MRI 无电离辐射，且在碘造影剂禁忌时可能有用。在 T_1 加权相上，胸腺瘤通常显示低至中信号，T_2 加权相上显示高信号（图 14–17）。对于胸壁和血管侵犯的检测 MRI 灵敏度较高[175]。

4. 正电子发射体层扫描

目前 PET/CT 尚不是评估胸腺肿瘤的标准影像学检查。随标准化摄取值的增加，肿瘤级别的增加

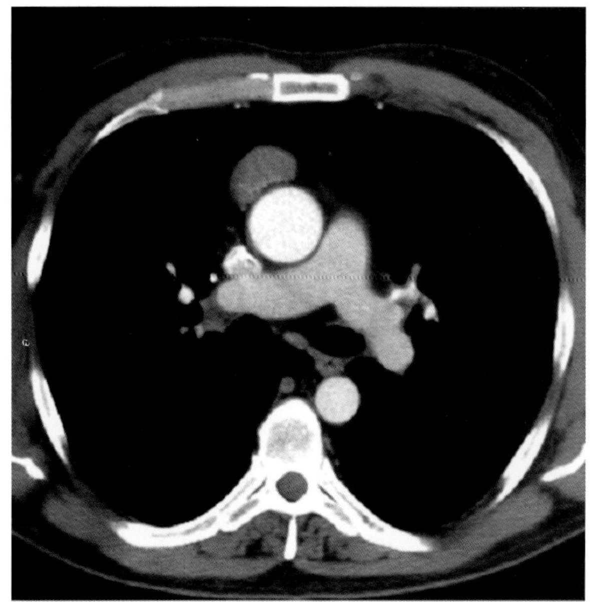

▲ 图 14–13　Ⅰ期胸腺瘤（WHO B_2/B_1 混合型）

胸部 CT 显示前纵隔见圆形、均质的软组织肿块，可见纵隔脂肪，使其与相邻的升主动脉分开

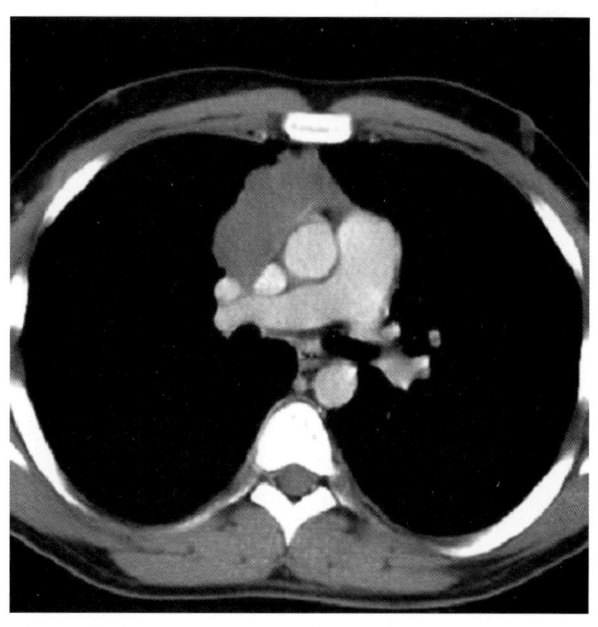

▲ 图 14–14　ⅡA 期胸腺瘤（WHO B_2/B_3 混合型）

胸部 CT 显示右前纵隔有轻度异质性、分叶状软组织肿块；肿瘤和上腔静脉（superior vena cava，SVC）间脂肪间隙消失；在手术切除时，肿瘤黏附于 SVC

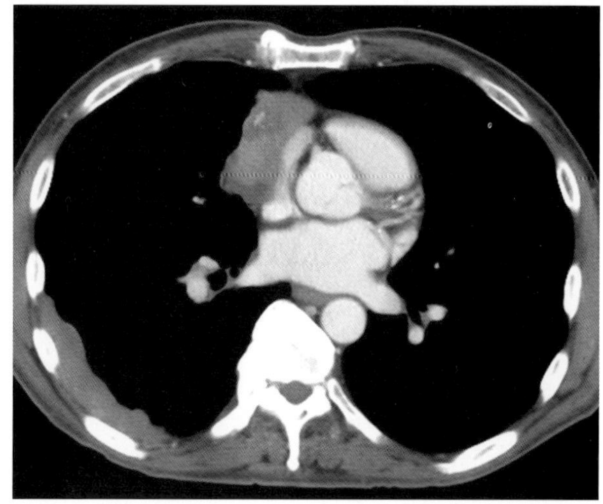

▲ 图 14–15　Ⅳa 期胸腺瘤（WHO B_2 型）

胸部 CT 显示右前纵隔的异质性、分叶状软组织肿块；右侧胸膜后侧胸膜有块状结节状增厚，表现为下行性转移

与之呈线性相关性。PET/CT 可能有助于检测远处转移[176]。

（二）获取组织用于组织学评估

大约 2/3 的胸腺上皮肿瘤患者会出现胸腺肿块。这似乎可以通过放射学评估完全切除[48, 137]。一些作者表示关注活组织检查会导致肿瘤播散[139]，且包膜破坏可能促进胸膜扩散并且可能导致治愈的机会减少[177]。在肿瘤不能整体切除并且诊断不容易的情况下，需要进行活组织检查以指导治疗决策。由于在纵隔中发现了许多类型的肿块，因此必须获得足够的组织以使病理学家能够进行适当的评估。

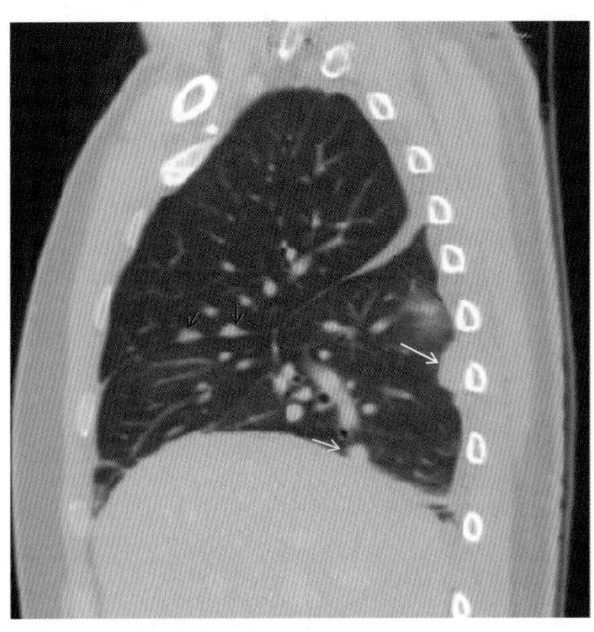

▲ 图 14-16 Ⅳb 期胸腺瘤（胸腺癌）

矢状胸部 CT 图像显示胸膜占位（白箭）、叶间胸膜占位（红箭）、血行性肺转移（黄箭）和肺斜裂内胸腔积液（蓝箭）

CT 引导下细针穿刺活检的细胞学检查可以发现明显的恶性肿瘤。据报道，细针穿刺术在评估纵隔肿块时的敏感性和特异性超过 90%[178]。然而，想要进一步完善某些恶性肿瘤，尤其是淋巴瘤和胸腺瘤的诊断需行切芯穿刺活检。免疫组织化学、电子显微镜和细胞遗传学分析可以与穿刺活检一起用于确定细胞起源。这些活检方法的主要风险包括气胸、咯血、血管损伤，以及可能出现胸膜播散。如果病变位置无法活检或者不能获得足够的组织，则可使用纵隔镜检查、前纵隔切开术或电视胸腔镜检查[177]。有时需要开胸手术来获得合适的活检材料。如果发现胸腺瘤，则需要进行手术。

七、分期

有超过 12 种不同的分期系统，但只有少数是常用的（表 14–1）。每个都有自己的优点和缺点。这些方案主要用于胸腺瘤，但也用于胸腺癌。Bergh 等[179] 设计的范式很简单，但它无法解释胸腺

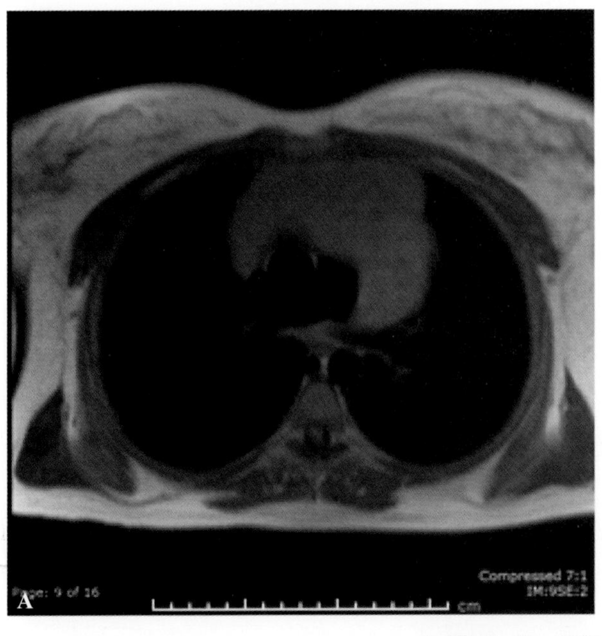

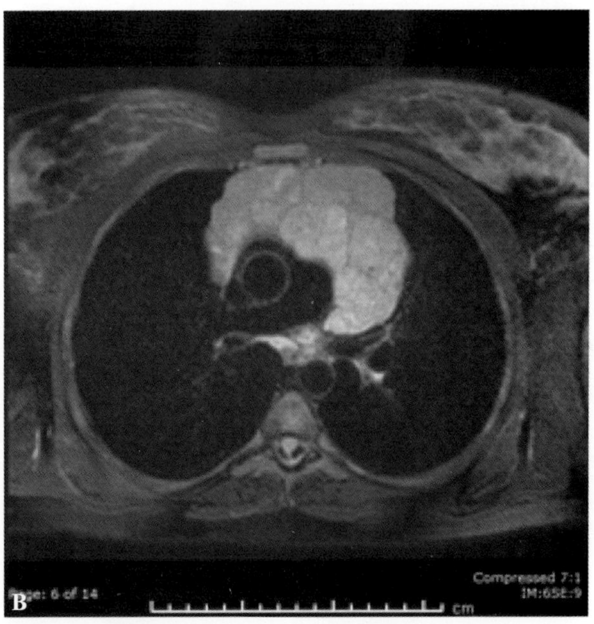

▲ 图 14–17 Ⅲ期胸腺瘤（WHO B_2 型）

28 岁孕妇，T_1 和 T_2 脂肪抑制 MRI 序列显示前纵隔分叶状肿块，T_1（A）中等信号，T_2 高信号，存在细小的低信号隔膜（B）

瘤对胸膜和心包侵犯情况及它们的胸外播散倾向。Masaoka 等的分期系统[3]（图 14-18）确实涵盖了胸腺瘤和胸腺癌所见的这些扩散模式，并且在大多数情况下，它作为治疗的基础合理模板。它的一个缺陷是所有淋巴结转移（更常见于胸腺癌）被归为Ⅳ b 期，无论它们位于胸腔内还是胸腔外。胸腔内淋巴结转移通常可以包在一个放射治疗野内，但肺内、肺外淋巴结同时存在时一个治疗野无法包入。此外，Masaoka 分期系统是在 1981 年根据 91 例患者的数据得出的。Koga 在 1994 年基于 79 例患者的数据对分期系统进行了修改[180]。

另一个不确定的领域是“侵袭”的定义。Masaoka 等将这种现象描述为肿瘤浸润“入”包膜[3]。其他研究者观察到，只有胸腺瘤破坏了包膜并累及纵隔脂肪才有可能复发[181]。这种区别在分期和辅助治疗方面具有临床意义，突出了分期基于病理学和手术评估的事实。Detterbeck 等详细阐述了 Masaoka—Koga 分期系统的一些歧义[182]。

另一个值得一提的分期系统是主要在欧洲常用的胸腺肿瘤研究组（Groupe d’Etudes des Tumeurs Thymiques，GETT）分期系统[183]。它基于 Masaoka 系统，以及选定的手术结果和手术范围。一些作者还将胸腺瘤分为“局限期”和“广泛期”，这是基于所有疾病是否可以包在单个放射治疗野中。如果联合疗法（放射治疗和化学治疗）被证明有效，这可能会成为更常见的分期方法。

最近，ITMIG 和国际肺癌研究协会（International Association for the Study of Lung Cancer，IASLC）合作开展了一项重大工作，旨在审查 10 808 名患者的国际数据库，目标是开发一致的 TNM 分期系统。该分期系统是针对即将发布的（第 8 版）TNM 恶性肿瘤分类，目前美国癌症联合委员会（American Joint Committee on Cancer，AJCC）和国际癌症控制联盟（Union for International Cancer Control，UICC）正在进行最终分类之前的讨论[184-188]。预计第 8 版 AJCC/UICC TNM 分类即将发布，鼓励读者参考它进行最终分类。

八、治疗

必须记住，胸腺瘤和胸腺癌是罕见疾病，没有随机对照试验的数据。许多数据是相互矛盾的，并主要源于回顾性综述，它们采用的是不同的组织学

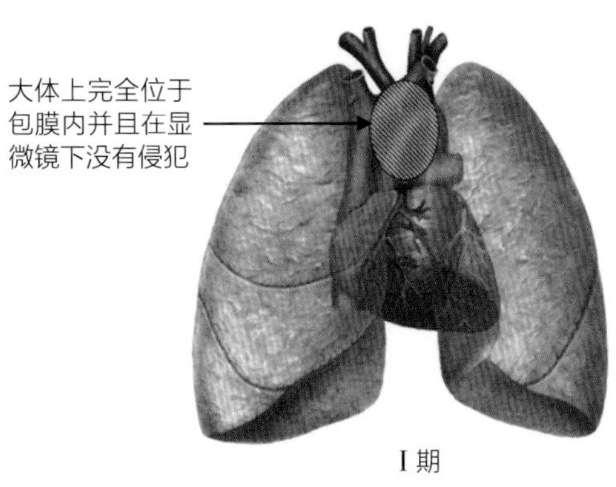

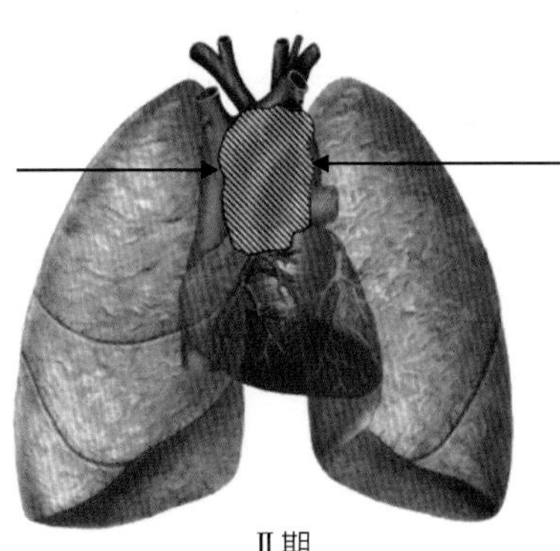

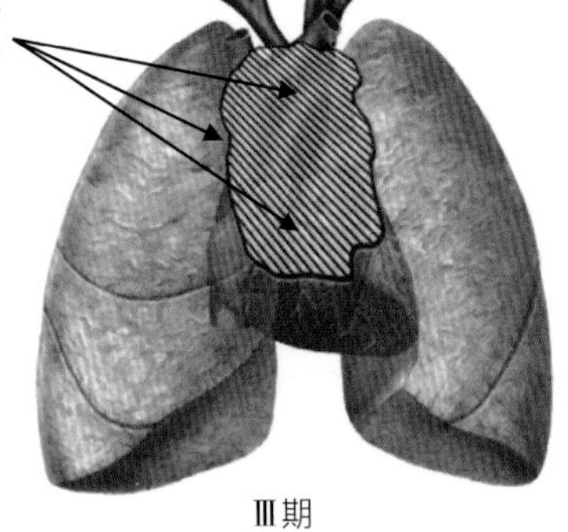

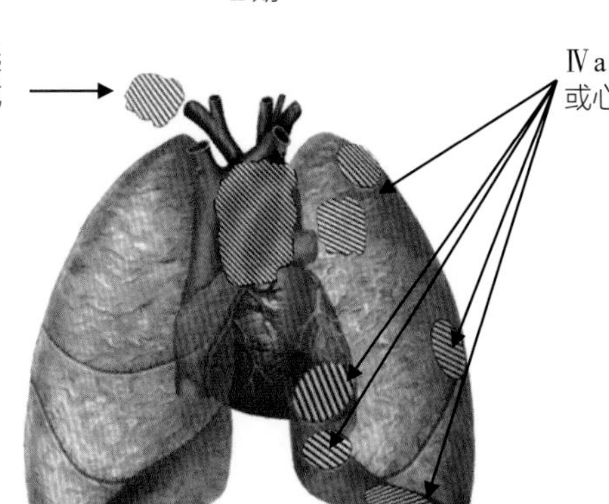

▲ 图 14-18　Masaoka 分期系统

分类和治疗方法。胸腺癌更罕见，文献报道仅有 300 多例[189]。

（一）早期胸腺肿瘤的手术治疗

长期以来，外科手术一直被认为是早期胸腺瘤的主要治疗方法。虽然缺乏前瞻性随机研究，但文献综述强烈支持完全切除的患者的 5 年生存优于不手术的患者[190]。对于不适合 CT 引导下活检的前纵隔小分叶状肿块且年龄大于 30 岁的患者，广泛的前纵隔切除术对于诊断和潜在治疗目的都是合理的，大多数为早期胸腺瘤。这种无须活检广泛切除的方法对于 MG 或其他相关的副肿瘤综合征患者尤其适合，其中胸腺瘤的可能性非常高。对于经活检证实或疑似的胸腺瘤，通常很难甚至不能通过 CT 成像区分 Masaoka Ⅰ期与 Masaoka Ⅱ期甚至一些早期Ⅲ期（心包 / 肺 / 胸膜）胸腺瘤。建议对所有早期胸腺瘤行完整手术切除，使术前分期变得意义不大。手术的传统原则包括仔细探查纵隔，完整的胸腺切除术，包括切除上颈椎极，避免膈神经损伤或胸膜内扩散[191]。由于纵隔淋巴结转移的发生率估计不到 5%，因此大多数外科医师仅在气管旁和前上纵隔区域切除可疑的淋巴结[192]。

正中胸骨切开术可以为进入前纵隔提供很好的入路，以行全胸腺切除术，并在纵隔探查发现局部浸润时可将相邻结构整块切除。对于大多数侧位肿瘤，特别是在前纵隔左侧者，前外侧胸廓切开术能对肿瘤和同侧膈神经进行最好的暴露。随着微创胸外科技术的出现，有关使用视频辅助或机器人方法切除早期胸腺瘤的可行性的报道已不足为奇[193]。这些微创方法的缺点是对于 MG 或其他副肿瘤综合征患者可能无法完整切除。在没有完整胸腺切除的情况下切除小胸腺瘤和周围组织后的长期肿瘤学结果尚未明确定义。最近的一项回顾性研究显示，接受完整胸腺切除术或部分胸腺切除术治疗早期胸腺瘤的 1286 例患者的 5 年生存率相似，然而接受部分胸腺切除术的患者有着局部复发的趋势[194]。虽然早期的报告看起来很有希望，但是完整切除及避免胸膜种植才是最重要的，需要仔细的长期随访，以证明这些微创外科手术技术的治愈率与标准开放手术相似。

1. 可手术和潜在可手术的Ⅲ期胸腺瘤

如上所述，有时在手术前难以确定早期 Masaoka Ⅲ期疾病是否有邻近器官的浸润。只在纵隔探查时才可发现相邻器官（如下心包或邻近肺）的细微侵犯。在这些病例中，建议进行激进的手术切除，包括广泛的手术切缘和考虑辅助放射治疗。然而，在治疗前 CT 成像中可明显看到局部器官的浸润。笔者认为，能够潜在切除的Ⅲ期患者最好接受术前化学治疗，然后复查 CT 以行疗效评估和手术评估[195]。一项Ⅱ期研究包括了 11 名Ⅲ期患者，进行了诱导化学治疗后进行手术，然后行辅助放射治疗和巩固化学治疗[196]。5 年生存率和无进展生存（progression-free survival，PFS）率令人印象深刻，分别为 95% 和 77%。回顾性文章也报道了针对部分Ⅲ期患者采用手术在内的多种治疗方法的长期生存率为 59%～100%[197-200]。与不需要行术前组织学诊断的早期胸腺瘤手术不同，在考虑新辅助化学治疗之前，必须行 CT 引导或手术活检。

胸骨切开术即使对于大肿瘤Ⅲ期胸腺瘤也能提供足够的暴露，然而，对于侵及左肺门的肿瘤，经胸骨延伸（或所谓的“蛤壳”切口）方法的前胸廓切开术可能更优。邻近的胸膜、心包和小区域肺可以被切除，几乎没有额外的发病率。如果肺实质明显受累，偶尔需要整块上肺叶切除术。在其他健康患者中，进行单侧膈神经切除不会显著提高发病率，尽管在这些情况下应该认真考虑预防性膈肌折叠。然而，在患有中度至重度 MG 的患者中，膈神经切除的发病率可能是显著的。在这些罕见的情况下，围绕膈神经进行手术切除并用手术夹标记残留的神经周围肿瘤以用于术后放射治疗可能需谨慎实施。同样，不推荐双侧膈神经切除，因为可能导致严重的呼吸系统疾病。在这些不常见的场景中，也建议在至少一个神经周围进行外科切除，并用手术夹标记残留肿瘤以便指导术后放射治疗。单侧无名静脉切除几乎不会造成长期发病率，但是如果双侧无名静脉和（或）上腔静脉由于肿瘤受累而需要切除，则建议至少重建一个无名静脉以降低发病率。在罕见的特定病例中应考虑切除大动脉和（或）主动脉并进行血管重建。

由于完整切除一直被认为是长期生存的独立因素，因此对不能手术的肿瘤进行减瘤的作用一直存在争议。最近对 13 项回顾性研究进行的 Meta 分析表明，与手术活检相比，减积手术存在生存获益[201]。笔者目前对少数不能手术的和严重疼痛或继发于非手术治疗难以治疗的邻近器官受压的其他症状的患者进行减积手术。

2. Ⅳa期胸腺瘤的手术治疗

Masaoka Ⅳa期胸腺瘤的治疗具有挑战性。鉴于胸腺瘤的惰性生物学行为及由许多病例得出的患者对化学治疗的反应，无须手术即可长期存活。然而，这些患者年龄多为中年，且相对健康，因此手术并非禁忌。由于早期肿瘤的完全切除一直是生存的独立预后因素，因此包括手术在内的多手段治疗模式越来越多地用于选择的Ⅳa期患者也就不足为奇了[202]。手术对Ⅳa期疾病的作用尚不清楚，而且尚未确定最佳手术方法，可选择的手术方法包括离体胸膜转移切除术/胸膜切除术或完整纵隔切除术和胸膜外肺切除术。

小型回顾性研究证明了关于Ⅳa期的包括积极手术在内的多手段治疗模式的潜在功效。Wright等报道了5例患有广泛性胸膜转移的患者，他们接受了新辅助化学治疗，随后进行了胸膜肺切除术和辅助放化疗，中位生存期为86个月[203]。Huang等报道了18例接受了手术的Ⅳa期胸腺瘤患者，其中4例患者接受了包括胸膜外肺切除术在内的多手段治疗模式。其中3例患者在最后一次随访时仍然存活[204]。Ishikawa等的报道回顾了11例接受多手段治疗模式的Ⅳa期胸腺瘤患者，其中4例接受了胸膜外肺切除术[205]。这4例中有3例没有复发，而其他7例接受了胸膜转移切除术/胸膜切除术患者中只有1例没有复发。这些报道与笔者所在机构的经验非常相似，其中9例Ⅳa期患者进行了胸膜转移切除术/胸膜切除术，其中6例患者存活，但在5年随访期间只有2例患者无疾病进展[200]。相比之下，6例患有Ⅳa期胸腺瘤和大体积胸膜疾病的患者中有4例通过胸骨切开术/胸廓切开术联合胸膜外肺切除术进行了整块前纵隔切除但无疾病进展。

对于某些患有Ⅳa期疾病的患者，包括手术在内的多手段治疗模式似乎是可行的，并且可以长期存活。尽管还需要进一步的研究，但似乎有越来越多的证据表明，与分散的胸膜切除/胸膜切除术相比，采用胸膜外肺切除术和完整纵隔切除术可以更有效地切除所有有风险的胸膜表面，从而改善局部控制。目前，有必要针对胸膜转移数、患者年龄和其他并发风险因素采用个性化的方法来采取更激进的治疗方法。

3. 胸腺癌的手术治疗

胸腺癌通常表现为不能手术的局部晚期疾病或转移性疾病。然而，在不寻常的情况下，无论是否进行新辅助治疗，胸腺癌都被认为是可切除的。最近对多中心国家数据库进行的分析包括了329例接受胸腺癌手术的患者，发现完全切除率为58%，总生存率为67%[206]。在这项研究中，预测生存的独立变量包括完全切除、Masaoka分期为早期和术后放射治疗。一些较小的机构也报道了胸腺癌术后长期存活的可行性。Takeda等报道了15例接受胸腺癌手术的患者，其中9例完全切除，平均生存期为57个月[207]。笔者所在机构的16例接受手术的胸腺癌患者其中9例接受诱导化学治疗的Ⅲ期或Ⅳa期患者[68]。其中4例患者需要进行大血管切除和重建。10例患者在最后一次随访中未进展，平均存活期为4年。与侵袭性胸腺瘤手术一样，胸腺癌的手术切除也非常具有挑战性，最好在专业中心实施。尽管胸腺癌被认为具有更大的恶性潜能，但是在可以完全切除的罕见胸腺癌患者中可以实现良好的长期存活率。某些局部晚期的患者可通过包括积极手术在内的多手段治疗模式获得长期存活。

（二）辅助治疗

1. 非浸润性疾病（Ⅰ期）

经验丰富的病理学家最能回答的重要临床问题如下

- 浸润被定义为“进入”或“穿过”包膜吗？
- 是否评估了整个包膜的完整性？
- 处理过程中是否有部分包膜破裂[208]？

对于Ⅰ期疾病，放射治疗作为辅助治疗尚未显示能够提高生存率。一项针对132例Ⅰ期患者的研究发现复发率为1.5%[159]，较小样本的研究认为Ⅰ期胸腺瘤完全切除后放射治疗不太可能增加总生存率[160, 208, 209]。多项结果研究显示，对于Ⅰ期胸腺瘤，超过90%的患者5年后会存活，并在手术后10年内存活率约为80%。尽管如此，偶尔也会出现局部复发[159, 160, 210]。因此，即使对于Ⅰ期患者，也需要进行终身随访。如果患者被认为不适合手术，则可行单独放射治疗或对缓慢生长的肿瘤进行观察作为替代的治疗方案[111, 212]。

2. 局部浸润性疾病（Ⅱ和Ⅲ期）

(1) 完全切除：手术在局部浸润性疾病中也起着

关键作用。研究表明，如果可以切除整个肿瘤，即使发现有浸润，也可提高生存率[160, 161, 183, 211]。完全切除可能需要冷冻切片明确，以保证切缘干净，有时可能需要纵隔结构的大范围切除和血管重建，包括肺、胸膜、心包和大血管。对于术前评估为局部晚期疾病的患者，联合化学治疗有效（见后文），鼓励使用术前化学治疗来缩小肿瘤的尺寸。

Strobel 等的研究显示 WHO 亚型 A、AB 和 B_1 的胸腺瘤、Masaoka Ⅰ期和 Masaoka Ⅱ期进行 R_0 肿瘤切除不需要辅助治疗[213]。Kondo 和 Monden 报道了最大的回顾性研究之一，纳入 1320 例患者，发现辅助放射治疗和（或）化学治疗对于完全切除的胸腺瘤或胸腺癌的患者无获益[214]。由 Korst 等进行的 Meta 分析显示对于接受完全切除的Ⅱ期和Ⅲ期患者，辅助放射治疗也没有任何益处，但对Ⅲ期和Ⅳ期是否获益仍存在争议[215, 216]。

(2) 不完全切除：如果手术后存在残留，则需行放射治疗以最大限度地提高局部控制。在一篇报道中，接受了平均剂量为 50Gy 放射治疗后 80% 的患者疗效为 CR，并且这些患者中有 80% 无疾病进展时间约为 9 年[188]。对包括 225 例患者的几项回顾性综述的粗略分析，不完全切除或无法切除的肿瘤病程更差[212]。35% 的患者发生局部复发。

不完全切除的情况存在两个有争议的问题。首先，手术的范围是否会影响生存？如上所述，已经确定完全切除（如果可能的话）确实提高了生存率。然而，浸润性疾病患者的回顾性研究显示活检后放射治疗的 5 年生存率与减瘤术后放射治疗（存在残留）相似[217, 218]。其他研究表明，部分切除后放射治疗预示着比活检后放射治疗更好的预后[159, 160, 183, 211]。鉴于完全切除肿瘤很重要，对于可能无法 R_0 切除的患者，应强烈考虑术前化学治疗以减积，并可能促进切除。

另外两篇评估放射治疗作用的论文使用了 SEER 数据库中的数据。在 Fernandes 等的一篇论文中，1973—2005 年评估的 1334 例胸腺瘤患者，Ⅰ期和Ⅱ a 期患者行辅助放射治疗没有获益，而Ⅲ期和Ⅳ期疾病接受辅助放射治疗的总体生存率获益[166]。Forquer 等回顾了 901 例胸腺瘤和胸腺癌，并将患者分为两组：局部侵犯和区域侵犯[219]。区域侵犯的患者可能包括那些严重侵犯邻近结构的患者。本文显示局部侵犯患者放射治疗的不良后果。尽管在患有区域侵犯的患者中观察到一些益处，但区域侵犯患者接受根治手术后没有看到任何获益[219]。总之，有关数据表明辅助放射治疗在完全切除的早期患者中没有获益。对于接受 R_0 切除的Ⅲ期患者，辅助放射治疗尚未证实获益。

第二个争议为最佳放射治疗剂量。报道的放射治疗剂量为 30～60Gy，单次分割 1.8cGy 或 2.0cGy，共 3～6 周。一项关于浸润性胸腺瘤患者的回顾性研究显示，术后放射治疗与预后相关[220]。无论剂量范围如何，2 年局部复发率似乎相似：给予＜ 48Gy 者占 42%（5/12），给予 49～59Gy 者占 35%（6/17），如果给予超过 60Gy 则无局部复发（0/3）。值得注意的是，21 例患者（37.5%）在放射野外复发。对于肉眼可见的残余胸腺瘤，优选给予＞ 50Gy 的剂量，因为 90 例患有术后残留的患者给予低于该剂量放射治疗后复发率为 34%[183]。尽管一些研究者针对临床上锁骨上窝阴性放疗也给予＞ 50Gy 的剂量，但没有治疗数据。

相关文献纳入患者数较少，无法得出确切的结论。然而，如果从亚临床乳腺癌推断数据，其中似乎存在剂量—反应曲线（30～35Gy 控制 60%～70% 的病例，40Gy 控制 80%～90% 的病例，50Gy 控制 90% 以上的病例）[221]，那么考虑胸腺瘤的高剂量放射治疗是合乎逻辑的。

应仔细设计放射治疗分割次数和治疗野，以尽量减少纤维化、心包炎和肺炎等并发症。必须指出的是，尽管局部控制有所改善，但回顾性分析并未显示接受术后放疗的患者具有一致的生存优势[210]。这可能是由于选择偏倚而未以前瞻性方式进行研究。

此外，尽管手术和放射治疗有明显获益，但化学治疗的作用尚待确定。有数据显示，即使是完全切除的Ⅱ期和Ⅲ期患者，尽管进行了辅助放射治疗，但仍有复发风险[222]。回顾性分析报告显示，接受局部治疗（手术、放射治疗）和基于顺铂的联合化学治疗的Ⅲ～Ⅳ期患者与未接受化学治疗的患者相比，无病生存期更长[211]。因此，减积手术后的放化疗可能在此情况下发挥作用，稍后将对此进行详细讨论。

（三）复发性和（或）转移性胸腺瘤的局部治疗

在一线局部治疗后，胸腺瘤可能会出现胸部

（肺或胸膜转移）和（或）胸外复发。鉴于胸腺瘤为惰性肿瘤，PFS 相对较长，手术切除复发病灶是特定患者的合理方法。单纯手术治疗复发病灶后，有报告显示患者无疾病生存期长达 13 年[210, 223]。有证据表明，在这种情况下，手术比放射治疗有着更好的生存率[210]。如果手术不可行且之前未给予放射治疗或组织耐受允许，胸内复发可以进行放射治疗，一项研究显示胸内复发放射治疗的 10 名患者中仍有 6 名存活 7 年[224]。

在多灶或广泛的局部复发中，单独化学治疗、序贯手术或放射治疗对残留病灶是合理的治疗方法。该方法允许体内评估肿瘤对化学治疗的敏感性并且可能有利于手术。值得注意的是，远处转移（胸腔内胸膜和胸腔外）的预后比局部复发更差，但生存可能更依赖于肿瘤的内在生物学，因为许多晚期疾病患者可能会经历数十年的周期性系统治疗[10]。

（四）胸腺瘤和胸腺癌的化学治疗

回顾性研究显示，20%～30% 的患者可能在初次就诊时需要接受全身治疗。相对较少的前瞻性试验已经开始评估化学治疗在胸腺恶性肿瘤中的作用。然而，需要知道的是，尚未确定化学治疗的最佳方案和时间，并且入组临床试验仍是更好的方法。现有数据可分为单药化学治疗、联合化学治疗、放化疗、皮质类固醇和细胞因子治疗。

1. 单药化学治疗

单药化学治疗评估的数据仅限于少数小型前瞻性试验、一些病例报告和综述。大多数患者具有不同的治疗方案和（或）具有先前治疗的事实使之更有局限性。最常用的药物似乎是顺铂[225]、皮质类固醇、多柔比星[226–228]和烷化剂，但单一药物的活性仍然有限。其他单一药物用于两个或以上无明显疗效的患者也被报道，包括环磷酰胺[228, 229]、达卡巴嗪[229]、天冬酰胺酶[230]、阿扎胞苷[230]、苯丁酸氮芥[228]、氯甲炔[228]和长春新碱[231]。

对顺铂的热情基于 1973 年的病例报道，其中观察到客观缓解并且一次疗效维持超过 12 个月[225]。针对 20 例转移性或复发性胸腺瘤患者进行每 3 周的顺铂（50mg/m^2）治疗[255]，20 年后进行了随访。15 例先前接受过放射治疗，3 例接受过化学治疗。只有 2 例（10%）患者有部分缓解，8 例（44%）患者病情稳定，其余进展。

Highley 等[22]对异环磷酰胺用于 15 例侵袭性胸腺瘤患者进行了评估。给予两种不同的异环磷酰胺治疗方案，13 例患者可评估疗效。5 例患者完全缓解，1 例患者部分缓解。完全缓解的中位持续时间为 66 个月以上，预计 5 年生存率为 57%。

培美曲塞在 27 例先前接受过治疗的患者（16 例胸腺瘤，11 例胸腺癌）中进行了评估。在胸腺瘤患者中观察到 2 例完全缓解和 2 例部分缓解，患有胸腺癌的患者中有 1 例部分缓解。所有患者的中位总生存期为 29 个月[233]。对在单一中心接受培美曲塞治疗的 16 例患者(其中 6 例胸腺瘤，10 例胸腺癌)的回顾性分析发现胸腺瘤患者有 1 例部分缓解，胸腺癌患者中有 1 例部分缓解[234]。

靶向药物如吉非替尼、厄洛替尼加贝伐珠单抗、伊马替尼或塞卡替尼的试验未显示主要活性[235–241]。由于恶性胸腺肿瘤显示出表达 EGFR，因此已经对患有晚期胸腺恶性肿瘤的患者进行了吉非替尼（EGFR 酪氨酸激酶抑制药）研究。该研究包括 26 例先前接受过治疗的患者，虽然治疗可以耐受，但只有 1 例患者有部分缓解（持续时间为 5 个月），14 例患者病情稳定。对 5 例患者进行了 EGFR 突变检测，结果未见突变[238]。至少有 2 例研究者对复发性胸腺瘤患者进行西妥昔单抗治疗，发现 3 例部分缓解[242, 243]。

在 41 例先前治疗过的胸腺瘤（n=25）和胸腺癌（n=16）患者中评估了组蛋白去乙酰化酶抑制药贝利司他。2 例胸腺瘤患者达到部分缓解（8%），25 例患者病情稳定。进展和生存的中位时间分别为 5.8 个月和 19.1 个月[244]。

单独的报告证实了索拉非尼、西妥昔单抗和奥曲肽等多种靶向药物的活性[245]。一个病例报道了奥曲肽联合泼尼松的疗效。在患有胸腺瘤和 PRCA 的患者中，对化学治疗无效的患者可诱导达完全缓解[246]。这一研究促进了晚期化学治疗难治性的胸腺肿瘤中泼尼松和奥曲肽类似物的研究[247]。这项对 16 例患者的研究显示总有效率为 37%，1 例患者完全缓解，5 例患者部分缓解。中位生存期为 15 个月。这种组合几乎没有不良反应，可以被认为是接受过治疗的难治性患者的有效姑息治疗。东部肿瘤协作组（Eastern Cooperative Oncology Group，ECOG）对奥曲肽治疗 2 个月后仍无明显部分缓解的患者进行了奥曲肽联合大剂量泼尼松［0.6mg/（kg·d）］

的Ⅱ期临床试验。仅在使用奥曲肽的前 2 个月中观察到 4 例部分缓解，但当加入泼尼松后，最终发现 2 例完全缓解和 10 例部分缓解（完全 + 部分缓解 = 32%）[246, 248]。

最近一项靶向胰岛素样生长因子 1 受体的人免疫球蛋白 G_1（immunoglobulin G_1，IgG_1）单克隆抗体 Cixutumumab 的Ⅱ期研究，招募了 49 例患者（37 例胸腺瘤，12 例胸腺癌）[249]。在 37 例胸腺瘤患者中有 5 例（14%）达部分缓解，28 例病情稳定，4 例进展。在 12 例胸腺癌患者中无 1 例部分缓解，5 例病情稳定，7 例进展。37 例胸腺瘤患者中有 9 例（24%）在治疗期间发生自身免疫疾病（5 例为新发病），其中最常见的是 PRCA。2 例（4%）死亡，其中 1 例是疾病进展，另一例是疾病相关的并发症（呼吸衰竭、肌炎和急性冠状动脉事件），这可能是用 Cixutumumab 治疗引起的。顺便提一下，在用检查点抑制药（例如 PD-1 或 PDL-1 抑制药）治疗的胸腺瘤患者中也观察到自身免疫性疾病的严重恶化，因此目前这种疗法用于治疗胸腺瘤需非常谨慎。

最近一项Ⅱ期研究报道了依维莫司［一种哺乳动物西罗莫司靶蛋白（mammalian target of rapamycin，mTOR）抑制药］的疗效，该药曾用于先前接受过顺铂化学治疗的患者。23 例胸腺瘤患者中有 1 例部分缓解，12 例胸腺癌患者中有 1 例完全缓解，2 例部分缓解。总体而言，在 35 例患者中有 25 例实现了疾病控制[250]。

最近一项对既往多程治疗过的上皮胸腺肿瘤给予舒尼替尼的Ⅱ期研究发现，16 例胸腺瘤患者中有 1 例部分缓解（6%），而胸腺癌缓解率为 26%（23 例中有 6 例缓解）[233]。分别在胸腺瘤和胸腺癌中实现了 81% 和 91% 的疾病控制。胸腺癌和胸腺瘤对舒尼替尼的不同缓解率强调了两者之间驱动突变的可能生物学差异。

2. 联合化学治疗

最佳方案尚未确定，以下是对主要研究的回顾。其他研究的总结见表 14-4。

顺铂（50mg/m^2）、多柔比星（50mg/m^2）和环磷酰胺（500mg/m^2）即“PAC”方案用于 30 例转移性、复发性或无法用 1 个放射治疗野包括的患者[235]。这组患者平均接受 6 个周期上述方案化学治疗：3 例完全缓解，12 例部分缓解，10 例病情稳定。中位缓解持续时间为 11.8 个月，中位生存期为 37.7 个月。另一项试验针对 23 例局限期无法切除的胸腺瘤患者（Masaoka Ⅲ期），接受 2～4 个周期

表 14-4 上皮性胸腺恶性肿瘤患者的化学治疗结果

药 物	患者数	应答情况	参考文献
单药			
天冬酰胺酶	2	0	Chahinian 等[230]
阿扎胞苷	1	0	Chahinian 等[230]
贝利司他	41	2	Giaccone 等[244]
苯丁酸氮芥	4	0	Boston[228]
氮芥	2	0	Boston[228]
顺铂	21	2PR	Bonomi 等[225]
	5	3CR，2PR	Harper 和 Addis[279]
	2	0	Donovan 和 Foley[229]
西妥木单抗	49	5PR	Rajan 等[249]
皮质类固醇	13	3CR，8PR	Hu 和 Levine[226]
环磷酰胺	3	0	Boston[22] Donovan 和 Foley[229]
达卡巴嗪	2	0	Donovan 和 Foley[229]

（续表）

药　物	患者数	应答情况	参考文献
紫杉特尔	1	1PR	Oguri 等 [280]
多柔比星	2	0	Harper 和 Addis[279]
厄洛替尼	1	1PR	Christodoulou 等 [281]
异环磷酰胺	13	5CR，1PR	Highley 等 [232]
伊马替尼	33	2PR	Strobel 等 [120]；Buti 等 [282]；Salter 等 [237]；Giaccone 等 [236]；Palmieri 等 [240]
白细胞介素 -2	1	1CR	Berthaud 等 [264]
	14	0	Gordon 等 [265]
美登素	7	5PR	Boston[228]；Jaffrey 等 [283]；Chahinian 等 [230]
帕博利珠单抗（研究仍在进行中）	23	1CR，4PR	Giaccone 等 [285]
培美曲塞	23	2CR，2PR	Loehrer 等 [233]
	16	2PR	Liang 等 [234]
塞卡替尼	21	0	Gubens 等 [241]
舒尼替尼	41	7PR	Thomas 等 [272]
苏拉明	1	1PR	LaRocca 等 [284]
长春新碱	2	0	Stolinsky 等 [231]
联合化学治疗			
含有非铂类的治疗方案			
氮芥，长春新碱，丙卡巴肼，长春碱	2	1PR	Stolinsky 等 [231]
环磷酰胺，多柔比星	1	1CR	Butler 等 [286]
环磷酰胺，多柔比星，长春新碱	2	2CR	Loehrer 等 [287]
	5	2CR，3PR	Kosmidis 等 [288]
环磷酰胺，多柔比星，长春新碱，泼尼松（CHOP）	13	5CR	Goldel 等 [289]
CHOP 与顺铂，依托泊苷	1	0	Hu 和 Levine[226]
环磷酰胺，长春新碱，丙卡巴肼，泼尼松	5	0CR，4PR	Evans 等 [290]
洛莫司汀，环磷酰胺，长春新碱，泼尼松	9	4CR，1PR	Daugaard 等 [291]
卡培他滨，吉西他滨	30	12PR	Palmieri 等 [258]
含铂方案			
卡铂，紫杉醇	44	3CR，11PR	Lemma 等 [256]
	11	4PR	Igawa 等 [292]
	40	1CR，13PR	Hirai 等 [271]

（续表）

药　物	患者数	应答情况	参考文献
卡铂，氨柔比星	51	13PR	Inoue 等 [259]
顺铂，多柔比星	3	3CR	Klipstein 等 [293]
	9	1CR，5PR	Mitrou 等 [294]
顺铂，多柔比星，环磷酰胺	30	3CR，10PR	Loehrer 等 [235]
	1	1CR	Fornasiero 等 [295]
	23	5CR，11PR	Loehrer 等 [251]
	1	1CR	Campbell 等 [296]
顺铂，多柔比星，环磷酰胺，贝利司他	26	1CR，9PR	Thomas 等 [257]
顺铂，多柔比星，环磷酰胺 ± 泼尼松	22	3CR，14PR	Kim 等 [196]
顺铂，多柔比星，泼尼松，博来霉素	9	1CR，5PR	Chahinian 等 [297, 298]
顺铂，多柔比星，长春新碱，环磷酰胺	32	15CR	Fornasiero 等 [253]
	16	14PR 7CR，5PR	Rea 等 [261]
顺铂，表柔比星，依托泊苷	7	4CR，3PR	Macchiarini 等 [260]
顺铂，依托泊苷	1	1PR	Harper 和 Addis[279]
	1	0	Hu 和 Levine[226]
	16	5CR，1PR	Giaccone 等 [254]
顺铂，依托泊苷，异环磷酰胺	28	0CR，9PR	Loehrer 等 [255]
顺铂，长春碱，博来霉素	4	2CR，1PR	Dy 等 [299]

CR. 完全缓解；PR. 部分缓解

的 PAC 方案化学治疗，然后接受放射治疗 [251]。在这项研究中，有 5 例患者完全缓解，11 例患者部分缓解（缓解率 70%），中位生存期 93 个月。5 年生存率 52.5%。病例报告还描述了既往应用过这种联合化学治疗后再次使用仍可获得持久的第二次缓解 [252]。

对于不能切除的胸腺瘤（Masaoka Ⅲ期或Ⅳ a）患者，给予新辅助化学治疗，应用 PAC+ 泼尼松行 3 个周期诱导化学治疗，然后进行手术，术后放射治疗 [196]。然后这些患者继续接受了 3 个周期的化学治疗。有 12 例可评估，其中 11 例接受了手术切除。在 12 例患者中，对诱导化学治疗的反应中显示出 92% 的缓解率，3 例完全缓解，8 例部分缓解。3 例完全缓解中有 2 例在切除时 100% 肿瘤坏死，证实了化学治疗的有效性。

在一针对 37 例Ⅲ～Ⅳ期患者的单机构研究中应用多柔比星（40mg/m^2）、顺铂（50mg/m^2）、环磷酰胺（700mg/m^2）与长春新碱（0.6mg/m^2）（ADOC 方案）联合化学治疗 [253]。缓解率为 91.8%，完全缓解率 43%。中位缓解期和中位生存期分别为 12 个月和 15 个月。完全缓解持续中位时间 27 个月，部分缓解持续中位时间 9.5 个月。在该研究中，依托泊苷、异环磷酰胺和顺铂联合用作二线治疗病情稳定持续 2 个月，在 3 例复发患者中有 2 例持续 6 个月。

欧洲癌症研究和治疗组织（European Organization for Research and Treatment of Cancer，EORTC）评估了顺铂（60mg/m^2）和依托泊苷（120mg/m^2）的治疗方案 [254]。16 例转移性或复发性疾病患者平均接

受了 6 个周期的治疗，其中 5 例完全缓解，4 例部分缓解（缓解率为 56%）。中位缓解持续时间为 3.4 年，中位生存期为 4.3 年。在 ECOG 协调的组间试验中，评估依托泊苷、异环磷酰胺和顺铂（VIP 方案）的结果，在 14 例患者中产生了 6 例部分缓解（43%）。后者的研究表明异环磷酰胺不会增加顺铂和依托泊苷的组合 [255]。ECOG 随后发表了一项多中心试验，使用卡铂［曲线下面积（area under the curve，AUC）= 6］加紫杉醇（225mg/m^2）治疗初治的胸腺瘤（n=21）或胸腺癌（n=23）患者。胸腺瘤组中仅有 3 例完全缓解和 6 例部分缓解（42.9%），胸腺癌组有 5 例部分缓解（21.7%）[256]。

基于前面提到的胸腺瘤最小单药活性，组蛋白去乙酰化酶（histone deacetylase，HDAC）抑制药贝利司他在 26 例患者（12 例胸腺瘤及 14 例胸腺癌）的Ⅰ/Ⅱ期试验中与 PAC 联合使用 [257]。胸腺瘤和胸腺癌的客观缓解率分别为 64%［95% 置信区间（confidence interval，CI），30.8%～89.1%］ 和 21%（4.7%～50.8%）。药动学和关于疗效的生物标记物也进行了评估。观察到 HDAC 抑制药的药效标志物的调节和调节性 T 细胞和耗尽的 CD8$^+$ T 细胞群的下降。调节性 T 细胞的下降与应答（P=0.004 1）和 PFS（P=0.021）有关。TIM3$^+$ CD8$^+$ T 细胞的减少在应答者中比无应答者更甚（P=0.049）。作者得出结论，这几种药物的联合在胸腺上皮肿瘤中有效且可行，并且对调节性 T 细胞和 TIM3$^+$ CD8$^+$ T 细胞的免疫调节作用仍有待进一步研究 [257]。

在 30 例胸腺上皮肿瘤患者（73% 为胸腺瘤）的研究中使用了卡培他滨与吉西他滨联合的方案。共有 12 例患者，中位 PFS 为 11 个月 [258]。一项试验应用氨柔比星（Amrubicin）联合卡铂，纳入了 18 例侵袭性胸腺瘤患者。侵袭性胸腺瘤组的客观缓解率和 PFS 分别为 17%（95%CI 0～34%）和 7.6 个月。作者得出结论，该方案对侵袭性胸腺瘤无效 [259]。

总之，胸腺恶性肿瘤对多种全身性药物都有反应。联合化学治疗能够提供最高的缓解率，但并不能够治愈。累积数据强烈表明，与基于蒽环类的方案相比，含有非蒽环类药物的方案缓解率更差，并且胸腺癌对这些疗法的缓解率远低于胸腺瘤。在挽救治疗中，许多不同的药物都有效（见表 14–4）。

3. 放化疗

对局部晚期胸腺瘤和胸腺癌需引入联合治疗的概念。尽管一些研究者报道了接受放化疗的患者的可行性和结果，但尚无前瞻性随机试验确定局部晚期患者的最佳治疗方案。完成切除的患者似乎比不完全切除的患者具有更长的生存期。在新辅助治疗中使用化学治疗可以使先前无法完全切除的患者实施完全切除，也可减少手术并发症 [260]。

Macchiarini 等首先报道了术前化学治疗的方法。在 7 名患有临床Ⅲ期疾病患者的新辅助治疗中给予 3 个周期的顺铂、表柔比星和依托泊苷治疗。所有患者在化学治疗后均部分缓解并接受了手术，其中 4 例接受了完全切除术（2 例有显微镜下残留，1 例大体残留）[260]。另外一项研究报道了 16 例Ⅲ期和Ⅳa 期患者的相似结果，每 3 周使用顺铂、多柔比星、长春新碱和环磷酰胺治疗，持续 3 或 4 个周期 [261]。只有残留的患者才给予术后放射治疗。如果仅存在纤维化，则手术后予以 3 个周期化学治疗。化学治疗后 7 例完全缓解，5 例部分缓解。所有患者均接受术后放射治疗，作者报道预计 2 年生存率为 80%。

一项研究为 13 例Ⅲ期或Ⅳa 期患者进行诱导化学治疗（PAC 方案）联合泼尼松 3 个周期 [196]。12 例可评估为缓解：3 例完全缓解，8 例部分缓解。11 例进行了手术切除，9 例完全切除。术后予以放射治疗，然后进行 3 个周期的巩固化学治疗。中位随访 43 个月，所有患者均存活，2 例进展，尽管结合了三种治疗模式，但均没有增加发病率。这些研究表明，新辅助化学治疗与术后放射治疗是一种可行的方法。

据报道，针对 23 例无法切除的局部晚期患者进行了联合治疗的前瞻性试验。23 例接受 2～4 个周期的 PAC 后行 54Gy 的放射治疗，5 例完全缓解，11 例部分缓解。总缓解率为 69.6%[224]。5 年无进展生存率和总生存率分别为 54.3% 和 52.5%。应该注意的是，在开始化学治疗之前仅有 4 例进行了大减瘤治疗。该试验的局限性导致结果不明确。具体而言，95% 置信区间覆盖了放射治疗作为单一疗法的研究结果；可能存在低毒的同等有效方案（如不联合蒽环类药物的放射治疗）。

一项最新的单臂试验研究了 2 个周期的顺铂和依托泊苷与 45Gy 胸部放射治疗局部晚期胸腺肿瘤患者 [262]。在 22 例中，有 21 例完成了诱导治疗。共有 10 例部分放射学缓解，11 例病情稳定。在 21

例中，17 例（77%）接受了 R_0 切除术，3 例（14%）接受了 R_1 切除术，1 例（5%）接受了减瘤术。8 例出现手术并发症（36%），2 例（9%）术后死亡。没有患者出现完全病理缓解。虽然完整切除率很高，但术后死亡率和并发症发生率也很高，因此在推荐这种方法之前需要更多的数据支持。

（五）其他药物

在文献中已经报道了对皮质类固醇治疗的有效性。这些是病例报告或对复发或转移性患者的小型回顾性综述 [226, 263]。这种活性被认为是由于对淋巴细胞成分的淋巴溶解作用，因为缓解通常是短暂的。没有先例表明类固醇对胸腺瘤的真正恶性部分（上皮）有效。除非证明淋巴细胞参与了肿瘤发生或类固醇被证明对上皮恶性肿瘤有效，否则目前皮质类固醇没有主要作用。然而，在晚期患者中，皮质类固醇可以起到姑息作用。

观察到白细胞介素 –2 在 1 例曾接受过化学治疗的患者中达完全缓解 [264]。在 14 例复发或难治性患者中对白细胞介素 –2 进行的后续研究未发现任何疗效 [265]。可能没有必要进一步研究该药物。

目前很少有研究调查新型免疫检查点抑制药（抗 CTLA4 和抗 PD–1/PD–L1）在胸腺恶性肿瘤中的作用。然而，一个主要问题是经常伴随这些肿瘤的副肿瘤性自身免疫综合征（如前所述）的恶化。在进一步的试验得出结论之前，胸腺瘤患者中禁用这种方法。

（六）胸腺癌

如前所述，大多数胸腺癌患者存在局部晚期和（或）转移性疾病。关于这些患者的最佳治疗数据非常少。大多数试验采用了与胸腺瘤相同的治疗方案，即手术、放射治疗和化学治疗。多种治疗模式也适用于胸腺癌 [142, 266–268]。

据报道，转移性胸腺癌对联合化学治疗有效。在一个试验中，3/5 的患者对博来霉素、依托泊苷和顺铂有效，中位缓解持续时间约为 12 个月 [269]。另一个小样本试验发现，2/4 的患者对环磷酰胺、多柔比星和长春新碱有效 [140]。另有试验报道了 ADOC 方案的临床有效性，8 例患者中有 6 例部分缓解，中位生存时间 19 个月 [270]。一项前瞻性组间试验纳入 3 例胸腺癌患者评估 PAC 的疗效 [251]。其中 1 例有效。唯一一项调查化学治疗是否有益的回顾性研究未发现其生存优势 [28]。

Lemma 等 [256] 和 Hirai 等 [271] 发表了两项关于晚期胸腺癌最大样本的前瞻性试验，评估了卡铂联合紫杉醇的疗效。第一项研究评估了 23 例患者，其中 5 例部分缓解（客观缓解率 21.7%；90%CI 9%～40.4%）[256]。最近，Hirai 在日本进行了一项多中心Ⅱ期研究，用卡铂及紫杉醇治疗了 40 例胸腺癌患者。客观缓解率为 36%（95%CI 21%～53%；P=0.031）。中位 PFS 为 7.5（6.2～12.3）个月，而总生存期未达到中位标准。

在一项纳入 33 例胸腺癌患者的研究中，应用了氨柔比星联合卡铂。该组的客观缓解率和 PFS 分别为 30%（95%CI 14%～46%）和 7.6 个月。33 例中 11 例既往未接受过化学治疗，该治疗组的缓解率为 42%[259]。

最近，一项针对舒尼替尼的多中心Ⅱ期研究纳入了 25 例铂类化学治疗失败后的胸腺癌患者 [272]。在 23 例患有胸腺癌的可评估患者中，6 例（26%；90%CI 12.1～45.3；95%CI 10.2%～48.4%）有部分缓解，15 例（65%；95%CI 42.7%～83.6%）病情稳定，2 例（9%）进展。这表明舒尼替尼是治疗化学治疗难治性胸腺癌的潜在选择药物。

九、预后

临床病理学回顾性综述是确定各个分期预后的最佳资源。必须认识到，一些较老的数据存在缺陷，包括患有胸腺癌的患者，并且围术期护理的改善已经改变了生存率，尤其是 MG 患者 [15]。表 14–5 为来自涵盖时间跨度近 40 年的数据。大多数病例的治疗一直是手术治疗，但自 20 世纪 80 年代以来放射治疗和化学治疗的改进可能会改善晚期疾病患者的预后，但从这些数据还看不出来。虽然对于是否根据分期和组织学类型进行治疗尚存争论，但是有关数据并不充分，并且肿瘤的分期一直被证明是指导治疗的预后因素之一。组织学在预后中的作用可能有限。例如，Ⅰ期皮质胸腺瘤是唯一一项研究表明需要改变治疗方案的疾病。有人认为Ⅱ期和Ⅲ期混合胸腺瘤患者的预后相似，因此患者可能会受益于术后放射治疗 [130]。

除了浸润之外，临床病理学观察结果似乎与胸腺瘤患者预后不良有关，包括诊断时出现肿瘤相关的症状和体征、直径超过 15cm、诊断时年龄＜ 30 岁，以及镜检上皮细胞占优势 [48, 211, 273]。然而，笔者

表 14–5　胸腺瘤和胸腺癌的生存率 [3, 300, 301]

疾　病	3 年生存率（%）	5 年生存率（%）	10 年生存率（%）
胸腺瘤	–	–	–
Ⅰ期	–	94	75
Ⅱ期	–	91	65
Ⅲ期	–	70	50
Ⅳ期	–	38～56	10～30
胸腺癌 *	45	35	–

*. 中位生存期 20 个月

最近发现的 9 个基因特征在转移风险的多变量分析中似乎比传统分期在内常见预后因素更具预测性 [126]。

十、推荐

在诊断出前纵隔肿块后，我们的做法是首先检查血清 β– 人绒毛膜促性腺激素、乳酸脱氢酶和甲胎蛋白，以首先排除生殖细胞肿瘤（图 14–19）。当高度怀疑胸腺恶性肿瘤时，应对手术切除的可能进行初步评估。对于较大的肿块，应行针穿活检，最好不要伤及胸膜腔。如果肿块可切除，建议进行手术。有经验的病理学家进行组织学评估对于获得正确的诊断并确定明显的边缘和局部 / 包膜的浸润是必要的。

如果侵出包膜，应考虑术后放射治疗，特别是对于那些胸腺瘤和手术切缘阳性的患者。对于Ⅱ期和Ⅲ期手术切缘阴性的胸腺瘤患者，术后放射治疗的作用存在争议。如果手术切缘阴性，术后放射治疗似乎不会改善预后。在所有胸腺癌病例中也应考虑术后放射治疗，因为大多数患者已为局部晚期。无法切除的胸腺肿瘤患者应行针穿活检或开放活检以明确组织诊断。对于这些肿瘤，应给予新辅助化学治疗，然后考虑手术切除（或对于无法切除的患者进行放射治疗）。对于患有晚期胸腺恶性肿瘤的患者，初始治疗应该是基于蒽环类药（如 PAC、ADOC）或顺铂和依托泊苷的方案，这似乎更能够获得更好的客观缓解率。与胸腺瘤患者相比，胸腺癌患者对一线联合治疗的反应率低（20%～30%）。在挽救治疗中，应该充分考虑入选临床试验或单药治疗。由于许多患者无论是否接受化学治疗均会有惰性病程，因此应考虑生活质量和治疗的局限性。由于缺乏来自足够规模的前瞻性研究的数据，应该充分考虑参加临床试验。

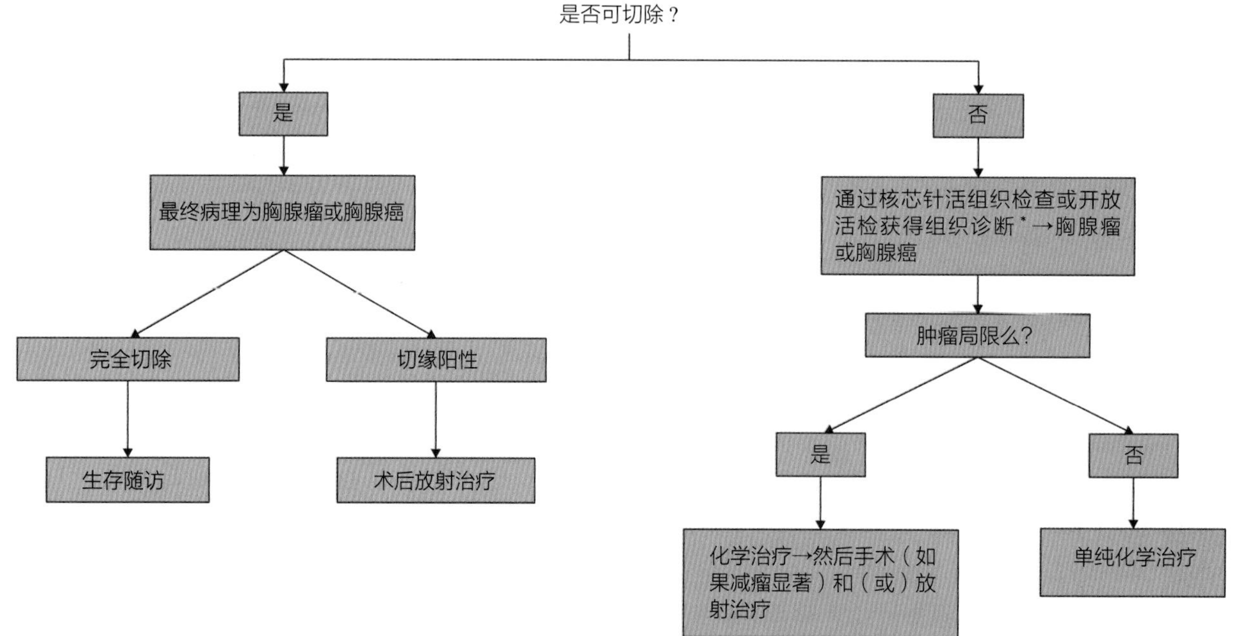

▲ **图 14–19　用于指导患有胸腺瘤或胸腺癌的纵隔肿块的患者的评估和管理流程**

第 15 章　原发性肺肉瘤

Primary Sarcomas of the Lung

Vindo Ravi　Mara Antonoff　Hannah Wingate　Wei-Lien Wang　Kelly K.Hunt　著
孔玲玲　译　　王银霞　校

一、概述

软组织肉瘤是一种罕见的肿瘤，2015 年美国的发病数约为 11 930 例，死亡数约为 4870 例 [1]。肉瘤来源于间叶组织，因此具有多样性。3/4 的软组织肉瘤出现在四肢，也可能发生在头颈部、腹膜后或躯干，但很少发生在内脏 [2]。胸腔内发现的大多数肉瘤是转移性的。原发性肺肉瘤（primary pulmonary sarcoma，PPS）非常罕见，占所有恶性肿瘤的不到 0.5%[3, 4]。在临床过程和治疗方法方面，PPS 与其他原发性肺恶性肿瘤不同，因此，临床医师需要将 PPS 纳入肺癌的鉴别诊断。

本章回顾了不同类型肺肉瘤的现有信息，重点关注区分病理特征、临床表现、鉴别诊断、预后和治疗方法，最后列举两个典型病例。

二、流行病学及病因学

原发性肺肉瘤可以发生在任何年龄，在新生儿和老年人中也有报道。由于肿瘤的罕见性，无法对大量人口数据库进行可靠的统计分析。然而，大多数确诊患者都是中年人。1982—2007 年的 25 年间，休斯敦的得克萨斯儿童医院儿科中仅有 2 例诊断为 PPS[5]。在 PPS 中最常见的类型是平滑肌肉瘤，文献报道 16 岁以下的儿童少于 20 例 [4]。先前，第二种最常见的 PPS 类型是纤维肉瘤，然而，通过免疫组织化学更好的表征，世界卫生组织（World Health Organization，WHO）对软组织肉瘤进行了更具特征性的新分类，以前被归类为纤维肉瘤的肿瘤现在被细分为特定类型的纤维肉瘤或以另一种类型的软组织肉瘤为特征 [2, 6–8]。横纹肌肉瘤具有双峰年龄分布，儿童诊断的中位年龄为 2 岁（通常为胚胎和肺泡亚型），成人诊断的中位年龄为 57 岁（通常为多形亚型）[9, 10]。

鉴于 PPS 异质性和亚型的罕见性，尚未通过大型队列研究对致病因素进行研究，考虑致病原因与辐射暴露、二氧化钍暴露、化学或杀虫剂暴露有关，但没有令人信服的证据支持 [11–13]。

三、病理

大多数软组织肉瘤的组织学亚型在原发性肺肉瘤的文献中均有报道（表 15–1）。肺肉瘤和软组织肉瘤一样，一般是根据它们所模仿的间充质组织类型来分类 [14]。虽然有些形态学特征是独特的，基于组织切片显微镜检查的形态学评估仍然是肉瘤诊断的黄金标准，但不同的 PPS 组织学类型之间仍有许多相似之处 [15]。由于免疫组织化学和分子检测有助于诊断，它们的应用越来越广泛。在诊断时，PPS 经常表现为局部浸润 [16]，与较常见的软组织肉瘤相似，淋巴系统的肿瘤浸润不常见，但少数亚型如滑膜肉瘤除外。可以发生血行转移，但通常不易在初诊时发现。总的来说，大多数 PPS 为圆形或椭圆形，边界清晰，且为假包囊肿块（图 15–1 和图 15–2）。周围病变可侵犯邻近胸膜和胸壁。

软组织肉瘤通常具有独特的梭形细胞形态，可以与大多数癌区别。某些肺癌，如梭形细胞癌和具有梭形细胞形态的肉瘤样间皮瘤，可能与 PPS 相混淆，需要免疫组织化学辅助诊断 [17, 18]。PPS 通常是波形纤维蛋白阳性，角蛋白和上皮膜抗原（epithelial membrane antigen，EMA）阴性，另外也显示特定谱系分化的特征（平滑肌、血管等）。梭形细胞癌、癌肉瘤和肉瘤样间皮瘤除显示波形纤维蛋白阳性

表 15-1 原发性肺肉瘤的组织学亚型

原　发	亚　型
脂肪细胞肉瘤	高分化 / 去分化脂肪肉瘤
成纤维细胞 / 肌成纤维细胞瘤	孤立性纤维瘤 / 血管外皮细胞瘤
	成人纤维肉瘤
	幼儿纤维肉瘤
所谓的纤维组织细胞瘤	未分化多形性肉瘤（多形性恶性纤维组织细胞瘤）
	带巨细胞的未分化多形性肉瘤（巨细胞“恶性纤维组织细胞瘤”）
	未分化多形性肉瘤伴明显炎症（炎性“恶性纤维组织细胞瘤”）
平滑肌肉瘤	平滑肌肉瘤
周细胞（血管周围）肉瘤	血管球瘤
骨骼肌肉瘤	横纹肌肉瘤——胚胎性、肺泡性和多形性
血管肉瘤	Kaposi 肉瘤
	上皮样血管内皮瘤
	血管肉瘤
软骨肉瘤	软骨肉瘤
	骨肉瘤
分化不明的肉瘤	滑膜肉瘤
内膜肉瘤	肺动脉肉瘤
周围神经肉瘤	恶性周围神经鞘瘤

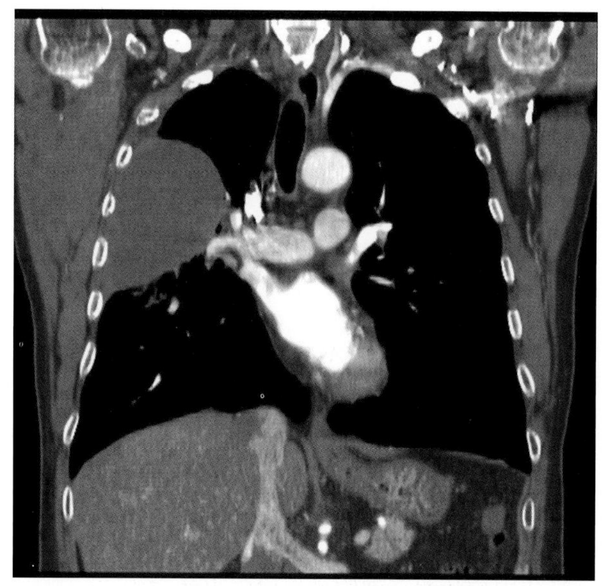

▲ **图 15-1　1 例患者的胸部 CT 扫描示右半侧胸腔上部有与胸膜邻接的大肿块（8～9cm）**

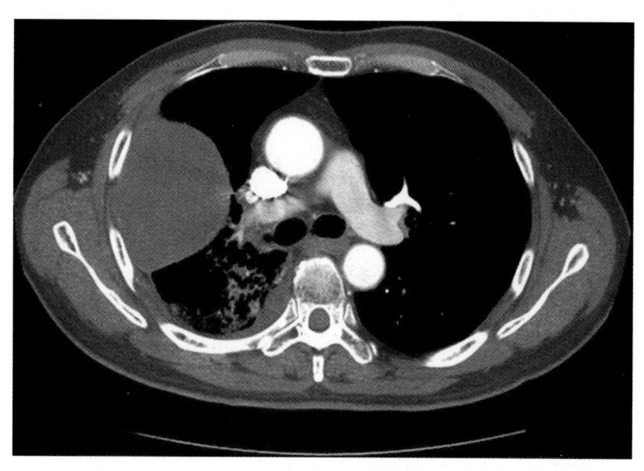

▲ **图 15-2　与图 15-1 所示同一患者的轴位 CT 扫描，证实右半侧胸腔有肿块**

外，一般还显示细胞角蛋白和 EMA 阳性。考虑到肉瘤通常起源于身体其他部位，随后转移到肺，因此一旦诊断为肺肉瘤，在确定为 PPS 之前，必须仔细排除肺外的原发性病变。详细和常规的随访检查和影像学检查是必要的，以评估先前不易发现的原发性肿瘤。最近也有杂志发表了一篇关于 PPS 诊断方法的综述 [18]。

2002 年，世卫组织国际癌症研究机构（International Agency for Research on Cancer，IARC）发布了软组织肉瘤分类方案 [2]。在这个分类方案中，所有软组织肉瘤，包括 PPS，都是根据相关的病理学数据，包括可用于软组织肉瘤分类的细胞遗传学和分子遗传学数据进行重组和排列的。早期关于软组织肉瘤的文献，包括 PPS，将一些肿瘤分为模糊和定义不清的类别。世卫组织的分类对许多以前模糊的定义进行了阐明，并为软组织肉瘤的分类提供了明确的界定。世卫组织在 2013 年进一步完善了这些分类，并增加了新的临床病理和遗传特征，以帮助对疾病进行更为一致的分类 [6]。

原发性肺肉瘤以软组织肉瘤的新 WHO 分类为代表。本章之前关于 PPS 的迭代尝试是根据过去的分类方法对 PPS 进行分类的。当前章节尝试更新了 WHO 总结的与 PPS 相关的新的病理分类。

（一）平滑肌肿瘤

平滑肌肉瘤

平滑肌肉瘤是较常见的 PPS 之一，可能发生在呼吸道的任何部位。它往往发生在外周和胸膜下，也可以位于中心位置[19]。较大的肿瘤易于延伸到胸壁、纵隔和膈肌。通常认为平滑肌肉瘤起源于血管或支气管中的平滑肌，并且常与这些结构黏附。平滑肌肉瘤也可能出现在大血管中，如肺静脉和动脉；然而，起源于动脉的平滑肌肉瘤比较罕见，并且没有平滑肌肉瘤的典型特征，因此被归类为内膜肉瘤更为适合（参见本章后面的肺动脉肉瘤）。

无论位置如何，平滑肌肉瘤的形态都是一样的。平滑肌肉瘤的梭形细胞排列成突出的交织束，具有长而钝的末端，深染色的细胞核，相对丰富的、通常为空泡的细胞质和模糊的细胞边界（图 15–3）。很少见到具有明显细胞边界和更丰富细胞质的上皮样形态。这类肿瘤很可能被误诊为癌[20–23]。

平滑肌肉瘤的免疫组织化学通常为平滑肌肌动蛋白（smooth muscle actin，SMA）、结蛋白、高分子量钙调蛋白结合蛋白、钙调蛋白和平滑肌肌球蛋白呈阳性（表 15–2）。它们经常表达细胞周期蛋白依赖性激酶抑制药 p16 和 p21。缺乏核 p16 似乎与预后差的趋势有关[20]。有些病例显示表达细胞角蛋白、EMA 和 S–100 蛋白，但通常仅在存在肌肉特异性抗原时才出现。CD99 也可以在核旁点状出现。CD34 可以在平滑肌肉瘤中表达，但通常是阴性的，CD117 在平滑肌肉瘤中不表达[24]。

（二）成纤维细胞 / 肌纤维母细胞瘤

1. 胸膜外孤立性纤维瘤

胸膜外孤立性纤维瘤（solitary fibrous tumor，SFT）最初被描述为胸膜或胸膜下肿瘤，但现在已知可发生在任何位置[25]。以前尚不清楚 SFT 和血管周细胞瘤是否是同一肿瘤[25, 26]。然而如今血管周细胞瘤已被重新归类为基于共享融合转录物 NAB–STAT6 的孤立性纤维瘤。血管周细胞瘤 /SFT 是一种明显的局限性肿块，有钝的、紧密排列的梭形细胞，有许多薄壁的分支血管，通常具有鹿角状结构（图 15–4）[2]。其细胞质稀少、苍白或嗜酸性，具有卵圆形核充满细胞。SFT 的免疫组织化学一

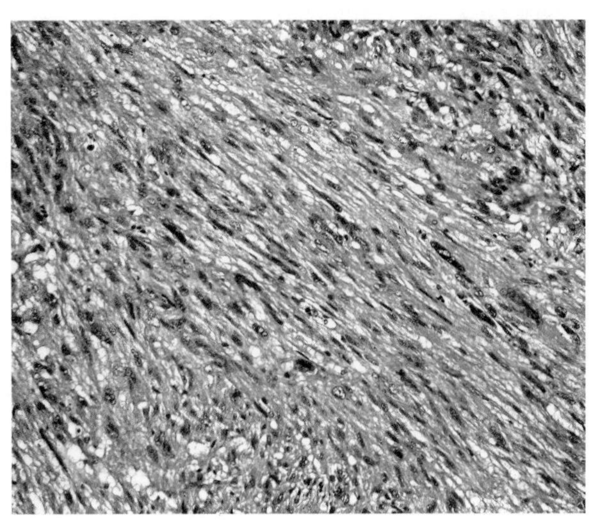

▲ **图 15–3　平滑肌肉瘤**
细胞梭形细胞瘤，嗜酸性纤维状细胞质呈束状排列，细胞呈散在的多形性（HE，100×）

表 15–2　原发性肺肉瘤的免疫组织化学染色

	波形蛋白	结蛋白	平滑肌肌动蛋白	S–100	CD31	CD34	MyoD1/ 肌生成素	h– 钙调蛋白结合蛋白
平滑肌肉瘤	+	+	+	+ 罕见	–	–	–	+
孤立性纤维瘤血管周细胞瘤	+ 常见	+ 罕见	+ 罕见	+ 罕见	–	+	–	–
幼儿纤维肉瘤	+	+ 罕见	+ 重要	+ 罕见	–	+ 罕见	–	–
成人纤维肉瘤	+	–	+ 重要	–	–	+ 罕见	–	+
血管球	+	–	+	–	–	–	–	+
滑膜肉瘤	+	–	–	+ 罕见	–	–	–	–
横纹肌肉瘤	+	+	+	+ 罕见	–	–	+	–
血管肉瘤	+	–	–	–	+	+	–	–
上皮样血管内皮瘤	+	–	–	–	+	+	–	–
Kaposi 肉瘤	+	–	–	–	+	+	–	–

般为波形蛋白和 CD34 阳性，CD99 和雌激素受体（ER）不确定，肌动蛋白、结蛋白和内皮细胞标记阴性[2, 25, 27]。

在显微镜检查中，孤立性纤维瘤通常表现为无图案的结构，低透明和高透明细胞的交替区域被透明化胶原和分支的"血管周细胞瘤样"血管分开（图 15-5）。典型的 SFT 由不典型的圆形到梭形细胞组成，细胞质很少，经常观察到纤维化、间质肥大细胞和黏液样变。除了先前描述的血管周细胞瘤的重叠特征之外，SFT 还经常与纤维肉瘤混淆，纤维肉瘤是另一种模糊定义的肿瘤（参阅后文中关于纤维肉瘤更新的部分）。

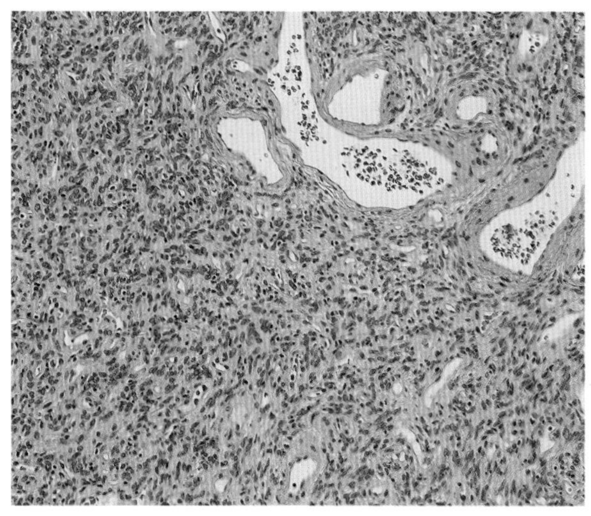

▲ 图 15-4 细胞性孤立性纤维瘤（以前称为血管周细胞瘤）
由短梭形细胞和分支扩张的（"鹿角状"）血管组成的细胞瘤（HE，100×）

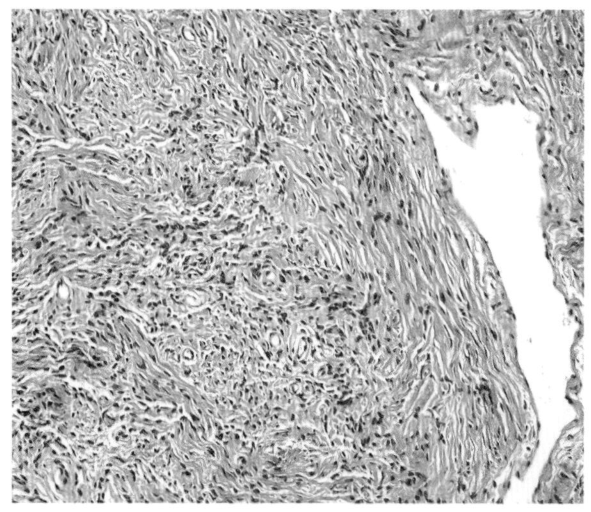

▲ 图 15-5 孤立性纤维瘤
由中等大小的梭形细胞与胶原和分支扩张的（"鹿角状"）血管混合构成的细胞瘤（HE，100×）

如果 SFT 表现出核不典型性、细胞增多、坏死和有丝分裂计数＞ 4/10 高倍镜视野（HPF）[28]，则被认为其具有侵袭性。肺中有良性和恶性的血管周细胞瘤均已描述[2, 29, 30]，但尚无确凿证据表明细胞周分化[2]。然而，SFT 不可预测，被认为是良性的肿瘤中有 10%～15% 会出现复发或转移[28, 31–35]。

2. 纤维肉瘤

过去，许多 PPS 被定义为纤维肉瘤；然而，随着病理诊断学的进步和 WHO 软组织肉瘤标准的更新，仅纤维肉瘤已不再是可接受的术语。由具有可变胶原产生的成纤维细胞组成的肿瘤通常是成人纤维肉瘤，其必须与婴儿纤维肉瘤和其他由成纤维细胞组成的肉瘤区分开来[2]。通常，成人纤维肉瘤显示出呈束状排列的梭形细胞的鲱鱼骨结构[2]。

成人和婴儿的纤维肉瘤染色均显示波形蛋白，与其他标记物的高度可变染色模式相比，成人的纤维肉瘤染色集中显示肌动蛋白。值得注意的是，大多数婴儿纤维肉瘤的染色体易位 t（12；15），涉及 NTRK3 受体酪氨酸激酶基因的致癌性激活[36]。成人纤维肉瘤中没有特异性的诊断基因重排；相反，这些肿瘤可以有多个复杂的染色体重排[2]。

在超微结构上，成人纤维肉瘤表现为成纤维细胞分化，核仁明显，粗面内质网扩张，肌丝和外膜或细胞间连接缺失。常见细胞内和细胞外胶原纤维。成人纤维肉瘤具有肌纤维母细胞分化的外周丝束，并且通常将其重新分类（基于组织学）为其他肿瘤[2]。婴儿纤维肉瘤显示成纤维细胞和肌成纤维细胞的特性，但细胞外观与成人纤维肉瘤相似，有大的细胞核，扩张的粗面内质网和致密的胞质细丝[2, 37, 38]。

根据 WHO 软组织肉瘤分类，纤维肉瘤还有其他变种，包括低级别纤维黏液样肉瘤和硬化性上皮样纤维肉瘤。这些亚型尚未明确记录在 PPS 中。

（三）未分化的多形性肉瘤

恶性纤维组织细胞瘤（malignant fibrous histiocytoma，MFH）仅占成人肉瘤的不到 5%，2002 年，WHO 正式将其列为诊断，诊断时要排除与 MFH 同义的未分化多形性肉瘤。对 MFH 最早的报道在 1979 年，曾被认为是最常见的软组织肉瘤[38, 39]。然而，随着病理诊断技术的进展，大多数（如果不是全部）曾经被定义为 MFH 的肿瘤现在已被证实为另一类肿瘤。然而，2013 年对 WHO 分类的更新认为，在更新之前有 10%～15% 的肉瘤被称为 MFH，无法将它们进行精确的分类，这些肉瘤现在被称为未分化多形性肉瘤或仍被称为 MFH[40]。

以前，未分化多形性肉瘤被认为是 MFH 的典型形式，是成人最常见的软组织肉瘤。然而，先前的定义包括显示成纤维细胞和兼性组织细胞分化的多形梭形细胞恶性肿瘤，这是多种低分化恶性肿瘤共同的模式。事实上，这些肿瘤并没有显示真正的组织细胞分化的证据。目前，术语未分化的高级别多形性肉瘤一词仅用于极少数多形性肉瘤，这些肉瘤没有明确的分化。此外，先前描述的 MFH、巨细胞 MFH 和炎性 MFH 的变体已经被重新评估，现在被认为与其他肿瘤具有相同的形态；术语“具有巨细胞的未分化多形性肉瘤”和“具有炎症的未分化多形性肉瘤”，分别用于具有突出的破骨细胞巨细胞和突出的组织细胞和炎性细胞的罕见未分化多形性肉瘤[2]。最后，一些先前记载的“黏液样”类型的 MFH 肿瘤，比其他 MFH 肿瘤更容易诊断，并且这些肿瘤现在被 WHO 分类定义为黏液纤维肉瘤[2, 27, 40]。

（四）细胞周围 / 血管周围肿瘤

血管球瘤

总体而言，血管球瘤（典型和恶性）非常罕见。它们可以被细分为典型的血管球瘤（进一步细分为实体血管球瘤、球血管瘤和球血管肌瘤）、球血管瘤病、单纯性血管球瘤和恶性血管瘤（包括具有不确定恶性潜能的球血管肉瘤和血管球瘤）[2]。血管球瘤可能出现在支气管，纵隔或肺实质中。它们往往是圆形的，界限清楚的肿瘤，并可能存在瘤内出血。与具有明显边界的均匀上皮样细胞相反，血管球瘤很少清楚地看到嗜酸性细胞质，但可以观察到中央圆形细胞核，球血管肉瘤的病例表现出局灶性囊性变性和显著的坏死区域，高有丝分裂计数和弥漫性细胞学异型性[2, 41]。所有亚型的血管球瘤均 SMA、波形蛋白、H- 钙调蛋白结合蛋白及Ⅳ型胶原（细胞周围染色）染色呈阳性，而对结蛋白、CD34、细胞角蛋白和 S-100 染色阴性[2, 41]。

（五）骨骼肌肿瘤

横纹肌肉瘤

横纹肌肉瘤可以发生在支气管或肺实质内，并且倾向于占据整个肺叶并侵入肺静脉和支气管。它可能与先天性腺瘤样畸形有关[10]。横纹肌肉瘤有三种亚型：多形型、胚胎型和肺泡型。胚胎型横纹肌肉瘤有胚胎成肌细胞的形态。肺泡横纹肌肉瘤是一种圆形细胞肿瘤，在细胞学上类似于淋巴瘤，并显示出部分骨骼肌分化。多形型横纹肌肉瘤是一种高级别肉瘤，由奇异的多边形，梭形和圆形细胞组成，有骨骼肌分化，没有胚胎或肺泡成分的证据[2, 10]。

胚胎型和肺泡型横纹肌肉瘤通常发生在儿童（分别小于 15 岁和 10—25 岁）[27]，而多形型与其他多形肉瘤相似，通常发生在成人。三种亚型均可发生在肺内。大多数肺横纹肌肉瘤为多形型[10]。考虑到双峰年龄分布，儿童与成人的病因可能不同[42]。横纹肌肉瘤的组织学特征随亚型而异。胚胎横纹肌肉瘤是由原始间充质细胞组成，通常处于成肌的不同阶段。在起始阶段，胚胎横纹肌肉瘤有双亲细胞质和中心的椭圆形核的星状细胞。随着分化的发生，细胞获得更多的嗜酸性粒细胞胞质，呈细长的带状，而横纹和多核表示终末分化[2]。

肺泡横纹肌肉瘤具有圆细胞的细胞学特征，即具有原始的成肌细胞分化。独特的是，肺泡横纹肌肉瘤可以表现出三种独立的组织学亚型：典型的肺泡横纹肌肉瘤特征，实心模式和胚胎 / 肺泡混合特征。典型的肺泡横纹肌肉瘤具有产生细胞巢的纤维血管隔膜，而实心变体肺泡横纹肌肉瘤不具有纤维血管隔膜，因此形成圆形细胞片。这些肿瘤的特征在于 PAX3/FOXO1 或 PAX7/FOXO1 融合转录物。另一方面，多形性横纹肌肉瘤是由未分化细胞组成的高级肉瘤，呈圆形至梭形，另外还有多边形细胞和密集嗜酸性细胞质的混合物[43–46]。

免疫组织化学可以鉴定胚胎横纹肌肉瘤的分化；波形蛋白存在于大多数原始细胞中，发育过程中的横纹肌肉瘤可以识别到结蛋白和肌动蛋白，完全分化的细胞则肌红蛋白和肌球蛋白呈阳性（表 15-2）[2, 10]。对于横纹肌肉瘤，针对 myoD1 和肌细胞生成素的抗体是特异和敏感的[8]。超微结构特征包括显示正常肌节的 Z 盘。在较少分化的情况下，可以通过 Z 盘识别薄（肌动蛋白）和厚（肌球蛋白）丝的混合物，并用不同的 Z 带表示[4, 43, 47]。

（六）血管瘤

1.Kaposi 肉瘤

Kaposi 肉瘤（KS）是一种血管起源的肿瘤，通常从皮肤开始播散至肺部。然而，获得性免疫缺陷综合征（acquired immunodeficiency syndrome，AIDS）的患者可在没有皮肤或其他内脏受累的情况下出现肺 KS。可见弥漫性间质浸润，无散在肿块。这种差异是非常集中的[48–51]。

肺部 KS 的总体外观表现出平坦或略微凸起的红色、紫罗兰色或红蓝色斑块。经支气管检查发现，这些斑块可以在支气管内合并形成结节[52]。梭形肿瘤细胞与毛细血管扩张血管一起沿淋巴管扩散，并浸润血管壁、气道和胸膜表面[51]。梭形细胞捕获渗出的红细胞。部分梭形细胞含有细胞质空泡或嗜酸性透明球——这是一个特征性的发现[2]。已发育血管结构的衬里细胞通常对典型的血管标志物（CD31、CD34 和Ⅷ因子）呈阳性，而 KS 病变内的梭形细胞成分通常为 CD34 阳性、CD31 阳性，但Ⅷ因子阴性（表 15–2）。所有肿瘤均为人类疱疹病毒 8 阳性。类似于所有血管肿瘤，KS 也表达 FLi–1[2]。

2. 上皮样血管内皮瘤

这种肿瘤最初被称为血管内“硬化”支气管肺泡肿瘤或 IVBAT，因为认为它证实了支气管肺泡细胞癌的侵袭性变异[51, 53–55]。这是一种罕见的肿瘤，在年轻女性中更常见。它是一种低至中等程度的血管恶性肿瘤，其临床和影像学特征与肺部血管肉瘤类似[56]。患者通常表现为惰性病程，许多患者无症状。常见症状包括呼吸困难、胸膜炎胸痛、咯血和干性咳嗽[56]。高达 15% 的患者可能有肝脏受累[56]。影像学常见于多发，外周，多灶性结节，偶尔会出现钙化。

组织学上，肿瘤由圆形或椭圆形结节组成，以微淋巴结的方式扩散到邻近的空间。肿瘤细胞的细胞质是嗜酸性的，可能含有液泡，试图形成血管通道。典型的肿瘤有一个中心硬化和低细胞区和一个细胞外周区。中心部分可能骨化或钙化（图 15–6）。免疫组织化学和超微结构分析与血管肉瘤相似，包括至少一种内皮标志物的阳性染色：CD31、CD34、Ⅷ因子或 FLI–1 蛋白。它们也与 WWTR1–CAMTA1 或 YAP1–TFE3 融合有关[57, 58]。

3. 血管肉瘤

文献中仅有少数原发性肺血管肉瘤的报道，儿童中没有报道[59, 60]。肺部血管肉瘤可呈现多灶性、双侧、结节状外观，因此最有可能与转移相混淆。它们可以表现为暴发性出血综合征[61]，其特征在于广泛的局部侵袭和血行转移[59]。一些权威人士认为原发性肺血管肉瘤是从不明显的原发病灶转移的[51]。还发现了两例沿胸膜表面发生的血管肉瘤并模仿间皮瘤的病例[62]。

在组织学上，血管肉瘤显示由恶性内皮细胞排列的吻合血管通道并形成筛状模式（图 15–7）。它们的特征在于由具有丰富的嗜酸性核仁的大卵圆形或圆形细胞片组成的浸润性损伤[60]。坏死、出血和含铁血黄素沉积的病灶很常见。沿着血管通道的外周扩散可以模拟淋巴管癌病的出现[42, 51, 63]。大多数血管肉瘤是高级别的，有丝分裂活性增加[2]。细胞的细胞质很少，而钉状核仁通常会伸入血管间隙。

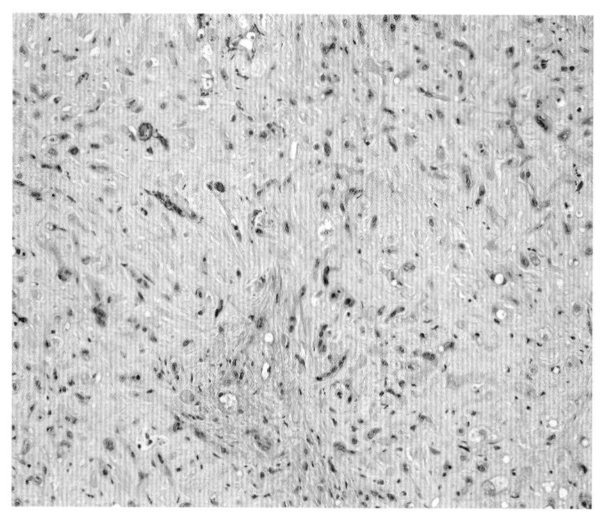

▲ 图 15–6　上皮样血管内皮瘤

上皮样到梭形肿瘤细胞排列成带，伴有泡状细胞和黏液样基质的脐带（HE，100×）

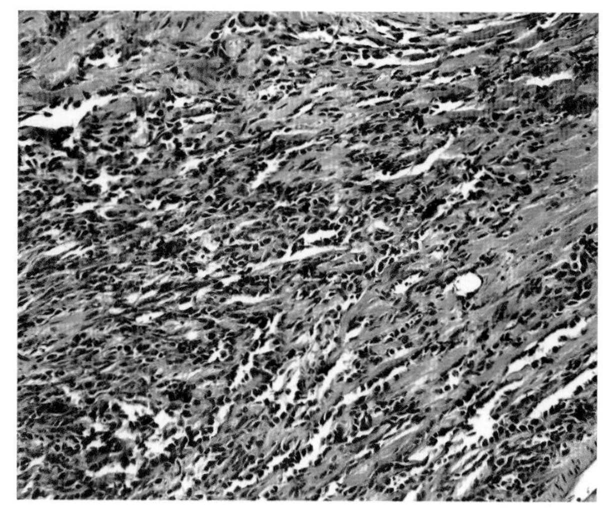

▲ 图 15–7　血管肉瘤

不典型的梭形和上皮样细胞，位于固体薄片和衬里中，形成不良的血管间隙（HE，100×）

免疫组织化学在血管肉瘤中很重要，因为仅凭组织学难以对形成血管通道的一些分化差的肿瘤进行分类[2]。血管肉瘤显示典型的血管标志物，例如 CD34、CD31 和Ⅷ因子。CD31 更具敏感和特异性，虽然Ⅷ因子对血管肉瘤的特异性最高，但它是最不敏感的标记物（少于 50% 的病例）[2, 27]。波形蛋白通常存在于所有血管肉瘤中（表 15–2）。最近，核转录因子 FLi–1 在几乎所有血管肿瘤中都表现出阳性[2, 64]。在超微结构上，血管肉瘤表现出丰富的中间丝，具有稀疏到中度的粗面内质网线粒体和高尔基复合体；细胞通过连接附件连接。在 1/3 的病例中可见到奇特的棒状细胞质内含物（Weibel–Palade 体）[2, 51, 63, 65]。

（七）分化不确定的肿瘤

1. 滑膜肉瘤

肺中出现的滑膜肉瘤不是经典认可的实体[66–68]。该肿瘤的形态（实际上不是由滑膜产生而是来自未成熟的间充质细胞）在组织学上与软组织的滑膜肉瘤相同，并且分为两种一般亚型：双相和单相[56, 67]。单相亚型是最常诊断的原发性肺滑膜肉瘤。在就诊时，它们可能类似于深静脉血栓形成或肺栓塞[69]。单相亚型的组织学特征在于非典型梭形细胞增殖，其由具有椭圆形细胞核和不明显细胞质的细胞片组成（图 15–8）。通常存在致密的透明纤维化和突出的血管外皮细胞血管模式[56]。在周围的基质中经常可见肥大细胞，并且可以看到钙化[67, 70]。双相亚型的特征在于上皮和梭形成分；细胞呈长方体形状，具有嗜酸性细胞质和圆形细胞核。黏液分泌物在双相亚型中很常见[56]。滑膜肉瘤的两种亚型都具有不同的有丝分裂活性并且包含坏死的局灶区域。

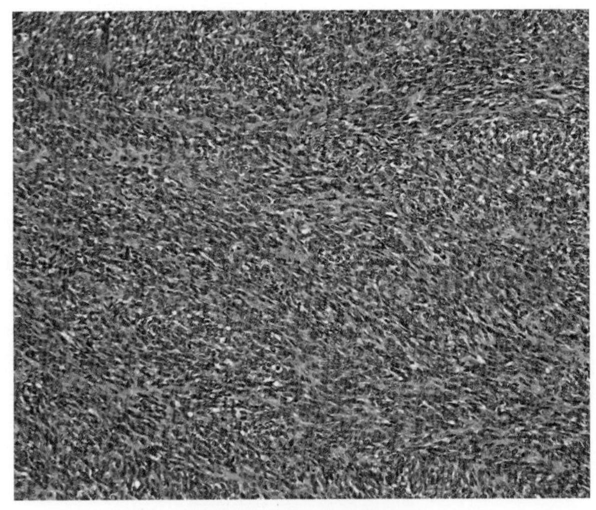

▲ 图 15–8　滑膜肉瘤
蒙托诺细胞梭形细胞瘤（HE，100×）

与所有软组织肉瘤一样，波形蛋白的免疫组织化学染色均为阳性。然而，与大多数其他肉瘤不同，EMA 和角蛋白反应性在滑膜肉瘤的两种亚型中都很常见（表 15–2）。细胞角蛋白 7 和 19 在此诊断中非常有用，因为它们在滑膜肉瘤中是阳性的，但在其他梭形细胞肿瘤中通常是阴性的[56]。TLE1、BCL–2 和 CD99 通常为阳性，CD34 通常为阴性[29, 56]。此外，高达 30% 的滑膜肉瘤对 S–100 呈阳性[56]。这些特征突出了滑膜肉瘤的广泛鉴别诊断，包括癌、黑色素瘤和具有神经分化的肿瘤。

细胞遗传学分析专门用于诊断滑膜肉瘤。独特的染色体易位，t（X；18）（p11；q11）导致染色体 X 上的 *SYT* 基因与染色体 X 上的 *SSX1* 或 *SSX2* 基因融合。这种易位是滑膜肉瘤特有的，在 90% 以上的滑膜肉瘤中发现；它被用于确认原发性肺滑膜肉瘤的诊断[56, 66, 67, 71–73]。转移的诊断不仅可通过常规细胞遗传学分析进行，现在还可以通过荧光原位杂交（FISH）或在石蜡包埋组织中实时聚合酶链反应（PCR）进行[74–76]。SYT–SSX 融合基因被认为在转录调控中起作用，尽管尚未鉴定出确切的功能。一些数据表明单相或双相肿瘤的预后无差异；然而，SYT–SSX2 变异基因的病例预后较好[2]。近年来，对这种染色体易位和融合基因产物的鉴定导致肺滑膜肉瘤的诊断增加。

2. 肺动脉肉瘤

肺动脉的肉瘤是罕见的，并且在临床和病理上与实质或支气管内肉瘤不同。它们临床上类似于充血性心力衰竭或肺栓塞，并伴有呼吸困难。成像显示有或无肺门肿块的肺动脉树充盈缺损；近端肺动脉分支的固体扩张非常提示肉瘤，如果合并心脏扩大、血管减少和肺结节，则更加提示肉瘤[56]。在常规胸片上，肺动脉肉瘤通常表现为肺门，纵隔或肺动脉扩大（53%）、肺结节（40%）、心脏扩大（33%）和肺血管减少（18%）。导管血管造影可能显示管腔内肿块和灌注缺损（95%）[77]。它们可以延伸到动脉腔外，进入周围的肺或纵隔。由于沿着动脉树的肿瘤远端栓塞，栓子通常存在于肺实质中。近端伸展可导致右心衰竭[16, 51, 65, 77–80]。肺动脉肉瘤倾向于通过肿瘤栓塞转移到远端肺血管中，但很少全身转移[81]。肺动脉肉瘤的预后非常差，平均总生存期＜ 18 个月[56]。

胸部血管病变分为内膜肉瘤和壁肉瘤。内膜肉瘤最常见于大动脉（主动脉、肺动脉），可能起源于内膜的多能间充质细胞[82]。组织学上，内膜肉瘤在黏液样背景下有梭形细胞增殖，中间有少量细胞基质[56]。有些内膜肉瘤有分化的肉瘤区域，包括骨肉瘤、软骨肉瘤或横纹肌肉瘤，但这并不常见。免疫组织化学与肌纤维母细胞分化一致，波形蛋白染色阳性，结蛋白、凝血因子Ⅷ、CD31、CD34 表达各异[56]。壁肉瘤最常见于肺静脉和下腔静脉，通常为血管平滑肌壁平滑肌肉瘤。每种组织学亚型免疫组织化学和超微结构形态相似。

3. 其他原发性肺肉瘤

罕见的软骨肉瘤病例，包括黏液样软骨肉瘤、间充质软骨肉瘤、去分化软骨肉瘤、骨肉瘤、脂肪肉瘤（包括黏液样和多形性类型）、梭形细胞肉瘤、恶性间皮瘤和“Triton”肿瘤（有横纹肌母细胞分化的神经源性肿瘤）在文献中有描述[83-94]。组织学、免疫组织化学和超微结构特征与原发性骨或软组织肿瘤相似。

恶性周围神经鞘瘤（MPNST）也被描述为 PPS，2013 年首次被纳入 WHO 软组织肉瘤分类[6]。MPNST 一词已取代了以前用于神经恶性肿瘤的几个术语，包括神经源性肉瘤和恶性神经鞘瘤。MPNST 起源于周围神经，但当位于神经外软组织中时，这些肿瘤表现为神经鞘分化。肺 MPNST 通常发生在神经纤维瘤病的背景下，并出现在后纵隔[51, 95-97]。MPNST 的特征是恶性梭形细胞，细胞核细长，末端逐渐变细；细胞质呈束状或旋涡状，亚细胞区和高细胞区交替（“大理石状”模式）（图 15-9）。MPNST 的免疫组化仅在 50%～70% 的病例中 S-100 呈阳性（表 15-2）[98]。Triton 肿瘤是具有横纹肌肉瘤样分化的 MPNST，表现为横纹肌肉瘤[98, 99]。

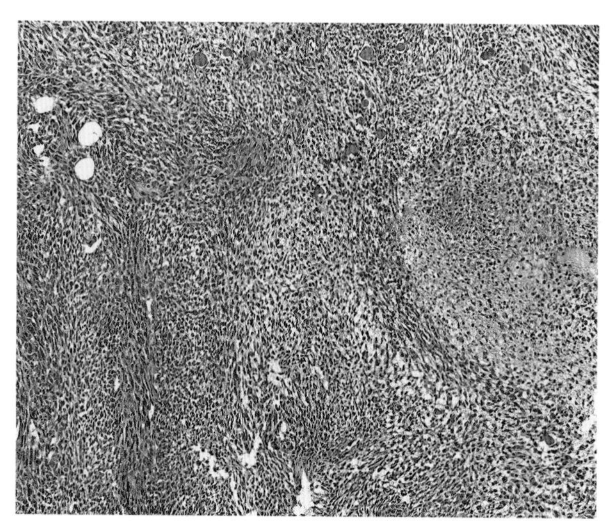

▲ 图 15-9　周围神经鞘恶性肿瘤

具有已知神经纤维瘤病史的细胞梭形细胞瘤伴肿瘤坏死和可变黏液样基质（HE，100×）

四、临床表现

原发性肺肉瘤可以发生在任何年龄组，最常见于老年人。儿童 PPS 通常是在反复发生肺炎或呼吸困难进一步检查中发现的。持续症状提示影像学评估，可显示大的肺部肿块或通过纤维支气管镜检查，可显示支气管内病变。

大多数 PPS 是实质性的，而小部分发生在支气管内膜。成人 PPS 的常见症状包括呼吸困难、咳嗽、胸痛或咯血。尽管咯血可能是促使初步诊断的常见表现，但 PPS 不具有原发性肺癌中存在的剥脱倾向。患者可能会因阻塞性肺炎或原发性恶性肿瘤而发烧或体重减轻。临床检查可能显示阻塞性肺炎或肿瘤的占位效应引起的肺实变。细胞学痰标本采集率普遍低于原发性肺癌，通常需要活检标本进行诊断[65, 100]。

有症状的肺血栓栓塞会比较明显，尤其是血管肉瘤和原发性肺动脉肉瘤。或者，患者可能表现为继发于血管肉瘤或 KS 的胸内或肺出血。更引人注目的表现有上腔静脉综合征、大咯血、发绀和急性呼吸衰竭。

原发性肺动脉肉瘤以肺动脉高压或右侧心力衰竭为首发症状。许多患者无症状，因为其他原因在常规影像学检查中发现异常。副肿瘤综合征是一种罕见的与血管周细胞瘤相关的现象，表现为低血糖、高血压、凝血病（包括血栓性和出血性疾病）和肺骨关节病[101]。由于原发性肿瘤的大量摄取和利用葡萄糖，低血糖也可能发生[102]。肺骨关节病还与肺血管肉瘤和肺动脉肉瘤有关[16, 51, 65, 79]。

肿瘤转移的部位可能包括对侧肺、肝、脑、骨或软组织。胸腔外的肿瘤检测提示评估，以确定软组织肿瘤是否代表先前不可分辨的原发性肿瘤并转移到肺。

对于有证据表明单侧血栓栓塞对常规治疗无效

的患者，必须考虑恶性肿瘤血管介入的可能性。在血管肉瘤和原发性肺动脉肉瘤中，肿瘤可能起源于管腔内，在影像学上类似于血栓栓塞[103]。在免疫功能低下的患者中，肺部 KS 在影像学上可能被误认为是肺部感染，特别是具有异常影像学表现的机会性感染。确实，在这些患者中，原发性恶性肿瘤可能与机会性感染混杂在一起，感染治疗后的部分反应应该会引起对并发恶性肿瘤的怀疑[52]。

五、鉴别诊断

见框 15–1 和框 15–2。

（一）起源于肺部的病变

1. 支气管肺癌

支气管癌是一种比肉瘤更常见的肺部恶性肿瘤，不同亚型间的组织学差异很大。梭形细胞变异型支气管癌（肉瘤样癌）与 PPS 类似。这些是完全由梭形肿瘤细胞组成的癌。然而，肉瘤样癌的免疫组织化学染色显示细胞角蛋白和 EMA 阳性，这在 PPS 中不常见。为排除滑膜肉瘤，电子显微镜或细胞遗传学检查是必要的。在超微结构上，癌的特征比肉瘤更明显。

2. 小细胞癌

小细胞癌和非典型神经内分泌肿瘤在形态学上也可与 PPS 混淆。小细胞癌是由具有高核质比的恶性小细胞组成。小细胞癌的鉴别诊断包括 PPS，如尤因肉瘤 / 原始神经外胚层肿瘤（primitive neuroectodermal tumor，PNET）、滑膜肉瘤和非肿瘤性恶性肿瘤，如淋巴瘤。然而，免疫组织化学染色显示至少有局灶性细胞角蛋白，虽然比大多数非小细胞癌少，但有神经内分泌分化的额外标记。这些包括神经元特异性烯醇化酶、嗜铬粒蛋白、突触素和神经细胞黏附分子 /CD56。高达 90% 的肺小细胞癌患者甲状腺转录因子（TTF–1）也呈阳性[56]。与肉瘤中普遍阳性的波形蛋白染色相比，肿瘤通常为波形蛋白阴性[2, 13, 28, 71]。

3. 癌肉瘤

癌肉瘤由上皮细胞和肉瘤细胞组成[1, 13, 27, 28, 71, 97–99]。肺癌肉瘤被认为是肉瘤样癌的一个变种[100]。癌肉瘤除了平滑肌肉瘤、横纹肌肉瘤、软骨肉瘤或骨肉瘤外，还可能含有腺癌或鳞状细胞癌的成分。未分化肉瘤也可能存在[100]。癌肉瘤更常见于男性 [男女比例为 (7.25～9)：1]，而 PPS 在女性和男性中的发生率相同[100]。淋巴结是癌肉瘤最常见的转移部位。PPS 通常不会转移到淋巴结。癌肉瘤在两种肿瘤细胞群中都表现出很强的侵袭性，且预后较差，5 年生存率仅为 21.3%[96–100]。

框 15–1　肺肿瘤的鉴别诊断（病理学专家）

梭形细胞病理
- 肉瘤样癌 – 包括低分化鳞状细胞癌或腺癌
- 肺母细胞瘤
- 肉瘤样间皮瘤
- 多形性癌
- 巨细胞癌
- 梭形细胞癌
- 癌肉瘤
- 转移性肉瘤（有梭形细胞的各种类型）
- 淋巴管肌增生
- 炎性假瘤

圆形细胞
- 小细胞肺癌
- 淋巴瘤

上皮样型
- 上皮样间皮瘤
- 胸腺瘤
- 软骨瘤

其他
- 肺鳞状细胞癌
- 肺腺癌
- 大细胞肺癌
- 类癌
- 错构瘤
- 黑色素瘤

框 15–2　原发性肺肉瘤的鉴别诊断（临床医师）

恶性病变
- 支气管肺癌
- 肺转移性肉瘤
- 黑色素瘤
- 淋巴瘤

非恶性病变
- 血栓栓塞
- 条件性感染
- 间质性肺病

4. 肺母细胞瘤

肺母细胞瘤是一种罕见的双峰分布的肿瘤。在成人中，肺母细胞瘤是一种双相肿瘤，除了原始的间充质细胞外，还含有类似于胎儿腺癌的上皮成分，类似于癌肉瘤 [56, 101–105]。胎儿型肺母细胞瘤，分化良好的腺癌，被认为是单相的、纯上皮的变体，认为具有比双相形式更好的预后。1 年总生存率仅为 25%[13, 71]。

5. 淋巴瘤和胸腺瘤

淋巴瘤在组织学上可能类似于肉瘤，尤其是胚胎性或肺泡细胞横纹肌肉瘤、尤因肉瘤和 PNET。然而，白细胞共同抗原（leukocyte common antigen，LCA）、T 细胞和 B 细胞相关抗原的染色，都有助于区分淋巴瘤和 PPS[2, 13, 28, 71]。据报道，有类似肉瘤的肺部胸腺瘤的罕见病例 [106]。

6. 良性病变

良性病变可能偶尔类似 PPS。炎性假瘤可以类似肉瘤，尽管存在大量的炎性细胞，缺乏细胞异型性，可通过缺乏 P53 免疫染色进行区分 [2, 28, 107]。

淋巴管平滑肌瘤病是一种以支气管、血管和淋巴结构中平滑肌增生为特征的疾病。影像学上有明显的网状结节阴影，并且育龄妇女通常会受到影响 [28]。其他可以与肉瘤混淆的肺部良性病变包括平滑肌瘤和软骨瘤 [2, 28, 108]。

（二）起源于其他部位的转移性疾病

1. 转移性肉瘤

原发性肺肉瘤是一种需要排除的诊断。肺肉瘤最常见的病因是继发于另一个原发性的转移性疾病。因此，对于任何诊断为肺肉瘤的患者，必须进行彻底的临床和影像学评估，以排除原发性恶性肿瘤的其他来源。这包括后续检查的仔细评估，因为原发部位可能比最初的肺部病变出现得晚。

2. 黑色素瘤

恶性肺黑色素瘤几乎总是一种转移性病变，组织学上可类似于肉瘤 [2, 13, 28, 71]。同样，免疫组织化学（HMB-45 和 S-100 阳性）和超微结构（前黑色素体）通常有助于将其与肉瘤区分开来。值得注意的是，一些低分化的黑色素瘤，特别是梭形黑色素瘤，可能会失去对黑色素细胞标志物的免疫反应性，超微结构特征可能变得不那么清晰 [109]。在 S-100 是唯一阳性标记的情况下，可考虑 MPNST 诊断。仔细检查和临床病史很重要。

3. 肉瘤样肾细胞癌

当转移到肺时，肾细胞癌的肉瘤样变可类似于 PPS。然而，仔细的临床评估和上皮抗原的阳性染色有助于鉴别 [28]。

六、诊断性评价

影像学检查可显示血栓栓塞或血管结构肿瘤侵犯所致的肺梗死。在一系列的影像学研究中，由肺血管系统引起的肿瘤往往比肺栓塞的周边部位更集中，更常导致血管完全闭塞（而不是如肺栓塞的部分闭塞）[104]。在同一系列研究中发现，与更频繁的双侧肺栓塞相比，由血管系统引起的肉瘤常为单侧栓塞，并且倾向于引起所涉及的肺动脉扩张，而大多数栓塞不会 [104]。任何超出血管腔进入实质空间的扩张都表明是恶性而非良性栓塞。磁共振成像（MRI）或超声心动图可能有助于区分血管源性肿瘤和血栓栓塞，但这需要在影像检查时考虑血管瘤的可能 [81]。脱氧葡萄糖正电子发射断层扫描（^{18}FDG-PET/CT），可以检测到主要血管的充盈缺损，可用于加强对恶性疾病的诊断 [105]。

其他影像学检查结果可能包括可疑癌变大小的结节，或在血管起源的肿瘤中出现片状、弥漫性浸润，有些类似于间质性肺病。可以看到阻塞性肺炎。病变的钙化并不典型。由于肿瘤在诊断时常为极晚期，因此经常侵入周围结构（例如纵隔、胸壁）。

活检在原发性肺肉瘤中的应用

充分的肿瘤活检对诊断和治疗至关重要。细针抽吸（fine needle aspirate，FNA）活检是可以接受的，但是获得的材料量可能不足以进行准确的诊断。核心活检是诊断原发性肺肉瘤的首选方法。当通过 CT 或超声检查引导时，肿瘤组织的量足以进行多种诊断测试。某些细胞学模式可提示诊断。例如，由非典型梭形细胞组成的肿瘤包括滑膜肉瘤、平滑肌肉瘤和 MPNST。滑膜肉瘤、上皮样平滑肌肉瘤、尤因肉瘤、PNET、胚胎或肺泡横纹肌肉瘤和圆形细胞脂肪肉瘤中可见圆形细胞形态。多形性梭形肿瘤通常为未分化、高度恶性、多形性肉瘤和多形性横纹肌肉瘤。从这些鉴别诊断中，可以相应地给予免疫组织化学检查。肿瘤可能包含坏死区域，需要足够或更大的组织样本，包括用于形态学、免疫组织化学，以及可能的辅助分子检测的活组织。

纵隔镜检查通常对诊断或分期没有帮助，因为纵隔淋巴结转移非常罕见。肺部 KS，诊断通常是基于病变的临床表现和气道检查，因为活检并发出血的风险高 [52]。

七、预后因素

对于任何一个 PPS 患者来说，最重要的预后因素是肿瘤是否能够完全手术切除。这包括对远处转移的评估。在大多数报道的病例中，存活的患者进行了肿瘤的完全手术切除。

组织学分级是 PPS 的次重要预后因素。尽管各个临床机构间分级缺乏标准化，但仍试图将肿瘤分为低、中、高级别恶性肿瘤。Moran 和他的同事提出了一个原发性肺平滑肌肉瘤的分类系统，低级别肿瘤表现为低有丝分裂率（每 10 高倍镜视野有丝分裂少于 3 个）和缺乏多形性、高色素、出血或坏死的特征。中级别肿瘤表现为有丝分裂率增加（每 10 高倍镜视野有 3～8 个有丝分裂）、细胞增多和轻度至中度核多形性。高级别肿瘤是那些细胞增多、有丝分裂率高（每 10 高倍镜视野 8 个以上的有丝分裂）、核异型性和多形性明显的肿瘤 [22]。该报道中 18 例患者的中位生存时间因分级不同而不同，但对肿瘤细胞、细胞核异型性和多态性程度的非特异性测定，显然给病理学专家留下了大量的肿瘤分级。

原发病灶的支气管内位置有与更好的预后相关 [108–110]。这可能是相对较早的阶段出现的继发症状，有人认为与这个部位较低的肿瘤分级有关 [111]。

原发性肿瘤的大小也被认为是一个预后因素，与较小的病灶相比，> 5cm 的肿瘤预后较差 [102]。

PPS 不同组织学类型和诊断时的年龄可能具有不同的预后意义。在平滑肌肉瘤中，发病年龄越小预示预后越差，而对于纤维肉瘤（在 2002 年 WHO 软组织肉瘤定义更新之前），儿童病例的存活率为 78%[108, 112]。成人平滑肌肉瘤的预后往往比其他类型的 PPS 好 [113]。肺滑膜肉瘤被认为是一种更具侵袭性的亚型，总的 5 年生存率为 50%[114]。原发性肺血管肉瘤和肺动脉肉瘤是高度侵袭性肿瘤，患者在诊断后几个月内死亡 [59, 115]。在梅奥诊所（Mayo Clinic）诊断的 9 例肺动脉肉瘤患者中，7 例可评估患者中最长生存时间为 3.5 年。大多数患者在确诊后 5 个月内死亡 [81]。

上皮样血管内皮瘤可能表现出一定程度的侵袭性。少数报道的病例中，恶性 Triton 肿瘤似乎代表高度侵袭性的恶性肿瘤。

分子标记物可能在 PPS 的预后中起作用。血管内皮生长因子（VEGF）被认为是 PPS 的潜在预后因子。回顾性研究表明，与缺乏或弱表达 VEGF（5 年无病生存率 83.3%；$P < 0.05$）的 PPS 患者相比，表达强 VEGF（> 50% 阳性细胞）的 PPS 患者 5 年无病生存率（13.2%）显著降低。多因素分析证实了这种生存差异。这些数据尚未在其他研究中得到重复，但本研究为 PPS 潜在的新标记物提供了理论依据 [116]。

原发性肺肉瘤的分期

由于 PPS 通常不涉及区域性淋巴结构，因此 PPS 的分期不遵循常见的 TNM 分期系统。影响 PPS 预后的一个重要因素是有无转移。组织学分期，包括有丝分裂计数，是下一个最重要的预后因素。以前对这些罕见和多种肿瘤的评估等级标准化体系并不存在，这使得各个医疗机构对肿瘤等级的评估存在很大的差异。Gal 和他的同事提出高级别的肺肉瘤的典型特征是每 50 高倍镜视野中有丝分裂数计数> 5、存在巨细胞、肿瘤坏死、细胞密度高、肿瘤局限性差 [117]。大多数机构都采用了 FNCLCC 的评级指南。

八、治疗

PPS 的根治治疗包括肿瘤的完全手术切除。最常见的是通过肺叶切除术或全肺切除术来完成的，尽管有报道称对孤立的支气管内肿瘤进行了支气管内切除术也获得了不同程度的成功率 [109, 110]。通常，PPS 在诊断时会局部进展，伴随着重要结构的侵犯，从而无法进行手术。一篇关于左心房或肺干切除术的根治性切除术的病例报告，表明这种方法可能是可行的，但随访时间很短，总体结果尚未公布 [118]。

PPS 新辅助化学治疗的经验仅限于文献中少数的病例报告。尚无包含所有组织病理学亚型的前瞻性临床试验。但是，可以进行组织病理学特定的回顾性分析，并显示出特定亚型的益处。一组 36 例胸壁尤因肉瘤的患者中新辅助化学治疗显示出优势，其中延迟手术缩小了胸壁切除的范围，有助于确定具有良好肿瘤生物学特性的患者 [119]。

对于晚期肺纤维肉瘤（如前所述，这是一个过时的诊断，但尚不具备进一步的特征）和晚期肺血管周细胞瘤患者中尝试新辅助化学治疗，以使患者在治疗过程中获得更好的疗效。然而，在影像学检查或手术切除时均未见对治疗反应进行记录[30, 112]。术前联合放化疗治疗原发性肺动脉平滑肌肉瘤伴继发性上腔静脉综合征的1例患者。该患者表现出明显的肿瘤反应，在肺切除术中仅在肿瘤坏死中显示出微观残留病灶[120]。化学治疗的反应依赖于组织病理学。尤因肉瘤和横纹肌肉瘤应该强烈建议化学治疗，而组织病理学类型反应性较低的如良好分化的脂肪肉瘤最好在没有化学治疗的情况下进行治疗。在一些组织病理学亚型，如平滑肌肉瘤和去分化脂肪肉瘤，对治疗的反应是可变的，因此建议新辅助治疗优于辅助治疗，因为它提供了一个机会来量化每个病例获益的机会，建议行个体化治疗。

即使对于那些首次能够进行完全手术切除的患者，随后出现无法切除的局部复发仍然是一个重大问题。化学治疗和放射治疗单独或联合应用于辅助治疗；然而，鉴于所有病例报告的随访时间短，没有显示出明确的获益[121]。对于完全切除的PPS患者，特别是对于表现良好、原发肿瘤级别高、直径＞5cm，以及对全身化学治疗敏感的组织病理学亚型患者，应考虑辅助治疗。目前还没有支持PPS进行辅助化学治疗或放射治疗的随机试验研究，考虑到肿瘤非常罕见，不太可能进行随机试验。因此，可以假定辅助化学治疗和放射治疗的获益与非肺软组织肉瘤切除的患者相似。总之，对于化学治疗敏感的组织病理学亚型的Ⅱ期和大部分Ⅲ期高级别肿瘤，应考虑辅助化学治疗。并要考虑对手术切缘不足（≤1cm）的Ⅰ期软组织肉瘤术后的患者进行放射治疗。

对于不能切除的PPS，无论原发肿瘤大小，化学治疗和放射治疗都是合理的治疗方法，应考虑序贯放化疗，而不是同步放化疗（软组织肉瘤对此几乎没有证据）。

手术切除的患者或未经手术接受化学治疗和（或）放射治疗的患者的随访应包括病史和体格检查及定期影像学检查。PPS倾向于局部复发，而不是远处复发，早期发现局部复发可允许再次手术切除，以获得可能的生存获益。虽然目前建议在头2年每3个月进行1次胸部CT随访，然后在接下来的2年（3～4年）每4个月进行1次胸部CT随访，然后在第5年每6个月进行1次影像学随访，但仍缺少一个公认的影像学随访标准。从第6年开始，建议每次就诊时进行胸片检查，并在某些病例中考虑每年进行1次胸部CT检查。

化学治疗，无论是单药治疗还是联合治疗，都是治疗无法切除或转移性疾病的主要手段。PPS化学治疗的经验主要来自传统的非肢端软组织肉瘤患者，并应用到肺肉瘤。最常用的药物包括多柔比星、异环磷酰胺、达卡巴嗪、吉西他滨和紫杉特尔[120, 122, 123]。根据治疗目的，这些药物可以单独使用或结合使用。与单药吉西他滨相比，吉西他滨和紫杉特尔的组合已被证明更能提高生存率和有更好的疗效[123]。另一方面，多柔比星和异环磷酰胺的组合具有更好的反应，但仅具有提高生存率的趋势[124]。治疗方案的选择和药物的选择应基于患者的治疗目的、治疗状况和药物的不良反应。

对化学治疗的反应通常取决于组织病理学诊断。一个复发的、不能切除的支气管肺平滑肌肉瘤的儿童，用长春新碱、放线菌素、异环磷酰胺和多柔比星联合治疗，3个周期治疗后达到了完全缓解，在随后的手术探查中得以证实[125]。患者随后总共接受了9个周期化学治疗，进行了受累野放射，疾病复发后16个月内未再复发[125]。该病例报告证明了在无法切除和边缘可切除的病例中进行前期化学治疗的实用性，对药物治疗的出色反应增加了患者长期生存的可能性。对全身治疗反应较差的病例不太可能从非根治性切除术中受益。

据报道，对于无法切除的肺血管肉瘤患者，大剂量白介素–2免疫治疗法与放射治疗联合使用可导致肿瘤消退[59]。目前尚不清楚该组合或一种治疗方式是否导致肿瘤缩小。给上皮样血管内皮瘤患者应用α_2B干扰素治疗无反应[55]。目前正在研究检查点抑制药在肉瘤治疗中的作用。

对于患有艾滋病和肺部KS的患者，高活性抗反转录病毒疗法（highly active antiretroviral therapy，HAART）大大改变了这种先前高度致死性疾病的生存期（生存时间少于12个月）。一项回顾性分析肺部KS患者，HAART之前和之后生存率显著提高。HAART治疗前患者的中位生存期为8.9周，HAART治疗后无法估计，因为在研究的时间范围内死亡人数未达到50%[126]。先前接受过化学治疗的肺部KS患者，可通过HAART获得缓解，并停止化学治疗[126]。这是治疗肺肉瘤的重大突破，极大地提高了生存率。

尽管许多 PPS 如果未完全通过手术切除，往往会具有很强的侵袭性，但即使存在复发性或转移性疾病，也有长期生存的报道，其中有一例在首次诊断行手术后未接受任何治疗局部出现复发和转移性的患者，生存期超过 7 年 [110]。有少数上皮样血管内皮瘤患者长期患病后出现部分自发消退 [55]。

鉴于 PPS 所有类型都极为罕见，因此针对此类疾病进行专门的治疗性的临床试验是不可行的。这是不幸的，因为（除适用于 KS 的 HAART 外）尚无证据证明针对晚期患者普遍有效的治疗方法。如果可能的话，对于晚期、不能切除的疾病患者，应该推荐加入新药物的临床试验（Ⅰ期或Ⅱ期研究）。

九、病例分析

（一）病例 1

51 岁女性，有吸烟史，出现反复呼吸道感染。给予肾上腺皮质激素和类固醇治疗，在影像学检查中发现左下叶局灶性强化灶。CT 扫描显示左下叶肿块延伸至肺门，支气管内肿瘤进入左下叶支气管。支气管镜检查，显示左下叶支气管内有一个巨大的真菌团。病理活检符合炎性肌纤维母细胞瘤和曲霉菌。她接受了抗生素治疗，随后在 2 个月后接受了氩激光治疗。重复活检显示为梭形细胞型肿瘤。在转诊到得克萨斯州休斯敦的 MD 安德森癌症中心之前，她再次接受了氩激光治疗。

当时的 CT 显示 3.5cm × 3.3cm 肿块，包括左下支气管，没有其他肺结节或纵隔占位（图 15–10）。重复活检显示梭形细胞增殖对 SMA、角蛋白、CAM5.2、突触素、嗜铬粒蛋白和 S–100 呈阴性。间变性淋巴瘤激酶、波形蛋白和结蛋白呈阳性，并在术前被诊断为炎性肌纤维母细胞瘤（炎性假瘤）。

患者经支气管镜检查，发现肿瘤突入左下叶支气管。横断面为脆性和黄褐色，外观有坏死性黏液胶质病灶。患者远端有大量脓性分泌物。膈肌与左下叶之间有许多粘连，并且密集的炎性掩盖了裂隙，使手术变得困难。患者最初接受了左下叶基底节段的切除术。然而，冷冻切片显示支气管边缘有恶性肿瘤，并进行了正规的肺叶切除术。支气管边缘再次为阳性，最终需要对下叶进行套管切除及淋巴结清扫术。

最终病理显示一个未分类的低级肉瘤，最大直径为 2.3cm，无支气管周围淋巴结或 7L、9L、10L 或 11L 区域淋巴结受累的证据。患者目前已随访 5 年，无辅助治疗，目前无进展。

（二）病例 2

38 岁男性，首次诊断为左肺多形性梭形细胞肉瘤，免疫组织化学染色 CD117 阳性，DOG–1、SALL4、S–100 蛋白、结蛋白和角蛋白混合物阴性。提示左半侧胸腔广泛受累（图 15–11）。

该患者接受了新辅助化学治疗 6 个周期，并且

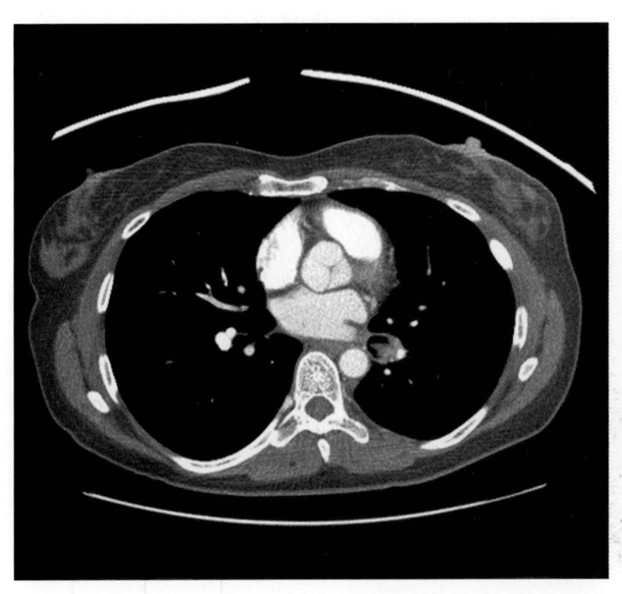
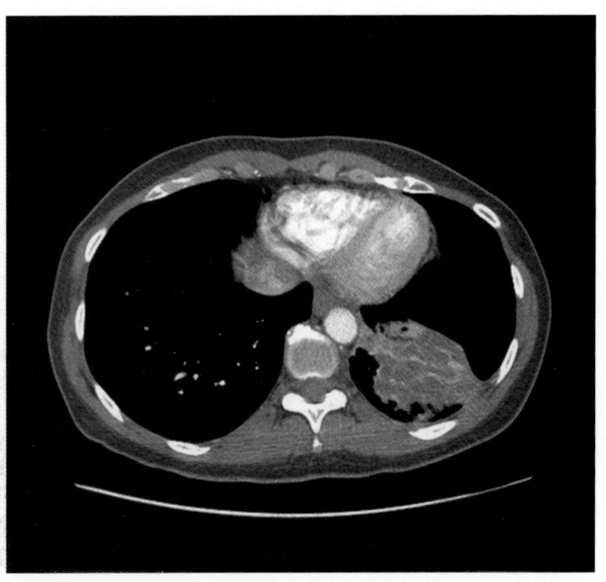

▲ 图 15–10　左下肺叶含支气管成分的肺肉瘤的 CT 扫描

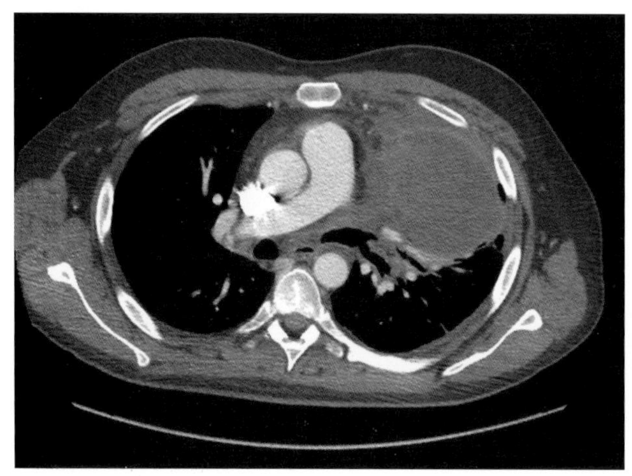
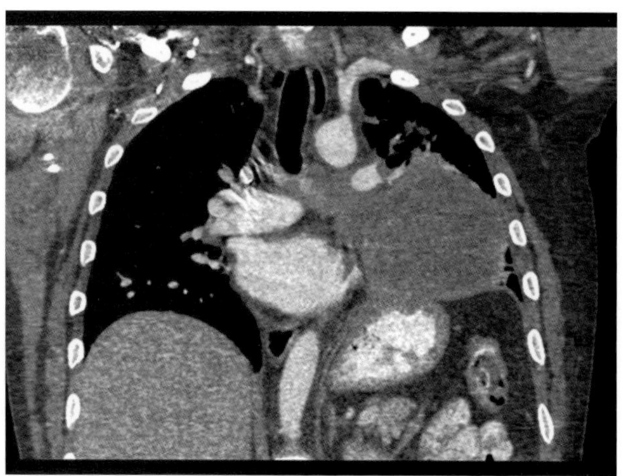

▲ 图 15-11　CT 扫描显示左肺多形性肉瘤

鉴于最初对化学治疗的反应良好，建议他再接受 2 个周期的多柔比星和异环磷酰胺治疗。左肺切除术后肺功能测试，弥散能力为 38%，FEV_1（1s 内用力呼气量）为 46%，最大 VO_2 为 17.2ml/（kg · min）。因此，认为他可接受肺切除术的手术风险。

手术室中，肿物占据了左半侧胸腔的大部分，并紧密附着在左前胸壁上。累及心包和左主肺动脉近端，与主肺动脉边缘非常紧密。该肿块紧密附着在弓形旁的降主动脉上，并且对无名静脉和锁骨下动脉周围的左胸顶端有非常强的增塑作用。它累及整个左肺，并且粘连的，而不累及左半膈肌。这是一个非常复杂的肿瘤，在诱导化学治疗后继发了明显的增生性改变。

肺切除术要进入横主动脉，需要正中胸骨切开术。通过在大动脉韧带水平对主动脉进行初步修复来控制。患者的手术分阶段进行，包括全肺切除术，同时切除了主肺动脉和主动脉，2 天后返回手术室进行第 2 次检查和关闭。切除后病理显示完全反应，肺实质和纵隔组织坏死、纤维化，治疗后无残留肿瘤改变。13 个支气管周围淋巴结阴性。

患者术后恢复期在重症监护室停留 5d，术后第 9 天出院。术后 3 年的随访中，患者没有发现进展。

十、建议

原发性肺肉瘤是一种罕见的肺部恶性肿瘤。它由不同组织来源和广泛临床行为的多种肿瘤亚型组成。PPS 在诊断时往往非常晚期，并且整体预后较差。完全手术切除仍然是唯一可能治愈的治疗方式。应尽可能进行手术切除，对于任何手术切缘阳性的应采用放射治疗。尽管缺乏治疗 PPS 的随机临床数据，对于直径＞ 5cm 的大原发肿瘤，组织学等级 Ⅱ 级或更高的任何大小的肿瘤和（或）受累淋巴结，仍应考虑辅助化学治疗。对于不可切除的肿瘤，根据四肢软组织肉瘤的治疗经验，应将序贯化学治疗和放射治疗视为晚期和转移性疾病的主要治疗方式。近年来在分子水平上对恶性肿瘤的了解急剧增加，以及 WHO 对软组织肉瘤的分类的最新更新，可能会导致 PPS 的治疗进一步发展。对于所有 PPS 患者，应考虑进行临床试验，尤其是 Ⅰ 和 Ⅱ 期研究，以评估新型药物和治疗方法。

致谢

感谢 Regan M. Duffy 博士、Amanda VanSandt 博士和 Alan B. Sandler 博士对本章的较早版本做出的重大贡献，包括背景和免疫组织化学信息及数据的收集分析。

第 16 章　间皮瘤

Mesothelioma

Anna K. Nowak　John G. Edwards　Jenette Creaney　著

高　敏　译　　王银霞　校

一、概述

恶性间皮瘤（MM）是一种罕见的、侵袭性的肿瘤，起源于体腔的浆膜表面，包括胸膜、腹膜，很少发生于心包[1]。1960 年[2]首先由 Wagner 提出与石棉接触有关，此后全世界间皮瘤的流行病学基本上是一致的，均在很大程度上与接触这种人类致癌物质有关[3]。世界范围内石棉的各种使用导致了癌症，这在某些地方非常罕见，但在石棉普遍使用的地方并不少见。这导致了在发病率较高的地区实行了高度集中的研究和临床活动。

总而言之，间皮瘤病例中男性占 80% 左右，这种性别失衡与男性接触石棉职业暴露较多有关[4]。间皮瘤的发病率随着年龄的增长而增加，并且具有潜伏期，石棉暴露与疾病发展之间的时间为 20～40 年。胸膜间皮瘤是最常见的疾病解剖部位，腹膜间皮瘤在男性不到 10%，在女性约占 20%[4]。其他疾病部位，如心包间皮瘤、睾丸阴道的间皮瘤极为罕见。

胸膜间皮瘤的治疗面临巨大挑战，但是有证据表明联合化学治疗可带来生存及症状的获益，积极的外科手术或多模式治疗尚缺乏强有力的证据。由于难以获得各种治疗方案高质量的信息，对腹膜间皮瘤的治疗变得更加困难。各种治疗方案将在本章中详细讨论。

通过治疗和支持间皮瘤患者，或者通过诉讼和赔偿石棉职业和环境暴露的间皮瘤患者，给社会带来高昂的成本。在许多辖区，患石棉相关疾病的人可通过许多司法机构寻求经济赔偿。医务人员应建议患者考虑这一点，并可能被要求出具医疗报告以进行法律诉讼。

二、流行病学和与石棉接触的联系

Wagner 等在 1960 年，描述了 33 例恶性胸膜间皮瘤可能与接触南非开普省青石棉有关[2]。值得注意的是，这个区域有一种重要的石棉采矿作业，并且观察到间皮瘤在南非其他地方很少见到。这篇文章发表后很快出现了许多其他的确认性系列文章，巩固了对石棉作为一种人类致癌物的理解，特别是青石棉。在间皮瘤中几乎总是观察到石棉纤维和石棉体[5]，即使来源不明，也有助于确认石棉暴露。从暴露于石棉到发展为间皮瘤之间的潜伏期为 20～40 年，预计平均诱导期大约为 25 年[6]。因此，详细的职业和环境接触史应涵盖其终身工作和居住史，这对于建立可补偿的接触至关重要。

“石棉”描述了一组纤维状硅酸盐矿物，由于分子结构中的单元在一个方向上紧密相连而分解成纤维[7]。石棉矿物可分解为几乎分子大小的纤维，针状的特性使它们可被吸入和穿透到胸膜。石棉矿物的共同点仅在于这种分子结构，然而它们有着非常不同的化学式[7]。优良的绝缘性能、拉伸强度、耐火性和耐化学降解性使石棉纤维成为 20 世纪中叶常见的廉价且工业有用的材料。角闪石（青石棉、铁闪石、透闪石、阳起石）和蛇纹石（温石棉）是石棉矿物的两大分类。纤维尺寸和生物持久性对人类致癌性很重要。世界卫生组织（WHO）专门规定了“长石棉纤维”为长度：宽度＞ 3，也就是说比 3μm 薄且比 5μm 长的石棉纤维，尽管短石棉纤维也可能与健康问题相关[8]。青石棉，或“蓝色石棉”，被认为具有最高的致癌性。石棉绝对是全球最常见的职业致癌物[9]。

间皮瘤的发病率与全世界含石棉产品的开采、制造和使用密切相关[10]。表 16–1 列出了间皮瘤经年龄调整的死亡率最高的国家[11]。职业接触包括在禁止使用石棉之前或在未禁止使用石棉的情况下继续采矿和碾磨。建筑工人、电工、水管工、机械工和锅炉工等行业是偶然职业接触的常见来源，海军和造船厂的职业也是如此。家庭或非职业性接触也会发生，而且作为女性接触的唯一来源比男性更常见。尤其是，与高风险工人一起生活是间皮瘤发展的危险因素[12]。

表 16–1 10 个国家的间皮瘤经年龄调整后的最高死亡率

国 家	年龄调整后死亡率（1/100 万）
英国	17.8
澳大利亚	16.5
意大利	10.3
法国	7.6
德国	6.8
南非	6.7
荷兰	6.4
美国	5.0
西班牙	3.9
日本	3.2

三、生物学

间皮细胞起源于生发中胚层，并在身体的浆膜腔壁，如胸膜和腹膜壁上形成单层鳞状细胞。管腔间皮细胞表面覆盖着致密的微绒毛，这种微绒毛是对细胞表型有用的特征。细胞产生糖蛋白并形成低摩擦的表面，从而有助于呼吸过程中器官的自由运动。

已经提出了几种机制来解释石棉能在正常间皮细胞向恶性间皮细胞转变过程中发挥作用，包括：①通过在呼吸过程中长期刮伤间皮层，诱导慢性炎症和细胞增殖；②石棉纤维对有丝分裂的物理破坏[13]；③由石棉纤维中含有的亚铁（Fe^{2+}）产生破坏 DNA 的自由基，或通过巨噬细胞随着时间的推移分解石棉[14, 15]；④诱导细胞信号的变化，这些变化可能激活尚未确认的原癌基因，导致细胞增殖失调[16, 17]。

最近的分子研究已经阐明了间皮瘤的遗传特征。间皮瘤的特点是缺乏三个关键基因：*CDKN2A*、*NF2* 和 *BAP1*。这些基因的丢失是通过多种机制发生的，包括（但可能不限于）突变、染色体区域缺失、甲基化、基因融合失活及剪接事件[18]。有趣的是，通过最近对更大样本的研究，在 8% 的 MM 病例中发现了抑癌基因 *TP53* 的突变[18]。

CDKN2A 位于 9p21，编码调节蛋白 p16 和 p14ARF。野生型 p16 充当细胞周期调节器，p14ARF 则通过调节性细胞生长稳定 p53。在 70% 以上的 MM 病例中发现 *CDKN2A* 纯合子缺失[19]。NF2 是 22 号染色体上的一个大基因；种系突变导致散发性前庭神经鞘瘤和脑膜瘤的风险增加[20, 21]。*NF2* 是一个隐性肿瘤抑制基因[22]。其编码蛋白，神经纤维蛋白 2（也称为膜突样蛋白），是 Hippo 信号通路调节因子，在 MM 中也观察到了该信号通路中包括 LATS1 和 LATS2 在内的其他基因的突变[23]。*BAP1* 基因编码 BRCA1 相关蛋白 –1，一种去泛素化酶，最近证实具有抑癌作用，其机制是通过其与各种转录因子和（或）染色质修饰酶的相互作用，以及在 DNA 损伤信号转导和修复反应中的作用发挥作用[24, 25]。迄今为止，尚未在 MM 中报道常见的驱动突变，尽管它们可能存在于个别患者中。

四、病理学

MM 有三种主要的组织学亚型，上皮样、肉瘤样和双相型，后者同一肿瘤内包含上皮样和肉瘤样两个区域。上皮样肿瘤是胸膜和腹膜 MM 最常见的亚型。与上皮样肿瘤相比，肉瘤样和双相型亚群预后较差，对治疗的反应也较差[26]。基于不同的预后，上皮样 MM 肿瘤的组织学亚型分为小管乳头状、微乳头状、腺泡（腺）状、实性或多形性。研究表明，具有多形性特征的上皮样肿瘤患者的生存率与双相型或肉瘤样肿瘤患者相似，均预后较差[26–28]。

国际间皮瘤兴趣小组（IMIG）在 2012 年的指南中建议，MM 的病理诊断应基于充分活检获得的结果，并证明下层结构的侵入是一个关键的诊断特征[26]。在 IMIG 小组最近的一次更新中表明[29]，尽管欧洲医学肿瘤学会现行的临床指南认为，胸腔积液或腹水的细胞学可用于确定 MM 的诊断，但存在争议，并不建议使用 [30]。

MM 诊断中的两个主要问题是区分良性和恶性间皮增生，以及确定恶性细胞表型。除了形态学上的考虑外，辅助试验的使用，包括免疫组织化学、电子显微镜、遗传试验和可溶性生物标志物，也有助于解决这两个问题。一般来说，由至少两个阳性间皮标志物组成的抗体，如钙视网膜蛋白、足蛋白、细胞角蛋白 5/6 或 WT1，可以用来确认细胞的间皮起源，尽管上皮样的敏感性明显高于肉瘤样组织学 [26]。尽管在细胞学标本中，上皮膜抗原（EMA、克隆 E29）的强阳性膜染色对上皮样 MM 的敏感性超过 80%[31]，但用于区分良性间皮细胞和恶性间皮细胞的抗体还不太成熟。MM 的鉴别诊断取决于肿瘤组织学；对于上皮样肿瘤，抗体染色谱特别有用，并且可以包括癌胚抗原（CEA）、B72.3、BerEP4 和 MOC-31 作为阳性癌标记物。器官相关标记也很重要，如肺腺癌的 TTF-1 和 napsin-A，肾癌、甲状腺癌和卵巢癌的 PAX8，前列腺腺癌的前列腺特异性抗原，以及卵巢癌和乳腺癌的雌激素和孕激素受体。

将来，特异性基因检测可能会在病理诊断中发挥更大的作用。如上所述，对于 MM，*CDKN2A* 和 *BAP1* 基因的缺失是常见的，但不是普遍的事件。利用荧光原位杂交（FISH）和免疫组织化学分别检测这些基因的缺失，对于区分良、恶性间皮细胞具有很大的前景，迄今为止，200 多个良性标本中没有一个显示 *CDKN2A* 缺失，100 个中没有一个缺失 *BAP1*[32]。

五、恶性胸膜间皮瘤

（一）临床表现

患者通常出现与胸腔积液或侵入胸壁疾病相关的症状（图 16-1A 和 B）。呼吸困难是常见的表现，往往是胸腔积液引起，而第一次出现大面积胸腔内疾病或收缩性胸腔不太常见。胸痛、咳嗽、体重减轻和盗汗也可能为出现的症状 [33]。大多数症状是单侧的，只限于单侧胸腔，直到疾病发展到晚期。病因不明的单侧胸腔积液与胸壁疼痛同时出现，需高度怀疑间皮瘤，特别是在已知有石棉暴露史的情况下。无症状而筛查发现疾病的患者比例较小（图 16-1C）。通常在肺癌筛查项目或石棉筛查项目的参与者中出现，这些项目一般都是旨在检测早期可治愈的肺癌 [34, 35]。

临床检查的早期发现最多的是胸腔积液，其他表现较少。然而，更晚期的疾病可能表现为受累侧胸腔收缩、患侧胸部扩张明显减少，叩诊浊音，同侧呼吸音减弱。锁骨上或腋窝淋巴结病并不常见。在影像检查前，通过体格检查发现腹水和肿块，或胸壁检查发现肿物很重要（图 16-2）。尽管明显的转移在诊断时并不常见，但在疾病过程的后期经常发生，并且在尸检中常见（55%），最常见的是肝脏（32%）、腹膜（25%）和骨骼（14%）[36]。

（二）筛选间皮瘤石棉暴露者

目前，对于石棉暴露者间皮瘤的放射或生化筛查尚无被证实的作用。最重要的是，目前尚不清楚在多模式治疗启动阶段，间皮瘤是否可以诊断。事实上，接触石棉的人最常见的癌症是非小细胞肺癌（NSCLC），目前正在研究旨在检测早期可治愈的非小细胞肺癌的筛查程序 [34、35、37-39]。目前筛查项目正在使用更灵敏的成像技术——低剂量计算机断层扫描（CT）方法，而不是胸部 X 线。虽然在明确诊断之前，石棉暴露患者中血清间皮素水平升高了 15% 左右，但如果考虑到个体随时间的变化趋势，其比例会升高，尽管如此，该生物标志物的敏感性仍不足以被常规使用，它只能检测间皮瘤，而不是早期和潜在可治愈的 NSCLC[38]。

（三）诊断

当发现患者有单侧胸腔积液、胸膜结节或增厚，或有收缩性胸膜炎时，可初步怀疑间皮瘤。良性石棉相关胸膜疾病，如胸膜斑块，可能存在并证实以前接触过石棉。胸部 X 线检查可以显示这些发现，但缺乏敏感性。当吸到不明病因的胸腔积液时，应始终进行细胞学检查，最好检查细胞块。如果胸腔积液不是疾病的主要表现，但胸膜结节明显，或积液细胞学检查无效，通常需要组织活检进行诊断。在胸膜增厚明确且便利的位置，CT 引导下的穿刺活检可能是合适的。如果病变不适合 CT 引导下的穿刺活检，则通常需要视频辅助胸腔镜（VAT）引导活检或微型胸廓切开术，这两种方法病理诊断阳性率较高 [40, 41]。细针穿刺（FNA）活检和经皮盲法穿刺活检诊断阳性率较低，不是首选的诊断方法 [40, 42]。

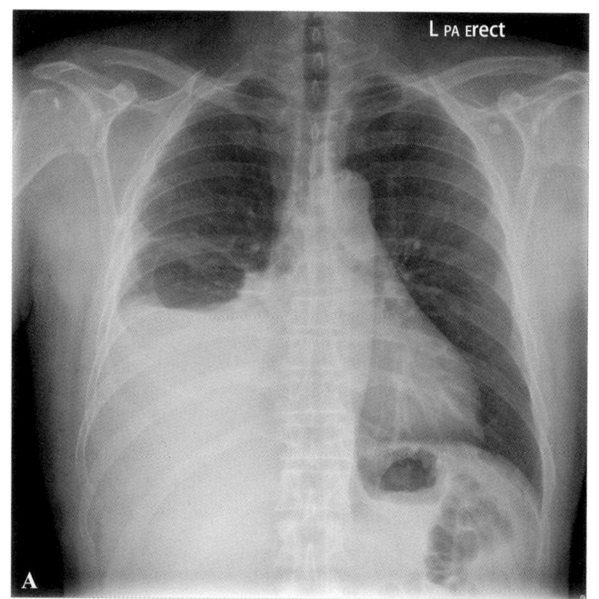

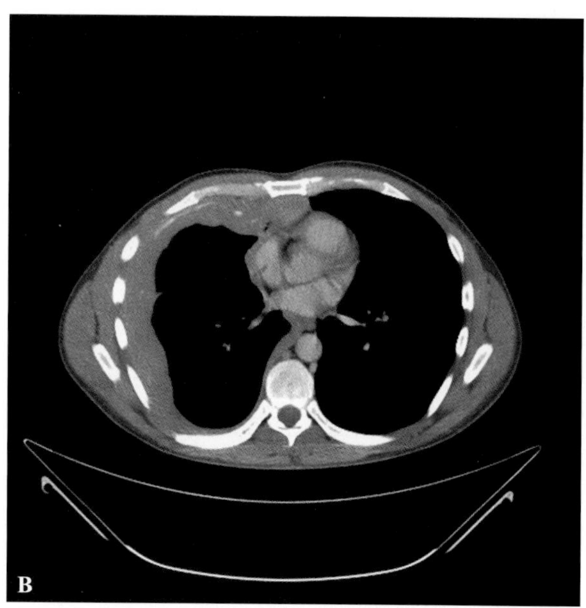

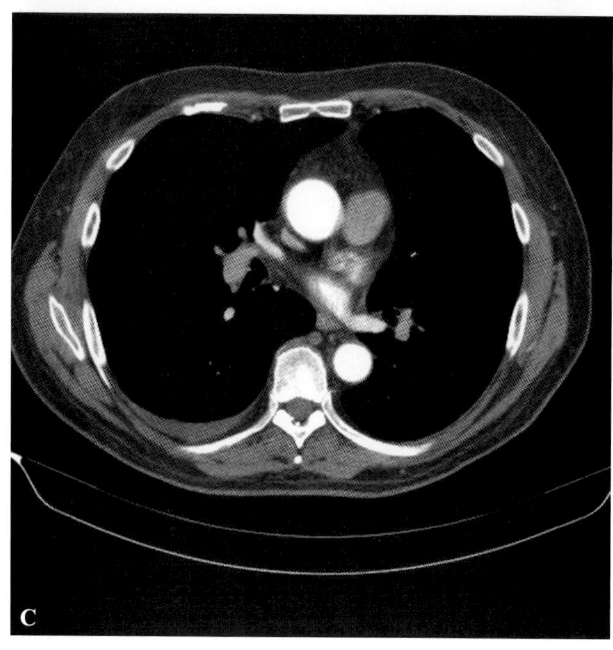

▲ 图 16-1　恶性胸膜间皮瘤的表现

A. 最初表现为呼吸困难和大量的单侧胸腔积液；B. 最初表现为胸痛和胸膜肿块；C. 在 CT 扫描中偶然发现右侧少量胸腔积液，参加职业体检时首先在胸部 X 线片上发现

如上所述，间皮瘤的确诊需要同时证实间皮表型和浸润。如果进行细胞学诊断，则影像学或临床特征上必须证明其侵袭性。积液细胞学不能诊断肉瘤样间皮瘤或双相间皮瘤，只能识别上皮样间皮瘤。作为当前一代临床试验的纳入标准，疾病的亚型和组织活检的价值变得越来越重要，有些临床试验可能仅限于其中一些亚型。此外，疾病分型提供了重要的预后信息，也可能会提示治疗时机 [43]。

间皮瘤的诊断延迟并不少见，因为呼吸困难、胸部不适或有少量胸腔积液的症状有许多鉴别诊断，除此之外，需要和良性石棉相关疾病诊断鉴别。即使进行早期活检，也很难区分增生性间皮瘤和良性纤维性胸膜炎 [44]。此外，居住在农村地区的胸癌患者在就诊时可能有更大的症状负担，可能需要更长的时间去咨询医生。因此可能经历更为延迟的诊断路径，这可能进一步限制他们的治疗选择 [45, 46]。

（四）治疗前评估和分期

治疗前分期和评估建议将由局部手术实践形成。间皮瘤的手术仍有争议，稍后会讨论。如果患者不被认为是积极手术的候选者，诊断后评估应包括胸部和至少上腹部的 CT，以确定 TNM 分期。国

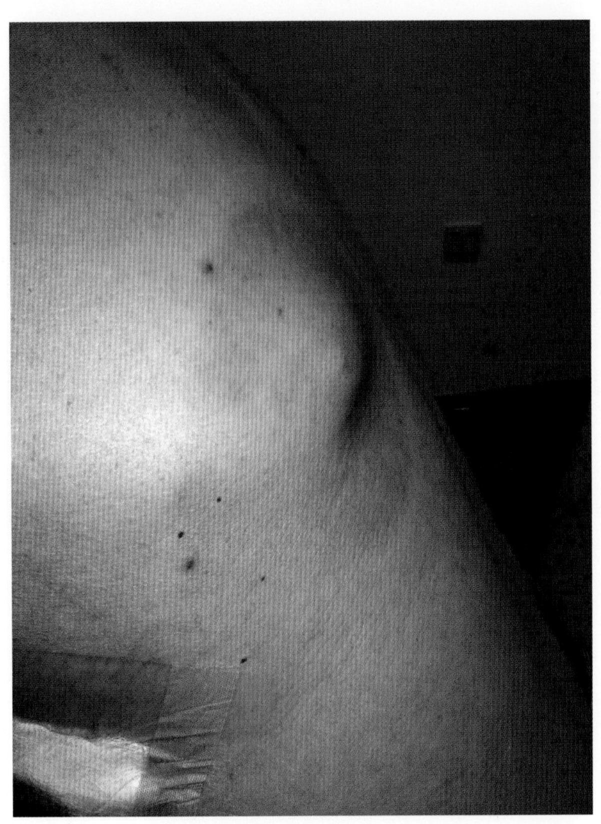

▲ **图 16-2　在先前影像检查的位置发生后胸壁转移，接受了放射治疗（注意色素沉着和文身）**

际癌症控制联盟（UICC）和美国癌症联合委员会（AJCC）[47, 48] 的第 7 版手册中间皮瘤的分期最近已更新为第 8 版，并实施了一些重要更改 [49]。患者应进行临床症状评估，以及是否存在需要治疗的胸腔积液。常见贫血和血小板增多症，应评估营养状况、体重减轻和白蛋白。可能适合化学治疗的患者也应进行肾和肝功能评估。

如果隐性转移疾病的存在会改变治疗方法，或通过评估疾病负担提供其他的预后信息，可考虑使用氟脱氧葡萄糖 - 正电子发射体层扫描（FDG-PET），用于评估疾病对治疗的反应 [50–55]。但是，对于仅计划进行姑息性化学治疗的患者，FDG-PET 不是必需的。

手术分期可用于考虑手术切除的患者。与许多癌症类型一样，术前分期有助于选择预后较好的患者，以考虑手术和识别那些可能无法通过切除得到最佳治疗的具有不良特征的患者。国际肺癌研究协会（International Association for the Study of Lung Cancer）的分期和预后因素委员会（Staging and Pregnostic Factors Committee）的出版物说明了临床分期的意义，该委员会的间皮瘤分期项目包括对大型回顾性外科数据集的分析 [56]。除 CT 外，无论是否有额外的 FDG-PET，一些外科医师都提倡常规颈部纵隔镜 [57] 检查或扩展的手术分期，这增加了腹腔镜检查和对侧胸腔镜检查 [58, 59]。但是，直到手术切除的作用被随机对照证实为止，这种额外分期的价值还不清楚。

（五）预后

预后是患者及其家属关注的重要信息，可以为患者的治疗决策、法律程序和赔偿提供依据。尽管文献中普遍报道生存期为 8～12 个月，但一些预后指标有助于为个体调整这一信息。预后指数是根据人群研究和临床试验制定的，最适合在其发展的背景下使用。欧洲癌症研究和治疗组织（EORTC）和癌症和白血病 B 组（CALGB）评分系统是从参与临床试验的混合数据中产生 [60, 61]。虽然它们在更广泛的人群中得到了验证 [62]，但模型的某些成分目前的相关性可能较低（如来自 EORTC 系统的确诊间皮瘤与疑似间皮瘤），或者在常规临床实践中可能忽略某些组，如东部肿瘤合作组（ECOG）仅在 CALGB 系统中的表现状态 0 vs 1 和 2，限制了它们的应用。此外，CALGB 评分系统衍生出六个预后组；而 ECOG 系统只衍生出高风险和低风险组。

最近的系列包括更大的患者数量和人群基础 [63–71]。这些系列证实了上皮样亚型作为良好预后指标；低血红蛋白、高白细胞计数和高血小板计数为不良预后指标；以及临床观察的重要性。诸如 ECOG 表现不佳、胸痛、体重减轻和老年等因素预示着更差的预后。表 16-2 描述了这些和其他临床或常规实验室预后指标。最近，一个基于人群的预后临床预测模型证明并验证了一个模型，包括体重下降、血红蛋白、ECOG 评分、组织学和人血白蛋白，它们可以区分 4 个预后组中位生存期（7.4～34 个月）。这是一个有用的工具，可以协助临床医师指导患者和做出治疗决定（表 16-3）。

（六）治疗概述

间皮瘤的治疗重点在于缓解症状和延长生存期，而积极的手术或多模式治疗具有争议。在很大程度上，外科和多模态治疗的使用是基于地理位置的，适当的外科专业知识的实用性对于任何建议外

表 16-2　临床上关键的易获得的间皮瘤主要预后不良因素

预后因素	效　果	人口*	参考文献
上皮样亚型	生存率更高	试验；人群	Meniawy 等[43]；Curran 等[60]；Edwards 等[62]；Brims 等[63]；Pass 等[64]；Linton 等[65]；Francart 等[66]；Hooper 等[67]；Kao 等[68, 69]
ECOG PS 下部	生存率更高	试验；人群	Meniawy 等[43]；Curran 等[60]；Herndon 等[61]；Edwards 等[62]；Brims 等[63]；Linton 等[65]；Francart 等[66]
低血红蛋白	生存率更差	试验；人群	Curran 等[60]；Herndon 等[61]；Edwards 等[62]；Brims 等[63]；Pass 等[64]；Francart 等[66]；Kao 等[69]
白细胞计数较高	生存率更差	试验；人群	Curran 等[60]；Herndon 等[61]；Edwards 等[62]；Pass 等[64]；Linton 等[65]；Francart 等[66]
血小板计数升高	生存率更差	试验；人群	Meniawy 等[43]；Edwards 等[62]；Pass 等[64]；Linton 等[65]；Francart 等[66]
较低年龄	生存率更差	试验；人群	Meniawy 等[43]；Herndon 等[61]；Edwards 等[62]；Pass 等[64]；Linton 等[65]；Francart 等[66]
体重减轻	生存率更差	试验；人群	Meniawy 等[43]；Herndon 等[61]；Edwards 等[62]；Brims 等[63]；Pass 等[64]
诊断时的较低临床阶段	生存率更高	人群	Pass 等[64]；Linton 等[65]；Francart 等[66]；Kao 等[68]
胸痛	生存率更差	试验；人群	Meniawy 等[43]；Herndon 等[61]；Edwards 等[62]；Pass 等[64]
女性	生存率更高	人群	Edwards 等[62]；Pass 等[64]；Linton 等[65]
高中性粒细胞淋巴细胞比	生存率更差	人群	Kao 等[68, 69, 71]；Pinato 等[70]
低白蛋白	生存率更差	人群	Brims 等[63]；Linton 等[65]
正常低密度脂蛋白水平	生存率更高	试验	Francart 等[66]

ECOG PS. 东方肿瘤合作组表现状况；*. 试验为来自临床试验人群；人群为来自未选择的人群

表 16-3　在诊断时使用临床参数建立生存率的 Brims 人群预测模型[63]

风险组	特　点	中位生存期（个月）	四分位数（个月）
1	无 LOW；Hb ＞ 153；Alb ＞ 43	34	22.9～47.0
2	无 LOW；Hb ＞ 153；Alb ＜ 43 或无 LOW；Hb 121～153；Ep	17.7	11.6～25.9
3	LOW；PS 0～1；Ep 或 Bi	12.0	6.0～20.6
4	无 LOW 但 Hb <12 或无 LOW；Hb 121～153；Bi 或 Sarc 或 LOW；PS ≥ 2 或 LOW；PS 0～1；Sarc	7.4	3.3～11.1

Alb. 白蛋白（g/L）；Bi. 双相；Ep. 上皮样或组织学不明确；Hb. 血红蛋白（g/L）；LOW. 体重丢失；PS. 东方肿瘤合作组一般情况；Sarc. 肉瘤样组织学

科管理的团队都是至关重要的。除化学治疗外，大多数治疗策略的支持证据水平相对较低。最佳的初步治疗建议和随后的患者护理应由一个综合的多学科团队提供，最好是有胸部肿瘤和间皮瘤专业知识的团队，尽管还没有间皮瘤特异性研究证明这可以改善结局[72, 73]。对于胸膜间皮瘤，这样的小组应该包括呼吸内科医师、肿瘤内科医师、放射肿瘤学家、心胸外科医师、病理科医师、胸部放射科医师和癌症护士。在促进整个疾病治疗领域的最佳支持治疗方面，可能重要的其他联合医疗作用包括营养师、姑息治疗医师、心理学家和社会工作者[73]。本章将详细介绍当前最先进的治疗方法，以及间皮瘤的新兴疗法和支持性治疗策略。

（七）化学治疗

1. 一线姑息性化学治疗

晚期胸膜间皮瘤的姑息性化学治疗对生存和生活质量有一定的好处，应提供给适合积极治疗但不进行手术或多模式治疗的患者。在实践中，许多未经选择的间皮瘤患者将接受姑息性化学治疗而不是手术治疗，一项澳大利亚护理模式的回顾发现，54%的患者接受了化学治疗，而只有9%的患者接受了胸膜外肺切除术[74]。细胞毒性化学治疗仍然是唯一的治疗方案，在这种疾病中具有已证实的生存效益。

2003年以来的治疗标准是基于铂类的双药化学治疗，顺铂和培美曲塞是最广泛使用的组合[75]（图16-3）。EMPHACIS试验将晚期恶性胸膜间皮瘤患者随机分入顺铂组，或顺铂（75mg/m^2）联合培美曲塞（500mg/m^2）组，在以21天为周期的第1天给予，一般最多6个周期。联合治疗将中位生存期从9.3个月提高到12.1个月，危险比为0.74，联合治疗有统计学意义（P=0.003）[75]。对双药联合治疗的客观肿瘤缓解率为41%，尽管存在顺铂的潜在相关毒性，但患者的生活质量得到了改善[76]。重要的是，接受这种联合治疗的患者必须在治疗前、治疗中和治疗后1～2周内接受叶酸（0.5mg/d）和维生素B_{12}（每9周肌内注射1000U）的补充，以避免过度的血液毒性和黏膜炎。这一方案已成为公认的主要治疗方法，在此基础上，进一步构建联合靶向治疗的联合疗法。

在EMPHACIS研究之后，抗代谢药Raltitlexed（3mg/m^2）与顺铂（80mg/m^2）的联合治疗也显示出相似的疗效，尽管客观放射学应答率较低（为24%），但生存期较单药顺铂治疗延长2.6个月[77]。这种联合也是一个积极的选择，但在临床实践中没有达到与培美曲塞联合用药相同的吸引力。事实上，在许多国家，Raltitlexed未得到用于适应证的批准。

由于间皮瘤主要是老年人的一种疾病，许多适合治疗的患者会有相对的顺铂禁忌证，包括听力丧失、肾功能不全或心脏病，从而阻碍了大量液体的摄入。因此，尽管卡铂和培美曲塞的组合没有经过适当的试验来证明其与顺铂和培美曲塞的等效性，但卡铂在这种情况下是常用的。有间接证据表明在不宜使用顺铂的情况下，卡铂是培美曲塞的合理搭档。卡铂和培美曲塞的Ⅱ期研究已经证明了与顺铂和培美曲塞相似的客观肿瘤缓解率[78, 79]，此外，一

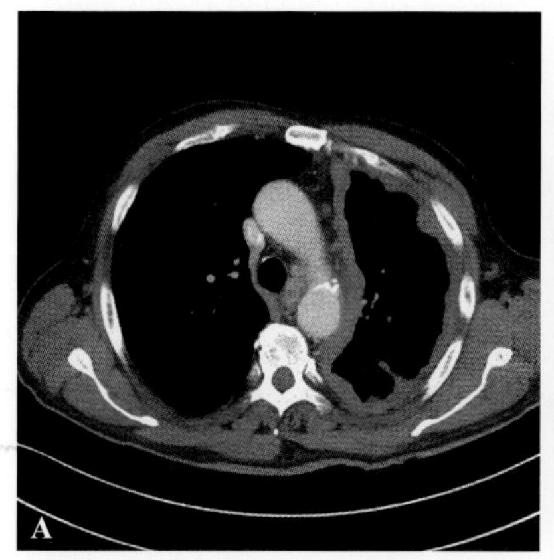

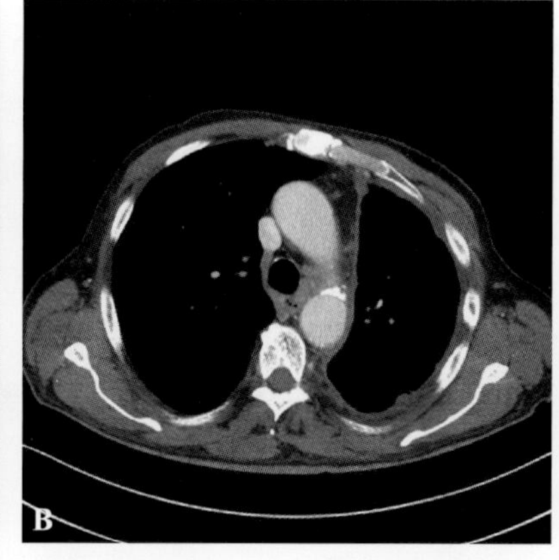

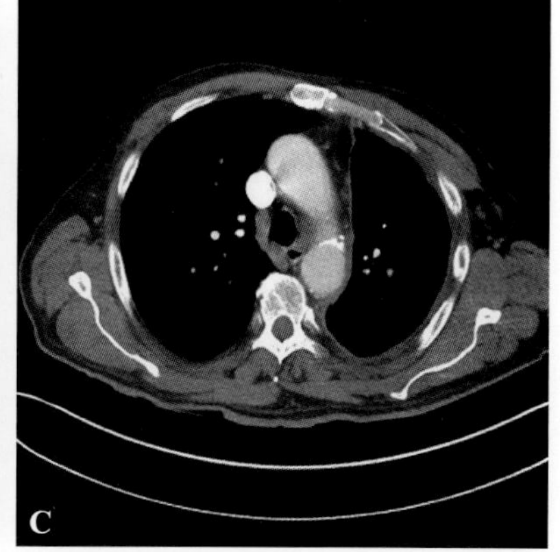

▲ 图16-3 A. 顺铂和培美曲塞化学治疗前基线CT图像；B. 2个疗程化学治疗后；C. 4个疗程化学治疗后显示持续的部分缓解，伴有症状性获益

个扩大的研究方案，其中培美曲塞可以与顺铂或卡铂配对，证明了非常相似的 1 年生存率（63.1% vs 64%）[80]。卡铂在老年人群中具有良好的耐受性和活性[78]。

许多临床试验评价了在间皮瘤标准化学治疗中加用血管内皮生长因子（VEGF）靶向药贝伐珠单抗。这基于对 VEGF 在该疾病中作用的大量观察基础。VEGF-A、VEGF-C 和血管内皮生长因子受体（VEGFR）均在间皮瘤中有高表达[81, 82]，且 VEGF 可能是该病的自分泌生长因子[82, 83]，同高血清和（或）胸腔积液 VEGF 水平一样[84-86]，组织高表达 VEGF 是一种独立的预后不良因素。两项Ⅱ期研究将贝伐珠单抗加到培美曲塞与铂类联合用药中，显示单独化学治疗的客观肿瘤缓解率（分别为 34% 和 40%），无进展生存期为 6.9 个月，总生存期分别为 15.3 个月和 14.8 个月[87, 88]。一项小的Ⅱ期随机试验将贝伐珠单抗、顺铂和吉西他滨联合，这是一个先前的治疗标准，证明两组之间没有显著差异（加贝伐珠单抗的总生存期为 15.6 个月，不加贝伐珠单抗的总生存期为 14.7 个月）[89]。然而，相关生物标记的结果是令人鼓舞的，较高的治疗前血浆 VEGF 浓度与双臂的总生存率较低相关，探索性分析结果表明贝伐珠单抗治疗对那些基线 VEGF 水平低于中位值的患者有显著益处[89]。

根据这些数据，评估顺铂和培美曲塞联合贝伐珠单抗（15mg/kg，每 3 周 1 次）的大型随机Ⅲ期临床试验最近报道了在这一人群中阳性结果[90]。经确诊的不适合手术切除的间皮瘤患者，随机接受最多 6 个周期的顺铂和培美曲塞，或相同的治疗加上贝伐珠单抗，然后维持贝伐珠单抗直到进展。重要的排除因素包括贝伐珠单抗的相关禁忌证，如无全剂量抗凝血、既往大手术、出血障碍或有明显的心脏病病史。共有 448 名患者接受了在法国招募的精心设计、开放标签的多中心“MAPS”试验。主要终点是总生存期，三联治疗组治疗生存期获益为 2.7 个月（16.1 个月 vs 18.8 个月），危险比为 0.77（P=0.0167）。三联治疗组更多的毒性是 3 级或更高的高血压（23% vs 0%）和更多的血栓栓塞事件（6% vs 1%），在第 2 周期后，两组的生活质量评估没有显著差异。

这种三联疗法现在可能被认为是对需要一线治疗的特定患者的一种治疗选择，并在临床实践中导致了贝伐珠单抗三联治疗法的应用。然而，高昂的花费妨碍了在所有地区的可用性。本研究中的生物标记物检测正在进行中，对最有可能受益的患者的生物学特征的清楚了解对于实现这种组合的最佳患者选择和提高这种治疗的成本效益非常重要。其他针对该途径的靶向药物，如多激酶抑制药 Nintedanib，靶点在 VEGFR、血小板源性生长因子受体（PDGFR）和成纤维细胞生长因子受体（FGFR）亚型，正与一线化学治疗联合进行积极的研究（临床试验注册中心识别码 NCT01907100）。如果考虑进行持续的维持治疗，具有类似疗效的口服制剂的可用性将是有利的。

尽管铂类与培美曲塞联合用药已经使用了 10 多年，但由于间皮瘤并不常见，研究工作和临床试验都集中在新的治疗上，而不是优化现有治疗的最佳使用方式。例如，铂双联化学治疗的最佳周期数仍不清楚。尽管 6 个周期的铂类治疗通常是患者耐受联合治疗的上限，但尚不清楚是否 4 个周期可以提供类似的益处。在非小细胞肺癌中，4 个周期的联合化学治疗提供了相同的益处，但毒性较小[91]。间皮瘤中不太可能回答这个问题；但是在实践中，如果患者不耐受治疗，在 4 个周期的铂类与培美曲塞后中止治疗是合理的。后续行单药培美曲塞维持化学治疗是否有利于生存的问题仍然存在。在 NSCLC 中，顺铂和培美曲塞 4 个周期后维持培美曲塞显著增加了无进展和总生存率[92]。一项关于间皮瘤的小型研究表明，这种方法耐受性良好[93]。一项随机Ⅱ期临床试验目前正在美国招募，将培美曲塞维持期与观察期进行比较，但尚未有结果报道（NCT01085630）。在维持贝伐珠单抗的情况下，这个试验问题可能会变得过时，而且很难招募和完成这样的试验。

2. 二线和随后的姑息性化学治疗

患者在一线化学治疗后总是会经历疾病进展，尽管最初治疗的受益时间长短不一。迄今为止，在铂类与培美曲塞联合治疗间皮瘤后，二线疗法的随机对照试验中，尚无任何治疗显示生存获益。然而，在Ⅱ期试验数据中，许多药物被认为是足够活跃的，肿瘤学家可以考虑在选定的患者中使用它们。

一种常用的策略是根据疾病进展重新进行培美曲塞化学治疗，特别是如果患者以前对培美曲塞双联化学治疗有良好反应，且无治疗间隔超过 6 个月。这一做法得到了观察数据的支持，并可能导致随后的反应或疾病稳定性[94]。如果最初的治疗是使用培美曲塞和顺铂，考虑顺铂潜在的累积肾毒性和耳毒性。在以培美曲塞为基础的组合成为标准一线治疗之前的时代，使用单剂培美曲塞完成了二线治疗的Ⅲ期临床试验[95]。在本试验中，通过最佳支持治疗的比较，在培美曲塞组观察到 59% 的疾病控制。最佳支持治疗组为 19%，尽管总生存率没有显著差异，但培美曲塞组的其他措施（如疾病进展时间和无进展生存率）显著改善，尽管绝对差异不大[95]。总体而言，如果先前观察到有反应，患者有持续良好的状态，并且再治疗间隔为 6 个月或更长时间，考虑单药培美曲塞或铂类联用培美曲塞的试验是合理的。

其他具有某些二线活性的药物包括长春瑞滨和吉西他滨。在 62 名患者的Ⅱ期临床试验中，单药长春瑞滨的客观缓解率为 16%，总生存期为 9.6 个月[96]。这种药物作为单药具有良好的耐受性，并且在实践中得到了相当大的支持；目前它作为对照组药物用在二线环境中进行的一些随机Ⅱ期和Ⅲ期临床试验（包括 NCT02610140 和 NCT0108266）。顺铂和吉西他滨联合是一种最初被证明在一线治疗中具有活性的组合，尽管在Ⅱ期试验中，其结果与其他铂 - 抗代谢物双联疗法没有不同[97, 98]。这些结果有时被推荐到二线治疗。尽管这些联合治疗的血液毒性在以前接受过联合治疗的患者中是相当大的。

总的来说，二线治疗仍然适用于间皮瘤的临床试验，包括安慰剂对照组的临床试验，尽管这些试验对招募有潜在更大的问题。如果间皮瘤采用二线治疗或后续治疗，应注意毒性和获益之间的平衡，并尽早给予影像学检查用于评估疾病进展。

（八）免疫治疗

在间皮瘤中已尝试了多种免疫治疗法，大多数方法的成功率很低，偶然出现疾病反应。迄今最活跃的研究领域是检查点阻断疗法、树突状细胞疫苗和针对间皮素或 Wlims 瘤 -1（WT-1）抗原的靶向免疫治疗法，这些都有检测途径。然而，有许多随机的Ⅱ期和Ⅲ期临床试验正在进行中，将在未来 5 年报告。

细胞毒性 T 细胞抗原 4（CTLA-4）阻断抗体治疗是目前临床上最先进的治疗方法，两个单臂Ⅱ期抗 CTLA-4 单克隆抗体 Tremelimumab 临床试验报告了令人鼓舞的客观反应和稳定疾病的疗效[99, 100]。这些试验导致了 Tremelimumab 与安慰剂作为胸膜间皮瘤二线治疗的一项随机Ⅱ b 期研究，该研究显示（尽管尚未发表）该试验未达到主要终点（NCT01843374）的信息[101]。Ⅰ期 KEYNOTE-028 研究的结果以抽象的形式呈现，在多线治疗后的间皮瘤患者中使用单药抗程序性细胞死亡 1（抗 -PD-1）单克隆抗体 Pembrolizumab 的客观缓解率为 28%，疾病控制率为 76%[102]。值得注意的是，只有肿瘤 PD-L1 表达＞ 1% 的患者被纳入研究。这些结果刺激了该领域近期的激烈活动，许多试验使用其他 PD-1 或 PD-L1 抑制药，结合 PD 通路阻断和 CTLA-4 阻断，并将这些药物与免疫治疗法结合。

间皮素是一种候选抗原，在上皮样间皮瘤中 100% 表达[103]。抗间皮素免疫毒素 SS1P 在Ⅰ期临床试验中已被评估安全，但大多数患者出现中和抗体，阻止进一步治疗。一项将免疫抑制预处理与 SS1P 联合的初步研究结果显示，10 例患者中有 3 例患者有深刻和持久的抗肿瘤反应[104]。另一种方法是，对间皮素的嵌合单克隆抗体拮抗药 MORAB-009（Amatuximab）已完成Ⅰ期和Ⅱ期的研究，包括联合化学治疗。目前正在联合顺铂和培美曲塞进行Ⅲ期临床试验（NCT02357147）。使用不同的策略，CRS-207 是一种用于表达间皮素的减毒李斯特菌活疫苗[105]。这种药物目前正在联合化学治疗作为间皮瘤的一线治疗（NCT0167765）进行试验。间皮素也是嵌合体抗原受体（CAR）T 细胞治疗的候选抗原。最后，Anetumab -Ravtansine 是一种抗体药物结合物，包含人抗间皮素单克隆抗体，与纺锤体毒素 DM4 相连接[106]。目前正在Ⅱ B 期临床研究中，与单药长春瑞滨相比，在先前治疗过的间皮瘤（NCT026101）正在进行中。

研究中心正在研究的其他免疫治疗方法，尽管规模较小，包括 CAR T 细胞疗法、树突状细胞疗法和同种异体肿瘤细胞疫苗疗法。虽然免疫治疗法目前对间皮瘤患者来说具有非常令人兴奋的前景，但尚不清楚哪种免疫治疗法、哪种组合，以及在哪一点上将纳入疾病的治疗。此外，生物标志物研究预测毒性和结果将是指导患者选择的关键。

（九）靶向治疗

靶向治疗在过去 20 年中对间皮瘤进行了深入研究，只有贝伐珠单抗进入标准治疗。在这种疾病中，没有一种常见的激活突变可作为合理的相关靶点，这种突变须具有功能丧失而非获得的遗传特征。先前对间皮瘤靶向治疗的阴性结果研究在其他地方进行了总结[107-108]；在这里，笔者关注即将进行的研究策略。表 16-4 总结了潜在的靶点和药物，并确定了检查间皮瘤中这些靶点的关键临床试验。

表 16-4　截至 2016 年 7 月正在调查的恶性间皮瘤中的靶点和药物示例

靶　标	药　物	临床试验注册识别
mTOR	Everolimus	NCT00770120
PI3K/mTOR	VS-5584	NCT02372227
FAK	VS-6063	
VEGF	Cediranib	NCT01064648
VEGF	Nintedanib	NCT02568449 NCT01907100
VEGFR/PDGFR/C-kit	Axitinib	NCT01211275
肿瘤干细胞	BBI608	NCT02347917
检查点抑制药	CBP501	NCT00700336
微 RNA	TargomiRs	NCT02369198
EGFR	Cetuximab	NCT00996567
MET	Tivantinib	NCT01861301
极光激酶	Alisertib	NCT02293005

几乎一半的胸膜间皮瘤已经使 NF_2 失活，NF_2 编码膜突样蛋白。在正常情况下，膜突样蛋白抑制 mTOR（哺乳动物西罗莫司靶蛋白）信号通路，膜突样蛋白的缺失导致 mTOR 异常上调，随后细胞增殖增加[109]。这些观察为检测间皮瘤中 mTOR 的抑制提供了理论依据。然而，由于 mTOR 单一抑制导致 PI3K 和 AKT 信号的上调，已经开发出 PI3K 和 mTOR 双抑制药，并正在进行测试。

与非小细胞肺癌不同，表皮生长因子受体（EGFR）的激活突变在间皮瘤中很少见。然而，这种蛋白的过度表达发生在 50% 以上的患者中[110]。虽然 EGFR 的小分子酪氨酸激酶抑制药在间皮瘤中没有显示任何活性，但单克隆抗体西妥昔单抗在其他癌症中也有活性，因此选择了基于蛋白在免疫组织化学中的表达，特别是结合化学治疗时。西妥昔单抗联合顺铂和培美曲塞目前正在招募参加Ⅱ期临床试验。

（十）其他的试验性治疗

正在使用 *L*- 精氨酸剥夺策略进行临床试验。*L*- 精氨酸是蛋白质合成所必需的，但对于一氧化氮、脯氨酸、谷氨酸盐和其他可能对肿瘤发生很重要的分子来说也是如此。精氨琥珀酸合成酶 1（ASS1）是一种对 *L*- 精氨酸生物合成起限速作用的酶，在包括间皮瘤在内的一些癌症中存在缺陷，启动子甲基化是该病中 ASS1 缺乏的关键机制。双相型和肉瘤样间皮瘤最有可能是 ASS1 缺陷。聚乙二醇化精氨酸脱氨酶（ADI-PEG20）是一种精氨酸脱除剂，在间皮瘤中产生单剂反应[111]。精氨酸脱氨酶和间皮瘤 ADAM Ⅱ期研究，比较对间皮瘤（NCT01279967）ASS1 缺陷患者使用 ADI-PEG20 联合最佳支持疗法与最佳支持疗法进行再治疗，提示该策略的潜在益处。基于这些结果，即将进行的“ATOMIC”临床试验将伴有 ASS1 缺乏的肉瘤样间皮瘤和双相型间皮瘤的患者进行随机分组，这些患者给予顺铂 + 培美曲塞方案化学治疗，加或不加 ADI-PEG20，这一组合的Ⅰ期研究有望取得初步结果。

（十一）手术和多模式治疗

虽然从 20 世纪 50 年代开始就为恶性胸膜间皮瘤提供了手术治疗方案，但直到最近的 15 年才开始进行了随机试验研究其价值。手术的目的可能是为了减小肿瘤体积，防止胸腔积液的再次积聚，减少肺活量测定中发现的限制性缺陷。其次，手术可能试图获得治愈，手术的目标是完全宏观切除。然而，手术不能获得完全的显微（R_0）切除边缘，因此手术不能治愈。与临床试验解释相关的手术结果是生活质量和生存率。定义的标准化对于解释文献至关重要。国际肺癌分期和预后因素研究协会委员会推荐了手术定义[112]。

1. 部分胸膜切除术（PP）出于诊断或姑息的目的，部分切除壁胸膜和（或）脏胸膜，但遗留大块肿瘤。这可以通过视频辅助胸腔镜手术（VATS）或在开胸手术进行。

2. 胸膜切除术 / 摘除术（P/D）壁胸膜和脏胸膜切除术，切除所有肿瘤，但不切除膈或心包。

3. 扩大胸膜切除术 / 剥离术（eP/D）壁胸膜和脏胸膜切除术，目标是完全宏观切除，根据需要切除膈和（或）心包。

4. 胸膜外全肺切除术（EPP）对壁胸膜、心包、隔、肺和脏胸膜进行整块切除。

尽管有很多关于间皮瘤手术的文献，但绝大多数是病例系列或队列研究，这些研究受到手术固有的选择性标准的限制。手术将倾向于提供给更年轻、更健康的患者，因此与一般人群相比，生存期可能更长。已经发表了两项前瞻性随机对照试验（其中一项具有足够的统计能力，另一项是可行性研究），第三项正在进行中。此外，也有少数的队列研究在手术前后进行了生活质量评估。

在 MesoVATS 试验中评估了 VAT PP[113]，试验随机将 196 例（疑似或确诊的间皮瘤）患者分为两组：分别行滑石粉胸膜固定术或 VATS PP。共有 175 例患者在手术后确诊了间皮瘤：88 例患者进行了滑石粉胸膜固定术，87 例患者进行了 VATS PP。尽管被归类为高预后风险（基于改良的 EORTC 预后组[60]）的接受 VATS PP 治疗的患者的生存期明显差于未接受手术的患者，但没有统计学差异。与滑石粉胸膜固定术相比，VATS PP 导致更多并发症，住院时间更长，且更昂贵。VATS PP 组的 EQ-5D 评分改善表明，这种治疗可能在具有良好预后特征的患者中发挥作用。这一亚组中行进一步研究可能是适当的。MesoTRAP 的研究已经获得了资金，目的是研究 VATS PP 与对照组在肺内留置导管的插入相比，在肺萎陷中所起的作用。

笔者进行了一项 EPP 的可行性随机对照试验，即间皮瘤和根治性手术（MARS）试验[114]；筛选了 257 例患者，登记了 112 例并接受了诱导化学治疗。其中，50 例患者在无手术治疗和 EPP 治疗之间进行了随机分组，随后进行了辅助性半胸放射治疗。这项试验并不能确定两组之间的统计学差异。研究者推测如果想达到统计学意义，需入组 670 名随机患者，但可行性研究的实际招募时间将比预计时间长三倍。值得注意的是，关于 MARS 试验有许多关键问题，削弱了证据的力量。大量未完成的手术和围术期死亡表明不同中心之间的经验存在差异。围术期死亡率为 15.8% 有力地支持这一论点，因为病例系列通常报告的手术死亡率低于 8%。方案依从性较差，24 例患者中有 16 例随机接受 EPP 手术，其中 8 例完成了三联治疗方案。此外，在 26 例随机接受非 EPP 治疗的患者中，3 例接受了 EPP 治疗，3 例接受了非 EPP 手术。此外，由于试验早于培美曲塞加铂类化学治疗的常规可用性，试验中提供的化学治疗方案存在差异性，试验方案外提供的肿瘤管理也存在差异。因此，许多人认为 MARS 试验缺乏足够的动力和可靠的方法。尽管在“意向治疗”的基础上，两组患者的生活质量没有统计学差异，但 EPP 后的生活质量似乎更差，在整个随访期间，平均得分仍低于非手术组。然而，注册数据表明，在 MARS 试验公布之前，在国际上接受 EPP 治疗的患者数量显著减少。不太可能进行具有足够统计能力的 EPP 随机试验。尽管如此，关于 EPP 后加速半胸调强放射治疗方案[115, 116]已经报道了令人鼓舞的数据。

eP/D 的作用目前正在英国 MARS-2 试验中进行研究，这是第一个在该手术方案和非手术方案之间进行随机分组的临床试验[117]。初步可行性研究阶段将扩大到一个完全有效的试验，该试验将招募 300 例随机患者。虽然已经有几个病例序列将 eP/D 与其他手术技术进行了比较，但在系统回顾中进行了分析，118 例都受到选择偏倚的限制。已有前瞻性队列研究比较了 eP/D 前后的生活质量和肺功能[118–122]。这些研究因其相对较小的规模和较短的随访时间而受到限制。然而，在术前有症状的患者中，肺功能改善或保持与术前值相似的水平，这与生活质量评分的显著改善有关。对于术前无症状的患者，对肺功能有负性影响，生活质量评分无变化。

关于恶性胸膜间皮瘤的手术治疗，有一系列的系统综述，每个综述都对不同的问题进行了研究，但由于它们主要依赖于观察性研究，因此范围有限，只包括 MARS 随机试验[118, 123–125]。

综上所述，手术切除间皮瘤的随机试验具有挑战性。VATS PP 对生存没有影响，并导致更多的并发症和更长的住院时间，而且比滑石粉胸膜固定术更昂贵。VATS PP 在预后良好患者中的作用需要在临床试验中进一步检验。EPP 对无明显益处的患者有潜在的危害。eP/D 可能对基线有症状的患者有好处，也可能不会对症状轻微的患者产生负面影响，

MARS–2 试验希望提供明确的信息。

（十二）腔内治疗

滑石胸膜固定术多年来一直是控制胸腔积液的主要方法，至今仍是治疗的标准。然而，胸膜腔作为一种提供各种类型抗癌治疗的途径也引起了人们的关注。对同样接受辅助免疫化学治疗的患者在手术切除后给予或不给予胸膜内"第一代"光动力疗法的随机试验没有显示出统计学差异[126]。比较不同胸膜内给药方式的Ⅱ期随机试验发现对胸膜内给药对白细胞介素 –2 有一些益处，但没有发现生存的改善[127]。有许多胸膜内药物的Ⅰ/Ⅱ阶段试验，包括细胞因子、化学治疗药物、唑来膦酸、聚维酮碘、溶瘤病毒和基因疗法，结果令人振奋，但缺乏随机试验限制了可以推荐等级[128]。

（十三）放射治疗

间皮瘤的放射治疗有三种不同的方式：对器械部位的预防性放射治疗，为改善特定靶症状的姑息性放射治疗，以及作为多模式治疗的一部分的辅助放射治疗。

1. 预防性放射治疗

间皮瘤中，较常见在以前使用仪器的部位发生腔道转移（图 16–2）。多年来一直在研究的一项策略是使用预防性放射治疗来防止转移的发生。有少量的随机试验和随后的系统综述试图对文献进行综合[129–133]。从现有的证据来看，从系统审查或实践指南来看，目前不建议对器械部位进行预防性放射治疗[73, 133]。最近（2016 年）报道的随机对照 SMART 试验比较了 203 例大口径导管患者的即时放射治疗和延迟放射治疗，也得出结论，在这种情况下常规使用放射治疗是不合理的[134]。一项英国更大的Ⅱ期试验、PIT 试验，也已完成并将很快报道结果[135]。这些试验可能会最终回答这个问题。

2. 姑息性放射治疗

姑息性放射治疗可用于局部症状性病变，如腔道转移、胸壁侵犯引起疼痛的区域或纵隔压迫性淋巴结病。然而，直到最近，对于这种模式在临床实践中的有用性，实证证据仍很少。回顾性综述表明，超过 50% 的患者症状受益，放射反应程度较低[136, 137]。一项小规模的前瞻性Ⅱ期研究招募了 40 例患者，给予 20Gy/5 次放射治疗有症状区域。在这组接受姑息治疗的不适患者中，研究经历了大量的失访，在放射治疗结束 5 周后，只有 30 例患者提供了主要终点症状的信息。在这些患者中，47% 的患者疼痛有所改善，而生活质量的其他症状没有改善[138]。目前尚不清楚如何筛选可能受益于姑息性放射治疗的患者，因为患者本身或肿瘤缺氧和贫血等因素都可能导致放射抵抗[139]。

3. 辅助放射治疗

手术切除后，辅助放射治疗也被用作积极的多模态治疗的一部分，目的是减少局部复发。这主要用于后续的 EPP，大多数报告使用三维适形放射治疗，以及最近的调强放射治疗[140–149]。治疗计划是复杂的，因为有许多危及器官靠近该领域，包括脊髓、心脏、剩余的肺、肝和肾。

2015 年报道的一项临床试验（SAKK 17/04）是第一个以随机方式研究新辅助化学治疗和 EPP 后增加术后半胸放射治疗的研究[150]。患者在新辅助药物顺铂和培美曲塞治疗后行 EPP 宏观切除，随机分配在局部复发风险高的部位接受高剂量放射治疗，只有 54 例患者被随机分为一项大型临床试验的第二部分，研究新辅助化学治疗后完全宏观切除的主要终点。27 例患者中 25 例随机接受放射治疗，中位总剂量为 55.9Gy。无放射治疗组的中位无复发生存期为 7.6 个月，放射治疗组为 9.4 个月；对照组无统计学差异。无放射治疗组中位总生存期为 20.8 个月，放射治疗组中位总生存期为 19.3 个月。发生 3 级及以上中毒事件，包括 1 例 4 级肺炎和 1 例治疗相关死亡。作者承认，他们最初的收益统计假设过于乐观，即使招募到最初计划的 74 例患者样本量，也无法检测到预期的结果改善。他们得出的结论是，这些发现不支持在这种情况下常规使用半胸放射治疗。然而，随后对结论进行了相应的讨论，突出了本研究的潜在弱点，尤其是在放射治疗技术和质量保证方面[151]。因此，辅助放射治疗的作用仍然是一个悬而未决的问题。然而，这些结果确实强调了仅在高容量中心进行间皮瘤辅助放射治疗的重要性，并必须具备这些技术的适当经验，最好是在临床试验的背景下。

4. 新的放射治疗技术

目前正在研究的新技术包括"SMART"方法。SMART（放射治疗后间皮瘤手术）是一种加速高剂量半胸调强放射治疗，25Gy/5 次，目的是降低术中肿瘤转移的可能性[115]。放射治疗结束后 1 周行

EPP。一项初步研究表明，这种方法是可行的，25例患者都完成了放射治疗和 EPP。重要的是，该技术必须仅在计划和可行的后续 EPP 时使用，因为如果肺部保持完整，很可能发生严重的放射性肺炎。随后，一项后续研究正在招募患者使用该技术进行治疗（NCT02613299）。

（十四）支持治疗和症状管理

恶性胸膜间皮瘤伴有较高的症状负担，疼痛和呼吸困难在疾病过程中经常是有问题的。最有效的症状管理通常是通过积极的治疗，一项前瞻性的观察研究表明，在选择治疗的人群中，生活质量和症状控制，特别是呼吸困难和疼痛得到了更好的维持[151]，患者的生活质量和疼痛也得到了改善[152]。然而，顺铂和培美曲塞关键试验的分析结果表明，患者在治疗过程中或治疗后都会不断进展，需要特定的以症状为中心的干预措施。

高达 70% 的间皮瘤患者在最初出现时描述胸痛，随着晚期疾病的增加，这种比例也在增加[153-154]。胸壁侵犯通常累及肋骨和肋间神经血管结构，导致对阿片类反应不良的复杂疼痛[154]。疼痛必须定期评估，并在初级保健提供者不能充分确保患者舒适的情况下寻求疼痛控制方面的专家援助。有许多优秀的资源提供了关于癌症疼痛管理的详细指导，例如 WHO 的癌症疼痛缓解指南。间皮瘤的一个特别的关键点是考虑神经性疼痛的药物的使用，如抗惊厥药普瑞巴林和加巴喷丁；三环类抗抑郁药阿米替林和诺色替林；和 α_2 受体激动药可乐定[155]。可能需要大量的阿片类，以及阿片类的转换和使用美沙酮作为 *N*– 甲基 –*D*– 天冬氨酸的突触前抑制药的附加作用等策略，这些可以上调慢性神经性疼痛患者的疼痛程度[155]。皮质类固醇，如地塞米松，可作为一种镇痛药的辅助药，但也可以小剂量使用，以减轻盗汗和减少厌食。如上所述，在 50% 左右的患者中，疼痛可能对局部放射治疗有反应，特别是当有一个明确的损伤可以定位并且与不适部位相对应时[138]。

呼吸困难是一种令人痛苦的症状，不幸的是，这种症状在间皮瘤生命末期很常见，而且很难治疗。评估呼吸困难的可逆性和易于治疗的原因很重要：胸腔积液的抽吸、肺栓塞的识别和治疗、呼吸道感染的治疗和贫血的输血可使急性呼吸困难被识别。然而，进行性胸膜增厚和胸壁限制也可导致呼吸困难，恶性淋巴管炎也是间皮瘤的晚期事件。焦虑也可能导致症状周围呼吸困难或更多痛苦的感觉增加。缺氧时补充氧气是有效的。然而，通常需要缓释阿片类药物来减轻呼吸困难的主观感觉。甚至简单的策略，如风扇的气流也能给患者带来好处[155]。针对呼吸困难的更复杂的护理干预措施，包括呼吸控制、放松和社会心理支持，也被证明可以减少呼吸困难和抑郁，改善身体功能[156]。

如果存在胸腔积液且积液有症状且大量液体可以安全排出，则可能适合行胸腔穿刺。对于复发性胸腔积液，可能需要持续控制以使患者感到舒适。滑石粉胸腔融合术一直是长期控制胸腔积液的主要方法，但 1 个月时成功率仅为 75% 左右，6 个月时成功率不到 50%[157]。留置隧道式胸腔导管是一种新兴的胸腔积液治疗方法，具有相似的症状效益[158]。这项现已停止招募的 AMPLE 试验研究了这两种策略对经济和住院的影响[159]。

在 NSCLC 中进行的一项试验证明了生活质量，以及令人惊讶的是，在这种疾病中实施早期姑息治疗对生存有利。RESPECT–Meso 临床试验现已在英国和澳大利亚完成入组，随机选择常规护理或每月进行专业姑息治疗咨询。在获得这些结果之前，应考虑对所有正在接受姑息治疗的晚期间皮瘤患者进行专科姑息治疗，特别是在疼痛、呼吸困难和其他症状有问题的情况下。

六、恶性腹膜间皮瘤和其他罕见的间皮瘤原发部位

弥漫性恶性腹膜间皮瘤是间皮瘤的一个罕见亚群，作为原发部位占不到 5% 的间皮瘤死亡率。原发性心包间皮瘤不到 1%，阴道内膜间皮瘤类似[11]。石棉也是腹膜和其他间皮瘤的主要病因[160]。这些间皮瘤其他部位的有限证据基础几乎完全是腹膜疾病，这需要进一步讨论。腹膜间皮瘤可伴有腹胀、腹痛、体质症状如体重减轻和发热，也可能是偶然发现[160]。患者常出现腹水和(或)腹部或盆腔肿块。女性最常见的鉴别诊断是妇科恶性肿瘤。

影像学研究包括腹部 CT 和 FDG–PET/CT，尽管 FDG–PET 的分辨率可能对显示小结节或弥漫性疾病没有帮助。CT 可显示腹膜、肠系膜和网膜增厚、浸润和结节，以及腹水和肿块。确诊需要组织

学检查，与胸膜间皮瘤的诊断原则相似。肉瘤样组织学变异在腹膜间皮瘤中不太常见[161]。潜在的侵袭性手术分期需要腹腔镜检查以评估疾病的程度和潜在的可切除性。

腹膜间皮瘤治疗策略的大部分信息来自专家中心的病例系列。对于那些疾病允许最大限度的细胞减少疗法的患者，大量的专家中心建议在必要时进行积极的细胞减少术、腹膜切除术和器官切除术，通常在术中进行高温腹膜化学治疗（HIPEC）[161]。经整理的多机构经验表明，细胞减少手术的完整性及 HIPEC 的使用与改善预后密切相关，上皮亚型和无淋巴结转移性疾病也与此密切相关[162]。在这一大型多中心队列研究中，总的中位生存期为 53 个月，5 年生存率为 47%。

腹膜间皮瘤的姑息性全身治疗通常遵循胸膜疾病指南，铂类和培美曲塞联合治疗和吉西他滨联合治疗的活性相似[163, 164]。在不需手术的情况下，全身化学治疗是适当的姑息性治疗，应结合临床、CT 和 FDG–PET 信息监测疾病反应。姑息性化学治疗使用的首要原则是：治疗应取得临床效益，如果患者没有获得效益应停止或改变方案，并应注意毒性。大多数患者不能忍受超过 6 个周期的铂类双联化学治疗。辅助化学治疗或新辅助化学治疗在积极手术治疗中的作用尚不清楚。虽然这一策略在实践中得到了应用，并且如果已经取得了反应，则可能有助于切除，但目前还没有明确的证据支持在手术前使用诱导全身化学治疗来减少疾病体积和提高可操作性。同样，对于术后辅助治疗的使用也没有明确的证据基础。

虽然腹膜间皮瘤的临床试验是理想的，但这种疾病的罕见性意味着这种疾病的大部分系统性治疗可能是根据胸膜间皮瘤的经验推断出来的。胸膜间皮瘤的一些临床试验也允许腹膜间皮瘤患者的入组，这应该得到鼓励。

七、结论

尽管恶性间皮瘤总体上是一种罕见的疾病，但由于石棉的使用模式而引起的全球“热点”的出现，使得许多中心的研究和临床试验取得了实质性进展。使用传统的抗癌疗法——手术、化学治疗和放射治疗——似乎已能达到稳定的治疗效果，而且这种疾病通常是以姑息的目的来治疗的。对间皮瘤分子生物学和免疫学的了解不断增加，并有可能支持下一代有效治疗。

第 17 章　原发性肺黑色素瘤

Primary Melanoma of the Lung

Louise A. Jackett　Richard A. Scolyer　James F. Bishop　John F. Thompson　著

于　洋　译　　高　敏　校

一、概述

尽管大多数黑色素肿瘤原发于皮肤或眼部，少数原发于已知部位的黏膜中，但有非常少见的相关报道，原发性黑色素瘤可发生在不常见的非皮肤部位，如肺部[1]。原发性肺黑色素瘤，无疑是一种非常罕见的肿瘤，其确切发病率一直存在争议。有学者甚至会质疑这种情况是否真的存在。这一争议的产生是因为，偶尔会出现原发性黑色素瘤消失的毫无踪迹而无法识别，同时由它引起的肺转移瘤持续增长，最终表现为黑色素瘤孤立病灶[2, 3]。通常在气管支气管树上没有发现黑色素瘤细胞，因此很难解释肺原发性黑色素瘤。有原发性皮肤黑色素瘤病史随后出现转移的患者中，7%～9% 的患者检测到出现肺部转移[4]。黑色素瘤倾向于转移到肺部[5, 6]，大约 70% 死于黑色素瘤的患者中，尸检发现肺转移[7, 8]。

文献中有很多关于疑似原发性肺部黑色素瘤患者的报道。在很多这些患者的病史和随访中，似乎排除了其他原发部位转移到肺的可能性[7, 9–51]。可以通过肿瘤组织的病理学特征，及涉及的区域淋巴结受累模式，获得原发性肺黑色素瘤诊断的依据，这与其他支气管起源的肿瘤一致，并且在活体或尸检中身体其他部位都未找到原发性黑色素瘤。

其他非皮肤部位的原发性黑色素瘤的发生已被证实[1, 12, , 52]，并在相应文献中详细记载。最常见的发生部位是眼部和结膜，非皮肤部位的黑色素瘤也有报道发生于尿道、外阴、阴道、软脑膜、肾上腺、腺体、鼻咽、口咽、食管、胆囊，偶尔也会在胃肠道的其他部位包括胃、小肠、大肠和肛门[53]。然而一个重要的区别是，在正常个体这些部位发现了黑色素瘤细胞的存在，为原发性黑色素瘤的起源提供合理的组织发生基础。

二、历史背景

尽管很多个案声称是原发性肺黑色素瘤的报道，但在很多早期发表的文章中，患者的描述不符合标准，随后认为建立诊断标准是有必要的。最早的两个病例报告[9]，是 Todd 在 1988 年记录的，当然诊断的依据不足以确定诊断。类似地，Kunkel 和 Torrey 在 1916 年[10]，以及 Carlucci 和 Schleussner 在 1942 年[11]的报道也存在缺陷，因为没有通过尸检排除其他部位的原发性黑色素瘤。直到 1963 年才报道出一例符合诊断标准的原发性肺黑色素瘤[7]。1987 年的一份报道中，Alghanem 等基于严格的原发性黑色素瘤的诊断标准，认为先前的报道中只有 7 例符合原发性肺黑色素瘤[31]。经过一系列新的报道，直到 1997 年，Wilson 和 Moran 认为先前的报道中，真实的原发性黑色素瘤案例不多于 25 例[46]。本文作者对文献进行全面的回顾，到 2016 年报道的总例数中，根据适当标准 75 例确定为原发性肺黑色素瘤（表 17–1）。

三、生物学

原发性肺黑色素瘤的组织学发生基础尚不明确，但也提出了几种解释。虽然黑色素瘤细胞尚未被证实存在于下呼吸道，一些研究者提出黑色素瘤细胞可能存在异常迁移，在肺部形成潜在的前体细胞，这可以解释原发性肺黑色素瘤的发生[16]。从胚胎学上讲这似乎是一个合理的解释，呼吸道是由咽与食

表 17-1 已发表的 75 例原发性气管、支气管、肺部和胸膜黑色素瘤患者的报道，满足目前大多数或所有当前公认的诊断标准

参考文献	性别 / 年龄（年）	原发灶
Salm[7]	男 /45	肺下叶
Reed 和 Kent[14]	男 /71	肺下叶
Reid 和 Mehta[15]	女 /60	气管
	男 /35	肺下叶
Jensen 和 Egedorf[16]	女 /61	肺上叶
Allen 和 Drash[17]	女 /40	肺下叶
Taboada 等 [18]	男 /56	肺下叶
	男 /40	肺上叶
Walter 等 [19]	男 /33	肺下叶
Mori 等 [20]	女 /47	气管
Smith 和 Opipari[21]	男 /49	胸膜
Adebonojo 等 [22]	女 /55	肺上叶
Robertson 等 [23]	女 /70	隆突
Gephardt[25]	男 /47	主支气管
Verweij 等 [26]	男 /46	气管、主支气管
Angel 和 Prados[28]	女 /41	肺中叶
Cagle 等 [29]	男 /80	肺中叶
Carstens 等 [30]	女 /29	肺上叶
Alghanem 等 [31]	女 /42	肺下叶
Demeter 等 [32]	男 /56	肺上叶
Santos 等 [33]	男 /58	肺下叶
Bagwell 等 [35]	男 /62	肺上叶
Bertola 等 [36]	女 /30	肺下叶
Jennings 等 [38]	女 /34	不详
Sanchez Navarro 等 [39]	男 /75	主支气管
Miller 和 Allen[40]	男 /56	肺下叶
	男 /67	肺中叶
	女 /77	肺下叶
Barzó 等 [41]	女 /43	肺上叶
	女 /81	肺下叶
Pasquini 等 [42]	女 /66	肺下叶
Farrell 等 [43]	女 /66	肺下叶
Wilson 和 Moran[46]	男 /71	肺下叶
	男 /45	肺上叶
	男 / 不详	肺中叶
	女 /55	肺上叶
	男 /52	肺上叶
	男 /64	肺上叶
	男 /48	肺上叶
	男 /50	肺上叶

（续表）

参考文献	性别 / 年龄（年）	原发灶
Sekine 等 [45]	不详	不详
Ost 等 [47]	男 /90	肺上叶
Ozdemir 等 [48]	男 /41	肺下叶
Testini 等 [49]	男 /44	肺下叶
Dountsis 等 [50]	女 /41	肺上叶
Lie 等 [51]	女 /44	肺下叶
de Wilt 等 [44]	男 /71	肺中叶
	女 /49	肺下叶
	男 /61	肺下叶
	男 /62	肺下叶
	男 /66	肺下叶
	男 /60	肺下叶
	女 /49	肺上叶
Kundranda 等 [97]	女 /60	不详
Reddy 等 [98]	男 /74	肺下叶
Kotoulas 等 [99]	男 /67	不详
Saint-Blancard 等 [100]	男 /82	肺上叶
Shikuma 等 [101]	男 /71	肺下叶
Maeda 等 [102]	男 /68	肺上叶
Pan 等 [103]	男 /81	肺下叶
Neri 等 [104]	男 /58	肺下叶
Mochizuki 等 [105]	男 /84	肺下叶
Seitelman 等 [106]	男 /89	肺下叶
Zuckermann 等 [107]	男 /68	肺上叶
Gong 等 [108]	女 /52	肺上叶，肺下叶
	女 /65	肺下叶
Ouarssani 等 [109]	男 /68	双肺下叶
Kamaleshwaran 等 [110]	男 /56	不详
Gupta 等 [111]	女 /58	肺上叶
Hwang 等 [112]	女 /82	肺下叶
Mahowald 等 [113]	男 /55	肺上叶
Postrzech Adamczyk 等 [114]	女 /69	肺上叶
Watanabe 等 [115]	男 /66	肺中叶
	女 /46	肺下叶
Zhang 等 [116]	男 /60	肺下叶

管之间的原始前肠（喉部）生长发育而来的。已经在这些部位的黏膜中发现了黑色素瘤细胞 [54–56]。

在受到黑色素瘤影响的上皮细胞中，偶尔会观察到鳞状上皮化生，所以提出一种解释是上皮细胞化生转化为黑色素瘤细胞 [14]。然而鳞状上皮化生更可能的是由于黑色素瘤引起的支气管受累造成的后果。一个被描述为黏液腺的“黑色素化生”口腔病例中也有类似报道 [57]，这可能是黏膜中发生了类似于支气管树的病变过程。另一看似更为合理的理论是，神经内分泌前体细胞（Kulchitsky）有可能发生黑色素细胞分化；这两种细胞类型都与组织遗传有关，属于神经嵴起源 [38]。类癌中黑素细胞的分化 [58]，以及恶性肿瘤报告中神经内分泌和黑素细胞的分化支持这一理论 [59, 60]。类似地，该理论也解释了原发性肾上腺黑色素瘤的起源[30, 61-63]，因为在这个部位也没有发现黑素细胞。周围神经鞘瘤发生黑素细胞的分化，如黑色素神经鞘瘤（称为恶性黑色素的神经鞘瘤）[64]，增加了原发性肺黑色素瘤发生的可能性，也可能源发于肺神经元。

四、流行病学

澳大利亚黑色素瘤研究所（前悉尼黑色素瘤组织）的一项回顾性分析，de Wilt 和他的同事确定了 27 例原发性黑色素瘤患者，在其他部位没有发现黑色素瘤病灶[44]。这一结果来自于 50 年内 19 000 例接受治疗的黑色素瘤患者。经过详细的临床分析、病理学和随访数据，作者得出结论，这些患者中有 7 个可能是原发性肺黑色素瘤。回顾 10 年期间在梅奥诊所治疗 10 134 例原发性肺部肿瘤患者中，Miller 和 Allen[40] 报道了其中 3 例患者为原发性肺黑色素瘤。在 1998 年日本发表的一份报道中，Sekine 等经过 20 余年研究，在 3481 例原发性肺部肿瘤的患者中，发现了 1 例原发性肺黑色素瘤患者[45]。这些报道中的每一例都强调原发性肺黑色素瘤的罕见性，但不能用于量化其发病率。因为每个机构的数据都是接受治疗的患者，数据不是基于人群的。

五、分子生物学和遗传学

在过去 10 年中，已证实黑色素瘤关键分子的改变对其发生和进展起到重要作用。约 70% 的黑色素瘤发现丝裂原激活蛋白激酶（MAPK）信号转导通路发生编码基因的突变。这个通路包括信号 RAS-RAF-MEK-ERK 并控制细胞增殖，细胞凋亡和迁移。突变体 BRAF，RAF 蛋白的三个类型之一，存在于大约 40% 皮肤黑色素瘤中，大约 25% 的案例存在突变体 N-RAS[65]。突变体 N-RAS 也诱导磷脂酰肌醇 -3′ 激酶（PI3K）的级联，这是控制细胞增殖，细胞凋亡和侵袭的另一个重要途径。突变体 BRAF 在原发性黑色素瘤的突变中通常发生在年轻个体屈侧皮肤，通常是慢性日光损伤程度较低的地方。相比之下，突变体 N-RAS 在黑色素瘤中的突变没有显示出年龄或解剖学部位的倾向。激活突变或基因酪氨酸激酶受体 C-KIT 的扩增发生在 10%～15% 的肢端和黏膜黑色素瘤中，也偶尔发生在长期晒伤的部位。葡萄膜黑色素瘤典型表现为 *GNAQ* 或 *GNA11* 中的突变。其他许多不太常见的与黑色素瘤发病机制相关的突变事件中，影响因子包括：*PIK3CA*（*PI3K*）、*FLT3*、*PDGFR*、*MET* 和 *ERBB4*。然而，皮肤黑色素瘤的部分分子发病机制仍然是未知的，迄今为止，尚未有关于原发性肺黑色素肿瘤的分子机制的报道。由于 *BRAF* 和 *C-KIT* 的突变现在已经成功被新的靶向治疗所应用（后文中会详细介绍）。因此，在行全身治疗的原发性肺黑色素瘤中，也可以考虑行相关的基因突变检测。

六、病理学

1968 年 Allen 和 Drash 建议病理学专家在检测肺部肿瘤时，为避免漏诊，要考虑黑色素瘤的可能[17]。40 多年后，这个建议仍然是恰当的。由于黑色素瘤仍然被称为是“伟大的模仿者”，除非考虑到这种可能性，原发性肺黑色素瘤往往可能被误诊为肺大细胞癌或肺肉瘤。考虑黑色素瘤的可能性后，通过免疫组织化学检测黑色素瘤的经典特征进行确认和排除。

原发性肺黑色素瘤的组织学特征（图 17-1）如下[17, 28, 36]

- 明显的黑色素瘤细胞，通过免疫组织化学检测证实 S-100 和 HMB-45 染色，尽可能通过电子显微镜。
- 支气管上皮非典型黑色素细胞的证据。
- 支气管上皮下的“巢状”黑色素细胞。
- “佩吉特”样黑色素瘤细胞完全入侵（无核化的）支气管上皮细胞。

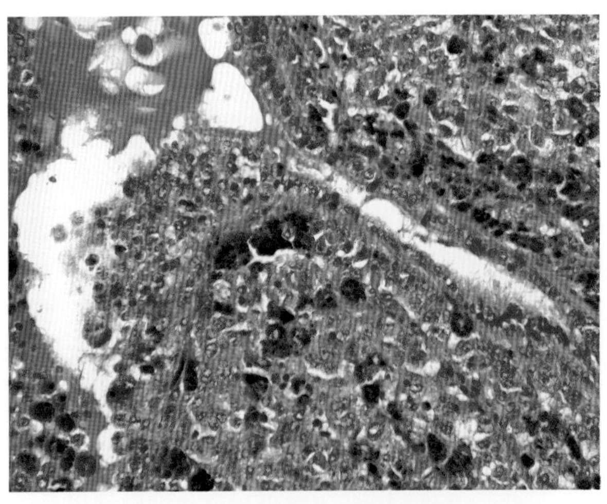

▲ 图 17-1　**61 岁老年男性原发性肺黑色素瘤**
在支气管呼吸型黏膜下面存在多形性上皮样黑素瘤细胞，其中一些是染色的；有局灶性黏膜表面受到肿瘤侵蚀（HE，100×）

然而，这些特征在先前报道的原发性肺黑色素瘤病例中都没有证明[46]，而且，以前的诊断标准可能没有现在的建议具体。在其他部位发生的原发性黑色素瘤中，可能不存在“原位黑色素瘤”的变化，特别是溃疡型原发性皮肤黑色素瘤。此外，类似的变化有时会发生在表皮性黑素瘤转移到皮肤中[66]，先前有过上皮内的黑色素瘤细胞转移到肺的报道[67]。实际上，最近一项对 15 例患者的研究结果建议区分原发性和转移性黑色素瘤要基于临床表现，特别是转移扩散的模式，而不是根据组织病理学标准[44]。

七、临床特点

（一）临床表现

文献报道中的肺黑色素瘤病例大致被分为两类，气管支气管树内息肉样阻塞病变和肺实质病变。肿瘤几乎都是单病灶，但是多发病灶的原发性肺黑色素瘤也有报道[26, 61]。原发性胸膜黑色素瘤也有报道[21]。

如预期的那样，原发性肺黑色素瘤患者出现的症状，是由肿瘤部位和大小决定的。这些异常最初是在胸部 X 线检查时发现[18, 36]。明确的组织学诊断通常可以通过支气管镜进行病变活检，从支气管内获得黑色素瘤细胞，以及通过细针穿刺对肺周围实质进行活检。然而，初次诊断明确是原发性（相较于转移性）肺黑色素瘤很困难，一般要在完善检查，明确病理检查，需要适当的随访时间，甚至还要通过尸检才能确诊。

（二）转移模式

原发性肺黑色素瘤转移模式与其他原发性肺肿瘤一致，实际上这是肺黑色素瘤作为一个实体瘤存在的证据之一。能够观察的肺门和纵隔的淋巴结区域转移。和皮肤原发性黑色素肿瘤一样，肺原发性黑色素瘤还可以通过其他途径，如血液途径转移到脑、肝、肾上腺等部位。累及胸膜、心包、心脏的情况也有发生[35, 36]。

（三）诊断标准

确诊原发性肺黑色素瘤的最低标准已提出。第一次是由 Jensen 和 Egedorf 于 1967 年提出的，诊断原发性黑色素瘤需有以下条件

- 没有明确先前黑色素瘤的病史（皮肤或眼睛）
- 其他器官没有明显的黑色素瘤存在
- 来自于肺部手术标本中孤立性肿瘤
- 肿瘤形态与原发性肿瘤相容
- 尸检没有发现其他部位的原发性黑色素瘤

自此，其他作者也认可这一诊断标准，并进行了小的修改，增加了标准[17, 26, 31, 43, 68]。然而，在进一步确定诊断之前，详细的调查和长期的随访可能是必需的。因为，最近 De Wilt 等[44]的报道中出现明显孤立的肺黑色素瘤的患者，随后出现皮肤或淋巴结复发的情况，这表明肿瘤起源于退化的原发性皮肤黑色素瘤。Jensen 和 Egedorf 提出的标准无疑是合适和可取的，尽管如此，在很多情况下还不能满足原发性肺黑色素瘤的诊断[38]。

八、治疗

（一）手术治疗

根据原发性黑色素肿瘤的发病部位，治疗原发性肺黑色素瘤的首选是根治性手术切除术。这通常涉及正式肺叶切除术或全肺切除术。适用于原发性皮肤黑色素瘤的选择性区域淋巴结清扫术已被前哨淋巴结活检所取代。现在，临床上局限性原发性皮肤黑色素肿瘤，局部淋巴结清除术一般只在前哨淋巴结阳性患者中进行。在原发性和继发性肺部肿瘤，包括黑色素瘤，淋巴结标测与前哨淋巴结切除术已被证实可能提供更准确的病理分期[69]。有了这一理论后，目前的主要困难是在获得切除肿瘤的病理结果前，很难区分原发性还是继发性肺黑色素瘤。肺叶切除术和全肺切除术后延迟肺部区域淋巴结清除，无法获得令人满意的结果。因此，在手术时尽可能清除这些区域淋巴结是必然的。

没有证据表明肺原发性黑色素瘤的局部复发的治疗必须以基于其他形式的黑色素瘤的标准治疗为基础。如果手术切除可行，那手术提供了最好的姑息性治疗形式，甚至可能达到治愈。如果全身 CT 成像或者行更可靠的 PET 检查[62]，没有显示任何其他部位转移，可行根治性手术。因为黑色素瘤组织几乎总是有很高的葡萄糖摄取，全身 PET–CT[62, 63, 70–75]，已经在很大程度上取代了 CT 和磁共振成像（MRI）作为大多数黑色素瘤主要治疗中心的分期研究的首选。PET–CT 有助于确定肺部黑色素瘤的病灶是原

发性还是继发性。如果确诊为原发性肺黑色素瘤，PET–CT 也应该能证明是否发生了远处转移，如果出现转移，则不推荐不合适的手术治疗。

（二）放射治疗和系统治疗（包括靶向治疗和免疫治疗法）

如果术后复发的原发性肺黑色素瘤无法再行手术治疗，可行全身系统治疗，如果胸部肿瘤引起的肺部症状无法行全身治疗，可考虑行放射治疗。胸外转移性病灶的治疗也类似这一原则，因为没有数据表明任何不同形式的治疗方法可能对原发性肺黑色素瘤的转移治疗更有效。近年来，肿瘤突变基因的鉴定在黑色素瘤中快速发展，靶向疗法和免疫治疗法的应用正在彻底改变转移性黑色素瘤患者的治疗方法[76–78]。正如其他部位的黑色素瘤，这些疗法很可能对转移性肺黑色素瘤同样有效。

致癌的突变型 BRAF（通常与下游蛋白质 MEK 结合）和 C–KIT 蛋白的高效抑制药，在转移性黑色素肿瘤的治疗中显示出显著的临床疗效[79–81]。V600 突变体 BRAF 的口服抑制药的临床试验显示，在大多数 BRAF 突变的转移性黑色素瘤患者中肿瘤缩小[79, 81, 82]。此外，BRAF 抑制药相较于标准的达卡巴嗪化学治疗方案在治疗转移性黑色素瘤患者中显示出明显的生存获益[81]。然而，耐药性是一个限制因素，除了少数复发患者外，所有患者无进展生存期仅 5～7 个月。大部分 BRAF 抑制药对人体的毒性研究中表明，当和 MEK 抑制药（另一种蛋白质在 MAPK 信号通路中 BRAF 下游）联合使用时，耐受性较好，不良反应发生率低（发热除外）。同样，C–KIT 突变的转移性黑色素瘤患者，使用 C–KIT 抑制药治疗时出现相似的一些临床反应[83, 84]。

免疫治疗可通过免疫检查点抑制药实现全身系统治疗。伊匹单抗（Ipilimumab）是一种重组人类单克隆抗体静脉注射的药物，它与细胞毒性 T 细胞（CTLA–4）结合，阻断 CTLA–4 与配体的相互作用。CTLA–4 抑制免疫反应，因此伊匹单抗阻断 CTLA–4 增强了肿瘤免疫活性。临床试验显示伊匹单抗延长晚期黑色素瘤患者生存期，2 年生存率超过 30%[85, 86]。严重的免疫相关不良反应，有些甚至危及生命，发生率高达 15%，因此接受伊匹单抗治疗的患者需要行多学科诊疗[83, 86]。派姆单抗（Pembrolizumab）和纳武单抗（Nivolumab）阻断 PD–L1 和细胞毒性 T 细胞 PD–1 信号通路，激活 T 细胞活性。这些药物获得了持久的临床获益，30%～40% 的晚期黑色素瘤患者提高了生存率[87]。

九、预后

从有限的资料中得出原发性肺黑色素瘤患者的预后一般很差，是否存在（支气管周围和肺门）淋巴结转移是这一结果的主要决定因素。然而，在一项 15 名原发肿瘤不明，出现孤立性肺黑色素瘤患者的研究中，生存率为 42%[44]。与其他肺转移性黑色素瘤切除术后的研究相比，这一比例非常高，其他研究的 5 年生存率约 20%[88–90]。此外，还有一些原发性肺黑色素瘤手术后长期生存的报道[14, 15, 18, 44]。目前还没有通过化学治疗、免疫治疗或单独放射治疗原发性肺黑色素瘤后的长期生存的报道。

有些被诊断为原发性肺黑色素瘤的患者，实际上可能是退化的原发性皮肤黑色素瘤肺转移形成的。因此，对原发部位不明的转移性黑素瘤治疗的结果需进一步回顾分析。最近一些大型研究表明，与已知原发部位的患者相比，原发部位不明的转移性黑色素瘤患者的生存结果更好[91–96]。

十、建议

在有明显孤立病灶的肺黑色素瘤的患者中，如果用现有的最佳成像技术无法证明体内其他部位有黑色素瘤病灶，对可疑的原发性肺黑色素瘤患者进行根治性手术治疗是完全合乎逻辑的。即使随后显示肺的黑色素瘤是转移性的，手术治疗也为患者提供了最佳的治愈机会。手术治疗通常包括正式肺叶切除术或肺切除术，以及肺门和纵隔淋巴结切除术。原发性肺黑色素瘤的局部复发和转移性黑素瘤的治疗应基于其他形式的黑素瘤的标准原则治疗。

第 18 章 大细胞神经内分泌癌

Large Cell Neuroendocrine Carcinoma

Nanna H. Sulai Edward S. Kim Vijayalakshmi Ananthanarayanan 著
于 洋 译 高 敏 校

一、概述

从 20 世纪 70 年代开始对肺神经内分泌肿瘤进行分类，当时这组疾病仅分为典型类癌、非典型类癌和小细胞肺癌（SCLC）三种组织学亚型[1]。在 1991 年，根据被称为高级别大细胞神经内分泌癌（LCNEC）的这一独特病理特征，确定了一种独特的新类型肺癌[2]。该分类随后在 2004 年被世界卫生组织（WHO）认可为大细胞癌（LCC）的突变体。2015 年 WHO 基于分子特征、免疫组织化学和遗传学的特征对肺癌进行了分类，LCNEC 目前被归类为肺的神经内分泌肿瘤（图 18–1）[1]。根据定义，LCNEC 是一种非小细胞癌（NSCLC），组织学显示神经内分泌形态（玫瑰花结和周围栅栏特征），免疫组织化学检测有神经内分泌标记物的表达。

过去，LCNEC 被分类为多种其他肺部肿瘤，包括非典型类癌、SCLC 的中间亚型、LCC 和大细胞神经内分泌肿瘤[2]。这些病例经常与大细胞癌或显示神经内分泌分化但缺乏神经内分泌形态的非小细胞癌混淆（表 18–1）[2]。

本章将全面回顾目前关于 LCNEC 的发病机制、病理诊断、临床特征、预后及治疗方式的内容。

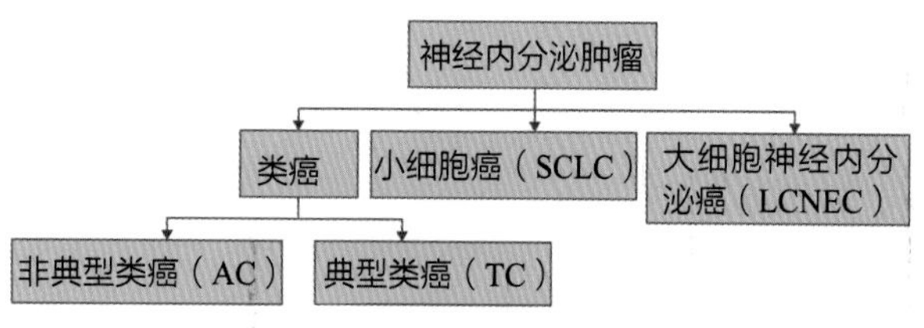

▲ 图 18–1 神经内分泌肺癌的分类

二、发病率和流行病学

肺神经内分泌癌发病数占肺癌的 20%[1]。另一方面，根据一系列手术切除标本的检查结果，大细胞神经内分泌癌（LCNEC）是肺癌中一种罕见的恶性肿瘤，发病率为 2.1%～3.5%[3]。未经手术治疗的病例发生率仍不清楚。来自美国癌症登记［流行病监测与最终治疗结果（SEER）数据库］和荷兰癌症登记的最新数据表明，LCNEC 发病率呈上升趋势，这可能是由于病理分类和诊断程序的改进[4]。与其他肺癌一样，LCNEC 与吸烟密切相关，大多数患者的吸烟史超过 50 包 / 年[5]。男性发病率高（表 18–2）[1, 6]。

三、分子发病机制

确定新治疗最有吸引力的方法就是识别肿瘤中的分子变化，因为理论上这将在正确的时间用正确的药物治疗正确的疾病。由于目前没有为 LCNEC 提供有效的治疗方法，因此需要了解肺神经内分泌肿瘤的整个谱系中的分子变化至关重要。由于这些肿瘤并不常见，因此对 LCNEC 进行大规模分子研究相对较少。由于 LCNEC 的大多数分子研究都是对甲醛溶液固定石蜡包埋的组织样本进行的回顾性研究，限制了可进行的分子研究的类型。此外，这些肿瘤在基因组水平上没有广泛的特征。由于大多数分子途径已经在 LCNEC 中进行了研究，大多使用了少量病例，因此本文中我们将集中讨论一些主要研究。

在神经内分泌性肺肿瘤的基因谱中，LCNEC 表达类似于 SCLC 的分子异常，但与类癌肿瘤有

表 18-1　大细胞癌中的神经内分泌分化

肿瘤名称	神经内分泌形态	神经内分泌专项研究：免疫组织化学或电子显微镜
大细胞癌（LCC）	无	否
大细胞神经内分泌癌（LCNEC）	有	是
具有神经内分泌形态的大细胞癌（LCNEM）	有	否
具有神经内分泌分化的大细胞癌（LCNED）	无	是

显著差异。类癌肿瘤通常表现出多发性内分泌肿瘤 1（*MEN1*）基因突变，而 LCNEC 和 SCLC 显示 *RB* 和 *TP53* 基因的失活突变。由于 LCNEC 的罕见性，最近的一项分析利用大规模平行测序对 17 例 LCNEC 和 41 例 LCC 中 26 个癌症相关癌基因和肿瘤抑制因子的体细胞突变进行了研究[31]。LCC 中突变率分别为 *TP53*（83%）、*Kras*（22%）和 *Met*（12%）。值得注意的是，没有 ALK、RET、EGFR 或 ROS1 融合。LCNEC 中最常见的突变是 *TP53*（88%）、*STK11*（16%）和 *PTEN*（13%）[31]。其他人也有类似的发现，*p53* 表达为 40%～86%，*p53* 突变为 27%～59%[32-34]。有趣的是，Onuki 等发现在高级别神经内分泌肿瘤中 58% 的点突变是 G：C 突变为 T：A 或 *TP53* 基因内的其他颠换[35]。G：C 到 T：A 的颠换与香烟烟雾中发现的致癌物有关，这与 LCNEC 患者大量吸烟的情况一致[36]。

LCNEC 常出现 *P16*^{Ink4}/*cyclin D1*/*Rb* 通路异常，与细胞周期中 G_1 停滞的调节有关。Beasley 等和 Igarashi 等发现在 49%～68% 的 LCNEC 中缺乏 Rb 表达，这与 SCLC 相似（84%～87%），但明显多于典型类癌（0%）和非典型类癌（0%～21%）[37-38]。LCNEC 中发现 *cyclin D1* 的过度表达和 p16 染色的丢失分别为 9.5%～32% 和 18%～22%。Igarashi 等也证实了细胞周期蛋白 B1 在 84% 的 LCNEC 和 SCLC 中的过度表达。几乎所有 *cyclin D1* 阳性的肿瘤均为 *Rb* 阳性，这一发现表明，*cyclin D1* 的过度表达仅在完整的 *Rb* 存在时发生。Rb 的缺失是 LCNEC 和 SCLC 中 *Rb* 细胞周期途径失调最常见的机制。高级别神经内分泌癌中，*cyclin B1* 的表达频繁与 LCNEC 和 SCLC 中的表达和 G_2/M 阻滞的调节一致[38]。

与具有可变凋亡指数的类癌相比，LCNEC 具有高指数（1.3%～6.8%）的细胞凋亡[32]。LCNEC 和 SCLC 具有较高的 Bcl-2：Bax 率，而典型和非典型类癌具有显著的 Bax 表达[32, 39]。这些发现与以下概念一致：高 Bcl-2 和低 Bax 水平有利于细胞死亡的消除，从而使 LCNEC 中高的细胞分裂率恶化，从而导致较短的倍增时间和肿瘤侵袭性[32]。

通过免疫组织化学证实 C-kit 蛋白在 55%～77% 的 LCNEC 中表达[16, 40, 41]。Casali 等[16]使用了至少 50% 细胞质和膜染色为 2+ 阳性的肿瘤细胞来解释结果，Pelosi 等分析了 C-kit 染色的膜质与细胞质模式的结果，使用 5% 或更高的免疫反应性的截断值得到了阳性结果，发现 LCNEC 中膜免疫反应性为 77%，细胞质反应性为 44%[42]。Casali 等发现 C-kit 阳性肿瘤患者预后明显较差（P=0.046），复发率较高（0.037）[16]。然而，Araki 等和 Pelosi 等均未发现 LCNEC 或 SCLC 中 C-kit 表达与预后有意义[40, 42]。

与肺类癌相反，*MEN1* 基因突变在 LCNEC 中非常罕见。Debelenko 等在 13 个肿瘤中的 1 个中的 *MEN1* 基因（1226delC）中发现体细胞移码。这是在与 *MEN1* 相关的肿瘤谱之外观察到的第一个突变。在另一个等位基因上，既没有检测到缺失或突变，也没有表达野生型 mRNA 序列，这表明 *MEN1* 基因失活的典型双击机制没有发生[43]。

尽管 LCNEC 和 SCLC 的分子遗传图谱有相似之处，但两者并不相同。最近的几项研究表明，LCNEC 和 SCLC 之间存在着多种分子差异。Rekhtman 等采用连续质谱分型和删除 *EGFR* 外显子 19 的标准方法，分析了 81 例 SCLC 和 51 例 LCNEC病例中*EGFR*、*KRAS*、*AKT1*、*BRAF*、*HER2*、*MEK1* 和 *PIK3CA* 的热点突变。在 82 例 SCLC 中，2 例（2.4%）携带 *EGFR* 突变，1 例（1.2%）*KRAS* 突变和 1 例（1.2%）*PIK3CA* 突变；然而，这些病例仅限于与原发或合并腺癌相关的 SCLC，而在纯

表 18-2　大细胞神经内分泌癌：人口统计学和生存率

参考文献	年	例数	% 病例	中位年龄	男性（%）	吸烟史（%）	5 年生存率（%）				
							总生存	Ⅰ期	Ⅱ期	Ⅲ期	Ⅳ期
Jiang 等 [7]	1998	22	2.9	63（51—77）	83	不适用	44.8	不适用	不适用	不适用	不适用
Travis 等 [8]	1998	37	不适用	58（21—75）	67	100	27	35	0	0	0
Garcia-Yuste[8]	2000	22	不适用	67（47—70）	77	不适用	21	不适用	不适用	不适用	不适用
Iyoda 等 [10]	2001	50	2.4	64（38—82）	84	不适用 /906.8*	35.3	不适用	不适用	不适用	不适用
Mazieres 等 [11]	2002	18	1.6	63（49—78）	100	94	不适用	不适用	不适用	不适用	不适用
Takei 等 [12]	2002	87	3.1	68（37—82）	89	98	57	67	75	4	0
Kakinuma 等 [13]	2003	38	4.1	63（51—74）	85	不适用	不适用	不适用	不适用		不适用
Zacharias 等 [14]	2003	15	不适用	64（45—79）	60	不适用	52	88†	28†		
Ab'Saber 等 [15]	2004	24	5	58（44—84）	58	不适用	13m‡	不适用	不适用	不适用	不适用
Casali 等 [16]	2004	33	不适用	65（42—88）	94	97	51	不适用	不适用	不适用	不适用
Daddi 等 [17]	2004	18	1	69（58—77）	72	94.4	37.5	不适用	不适用	不适用	不适用
Doddoli 等 [18]	2004	20	不适用	62（43—80）	90	100	36	54		25	
Oshiro 等 [19]	2004	38	不适用	66（45—82）	95	100	不适用	不适用	不适用	不适用	不适用
Paci 等 [5]	2004	48	3.5	64（39—81）	87	87	21	Ⅰa：66 Ⅰb：10	Ⅱb: 18	0	不适用
Battafarano 等 [20]	2005	45	2.1	不适用 §	不适用 §	不适用 §	30.2§	32§	不适用	不适用	不适用
Filosso 等 [21]	2005	18	1.2	63（48—71）	61	78	35	不适用	不适用	不适用	不适用
Rossi 等 [22]	2005	83	1.7	67（41—89）	88	96	28	33	23	8	不适用
Yamazaki 等 [23]	2005	20	3	58（37—74）	90	95	不适用；1 年生存率 35%；2 年生存率 15%				
Asamura 等 [24]	2006	141	44	66（38—88）	90	99	40	58	32	不适用	不适用
Iyoda 等 [25]	2006	15	不适用	64（52—73）	100	不适用 /985*	89	不适用	不适用	不适用	不适用
辅助化疗 [25]		23	不适用	67（53—79）	96	不适用 /1148*	47	不适用	不适用	不适用	不适用
Veronesi 等 [26]	2006	144	不适用	64（35—80）	81	94	43	52	59	20	不适用
Fujiwara 等 [27]	2007	22	不适用	67（47—78）	95	95	不适用；中位生存期：10 个月；1 年生存率：43%				
Skov 等 [28]	2008	27	不适用	65（31—79）	59	不适用	30	不适用	不适用	不适用	不适用
Sarkaria 等 [29]	2011	100	不适用	64（41—86）	54	98		53 Ⅰa：72 Ⅰb：26	65	24	
Varlotto 等 [30]	2011	1211	1	67（23—85）	57	不适用	41 ¶	不适用	不适用	不适用	不适用

*. 吸烟指数；†. 3 年生存；‡. 中位数生存；§. 集中的大细胞神经内分泌癌，具有神经内分泌形态的大细胞癌和具有神经内分泌分化的大细胞癌（个人联系）；¶. 4 年总生存期；m. 月数

SCLC 中未检测到突变。与 SCLC 相比，在 51 例纯 LCNEC中有7例（14%；95%CI，4%～23%）患者中存在 *KRAS* 突变（P=0.0017）[44]。与吸烟的腺癌患者相似，LCNEC 中的 *KRAS* 突变主要与吸烟相关的 G：T 或 G：C 颠换（5/7；71%）有关，表明 LCNEC 亚组与腺癌之间存在组织学关联[44]。Nomura 等使用液相色谱串联质谱法对甲醛溶液固定石蜡包埋的肺神经内分泌肿瘤组织进行全面蛋白质组学分析，以鉴定四种癌症干细胞蛋白标记物，包括醛脱氢酶 1 家族成员 A1（AL1A1）、醛酮还原酶家族 1 成员 C1（AK1C1）和 C3（AK1C3），以及 CD44，它们存在于 LCNEC 而非 SCLC 中[45]。Sun 等的实验结果表明，与 SCLC 相比在 LCNEC 中，CK7、CK18、胎盘钙黏着蛋白、上皮钙黏着蛋白、β- 联蛋白、绒毛蛋白、c-Met 和苯胺酶的表达更为普遍[46]。Skov 等表明，与 SCLC（10%）相比，LCNEC 中 ERCC1 的表达频率（19%）更高（$P < 0.009$）[47]。所有这些都表明 LCNEC 和 SCLC 之间存在遗传差异。

四、病理

（一）大体特征

大多数 LCNEC 是发生于肺外周（66%～100%），其余发生在肺中心位置[19, 22]。更倾向于发生在肺上叶（63%）。中位尺寸为 3～4cm，范围 0.9～12cm[19]。肿瘤通常是局限的结节状肿块，有坏死的、棕褐色的、红色的切面。较大的肿瘤往往表现出广泛和融合的坏死，但空洞现象很少见[19]。

1. 组织学特征

LCNEC 的诊断标准如下。

- 神经内分泌形态，具有小梁生长模式、类器官嵌套和周边栅栏状玫瑰花结样结构（图 18-2）；筛孔型模式常见。
- 高有丝分裂率，多于每 2 平方毫米 10 个有丝分裂（一般每 2 平方毫米 60 ～ 80 个有丝分裂）。
- 非小细胞的细胞学特征，包括大细胞大小、低核质比和具有频繁和突出核仁的泡状染色质（图 18-3）。
- 通过免疫组织化学或电子显微镜（图 18-4）进行神经内分泌分化（嗜铬粒蛋白、

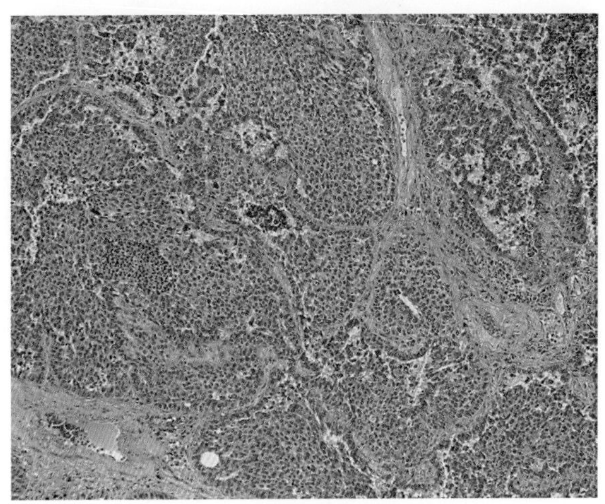

▲ 图 18-2　大细胞神经内分泌癌

显示的有机体嵌套模式，在肿瘤细胞巢的外围有明显的栅栏状，存在一些玫瑰花结样结构并且可见局灶性坏死

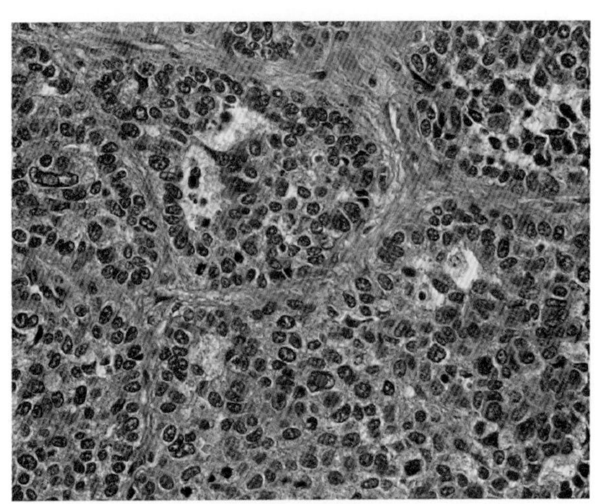

▲ 图 18-3　肿瘤细胞

显示玫瑰花结样结构、丰富的细胞质、带有泡状染色质的细胞核和分散的核仁；在这个高倍视野中有几个核分裂象

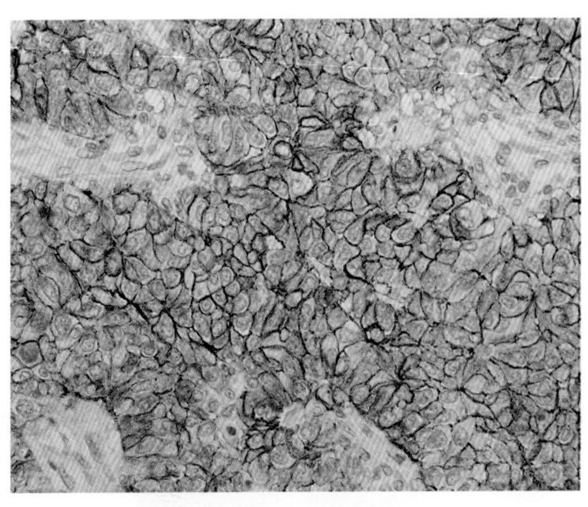

▲ 图 18-4　肿瘤细胞

显示 CD56 强表达，膜状染色，提示神经内分泌分化

CD56 或突触蛋白）[2]；根据世界卫生组织的建议，如果在＞ 10% 的肿瘤细胞中存在明确的染色，即使是一个标记物的阳性率也足够高。

混合 LCNEC 由 LCNEC 和腺癌、鳞状细胞癌、巨细胞癌和（或）梭形细胞癌任何一个可识别成分组成[8, 48]。大多数情况下，这是腺癌的一个组成部分，但鳞状细胞、巨细胞或梭形细胞癌可以存在。如果存在 SCLC 的组分，则肿瘤变为混合的 SCLC。

活检组织小或细胞学检查很难对 LCNEC 进行诊断（参见细胞学部分）。这是因为通过较小的组织进行免疫组织化学显示神经内分泌分化和识别神经内分泌形态模式存在很多问题。因此，在绝大多数病例中，明确诊断 LCNEC 需要术后肺组织活检。

2. 神经内分泌大细胞癌

除了通过免疫组织化学检测显示缺乏神经内分泌分化外，很少有数据表明具有神经内分泌形态的 LCC 的病理特征与 LCNEC 有很大不同。Iyoda 等发现的唯一主要差异是有丝分裂率明显高于 LCNEC[10]。

（二）免疫组织化学和电子显微镜

免疫组织化学或电子显微镜检查神经内分泌分化是 LCNEC 的诊断所必需的[8, 48]。免疫组织化学中 LCNEC 染色呈阳性包括：细胞角蛋白抗体（如 AE1/AE3 和 CAM5.2）[49, 50] 和嗜铬粒蛋白（55%～82%）、CD56/NCAM（73%～100%）、突触蛋白（40%～91%）和全细胞角蛋白（100%）[2, 7]。TTF-1 在 41%～75% 的 LCNECS 中呈阳性[50]。混合 LCNEC 和腺癌的腺癌成分可能表达 TTF-1。

一组神经内分泌标记物对诊断比有单一抗体染色更有价值，尽管在一种神经内分泌标记物基础上也可以确诊（见下文）。神经内分泌标记物的最低阳性染色，已经被应用于各种不同的诊断标准。大多数研究只需要一个神经内分泌标记物［神经元特异性烯醇化酶（NSE）］为阳性[5, 12]，但其他研究需要两个阳性染色[51]。有些需要阳性率高达 10%[5]，或少至一个确定的阳性细胞[12]。一般来说，相较于典型和非典型类癌肿瘤，LCNEC 的神经内分泌标记物免疫组织化学染色的分布和强度较低。神经内分泌标记物的染色通常是局灶性的，因为肿瘤是低分化的。Takei 等发现不到一半的病例呈弥漫性染色[12]。他们发现三个神经内分泌标记物，即突触蛋白、CD56/NCAM 和嗜铬粒蛋白，在 68% 的病例中均呈阳性，85% 的病例中有两个标记物呈阳性，所有病例中至少有一个标记物呈阳性。然而，与 SCLC 相比，LCNEC 中神经内分泌标记物的染色更为强烈。NSE 不被认为是神经内分泌分化的可靠标志物，因为它在非小细胞癌中染色高达 60%[52]。激素标记物如促肾上腺皮质激素（ACTH）和降钙素仅在少数病例中呈阳性。与典型和非典型类癌相比，LCNEC 中角蛋白和癌胚抗原（CEA）的染色呈较高百分比[2]。

电子显微镜下，LCNEC 显示密集的核心颗粒，可能有胞质管腔和（或）桥粒[2]。Ki-67 的平均有丝分裂计数和增殖指数在 LCNEC 中非常高（分别为 3.4% 和 70%～100%），类似于 SCLC。然而，对于典型的类癌（分别为 0.1% 和＜ 5%）和非典型类癌（分别为 2.3% 和＜ 5%～15%），通常低得多[53]。与肺以外部位的神经内分泌肿瘤不同，Ki-67 标记指数未纳入分级系统。Tsuta 等建议使用磷酸组蛋白 H3（PHH3）的有丝分裂特异性抗体作为替代物来识别有丝分裂特征，这种方法需要更多的验证才能被接受[54]。

（三）细胞学

根据细胞学标本诊断 LCNEC 是非常困难的，有几个团队已经讨论过这个问题[13, 34, 55, 56]。Kakinuma 等的研究反映出了诊断的困难，在他们报道的 20 例病例中，没有一例诊断出 LCNEC。相反，最常见的诊断是组织学类型不确定的癌，并且较少见的是鳞状细胞癌、非典型类癌、小细胞癌和 LCC[13]。同样，在对来自纪念 Sloan Kettering 癌症中心的 100 例术后 LCNEC 进行的回顾性研究中，通过 57 例接受细针穿刺或支气管镜检查的患者中获得的细胞学标本中未获得正确的术前诊断[29]。

Wiatrowska 等发现最具特色的特征是：①血性的，炎症和坏死的背景；②扁平的三维大细胞群，周围栅栏状和许多单细胞；以及③细胞学特征包括中到高度的核质比率，以及大的、椭圆形 / 圆形到多边形的细胞核，并且在大多数情况下显示核仁[57]。1/3 的病例出现有丝分裂。使用一组嗜铬粒蛋白（5/16 阳性，31%）和突触素（12/16 阳性，

75%）的组中，87% 的病例中神经内分泌标志物的免疫组织化学呈阳性。

Kakinuma 等报道了 20 例 LCNEC 患者的支气管刷状细胞检查，并将其与低分化腺癌、鳞状细胞癌和小细胞癌的结果进行了比较 [13]。其特征包括大量坏死碎片（90%）、大肿瘤细胞（90%）、裸核（90%）和核条纹（90%）。核特征包括薄核膜，细颗粒核染色质和一个或几个核仁。不到一半的病例显示为细胞呈单行排列（Indian filing）和玫瑰花结样结构。这些特征在低分化腺癌和鳞状细胞癌中不太常见，后者更常表现为核膜增厚 [13]。与活检标本相比，细胞学标本对神经内分泌标记物的免疫组织化学敏感性较低 [13]。在通过支气管抽吸和（或）从切除标本中获得印记的细胞学标本中，Hoshi 等基于散点图制定了判别模型，该散点图具有识别紧密内聚的大簇细胞（由＞ 60 个肿瘤细胞组成）与没有突出核仁的小肿瘤细胞（显示＜ 120μm）功能，这可以作为区分 LCNEC 和 SCLC 的参数 [58]。此外，栅栏模式是 LCNEC 比 SCLC 更具特点的特征。利用该模型，作者报道了在区分 29 个 LCNEC 和 SCLC 标本的组织学类型方面，该模型的高度敏感性、特异性和准确性（100%）。

Hiroshima 等报道了来自 25 个组织学证实的 LCNEC 的 14 个触摸印记和 11 个刮除标本的细胞学结果 [55]。他们的标本以具有核多形性的大中型、圆形或多边形肿瘤细胞为特征。经常出现裸核。核染色质呈细颗粒或粗颗粒。大多数病例有 1 个或 2 个核仁，但在某些病例中不明显。肿瘤细胞呈簇状，具有一些玫瑰花结样结构或单个细胞。常见坏死背景和核条纹。该研究的结论是，在神经内分泌形态模式可识别的情况下，LCNEC 的诊断值得怀疑 [55]。

Maleki 将 LCNEC 与 SCLC 和基底细胞癌进行了比较 [59]。LCNEC 特征显示为扁平的三维肿瘤细胞簇，具有高核质比，中等到大的细胞，具有周围、栅栏状、玫瑰花样结构，背景为血性、炎症性和坏死。研究还发现，LCNEC 中的肿瘤细胞比典型的 SCLC 中的肿瘤细胞大，核染色质呈细颗粒，有核仁。

与 SCLC 或基底细胞癌相比，LCNEC 具有明显的核仁特征。肿瘤细胞具有明显的核多形性，中等至丰富的细胞质，核大、椭圆形或圆形，染色质颗粒细或粗，有 1 个或 2 个核仁 [59]。在 LCNEC 中玫瑰花结样结构比 SCLC 或基底细胞癌更常见。

五、诊断

（一）临床表现

虽然与其他类癌（典型和非典型）相比，LCNEC 无症状的病例较少，但症状通常反映了疾病的解剖部位 [1]。肿瘤位于中央的患者可出现胸痛，其次是咯血、呼吸困难、咳嗽、发热和复发性肺炎 [6, 14]。周围型肿瘤可以在 24% 的时间内是无症状的并被偶然发现 [60]。与 SCLC 不同，通常不存在副肿瘤综合征 [61]。

中位发病年龄为（65 ± 10.5）岁；52%～80% 的病例发病时有淋巴结受累，40% 的病例在诊断时有远处转移 [1, 62]。最近对来自荷兰癌症中心的 952 名患者进行的回顾性研究表明，最常见的转移部位肝脏（47%）、骨骼（32%）和大脑（23%），这与 SCLC 相似。然而，多个研究也描述了非典型部位的转移，包括皮肤 [63] 和乳房 [64]。

（二）放射学表现

因为有与非典型类癌和 SCLC 类似的特征，LCNEC 的诊断具有一点难度。一些研究报道了 LCNEC 计算机断层扫描（CT）的特征 [65, 66]。Sarkaria 等报道了 100 例 LCNEC 病例，大多数患者的肿瘤位于右侧（63%）、肺周边（79%）和肺上叶（75%）[29]。Oshiro 等对 28 例患者进行了详细的放射学检查，发现 5% 的患者有支气管内生长，8% 有阻塞性肺炎，24% 有胸腔积液 [19]。高分辨率 CT 显示，74% 的病例中肿瘤—肺界面可明确区分，79% 的病例中出现分叶。据报道，32%～73% 的病例肿瘤有毛刺征。空洞少见（0%～3%）[19, 66]。对照组的增强 CT 模式在较大的肿瘤中更加不均匀 [19]。

LCNEC 通常在正电子发射体层扫描（PET）上具有均匀的高氟脱氧葡萄糖（FDG）摄取，这有助于定位胸外转移 [67]。一项回顾性分析报道了 31 例 LCNEC 患者的 CT 和 PET 特征，大多数肿瘤位于外周（74.2%），分叶状（93.5%），有明确的边缘（64.5%），并且发现肿瘤分叶状、边缘明确是一个有利的预后特征。还报道，较高的最大标准摄取值（SUV_{max}）、较大的肿瘤、非分叶边缘和女性是预后不良的特征。

考虑到患者样本量小，这些研究结果还需谨慎对待。检测到的中位 SUV 为 9.0±3.8，与之前报道的恶性结节一致[66]。尽管这些肿瘤也含有生长抑素受体，并且可以是 OctreoScan™ 阳性，但是这种成像方式并不经常用于评估这种恶性肿瘤。

（三）生物标记物

已经有一系列血清肿瘤标志物的相关报道。Kozuki 等发现 67% 的患者血清中细胞角蛋白 19（CYFRA）的可溶性片段水平升高，63% 患者 NSE 升高，55% 患者乳酸脱氢酶（LDH）升高，50% 患者唾液酸化 Lewis X-I（SLX）升高，42% 患者 CEA 升高，33% 患者胃泌素相关的多肽（proGRP）升高，而没有患者的碳水化合物抗原 19-9（CA19-9）或 SCC 相关抗原升高[68]。CYFRA、NSE 和 proGRP 都升高的患者均为Ⅳ期患者[68]。Takei 等发现 49% 的患者血清 CEA 升高，而 NSE 和 proGRP 分别在 19% 和 11% 的患者中升高[12]。

（四）鉴别诊断

大细胞神经内分泌癌必须与以下情况鉴别：非典型类癌、SCLC、神经内分泌分化 LCC（LCNED）、神经内分泌形态 LCC（LCNEM）和无神经内分泌特征的典型 LCC（见表 18-1）。有丝分裂计数是区分非典型类癌与 LCNEC 最有效的标准之一[1]。

根据新的 WHO 标准，非典型类癌的有丝分裂上限应为每 2 平方毫米 10 个[48]。这与 LCNEC 相反，LCNEC 的有丝分裂计数应大于每 2 平方毫米 11 个，但通常每 10 个高倍镜视野（HPF）的范围为 50～100 个有丝分裂[48]。LCNEC 中的坏死通常比非典型类癌更广泛，通常由肿瘤细胞的类器官巢内的点状灶组成。非典型类癌的细胞核通常表现出细小的颗粒状染色质，而大多数 LCNEC 具有囊状或粗糙的染色质。

LCNEC 与 SCLC 的鉴别需要考虑多种组织学特征，如细胞大小、核仁、染色质模式和核质比率，而不是单一标准（表 18-3）。如由冷冻切片引入的那些伪影会扭曲细胞形态，导致与 SCLC 的混淆。一项对以前诊断的 SCLC 患者的回顾性分析中，反映了鉴别的困难性，其中高达 44% 的病例被重新归类为 LCNEC[8, 12]。

如果 LCC 在光学显微镜下没有显示神经内分泌模式，但免疫组织化学或电子显微镜下显示出神经内分泌特征，则该肿瘤被归类为 LCNED。这些病例与 10%～15% 的非小细胞肺癌相似，尽管光镜下没有神经内分泌形态学，但可以通过电子显微镜和（或）免疫组织化学发现神经内分泌分化[69]。已发表的回顾性研究，对于这些患者的预后，或者肿瘤对化学治疗的反应与无神经内分泌分化的 NSCLC 相比是好是坏，还没有达成共识。

表 18-3　SCLC 与肺 LCNEC 的病理差异

特　征	LCNEC	SCLC
肺部位置	外周	中心
有丝分裂率	＞11 个有丝分裂 /10 HPF	＞11 个有丝分裂 /10 HPF
细胞学	大细胞	小细胞*
	细胞质丰富	细胞质稀缺
	核大	核大
	多形性	多形性
	囊泡状或丛生的染色质	细粒染色质
	核仁突出	核仁缺少或不明显
	有机体，栅栏状	扩散的细胞片
生长方式	大量坏死	大量坏死

*.＜3 个静止的小淋巴细胞的直径

LCNEC 与 LCC 的鉴别取决于光镜下是否存在神经内分泌模式。在大多数情况下，这并不困难，因为神经内分泌的形态特征具有独特性。然而，在某些肿瘤中，这种特征的差异可能更为微妙，这使得与 LCC 或 LCC-NE 鉴别可能更为困难。

Derks 等根据对 56 000 多名肺癌患者的回顾性分析，其中 952 名患者为 LCNEC，11 844 名患者为 SCC，LCNEC 患者的中位总生存期为 8.7 个月，而 SCLC 为 7.1 个月[62]。这些结果证明了 LCNEC 的高度侵袭性，其类似于 SCLC。通过对来自 SEER 计划的 1211 名 LCNEC 患者的临床和病理特征谱的进一步分析显示，LCNEC 与 LCC 相比更类似于 SCLC[30]。与非典型类癌、LCNEM、LCNED、LCC 和 SCLC 相比，需要更多的研究来进一步确定 LCNEC 治疗的存活率和反应差异。

六、分期

LCNEC 的分期符合美国肿瘤联合委员会 TNM 分期系统。

七、治疗

与其他肺部恶性肿瘤类似，LCNEC 的治疗本质上是多模式的，并且在适当的情况下结合手术、化学治疗和放射治疗。

（一）手术治疗

尽管手术的适应证是针对Ⅰ期的患者，但是辅助化学治疗导致总体存活率的增加已经扩大了手术适应证，包括Ⅱ期和Ⅲ期的患者化学治疗后可行手术切除[70]。与具有侵袭性但对化学治疗反应良好的 SCLC 不同，LCNEC 虽然具有侵袭性，但对化学治疗反应不佳，因此，在可行手术时，手术治疗是首选。

绝大多数 LCNEC 患者行手术治疗，通常包括肺叶切除术或全肺切除术[1]，有些病例需要进行心包内切除，胸壁切除和重建，膈神经切除和罕见的血管重建术[29]。少数患者只进行了楔形或节段性切除、袖管切除或转移性病变的切除活检。通过支气管镜或穿刺活检等小活检诊断的病例更少。部分原因是，由于需要识别神经内分泌形态模式，以及需要免疫组织化学来确认神经内分泌分化，因此在较小的组织肿块中很难确定 LCNEC 的诊断。

对于早期 LCNEC 患者，建议行手术切除。可选择肺叶切除术或肺切除术，并进行系统性淋巴结切除[14]。Zacharias 等和 Sarkaria 等对一系列独立的 LCNEC 患者进行了研究，并对大多数患者进行了细致的系统性淋巴结解剖[14, 29]。与其他研究相比，Ⅰ期患者生存率相对较高的原因可能与谨慎的分期方法有关。在 Zacharias 等的研究中，整个组（由Ⅰ期、Ⅱ期和Ⅲ期患者组成）5 年生存率和Ⅰ期患者的 5 年生存率分别仅为 47% 和 88%[14]。

与其他非小细胞癌的手术相比，手术并发症没有增加或有明显的不同。Mazieres 等研究报告围术期死亡率为 5%[11]，而 Battafarano 等的研究死亡率为 2.4%[20]。大多数研究没有报道主要的手术并发症，但有研究报道出现过急性呼吸衰竭和血胸的案例[11, 18]。

（二）放射治疗

一些研究中对一部分患者进行了放射治疗，但没有足够的证据来确定这种方式是否有效。在某些情况下，放射治疗只是作为姑息性治疗[12]。对 70 例 LCNEC 患者的回顾性分析中，辅助放射治疗证明是有益的，2 年和 5 年总生存率分别为 50% 和 30%（P=0.89）[71]。目前还没有专门的研究确定最佳的放射方法和肿瘤的治疗反应。

预防性颅脑照射在 LCNEC 患者中的治疗作用尚不清楚。Reiber 等调查了 70 例 LCNEC 患者的脑转移发生率和预后[71]。大多数患者在最初的治疗中行胸部手术治疗，并接受了多周期 SCLC 或 NSCLC 化学治疗方案的治疗。在 2 年的随访期间，17 例患者发生脑转移，其中 8 例患者出现广泛的脑转移。该发病率与 NSCLC 相似，其中 20%～30% 在确诊后 2 年诊断为脑转移[71]。相比之下，约有 50% 的 SCLC 患者在 2 年内出现脑转移[72, 73]。在这项研究中，对仅有 1～2 个转移灶的患者进行了手术切除或放射外科治疗。脑转移的发生率与肿瘤分期成正相关，并且预后较差[71]。

（三）辅助化学治疗

在 NSCLC 中，多项大型随机试验已证实，术后辅助化学治疗给患者带来生存获益[74, 75]。鉴于 LCNEC 的侵袭性，局部和远处转移的风险，单纯手术治疗不足以根治。有几项研究试图辨别辅助化学治疗在 LCNEC 中的作用，但大多数都是小型回顾性研究。因此，仅在少数研究中确定了术后化学治疗对治疗 LCNEC 的作用。此外，最合适的化学治疗方案还没有明确，根据神经内分泌特征，对 LCNEC 是否采用与 SCLC 或 NSCLC 相同的治疗方案存在争议。当然，侵袭性和转移倾向与 SCLC 相似，但 LCNEC 没有表现出与 SCLC 相同的化学治疗敏感性。

一项日本的研究收集 16 例术后化学治疗的患者和 57 例未接受化学治疗患者的数据进行分析[76]。对于大多数患者，化学治疗方案通常采用治疗 SCLC 的组合，如顺铂或卡铂与依托泊苷或环磷酰胺、多柔比星和长春新碱。所有患者的 5 年生存率Ⅰ期为 62%，Ⅱ期为 18%，Ⅲ期为 17%。作者指出，接受辅助化学治疗的 5 例Ⅰ期患者的 5 年生存率为 100%，而 23 例Ⅰ期未接受辅助化学治疗的患者为 5%。术后化学治疗对其他分期的患者生存无显著影响 [76]。Veronesi 等对 144 例手术患者进行回顾性分析中显示了接受新辅助或辅助化学治疗的 I 期患者存活率明显提高。分别给 21 例术前患者和 24 例术后患者行化学治疗，每组有一半患者接受标准 SCLC 方案，另一半患者接受推荐用于 NSCLC 的方案 [26]。与单独手术相比，接受围术期化学治疗的 LCNEC 患者在均获得生存获益（P=0.04）[26]。

回顾性分析 45 例手术治疗的 LCNEC 患者中，23 例接受围术期化学治疗，其中 91% 接受顺铂化学治疗 [77]。此外，多因素分析，手术患者有无接受化学治疗是生存的独立预后因素，手术后未接受化学治疗的患者比手术后接受化学治疗的患者更容易死亡［风险比（HR）9.472；95%CI 1.050～85.478；P=0.0457］[77]。

重要的是，一些研究支持 LCNEC 的辅助治疗中使用基于 SCLC 的方案。Iyoda 等对接受顺铂和依托泊苷辅助化学治疗的 15 名 LCNEC 患者进行了前瞻性分析，并将结果与未接受铂类辅助治疗的 LCNEC 患者的进行了比较 [25]。对于接受至少 2 个周期 SCLC 方案化学治疗的患者，生存期延长；辅助化学治疗组和对照组的 5 年总生存率分别为 88.9% 和 47.4%。此外，与接受非铂类方案或不接受辅助化学治疗的患者相比，接受基于铂类辅助化学治疗的患者肿瘤复发率更低 [78]。一项意大利的 83 例 LCNEC 患者的回顾性研究中，接受基于 SCLC 治疗方案的 13 例患者的生存率显著高于 15 例接受 NSCLC 方案化学治疗的患者（中位生存期分别为 42 个月和 11 个月；$P < 0.0001$）。在接受基于 SCLC 方案辅助化学治疗的 I 期 LCNEC 患者中预后最佳 [22]。在单变量和多变量分析中，给予顺铂或卡铂联合依托泊苷化学治疗是生存相关的最重要的变量因素 [22]。

然而，一项德国的回顾性分析显示基于 SCLC 或 NSCLC 方案辅助化学治疗的结果没有差异。Rieber 等报道的 32 例接受 SCLC 或 NSCLC 方案辅助化学治疗的 LCNEC 患者的中位总生存期或无进展生存期无差异 [71]。患者均分为两种治疗方案。患者生存结果无明显差异的原因可能是由于本双臂试验组中都应用了铂类方案的化学治疗。

Sarkaria 等分析在纪念 Sloan Kettering 癌症中心 100 例手术治疗的 LCNEC 患者中，未能确定接受新辅助或辅助化学治疗对患者总生存率，无病生存率或复发率有显著影响 [29]。这种与其他研究的差异可能是由于本研究中相对大量的 I 期患者未接受化学治疗且未达到中位生存期。在对于通常考虑需要术前或术后辅助化学治疗的 I b～Ⅲa 期手术患者的子集分析中，接受完全切除和基于铂类组合方案化学治疗的那些患者中生存获益。在多变量分析中，男性、存在其他肺部疾病，分期晚的肿瘤与较差的生存显著相关。在本研究中，采用或不采用依托泊苷作为第二种药物与铂类方案的联合不会影响生存率 [29]。

这些研究结果受到回顾性和样本量小的限制。然而，这些结果，连同已知 LCNEC 预后较差和 SCLC 和 NSCLC 辅助化学治疗的常规应用，表明依托泊苷和顺铂作为完全切除的 LCNEC 患者（包括 I 期患者）的术后辅助治疗是合适的。日本正在进行的一项Ⅲ期试验，比较伊立替康和顺铂方案与依托泊苷和顺铂方案在完全切除的 LCNEC 中的疗效 [79]。

Filosso 及其同事评价了奥曲肽对 LCNEC 患者的辅助治疗疗效 [21]。回顾性分析，18 例患者确定为 LCNEC 并行手术。10 例患者术前扫描显示奥曲肽阳性，适合治疗，并给予奥曲肽辅助治疗。没有患者接受过辅助化学治疗，但是超过 I b 期的患者接受了放射治疗。在他们的研究中，90% 的患者一直生存，没有发生疾病的进展 [21]。

（四）转移性疾病的治疗

在复发或Ⅳ期患者中，最佳的化学治疗方案尚未确定。同样，争议焦点集中在是否用与 SCLC 或 NSCLC 相同的方式治疗 LCNEC。

在 Mazieres 等的研究中，13 例复发患者接受了依托泊苷加顺铂或卡铂的化学治疗 [11]。10 例可评估患者中只有 2 例出现化学治疗部分反应。Kozuki 等描述了 5 例接受化学治疗的Ⅳ期患者 [68]。其中 3 例患者接受了基于铂类的化学治疗方案，没有任何客观反应。随后的治疗方案包括紫杉醇、紫杉特尔、伊立替康、吉西他滨、长春瑞滨或多柔比星同样无效。5 例患者接受了表皮生长因子酪氨酸激酶抑制药吉非替尼治疗，其中 1 名（男性吸食史 114 包 / 年）获得部分缓解。Sarkaria 等报道的 22 例接受铂类双联化学治疗和标准二线治疗的患者中，68% 的患者部分缓解，其余患者病情稳定。另外 2 名接受非铂类单药治疗的患者病情进展或稳定[29]。

相反一些研究表明，LCNEC 对顺铂化学治疗的反应率与 SCLC 相当。一项回顾性分析 20 例晚期LCNEC 患者(Ⅲa 期，3 例；Ⅲb 期，6 例；Ⅳ期，6 例；术后复发，5 例)，采用铂类治疗，有效率为 50%（完全缓解，1 例；部分缓解，9 例）[23]。有趣的是，未接受过化学治疗的患者的应答率（64%）高于之前接受过治疗的患者（17%）[23]。

Rossi 等分析已发生转移的病例，12 例接受基于 SCLC 化学治疗（3 例接受放射治疗）的患者的生存率显著高于接受常规 NSCLC 方案化学治疗的 15 例患者(吉西他滨和卡铂，10 例；卡铂和紫杉醇，3 例；吉西他滨，2 例；其中 6 例接受放射治疗)。中位生存期分别为 51 个月和 21 个月($P < 0.001$)[22]。接受基于SCLC 方案化学治疗的患者完全缓解(2 例)或部分缓解（4 例)。然而，这与 Naidoo 等对 39 例已转移患者的回顾性研究形成了对比。两项研究中接受一线卡铂和依托泊苷化学治疗的患者之间观察到类似的疾病控制率（81% vs 77%），而在接受一线小细胞癌其他方案化学治疗的患者中，进展时间（6.7 个月 vs 10.8 个月；P=0.29）和总生存期（10.2 个月 vs 56.2 个月；P=0.003）存在差异[80]。

Le Treut 等在一项 42 例晚期 LCNEC 患者（Ⅲb～Ⅳ期）的前瞻性多中心研究中，评估了顺铂和依托泊苷的疗效。无进展和总生存期分别为 5.2 个月和 7.7 个月。虽然一些患者在进一步病理复查时被重新诊断为 SCLC(9 例)、未分化的 NSCLC(1 例)或非典型类癌（1 例)，但存活率与排除这些的患者相同[81]。

在 Yoshida 等近期一项日本的 LCNEC 患者的回顾性研究中，多柔比星显示出 28% 的客观反应率[82]。

从以上可以看出，大部分关于 LCNEC 治疗的信息来自于小型回顾性研究。需要更大的随机前瞻性研究来确定最佳治疗方案。最近日本进行了一项伊立替康和顺铂的Ⅱ期前瞻性试验，选择性地招募 LCNEC 患者，此外，随着更多有关 LCNEC 的分子生物学信息被阐明，可以指导帮助我们选择治疗方案。

八、预后和生存

许多报道都是手术病例确定的 LCNEC 患者的预后，因为大多数病例是在术后诊断出 LCNEC[10]。这些报道显示较低的 5 年生存率 15%～57%[5, 10, 12, 20, 26]。即使是在早期诊断的患者，生存率仍然很差[22]。生存率变化可能是由几个因素引起的，包括较早分期与较晚分期的患者数或研究中的分期方法。鉴于对化学治疗或放射治疗缺乏明确的反应，生存率的差异不太可能是由于这些治疗方式的不同而引起的。在一些研究中，不同分期的良好生存数据可能归因于仔细的手术分期方法，如系统性的淋巴结解剖[14]。然而，即使是对 LCNEC 更有利结果的研究也未能证明与以相同方式治疗的 SCLC 的存活率之间存在显著差异。

一些研究表明，LCNEC 患者的生存率明显低于非神经内分泌 NSCLC 患者。对于这种低分化和侵袭性肿瘤，生存差异最好在比较低分期的肿瘤患者中观察，因为高分期的患者死亡速度很快，几乎没有机会观察到生存差异。Jiang 等报道 22 例 LCNEC 患者的 1 年和 5 年生存率分别为 58.8% 和 44.8%，预后明显差于其他非小细胞癌患者（P=0.046）[7]。Iyoda 等还报道 LCNEC 的存活率明显低于经典大细胞癌[10]。Takei 等报道在仅有Ⅰ期肿瘤的患者中，LCNEC，低分化 NSCLC 和 LCC 的生存率分别为 67%、88% 和 92%，LCNEC 和 NSCLC 之间存在显著差异（P=0.003），LCNEC 和 LCC 之间存在显著差异（P=0.03），但 LCNEC 和 SCLC 之间无明显差异[12]。然而，他们发现与低分化 NSCLC、LCC 或 SCLC 的所有分期的患者相比，LCNEC 患者的生存率没有显著差异。

Sarkaria 等在Ⅰ期患者的子集中分析发现，Ⅰb 期患者（5 年总生存率 26%）比Ⅰa 期患者（5 年总生存率 72%）差得多，这可能部分解释了Ⅰ期患者在不同研究之间的早期生存率有差异的原因[29]。这些报告中 38% 的患者出现复发，复发的患者中 60% 为远处复发，27% 患者为局部或区域部位复发，13% 的患者同时复发[29]。同样，在 Takei 等的研究中 40% 的患者发生复发，其中 56% 的患者在脑、肝、骨和肺中发生远处转移，35% 的患者在纵隔、锁骨上淋巴结或支气管残端中发生了局部复发[12]。在 9% 的病案例中，远处转移和局部区域复发同时发生。50% 的患者在前 6 个月内复发，32% 患者在 7～12 个月复发，9% 患者在 13～24 个月复发，9% 患者为后 24 个月复发。

Varlotto 等采用国家癌症研究所 SEER 的数据，分析了 1211 名 LCNEC 患者，结果显示 LCNEC 的总体和肺癌特异性生存率明显优于 SCLC，并且与接受明确手术没有接受放射治疗的其他大细胞癌患者相似[30]。这些数据将继续支持 LCNEC 归类为肺神经内分泌肿瘤的一个亚型，与 SCLC 无关。

九、新的治疗

鉴于精准医学的时代，现在有了更高的需求对 LCNEC 进行更多的靶向治疗。这些改善生存的进步和尝试不仅集中在化学治疗上，而且集中在分子靶向上。虽然 *EGFR* 和 *ALK* 基因融合的突变可以通过当前的分子治疗选择靶向治疗，但这些突变在 LCNEC 肿瘤中似乎很少见[44, 49]。Nakamura 等报道了 106 例 LCNEC 患者中，0.9% 的大细胞神经内分泌癌患者中出现间变性淋巴瘤激酶（ALK）免疫染色阳性，值得注意的是，这名患者没有发现 ALK 重排、扩增和体细胞突变[83]。在对纪念 Sloan Kettering 癌症中心 52 例患者的分析中，32 例患者接受了标准的突变测试，其中 25% 的患者发现了 *KRAS* 突变，没有 *EGFR* 或 *ALK* 重排[80]。

可利用的突变很罕见，文献中也很少描述对靶向药物的治疗反应。De Pas 等报道了一例 *EGFR* 突变的 LCNEC 患者，该患者是名 66 岁女性，无吸烟史，诊断时为转移性的 LCNEC[84]。检测到一个激活的 *EGFR* 突变（外显子 19，p.L747_A755>AT）。患者开始服用吉非替尼 250mg/d 治疗。治疗 2 个月后，原发灶和转移性灶有显著疗效，口服 6 个月后病情出现进展。

尽管现已批准几种免疫治疗药用于治疗转移性肺癌，例如非鳞状 NSCLC 中的纳武单抗（Nivolumab）[85] 和 PDL1 + 转移性 NSCLC 中的派姆单抗（Pembrolizumab）[86]，但在 LCNEC 中有必要进行临床试验研究免疫检查点抑制药的作用。

十、建议

大细胞神经内分泌癌是一种侵袭性肿瘤，具有 SCLC 和 NSCLC 共有的独特病理和生物学特征。由于几乎所有病例都需要手术标本来确定最终的病理诊断，因此大多数患者都将接受手术切除。由于肿瘤的侵袭性，许多情况下会进行辅助化学治疗或放射治疗。

标准方案化学治疗的疗效微乎其微。LCNEC 的最佳化学治疗方案尚不清楚，但用于小细胞肺癌的方案，如依托泊苷和顺铂，似乎有最多的数据支持此方案的使用。根据小细胞和非小细胞肺癌的标准治疗，LCNEC 的术后患者应进行辅助化学治疗。为 LCNEC 患者专门设计临床试验是非常必要的，以便更好地定义化学治疗，包括靶向治疗在内的其他治疗方式的作用。

第 19 章 肺腺癌的当前分类与罕见突变

Lung Adenocarcinoma: Current Classifications and Uncommon Mutations

Kathryn F. Mileham Jennifer L. Ersek Edward S. Kim Ignacio I. Wistuba 著
余丽娌 译 高 敏 校

一、概述

从历史上来看，细支气管肺泡癌（bronchioa veolar carcinoa，BAC）是被广泛使用的术语，它是肺腺癌的一种亚型，具有独特的临床表现、发展过程、影像学特征、对治疗的反应及分子生物学行为。由于部分患者有较长的病程，以及有临床试验显示表皮生长因子受体（EGFR）酪氨酸激酶抑制药（TKI）在这些患者中显示出优越的疗效，这也增加了大家对 BAC 的兴趣[1]。这一临床研究有助于确定 EGFR 敏感突变与对 EGFR TKI 反应之间的相关性，特别是在肺腺癌这种亚型中。

随着免疫组织化学染色、分子检测和涉及不同腺癌组织学类型患者预后的组织学研究的改进，与 BAC 相关的专业术语迅速发展。事实上，曾经被命名为 BAC 的术语不再被视为可接受的术语。在以前的命名中，BAC 和其他少见常见胸部肿瘤严格来说仍然保持不变。然而，由于分类的更新，现在可以更深的了解这些相同的肿瘤，从而更有效的管理这些肿瘤。本章将详细介绍经修订的 2015 年世界卫生组织（WHO）肺癌分类指定的对 BAC 的修改，并阐述介绍肺腺癌中罕见的癌症种类。

二、历史

1876 年法国 Malassez 首先报道了 BAC 病例，他认为 BAC 是一种多病灶的疾病[2]。1903 年 Musser 第一个描述了肺炎性 BAC。1960 年，Liebow 发表了一篇文章，提议使用 BAC 这个名称。在这篇文章中，Liebow 除了描述不同的病理结果之外，还指出 BAC 患者有个共同特征，BAC 患者死亡是由肺内扩散可能性的增加导致呼吸衰竭引起而不是由转移性疾病引起。BAC 定义的标准化出现在 1981 年 WHO 肺部肿瘤组织学分类中[3]。在那时，BAC 被定义为“腺癌，其中其圆柱形肿瘤细胞长在已存在的肺泡上”[4]。该定义在 1999 年和 2004 年 WHO 肺部肿瘤分类中更新，BAC 被定义为“具有单纯肿瘤细胞沿着肺泡壁生长，没有间质基质、血管和胸膜侵犯的证据”，同时指出单纯细胞学标本不能诊断 BAC[4]。但戏剧性的是，2011 年国际肺癌研究协会（IASLC）、美国胸科学会（ATS）和欧洲呼吸学会（ERS）联合发表了肺腺癌国际多学科分类[5]，该分类要求完全摒弃 BAC 这一术语的使用，并提出将之前归类为 BAC 的肿瘤根据独特的发现归类到各种不同的类别中。

三、2015 年 WHO 肺腺癌分类

2015 年更新的 WHO 肺部肿瘤分类与 2004 年相比有很多重要的变化，主要在于基因突变和靶向治疗方面的进展（表 19-1）[6]。2015 年 WHO 分类部分与 2011 年 IASLC、ATS 和 ERS 国际多学科肺癌分类相适应[5]。其重大变化包括：①免疫组织化学贯穿于整个分类（图 19-1）；②综合分子分型指导晚期肺癌患者的个体化治疗；③对小活检和细胞学标本制定专门的组织新分类；④参照 2011 年 IASLC/ATS/ERS 肺腺癌新分类制定肺腺癌病理分型；⑤严格限制了大细胞肺癌的诊断，只有手术大标本，没有明确的形态学和免疫表型的肿瘤才可分类为大细胞癌。除此之外，还建议以前的肿瘤分类

表 19-1　2015 世界卫生组织肺腺癌分类

组织学分型和亚型	ICDO 代码
腺癌	8140/3
• 浸润前病变	
– 不典型腺瘤样增生	8250/0
– 原位腺癌	
◦ 非黏液性	8250/2
◦ 黏液性	8253/2
• 微浸润性腺癌	
– 非黏液性	8256/3
– 黏液性	8257/3
• 浸润性腺癌	
– 伏壁生长型腺癌	8250/3
– 腺泡型腺癌	8551/3
– 乳头状腺癌	8260/3
– 微乳头状腺癌	8265/3
– 实体型腺癌	8230/3
– 浸润黏液性腺癌	
◦ 黏液性 / 非黏液性混合型	8254/3
– 胶质样腺癌	8480/3
– 畸胎型腺癌	8333/3
– 肠型腺癌	8144/3

改编自 Travis 等，2015[6]

应随组织学病理分类的更新而更新[6]。

四、肺癌的诊断

2015 年 WHO 肺部肿瘤分类第一次为小活检和细胞学标本制定肺癌诊断标准。在小活检样本中，诊断为非小细胞肺癌—组织学亚型不明确（NSCLC-NOS）占 30%～50%。一组简单的 TTF-1 和 P40 免疫组织化学标记可能足够明确组织学的分类，同时也允许提高其他相关分子标记的组织利用率。免疫组织化学的应用提高了诊断的精确性，使得大约 90% 的病例避免诊断为 NOS 病例。部分肿瘤的分类需要对手术完整切除的肿瘤标本进行全面的组织学评估才能做出诊断。这些肿瘤包括原位腺癌（AIS）和微浸润性腺癌（MIA），以及其他肿瘤[6]。

基于多种原因建立了以上的肺腺癌诊断标准。首先，大部分肺癌患者在诊断时已经是晚期，且多数基于小活检样本确诊。标本取样的不充分限制了准确的病理分类，也限制了进一步的分子检测，而这两种检测对治疗的选择是至关重要的。其次，随着低剂量 CT 在肺癌筛查应用的增加，更多影像学异常的患者需要进行组织活检，这可能导致更多基于小样本诊断而不是较大的手术切除样本。

完整取材的手术切除标本对于浸润前腺癌和 MIA 的诊断是必不可少的，对浸润性肺腺癌的亚型的诊断也是必要的，其主要是靠组织学病理和分子分析共同确诊的。

五、浸润前腺癌

根据 2015 年 WHO 肿瘤分类，AIS 以前是 BAC 病变之一，是肺腺癌中除不典型腺瘤样增生外的浸润前病变。AIS 可进一步分为非黏液型和黏液型，但无两者的混合型。AIS 诊断标准包括：①肿瘤最大径≤ 3cm；②单发结节；③完全沿肺泡间隔呈鳞状生长；④无间质、血管或胸膜浸润；⑤无浸润性腺癌特征；⑥肺泡内无肿瘤细胞；⑦非黏液性细胞为主；⑧无明显核异常；⑨肺泡间隔变宽。完整取材的标本对于 AIS 诊断是不可或缺的基础，因此 AIS 的诊断需要完整手术切除标本作为取材，这允许对浸润性病灶进行全面的组织病学理评估。当小活检提示病理仅呈非黏液型以鳞状生长时，此时应该诊断为“伴鳞状生长腺癌”[6]。

大多数关于孤立性肺腺癌呈鳞状生长的文献都是研究直径≤ 2cm 肿瘤。在这种情况下，患者无病生存率可达到 100%[5]。对于肿瘤直径＞ 3cm，并且经完整组织学采样并无浸润成分，应归类为“鳞状生长腺癌，可疑 AIS”。目前无足够的证据表明这些直径较大的肿瘤具有相似的 100% 无病生存率。

六、微浸润性腺癌

同样的，在 2015 年 WHO 肺腺癌分类中，MIA 分为非黏液型和黏液型腺癌两类。MIA 诊断标准包括：①肿瘤最大径≤ 3cm；②单发结节；③完全沿肺泡间隔呈鳞状生长为主；④病灶中任一浸润病

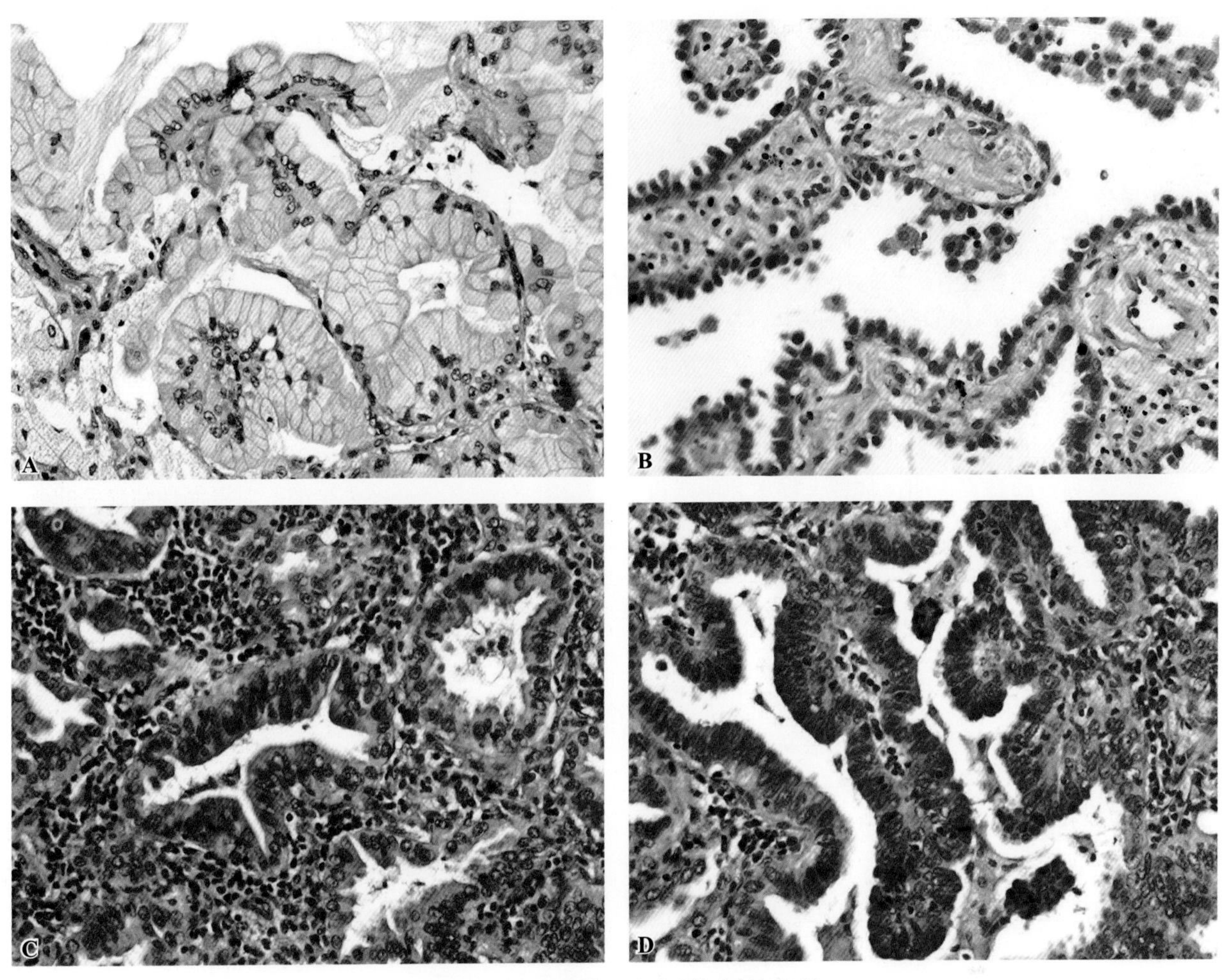

▲ 图 19-1　显微镜下肺腺癌代表性组织学

A. 具有贴壁生长黏液性腺癌；B. 非黏液性腺癌；C. 特征性浸润性腺癌；D. 乳头状腺癌（HE）

变的最大径≤ 5mm；⑤浸润灶包括肿瘤细胞浸润至肌纤维母细胞基质或无鳞状生长但却有其他生长方式；⑥肺泡内无肿瘤细胞；⑦无淋巴、血管、肺泡及胸膜侵犯；⑧非黏液性细胞为主。完整取材的标本对于 MIA 的诊断是不可或缺的基础，因此 MIA 的诊断需要外科术后切除标本作为取材。这允许对浸润性病灶进行完整的组织病理学评估。如果有任意一处浸润成分> 5mm，诊断为鳞状生长腺癌是比较合适的。当小活检提示病理仅呈非黏液型以鳞状生长时，此时也应该诊断为“伴鳞状生长腺癌”[6]。

与 AIS 相似，大多数关于 MIA 的文献研究是基于直径较小的肿瘤，其无病生存率亦可达到 100%。一篇报道证实在伴有血管或胸膜浸润的 10% 的小孤立性肺腺癌中存在这种生存优势，而这些肿瘤曾归类为 BAC[7]。多个其他研究表明基于以上诊断标准诊断的 MIA 可获得接近 100% 的疾病特异性存活率[8, 9]。对于肿瘤直径> 3cm，经完整样本取材且组织学评估浸润成分≤ 5mm，应归类为“鳞状上生长腺癌，可疑 MIA”。目前无足够的证据表明这些直径较大的微小浸润性肿瘤具有 100% 的无病生存率。

七、浸润性腺癌

2015 年版 WHO 肿瘤分类采用了完全不同的肺腺癌分类方法。新的分类摒弃了 BAC 术语。另外，曾被归类为黏液型 BAC 且不符合 AIS 或 MIA 诊断标准的肿瘤，现被归类为浸润性黏液腺癌。新分类出现的必要性不仅仅是因为病理技术的发展，更重要的是治疗方法上的革新，即便是在最罕见的胸部癌症中。

若治疗药物仅被批准用于特定的组织学亚型或

分子分型时，其治疗获益是显著的。其中 *EGFR* 基因突变和 *ALK* 基因重排 / 融合就是有效的治疗靶点。它们的发现不仅改变了肺癌的治疗策略，也改变了病理学家在临床实践中的角色。这要求病理学家明确区分出肿瘤的组织学类型，因为 *EGFR* 突变、*ALK* 重排 / 融合和 *ROS1* 融合在腺癌中更为常见。培美曲塞对肺腺癌患者有确切的疗效，但对鳞状细胞癌患者无效。贝伐珠单抗在肺鳞状细胞癌应用中会出现严重的毒性反应，比如致命性出血，在腺癌中不会出现。目前，不同的免疫抑制药具有 FDA 批准的特定适应证，主要是基于肿瘤中 PD-L1 的表达 [10-12]。系列试验结果表明评估较大样本才能获得更为准确的组织病理学。这强化了一个概念，小活检样本诊断 NOS 是完全不合适的。

浸润性腺癌占手术切除肺腺癌的 70%～90%，且通常由多种异质性的病理亚型混合存在。在最近修正的肺癌新版分类中，浸润性肺癌根据其主要的病理亚型进行分类。比如，非黏液腺癌以前被分类为混合亚型，其中主要亚型为非黏液型 BAC，现推荐定义为鳞状腺癌。在以前，鳞状生长（原 BAC 模式）模式被混合在异质性较强的混合亚型中，混合亚型主要是指浸润性腺癌。鳞状生长模式的腺癌即使伴有肿瘤浸润成分也可能与更好的预后相关 [8, 13]。这些发现也支持了这种更为全面的组织学分类。

八、活化突变型腺癌

多个研究表明以前被分类为黏液型和非黏液型 BAC 的肿瘤在临床表现、放射学、病理学及遗传学方面具有显著的差异。特别是以前归类为黏液型 BAC 现在定义为浸润黏液腺癌的肿瘤具有较高的 *KRS* 突变率。另一方面，以前归类为非黏液型 BAC 现在定义为鳞状为主型腺癌（或者 AIS/MIA）的肿瘤 *EGFR* 突变率较高 [5]。

多个致癌基因在肺腺癌中被确定为驱动基因并且成为治疗靶点。这些驱动基因主要包括 *EGFR*、*ALK*、*ROS1*、*MET*、*BRAF*、*RET* 和 *HER2*，但不仅限于这些。多数驱动基因的发生彼此之间是相互独立的（图 19-2）。针对驱动基因突变的靶向治疗代表了肺癌个体化治疗潜在的强有效的治疗方法。分子分型的诊断根据突变类型进一步将浸润性肺腺癌分为多种不同的和罕见的肿瘤。

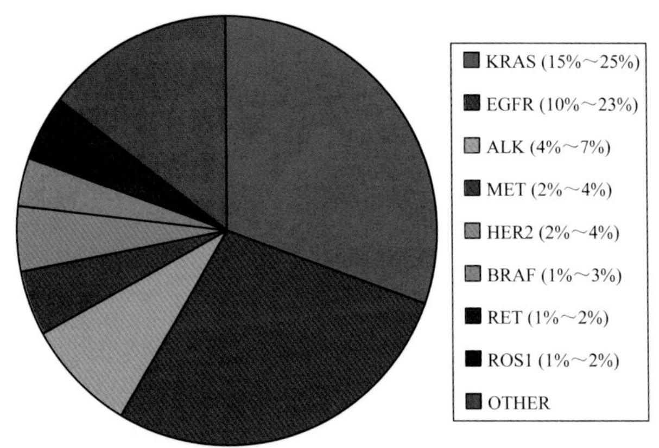

▲ 图 19-2　肺腺癌各类型突变率

（一）*EGFR* 突变

表皮生长因子包括配体和受体家族。*EGFR* 酪氨酸激酶突变在 NSCLC 中占 10%～35%[14-18]。一项前瞻性研究入组了 2105 名晚期 NSCLC 患者，其中 *EGFR* 突变率为 23.1%，该研究还发现 *EGFR* 突变好发于肿块较大且伴鳞状生长特征的肿瘤中 [19]。在所有欧洲人群中，10%～15% 转移性 NSCLC 患者具有 *EGFR* 基因突变。而在所有 NSCLC 亚裔人中，*EGFR* 突变率接近 40%[20]。外显子 19 缺失突变和外显子 21 L858R 错义突变是 *EGFR* 主要突变，大约占 90%[17]。其他敏感突变还包括外显子 21 L861Q 点突变和外显子 18 G719X 点突变。*EGFR* 突变在非吸烟或少量吸烟、女性、亚裔人群中发生率较高 [15, 21]。

在 NSCLC 患者中，目前已开发的针对 *EGFR* 靶点的药物有两类，包括酪氨酸激酶抑制药和单克隆抗体。EGFR TKI 起初是作为二线治疗应用于以铂类为基础的联合化学治疗一线治疗进展后的 *EGFR* 突变状态未经筛选的 NSCLC 患者 [22]。已有多项Ⅲ期临床试验报告了 EGFR TKI 与以铂类为基础的化学治疗在晚期 NSCLC 患者中的疗效比较结果。

吉非替尼和厄洛替尼以可逆方式结合到 EGFR 酪氨酸激酶的腺苷三磷酸（ATP）结合位点，从而抑制信号级联的启动。IPSS、First-SIGNAL、NEJ002、WJTOG3405 及 IFUM 研究对吉非替尼的疗效进行了评估 [19, 20, 23-27]。其中一项Ⅳ期、开放性、单臂的临床研究旨在评价吉非替尼在晚期 *EGFR* 突变阳性 NSCLC 患者中一线治疗的有效性、安全性和耐受性。在这项研究中，一线使用吉非替尼的客观缓解率（ORR）为 70%，疾病控制率（DCR）为 91%，中位无进展生存期（PFS）为 9.7 个月，中位总生存期（OS）为 19.2 个月 [27]。2015 年，美国 FDA 批准吉非替尼作为一线治疗应用于具有外显子 19 缺失突变或外显子 21 L858R 突变的转移性 NSCLC[28]。

EURTAC 和 OPTIMAL 研究最先评价了厄洛替尼作为一线治疗在晚期 NSCLC 患者中的效果。在 EURTAC 研究中，165 名患者被随机分成 2 组，分别使用厄洛替尼或者卡铂联合吉西他滨。结果显示厄洛替尼组 PFS 延长了 8.5 个月（13.1 个月 vs 4.6 个月，$P < 0.000\ 1$）[18]。在 OPTIMAL 研究中，173 名患者被随机分成 2 组，分别使用厄洛替尼或者化学治疗（卡铂联合多西他赛或者吉西他滨）。结果显示厄洛替尼组 PFS 延长了 4.5 个月（9.7 个月 vs 5.2 个月，$P < 0.000\ 1$）[29]。2004 年厄洛替尼首次获得 FDA 批准，用于未经筛选的局部晚期或转移性 NSCLC 至少 1 种既往化学治疗方案失败后的治疗 [30]。2013 年，FDA 批准厄洛替尼用作一线治疗应用于具有外显子 19 缺失突变或外显子 21 L858R 突变的转移性 NSCLC[31]。

对于 *EGFR* 敏感突变的肿瘤患者，其接受吉非替尼或厄洛替尼治疗的 PFS、ORR 和生活质量（QoL）的改善要明显优于标准化学治疗。但是研究显示疾病进展后生存曲线有较高交叉率，并无 OS 上的获益。一项对 5 项临床试验数据进行的联合分析显示，*EGFR* 突变阳性的晚期 NSCLC 患者接受 EGFR TKI 治疗的 RR 达到 67%，OS 接近 24 个月 [32]。FAD 批准厄洛替尼和吉非替尼作为一线治疗用于 *EGFR* 敏感突变阳性的晚期 NSCLC 患者 [28, 31]。

阿法替尼是一种口服抑制药，属于 *ERBB* 家族抑制药，以不可逆的共价方式与 *EGFR* 酪氨酸激酶区域结合。LUX–Lung3 是一项开放性、随机、Ⅲ期临床研究，旨在比较阿法替尼与顺铂 / 培美曲塞在晚期 *EGFR* 突变肺腺癌患者中的疗效。该研究结果显示阿法替尼组 PFS（13.6 个月 vs 6.9 个月，HR=0.47，$P < 0.000\ 1$）、RR［56.1% vs 22.6%，$P < 0.001$（所有被随机患者中）；60.8% vs 22.1%，$P < 0.000\ 1$（常见突变患者）］、1 年 DCR、肿瘤相关症状和生活质量是改善的 [33]。LUX–Lung3 是首个随机临床试验证实在肺腺癌 *EGFR* 突变阳性患者一线治疗中口服靶向药物优于顺铂 / 培美曲塞。LUX–Lung3 和 LUX–Lung6 两个独立Ⅲ期临床研究联合分析显示外显子 19 缺失突变接受阿法替尼治疗的患者较化学治疗有生存上的获益（中位 OS 31.7 个月 vs 20.7 个月，HR=0.59，P=0.000 1）[34]。FDA 批准阿法替尼作为一线治疗用于 *EGFR* 敏感突变阳性的晚期 NSCLC 患者 [35]。

尽管使用吉非替尼、厄洛替尼或阿法替尼可取得较好的疗效，但会出现获得性耐药。在所有获得性耐药患者中，*MET* 扩增和 *EGFR* T790M 突变是主要的耐药机制，分别占 20% 和 50%[36–39]。其他耐药机制包括 *EGFR* 扩增、*PIK3CA* 基因突变的发生，甚至是从 NSCLC 向小细胞肺癌组织学转化 [36]。

奥西替尼是一种口服酪氨酸激酶抑制药，同时抑制 *EGFR* 敏感突变和 T790M 突变。奥西替尼被研究用于一线 EGFR TKI 治疗后进展同时伴有 T790M 突变的肺癌患者。Ⅱ期 AURA 试验的扩展研究显示接受奥西替尼治疗的 ORR 为 61%[40, 41]。另外，AURA2 Ⅱ期临床研究发现接受奥西替尼治疗的 ORR 为 67%，DCR 为 92%。在中位随访时间为 6.7 个月时，中位 PFS 为 8.7 个月 [40, 41]。FDA 批准奥西替尼用于 EGFR TKI 治疗后进展伴 *EGFR* T790M 突变阳性的转移性 NSCLC 患者 [42]。

EGFR 外显子 18～21 还发现多个其他点突变或者重复突变，这些突变的发生率远远低于外显子 19 缺失突变和 L858R 突变。任意一种突变都预示着不同的疾病特征及对治疗的不同反应。外显子 20 插入突变通常预示对现有的 EGFR TKI 不敏感。Gly719Xaa、Leu861Gln 和 Ser768Ile 是较常被分辨的 *EGFR* 少见突变类型。研究证实 Gly719Xaa、Leu861Gln 和 Ser768Ile 突变对阿法替尼敏感 [43]。

以上所有发现提示 *EGFR* 突变阳性的 NSCLC 是肺腺癌的一种独特的类型。当肺腺癌的分类根据 *EGFR* 突变类型进一步细分时，其对改善患者预后的潜力是巨大的。*EGFR* 突变和耐药机制的研究是个热门的研究领域。

（二）*ALK* 融合突变

少数肺癌中会出现 2 号染色体某部位易位导致 *EML4-ALK* 基因融合 [44]。在所有的晚期 NSCLC 中，*ALK* 基因重排 NSCLC 占 4%～7%[44–46]。大部分发生 *ALK* 基因突变的为肺腺癌，但在各种病理类型的肺癌中都有报道。*ALK* 基因突变多发生在非吸烟 / 少量吸烟、年轻、男性人群中[47]。

克唑替尼是一种口服的 *ALK*、*ROS1* 和 *MET* 抑制药。Ⅲ期随机试验 PROFILE 1007 和 PROFILE 1014，分别比较了克唑替尼和标准二线化学治疗、一线化学治疗的疗效。与一线标准化学治疗培美曲塞联合顺铂或卡铂组相比，克唑替尼组 PFS、RR（74% vs 45%，$P < 0.001$）、肿瘤相关症状和 QoL 明显改善[48]。在二线治疗中，与单药化学治疗组（培美曲塞或多西紫杉醇）相比，克唑替尼组改善了 PFS（7.7 个月 vs 3.0 个月，$P < 0.001$）和 RR（65% vs 20%，$P < 0.001$）[49]。FDA 批准克唑替尼用于 *ALK* 突变阳性的转移性 NSCLC 患者[50]。

克唑替尼治疗后会出现耐药。部分耐药机制已明确。其中 *ALK* 突变和 *ALK* 基因拷贝数扩增占所有耐药突变的 30%～50%。此外，研究报道非 *ALK* 通路依赖的旁路活化也是 *ALK* 抑制药耐药机制之一[51-54]。一项回顾性研究显示接受克唑替尼治疗的患者中，最早出现进展部位的中枢神经系统，大约占 46%[55]。而在克唑替尼试验的汇总分析中，这一比例高达 72%[56]。FDA 批准的二代 ALK 抑制药包括色瑞替尼和艾乐替尼[57, 58]。色瑞替尼是口服的 ALK 酪氨酸激酶和胰岛素样生长因子 -1 受体抑制药，但不是 *MET* 抑制药。艾乐替尼是另一种口服的 ALK 酪氨酸激酶抑制药，它抑制 *RET* 但不抑制 *MET* 和 *ROS1*。色瑞替尼是根据扩展的Ⅰ期临床试验获得 FDA 批准的，该试验发现克唑替尼治疗进展后接受色瑞替尼治疗患者的 RR 为 56%，PFS 为 7 个月。FDA 批准色瑞替尼用于治疗克唑替尼耐药或不耐受的 *ALK* 阳性的转移性 NSCLC[57, 59]。

两个Ⅱ期临床研究证明艾乐替尼用于克唑替尼治疗进展后具有较好的疗效。在一项对 138 名患者进行的试验中，接受艾乐替尼治疗的患者 RR 为 50%，中位反应持续时间（DoR）为 11.2 个月[60]。伴有中枢神经系统转移接受艾乐替尼治疗的患者，其 DCR 为 83%，中位 DoR 为 10.3 个月。在基线伴有 CNS 转移的 84 名患者，其中 23 名达到 CNS 的完全缓解。此外，在未接受颅内放射治疗基线伴有 CNS 转移的接受艾乐替尼治疗的患者中，其中有 10 名患者达到完全缓解。在一项对 87 名 *ALK* 阳性 NSCLC 患者进行的Ⅱ期试验中，克唑替尼治疗进展后接受艾乐替尼治疗的有效率为 48%。该研究也证实了艾乐替尼对于 CNS 转移患者的有效性[61]。FDA 批准艾乐替尼用于治疗克唑替尼耐药或不耐受的 *ALK* 阳性的转移性 NSCLC[58]。

在肿瘤有效管理策略中，由于针对不同靶点和不同治疗方法的新药物出现，认识特定的 *ALK* 突变类型变得重要。一代 ALK 抑制药克唑替尼对 L1198F *ALK* 激酶结构域突变具有敏感性，对 F1245C 及其他突变具有抵抗性。二代 ALK 抑制药包括色瑞替尼、艾乐替尼及布加替尼，而劳拉替尼属于三代 ALK 抑制药。L1198F 突变对二代和三代 ALK 抑制药均耐药，而 L1196M 突变对二代和三代 ALK 抑制药敏感。它们对于其他 *ALK* 突变具有不同的敏感性，这些突变类型包括：G1123S、1151Tins、L1152P/R、C1156Y/T、I1171T/N、F1174C/L/V、V1180L、G1202R、S1206C/Y、F1245C 和 G1269A/S[53, 62-71]。

（三）*ROS1* 融合突变

ROS1 是一种受体酪氨酸激酶，与胰岛素受体具有同源性，通过 RAS 磷酸化降低丝裂原活化蛋白激酶（MAPK）信号级联反应。*ROS1* 基因融合在 2007 年首次被报道，其发生率占肺腺癌的 1%～2%[46, 72]。在 NSCLC 中，迄今至少已发现 11 种不同的 *ROS1* 基因伴侣，这些融合伴侣导致了具有组成型激酶活性 *ROS1* 异常表达。*ROS1* 基因融合阳性与其他已知的基因突变或融合（如 *EGFR* 基因突变和 *ALK* 基因融合）相互排斥，一般不会共存。*ROS1* 基因融合阳性多见于年轻、非吸烟 / 轻度吸烟的肺腺癌患者[72]。

由于 *ROS1* 和 *ALK* 基因在激酶结构域的结构存在同源性，*ALK* 抑制药克唑替尼具有 *ROS1* 激酶抑制活性。一项多中心、单臂临床研究共入组了 50 名患者，其旨在评价克唑替尼治疗 *ROS1* 阳性的转移性 NSCLC 的安全性和有效性。结果显示主要研究终点 ORR 为 66%，中位 DoR 为 18.3 月[73]。FDA 批准克唑替尼用于治疗 *ROS1* 阳性的转移性 NSCLC 患者[73]。

（四）*MET* 基因异常

在 NSCLC 中，异常的间质细胞转化因子（MET）信号的发生包括多种机制，主要是基因过表达、扩增、重排和突变[74, 75]。生物标记的明确辨别是非常具有挑战性的。*MET* 基因过表达可发生在 58% 非鳞状 NSCLC 中[76]。在没有其他致癌驱动基因的情况下，*MET* 基因扩增在肺腺癌中发生率是非常低的，大约占 1%[77, 78]。获得性 *MET* 基因扩增可致 *EGFR* 突变肺癌患者对 *EGFR* 抑制药产生耐药，约占 EGFR TKI 治疗后进展患者的 20%[36]。

靶向 *MET* 受体酪氨酸激酶或其配体肝细胞生长因子一直具有重要的临床意义。c-MET 是肝细胞生长因子的酪氨酸激酶受体，其胞内的近膜区部分由 *MET* 基因外显子 14 编码，包含有重要的调节元素促进其蛋白产物的分解。*MET* 基因突变可导致外显子 14 跳跃，这可以使突变的 c-MET 活性增强，具有致癌的潜能。具有外显子 14 *MET* 突变的 NSCLC 患者可能对 c-Met 抑制药敏感[79]。

MET 外显子 14 跳跃性突变发生比例大约占非鳞状 NSCLC 的 3%，一般与 *EGFR*、*ALK* 等其他常见基因突变相互排斥，不共存[80]。*MET* 突变在 NSCLC 的肺肉瘤样癌中的突变率较高[81]。*MET* 外显子 14 突变更常发生在老年人群，这是与众不同的，因为其他驱动基因阳性的肺癌常发生在年轻人身上。此外，具有 *MET* 外显子 14 突变的肿瘤患者通常有吸烟病史，这与其他驱动基因突变常发生在非吸烟 / 轻度吸烟患者中相反[80]。目前 FDA 尚未批准针对 *MET* 基因突变的治疗应用于晚期 NSCLC。

（五）*BRAF* 突变

BRAF 是 MAPK 信号级联中 KRAS 下游的丝氨酸 / 苏氨酸激酶。*BRAF* 基因突变常发生在外显子 15，主要是其编码的缬氨酸被残基 600 编码的谷氨酸代替，这导致了激酶活性增强[82]。*BRAF* 突变在肺腺癌中的突变率占 3%～5%，其通常与 *EGFR*、*KRAS* 突变，以及 *ALK* 重排相互排斥，不共存。在 NSCLC 中，大约有一半的 *BRAF* 突变为 V600E 突变。*BRAF* V600E 突变患者多为非吸烟男性。非 V600E 的 *BRAF* 突变常发生在当前吸烟 / 曾吸烟人群中[83, 84]。*BRAF* V600E 作为驱动基因靶点正在被研究。然而，由于非 V600E *BRAF* 突变不被特定的 V600E 抑制药抑制，其他下游信号通路靶点的药物比如 *MEK* 抑制药，也在探索之中。

（六）*RET* 基因融合

2012 年，首次在 NSCLC 中发现 *RET* 基因融合。*RET* 基因融合占所有肺腺癌的 1%～2%[46]，主要与 *KIF5B* 和 *CCDC6* 基因发生融合，其比较常见于年轻、女性、非吸烟 / 轻度吸烟患者中。*RET* 基因融合突变只在肺腺癌中发生，肺鳞癌和肺小细胞癌均无 *RET* 基因融合突变。*RET* 基因融合导致 *RET* 激酶活性增强，这使得 *RET* 基因融合成为潜在的治疗靶点[85]。FDA 已批准了两种具有 RET TKI 活性的多激酶抑制药凡德他尼和卡博替尼用于治疗晚期甲状腺髓样癌。多个临床研究评价了其在 *RET* 基因融合阳性的 NSCLC 患者中的疗效。FDA 已批准了两种具有 RET TKI 活性的多激酶抑制药凡德他尼和卡博替尼用于治疗晚期甲状腺髓样癌[86, 87]。

（七）*HER2* 基因突变

随着肺腺癌中 *EGFR* 突变的发现，其他 *ERBB* 家族激酶［例如人表皮生长因子受体 2（*HER2*，也称为 *NEU*、*EGFR2* 或 *ERBB2*）］的突变也获得人们的关注。*HER2* 是 *ERBB* 家族中的膜结合酪氨酸激酶[88, 89]。*HER2*（与 *EGFR* 或 *ERBB1* 不同）未发现高亲和力配体，必须与家族其他成员组成同源或异源二聚体[88, 90]。

HER2 突变在 NSCLC 患者中的突变率为 2%～6%，通常见于肺腺癌中[88-92]。在肺腺癌中，*HER2* 突变率高达 10%[91]，而在 *EGFR/KRAS/ALK* 均阴性的 NSCLC 肺癌，突变率为 6%[90]。研究发现肺腺癌中 *HER2* 外显子 20 插入突变为主要突变类型，约占 96%[90]。这种框内插入突变导致 HER 激酶活性增强。

一项迄今为止发表的最大的回顾性研究发现 *HER2* 突变仅发生在 NSCLC 的腺癌亚型中[93]。*HER2* 基因突变更多的是发生在女性、非吸烟群体，然而这没有达到统计学意义[88, 89]。*HER2* 基因突变一般与 *EGFR*、*ALK* 和 *KRAS* 基因突变相互排斥，不同时出现，尽管在它们具有相似的临床特征[89-91, 94]。

曲妥珠单抗是一种人源化的单克隆抗体，其在 *HER2* 阳性乳腺癌和胃癌中联合化学治疗使用时已证实生存获益，但在肺癌患者中未观察到生存优势[94-96]。通过确定 HER2 状态为扩增和过表达而非 *HER2* 突变的这些 NSCLC 试验的结果表明 *HER2* 基因扩增 / 过表达不是致癌驱动基因。*HER2* 突变可能与 NSCLC 癌变有更多相关性。尽管目前无 FDA

批准的针对 *HER2* 突变的 NSCLC 的靶向药物，但多种激酶抑制药正在被研究用于 *HER2* 突变的肺腺癌[94]。

九、结论

自 1876 年 BAC 首次报道以来，肺腺癌的分类已经有了很大的变化。尽管 BAC 不再被认为是肺癌的合适名称，但致力于识别这种诊断的特征有助于我们不断认识到这种不常见的肿瘤实际上包括许多独特的、不常见的、分子定义的肺腺癌亚型。在识别肺腺癌的驱动癌基因方面取得前所未有的进展，更重要的是，合理的靶向治疗可以并且正在使得这些肺腺癌患者的预后显著改善。

第 20 章　原发性肺腺样囊性癌

Primary Adenoid Cystic Carcinoma of the Lung

Charles B. Simone Ⅱ　John G. Devlin　Sunil Singhal　Corey J. Langer　著

余丽娌　译　　高　敏　校

一、概述

腺样囊性癌（ACC）是一种不常见的上皮肿瘤，在 19 世纪中叶由 Billroth 首次报道。它通常出现在较小的唾液腺中，但有报道发现在乳腺、子宫颈、皮肤、前列腺、上呼吸消化道和肺部也会出现，只是没那么常见 [1–5]。对于腺样囊性癌，现有的文献常出现错误的分类和误称，在过去的几年中被称为基底样鳞状细胞癌、圆柱状瘤、假性腺瘤性基底细胞癌、腺肌上皮瘤，甚至腺瘤（以及其他不太常见的肿瘤），这使得文献的解释变得困惑和困难。充分认识这种罕见的支气管肿瘤具有重要的临床意义，因为与更常见的原发性肺部恶性肿瘤相比，该肿瘤具有非常不同的自然病程和治疗方法 [6]。本章回顾了数百例这种罕见的支气管肿瘤病例，提供其临床和预后信息，并提出治疗建议。

二、病理

支气管 ACC 通常起源于黏膜下层，常常与黏液腺有关 [7]。然而，有研究也提出了导管和上皮细胞的双重起源，类似于原发性唾液腺 ACC 的起源 [8]。从肉眼上看，原发肺 ACC 肿瘤病灶较小，呈浸润性，边界不明确，通常为棕褐色、粉红色或灰色 [9]。组织学上，神经浸润是常见和显著的特征，而血管淋巴浸润少见 [6, 8, 9]。肿瘤细胞一般较小且不均匀，其具有致密的细胞核和非常少的嗜碱性细胞质，不易观察到有丝分裂和坏死的肿瘤细胞 [9]。肿瘤细胞以实性、筛状、小管状排列生长，从而产生以前使用的“圆柱形”的描述 [9]。临床肿瘤行为和预后可能与肿瘤聚集模式相关 [10, 11]，尽管这还没得到证实 [8]。ACC 肿瘤细胞内常见酸性黏液蛋白，而这在细胞腔外更为显著 [8, 9, 12]。肿瘤细胞周围以黏液样或广泛透明物质为主，这可能是组成基底细胞膜的一部分 [9]。先后由 Payne[13]、Conlan[14] 和 Reid[15] 等研究发现在光学显微镜下肿瘤细胞通常显示沿支气管黏膜下扩散。此外，Moran 等 [8] 还在转移性原发肿瘤切除标本中发现以筛状为主要生长模式。

Nomori 和其同事 [10] 报道的关于 ACC 免疫组织化学的研究证明了管状和筛状亚型伴有角蛋白（类似于正常气管导管上皮和肌上皮细胞），以及施万（S–100）蛋白、人分泌成分（SC）和乳铁蛋白（类似于正常气管、支气管、浆膜、腺泡细胞）的抗体染色。相反，实性亚型通常标记染色阴性，这也许意味着实性亚型是一种分化程度较低的亚型 [10]。此外，实性亚型比其他亚型更容易观察到坏死、有丝分裂、血管淋巴管侵犯和更多的处于合成期 [16]。据报道组织学肿瘤分级（定义为Ⅰ级为管状或筛状，无实性成分，Ⅱ级为管状或筛状，但实性成分＜ 20%，Ⅲ级，实性成分＞ 20%）和大的肿瘤体积生长模式，Ⅰ级肿瘤倾向向腔内生长模式，而实性亚型 / Ⅲ级肿瘤易侵犯气管支气管结构（表 20–1）[10]。Moran 等 [8] 报道肌动蛋白、角蛋白和波形蛋白染色阳性，可将 ACC 与组织学上相似的腺癌区分出来，因为腺癌中这些肌上皮标志物通常染色阴性。

支气管 ACC 中潜在的分子治疗靶点正在被研究。相比于常见的非小细胞肺癌，支气管 ACC 一般观察不到 p53、环加氧酶 2（COX2）和 HER2/neu（erb2）的表达 [16]。尽管部分作者提出了“去分化”变异可能存在 HER2/neu 过表达，比如在非肺部位转化的 ACC 的病例中可能表现得更有侵袭

表 20-1　12 例气管支气管腺样囊性癌患者基于组织学分级的生长方式及预后分析

	Ⅰ级（管状或筛状，无实性成分）	Ⅱ级（管状或筛状，伴实性成分＜ 20%）	Ⅲ级（实性成分＞ 20%）
生长方式	50% 完全管腔内，50% 部分浸润	100% 部分浸润	33% 部分浸润，66% 广泛浸润
预后	所有 4 例患者均存活（术后 4～86 个月）	4 例患者存活（术后 36～87 个月）；1 例患者死亡（术后 63 个月）	1 例患者存活（术后 49 个月）；2 例患者死亡（术后 41 个月和 78 个月）

经 Elsevier 许可转载，引自 Nomori 等，1988.[10]

性 [17, 18]。Albers 等报道了在所有研究的 13 例患者中发现了 CD117 的表达 [7]，可标记原癌基因 *C-kit* 存在和功能。这与上呼吸消化道中的 ACC 一致。在这一研究中，CD117 表达与 Ki-67 表达与肿瘤分级无关 [7]。更近期的数据表明尽管肿瘤有 *C-kit* 表达，但没有激活 *C-kit* 突变或者这些肿瘤对 C-kit 抑制药反应较弱，也许解释了这种结果 [19]。同样的，尽管尚无研究报道外显子 18～21 *EGFR* 基因扩增或激活突变，但 *EGFR* 基因突变已经引起了注意 [20]。有报道也描述了 Wnt 信号通路的基因突变 [21]。

低分化、实性亚型的 ACC 经常与更为常见的基底细胞鳞状细胞癌混合，这可能由于两者具有相似的组织病理学和免疫组织化学特征（虽然后者有些不同）。Emanuel 等 [22] 报道 p63 的免疫组织化学可能有助于两者的区分。关于超微结构的研究也表明两种肿瘤之间存在差异 [23-25]。Hewan-Lowe 和 Dardick[23] 报道了一项关于 ACC 的回顾性研究，这项研究共有 6 个病例（只有 1 个原发于支气管）。这个研究发现 ACC 更可能表现为少纤毛、混合大小压缩腔及取代细胞器的细胞质细丝，而基底细胞鳞状细胞癌常显示局灶性鳞状分化，包括角蛋白形成。此外，基底鳞状细胞癌（特别是食管变异）通常与覆盖或邻近黏膜发育不良有关 [26]，并且有时发现肿瘤和覆盖的原位鳞状细胞癌直接相连 [27]。遗憾的是，现缺乏专门的关于支气管 ACC 的超微结构研究。

三、临床特征

在美国每年诊断大约 243 820 例原发性呼吸系统恶性肿瘤病例中，只有 0.2% 的病例是肺部 ACC[28-30]。Xu 等 [31] 报道了一项包括 50 例 ACC 患者的研究，在这项研究中，31 例 ACC 发生在支气管内，与鳞状细胞癌（两种最常见的原发性气管）相同，同时它们也是最常见的原发性支气管肿瘤，伴有类癌。

一般来说，发生于任何部位 ACC 的自然病程与在相同解剖位置的不同组织学类型的肿瘤的自然病程有很大的不同。ACC 通常表现为惰性，通常持续数年至数十年。事实上，5 年生存率用于描述预后可能是不足够的，因其复发通常在 5 年以后 [6]。ACC 在诊断时，常无区域淋巴结受累。实际上，一项大型的研究报道了 2% 的淋巴结转移率，但远处转移的发生率为 26%[32]，这可能是血管转移的可能性高于淋巴转移。在其他研究中，远处转移的发生率达到更高 [33]。肺实质的转移是原发性支气管 ACC 和更为常见的原发性腺体 ACC 的远处转移的主要部位。尽管肺转移患者可长期存活数年甚至数十年，但在大约 40% 的患者中，肺优先参与非肺 ACC 的自然病史中某些时刻 [6]。肿瘤累及内脏器官或骨头预示着更糟糕的预后，提示其更具侵袭性 [6, 8]。

原发性支气管 ACC 的发病中位年龄为 50 岁，范围 29—76 岁，尽管大多数已发表的病例描述年龄在 35—50 岁的患者，发病年龄小于鳞状细胞癌和其他原发性肿瘤。尽管多数研究表明支气管 ACC 的发生在性别分布上相对均匀，但可能略好发于女性 [6, 7]。另外亚裔和高加索人是 ACC 好发的种族群体。

原发性支气管 ACC 尚无明确的危险因素。有报道描述伴有肺结核和可疑多结节肺病病史的患者，最终的切除标本病理学包括结核瘤和 ACC[12, 29]。然而，这两种疾病之间没有建立正式的因果关系或相关关系。与常见的支气管肺癌不同，吸烟不被认为是原发性支气管 ACC 的危险因素 [6]。该研究结果与包括上呼吸消化道在内的其他主要部位的 ACC 的报道数据一致 [2-5]。目前尚无关于可能使患者易患这些支气管病变的环境因素或已知遗传因素方面的数据。

ACC 患者经常出现支气管刺激症状，包括咯血、喘息和咳嗽，通常是亚急性的或是慢性持续的。气管 ACC 可能存在呼吸困难症状，呼吸困难可通过位置变化引起。Kanematsu 等 [34] 发现大多数患者都伴有症状。梅奥诊所 Conlan 等 [14] 报道了 20 例 50 岁患者的系列研究发现这些症状在诊断前的存在超过了 4.5 年，强调这种肿瘤是相对慢性和惰性的但其具有局部破坏性行为。ACC 患者可能会存在反复发作的肺部感染 [35, 36]，这可能是部分气道阻塞伴反复轻微阻塞后引起的感染。

早期支气管 ACC 可引起常见的肺部症状，无特异性，这种肺部症状也可由更常见的良性（和恶性程度较小）疾病引起，这常常导致 ACC 诊断的延迟。例如，Wright 等 [37] 报道了一例 23 岁女性患者诊断为左主支气管 ACC 的病例，在诊断为 ACC 之前出现了亚急性劳力性呼吸困难和胸闷症状，同时该患者还伴有 10 年反复发作的肺部感染病史。该患者 15 岁时胸部 X 线发现左肺多发异常表现，基于此，她被诊断为 MacLeod（或 Swyer—James）综合征。MacLeod 综合征是感染性闭塞性细支气管炎的一种表现。Stalpaert 等 [38] 描述了一例 23 岁的女性，她在诊断为 ACC 前存在至少持续 3 年的反复发作性支气管炎，呼吸困难和间歇性喘鸣症。Toole 和 Stern[39] 报道了一例 31 岁女性，在 8 年间她反复发作肺炎，其中有 3 次发生在她 4 次妊娠期间。后来发现她的下气管和右主干支气管患有 ACC。老年 ACC 患者经常因为假定的慢性阻塞性肺病或哮喘而经验性地被错误地治疗，尽管有支气管扩张药和抗感染治疗，但没有任何症状缓解 [40]。

其他临床表现已经被描述。已有研究报道了急性肺炎甚至危及生命的喘鸣病例。在研究中，若有直接的气道阻塞，偶尔需要紧急干预 [41]。在一篇报道中，患者出现右侧肩胛疼痛放射到右臂，Horner 综合征，以及典型的 Pancoast 肿瘤体格检查，结果被诊断为右肺尖的 ACC[42]。

Xu 等回顾了 50 例各种气管支气管肿瘤患者的典型症状，其中 31 例为恶性肿瘤 [31]。在这项研究中，来源于气管内的原发性肿瘤有 24 例患者，其中 18 例为恶性，10 例为 ACC。原发性气管肿瘤(良性恶性）的体征和症状包括喘鸣、呼吸窘迫和发绀。这些患者通常被误诊为哮喘，正如其他研究中常见的那样 [31, 41]。这一研究还发现原发性支气管肿瘤患者最有可能出现肺不张（完全阻塞）或反复发作的化脓性肺部感染（不完全阻塞）[31]。在 Albers 等报道的 14 例主支气管 ACC 患者的综述中，有 10 例患者出现呼吸困难症状，8 例患者出现咳嗽，7 例患者出现喘鸣或喘息症状 [7]。尽管 ACC 患者通常伴有临床症状，但可因其他原因行在胸部影像学检查时偶然被发现 [43–45]。

四、影像学诊断与表现

肺 ACC 的诊断通常通过支气管镜检查进行，总体外观与常见支气管肺癌相似。Conlan 等描述了支气管 ACC 常表现为具有宽基底和浅表坏死的息肉样肿块，部分或甚至完全阻塞气道管腔 [14]。恢复气道功能需要在支气管镜下切除。Albers 等描述了多叶状具有完整支气管黏膜覆盖黄白色肿块，肿块血管分布增加 [7]。在早期 ACC 中，覆盖的黏膜通常不受影响。支气管镜下抽吸细胞学可提供明确的诊断，而评估 ACC 的范围则可通过手术病理标本的组织学来确定 [46]。

肺 ACC 常见于近端支气管，通常观察到广泛的黏膜下层扩张 [13, 15, 33, 47]。Prommegger 等 [47] 回顾性研究了 16 例原发性胸膜和支气管 ACC 患者，其中 9 例发生在气管分叉处，5 例发生在气管本身，1 例发生在中叶支气管，只有 1 例发生在肺实质内。已有研究报道了发生于肺外周的 ACC，然而肺外周 ACC 的发病率仅为 10%[29, 44.48]。尽管已报道至少有 1 例外周 ACC 病例由黏膜下层延伸至近端支气管，但外周病变更容易形成腔内息肉样肿块，并且多半在疾病的早期阶段 [28]。此外，ACC 很少呈现多发、原发、外周、肺结节的形式 [14]。

在胸部 X 线片上，当发现肺部阴影或肺不张时，应该考虑支气管内肿瘤 [14]。然而，小的气管肿瘤可能在 X 线成像时被遗漏 [31]。计算机断层扫描（CT）通常显示中心肿块和阻塞性肺炎，并且它们可能在晚期病例中未显示局部纵隔的侵犯。胸腔积液、气胸、孤立性肺肿块、多灶性转移性疾病和其他模式不太常见。原发性肺 ACC 在 PET 时表现为氟脱氧葡萄糖（FDG）浓聚 [49]。肺功能检查可有阻塞性通气障碍，但使用支气管扩张药不改善通气。

实验室检查对 ACC 的诊断帮助有限。目前尚无报道有相关可靠的肿瘤标志物有助于原发性支气管 ACC 的诊断、评估其对治疗的反应，以及在根治治疗后进行监测。有一个病例报告报道了肿瘤产生CA19–9[50]，描述了CA19–9血清水平的趋势与临床事件有关。然而，血清CA125和SLX没有意义[50, 51]。

五、治疗

（一）外科手术切除

手术切除仍然是支气管ACC的标准治疗手段[14, 52]。手术的目标是完全切除肿瘤（如果可行），缓解梗阻和恢复通气[31]。尽管手术的目标通常是姑息治疗，但手术切除可使患者获得一段时间的治愈直到复发。不幸的是，完全切除常常是做不到的，主要是因为肿瘤常位于黏膜下层，可局部扩散，呈中心性，以及诊断时已是晚期[13, 14]。最近，ACC早期被发现已经变得更加常见，可能是由于影像应用的增多和术前影像分期改善的结果，这可能有助于更好地评估是否具有手术指征[14]。另外，手术后通常不存在由烟草引起的并发症，这允许更多的患者在医学上能耐受手术。

手术适应证包括任何在合理切除范围内的局部病灶。支气管成形术包括切除气管隆嵴附近的气管。若肿瘤位于较远侧支气管，可能需要行支气管切除术，伴或不伴肺实质的切除。最常见的支气管切除术是袖状切除术，这是一种环形气道切除术，需要通过端对端吻合术连接剩余的气管。因此，可以保留肺实质以进行气体交换。局部晚期ACC的患者通常不适合手术。胸膜转移、上腔静脉、心房或横向主动脉弓的受累是手术绝对禁忌证。手术相对适应证包括侵犯隆突、双侧支气管，以及累及心包、膈神经、迷走神经或膈肌。

纤维支气管镜检查是识别潜在可手术切除者的最重要的诊断步骤。支气管镜发现的主要表现是肿瘤由节段支气管向叶或主支气管延伸。要评估肿瘤的范围应进行近端和远端气管黏膜组织活检。呼吸过程中检测到支气管壁运动减弱可能是支气管周围肿瘤浸润的征兆，这需要进一步的影像学检查评估肿瘤的范围，以及是否可手术切除。放射影像学起到了补充支气管镜检查的作用，可用于识别潜在的外科手术候选者。CT成像允许更好地了解肿瘤的大小，范围和相对于纵隔、胸腔结构的位置关系。磁共振成像（MRI）有助于调节模糊的CT结果。如果发现可疑的纵隔淋巴结，可以通过PET或纵隔镜进行进一步的研究，正如笔者的经验中认为的N_2疾病。

ACC手术方法已将被广泛地评估和描述[53–56]。特别是由Grillo等[53–55]报道的气管肿瘤的病例。尽管目前有部分学者提出微创的方法，但横向颈部切口是上气管肿瘤的首选方法，而右侧外侧胸廓切开术可以进入更远端的肿瘤[57–59]。正中胸骨切开和颈部切口允许清楚呈现和操作整个气管。理想情况下，术前确定气管切除的范围，术后采用可吸收缝线完成气管吻合，保持较小的张力可避免并发症的发生[60]。虽然外周小的肿瘤可通过范围较小的如肺叶切除术成功切除，但考虑到位于近端中心支气管位置的肿瘤，有报道单侧袖状肺切除术是最为常见的手术方法[8]。但也有不同的结果研究报道，当联合切除支气管和气管隆突时，如果气管切除部分＞6.6cm常伴有较为严重的并发症[31, 38, 53–55, 60, 61]。部分作者建议当患者需要行双侧胸廓切开术时采用两阶段手术，以尽量减少围术期的并发症[60]。

手术吻合口应覆盖有蒂组织以防止支气管胸膜瘘和支气管血管瘘的发生。使用有蒂组织也被认为有助于全身血液流向吻合口。易于移动的带有蒂组织包括肋间肌瓣或心包脂肪垫。有蒂组织替代选择包括胸腺、网膜和胸膜。在闭合胸部切口之前，应进行纤维支气管镜监测以评估吻合口腔连续性（图20–1）。即使是最轻微的黏膜不一致也可能导致狭窄形成。在进行支气管镜检查时，应将所有残留的分泌物和血液从气道中除去。

考虑到手术切除的范围，术后并发症的发生率较高。气管支气管切除术后的并发症的发生率可高达1/3。常见的术后并发症包括痰阻滞和继发性肺不张，支气管血管和支气管肺瘘以及吻合口失败（狭窄和破裂）。支气管血管瘘、支气管肺瘘和吻合口失败可能是由于气道切除期间支气管血管受到破坏或吻合部位过度紧张所致，这些并发症几乎是致命的并发症。在接受这些手术的患者中，高达10%的患者会出现吻合口的狭窄或破裂。

手术的主要目标是达到完全切除。大多数作者建议术中对手术切缘行冰冻切片病理以确保最高的完整手术切除率[14]。ACC经常在局部或远处复发，尽管手术时有足够的手术切除范围。Moran[8]、Houston[62]和Wilkins等[63]分别报道了原发性气管支气管ACC在初次手术切除几十年后复发的病例。Prommegger等[47]报道了16例手术切除后的气管或支气管ACC的复发率，其中大部分复发病例为需

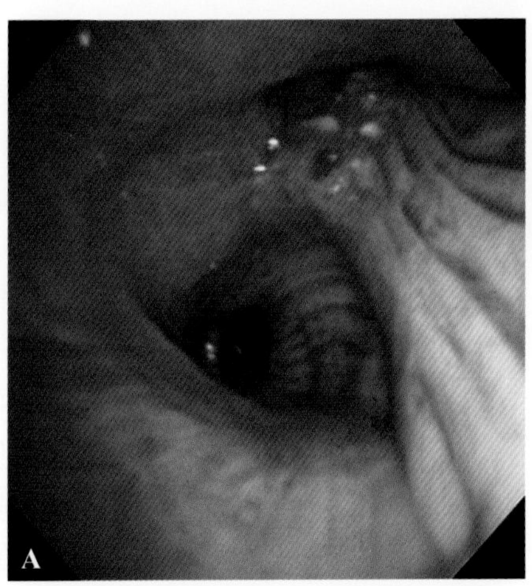

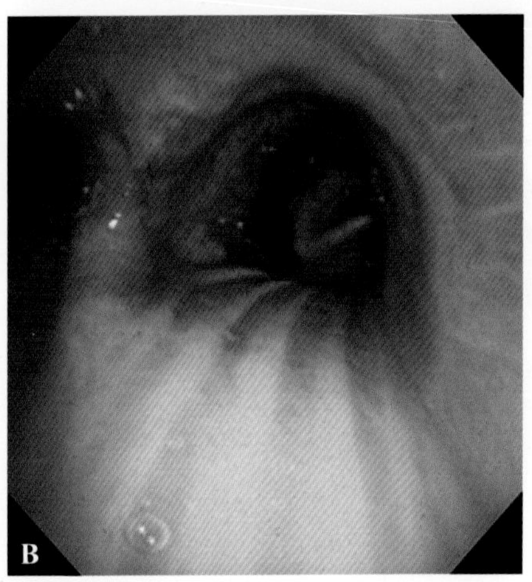

▲ 图 20-1 右侧支气管内腺样囊性癌切除术前（A）和术后（B）

要行肺切除或隆突切除的中央病变。在随访的 11 例患者中，有 3 例患者术后出现局部复发，中位复发时间超过 14 年（范围 10～16 年）；有 6 例患者术后出现远处复发转移，中位复发时间为 8 年（范围 2～16.5 年）[47]。不过，对于局部复发患者，局部复发部位切除可实现第二次长时间缓解期。例如，Xu 等报道了 10 例患者，平均随访时间为 5.5 年（范围 1～10 年），其中 1 例患者在侧支气管手术切除后出现局部复发，复发后成功手术切除[31]。

偶有报道 ACC 患者可长期生存，即便是在多次手术后，这归因于肿瘤普遍生长速率缓慢[10, 12, 31, 62, 63]。Schoenfeld 等[12]报道了代表性的病例。1 例 42 岁的管状型 ACC 患者，肿瘤侵犯左侧主支气管导致左侧肺接近完全不张（$T_4N_0M_0$）。该患者行肺切除术时未完全切除肿瘤，其主动脉壁和支气管切缘均有残余癌。22 年后，患者因在休息状态下出现严重的呼吸困难 2 周再次入院，最终发现是由中间支气管和右主支气管复发性肿瘤引起，该肿瘤活检结果类似原发性 ACC。支气管内激光治疗和放射治疗的应用实现了局部控制，但不久后出现了右肺下叶的转移。有趣的是，这例患者最终死于肠梗阻和胰腺炎，而不是 ACC 或呼吸系统并发症。

尽管对于实际治愈的机会存在争议，但一旦手术成功，通常使大部分患者获得几年到几十年无病生存期。例如，Xu 等[31]报道了 1 例 31 岁的患者在隆突切除术后 8 年，发现双肺转移 3 年后死亡，尽管“无关联原因”是报道的死亡原因。Prommegger 等[47]报道接受手术切除的 ACC 患者 5 年存活率为 79%，10 年存活率为 57%。Gaissert 等[64]回顾了 210 例患者，其中 135 例气管 ACC 接受了手术切除治疗，且大多数患者手术接受了放射治疗。研究发现完整手术切除、切缘阴性及腺样囊性癌组织学类型与长期生存具有显著统计学差异。有趣的是，淋巴结状态、肿瘤长度及手术切除类型与生存没有显著差异，尽管对于这个肿瘤，很少医学中心有足够的经验去得出该统计结论[64]。少部分研究报道手术后 ACC 的 5 年和 10 年生存率分别在 50%～80% 和 30%～60%[33, 65]。

（二）介入性支气管镜检查

对于有症状的伴气道部分或接近完全阻塞的非手术患者，姑息性支气管内激光切除成为标准的治疗方法。Albers 等[7]发表了一篇包含 14 例患者的文章，其中有 12 例患者主要接受姑息性激光切除术治疗和放射治疗。另外 2 例患者中有 1 例接受了单独放射治疗，另外 1 例行气管切除术后接受放射治疗。在 14 例患者中有 11 例出现复发，平均复发时间为 4.6 年。所有复发患者中大约有一半复发部位局限于气管或支气管，有 5 例患者出现多个不同部位的复发。发生远处转移的 4 例患者中主要转移部位是肺。5 例患者死于 ACC。12 例最初接受姑息性激光切除治疗的患者中有 3 例后来需要行支气管切除吻合术。有单个病例报道指出激光治疗与手术切除效果相当[66, 67]。

（三）放射治疗

放射治疗通常用于原发性支气管 ACC 患者切除术后的辅助治疗。由于肿瘤常常不可能完全切除，因此辅助放射治疗可以通过对切除后潜在黏膜下肿瘤复发风险的切缘阳性的边缘或区域进行放射治疗以改善肿瘤局部控制。对于诊断时为局部晚期的 ACC 患者，辅助放射治疗的获益可能是最大的。然而，大多数关于辅助放射治疗使用的研究报告为回顾性的且患者数量有限，这使得无法准确评估辅助放射治疗对原发性肺 ACC 患者总体生存的影响。

在一项关于唾液腺 ACC 的 10 年回顾性分析中[68]，患者经手术切除后接受辅助放射治疗，发现获得较好的局部控制，但未发现影响生存。Kanematsu 等[34]报道了 1972—1998 年 16 例气管支气管 ACC 患者的回顾性分析，其中 11 例接受了手术切除。在 11 例接受手术切除的患者中，有 6 例患者仍然存在显微残留病变，这些患者接受了辅助放射治疗。即使是切缘阳性的患者中，总体存活率也很高，可能部分归因于放射治疗的辅助作用。此外，在他们的报道中，另外 5 例患者在医学上不适合手术切除或者拒绝手术，他们仅接受了明确的放射治疗。尽管仅接受放射治疗的患者仍可获得一些益处。但与接受放射治疗的患者相比，接受手术和辅助放射治疗患者的 5 年生存率（91% vs 40%）和 10 年生存率（76% vs 0%）远远优于接受单纯放射治疗的患者。

Refaely 等[60]报道了 13 例接受气管支气管树切除的 ACC 患者，其中 10 例接受了辅助放射治疗，其余 3 例患者中，1 例死于术中并发症，2 例未接受辅助放射治疗。在 10 例接受辅助放射治疗的患者中，1 例术后 3 年死于心肌梗死（无复发迹象），其余 9 例患者在文章发表时仍未发生复发（术后 4～12 年以上）。接受手术切除但未接受辅助放射治疗的 2 例患者分别在手术后 5 年和 7 年死于肿瘤转移。

Andou 等报道 7 例接受手术治疗的患者的 5 年生存率为 68.6%，其中 6 例接受了辅助或新辅助放射治疗[69]。Huo 等报道 21 例气管支气管 ACC，其中 15 例为原发性气管 ACC，其中位无复发生存时间为 56.9 个月，5 年无复发生存率为 48.6%。研究还指出 13 例接受辅助放射治疗的患者临床疗效普遍良好，因此作者得出结论，术后放射治疗有助于降低局部复发和转移的可能性[70]。在美国加州大学洛杉矶分校 David Geffen 医学院的一项回顾性报告中，11 例患者在 30 年间接受了气道 ACC 治疗，其中 6 例为原发性喉 ACC，5 例为原发性气管 ACC。所有患者均接受手术切除和放射治疗（11 例患者中有 10 例接受了辅助放射治疗）。在原发性气管 ACC 的 5 例患者中，4 例在手术后显示镜下或肉眼上切缘阳性，并且其中 2 例患者出现了局部复发[71]。

在 Gaissert 等[64]报道的关于 ACC 早期接受手术切除治疗的大型回顾性研究中，大多数患者也接受了放射治疗，这可能部分解释了该研究中所见的良好的预后，尽管纳入分析的包含有切缘阳性甚至淋巴结转移的患者。

对于不能或不愿接受手术切除的原发性支气管 ACC 患者，放射治疗已确定为根本治疗手段。鉴于肿瘤位置和常常出现广泛转移，许多患者在被诊断时就存在技术上无法切除的现象。部分其他患者可能拒绝接受手术或患有其他基础疾病不能耐受手术。在这些患者中，根治性放射治疗被认为是标准治疗方法。一项小的病例研究报道放射治疗可以使未接受手术切除的原发性支气管 ACC 实现持久的肿瘤控制[72-74]。

Honings 等发表了迄今为止最大型一项关于根治性放射治疗在气管恶性肿瘤中应用的研究报告。研究报道了荷兰数据库的 153 例患者，其中 53% 的患者单独接受放射治疗[75]。这些患者的中位生存期为 11 个月，5 年生存率为 11%，远比手术切除后接受或未接受放射治疗患者的预后差。尽管在这项非随机研究中，接受和不接受手术切除两组患者的特征存在显著差异。在一项关于头颈部 ACC 的回顾性报告中，与手术加放射治疗相比，单纯放射治疗同样显示局部控制和总生存率更差[76]。

考虑到原发性支气管源性 ACC 患者（尤其是原发性气管 ACC 患者）的肿瘤常位于中心位置，给予足够放射治疗剂量的照射，有合理的预期以控制局部肿瘤是具有挑战性的。对于未接受手术的患者进行高剂量的确定放射治疗尤其如此。若中枢关键结构（包括食管、心脏和脊髓）的剂量接近甚至超过最高耐受剂量，这会使患者增加放射治疗急慢性不良反应风险[77]。胸部肿瘤中应用调强放射治疗（IMRT）可以使位于中心位置的器官（特别是食管）接受低剂量的照射，这可能有助于降低放射治疗后生活质量下降、急性食管炎和晚期食管狭窄或溃疡发生的风险。在 ACC 和其他上颌窦恶性肿瘤患者中，与三维适形放射治疗相比，术后 IMRT 同样可以提高靶区体积覆盖率并改善局部区域无复发生存率和无远处转移生存率[78]。

质子治疗非常适合治疗纵隔和中心位置的肿瘤以避免危险器官[79, 80]。质子治疗的应用证明了其在肺癌[81]和其他位于中心位置的胸部恶性肿瘤如胸腺肿瘤的有效性和低毒性反应[82]。质子治疗可以在减少危险器官的剂量方面提供优势，这甚至超过 IMRT（图 20–2）[83, 84]。

然而，目前对于质子治疗在 ACC 中的使用的报道还比较少。美国得克萨斯大学安德森癌症中心报道了他们治疗 9 例不可切除、淋巴结阴性、无转移接受质子放射治疗同步顺铂头颈部 ACC 的经验。在平均随访 27 个月（范围 9～48 个月）内，4 例患者达到肿瘤完全缓解，4 例患者局部病情稳定。4 例患者出现急性 3 级毒性反应，1 例患者出现 4 级慢性视神经损害[85]。

质子治疗原发性支气管 ACC 从逻辑上说占据优势，但目前已发表的关于质子治疗 ACC 仅限于头颈部 ACC。在早期的Ⅱ期 COSMIC 研究中，53 例可评估的头颈部 ACC（89%）及其他头颈部恶性唾液腺肿瘤术后切缘阳性或不可手术的患者接受碳离子治疗随后进行 IMRT。研究结果显示，3 年局部控制率、无进展生存率和总生存率分别为 81.9%、57.9% 和 78.4%，最常见的治疗失败为远处转移（55%）。3 级急性黏膜炎发生率为 26%。最常见的慢性不良反应为 1 级口干（49%）、听力障碍（25%）和眼睛事件（20%）。总之，基于现有文献和个人临床经验，对于肉眼上肿瘤残留、切缘阳性及淋巴结转移的患者推荐行术后放射治疗。对于手术完全切除的局部晚期患者可考虑予给予术后放射治疗。在辅助治疗中，放射治疗可能降低局部复发率，并可能使患者生存获益。对于医学上或外科手术上不适合手术切除的患者，根治性放射治疗应当作为改善患者局部症状和潜在的预后的重要方法，虽然在这种肿瘤中，根治性放射治疗的作用应当持有保留意见[86]。

（四）化学治疗

尚无关于细胞毒药物化学治疗在原发性支气管 ACC 应用的专门的、前瞻性随机试验。且任何评估化学治疗潜在疗效的研究都是关于原发性唾液腺肿瘤或者是关于原发性肺 ACC 孤立回顾性病例报告。一般来说，化学治疗仅限用于无放射治疗和手术指征的局部复发性 ACC，或者广泛转移的 ACC[87]。CAP 方案（环磷酰胺 + 多柔比星 + 顺铂）是治疗 ACC 最常报道的全身化学治疗方案。通常示 ACC 对于 CAP 方案治疗反应率为 40%～50%，且研究显示中位反应持续时间为 3～7 个月[88]。增加氟尿嘧啶的使用可以将反应持续时间延长至 8 个月，但代价是额外的毒性[89]。相对而言，最近的一项回顾性研究表明 ACC 对于 CAP 方案治疗反应率较低，为 30%[90]。

长春瑞滨、米托蒽醌和氟尿嘧啶各自提供的治疗反应率大约 10%[90]。然而紫杉醇很少提供边际效益[91]。目前还没有更现代的药物新数据关于治疗这种罕见的癌症，如 NAB– 紫杉醇或培美曲塞。据报道，联合化学治疗方案的总体疗效令人失望，没有明显改善生存率，即使已经注意到其他的缓解效果[90]。

尽管化学治疗在最初显示一定疗效，但总体

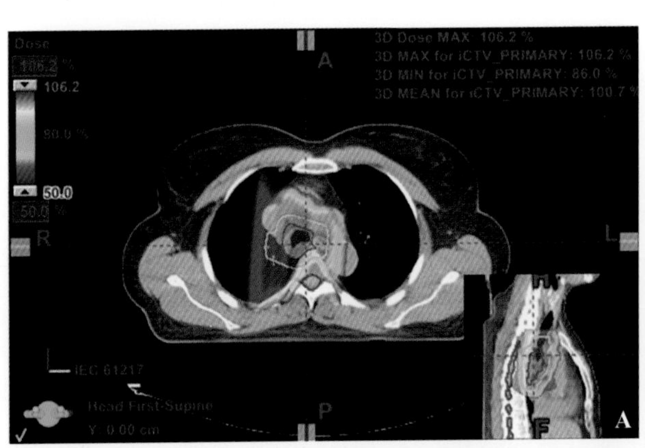

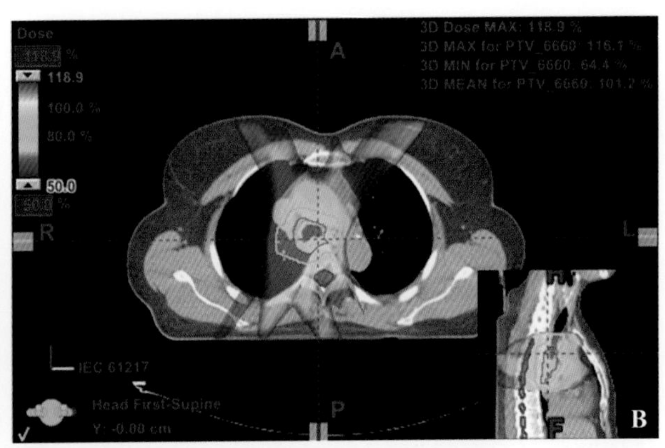

▲ **图 20–2 不能手术的原发性气管腺样囊性癌的根治性放射治疗**

在轴向和矢状（右下插入）平面中描绘了（A）质子治疗和（B）调强放射治疗的比较治疗计划；肿瘤总体积用红色表示，而计划目标体积用青色表示；剂量颜色洗涤编码从蓝色（50%）到红色（剂量最大值超过 100% 的处方剂量）

上化学治疗控制 ACC 效果不佳。除此之外，由于 ACC 患者常常在局部复发或转移的情况下存活多年，因此必须根据具体情况确定最佳治疗时机，以确保利益大于风险。这些研究结果推荐给我们一种相当保守的方法，只在面对肿瘤相关症状或全身肿瘤快速生长且无任何更好的治疗方法时才采用化学治疗。需要缓解症状或有快速疾病进展证据的患者可能从化学治疗中获益比那些单纯有影像学证据的患者更多。对于无肿瘤相关症状的患者，即使转移到远处，在接受这种相当低收益率治疗的风险之前，应进行临床随访，以获得有意义的进展。

（五）靶向治疗

不幸的是，可能由于原发性肺 ACC 的罕见性，除外支气管 ACC，没有前瞻性的关于 ACC 的靶向治疗试验。在现有的已发表的文献中只能找到罕见的个案报道。

唾液腺来源的 ACC 及支气管来源的 ACC[7] 中最常报道的靶向治疗是抑制 C–kit，C–kit 通常在 ACC 免疫组织化学中表现为过表达 [92, 93]。C–kit 阻滞主要通过口服药物甲磺酸伊马替尼（Gleevec®）完成，尽管还有一些更新的 C–kit 抑制药的报道。一项研究报道了两例患有唾液腺 ACC 的患者对甲磺酸伊马替尼敏感，这允许其进行潜在的治愈性切除 [92]。另一项研究确立了甲磺酸伊马替尼联合顺铂治疗转移性唾液 ACC 患者的安全性。在这项研究中，我们注意到一个令人鼓舞的结果，研究显示肿瘤无进展时间为 15 个月，总生存时间 35 个月 [94]。然而，随后的一项前瞻性Ⅱ期研究显示在甲磺酸伊马替尼治疗 16 例唾液腺来源的不可切除或转移性 ACC 患者中，可评估的 15 例患者均未发现客观缓解，导致研究提前终止 [93]。

多激酶抑制药舒尼替尼治疗唾液腺 ACC 的Ⅱ期研究也显示 13 例可评估患者没有治疗反应性，尽管 60% 的患者肿瘤保持稳定超过 6 个月 [95]。同样的，一个病例报告报道，用多激酶抑制药索拉非尼治疗唾液腺来源的化疗难治性 ACC 患者疾病稳定至少 6 个月，但基于实体瘤疗效评价标准（RECIST 标准）没有客观反应 [96]。虽然需要更多数据，但在这些已发表的报道中存在差异的一个假设是，通过免疫组织化学法发现的 C–kit 过度表达的患者中发病率高，但可能没有激活外显子 9、11、13 和 17 的 *C-kit* 突变 [19]，这些突变可能比免疫组织化学法的简单 C–kit 过度表达更能确定治疗敏感性。此外，在靶向 C–kit、血管内皮生长因子或其他靶点的多激酶抑制药的情况下，偏离目标现象在理论上也可能是观察到的临床疗效的原因之一。

在来源于肺的 ACC 中，EGFR 生物学也发现了类似的现象。一项针对 24 例病例的研究显示，91% 的肺 ACC（和 92% 的黏液表皮样癌）通过免疫组织化学发现 *EGFR* 过表达，但没有一例 *EGFR* 激活突变，只有 25% 染色体拷贝数增加 [20]。一篇回顾性个案报道了 1 例 29 岁患有原发性肺 ACC 并肝转移的患者，基于可能存在 *EGFR* 突变（外显子 19 缺失突变）[97]，使用 EGFR 抑制药埃克替尼（目前尚未在美国使用）治疗存在成功的可能性。根据报道，该患者的无进展生存期为 19 个月。值得注意的是，该患者在 4 年前接受了肺部切除和淋巴结清扫手术，术后接受顺铂 / 吉西他滨化学治疗。4 年后出现肝脏复发转移，接受顺铂 / 培美曲塞 2 个周期化学治疗后迅速进展。

西妥昔单抗（一种靶向 EGFR 的单克隆抗体）同步放射治疗局部唾液腺 ACC 患者的研究产生了令人失望的远程疾病控制率 [98]。在一项研究中，拉帕替尼对 HER1/EGFR 和 HER2 的双重抑制没有产生任何有意义的反应 [99]。类似于先前在唾液腺 ACC 中曲妥珠单抗阴性试验 [100]，表明通过 HER2 抑制进一步探索发挥抗肿瘤作用的药物是徒劳的。尽管有临床前证据 [101] 和偶尔的病例报告表明 EGFR 靶向治疗有效（特别是在存在激活突变的情况下），但对于该肿瘤中常规使用 EGFR 抑制药的益处尚未达成共识。

其他靶向治疗方法正在临床和临床前水平进行评估。基于 ACC 表达核因子 κB 的事实，并观察了两种药物之间的协同作用，对蛋白酶体抑制药硼替佐米和多柔比星在复发或转移性唾液腺 ACC 中进行了Ⅱ期研究 [102]。研究显示尽管具有安全的毒性反应和合理的疾病稳定率（71%），以及 21 个月的中位总生存期，但未发现有客观缓解。在一项临床前试验中，用抗 HIV 药奈非那韦抑制丝氨酸 / 苏氨酸蛋白激酶（AKT）信号可致腺样囊性肿瘤细胞生长抑制 [103]。然而，随后的Ⅱ期研究未能证实这种治疗的临床益处 [104]。在唾液腺来源的高级实性亚型 ACC 中也描述了磷酸酶和张力蛋白同源物

（PTEN）的丢失，从而激活了哺乳动物西罗莫司靶蛋白（mTOR），至少有一些临床前证据表明实验性 PI3K/mTOR 抑制药的有益作用[105]。然而，尚无针对这些信号途径的临床证据以定义临床推荐。

在过去几年中，已经很清楚 ACC 与 6 号和 9 号染色体的特异性易位相关，产生融合癌蛋白 MYB–NFIB。据报道，这可能会引起细胞周期控制，DNA 修复和凋亡测定的成髓细胞瘤（MYB）相关通路的不适当转录，从而可能导致 ACC 的恶性潜能和行为[70]。最近在梅奥诊所对 35 例可评估的原发性肺 ACC 病例进行的综述结果显示 MYB 重排率为 41%，与组织学类型或临床结果无关，而其他非 ACC 原发性肺癌未出现这种情况[106]。目前正在开发和临床评估利用这种融合的靶向治疗。

（六）免疫治疗

关于“免疫治疗”的定义，已发表的文献中存在混淆，因为一些试验报道使用单克隆抗体（例如西妥昔单抗）作为免疫治疗法，即使它们不会导致宿主免疫系统的激活。现代免疫治疗通常是指能引起免疫系统激活的药物，有希望使肿瘤缓解和保持疾病稳定性。尽管免疫检查点抑制药（抑制 PD–1、PD–L1、CTLA–4 等）在其他胸部肿瘤中应用成功，但目前尚无对 ACC 开展免疫激活治疗的试验。

六、预后

人们一直在努力探索 ACC 的各种预后因素的价值。一些作者提出总生存率可能受病理因素的影响，如肿瘤分级或分化程度[10]。来自上呼吸消化道 ACC 的数据[11, 107–110]已经支持这种相关性，最显著的是来自 Spiro 等[107]的研究。尽管患者在复发和转移后仍能存活数年至数十年，但Ⅲ级肿瘤患者的长期存活率很低。此外，患有管状亚型 ACC 的患者倾向具有更好的预后，Ishida 等[108]的研究在原发性肺 ACC 中也观察到这种现象[11, 107–110]。Nomori 等[10]描述了 12 例患有气管支气管 ACC 的患者，所有患者均接受了手术治疗，其中 8 例也接受了放射治疗。研究发现Ⅰ级 / 管状肿瘤倾向于在腔内生长，而Ⅲ级 / 实性肿瘤倾向于侵犯外腔，且有 2 例Ⅲ级肿瘤的患者死于远处转移（见表 20–1）。因此，初步推测预后与肿瘤分级之间存在相关性。

其他研究，尽管受病例数量的限制，但也表明组织学和预后之间存在类似的相关性。有趣的是，在 Lin 等[16]报道的 9 例气管支气管 ACC 患者中，其中 1 例伴有 HER2/neu（erb2）过表达的患者是唯一发生远处转移的，大概发生在手术 4 年后。Albers 等[7]报道，在观察到的 3 例患者中，神经周围浸润与生存预后无关。

然而，部分作者对这些假设提出异议[7, 8]。最值得注意的是，Moran 等[8]将诊断时的临床分期作为 16 例以气管 ACC（n=14）为主的患者研究中最重要的预后因素（表 20–2）。2 例患有肝脏和（或）骨转移的患者分别在 2 个月和 12 个月内死亡。相比之下，3 例患有局限于气管病变的患者分别在手术后 5 年、10 年和 12 年存活。因此，早期疾病预示着更好的预后，而与肿瘤分级无关。

七、共识

原发性气管支气管 ACC 是非常罕见的癌症。鉴于其明显不同的自然病程和治疗方法，认识到 ACC 是一种与常见的胸部恶性肿瘤不同的实体肿瘤

表 20–2　16 例肺及气管支气管腺样囊性癌临床分期预后分析

	Ⅰ期（$T_{1\sim2}N_0M_0$）	Ⅱ期（$T_{1\sim2}N_1M_0$ 或 $T_3N_0M_0$）	Ⅲ期（$T_{1\sim2}N_{2\sim3}M_0$，$T_3N_{1\sim3}M_0$ 或 $T_4N_{1\sim3}M_0$）	Ⅵ（任何 T，任何 N，M_1）	不确定
预后	术后 5～12 年 8 例患者中有 5 例还存活；3 例患者术后 3～9 年死亡	无	1 例患者，术后 2 年出现巨大的局部复发	2 例患者在诊断后 2～12 个月后死亡	4 例患者中 1 例存活，另 3 例随访丢失
随访信息	1 例活着的患者转移到对侧肺；3 例患者死于其他原因	无	患者在诊断时有区域淋巴结转移	肝转移 1 例 2 个月后死于 ACC；1 例有肋骨和淋巴结转移 12 个月后死于 ACC	随访中的 1 例患者存活，但出现了残端复发

引自 Moran 等，1994[8]

是至关重要的。原发性肺 ACC 一般惰性生长，这解释了其隐袭性及漫长的自然病程。高级别肿瘤通常表现得更具侵袭性，但相对罕见。已经报道采用手术切除的患者通常可获得长期无病生存，手术目前这仍然是可切除患者的标准治疗手段。放射治疗可用于辅助治疗以降低局部复发率或者非手术候选患者的根治性治疗，尽管目前为止放射治疗尚未证实有明显的生存获益。细胞毒药物化学治疗法和靶向治疗的结果好坏参半，一般只适用于有症状或病情进展迅速的转移性患者。未来为制定更好的治疗方案而进行的研究建议将受到少数可用患者的阻碍。最常发生复发和（或）转移的部位是肺实质，是规律而非例外。尽管肿瘤复发的可能性很高，但伴有转移的患者仍可存活数年至数十年，因此应进行相应的治疗。未来关于原发性肺 ACC 的研究领域包括识别风险因素、扩大微创手术方法的使用，增加适形和精确放射治疗技术的使用，如 IMRT 和质子治疗，评估其他分子靶向治疗，以及试验免疫治疗这种罕见恶性肿瘤的疗效。

第五篇　乳腺癌

Breast Cancers

第 21 章　乳腺化生性癌

Metaplastic Breast Cancer

Reva K. Basho　Helenice Gobbi　Bryan T. Hennessy　Michael Z. Gilcrease　A. Bapsi Chakravarthy
Gildy Babiera　Wei Yang　Vicente Valero　Gabriel N. Hortobagyi　Stacy L. Moulder　Ingrid A. Mayer　著
孟　珅　译　朱婉琦　校

一、概述

乳腺化生性癌是一种具有鳞状细胞和（或）间叶成分分化的异质性侵袭性癌。化生性癌在全部乳腺癌中的占比小于 5%。由于它们的罕见性，有关乳腺化生性癌的临床表现和适当的局部及全身治疗的信息均是基于回顾性研究。因此，这种罕见乳腺癌亚型的最佳临床治疗方式仍有待确定。在本章中，笔者将根据现有的资料，讨论乳腺化生性癌的临床病理特征和目前推荐的治疗方法。

二、历史背景

乳腺化生性癌是包含一个或多个癌细胞群的肿瘤，这些细胞群似乎经历了化生的过程，即从腺体到非腺体形态的变化。化生性改变包括上皮（鳞状上皮）和肉瘤成分（骨样、软骨样、疏松梭形和纤维黏液样基质、致密梭形和纤维肉瘤样间质）[1]。乳腺化生性癌有许多不同的术语[2]。目前应用于乳腺化生性癌的描述性术语包括双相和单相肉瘤样癌。双相肿瘤是指具有明显的肉瘤样成分的恶性肿瘤，而单相肿瘤的特征则与通过免疫组织化学检测到的上皮分化的肉瘤特征相似[3]。

在先前世界卫生组织（World Health Organization，WHO）的乳腺肿瘤分类中，乳腺化生性癌分为纯上皮型化生性癌（包括鳞状细胞癌、腺癌伴梭形细胞化生、腺鳞癌和黏液表皮样癌）和上皮 / 间质混合型化生性癌[4]。由于无腺癌混合的、无异型性成分的或无鳞状分化的梭形细胞化生性癌既不属于纯上皮型乳腺化生性癌也不属于上皮 / 间质混合型乳腺化生性癌，所以 WHO 的乳腺肿瘤分类很难遵循[5]。在目前修订的世界卫生组织分类中，梭形细胞癌有一个单独的分类，其中包括单纯梭形细胞形态的肿瘤，可通过病理学或免疫组织化学分析获得其上皮分化的证据[6]。以前被称为癌肉瘤的肿瘤现在根据肉瘤成分的形态被分为梭形细胞癌和间质分化的化生性癌。

关于乳腺化生性癌的组织发生和克隆状态已经争论了将近 100 年[7]。目前对这种罕见肿瘤的病例报告、文献回顾及起源讨论的文章可追溯到 20 世纪 50 年代[8-11]。多年来人们普遍认为，化生性癌起源于两种不同的细胞，它们在肿瘤发生过程中的某些时刻发生碰撞。然而，从现代分子角度分析的结果则与之相反，且更加令人信服。在20世纪80年代，Wargotz和Norris报道无论在肉瘤和上皮区域之间是否存在明显过渡区域，在超过50%的癌肉瘤病例中，其肉瘤成分对细胞角蛋白具有免疫反应[12]。据此他们最早怀疑这种肿瘤起源于肌上皮，部分原因是它们同时具有上皮和肌上皮标记物的双重表达（包括肌动蛋白和S-100）。

乳腺化生性癌的单克隆性目前已不存在争议。有研究显示癌症和肉瘤成分之间的界限在所有显微镜下都是不同的，在免疫组织化学分析中肉瘤成分中的上皮膜抗原和角蛋白呈阴性，同时肿瘤成分中的结蛋白呈阴性[13]。然而，聚合酶链反应研究显示，两组分中p53基因275密码子的X染色体失活模式和相同的TGT→TTT（G，鸟嘌呤；T，胸腺嘧啶）颠换突变，有力地支持了肿瘤源自单一启动细胞的假设（似乎是多能干细胞）。对6例化生性癌的杂合性缺失分析也显示出，所有病例中癌性和梭形细胞成分具有相同的克隆性，这其中还包括了一例导管原位癌[14]。在肿瘤的肉瘤成分中发现了大量不同的杂合性缺失区域，作者认为癌症成分需要进一步的基因改变才能实现“转分化”。其他情况下的一系列化生性癌也清楚的证实了同一肿瘤中不同形态组分间的克隆关系，一些肿瘤在分子特征上没有明显差异，而另一些则含有额外的遗传变异，如拷贝数变化、基因扩增、其他局部基因突变或扩增[15]。

三、流行病学

乳腺化生性癌在乳腺恶性肿瘤中所占比例不到5%。准确评估乳腺化生性癌的发病率很困难，因为这些肿瘤有不同的名称，而作者往往倾向于根据特定的亚型来报告发病率。在得克萨斯大学安德森癌症中心，乳腺化生性癌在1948—1978年占发现的所有乳腺癌的0.2%。流行病监测与最终治疗结果（Surveillance，Epidemiology and End Results，SEER）数据库，是由美国国家癌症研究所发起的，囊括了11个地区的肿瘤注册中心，收集了各中心所有新诊断癌症患者的信息，在1988—2001年共有281 342例乳腺癌，其中癌肉瘤98例（0.03%）、化生性肉瘤样癌213例（0.08%）。

在文献中也有许多关于早期“误诊”为化生性癌的例子。如高级别单相肿瘤被归类为单纯肉瘤，低级别梭形细胞化生性肿瘤常被误诊为纤维瘤病[16-18]。化生性癌可能出现在纤维硬化性乳腺病变内，如乳头状瘤、复杂硬化性病变和乳头腺瘤[19, 20]。低级别化生性肿瘤的两个主要变异型（纤维瘤病样肿瘤和腺鳞癌）都与纤维硬化性病变有关[16, 19]。这种低级别肿瘤的肿瘤性质有时很难与发生在复杂硬化性病变和乳头状瘤内的反应性肌纤维母细胞增殖相鉴别[21]。

四、分子生物学/遗传学

乳腺化生性癌一直被认为是起源于肌上皮的，尽管它们现在被认为是起源于更原始的干细胞样前体，但表达不同程度的肌上皮分化。Wargotz和Norris首次在癌肉瘤中用上皮和肌上皮标记物（包括肌动蛋白和S-100）对两种肿瘤细胞类型进行双重染色[12]。为了进一步支持肌上皮起源，另外一项研究发现*p63*在乳腺肉瘤样癌/乳腺化生性癌中表达显著[22]。*p63*是位于染色体3q27上的*p53*同源基因。与编码独特53kDa蛋白的*p53*基因不同，*p63*基因编码6种具有不同C端（α、β和γ）和N端（反式激活和ΔN亚型）区域的亚型[23, 24]。虽然反式激活亚型能够促进*p53*报告基因的转录，但ΔN亚型却不能这样。ΔN亚型在正常乳腺肌上皮细胞和基底细胞的细胞核中，以及在几个多层上皮细胞的基底细胞中一致表达，并且可能形成了克服*p53*驱动的细胞周期停滞和细胞凋亡的机制[22-25]。在单相和双相乳腺肉瘤样肿瘤中，梭形和上皮样肿瘤细胞核中均有较强且一致的*p63*表达[22]。一些*p63*阳性的梭形细胞也表达细胞角蛋白。在双重免疫染色研究的基础上，一部分*p63*阳性细胞已被证明可同时表达平滑肌标志物，而其他细胞则不能[22-25]。*p63*阳性平滑肌标志物阳性表型可能代表肌上皮细胞的常见免疫表型，而*p63*阳性平滑肌标志物阴性表型可能由基底细胞表达[22]。由于在正常乳腺、纤维瘤病、纤维腺瘤和叶状瘤中观察到的基质细胞不能表达*p63*，因此它似乎是肌上皮表型的一个很好的标记。

然而，*p63*在正常乳腺组织和其他乳腺肿瘤中的表达并不是一个全特征现象[22]。另一项肉瘤样化生性肿瘤的研究报道，除已经确定的（CD10、*p63*、平滑肌动蛋白和S-100）和新的肌上皮标志物染色阳性外，还包括基底细胞角蛋白阳性[5]。

Perou等使用基因图谱来鉴定乳腺癌的许多

亚型，每种亚型在预后和治疗反应方面都存在差异[26]。他们使用 496 个固有基因的表达模式对乳腺癌样本进行了分组，这些基因将大多数癌症分为四种不同的亚型：管腔上皮 / 雌激素受体（estrogen receptor，ER）$^{+}$、ErbB2^{+}、基底细胞样型和正常乳腺样型[26]。该小组随后发表的一篇论文中发现了一种罕见的密封蛋白低表达亚型[27]。以基底型或密封蛋白低表达亚型为特征的肿瘤通常（但并非总是）缺乏雌激素、孕酮和人表皮生长因子受体 2（Human epidermal growth factor receptor2，HER2）的表达。乳腺癌的基底样亚型被认为起源于乳腺导管上皮的基底祖细胞或肌上皮细胞[28, 29]。密封蛋白低表达亚型肿瘤的特点是缺乏腔分化标志物表达、上皮间质转化（epithelial–to–mesenchymal transition，EMT）标志物富集和肿瘤干细胞特征[30]。在被定义为一个特定的亚组之前，大多数密封蛋白低表达亚型被归类为基底样型乳腺癌。基底样型和密封蛋白低表达亚型及肉瘤样乳腺癌的临床行为和病理特征有许多相似之处；然而，与基底样型肿瘤相比，密封蛋白低表达亚型和化生性肿瘤的预后更差，对治疗不敏感[38–44]。

通过对化生性肿瘤的大规模转录分析获得的分子特征表明，其与细胞外基质产生相关的基因的上调和与维持上皮表型相关的基因的下调有关，例如基因编码细胞间黏附分子和紧密连接，特别是在梭形细胞形态占优势的肿瘤[31]。Hennessy 等发表了最大的化生肿瘤分子谱系，其中主要包括鳞状和肉瘤样化生的肿瘤[32]。其微阵列的显著性分析（significance analysis of microarray，SAM）可用于鉴定乳腺非化生性癌与化生性癌的分子特征差异，EMT 的重要调节因子如 *TWIST1* 和 *SNAI2/SLUG* 在后者中表达上调[33, 34]。其他研究也报道，细胞过度表达 EMT 诱导转录因子从而产生“EMT 核心信号”，其与化生信号、密封蛋白低表达亚型信号密切相关[35]。化生性癌也显示出高比率的 *Wnt* 通路解除。在 *Wnt* 激活后，β– 联蛋白从细胞质膜转移到细胞核，在那里它参与调节基因诱导 EMT 表达。据报道，46%～92% 化生性乳腺癌中 β 联蛋白在细胞核或细胞质中异常表达[36, 37]。有研究报道 26% 化生性乳腺癌中编码 β 联蛋白的基因 *CTNNB1* 发生突变，尽管在随后的两项研究中并未得到证实[32, 36, 37]。另一项研究使用与甲基化相关联的显著受抑制的基因来鉴定谱系特异的甲基化信号，这些信号将乳腺癌细胞株分为上皮和间充质谱系。密封蛋白低表达亚型和化生性肿瘤更接近于间质的表达特征，尽管化生性肿瘤也与一些上皮标志物的表达有关[38]。

在乳腺浸润性导管癌中，经常可以观察到间质标记物生腱蛋白 –C 和波形蛋白的上调，并与侵袭性增加有关[39, 40]。与波形蛋白一样，多达 20% 人类乳腺癌的肿瘤细胞中都存在胞质性生腱蛋白 –C 的表达，但与此相反，生腱蛋白 –C 在更多的肿瘤细胞中表达，并趋向于增加肿瘤的侵袭性能力。因此，有人推测生腱蛋白 –C 与波形蛋白的共表达是 EMT 肿瘤细胞的代表。生腱蛋白 –C 和波形蛋白的表达也与雌激素受体的下调和乳腺癌肿瘤分级的升高有关。同时表达波形蛋白和细胞角蛋白的上皮肿瘤细胞通常具有梭形表型。生腱蛋白 –C 和波形蛋白可能是乳腺癌发生过程中与 EMT 相关的调节基因[41]。因此，乳腺癌相关的肉瘤样表型可能反映了 EMT 过程中肌成纤维细胞化生或腺癌细胞的转分化，当肿瘤来源于肌上皮样表型的细胞，这种现象可能以更显著的方式发生。生腱蛋白 –C 和波形蛋白的共表达存在于乳腺癌肉瘤细胞 Hs578T 细胞系中，该细胞系具有 H–*ras* 突变激活，而在基质乳腺腺癌中，生腱蛋白 - C 和波形蛋白的共表达存在于具有 K–*ras* 突变的 MDA–MB–231 细胞系、Her–2/neu– 扩增的乳腺癌 SKBR3 细胞系和永生化乳腺肌上皮细胞 HBL100 细胞系中。尽管研究表明 EMT 有多种机制，*ras* 失调、突变或其他方式的失调可能是其中之一，而且以 *ras* 组成型活性形式转染永生化乳腺上皮细胞确实可以诱导梭形形态的获得，并伴随上皮钙黏着蛋白的缺失和其他分子变化[42]。上皮钙黏着蛋白与神经和胎盘钙黏着蛋白一样，存在于肉瘤样乳腺癌的某些区域，但在其他肉瘤区域却消失了[43, 44]。

在 Hennessy 系列的化生性乳腺癌中，磷脂酰肌醇 3– 激酶 /Akt 途径的突变率也很高：*PIK3CA*（47.4%）或 *PTEN*（5%）[32]。反相蛋白阵列显示，与其他乳腺癌亚型相比，化生性乳腺癌中 *PI3K/AKT* 通路蛋白磷酸化水平升高，进一步表明该通路在化生性乳腺癌亚型中的潜在重要性。化生性肿瘤的转录特征显示出 *PI3K* 活性升高与“致瘤信号”高度相关[45]。另一小系列研究对 6 例原发性化生性癌的石蜡嵌块中的多种肿瘤标记进行分析，发现了高频

率的 *p53* 过表达/突变，以及上皮钙黏着蛋白的表达和血管生成标记物 *VEGF* 和 *HIF-1α* 的高频率表达[46]。得克萨斯大学安德森癌症中心对 *mTOR* 抑制药替西罗莫司联合贝伐珠单抗（一种血管内皮生长因子抑制药）和化学治疗在转移性化生性乳腺癌的患者标本进行了评估。在接受治疗的23例患者中有16例患者的组织可用于检测，其中11例（69%）有 *PI3K* 通路异常[47]。

五、病理

（一）大体病理学

化生性肿瘤无特异性的宏观特征，但多数病例局限、质硬和橡皮样。肿瘤大小0.5～21cm，一般为3～5cm。肉眼检查可见异种成分，特别是骨和软骨。以鳞状为主的肿瘤可能有囊性变性[12, 18, 48, 49]。虽然梭形细胞癌常毛刺明显或界限清楚，但在显微镜下，它们显示出更具浸润性的边界[16, 18]。

（二）显微外观

由于化生性乳腺癌的显微病理变化很大，因此需要多个组织学切片来准确诊断这些病变并进行适当的分类[2]。虽然在大多数情况下，可以识别出主要模型和次要模型这两种，但通常更多的模型是混合在一起的。化生性肿瘤最常见的模型是梭形细胞模型，梭形细胞模型可以是单纯的，也可以与鳞状、腺状或肉瘤样成分（如骨、软骨和破骨细胞样巨细胞）相结合的。

（三）分级

乳腺化生性肿瘤中存在的上皮和肉瘤成分的比例和等级有望具有潜在的临床相关性[16, 50]。然而，在大多数已发表的系列文章中，尽管组织学分级在乳腺癌和软组织肉瘤中的应用具有公认的临床应用价值，但组织学分级与预后的相关性尚未见报道[18]。一般情况下，以鳞状和腺状病变为主的大多数病例为中至高级别腺癌，鳞状上皮化生区域与之相似。这建议鳞状细胞癌的分级应以核特征为主，并在较小程度上以细胞质分化为主[4]。然而，明显的角化被认为是一个良好的预后特征[51]。

（四）梭形细胞癌

肿瘤由占主导地位的梭形细胞组成，通常与浸润性鳞状或腺体成分有关，被称为梭形细胞化生癌。这些肿瘤中的梭形细胞形态上可以从相对温和的外观变化到类似于高级别肉瘤的侵袭性模式[18]。最低级别的梭形细胞化生性肿瘤表现为低细胞性，其混杂着更多的纤维黏液样基质，仅有稀疏的、可辨认的鳞状或腺状成分，与纤维瘤病相似（图21-1）。选择“纤维瘤样化生性肿瘤”作为此类病变的术语是为了避免使用“癌”这个词，因为其无论是表型还是行为都不是癌[16, 50]。

在几乎完全由梭形细胞组成的肿瘤中，上皮成分可能难以识别[18, 52, 53]。梭形细胞共同表达肌上皮标记物（如肌动蛋白、*p*63、CD10、乳腺丝氨酸抑制蛋白、胎盘钙黏着蛋白）和间质标记物（如波形蛋白）。梭形细胞化生性癌中肌上皮标记物的一致表达有助于诊断梭形细胞化生癌，提示梭形细胞化生性癌的肌上皮分化[5, 16, 54, 55]。化生性癌中梭形细胞的雌激素、孕激素受体和HER2/neu通常呈阴性。当雌激素、孕激素受体及HER2/neu在这些肿瘤呈阳性时，也仅局限于腺癌成分[56]。

（五）鳞状细胞癌

原发性乳腺鳞状细胞癌是指完全由化生鳞状细胞组成的癌，与皮肤无关，与乳头无连续性[57]。鳞状分化较少的肿瘤被称为广泛鳞状分化的腺癌或腺鳞癌。鳞状细胞癌具有多种表型，包括角化、非角化或梭形[4, 58]。

腺鳞癌是一种化生性癌的变异型，由小腺体结

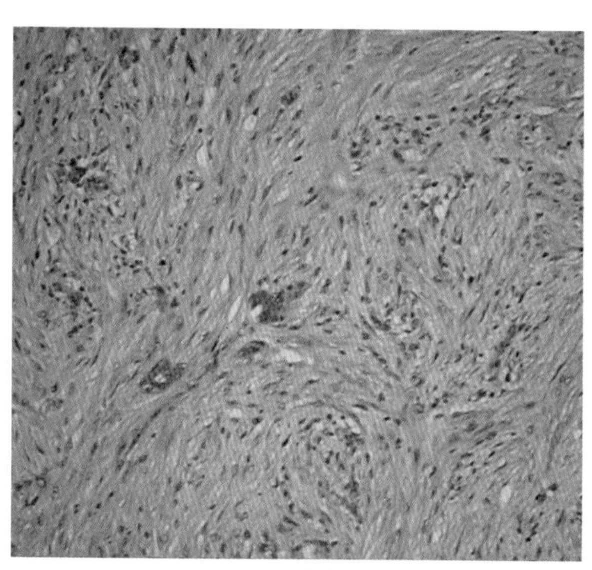

▲ 图21-1　纤维瘤样化生肿瘤

显示无明显梭形细胞增生，腺体成分很少（中心和左侧）（HE，200×）

构与胶原间质内不同数量的鳞状分化实巢紧密混合而成[48, 59]（图 21–2）。鳞状上皮化生从分化良好的角化区到分化不良的非角化灶各不相同。鳞状上皮化生的程度对于将肿瘤归类为化生性癌来说是必要的，但尚无严格界定。鳞状上皮化生在各种类型的良性病变中都有描述，而在浸润性乳腺癌中鳞状分化最小（小于肿瘤体积的 5%～10%），一般认为不具有临床意义[21, 48]。化生性癌的鳞状成分中 ER、孕激素受体（progesterone receptor，PR）和 HER2/neu 呈阴性，而腺状成分中其阳性程度取决于分化程度[56]。

（六）间质分化的化生性癌

该术语最近被引入世界卫生组织分类中。在这一类别中可以看到广泛的类型，包括那些以前被指定为产生基质的癌（图 21–3），它们表现出从上皮成分到间质成分的突然转变，而没有中间的梭形细胞成分。这类肿瘤还包括一些以前称为癌肉瘤的肿瘤。间质分化的化生性癌含有间质成分的混合物，包括软骨样、骨样、横纹肌样甚至神经胶质成分，并与癌性区域混合。上皮成分可能具有鳞状特征，但更常见的是导管非特殊类型，通常为 2 级或 3 级形态[4]。尽管骨和软骨等恶性外源性成分可能与化生性癌有关，但良性外源性成分的病灶也可能存在于其他乳腺癌中，而不存在已知的不良临床意义[60]。

（七）混合性化生性癌

许多化生性癌含有不同成分的混合物，因此，可能与上述类别重叠。这种肿瘤被称为混合性化生性癌，病理报告中应列出不同的成分。

六、临床方面：表现、诊断考虑与技术

由于化生性肿瘤同时含有癌性和间质成分，其临床表现也很可能是这两种成分的结合。化生性癌的平均诊断年龄和临床表现与更常见的侵袭性乳腺癌相似。尽管化生性乳腺癌的组织学类型多样，但大多数患者表现为孤立、非触痛或与乳房 X 线密度相同的肿块。在大多数情况下，肿瘤不累及局部淋巴结。此外，大多数妇女在诊断时仅有局部病变而没有远处转移的证据。

化生性癌在乳腺 X 线上表现为高密度影，在超声上表现为微分叶状肿块回声。化生性乳腺癌的典型乳腺 X 线表现为高密度的圆形、椭圆形或叶状肿块，边界不清的部分局限或局限的区域[17, 53, 61–63]。多达 14% 的病变存在边缘毛刺或边缘部分毛刺，不超过 26% 的病变存在钙化。虽然微钙化通常不存在，但粗大钙化与具有骨肉瘤成分的化生性肿瘤有关。在磁共振的 T_2 加权像中，可以看到含有固体和囊性成分的复杂回声。这些图像特征与组织病理学上发现的坏死和囊性变性有关[64–66]。

以梭形细胞为主要成分的化生性癌通常体积较大，多界限清楚[12, 14, 18, 22–24, 42, 67–72]。由于肿瘤体积较大，皮肤或胸壁固定、乳头回缩、皮肤和乳头溃疡相对常见。化生性癌偶可表现为炎性癌[73]。有研究

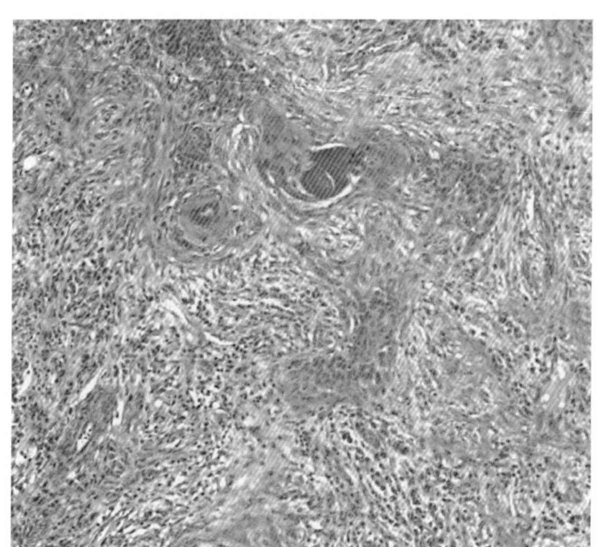

▲ **图 21–2　低级别腺鳞化生性癌**
显示鳞状细胞岛与梭形细胞合并（HE，200×）

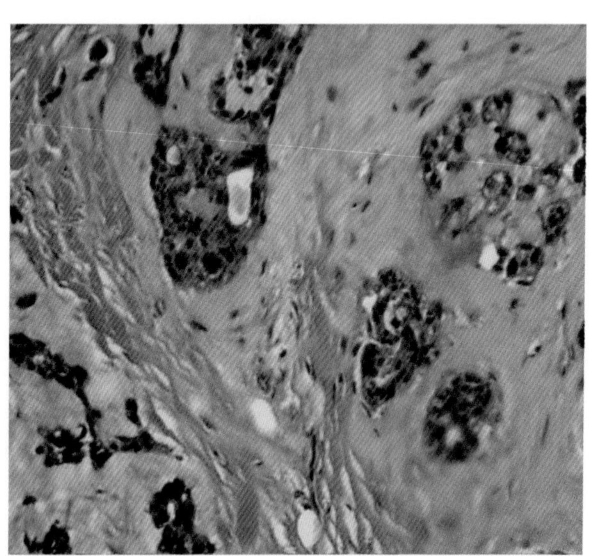

▲ **图 21–3　在基质生成型化生性癌的黏液样间质内形成的上皮细胞群（HE，200×）**

发现肿瘤大小是患者预后的主要预测因素[22, 72]。化生性癌在超声图像上经常表现为实性的、血流信号增加的、椭圆形的低回声团块，边界不清伴后方回声增强。目前已对19%～50%的患者的混合实性和囊性肿块进行了描述分析[17, 53, 62]。在磁共振 T_2 加权图像上能够清晰的显示椭圆形和小叶状肿块内部因坏死或囊性成分形成的高信号。在三维快速低角度动态增强减影图像中，在周边边缘和非强化的内部成分中存在早期增强和延迟洗脱[64, 74]。

化生性癌异质性的组织病理学模式导致细针穿刺诊断假阴性率较高[75]。据报道，通过这种方法进行术前诊断的准确率约为50%[74, 76, 77]。细胞学检查常将其误诊为良性或恶性肿瘤。癌成分通常很容易识别，但鳞状和（或）肉瘤成分一般不那么明显[78]。针穿活检和Mammotome对化生性癌的诊断也存在局限性，应在完整切除整个肿瘤和对整个肿瘤进行充分的组织病理学检查后做出最终的诊断[79]。大多数的化生性乳腺癌的激素受体和Her2/neu呈阴性。

多项研究报道，化生性乳腺癌的特征是血行转移比淋巴管转移常见；传统上认为这更符合肉瘤而非癌症的特点。与此相一致的是，肉瘤样癌的生物学行为似乎不同于传统的乳腺腺癌，而是肉瘤样特征占主导地位[72]。一般来说，该病预后相对较差，大多数研究表明，至少有1/3的患者将死于该病。局部复发率高。

七、治疗

化生性癌是一种非常罕见的异质性疾病。虽然有几项研究描述了这种疾病的病理学表现，但患者数量均少于25例，且入组时间跨度长，治疗方式各异。

（一）局部治疗：手术和放射治疗

得克萨斯大学安德森癌症中心进行的一项回顾性分析中，其纳入了100例化生肉瘤样癌患者，通过SEER数据库匹对了213例化生性肉瘤样癌和98例癌肉瘤患者进行比较[80]。研究发现多数患者接受了手术治疗，尽管多数同时也接受了辅助放射治疗，但局部复发率仍很高。因此，作者推荐乳房切除术。遗憾的是，诸如边缘状态等细节无法提供。另外一项研究纳入43例化生性乳腺癌患者，一组患者接受肿瘤切除术后放射治疗，总放射剂量为50～66Gy，治疗区域淋巴结使用切线野并增加锁骨上下野，其局部复发率为10.5%，这与单纯行乳房切除术相比无显获益[81]。基于SEER数据库的一项对化生性乳腺癌患者的生存分析中，与浸润性导管癌患者相比，化生性乳腺癌的乳腺切除率更高（53% vs 38%；$P < 0.0001$）。尽管如此，其5年疾病特异性生存率却明显更低（78% vs 93%；$P < 0.0001$）[82]。与浸润性癌症相比，接受放射治疗的化生性癌患者较少（48% vs 54%），但辅助放射治疗的使用被证明与化生癌患者生存率的提高独立相关（风险比0.81；95%CI 0.78～0.84）。

有两项研究是专门针对以前称为癌肉瘤的肿瘤外科治疗[12, 72]。Gutman等报道，接受不同手术治疗的患者（10例患者行广泛局部切除，31例患者行单纯乳房切除或改良根治性乳房切除，9例患者行乳房根治术）之间的总生存率和无病生存率没有显著差异。然而，在乳房切除术之后接受辅助治疗［放射治疗和（或）化学治疗］与单纯乳房切除术和广泛局部切除（无论是否接受辅助治疗）相比，接受手术后辅助治疗的患者的局部复发率要低得多［分别为45% vs 89%（P=0.04）vs 78%（P=0.08）］。因此，作者推荐了一种包括乳房切除术和肉瘤定向辅助化学治疗和放射治疗的多模式方法。

在Wargotz和Norris的研究中，大多数患者接受了乳房切除术（65/70例），只有少数患者接受了部分乳房切除术（3例广泛局部切除；2例切除活检）[12]。只有1例患者在接受了部分乳房切除术后进行了辅助放射治疗。在接受部分乳房切除术的5例患者中，有4例出现了局部复发，随后接受了乳房切除术治疗。65例接受某种形式乳房切除术的患者中，有1例出现了局部复发。不幸的是，这例出现局部复发的患者，无论是肿瘤边缘状态或放射治疗病史都未在发表的研究中阐明。在这项研究中，与仅发生局部复发的患者相比，发生远处转移复发的患者预后极差。由于大多数患者都接受了乳房切除术，因此关于保乳治疗的作用尚未得出结论。

一项研究利用SEER数据库对1988—2006年诊断为化生性乳腺癌的患者进行了回顾性分析[83]。在1501例患者中，580例（38.6%）接受放射治疗。近一半的患者肿瘤在2～5cm，70%为高级别肿瘤。大约一半的患者接受了乳房切除术作为最终的手术；另一半则接受了肿块切除术。10年总生存率和疾病特异性生存率分别为 53.2% 和 68.3%。在总体分析中，接受放疗的患者的全因死亡和乳房相关死亡率分别下降了 36% 和 26%。接受乳房切除手术的患者中大约 25% 的患者接受放射治疗。接受乳房切除术后放射治疗的患者因各种原因死亡的风险降低了 33%。对肿瘤大小≥ 5cm 或≥ 4 个腋窝淋巴结阳性的高危患者进行亚组分析，其全因死亡率和乳腺相关死亡率分别降低了 47% 和 42%。然而，低风险肿瘤患者（肿瘤大小≤ 5cm 和 1～3 个腋窝淋巴结阳性）并没有从放射治疗中获益。

由于这些研究相对较早，而且乳腺癌的外科治疗在过去 15 年里有了很大的进展，因此，要想对当前的数据进行解释，以提出外科治疗建议几乎是不可能的。此外，在这些研究中，接受保乳治疗（广泛局部切除、节段性乳房切除术、部分乳房切除术或切除活检，无论是否接受放射治疗）的患者与接受乳房切除术的患者的肿瘤边缘状态并不是总能得到充分评估。在接受保乳治疗的患者中，肿瘤边缘状态和辅助治疗对于减少局部复发都非常重要。最后，放射治疗在这些研究中没有被充分探讨，特别是在广泛的局部切除或节段性乳房切除术后放射治疗的作用。目前，50%～70% 的原发性乳腺癌患者接受保乳治疗，有研究表明，广泛的局部切除可能也适用于原发性乳腺肉瘤患者 [84–86]。因此，在现有文献的基础上，考虑到目前的治疗策略，建议局部切除边缘较宽的化生癌（以乳房切除术、广泛局部切除或部分乳房切除术的形式），然后进行辅助化学治疗和放射治疗似乎是合理的。为了切实确定一种可接受的治疗标准和各学科对这种罕见肿瘤类型患者的作用，需要建立一个多中心前瞻性数据库。

手术对区域性淋巴结的作用更加明显。由于腋窝淋巴结受累可出现在多达 20%～25% 的化生性肿瘤患者中，并且这种累及可能与较差的预后有关，因此建议在初次乳腺手术时对腋窝淋巴结进行某种形式的评估是合理的 [72]。然而，目前还没有关于前哨淋巴结定位与清扫在评估区域淋巴结中作用的数据。

（二）全身治疗：化学治疗

由于这种疾病的罕见性和缺乏随机试验数据，原发性或辅助性全身治疗尚未得到明确的证实，在化生性癌中仍存在许多争议。在少数关于辅助治疗中使用化学治疗、放射治疗或联合治疗的系列报道中涵盖了多种肿瘤，包括以上皮和间质成分为主的肿瘤 [18, 58, 62, 87, 88]。对梅奥诊所 28 例病理复阅为原发性化生性癌患者的情况进行回顾，其中 13 例接受了辅助全身治疗 [61]。这些药物主要包括“标准”含蒽环类药物的方案，以及用于 ER 和（或）PR 阳性肿瘤的他莫昔芬。由于接受辅助治疗和未接受辅助治疗的患者之间的复发率没有发现差异，因此他们认为，使用“标准”方案治疗乳腺腺癌可能对化生性乳腺癌相对无效。然而，患者数量太少，无法得出一个明确的结论。相反，在得克萨斯大学安德森癌症中心进行回顾性研究中，50 例确诊化生性乳腺癌患者在乳房切除术中加入含蒽环类药的全身化学治疗方案（但不是仅在局部广泛切除的情况下），其复发率在统计学上显著提高，尤其是在Ⅱ期患者中 [89]。然而，17 例接受辅助治疗的Ⅲ期患者的生存获益未获得统计学意义，可能是由于患者数量较少。总体而言，在接受辅助放射治疗的 17 例患者和未接受放射治疗的 29 例患者中，分别有 2 例和 9 例出现局部复发（P=0.13）。同样，在 19 例患者接受辅助化学治疗和 27 例未接受未辅助化学治疗的患者中，远处复发分别为 5 例和 11 例（P 值无统计学意义）。这些统计分析由于患者数量少和缺乏对初始风险的控制而混淆（人们会认为选择辅助治疗的患者复发风险更高）。

与其他形式的乳腺癌相比，传统的全身学治化疗似乎对化生性癌的疗效较差 [14]。由于这种情况和疾病固有的侵袭性，肿瘤转移性疾病患者的中位生存期低至 8 个月 [23]。与乳腺的化生性癌一样，包括子宫在内的其他部位的癌肉瘤也是高度侵袭性的肿瘤，经常在手术治疗和辅助放化疗后复发，对挽救性化学治疗和放射治疗的反应也很差 [89]。为了支持这一观点，得克萨斯大学安德森癌症中心对 100 例双相化生性肉瘤样癌乳腺癌患者的回顾性分析发现，新辅助化学治疗的病理完全缓解率为 10%。在 21 例主要接受全身化疗的患者中，临床部分和完全缓解率为 26%，其中 15 例患者接受传统含蒽环类药物治疗，5 例接受蒽环类 / 紫杉烷治疗，1 例接受高剂量多柔比星和异环磷酰胺（Doxorubicin and Ifosfamide，AI）的“肉瘤型”治疗化学治疗方案 [90]。这远低于三阴性乳腺腺癌对以全身化学治疗为主的治疗的反应率，尤其是考虑到大多数三阴性化生性癌为激素受体阴性且核级较高；然而，它确实表明有一部分患者从化学治疗中获益。本研究中接受辅助治疗的大多数患者使用氟尿嘧啶、多柔比星和环磷酰胺（Fluorouracil，Doxorubicin，and Cyclophosphamide，FAC）和（或）“标准射野和标准剂量放射治疗”。一些文献描述了肉瘤方案 AI 在乳腺癌肉瘤患者中的应用。对得克萨斯大学安德森癌症中心的 100 例双相化生性肉瘤样乳腺癌患者进行的分析中，3 例接受辅助性 AI 化学治疗的患者在中位随访 55 个月时仍存活且无复发，相比之下，使用环磷酰胺、甲氨蝶呤和氟尿嘧啶辅助治疗的 8 例患者中的 1 例在中位随访 55 个月时仍存活且无复发，50 例患者中 50% 接受了以蒽环类药物为主的辅助治疗（主要是 FAC），13 例患者中 54% 接受了以蒽环类 / 紫杉烷为主的辅助治疗。尽管有限统计再次排除了对这些数据的明确解释，但在乳腺化生性癌患者的辅助治疗中考虑至少一种基于蒽环类药的方案是合理的。

化生癌很少是 ER 和（或）PR 阳性 [18]。然而，在激素受体阳性的患者中，尽管在这种情况下的疗效似乎较低，但是仍推荐遵循与浸润性导管癌相同的指南进行激素治疗。虽然化生性癌很少有 HER2 阳性，但它们通常表达 HER1。这提出了在临床试验中，对选定的患者探索使用 EFGR 酪氨酸激酶抑制药或单克隆抗体治疗的可能性 [91]。HER2 阳性患者应按照标准指南接受辅助或新辅助 HER2 靶向治疗。

一旦患者发生远处转移疾病，其预后极差且大多数患者死于该疾病。来自日本的一个小型回顾性单中心研究中观察到含紫杉烷的方案对转移性癌的治疗有一定的反应率 [92]。在梅奥诊断对所治疗的化生性乳腺癌的研究中，有 10 种化学治疗方案用于 7 例有转移性疾病的化生性乳腺癌患者，有 1 例患者有 4 个月的部分缓解（多柔比星），2 例稳定（多柔比星和环磷酰胺 / 氟尿嘧啶 / 放线菌素 D）[93]。4 例转移性疾病患者接受他莫昔芬治疗，其中 2 例病情稳定（12 个月和 18 个月），但是没有提供关于这些肿瘤激素受体状态的信息。本研究中，疾病复发后的中位生存期仅为 8 个月。

得克萨斯大学安德森癌症中心对贝伐珠单抗［一种针对血管内皮因子的单克隆抗体（*VEGF*）］和替西莫罗司（一种 *mTOR* 抑制药）联合化学治疗治疗高表达血管生成标记、*VEGF*、*HIF-1α* 和 *PI3K* 通路畸变化生的乳房癌进行评估 [32, 46, 47]。24 例患者中有 6 例达到了治疗效果，其都接受了脂质体多柔比星联合贝伐珠单抗和替西罗莫司或单独使用替西罗莫司的治疗 [47]。其他接受含紫杉醇和卡铂方案治疗的患者没有达到疗效。这一数据再次表明，在化生性肿瘤的治疗中，蒽环类等 DNA 损伤剂可能比其他化学治疗药物更有效。

八、预测

化生性癌是一种具有异质性且罕见的肿瘤，其预后尚不清楚，因为大部分数据来源于几项小样本量研究。然而，作为一个群体，中高级别肿瘤似乎比其他三阴性乳腺癌更具侵袭性 [2, 17, 19, 65, 94]。5 年生存率在 40%～65%。表型是判断化生性癌临床表现的最佳指标。罕见的低等级纤维瘤样化生性肿瘤的临床表现似乎是纤维瘤病，具有局部复发倾向和低或无转移潜能 [16, 20]。低级别腺鳞癌也有很好的预后，少数病例表现为局部侵袭性。复发似乎与局部切除的充分性有关 [48]。与大多数乳腺癌相比，更常见的、更高级别的化生性癌更倾向于表现为肉瘤，具有局部复发和远处转移的可能性，尤其是通过血行扩散到肺部 [95]。

一般而言，与同样大小的浸润性导管癌相比，化生性癌淋巴结转移的发生率要低得多，在 5%～26%。在化生性癌中，淋巴结受累的可能性可能反映了上皮成分的数量和等级 [4]。低级别腺鳞癌向区域淋巴结转移的发生率极低 [4, 59]。主要由上皮成分组成的肿瘤往往表现类似于癌，并且其上皮成分可能导致淋巴结受累。相比之下，乳腺肉瘤化生的间质成分通常不会转移到局部淋巴结。主要由高级别间质成分组成的肿瘤表现往往与肉瘤类似，且通过血行向远处扩散 [50]。虽然有一系列研究发现淋巴结受累与预后之间没有相关性，但这可能是由于参与研究的患者数量较少所致。

进展的模式通常是局部复发，然后转移到肺部，随后扩散到其他解剖部位。复发似乎与初次手术和辅助治疗的程度有关。仅对低级别肿瘤进行切除活检后复发率的增加并不意味着死亡率增加 [16, 96]。一些作者报道了乳腺原发性化生性肿瘤的大小与复发率及生存率之间的关系。体积较大的肿瘤更易复发，患者更易死于疾病 [4, 12, 72]。

九、结论

化生性乳腺癌是一种罕见的实体肿瘤，关于其最佳治疗的数据有限。在组织学确诊后，应与患者讨论手术方案的选择。应为有可能边缘阴性切除的患者提供保乳手术。由于缺乏关于放射治疗在治疗化生性癌中作用的前瞻性数据，我们通常采用与乳腺浸润性导管癌治疗相同的标准。如果肿瘤切除术可以实现切缘阴性（至少 2mm），在肿瘤切除后给予总剂量为 6000cGy 的放射治疗。放射治疗是为了在不牺牲美容效果的情况下最大限度地实现局部控制。如果肿瘤大小与乳腺：肿瘤的比值排除了保乳手术，则在发现组织学阳性淋巴结时推荐保留皮肤乳房切除术、前哨淋巴结定位术和Ⅰ～Ⅱ级腋窝淋巴结清扫。在浸润性导管癌患者中，有 1～2 个阳性前哨淋巴结的低风险疾病患者和正在接受保乳手术治疗的患者应避免腋窝淋巴结清扫术。这在乳腺化生性癌中还没有被证实。因此，笔者建议所有前哨淋巴结阳性的患者进行腋窝淋巴结清扫术。如果肿瘤可以切除且距离切缘较远（≥ 2cm），则不建议行术后放射治疗。如果肿瘤距离切缘很近，应考虑术后总剂量为 6000cGy 的放射治疗。此外，对于具有高风险特征的患者，如大肿瘤(≥ 5cm）和(或）≥ 4 个腋窝淋巴结阳性的患者，建议行乳房切除术后放射治疗。应与有腺癌成分的患者或淋巴结受累的患者讨论含蒽环类药 / 紫杉烷类药方案的全身辅助治疗。目前尚不清楚化学治疗是否应该基于比如 AI 这样肉瘤类型的方案，而不是传统的乳腺癌方案。ER 和（或）PR 阳性的肿瘤患者应考虑激素治疗。目前这种关于疾病转移治疗的数据很少。然而，如果最大的成分是腺癌，那么使用那些在导管癌中被发现最有效的药物似乎是合理的，如果肉瘤样特征在转移性病变中明显，则使用那些在肉瘤中被发现最有效的药物也是合理的。然而，由于缺乏对传统细胞毒性化学治疗的敏感性、*PI3K* 和 EMT 通路的畸变率，以及 DAT 方案的结果，应该强烈考虑脂质体多柔比星、贝伐珠单抗和 *mTOR* 抑制药的联合使用。在对于早期和晚期化生性乳腺癌患者的治疗过程中，应该强烈考虑加入针对 *PI3K* 和 EMT 通路的靶向药物的临床试验。

第 22 章　乳腺小管癌

Tubular Carcinoma of the Breast

Melinda E. Sanders　Ingrid A. Mayer　A. Bapsi Chakravarthy　著
孟　珅　译　　朱婉琦　校

一、概述

乳腺小管癌是一种罕见的、分化良好的侵袭性腺癌。它可以是单纯型或与其他组织学类型混合的肿瘤。"小管癌"这一术语仅用于表示单纯型的小管癌，其小管状结构占肿瘤的 90% 以上。这种特殊的浸润性导管癌亚型在所有乳腺腺癌中的发病率为 1%～10%，而死亡率据报道为 2%[1, 2]。

二、历史背景

一个多世纪前，Cornil 和 Ranvier 首次描述了小管癌的形态学特征，由于小管癌很少有症状因此很少受到关注。直到最近 20 年，随着乳腺 X 线检查项目的出现，这些较小的、无痛的、不可触及的肿瘤才逐渐受到临床关注[3]。对"高分化癌"的最初诊断是根据小的、成角状的、小管组成的、有序的组织学结构而得出的。"小管癌"是目前首选的术语，因为它描述了这种"特殊类型"乳腺癌的病变结构。关于确定"单纯型"小管癌诊断所需的精确的组织学标准和小管状结构的比例一直存在相当大的争议[4]。目前已有几项研究表明，当观察到超过 90% 的模式纯度时，即使淋巴结呈阳性，也能有预期良好的预后[5–7]。单纯型小管癌患者的生存率与一般人群相似[6]。

三、生物学和流行病学

在乳腺 X 线检查项目出现前，单纯型小管癌占浸润性癌的 1%～2%[4, 8]。乳腺 X 线检查的检出率为 9%～19%[3, 9–13]，其中在 T_1 期病变的发生率更高。值得注意的是，在一些期别中，小管癌的定义并没有我们和其他人现在要求的 90% 这一规则那么严格。据报道，小管癌的死亡率为 2%[2]。

目前小管癌的生物学起源尚不清楚；一些放射状瘢痕中的上皮成分与癌症的相似性，而某些放射状瘢痕中的癌的存在[14–16]，这促使一些作者提出假设，即放射状瘢痕是浸润性乳腺癌演变的早期阶段[17, 18]，这也就是通常所说的小管组织学。然而，这些作者均未能够提供明确的证据来表明放射状瘢痕本身处于癌前病变状态。此外，一大批接受良性乳腺活组织检查并被诊断为放射状瘢痕的妇女被证明在随后的乳腺癌发展中具有适度的风险升高。然而，这种风险可能归因于共存的增生性疾病[19]。

四、分子和遗传研究

总的来说，小管癌发生基因改变的频率较低。其典型特征是具有较高频率的 16q 缺失和 1q 获得，而 17p 缺失出现的频率较低。这些改变与大多数低级别、管腔型乳腺癌相同[20, 21]。分子研究也报道了在不典型导管增生、乳腺导管内原位癌、不典型小叶增生、小叶原位癌和具有不典型性的柱状细胞病变中发生的这些相同的染色体改变，这表明它们是具有相关性的[22–24]；然而，乳腺导管内原位癌是唯一确定的侵袭性癌非专性前体[25]。

五、病理

总的来说，除了小的尺寸之外，没有任何特殊的特征可将小管癌与其他"无特殊类型"（通常称为"导管"或混合型肿瘤）区分开来。小管癌直径通常在 0.2～2.0cm，大多数＜ 1.0cm[26, 27]，偶可达 3.0cm。

组织学上，小管癌的特征是由一层上皮细胞排列的独特小管状结构。小管可以是圆形、椭圆形或“弯曲的泪珠状”（图 22–1 和图 22–2）。小管内的上皮细胞小而圆，多形性极小，很少有有丝分裂（图 22–3）。在许多病例中，少数肿瘤中有超过一个的细胞层形成中央管腔，就像浸润性筛状癌中看到的那样。至少有 1/3 的病例出现顶突[28]，但不是特异性的（图 22–4）。偶在腔内可能存在细小的钙化[26, 29]。

历史上，有两种形态亚型被描述为没有任何临床意义。“单纯型”主要呈放射状纤维臂为主的星状结构，周围可见肿瘤小管，同时中央可见间质弹性增生和透明质纤维化。这种结构所产生的一种结果是，这些病变的实际肿瘤体积可能明显小于乳房 X 线检查和大体检查所得的整体肿瘤测量值。“硬化型”是一种弥漫性更强且定义不明确的类型，其特征是在没有中央透明质化的纤溶性基质内小管随机浸润[30, 31]。约 90% 小管癌的患者与不同程度的低级别筛状癌或微乳头状乳腺内导管原位癌、非典型导管增生、柱状细胞病变（伴或不伴非典型性）相关[22, 24, 32]。它们可能与乳腺癌密切相关或存在于正常乳腺背景的周边。约 15% 的患者与不典型小叶增生或原位小叶癌有关[22, 27]。小管癌本质上总是雌激素和孕酮受体阳性（图 22–5），Ki–67 染色显示其生长阶段分数较低，且很少发生有丝分裂，且 Her–2/neu 和表皮生长因子受体阴性[6, 33]。同时小管癌也具有无血管

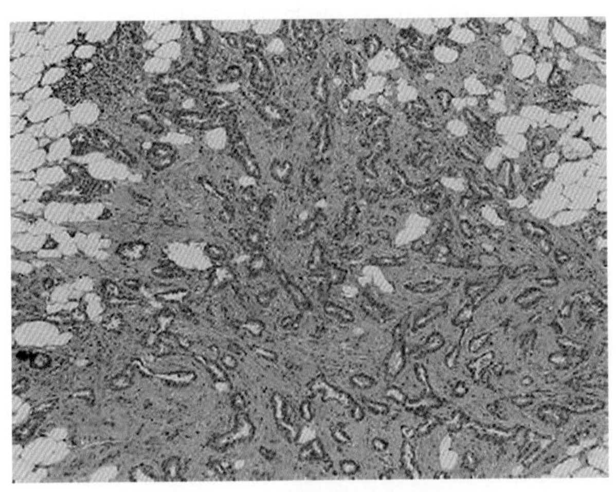

▲ **图 22–1　小管癌的低倍显微照片**
显示了典型的成角状小管，周围有成纤维和硬化的基质，周围有侵入的脂肪组织

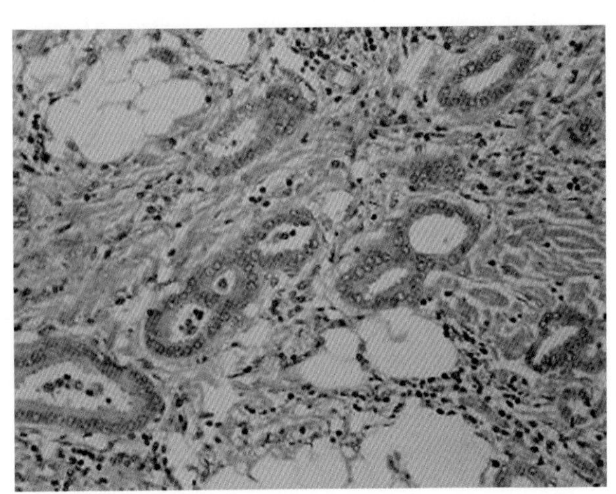

▲ **图 22–3　高倍显微照片显示癌性小管内排列的圆形小肿瘤细胞多形性小，且基本上没有有丝分裂活性**

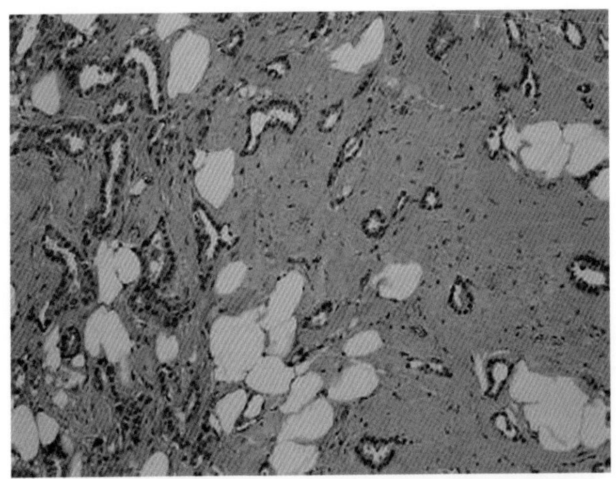

▲ **图 22–2　小管癌特征性的圆形或弯曲的泪珠形管状小管**
由单层上皮细胞排列而成；间质显示有弹性组织和硬化的区域

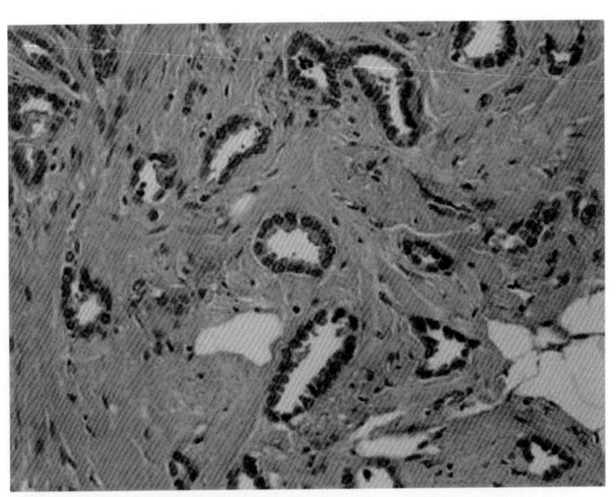

▲ **图 22–4　高倍显微照片显示，在至少 30% 的标本中其肿瘤细胞的管腔表面存在明显的顶突**

浸润、上皮钙黏着蛋白表达较少，以及腔细胞角蛋白表达较高（CK7/8、CK18、CK19）的特点[1]。

在某些情况下，肿瘤可能与放射状瘢痕或复杂的硬化性病变有关。在这种情况下，受累通常是局部的，可由正常结构周围的肿瘤小管识别，也与放射状瘢痕、复杂的硬化性病变及小管延伸到邻近脂肪组织有关（图 22-6）。通过对肌上皮细胞进行免疫组织化学染色，可以区分硬化性病变中的小管癌和腺病或内含的良性小管。根据笔者的经验，p63 和平滑肌肌动蛋白染色是最有用的（图 22-7）。然而，应谨慎解释，因为这些染色在小管癌中呈阴性，但在硬化性病变的良性腺体中也可能显示染色缺失。与 1 级导管癌相比，小管癌常伴有正常上皮的增生（18%）和高级别乳腺导管内原位癌（1%），但其与小叶肿瘤、非典型导管增生或低级别乳腺导管内原位癌之间的相关性无差异[1]。

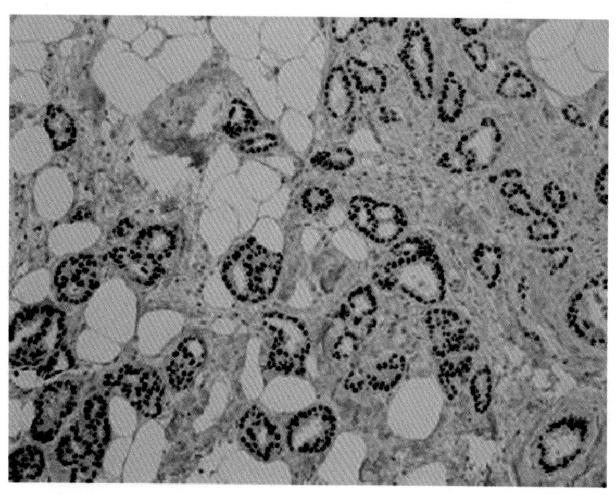

▲ 图 22-5　雌激素受体的免疫组织化学染色显示 100% 的小管癌细胞核是强阳性

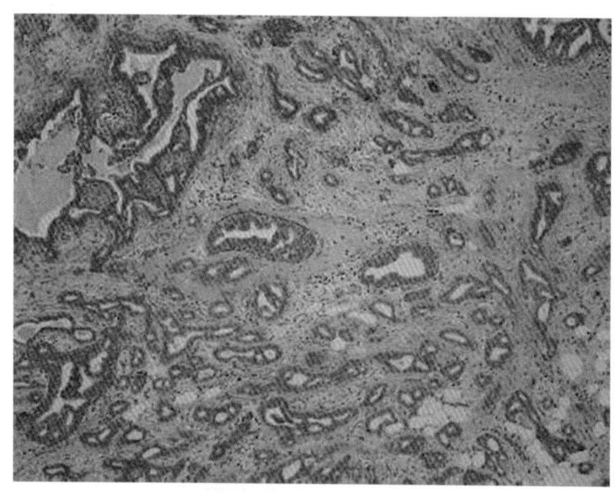

▲ 图 22-6　低倍显微照片

显示管状癌的肿瘤小管浸润正常结构，包括放射状瘢痕内的常见类型增生（中心）和乳头状瘤（左上角）；注意正常结构周围有一个清晰的肌上皮层

六、临床方面：陈述、诊断考虑和技术

近年来，由于乳腺 X 线检查的广泛应用和进展使得越来越多的小管癌得以发现。对经过组织学证实的小管癌进行回顾性研究表明，这种肿瘤通常表现为一种小的、不可触及的病变，具有非特异性的影像学表现[1, 34, 35]。小管癌通常通过其毛刺状外观和偶尔出现的微钙化来检测的，但可能在乳腺 X 线中有细微的发现[26, 29, 34]。它们通常是在乳腺 X 线检查中偶然发现的[35]，与体格检查中的可触及的肿块无关。与“非特殊型”癌相比，绝经后患者更容易发生“单纯型”小管癌并且体积更小。腋窝淋巴结转移的发生率较低，仅有 0%～13% 的病例发生淋巴结转移，且通常只涉及单个淋巴结的转移[4, 29, 36]。据报道，同侧乳腺多中心性小管癌[37]确诊前和确诊后与对侧癌症的出现有关[1, 37]。然而，这些对侧癌症并不局限于小管癌[1, 4]。当单个乳腺中出现多个单独的管状癌时，它们通常位于同一象限并由与低级乳腺导管内原位癌相连。

由于许多乳腺癌中都有小管区域，因此必须采用严格的诊断标准来诊断小管癌，以便获得良好的预后。笔者保留了对“单纯型”小管癌的诊断，即在“单纯型”小管癌中典型小管占肿瘤 90% 或以上，同时肿瘤的其余部分显示具有相同的、分化良好的

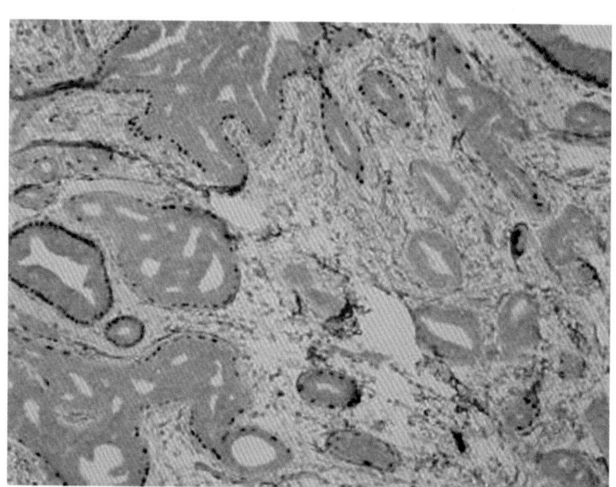

▲ 图 22-7　p63 基底细胞免疫组织化学染色在正常导管、导管及非典型导管增生中表现为肌上皮细胞核染色阳性，而小管癌中的肿瘤小管未见染色

形态学表现[38]。这与目前世界卫生组织的分类一致[39]。笔者将含有 70%～89% 典型小管的肿瘤视为小管变异，而将含有典型小管少于 70% 的肿瘤称为具有小管特征的“非特殊型肿瘤”。值得注意的是，这意味着小管癌可能被认为是一个特殊的、更有序的肿瘤亚群，其在诺丁汉评级系统为 1 级。这样分类的理由是因为多项研究表明，小管组织学具有预后价值，而且形态单纯性越高，预后越好。

Cooper 等[4] 报道了 54 例女性，她们的肿瘤完全由特征性的低级、成角的小管组成，无论肿瘤大小如何，经过 15 年的随访仍然存活。相比之下，几乎一半的癌症患者在 15 年的随访期内死亡，这些患者的肿瘤是由小管和其他“非特殊型”肿瘤混合构成的。该研究通过与其他组织学特征相似但不完全相同的病例的结果进行比较，表明了识别小管癌的有效性。这项研究首次证明了亚组分析在乳腺癌预后中的重要性。

Liebman 等的后续研究发现，肿瘤或乳房切除术后达到边缘阴性的 12 例“单纯型”小管癌（定义为小管超过 90%）未发现局部或远处复发[29]。Kader 等提取不列颠哥伦比亚癌症机构的乳腺癌预后数据库（BCOD）中的 171 例患有“单纯型”小管癌和 386 例患有低级导管癌的女性患者数据进行了比较。小管癌局部复发率较低（0.8% vs 4.5%），全身复发率较低（4.3% vs 9.7%），但在 6 年的随访中，疾病特异性生存率无差异（95.7% vs 94.7%）[40]。尽管低级导管癌组接受了更积极的治疗，但小管癌组的预后明显改善。小管癌组的女性仅接受单独保乳治疗的可能性几乎是低级导管癌组的两倍。此外，低级导管组中接受了化学治疗或化学治疗加他莫昔芬的比例为 38.6%，而小管癌组的这一比例为 21.1%。

另有几位作者发现存在 75% 的小管成分比“非特殊类型”癌更有利于预后[8, 26, 41]。虽然预后不如那些分类为“单纯型”的小管癌预后好[28]，但它证明了对不同小管癌分类的认识。通过应用这些标准，Elson 等没有发现局部或远处复发的患者，这其中 4 例患者淋巴结阳性[26]。相反，Cabral 等[5] 在单纯型小管癌和混合型小管癌的表现或预后方面没有发现差异，这里将含有 95% 以上的小管成分的肿瘤定义为单纯型小管癌，含有 75%～95% 的小管成分的肿瘤定义为混合型小管癌。在 22 例单纯型小管癌和 22 例混合型小管癌的研究中，单纯型小管癌组有 2 例局部复发，1 例通过再切除治疗，另 1 例合并全身疾病。这些结果很难与其他研究进行比较，因为他们的混合小管癌组中包含了其他作者分类为单纯型小管癌的病例[38, 42]，其中包括含有 90% 以上小管成分的小管癌、混合管癌和筛状癌[5]。将目前定义为单纯型小管癌的病例纳入混合小管癌组可能能够对结果中缺乏差异的原因进行解释。

一项研究回顾了组织学特征良好的原发性可手术的浸润性乳腺癌患者 2608 例（筛选条件为 1989—2000 年、70 岁或以下的妇女、肿瘤直径＞5cm、分期为 I 期或 II 期）[1]，再根据诺丁汉原发性乳腺癌分类，102 例小管癌与 212 例 1 级导管癌相比，局部复发率低（69% vs 25.1%）、大于 10 年的无病生存期（92% vs 63%），以及 10 年乳腺癌特异性生存期均更长（100% vs 36%）。所有的小管癌患者均未发生远处转移或死于该疾病，除非发生不同组织学类型的浸润性癌的复发。他们的发现重申了小管癌良好的生物学行为及其良好的预后，强调了对肿瘤特征进行高质量病理评估的重要性。

另一个诊断考虑因素是混合小管和侵入性筛状癌的共存[38, 42]。从本质上讲，这两种因素的任何组合都表现出与单纯型小管癌相同的良好预后。这是一个重要的考虑因素，因为许多这样的病例可能被缺乏经验的病理学家或临床医生分配到“非特殊类型”组，潜在有用的预后信息会丢失。

七、治疗

小管癌治疗的成功与否取决于对患者个体的治疗决策。随着乳腺 X 线筛查的日益普及，使触诊查出的小管癌，在其直径为原来的一半时就能被钼靶发现，因此确诊数量显著增加[37]。目前，小管癌在偶发性乳腺癌中占有较大比例[11]。当采用严格的诊断标准时，小管癌的预后良好。仔细记录组织学特征对治疗决策至关重要，可避免过度治疗。事实上，单纯型小管癌患者的生存率与一般人群相似[6]。

（一）局部治疗：手术和放射

在大多数情况下，完全切除病灶至边缘阴性应足以治疗局部病变[1, 43, 44]。Dejode 等对 234 例小管癌患者进行分析，仅有 2.5% 出现了淋巴结转移，其中没有一例发生在直径＜1cm 的小管癌中[45]，尽管前哨淋巴结活检在小管癌中的总体发病率为

4.6%，但 Stolnicu 等对这些患者随后进行的腋窝清扫术结果显示未出现其他的淋巴结转移 [46]。这些数据表明，对小管癌进行前哨淋巴结活检也是不必要的。

局部复发的风险如此之低，以至于辅助放射治疗几乎没有增加任何价值。这一事实进一步证明，在这些患者以后发生的任何事件通常都是低级别的，雌激素受体也呈阳性，且更容易在未照射的乳房中检测到。罕见的局部复发通常可以通过再次切除来控制。当出现淋巴结受累时（大多数研究中 8%～17%[4, 36]），也往往局限于一个或两个淋巴结，这些患者仍然有良好的预后。重要的是，阳性淋巴结的存在似乎不影响无病生存，因此在大多数小管癌病例中，完整的淋巴结切除对提供预后信息没有帮助 [6, 7] 并且可能导致不必要的发病率。

梅奥诊所对 105 例单纯型小管癌（1987—2009 年）的回顾性分析证实，淋巴结转移的发生率非常低（低于 7%），并且没有一例患者发生局部复发或转移 [47]。大型回顾性研究证实了类似的趋势，例如 Javid 等的研究，在 111 例单纯型小管癌病例中，仅有不到 10% 的患者有淋巴结转移，并且当淋巴结转移存在时，原发肿瘤总是直径＞ 1cm[48]。与其他研究相似，没有患者发生远处转移，只有一例患者出现局部复发。这些数据表明，在较小的单纯型小管癌中确实可以忽略淋巴结分期。

由于病例定义不明确，已有多项研究表明，对于一些有远处转移倾向的小管癌患者放射治疗甚至是化学治疗都可能是必要的 [49-51]。但是，这些研究大多没有进行病理复阅 [51]，即没有列出用于诊断小管癌的小管分化的百分比 [47]，同时有几项研究承认包含中度恶性 [51, 52] 和 ER 阴性肿瘤 [50, 52, 53]。此外，在这些研究中所纳入的病例的诊断超过了 30～40 年，在此期间，小管癌的诊断标准已经发生了很大的变化 [7, 49, 51]。尽管存在分类不良的偏倚，Livi 等 [51] 证实在接受辅助放射治疗和未接受辅助放射治疗的患者之间在局部区域失败方面没有差异。

（二）全身治疗：内分泌治疗和化学治疗

位于得克萨斯州圣安东尼奥的得克萨斯大学健康科学中心报道了一项研究，共纳入 444 例小管癌患者，其中无淋巴结转移的患者 5 年无病生存（DFS）率和 5 年总生存（OS）率分别为 95% 和 91%。而对于有淋巴结转移患者，其 5 年无病生存率和 5 年总生存率分别为 94% 和 92%[6]。此外，对接受辅助内分泌治疗（29%）或化学治疗（10%）的患者进行的亚组分析显示，无论淋巴结状况如何，其 DFS 或 OS 均无显著差异。唯一一项对经中心病理检查的小管癌患者保乳治疗（乳腺肿瘤切除术后接受放射治疗）的研究报道了，28 例患者中有 2 例在 10 年内出现局部复发，尽管 17% 患者出现淋巴结转移，但 10 年内均未出现远处转移导致的失败 [54]。此外，最近的研究表明，单纯型小管癌的 OncotypeDX® 复发评分较低（中位数为 10 分）[55]，提示无须化学治疗 [56]。

Rakha 等 [1] 近期的分析比较了小管癌与低度导管癌或混合小管癌的生物学行为和预后，再次证实了小管癌的良好预后。单纯型小管癌中复发率明显降低，尽管全身治疗应用较少，也未出现癌症相关的死亡，且与肿瘤分期或早期表现无关。有趣的是，5 例（5%）患者出现了对侧的乳腺导管内原位癌或浸润性乳腺癌，这表明对某些患者可考虑给予辅助激素治疗。然而，在更好地确定这些患者的特征之前，小管癌的总体预后良好，并不推荐对所有小管癌患者行内分泌治疗。应告知患者，不良反应的风险可能远远大于乳腺癌死亡的风险，并且在完成手术切除后，患者预期寿命接近普通人的寿命。

八、预测

按照严格的定义筛选后，小管癌具有良好的长期预后，在某些系列中与年龄匹配的未患乳腺癌的女性相似 [1, 6]。乳房切除术或保乳治疗后的复发是罕见的。Thurman 等 [54] 发现，经保乳治疗并随访 10 年以上的小管癌、黏液癌或髓样癌病例的首次失败的部位无差异；然而，小管癌的复发率最低，28 例中仅有 2 例局部复发的患者且易于再次切除。尽管 17% 的病例存在 1～3 个阳性淋巴结，但无远处复发的患者。因此，小管癌的疾病特异性生存率为 100%。Rakha 等 [1] 证实了同样的结果。

对于明确证实为直径＜ 1.0cm 单纯型小管癌，笔者并未发现治疗后死亡的患者。笔者认为，既往三项研究报道存在小管癌死亡的患者，但期并未按照标准进行严格筛选，或者是包括了目前定义中非“单纯型”的患者。Cabral 等 [5] 描述了一例患有 7.0mm 小管癌的女性患者（定义为 95% 以上的小管，但没有提及肿瘤分级），其行乳腺改良根治术，术后病理中 16 个腋窝淋巴结均为阴性，但出现局部复发和全身性疾病，在初次诊断后 87 个月死亡。

Winchester 等 [53] 还报道了一例死于 6.0mm 单纯型小管癌的病例。尽管该研究确实进行了中心病理检查，但他们对小管癌的诊断标准是要求超过 80% 的小管成分，可具有中等程度细胞核。然后将患者分为单纯型小管癌和混合型病变，但均未对其进一步定义。复发的 4 例患者中，3 例属于混合型，3 例为中度合并组织学分级。然而，这并不能从数据确定个体肿瘤的等级，包括导致骨转移后死亡的"单纯型"小管癌。为了支持我们的论点，Peters 等发现只有当"非特殊类型"癌的百分比超过病变的 25% 时才会发生远处转移 [57]。

九、结论

对于单纯型小管癌，良好的预后表明保守但完全的手术切除使得大多数病例得到了充分的治疗。由于增加放射治疗或化学治疗并不能改善无病生存期或总体生存期，因此不提倡使用它们。同样，腋窝淋巴结受累是一个罕见现象，并不会对预后产生不利影响。在大多数小管癌病例中，全淋巴结清扫对提供预后信息没有帮助 [5, 6]，并可能导致不必要的死亡。另外，在早期的小管癌中，可以省略前哨淋巴结活检。

由于单纯型小管癌雌激素受体阳性，所以通常考虑使用他莫昔芬或芳香化酶抑制药（用于绝经后妇女）进行内分泌治疗，但是应该认识到这种治疗使大多女性获益是通过降低对侧肿瘤的发生率而不是影响她们的生存。辅助内分泌治疗也可能适用于有淋巴结转移证据的患者，但对于无远处转移的患者，化学治疗是不合理的。

第 23 章 乳腺肉瘤

Breast Sarcoma

Mai-Kim Gervais　Rebecca A. Gladdy　Abha Gupta　Rita Kandel　Charles Catton　著
孙枫淏　译　　朱婉琦　校

一、概述

乳腺肉瘤（breast sarcomas，BS）很少见，占所有乳腺肿瘤的 0.5%～1%，占不到所有肉瘤的 5%[2]。BS 是一组由间叶细胞起源的异质性肉瘤，最常见的亚型是血管肉瘤（angiosarcoma，AS）、脂肪肉瘤、软组织（骨外）骨肉瘤和梭形细胞肉瘤[3]。由于 BS 的罕见性及亚型的多样性，目前没有随机试验报道。通常基于回顾性研究和类比身体其他部位肉瘤的管理，根治性手术切除是最主要的有效的治疗方式。在特定临床情况下，放射治疗（radiotherapy，RT）和（或）化学治疗可用于治疗 BS。乳腺 AS 具有独特的自然病史及其对管理带来的特殊挑战将在后面阐述。与所有罕见和复杂疾病的患者一样，对于疑诊或确诊为 BS 的患者建议进行多学科评估和治疗。

二、流行病学及病因学

根据监测、流行病学和结果（surveillance，epidemiology and end results，SEER）数据库，乳腺肉瘤约占所有乳腺肿瘤的 1%，美国女性的每年总发病率约为 44.8/1000 万[4, 5]。男性占 BS 的 15%[6]。BS 的病因通常不明确，但 AS 最常与 RT 相关。AS 是最常见的亚型，在所有 BS 中所占比例高达 42%[7, 8]。乳腺软组织肉瘤（soft-tissue sarcoma，STS）与前期接受外照射放射治疗相关，其主要组织学类型为未分化多形性肉瘤（undifferentiated pleomorphic sarcoma，UPS）和血管肉瘤[9, 10]。57% 的 RT 相关 BS 为 AS[11]。AS 分为原发性（散发性）和 RT 后继发性乳腺血管肉瘤。1948 年，Cahan 等将继发性乳房血管肉瘤定义为：①前期乳腺放射野中出现的肉瘤；②病理学上不同于原发性恶性肿瘤的肉瘤；③前期乳腺放射治疗与肉瘤的发生间隔至少 6 个月[12]。接受放射治疗后继发性乳腺 AS 的中位时间约为 7 年[13–15]。尽管与 RT 相关的 AS 很少见，但是由于它常常被忽视，而且大多数患者为晚期疾病，导致其管理具有挑战性。在长达 15 年的随访中[11]，300 例接受放射治疗的乳腺癌患者仅有 1 例患者发展为肉瘤。由于导管原位癌和早期乳腺癌的发病率的增加，RT 作为乳腺癌管理中的重要治疗手段，笔者预计 RT 相关 BS 的发病率将进一步增加。前期放射野中出现的其他亚型 BS 包括：16% 的 UPS，7% 的纤维肉瘤和软骨肉瘤，以及 5% 的平滑肌肉瘤[11]。

其他 BS 的病因与其他部位的肉瘤相似。遗传综合征如 Li-Fraumeni 综合征（LFS）和神经纤维瘤病 1 型（NF-1），以及环境因素，都与肉瘤的发生有关。经典 LFS 定义为：45 岁以下被诊断为肉瘤的先证者，其有一位 45 岁以下的患有任何癌症的一级亲属，以及另一位一级或二级亲属需满足 45 岁以下患有任何癌症或任何年龄患有肉瘤的条件[16, 17]。Chompret 等精炼的 LFS 的定义如下：①患有特征性 LFS 肿瘤（肉瘤、脑肿瘤、乳腺癌、肾上腺皮质癌）的先证者，其具有至少一个患有特征性 LFS 肿瘤的一级或二级亲属（乳腺癌除外，如果先证者患有乳腺癌）；②患有多种肿瘤的先证者，其中两种为特征性 LFS 肿瘤；③无论发病年龄或家族史如何，患有肾上腺皮质恶性肿瘤的先证者[18, 19]。

众所周知，乳房切除术和腋窝淋巴结清扫术后淋巴水肿 ± 乳腺癌 RT 是肉瘤发生的一个危险因素，尤其是淋巴管肉瘤（Stewart-Treves 综合征）[17]。

由于 HIV 或人类疱疹病毒感染引起的乳房皮肤卡波西肉瘤已经被描述[20]。

三、病理学与分子生物学

乳腺肉瘤是起源于乳房结缔组织间充质的肿瘤，原则上任何发生在软组织中的肉瘤都可能发生在乳腺中[21]。因为恶性叶状肿瘤和导管周围间质瘤不被认为是肉瘤，而本章的重点是乳腺原发性肉瘤，因此它们不包括在本文中[22]。AS 是最常见的 BS 类型。不常见的乳腺肉瘤有平滑肌肉瘤、横纹肌肉瘤、隆凸性皮肤纤维肉瘤、多形性真皮肉瘤、纤维肉瘤、UPS（原来被称作恶性纤维组织细胞瘤或 MFH）、黏液纤维肉瘤、软骨肉瘤、恶性周围神经鞘膜瘤和滑膜肉瘤[1, 2, 23, 24]。

（一）血管肉瘤

血管肉瘤可分为原发性或继发性。原发性 AS 原发于乳腺组织并且逐渐生长侵犯至皮肤。继发性 AS 发生于乳腺癌或慢性淋巴水肿放射治疗后，其可发生于皮肤（最常见）或乳房组织，也可能涉及这两种组织[25]。组织学特征可从结构良好的血管到没有明显血管形成的高级别上皮样细胞或梭形细胞不同[16]。血管形成区由非典型内皮细胞排列的分叉通道组成，这些通道可形成多层或乳头状突起。AS 可以是多灶的，可呈现出活跃的有丝分裂活动、坏死和多样的核异型[16]。与其他部位的 STS 不同，由于它具有高侵袭性被认为是高级肿瘤，因此 AS 不再评级。几个系列研究表明，等级不是复发或死亡的预后因素[8, 13, 14]。Nascimento 等报道低、中、高级乳腺 AS 从诊断至死亡的中位时间分别为 26、87 和 24 个月。等级与局部和远处转移的发生率无关[8]。总之，乳腺 AS 是高侵袭性肿瘤，具有局部区域（54%～92%）和远处复发（6% 为首发复发部位）高风险，并且与其他 BS 亚型相比预后差[26]。

除了头颈部和四肢的 AS 外，乳腺 AS 患者的长期生存率也高于原发胸部、内脏或腹膜后的 AS 患者[27]。通过免疫组织化学染色检测 CD31 和 ERG 在肿瘤中的表达情况可用于诊断该肿瘤。肿瘤细胞表达的其他标志物包括：CD34、Ⅷ因子相关抗原、血栓调节蛋白、FLI1、D240、VEGF-A、VEGF-C、p-AKT、p-4EPB1 和 elF4E[16, 28]。还有一些肿瘤共表达的上皮细胞抗原：如角蛋白和 EMA，这可能影响诊断的准确性[16]。MYC、RET 和 KIT 的扩增等遗传改变在这些肿瘤中被检测到[29]。大约 10% 的病例有 *KDR* 基因（编码 VEGFR2）的激活突变。已发现 RT 相关的 AS 患者中，原癌基因 *MYC*（8q24）扩增的患者占 54%，*FLT4*（VEGFR3）扩增占 25%[30]。相比之下，原发性 AS 通常没有 *MYC* 突变[16, 31]，但是最近有研究表明原发性皮肤 AS 可以有 *MYC* 扩增[32]。*MYC* 扩增最有助于区分分化良好的 AS 与放射治疗后继发的非典型血管病变。AS 可以有血管特异性受体酪氨酸激酶的上调，包括 *TIE1*、*KDR*、*TEK* 和 *FLT*。

（二）软组织骨肉瘤

乳腺软组织（骨外）骨肉瘤［soft-tissue（extraosseous）osteosarcomas，STO］占所有乳腺肉瘤的 12%。与骨骼骨肉瘤不同，乳腺 STO 通常好发于 60—80 岁的老年患者。STO 是由恶性梭形或圆形细胞组成的间充质肿瘤，可以产生类骨质和缺乏上皮组分的特点将该肿瘤与具有异质性骨肉瘤分化的恶性叶状或化生（梭形细胞）癌区分开。更常见的亚型是：成骨细胞型、成软骨细胞型和成纤维细胞型，后者有更好的结果[33-35]。骨骼骨肉瘤转移到乳腺比较罕见。临床上表现为活动受限的肿块伴钙化。大约 30% 的病例有坏死病灶。在成骨区域可见破骨细胞样巨细胞[36]。它们通常通过血行途径扩散到肺部且预后差。没有特异的肿瘤标志物，但免疫组织化学染色显示它们可以表达骨钙蛋白、骨粘连蛋白和 CD99。它们也可以表达角蛋白。这些肿瘤具有复杂的核型，并表达独特的基因标志物。

（三）脂肪肉瘤

乳腺脂肪肉瘤占所有 BS 的 2%～10%。他们的分类类似于软组织肉瘤，如高度分化、去分化、黏液样 / 圆形细胞和多形性脂肪肉瘤[37]。尽管源自叶状肿瘤的脂肪肉瘤与软组织脂肪肉瘤具有完全不同的发病机制，但它们可能是原发或由恶性叶状肿瘤或化生性癌发展而来。在组织学上，高分化的脂肪肉瘤具有成熟的脂肪细胞伴核异型的混合细胞。成脂细胞也可存在，虽然成脂细胞一度被认为是诊断所必需的，但现在不再是必需的[16]。去分化脂肪肉瘤的组织学类型变化多样，通常由两种成分组成，即高分化和去分化成分。去分化成分通常是非脂肪性的[16]。*MDM2* 和 *CDK4* 基因扩增存在于高分化和去分化的脂肪肉瘤中，这些扩增有助于将这些原发性脂肪肉瘤与恶性叶状肿瘤区分开，因为后者在这些扩增的表达上是阴性的。

黏液样 / 圆形细胞脂肪肉瘤会发生特征性染色体易位 t（12；16）（q13；p11），使 *FUS* 和 *DDIT3* 形成特征性融合基因。t（12；22）（q13；q12）染色体易位更加罕见，这产生了 *EWSR1-DDIT3* 融合基因。这些肿瘤组织学特征是由黏液样基质中的小细胞组成，伴有明显的血管分布。它们是缺乏多形性的巨大肿瘤细胞，有突出的纺锤区域和显著的有丝分裂活动。圆形细胞脂肪肉瘤倾向于正常细胞分化并且缺乏上述特征[16]。多形性脂肪肉瘤无特征性的遗传改变，故鉴定脂肪母细胞是诊断这一亚型的关键[16]。

（四）横纹肌肉瘤

据报道，乳腺横纹肌肉瘤可以原发于乳腺，更常见于非乳房原发灶转移而来。恶性叶状肿瘤或化生性癌分化为异型性横纹肌肉瘤较为罕见[38]。乳腺横纹肌肉瘤占所有横纹肌肉瘤的 0.2%。所有不同的亚型都可以在乳腺中发生，但腺泡型是最常见的亚型。胚胎型横纹肌肉瘤的预后优于腺泡型。镜下不同亚型有不同组织学特征包括：嗜酸性细胞质的小细胞、梭形细胞。腺泡型横纹肌肉瘤会发生 *PAX3* 或 *PAX7* 与转录因子 *FOX1* 融合的染色体易位[39]。肿瘤细胞染色可见波形蛋白、结蛋白、MyoD1 和肌细胞生成素[38]。

（五）未分化多形性肉瘤和黏液纤维肉瘤

据报道约有 65 例乳腺 MFH 病例。MFH 这个术语已经过时，这些肿瘤现在被称为 UPS。它们是具有多样组织学特征 STS，从梭形细胞到上皮样细胞。它们缺乏特定的分化，因此需进行免疫组织化学染色以排除其他类型。这些肿瘤具有复杂的遗传模式[16]。随着 *MDM2* 基因和蛋白质检测的出现，许多 UPS 病例被重新分类为去分化脂肪肉瘤。黏液性纤维肉瘤以梭形和（或）多形性细胞为特征，位于黏液样基质中，具有明显的血管网络[40]。黏液纤维肉瘤可表达 SMA，没有特征性遗传改变[41]。

（六）平滑肌肉瘤

据报道有 45 例乳腺平滑肌肉瘤病例[42]。平滑肌肉瘤是由梭形或少量上皮样细胞组成的恶性肿瘤，表现出一定程度的平滑肌分化。细胞染色可见平滑肌肌动蛋白、结蛋白、h– 钙调蛋白结合蛋白染色阳性[16, 42]。

（七）其他组织学

据报道，约有 50 例乳腺纤维肉瘤[43]。它们由梭形细胞组成，梭形细胞呈人字形排列，产生不同数量的胶原蛋白。它们没有任何特异性的免疫组织标记[43]。乳腺原发性粒细胞肉瘤和原发性软组织软骨肉瘤罕见[23, 44]。软骨肉瘤是一种发生于软骨基质的局部侵袭性或恶性肿瘤[16]。其他罕见的 BS 包括恶性外周神经鞘瘤，约 50% 的病例与 NF–1 相关。恶性周围神经鞘膜瘤可见神经元特异性烯醇化酶（neuron–specific endase，NSE）、CD57、波形蛋白、S–100 和 sox10 染色阳[24, 45]。乳腺隆凸性皮肤纤维肉瘤是一种罕见的中级别皮肤肿瘤，CD34 染色阳性。它们位于真皮层，90% 的病例存在 t（17；22）易位导致的 *COL1A1-PDGFβ* 基因融合[46, 47]。在乳腺滑膜肉瘤更加罕见：Egger 等发表了 2 例放射治疗后出现的单纯滑膜肉瘤。这些肉瘤具有经典的 t（X；18）（p11；q11）易位[48]。

四、鉴别诊断

乳腺肿瘤的鉴别诊断范围广泛，包括浸润性乳腺癌、炎性乳癌、乳腺淋巴瘤、叶状肿瘤、化生性癌和乳腺转移性肉瘤（特别是平滑肌肉瘤和横纹肌肉瘤）。源自胸壁的肉瘤也可侵及乳腺。临床上可能难以将这些肉瘤与原发性 BS 区分开，但这些都应归类于肉瘤。虽然大多数乳房肿块不是肉瘤，却不能忽视。特别是存在皮肤受累、乳房放射治疗既往史、肿块数量多和胸壁受累的情况下。由于乳腺肉瘤与其他乳腺肿瘤在临床上的表现相似，因此免疫组织化学成为鉴别这些间充质肿瘤的关键。

乳腺浸润性导管癌和小叶癌可能表现为高分化，并且在细胞形态上可以与 AS 相似。乳房 X 线片异常可以作为乳腺癌的诊断依据，例如无法触及肿块的病灶表现为结构扭曲或微钙化灶，而 BS 常可触及肿块。在组织学上，乳腺癌组织染色可见角蛋白（如 CK8）、上皮钙黏着蛋白和 EMA 标记物表达阳性，但是这些标记物也可以在 BS 中表达，尤其是角蛋白。通常乳腺癌的血管标志物 CD34 和 CD31 呈阴性，雌激素和孕激素受体呈阳性，而在

BS 中并未见到。BS 与化生性癌（癌肉瘤）不同，后者的特点是存在梭形细胞和上皮细胞成分，角蛋白染色阳性和（或）P63 阳性[22, 23]。癌肉瘤表现更像上皮肿瘤，淋巴结转移率（34%）高于 BS[8, 49]。

叶状肿瘤（最初称为乳腺叶状囊肉瘤）可通过其组织学与 BS 区分。在临床和成像方面，它们都表现为实性分界不清的非钙化病变。叶状肿瘤不同于 BS，因为它们具有间叶细胞成分和上皮成分[22, 50]。恶性叶状肿瘤可见基质增生，且有向肉瘤去分化的区域，包括脂肪肉瘤、UPS、横纹肌肉瘤、骨肉瘤和软骨肉瘤[51]。其与原发性 BS 鉴别比较困难，尤其是关键的活组织检查。恶性叶状肿瘤具有潜在的转移能力，其治疗方式应该与 BS 相同[6, 52]。

良性乳腺肿瘤如硬化性腺病、非典型血管病变（atypical vascular lesion，AVL）和纤维腺瘤也应纳入 BS 的鉴别诊断[53]。AVL 已被添加到最新的世界卫生组织乳腺肿瘤分类中并与乳腺 AS 进行鉴别，以便予以适当的治疗。AVL 是皮肤血管形成性增生，通常发生在乳腺癌辅助放射治疗后。与 AS 相似，它们也表达 CD34、CD31、D240[54]。乳腺 AS 有 *MYC* 扩增，而 AVL 没有[30, 53]。AVL 最初被认为是乳腺 AS 的前体，但现在并不这样认为。乳腺 AS 也应与良实性假血管瘤性间质增生和血管脂肪瘤相鉴别。

五、临床方面：表现、诊断注意事项和技术

（一）临床表现

大多数 BS 发生于 50—60 岁年龄段的女性。非 AS 的 BS 最常表现为大小不等的质地较硬的实性肿块，范围 1～40cm，中位大小为 5cm[22]。肿块通常可活动，无痛[25]。在 X 线片上无明显肿块的非 AS 的 BS 比较少见。乳腺皮肤和乳头乳晕复合体在大多数亚型肉瘤中是不常见的[6]。然而 AS 通常伴有皮肤变化，如损伤、皮疹、紫色丘疹样病变、乳房水肿和皮肤增厚。这些皮肤改变容易与放射治疗后皮肤损伤混淆。在临床检查时应注意肿块相对于胸壁的活动度。乳腺软骨肉瘤和骨肉瘤体积较大并可能伴有钙化，一般不会侵及上层皮肤[33]。乳腺 STS 可广泛局部浸润，有局部复发的倾向，但其局部治疗不足。淋巴结受累程度因 BS 不同亚类而异。AS 及横纹肌肉瘤淋巴结阳性率约 10%[55]。BS 最常见的传播模式是血行转移，可以转移到肺和肝，骨转移少见[25]。

（二）检查

对疑似 BS 的评估包括乳腺 X 线检查、超声检查、核心组织活检、组织学确诊后应行乳腺磁共振成像（MRI）检查。X 线上 BS 通常表现为无钙化的、无分叶的、不清楚的高密度肿块[56]。Smith 等表示 21% 的 BS 病例中可出现类骨质钙化，并突出了钙化形态上的差异，与导管癌中所见的微钙化形成对比。它们通常在乳腺超声上呈低回声，椭圆形，边界模糊不清，后声增强，85% 的患者血管丰富。乳房 MRI 可用于确定与下方肌肉和胸壁间的关系，一旦确诊可用于手术切除计划的制订。在 MRI 上，BS 可能边界不规则，不均匀增强，在 T_2 加权图像上是高信号（图 23-1）。乳腺 MRI 可以区分 BS 和叶状肿瘤。叶状肿瘤通常内部有间隔，在 T_1、T_2 加权图像上呈高信号，有裂隙状液体填充空间，而 BS 没有这些特征[57]。CT 扫描还可以显示胸壁或皮肤是否受累（图 23-2）。乳腺 AS 不像其他 BS 那样局限，通常表现为多灶性非相连病变，细胞成分较少，广泛分散在肿块周围（图 23-3）。皮肤受累通常在临床上很明显。可见病变延伸到对侧乳房和邻近胸壁的皮肤，因此需要仔细检查以正确地绘制疾病范围。照片有助于记录最初的疾病程度。核心组织活检用于确诊肉瘤，并且应使用 16G 或更大的针头获得多个核心活组织标本（至少 4 个）。不推荐细针穿刺，因为会导致材料组织不足而无法行组织病理学评估和明确诊断。[18]FDG 正电子发射计算机断层扫描（PET-CT）在初诊时可用于判断是否有可疑远处转移。一项研究阐述了 [18]FDG-PET-CT 在明确 AS 患者腋窝情况的价值[58]。在临床上有腋窝淋巴结肿大的情况下，应行超声引导下腋窝淋巴结

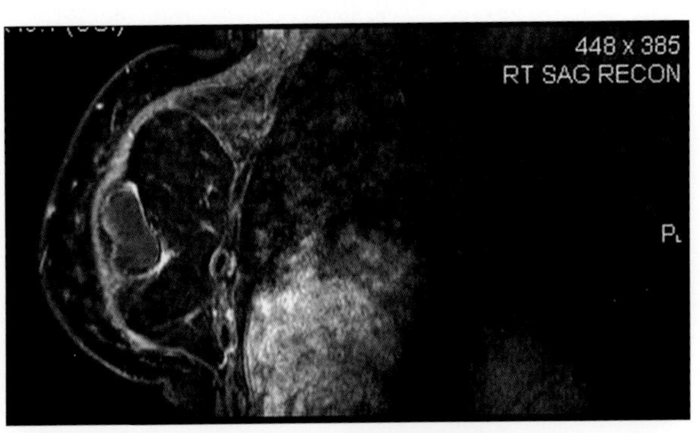

▲ 图 23-1　乳腺肉瘤 MRI

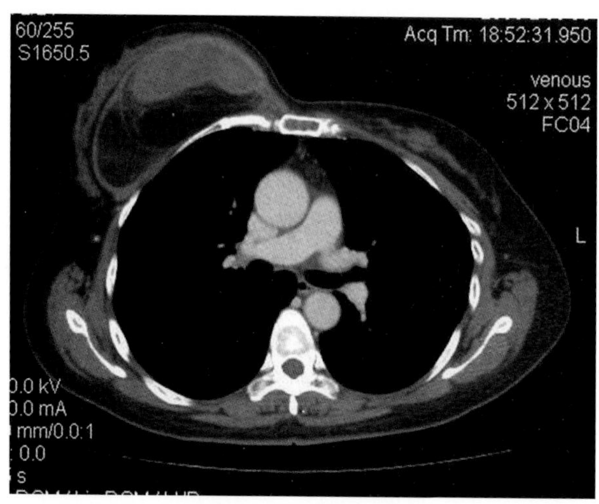

▲ 图 23-2　乳腺肉瘤 CT

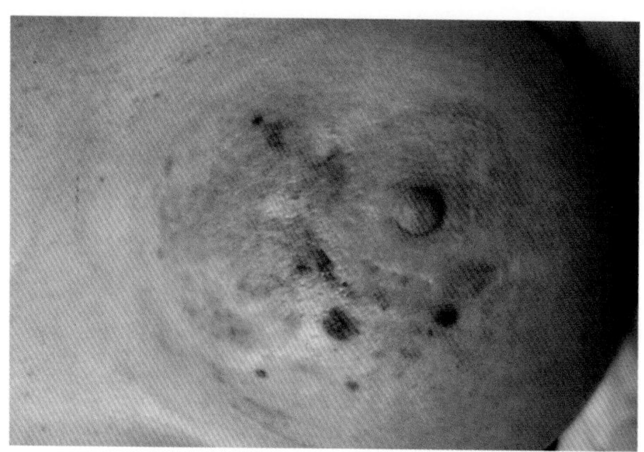

▲ 图 23-3　放射治疗相关乳腺血管肉瘤的临床表现

活检，因为淋巴结可以是反应性的。

（三）分期

BS 根据美国癌症联合委员会（AJCC）第 7 版 TNM 分期的进行分期[59]。TNM 分期不仅在 BS 中采用，也应用于肢体肉瘤的分期。原发性肿瘤直径≤ 5cm 为 T_1，＞ 5cm 为 T_2。未侵犯筋膜的浅表肿瘤定义为 T_a，侵及筋膜或筋膜下的深部肿瘤是 T_b。淋巴结阳性在 BS 中很少见，但如果阳性则为 N_1 期（Ⅲ期），其预后较差。任何远处转移都为 M_1（Ⅳ期）。肿瘤的分级、大小和组织学亚型是重要的预后因素。根据使用最广泛的法国癌症中心联盟（FNCLCC）肉瘤分级系统，肿瘤的分级是基于分化、有丝分裂活性和坏死的存在[60]。

由于肺是 BS 患者最常见的初发转移部位，因此 BS 患者应行胸部 CT 明确有无肺转移。此外腹部和盆腔 CT 检查也是必要的，因为有些类型肿瘤可能远处扩散到脂肪含量较高的部位，如腹膜后脂肪肉瘤、肝脏 AS 和横纹肌肉瘤[25, 61]。横纹肌肉瘤患者应行骨髓活检以排除骨髓转移。对于有骨痛、横纹肌肉瘤、AS 的患者，可以根据具体情况行骨扫描检查。

六、管理治疗

（一）一般原则

由于疾病的罕见性，缺乏对 BS 管理治疗的高级别证据。现有的临床数据来自回顾性研究，大多数管理建议是根据四肢和胸壁 STS 的经验推断的。与所有需要复杂治疗的罕见肿瘤一样，所有 BS 病例都应进行影像和病理学检查，并在专家中心进行多学科临床评估。总体而言，乳腺 AS 的管理与非 AS 的管理治疗略有不同，将单独讨论。

（二）血管肉瘤

与原发性肉瘤相比，放射治疗相关 STS 的预后较差，5 年疾病特异生存率分别为 44% 和 66%[62]。但是在乳腺 AS 肉瘤亚型中，RT 相关 AS 和原发性乳腺 AS 可能有类似的结果。一项研究表明，RT 相关性 AS 与原发性 AS 在无进展生存率（disease-free survival，DFS）和总生存率（over survival，OS）和复发率方面相似，但是这些结果说服力不足。局部病变患者比局部复发或远处转移患者有更好的预后，5 年 OS 率分别为 59%、33% 和 7%[14]。据报道各种因素影响 RT 相关乳腺 AS 的预后。MD Anderson 团队发现手术切除和化学治疗是降低其复发率的因素（HR 0.35）[13]。肿瘤大小是多因素分析中唯一的生存预测因素。在纪念斯隆凯特琳癌症中心的系列研究中，相比总切缘阳性，总切缘阴性改善了远处无复发生存率，肿瘤深度是局部无复发生存的预后因素[63]。Depla 等进行了 222 例 AS 患者的系统回顾分析，发现肿瘤大小和年龄可预测局部无复发生存[26]。

（三）非血管肉瘤

除了前期接受 RT 之外，BS 的其他预后因素包括切缘状态、肿瘤大小、等级和组织学亚型[1, 22, 50, 64, 65]。肿瘤分级与不良预后无关。梅奥诊所（Mayo clinic）对原发性 BS 的系列研究中未显示出低级别和高级别肿瘤 OS 具有显著性差异[22]。但是他们发现肿瘤直径≤ 5cm 与直径＞ 5cm 患者的 5 年 OS 具有统计学差异，前者 5 年 OS 率为 91%，后者为 50%（风险比为 1.3，P= 0.036）[22]。Zelek 等报道的 1 级、2 级和 3 级 10 年生存率分别为 82%、62% 和 36%。镜下切缘阳性可显著增加局部复发的风险（阳性切缘局部无复发率为 30%，而阴性切缘为 80%）和死亡率[1, 7, 66]。其他人认为 R_0 切除是 DFS 和 OS 的主要预后因素[15, 67, 68]。

七、外科治疗

局限性 BS 主要的根治疗法是手术切除。局限性肿瘤范围决定了不同的手术选择范围，从局部广泛切除到根治性乳房切除术。切缘阴性手术（R_0）是 BS 唯一可行的根治性疗法，尽可能地达到切缘阴性。通过切缘阴性的局部切除病灶来定义广泛局部切除。全乳切除术包括切除所有乳房实质，包括胸大肌筋膜。根治性乳房切除术定义为切除胸大肌的全乳切除术，如果肿瘤侵犯肋骨，则可能需要切除肋骨。根治性乳房切除术可能需要整形手术重建。最常使用皮肤移植物和肌皮瓣，例如背阔肌，垂直腹直肌或横向腹直肌肌皮瓣。对于侵入胸壁或肋骨的肿瘤，可以使用胸壁假体或网状物进行胸壁重建。

（一）非血管肉瘤

据报道切缘阴性情况下广泛的局部切除与根治性乳房切除术具有相同的结果[7, 15, 25, 64, 66]。然而 Pencavel 等报道，对于 BS 患者广泛局部切除切缘阳性率显著高于全乳房切除术[69]。与切缘达到染色边缘即可的乳腺癌相比，笔者建议 BS 切缘至少距染色边缘 1cm 的距离或达到未侵及的筋膜层面以确保足够切缘。一项对 248 例四肢 STS 患者的研究报道了切缘为染色阳性边缘或距染色阳性边缘 ≤ 2mm、> 2mm 且 ≤ 2cm、> 2cm 的局部复发率。切缘距离 ≤ 2mm 具有较高的局部复发率为 12%，而 > 2cm 的局部复发率为 2.4%[70]。其他研究也证实，切缘阴性的程度与局部复发相关[71, 72]。如果可以确保切缘阴性保乳手术仍然是一种选择，但我们通常建议全乳房切除术。

当遇到 R_1 或 R_2 切除时，我们可以选择的治疗方式包括再次手术，术后放射治疗或多模式治疗，并应进行多学科癌症会诊。如果 BS 不可切除，或计划切除病灶可能导致严重并发症或功能障碍，则应考虑术前新辅助放化疗。

（二）血管肉瘤

外科医师应该意识到 BS 特别是 AS 往往是多灶性的，这突出了完善术前体格检查和乳房成像检查的重要性。全面检查可以明确手术切除的安全边缘。因此笔者建议乳腺 AS 应行全乳或根治性乳房切除术，切缘距肉眼可见边缘至少 1cm。多灶性很常见，临床上可能会有漏诊的结节病灶，其局部复发的风险很高（54%～92%）[26]。据报道全乳或根治性乳房切除术可使局部复发的风险从 73% 降低至 15%[14, 73]。由于肉瘤的皮肤受累更常见，其皮肤切除范围通常比侵袭性乳腺癌更广。此外切除范围通常改为全乳房切除术，因为乳房大肿瘤切除术同样会影响乳房美观。由于其多灶性的特点，乳腺 AS 的治疗是难点。如果其被认为是放射治疗后皮肤改变也会延误诊断。如果乳腺 AS 患者有广泛的胸壁或皮肤受累，应考虑使用基于紫杉类的新辅助化学治疗。乳腺 AS 的局部复发是很常见的，当胸壁是唯一复发部位而无其他部位转移证据时，可以行手术切除。所有病例都应经过肿瘤委员会讨论。

（三）淋巴结评估

一般情况下没有必要行前哨淋巴结活检和淋巴结清扫，因为 BS 倾向于血行扩散而不是通过淋巴管转移，淋巴结转移率为 5%[25, 40]。乳腺 AS 和横纹肌肉瘤淋巴结阳性风险略高约为 10%。在这些病例中可考虑前哨淋巴结活检，但是否行淋巴结手术应根据患者个体情况而决定[74]。不推荐常规淋巴结清扫，只有在活检阳性或影像学检查发现可疑淋巴结并且病理证实或临床上发现巨大结节才进行淋巴结清扫。不建议使用冷冻切片，特别是对于 RT 相关的 BS，因为微观肿瘤特征很难与放射治疗后改变区分开来。

八、放射治疗

RT 在 BS 根治性治疗中的作用尚未确定，通常是从肢体肉瘤的相关文献中推断。在这种情况下，RT 的潜在作用是扩大可手术范围，可在术前或术后应用。是否将 RT 作为管理计划的一部分应在术前进行讨论。术前 RT 的优点是更小、更符合标准的放射治疗体积和更低的总剂量要求，这有利于减少心脏、肺和对侧乳房的潜在放射损伤。可考虑术前放射治疗的情况有侵犯胸壁边界可切除的肿瘤患者和考虑保存正常组织的大肿瘤患者。对于切缘距离肿瘤较近或 R_1 切除的患者，术后 RT 是一个选择，但如果技术上可行应考虑对 R_1 切除患者再次手术[25, 75]。如果是切缘阴性或在筋膜平面将肿瘤剥离通常不给予术后 RT。然而切缘阴性的定义尚不清楚，因为在 BS 文献中有所不同，有的作者认为使用镜下切缘阴性或肉眼切缘阴性（距肿瘤 1～2cm）。根据肢体肉瘤的文献，任何高级别乳腺肉瘤距边缘小于 1～2cm 者应考虑术后放射治疗。距边缘较近的低级别肿瘤转移性失败的风险较低，可以密切观察。如果发生局部失败应给予联合治疗。通常采用的放射治疗剂量也是从肢体肉瘤的文献中推测出来的。标准的术前 RT 剂量为 50Gy，每次 2Gy，持续 5 周。标准的术后软组织肉瘤剂量为 66Gy，每次 2Gy，持续 6.5 周。但对于侵犯胸壁的肉瘤需降低剂量以保护毗邻的关键脏器。

有限的文献支持在特定情况下使用 RT。McGowan 等报道，接受≥ 48Gy 放射治疗的患者与接受＜ 48Gy 放射治疗的患者相比，其特异生存率更高（91% vs 50%）。然而，叶状肿瘤被纳入他们的分析和选择偏差可以解释研究中的差异[66]。Johnstone 等报道了 10 例接受乳房切除术和术后辅助放射治疗的非转移性 BS 患者。10 例患者中有 7 例存活，中位随访 99 个月，无局部复发，这支持辅助放射治疗有利于局部控制[76]。Barrow 等报道了 59 例患者，辅助放射治疗使局部复发率从 34% 下降到 13%，但是未达到统计学意义。体积大和阳性切缘的肿瘤局部失败率较高，需要放射治疗，潜在益处是可降低局部复发的风险，但没有证据表明能转化为生存获益[26, 65, 66]。

由于累积剂量和毒性风险，RT 相关性乳腺 AS 的原发部位很少给予辅助放射治疗。Depla 等报道了一项关于 RT 相关性 AS 的系统综述，术后 RT 可将局部复发的风险降低一半，但在生存率上没有显著差异[26]。不可切除且化学治疗后进展或不适合化学治疗的患者可考虑再次行 RT。使用≤ 50Gy 的剂量可以使患者获得较长时间的缓解期。虽然现有的证据有限，但从理论上讲超分割方案可以降低再照射并发症的风险[77]。对于有症状的远处转移或局部病灶也可采用 RT。

九、化学治疗

（一）术后辅助化学治疗

局部 STS 的主要治疗方法是手术，根据个体情况考虑行术前或术后放射治疗。根据最近的Ⅲ期随机研究和几项 Meta 分析，与观察结果相比在任何患者亚群中单独使用或联合使用基于多柔比星的辅助化学治疗均未能提高 STS 患者的总生存率[78–81]。例如，多柔比星（75mg/m^2）对比同剂量多柔比星 + 异环磷酰胺（每天 2.5g/m^2，连续 4 天，3 周为 1 个疗程）的Ⅲ期随机试验，证实 OS 未得到改善（12.8 个月 vs. 14.3 个月，HR=0.83，P=0.076）。联合组的中位无进展生存（progression-free survival，PFS）和总体反应率均有所改善，但其毒性显著增加[79]。

因此局限性可切除 AS 患者的治疗方法仍然是完全手术切除 ± 放射治疗。全身治疗通常用于局部晚期患者、不可切除或转移的患者，其目标是控制疾病并延长生存。

（二）新辅助化学治疗

没有证据表明新辅助化学治疗可改善总生存，但可考虑用于边缘可切除病灶的减瘤术，以优化可切除性，并增加切缘阴性的可能性[82]。术前多学科评估讨论治疗方案对于边缘可切除肿瘤患者非常重要。肿瘤对化学治疗的反应率是可变的，肿瘤退缩可能很小。然而在蒽环类化学治疗失败后，多西他赛 – 吉西他滨[83]、每周使用紫杉醇[84]和单用多西他赛新辅助化学治疗[85]后的病理学完全缓解已被报道，且耐受性良好。

（三）局部晚期 / 转移性患者

全身治疗可用于局部晚期或转移性患者的疾病控制。虽然没有长期治愈的机会，但是可以延长寿命。对于非 AS 疾病，用于其他部位 STS 的化学治疗方案同样可用，包括单药多柔比星、多柔比星加异环磷酰胺[86–88]、吉西他滨单独应用或与紫杉特尔[83, 89]和帕唑帕尼[90]联合使用。AS 的首选方案还包括单药紫杉醇[91]。应用血管内皮生长因子（vascular endothelial growth factor，VEGF）抑制药的研究结果令人失望（见下文）。

基于 VEGF 表达增加与更高级别 STS 相关且预后较差的理论[92]，许多 VEGF 抑制药已在晚期 STS 患者中进行了试验[93]。帕唑帕尼是一种 FDA 获批的用于治疗晚期 STS 的口服靶向 VEGF-R、PDGFR 和 C-kit 抑制药。国际Ⅲ期随机试验（PALETTE, Pazopanib Explored in Soft Tissue Sarcoma）显示这种靶向药物在传统化学治疗难以治疗的 STS 患者中应用带来了 PFS 获益（PFS 4.6 个月 vs 1.5 个月；HR=0.31；$P < 0.000\,1$）[94]。

其他Ⅱ期试验研究了紫杉醇化学治疗[91]、贝伐珠单抗[95-98]及舒尼替尼[99]和索拉非尼治疗 AS 的疗效[100]。总的来说，反应率和无进展生存期结果中规中矩。使用索拉非尼的 37 例患者中有 5 例出现部分缓解，而使用贝伐珠单抗的 30 例可评估患者的客观反应率为 17%，病情稳定率为 50%[95, 101]。此外在另一项对 50 例患者的研究中，其中一半为 AS 患者，紫杉醇每周方案和紫杉醇联合贝伐珠单抗的 6 个月 PFS 率分别为 54% 和 57%[102, 103]。

十、局部复发和转移的外科治疗

BS 复发的主要模式是局部复发，肺是远处转移的最常见部位。局部复发倾向于在术后 2～3 年内发生。在 AS 病例中发生得更早，治疗后中位复发时间为 1 年[7]。早期复发通常提示预后不良。复发的治疗包括手术（最常见的是全乳房切除术），以及 RT 和（或）化学治疗的联合治疗方式。所有复发和转移病例应经过肿瘤委员会讨论。手术治疗对复发患者的 OS 获益尚不清楚。一些可切除的局部复发或寡转移的患者可以只行手术治疗，特别是胸壁皮肤或皮下损伤的患者。

在 STS 中，肺转移通常发生在原发性肿瘤术后 2 年内，确诊转移的患者中位生存期约为 12 个月[104, 105]。肺部孤立性或寡转移病灶可以通过手术切除治疗，使 5 年生存率为 18%～43%，尽管文献中患者的选择是混淆的[106, 107]。具有良好心肺功能储备且无胸外病灶的患者应行完全切除以获得原发肿瘤的良好控制。即使如此复发仍然很常见，有超过 50% 的病例复发[108]。异时转移的预后好于同步出现。保留肺实质的非解剖性切除是可取的。立体定向体部放射治疗可考虑用于无法手术的患者，其 3 年局部控制率可达 82%[109]。使用多柔比星或异环磷酰胺全身治疗的 1 年 OS 已经被报道[90]。RT 可以缓解骨转移的症状。

十一、预后

不同亚型 BS 患者的 OS 和 DFS 是不同的。来自 MD Anderson 癌症中心和纪念 Sloan Kettering 癌症中心的两个最大的 RT 相关乳腺 AS 研究报道的 5 年疾病特异性生存率分别为 62.6% 和 47%[13, 63]。在这两项研究中，人群几乎只包括局部疾病。乳腺 AS 局部复发率高，高达 54%～92%[26]。一般来说 BS 的 5 年 OS 率为 14%～91%，5 年 DFS 率为 33%～66%[25]。表 23-1 总结了最常见 BS 亚型报道的 OS 和 DFS[3, 7, 8, 13, 14, 25, 26, 33, 35, 63, 65, 69, 110]。在诠释现有 BS 文献时的挑战之一是患者群体可能存在很大差异。例如一些研究主要是原发性肿瘤，而另一些则包括大量复发或局部晚期肿瘤。局部和远处复发率各不相同，要么合并报告，要么单独报告。在大多数患者接受放化疗等辅助治疗的研究中，OS 和 DFS 的结果也存在偏差。

十二、随访

目前没有明确的随访指导方针。其他部位肿瘤的证据表明，肉瘤多数在前 3 年内复发，但也可发生在 10 年以后。因此笔者建议对所有 BS 患者进行长期随访。对这些患者的随访政策包括前 2～3 年内每 3～4 个月进行 1 次体格检查，随后每 6 个月 1 次，达到 5 年后每年 1 次。低级别肿瘤患者在前 3 年的随访频率可以降低。每次就诊时应使用胸部 X 线片或低剂量 CT 以排除肺部转移。尽管常规 MRI 可导致假阳性结果，特别是在近期术后的情况下，但是 MRI 有助于明确可疑的胸壁复发。

十三、展望未来

目前还没有针对 BS 人群的靶向治疗的试验，但是关于分子途径特征的研究，以及针对晚期和转移性 STS 新型治疗药物的开发正在进行中。目前正在评估 SRC 激酶、PDGFR 和 VEGFR-2 的抑制药达沙替尼[111]。奥拉木单抗（Olaratumab）是一种人抗血小板衍生生长因子 α（PDGFRα）单克隆抗体，在一项初步Ⅱ期研究中与单药多柔比星对比，其与多柔比星联合应用可改善 STS 患者的 PFS 和 OS[112]。目前一项大型国际Ⅲ期研究正在对这一观察结果进行验证[113]。已经有大量的资源用于研究免疫检查点抑制药的免疫治疗在癌症中的应用，但目前疗效还有待于观察[114]。事实上，大体积肉瘤的 BS 患者治疗时，DFS 可得到改善，5 年 DFS 为 58%，而 DFS 为 37%。在肉瘤中胰岛素生长因子轴

表 23–1　乳腺肉瘤的生存结果

病理亚型	作　者	患者数	类　型	5 年 OS	10 年 OS 率	中位 OS 期	5 年 DFS 率	10 年 DFS 率	中位复发时间	局部复发率	远处复发率
乳腺肉瘤	Nizri 等 [25]	–	综述	14%～91%			33%～66%				
	Pencavel 等 [69]	63	回顾性	78%			42%			48%	26%
	Zelek 等 [65]	83	回顾性		62%			50%			
	Bousquet 等 [7]	103	多中心回顾性	55%			44%				
血管肉瘤	Bousquet 等 [7]	42	多中心回顾性					12%			
原发性血管肉瘤	Nascimento 等 [8]	49	回顾性			5.7 年			2.8 年	24%	58%
	Vorburger 等 [14]	32	回顾性	59%		6.53 年	56%		2.26 年		
放射治疗相关性血管肉瘤	Torres 等 [13]	95	回顾性	53.5%		7.3 年	50.7%		1.8～3 年	48%	27%
	D' Angelo 等 [63]	79	回顾性	47%		2.97 年	41%（局部），48%（远处）		1.29～2.48 年	45%	41%
	Depla 等 [26]	222	系统综述	43%			32%		1 年	65%	
恶性纤维组织细胞瘤	Suhani 等 [3]	–	综述	20%～35%							
横纹肌肉瘤	Hays 等 [110]	26	回顾性	43%							
骨肉瘤	Silver 等 [35]	50	回顾性						10.5～14.5 个月		
	Al–Samaraee 等 [33]	–	综述	38%							

OS. 总生存；DFS. 无病生存

活性和靶向胰岛素生长因子途径的 mTOR 活性的研究目前也正在进行[115]。

十四、结论

乳腺肉瘤很少见，包括起源于乳腺非上皮成分的异质性病变。除 RT 史外，它们通常没有可识别的病因。手术是治疗的主要手段，其目标是获得阴性边缘，除非有明确的淋巴结受累证据，否则不必行淋巴结清扫。由于这些肿瘤的罕见性，放化疗的应用没有标准，但是 RT 可以改善 R_1 切除后、体积较大及高级肿瘤的复发率。化学治疗药如蒽环类、异环磷酰胺和紫杉类药可能在控制局部疾病和改善生存方面发挥作用。疑诊或确诊为 BS 的患者应转诊至可获得多学科诊治护理的肉瘤中心，这有利于改善患者预后。

第 24 章　乳腺腺样囊性癌

Adenoid Cystic Carcinoma of the Breast

Antoinette R. Tan　Chad A. Livasy　著

王长宾　译　　朱婉琦　校

一、概述

腺样囊性癌（adenoid cystic carcinoma，ACC）是一种罕见的侵袭性乳腺癌，占乳腺癌的比例不足 0.1%[1]。乳腺腺样囊性癌呈三阴性表型，即不表达雌激素受体（estrogen receptor，ER）、孕激素受体（progesterone receptor，PR）和人类表皮生长因子受体 2（human e pidermal growth factor receptor type 2，HER2）。多项报道描述了这种罕见的乳腺癌组织学类型，这些报道仅局限于个案报告、小样本和基于人群的注册研究。最大的样本来自美国国家癌症数据库，包括了 933 例患者[2]。与发生在其他器官如唾液腺和肺相比，乳腺腺样囊性癌具有更好的预后[3]。从表型上看，乳腺腺样囊性癌归类为基底样乳腺癌，与其他三阴性乳腺癌相比，它具有惰性的生物学行为和更好的预后[4]。这突出了三阴性乳腺癌的异质性，以及将肿瘤组织学亚型和分级与三阴性状态相结合的必要性[5]。

二、流行病学和生物学

乳腺腺样囊性癌诊断时的中位年龄在 60 岁以上，虽然这个范围很广[2]。Ghabach 等描述了该病在特定年龄的发病率，35—44 岁时呈上升趋势，55—64 岁趋于平稳[1]。大多数病例为女性，但也有关于男性的个别报道，其临床表现和转归与女性相似[6, 7]。一项来自流行病监测与最终治疗结果（Surveillance，Epidemiology and End Results Program，SEER）数据库的分析表明：乳腺腺样囊性癌主要发生在白人，非洲裔美国人发病率较低[3]。其中，美国非洲裔女性的发病率比白人女性低 39%[1]。

乳腺腺样囊性癌是一种低级别恶性肿瘤，就诊时很少出现局部淋巴结侵犯。当患者出现局部复发和远处转移时，有可能是一个漫长而缓慢发展的临床过程。据报道，乳腺腺样囊性癌患者的 10 年生存率高于 90%[1, 8, 9]。大多数乳腺腺样囊性癌患者的死亡原因是肿瘤的组织学特征偏离了经典的组织病理学类型。

三、病理学

肉眼观，大多数腺样囊性癌为边界清楚的黄棕色肿块，偶尔可见混合性微囊肿。显微镜下，乳腺腺样囊性癌是包含上皮细胞（管腔上皮细胞）和肌上皮细胞（基底细胞）类型的混合物，通常排列成典型的管型和筛型（图 24–1 和图 24–2）。乳腺腺样囊性癌需要严格定义其组织病理学特征，以保证其独特、良好的临床行为和预后。如果一个特定的肿瘤表现出非经典的组织学特征，那么很可能就失去了这种惰性的生物学行为。免疫组织化学染色可以很好地鉴别两种不同的细胞类型（图 24–3 和图 24–4）。在腺样囊性癌中，肿瘤细胞形成两种结构：真正的腺腔和假瘤[10]。真正的腺腔内有中性高碘酸希夫染色阳性黏蛋白，并被细胞角蛋白 7 阳性的管腔上皮细胞所包绕，这些细胞的细胞质往往比混合的基底样 / 肌上皮细胞丰富。上皮成分可以呈现多种多样的结构模式，包括实体型、筛型、管型和小梁型结构，有时可见鳞状或皮脂腺分化灶。

假瘤是由于基质向管腔内凹陷造成的，这些基质包含基底膜成分的嗜酸性球体和黏液样物质。假瘤形态各异，大多为圆形，由基底样 / 肌上皮细胞包绕，其典型表现为各种基底样 / 肌上皮细胞标记

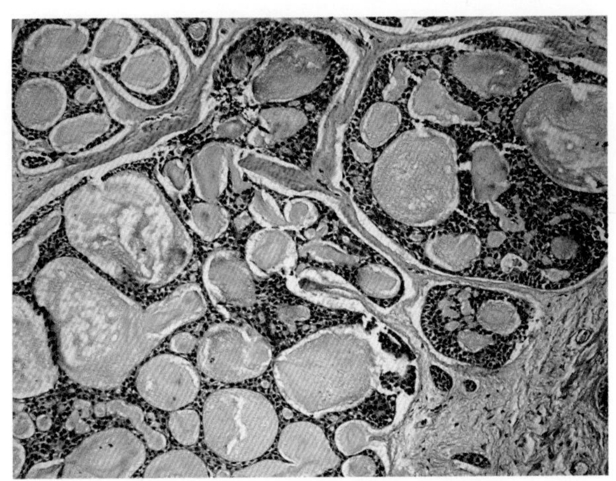

▲ 图 24-1　筛型为主的腺样囊性癌
圆形假瘤含有基底膜成分的黏液状球体

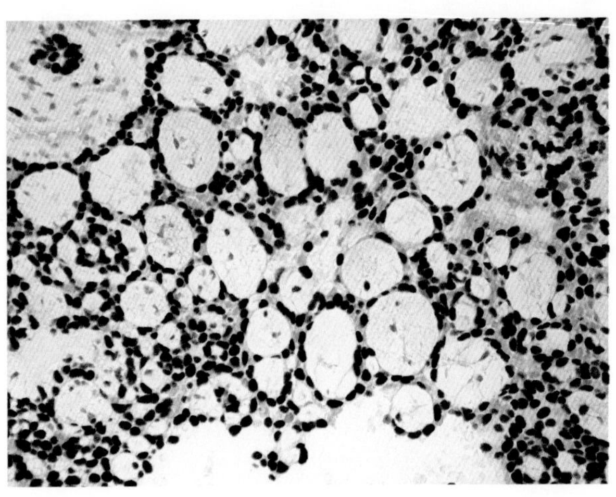

▲ 图 24-3　肌上皮染色 p63 突出显示该腺样囊性癌内主要为肌上皮细胞

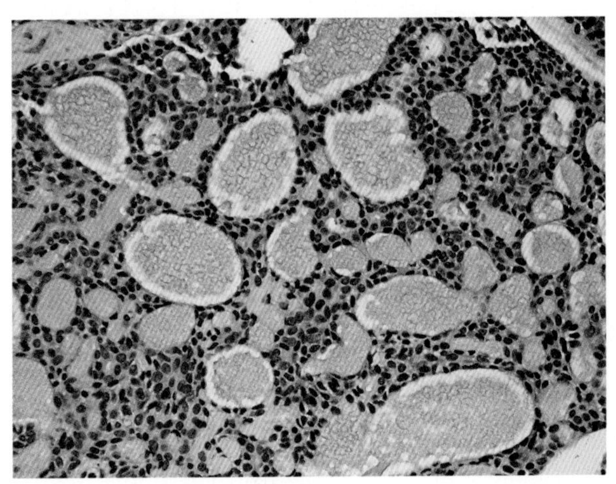

▲ 图 24-2　高倍镜显示假瘤周围有小的基底样肿瘤细胞，细胞核分级低，胞质稀少

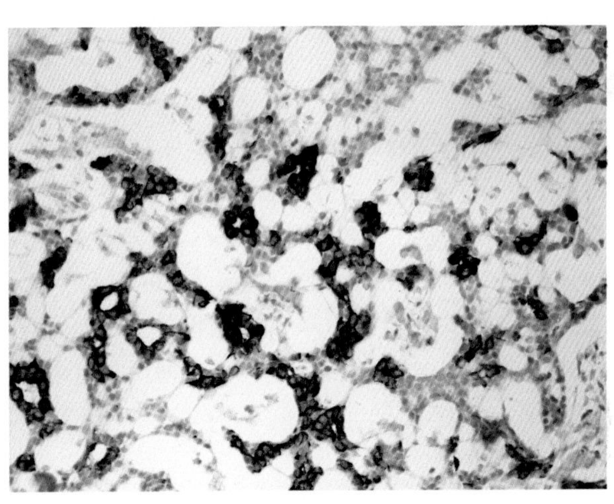

▲ 图 24-4　细胞角蛋白 7 的免疫染色
突出形成小腺腔的管腔上皮细胞，相邻的混合型肌上皮细胞染色阴性

物染色阳性，包括 p63、平滑肌肌球蛋白重链、肌钙蛋白和基底细胞角蛋白（细胞角蛋白 5/6、细胞角蛋白 14、细胞角蛋白 17）。管腔上皮细胞和基底样 / 肌上皮细胞的核特征为低分化及有丝分裂率低。典型的细胞坏死灶缺失。与唾液腺腺样囊性癌不同的是，通常不能观察到神经周围浸润。

C-kit（CD117）通常在腺样囊性癌中过度表达，可用于进一步支持活检标本中乳腺腺样囊性癌的诊断（图 24-5）。C-kit 染色阳性与肿瘤的基础分化有关，而不是激活了 KIT 突变 [11]。甲磺酸伊马替尼是 C-kit、BCR-abl 和血小板衍生生长因子酪氨酸激酶的有效抑制药，可单独用于转移性或不可切除的唾液腺及头颈部腺样囊性癌的治疗 [12, 13]。迄今发表的

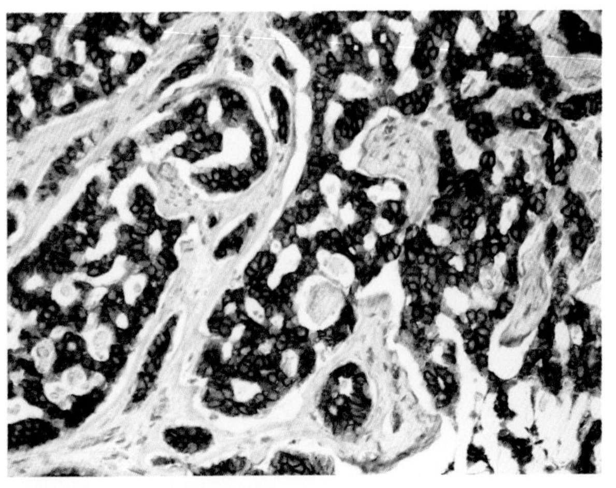

▲ 图 24-5　中到强染色的 C-kit（CD117）是典型的腺样囊性癌特征

数据显示，在乳腺腺样囊性癌治疗中甲磺酸伊马替尼抗肿瘤活性较低，几乎没有证据表明其对 C–kit 有抑制的作用，表明这与 C–kit 在肉瘤和白血病中的表达存在功能差异。此外，来自 SOX 家族的转录因子 SOX4 和 SOX10，在腺样囊性癌中通常过度表达 [14]。

乳腺腺样囊性癌的 ER 和 PR 表达呈阴性，也缺乏 HER2 过表达及 HER2 扩增，始终呈现三阴性表型。增殖标志物，如 Ki–67，在常规腺样囊性癌中显示较低的增殖指数 [15]。腺样囊性癌可能是在小腺性腺病的基础上发展而来，并被发现与腺肌瘤和低级腺鳞癌有关，提示与其他上皮与肌上皮混合肿瘤相关 [16, 17]。

乳腺腺样囊性癌分级的临床应用尚不明确。由于，在乳腺腺样囊性癌中观察到不同数量的实体结构，一些作者提出了基于实体生长比例的分级系统 [18]。本评分系统将腺样囊性癌分为三组（1 级，无实体元素；2 级，＜ 30% 实体结构；3 级，≥ 30% 实体结构）。本研究报告 2 级和 3 级肿瘤有增大的趋势，更有可能发展为复发。该分级系统的预后效果，尚未被其他研究的证实 [10, 19]。美国癌症分期联合委员会手册第七版建议，Nottinggham 病理分级适用于所有乳腺癌 [20]。根据这个评分方案，大部分腺样囊性癌定为 Nottinggham1 级或 Nottinggham2 级。

四、鉴别诊断

肿瘤的生长模式可有助于腺样囊性癌与其他类型原位或侵袭性乳腺癌的鉴别诊断。侵袭性和原位筛状癌与其具有相似的组织学特征，但因为缺乏混合上皮 / 肌上皮分化及激素受体阴性，所以易与腺样囊性癌相鉴别。腺样囊性癌与一种良性乳腺病变（称为胶原性球菌病）的鉴别很困难，因为这两种病变可能都包含基底膜成分的嗜酸性球体和黏液样物质。将 ACC 与良性乳腺病变区分开可能很困难，因为这两种病变都可能含有黏液样物质和由基底膜组成的嗜酸性小球。然而，胶原性球菌病是非浸润性疾病，局限于先前存在的导管和小叶。表达部分而非全部腺样囊性癌特征肿瘤的鉴别诊断是最困难的。

一种特殊罕见的类型被称为乳腺腺样囊性癌的实变型，具有基底样特征 [21]。几乎都是（＞ 90%）或完全实体生长型，肿瘤细胞呈基底样形态（图 24–6）。与传统腺样囊性癌相比，这种肿瘤也可能表现为中度至明显的核异型性，活跃的有丝分裂和明显的肌上皮分化丧失。其是腺样囊性癌的一种形式，还是属于基底样细胞非特殊类型导管癌，还存在争议。对于失去传统典型腺样囊性癌组织学特征的肿瘤，特别是表现为明显失去肌上皮分化的肿瘤，往往失去了惰性生物学行为。分子研究尚未解决这种罕见的变异肿瘤的分类问题。

五、分子研究

腺样囊性癌提供了一个基因型与表型相关的例子，无论其起源部位，都表现出相似的组织学特征，并存在导致 *MYB-nfib* 融合基因的染色体易位 t（6；9）（q22–23；p23–24）[22, 23]。这导致 *MYB* 在 mRNA 和蛋白质水平上的活化和过表达。*MYB* 是一种亮氨酸拉链转录因子，在细胞增殖、凋亡和分化的调控中起重要作用。虽然部分腺样囊性癌缺乏 *MYB-NFIB* 融合基因，但由于 t（6；9）染色体易位以外的机制，这些肿瘤可能表现出 *MYB* 的活性 [24]。

乳腺腺样囊性癌中检测到的 *MYB-NFIB* 融合基因突变率并不一致 [15, 22, 25, 26]。Brill 等分析了 61 例多个解剖部位腺样囊性癌的 *MYB-NFIB* 融合基因状态，基因突变率分别为唾液腺 21/30、乳腺 2/4、喉 2/5、鼻腔 5/7、气管 / 支气管 7/12、外阴 2/3[22]。Martelotto 等和 Dalfonso 等分别应用荧光原位杂交法和反转录聚合酶链反应在传统乳腺腺样囊性癌中

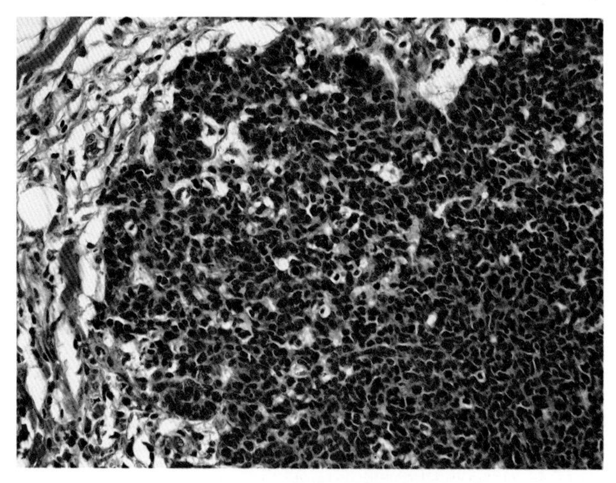

▲ 图 24–6　乳腺腺样囊性癌的实变

具有基底样特征，显示小基底细胞的全实体浸润巢；与传统的腺样囊性癌不同，有丝分裂和凋亡小体利于鉴别

检测 *MYB-NFIB* 融合基因占 83%（10/12）和 33%（5/15）[26, 27]。而且 *MYB* 基因重排在乳腺腺样囊性癌的实变病例中也有报道。一项研究纳入 31 例具有基底样特征的乳腺腺样囊性癌的实变患者，应用荧光原位杂交法对 *MYB* 基因重排检测，发现 *MYB* 基因重排占 12.5%（2/16）[26]。虽然 *MYB-NFIB* 融合基因是乳腺腺样囊性癌的特征，但乳腺活检对腺样囊性癌的诊断仍是基于这种罕见肿瘤的组织病理学和免疫表型特征。

对乳腺腺样囊性癌详细分子研究表明，其外显子突变率较低，遗传不稳定性较低，并存在以染色质重塑、细胞黏附和典型信号通路基因为靶点的异质性体细胞基因改变，包括的癌症基因的突变例如：*BRAF*、*FBXW7*、*FGFR2* 和 *MTOR*[15, 27, 28]。常见于三阴性及基底样导管癌的突变和拷贝数变异，如 p53 和 4p 突变，5q 和 10q 缺失，以及 6p、8q 和 10p 插入，不常见于乳腺腺样囊性癌[15, 29, 30]。据报道，不到 10% 的乳腺腺样囊性癌中存在非整倍体[31]。研究表明，腺样囊性癌中 *BRCA1* mRNA 的水平明显高于常见的三阴性或基底样乳腺癌，这表明其保留了正常的 *BRCA1* 功能[15]。总之，这些分子研究表明，乳腺腺样囊性癌是三阴性乳腺癌的一种独特形式，与更常见的三阴性或基底样乳腺癌相比，它们的基因组结构更类似于唾液腺腺样囊性癌。

六、临床特征：临床表现与影像学表现

乳腺腺样囊性癌具有明显的临床特征。由于其临床表现不同于其他三阴性乳腺癌，因此准确诊断非常重要。它通常表现为一个可触及的质硬肿块，好发于乳房外上象限或乳晕下和乳晕周围，可能伴有疼痛和压痛。左、右侧乳房发病情况相当，很少报道双侧发病或多发[32, 33]。肿块通常可移动，很少固定于皮肤、乳头或胸肌上，乳头溢液少见。中位肿瘤直径为 2～3cm，但也有报道可达 12cm[34]。在大多数队列研究中，病变的病理分期为 T_1 或 T_2[35]。

腋窝淋巴结受累并不常见，在最近报道中，发生率 0%～6.1%[1, 2, 8]。远处转移也可发生，但并不常见，并且可在没有淋巴结受累的情况下发生远处转移。最常见的转移部位是肺[36]。其他转移部位包括肾脏、肝脏和骨骼[37]。脑转移和头皮转移也有零星报道[38–41]。转移性疾病倾向在初次诊断后数年发生，在部分病例中也可超过 10 年。这与三阴性乳腺癌截然不同，三阴性乳腺癌远处转移通常发生在诊断后的 3 年内[42]。即使存在转移，乳腺腺样囊性癌患者也将经历了一个缓慢的临床过程。

乳腺腺样囊性癌的影像学特征鲜有报道，而且缺乏特异性。在乳房 X 线摄影检查中，腺样囊性癌可以表现为光滑、边界清楚的肿块，不规则肿块或不均匀密度[43]。超声检查彩色多普勒检查显示为低回声或混杂回声的不规则肿块，血管及钙化少见。两项回顾性研究报告了少数病例的磁共振成像（magnetic resonance imaging，MRI）特征[44, 45]。Glazebrook 等描述了 4 例术前行 MRI 检查的乳腺腺样囊性癌病例，发现肿块呈分叶状或形状不规则，且均表现为快速、不均匀的强化。其中 2 例为实变型，T_2 加权图像表现为高信号，另外 2 例较小病灶 T_2 加权图像表现为等信号[44]。Tang 等描述了 9 例术前进行 MRI 检查的乳腺腺样囊性癌患者[45]，其中，快速且不均匀强化 4 例，快速且均匀强化 5 例。2 例较大肿块的 T_2 加权图像表现为高信号，内部间隔表现为低信号，其余病例 T_2 加权成像为等信号。乳腺腺样囊性癌患者的分期应遵循与其他侵袭性乳腺癌相同的指南。

七、治疗

由于乳腺腺样囊性癌的罕见性，目前其临床管理和治疗尚无统一的指南。考虑到乳腺腺样囊性癌生长缓慢的生物学特性，应遵循其他低级别乳腺癌的治疗方案。

（一）手术

早期局部治疗可选择乳房切除术或保乳手术。由于病例稀少，没有随机对照试验来比较这两种手术方法。手术后局部复发率约 6%[46]。据报道，保乳手术后的边缘阳性率较高[47]。局部复发不常见，复发患者通常行乳房切除术[31]。

（二）腋窝管理

腋窝淋巴结活检的作用尚不清楚。许多发表的病例报道，腋窝淋巴结受累的发生率为 0%～6.1%[1, 2, 8]。Thompson 等回顾了 1988—2005 年加利佛尼亚州病例登记，发现了 244 例乳腺腺样囊性癌，发现淋巴结受累多见于较大原发肿瘤患者[9]。在已知淋巴结状态和肿瘤大小的 144 例患者中，8 例淋巴结受累，肿瘤平均直径为 3.6cm，淋巴结阴性的 136 例患者

平均肿瘤直径为 2.2cm（P=0.06）。然而，随着前哨淋巴结活检术的广泛应用，腋窝淋巴结清扫术的处理已不再是一个问题。鉴于腋窝淋巴结受累很少见，除非有淋巴结转移的临床证据，否则似乎没有必要进行腋窝淋巴结清扫。当腺样囊性癌发生实变或肿瘤直径＞ 3cm 需要考虑进行前哨淋巴结评估[48]。

（三）放射治疗

关于腺样囊性癌保乳术后放射治疗的作用，目前的数据有限，其中大部分数据来自回顾性分析。Arpino 等回顾了贝勒医学院乳腺中心数据库中的 28 例乳腺腺样囊性病的临床结果[31]。在进行乳房肿瘤切除术的 6 例患者中，5 例（17%）接受了术后辅助放射治疗，且没有局部复发的报道。Khanfir 等报道，61 例患者中 66% 术后接受辅助放射治疗[35]，保乳手术组与保乳术后放射治疗组 5 年局部区域控制率分别为 83% 及 95%，总生存无明显差异。有趣的是，Coates 等进行了一项基于 SEER 数据库研究，纳入 1998—2005 年接受手术的乳腺腺样囊性癌患者[8]，共 376 例，129 例接受术后放射治疗，247 例未行术后放射治疗。单因素分析显示，两组总体生存率（OS）存在显著差异，5 年和 10 年绝对生存受益分别为 9% 和 21%（$P = 0.005$）。Ⅰ期患者 5 年和 10 年绝对生存差异分别为 8% 和 27.7%（$P = 0.01$）。在接受肿瘤切除术的患者中，5 年和 10 年绝对生存差异分别为 12.4% 和 19.7%（$P = 0.008$），这一趋势表明，接受放疗的患者有利于提高总体生存率。

虽然回顾性数据库研究有其固有的局限性，如隐匿性病例选择偏差，但这是目前评估辅助放射治疗对于乳腺腺样囊性癌的总体生存和特定疾病生存受益的最大回顾性数据。另一个需要考虑的问题是切缘状态，在该研究中没有提到。1988—2007 年，加拿大安大略省汉密尔顿麦克马斯特大学健康科学中心对保乳术后手术边缘呈阳性的乳腺腺样囊性癌的数据进行了报道[47]，有 12 例经病理证实的病例。在这个小样本中，9/12（75%）的患者接受了肿瘤切除，5/9（56%）患者的手术切除边缘呈阳性，3 例没有可用的切片用来评估切缘。鉴于目前基于人群的登记中获得的数据，放射治疗可考虑或讨论后用于乳房肿瘤切除术后的乳腺腺样囊性癌患者。

（四）全身治疗

辅助全身治疗的价值尚未确定，尚需仔细评估，权衡利弊。2014 年加仑共识会议将乳腺 ACC 描述为一种特殊的组织学类型，如果淋巴结阴性，其长期疗效极好，可能不需要任何辅助化学治疗[49]。对淋巴结阳性的乳腺腺样囊性癌实施辅助化学治疗，可应遵循当前常见组织类型的乳腺癌辅助治疗指南。由于该肿瘤增殖速度缓慢，非蒽环类药的方案可能是一个合理的选择。

如前所述，转移的存在对腺样囊性癌的基本诊断提出了质疑。也就是说，对于已确诊的腺样囊性癌并出现远处转移的患者，笔者认为重新活检是非常重要的，可能其组织学类型不同，应对此进行相应处理。值得注意的是，偶尔有报道显示手术切除腺样囊性癌转移瘤可使患者获益[37, 39]。

八、预后

与涎腺腺样囊性癌不同，乳腺腺样囊性癌预后较好。1998—2008 年美国国家癌症数据库报告的 933 例新诊断的乳腺腺样囊性癌病例中，488 例患者的 5 年总体生存率为 88%[2]。在其他一些报道中，10 年总体生存率是 90% 或更高，这与三阴型乳腺癌的报道结果形成了对比[1, 8, 9, 35]。1997—2005 年，欧洲肿瘤研究所对 781 例三阴型乳腺癌进行分析，10 例（1.2%）腺样囊性癌患者的 5 年无病生存率和总体生存率均为 100%，相比，693 例浸润性导管癌患者的 5 年无病生存率和总体生存率分别为 77% 和 84%[5]。

九、结论

鉴于乳腺腺样囊性癌惰性的生物学行为特征，切缘阴性的手术切除（乳房肿瘤切除术或乳房切除术）是首选方法。鉴于淋巴结转移发生率低，进行腋窝分期可能是不必要的。保乳术后应考虑给予放射治疗。由于乳腺腺样囊性癌有一个非常好的生存结局，辅助化学治疗似乎没有什么好处。由于有晚期复发的可能，建议对乳腺腺样囊性癌患者进行长期监测。考虑到缓慢的临床病程、罕见的腋窝淋巴结受累、罕见的远处转移和良好的预后，乳腺腺样囊性癌选择全程保守的临床治疗更加合理。

第 25 章　男性乳腺癌

Breast Cancer in Men

Suleiman Alfred Massarweh　George W. Sledge Jr　著
王长宾　译　　朱婉琦　校

一、概述

男性乳腺癌（breast cancer in men，BCM）并不常见，但很早就被报道过。早在公元前 3000—公元前 2500 年，Edwin Smith 的外科手稿提及了一例男性乳腺肿块患者[1]。14 世纪英国外科医师 John 首次从临床角度描述了男性乳腺癌，他警告一位巨大乳房肿块的牧师，由理发师来治疗他的乳房肿块，肿块“会导致他死亡”[2]。19 世纪晚期 Williams 将零散的个案报道进行了整理[3]，直至 1927 年才出现一篇详尽的关于疾病基本特征的概述[4]。

由于男性乳腺癌少见，许多疾病相关的诊疗指南源于女性乳腺癌。大多男性乳腺癌的数据通常来自于单一机构的回顾性研究，缺乏前瞻性的随机试验，因此，男性乳腺癌的治疗在很大程度上是基于女性的临床对照试验。

二、流行病学

美国癌症协会评估发现，2016 年美国将有大约 2600 例男性诊断为乳腺癌，占所有乳腺癌患者（男性及女性）的 1%，仅占男性新发癌症的 0.03%。2016 年将有 440 例男子死于乳腺癌，死亡率为 17%，与女性乳腺癌死亡率相似，占男性所有癌症死亡的 0.13%[5]。全世界男性乳腺癌的年龄调整后发病率约为 1/10 万[6]。

尽管男性乳腺癌较为少见，但显然，男性乳腺癌的发病率似乎确实在增加[5, 7]。增长趋势与近年来观察到的女性乳腺癌一致，尽管速度较慢，这一增长可能与乳房 X 线检查提高了乳腺癌的早期发现相关。美国流行病监测与最终治疗结果（SEER）数据库也报告了类似的趋势[8]，最近，一项关于全球乳腺癌发病趋势的国际研究显示，男性与女性之间乳腺癌发病率存在相似的结果[6]。有趣的是，男性和女性乳腺癌发病率的平行趋势似乎与年龄有关，50 岁以后男性的乳腺癌发病率与女性发病率存在相关性，而在年轻男性则无相关性[9]。乳腺癌发病率上升的原因尚不明确，除女性生殖、乳房 X 线检查之外，其他环境因素可能也发挥了作用。

类似于女性乳腺癌，男性乳腺癌发病率也同样存在地域差异，北美和欧洲的发病率较高，亚洲的发病率较低。其中，发病率最低的是芬兰和日本[10]，最高的是非洲国家[11]。在赞比亚，近 15% 的乳腺癌患者为男性[12]。在特定的非洲国家，男性乳腺癌的发病率较高，可能与继发于传染性疾病的肝脏疾病有关[13]，这可能导致高雌激素水平状态。

三、危险因素

大多数男性乳腺癌并没有明确的危险因素。有证据表明，较高的雌激素状态，或激素失衡，可能与男性患乳腺癌的发病有关，其支持性证据主要来源于一系列小样本的实验（框 25-1）。雌、雄性激素失衡可能由雌激素过量或雄激素缺乏造成。男性乳腺癌患者体内循环雌激素水平升高的原因包括：慢性肝病[14, 15]、肥胖[16–19]、药物性雌激素治疗[20]、前列腺癌的性腺抑制治疗[21, 22]。

雌激素水平与男性乳腺癌的关系成为研究的热点，因为雌激素水平相关的危险因素与女性乳腺癌的发病密切相关，而大多数男性乳腺癌患者表达雌激素受体（ER）。在肥胖男性中，雌激素的产生、代谢和生物利用度都较高。随着周围脂肪组织

框 25-1 可能与男性乳腺癌病因有关的因素

- 激素因素：雌激素增加，激素失衡
  - 外源性雌激素
  - 前列腺癌的性腺抑制治疗
  - 慢性肝病
  - 肥胖
- 原发性睾丸异常
  - Klinefelter 综合征
  - 睾丸切除术
  - 腮腺炎性睾丸炎
  - 隐睾症
  - 过量热暴露
- 催乳素的增加
  - 药物
  - 头部创伤
- 电离辐射
- 家族史
- 遗传性综合征：*BRCA2*、*PALB2*、*PTEN*、*CHEK2*

中雄激素向雌二醇和雌酮转化，循环雌激素水平可能会增加[19, 23]。男变女的变性者所需的激素治疗也被认为是乳腺癌的危险因素[24]。值得注意的是，乳腺癌在两种变性者（男变女及女变男）中均有报道[25, 26]。

睾丸功能紊乱时雄激素分泌减少可能导致激素失衡，包括腮腺炎性睾丸炎、睾丸切除术、隐睾和睾丸损伤[27]。许多男性乳腺癌患者与 Klinefelter 综合征异常相关[28–32]，Klinefelter 综合征其特征为原发性睾丸发育不良、小睾丸、第二性征缺乏、男性乳房发育和高促性腺激素型性腺功能减退等临床表现[33]。核型分析确定的 Klinefelter 综合征患者发生乳腺癌高达 7%[28, 30]。

职业和高温环境暴露与男性乳腺癌的发病风险增加有关。升高的温度可能会导致睾丸损伤，导致雄激素和雌激素水平的改变。受影响的人包括在钢铁厂和轧钢厂工作的男子、从事机械维修和机动车辆制造的男子、高炉工人[34]和可能接触电磁场的工人[35, 36]。接触多环芳烃、亚硝胺和金属烟雾等致癌物也可能增加男性乳腺癌的发病风险[37]。高泌乳素血症，无论是药物性还是头部创伤性，均可能与男性乳腺癌相关[38]。辐射暴露也可能与男性乳腺癌的发展有关[39, 40]，但男性儿童时期患癌或霍奇金病的幸存者，与女性相似，并无乳腺癌的报道[41, 42]。

男性乳房发育是在雌激素刺激下男性正常乳腺组织的增殖，它可能与乳腺癌相关，可作为高雌激素状态的标志，或可能是乳腺癌的危险因素。40% 的男性乳腺癌患者发现乳腺增生的微观证据[43]。尸检结果显示，有高达 50% 的男性乳腺癌患者存在男性乳房发育[44]。由于临床上高达 35%～40% 的健康男性可能存在男性乳房发育[45]，有迹象表明，男性乳腺癌患者的男性乳房发育的发生率可能与普通人群相似[46]。

最近，一项在美国退伍军人中进行的流行病学研究再次确定男性乳腺癌相关的风险：男性乳房发育、Klinefelter 综合征、肥胖和睾丸炎，这进一步支持了激素失衡作为男性乳腺癌危险因素的作用[47]。有趣的是，在此研究中，胆石症也是黑人男性乳腺癌的一个危险因素。

最近，男性乳腺癌研究报道了男性乳腺癌与体重、体重指数、Klinefelter 综合征和糖尿病显著关联，并提出了与隐睾和睾丸炎有关的建议[48]。同一队列的患者对照研究中，男性乳腺癌患者的基线循环雌二醇水平高于对照组，支持内源性雌激素在男性乳腺癌发展中的作用[49]。

虽然既往认为酒精和烟草与男性乳腺癌有关，但最近的数据提示没有支持这种联系的证据[50, 51]。

四、遗传学

多年来，人们已经认识到男性乳腺癌可能存在家族聚集倾向，男性和女性乳腺癌患者的近亲属风险增加[52]。美国监测、流行病学和最终治疗结果数据库的数据显示，家族病史阳性的男性发展为乳腺癌的比值比为 3.98[53]。尽管大多数的研究发现 *BRCA1* 携带者似乎与男性乳腺癌发病风险增加无关[54]，但一项研究发现，德系犹太人男性乳腺癌患者的 *BRCA1* 突变发生率为 10.5%（8/76）[55]。*BRCA1* 突变的男性终生患乳腺癌的风险略高于 1%[56]。

与 *BRCA1* 相比，*BRCA2* 突变似乎是男性患乳腺癌的最大危险因素[56]。*BRCA2* 突变的男性终生患乳腺癌的风险约为 7%，是普通人群的 80～100 倍[56]。在一项对 237 个受乳腺癌影响的家庭的研究中，既有男性又有女性患乳腺癌的家庭 76% 有 *BRCA2* 突变[57]。在 54 例无乳腺癌家族史的患者中，*BRCA2* 突变的频率为 4%～16%[58, 59]。

与 *BRCA2* 突变的女性相比，*BRCA2* 突变的男性患者分期更晚，更容易伴发雌激素受体和孕激素受体（PR）阳性。与 *BRCA2* 无突变的男性患者相比，他们更有可能具有更高的肿瘤分级 [60]。

综上所述，国家综合癌症网络（NCCN）遗传风险评估实践指南建议对所有男性乳腺癌患者和有男性亲属乳腺癌家族史的人进行基因检测。与女性 *BRCA* 突变的筛选指南不同，NCCN 尚没有男性乳腺癌患者针对 *BRCA* 突变的筛查建议，目前缺乏支持在男性乳腺癌人群中筛查的证据 [61]。

PTEN 抑癌基因和 *CHEK2* 激酶与女性乳腺癌相关，同时也是男性乳腺癌的相关基因。此外，有 25 个基因（包括 *AR* 基因和 *CYP17* 基因）也被怀疑为男性乳腺癌的遗传因素，但在女性乳腺癌中尚未确定明确的作用 [33]。最近，发现 *PALB2* 突变可以增加乳腺癌的风险，该突变发生在 Fanconi anemia 基因上，可以在 1%～2% 的 *BRCA2* 突变阴性男性乳腺癌患者中检测到。

五、临床表现及诊断评价

许多研究描述了男性乳腺癌的临床表现 [62–66]。其中最常见是乳晕下无痛性、固定肿块（75%～85%），好发于左侧乳房，这与女性乳腺癌类似 [64]，双侧发病不常见 [46, 62, 67, 68]。其他临床表现包括乳头溢液、乳头溃疡或出血、乳房疼痛或肿胀，或远处转移相关的症状 [69]。

除可触诊到乳房肿块外，常见的体格检查包括乳头回缩、内陷或固定、乳头溢液和乳腺炎。据报道，乳头受累率高达 40%～50%，这可能是由于男性乳腺组织稀缺和大多数乳腺肿瘤发生在中心位置 [46]。3%～5% 的患者表现为佩吉特病，多为侵袭性疾病 [70–73]。炎性乳腺癌极少发生在男性 [74]。临床上表现为腋窝淋巴结受侵的患者占 40%～55%[70, 75]，但明显肿大的腋窝淋巴结伴隐匿性乳房肿瘤较为少见 [76]。由于延误诊断的时间从开始的 18 个月下降到 1981 年后的 6 个月以内，局部晚期疾病出现皮肤溃烂的频率已经下降 [76–78]。有趣的是，曾报道过一例带有起搏器的老年溃疡型乳腺癌患者，最初认为溃疡与起搏器有关，这可能导致了误诊和疾病的转移 [79]。另一个导致乳腺或乳头乳晕溃疡的原因是基底细胞癌，可能与乳腺癌混淆 [80]。

男性乳腺肿块的主要鉴别诊断是乳腺癌和男性乳房发育，男性乳房发育更为常见 [45]，典型临床表现为一个柔软的、可压缩的、移动性的乳晕下肿块，可见于单侧或双侧发病 [81]。男性乳房良性肿块也可能包括脂肪瘤、包涵体囊肿、淋巴结、脂肪坏死和平滑肌肉瘤，但非常罕见 [82] 且易被乳房 X 线检查所鉴别 [81, 83]。脂肪瘤可能是男性最常见的乳腺良性肿瘤，临床特征是一种柔软的、活动的、无痛性肿块，可以随着时间的推移缓慢增长 [81, 84, 85]。通过体格检查来鉴别良恶性乳腺肿块是非常困难的，但血性乳头溢液往往提示恶性肿瘤 [86, 87]。在一项对 628 例男性乳腺疾病患者的调查中，体格检查的阳性预测值为 19.5%，而阴性预测值为 99.5%[88]。原发性乳腺癌是男性最常见的乳腺恶性肿瘤，非常罕见的乳腺恶性肿瘤为乳房转移性疾病 [89]。当一个男性表现为乳房肿块并怀疑为乳腺癌时，应当遵循女性乳房肿块相同的诊断评估建议。

几项研究表明，乳房 X 线检查可以有效地鉴别男性乳房发育和乳腺癌 [78, 81–83, 86, 90]。一项 100 例男性的研究证实乳房 X 线检查的鉴别准确率为 90%[83]。未钙化肿块最常见于乳腺癌，微钙化较少出现，更倾向分散，外观粗糙钙化 [86, 90]。除了乳房 X 线检查，也常用超声来评估疑为男性乳腺癌的患者，与女性相似，80% 的乳腺癌表现为不规则边缘 [90]。复合囊性病变、异质性低回声病变和血管增生等超声征象也提示恶性肿瘤的可能 [91]。

细针抽吸常规细胞学检查对男性乳腺癌的诊断具有较高的敏感性和特异性 [92]。然而，与女性乳腺癌相似，笔者建议对男性可疑乳腺癌进行空芯针组织活检，以进行足够的组织学评估并获得必要的生物学标志物。一旦确诊为男性乳腺癌，通常进行分期和器官功能评估，并遵循相似的女性乳腺癌分期指南。骨扫描、计算机断层扫描和正电子发射断层扫描是评估系统疾病状态的可行检查方法。血清肿瘤标志物如 CEA、CA15-3 和 CA27-29 并无确诊价值，因此不推荐用于男性乳腺癌的评价或管理。

六、病理

几乎所有已知的乳腺癌组织学亚型在男性乳腺癌中均有报道。与女性一样，85%～90% 患者为伴或不伴导管内成分的浸润性导管癌 [92–96]。导管原位癌是男性最常见的原位（非浸润性）肿瘤类型，约占 10%[46, 93]。这比女性低，但考虑到乳房 X 线摄影筛查不适用于男性，还是有些出乎意料的高。小叶癌在男性中非常罕见，可能是由于终末小叶的缺乏，但偶尔也有报道 [31, 46, 97–99]，包括相关的原位小叶癌 [31, 97]。虽然未分化的导管癌占优势，但其他特殊类型如乳头状、髓样、管状和黏液状在少数患者中均有报道 [7, 100]。乳头状癌是第二常见的组织学类型，占 2.6%[7, 81]。除小叶癌外，在女性患者中占 10%～15%，其余组织亚型在男女之间的分布基本相同。乳腺肉瘤是另一种潜在的恶性肿瘤，可发生于男性 [101]。尽管乳房并不是一个常见的转移性部位，前列腺癌是最常见的转移到乳房的肿瘤 [102]。男性的乳腺淋巴瘤也可以发生，最常见于淋巴病变相关的继发性浸润 [81]。乳腺浆细胞瘤曾有一例转移性前列腺癌、双侧乳房肿块并腋窝淋巴结转移的男性患者被报道 [103]。乳腺颗粒细胞肿瘤是另一种很少报道的疾病，认识该疾病非常重要，因为它可能与乳腺癌的临床和影像学表现非常相似 [104]，需要切除病理进行组织学和免疫组织化学检测相鉴别。乳腺颗粒细胞肿瘤局部切除可达到治疗目的，从而避免不必要的乳房切除术或淋巴结手术。

乳腺癌在男性表达雌激素受体和孕激素受体比女性更常见。一项利用 SEER 数据库进行的研究报道，680 例男性乳腺癌患者中雌激素受体阳性率为 90%，孕激素受体阳性率为 81%[7]，其他数据同样支持男性乳腺癌雌激素受体和孕激素受体表达水平较高 [46, 92, 96]。最近的一些研究显示雌激素受体和孕激素受体阳性率更高 [95, 105]，其中一项高达 96%[95]，可能与近年来检测方法的改进及雌激素受体和孕激素受体阳性的阈值降低有关。男性乳腺癌雌激素受体和孕激素受体表达水平可能与老年女性相似，可能由于雌激素状态的相似性所致。与女性乳腺癌相比，年龄与男性患者的受体阳性率之间没有明显的相关性。在大多数患者中，男性乳腺癌高度依赖内分泌，并由雌激素受体生物学驱动。因此，作为内分泌治疗获益的预测指标，这对于疾病的治疗有着重要的意义。

雌激素受体和孕激素受体在男性乳腺癌中的预后作用尚未确定。激素受体对男性预后影响的研究数量有限，有的甚至相互矛盾 [75, 106–108]。来自 SEER 数据库的数据显示，激素受体阳性组和阴性组的 5 年生存率相似 [7]。两项大型研究报道了对比结果，一项玛格丽特公主医院对 229 例患者进行的研究，调整影响预后的关键因素，如肿瘤大小、淋巴结状况和治疗模式等，发现患者的总体生存率与雌激素受体状态无明显相关性 [108]。然而，对来自威斯康星州的 215 例患者进行的研究发现，调整肿瘤分期和淋巴结状况后，雌激素受体阳性可改善总生存 [68]。

目前，雌激素受体和孕激素受体的预后评估价值尚不清楚，因为大多数男性乳腺癌患者都表达雌激素受体和孕激素受体。虽然最初认为激素受体在男性中，比女性乳腺癌在生物学上更有意义，但最近的数据表明，乳腺癌男性和女性之间在预后方面没有显著差异 [107]。最近的一项研究发现雄激素受体的过表达是无病生存和总生存的独立预后不良因素 [109]，但在其他研究中并没有得到证实，而且雄激素受体表达的预后意义尚不清楚 [110–112]。一项对 1473 例男性乳腺癌患者的研究表明，雄激素受体表达可能存在于 87% 的患者中 [96]，这可能对男性乳腺癌的治疗具有潜在意义。

人类表皮生长因子受体 2 在乳腺癌中的表达男性中略低于女性。在一项研究中，用免疫组化方法对 511 例男性乳腺癌患者进行了人类表皮生长因子受体 2 检测，结果显示阳性表达率为 37%[46]。但抗体的制备和染色阳性的定义在各研究中有显著性差异。更多的当代研究表明，较早的研究可能高估了人类表皮生长因子受体 2 过度表达率，其可能更接近 5%～15%[96, 105, 113–117]。

我们已知雌激素受体和孕激素受体在男性乳腺癌中高表达，且与人类表皮生长因子受体 2 呈负相关，因此人类表皮生长因子受体 2 表达或扩增的频率稍低可能就不那么吃惊了 [118]。有趣的是，男性乳腺癌中人类表皮生长因子受体 2 阳性似乎与诊断时年龄较小相关 [105]，同样女性诊断为人类表皮生长因子受体 2 阳性乳腺癌时的中位年龄较小 [119]，并表明该亚组乳腺癌可能是由人类表皮生长因子受体 2 的选择性生长优势驱动，人类表皮生长因子受体 2 往往在较年轻时出现 [119]。人类表皮生长因子受体 2 应视为男性乳腺癌重要的生物学潜在驱动因子，并可能是调节内分泌抵抗的重要靶点，因为大多数患者雌激素受体阳性 [120]。男性人类表皮生长因子受体 2 过度表达是否具有女性相同的预后意义尚不清楚；但是，一项研究报道人类表皮生长因子受体 2 过表达降低无病生存 [117]。

男性和女性乳腺癌细胞发生突变的频率有所不同[121, 122]。在最近的一项研究中，*PIK3CA* 和 *TP53* 在男性乳腺癌患者中的频率较低，而 DNA 修复基因的突变可能更丰富[123]。另一项研究发现，*PIK3CA* 突变在男性和女性中的频率相似，而外显子 20 突变在男性中占主导地位[124]。

12% 男性乳腺癌患者中发现 cyclinD1（*CCND1*）扩增，63% 患者中存在过度表达，这与雌激素受体阳性密切相关[125]。这进一步支持雌激素受体信号在男性乳腺癌生物学中的关键作用，并对今后研究中内分泌治疗的选择具有指导意义，就像雌激素受体阳性在女性乳腺癌的情况一样[126]。

七、治疗

（一）局部治疗

乳房切除术已成为男性乳腺癌的传统手术方法，而保乳手术（BCS）的使用频率较低。手术治疗的模式是基于就诊时疾病的程度和女性当代的护理标准而制定的。虽然随机试验已经证明了不太激进的手术治疗女性乳腺癌的安全性和有效性，但对于男性来说，类似的数据并不存在。在女性前瞻性随机试验中，乳腺癌改良根治术等同于根治术，这一发现导致了改良根治术在男性中的应用。对男性乳腺癌根治术和改良根治术进行比较研究发现，在局部复发率和总生存率方面无差异[77, 127, 128]。现代，大多数研究采用改良根治术作为男性乳腺癌的标准局部治疗方式[46]。总的来说，只有不到 15% 的乳腺癌患者接受保乳手术[96, 129]。尽管国际男性乳腺癌计划最近的报道中有 56% 男性乳腺癌患者为 T_1 期，但只有 4% 患者接受了保乳手术[96]。

大家认为，对于大多数男性乳腺癌患者来说，乳房美容可能不是首要考虑的因素，这可以在一定程度上解释了保乳手术在男性中使用频率低及研究保乳治疗缺乏热情。然而，也有研究报道少数较小的乳腺癌患者接受乳腺肿瘤切除术结合放射治疗，成功保留了乳房[130]。最近一项基于 SEER 数据库的研究，纳入 6263 例男性乳腺癌患者，研究证实了保乳手术的应用频率低，同时表明早期男性乳腺癌（T_1～T_2 期伴淋巴结阴性）行保乳手术与传统的乳腺癌切除术的生存率相当且安全[131]。与女性乳腺癌相似，如果男性乳腺癌患者选择了保乳手术，应进行术后辅助乳房放射治疗。

临床腋窝淋巴结阴性的女性患者前哨淋巴结手术已取代腋窝淋巴结清扫术，而且目前认为其是确定男性乳腺癌患者腋窝淋巴结状态的可靠方法。有许多大型的研究报道了女性患者前哨淋巴结手术的有效性和准确性。三个大型的前瞻性随机试验显示，与传统的腋窝淋巴结清扫术相比，前哨淋巴结切除术在总生存率、无病生存率和区域控制方面相当，且并发症较少[132–134]。然而，在男性中，很少采用前哨淋巴结手术评估。一项试验用 ^{99m}Tc 标记的胶体人白蛋白对 18 例患者进行了标注，并成功地识别了淋巴结。18 例患者中 6 例（33%）前哨淋巴结阳性[135]。另外两项试验联合应用蓝色染料与 ^{99m}Tc 标记胶体白蛋白，两组患者均成功识别前哨淋巴结（9 例 vs 7 例）[136, 137]，前哨淋巴结阳性分别为 5/9（56%）和 1/7（14%）。两项试验均未进行常规腋窝解剖，因此不能确定假阴性率。根据这些有限的数据，男性乳腺癌患者可由有经验的外科医生进行前哨淋巴结手术，并避免了不必要的淋巴结切除，缩短了住院时间[70, 138]。

男性乳腺癌患者对胸壁和腋窝进行辅助放射治疗尚无定论。放射治疗的使用有很大差异，一部分机构建议只对那些无法手术的肿瘤患者进行放射治疗[139]，而还有机构建议几乎所有患者需要进行放射治疗[75]。回顾性研究发现，乳房切除术后放射确实降低了局部复发的风险，但并没有改善总生存[62, 68, 140]。鉴于缺乏确切的数据，存在类似于女性的危险因素的患者，即巨大的原发肿瘤、胸壁浸润或多个淋巴结阳性，考虑进行局部放射是合理的。对腋窝的放射治疗可以减少，尤其是彻底清扫腋窝淋巴结后，腋窝复发的风险小于 1%[141]。如前所述，如果进行保乳手术，应常规辅助放射治疗。

（二）导管原位癌

男性导管原位癌，尽管相当罕见，但其治疗需要特别注意。Cutuli 等回顾了 22 年来法国 19 个地区癌症中心接受治疗的 31 例男性患者[142]，所有患者均接受了手术切除治疗：6 例接受肿块切除术和 25 例接受乳房切除术，其中 19 例患者进行腋窝解剖，未发现淋巴结受侵，中位随访 83 个月后，4 例患者出现局部复发，包括 3 例最初接受肿块切除术且手术切缘阴性的患者。1 例患者仍为原位癌；

3 例患者发展为浸润性癌，接受了根治性手术切除治疗。1 例患者出现了对侧乳房导管原位癌，1 例患者发生转移并在局部复发后 30 个月后死亡[142]。与女性一样，导管原位癌是局部为主的疾病，且预后良好。无须腋窝淋巴结活检的乳房切除术被认为是男性导管原位癌的标准治疗，保乳手术后进行乳房放射治疗是男性导管原位癌的另一种合理的治疗方式。

八、辅助全身治疗

（一）内分泌治疗

辅助激素治疗对女性乳腺癌治疗的效果显著，这支持了辅助激素治疗用于预防男性全身复发这一策略的研究。Ribeiro 和 Swinell 报道了一组非选择性的Ⅱ和Ⅲ期患者的结果，这些患者均接受他莫昔芬治疗 1～2 年[143]。在 49 个月的中位随访后，39 例接受治疗的患者 5 年生存率为 61%，而历史对照组为 44%。另外两组研究同样发现他莫昔芬治疗后改善生存[63, 108]。男性乳腺癌患者应用他莫昔芬治疗一般很少有不良反应，有两项小的研究报道了常见的不良反应[144, 145]。在一项研究中，一半以上的患者至少有一种不良反应，其中最常见的是性欲下降、体重增加、面部潮红、情绪改变或抑郁。有 5 例（20.8%）在 1 年内停止治疗[145]。这些不良反应轻微，不应阻碍男性继续使用他莫昔芬。另一项最近的研究表明，男性乳腺癌患者对他莫昔芬的 1 年和 3.5 年依从率分别为 89% 和 70%[146]。值得注意的是，女性使用他莫昔芬的标准维持时间为 5 年，但大多数男性的数据都是较短的缓解时间，这表明他莫昔芬治疗获益可能被低估了。最近的研究推荐女性乳腺癌 5 年以上的他莫昔芬治疗更有意义，因此，对男性乳腺癌患者延长治疗时间可能也是合理的，应该加以考虑[147]。

在大量试验中，芳香化酶抑制药已作为绝经后雌激素受体阳性的女性乳腺癌更优的治疗方案，与他莫昔芬相比，其可以改善无复发生存[148–150]。芳香化酶抑制药能够阻断雄烯二酮向 17β– 雌二醇的外周转换[151]，从而抑制雌激素生成和雌激素受体信号转导。与芳香化酶抑制药不同，他莫昔芬是一种选择性的雌激素受体调节药，可以阻止雌二醇与雌激素受体的结合[152]。芳香化酶抑制药的雌激素抑制策略在女性中被证明是一种更有效的治疗方法。Harlan 等研究了 2003—2004 年美国各地社区接受治疗的确诊的男性乳腺癌患者，发现他莫昔芬的使用降低了癌症死亡的风险；然而，接受芳香化酶抑制药治疗死亡率并没有下降[153]。最近另一项对 257 例接受辅助治疗的男性进行的研究发现，芳香化酶抑制药与他莫昔芬相比有较高的死亡风险（32% vs 18%）。表明在辅助治疗中芳香化酶抑制药可能不如他莫昔芬[154]。基于现有的最佳证据，他莫昔芬仍然是辅助激素治疗的金标准，在有更多数据支持之前，芳香化酶抑制药不应用于男性乳腺癌的辅助激素治疗[65, 155]。

尽管数据有限，但芳香化酶抑制药用于男性乳腺癌的辅助治疗不及他莫昔芬，这并不令人惊讶。最初会降低雌二醇水平的芳香化酶抑制药，可能通过下丘脑反馈回路导致黄体生成素和促卵泡激素的增加，进而导致循环中雄激素（雌二醇的前体）的增加[65, 156, 157]。此外，鉴于男性乳腺癌患者雄激素受体阳性率高，这种升高的血清睾酮本身就可能会刺激乳腺癌的生长。因此，对患有乳腺癌的男性单独使用芳香化酶抑制药可能适得其反，这类似于绝经前女性而不是绝经后妇女的雌二醇生理学。因此，黄体生成素释放激素激动药与芳香化酶抑制药联合应用于男性可能是必要的，类似于绝经前早期乳腺癌患者所需的联合激素阻断的治疗方法[158]。最近一项关于使用芳香化酶抑制药治疗男性转移性乳腺癌的综合分析表明，与单独使用芳香化酶抑制药相比，黄体生成素释放激素联合用药的有效率提高了 3 倍以上，但无进展生存并无改善[156]。未来，芳香化酶抑制药联合黄体生成素释放激素激动药的研究值得进一步探索。

（二）辅助化学治疗

男性乳腺癌进行辅助化学治疗的建议主要是基于对女性乳腺癌进行的研究。美国国家癌症研究所（National Cancer Institute，NCI）完成了一项Ⅱ期研究，收集了 24 例经组织学证实的淋巴结受累的男性乳腺癌患者，所有患者均接受环磷酰胺、甲氨蝶呤和氟尿嘧啶（Cyclophosphamide，Methotrexate，and Fluorouracil，CMF）治疗 12 个月，术后 4 周内开始，所有患者均未接受辅助放射治疗。经过 46 个月的中位随访后，预期的 5 年生存率为 80%，优于来自女性数据中的历史对照组[159]。在一项类似的研究中，Patel 等对Ⅱ、Ⅲ期使用多柔比星为基础化学治疗的患者分析，发现 5 年生存率超过 85%，64% 的患者仍未复发 [160]。

其他作者也发现辅助化学治疗可以改善预后 [46]。首选的辅助化学治疗组合包括阿霉素 / 环磷酰胺和每周紫杉醇、紫杉特尔 / 环磷酰胺等药物，类似于女性的主要辅助化学治疗方案 [161]。男性乳腺癌辅助化学治疗的随机试验难以实现；很可能继续应用女性乳腺癌的数据做出推断。当然，由于绝大多数早期男性乳腺癌患者都属于雌激素受体阳性 / 孕激素受体阳性乳腺癌，化学治疗相比合适时机给予他莫昔芬可能没有明显的益处。21 基因复发评分（oncotype dx™）已经被用于预测淋巴结阴性和阳性的女性乳腺癌的内分泌抵抗及化学治疗获益 [162–164]，同样对男性乳腺癌患者可能也有潜在的应用价值。现有数据显示，低、中、高风险复发评分在男性乳腺癌患者中的分布与乳腺癌女性相似，提示 21 基因复发评分在男性乳腺癌的管理决策中也具有潜在的实用价值 [165, 166]。男性与女性乳腺癌患者在激素生物学上可能存在差异，因此有必要对复发评分行进一步研究。

三阴性和人类表皮生长因子受体 2 阳性的男性乳腺癌很少遇到，其治疗应遵循与女性乳腺癌相同的治疗指南。

九、预后

TNM 评分系统同样适用于男性乳腺癌分期。早期的男性乳腺癌报道晚期发病率较高，5 年生存率相对较低 [167]。Scheike 报道，随着时间的推移，Ⅰ期患者比例有所增加，1943—1957 年的 20% 增加到 1958—1972 年的 44%[168]。Ⅳ期患者的比例有所下降，Ⅱ期患者的比例保持不变。最新的 NCI SEER 数据显示，41% 男性乳腺癌患者仅局限于乳腺，37% 患者有区域淋巴结侵犯 [14]。就诊时疾病的分布如下：0 期为 10%，Ⅰ期为 29%，Ⅱ期为 38%，Ⅲ期为 7%，Ⅳ期为 8%。

尽管病变局限于乳腺的患者数量有所增加，但有远处转移的患者数量并没有发生很大变化。过去，大约 10% 的男性和女性乳腺癌都出现转移，但最近这个数字更接近 7%～8%[14]。在 SEER 数据库中，1788 例男性乳腺癌患者对侧乳腺癌患病的风险大大增加。在 50 岁前首次诊断乳腺癌的男性风险更大，与治疗方式无关 [169]。

分期和腋窝结节状态仍是男性乳腺癌患者的重要预后指标（表 25–1）。Guinee 等对总生存与病理确诊的腋窝淋巴结数量的相关性进行分析，发现腋窝淋巴结阳性 0 枚、1～3 枚和 4 枚以上患者的 5 年生存率分别为 90%、73% 和 55%[75]。相似的

表 25–1　基于腋窝淋巴结病理状态的总生存

作　者	年	患者总数	5 年生存率（%）		
			合计	淋巴结阴性	淋巴结阳性
Ramantanis 等 [167]	1937—1974	138	32.5	56.5	30.8
Yap 等 [174]	1945—1975	87	42	77	37
Heller 等 [43]*	1949—1976	97	40	79	11
Donegan 等 [68]	1953—1995	156	50	73.6†	64.7†
Cutuli 等 [62, 142]	1960—1986	397	65	82	61
Guinee 等 [75]‡	1965—1986	335	NR	90	65
Erlichman 等 [69]	1967—1981	89	NR	77	37
Borgen 等 [78, 107]	1975—1990	104	85	100	60

NR. 未报道；*. 10 年生存率；†. 仅可手术的生存率；‡. 特定疾病的生存

是，Lartigau 等报道腋窝淋巴结阳性 0 枚、1～3 枚和 4 枚以上患者的 10 年生存率分别为 84%、44% 和 14%[139]。肿瘤大小似乎是另一个重要的预后因素，T_1、T_2 和 T_3 的 5 年生存率分别为 74%、53% 和 37%。组织学分级也与男性乳腺癌生存率有很大的关系，Ⅰ级肿瘤患者 5 年生存率为 74%，Ⅲ级为 53%[7]。

男性与女性乳腺癌的相对预后比较一直是争论的焦点。早期研究报道，男性预后比女性差，但在年龄和分期相匹配的研究中，男性和女性的生存率相似 [75, 170, 171]。瑞典最近一项基于人口登记的大规模研究报道，没有证据支持性别是乳腺癌的预后因素，因为患有乳腺癌的男性和女性的生存率相似 [171]。先前观察到的预后差异是由于误诊，而不是不同的生物学或肿瘤侵袭性造成的。以受侵的腋窝淋巴结个数进一步分层比较证实了相似的生存率 [75]。因此，虽然分期分层的预后在男性和女性中是相当的，但就诊时男性患者的分期更晚，中位年龄更大，可能导致总生存更差。这些差异很可能的原因是男性乳腺癌患者的年龄更大，死于其他原因以及一般人群中男子的预期寿命较短 [7, 127]。Ⅰ～Ⅳ期男性乳腺癌的 5 年生存率分别为 96%、84%、52% 和 24%，与女性乳腺癌 5 年生存率无明显差异 [7, 92]。

最近一项来自 SEER 数据库中的研究，纳入了 960 例已知受体状态的转移性男性乳腺癌患者，对男性乳腺癌肿瘤亚型的预后意义提供了更多的见解 [172]。在该实验中，三阴性乳腺癌患者年龄较轻，肿瘤分级较高，分期较晚 [172]，因此也更有可能行乳房切除术并死于乳腺癌。在多因素分析中，老年患者、Ⅳ期患者和三阴性患者的总生存更差。最近还报道了护理差异是早期男性乳腺癌生存的一个潜在决定因素，除了与难以获得治疗有关的因素外，种族或族裔在预后方面没有明确的作用 [173]。

（一）转移性男性乳腺癌的治疗

转移性乳腺癌的中位生存期约为 26.5 个月 [128]，范围很大，长期生存的患者也有报道 [175]。由于大约 8% 的男性存在转移，部分患者在辅助治疗后会复发，因此有必要概括针对晚期患者的有效治疗策略。考虑到雌激素受体阳性普遍存在，男性播散性乳腺癌的治疗策略主要集中在内分泌治疗，化学治疗虽然能成功地控制疾病，但研究较少。

自从 1942 年 Farrow 和 Adair 首次报道睾丸切除术后骨转移愈合以来，内分泌治疗一直是转移性男性乳腺癌治疗的主流 [176]。在对 70 例接受睾丸切除治疗的男性的综述中，Meyskens 等发现总有效率为 67%，中位缓解时间为 22 个月 [177]。此外，一项研究发现，对睾丸切除术有效的患者更有可能对二线消融疗法有效，而对治疗有效的患者生存率更高 [178]。Jaiyesimi 等回顾了 447 例性腺消融治疗的患者，发现睾丸切除术有效率为 55%，肾上腺切除术为 80%，垂体切除术为 56%[179]。罗斯威尔公园纪念研究所的研究证实了肾上腺消融术的有效性。10 例患者中有 8 例有效，中位缓解时间为 15 个月。在这 8 例病人中，5 例先前对睾丸切除有效，3 例无效 [180]。虽然这些研究原则上表明激素消融手术在控制转移性乳腺癌中的作用，但在目前转移性乳腺癌治疗的时代，它们既不实际，也不可行。针对男性乳腺癌激素生物学的替代策略包括使用雄激素、雄激素受体拮抗药、氨基谷氨酰胺和他莫昔芬。据报道，这些疗法的总有效率为：雄激素 75%，雄激素受体拮抗药 57%，氨基谷胱甘肽 40%，他莫昔芬 49%[7]。

他莫昔芬治疗转移性男性乳腺癌的疗效已在零星的个案报道和小样本的报道中得到证实。Patterson 等汇总了 16 个报道的 31 例患者，总有效率为 48%[181]。Lopez 等治疗的 24 例晚期患者，有效率为 38%[182]。中位缓解时间为 21 个月（范围 8～60 个月）。

如前所述，芳香化酶抑制药正在成为雌激素受体阳性女性乳腺癌的治疗基石。芳香化酶抑制药已证明在绝经后雌激素受体阳性的女性乳腺癌优于他莫昔芬 [183–185]。相比之下，男性乳腺癌患者使用芳香化酶抑制药治疗的数据有限 [156, 157, 186–189]。在接受芳香化酶抑制药治疗的 5 例男性中，有 3/5 的人对阿纳曲唑有效，平均缓解时间为 8 个月 [190]。一则个案报道使用来曲唑的患者，完全临床缓解时间达到 12 个月 [191]。Doyen 等报道了男性转移性乳腺癌应用芳香化酶抑制药治疗的疗效，15 例转移性的患者，有 2 例完全缓解，4 例部分缓解，2 例疾病稳定 [189]。2 例转移性乳腺癌患者在辅助化学治疗后应用阿那曲唑治疗，与绝经后女性服用来曲唑的结果相比较，6 周后雌激素合成明显降低（接近 80%）[187]。

最近对芳香化酶抑制药治疗转移性疾病的综合分析表明，无论一线还是二线，联合使用黄体生成素释放激素激动药都能改善疾病反应[156]。如前所述，由于男性乳腺癌与绝经前妇女的激素生理相似，将黄体生成素释放激素激动药与芳香化酶抑制药联合使用可能是一种更有效的控制转移性疾病的治疗策略。

氟维司群是一种降解雌激素受体的药物，已经证明在治疗转移性雌激素受体阳性女性乳腺癌方面是有效的[192-194]，最近报道用于男性转移性雌激素受体阳性乳腺癌的治疗[195-197]，对 23 例接受治疗的患者进行综合分析，结果显示治疗有效，且不良反应小，有 18.2% 的患者出现面部潮红[196]。值得注意的是，在所有报道的男性乳腺癌患者中，氟维司群剂量为每月 250mg，而且目前推荐的高剂量氟维司群可能更有效。对于转移性雌激素受体阳性的男性乳腺癌，氟维司群是一种有效的治疗方法，无论是作为二线还是三线，都可以纳入序贯激素治疗，如同转移性雌激素受体阳性的女性乳腺癌。

雄激素受体在 87% 的男性乳腺癌中表达[96]，最近针对雄激素受体的治疗可能是一种潜在的转移性乳腺癌的治疗策略[198]。Di Lauro 等对 36 例男性转移性乳腺癌患者进行了研究：14 例采用醋酸环丙氯地孕酮单药治疗，22 例应用去乙酰环丙氯地孕酮与黄体生成素释放激素类似物联合完全雄激素阻断[198]。总缓解率为 52.8%，中位无进展生存（PFS）为 8.9 个月，总生存为 24.3 个月。除 7 例患者有雄激素受体的信息外，其余患者缺乏雄激素受体阳性的数据，因此不能得出与疗效相关的结论。然而，值得注意的是，3 例雄激素受体阴性患者均无获益，而所有 4 例雄激素受体阳性患者都有临床疗效，其中包括 1 例雌激素受体阴性患者。该报告提示雄激素阻断治疗可能成为男性转移性乳腺癌的一种潜在治疗策略，临床试验是有必要的。最近对 60 例男性转移性乳腺癌的综合分析表明，使用黄体生成素释放激素激动药与芳香化酶抑制药或去乙酰环丙氯地孕酮的疗效优于单一药物，完全激素阻断与单一药物的中位无进展生存为 11.6 个月 vs 6 个月，总生存为 29.7 个月 vs 22 个月[199]。这些数据尽管有限，但也表明雄激素阻断，包括与黄体生成素释放激素激动药联合阻断，将是未来一个可行的研究方向。

（二）内分泌耐药

由于激素抵抗在转移性疾病中是不可避免的[200]，在女性内分泌治疗病情进展之后，针对靶向抗性机制已成为雌激素受体阳性乳腺癌的重要治疗策略[126]。CDK4/6[126] 或 mTOR 信号[200, 201] 抑制药在内分泌抵抗性疾病中与内分泌治疗相结合已成为一种有价值的治疗策略，这些联合策略可作为对内分泌治疗产生耐药性的男性转移性乳腺癌患者的有效治疗手段。

全身化学治疗尚未在男性转移性乳腺癌中进行严格的研究。由于许多患者受益于激素的控制，化学治疗通常作为那些激素药物不耐受患者的后期治疗。Lopez 等对 14 例患者进行激素治疗与化学治疗比较，发现激素治疗后有更高的有效率[182]。至少有两项研究表明，转移性乳腺癌尽管男性对化学治疗的起效通常比女性更快，但缓解期却更短[63, 202]。不同方案报告的有效率为：氟尿嘧啶、多柔比星和环磷酰胺的有效率为 67%，其他含多柔比星方案为 55%，CMF 类方案为 33%[46]。治疗复发和转移的首选单药为多柔比星、紫杉醇、紫杉特尔、艾瑞布林、卡培他滨、长春瑞滨、吉西他滨等。

十、结论

男性乳腺癌并不常见，但其发病率正逐年上升。患者数量有限，无法进行前瞻性临床试验，这制约了对男性乳腺癌的研究，目前许多治疗方法都是从女性乳腺癌的现有数据推断而来。越来越明显的是，男性的乳腺癌可能与女性不同，这就需要增加对男性乳腺癌的研究。以下建议在现有数据中得到一些支持，但仍需要进一步研究。

- 男性乳腺癌雌激素受体阳性率较高，且呈高度内分泌依赖性，但与绝经后妇女相比，乳腺癌更像绝经前雌激素受体阳性乳腺癌。
- 诸如 *BRCA2* 的遗传因素增加了男性乳腺癌的发病风险，现在推荐对所有男性乳腺癌进行基因检测。
- 尽管乳房切除术一直是传统的外科治疗选择，保留乳房手术作为替代方法的可行性正成为热点，并将前哨淋巴结活检作为标准的腋窝手术。

- 放射治疗可降低大肿瘤和（或）多个阳性淋巴结、保乳术后患者的局部复发风险。
- 他莫昔芬的内分泌治疗仍然是标准的辅助治疗，辅助化学治疗可能适用于高危患者。
- 男性转移性乳腺癌对内分泌治疗高度敏感，这是雌激素受体阳性患者的标准治疗方法。可以考虑使用芳香化酶抑制药治疗，但联合使用黄体生成素释放激素激动药抑制性腺，则可能更有效。许多患者对序贯激素疗法有效，基于女性的数据，可以考虑靶向治疗和内分泌治疗相结合治疗内分泌抵抗性乳腺癌。
- 鉴于雄激素受体表达的频率，雄激素受体阻断可能是一种很有前途的治疗方法。

第六篇 胃肠道肿瘤

Gastrointestinal Tumors

第 26 章 食管罕见肿瘤

Uncommon Tumors of the Esophagus

Cristina H. Hajdu Robert Rosser Lawrence Leichman 著

张 然 译 刘 静 校

一、概述

食管癌仍然是世界上最常见的八种恶性肿瘤之一，也是第六大与癌症相关的死亡原因[1]。然而，西方国家的食管肿瘤发病率往往远低于中东和远东国家[2]。虽然世界范围内食管癌的总体发病率可能没有变化，但在西方发达国家，食管癌的组织学构成发生了明显的变化，例如，起源于巴雷特食管的食管腺癌的发病率现在高于鳞状细胞癌[3]。尽管如此，在美国、欧洲、非洲、中东和远东国家的部分地区，食管鳞状细胞癌仍然占主导地位[4]。虽然女性的食管癌发病率低于男性，但是男性和女性的死亡率是相等的。此外，食管鳞癌和腺癌治疗方案应有所差异，这一点尚未得到证实。事实上，尽管有不同的人群分布和分子病因，典型的食管鳞癌和腺癌的预后非常相似，这两者占所有食管癌的 92% 以上[5]。

本章将对剩余的 7%～8% 的食管肿瘤的病因和治疗方案进行综述。这些肿瘤包括食管鳞癌和腺癌的罕见变异型、食管的间叶细胞肿瘤、起源于食管的神经嵴肿瘤、食管的淋巴肿瘤、绒毛膜癌、黑素瘤，以及倾向于转移到食管的肿瘤。在每一部分的结语中，笔者给出了他们认为的最佳治疗建议。然而，需要注意的是，对于这些不常见的食管肿瘤，“最佳治疗”或“标准治疗”的证据最多只能基于有限的数据。

二、食管胚胎学

食管直接起源于前肠的颅部。到胎儿发育的第三周，胚胎变成三层结构，可以形成外胚层、中胚层和内胚层。多能的内胚层负责食管上皮层的发育。中胚层在消化道的形成中起重要作用，因为它将结缔组织、成血管细胞、平滑肌、间质卡哈尔组织和消化道的浆膜层汇集在一起。尽管食管没有浆膜层，但食管的大多数非上皮性肿瘤起源于消化道中胚层。支配食管的神经组织来自外胚层[6]。

三、与食管鳞状细胞癌相关的罕见肿瘤

（一）早期或浅表食管肿瘤

早期和浅表食管肿瘤通常被日本和中国学者定义为鳞状细胞恶性肿瘤，它们没有超出淋巴结转移的倾向。事实上，日本学者已将早期食管癌定义为侵犯固有层但未侵犯黏膜肌层的食管癌（图 26–1）。早期或浅表食管癌患者的 5 年生存率为 95%[7]。尽

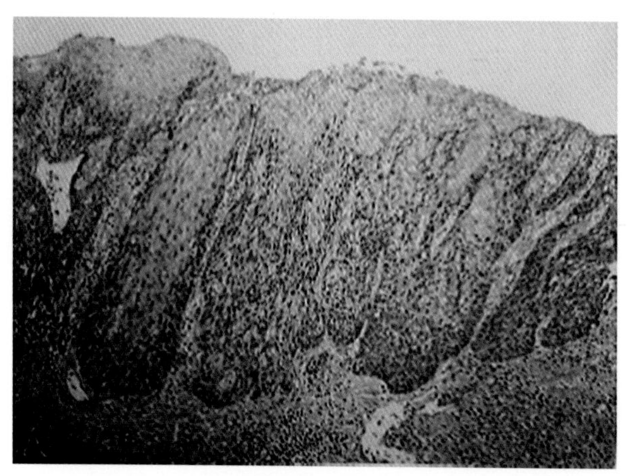

▲ 图 26-1 鳞状细胞癌，基底部可能有早期浸润

发育不良的上皮层长尖端延伸到深部固有层，但仅发生在上皮的基底部；中央区域有浸润，基底上皮不规则，并有小簇细胞与主尖端分离；必须要连续切片以确保这些癌巢与基底上皮真正被区分开

管开放式食管切除术仍然是治疗早期食管鳞状细胞肿瘤的金标准，但目前的报告显示内镜切除术具有良好的效果。两种主要方法包括内镜切除术和内镜黏膜下剥离术。不管哪种术式，必须检查切除标本的组织学分类、分级、侵犯深度、肿瘤去分化程度、垂直和水平切缘、淋巴侵犯和血管侵犯情况。内镜切除术可切除黏膜和黏膜下层，适用于小病灶。内镜黏膜下剥离术可整块切除较大的病变，有更苛刻的技术要求。这两种技术都需要病理科医师、内镜医师和食管外科医师之间的多次配合和密切协调[8]。

（二）癌肉瘤

1865 年由 Virchow 首次描述的食管癌肉瘤是一种上皮肿瘤，难以与起源于食管的真间质性病变区分开。超过 90% 的癌肉瘤发生在食管中段或远端。在食管癌中，癌肉瘤的发病率介于 0.32%～2.5%[9, 10]。大约 60% 的切除的癌肉瘤有淋巴结转移[11]。癌肉瘤在男性患者中通常表现为巨块肿瘤（引起吞咽困难），但不会引起完全食管梗阻。癌肉瘤的倍增时间短，因此生长快且出现症状早。这些肿瘤的外生性生长性质和较短的倍增时间产生了更好还是更差的预后，一直存在争议[12]。然而，在最近一篇对比 20 名日本癌肉瘤患者和 142 名单纯鳞状细胞癌患者的综述中，作者指出，患有 T_1 病变的癌肉瘤患者的预后明显差于单纯鳞癌患者[13]（P=0.008）。虽然癌肉瘤往往表现为体积庞大的肿瘤，但是他们倾向于带蒂，容易通过内镜手段成功切除[14]。对于超声诊断为 T_1N_0 分期的癌肉瘤患者，内镜切除术可能是一种可接受的食管切除术替代方案[14, 15]。没有数据支持癌肉瘤的患者受益于新辅助化学治疗、放射治疗或者放化疗联合治疗。

多年来，用于癌肉瘤的各种术语（肉瘤样癌、假肉瘤、假性肉瘤性鳞状细胞癌、梭形细胞癌、化生性癌和息肉样癌）反映了肿瘤组织发生的不确定性。癌肉瘤组织是来自两个不同的肿瘤实体还是来自鳞状细胞的化生病变仍然是病理学家积极讨论的问题。然而，在同一肿瘤的鳞癌和肉瘤部分都发现了常见 p53 点突变，这表明它们存在共同的病因干细胞，而不是两个独立肿瘤[16]。尽管肿瘤的鳞状成分可能分化较好，但是肿瘤的梭状细胞成分通常分化差，每个高倍镜视野（high-power field，HPF）可见许多有丝分裂；偶尔可能存在肿瘤骨、软骨或横纹肌成分。除非在活检组织中发现从鳞状细胞到梭形细胞的明确转变区域，否则可能需要其他方法来定义食管癌肉瘤[17]。

细胞角蛋白的免疫组织化学染色阳性通常可以将癌肉瘤与真正的食管原发性肉瘤区分开来。正如预期，肿瘤的鳞状部分细胞角蛋白染色是阳性的。然而，梭形细胞部分也可能存在细胞角蛋白和波形蛋白染色阳性。如果免疫组织化学方法不能充分证实癌肉瘤，电子显微镜可能有助于显示上皮成分，例如找到鳞状细胞癌和肿瘤肉瘤样部分之间的过渡桥接[16]（图 26-2）。

（三）基底细胞样鳞状细胞癌

在组织学上，基底细胞样癌出现在细胞巢或小梁中，以外周细胞呈栅栏样排列和细胞染色过深为显著特点，类似于食管的神经内分泌肿瘤或腺样囊性肿瘤（图 26-3 和图 26-4）。病理学家将这些细胞描述为“基底细胞样”，胞质具有中度至少量的嗜碱性，细胞核为椭圆形或圆形，染色质苍白，并有大量有丝分裂象。据估计，鳞状细胞恶性肿瘤的基底细胞样肿瘤变异发生率为 1%～11%[18, 19]。由于基底细胞样癌经常表现出与神经内分泌肿瘤、腺癌、小细胞癌和腺囊性癌相似的组织学特征，因此它们被认为起源于多能干细胞[20]。

食管基底细胞样癌在细胞角蛋白免疫组织化学染色中显示相对较弱的阳性。此外，它们不染色典

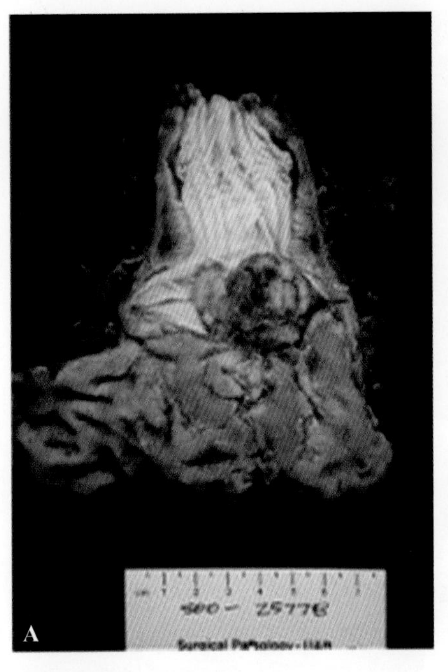

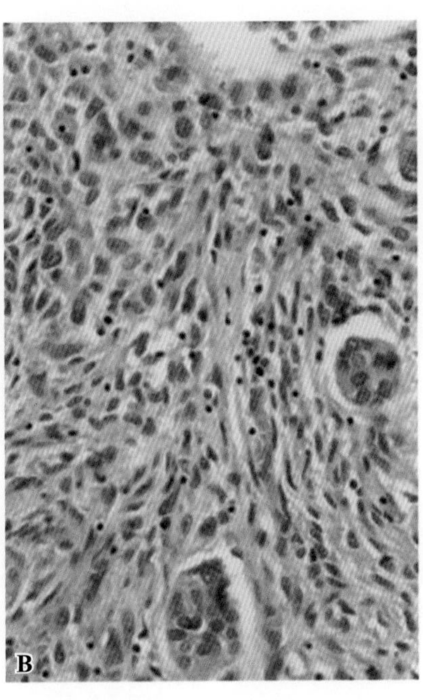

◀图 26-2 梭形细胞癌

A. 该梭形细胞癌形成了位于胃食管连接处上方的息肉状腔内肿块；B. 这些肿瘤显示双相组织学特征，典型以恶性梭形细胞为主，只有局灶区域为癌

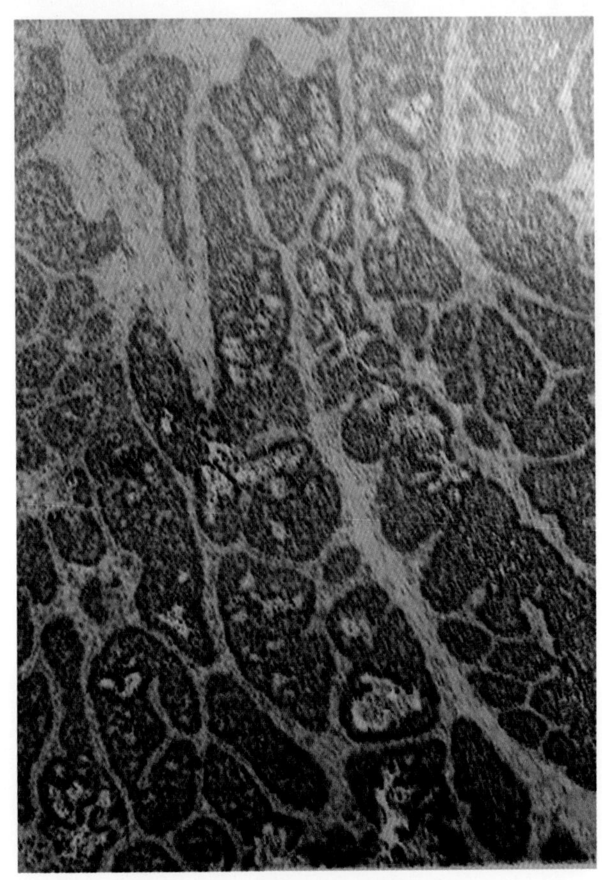

▲ 图 26-3 基底细胞样鳞状细胞癌

小的深色癌细胞形成链、小梁和巢，有些中心有孔；分隔细胞群的基质空间通常是均匀的，如同典型的腺样囊性癌

型的神经内分泌染色标志物，如神经元特异性烯醇化酶和 S-100。然而，肿瘤细胞巢的筛状间隙中可能存在高碘酸希夫和阿利新蓝的黏液基质染色。这些肿瘤的基底细胞成分通常对 CK14 和 CK19 染色非常强烈[21]。这些染色特征对于区分基底细胞样肿瘤和生物学侵袭性较弱的腺样囊性肿瘤非常重要，后者对 S-100 和肌动蛋白染色呈阳性结果[22]。在分子水平上，基底细胞样肿瘤与鳞状细胞恶性肿瘤非常相似，因为两者表现出相同的 p53 和视网膜母细胞瘤（Rb）肿瘤抑制基因的突变频率[23]。

一项关于头颈部肿瘤的研究发现基底细胞样肿瘤似乎比纯粹的鳞状细胞恶性肿瘤更具侵袭性[24]。然而，对食管癌患者的研究表明，基底细胞样肿瘤和鳞状肿瘤具有相似的临床生物学特性[18]。此外，基底细胞样肿瘤与鳞状细胞恶性肿瘤有相似的人口统计学特征，因为它们主要影响 60 岁以上吸烟的男性，在这类人群中，肿瘤好发于中远段食管，伴有吞咽困难和吞咽疼痛症状。

大多数关于食管基底细胞样肿瘤治疗的报道都来自远东地区，在远东地区鳞状细胞肿瘤占主导地位。尽管这样，单个机构可能也只能看到这些罕见肿瘤中的一小部分。然而，一个日本研究团队对食管基底细胞样肿瘤和鳞状细胞癌之间的分子差异有足够的兴趣，发现基底细胞样肿瘤中的胸苷酸合成酶（thymidylate synthase，TS）活性高于单纯鳞状

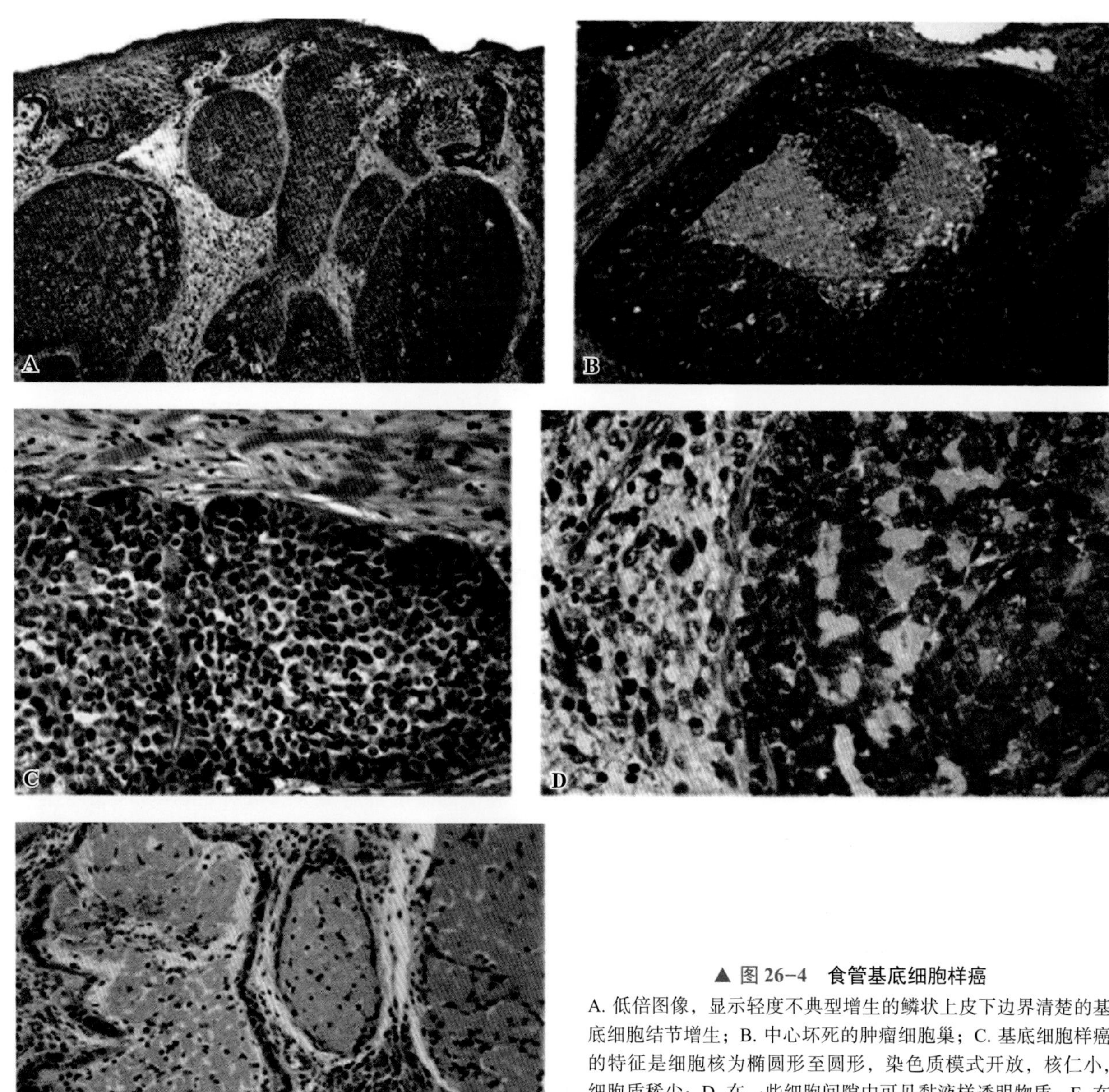

▲ 图 26-4　食管基底细胞样癌

A. 低倍图像，显示轻度不典型增生的鳞状上皮下边界清楚的基底细胞结节增生；B. 中心坏死的肿瘤细胞巢；C. 基底细胞样癌的特征是细胞核为椭圆形至圆形，染色质模式开放，核仁小，细胞质稀少；D. 在一些细胞间隙中可见黏液样透明物质；E. 在某些情况下，基底细胞样癌显示出明显的肿瘤内坏死，这使肿瘤结节呈现腺体形成的假象和腺样囊性癌样性质

细胞恶性肿瘤。由于 TS 不仅是 DNA 复制所必需的，而且也是常用化学治疗药物氟尿嘧啶（Fluorouracil，FU）的靶点，该团队推测基底细胞样肿瘤比大多数鳞状细胞恶性肿瘤更具侵袭性，并可能会对氟尿嘧啶产生耐药性 [25]。值得注意的是，其他研究团队已经报道了使用氟尿嘧啶联合顺铂治疗转移性基底细胞样肿瘤患者的初步成功案例 [26]。此外，其他研究报道了术前用顺铂和氟尿嘧啶治疗食管基底细胞样肿瘤以提高手术切除率并取得成功的案例 [27]。尽管如此，对于术前新辅助治疗，笔者仍建议用低剂量卡铂（AUC2）+ 每周紫杉醇 80mg/m^2 联合外照射，这是一种非常类似于 CROSS（Chemoradiotherapy for Oesophageal Cancer Followed by Surgery Study）研究的方案 [28]。分子研究发现约 50% 的食管基底细胞样癌相互排斥的 *EGFR* 突变或扩增，所有肿瘤均通过 *SFRP2* 启动子超甲基化激活 Wnt 信号通路，通过 *PTCH1* 的遗传改变激活 *HHSP*，提示酪氨酸激酶和 HHSP 抑制药具有潜在的治疗作用 [29]。

（四）疣状癌

疣状癌，最早于 1948 年在口腔中被描述，也可能在食管中被发现[30, 31]。已报道的少数食管病例显示，食管疣状癌通常发生在男性，并且与慢性腐蚀性损伤如碱液、贲门失弛缓症、憩室疾病或反流有关[32]。西班牙病理学家认为，疣状肿瘤同食管结核相似[33]。另一份报道中，作者发现疣状食管癌与人乳头瘤病毒 –51 之间存在关联[34]。

疣状肿瘤通常生长缓慢，呈疣状并且具有外生性（图 26–5）。在显微镜下，这些肿瘤分化良好，角蛋白丰富，边缘“挤压”，这可能使得浸润深度难以解释。其主要的鉴别诊断是良性鳞状乳头状瘤。内镜医师的视觉描述对鉴别有所帮助，因为良性乳头状瘤通常是小于 3cm 的离散病变。而疣状癌病变更广泛，一般呈圆周形[35]。虽然食管疣状肿瘤不会转移到远处器官，但它们可能具有局部侵袭性，形成瘘管进入气管[36]。第一次报道疣状食管癌后近 45 年期间，世界范围的文献报道少于 30 例。由于这些病灶在确诊前往往会变得相当大，因此最佳治疗方案是手术治疗。由于疣状肿瘤较少出现远处转移，因此全身化疗没有作用。

（五）上皮内瘤变或鳞状细胞不典型增生

为了解决“反应性变化”“低度不典型增生”和“高度不典型增生”的诊断标准的差异，1998 年在维也纳举行的世界胃肠病大会定义了一项新的上皮瘤变分类。他们将“高级别腺瘤 / 不典型增生”和“非侵袭性癌（原位癌）”的诊断定义为“非侵袭性高度不典型增生”。相反地，“不典型增生”被世界卫生组织（World Health Organization，WHO）修改为“上皮内瘤变”[37]。

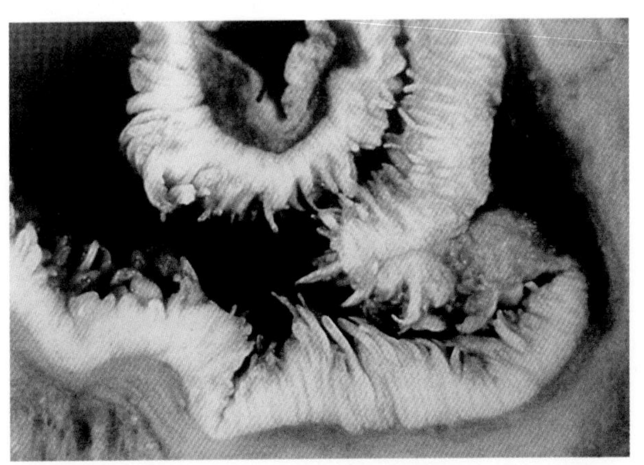

▲ 图 26–5　疣状鳞状细胞癌

肉眼可见，有一个很长的癌斑，其基底部位于固有层；管腔面有许多棘状突起；这些是被厚厚的角蛋白覆盖的上皮棘突（由 Dr Karel Geboes，Leuven，Belgium 馈赠）

食管鳞状上皮不典型增生与恶性病变有关。临床医师和患者关注的问题是癌症出现的时间。因为，对于每个患者来说，这是未知的。低度不典型增生仅限于上皮基底层的一半以下，而高度不典型增生显示成熟度差，细胞学异型性通常延伸至上皮厚度的一半以上[38]（图 26–6）。随着不典型增生程度从轻度到中度，再增加到重度或高度，食管鳞状细胞恶性肿瘤的统计风险增加[39]。但是，只有高度不典型增生与癌症有密切的时间关系。

虽然在西方没有进行食管鳞状细胞癌筛查，但在高危的远东和中东国家，已经开始致力于肿瘤筛查，以发现早期、可能治愈的肿瘤。内镜检查通常可见鳞状上皮不典型增生，特别在碘染色的情况下。在中国临县进行的一项研究中发现，如果发现不典型增生，682 例筛查对象中有 59 例（8.6%）在筛查后 3 年内发展为侵袭性鳞状细胞肿瘤。在日本，90% 的侵袭性食管癌是鳞状细胞恶性肿瘤，上皮内癌几乎占病例的 20%[40]。

日本内镜医师目前有望发现小于 1mm 的上皮内恶性肿瘤[7]。这些病变是通过新型内镜检查发现的，包括放大内镜、窄带成像和胶囊镜检查。只要内镜医师接受适当培训，这些非常早期的低级别病变很容易通过内镜手术切除。然而，在许多医疗中心，手术切除仍然是高级别上皮内病变的首选治疗[2, 41]。正如在本章前面所述，如果考虑内镜切除，应该是由有经验的医生完成。

（六）食管的异位肿瘤

众所周知，在下段食管内层发生的肠上皮化生，称为巴雷特食管，这是一种与食管反流、肥胖、吸烟和男性性别有关的癌前病变[42]。然而，除巴雷特食管来源的腺癌外，也可能来源于食管中的胚胎组织错位，最终在食管内成熟所致。这些异位或异位组织通常是偶然在食管中上段黏膜下层发现的良性病变[43]。

有些患者的食管或胃异位区域里有真正的胃黏膜组织，这些患者因壁细胞产酸可能会出现症状。一些患者会出现咳嗽和吞咽困难的症状[44]。有报道称这些所谓的“入口斑块”中发生罕见的恶性食管癌。这些癌症的治疗方案应等同于典型的食管癌。事实上，一项研究报道了发生在胃异位区域的

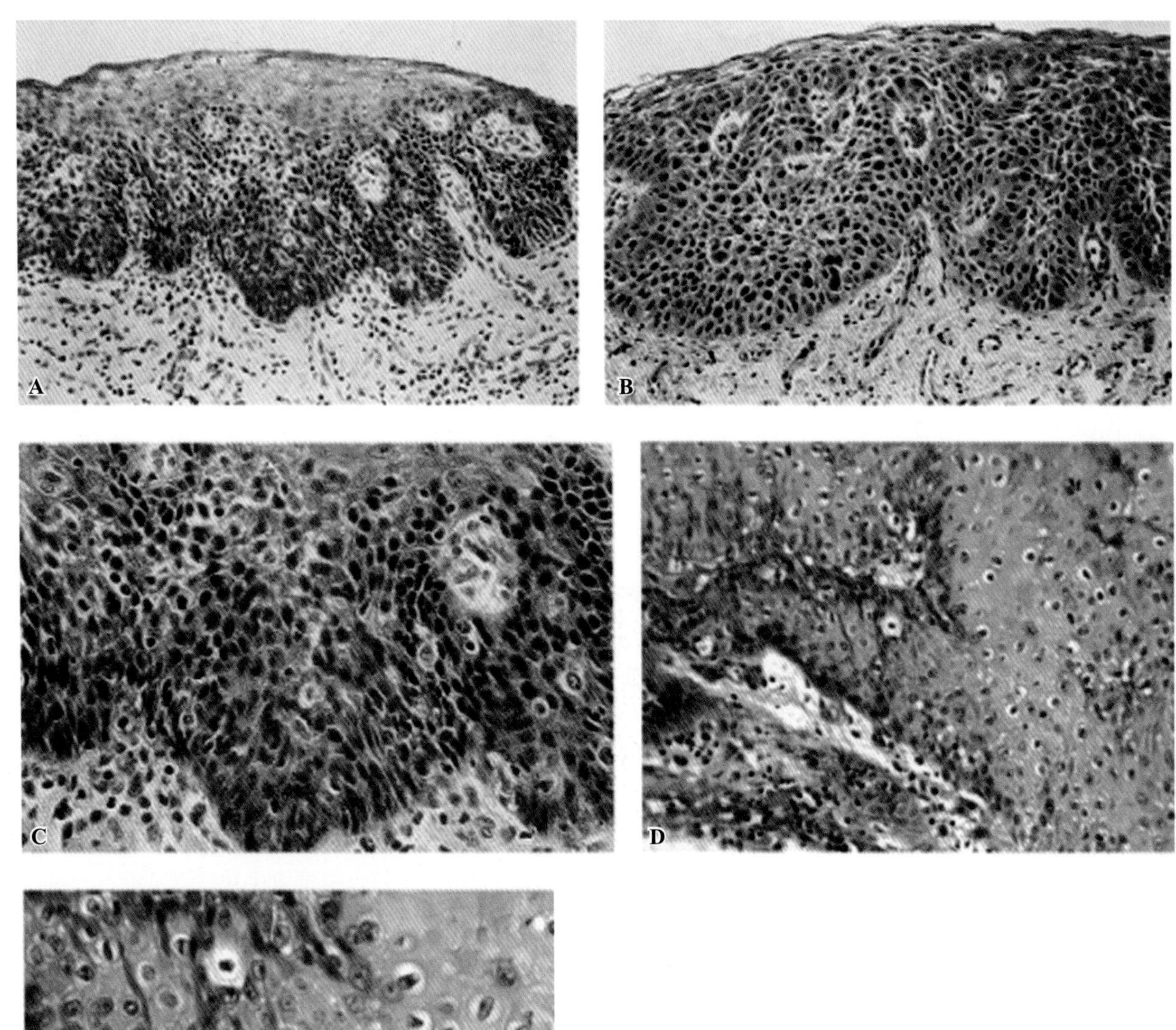

▲ 图 26-6 食管鳞状不典型增生

A. 低度鳞状上皮不典型增生，以肿瘤细胞增殖为特征，涉及上皮厚度的 1/3～1/2；B. 与 A 不同的是，不典型增生的细胞延伸到上皮表面，并与表面成熟度显著丧失（高度不典型增生）有关；C. 在这张高倍图像中，注意到不典型增生的细胞核质比增加，细胞核明显深染，极性明显丧失，细胞与细胞核重叠；D. 不寻常的鳞状不典型增生的形态学表现，特征是大细胞排列紊乱，细胞核开放；E. D 中所见的不典型增生细胞的高倍显微照片

宫颈腺癌使用放射治疗和化学治疗后治疗成功，以至于在切除后未发现肿瘤 [45]。食管的胰腺异位似乎最常发生在远端食管中。它与婴儿期食管闭锁、远端食管炎症和食管裂孔疝有关 [46, 47]。有文献报道了一例胰腺异位在食管形成的黏膜下肿瘤。因此，这些肿瘤必须与胃肠道间质瘤（gastrointestinal stromal tumor，GIST）和其他食管中可能发生黏膜下病变区分开来 [48]。

起源于食管的唾液腺肿瘤在所有食管腺癌中占比不到 1%。这些肿瘤似乎起源于食管的黏膜下腺或气管支气管残余的上皮组织 [49]。它们被分类为腺样囊性癌和黏液表皮样癌。

1. 腺样囊性癌

食管腺样囊性肿瘤可发生于食管的任何部位。这些肿瘤在女性中更常见，表现出两种细胞谱系。大多数细胞表现为基底细胞样或肌上皮细胞分化，由小的嗜碱性细胞组成，细胞核相当均匀，不易鉴定有丝分裂。第二种细胞本质上是导管细胞，以导管上皮细胞的散在灶为代表，围绕着具有丰富基底膜物质的微小管腔[50]（图 26–7）。

免疫组织化学染色中，腺样囊性癌表达 S–100 的导管细胞显示强烈的角蛋白和癌胚抗原染色，基底细胞或肌上皮细胞呈肌动蛋白和波形蛋白染色阳性[21, 23]。因为这些肿瘤非常罕见，与基底细胞鳞状细胞癌的鉴别具有挑战性，因此很难对腺样囊性肿瘤的生物学性质一概而论。一些研究人员发现他们具有侵袭性生物学性质，常发现远处转移性病灶。而其他人则报道了较弱的侵袭性生物学性质[51, 52]。最近日本的一篇包含 36 例患者的综述发现，与鳞状细胞癌或基底细胞癌相比，腺样囊性癌的淋巴结转移风险低，特别是在早期阶段，且 N_0 患者预后相对较好[53]。最近发现由 t（6；9）易位引起的 *MYB-NFIB* 基因融合是腺样囊性癌特异性的，支持了它与鳞状或基底细胞癌来源于不同的细胞谱系，并提高了腺样囊性癌的检测准确性[29]。手术切除是局部晚期食管腺样囊性癌的首选治疗方法。

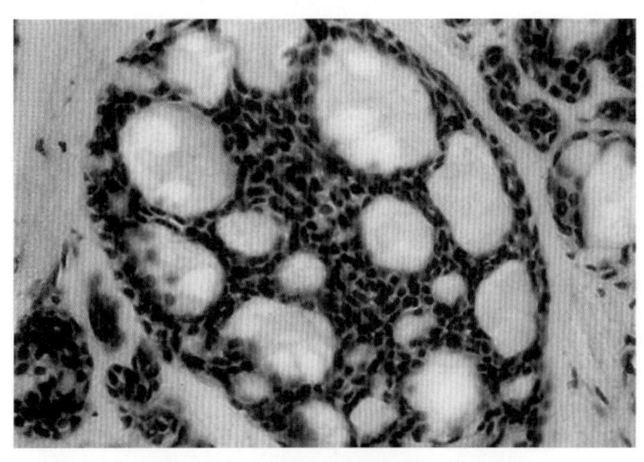

▲ 图 26–7　真正的食管腺样囊性癌
与基底细胞样癌相比，腺样囊性癌表现为小而深染的细胞增殖，核大小变异较小，核分裂较少，无坏死；腺腔内含有基底膜样细胞外物质

2. 黏液表皮样癌

食管黏液表皮样肿瘤起源于异位唾液腺。这种肿瘤可能与腺鳞癌混淆。黏液表皮样肿瘤根据形态学进行分级为低、中、高级别。它们像其他上皮性食管肿瘤一样分期。尽管病理学家认为黏液表皮样癌组织学的侵袭性低于腺鳞癌，但由于它们起源于食管黏膜下，通常较晚才被发现[54]。组织学上，黏液表皮样肿瘤在鳞状细胞癌岛内可见黏液分泌细胞（图 26–8B）。相比之下，腺鳞癌有明显的鳞癌和腺癌区域[55]（图 26–8A）。因此，局部晚期肿瘤患者的首选治疗方法应为手术治疗，加术后联合放化疗。

3. 混合细胞性肿瘤：腺鳞细胞癌

上皮性食管癌在同一肿瘤内具有明显不同的组织学倾向[56]。大多数病理学家认为，同一肿瘤内的不同组织学特征是食管鳞状上皮黏膜基底层的全能干细胞发生肿瘤转化的结果。这些肿瘤的克隆性研究支持了这一理论[57]。在一项包含 43 例食管癌病例的超微结构研究中，1/4 的病例表现出“多向”分化的特征。这些包括最初被认为是纯粹的鳞癌、腺癌或小细胞肿瘤[58]。为了找出这些真正混合的肿瘤，研究人员已找到容易获得的鳞状分化标志物。CD44 的免疫组织化学染色已被证明是高分化腺鳞癌中鳞状细胞分化的优良标记物。然而，当鳞状细胞成分分化差且在光学显微镜下难以鉴定时，免疫

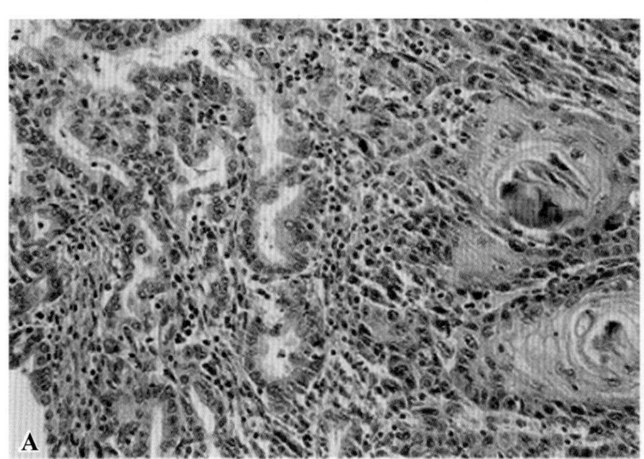

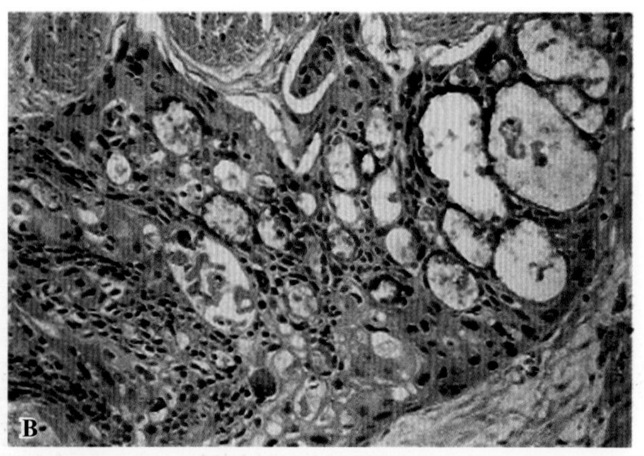

▲ 图 26–8　**A.** 食管腺鳞癌，其特征是恶性腺体增生（左侧），邻近恶性鳞状上皮（右侧）；**B.** 黏液表皮样癌，以大量细胞聚集为特征，其特征是细胞单元外围有恶性鳞状细胞，与位于中心的含有黏液的细胞紧密地混合在一起

组织化学染色就不是那么有用了[59]。最近，对明确起源于巴雷特食管黏膜的肿瘤的研究显示有异质性[60]。最有可能的是，这些混合细胞性肿瘤的生物学行为类似于“纯”鳞状细胞癌或“纯”腺癌，即它具有分期依赖性[61]。

如上所述，腺鳞癌的鳞癌和腺癌成分并列出现，它们没有混合（图 26-8A）。腺棘皮瘤是腺鳞癌的一种变异类型，这些肿瘤的腺癌中发现了成熟但非恶性的鳞状细胞成分[62]。

日本研究人员丰富了食管腺鳞癌治疗相关文献。一般来说，对巴雷特食管起源的鳞癌或腺癌的化学治疗方案，食管腺鳞癌同样有治疗反应[63]。日本的一项回顾性研究发现，在 30 年期间，真正的腺鳞癌食管癌的发病率占总数的 1%（20/2056）。肿瘤可通过放射治疗和（或）手术治疗，并且似乎预后较好，因为它们分期通常低于其所在机构治疗的常规鳞癌[64]。然而，对于局部侵袭性较强的肿瘤（即 $T_{2-4}N_xM_0$），最佳治疗包括手术前的新辅助放化疗。

4. 食管绒毛膜癌

绒毛膜癌是一种产生滋养细胞组织的恶性肿瘤。尽管绒毛膜癌常见于生殖道，但在胃肠道（gastrointestinal tract，GI）也有罕见病例，包括男女成人的食管。本章将绒毛膜癌放在异位肿瘤部分，但是食管绒毛膜癌或许不是来自错位的滋养细胞组织，而是来自腺体组织的“去分化”，因为研究已经发现几例与腺癌混合的绒毛膜癌[65]。实际上，最近的报道显示绒毛膜癌与食管鳞癌有关[66]。

一般来说，绒毛膜癌患者往往比上皮性食管癌患者更年轻。此外，急性出血通常不是典型的鳞状或腺癌的症状，但食管绒癌往往会出现大量出血[67]。由于生殖细胞恶性肿瘤对顺铂非常敏感，顺铂和依托泊苷联合化学治疗效果较好。事实上，至少有一项关于食管扩散性绒毛膜癌的报道表明，这种联合化学治疗方案的短期效果显著[68]。

5. 食管肝样腺癌

食管肝细胞癌是非常罕见的产生甲胎蛋白的去分化癌。这些肿瘤发生在远端食管，常常转移到肝脏。在组织学上，肿瘤分化较差，缺乏肝细胞癌的小梁形态。尽管甲胎蛋白广泛阳性表达，但肝细胞腺癌显示 CDX2 和 SALL4 染色阳性，而肝细胞癌这两种标记均为阴性（图 26-9）。详细的临床病史、无肝硬化背景、内镜和影像学检查对于鉴别肝细胞

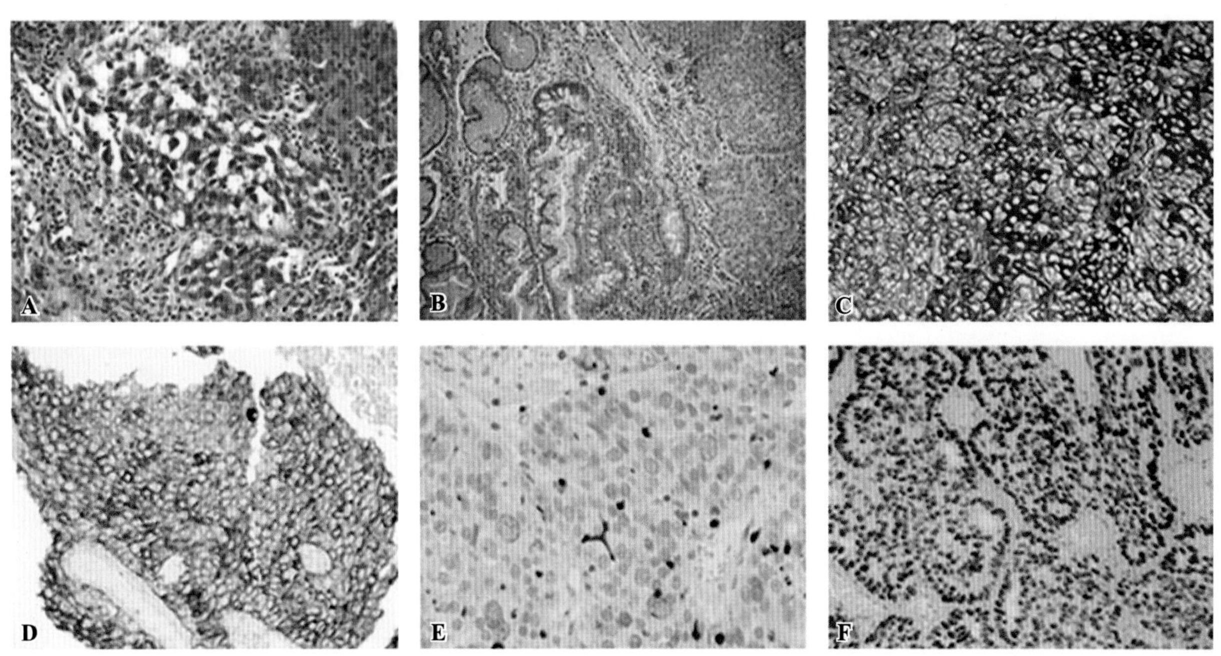

▲ 图 26-9　组织病理学和免疫组织化学研究

A. 肝组织标本显示多角形肿瘤细胞，主要排列在小梁型和腺样结构区域，胞质丰富，胞核圆形（HE，100×）；B. 食管标本显示肿瘤性肝细胞样细胞呈巢状排列，呈小梁状排列，间质为纤维血管间质；邻近肠化生（巴雷特食管）明显（HE，100×）；C. 食管肿瘤细胞 AFP 染色阳性（200×）；D. GLYPICAN-3 染色阳性的食管标本（200×）；E. 食管标本的癌胚抗原（多克隆）染色虽呈阳性，但未显示明确的肝细胞癌小管染色模式（400×）；F. 食管标本 SALL4 染色阳性（200×）；引自 Kashani 等，2015[69]

癌与治疗选择很有限的高侵袭性肝样腺癌是非常有价值的[69]。

四、食管间叶性肿瘤

（一）食管平滑肌瘤

平滑肌瘤是食管最常见的间叶性肿瘤。几乎所有食管平滑肌瘤都是良性的，它们通常是内镜医师偶然发现的。平滑肌瘤的男女比例为 2∶1，多发于年轻患者（男性平均年龄 33 岁，女性平均年龄 44 岁）[70]。在马萨诸塞州综合医院的一项 40 年经验性回顾分析中，发现了 53 例食管平滑肌瘤患者。虽然大多数患者无症状，但由于食管平滑肌瘤的平均大小为 5.3cm，最常见的症状是吞咽困难[71]。

在组织学上，平滑肌瘤表现出低至中等的细胞密度，细胞束相互交织，呈梭形，平滑肌细胞呈雪茄状细胞核（图 26–10）。有丝分裂很少见。对于 CD34、CD117、GIST 标记物和神经标记物 S–100，平滑肌瘤不呈染色阳性[72]。治疗方法主要取决于临床症状。无论是否良性肿瘤，出现平滑肌瘤继发症状的患者均需要手术切除。由于这些肿瘤的平均大小超过 5cm，因此最常采用经胸开放手术。对于未引起症状的较小肿瘤，内镜切除术是首选治疗方法[73]。作者认为，新辅助化学治疗或放射治疗没有作用。

多发性平滑肌瘤发生在多发性内分泌腺瘤 1 型和弥漫性食管平滑肌瘤病合并 Alport 综合征的患者中，Alport 综合征存在 X 染色体 *COL4A5* 和 *COL4A6* 缺失。在此综合征中，食管中下段的肌壁有肿瘤性过度生长，有时延伸到近端胃。有症状的患者需完全切除受累部分，可限制肿瘤复发风险[74]。

（二）食管平滑肌肉瘤

平滑肌肉瘤约占食管肉瘤的 90%。然而，食管平滑肌肉瘤是一种非常罕见的肿瘤，在梅奥医疗中心 76 年历史以来，在 6359 例食管恶性肿瘤患者中仅占 0.3%[75]。

平滑肌肉瘤发生于颈段、胸段和下段食管中。它们的细胞特征通常是多形性的，并且几乎都是高级别的。通常对结蛋白和平滑肌抗原（smooth muscle antigen，SMA）染色呈阳性。最常见的转移部位是肝和肺。大多数食管平滑肌肉瘤不易进行活组织检查。然而，研究发现，与食管黏膜下生长的大病灶相比，少数外生性病变预后较好[76]。

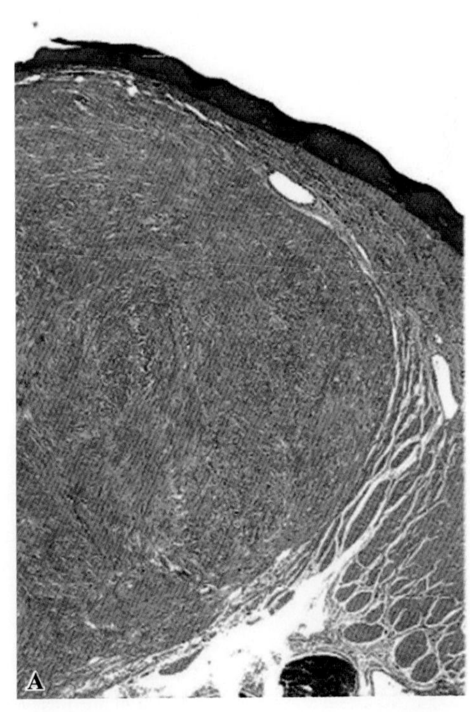

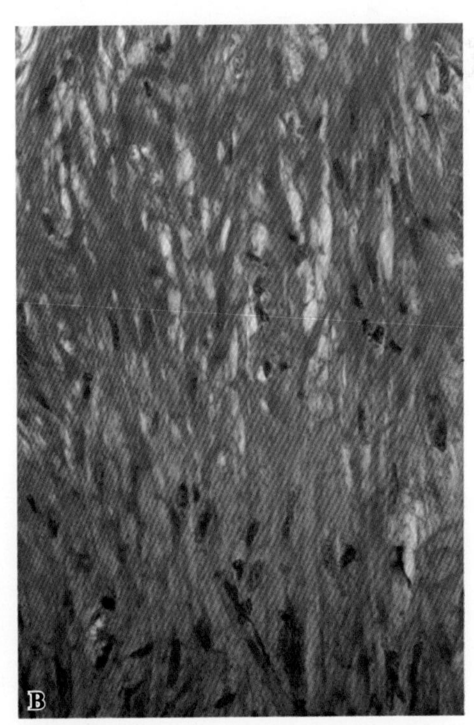

▲ 图 26–10　平滑肌瘤

A. 此平滑肌瘤起源于黏膜肌层，表现为腔内结节；B. 组织学上，该平滑肌瘤细胞稀少；肿瘤细胞平淡，有丰富的纤维状、明亮的嗜酸性细胞质，无核异型性

（三）胃肠道间质瘤

胃肠道间质瘤占所有胃肠道恶性肿瘤的1%～3%，是胃肠道中最常见的间叶性肿瘤。GIST一词最早是由 Mazur 和 Clark 在 1983 年首次提出的，他们认为（与其他医师一样）这些肿瘤具有区别于平滑肌和（或）神经肿瘤的特征[77]。

GIST 的现代定义来自日本一组研究人员，他们对间质卡哈尔细胞（interstitial cell of Cajal，ICC）的作用感兴趣，这是存在于胃肠道肌间神经丛中的神经起搏细胞。ICC 和 GIST 细胞均表达 KIT 酪氨酸激酶受体。研究人员指出，GIST 细胞呈现 GIST 原癌基因突变，这似乎允许 GIST 不受调控地生长。实际上，日本研究小组发现他们研究的 6 个病例中有 5 个存在 KIT 基因突变。这些突变导致 KIT 激酶不受控制的、配体无关的磷酸化[78]。通过 CD117 抗原的免疫组织化学染色可以发现因突变产生而蛋白质增加。大约 95% 的 GIST 呈 CD117 染色阳性。5%CD117 染色阴性的 5% GIST 存在血小板衍生生长因子受体 –α（platelet–derived growth factor receptor–α，PDGFR–α）突变[79]。

由于对信号转导抑制药 –571（signal transduction inhibitor–571，STI–571）的研究，GIST 的合理、科学的治疗方案应运而生。这种药物之所以令人感兴趣，是因为它具备抑制血小板堵塞冠状动脉移植物支架的功能。虽然这些研究正在进行中，但也发现该药物在慢性粒细胞白血病（CML）中具有极其有效的活性，因为它对失调的 BCR–ABL 基因起作用[80]。反过来，研究者注意到药物 STI–571（后命名为甲磺酸伊马替尼）具有抗野生型和突变型 KIT 蛋白的活性[81]。伊马替尼（Gleevec®）是由瑞士诺华公司开发，用于 CML 和 GIST 的靶向治疗。这是针对恶性疾病的驱动基因突变的分子治疗方面的重大进展[81]。

仅 1% 的 GIST 发生在食管 1%。根据其大小和有丝分裂指数，局限性 GIST 可以分为低危、中危或高危三种类型。5cm 或更大的 GIST，以及每高倍镜视野具有 2 个或更多个有丝分裂的 GIST 最有可能转移。在包含 17 例食管 GIST 的系列研究中，12 例（70.5%）属于高危类别[82]。虽然不常见，但有报道称 GIST 会转移至食管引流淋巴结[83]。然而，肝脏才是 GIST 最容易转移的器官[84]。尽管食管 GIST 很罕见，但 GIST 患者通常会出现吞咽困难、吞咽疼痛和体重减轻等多种症状。由于 GIST 肿瘤位于黏膜下，大多数患者在术前未经组织学确诊[85]。对于 GIST 切除术后复发风险较高的患者，建议使用伊马替尼进行术后治疗。笔者也同意这种治疗方法。然而，目前的研究仍需确定最佳治疗持续时间[86]。

（四）其他的食管肉瘤

横纹肌肉瘤、滑膜细胞肉瘤、恶性神经鞘瘤、纤维肉瘤、尤因肉瘤和食管脂肪肉瘤已均有文献记载。临床上，这些肿瘤通常长到很大，然后出现典型的吞咽痛、吞咽困难和体重减轻症状。对于这些局部晚期肿瘤，推荐手术切除，后联合化学治疗[87]。尽管多柔比星一直是肉瘤治疗的主要药物，但作者建议使用吉西他滨和紫杉特尔方案治疗平滑肌肉瘤[88]。

（五）食管神经鞘瘤

神经鞘瘤是罕见的胃肠道恶性肿瘤，而食管神经鞘瘤仅占很小的一部分。据报道，胃肠道神经鞘瘤可能会长的相当大，导致吞咽困难和体重减轻。然而，即使是大体积神经鞘瘤也通常是良性的。大多数神经鞘瘤多发于女性[89]。神经鞘瘤界限分明，由均质的双相梭形细胞组成，细胞呈栅栏状。神经鞘瘤的免疫组织化学染色呈 S–100 阳性，CD117、CD34 和 SMA 阴性[90]。较大体积神经鞘瘤会出现吞咽困难症状。无论它们的大小如何，只要这些肿瘤是局限性的，最佳治疗方法是单纯手术治疗[91]。

（六）食管神经内分泌肿瘤

胃肠道神经内分泌肿瘤（neuroendocrine neoplasms，NEN）的发病率一直在增加，但原因未明。因此，食管 NEN 最近受到病理学家和临床医师的关注，以弄清楚其分类并提高对预后和治疗选择的认识。内镜技术提高及更普遍的内镜检查（胃镜和肠镜）、胃肠道成像的改进使得 NEN 发病率增加[92]。当在食管中发现 NEN 时，其生物学行为与胃肠道的其他 NEN 没有差别。

多种多样的、甚至怪异的神经内分泌肿瘤命名方法给病理学家和临床医师带来了困扰。因此，坚持 NEN 的系统分类会带来更多的明确还是困扰，这仍有待确定。

低级别 NEN 通常被称为类癌。食管类癌很少有报道。食管的高级神经内分泌癌（high-grade neuroendocrine carcinomas，HGNEC）占所有食管癌的 1%～2.8%。与类癌相比，HGNEC 在外观和生物学上异质性更大。2010 年，世界卫生组织将 NEN 按级别分为两类：分化良好的神经内分泌肿瘤（neuroendocrine tumors，NET），主要是类癌（图 26-11）和 HGNEC[93]。

根据有丝分裂计数和 Ki-67 指数，高级别 NET 或类癌本身分为以下等级：Ⅰ级（＜ 2 个有丝分裂 /10 个高倍镜视野或 Ki-67 ＜ 2%）和Ⅱ级（2～20 个有丝分裂 /10 个高倍镜视野或 Ki-67 3%～20%）。分化良好的食管 NET/ 类癌是偶然发现的小的、黄色的、结节状或息肉样病变，有时与巴雷特食管相关。在组织学上，它们呈小梁状、嵌套状或筛状器官样生长，表现为轻度的细胞异型性和低有丝分裂活性。食管 NET 对嗜铬粒蛋白和突触素染色呈强阳性，可能表达 5- 羟色胺、胰高血糖素或胰多肽[94]。分化良好的 NET 使用内镜切除术疗效好[95, 96]。

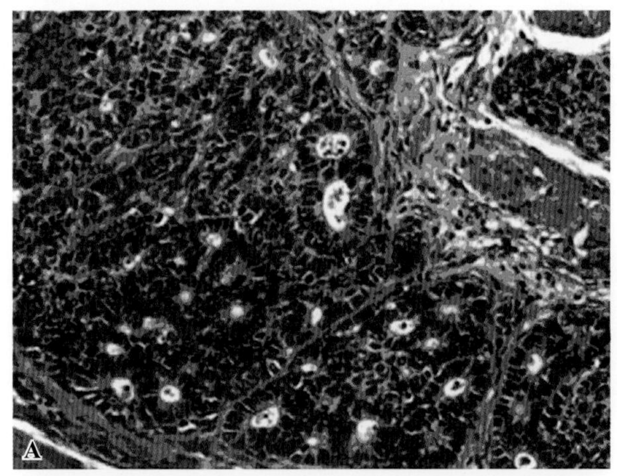

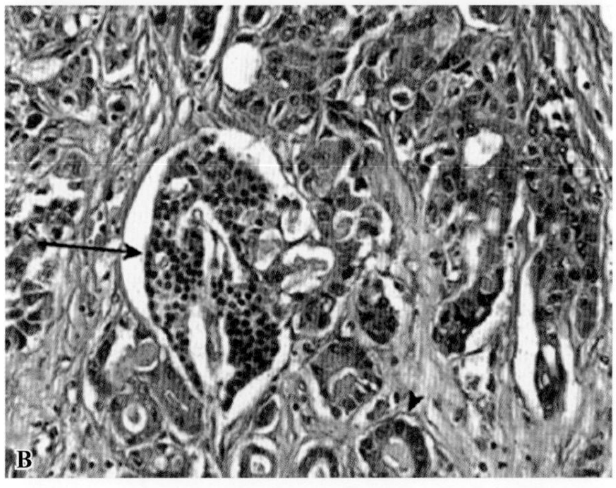

▲ 图 26-11　**A. 高级别神经内分泌肿瘤，玫瑰花结形成，呈小梁 / 索状；经 Wolters Kluwer Health，Inc 许可转载，引自 Huang 等，2013[98]；B. 腺癌 / 神经内分泌（NET）复合瘤；在中度分化的腺癌腺体的中心是一个单形的多边形网状细胞巢（箭），它们与相邻的腺癌浑然融合在一起；箭头表示有中央黏液的腺体**

根据定义，神经内分泌癌是高级别、低分化的内分泌癌，具有高有丝分裂计数（＞ 20 个 /10 个高倍镜视野）和高有丝分裂指数（Ki-67 ＞ 20%）。它们表现为溃疡性浸润性肿瘤，可同步转移。神经内分泌癌根据显微镜下形态分为两类：小细胞和大细胞型。其中 30% 或以上具有腺癌特征的肿瘤被称为混合性腺神经内分泌癌[94]。尽管类癌和 HGNEC 表达神经内分泌标志物如嗜铬粒蛋白和突触素，但大多数研究表明这些肿瘤来自不同的细胞谱系：类癌来自胃肠道的弥漫性神经内分泌细胞系统，HGNEC 来自胃肠道的表面上皮[97, 98]。

目前还没有足够的食管大细胞 HGNEC 病例研究可以得出明确的关于治疗的结论。最近的报道显示，其他胃肠道部位的大细胞 HGNEC 对烷化剂（如替莫唑胺或者链佐星）和氟尿嘧啶联合，以及舒尼替尼和依维莫司等靶向药物敏感[99]。HGNEC 的小细胞变种最常被诊断出来，它们非常类似于肺的小细胞癌，可能呈现肺转录因子 TTF1 染色阳性。它们在实性片、带或巢中形成弥漫性浸润性的肿块。银染显示偶有嗜银细胞。然而，小细胞癌的细胞不是亲银性质的[100]。局部晚期小细胞 HGNEC 食管肿瘤使用联合化学治疗方案（顺铂和依托泊苷）和放射治疗来治疗。播散性的小细胞食管癌通常是致命的，但通常对顺铂和依托泊苷的化学治疗组合有短期反应[101]。

（七）颗粒细胞瘤

自 1928 年第一篇食管颗粒细胞肿瘤的报道发表以来，已发现该肿瘤是仅次于平滑肌瘤的第二常见的食管间质肿瘤[102]。这些黏膜下肿瘤被认为起源于神经组织，几乎都是良性的。在这类肿瘤中，食管是胃肠道颗粒肿瘤最常见的部位[103]。与食管恶性上皮肿瘤不同，女性颗粒细胞瘤的发病率是男性的 2 倍[104]。颗粒细胞瘤在非洲裔美国人中更为常见，并且它们可以是多病灶的[105]。

大约 75% 的颗粒细胞肿瘤直径在 2cm 或更小

（图 26–12）。由于颗粒细胞肿瘤患者很少出现症状，因此这种肿瘤通常是因内镜检查其他疾病时偶然发现的[106]。颗粒细胞肿瘤患者在活检后经多年随访，肿瘤体积变化不大[107]。然而，也有一些恶性颗粒细胞瘤的病例报道（图 26–13）。恶性颗粒细胞肿瘤的诊断依据是肿瘤坏死、细胞异型性和侵犯邻近结构的浸润性生长，但没有出现广泛性转移[108]。

颗粒细胞瘤的治疗方案取决于它们的大小。选择的治疗方法是内镜切除术（由经验丰富的医师操作）。那些没有症状的肿瘤可以不进行手术切除，并随访。然而，引起吞咽困难症状的较大的颗粒细胞瘤应行单纯手术切除治疗。辅助或新辅助治疗在食管颗粒细胞瘤的治疗中没有作用。

（八）食管淋巴上皮瘤样癌

与鼻咽淋巴上皮瘤或食管上皮性肿瘤相比，食管淋巴上皮瘤样肿瘤具有相似的组织学特征，生物学侵袭性可能较弱[109, 110]。淋巴上皮肿瘤表现为丰富的淋巴基质和提示分化差的上皮标志物阳性（EMA 和细胞角蛋白）。此类肿瘤也可能出现在乳腺、子宫颈、胃、唾液腺、皮肤、肺和膀胱中[111–117]。大多数以食管为主要器官的淋巴上皮肿瘤已在日本

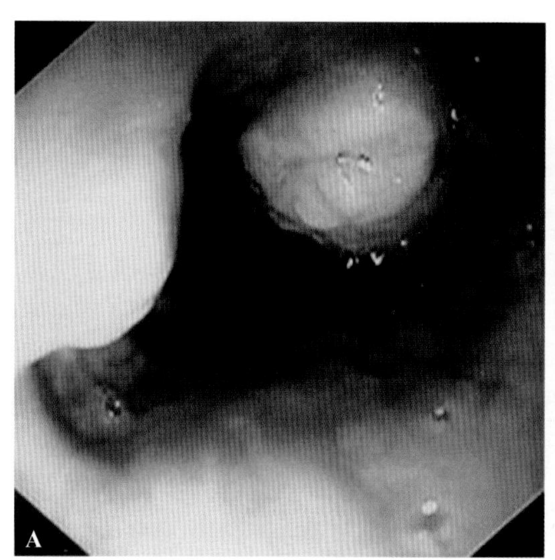

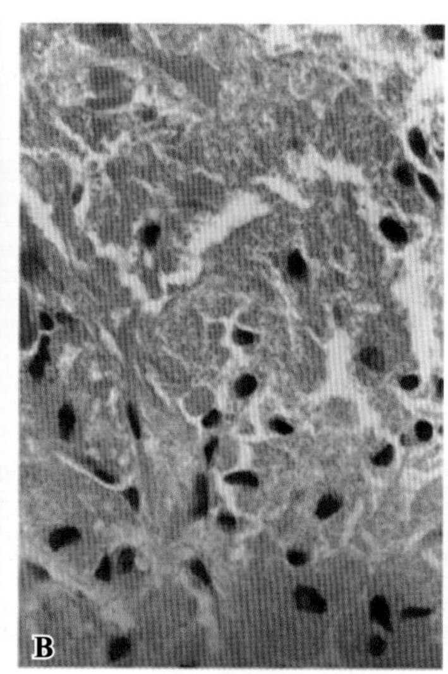

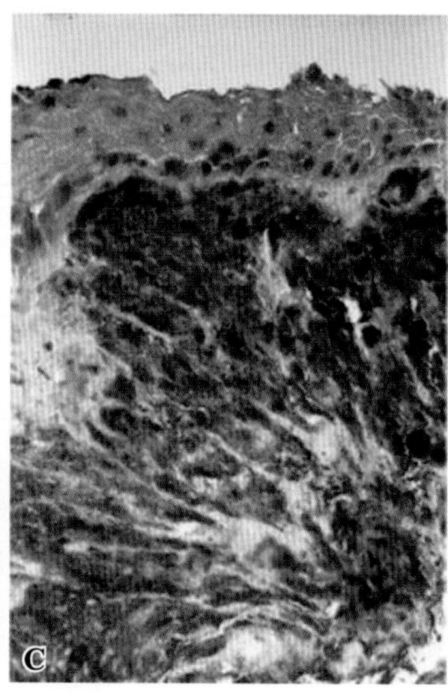

▲ 图 26–12　**颗粒细胞瘤**

A. 内镜下，颗粒细胞瘤呈白色至黄色的小结节；B. 组织学上，这些病变由大细胞组成，细胞内有丰富的嗜酸性颗粒细胞质和固缩的细胞核；C. 如果诊断有疑问，S–100 免疫过氧化物酶染色阳性可以帮助确认诊断；Dr Christopher Truss 馈赠

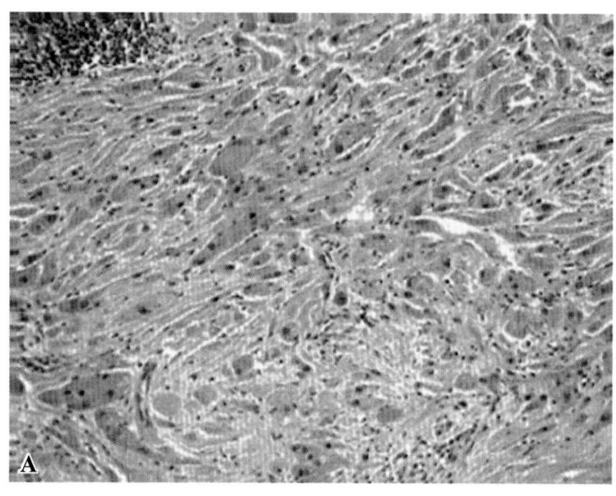

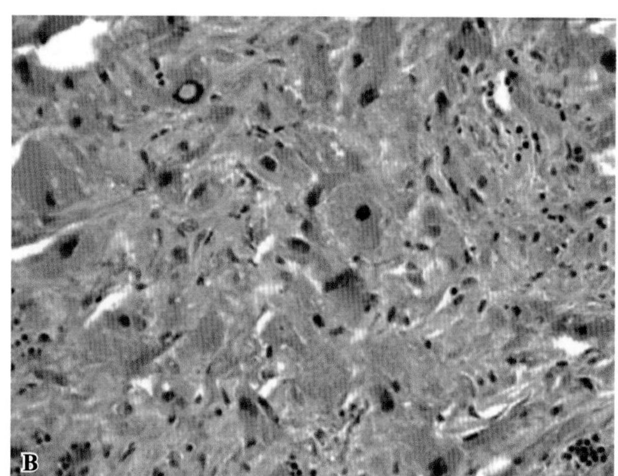

▲ 图 26–13　**恶性颗粒细胞瘤**

A. 低倍视野下可见恶性颗粒细胞浸润黏膜下层和肌层；B. 高倍镜显示颗粒细胞，细胞核增大、不规则、深染；有丝分裂出现在肿瘤的其他区域

有报道。根据发生器官的不同，淋巴上皮肿瘤与 EB 病毒的关联率在 44%～92%。不足 50% 的食管淋巴上皮肿瘤与 EB 病毒有关 [118]。据日本报道，手术几乎是主要的治疗方式。日本也使用手术前放化疗 [119]。作者建议对 $T_1N_0M_0$ 期肿瘤采取单纯手术治疗，局部晚期的较大肿瘤使用术前新辅助化学治疗（铂类化合物和氟尿嘧啶）加外照射。

（九）食管恶性淋巴瘤

虽然胃肠道淋巴瘤并不罕见，但只有不到 1% 的胃肠道淋巴瘤起源于食管 [120]。事实上，在 1400 多例结外淋巴瘤病例进行一系列检查后，只有 3 例来自食管 [110]。大多数病理活检确诊的淋巴瘤是从食管外的器官或淋巴结浸润的（图 26–14）。与其他淋巴瘤一样，食管淋巴瘤根据光学显微镜、流式细胞术和（或）免疫组织化学定义的起源细胞进行分类。非霍奇金 B 细胞淋巴瘤是食管中最常报道的。霍奇金淋巴瘤占所有食管淋巴瘤的 11%，原发性浆细胞瘤是食管造血实体肿瘤中最罕见的 [121, 122]。原发性食管淋巴瘤的诊断标准包括无表浅或可触及的淋巴结病变、正常白细胞计数、无纵隔淋巴结病变，以及食管中发现的原发病灶仅累及局部或连续的淋巴结 [123]。

食管淋巴瘤通常与患者表现出的慢性免疫抑制情况有关，例如人类免疫缺陷病毒（human immunodeficiency virus，HIV）和丙型肝炎病毒感染 [124, 125]。此外，有报道发现起源于食管的 T 细胞淋巴瘤 [126]。食管淋巴瘤的临床表现类似于上皮性肿瘤。大多数患者主诉为吞咽困难和吞咽疼痛，并伴有体重减轻。也有气管食管瘘的报道 [127]。如上所述，如果在腋窝或锁骨上区域触及淋巴结肿大，诊断为原发性食管淋巴瘤的可能性很小。尽管内镜活检是获取组织诊断的最常用方法，但原发性食管淋巴瘤患者的内镜活检假阴性率约为 30%[128]。

食管淋巴瘤还没有统一的标准治疗方法。现在的治疗方法有：单纯手术或加术后放射治疗，单纯放射治疗，环磷酰胺、多柔比星、长春新碱和泼尼松（CHOP）标准联合放化疗方案 [129]。原发性食管霍奇金淋巴瘤使用氮芥、长春新碱、丙卡巴肼和泼尼松（MOPP）的化学治疗方案或多柔比星（阿霉素）、博来霉素、长春新碱和达卡巴嗪（ABVD）的化学治疗方案，预后较好，至少其预后类似于在其他结外部位淋巴瘤 [130]。基本上，笔者建议根据临床分期决定食管淋巴瘤治疗方案。因此，对于已切除的晚期巨大淋巴瘤，术后标准系统治疗加放射治疗是合适的。对于较小但具有侵袭性的淋巴瘤，建

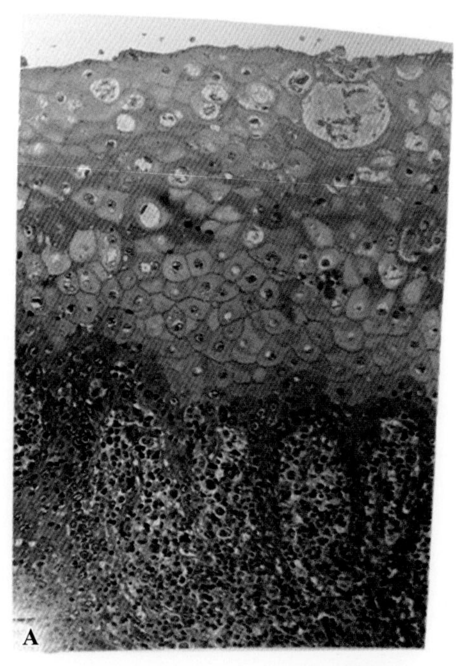

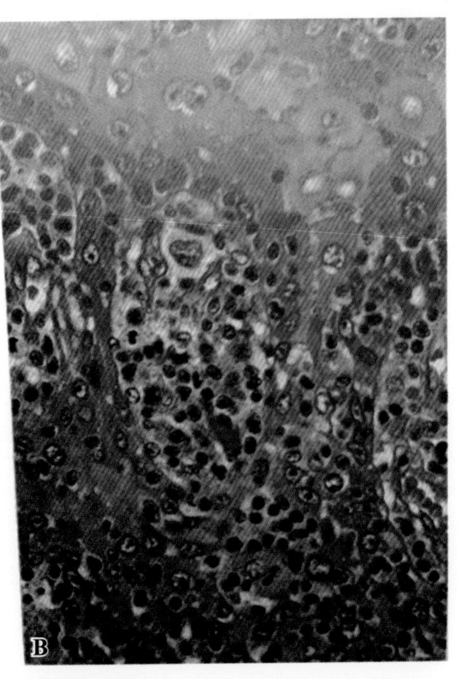

▲ 图 26–14　食管大细胞淋巴瘤

A. 低倍放大见淋巴瘤浸润至鳞状上皮；B. 高倍放大见不典型的大淋巴细胞和许多小淋巴细胞混合，其中许多淋巴细胞看似正常

议在术后单纯化学治疗。对于无法手术切除的肿瘤，联合化学治疗序贯放射治疗是最合适的[131]。

（十）恶性黑色素瘤

食管黏膜的薄基底层含有黑色素细胞[132]。食管恶性黑色素瘤通常被认为是老年人的疾病。一般在食管中段或远端出现可见肿瘤，可引起吞咽困难[133]。通过内镜活检得到正确诊断具有挑战性，至少 25% 的食管黑色素瘤需要食管切除术才能得到病理诊断[134]。交界活跃（基底层黑色素细胞增生）或者在邻近的黏膜中发现黑素细胞存在，可以支持食管来源的诊断。食管黑色素瘤对典型黑素细胞标志物如 S-100、melan-A 和 HMB-45 呈阳性反应[135]。与任何黑色素瘤一样，根治性手术是首选治疗方法。虽然不能说食管黑色素瘤比皮肤或其他器官中发现的黑色素瘤更具侵袭性，但是，食管切除术后的平均存活时间不到 1 年。食管黑色素瘤患者确诊后的 5 年生存率不到 2%[136]。

目前，笔者很难推荐首选的术后治疗。然而，对于已经成功切除的Ⅲ期食管黑色素瘤患者，术后干扰素 α-2b 全身治疗是合适的。最近一项包含 10 例原发性食管黑色素瘤的分子研究发现，2 例患者存在外显子 9 C-kit 基因错义突变，所有患者可见 C-kit 免疫组织化学染色阳性。在 1 例患者中鉴定出 *BRAF*（V600E）突变，在 1 例有 C-kit 突变的患者中鉴定出 *KRAS*（c.34G>A；p.Gly12Ser）突变。未检测到 *NRAS* 突变、*PDGFR* 突变及其免疫组织化学染色。分子水平的分析可能有助于为高度侵袭性的食管黑色素瘤提供特异性的靶向治疗[137]。

五、食管转移性肿瘤

虽然很少对食管转移性癌症进行诊断，但尸检系列已经证实，死于癌症的患者中有 6% 可以发现食管转移。大多数转移性病变通过直接延伸（45%）或淋巴扩散（36%）到食管。19% 的病变通过血行途径转移。在西方，乳腺癌是最常见的转移到食管的肿瘤。在日本，11% 的尸检病例发现肺癌转移到食管[138-140]。一般来说，肺癌和乳腺癌通过广泛的食管黏膜下淋巴管扩散。然而，有些肺癌可能直接扩散至食管。最常通过血液传播的肿瘤是乳腺癌、肾细胞癌、恶性黑素瘤、子宫内膜癌、卵巢癌、结肠直肠癌和前列腺癌[141-143]。

内镜检查显示，食管的转移性病变通常表现为光滑的狭窄[144]。这些病变最好通过内镜超声检查来确诊[145]。食管转移肿瘤的治疗方案主要是因原发病灶而异。尽管有手术治疗的报道，但食管切除术很少用于这些转移性病变[146]。针对原发肿瘤的全身系统化学治疗是合适的。

六、结论

本章简要讨论的所谓食管罕见肿瘤，它出现在不到 8% 的食管恶性肿瘤患者中。因此，它们对内镜医师、病理学家和临床医师在诊断方面提出了挑战。然而，随着内镜手术变得越来越普遍，随着免疫组织化学技术和分子探针应用的增加，罕见肿瘤的识别率也很可能会增加。肿瘤分子谱分析的新发展及生物学更为深刻的认知有望为这些罕见的恶性肿瘤提供个体化的治疗方案。

第 27 章　罕见的胃部肿瘤
Uncommon Cancers of the Stomach

Elizabeta Popa　Felice Schnoll-Sussman　Arun Jesudian　Govind Nandakumar　Manish A. Shah　著
韩云炜　陈晓静　王　娟　译　　韩云炜　校

一、概述

胃癌是全球第二大的癌症相关死亡原因[1]。据流行病监测与最终治疗结果（Surveillance Epidemiology and End Results，SEER）数据库报告，美国男性胃癌发病率为 10.8/100 000，女性为 5.4/100 000[2]。在过去几十年中，胃癌的发病率和死亡率均略有下降，这归因于治疗手段的增加、对由胃酸反流和幽门螺杆菌引起的继发性慢性炎症的认识的增加，以及食品加工和储存系统的改进[3]。在美国，胃癌患者的分期均等，被诊断为局部、区域或转移性疾病的患者大约各有 1/3，5 年总生存率分别为 61%、28% 和 4%[2]。

胃癌有几种不同的组织学类型。不同的肿瘤类型有着明显不同的生物学发生情况及预后。胃癌中腺癌占绝大多数，具体可占到 90% 以上。在传统的 Lauren 分型中，胃腺癌分为两种组织学亚型（肠型和弥漫型），这预示着不同的生物学发生情况。最近，已经推广到了三种不同的胃癌亚型：近端 / 贲门非扩散性胃癌，弥漫性胃癌和远端 / 胃体非扩散性胃癌[4]。各自具有不同的危险因素和流行病学。这些胃癌亚型的分子特征具有明显差异，暗示着独特的生物学基础[5]。

近端胃癌通常与胃食管连接和远端食管腺癌组合在一起。幽门螺杆菌感染对近端和远端肠胃癌的发展具有显著差异。具体而言，幽门螺杆菌感染与患非贲门胃腺癌风险增加有关，但在一些病例对照研究中，幽门螺杆菌感染似乎对近端肿瘤的发展具有预防作用[6, 7]。虽然近端胃癌的逐步发展过程尚未有具体描述，但可能与慢性炎症如反流性疾病和 Barrett 食管等有关。非贲门肠胃癌的发病机制已经得到很好的阐述。远端 / 胃体肠胃癌遵循多步进展，其可能是由慢性炎症引起，例如幽门螺杆菌感染[8, 9]、慢性胃炎或自身免疫性胃炎[10]。疾病发展过程依次为慢性胃炎、肠上皮化生和异型增生。吸烟、高盐摄入（见 Wang 等[11]的综述）和大量饮酒等环境因素会增加发生非贲门胃癌的风险。

弥漫性胃癌目前没有已知的癌前病变，但上皮钙黏着蛋白基因的突变或表观遗传沉默似乎是一个关键的致癌因素。大约 50% 的散发性弥漫性胃癌患者通过免疫组织化学检测观察到上皮钙黏着蛋白丢失，并通过基因组测序证实[12]，提示该途径可能是弥漫性胃癌发展过程中所呈现出的共同现象，而这与用慢性炎症和萎缩性胃炎来表征的肠型非贲门胃癌不同。

国际胃癌联合办会（IGCLC）于 1999 年将遗传性弥漫性胃癌（HDGC）定义为一种遗传易感性综合征。最近更新了基因检测的临床标准，包括在 40 岁之前诊断为弥漫性胃癌，或者患者有一个或多个一级亲属，或两个或多个患有弥漫性胃癌的二级亲属[13]。HDGC 是由上皮钙黏着蛋白（*CDH1*）基因的功能缺失突变引起的。目前对携带有 *CDH1* 突变的患者的建议是做预防性胃切除术，这可以显著降低患胃癌的风险[13]。值得注意的是，HDGC 约占所有家族性胃癌的 30%。

本章重点介绍罕见的胃癌，有 10% 的胃癌在组织学上不属于腺癌。这些罕见的胃癌相对稀少，但它们种类繁多并具有临床意义。包括胃的神经内分泌癌，胃肠道间质瘤（GIST），与致病性感染相关的胃肿瘤，例如黏膜相关淋巴组织（MALT）淋巴瘤和 EB 病毒相关的胃癌，以及其他更罕见的胃癌亚型。本章概述了这些罕见胃癌的生物学治疗范例及建议。

二、胃的神经内分泌肿瘤

神经内分泌肿瘤（NET）是一个广泛的术语，包括一系列具有突出的神经内分泌特征的上皮恶性肿瘤。这些肿瘤往往是相对惰性的恶性肿瘤，其特征在于分泌蛋白质而导致特定的临床综合征。然而，更具侵袭性的 NET 存在更有侵袭性的过程。这些也与高死亡率相关。神经内分泌肿瘤在以前与“类癌”可互换使用。然而，鉴于对其组织学亚型及其相关临床行为的认识增加，术语类癌不再适用。

消化系统的神经内分泌肿瘤，也称胃肠胰腺神经内分泌肿瘤（GEP-NET），年发病率为 3.65/100 000。报道中胃 NET 的发病率根据地理区域和分析类型而变化。在最近的 SEER 分析中，胃 NET 占美国所有 NET 的 4%～6%，年发病率为 0.3/100 000[14]。此外，GEP-NET 的发病率正在上升，最近的分析报告显示上升了 10 倍[15]。胃 NET 通常被归类于前肠肿瘤，其由胃和近端十二指肠的神经内分泌肿瘤组成。最近的报告显示了显著的地理差异，其中胃可能是欧洲人群中最常见的疾病部位[16]。胃 NET 通常在早期被诊断为局部疾病，尽管比直肠和十二指肠的 GEP-NET 更晚一些。

（一）分类

2010 年 WHO 的 NET 分类为 GEP-NET 建立了一个新的分期模式。欧洲神经内分泌肿瘤学会（ENETS）指南建议将此分期方案纳入最近的 2009 年美国癌症联合委员会（AJCC）/ 国际癌症控制联盟（UIC）分期系统[17, 18]。此建议预示着对这些恶性肿瘤进行前瞻性研究和准确判断其预后的能力的重大提高。WHO 模式基于有丝分裂计数和 Ki-67 染色将肿瘤分为分化良好，中度分化和分化差的肿瘤（分别用 G_1～G_3 表示）（表 27-1）。根据所有肿瘤细胞中非内分泌成分多于或少于 30%，进一步将 GEP-NET 分为单纯型和混合型两种组织学类型。AJCC 分期系统中胰腺 NETS（P-NET）具有单独的分期模式，因为胰腺的位置使其有更好的预后[19]。这是通过将 P-NET 的淋巴结阳性疾病分类为Ⅱb 期而不是Ⅲb 期来证明的。然而，虽然胃的神经内分泌肿瘤（G-NET）与其他 GEP-NET 区别开来，但没有单独的分期模式。

此外，以前的胚胎分类仍然有用，因为它考虑了胃的前肠起源及相关的临床特征。根据这种方案，G-NET 最初分为三组，分别命名为Ⅰ～Ⅲ型肿瘤，最近纳入了第四种类型小细胞组织学（表 27-1）[20]。

Ⅰ型和Ⅱ型肿瘤通常是多灶性的，约占所有 GNET 的 80%。这两种亚型被认为是来源于长期受高胃泌素水平过度刺激的肠嗜铬样细胞[21]。这些肿瘤通常出现在伴有高胃泌素血症的萎缩性胃炎中。最近，还发现含有生长素释放肽的细胞。Ⅰ型和Ⅱ型肿瘤通常具有惰性行为[22]。Ⅰ型 G-NET 是最常见的亚型（＞ 70% 的 G-NET）并且与慢性萎缩性胃炎有关，而Ⅱ型肿瘤通常在有 Zollinger—Ellison 综合征（ZES）和Ⅰ型多发性内分泌腺瘤（MEN1）存在的情况下发生[23]。Ⅰ型 G-NET 患者通常在胃

表 27-1 神经内分泌肿瘤的分期与分级[17, 18]

AJCC 2010 分期			
分期	T（肿瘤大小 / 侵袭）	N（淋巴结情况）	M（远处转移）
0	Tis	N_0	M_0
Ⅰ	T_1	N_0	M_0
Ⅱa	T_2	N_0	M_0
Ⅱb	T_3	N_0	M_0
Ⅲa	T_4	N_0	M_0
Ⅲb	$T_{1\sim4}$	N_1	M_0
Ⅳ	$T_{1\sim4}$	$N_{0\sim1}$	M_1
WHO 2010 命名法			
	分级	有丝分裂数 /10HPF	Ki-67/MIB-1 指数
神经内分泌肿瘤	G_1	＜2	＜2%
神经内分泌肿瘤	G_2	2～20	3%～20%
神经内分泌癌（大或小细胞）	G_3	＞20	＞20%

AJCC. 美国肿瘤联合委员会；HPF. 高倍镜视野；WHO. 世界卫生组织

体内发现多个小结节，仅限于黏膜和黏膜下层。Ⅰ型 G-NET 倾向于变得非常不活跃，并且可能在实行切除术后发生退化。淋巴结出现转移是罕见的情况（仅在肿瘤直径＞ 2cm 时，并且当通过固有肌层浸润时发生）。Ⅱ型 G-NET 更罕见，通常表现为多灶性小肿瘤（通常直径＜ 1.5cm），在胃体内发展并局限于黏膜或黏膜下层 [24]。Ⅱ型与Ⅰ型 G-NET 相比，Ⅱ型 G-NET 有中度发生转移的风险（30%），肿瘤直径＞ 2cm 时风险增加，易浸润固有肌层，并会侵犯血管。

Ⅲ型是第二常见的 G-NET，也称为散发性的 G-NET。这些 G-NET 与胃泌素过量产生无关，由许多异质细胞群组成，与非典型分泌综合征基本无相关性，其特征为皮肤潮红，但不会因组胺和羟色胺酸的释放而引起腹泻 [23]。Ⅲ型肿瘤更具侵袭性，淋巴结转移发生率＞ 30%，并且通常确诊时伴有肝转移。在整个胃中都可能发生。

Ⅳ型肿瘤为低分化（高级别）肿瘤，无分泌成分，表现为广泛的转移性疾病，其组织学特点与肺癌相似。它们代表了一组罕见的 G-NET，仅在文献中记载了几百个 [25]。

对于患有 G-NET（Ⅰ型）的患者，常见的临床情况如下：65 岁的女性腹部症状模糊，经胃镜检查后发现有多灶性、亚厘米、高分化、无分泌功能的综合症状。大多数情况下，内镜检查是针对与 G-NET 的存在无关的症状。另一种常见的Ⅲ型表现是 55 岁的男性，病变大，T_2 或以上，低到中等级别，转移率显著（一个系列 50%）。Ⅳ型 G-NET 是非常罕见的，传统上被分为两个亚类，单纯型和复合型，根据腺癌和（或）鳞状细胞癌与小细胞癌的混合体的缺失或存在而定。只有个案病例报告或小病例系列存在Ⅳ型 G-NET，但均认为预后不良，且进展较快，较早。

G-NET 的潮红与发汗无关，有明显的紫罗兰色或紫色，这与其他与 NET 相关的类癌综合征中常见的红 / 粉红色形成对比。毛细血管扩张和面部及上颈部皮肤增厚可能发生，修复后出现持久的改变 [26]。该综合征是由于组胺释放和肿瘤细胞缺乏多巴脱羧酶，导致 5- 羟色胺酸的分泌而不是 5- 羟色胺。

（二）病理学

GEP-NET 的病理诊断需要对肿瘤形态、免疫组织化学特征和肿瘤分级进行描述。从增生性病变到赘生性病变的顺序发展仅针对源自肠嗜铬细胞样细胞的Ⅰ型和Ⅱ型肿瘤进行了描述。大多数 G-NET 属于Ⅰ型肿瘤，高分化，低级别（图 27-1）。在最近 15 年的单一机构系列中，Ⅰ型 G-NET 被确定为多灶性疾病（60% vs 10%），而Ⅱ型 G-NET 更常见于区域淋巴结转移 [27]。

WHO 组织学分类推荐的免疫组织化学特征包括嗜铬粒蛋白 -A（CgA）和突触素的阳性染色。CgA 是细胞内分泌囊泡膜的一种功能成分，因此，更常表达于含有内分泌囊泡膜的高分化肿瘤。另一方面，突触素是小突触囊泡的一个组成部分，它存在于所有 G-NET 中。神经元特异性烯醇化酶（NSE），CD56 抗原或 CDX-2 在 GNET 中有不同的表达，有时可用于诊断分化极差（极低分化）的肿瘤。最近，囊泡单胺转运蛋白 2（VMAT2）和生长抑素受体 2A（SSR-2A）被发现是一种具有潜在临床效用的 GEP-NET 特异性标志物（表 27-2）[28, 29]。

组胺是由肠嗜铬蛋白样细胞分泌，由 VMAT2 集中于神经分泌囊泡中 [30]。SSR-2A 与生长抑素类似物亲和力最高，存在于大多数 G-NET 中。VMAT2 也可作为 G-NET 的一种标志物，以确定转移性肿瘤的来源。SSR-2A 的表达暗示了生长抑素类似物（SSA）的效用，两者可用于诊断试验［二乙烯三胺五乙酸（DTPA）奥曲肽成像］和治疗 [31]。

基于增殖的分级是对所有 GEP-NET 来进行表征和分期的重要组成部分。世界卫生组织采用的 Ki-67/MIB-1 指数分组包括低级（G_1 指数＜ 2%），中等级（G_2 指数为 220%）和高级（G_3 指数＞

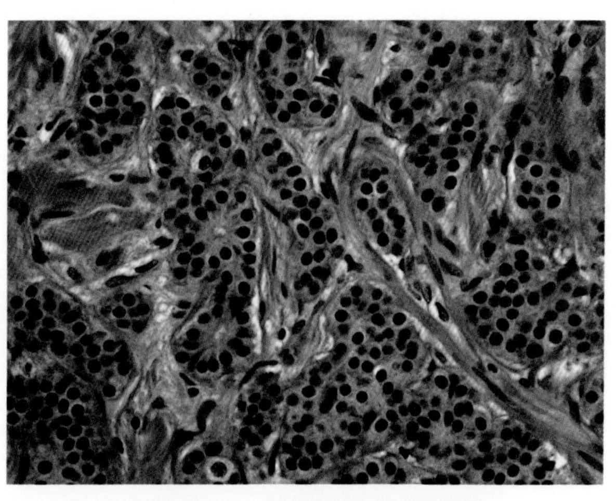

▲ 图 27-1 Ⅰ型胃神经内分泌肿瘤

表 27-2 胃神经内分泌肿瘤的临床病理学特征

	Ⅰ型	Ⅱ型	Ⅲ型	Ⅳ型
发病率	70%～80%	约 5%	约 15%	＜ 5%
淋巴结转移	罕见	罕见	常见	常见
分布	多发，≤ 1cm	多发，≤ 1cm	单发，≥ 2cm	单发；溃疡
位置	胃体	胃体	非特异性	非特异性
血清胃泌素	高	高	正常	正常
胃液 pH	高	低	正常	正常
肿瘤分级	G_1	G_1	G_1/G_2	G_3
IHC 标志物				
CgA	阳性	阳性	阳性	不确定
SP	阳性	阳性	阳性	阳性
NSE	不确定	不确定	不确定	阳性
VMAT2	阳性	阳性	不确定	阴性
Ki-67	＜ 2%	＜ 2%	2%～20%	＞ 20%
SSR	阳性	阳性	不确定	不确定

CgA. 嗜铬粒蛋白 A；IHC. 免疫组织化学；NSE. 神经元特异性烯醇化酶；SP. 突触素；SSR. 生长抑素受体；VMAT. 囊泡单胺转运蛋白

20%）肿瘤[32]。组织学分级可提供有关诊断试验效用的信息，如氟脱氧葡萄糖正电子发射体层扫描（FDG-PET），因为已确定 Ki-67 的指数与 FDG 吸收密切相关。

值得注意的是，已经描述了外分泌—内分泌（两亲性）分化的胃癌，包括神经内分泌和外分泌肿瘤成分，这可能是由于双重组织学特征或解剖学冲突造成的[33]。一般来说，这些肿瘤应考虑为胃腺癌。

（三）遗传关联

胃的神经内分泌肿瘤中发生 MEN1/ZES 以Ⅱ型最常见，多达 30%。在这种情况下，G-NET 通常在几十年之后发生疾病进展。尽管胸腺和支气管的神经内分泌肿瘤在 MEN1 中更为常见，但在发生 MEN1 的情况下 G-NET 的发病率也有所增加[34]。对 57 例 MEN1/ZES 患者进行前瞻性队列研究以确定 G-NET 的发展和相关的风险因素[35]。发现空腹血清胃泌素水平高、疾病持续时间长、患病风险增加，G-NET 的发病率几乎达到 25%。作者建议这些患者定期检测 G-NET。有趣的是，MEN1 基因位点 11q13 的杂合性缺失常见于Ⅰ型 G-NET，100% 的Ⅱ型肿瘤也可以预测[36]。

（四）预后影响

如上所述，最近更新了新的分类系统，以更好地判断预后。根据 AJCC/UICC 分期，G-NET 的 5 年生存率为 21%～74%。利用更现代的分类系统的不同肿瘤类型的长期存活数据主要在回顾性研究中报道。Ⅰ型 G-NET 患者的 5 年生存率接近于一般人群。正如预期的那样，随着分期和肿瘤分型的增加，5 年生存率逐渐下降，从Ⅱ型的 70% 到Ⅲ型的不到 50%。Ⅳ型 G-NET 的中位总生存期约为 12 个月[14]。

（五）分期

如上所述，大多数 G-NET 是偶然发现的[16]。要想完整的、评估准确的分期和治疗计划，必须获得血清胃泌素水平。在Ⅰ型和Ⅱ型肿瘤之间存在胃液 pH 和胃泌素水平的分离，前者与胃酸缺乏相关，而后者与非常低的胃液 pH 值有关[37]。如果发现胃液 pH＜2 且胃泌素水平升高，若以前没有做过，应该进行促胰液素刺激试验以确认 ZES 的诊断。通常Ⅰ～Ⅲ型 G-NET 中血浆 CgA 水平升高，因此可用于监测。在患有转移性疾病的患者中，高 CgS 水平可能具有预后价值。已知 SSA 治疗患者的 CgA 水平下降，可能反映了激素合成的减少而不是肿瘤数量的减少。相反，SSA 治疗时 CgA 水平升高可能表明自主分泌过多与肿瘤进展相关。最近，CgA 水平变化已被证明是肿瘤负荷变化的不良替代指标[38]。

通常通过内镜检查检出 G-NET（图 27-2）。手术选择取决于 T 和 N 分期。内镜超声（EUS）可用于确定 T 分期和浸润深度。最近的前瞻性队列研究表明，根据 EUS 分期结果有助于选择内镜和或限期手术切除肿瘤[39]。

G-NET 肝转移是一种多血管疾病，建议Ⅰ型或Ⅱ型 G-NET 肿瘤直径＞2cm 的患者，以及大多数Ⅲ型和Ⅳ型肿瘤患者进行双相计算机断层扫描（CT）成像，以评估转移情况[40]。最后，生长抑素受体闪烁扫描（SRS）被推荐作为高风险疾病的分期的辅助手段。对于 G-NET，灵敏度约为 75%，但灵敏度高（＞90%）。对于亚厘米级病变，可观察到 SRS 的敏感性降低[41, 111]。In-DTPA 奥曲肽是 G-NET 做 SRS 的唯一注册的放射性药物。如前所述，肿瘤

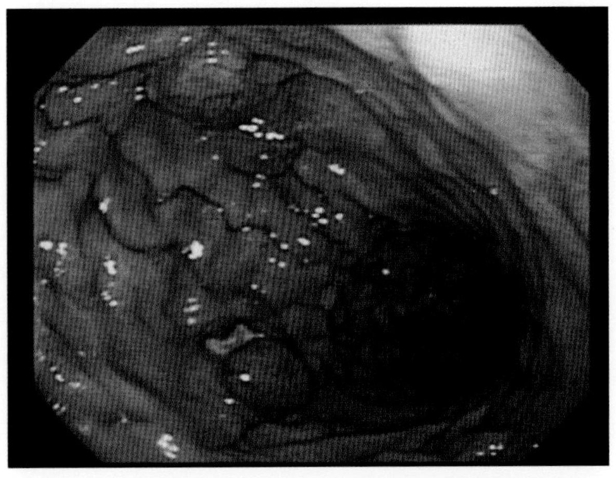

▲ 图 27-2 Ⅰ型 G-NET 的内镜表现

细胞的多种 SSR 亚型的表达允许可视化，并且放射性核素的摄取量可以帮助预测 SSA 的治疗效果。SSA 治疗可影响 SRS 的准确性，官方指南建议在进行成像前停用长效 SSA[42]。

目前正在研究新的 SRS 技术。然而，欧洲药品管理局（EMA）/ 美国食品药品管理局（FDA）均未批准[41]。用于诊断和治疗的放射性标记的 SSA 由三部分组成：环状八肽、螯合剂和放射性核素。对 ^{111}In-DTPA 的修改包括将螯合剂改为 DOTA[43] 而不是 DTPA，允许与较新的 β 线的放射性核素进行稳定结合，这些放射性核素可用于肽受体放射性核素治疗（PRRT）。PET 使用的 ^{18}F-FDG 仅适用于具有高增殖活性和低分化程度的肿瘤[44]。FDG-PET 仅适用于小细胞和大细胞 G-NET 的分期，以及 ^{111}In-DTPA 成像阴性的非Ⅳ型 G-NET 罕见病例。

（六）治疗局部疾病

Ⅰ型 G-NET 直接浸润肌层或发生远处转移的概率很低。保守的策略包括仅对患有小肿瘤的老年人进行观察，有限的手术进行内镜下行胃黏膜切除术或胃窦切除术是必要的[45]。如果进行内镜下黏膜切除术，则每年或每 2 年需要通过胃镜检查进行监测。此外，需要评估淋巴血管侵犯情况，以确定是否需要进行完全性手术。据报道，有可能因为肿瘤的切除使旁分泌刺激停止，而消除高胃泌素血症并使未切除的肿瘤消退[46]。一般而言，肿瘤直径＞2cm 或多灶性疾病可行上腹部切除术。正在探索包括内镜下黏膜剥离等的内镜技术，其允许多灶性疾病进行整块 R_0 切除。通常对于肿瘤直径＜2cm 的 G-NET，不考虑手术切除，除非显示Ⅱ型的特征、有更高的 T 分期或淋巴血管侵犯。据报道，长期使用 SSA 治疗可引起亚厘米级 G-NET 的消退，老年患者可以考虑使用。后一种方法的生存结果没有前瞻性研究，而回顾性数据表明相同的结果。上述方法都没有以随机或控制的方式进行研究[16, 20]。

如果胃泌素瘤共存，Ⅱ型 G-NET 的治疗选择更具争议性。肿瘤切除术不会改善高胃泌素血症，由于复发和转移的风险增加，所以更推荐全胃切除术[47]。全胃切除术的另一个适应证是任何类型或等级的 G-NET，在内镜检查下有发现复发的证据。Ⅲ型 G-NET 通常通过手术切除，因为它们以孤立的肿瘤存在。局限性的Ⅳ型小细胞或大细胞 G-NET

通常在确诊时已发生转移，所以关于最佳疗法的数据很少。从更常见的肺部肿瘤中推断出包括全身治疗的治疗方法。事实上，至少有一份最近的报道支持这一策略[48]。与局限性小细胞肺癌推荐使用放化疗相反，局部低分化 G-NET 通常选择手术切除。

（七）治疗转移性疾病

G-NET 的大多数非手术治疗策略，包括 SSA 治疗，都是从包括 GEP-NET 在内的大型研究结果推断出来的。建议切除可切除的肝脏转移灶。总体而言，如果存在单发性的肝转移灶，10% GEP-NET 患者可通过肝切除术获得长期缓解[49, 50]。

与Ⅰ型和Ⅱ型一样肝转移瘤切除术推荐用于Ⅲ型 G-NET，考虑到它们相对惰性。适合选择手术切除的转移性肿瘤负荷尚无标准定义。局部消融治疗用于多灶性或不可切除的肝转移。目前的射频消融（RFA）技术可用于肿瘤直径达 4～5cm 的肝转移瘤患者。2008 年，提出了一种建议对最适合 RFA 的患者进行分层分类。少数转移性疾病适合使用 RFA，它应该作为切除或 SSA 治疗的辅助手段[51, 52]。

最后，颗粒栓塞、化学治疗栓塞（蒽环类或铂类化学治疗）和选择性内部放射微球疗法（^{90}Y）等经肝动脉栓塞术，主要用于缓解类癌综合征的症状[51]。已发表多个病例研究显示 GEP-NET 肝转移的 5 年存活率为 28%～44%[53]。

然而，除Ⅳ型肿瘤之外不能切除的转移性 GEP-NET 主要用 SSA 治疗[54]。在非功能性肿瘤中支持使用 SSA 的数据很少，这也代表主要的 G-NET。SSA 主要与 SSR2 和 SSR5 亚型结合。它们最常用于控制分泌型 GFP-NET 的激素症状。尽管如此，G-NET 常规给予 SSA，特别是针对生长因子拮抗作用。在非常高的剂量下，SSA 已被证明可诱导细胞凋亡[55]。

PROMID 研究［一项关于长效释放（LAR）奥曲肽对转移性神经内分泌中肠肿瘤患者的肿瘤生长的控制的安慰剂对照、双盲、前瞻性随机研究］显示，中肠转移性 GEP-NET 患者的无进展生存期（PFS）显著改善，从安慰剂组的 6 个月到接受奥曲肽 LAR 的中肠转移性 GEP-NET 患者的 14.3 个月[56]。事实上，奥曲肽和兰瑞肽（缓释奥曲肽）是两种商业上可获得的 SSA，都有短效和长效制剂。SSA 耐受性良好，症状轻微，可归因于吸收功能障碍，如胃肠胀气、痉挛、腹泻或血管性血管炎，但患者可能易患胆结石，致使在允许的情况下行转移灶切除术同时行胆切除术。很少发生心动过缓或脱发[45]。人们对开发具有不同 SSR 亚型亲和力的新 SSR 持续感兴趣，如帕瑞肽[57]。

尽管 G-NET 很少与类癌综合征相关，但 SSA 应该在围术期，以及在 RFA 或经肝动脉栓塞术等局部治疗之前使用。这是因为这些疗法可能引发坏死肿瘤释放大量的激素，虽然很少引起类癌危象，但具体取决于靶肿瘤体积的大小。

PRRT 疗法是转移性 GEP-NET 的一种新兴治疗选择。使用的药剂包括 ^{90}Y 和 ^{177}Lu 标记的肽类似物，其对 SSR 亚型具有不同的亲和力[58]。治疗剂的选择可以基于预处理成像（见前诉）。人们通过临床试验发现，可变响应率为 0%～29%，35%～81% 病情稳定。还可出现严重的毒性作用，包括显著的骨髓抑制、肾毒性，以及一些骨髓增生异常综合征和明显的白血病转化。也描述了各种减轻 PRRT 疗法的血液和肾毒性的方法，包括共同施用氨基酸如 *D*- 赖氨酸以减少肾小管肽结合，但尚无标准化方法[59, 60]。

在 SSA 疗法失败后，传统上使用细胞毒性化学治疗药物或干扰素（IFN）的全身疗法，对生存的影响最小。在评估 SSA 和 IFN 的抗增殖活性的专项研究中，兰瑞肽和 IFN 联合治疗比单独使用任何一种药物都没有优势[61]。

在多中心、随机、双盲、安慰剂对照研究中对患有转移性分化良好或中度分化，无功能的胰腺、中肠或后肠的Ⅰ或Ⅱ级神经内分泌癌的患者进行了兰瑞肽试验。随机接受兰瑞肽治疗的患者 24 个月的 PFS 估计值有显著改善（兰瑞肽治疗 24 个月组为 65%，安慰剂组为 33%）[62]。

自 20 世纪 70 年代以来，基于链佐星的化学治疗方案是用 SSA 难以治疗的Ⅰ～Ⅲ型 GEP-NET 的主要治疗方法。两项回顾性分析和另一项近期前瞻性研究显示，以显著毒性为代价的反应率分别为 39% 和 36%，未进行任何随机研究以记录生存获益[63, 64]。新的靶向治疗药物的出现后，例如酪氨酸激酶抑制药、苹果酸舒尼替尼和哺乳动物西罗莫司靶蛋白（m-TOR）抑制药、依维莫司，系统疗法在 GEP-NET 中开始显现疗效[65, 66]。这些靶向药物最近都被 FDA 批准用于治疗 P-NET。即使在较早的研究中，已经注意到 P-NET 对全身治疗的响应性更高。10 年前，一项最早的抗血管生成药物沙利多胺与替马唑胺联合试验，报道了 P-NET 的反应率为 45%，而其他 GEP-NET 的反应率为 7%[67]。

不推荐用这些试验的推断结果来制定 G-NET 的管理策略。P-NET 来源于导管上皮中的前体，通常在确诊时已发生远处转移（64% vs G-NET 的 15%）[14]。Ⅱ期研究尚未招募大量 G-NET，表明有必要进行进一步研究。目前详细审查的其他药物包括贝伐珠单抗、索拉非尼和帕唑帕尼。所有这些药物都是多靶点的，并试图发挥抗血管生成作用。值得注意的是，贝伐珠单抗联合 LAR 奥曲肽与干扰素 α-2b 进行了随机对照试验研究[68]。研究者观察到贝伐珠单抗 +LAR 奥曲肽的反应率为 18%，而 IFN 组的反应率为 0%，且具有改善 PFS 的临床意义，从而引出了目前正在进行的Ⅲ期临床试验（SWOG S0518）[69]。小型研究中使用结直肠癌经典方案 FOLFOX 或 XELOX（氟尿嘧啶或卡培他滨和奥沙利铂）和贝伐珠单抗的缓解率均高达 33%，耐药性明显优于链佐星治疗[70]。目前，针对表皮生长因子受体（EGFR）或胰岛素样生长因子 1（IGF-1）/IGF 受体途径的药物也正在评估中，由于 EGFR 表达和预后之间存在体外相关性，以及 IGF 介导的途径通过自分泌环机制参与 GEP-NET 增殖[71]。

大多数先前详细的治疗方案适用于Ⅰ～Ⅲ型 G-NET。Ⅳ型 G-NET 对治疗具有不同的敏感性，对 SSA 没有作用，充其量对局部消融治疗的作用微乎其微。如前所述，小细胞或大细胞组织学类型与全身快速增殖和对作为小细胞肺癌的一线治疗的铂双联体的敏感性相关。

（八）总结和建议

最典型和最常见的 G-NET 亚型Ⅰ型可以进行保守治疗或仅在确定为局部疾病时进行手术治疗。对于Ⅲ型 G-NET 需要进行更积极的手术切除术。更罕见的Ⅱ型和Ⅳ型需要多学科团队管理来确定所使用的治疗顺序，包括早期患者的手术和全身治疗。

除Ⅳ型以外的转移性 G-NET 可以用毒性较小的抗激素疗法控制多年。由于新型放射性标记或靶向系统性治疗缺乏成熟数据和明显的毒性报道，需要谨慎使用。治疗的风险需要与普遍惰性的病程进行仔细平衡。当疾病反应主要为肿瘤体积引起的症状，可以考虑更新的靶向治疗组合，例如 FOLFOX-A。

三、胃肠道间质瘤

胃肠道的大多数上皮下肿瘤是间质或间充质肿瘤，传统上分为两大类：较常见的胃肠道间质瘤（GIST），较罕见的软组织和神经源性肿瘤包括平滑肌瘤、平滑肌肉瘤、神经鞘瘤和神经鞘[72]。1983 年引入术语 GIST，用于描述既不是神经来源也不是平滑肌来源的胃肠道的间叶源性肿瘤。GIST 最常见于胃（60%～70%），其次是小肠（20%～30%），很少发生于胃肠道的其他部位或在大网膜、肠系膜或腹膜后的肠外部位[73]。

GIST 真实发病率的估计一直是个难题，因为许多可用的流行病学数据是基于不准确的定义，在使用分子诊断之前收集的。基于招募进入治疗试验的非正式评估，美国每年有 5000～6000 例 GIST 新发病例[74]。

虽然报道中为所有年龄段的患者，但 GIST 发病的中位年龄约为 60 岁且男性更多见。GIST 的特征是 KIT 受体的过度表达[75]。2002 年国家卫生研究院虽然已经确定了一些具有可遗传 GIST 的家庭，但绝大多数 GIST 是偶发的[76]。

（一）分类

根据肿瘤大小和有丝分裂指数，2002 年美国国立卫生研究院（2002 National Institutes of Health，NIH）的共识声明将患者分为非常低、低、中和高风险[77]。2011 年，改良的 NIH 分类将肿瘤破裂纳入分层系统作为一种高风险特征，不考虑其他因素。此外，各种风险组对非肿瘤性肿瘤的分类也有所改进[78]。2010 年，AJCC/UICC 创建了 TNM 分期，纳入了美国国立卫生研究院及两个研究所的研究结果——由武装部队病理学研究所（Armed Forces Institute of Pathology，AFIP）开展的大型、回顾性、临床病理学病例研究，纳入了近 3000 例病例。所有 GIST 都有可能发生侵袭行为。胃 GIST 比肠道 GIST 具有更好的预后，因此在 AJCC/UICC 中有单独的分期系统。编码 KIT 受体基因的突变状态尚未纳入危险分层，但具有突变的患者对伊马替尼的抗受体酪氨酸激酶治疗反应更好，对无法手术的患者的总生存期具有显著影响[79]。

（二）临床病理学

胃肠道间质瘤可能来源于Cajal间质细胞，分布于胃肠道内膜的特定位置，作为电子起搏器和肠神经传递的介质[80]。在发现CD117抗原之前，GIST在组织学上被定义作为具有形态变异的梭形细胞肿瘤的异质组，包括具有不明确的预后意义的上皮样和混合亚型，具有不能预测的良性临床行为及温和的形态特征（图27-3）。

CD117或KIT是一种常用于诊断GIST的生物标志物[81]。它是膜受体酪氨酸激酶家族中的一种，包括血小板衍生生长因子受体（PDGFR A和B）、巨噬细胞集落刺激因子受体和Flt3配体细胞因子受体。*KIT*受体基因的突变使得原始致癌事件能够导致配体非依赖性受体二聚化和组成型激酶活化。其他突变亚分类可能与治疗效果有关[82]。超过60%的突变发生在4号染色体的*KIT*基因的外显子11中，其编码近膜区域。肿瘤通常是突变的杂合子，尽管在少数情况下存在野生型等位基因的缺失[83]。外显子9处编码部分细胞外结构域受体的基因突变不常见。大约10%的GIST会发生，但在胃GIST中很少见。在GIST中证实的第二种类型的突变引起类似于天然配体的构象变化，干细胞因子，保留相对正常的激酶结构域[84]。胃GIST术后特异性外显子11中密码子的*KIT*缺失（如557、558和559）与无突变肿瘤相比，复发风险较高（风险比为3.29）[85]。5%～10%的GIST有相关的外显子12、14或18的*PDGFRA*基因突变。通过类似的机制，这些突变

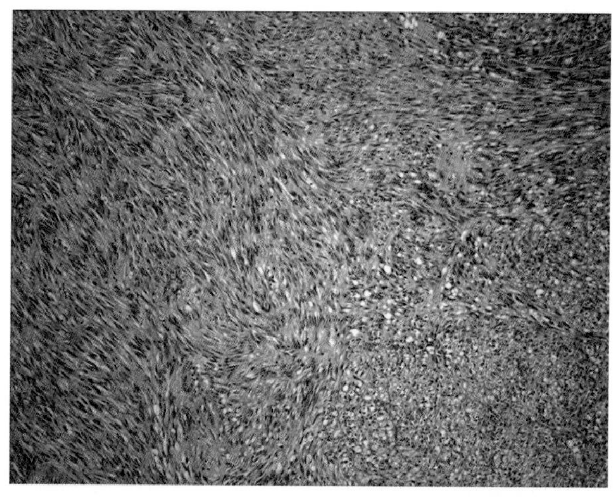

▲ 图27-3　GIST的低倍镜下HE微观表现

导致*PDGFRA*的组成性激活，在本质上与*KIT*突变相互排斥，并且与几乎不具侵袭性的恶性肿瘤相关[86]。*PDGFRA*突变常见于胃GIST中，这可以解释相对于其他部位的GIST，可切除的胃GIST的预后相对较好。然而，最常见的*PDGFRA*突变，D842V，会诱导细胞内激酶区段的活性构象，从而绕过伊马替尼结合的作用并赋予对药物的抗性。另外15%的GIST没有受体酪氨酸激酶突变，即使它们表达高度磷酸化的*KIT*[80]。

下游信号通路成分*BRAF*和*RAS*的突变已经在一些肿瘤中被鉴定出来，解释了不依赖KIT的生长，并且抵抗了受体酪氨酸激酶抑制药（RTKI）治疗[87]。*BRAF*基因V600E突变可以发生在10%的野生型GIST。目前正在研究的其他致癌变化包括Kreb循环复合物Ⅱ蛋白的突变、琥珀酸脱氢酶复合物及IGF-1受体的过表达，后者主要在非*KIT*突变的GIST中发现[88, 89]。这些突变的存在与否与使用伊马替尼等靶向治疗方面具有治疗意义。外显子11突变的患者最有可能对伊马替尼的RTKI治疗有反应，而那些具有外显子9突变的用较高的伊马替尼剂量治疗（800mg vs 400mg）患者似乎有更好的无进展生存率。此外，去分化可能在*KIT*表达缺失的情况下发生，与之前的伊马替尼暴露或突变类型无关[90]。

（三）其他遗传关联

已经描述了*KIT*和*PDGFRA*中的种系突变。家族性GIST综合征通常以常染色体显性遗传方式遗传，其突变与散发性肿瘤中发现的突变相同。只评估了少数几个小家族，其GIST的临床表现很难评估。患者有各种相关的异常，包括皮肤异常。Carney三联征和Carney-Stratakis综合征是两种定义明确的特异性综合征[91, 92]。前者与已知突变无关，临床表现为多种GIST，尤其是胃GIST、副神经节瘤和肺软骨瘤。其往往发生于年轻女性。Carney-Stratakis综合征与前面描述的琥珀酸脱氢酶蛋白的突变有关；患者再次出现GIST的临床表现，优先发生在胃，以及副神经节瘤。最后，GIST约占7%的患者可能出现神经纤维瘤病（NF）1型[93]。NF-1相关GIST因缺乏已知突变和多灶性疾病而值得注意，但它们仍然过度表达*KIT*。尽管有这些特征，但NF-1型GIST在临床上似乎是惰性的。

（四）预后影响

1992—2000 年之前的伊马替尼时代，局部 GIST 的 5 年生存率约为 45%，从早期肿瘤患者的 64% 到局部浸润性肿瘤患者的 30%。转移性 GIST 的 5 年生存率为 13%。根据肿瘤大小和有丝分裂活动，2005 年通过对超过 1700 例患者胃 GIST 患者的 AFIP 回顾性分析推荐了五个预后组。这些发现构成了当前最新 NIH 分类方案的基础 [94]。AFIP 研究的结果显示中位生存期超过 14 年，大约 20 年中位生存期。有丝分裂活性不大于 5/50 个高倍镜视野（HPF）的所有肿瘤的肿瘤相关死亡率（TRM）为 3%（范围 0%～11%）。肿瘤直径≤ 2cm 的患者无死亡率。肿瘤有丝分裂计数≥ 5/50HPF（$P < 0.0001$）的 TRM 显著升高达 46%（范围 0%～86%），而直径≥ 10cm 的肿瘤则高达 86%。注意到具有相同低存活率的"饱和点"，对于直径≥ 10cm 的肿瘤，任何有丝分裂细胞计数超过 10/50HPF。与胃窦的 GIST 相比，病变位于胃底和胃食管连接处 / 贲门区域更具侵袭性，研究表明其与上皮样组织相关。最近对使用伊马替尼前的 SEER 数据进行生存率（和成本）评估，结果显示局部肿瘤直径≤ 6cm 的患者的中位生存期为 87.6 个月；肿瘤在 6～10cm 内的为 74 个月；肿瘤直径≥ 10cm 的患者为 50 个月 [95]。最近使用 2000—2010 年数据的基于人群的汇总队列进行的分析得出结论，大约一半的可切除的 GIST 患者仅行手术治疗，与前面讨论的任何模式的危险分层有相似的准确性。鉴于监测和辅助治疗的建议，术后风险评估现在使用 NIH 共识标准 [96]。

胃 GIST 的临床表现是可变的，也有一些患者在内镜或放射照相研究期间偶然发现。特别是小肿瘤通常是无症状的 [97]。GIST，特别是如果肿瘤直径＞ 5cm，可能压迫邻近结构并引起非特异性症状，包括腹痛、腹胀、饱胀和早饱。一些患者会出现隐匿性胃肠道出血，少数患者会出现明显的胃肠道出血或阻塞性症状 [98]。如果在诊断时已出现转移性疾病，通常是侵及腹腔内的肝脏或腹膜，不常见于肺等远处部位。淋巴扩散非常罕见 [99]。

（五）诊断考虑因素

胃 GIST 患者在发现肿块时或是对钡餐，CT 或 MRI 发现的肿块进行进一步评估时，通常会行内镜检查。在内镜检查中，GIST 表现为亚微小的，轮廓光滑的肿块，其上覆盖正常黏膜组织并突入胃腔内（图 27–4）。常规内镜活检通常不会发现，仅表现出完整的黏膜 [100, 101]。

考虑到位于黏膜下及在评估时进行引导细针穿刺（fine needle aspiration，FNA）或针穿刺活检的能力，EUS 已成为评估可疑胃 GIST 的首选方法 [102]。GIST 在 EUS 中的典型表现为与第四层（固有肌层）相邻的圆形低回声肿块，少见于第二层（肌层黏膜）或第三层（黏膜下层）（图 27–5）[103]。所有 GIST 都具有恶性潜能，其中 20%～25% 的胃 GIST 是恶性的。一些 EUS 征象预示为恶性肿瘤，例如肿瘤直径＞ 4cm，边界不规则，回声灶＜ 3mm，或囊性间隙＞ 4mm[104]。良性病变通常表现为边缘规则，肿

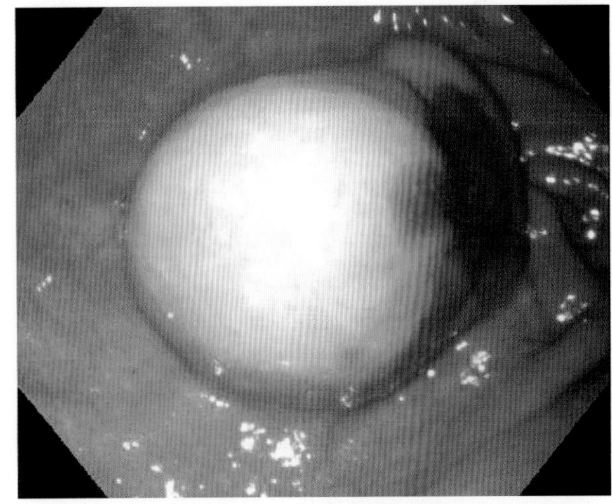

▲ 图 27–4　GIST 的内镜表现

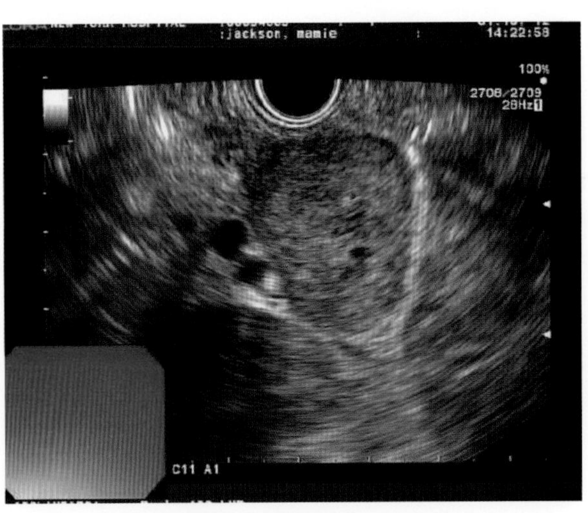

▲ 图 27–5　GIST 的 EUS 表现

瘤直径＜ 3cm，肿块回声均匀。但是要确定是否为恶性病变需要组织取样。

基于内镜和影像学表现判断为手术可切除 GIST 通常不需要术前活检。当诊断不明确或存在转移的可能时，EUS-FNA 是经皮采集组织的首选方法，虽然经皮活检理论上可有发生肿瘤囊破裂和腹膜播散的风险。大量研究表明，GIST 中 EUS-FMA 的诊断率在 78%～84%。

需要进行专门的组织病理学研究（如有丝分裂指数）的特定病例中，在 EUS 引导下的针芯取样可获得较大的活检标本。然而，该方法通常不优于 EUS-FNA，并且难以获得较小的病变或难以达到的解剖位置的病变。最好结合 FDG-PET/CT 成像对 GIST 进行分期。如果两种方法都不能使用或者不能单独或联合使用，则应使用 CT 扫描。CT 扫描在检测 GIST 中具有非常高的灵敏度（90%）。

"Choi 标准"[105] 代表了比实体肿瘤中的反应评估标准（response evaluation criteria in solid tumors，RECIST）更精确的标准，用于测量对治疗的反应。Choi 标准测量了 CT 扫描中肿瘤大小和肿瘤密度的变化，并且显示与 PET 的阳性反应具有良好相关性。

PET 扫描是一种对代谢活跃的病变特别敏感的成像技术，与肿瘤的高增殖指数相关。PET 也已用于监测患者对伊马替尼的疗效反应。早在治疗开始后 24h 就可以看到 FDG-PET 反应，其特征为 GIST 的糖酵解代谢显著降低。几个系列已经证实了 GIST 肿瘤中标准化摄取值 s 和 Ki-67 指数之间的相关性。根据 NIH 的定义，定义平均标准化摄取值以准确预测风险类别已被证明更具挑战性。应该注意的是，总体上不到 10% 的患者在成像时表现出完全反应。晚期疾病患者的临床获益与对伊马替尼的反应无关，无反应但是没有进展者获得与应答者相似的无进展生存获益。

（六）局部疾病的治疗

对于可接受手术的患者，应切除直径为 2～3cm 的局部 GIST。应注意避免肿瘤假包膜破裂和腹膜的潜在接种。对于大小为 2～3cm 的 GIST 的管理存在争议，国家综合癌症网络（National Comprehensive Cancer Network）建议切除所有肿瘤直径＞ 2cm 的 GIST，美国胃肠病学协会（American Gastroenterological Association）主张切除肿瘤直径＞ 3cm 或直径＜ 3cm 具有腔内超声检查相关特征的 GIST[106]。肿瘤直径＜ 2cm 且不具有腔内超声检查特征，可以间隔 6～12 个月进行 EUS 监测，因为它们具有较低的恶性潜能。边缘清晰可见，但是范围不大的局限性胃 GIST 行节段性手术切除，不需要进行淋巴结清扫[58]。腹腔镜切除术越来越多地用于胃 GIST 的外科手术管理，并且与经验丰富的外科医师行剖腹手术相比具有相同的结果，尤其是那些肿瘤直径＜ 5cm 或更大但具有良好形状或位置的肿瘤。此外，腔内超声检查技术的进步使得胃肠病学家能够在内镜下切除由固有肌层或黏膜下层来源的较小 GIST。用于胃 GIST 切除的内镜技术包括肿瘤套扎术，黏膜下切除术和电外科手术[28]。

基于上面讨论的风险分层系统，做了很多努力来定义将从辅助抗 RTK 治疗中受益的患者组[107]。20 世纪 90 年代早期开发出伊马替尼用于治疗慢性髓系白血病，能够抑制融合蛋白 BCR-ABL。有趣的是，BCR-ABL 在结构上与 KIT 相似。伊马替尼通过直接竞争性抑制腺苷三磷酸（ATP）结合位点来抑制 KIT，从而稳定激酶的非活性构象。

关于辅助药伊马替尼的多项随机试验已经完成；ACOSOG Z9001 将伊马替尼与单独手术进行随机对照实验[108]。初步结果显示，伊马替尼组中的所有风险组的无复发生存期（RFS）显著延长，促使早期停止试验，允许患者从安慰剂组跨越到治疗组。在 2010 年的随访分析中，临床上 2 年 RFS 显著改善，尤其对于高危患者（77% vs 41%；$P < 0.0001$）。根据该试验的结果，FDA 于 2008 年批准了辅助应用伊马替尼。SSG ⅩⅧ试验试图确定伊马替尼辅助治疗的合理的持续时间，仅对高风险患者进行 12～36 个月的治疗[109]。在 ASCO 2011 上发布的第一份中期报告中，患者的 RFS 和总生存率都有显著改善。停药后，两个治疗组的复发率均有所上升，从而表明使用伊马替尼治疗只是延迟复发而不能治愈。

对伊马替尼进行新辅助治疗的研究，主要用于临界或不可切除的肿瘤。指南同意使用伊马替尼作为新辅助治疗使细胞减少，以降低手术发病率，促进 R_0 切除，并减少相关并发症。RTOG0132/ACRIN6665 试验新辅助伊马替尼用于原发性和复发性可操作 GIST，报道了 RECIST 标准下的合理反应率[110]。在 2011 年更新了该试验原发病患者的 5 年 PFS 率和总生存率估计值分别为 57% 和 77%；行手术切除的转移 / 复发性患者 PFS 率和无病生存率分别为 30% 和 68%[111]。辅助用药试验的 Meta 分析支持 RFS 的改善，但总体生存未见获益[112]。值得注意的是，大多数伊马替尼在转移性疾病中的研究需要数月的治疗才会出现明显的影像学表现，而在该试验中新辅助治疗的疗程仅需 2～3 个月，这表明术前更长时间的治疗可能更有益。然而，有报道表明，当使用包括 FDG-PET，动态 CT 和脱氧核苷酸转移酶 dUTP 缺口末端标记试验在内的一系列技术进行评估时，伊马替尼的 1 周疗程足以确定肿瘤对药物的敏感性[113]。手术与新辅助化学治疗如何改善结果或分层的情况仍然未知。

（七）治疗转移疾病

根据两项Ⅱ期临床试验（B2222 USA-Finland study 与 EORTC Soft Tissue and Bone Sarcoma Group trials）的结果，伊马替尼于 2001 年首次获得 FDA 批准用于转移性患者的治疗[114-116]。在该研究中观察到总体反应率 38%（400mg 剂量组为 33%，600mg 剂量组为 43%）是加速批准的基础。几项后续研究试图确定伊马替尼的最佳剂量。两项Ⅲ期试验，即 AGITG 62005 和 ECOG S0033 研究（AGITG 62005 and ECOG S0033 studies），比较了 400mg 和 800mg 或 400mg 和 600mg 日剂量的反应率和 PFS[115, 117]。其明显的结果表明，标准患者使用剂量高于 400mg 时的 PFS 没有获益，以及当他们使用 400mg 剂量发生进展允许跨越至更高剂量时，在 *KIT* 外显子 9 突变亚群患者中使用较高剂量能改善反应率。因此，另外 30% 的患者在较高剂量下有部分反应或疾病稳定 SD，这表明该亚群存在一定剂量反应关系。这促使人们正式提出建议，外显子 9 突变的患者每天用 800mg 治疗。Meta-GIST 研究小组在 2010 年证实了这一建议，同时指出这些患者在此用药基础上的总体生存期未见获益[118]。

尽管近 80% 的 GIST 晚期疾病患者从伊马替尼治疗中获益，但最终有一定显著比例的患者产生耐药性，中位进展时间为 2 年[119]。*KIT* 外显子 9，*KIT* 外显子 11 和非 *KIT* 突变的 GIST 对伊马替尼发生原发性耐药的概率分别为 5%、16% 和 23%。继发性耐药被认为是由于半数以上的病例发生了新的 *KIT* 突变。但是，已经取得了进展。2008 年对 SEER 数据的分析显示，在 1995—2001 年和 2001—2004 年，中位生存期从 12 个月增加到 33 个月（$P < 0.001$），而 3 年总生存率从 24% 增加到 48%（$P < 0.001$），进一步证明伊马替尼能改善生存[120]。

2006 年，FDA 批准另一种多靶向 RTKI 舒尼替尼作为二线疗法，主要用于不能切除 GIST 的患者。除 *PDGFRA* 和 *KIT* 外，舒尼替尼作用靶点还有血管内皮生长因子受体（VEGFR）1 和 2。由于 *KIT* 中各种突变的累积，导致 ATP 结合区域，以及其他结构域的变化，在辅助治疗中经常观察到对治疗的混合反应。舒尼替尼与安慰剂的Ⅲ期试验的新结果显示，与安慰剂相比舒尼替尼的进展时间（主要终点）明显更长［6.8 个月 vs 1.6 个月；风险比（HR）0.33；$P \leq 0.0001$］[121]。虽然远非无害，但使用伊马替尼或舒尼替尼治疗总体耐受性良好。舒尼替尼发生骨髓抑制和高血压更常见[122]。

正在评估或近期测试的其他药物倾向于多靶点抑制剂包括二代 PDGFR/KIT 抑制药，例如尼罗替尼、马西替尼和达沙替尼。索拉非尼是一种具有广谱靶点的小分子包括丝氨酸 / 苏氨酸 Raf 激酶、KIT、PDGFRB、VEGFR（2 和 3）、F1t3 和 Ret，在伊马替尼和舒尼替尼治疗失败后作为三线治疗方案而显示出活性。口服的 Akt 磷酸化抑制药哌立福辛在非 *KIT* 突变患者中稳定的诱导疾病，这与介导 PI3K/AKT 信号通路的 IGF-1 受体在该 GIST 亚型中过表达的机制相一致[123]。瑞格非尼是另一种口服多激酶抑制药，对血管生成途径（VEGFR1-3、PDGFRB、成纤维细胞生长因子受体 1）及致癌途径（KIT、RET、BRAF）具有显著抑制作用。在一项针对使用伊马替尼和舒尼替尼治疗出现进展的转移性 GIST 患者的Ⅲ期研究中，与安慰剂相比，瑞格非尼显著改善了患者预后[124]。使用瑞格非尼组 PFS 的中位数为 4.8 个月，安慰剂组为 0.9 个月（HR 0.27）。尽管整体生存率未得到改善，但这被认为是由于患者在姑息治疗中接受瑞格非尼治疗存在显著的交叉。马赛替尼（Masitinib）是另一种多激酶抑制药，与舒尼替尼在治疗使用伊马替尼治疗进展的患者中进行Ⅲ期随机对照试验（NCT01694277）评估[125]。

（八）总结和建议

局部胃GIST最好采用微创内镜切除术或经典手术切除治疗。尽管局部和转移复发率不可忽略，但总体预后很好。在根据药物已知的不良反应对患者进行彻底的风险评估后，应根据具体情况逐个考虑使用伊马替尼进行辅助治疗。如果采用新辅助使用伊马替尼，则应在术后持续治疗3年，尤其是如果在术前影像或切除标本的病理检查中发现反应。如果切除不可行，那么对于完全手术切除的整体优异结果，与少数 R_1 切除相比，应该提示重复切除手术，而不是伊马替尼试验。转移性疾病有几种治疗方法。

四、黏膜相关淋巴组织

胃是结外淋巴瘤最常见的部位。胃淋巴瘤占所有胃肠道淋巴瘤的70%以上。胃淋巴瘤约占所有胃恶性肿瘤的5%和所有非霍奇金淋巴瘤的8%。大多数胃淋巴瘤起源于B细胞，其中最常见的是弥漫性大B细胞淋巴瘤（DLBCL）和MALT型结外边缘区淋巴瘤。结外MALT淋巴瘤占所有胃淋巴瘤的50%[126]。包括一组由黏膜部位的淋巴样增生引起肿瘤，大部分发生在胃肠道，很少在其他结外部位。在绝大多数病例中，胃MALT淋巴瘤（G-MALT）的发展较快，先于幽门螺杆菌相关的慢性胃炎[127]。原发性胃DLBCL的危险因素和刺激条件尚不成熟，预后仍然较MALT淋巴瘤差[128]。

G-MALTL主要见于成年男性。20世纪90年代对幽门螺杆菌的识别与治疗的增加使G-MALTL的发病率下降，但随后趋于稳定。

（一）分类

原发性胃淋巴瘤通常是典型的非霍奇金淋巴瘤。如前所述，G-MALTA是与传染源有独特关联的成熟的B细胞淋巴瘤[129]。WHO造血系统肿瘤最新分类包括三类边缘区淋巴瘤，即淋巴结、脾脏和MALT。后者是最常见的边缘区淋巴瘤[130]。G-MALTL的第一个分期系统由非霍奇金淋巴瘤的Ann Arbor系统组成，随后发展为Blackledge或Lugano分期系统。根据淋巴结区域（区域与远端）的重要性和肿瘤侵入深度（黏膜下至浆膜）来确定分期。最新的AJCC/UICC TNM分期系统，即所谓的“paris分期系统”，结合了胃癌的分层和EUS测量的浸润深度[131]。各类别中50%～100%的病例与幽门螺杆菌感染有关。虽然大多数G-MALTL是低等级的，但根据定义有20%～30%高级别病例发生率。在以往的研究中，根据旧Kiel和IWF分类系统很难评估MALT淋巴瘤的等级，现在已经基本上被废弃，取而代之的是WHO分级系统，该系统按细胞来源对肿瘤进行分类。然而，应该注意的是，术语仍然存在，文献中仍然提到“高级别”病变，描述了具有大细胞特征和更高遗传易位频率的胃内淋巴瘤[132]。这些肿瘤被认为是具有MALT特征的DLBCL。幽门螺杆菌感染通常与经典的MALT淋巴瘤（即低度病变）相关，并且在延伸至固有层（更高的T期）的肿瘤中感染率要低得多[130]。随着病变的进展并经历大的细胞或胚性转化，幽门螺杆菌感染会随之消失。该观察结果解释了“纯”DLBCL与幽门螺杆菌之间缺乏关联。明显无关联的MALT淋巴瘤的亚群可以代表将频谱从经典MALT桥接到DLBCL的实体。

（二）临床病理学

胃MALT淋巴瘤来源于边缘区B细胞，类似于天然MALT如扁桃体和回肠末端的Peyer斑块中所见。慢性炎症促使淋巴浸润的出现，而淋巴浸润通常不存在于胃肠道黏膜中。典型淋巴上皮病变伴有滤泡结构和涉及胃腺的破坏性变化不再被认为是病理学上的，也不是诊断所必需的，因为它们也可以在反应性疾病中看到[133]。最新的2013年共识指南概述了一些诊断所需的简单特征[134]。建议使用最低免疫组化谱包括CD20、CD10、CD5、BCL6、CD10和cycle D1。从累及和未受累的黏膜取样对检测任何可能的DLBCL成分都很重要。单克隆性的聚合酶链反应（PCR）对于诊断不是必需的，因为免疫球蛋白重链突变的频率高，它在多达15%的MALT淋巴瘤中无法检测到这种特征。后一发现与抗原驱动的肿瘤克隆对感染性药物的反应有关。如果在诊断后有足够的组织可用，建议用荧光原位杂交分析t（11；18）易位的情况。值得注意的是，MALT淋巴瘤可分别继发于甲状腺或唾液腺非传染性自身免疫过程，如甲状腺中的桥本甲状腺炎或唾液腺的干燥综合征。自身免疫性疾病和幽门螺杆菌感染的共存与抗生素治疗的反应率降低有关[135]。

MALT 淋巴瘤可能是多中心的。每个结外淋巴区域都可以单独管理。在非 G-MALTL 中淋巴结或骨髓受累更常见，预示着预后较差，表现类似于典型滤泡或淋巴结区域淋巴瘤。多灶性黏膜受累与较差的结果无关 [136]。胃腺癌和 MALT 淋巴瘤的同时发生已有描述。当同时发现腺癌和淋巴瘤时，早期阶段的腺癌和较大的 MALT 淋巴瘤有关，由此推测淋巴瘤转变发生在腺癌的发展之前。生存期似乎不受同期疾病的影响，而主要受腺癌分期的影响 [137]。与普通人群相比，G-MALTL 和 DLBCL 患者的胃腺癌风险更高 [126, 138]。幽门螺杆菌参与两种肿瘤的发病机制，其中幽门螺杆菌细胞毒素相关基因 A（CAG-A 蛋白）发挥了重要作用 [139, 140]。在 G-MALTL 患者中观察到系统性非 MALTL 淋巴瘤的发病率也较高。在 MALTL 淋巴瘤治疗成功后，建议对患者进行内镜监测，注意可能增加的胃腺癌风险。虽然用于其他血液肿瘤，但不建议通过 PCR 克隆完整的分子反应或监测。一些研究人员指出，在根除幽门螺杆菌和肿瘤消退后，存在染色体易位的淋巴细胞或单克隆 IGVH 基因重排，这并不意味着存在真正有活性的残留肿瘤 [141]。

（三）遗传关联

已经充分描述了幽门螺杆菌（或非常罕见的其他螺杆菌属）在 G-MALTL 发生中的致病作用，包括从幽门螺杆菌相关胃炎向 MALT 淋巴瘤进展的许多分子变化。幽门螺杆菌这种特殊物种（而非其他物种）能刺激白细胞介素 -2 受体阳性的 B 细胞增殖，表明了 T 细胞介导增殖的作用 [11]。假定细菌抗原的慢性免疫刺激导致 B 细胞克隆性增殖，在某些基因突变的情况下可以延伸到胃黏膜之外 [142, 143]。已经确定了四种复发染色体易位：t（11；18）（q21；q21）、t（14；18）（q32；q21）、t（1；14）（p22；q32）和 t（3；14）（p13；q32）。这些易位导致 NF-κB 的最终活化，NF-κB 是一种在免疫中起重要作用的转录因子，包括 B 细胞存活 [144]。幽门螺杆菌阴性 MALT 淋巴瘤和更晚期疾病与最常见的 t（11；18）易位有关，为 11 号染色体的凋亡抑制因子 -2（*API2*）基因与 18 号染色体上的 *MALT1* 基因相互融合 [145, 146]。t（14；18）（q32；q21）易位导致 *MALT1* 与免疫球蛋白重链（IgH）基因的启动子区域融合，而稀有 t（1；14）（p22；q32）易位导致 *BCL-10* 基因过表达 [147]。最后，t（3；14）（p13；q32）易位将 3 号染色体上的 *FOXP1* 基因融合到 *IgH* 基因，使 *FOXP1* 转录因子的数量增加 [148]。这种易位导致转化为 DLBCL 的频率高于其他转录因子。

（四）预后影响因素

尽管与非胃肠道 MALT 淋巴瘤相比，胃 MALT 的局部疾病更早出现且发病率更高，但其总生存率是相同的 [149]。在 10% 的病例中发生 DLBCL 的组织学转化，并且转化时与疾病阶段无关。2010 年的一系列研究指出，诊断时仅有黏膜下受累的低分期，远端胃部缺乏 *API2-MALT1* 易位，都预示着在幽门螺杆菌治疗胃内 MALT 的治疗初次诊断后更高的缓解率 [149]。在较少的局部淋巴结受累患者（即 $T_{1\sim4}N_0$ 期与 $T_{1\sim4}N_1$ 期）中达到的缓解率分别为 78.4% 和 55.6%[150]。幽门螺杆菌再感染不是 MALT 多年后发生复发的必要先决条件。仅在 25%～50% 的复发病例中记录到再感染的情况。大约 25% 的复发病例出现疾病自发消退，使复发风险的解释更加复杂。据报道，接受放射治疗和全身治疗的Ⅰ期和Ⅱ期 MALT 淋巴瘤患者的 5 年生存率、无复发生存率和无病生存率分别为 95%、82% 和 79%[151]。

（五）诊断考虑因素

G-MALTL 最常见的症状是上腹痛和消化不良，其次是恶心、呕吐、厌食和体重减轻。高达 30% 的患者可出现隐匿性或明显的胃肠道出血。全身 B 症状（发热、盗汗、体重减轻），胃阻塞和穿孔很少见 [152, 153]。很少有患者出现乳酸脱氢酶升高或 β_2 微球蛋白水平升高。

G-MALTL 是通过准确的组织病理分析或胃镜活检进行诊断。MALT 淋巴瘤的内镜表现是可变的并且通常是微妙的。发现包括但不仅限于胃褶皱增厚、胃红斑、溃疡、息肉样和其他肿块病变。从解剖学方面看，尽管 G-MALTL 通常是多灶性的，但最常出现在胃窦、胃体和胃贲门部。至少应使用两种检测幽门螺杆菌的方法，因为仅依靠组织学评估可能会出现许多假阴性结果 [150]。这主要是由于黏膜上细菌分布斑片样不规则，从而导致取样误差。如果 MALT 淋巴瘤幽门螺杆菌感染诊断为阴性细菌，则可以进行无创检测，如血清学检测或 ^{13}C 尿素呼气试验。

一旦确诊 G-MALTL，应进行局部分期，通过重复上消化道内镜检查，对十二指肠、胃的节段、胃食管连接处和任何内镜异常区域进行多次活检。建议使用 EUS 在 MALT 淋巴瘤分期中准确评估区域淋巴结和胃部浸润深度（图 27-6）。关于使用 EUS 评估治疗反应的证据也越来越多[154]。然而，关于 EUS 监测治疗后疾病的准确性存在争议，目前在进行活检上 EUS 尚不能取代内镜检查[155]。

进行胸部和腹部的 CT 检查以获得分期。FDG-PET 扫描常用于分期和评估高级淋巴瘤对治疗的反应，因此建议在 DLBCL 检查中使用 PET 成像。PET 成像的灵敏度在纯 G-MALTL 中不一致。使用联合 ^{18}F FDG-PET 和 CT 的最新研究发现 DLBCL 的灵敏度为 100%，G-MALTL 的灵敏度为 71%[156]。一些指南表明，放射治疗计划对难治性疾病可能有一定的作用[157]。目前不推荐用于 G-MALTL 的常规分期或监测。

骨髓活检的需求存在争议，2011 年欧洲胃肠道淋巴瘤研究（EGILS）标准表明，如果 G-MALT 在幽门螺杆菌的根除后没有改善，那么它应该保留用于隐匿性播散性疾病的分期。而 2013 年 ESMO 指南建议将其作为初始分期的一部分[150]。

（六）局部疾病的治疗

胃 MALT 淋巴瘤在 70%～80% 的病例中为局部病变。幽门螺杆菌阳性的局部 G-MALTL（胃 MALT 淋巴瘤）患者的治疗包括通过抗生素和质子泵抑制药（PPI）联合根除细菌，可使 60%～100% 的患者中病情缓解[158]。最常见的治疗方案是使用 PPI 加 1g 阿莫西林和 500mg 克拉霉素的三联疗法，全部每日 2 次，14 天；对三联疗法无反应或生活在克拉霉素耐药率高地区的患者应用四联疗法，PPI 每日 2 次，铋剂 525mg 每日 1 次，甲硝唑 250mg 每日 1 次和四环素 500mg 每日 1 次，治疗 10～14 天。

用于评估 G-MALTL 对幽门螺杆菌治疗反应的组织学系统由 Groupe d’Etude des Lymphomas de I’Adult 开发[159, 160]。治疗反应分为完全组织学缓解，可能的微小残留，残留疾病消退或组织学特征没有变化。低级别 MALT 淋巴瘤对抗幽门螺杆菌治疗的总体响应率为 80%。治疗的组织学反应需要几个月，完全反应需要长达 12 个月。复发率为 3%～10%。如果细菌根除不成功，建议采用第二疗程。

共识指南建议根除幽门螺杆菌应在根除治疗后至少 6 周和停止使用 PPI 后至少 2 周进行尿素呼气试验。最早应在 3 个月后进行内镜随访检查以评估组织学反应。此外，尽管幽门螺杆菌已根除，但一些患者在内镜监测有黏膜中残留淋巴聚集的证据。如果临床和内镜下病情完全缓解，仅发现残留 G-MALTL 的孤立组织学证据则可以接受 12 个月的观察期，因为这些病例中有 1/3 最终在治疗后 1 年表现为痊愈，而大多数则保持稳定[161, 162]。虽然大约 10% 的 MALT 淋巴瘤患者幽门螺杆菌为阴性，但所有现行指南仍然建议在这些病例中进行抗菌治疗试验，因为在这些病例中经常有反应，表明存在其他螺杆菌属或假阴性结果。

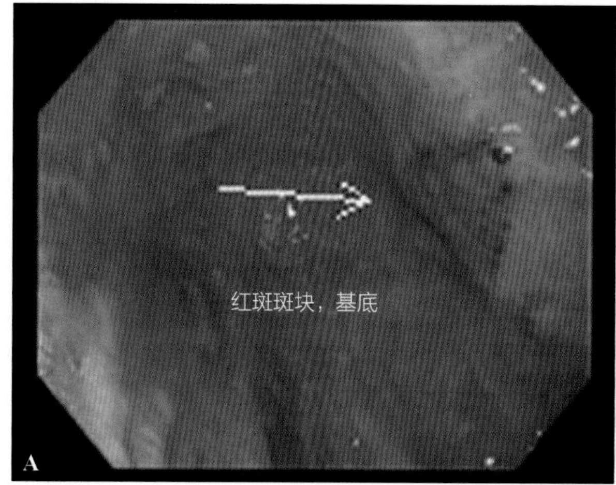

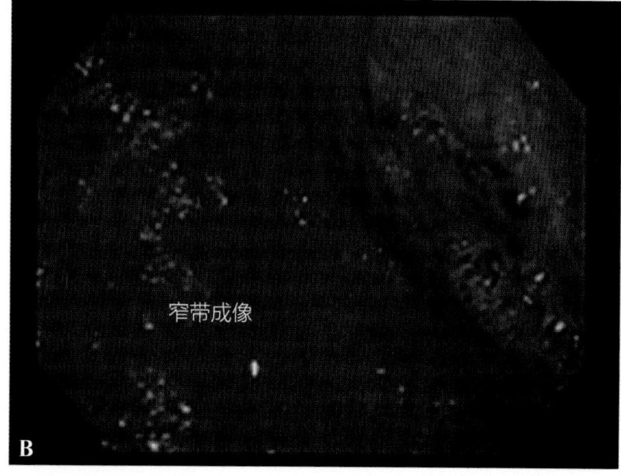

▲ 图 27-6 **MALT 的内镜表现**

A. 红斑斑块（基底）；B. 窄带成像（基底）

如果在足够的观察期后残留的疾病仍然存在，则需要进一步的抗肿瘤治疗。虽然没有随机试验将放射治疗与化学免疫治疗进行比较，但放射治疗作为局部疾病治疗的首选[163]。手术切除不再被视为一线治疗选择，与长期并发症有关，尽管传统上手术可实现高达 90% 的长期生存率。然而 MALT 淋巴瘤是放射治疗敏感性肿瘤。放射治疗剂量范围为 30～45Gy，80%～90% 患者可实现 5 年无进展生存率。所有的 GI MALT 淋巴瘤亚型中 G–MALTL 最适合使用放射治疗，因为非局部淋巴结受累的发生率非常低（＜ 5%）[164]。对存在放射治疗禁忌的局限性疾病，目前国家综合癌症网络指南推荐使用利妥昔单抗（一种抗 CD20 单克隆抗体）治疗 Ⅰ 期或 Ⅱ 期患者[165]。

（七）晚期疾病

系统治疗通常用于转移性疾病的患者，包括远处淋巴结转移患者[150]。基于利妥昔单抗的治疗是首选治疗方法。与单用利妥昔单抗治疗相比，多药治疗的适应证包括出血症状、肿瘤体积大、终末器官功能障碍和明显的临床进展。鉴于生物学行为和分子结构的相似性，晚期 G–MALTL 治疗方案与滤泡性淋巴瘤相同，包括苯达莫司汀 / 利妥昔单抗、R–CHOPR（环磷酰胺、多柔比星、长春新碱、泼尼松和利妥昔单抗）和来那度胺 / 利妥昔单抗。在复发 / 难治性早期疾病及新发晚期疾病中，完全缓解率为 70%～100%[166, 167]。

（八）总结和建议

胃 MALT 淋巴瘤代表惰性 B 细胞淋巴瘤的一个亚型，总体预后良好。可以通过非肿瘤治疗来实现治愈。选用二线治疗方案，必须注意不要因为不充分的短期的随访而过度诊断导致残留疾病。分子谱和易位评估继续发展，对预后目的很重要。目前，基于对胃腺癌分期的敏感性，对于所有患者而言，不考虑风险时早期疾病的内镜监测保持一致。对于所有局部疾病患者无论细胞遗传学如何，都应该强烈考虑幽门螺杆菌治疗，甚至放射治疗效果不佳且幽门螺旋杆菌阴性的患者也可以考虑。

五、EB 病毒相关胃癌

在过去的 10 年中，人们对于以淋巴上皮瘤样组织学为特征的罕见胃腺癌亚型的了解越来越多[168]。经典弥漫性或肠道组织学胃癌与幽门螺杆菌感染有关，胃癌伴淋巴介质（GCALS）与 EB 病毒感染高度相关。这些低中度分化的肿瘤与较常见的 EB 病毒阴性的胃腺癌相比具有相对较好的预后，这与早期发现和淋巴结受累的发生率较低相关[169]。大约 9% 的胃肿瘤具有单克隆病毒外膜[170]。

EB 病毒相关胃癌是世界范围内最常见的 EB 病毒相关癌症。这些肿瘤往往更多地发生在男性中，并且与非 EB 病毒相关的胃癌相比，有迹象表明男性的年龄偏小。病例的分布相同，有胃近端定位的倾向，有多灶性黏膜下层疾病倾向，并与萎缩性胃炎有关。2009 年对 EB 病毒相关胃癌的分析还显示，多达 20% 的胃腺癌可能与 EB 病毒有关，如后所述，但没有明显的淋巴细胞浸润，这定义为典型的 GCALS 或淋巴上皮瘤样组织学[171]。幽门螺杆菌合并感染是常见的。最近的一个病例系列指出，在 247 例病例中发现，消化性溃疡病是 EB 病毒阳性胃癌的一个危险因素[30]。酒精和烟草的使用与这种胃癌的发展无关。然而，潜伏的病毒蛋白的表达使这种亚型明显不同。

（一）分类

该组织学亚型的分期与常规胃腺癌的分期相同。迄今为止，没有任何组织学或分子分层能提供足够强大的预测信息来改变管理算法。EB 病毒相关胃癌的亚型仍然按描述性组织学分类，包括 GCALS 和富含淋巴细胞的胃癌，描述不同程度的淋巴细胞受累[172]。值得注意的是，EB 病毒阳性的胃腺癌与较长的生存期有关。最后，EB 病毒参与残余胃癌的发病率异常高。在诊断上，这些肿瘤可通过常见的组织学亚型相同的方法识别，由于病变的淋巴细胞成分，在 EUS 上偶尔可见黏膜下低回声肿块。

（二）病理学

胃腺癌的这种变异最近才被更彻底地定义，而且由于其独特的发病机制，仍然是人们关注的焦点。

淋巴上皮瘤样癌以明显偏高的淋巴细胞与癌细胞的比率和清晰的肿瘤边缘而著名（图 27–7）[173]。它是以胃黏膜恶性细胞中 EB 病毒编码的 RNA 的存在来定义的（图 27–8）[174]。EB 病毒相关胃癌的 EB 病毒潜伏病毒蛋白表达模式与伯基特淋巴瘤相

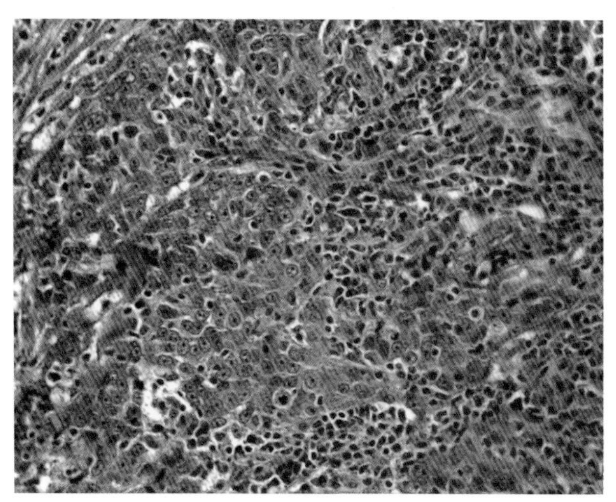

▲ 图 27–7 胃癌伴淋巴基质浸润的 HE 染色镜下表现

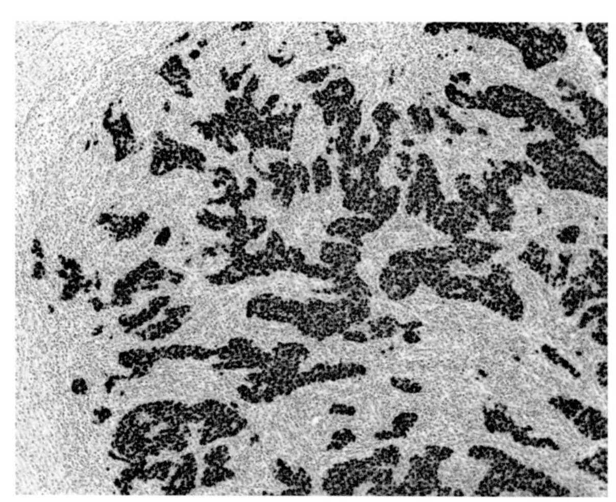

▲ 图 27–8 EB 病毒相关胃癌的 EB 病毒编码 RNA 染色

似。浸润性淋巴细胞由 $CD8^+$ 或 $CD4^+$ T 细胞[175]，和 $CD68^+$ 巨噬细胞组成，比例为 2∶1∶1。在浸润的淋巴细胞中，EB 病毒感染极少的细胞。潜伏病毒蛋白 LMP1 通过诱导 Bc1–2 抑制细胞凋亡，已经成为与 EB 病毒相关的上皮性和淋巴恶性肿瘤中细胞克隆扩增所必需的蛋白[176–178]。研究表明慢性炎症可能是由 LMP2A（EB 病毒潜伏病毒蛋白之一）表观遗传改变的细胞群扩张[26, 179]。由于 CDG 甲基化的变化而发生细胞周期调节途径（例如 PI3K/AKT 途径）的失调，并且可能在不稳定的祖细胞中发挥作用[180]。最近，认为这种罕见的胃腺癌亚型的改善结果来自于疾病相关的免疫原性细胞的刺激。

最近发现程序性细胞死亡蛋白 1（PD–1）途径的激活作为新型抗 PD–1 治疗药物靶向的机制，因为 PD–L1 和 PD–L2 表达上调可能使 EB 病毒相关胃癌逃避免疫攻击。最近对表达模式的分析证实了 EB 病毒阳性肿瘤的 PD–L1 阳性免疫调节细胞浸润[181]。同样，已发现经典胃腺癌中 PD–L1 的表达几乎发生在 50% 的病例中，并证实对 PD–L1 的单克隆抗体帕姆单抗等治疗方法有 20%～30% 的应答率[182]。

（三）总结和建议

尽管在单变量分析中总生存率有提高的趋势，但无论胃腺癌亚型如何，局部和转移性疾病的治疗建议都是一样的。目前的研究工作集中于进一步阐明病毒和宿主细胞之间的相互作用，尤其是宿主的免疫应答。此外，正在研究病毒蛋白质产物和化学治疗药物之间的相互作用，以试图鉴定与 EB 病毒相关肿瘤的唯一相关的弱点。

六、肝细胞和生殖细胞分化来源的胃癌

产生甲胎蛋白（AFP）的胃癌（AFPGC）是 20 世纪 70 年代首次描述的罕见类型的胃腺癌。AFP 是由胎儿肝脏和卵黄囊细胞，以及一些胎儿 GI 细胞产生的胎儿血清蛋白。血清 AFP 是常规用于监测患有某些生殖细胞和肝细胞肿瘤患者的标志物。据报道，在所有胃肿瘤中 AFPCG 的发病率为 1.3%～15%[183]。其病因尚不清楚，并且与另一个称为肝样腺癌的实体瘤重叠，尽管其他组织学类型的胃癌也与高血清 AFP 水平相关。在大约一半的病例中，胃本身的肝细胞腺癌与血清 AFP 水平升高相关[184]。更复杂的问题是，有报道称，在没有血清水平升高的情况下，几种胃癌病例在免疫组织化学上呈现 AFP 阳性。最近一项 23 例 AFPGC 患者的病例研究揭示了卵黄囊分化和肠细胞生长模式，以及常规腺癌的形态学。有证据表明，癌前病变主要表现为常规表型，而肝细胞分化仅见于晚期浸润性病变[185]。血清水平升高所定义的 AFPGC 与诊断晚期，肝转移频繁，新生血管更丰富，预后较差相关[186]。基于组织学而非 AFP 阳性定义的肝细胞癌具有相同的临床特征。该观察结果表明，肝细胞特征异常表达的胃腺癌通常会预后不良。由于缺乏这些肿瘤的数据，管理建议与常规胃腺癌相同，即使偶尔观察到与 T_1 病变相关的转移性疾病也是如此。

存在于胃的生殖细胞肿瘤，最常见的是非精原

细胞瘤、绒毛膜癌或卵黄囊瘤 [187]。这些实体甚至比刚刚描述的变体更罕见，大多数病例在文献中报道为具有混合组织学包括腺癌特征的新浆细胞。已经描述了少数纯卵黄囊肿瘤，它们的起源存在争议 [188, 189]。它们也与血清 AFP 升高有关。这些肿瘤的预后非常差，因为通常在诊断时已出现转移，应该与睾丸生殖细胞肿瘤类似地进行治疗，并且在可能的情况下进行切除。同样的建议也适用于绒毛膜癌，其具有相似的临床和预后特征，除了其与血清人绒毛膜促性腺激素水平升高相关，AFP 则相反。

七、胃转移瘤

来自其他部位的肿瘤转移到胃非常罕见。文献中报道的最常见的起源部位是乳腺、肺和皮肤（黑色素瘤）[190]。大多数报道来自内镜检查或尸检病例，发病率为 1%～20%，在已知恶性肿瘤转移的患者中发病率较高 [191-194]。转移灶通常是孤立的，并且已经描述了黏膜下层及透壁位置。尸检病例往往表现出更高的隐匿性胃转移；然而，随着内镜技术发展和生存率的提高，临床相关的症状性胃转移的发生率可能会增加。有证据表明单发转移倾向于发生在胃的上 2/3 处。

胃部的转移性黑色素瘤值得特别关注。由于已知黑素细胞的存在，原发性胃肠道黑色素瘤可以在没有先前皮肤黑色素瘤的情况下出现在胃肠道的大多数其他部位 [195, 196]。对这个观测来说，胃是一个值得注意的例外。大多数胃黑色素瘤可能是转移性的。事实上，胃肠道是继肺部后黑色素瘤转移的第二大常见部位。在约翰霍普金斯大学的大型尸检系列中，胃肠道转移的发生率超过 40%，其中近 23% 涉及胃的转移。鉴于原发性消化道恶性肿瘤的罕见性，其局部治疗存在争议。手术切除是主要方式；然而，鉴于复杂的淋巴引流模式，淋巴结切除术和辅助治疗的作用尚未确定。早期数据显示 *BRAF*/*NRAS* 非突发性疾病占优势，使针对该靶点的新疗法无效 [197]。因此，强烈建议在诊断为胃肠道黑色素瘤时进行原发性皮肤病变的检测，并进行全分子分析。

据报道，另一种免疫调节的肿瘤——肾细胞癌可以转移至胃肠道。在奥地利的单一机构报告中，2000 多例肾细胞癌患者中发现 22 例胃转移 [198]。所有患者均有明确的细胞组织学特征，并有向其他器官的同步转移。与转移至其他部位的肾细胞癌患者相比，与更差的总体生存率无明显相关性。

来自中国台湾的一个案例系列在 10 年期间共发现，超过 48 000 例患者中仅有 18 例Ⅱ期胃癌，其中大多数患有肝细胞癌。这可能反映了地理偏差 [199]。

无论病因如何，肿瘤转移的症状是相似的，包括黑粪和上腹部疼痛等。如果在临床上检测到症状，胃转移普遍预后不良，可能代表疾病的广泛转移。

八、结论

罕见的胃部肿瘤并不罕见。认识到这些肿瘤实体并掌握这些疾病的发生发展非常重要，因为它们的治疗方法与常见的胃腺癌有很大不同。

第 28 章　小肠罕见肿瘤

Uncommon Cancers of the Small Bowel

Kanwal Raghav　Matthew H. G. Katz　Michael J. Overman　著
秦庆谨　译　　刘　静　校

一、概述

小肠肿瘤非常罕见[1, 2]，约占美国所有癌症的0.4%，占所有胃肠道恶性肿瘤近2%[3]。2016年，美国预计将出现大约10 090例新发小肠癌病例和1330例小肠肿瘤死亡病例[2]。良性肿瘤和恶性肿瘤都发生在整个小肠。此外，还有各种原发性肿瘤的转移性病变。为了便于理解，所有小肠肿瘤归为一章进行讨论，但实际上小肠癌是一组组织学、临床表现、预后及治疗方面的异常多样化的肿瘤[4]。

大肠癌（约50/10万人）和小肠癌（约3/10万人）之间的发病率差异很大[2]。已经提出了几种理论来解释这种差异。这些理论主要基于小肠的独特微环境可以抵御致癌物质刺激这个前提。食物和分泌物的相对碱性稀释，加上快速转运和低细菌负荷，最大限度地减少了对潜在致癌物的暴露[5]。此外，也有假设认为小肠中丰富的淋巴组织和IgA水平增强了抗肿瘤免疫力[6]。最近，腺瘤性结肠息肉病基因的不同突变率已被用于解释小肠癌（罕见突变）和大肠癌（接近普遍突变）发病率的差异[7-10]。

小肠长6～7m，约占消化道长度的75%，约占消化道表面积的90%以上。它从幽门延伸到回盲瓣。小肠分为三个部分：十二指肠、空肠和回肠[11]。十二指肠是小肠起始部分，长25cm，分为四个部分：上（球）部（第一部分）、降部（第二部分）、水平部（第三部分）和升部（第四部分）。除了十二指肠第一部分的近端外，十二指肠是腹膜后结构，没有肠系膜。十二指肠在十二指肠空肠弯曲处结束，其周围被一片称为Treitz韧带的腹膜包围。基于组织学和结构差异，小肠的剩余部分分为空肠（近端2/5）和回肠（远端3/5）。与回肠相比，空肠较宽，具有更大的黏膜环形皱褶（环形皱襞），更长的末端动脉（直小血管），具有更多的绒毛。回肠有较大的淋巴聚集体（Peyer斑块）、更多的肠系膜脂肪和更突出的动脉弓[11]。总体而言，小肠癌往往最常见于回肠（33%），其次是十二指肠（25%）和空肠（16%）[12]。然而，组织学亚型的分布各不相同（图28-1）[3]。

在本章中，笔者讨论罕见的小肠恶性肿瘤。由于类癌（44%）比例超过腺癌（33%）成为最常见的小肠肿瘤，因此将简要讨论这些肿瘤，更多信息可见第32章和第36章[4]。为了对小肠癌的各种组织学亚型进行全面评估，表28-1列出了2000—2010年在得克萨斯大学MD安德森癌症中心1360例小肠癌病例的分布情况。

二、流行病学

在过去20年中，小肠癌的发病率一直在增加，从1980—1986年的10.5/10万人增加到1994—2000年14.9/10万人[3]。这显然是由于类癌的发病率增加所致，因腺癌和其他病理类型肿瘤发病率没有明显变化[4]。小肠癌的发病率随年龄增长而增加，根据组织学的不同略有不同[12-14]。小肠腺癌发病的中位年龄为65岁，近90%的病例发病在40岁以上[3, 12, 15]。与腺癌相比，淋巴瘤和肉瘤发病年龄略早（分别为60岁和62岁），但随着年龄增长发病率增长更缓慢[12, 13]。小肠癌男性发病率较女性高，男女比例为1.5：1[12]。在所有组织学亚型的发病率中，男性都较高，尤其是淋巴瘤，男性的确诊率是女性的两倍[13]。虽然非洲裔美国人患小肠腺癌的风

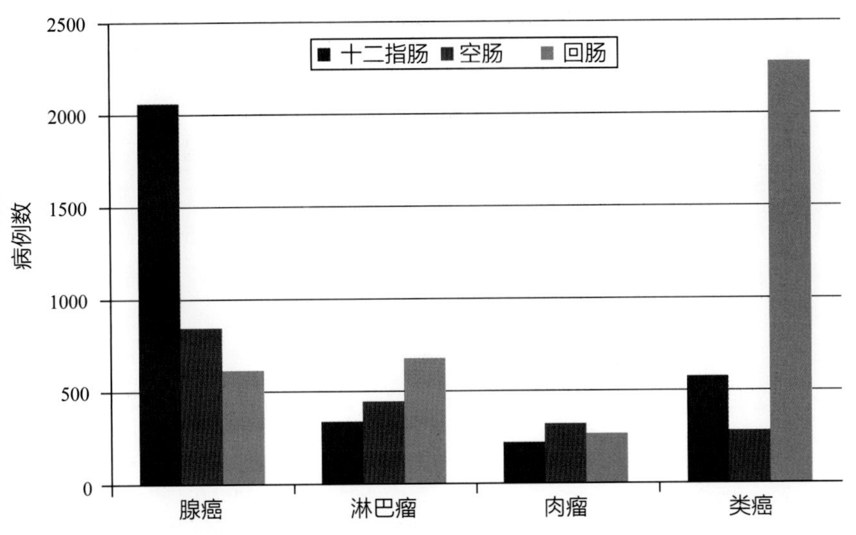

◀图 28-1 小肠癌按部位和组织学分类

引自 Schottenfeld 等，2009[99]

表 28-1 MD 安德森癌症中心 2000—2010 年发现的小肠恶性肿瘤（*n*=1360）

组织学亚型	病例数	所占百分比
腺癌	332	24%
无明确分类	251	
印戒细胞癌	24	
黏液癌	52	
鳞状细胞变异	3	
肉瘤样变	2	
淋巴瘤	66	5%
弥漫大 B 细胞	29	
滤泡细胞	25	
黏膜相关组织	4	
周围 T 淋巴细胞	4	
其他	4	
神经内分泌癌	613	45%
高分化、类癌	547	
中分化	61	
小细胞低分化	4	
胰岛细胞来源	1	
肉瘤	345	25%
胃肠道间质瘤	261	
平滑肌肉瘤	42	
纤维瘤	9	
未分类	20	
其他	13	
黑色素瘤	4	＜1%

引自 MD Anderson Cancer Center 2000—2010

险比白人高 40%，但他们患小肠淋巴瘤的风险大约是白人的一半[1]。

尽管许多研究探索了环境和饮食因素在小肠癌病因中的作用，但尚未发现一致的因素[16-20]。小肠癌的最大易感性与家族性癌症综合征的存在有关，如遗传性非息肉病性结直肠癌（HNPCC）、家族性腺瘤性息肉病（FAP）和 Peutz-Jeghers 综合征；或与慢性小肠炎，如乳糜泻和炎症性肠病（IBD）有关。

三、临床表现

小肠肿瘤病例因其罕见性及非特异性、多变的临床症状而很难确诊。从症状出现到确诊一般为 4～7 个月的时间，这使得疾病通常在确诊时就到了晚期阶段[4, 21-23]。最常见的症状是腹痛（44%～63%）、恶心呕吐（17%～48%）、体重减轻（12%～44%），以及胃肠道出血（14%～37%）[22, 24, 25]。一般来说，小肠恶性肿瘤比良性肿瘤更容易出现上述症状。这表现在尸检结果中，良性肿瘤在小肠肿瘤中所占百分比较高。大约 1/4 的恶性小肠肿瘤患者出现肠梗阻，仅不足 10% 的患者出现穿孔[25-28]。患者也可能出现非特异性症状，如早饱感、疲劳、嗜睡、便秘和食欲缺乏。转移性类癌患者，特别是广泛肝转移的患者，可能表现出类癌综合征的症状，其特征是面色潮红、腹泻、喘息、腹部痉挛和右心瓣膜功能不全症状。

四、诊断

早期诊断小肠癌需要高度怀疑。因为小肠成像困难，可能需要多次检查。除了出现类癌综合征的患者，小肠癌症状的非特异性很少提示具体的组织学亚型。因此小肠癌的术前诊断很大程度上依赖于放射学和内镜检查。

腹部平片对确诊小肠癌的作用有限，但可以显示小肠梗阻。上消化道系列小肠钡餐检查历来代表了小肠评价的金标准。在晚期小肠癌患者中，这一技术对小肠肿瘤诊断的灵敏度约为 60%（图 28–2A 和 B）[29, 30]。然而，横断面成像和胶囊内镜检查现已取代这种诊断小肠肿瘤的方式。通过鼻胃管将小肠灌肠造影剂直接注入小肠，其敏感性略高于比小肠钡餐检查（灵敏度 61%～95%）[29]。新型基于计算机断层扫描（CT）或磁共振成像（MRI）的小肠造影术，利用阴性口服造影剂（如水或甘露醇）代替阳性对比剂（如钡或泛影葡胺等介质）使小肠充分扩张，并评估肠腔内外疾病程度[31, 32]。在 219 例患者中，CT 小肠造影的敏感性、特异性、阴性预测值和阳性预测值分别为 85%、97%、95% 和 91%[33]。使用 CT 或 MRI 三维成像鉴别局部淋巴结受累和小肠肿瘤远处转移至关重要（图 28–2C 和 D）[26, 34]。使用 ^{111}Ln 标记奥曲肽的 OctreoScan，能够对生长抑素受体阳性的神经内分泌肿瘤成像，并可发现常规横断面成像之外的其他转移性疾病的患者，发生率为 5%～10%[35]。

小肠内镜检查受到小肠长度的限制，最长可达 7m。推进式小肠镜检查，即用长肠镜检查小肠，通

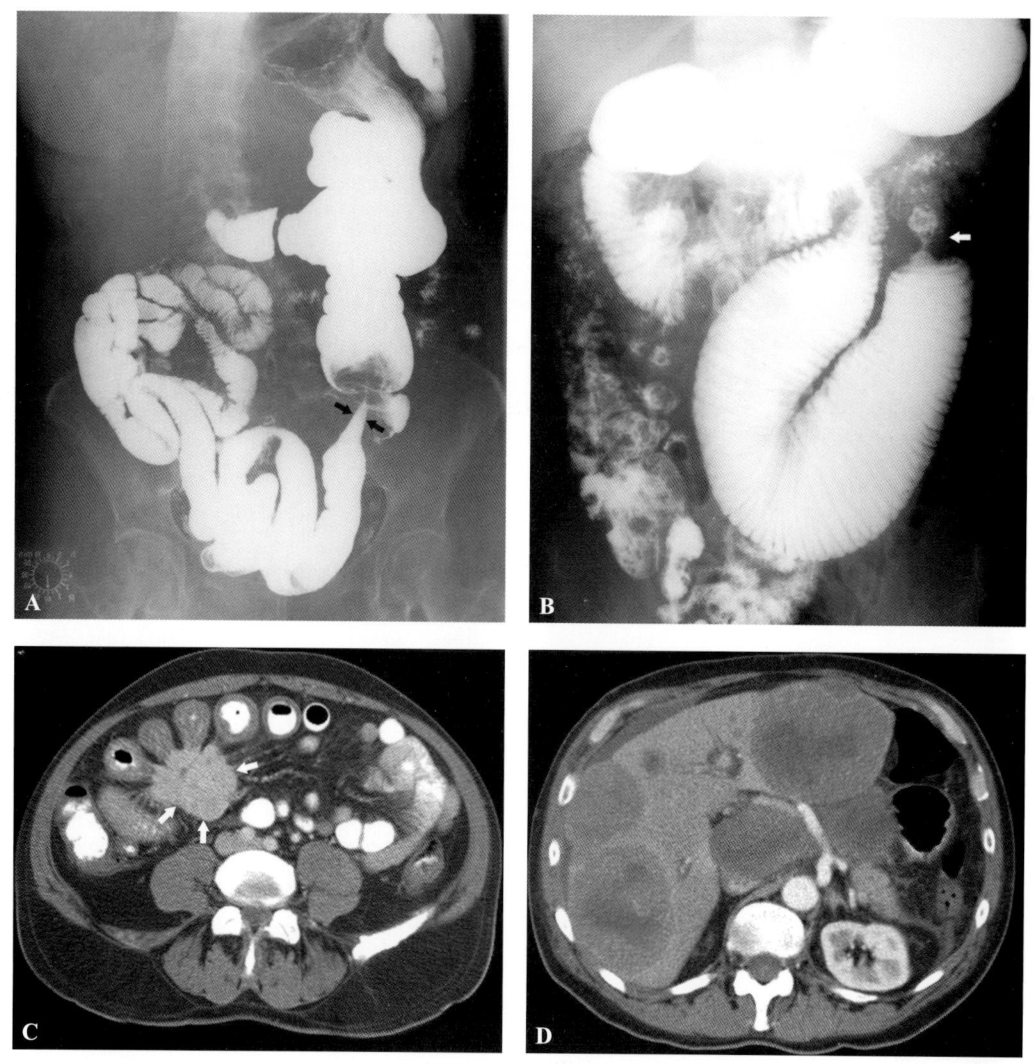

▲ 图 28–2　A. 小肠钡餐检查（SBFT），显示小肠弥漫性大 B 细胞淋巴瘤引起的肠套叠（箭）；B. SBFT 显示空肠腺癌的“苹果核”狭窄（箭）；C. CT 扫描显示肠系膜肿块（箭），由于促纤维形成反应导致小肠襻集结，来自于小肠类癌的肠系膜淋巴结转移；D. CT 扫描显示小肠胃肠道间质瘤转移到肝脏，可见多发不均匀强化的肝转移

常只能观察到近端空肠。双气囊小肠镜可以显示整个小肠，但它在技术上仍具有挑战性，现只能在专门的中心使用[36-38]。最近采用无线胶囊内镜显著提高了可视化整个小肠腔的能力。在一项 Meta 分析中评估了 32 项研究，将胶囊内镜与对照组技术（推进小肠镜、小肠系列检查或结肠镜加回肠镜检查）进行了前瞻性对比，共发现了 106 种肿瘤[37]。胶囊内镜检查确诊了 81% 疾病，而对照组技术仅确诊了 37%。胶囊内镜检查无法进行组织采集，小肠梗阻是其使用的禁忌证。

实验室检查可以发现因显性或隐匿性胃肠道出血导致的缺铁性贫血。大约 30% 的病例呈粪便潜血阳性[22]。在大约 30% 和 40% 的晚期小肠腺癌患者中，癌胚抗原（CEA）和糖类物抗原 19–9（CA19–9）都升高，但这两种抗原对诊断的特异性、灵敏性均不够高[39]。因为神经内分泌癌具有分泌生物活性胺和肽的能力，故实验室检测到血液中嗜铬粒蛋白 A 和 24h 尿液中的 5– 羟基吲哚乙酸（5–HIAA）水平升高是有意义的。5–HIAA 水平升高常见于类癌综合征患者[40]。

五、分期

小肠癌的分期取决于肿瘤类型。小肠腺癌和胃肠道间质瘤（GIST）根据美国癌症联合委员会（AJCC）第 7 版 TNM 分期系统进行分期[41]。淋巴瘤根据标准的 Ann Arbor 分期系统或用于胃肠道淋巴瘤的 Lugano 分期系统进行分期[42]。尽管存在特定的 AJCC 第 7 版 TNM 分期系统，类癌通常根据局部、区域性或转移性疾病类别进行分期。非 GIST 肉瘤根据 AJCC 第 7 版 TNM 分期软组织肉瘤分期进行。

六、腺癌

虽然腺癌本身在小肠肿瘤中并不罕见，但小肠肿瘤总体上是罕见的，这使得对诊断和治疗的讨论是有价值的。此外，许多罕见的组织学仅仅是腺癌的亚型，具有相似的治疗方式（参见本章后面的内容）。

（一）生物学特征

小肠腺癌的癌变似乎是通过与结直肠癌相似的表型腺瘤向癌转化发生的[14, 43, 44]。从分子水平看，小肠和大肠腺癌中发生 18q 缺失[45]、p53 缺失[46, 47]和 *KRAS* 激活突变的速率相似[7, 48]。此外，大多数 *KRAS* 突变见于密码子 12，这也是大肠中最常见的突变[49]。令人惊讶的是，腺瘤性结肠息肉（*APC*）基因突变在小肠腺癌（7%～13%）[7, 8]和大肠腺癌（60%～68%）之间存在显著差异[9, 10]。此外，这种分子差异与小肠内较低的腺瘤发生率有关，提示腺瘤起始可能是这两种肠道腺癌之间发病率不同的部分原因[50]。尽管缺乏 *APC* 突变，但 WNT 通路异常常表现为上皮钙黏着蛋白表达频繁丢失和 β 联蛋白核定位[51, 52]。此外，正如在结直肠癌中所见，小肠腺癌的一种亚型的特征是错配修复缺陷或 MSI–H 表型。这一比率略高于结肠直肠癌[52, 53]。这可能反映出患有乳糜泻并发展至小肠腺癌的患者通常表现出 MSI–H 表型，报道的概率为 67%～73%[54, 55]。在所有乳糜泻相关的 MSI–H 小肠腺癌中，hMLH1 启动子的高甲基化起了作用。

大多数小肠腺癌散在分布于十二指肠，可能是由于胰胆分泌物致癌，或分布于小肠炎症部位。特别是，乳糜泻和 IBD 的特点都是小肠腺癌的风险增加[56, 57]。对于 IBD 患者，风险的增加取决于小肠受累的程度和持续时间。在一项研究中，克罗恩病患者小肠腺癌的累积风险在 10 年时为 0.2%，在 25 年时为 2.2%[58]。由于克罗恩病经常累及回肠，70% 克罗恩病患者发生小肠癌的部位在回肠。麸质敏感性肠病或乳糜泻是由环境因素（麸质）引发的小肠自身免疫性疾病。慢性小肠炎症导致绒毛萎缩并且增加腺癌［风险比（HR）1.9］和淋巴瘤（HR 4.8）患病风险[59]。

一些家族性癌症综合征，包括 HNPCC、FAP 和 Peutz–Jeghers，都与小肠腺癌患病风险增加有关。HNPCC 患者患小肠腺癌年龄较小，确诊中位年龄为 49 岁。Peutz–eghers 综合征是一种常染色体显性遗传病，以整个肠道内有多发错构瘤性息肉为特征，具有显著增加小肠腺癌的风险[60]。约有 80% FAP 患者可见十二指肠腺瘤，这些患者需要定期进行内镜检查进行腺癌筛查。HNPCC 患者终身患小肠腺癌风险估计为 1%～4%，FAP 患者为 5%，Peutz–Jeghers 综合征患者为 13%[60–63]。

（二）病理学

小肠腺癌组织学表现与结肠腺癌相似。通常，在腹膜转移的情况下，当小肠跨壁受累时，临床上进行诊断最易混淆。由于小肠腺癌是一种罕见的疾病，因此肿瘤原发部位应仔细确认。前驱病变和免疫组织化学染色可以帮助确诊原发性小肠腺癌。虽然细胞角蛋白 7 和细胞角蛋白 20 的表达谱各不相同，但肠道标志物 CDX-2 在 70% 的病例中均有表达，是最有用的标志物[52]。小肠腺癌的分化程度是不同的，据流行病监测与最终治疗结果（SEER）数据库统计，与大肠腺癌相比，小肠腺癌组织学分级较差的比率更高：32% vs 20%，$P < 0.01$。腺癌最常见的病理类型为黏液型和印戒细胞型。尽管印戒细胞型腺癌与其他部位肠道肿瘤的高侵袭过程有关，但其小肠腺癌的影响尚不清楚。其他罕见的病理类型包括腺鳞癌、肉瘤样癌和纯鳞癌变异亚型。一般来说，这些罕见病理类型小肠癌的治疗方法与常见类型腺癌的治疗方法相同。

（三）临床表现

小肠腺癌的发病率高峰在七十多岁和八十多岁，诊断时的平均年龄为 65 岁，大多数肿瘤局限于十二指肠。最常见的症状是腹痛（45%～76%）、恶心和呕吐（31%～52%）、体重减轻（22%～29%）和胃肠道出血（8%～34%）[22, 24, 64–67]。根据国家癌症数据库显示，39% 的患者处于Ⅰ/Ⅱ期，26% 处于Ⅲ期，32% 处于Ⅳ期[23]。

（四）治疗建议

在缺乏大型随机试验的情况下，腺癌的治疗建议是基于非随机研究和回顾性数据（图 28-3）[14]。

1. 可切除疾病

手术切除是局限性小肠腺癌的根治方法（切除和未切除病例的 5 年生存率分别为 54% 和 0%）[68, 69]。手术切缘阴性的广泛手术切除和局部淋巴结清扫是获得最佳预后的关键。根据与 Vater 壶腹的接近程度，位于十二指肠的尤其是第二部分的病变，可能需要胰十二指肠切除术[70–74]。对于十二指肠第三和第四部分较小的远端病变，可以选择广泛的局部切除[68, 71, 73, 75, 76]。仅有的一项显示胰十二指肠切除术对比节段性切除带来生存获益的研究表明，局限性切除组的切缘阳性率高得惊人，为 23%[71]。然而最近的数据表明，十二指肠腺癌的分期经常被低估，手术清扫 8 个或更多淋巴结与提高生存率密切相关[77, 78]。因此，如果切缘阴性，并淋巴结评估合理（8 个或更多淋巴结），十二指肠远端腺癌手术切除方式的选择似乎不会影响总体生存率（OS）。对于空肠或回肠腺癌，宜广泛切除并Ⅰ期吻合，对于回肠远端 / 末端肿瘤，一般建议行右半结肠切除术。

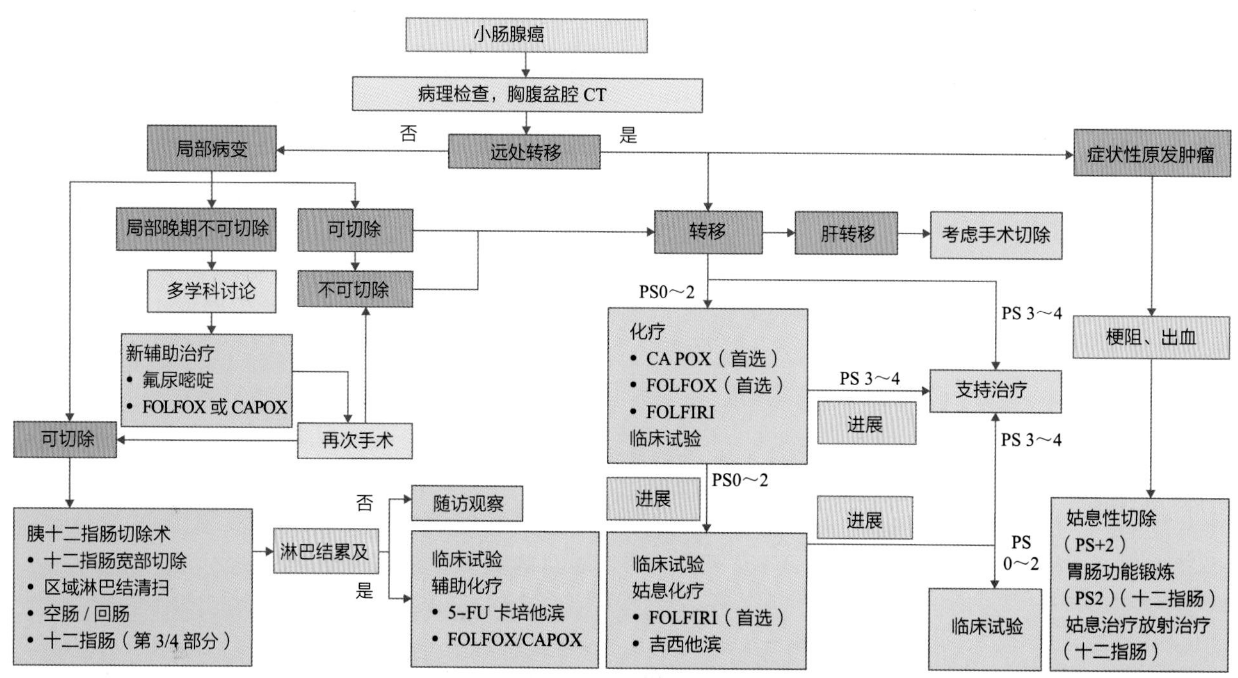

▲ 图 28-3　小肠腺癌治疗流程

CAPOX. 卡培他滨 + 奥沙利铂；FOLFOX. 亚叶酸钙 + 氟尿嘧啶 + 奥沙利铂；FOLFIRI. 氟尿嘧啶 + 亚叶酸钙 + 伊立替康；5-FU. 氟尿嘧啶；PS. 表现状态；XRT. 放射治疗。改编自 Raghav and Overman，2013[14]. 经许可转载，引自 Macmillan Publishers Ltd.

在多因素分析中，与预后相关的因素包括淋巴结受累情况、肿瘤分期、手术切缘状态和分化程度[4, 23, 67, 69, 74, 79]。在 SEER 登记分析中发现，清扫的淋巴结总数与小肠非转移性腺癌的癌症特异性生存率（CSS）密切相关（$P < 0.001$）[80]。清扫 9 个或 9 个以上淋巴结的患者淋巴结阳性检出率增加（$P < 0.001$），OS 较好［HR 0.67；95% 置信区间（CI）0.55～0.82；$P < 0.001$］，CSS 较好（HR 0.77；95% 可信区间 0.61～0.96；P=0.022）[80]。

评价辅助治疗在小肠腺癌中的作用的数据有限。目前尚无前瞻性研究，回顾性研究显示辅助治疗的效果好坏参半[69, 71, 73, 81–84]。在对 30 例接受辅助全身化学治疗的高危患者（淋巴结比率≥ 10%）进行的亚组分析中，发现辅助治疗改善了中位 OS（> 12 年对比 2 年；P=0.04）[81]。然而，一项相似的亚组分析显示，在接受完全切除的淋巴结阳性患者（n=105）中，使用辅助化学治疗或放化疗没有任何益处（中位 OS 30.2 个月 vs 26.5 个月；P=0.36）[82]。在倾向匹配分析中，未行辅助化学治疗与死亡风险增加相关（HR 1.36；95%CI 1.24～1.50；$P < 0.001$）[85]。辅助治疗为Ⅲ期疾病患者带来了 OS 获益（42.4 个月 vs 26.1 个月；$P < 0.001$），在Ⅰ期和Ⅱ期患者，辅助治疗带来了 OS 获益的趋势。然而，在过去的几十年中，已手术切除的小肠腺癌患者使用辅助化学治疗的人数有所增加[4, 12]。

尽管缺乏确凿的数据，但基于已知的高危患者预后不良、全身复发为主要模式、转移环境中已证实的化学治疗活性，以及已知的辅助治疗在大肠腺癌的益处，辅助治疗的使用是合理的。氟尿嘧啶联合或不联合奥沙利铂的方案是一种合适的化学治疗方案。鉴于十二指肠腺癌局部复发风险较高，可以考虑在新辅助或辅助治疗中使用基于氟尿嘧啶的同步放射治疗，尽管支持这种方法的数据有限[86, 87]。

2. 转移性疾病

许多回顾性研究显示，与不治疗相比，晚期小肠腺癌患者进行全身化学治疗可以改善 OS[69, 88, 89]。在对转移性小肠腺癌患者的大样本回顾性研究中（n=163）显示，接受化学治疗的Ⅳ期患者比未接受治疗的患者生存时间长（中位 OS 15.5 个月 vs 3.3 个月；P=0.001）[82]。目前，在小肠腺癌中仅进行了两项前瞻性Ⅱ期研究。东部肿瘤合作小组（ECOG）进行的一项多中心研究（n=39）中使用了氟尿嘧啶（5–FU）、多柔比星和丝裂霉素（FAM 方案）联合化学治疗，结果显示总体有效率为 18%，平均 OS 为 8 个月[90]。得克萨斯大学 MD 安德森癌症中心进行的一项单中心研究评估了卡培他滨和奥沙利铂（CAPOX：卡培他滨 750mg/m^2 第 1～14 天，每天 2 次，奥沙利铂 130mg/m^2 第 1、21 天）在 30 例转移性或局部晚期小肠或壶腹腺癌患者中的使用情况，结果显示总体缓解率为 50%。在转移的亚组（n=25）中，中位进展时间为 6.6 个月，中位 OS 为 15.5 个月[91]。目前还没有对小肠腺癌进行不同化学治疗方案比较的随机试验。

然而，更多的回顾性研究也支持使用氟尿嘧啶和奥沙利铂作为初始化学治疗方案[39, 92]。一项最大规模的评估晚期小肠腺癌化学治疗方案的回顾性分析（n=93）发现，亚叶酸钙、氟尿嘧啶和奥沙利铂（FOLFOX 方案）是最有效的方案，有效率为 34%，中位 OS 为 17.8 个月[39]。多项回顾性研究已证实，氟尿嘧啶与铂类药联合治疗转移性小肠腺癌效果显著，缓解率为 18%～46%[88, 92–94]。伊立替康在小肠腺癌中也有作用，报道的最大一项研究显示，25 例患者在二线治疗中使用氟尿嘧啶联合伊立替康（FOLFIRI），其缓解率为 20%，中位 PFS 为 3.5 个月[95]。伊立替康在一线或二线环境中的另一项研究报道了 12 例接受治疗的患者中有 5 例肿瘤治疗有效。尽管使用吉西他滨治疗的患者人数很少，但对吉西他滨治疗是有效的[88, 92]。针对血管内皮生长因子或表皮生长因子受体的靶向治疗作用在小肠腺癌中尚未见报道。虽然适当的患者选择对这种方法至关重要，但已有使用转移瘤切除术的长期存活者的报道[96]。在 25 例小肠腺癌腹膜转移的系列研究中发现，减瘤术和腹腔高温热灌注化学治疗的患者中位生存期为 36 个月，因此可以在选定的患者进行此种尝试[97]。

七、肉瘤

小肠恶性间质肿瘤约占全部小肠肿瘤的 10%[23, 98]。肉瘤的最常见部位是空肠，占 40%；其次是回肠，占 33%；十二指肠，占 23%[99]。它们大致分为两类：GIST 和非 GIST 胃肠肉瘤，非 GIST 胃肠肉瘤包括平滑肌肉瘤、脂肪肉瘤、纤维肉瘤和血管肉瘤[4]。85% 的小肠肉瘤是 GIST 肉瘤[100]。读者还可以参考第 32 章，进一步了解 GIST。

（一）胃肠道间质瘤

1. 病理

形态学上，GIST 与平滑肌肉瘤相似，2001 年以前这些肿瘤通常被错误地归类为平滑肌肉瘤[101]。然而，随着对 KIT 酪氨酸激酶受体（CD117）几乎普遍表达的认识，利用免疫组织化学鉴定 GIST 成了鉴定 GIST 的一致方法[102]。免疫表型包括 KIT（CD117）表达和 CD34 的表达，以及小肠原发细胞，特别是平滑肌肌动蛋白（SMA）的阳性表达[103]。GIST 源自间质卡哈尔细胞，具有平滑肌和神经元分化的特征，具有调节胃肠道蠕动的作用。组织学上，GIST 可分为梭形细胞型（70%）、上皮样细胞型（20%）或混合细胞型（10%）。

2. 临床表现

肿瘤最常见于胃（51%），其次是小肠（36%）和结肠直肠（12%）[104]。常见的症状包括出血（60%）、疼痛（50%）、肿块（25%）和体重减轻（20%）[105]。近 50% 的 GIST 患者出现转移，最常见的是肝脏转移，其次是腹膜转移。与其他肉瘤一样，淋巴结转移很少见。

3. 治疗

手术切除、整块切除，并获得无肿瘤边缘是首选治疗方法。虽然 GIST 肿瘤常表现为非常大的肿块，但肿瘤呈“推动性”而非侵入性生长，使得手术切缘一般比较安全。与腺癌不同的是，GIST 很少出现淋巴结转移，因此没有必要进行淋巴结清扫。两项随机对照试验证实了术后辅助化学治疗对切除的胃肠道间质瘤（≥ 3cm）的益处。ACOSOG Z9001 试验（*n*=713）显示，GIST 术后辅助伊马替尼（每日 400mg）治疗 1 年，1 年无复发生存率（RFS）为 98%，而对于仅手术切除的患者 RFS 为 83%（HR 0.35；95%CI 0.22～0.53）[106]。未看到 OS 获益，尽管所有随机服用安慰剂的患者在研究非盲后都被允许交叉到治疗组。第二个试验是 SSG XⅧ试验（*n*=400），在高危切除的胃肠道间质瘤［满足以下至少一项：肿瘤大小＞ 10cm，有丝分裂计数＞ 10/50 个高倍镜视野（HPF），肿瘤尺寸＞ 5cm 伴有丝分裂计数＞ 5/HPF，肿瘤破裂］中，比较术后使用伊马替尼（每天 400mg）辅助治疗 3 年与 1 年的结果。经过 54 个月的中位随访时间的初步报告显示，与 1 年相比，5 年 RFS（66% vs 48%；HR 0.46；95%CI 0.32～0.65）和 5 年 OS（92% vs 82%；HR 0.45；85%CI 0.22～0.89）显著改善[107]。伊马替尼新辅助治疗可用于减少大肿瘤和临界可切除肿瘤的体积[108]。转移性小肠 GIST 应使用伊马替尼治疗[109]。这可使将近 80% 的患者获得疾病控制（PR 和 SD），相当于 1 年生存率达到 88%[104, 109]。晚期 GIST 使用伊马替尼治疗，中位生存期从 34 个月增加到 57 个月[98, 110]。

（二）非 GIST 胃肠道肉瘤

1. 病理

在小肠中已发现多种不同类型的非 GIST 肉瘤。平滑肌肉瘤是小肠中最常见的非 GIST 肉瘤。美国国家癌症数据库对 590 例小肠肉瘤的回顾性分析显示，其他常见的肉瘤是卡波西肉瘤、梭形细胞肉瘤和恶性纤维组织细胞瘤[98]。小肠卡波西肉瘤最常见于获得性免疫缺陷综合征（AIDS），其通常表现为胃肠道出血。

2. 临床表现

患者发病的中位年龄为 61 岁，大多数患者（73%）表现为局部性疾病[98]。韧带样瘤是一种罕见的肉瘤，可零星发生，也与 FAP 有关。有 10%～20% 的 FAP 患者会出现韧带样瘤，其通常发生在手术切除部位。尽管这些肿瘤没有转移能力，但呈局部浸润性生长，并且在手术切除后复发率较高[111]。

3. 治疗

局限性小肠肉瘤是通过整块切除肿瘤来处理的，包括切除已浸润的器官，以保证手术切缘阴性。肿瘤切缘阴性对于局部控制和 OS 都是至关重要的。肉瘤很少转移到局部淋巴结，因此不需要清扫淋巴结。腹内韧带样瘤伴发 FAP 的情况下，由于周围肠系膜的弥漫性浸润，通常无法彻底切除。针对这种情况，肿瘤生长缓慢的情况下可观察，或应进行药物治疗。辅助化学治疗或新辅助化学治疗对非 GIST 小肠肉瘤的作用尚不明确[112]。转移性非 GIST 小肠肉瘤按照软组织肉瘤的治疗模式进行治疗[113]。实行姑息治疗，组织学亚型将指导全身化学治疗的选择。一些特定的转移性病变（如：孤立的肺转移性）可通过外科手术切除，可能会延长生存期甚至可能治愈。对无症状的低度恶性肉瘤患者应进行积极监测，出现症状时或进展时进行治疗。平滑肌肉瘤可以用吉西他滨为基础的化学治疗或蒽

环类 / 异环磷酰胺联合治疗[114]。血管肉瘤和卡波西肉瘤应用聚乙二醇脂质体多柔比星治疗。其他对化学治疗敏感的组织学类型（例如恶性纤维组织细胞瘤或高度恶性形态性肉瘤）可以用蒽环类药和异环磷酰胺联合或序贯治疗。

八、淋巴瘤

（一）生物学与病理学

在所有淋巴瘤中近 50% 的患者可见胃肠道受累[115]，使胃肠道成为淋巴瘤最常见的结外受累部位[116]。累及胃肠道的淋巴瘤可以为原发性（无周围淋巴结肿大，无骨髓且无其他器官受累）或继发性（作为全身性淋巴瘤的一种表现）。约 12% 的原发性胃肠道淋巴瘤发生在小肠，而淋巴瘤占全部小肠肿瘤的 15%～20%[23, 99, 117]。大多数原发性小肠非霍奇金淋巴瘤（NHL）都是 B 细胞起源的，例如弥漫性大 B 细胞淋巴瘤（DLBCL）、套细胞淋巴瘤、伯基特和伯基特样淋巴瘤、黏膜相关淋巴组织（MALT）淋巴瘤、小淋巴细胞淋巴瘤和滤泡性淋巴瘤[116, 117]。多达 1/4 的 NHL 是 T 细胞起源的，例如外周肠病相关 T 细胞淋巴瘤[116, 117]。小肠霍奇金淋巴瘤极为罕见[118, 119]。小肠淋巴瘤的病因和发病机制很复杂，部分与慢性免疫刺激有关。免疫增殖性小肠疾病，由于免疫球蛋白 α 重链的分泌又称 α 链病，是一种由空肠弯曲杆菌感染引起的慢性抗原刺激引起的小肠 MALT 淋巴瘤[120]。乳糜泻是一种小肠自身免疫性疾病，它会增加 NHL 尤其是 T 细胞亚型 NHL 的风险[121, 122]。

（二）临床表现

淋巴瘤的发病率在小肠远端增加，回肠是最常见的部位（60%），其次是空肠（30%）和十二指肠（10%）[99]。原发性肠淋巴瘤的分期基于 Lugano 分期系统，其中 I 期定义为局限在肠道内的疾病，Ⅱ期定义为累及腹腔内淋巴结或邻近器官的疾病，Ⅳ期定义为弥漫性结外或膈上淋巴结受累[42]。小肠淋巴瘤最常见的症状是疼痛（75%）、食欲缺乏（40%）、体重减轻（30%）和 B 症状（15%）[117]。

（三）治疗

累及小肠的结外淋巴瘤的治疗与相应部位的组织学亚型的标准治疗相似[123]。局限性的肠道淋巴瘤可以通过手术切除进行治疗，但单纯手术效果差[124]。因此建议在手术切除后进行全身化学治疗。最近的一项回顾性队列研究纳入了 250 例局限性肠道 DLBCL 患者，其中 90% 以上的患者有原发性小肠受累，该研究显示，与单纯全身化学治疗相比，手术切除加全身化学治疗的患者 3 年 OS 有所改善（91% vs 62%；$P < 0.001$）[125]。

除非出现症状或有进展的证据，否则应对惰性淋巴瘤进行严密观察。最近一项对 63 例十二指肠原发性滤泡性淋巴瘤患者进行的回顾性研究显示，其病程进展非常缓慢，转化为高度恶性疾病的比例极少（3%）[126]。早期 MALT 淋巴瘤可能获益于根除幽门螺杆菌作为胃 MALT 淋巴瘤的治疗方法，尽管益处还不清楚[127]。早期免疫增生性小肠疾病对空肠弯曲杆菌的治疗有效，而晚期疾病治疗为以蒽环类为主的化学治疗和抗生素治疗。侵袭性淋巴瘤和有症状的惰性淋巴瘤病例可通过化学治疗方案治疗，例如 CHOPR（利妥昔单抗、环磷酰胺、多柔比星、长春新碱和泼尼松）、hyper-CVAD（利妥昔单抗、环磷酰胺、长春新碱、多柔比星和地塞米松）、苯达莫司汀或硼替佐米[128]。对于套细胞淋巴瘤或外周 T 细胞淋巴瘤等预后较差的淋巴瘤，大剂量化学治疗和造血干细胞移植可能是有益的。由于小肠的放射耐受能力较差，放射治疗在小肠淋巴瘤的治疗中作用有限，但可以作为治疗出血、疼痛或梗阻的姑息措施[129]。

九、罕见的神经内分泌癌

（一）小细胞癌

低分化神经内分泌癌或小细胞癌是一种罕见但极具侵袭性的神经内分泌癌亚型。这些类型肿瘤的特点是侵袭性强，并有早期转移扩散。在一组回顾性研究中，胃肠道小细胞癌中 3% 的病例以小肠为原发部位[130]。在整个队列 64 例患者中，中位 OS 为 11 个月，且不因胃肠道位置而异。治疗方案基于较常见的小细胞肺癌，包括使用铂类和拓扑异构酶抑制药。考虑到肿瘤的侵袭性，对于切除的局部疾病应考虑使用辅助化学治疗。有关更多讨论，请参阅第 38 章。

（二）胰岛细胞癌

小肠胰岛细胞极为罕见，一般局限于十二指肠胃泌素瘤或十二指肠生长抑素瘤[131, 132]。这些癌症可能是散发性的，或与多发性内分泌肿瘤（MEN）1 型或 2 型的家族性癌症综合征相关。临床表现与原发性胰腺肿瘤相似。胃泌素分泌过多会导致 Zollinger—Ellison 综合征（ZES），其特征是胃酸生成过多，以及反复发作或严重的消化性溃疡疾病。与胰腺胃泌素瘤相比，十二指肠胃泌素瘤较小（＜ 1cm），位于十二指肠的第一部分[133]。在 MEN1 型的患者中，大多数 ZES 病例是由定位于十二指肠的一个或多个胃泌素瘤引起。生长抑素产生过量导致血糖升高、脂肪泻和胆石症。治疗方法与胰岛细胞癌相同，只是通过药物治疗来控制激素诱发的症状，并对局部疾病进行手术切除。有关其他讨论，请参阅第 32 章。

（三）腺类癌

腺类癌或杯状细胞癌表现出类癌和腺癌的特征。这些癌症最常见于阑尾，尽管已经报道了少量的小肠腺类癌[134–136]。最常见的部位是近端空肠，通常这些肿瘤的临床表现与其腺癌成分更为一致，转移部位通常仅显示腺癌成分。应以与小肠腺癌相似的方式诊治。

（四）原发性小肠黑色素瘤

原发性小肠黑色素瘤极为罕见。一些研究者认为小肠原发性黑素瘤实际上是一种未知的或退化的原发性皮肤黑素瘤的转移性病变[137]。原发性肠黑素瘤定义为肠道上皮黏膜内病变，且没有皮肤并发黑色素瘤的证据及肠外转移性黑色素瘤的证据[138]。区分原发性与转移性疾病很复杂。假定为原发性小肠黑色素瘤，必须排除小肠受累来自先前或并存的原发性皮肤病变中转移性扩散的一部分。

（五）治疗

外科手术是原发性小肠黑色素瘤的首选治疗方法[139, 140]。最好进行广泛手术切除以获取肿瘤切缘阴性，并行区域淋巴结清扫。目前尚无用于原发性肠道黑素瘤的标准全身治疗方法。化学治疗和靶向治疗在小肠原发性黑色素瘤中的作用可能与皮肤黑色素瘤相似[141]。目前，*BRAF* 和 *C-KIT* 突变在原发性小肠黑色素瘤中的分布尚不清楚。原发性肠道黑色素瘤往往比皮肤黑色素瘤更具侵袭性，且预后更差[66, 141]。

十、转移性小肠癌

小肠受局部晚期肿瘤（例如大肠癌或胰腺癌）的直接侵袭，或与其他肿瘤广泛性腹膜转移有关。腹膜癌最容易累及的部位是回盲瓣和小肠襻。由血行转移引起的小肠肿瘤很少见，血行转移病例大多数与黑色素瘤、小叶性乳腺癌和非小细胞肺癌有关[142–145]。黑色素瘤是最常见的转移到小肠的原发肿瘤[137, 143]。特别是，众所周知，黑色素瘤易发生小肠转移，死亡尸检约有 50% 的黑色素瘤患者发生胃肠道转移[146]。最近，黑色素瘤细胞表达趋化因子受体 –9 已被证实与小肠转移的发生有关[147]。其他可能发生小肠转移的肿瘤包括肾癌、卵巢癌、前列腺癌、大肠癌、鳞状细胞癌、骨肉瘤和脂肪肉瘤[142]。肿瘤出现小肠转移大多在 60—69 岁[142]。最常见的表现是肠梗阻（44%），其次是穿孔（32%）和胃肠道出血（21%）[148]。

治疗

转移性小肠肿瘤治疗包括缓解症状（出血、阻塞和穿孔）和控制转移性疾病。由于转移性小肠肿瘤的非特异性表现，其诊断通常会明显延迟，并且大多数情况下这些肿瘤通常采用姑息治疗。有限的外科手术切除和肠道旁路术可以减轻症状。只要有可能，应行外科手术切除小肠黑色素瘤转移灶，未经对照的数据显示这可以改善这类患者的预后[149]。只要有可能，就应该进行适合于原发性癌症治疗的全身化学治疗。其他方式如血管造影栓塞和内镜激光治疗也可用于控制出血。

第 29 章　胰腺罕见肿瘤
Uncommon Cancers of the Pancreas

Maria Diab　Philip A. Philip　著
秦庆谨　译　　刘　静　校

一、概述

胰腺癌仍然是男女癌症相关死亡的第四大原因，5 年生存率为 6%[1]。2016 年美国预计将有 53 070 例新诊断病例，其中 41 780 例将死于该疾病[1]。胰腺导管腺癌（PDAC）是最常见的胰腺癌类型，约占胰腺肿瘤的 85%。胰腺癌通常是指 PDAC 或其变体之一，除胶样癌预后较好外，它们大多数预后很差[2]。另外，胰腺外分泌肿瘤是指起源于胰腺导管和腺泡细胞，以及其相关干细胞的肿瘤，这些肿瘤占胰腺肿瘤的 95%[2]，包括 PDAC 等。内分泌肿瘤起源于胰岛细胞，占胰腺肿瘤的 5%[2]。神经内分泌肿瘤占所有胰腺肿瘤的 1%～2%[3]。来自其他原发肿瘤的胰腺转移瘤占胰腺恶性肿瘤的 1%～5%[4]，与非转移性肾细胞癌相比，转移性肾细胞癌（RCC）生存率更高[5]。其他罕见的胰腺肿瘤包括错构瘤[6]、纤维组织细胞瘤[7]、淋巴上皮囊肿[8]、脂肪肉瘤[9]、癌肉瘤[10]、副神经节瘤[11]、平滑肌肉瘤[12, 13]和淋巴管瘤[14]。世界卫生组织（WHO）根据组织学分类将胰腺外分泌肿瘤分为上皮瘤、成熟畸胎瘤、间质肿瘤、淋巴瘤和继发性肿瘤（框 29–1），并继续使用低度、中度和高度不典型增生以及浸润性癌分级[15]。

随着成像技术，如超声内镜（EUS）和腹部螺旋计算机断层扫描（CT）的应用和疗效的提高，胰腺偶发性囊性病变的检出数量增加，其中一些是良性的（例如浆液性囊腺瘤），许多是可能发生恶变的肿瘤［如导管内乳头状黏液肿瘤（IPMN）］[16]。此外，一些影像学特征可能会将原发性胰腺肿瘤与转移性胰腺肿瘤区分开来[17]。尽管如此，不同胰腺病变的确诊仍需要以手术切除后的组织学确定[18]。本章重点介绍罕见的胰腺上皮性肿瘤（框 29–1）。

二、囊腺癌

（一）浆液性囊性肿瘤

浆液性囊性肿瘤（SCN；也称浆液性囊腺瘤）是一种罕见的良性胰腺肿瘤，占所有胰腺病变的 1%[19]。它们在女性中更为常见，平均发病年龄为 58 岁[20, 21]。散发性 SCN 远比 von Hippel—Lindau（VHL）综合征更常见[22, 23]。VHL 综合征是一种非常罕见的常染色体显性遗传多器官综合征，其特征为肿瘤抑制基因 *VHL* 的胚系突变。VHL 综合征相关的 SCN 已被证明对 *VHL* 基因存在第二次体细胞打击，通常是杂合性缺失[24, 25]。相反，50% 的散发性 SCN 存在 *VHL* 基因的失活突变[24–26]。在 SCN 中观察到的另一个罕见突变基因是 *TBC1D3*（也称 *PRC17*），在前列腺癌中曾被描述[26–28]。SCN 通常不存在 *KRAS*、*TP53*、*SMAD4*、*CDKN2A*、*MEN1*、*DAXX*、*GNAS* 和 *RNF43* 基因突变[26, 29]，未发现微 RNA 的异常表达[30]。SCN 过表达血管内皮生长因子 -A（VEGF–A）[31]。

SCN 肿瘤通常很大，直径从几厘米至 20cm 以上不等，中位直径为 4～5cm，较常见于胰头[32]。大多数患者无症状。一些患者会出现腹部 / 背部疼痛，恶心或呕吐，和（或）可触摸到的肿块[20]。影像学上，肿瘤呈典型的蜂窝状、肥皂泡状外观，中央有星状瘢痕（20% 的病例可见，可能钙化，也可能不钙化）[33]；囊腔被薄纤维隔膜隔开，使病变呈多细胞的外观。癌胚抗原（CEA）和糖类抗原 19–9（CA19–9）水平通常较低[34, 35]。从宏观上看，它们

框 29-1　世界卫生组织胰腺肿瘤分类

上皮组织来源

良性的

- 腺泡囊腺瘤
- 浆液性囊腺瘤

癌变前

- 胰腺上皮内瘤变，3 级
- 低级别或中级别增生性 IPMN
- 高级别增生性 IPMN
- 导管内微管乳头状肿瘤
- 低级别或中级别增生性 MCN
- 高级别增生性 MCN

恶性的

- 导管腺癌
  - 腺鳞癌
  - 胶体癌（黏液性非囊性癌）
  - 肝样癌
  - 髓样癌
  - 印戒细胞癌
  - 未分化癌
  - 未分化的破骨细胞样癌细胞
- 腺泡细胞癌
- 腺泡囊腺癌
- IPMN 伴有浸润性癌
- 混合腺泡 – 导管癌
- 混合腺泡 – 神经内分泌癌
- 混合腺泡 – 神经内分泌癌 – 导管癌
- 混合性导管 – 神经内分泌癌
- MCN 伴浸润性癌
- 胰腺母细胞癌
- 浆液性囊腺癌
- 实体假乳头状肿瘤

神经内分泌肿瘤

- 胰腺神经内分泌微腺癌
- 神经内分泌肿瘤
  - 非功能性 NET，1 级、2 级
  - NET 1 级
  - NET 2 级
- 神经内分泌癌
  - 大细胞 NEC
  - 小细胞 NEC
- 肠嗜铬细胞，产生 5– 羟色胺的 NET（类癌）
- 胃泌素瘤
- 胰高血糖素瘤
- 胰岛素瘤
- 生长抑素瘤
- 血管活性肠肽瘤

畸胎瘤

间质瘤

淋巴瘤

继发性肿瘤

IPMN. 导管内乳头状黏液性肿瘤；MCN. 黏液性囊肿；NEC. 神经内分泌癌；NET. 神经内分泌肿瘤

经 WHO 许可转载，引自 Bosman 2010[15]

的特征是无数相邻的大小不等、形状各异的小管，形成典型的微囊样结构（微囊腺瘤）[15, 36]。文献中还描述了巨囊性和实体变异性病变[20, 37, 38]。由于细针穿刺（FNA）的细胞量较低，通过 FNA 取样诊断该肿瘤可能具有挑战性[39]。这可能与细胞对组织的黏附性有关，而不是与肿瘤细胞密度低有关，因为浆液性肿瘤通常不像其他导管 / 黏液性肿瘤那样细胞稀少[39]。SCN 的显微镜特征是富含糖原［高碘酸希夫（PAS）染色阳性，对淀粉酶敏感］的上皮细胞，其细胞外观清晰，细胞核均匀，有明显的上皮相关微血管网[15]。它们可能是唯一一种具有导管系统但不产生黏蛋白的胰腺肿瘤[40]，这是与其他胰腺肿瘤的主要区别。囊液 CEA 通常＜ 5ng/ml[34]。

恶性 SCN 被称为浆液性囊腺癌，对其存在很多争议。据估计其患病率甚至低于 SCN，约占所有 SCN 的 1%[20]。大多数被报告为“恶性”的病例不再符合 2010 年世界卫生组织对恶性肿瘤（包括远处转移）的定义[15]，而是通常与周围器官粘连或直接穿透邻近器官，包括局部区域淋巴结、脾脏、结肠和胃，显然这与较大的肿块、炎症 / 出血有关（图 29–1）。浆液性囊腺癌在女性中较为常见，平均年龄为 55 岁[20]。

治疗

浆液性囊性肿瘤是所有胰腺肿瘤中恶性风险最低的肿瘤之一（0%～3%）[41–43]。现缺乏治疗 SCN 的指南；对于肿瘤直径＜ 4cm 且没有快速生长的无症状肿瘤患者，监测肿瘤变化是一种合理的方法[19, 44]。对于有症状的患者，或病变直径＞ 4cm 和（或）生

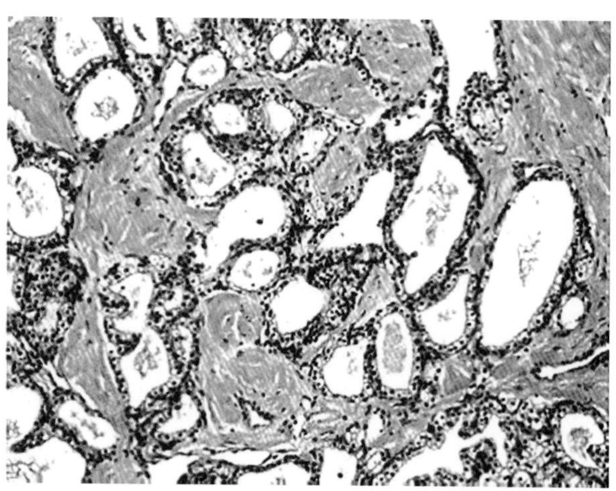

▲ 图 29–1　浆液性囊腺癌

由均匀的立方细胞组成，细胞质清晰，形成微囊

长迅速（每年 2cm）的患者，建议手术切除[44]。3 例有症状的大体积 SCN 患者尝试腹腔镜开窗手术治疗[45]，其中一例患者并发胰瘘。在最后一次随访（13～26 个月）时，所有患者均无疾病复发。对于受其他疾病限制的患者，已经尝试了非手术治疗，包括射频消融术和瘤内注射紫杉醇和（或）乙醇[46-48]。

（二）黏液性囊性肿瘤

黏液性囊性肿瘤（MCN，也称黏液性囊腺瘤），最早由 Compagno 和 Oertel 于 1978 年[49]描述为多囊性胰腺肿瘤，由黏液分泌性上皮细胞排列而成，具有卵巢型基质，常因囊性外观和黏蛋白分泌上皮而与 IPMN 混淆[50]。MCN 占所有囊性胰腺肿瘤的 10%～45%[35]。它们几乎只发生在中年女性[51]，并且常见于胰腺体部和尾部。大多数患者无症状[33]。

肿瘤在影像学上表现为囊性、界限清楚的病变，也有多分叶和大囊性的，有或没有实质性成分（附壁结节）（图 29-2A）[52]。显微镜下，卵巢样间质的存在是诊断性的；该间质为 MCN 的上皮下组织，由梭形细胞组成，细胞核或圆形或细长，胞质稀疏（图 29-2B），通常雌激素和孕激素受体（分别为 ER 和 PR）染色阳性。ER 和 PR 的表达较低提示浸润性癌[50]，并伴有较差的预后[53]。MCN 与胰管缺乏沟通是 MCN 与 IPMN 的一个重要区别[50]。囊液 CEA 水平＞ 800ng/ml 并非有助于 MCN 和黏液性囊腺癌的诊断，与 SCN 和假性囊肿相鉴别时，其敏感性和特异性分别为 48% 和 98%[34]。

根据武装部队病理研究所对 MCN 的分类，将其分为轻度不典型增生、中度不典型增生、高度不典型增生（原位癌）和侵袭性黏液性囊腺癌[54]。与 SCN 相比，MCN 具有更高的恶变风险。黏液性囊腺癌的患病率为 8%～39%[33, 50, 55]。非整倍性是一个重要的阴性预后指标[56]。

治疗

鉴于肿瘤较高的恶性转化风险，以前建议所有 MCN 患者（无论是否有症状且不论其肿瘤大小）均进行手术治疗[33]。但是，最新的回顾性研究表明，对于病变直径＜ 3cm、无附壁结节且血清肿瘤标志物正常的无症状患者，可不行手术治疗，仅进行监测可能就足够了[51]。即使是恶性疾病，MCN 预后良好；黏液性囊腺癌切除术后 5 年生存率超过 60%[33]。

（三）导管内乳头状肿瘤

导管内乳头状瘤的患病率为 0.8/10 万人[57]。确诊时的中位年龄为 68 岁，男性略占多数[58]。家族性模式已被描述，但病变不存在家族性胰腺癌中观察到的任何突变[59]。IPMN 被认为与 Carney 复合体有关。Carney 复合体是一种罕见的多发性肿瘤综合征，与 *PRKAR1A* 的种系失活突变和蛋白激酶 A 通路的失控有关，导致细胞增殖和肿瘤发展失控[60]。IPMN 占胰腺囊性肿瘤的 20%～50%，并遵循典型的腺瘤致癌的发生顺序。较胰腺体尾部，更常见于胰头。大多数患者无症状，由于其他原因进行影像学检查时偶然发现[61]。当症状出现时，通常是非特异性的，包括恶心、呕吐、腹痛、背痛和食欲缺乏[61]。

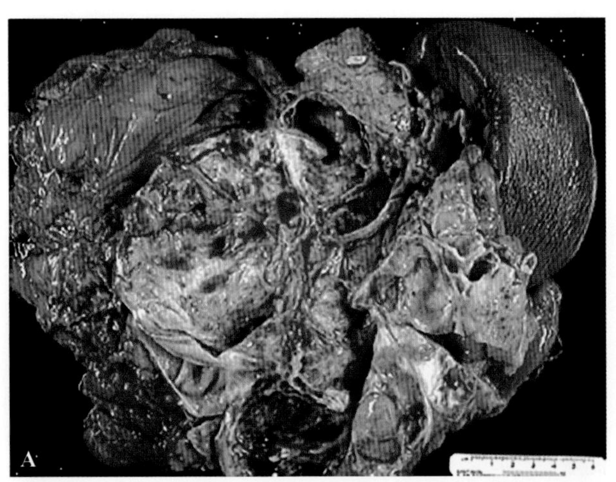

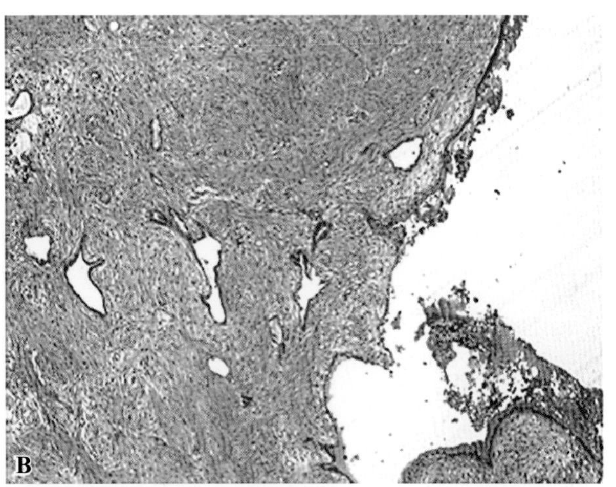

▲ 图 29-2　**A.** 大体上，黏液性囊腺癌是边界清楚的多房性囊性肿块，有实变的区域；**B.** 显微镜下，导管分化的浸润性癌（左）起源于囊肿（右），囊肿内衬有不典型上皮并伴有下层的上皮下卵巢样间质

内分泌或外分泌胰腺功能不全综合征与分泌黏蛋白的主导管阻塞有关[62]。此外，还报道了与全内脏反位的关系[63]。血清肿瘤标志物（例如CA19-9和CEA）水平在非侵袭性IPMN中通常较低，升高时提示恶性转化[64]。

组织学上，IPMN的特点是导管内黏液细胞的增殖和乳头的形成。可分为低度、中度和高度不典型增生以及浸润性癌症[15]，并起源于主干管道（MD-IPMN）或分支管道（BD-IPMN），或混合性（混合IPMN）。这种分类对于指导治疗至关重要。大约30%的MD-IPMN属于浸润性癌症，而在BD-IPMN中，这些比率要低得多[65]。仅基于术前评估将MD-IPMN与BD-IPMN区别开来可能具有挑战性。Fritz等报道说29%的疑似BD-IPMN也具有主导管的组织学受累，这在术前影像学检查中并不明显[66]。然而，随后的研究表明，这一差异并无较大影响，因为主干受累最少的混合型IPMN的恶性率较低（6%），与单纯的BD-IPMN相似[67]。

根据IPMN的组织学和细胞学特征以及黏蛋白分布，将其进一步分为四种亚型：肠型、胰胆型、胃型和嗜酸细胞型（最罕见的类型）[68]。当肿瘤以IPMN为背景发展时，可分为管状癌或胶样癌[68]，管状癌预后较差，与PDAC相似；胶样癌和管状癌的5年生存率分别为57%和37%[69]。上皮亚型也存在，但与不同的流行病学表现有关[70]。胃型在BD-IPMN中较常见，而肠型在MD-IPMN中较常见，并产生较厚的黏蛋白[70]。侵袭性肿瘤常为胶样型，预后良好[71]。

不同的PDAC可以独立的方式与IPMN同时发生，而区分从IPMN衍生的PDAC很有挑战性[72, 73]。

CT和核磁共振胰胆管造影（MRCP）是主要的检查手段。EUS的效用越来越大，因为它允许FNA。^{18}F脱氧葡萄糖正电子发射体层扫描（FDG-PET）作为一种新的成像技术，其鉴别恶性IPMN的敏感性和特异性分别为88%和94%[74]。美国胃肠病学协会（AGA）认为其危险的影像学特征为：①囊肿大小＞3cm；②主导管扩张＞5mm；③囊肿中存在固体成分（也称为附壁结节）[75]。囊肿每年增大超过2mm与恶性肿瘤的高风险相关（5年风险45.5% vs 1.8%；*P*=0.001）[76]。AGA建议对具有三个危险放射学特征中的至少两个的任何囊肿进行EUS引导细针穿刺（EUS-FNA）活检。对于囊肿＜3cm且无主导管扩张或实性成分的患者，只要大小或特征无改变，宜在1年内磁共振成像（MRI）随访1次，然后每2年随访1次，总共随访5年[75]。不建议用EUS-FNA随访。

重要的是要区分黏液性和非黏液性（浆液性）囊肿，区分高级别和低、中级别病变。术前可通过胰液细胞学或EUS-FNA进行鉴别；由于担心EUS-FNA引起腹膜播散，一些专家更倾向于分析胰液而不是EUS-FNA[77]。加上黏蛋白（MUC）分析，可以进一步确定不同类型的IPMN（胃型、肠型等）[78, 79]。正常胰腺组织表达MUC1，但不表达MUC2、MUC4、MUC5AC和MUC7[80]。胃型表达MUC5AC，但不表达MUC1或MUC2[68]，而肠型通常表达MUC2。胰胆型表达MUC1[81]且KL-6染色阳性[82]。

囊液CEA水平仍然是区分黏液性囊肿和非黏液性囊肿最准确的标志物之一，其敏感性和特异性分别为73%和84%，准确性为80%，临界值为192～200ng/ml[83]。通过EUS-FNA获得的囊液细胞学可以区分囊肿的良恶性，其敏感性和特异性分别为77%和80%[84]，但是囊液细胞含量低阻碍了细胞学分析的应用性。最近发现了新的基因突变和肿瘤标志物，增加了潜在恶性IPMN的诊断率[85]。Das-1是一种结肠上皮表型的单克隆抗体，对于经EUS-FNA获得的囊液标本诊断的敏感性和特异性分别为89%和100%，经切除肿物的高级别IPMN的组织学标本诊断的敏感性和特异性分别为85%和95%[86]。对囊液样本和切除的IPMN组织学样本进行的下一代和全外显子组测序显示，*GNAS*（57%～64%）和*KRAS*（90%）的突变频率很高；*SMAD4*、*TP53*、*P16*和*STAB1*突变也已被描述[87, 88]。KRAS突变的存在在低囊液CEA中特别有用，因为它支持黏液囊肿的存在[89]。微RNA是一种小的（19～25个核苷酸）非编码RNA，通过与信使RNA相互作用来调节基因表达。还发现它们在囊液中异常表达，可帮助区分低级别和中级别IPMN与高级别和侵袭性IPMN[90]。在高级别、侵袭性IPMN中，miR-10a、miR-21、miR-146、miR-221和miR-155均高于低、中级别IPMN[90, 91]。

治疗

侵袭性IPMN基于TNM分期系统进行分期。对于具有外科手术适应证的高级别及浸润性IPMN

患者，手术是唯一的根治性治疗方法。手术类型取决于病变位置，包括全胰腺切除术、胰十二指肠切除术、远端胰腺切除术或肿瘤节段性切除术[92]，其中胰十二指肠切除术是最常见术式，因为大多数病变发生在胰头。与单独手术相比，化疗（联合或不联合放疗）辅助治疗可改善 TNM Ⅱ期或Ⅲ / Ⅳ期浸润性 IPMN、切缘阳性或淋巴结受累者，以及低分化肿瘤的生存期[93]。在Ⅰ期或淋巴结阴性患者中，辅助放化疗没有生存优势。对于切除边缘阴性 IPMN，建议随访 2 年和 5 年[94]。对于切缘阳性的中高级别 IPMN，建议每 6 个月随访一次 MRCP、CT 或 EUS[94]。侵袭性 IPMN 的术后监测遵循与 PDAC 相同的时间表[94]。BD-IPMN 患者比 MD-IPMN 患者更适合接受观察。由于 MD-IPMN 的恶性转化风险可能高达 70%，因此切除较大的 MD-IPMN(直径＞ 10mm）可能是适当的，但无指南推荐。据报道，良性 IPMN 切除术后复发率高达 17%[95]，因此术后无限期随访是合理的[57]。浸润性 IPMN 相关腺癌的总体预后似乎比 PDAC 更好，5 年生存率分别为 32% 和 17%[96]。

三、腺癌变异型

（一）腺鳞癌

腺鳞癌（ASC）是一种罕见的恶性肿瘤，占所有胰腺肿瘤的 1%～3%，男性居多[97]。发病时的平均年龄为 62.5 岁[98-100]。在胰腺头部更为常见，其特征是同一肿瘤中同时存在腺瘤样和鳞状细胞亚型的细胞混合物，因此也被称为“腺棘皮瘤”“混合鳞癌和腺癌”和“黏液表皮样癌”（图 29-3）[97]。根据 WHO 的定义，诊断需要至少 30% 的肿瘤细胞为鳞状细胞癌分化[15]。

显微镜下及影像学上，ASC 肿瘤表现与 PDAC 相似，并且比 PDAC 更具侵袭性[99-102]。大多数 ASC 都存在 *KRAS*、*TP53* 和 *SMAD4* 突变[103]。总体预后较差，大多数患者为晚期疾病[97]。

治疗

由于 ASC 与 PDAC 有许多相似的特征，因此治疗也有很多共同之处。完全切除患者具有较好预后（R_1 的平均总生存期为 8 个月，R_0 的平均生存期为 14.4 个月）[100]，然而，由于在确诊时存在转移，因此很少施行根治性手术切除[104]。与仅进行手术切除相比，辅助化放疗（氟尿嘧啶、吉西他滨或卡培他滨 +5040Gy）的生存率有所提高（中位生存时间为 13.6 个月 vs 8.6 个月；P=0.05）[105]。这种差异在≥ 3cm 的肿瘤中具有显著的差异，其组织学分化差，含血管浸润和淋巴结转移[105]。报道的 1 年、2 年和 5 年总生存率分别为 34%、11% 和 5%[105]。

（二）胶样癌（黏液性非囊性癌）

胶样癌是 PDAC 的一个变种，起源于 IPMN 的肠道亚型[106]。与它的前体相比，尚未充分阐明有关该肿瘤的自然史。其确切患病率尚不清楚，但与 PDAC 相比，其预后更佳，其 5 年生存率分别为 57%，而 PDAC 为 12%[107]。病变多位于胰头，平均大小为 4.8cm[108]。还报道了 1 例腹膜假黏液瘤[109]。影像学上，它们表现为圆形、分叶状、囊性肿块[108, 110]。

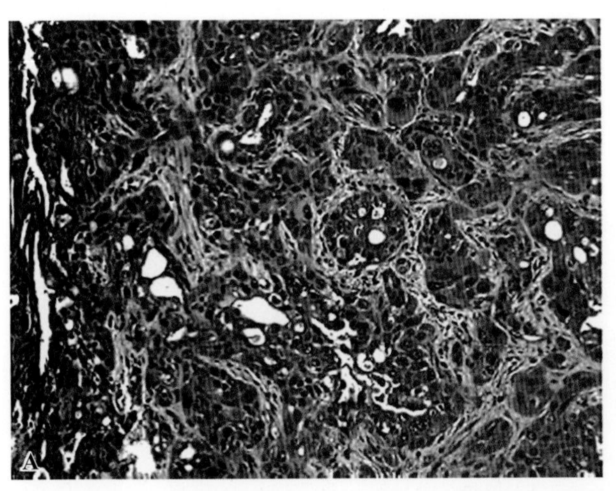

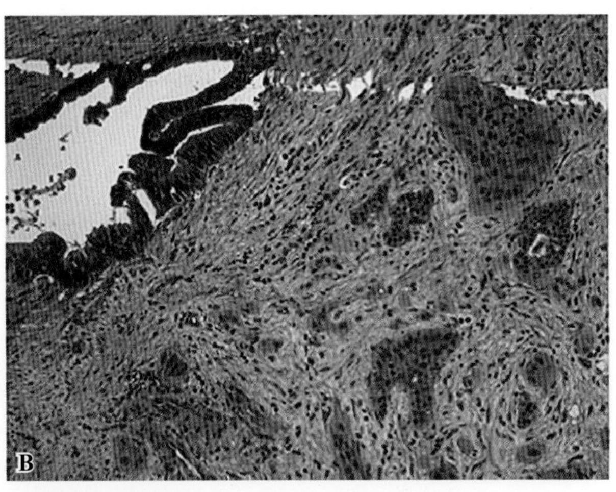

▲ 图 29-3　腺鳞癌有两种生长模式

A. 鳞状细胞癌成分与腺癌紧密混合，形成管腔；B. 鳞状细胞癌巢（右下半部）与腺癌（左上角）分离

该肿瘤的特征是在丰富的细胞外基质黏蛋白湖泊中漂浮着少量恶性细胞团，黏蛋白至少占肿瘤的 50%（图 29–4）[15]。可以看到一些印戒细胞[15]。与表达 MUC1 但不表达 CDX2 的 PDAC 相比，胶样癌强烈表达 MUC2 和 CDX2，提示肠道分化[111, 112]。*KRAS* 突变并不常见[107]。

治疗

缺乏有关胶样癌治疗相关数据。手术是唯一可能治愈的方法[113]。年龄＞ 70 岁、切缘阳性、肿瘤大小＞ 3cm、淋巴结阳性是阴性预后因素[113]。放化疗尚未进行研究。

（三）髓样癌

髓样癌（MC）是 PDAC 的另一种变体，尚未广泛研究。此癌在 1998 年首次被描述，并且在阐明其独特的组织学之前，在历史上被归类为低分化腺癌[114]。在 18 例患者的最大病例报告中显示，大多数是男性患者[115]。肿瘤的细胞边界不清（合胞体生长模式），肿瘤边界扩大并广泛坏死（图 29–5），其特征与结直肠癌的组织学相似[114]。与传统的 PDAC 不同，髓样癌通常含有野生型 *KRAS*（占病例的 67%），而某些具有微卫星不稳定性（占 22%）[115]。髓样癌可能是遗传性非息肉病性结直肠癌等遗传性癌症综合征的临床表现[116]。

治疗

尚缺乏 MC 的治疗指南。对于适合手术的患者，手术切除为合理的选择。放化疗的疗效尚未研究。

（四）肝样癌

肝样癌是极为罕见的侵袭性肿瘤，已在包括

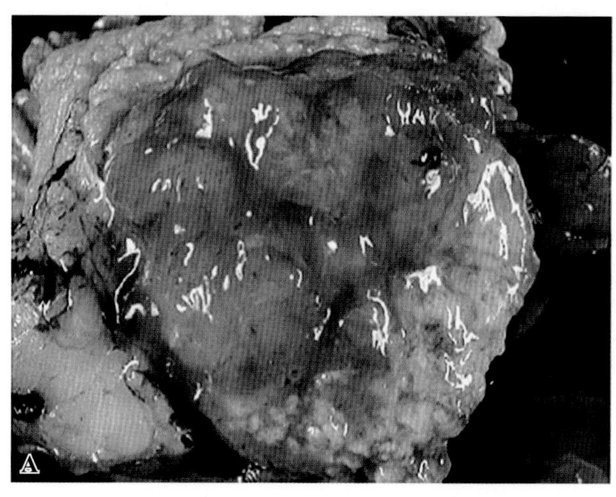

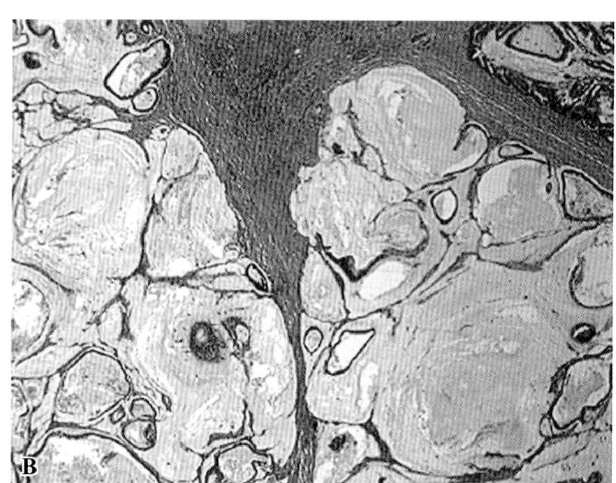

▲ 图 29–4 **A.** 大体上，胶样癌表现为边界清楚的肿块，呈柔软的胶状外观；**B.** 显微镜下可见与剥离间质的肿瘤上皮条带相关的黏蛋白池

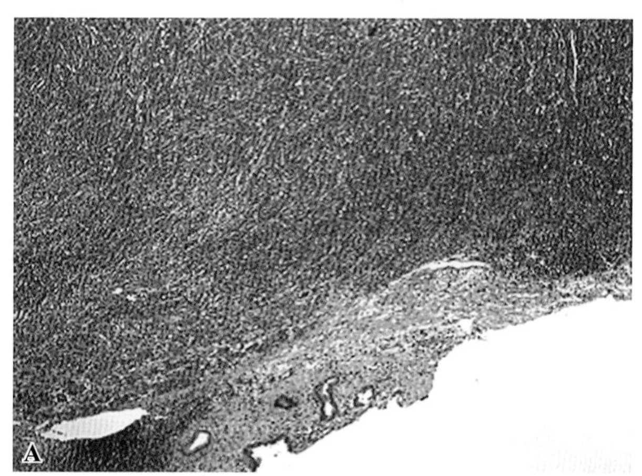

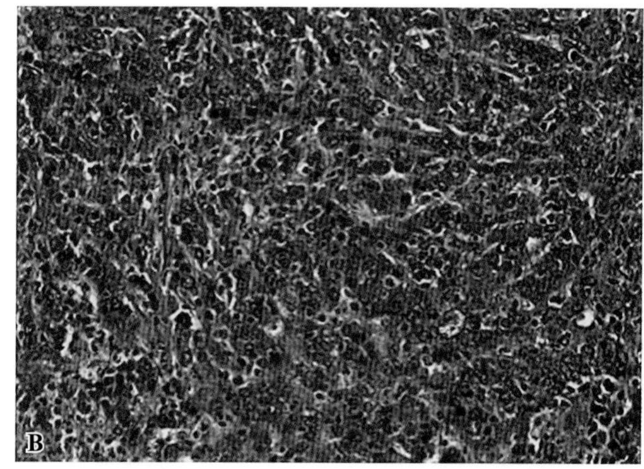

▲ 图 29–5 髓样癌是一种低分化癌

A. 边缘突出；B. 瘤内淋巴细胞明显

胰腺在内的许多器官中报道。关于其发病机制的一个假说是胰腺中存在异位肝组织[117, 118]。事实证明，大多数报告病例的甲胎蛋白（AFP）染色阳性，且患者血清 AFP 水平升高，这一事实支持了这一点[119, 120]。其流行程度未知，但似乎以男性为主[120]。发病中位年龄为 56 岁[120]。超过 1/3 的患者会上腹部疼痛[120]；诊断时肿瘤的中位大小为 6.0cm，肿瘤常见于胰腺的体部和尾部。在显微镜下，肝样癌类似于肝细胞癌，由具有丰富嗜酸性细胞质的多角形细胞束构成，细胞核位于片状或小梁部中央，偶有胆汁生成和（或）胆小管形成[121]。除 AFP 外，恶性细胞还表达细胞角蛋白 19、CEA 和 Glypcan-3，但缺乏波形蛋白和 β 联蛋白表达[121]。少部分肿瘤细胞表达肝细胞石蜡抗原 -1[121]。

治疗

鉴于其罕见性，尚缺乏肝样癌治疗指南。尽管如此，对适合手术的患者进行完整的手术切除似乎是有效的[119, 121]。索拉非尼和吉西他滨已用于治疗转移性疾病治疗[119, 122, 123]。1 年生存率为 43%～71.1%[120, 122]，平均总生存期为 18.1 个月。

（五）未分化癌

胰腺未分化癌是一种 PDAC 的侵袭性变种，没有明确的分化方向[124]。在宏观上，它类似于具有侵袭性边界的经典 PDAC。显微镜下，肿瘤细胞可以是从上皮样到梭形细胞的任何形态，并且经常存在单个细胞浸润（图 29-6）。有丝分裂和坏死是未分化癌的显著特征。可能存在常规导管腺癌的小部分成分。它们分为四个组织学变体[15]：梭形和巨细胞型未分化癌、具有破骨细胞样巨细胞的未分化癌、小细胞型未分化癌和结节性或小叶型未分化癌。

具有破骨细胞样巨细胞的未分化癌占所有胰腺恶性肿瘤的＜ 1%[125, 126]。从宏观上看，它们质软和易出血[127]。显微镜下，它们由两个主要的细胞群组成：①大的、反应性的、多核的、破骨细胞样的巨细胞，具有多个均匀的、小的细胞核；②不典型的单核细胞，具有单个、大的、多形性的细胞核[127]。典型的导管腺癌或黏液性囊性肿瘤可呈局灶性出现。*KRAS* 突变确定了该肿瘤的导管起源[128]。未分化癌的预后 PDAC 更差，平均总生存期不到 1 年[125]。

缺乏未分化癌的治疗指南。手术切除似乎是唯一可能治愈的方法[126, 127, 129, 130]。吉西他滨已被用于局部晚期疾病的辅助治疗，无进展生存期为 10～19 个月[129, 131]。但是，大多数患者会出现早期复发和转移，并且常在诊断后 1 年内死亡[125, 132, 133]。吉西他滨用于转移性疾病的治疗已有报道[126]。

四、腺泡细胞癌

腺泡细胞癌（ACC）是一种罕见的恶性肿瘤，出现在包括胰腺在内的许多器官中，约占所有胰腺肿瘤的 1%[134-136]。因为它们分泌脂肪酶并显示酶原颗粒，所以它们被认为源自转化的腺泡细胞[137]。ACC 具有外分泌酶活性[138]。发病的一般年龄为 60—70 岁，以男性居多[139]。病变多位于胰头或胰尾[135]，通常表现为大肿瘤（直径＞ 10cm）[139]。大多数患者出现恶心、呕吐、腹痛和体重减轻[140]。皮下脂肪坏死（脂膜炎）、多发性关节炎和嗜酸性

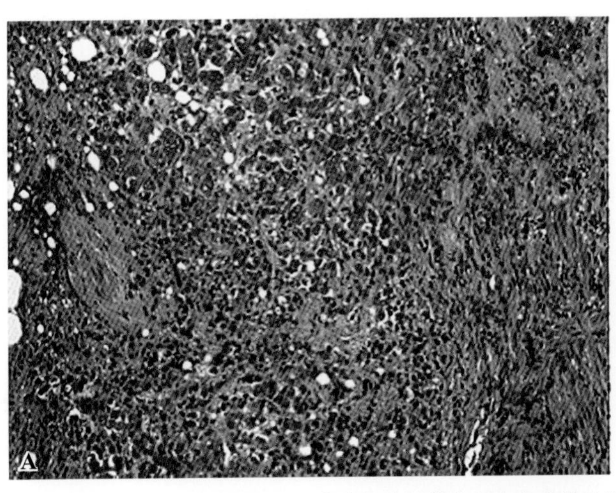

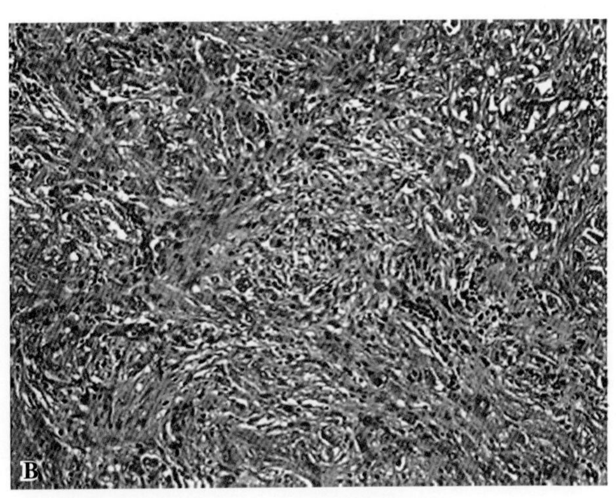

▲ 图 29-6 未分化癌可能由具有上皮样外观（A）或梭形细胞外观（B）的肿瘤细胞组成

粒细胞增多已有报道[141]，且可能与肿瘤中脂肪酶分泌增加有关[142]。脂膜炎常与结节性红斑混淆。几乎有 21% 的病例观察到嗜酸性粒细胞增多[141]。某些病例报道血清 AFP 升高[143, 144]。这些肿瘤通常不含有 *KRAS* 和 *TP53* 突变[145]。

从影像学上看，ACC 表现为孤立的、边界清楚的、不均匀的、低密度肿块，中央囊性或坏死，具有边界清楚的增强包膜（图 29–7）[146]。组织学上，这些肿瘤具有高度的细胞性，间质极少，缺乏间质纤维增生[147]。它们有四种生长模式：腺泡状、细胞状、小梁状和腺状[139]。肿瘤细胞具有呈极化排列的深色圆形细胞核，其细胞质对 PAS 淀粉酶染色呈阳性[148]。混合型腺泡—神经内分泌肿瘤已有报道[149]。免疫组织化学是 FNA 取样后确认诊断的关键。ACC 对胰蛋白酶、胰凝乳蛋白酶、淀粉酶和脂肪酶染色呈阳性。30% 的病例对突触素和嗜铬粒蛋白 A，以及胰岛素、胰高血糖素和生长抑素染色呈阳性[145]。

ACC 的变异型包括腺泡—神经内分泌混合癌和腺泡—导管混合癌[135]。腺泡—神经内分泌混合癌既有腺泡分化又有神经内分泌分化，尽管腺泡分化更为突出，是典型的实性和边界清楚的（图 29–8）。在显微镜下，具有神经内分泌分化的细胞呈盐粒样和胡椒粉样染色质，表达嗜铬粒蛋白和突触素，而具有腺泡细胞分化的细胞表现出颗粒状嗜酸性细胞质，核仁突出，并表达胰蛋白酶、糜蛋白酶和脂肪酶[135]。

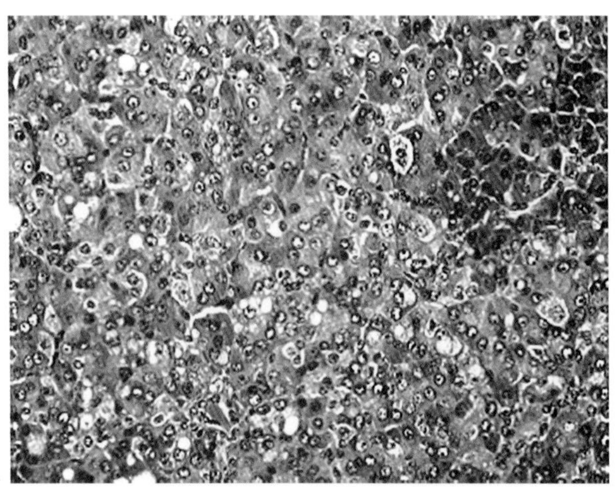

▲ 图 29–7　腺泡细胞癌中的肿瘤细胞具有丰富的嗜酸性细胞质和明显的核仁；注意，胞质呈深色嗜酸性的细胞（右上）为良性腺泡细胞

治疗

没有关于 ACC 的治疗和监测指南。预后较差，但仍优于 PDAC[150]，两者不同分期患者的 5 年生存率分别为：Ⅰ期 52.4% vs 28.4%，Ⅱ期 40.2% vs 9.8%，Ⅲ期 22.8% vs 6.8%，Ⅳ期 17.2% vs 2.8%[150]。手术仍然是治疗的主要方式[151, 152]。据报道复发率高达 72%[153]。一些回顾性研究报告了化学治疗的应用，尤其是在转移性疾病的治疗中应用。Holen 等报道了使用多种化学治疗方案治疗 18 位 ACC 患者[153]。并没有观察到完全缓解，使用 FOLFOX（亚叶酸钙，氟尿嘧啶和奥沙利铂）和阿糖胞苷 / 顺铂 / 咖啡因的组合观察到 2 例部分缓解[148]。S-1 是一种氟尿嘧啶的口服衍生物，使患者的无复发生存期提高到 73 个月[154]。

五、胰腺母细胞瘤

胰腺母细胞瘤是一种罕见的胰腺恶性肿瘤，约占所有外分泌胰腺肿瘤的 0.5%[155]。Becker 于 1957 年最初将其描述为“婴儿胰腺癌”[156]，由于其类似于胎儿胰腺组织，1977 年 Horie 等将其更名为“胰腺母细胞瘤”[157]。多数病例发生在儿童人群中，但很少发生在成年期[158]。1986 年 Palosaari 等描述了第 1 例成人病例[158]。成人患者中位数年龄为 37 岁，该病没有明确的性别优势[155]。腹部疼痛是最常见的症状；患者较少出现体重减轻、黄疸和明显肿块。病变通常位于胰头，大小为 1.8～20cm。

组织学上，肿瘤细胞呈多角形，边界清楚，胞质呈淡碱性，核仁突出。鳞状小体（鳞状细胞球）由螺旋形梭形细胞组成，胞质嗜酸性[155]；它们通常位于每个小叶的中心，是本病的致病因素。然而，由于采样误差，这些可能会被遗漏，这使得胰腺母细胞瘤的诊断具有挑战性，它们可能被误认为 ACC。从影像学上看，胰腺母细胞瘤通常是大的、边界清楚的、不均匀的肿块，软组织边缘清晰[159]。肿瘤的腺体部分对低分子细胞角蛋白标记物 CAM5.2 呈阳性反应，也可能对脂肪酶、胰蛋白酶、糜蛋白酶和 α_1– 抗胰蛋白酶染色阳性[160]。尽管血清肿瘤标志物水平通常较低，但一些胰腺母细胞瘤也表达 AFP、CEA 和 CA19–9[155]。此外，它们可能对某些神经内分泌标记物如嗜铬粒蛋白 A、神经元特异性烯醇化酶和突触素表现出反应性。与腺体成分相反，胰腺母细胞瘤中的鳞状细胞和间充质细

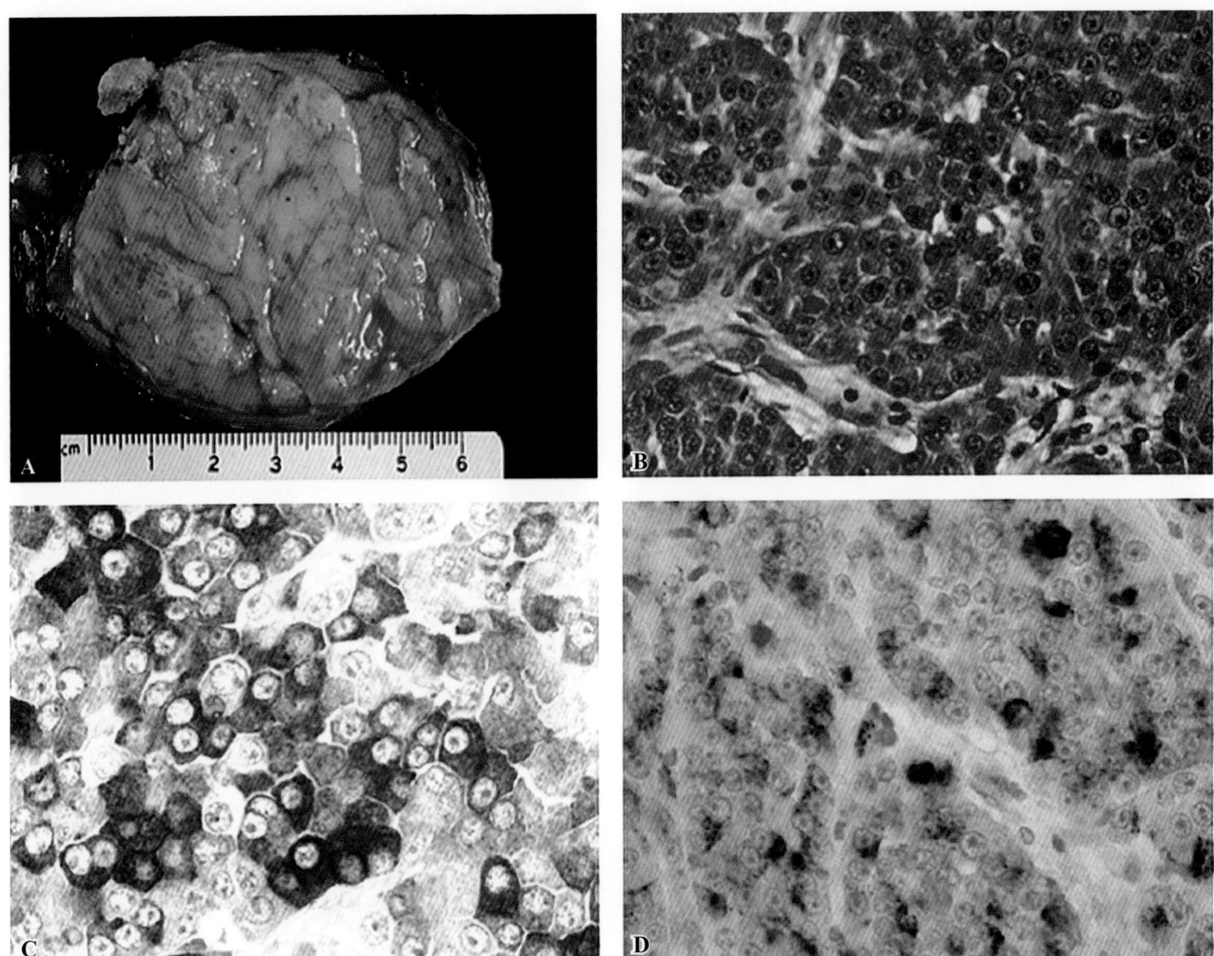

▲ 图 29-8 大体上，腺泡－神经内分泌混合癌表现为边界清楚、肉质黏稠的大肿块（A）；光镜下，肿瘤细胞胞质内有 PAS 淀粉酶阳性颗粒，核仁突出（B），用糜蛋白酶（C）标记，肿瘤细胞用嗜铬粒蛋白（D）标记

胞通常不表达 CAM5.2，也不表达其他胰酶和内分泌标记物[160]。

管理

肿瘤在成年人群中呈侵袭性生长，与小儿病例相比预后较差[161]；平均总生存期为 15 个月[155]。当疾病局限时，可选择的治疗方法是手术切除[155]。化学治疗或放射治疗的作用尚不明确[162, 163]，其有效性的证据基于病例报告。与单纯切除相比，化学治疗和放射治疗未观察到生存获益[155]。

六、实性假乳头状肿瘤

实性假乳头状肿瘤（SPN）占所有胰腺肿瘤的 1%～3%[164]。Frantz 在 1959 年首次描述了它们[165]。WHO 在 1996 年将其分类为实性假乳头状肿瘤，并在 2010 年将其重新归类为实性假乳头状肿瘤[15]。疾病主要发生在育龄女性[166]，平均发病年龄在 30 多岁。肿块常见于胰头[166]，中位直径为 4～5cm[167]。患者典型表现为腹痛，但也可能有其他症状，例如背痛、腹胀，呕吐和黄疸[168]。约有 1/3 的患者无症状，是在常规影像学检查中偶然发现的[169]。这些肿瘤的组织起源尚不明确，因为肿瘤细胞与任何特征明确的胰腺组织细胞都没有明确的关联[170]，但据推测它们起源于内分泌细胞和腺泡细胞[171]。大多数病例（90%）存在 β 联蛋白癌基因的激活突变[172]。

在显微镜下，该肿瘤由均匀的多边形细胞组成，胞核为圆形，胞质为嗜酸性颗粒状，由丰富的毛细血管分隔成巢（图 29-9）。在肿瘤的外围，中央毛细血管被一串肿瘤细胞包围，形成假乳头，肿瘤由此得名[170]。还观察到散在的细胞内和细胞外嗜酸性透明小球，血管周围有玻璃化、钙化和胆固醇结晶池[170]。免疫组织化学方面，肿瘤细胞表达 CD10、周期蛋白 D_1、β 联蛋白（胞核和胞质染色）、

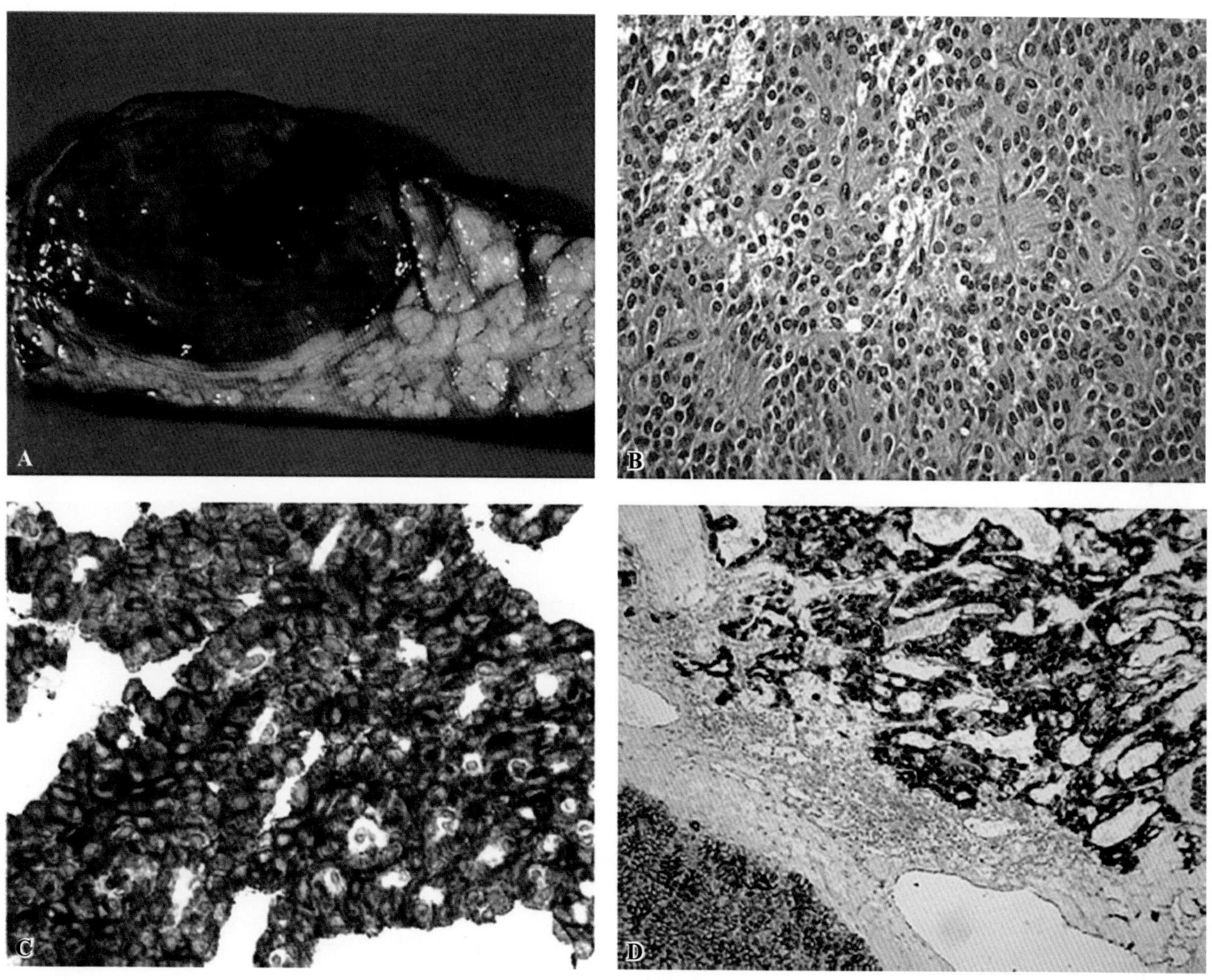

▲ 图 29-9 **A.** 大体上，实性假乳头状肿瘤边界清楚，切面有囊性和出血区；**B.** 显微镜下，它由相对均匀的多边形细胞薄层和微细的毛细血管混合组成，细胞外透明球很常见；**C.** 免疫组织化学显示肿瘤细胞 CD10 膜标记；**D.** β 联蛋白核标记，注意良性腺泡细胞中以膜性为主的 β 联蛋白标记（左下角）

α_1- 抗胰蛋白酶和 α_1- 抗趋化胰蛋白酶 [170]。突触素呈片状弱阳性表达，上皮钙黏着蛋白、嗜铬粒蛋白和所有四种激素标记（胰高血糖素、胰多肽、生长抑素和胰岛素）均呈阴性 [170]。

治疗

实性假乳头状瘤的恶性潜能很低，尽管实际风险尚未得到充分研究。据报道，恶性肿瘤的发生率为 15%[173]。肿瘤大小超过 5cm 与高度恶性肿瘤的风险的增加有关 [167]。外科手术是有效的治疗手段 [174]。尚没有关于手术后管理的指南。预后良好；复发率为 4.4%[169]。

七、结论

尽管 PDAC 占所有胰腺肿瘤的 85%，与其他罕见的胰腺肿瘤的预后相似，有时甚至更差，值得进一步研究。不幸的是，对于许多此类罕见肿瘤，对其发病机制了解甚少，因此也就不知道它们的治疗方法。其中一些罕见肿瘤是其他肿瘤的先兆；肠型 IPMN 是胶样癌的先兆。随着放射成像应用的日益广泛，越来越多的胰腺偶发性囊性病变被观察到。通过 FNA 采样可进行免疫组织化学染色及测量囊性液体中的肿瘤标志物，尽管手术切除对于更全面的病理检查似乎是不可避免的。对于适合手术的患者，手术似乎是常见的治疗方法。然而，对于特定的肿瘤，例如具有正常血清肿瘤标记物且没有附壁结节的小型 MCN，定期随访可能就足够了。放化疗在某些病例中已被使用，但其作用尚不清楚。需要进行前瞻性试验以定义最佳治疗和随访方法。

第 30 章　肝胆罕见肿瘤

Uncommon Hepatobiliary Tumors

Anthony El-Khoueiry　著
陈宜聪　译　　刘　静　校

一、概述

本章涵盖了胆囊、胆系和肝脏罕见肿瘤。尽管其本身比较罕见，但在胆囊和胆系腺癌的治疗和生物学理解方面已经有了重大进展。其他肿瘤类型非常罕见，文献仅限于病例系列和病例报告。

二、胆囊和胆管肿瘤

（一）流行病学和危险因素

全世界胆囊癌的发病率差异很大，高发区（印度、巴基斯坦、南美和波兰）的发病率为 10/10 万～27/10 万，而工业化程度较高的国家（美国、英国、加拿大、澳大利亚和新西兰）的发病率低至 0.4/10 万～1.4/10 万。危险因素 [1, 2] 包括：①人口原因，如高龄、女性（女性发病率为三倍），肥胖、地理区域和种族（美洲西南土著的发病率更高）等；②胆囊异常，如胆石症、瓷样胆囊、原发性硬化性胆管炎、胆囊息肉、先天性胆管囊肿、胰胆管交界处异常等；③暴露于重金属、吸烟、甲基多巴和异烟肼等；④感染，如肝吸虫（华支睾吸虫和麝猫后睾吸虫）、沙门菌和螺杆菌等。

（二）发病机制

慢性炎症似乎是胆囊癌最常见的病因之一。一种解释这种关联的流行理论是慢性炎症导致化生和（或）不典型增生。不典型增生会进一步导致癌症。支持这一理论的证据为超过 80% 的胆囊癌具有邻近的原位癌和不典型增生区域 [3]。

关于胆囊癌的分子改变的知识还在进一步探索中。据报道，多种基因在胆囊癌发生时产生了改变或受到牵连，但涉及胆囊癌发生发展的确切基因变化仍然知之甚少。最新数据包括 DNA、RNA 和蛋白质水平的基因改变，以及表观遗传变化。涉及的一些主要基因包括 *KRAS*、*EGFR* 和 *ERBB2* 等癌基因，*TP53*、*p16*、脆性组氨酸三联体（*FHIT*）、成视网膜细胞瘤和 *VHL* 等抑癌基因，以及其他涉及细胞黏附、血管生成、细胞周期调节和细胞凋亡的基因 [2]。在最近的一份报道中，RNAseq 技术被用于描述胆囊癌的整个转录组。BIRC1 是凋亡抑制因子（IAP）基因家族的一员，能够编码生存素蛋白，与切除后复发和 TNM 分期呈正相关。胸苷激酶 1 和基质金属蛋白酶均与复发风险和生存相关 [4]。DNA 甲基化和其他表观遗传变化也与胆囊癌的发生有关。Tekcham 等和 Tiwari 总结了胆囊癌样本中大量甲基化基因列表，这些基因似乎因世界不同地区而异；根据文献综述，最有可能具有重要意义的甲基化基因包括 *APC*、*SHP1*、*3-OST-2*、*FHIT*、*p16*、*SEMA3B* 和 *CDH13*[5]。这些基因的高甲基化的意义在于开发用于诊断和治疗的生物标志物的潜力。

（三）临床表现和体格检查

大多数患有早期胆囊癌的患者在手术中或常规胆囊切除术后被诊断为良性的 [6]。疼痛、黄疸、恶心、呕吐、食欲缺乏和体重减轻等症状可在疾病晚期出现，这些症状在疾病晚期中比偶然发生的胆囊癌中更常见 [7]。偶然发现的肿瘤分化良好的可能性较高，神经 / 血管周围侵犯和淋巴结转移的可能性较低 [8]。

超声是最常用的初步诊断方法，但其对晚期疾病的敏感性和特异性优于疾病早期（分别为 85% 和 80%）。超声内镜（EUS）可用于疾病早期，因为其能够评估肿瘤侵犯胆囊壁的深度，以及肝门和胰周区域是否存在淋巴结病变。据报道，使用 EUS 获取胆汁对胆囊癌的细胞学诊断的敏感度为 73%[9]。而使用静脉造影剂的计算机断层扫描（CT）在检测胆囊肿瘤，特别是 T_2 或更高的分期肿瘤的敏感度高达 90%。使用静脉造影剂的磁共振成像（MRI）可能比 CT 更适用于评估局灶性或弥漫性壁增厚，进而有助于区分胆囊癌与良性实体，如腺肌瘤病和黄色肉芽肿性胆囊炎的鉴别。磁共振胰胆管造影（MRCP）和磁共振血管造影有助于阐明肿瘤与血管和胆管之间的关系，进而影响手术决策。氟脱氧葡萄糖 – 正电子发射体层扫描（FDG–PET）并不常规用于胆囊癌的诊断检查和分期，但可用于检测远处隐匿性转移 [10]。

（四）病理

腺癌占所有胆囊肿瘤的 98%。其他组织病理学变异包括乳突癌、黏液性癌、鳞癌、腺鳞癌、癌肉瘤、小细胞癌、淋巴瘤和印戒细胞型肿瘤。以下免疫组织化学染色在胆囊腺癌中通常呈阳性：CK7、CEA 灶性表达、CA19–9、MUC1、B72.3 和 MUC5AC[11]。

（五）分期

胆囊癌的 TNM 分期见框 30–1。

框 30–1　胆囊癌的 TNM 分期

原发性肿瘤（T）			
T_X	原发性肿瘤无法评价		
T_0	无原发性肿瘤证据		
Tis	原位癌		
T_1	肿瘤侵犯固有层或肌层		
T_{1a}	肿瘤侵犯固有层		
T_{1b}	肿瘤侵犯肌层		
T_2	肿瘤侵犯肌周结缔组织；未延伸到浆膜外或肝脏		
T_3	肿瘤穿透浆膜（腹膜脏层）和（或）直接侵犯肝脏和（或）其他相邻器官或结构，如胃、十二指肠、结肠、胰腺、网膜或肝外胆管		
T_4	肿瘤侵犯主要门静脉或肝动脉，或侵犯 2 个或更多肝外器官或结构		
局部淋巴结（N）			
N_X	局部淋巴结无法评价		
N_0	无局部淋巴结转移		
N_1	沿胆囊管、胆总管、肝动脉和（或）门静脉转移至淋巴结		
N_2	转移到主动脉、腔静脉、肠系膜上动脉和（或）腹腔动脉周围淋巴结		
远处转移（M）			
M_0	无远处转移		
M_1	有远处转移		
解剖分期 / 预后组			
0 期	Tis	N_0	M_0
Ⅰ期	T_1	N_0	M_0
Ⅱ期	T_2	N_0	M_0
ⅢA 期	T_3	N_0	M_0
ⅢB 期	$T_{1\sim3}$	N_1	M_0
ⅣA 期	T_4	$N_{0\sim1}$	M_0
ⅣB 期	任何 T	N_2	M_0
	任何 T	任何 N	M_1

注：cTNM 是临床分期，pTNM 是病理分期

经 the American Joint Committee on Cancer（AJCC），Chicago，Illinois 许可，引自 Edge 等，2010[166]；本材料的原始来源 the AJCC Cancer Staging Manual，Seventh edition（2010）published by Springer Science and Business Media LLC，www.springer.com

（六）治疗

治疗方法根据胆囊癌分期而定。手术切除是 $T_{1\sim3}$ 期病变唯一可能治愈的选择。可采用单纯胆囊切除术来治疗 T_{1a} 肿瘤。T_{1b} 肿瘤的治疗是一个挑战，因为胆囊癌根治术或胆囊切除术联合淋巴结清扫术是否能够比单纯胆囊切除术提供更好的疗效仍存在争议 [12, 13]。通过胆囊癌根治术加胆囊床（或Ⅳb 和Ⅴ段）楔形切除术，以及局部淋巴结清扫术治疗 T_2 期疾病，其 5 年生存率为 80%～90%[14]。通过根治性切除术治疗有邻近器官侵犯的 T_3 期肿瘤 [15]。T_4 期肿瘤被认为无法切除，但也有例外的报道；例如，门静脉主支受侵犯时可采用门静脉切除和重建，或肝外受累的整体切除 [15]。

目前尚无明确的数据来指导上皮性胆囊癌切除术后的辅助治疗。现有数据仅限于小系列、回顾性综述、一项前瞻性单臂试验和一项 Meta 分析。SWOG 0809 是一项单臂前瞻性研究，对 T_2 或以上的淋巴结阳性的肝外胆管或胆囊肿瘤患者应用吉西他滨和卡培他滨辅助治疗 4 个周期，随后卡培他滨同步放射治疗，对区域淋巴结（胰十二指肠后淋巴结、腹腔和门静脉淋巴结）放射治疗 45Gy，对术前瘤床放射治疗 54～59.4Gy。本试验中，32% 的患者患有胆囊腺癌。胆囊癌患者与肝外胆管癌患者的预后无显著差异。R_0 组和 R_1 组的 2 年总生存（OS）率分别估计为 67%（95%CI 52%～78%）和 60%（95%CI 38%～76%），总体生存率为 65%（95%CI

53%～74%)。总生存期中位数为 35 个月，其中 R_0 为 34 个月，R_1 为 35 个月。作者得出结论，2 年总生存率 65% 显著高于基于历史对照的预期率，并超过了宣布成功的预定阈值[16]。Horgan 及其同事对 6712 名患者的 20 项研究的 Meta 分析显示，在未经选择的患者中，辅助治疗无显著益处。然而，对于淋巴结阳性或 R_1 切除术的患者亚组中发现了显著的生存益处；辅助治疗包括单纯化学治疗、放化疗或单纯放射治疗[17]。

对于晚期疾病（不可切除或转移）患者，在两项随机试验中显示吉西他滨和顺铂的联合治疗优于单独使用吉西他滨后，该联合治疗已被确立为标准治疗[18, 19]。基于对两项前瞻性随机试验［英国 ABC-02 Ⅲ期研究（n=410）和日本 BT22 随机Ⅱ期研究（n=84）］的 Meta 分析，吉西他滨和顺铂联合治疗的中位 OS 分别为 11.7 个月和 11.1 个月。除壶腹癌和 ECOG 体能评分为 2 的患者外，所有肿瘤部位亚组的生存率改善均有统计学意义[20]。除了使用吉西他滨和顺铂进行一线治疗外，尚无任何标准治疗。在二线治疗中，患者常接受细胞毒药物治疗，如氟尿嘧啶、奥沙利铂、紫杉烷和伊立替康，此类药物在Ⅱ期研究中表现出单独的或联合的治疗活性。最近的一篇摘要报道了美国三个学术中心采用多种二线治疗方案治疗胆囊癌和胆管癌患者的结果；在本回顾性研究中，二线治疗开始的中位 OS 为 11 个月（肝内胆管癌、肝外胆管癌和胆囊癌的中位 OS 分别为 13.4 个月、9.4 个月和 6.8 个月）。以氟尿嘧啶为基础的方案是二线治疗中最常用的方案，包括亚叶酸钙、氟尿嘧啶和奥沙利铂（FOLFOX）或亚叶酸钙、氟尿嘧啶和伊立替康（FOLFIRI）的联合应用[21]。关于靶向治疗新作用的讨论在本章后面所述的胆管癌治疗中。

（七）罕见组织学类型：上皮亚型

胆囊癌较少见的组织学亚型将在以下几节中讨论。由于这些亚型的发生率较低，因此无法以系统的方式对其进行研究，因此大多数可用信息仅限于小病例系列和回顾性综述。

1. 鳞癌和腺鳞癌亚型

在 5%～10% 的胆囊恶性肿瘤中可见鳞状细胞或腺鳞状细胞特征[22]。典型的腺鳞状病理通常被定义为鳞状分化超过 25%。那些没有腺体特征的肿瘤被标记为鳞状细胞，以角质化和瘤周嗜酸性粒细胞为特征（图 30-1）。具有鳞状分化的患者可能更容易出现淋巴结受累、肝脏浸润（表现为更常见的 T_3 和 T_4 肿瘤）和晚期疾病[23-25]。Nishihara 及其同事表明，与腺癌组分相比，混合型肿瘤的鳞状细胞癌组分中增殖细胞核抗原的染色率更高，这表明鳞状细胞癌可能具有更强的增殖能力[26]。从分期来看，鳞状细胞癌的生存率通常比腺癌更差，中位 OS 为 4～5 个月。对于患有其他上皮性胆囊癌的患者，治疗方法相似；局限性疾病应通过手术治疗[27]。由于这些组织学亚型被包括在吉西他滨对比吉西他滨和顺铂联合治疗胆道癌的大型随机试验中，因此该化学治疗方案是晚期疾病患者的合理选择。

2. 乳头状肿瘤

乳头状肿瘤可发生在胆管的任何部位，也可以发生在胆囊内。胆囊内乳头状肿瘤和导管内乳头状肿瘤被认为是类似于胰腺导管内乳头状黏液性肿瘤的前驱病变。组织学上，乳头状肿瘤的特征是恶性

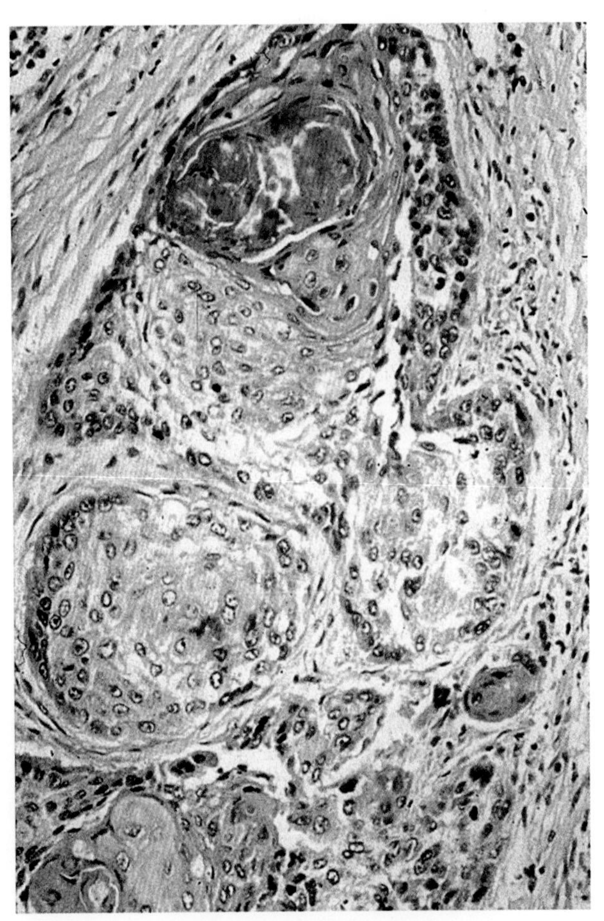

▲ 图 30-1　胆囊鳞状细胞癌
注意角质化和腺体特征的缺乏

上皮细胞排列在纤维血管轴心上，胆囊内产生黏蛋白。非侵袭性亚型倾向于在胆囊腔内生长，局部浸润的可能性较低，因此预后良好，10 年总生存率约为 50%。单纯胆囊切除术治疗效果最佳。相比之下，具有淋巴结转移的浸润性乳头状癌亚型的 10 年总生存率为 10%[28–30]。

3. 透明细胞癌和黏液癌

透明细胞癌非常罕见，其流行病学、诊断检查和治疗方法与腺癌相似[31–34]。大多数见于有潜在胆结石的女性。透明细胞通常含有高碘酸希夫反应阳性的胞质颗粒，可在外周产生 AFP。它们通常呈现局部晚期疾病，导致预后不良。黏液癌由于其侵袭性生长模式，往往比胆囊腺癌预后更差。对于这些亚型尚未制定独特的治疗指南，因此其治疗方法通常与其他上皮性胆囊癌类似。

4. 癌肉瘤

这些肿瘤的特征是上皮成分和间充质成分混合在一起。上皮区域通常由腺癌和少见的鳞状细胞组成。如果成分不混合，则认为肿瘤是同步发生的癌和肉瘤，而不是癌肉瘤[35]。大多数患者出现局部晚期疾病或肝脏和腹膜播散。Zhang 等报道了 68 例不同分期的患者，中位 OS 为 17.5 个月。根据文献中的病例报告，人们认为预后很差，晚期疾病的生存期仅为数月[36, 37]。

（八）罕见组织学类型：非上皮亚型

1. 黑色素瘤

胆囊原发性黑色素瘤是一种罕见疾病，文献中报道约 40 例[38]。黑色素瘤是最常见的转移到胆囊的恶性肿瘤，约 15% 的黑色素瘤尸检病例累及胆囊。因此，需对皮肤、眼睛和内脏进行评估以排除原发性疾病[39]。原发性胆囊黑色素瘤的发病高峰似乎在 40—60 岁，男性和女性发病率相同[40]。胆囊黑色素瘤被认为是由于产黑色素的细胞从神经嵴迁移到胆囊等内胚层衍生物导致[41]。与大多数黑色素瘤一样，S–100 的免疫过氧化物酶染色通常呈阳性。手术是局限性疾病的主要治疗方法。即使在原发性肿瘤手术切除后，预后也很差，且关于手术范围也存在争议[41]。尚未制定关于治疗转移性疾病的指南，但是使用皮肤黑色素瘤的治疗方案似乎合理可行。

2. 神经内分泌肿瘤

胆囊神经内分泌肿瘤（NET）占所有胆囊癌的 2%～3%[6]。这些肿瘤在组织学上的范围从高分化（WHO 1 型）到低分化肿瘤，其表现类似于小细胞癌（WHO 3 型）。老年女性似乎风险最高，神经内分泌癌通常是非功能性的[42]。肿瘤通常对神经内分泌标记物染色呈阳性，包括嗜铬粒蛋白和突触素。对于低中级别神经内分泌肿瘤，分期应包括奥曲肽扫描、评估血清嗜铬粒蛋白和尿 5– 羟基吲哚乙酸（5–HIAA），以及超声心动图以排除右侧心瓣膜病。低级别恶性肿瘤通常比腺癌更具惰性，且尚无数据支持切除后这些肿瘤的辅助治疗。通常的 5 年生存率在 50% 左右[43, 44]。

胆囊小细胞癌占胆囊肿瘤的 0.5%，多发于老年女性，尤其是胆石病患者。超过 60% 的患者出现Ⅳ期疾病。治疗方法通常包括可行情况下的手术治疗和使用依托泊苷、顺铂和氟尿嘧啶等药物化学治疗的联合治疗[45]。尚无前瞻性随机试验来确定最佳治疗方法。

3. 间质瘤

约 2% 的胆囊癌为间质瘤[6]。包括平滑肌肉瘤、横纹肌肉瘤、血管肉瘤、卡波西肉瘤、恶性纤维组织细胞瘤（也称为高度多形性肉瘤）和胃肠道间质瘤[46–48]。中位年龄约为 70 岁，女性比男性多见，多数伴有胆囊炎症状。平滑肌肉瘤是成人中最常见的亚型。

平滑肌肉瘤在 50—75 岁的女性中最常见，她们还患有胆石症[49]。治疗方法基于腹膜后和其他腹部部位的平滑肌肉瘤的数据进行推断。建议在可行情况下进行手术切除。术后切缘状况对预后至关重要。尚无大规模随机研究来支持辅助放射治疗或化学治疗。胆囊平滑肌肉瘤患者的 5 年生存率低于 5%，这可能是因为 75% 的患者在诊断时存在肝脏受累[50]。对于晚期患者来说，考虑治疗子宫平滑肌肉瘤的活性药物是合理可行的，如多柔比星、吉西他滨、多柔比星联合达卡巴嗪、吉西他滨联合紫杉特尔、曲贝替定或帕唑帕尼[51]。

4. 淋巴瘤

胆囊淋巴瘤非常罕见。大多数患者出现胆囊炎；免疫抑制也与此有关。最常见的组织学包括弥漫性大 B 细胞、切缘区和滤泡型[52]。胆囊通常具有最少的淋巴组织，因此一些专家推测，黏膜相关淋巴组织（MALT）可能由胆囊炎环境下的慢性炎症导致。其他专家提出，恶性克隆可能在胆囊外发展，并通过黏附分子集中在胆囊上[53]。分期应遵循其他淋巴瘤所建立的模式，通常包括 PET、骨髓活检和血清乳酸脱氢酶水平。治疗也应遵循响应淋巴瘤的标准指南。

三、胆管肿瘤

胆管癌是胆管肿瘤中最常见的类型。通常根据胆系的解剖位置进行分类：远端或肝外胆管癌，包括胆总管（60%～70%）、肝门胆管癌（20%～30%）和肝内胆管癌，其通常延伸至肝内二级胆管（5%～10%）。胆管肿瘤的预后、治疗方法和分子谱因解剖位置而异。

（一）流行病学和危险因素

胆管癌的发病率因地理区域不同而异，这可能反映了危险因素的不同分布。泰国东北部省份的肝内胆管癌发病率最高（男性高达 113/10 万人年，女性高达 50/10 万人年），那里有肝吸虫麝猫后睾吸虫病流行。相比之下，西方世界胆管癌的发病率为 0.5～1.5/10 万人年[54]。

胆管癌的危险因素包括自身免疫病因（原发性硬化性胆管炎）、感染性病因（乙型肝炎、丙型肝炎、肝吸虫如麝猫后睾吸虫或华支睾吸虫）、代谢病因（糖尿病、肥胖）、解剖部位（胆总管囊肿）、胆总管结石病、肝内胆管结石病和饮酒[55-61]。据报道，炎症性肠病与胆管癌之间存在潜在关联；然而，鉴于许多研究没有考虑是否存在可能并发的原发性硬化性胆管炎这一混杂因素，因此炎症性肠病是否成为一个独立的危险因素仍然存有争议[62]。

（二）发病机制

胆管癌的发生并不存在单一的统一模型。炎症背景似乎是胆管癌各种病因中的主要现象。据报道，胆管癌中存在促炎性细胞因子如白细胞介素 -6、转化生长因子 β 和免疫细胞异常活化等。这常常伴随着胆汁淤积而发生，在富含生长因子的环境中，胆汁淤积会导致组织修复和细胞更新[63-65]。胆管癌的前期病变有两种类型，其发展为浸润性癌的模式不同：胆管上皮内瘤（BilIN）和胆管导管内乳头状肿瘤（IPNB）[66]。BilIN 是更常见的前驱病变，由非典型胆管上皮的微小乳头状增生组成。这种病变经常引起肝外胆管癌。在这种情况下，炎症细胞因子诱导一氧化氮合酶和环加氧酶 -2[67]。随着病变的进展，会出现其他分子改变，如黏蛋白核心蛋白 5AC（MUC5AC）、p21^{CDKN2A} 和 S-100p 的表达增加，而抑癌基因 *p16*^{INK4A} 的表达则显著降低[68]。IPNB 通常是肝内胆管癌的前驱病变；IPNB 向浸润性胆管癌演变的模式包括激活 *KRAS* 突变，同时 *p53* 和 *p16*^{INK4A} 丧失功能，随后 *SMAD4* 功能丧失[69]。

已证明参与细胞增殖、存活和分化的细胞信号网络在胆管癌中失调。根据解剖位置（肝内和肝外）和病因的不同，特定的分子改变似乎有所不同。随着新一代测序技术的出现及转录组学的快速发展，这已成为一个快速发展的领域，并有望影响该疾病新疗法的未来发展。Nakamura 等采用全外显子组和转录组测序，对 260 例胆道癌患者进行了研究；发现肝内胆管癌和胆囊癌之间（*P*=0.007 6，Wilcoxon 秩和检验），以及肝外胆管癌和胆囊癌之间（*P*=0.0037）的每个肿瘤突变数量存在显著差异。而肝内胆管癌与肝外胆管癌之间无统计学差异（*P*=0.14）[70]。当考虑到点突变、拷贝数改变和融合基因等累积基因改变时，32 个基因发生了显著改变。在 *KRAS*、*PIK3CA*、*IDH1*、*NRAS*、*GNAS* 和 *ERBB2* 中发现错义突变。在 *TP53*、*ARID1A*、*BAP1*、*ARID2*、*PBRM1*、*APC*、*EPHA2*、*ELF3*、*ATM*、*BRCA2*、*RPL22*、*ACVR2A*、*STK11*、*MLL3*（*KMT2C*）、*NF1* 和 *MLL2*（*KMT2D*）中发现失活性突变。作者还描述了五种不同的分子模块；在每个模块中，驱动基因的序列因解剖位置而异。例如，*FGFR1* 和 *FGFR2* 改变在肝内胆管癌中更常见，而 *EGFR* 家族基因的激活在胆囊癌中更常见。*RAS* 基因（*KRAS*、*NRAS* 和 *MRAS*）突变在肝内胆管癌和肝外胆管癌中很常见，而 PTEN 和 TSC1 的失活在胆囊癌中很常见。在同一研究中，29.3% 的病例中检测到表观遗传调控因子如 IDH1 和 IDH2、TET 和组蛋白甲基化酶和去甲基化酶的改变[70]。

（三）临床表现和体格检查

肝外胆管癌患者常出现梗阻性黄疸，而肝内病变患者常出现全身症状、食欲缺乏和不适，或在常规影像学时发现肿块[71]。诊断检查包括腹部超声、CT 扫描，以及应用逐渐增加的 MRCP。MRCP 可以在没有侵袭性内镜逆行胰胆管造影（ERCP）的情况下对胆管进行详细成像[72, 73]。影像学研究通常显示肝内胆管癌为离散肿块，但肝外病变通常仅见导管扩张。ERCP用于通过刷检或导管内活检获得组织学诊断；在2015年发表的一项Meta分析中，刷检的综合敏感度和特异度分别为45%（95%CI 40%～50%）和99%（95%CI 98%～100%）[74]。导管内活检分别为48.1%（95%CI 42.8%～53.4%）和99.2%（95%CI 97.6%～99.8%）。加用荧光原位杂交（FISH）评价细胞染色体异常或内镜超声引导下的细针穿刺是提高诊断率和ERCP胆道刷检细胞学的敏感性和特异性的新方法[75]。

对于孤立性肝内腺癌，体格检查、胸部、腹部和骨盆的CT扫描、乳腺X线摄影（女性）和胃肠内镜检查是排除其他原发性肿瘤的合理方法。在没有远处转移的情况下，应通过根治性手术治疗具有与胆管癌一致病理的孤立性肝脏病变。免疫染色有助于确定来源组织，胆管癌典型对CK7染色阳性，通常对CK20染色阳性，但对肝细胞癌（HCC）、肺癌、乳腺癌和前列腺癌的标记物染色呈阴性[76]。

（四）早期胆管癌的潜在治疗选择

对胆管癌治疗方案的评估最好在具有适当外科专业知识（特别是在外科肿瘤学家或肝胆外科医师的意见下）的多学科环境中进行。治愈的可能性很大程度上取决于患者接受R_0手术切除的能力。关于新辅助治疗和辅助治疗的数据有限。然而，在没有R_0手术切除的情况下，一些新兴方法和范例结合了多种方式以实现手术切除或加强姑息和疾病控制。

1. 肝内胆管癌的手术切除

可作为手术候选的、肿瘤可切除的患者必须进行手术切除。如果患者患有肝硬化，则可切除性可能会受到潜在肝功能的限制；在这种情况下，应采用适用于HCC切除术的标准[77]。另一个主要限制是所需切除的范围和复杂性，这取决于肿瘤大小和与脉管系统和其他重要结构的接近程度。一些研究表明，可切除疾病患者的比例高于实际接受切除的患者，这可能由一些广泛手术所需的专业知识所致[78, 79]。在大容量中心的大型手术系列中，73%的患者需要半肝切除术或扩大肝切除术[79]。切除术的禁忌证包括存在肝外疾病，包括区域外淋巴结受累，以及存在双侧多灶性或多中心疾病[80]。对于淋巴结切除术的必要性尚未达成共识，西方国家通常不进行切除术。在一项对248例接受淋巴结切除术的肝内胆管癌患者的研究中，74例（30%）出现淋巴结转移[79, 81]。隐匿性淋巴结转移的存在，加上淋巴结阳性疾病对预后的负面影响，导致了针对肝内胆管癌切除时是否进行淋巴结清扫的各种建议[81]。据报道，术后复发率为50%，中位OS为26个月[82, 83]。切除术后辅助治疗尚无明确的1级证据。Horgan及其同事早些时候在胆囊癌辅助治疗部分进行的Meta分析，确实包括了肝内胆管癌患者；发现辅助治疗优于观察组有非统计学显著的获益趋势（风险比0.75；95%CI 0.55～1.01；P=0.06）。化学治疗或放化疗的受益程度最高的是阳性切缘（R_1）［比值比（OR）0.36；95%CI 0.19～0.68；P=0.002］和淋巴结转移患者（OR=0.49；95%CI 0.3～0.8；P=0.004）[17]。总之，目前尚无明确的研究指导肝内胆管癌的辅助治疗；但在阳性切缘或淋巴结阳性的患者中，考虑使用氟尿嘧啶或以吉西他滨为基础的辅助治疗（加或不加放射治疗）为合理方法。

2. 肝门部胆管癌和远端肝外胆管癌的手术切除

肝门部胆管癌患者的标准手术包括切除受累的肝外和肝内导管、相关肝叶和尾状叶。进行足够的胆道重建和保留足够的肝实质的要求是确定可切除性的指导原则。以下标准将非转移性肝门癌归类为不可切除癌：①双侧节段性导管扩张；②单侧萎缩，对侧节段性导管或血管流入受累；③单侧节段性导管扩张伴对侧血管流入受累[84]。与肝内胆管癌相似，切缘状况对生存率有显著影响，阴性切缘中位OS为27～58个月，阳性切缘中位OS为12～21个月[85-88]。对于远端胆管癌，应采用Whipple切除术。

3. 肝移植

肝移植是肝门部胆管癌患者的一种新选择。梅奥诊所开创了一种方法，包括Ⅰ/Ⅱ期肝门部胆管癌患者，其剖腹探查为阴性的。患者在进行肝移植前，需接受新辅助外照射、氟尿嘧啶为基础的化放疗（45Gy/5周）、^{192}Ir近离放射治疗和口服卡培他滨治疗[89]。使用该方法报告的5年无复发生存率为68%[90]。

（五）姑息性局部治疗

1. 放射治疗

外照射已用于胆管癌的姑息治疗。已观察到肿瘤有效率高达36%，1年生存率高达50%[91, 92]。鉴于辐射损害健康肝组织和在呼吸所致肝运动时靶向特定肿瘤中所面临的挑战，正在评估现代放射技术如立体定向全身放射治疗（SBRT）和质子束辐射等，并将其纳入胆管癌的多学科治疗中[93]。目前关于 SBRT 的文献仅限于具有不同患者群体的小系列；尽管如此，大多数系列报道的局部控制率在 70% 范围内，1 年生存率为 50%～80%[94]。质子束疗法被认为具有下述优点，即在预定深度释放能量而无后端剂量，因此理论上具有允许剂量递增的好处，尤其是在较大肿瘤的情况下。在最近的一系列研究中，37 例肝内胆管癌患者曾接受过包括化学治疗在内的各种治疗，局部控制率为 94%，总 2 年生存率为 46.5%[95]。这种方式需要在更大的多机构试验中进行进一步研究。

2. 动脉内治疗和放射性栓塞

这些方式包括肝动脉灌注、普通栓塞、经动脉化学治疗栓塞（TACE）或药物洗脱微珠 TACE（DEB-TACE）。在单臂研究中，已在肝内胆管癌的姑息治疗中对其进行了评估。据报道动脉内治疗的中位 OS 为 20 个月[93]。在小规模放射性栓塞研究中也发现了类似结果[96, 97]。

（六）晚期疾病的全身治疗

基于先前在胆囊癌部分中描述的 ABC02 试验的结果，吉西他滨和顺铂的联合治疗仍然是当前胆管癌的治疗标准[18, 19]。与胆囊癌一样，尚未建立标准的二线治疗方案。正在进行的评估特定分子改变患者的靶向治疗方案的努力显示出有希望的初步疗效。应用具有腺苷三磷酸竞争性泛 FGFR 激酶抑制药的 BGJ398 治疗伴有成纤维细胞生长因子受体 2（*FGFR2*）基因融合的肝内胆管癌患者。在 36 例既往全身化学治疗失败的患者中，客观缓解率为 22%，疾病稳定率为 53%。持续肿瘤时间的中位数为 188d（95%CI 124～220d），与接受二线全身化学治疗的患者报道的结果相比似乎更有利[98]。本报道发布时，生存数据仍在等待，且正在评估针对胆管癌中 FGFR 改变的多种化合物。肝内胆管癌患者的另一个新靶点是异构橼酸脱氢酶基因（*IDH1* 和 *IDH2*）突变。突变蛋白失去了其正常的酶活性，并获得了产生“肿瘤代谢物”R（–）-2- 羟基戊二酸的新能力。突变 IDH 的表达损害不同细胞谱系中的细胞分化，并与其他癌症基因协同促进肿瘤发展[99]。一项正在进行的 IDH 抑制药 AGI120 的研究在初步报告中显示，疾病稳定时间延长[100]。这些实例强调了基于所选基因的改变来治疗晚期胆管癌的重要未来方向。理想情况下，这些改变有助于患者的选择。免疫治疗的出现，特别是针对程序性死亡配体 1（PD-L1）和细胞毒性 T 细胞抗原 4（CTLA-4）的检查点抑制药的出现，显著影响了黑色素瘤、非小细胞肺癌和尿路上皮性膀胱癌等多种实体瘤患者的生存。越来越多的证据表明胆管癌的免疫功能失调，例如，在肝内胆管癌中 PD-1 和 PD-L1 表达上调，并与低分化肿瘤和肿瘤分期更晚相关。肿瘤细胞中 PD-L1 的表达与肿瘤中 $CD8^+$ T 细胞的浸润呈负相关[101]。其他研究表明，促癌性炎症反应通过浸润 TH-17 细胞产生 IL-17 和 IL-6 激活抗细胞凋亡途径的在胆囊癌发生中起重要作用[102]。评估针对 PD-1 的检查点抑制药的研究正在进行中。同样，正在探索以树突状细胞为基础的疫苗疗法在肝内胆管癌辅助治疗中的作用[103]。

（七）罕见组织学类型：上皮亚型

1. 乳头状肿瘤

乳头状癌占胆管上皮肿瘤的 5%～24%，起源于胆管内乳头状肿瘤[104]。Jarnagin 及其同事报道了一系列 215 例肝门部胆管瘤的手术；24% 的肿瘤具有乳头状成分，这些成分被发现分化较好，并在更早的阶段被发现。切除术后的生存期为 56 个月，几乎是其他亚型的两倍[105]。MUC1 免疫组织化学染色与预后较差和生存期较短有关[30]。其治疗方式与其他上皮亚型类似。

2. 鳞癌

胆道鳞癌极为罕见，文献仅限于零星病例报告。报告病例的年龄范围为 24—86 岁[106]。与更常见的胆管腺癌相比，关于鳞状细胞癌预后存在矛盾和不清楚的数据。Nakajima 和 Kondo 报道，肝内鳞状细胞癌通常分期更晚，且预后很差[107]。该组织学没有明确的治疗指南。

3. 腺鳞癌

根据小系列报道，胆管腺鳞癌患者的中位 OS 为 11～13 个月[108, 109]。一项研究表明，腺鳞癌患者的存活期短于单纯肝外胆管腺癌患者。对此可能的解释包括更深的侵袭倾向、频繁的十二指肠侵犯和更高的疾病分期。

4. 癌肉瘤

癌肉瘤由不同比例的癌性和肉瘤性成分组成。

它们可以发生在肝内或肝外胆管中。在对 131 例已发表的胆系癌肉瘤切除病例的综述中，肝外胆管癌肉瘤术后 1 年、3 年和 5 年的总生存率分别为 43.3%、28.9% 和 28.9%。同样，肝癌肉瘤患者术后 1 年、3 年和 5 年总生存率分别为 46.0%、19.9% 和 9.9%[109]。如有可能应进行手术，并且已在晚期病例中报道了对吉西他滨和顺铂的反应，与其他上皮性胆道组织学一样[110]。目前尚不清楚切除术后的辅助治疗是否有帮助，但可以参考其他上皮亚型。

（八）罕见组织学类型：非上皮亚型

黑色素瘤

胆管黑色素瘤非常罕见。报道的大多数病例都是男性患者[111]。细胞通常对 S-100 和 HMB-45 呈阳性，且与胆囊黑色素瘤一样，通常具有交界性成分[112, 113]。鉴于该疾病的罕见性，结果数据极为有限。局部疾病可通过手术切除进行治疗。对于转移瘤，利用皮肤黑色素瘤的各种治疗方案进行治疗也为合理方法。

神经内分泌癌和淋巴瘤可能发生在胆管中，并且关于此类肿瘤的数据有限。这些组织学在胆囊癌部分的讨论也可参考。

四、肝脏罕见肿瘤

（一）纤维板层癌

纤维板层癌占肝细胞癌（HCC）的比例不到 5%，且通常见于二三十岁的年轻患者。其在男性和女性中平均分布，通常出现在正常肝脏中，这与大多数患有典型 HCC 的患者不同[114, 115]。在其他疾病的检查中可偶然发现纤维板层癌；出现症状时，患者通常会感到非特异性的腹痛或不适，出现体重减轻、腹水、下肢水肿、发热和黄疸。同时可能有可触及的肝脏肿块[116]。纤维板层癌在 CT 和 MRI 上具有独特的影像学特征。在 CT 扫描中，其往往表现为大的分叶状肿块，其清晰边缘、有钙化和中央瘢痕。强化通常是不均匀的，门静脉侵犯或胆道梗阻非常罕见。在 MRI 上，纤维板层癌往往表现为大肿瘤，在 T_1 加权成像上呈低信号，在 T_2 加权成像上呈高信号，并具有中央瘢痕，无脂肪成分。一般情况下，动脉期肿瘤强化不均匀伴高衰减，静脉期表现为低、等或高衰减[117, 118]。

病理学上，纤维板层癌细胞大，胞质嗜酸性，核仁大，纤维间质有粗大的纤维胶原带（图 30–2）。其他组织学特征包括细胞质苍白体和铜沉积。它们通常对 HepPar1、CK7、EMA 和 CD68 染色呈阳性[119]。基因组分析显示了三种类型的纤维板层癌具有不同的基因组模式，包括增殖型（约占一半的患者），炎症型（约占 1/4 的患者），以及未注明的类型（剩余的 1/4 的患者）[120]。这三个类别都显示了调节神经内分泌功能的基因表达，以及胆管细胞和肝细胞的组织学标记。拷贝数变化是罕见的。与邻近的正常组织相比，*DNAJB1-PRKACA* 融合转录似乎是纤维板层癌的一个独特特征[121]。这种融合转录现在被认为是恶性转化的促进因子，并且可能是潜在的治疗靶点[122]。

手术切除是治疗纤维板层癌的主要手段，而肝移植手术较少，数据有限。在一项包含 368 例纤维板层癌患者的 Meta 分析中，接受部分肝切除术的纤维板层癌患者的平均 OS [（84.9 ± 15.8）个月] 高于接受肝部分切除的 HCC 患者 [（42.9 ± 6.5）个月]，但接受肝移植的患者的平均 OS [（51.4 ± 14.4）个月] 与接受肝移植的患者 [（47.5 ± 5.5）个月]

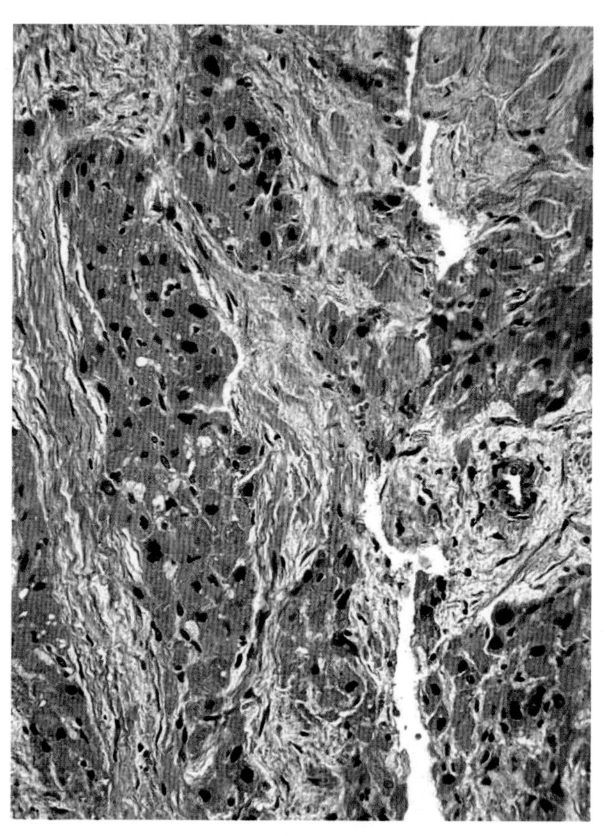

▲ 图 30–2　肝脏纤维板层样癌

可见大细胞，胞质嗜酸性，纤维间质明显

无差异[123]。正如预期的那样，预后特征包括分期、阳性淋巴结和血管侵犯[124]。然而，纤维板层癌可以转移，并且可能比传统的 HCC 更容易扩散到淋巴结和腹膜[125]。对于那些无法切除的患者，中位 OS 只有 12 个月左右[126]。

没有明确的数据来指导全身治疗。根据两项大型随机试验，索拉非尼现在是 HCC 的首选治疗方案[127, 128]。目前尚不清楚索拉非尼是否对纤维板层组织学患者是否有效。由于大多数患者没有潜在肝病，因此也可以尝试全身化学治疗，并且有报告称使用基于铂类的治疗有获益[129]。此外，约 30% 的纤维板层癌患者过度表达哺乳动物西罗莫司靶蛋白（mTOR），提示 mTOR 抑制药具有潜在作用[130]。对于局部晚期且不可切除的疾病，也可以考虑局部治疗。

（二）肝细胞—胆管联合癌

肝细胞癌—胆管联合癌（HCC–CC）是一种罕见的肝脏恶性肿瘤，含有肝细胞癌和胆管癌的紧密混合成分，以及由中间形态细胞组成的过渡区[131]。根据对 20 000 例原发性肝癌患者的流行病监测与最终治疗结果（SEER）数据库回顾，HCC–CC 的发病率为 1.3%[132]。不到 15% 的 HCC–CC 患者与乙肝、丙肝或肝硬化有关[133]。很难从放射学上区分联合 HCC–CC 与 HCC 或胆管癌，因为它们可能看起来都与任何一种相似，这取决于哪种成分更具优势[134, 135]。联合 HCC–CC 的预后似乎比 HCC 差，表现为肝移植后复发率较高[136]。

如果可能，应进行切除，但这些癌通常在移植后在外植体中发现。一项综述显示中位 OS 为 1.8 年，5 年和 10 年生存率分别为 23% 和 11%[137]。对于局部无法切除的疾病，化学治疗栓塞是合理的方法[138]。对于多灶性或转移性疾病，考虑以铂类为基础的化学治疗或索拉非尼都是合理的方案。

（三）间质瘤

肝脏肉瘤很罕见，因此治疗数据有限。原发性肝血管肉瘤占原发性肝肿瘤的 2%（图 30–3）。它们在六七十岁的男性中更常见[139]。许多与化学品接触有关，包括氯乙烯、氧化钍胶体和砷[140]。多达 27% 的患者可能出现继发于破裂的腹腔积血。其他症状包括腹痛、虚弱和疲劳。完整的手术切除是唯一能够提高生存率的根治性疗法，但 OS 仍不到 10 个月[141]。含异环磷酰胺和多柔比星方案及紫杉醇可观察到疗效[142]。由于这些病变往往成血管性，因此已经尝试使用抗血管生成药联合化学治疗，并在抗血管生成药作为单一药物的治疗方面也取得了一些成功[143–145]。

肝上皮样血管内皮瘤是一种内皮源性的血管瘤。已报道 200 多个病例，可能与口服避孕药、石棉、氯乙烯或氧化钍胶体有关[146, 147]。发病女性为主，患者通常表现出非特异性症状，如右上腹疼痛和体重减轻。使用对比增强 CT 或 MRI 显示周边增强（“晕征”）和包膜回缩[148]。肿瘤通常含有树突状细胞和上皮样细胞，其免疫组织化学对至少一种血管内皮细胞标记物［F Ⅷ –RAg、CD34 和（或）CD31］呈阳性[149]。临床过程多种多样；可通过切除或肝移植治愈，约有一半患者在 5 年内存活[150]。在一个大系列中，27% 的患者发生转移，近一半的死亡发生在诊断后 16 个月内[149]。沙利度胺和贝伐珠单抗等抗血管生成药也已在晚期疾病患者中试用，并具有一定效果[151, 152]。

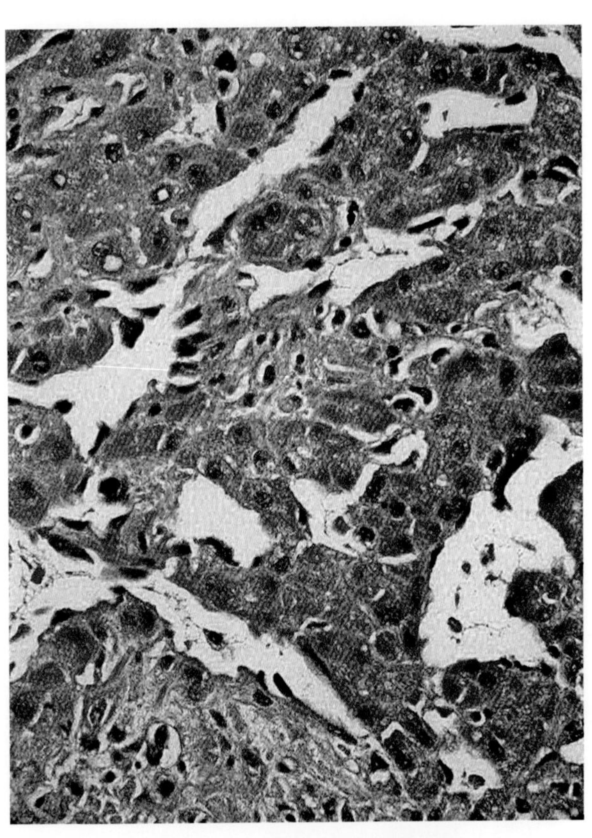

▲ 图 30–3 肝脏原发性血管肉瘤
该例显示了血管肉瘤细胞排列在肝窦内

（四）神经内分泌瘤

原发性肝神经内分泌瘤（NET）非常罕见，文献报道了约 100 例[153]。分化良好的肿瘤［低级别或中级别、有丝分裂计数＜ 20/10 高倍镜视野（HPF）、Ki-67 指数＜ 20%］通常对嗜铬粒蛋白和突触素等神经内分泌标记物染色呈阳性。应检测血清嗜铬粒蛋白和尿液 5- 羟吲哚乙酸（5-HIAA）。评估原发部位至关重要，包括 CT 或 MRI、奥曲肽扫描、胃肠内镜检查和小肠评估。应做超声心动图以排除右侧瓣膜病，尽管通常原发性肝神经内分泌瘤是非功能性的。与来自胃肠道的神经内分泌转移相比，原发性肝神经内分泌瘤通常表现为一个单独的肿块，前者通常为多发性的[154]。关于最佳治疗尚无达成共识，但手术切除是局部疾病的主要选择，5 年生存率超过 50%[155]。对于无法切除的疾病患者，可采用局部治疗，因为神经内分泌瘤通常从肝动脉获得大部分血液供应，并比周围肝实质获得更大比例的药物和栓塞物质[156]。对于晚期或转移性原发性神经内分泌瘤患者，尚无专门的研究；可采用通常用于胃肠道来源的神经内分泌瘤的治疗，如生长抑素类似物、mTOR 抑制药和肽受体放射性核素治疗[157]。

（五）肝母细胞瘤

肝母细胞瘤多见于 6 月龄至 3 岁的儿童，以男性为主。组织学上，肿瘤由不同比例的上皮和间质成分组成，并处于不同的分化阶段（图 30-4）。在 6 种组织学亚型中，上皮和间质混合型最为常见（44%）。间质成分通常为类骨质，但可表现为软骨性、成纤维细胞或横纹肌母细胞分化。上皮成分概括了肝细胞发育的各种阶段，从未分化的小细胞外观到胎儿亚型中与非肿瘤性肝细胞非常相似的细胞。人们认为肝母细胞瘤是由多能肝干细胞发育而来[158]。风险因素包括 Beckwith-Wiedemann 综合征、家族性腺瘤性息肉病、偏身肥大的遗传易感性，或早期乙肝感染和胆管闭锁[159, 160]。治疗肝母细胞瘤的标准方法包括含铂化学治疗和手术相结合，标准风险患者的 30 年总生存率为 91%[161]。肝移植是无法切除疾病患者的首选治疗方法，5 年生存率为 70%～90%[162]。

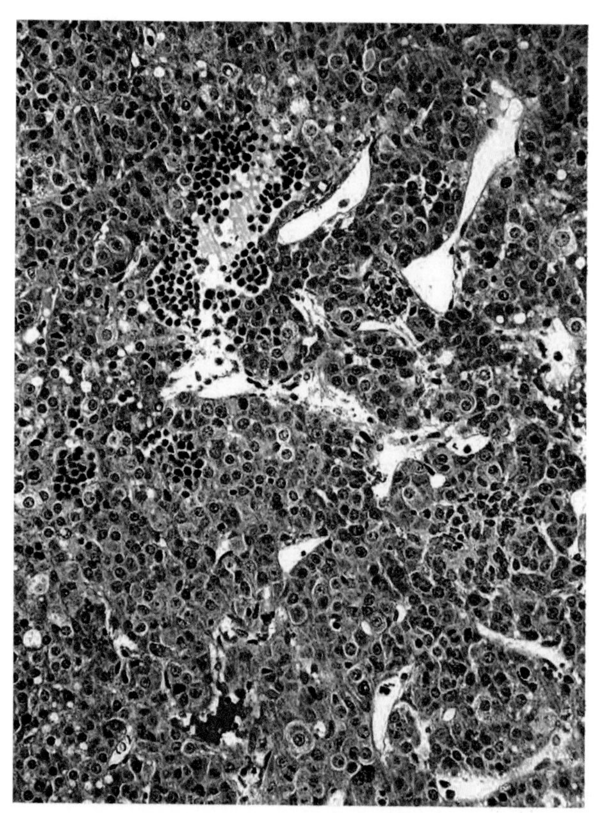

▲ 图 30-4 肝母细胞瘤
如本例胎儿型肝母细胞瘤所示，髓外造血很常见

（六）淋巴瘤

原发性肝脏非霍奇金淋巴瘤占所有非霍奇金淋巴瘤的 0.02%。最常见的组织学类型是弥漫性大 B 细胞，最常见于老年男性[163]。对于弥漫性大 B 细胞淋巴瘤，已经报道了术后使用利妥昔单抗和 CHOP（环磷酰胺、多柔比星、长春新碱和泼尼松）进行化学治疗，或单独用利妥昔单抗和 CHOP 进行全身治疗[164, 165]。

五、结论

罕见的胆囊和胆管癌症，以及本文讨论的罕见肝肿瘤，由于其罕见性和对其生物学的有限了解，历史上一直知之甚少。近年来肿瘤图像技术的应用及分子生物学的进步，增强了我们对经典胆囊腺癌和胆管癌的认识。在未来 10 年里，基于定义更明确的分子亚型，可能会在这些疾病的治疗方面取得重大进展。其他罕见的胆囊、胆管和肝脏的组织学亚型仍缺乏前瞻性试验。应部署国际登记和协作工作，以增强我们对这些肿瘤的理解，最终改善患者的预后。

致谢

笔者非常感谢 Kay Washington 和 Christopher Corless 博士的病理学综述。

第 31 章 结肠、直肠、肛门罕见肿瘤
Unusual Tumors of the Colon, Rectum, and Anus

Diane Reidy-Lagunes Christopher H. Lieu Wells A. Messersmith Karyn Goodman 著
童 欣 译 刘 静 校

一、概述

在美国，结肠癌、直肠癌和肛门癌每年新发病例超过 15 万例[1]。其中绝大多数（大约 97%）为结肠或直肠腺癌。在 3% 的罕见肿瘤中，肛门癌（鳞癌和泄殖腔原癌）约占一半，即总数的 1.5%，类癌或神经内分泌肿瘤约占 1/3（约占总数的 1%）[2]。其他罕见肿瘤加起来约占大肠肿瘤的 1%，包括原发性肠道淋巴瘤、肉瘤和黑色素瘤。这些肿瘤的治疗和预后差别很大，将在本章中讨论。

二、高分化结肠和直肠神经内分泌肿瘤

神经内分泌肿瘤（NET）是起源于黏膜神经内分泌细胞的一种罕见肿瘤，据估计其总发病率在美国每 10 万人中不足 2 例。最常见的累计部位是肺 / 支气管（30%）和胃肠道（55%～70%）[3, 4]。1973—1999 年，在美国国家癌症研究所（National Cancer Institute）的监测、流行病学和结果（SEER）数据库确定的超过 10 000 例病例中，结直肠 NET 极其罕见，占所有 NET 的不到 1/4[4–6]。在过去的 10 年中，NET 的发病率每年以 3% 的速度增长，这可能得益于内镜技术和诊断影像的改进，使得对这些惰性肿瘤的检出率越来越高[6]。

胃肠道神经内分泌肿瘤是根据其假定它们起源于不同的肠道胚胎分裂区而进行分类的，并且它们的生物学特性也因位置不同而有所差异[3]。虽然大约 20% 的胃肠道 NET 属于功能性的神经内分泌肿瘤（产生一种激素），但这些功能性的 NET 大多数出现在小肠或阑尾（中肠）。大多数发生在结肠和直肠的 NET 是非功能性的[7]。对于功能性神经内分泌肿瘤，5- 羟色胺是至今最为常见的激素，最佳检测方法是测定 5- 羟色胺分解产物 5- 羟吲哚乙酸（5-HIAA），它通过尿液排泄。尿 5-HIAA 升高对于类癌综合征具有高度特异性，但敏感性不高[8]。组胺、多巴胺、P 物质、前列腺素、缓激肽和促肾上腺皮质激素等其他激素也可由功能性 NET 产生，但极其罕见[3]。直肠 NET 可能产生胰高血糖素和胰高血糖素相关肽，而不是 5- 羟色胺，这些情况十分少见，并且大多数是非功能性的[9]。因此，阵发性腹泻、潮红、喘息，以及最终导致右心瓣膜病的心内膜心肌纤维化等类癌综合征在直肠神经内分泌肿瘤中是非常罕见的。

（一）病理

神经内分泌肿瘤（NET）包括一系列疾病，从高分化的 NET（图 31-1）到低分化的神经内分泌癌（NEC）（小细胞或非小细胞癌）。NET 根据其分化程度和分级进行分类。分化的概念与肿瘤的分级有关，但它们是不同的。分化是指肿瘤细胞的结构及其与非肿瘤细胞相似的程度。高分化 NET 的肿瘤细胞具有器官特征性排列，具有巢状、小梁状或回状结构。细胞相对均匀，产生丰富的神经分泌颗粒（图 31-2），反映在神经内分泌标志物如嗜铬粒蛋白 A 和突触素的强烈和弥漫的免疫表达中（图 31-3）。低分化的 NEC 多呈片状或弥散状，细胞核不规则，胞质颗粒较少。低分化 NEC 中神经内分泌标志物的免疫表达通常更为有限。与此相反，分级指的是肿瘤的生物侵袭性，由增殖标记物 Ki-67 或每个高倍镜视野（HPF）中有丝分裂数目决定。

针对 NET 的命名、分级和分期，已经开发了

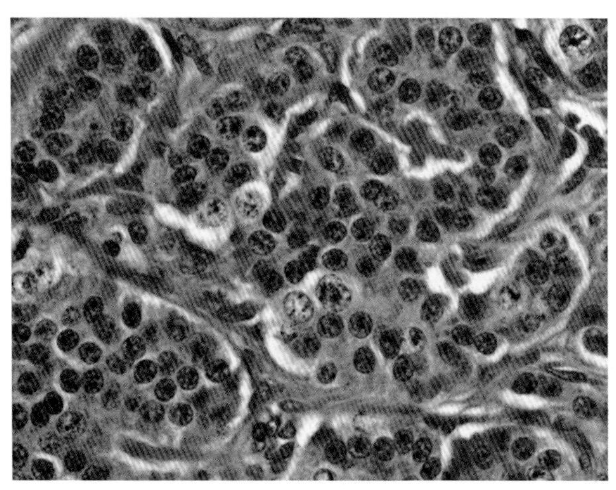

▲ 图 31-1　典型的高分化神经内分泌肿瘤
高倍镜显示典型的神经内分泌细胞学，无有丝分裂或坏死；经许可，引自 Dr Jinru Shia

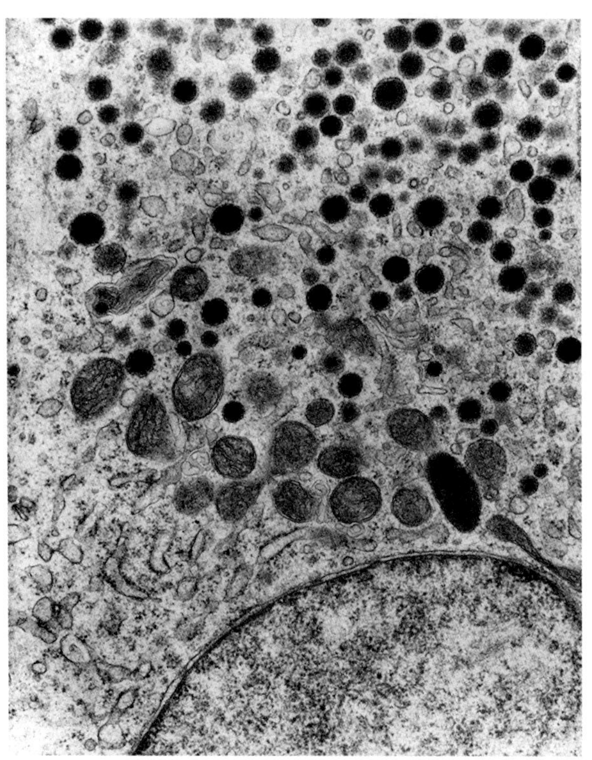

▲ 图 31-2　神经内分泌肿瘤中神经分泌颗粒的电镜观察
经许可，引自 Dr Jinru Shia

各种不同的器官特异性的体系，因而造成了很多混乱。然而，最近发布了一项 NET 分级和分期的新版本[10]。更新后的世界卫生组织（WHO）分类建议 NET 按如下进行分期：高分化（低级别或中级别）和低分化神经内分泌癌。低级别定义为＜ 2 个有丝分裂 /10 个 HPF 或 Ki-67 指数＜ 3%。中级别定义为 2～20 个有丝分裂 /10 个 HPF 或 Ki-67 指数

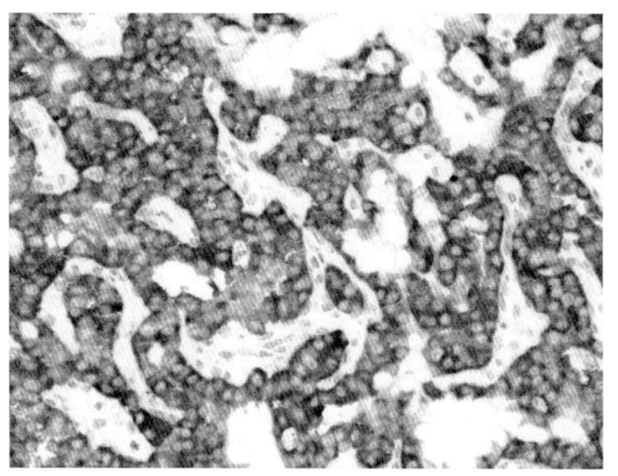

▲ 图 31-3　神经内分泌组织标志物包括嗜铬粒蛋白、神经元特异性烯醇化酶和突触素；突触素染色细胞见图
经许可，引自 Dr Jinru Shia

为 3%～20%（表 31-1）。低分化的神经内分泌癌具有侵袭性，通常采用含铂方案治疗。本章将重点介绍高分化 NET。

表 31-1　神经内分泌肿瘤分级

分　级	表　现
低级别（G_1）分化良好	＜ 2 个有丝分裂 /10 个 HPF 和 Ki-67 指数＜ 3%
中级别（G_2）分化良好	2～10 个有丝分裂 /10 个 HPF 或 Ki-67 指数 3%～20%
高级别（G_3）分化差	＞ 20 个有丝分裂 /10 个 HPF 或 Ki-67 指数＞ 20%

NET 来源于上皮，因此细胞角蛋白染色呈阳性。极少数情况下，结肠腺体可以与 NET 细胞相混合，与腺癌类似。癌胚抗原（CEA）对区分这两种亚型没有帮助，因为近 1/4 的大肠 NET 的 CEA 染色呈阳性[11]。

（二）临床表现

在胃肠道内，NET 最常见的部位是小肠（45%），其次是直肠（20%）、阑尾（17%）、结肠（11%）和胃（7%）[4]。结直肠和阑尾 NET 通常没有症状，除非病变部位相当大，这一过程可能需要很多年[12, 13]。因此，它们通常是在进行内镜检查、影像学检查过程中或手术评估不相关症状时被偶然发现。

直肠 NET 占所有直肠肿瘤的 2%，通常在 60 多岁时通过常规内镜或直肠指诊被发现。有症状的

患者可能出现直肠出血、疼痛或便秘；如前所述，类癌综合征很少见[14, 15]。同样，结肠 NET 患者也很少（不足 5%）出现类癌综合征。结肠 NET 患者通常在 70 岁左右患病，可能会出现腹痛、食欲缺乏、大便潜血试验阳性或体重减轻等症状，尤其是伴有较大肿瘤的患者[13]。2/3 的结肠 NET 位于结肠的右侧，大部分位于盲肠[13]。

阑尾 NET 是阑尾最常见的肿瘤，通常是在阑尾切除术中被偶然发现。事实上，较早的文献表明，每 200～300 例阑尾切除标本中就有 1 例标本含有 NET[16]。由于女性和年轻患者更多的进行偶发性阑尾切除术，这些研究还表明，NET 在女性及 40—59 岁患者中发病率更高[3]。然而，在最近对 SEER 数据库分析回顾中，NET 的性别差异已不再明显[5]。大多数阑尾 NET 没有症状，发生梗阻症状的比例不到 10%，因为大约 75% 的患者病变位于阑尾的远端 1/3 处[17, 18]。然而，在一项回顾性研究中，“偶发性” NET 的发生率较低，大多数患者（54%）表现为急性阑尾炎的症状和体征[19]。

（三）影像学

生长抑素闪烁显像最早见于 20 世纪 90 年代初，用 ^{111}In 标记的奥曲肽（^{111}In–Pentatreotide，OctreoScan®）成功地定位了以前未被发现的原发性或转移性病变[20]。虽然这种方法经常用于这种目的，但通过现代计算机断层扫描（CT）和磁共振成像（MRI）扫描未发现的肿瘤，然后通过 ^{111}In–Pentatreotide 扫描检测出来，以改变患者的治疗方法，其发生率确实相当低[21–23]。生长抑素类似物显像技术现在被广泛应用于评估肿瘤患者体内相关生长抑素受体的表达，以推测哪些患者该考虑生长抑素类似物治疗。一份报道显示，通过 ^{111}In–Pentatreotide 扫描显示生长抑素受体亚型 2 的表达与示踪剂摄取和较好的预后相关[24]。生长抑素显像阴性和非功能性肿瘤的患者不应使用生长抑素类似物。

生长抑素类似物显像技术尚未被用于评估患者的治疗反应。临床上，CT 三期扫描或 MRI 更适合于这种临床情况。值得注意的是，由于 NET 通常与正常肝实质等密度，平扫 CT 的价值较低。因此 MRI 或 CT 三期扫描可能是更合适的成像技术。

使用 PET 成像技术和各种示踪剂（如 DOTATATE）的新方法已经被采用，并且 FDA 最近批准了使用（68）Ga–DOTATATE 进行 PET。有三项研究采用全面生化测试的盲法，证实了（68）Ga–DOTATE 图像对 ^{111}In–Pentatreotide 单光子发射计算机体层摄影（SPECT）/CT 及多相 CT 和（或）MRI 的安全性和有效性[25]。结果证实了（68）Ga–DOTATE 图像在神经内分泌肿瘤的定位中的作用，除此之外，还能检测出更多疾病。

（四）转移性疾病

非功能性转移性 NET 患者通常症状很少，临床表现良好。腹腔内或肝内转移通常表现为无症状的肿块或肝大，在常规体检中被偶然发现。由于典型的 NET 生长异常缓慢，转移性疾病本身并不一定构成治疗干预的适应证。除非因肿瘤体积大引起疼痛或明显不适、功能性肿瘤引起的不可控的激素症状或观察到疾病进展的明确证据时，否则不需要进行抗肿瘤治疗。

（五）管理

对于诊断时局限于局部区域的 NET，外科手术是首选治疗方法。在阑尾 NET 中，95% 以上的肿瘤直径＜ 2cm，可以通过简单的阑尾切除术切除。手术几乎可以治愈，大系列研究显示 10 年无病生存率接近 100%[18]。直径＞ 2cm 的病灶有较高的淋巴结或远处转移风险。由于阑尾的淋巴引流是沿着右侧结肠系膜的，所以需要正规的右半结肠切除术以便对这些较大的肿瘤进行充分的区域淋巴结切清扫。1～2cm 大小的病变更具争议性，没有明确的数据支持半结肠切除术具有更好的结果，但某些研究者倾向于这种更积极的方法。一些文献回顾表明，这种积极的方法是基于极少数患者的经验总结，他们被带回手术室后发现有淋巴结受累。如果他们有中阑尾系膜或淋巴血管侵犯，这些患者被定义为“高风险”[26–28]。

直肠 NET 也采用类似的手术策略。局部切除是治疗直径＜ 1cm 的病变的有效方法，这部分患者占直肠 NET 的 2/3。＞ 2cm 的病变，扩散到局部区域淋巴结更为常见，应考虑正规的直肠低前位切除术或经腹会阴直肠切除术。然而，在几项回顾性研究中，这种更积极的外科手术似乎并没有改善生存[29–31]。直径为 1～2cm 肿瘤的治疗同样是有争议的。对于无症状或体能较差的可手术患者，或进行经腹会阴直肠切除术并因此需要行永久性结肠造口术的患者，局部切除可能更适合没有肌肉侵犯或接近 1cm 大小的肿瘤。

结肠 NET 的治疗与直肠肿瘤类似。然而，结肠 NET 更容易出现较大的肿瘤，平均直径为 5cm。超过 2/3 的患者同时伴有淋巴结转移或远处转移 [13]。因此，大多数患者需要标准的半结肠切除术。对于肿瘤直径< 1cm 的极少数患者，据报道局部切除是有效的 [12]。

手术切除高分化的 NET 后，需监测患者是否有症状复发。具体的随访指导原则未进行充分描述，但鉴于其惰性性质，常规影像学检查通常是不必要的。如果出现新的症状，特别是高危肿瘤，CT 或奥曲肽扫描是必要的。最后，辅助治疗作用未知，也没有证据表明任何此类疗法能够降低复发的风险。

（六）生长抑素类似物的作用和放射性标记生长抑素类似物治疗

高分化 NET 通常表达调节激素生长抑素的细胞表面受体。已经鉴定出六种生长抑素受体。奥曲肽是一种天然生长抑素的长效合成类似物，可抑制多种激素的分泌，包括生长激素、胰岛素、胰高血糖素和胃泌素 [32]。它主要与生长抑素 2 型受体结合，在超过 80% 的 NET 上表达 [33]。奥曲肽的短效和长效制剂，以及一种相关的肽类兰瑞肽（Lanreotide），已经被证实在多达 90% 的患者中对类癌综合征的症状控制方面是有效的。肿瘤对奥曲肽的实际的放射反应发生在传闻中，但极为罕见 [34, 35]。此外，长期以来人们一直认为生长抑素类似物对肿瘤生长具有中等的抗增殖作用。

PROMID 研究提供了支持这一假设的第一个随机数据。在这项试验中，85 例新诊断的无症状中肠 NET 患者被随机分配接受每月肌内注射 30mg 长效释放（LAR）奥曲肽（Octreotide）或安慰剂。奥曲肽组肿瘤中位进展时间为 14.3 个月，而安慰剂组为 6 个月 [35]。正如这项小型试验所预期的那样，总体生存率没有差异。从 PROMID 研究中并未直接得知其他 NET（小肠外，如结肠或直肠）是否也可以看到无进展生存期（PFS）的改善，但大多数人认为将 PROMID 研究结果外推至其他高分化的 NET 是合理的 [34]。

神经内分泌肿瘤中兰瑞肽抗增殖反应的对照研究（CLARINET）提供了关于兰瑞肽治疗转移性肠胰腺 NET 有效性的额外数据 [36]。对于 1 级或 2 级转移性肠胰腺 NET 患者（Ki-67 指数< 10%），与安慰剂相比，兰瑞肽显著延长 PFS（中位数未达到 vs 中位数 18.0 个月，$P < 0.001$）[36]。

应用放射性标记的生长抑素类似物（肽受体放射治疗）以提高反应率。在单中心试验中，据报道，对于晚期奥曲肽阳性的 NET 患者，肽受体放射治疗有一定的疗效和可接受的毒性。已经使用了几种与生长抑素类似物相连接的放射性同位素，包括 ^{111}铟（^{111}In）、^{90}钇（^{90}Y） 和 ^{177}镥（^{177}Lu）。 对 ^{90}Y 标记的生长抑素类似物（一种高能量 β 粒子发射器）的研究报道，反应率高达 27%[37]。一项名为 MAURITIUS 的欧洲多中心试验评估了 39 例使用 ^{90}Y- 兰瑞肽的 NET 患者。20% 的患者出现轻微肿瘤消退，44% 的患者病情稳定 [38]。

本文还分析了 504 例接受 ^{177}Lu- 奥曲肽酸（Octreotate）治疗的转移性 NET 患者 [39, 40]。其中 2% 患者达到完全缓解，28% 患者部分缓解。中位进展时间约为 40 个月；然而，只有 43% 的患者在开始治疗之前记录了疾病进展情况。3% 患者出现严重毒性，发生骨髓增生异常综合征和白血病，2 例患者出现暂时性非致死性肝毒性。最近，报道了 NATTER-1 研究，这是一项Ⅲ期的多中心、随机、对照试验，旨在评估 ^{177}Lu-DOTA0-Tyr3-Octreotate（Lutathera）对不可手术切除、进展性、生长抑素受体阳性的中肠 NET 的作用 [41]。230 例 1 级或 2 级转移性中肠 NET（包括功能性和非功能性）患者被随机分成两组，试验组为 Lutathera（7.4GBq，每 8 周，4 次），对照组为奥曲肽 LAR（每 4 周，60mg）。主要终点为 PFS，根据实体瘤的疗效评价标准（RECIST）1.1 标准进行评价，由独立评定中心每 12 周进行 1 次客观肿瘤评估。^{177}Lu-DOTA0-Tyr3-Octreotate（7.4GBq，每 8 周，4 次）治疗显著延长晚期中肠 NET 患者的 PFS（$P < 0.000\,1$；HR= 0.21；95%CI 0.13～0.34）。Lutathera 组中位 PFS 尚未达到，而奥曲肽 LAR 60mg 组的中位 PFS 为 8.4 个月。NETTER-1 是首次大规模的多国参与的Ⅲ期试验，证明 ^{177}Lu-DOTA0-Tyr3-Octreotate 对晚期中肠 NET 患者的疗效，并且有可能提供临床上有意义的治疗。

（七）干扰素

关于 NET 患者使用干扰素的早期研究报道，生物反应（即激素分泌减少）与客观反应（即肿瘤缩小）相结合，产生了非常高的“反应”率。在这些较早的文献中，体格检查的主观改善通常被认为是令人满意的反应的证据，而这一标准在今天是不被接受的。梅奥诊所随后进行的一项试验显示，患者每周 3 次接受 900 万 U 治疗，结果显示具有高度毒性和最低限度的活动证据。作者得出结论，干扰素在 NET 的治疗中没有作用[42]。最近，Plockinger 及其同事对现有研究进行综述，大约 10% 的患者取得了一定程度的实际肿瘤消退，尽管消退程度很小。主要的客观反应基本上都是道听途说[43]。尽管干扰素 α 可能具有抗增殖作用，这由疾病稳定所证明，但不良反应包括疲劳、发热和食欲缺乏等往往超过其益处，应该在使用这些药剂之前仔细考虑这些影响[44, 45]。

（八）细胞毒性化学治疗

细胞毒性化学治疗通常用处不大。多柔比星、氟尿嘧啶、亚叶酸钙、达卡巴嗪、多西他赛等药物的单药活性有限，在不到 20% 的患者中具有短期持续反应[46-48]。值得注意的是，许多较早的研究接受了临床评估（体格检查）作为宣布“反应”的基础，因此，这些药物的真实活性可能低于所报道的水平。此外，在这些试验中，许多“类癌”肿瘤来自胰腺 NET，其在生物学上与结肠直肠 NET 不同。

最近，根据氟尿嘧啶的使用经验推断拓展至卡培他滨的使用，有一些作用。卡培他滨联合替莫唑胺使用在一项小型研究中显示出良好的活性，该研究通常局限于胰腺 NET 而不是其他胃肠道 NET[49]。

（九）栓塞术

由于化学治疗疗效有限，局部消融治疗如肝动脉栓塞等充分利用肝脏的双重血供特点，可以更好地缓解症状性肝脏 NET 病变。正常肝脏大约 75% 的血供来自门静脉，＞ 1cm 的肿瘤则通过肝动脉获得大部分血供。将聚乙烯醇或其他小微粒物质（所谓的“温和栓塞”）注射到血管造影定位的肝动脉供血的转移灶，可导致实质性的肿瘤退行性变。因此，诱导肝动脉供血的血管闭塞可导致肿瘤相对于其周围正常肝脏的选择性缺血和坏死[50]。反应持续时间变化很大，可能短至 4 个月，也可能长达 2 年，再次反映了肿瘤生物学上的差异[51, 52]。如疼痛、感染、发热、恶心和肝肾综合征等毒性已被描述，并报道了与治疗有关的死亡情况[53]。

最近，^{90}Y 的放射栓塞技术也被应用。^{90}Y 是具有极短渗透率的 β- 发射体，这意味着其辐射非常靠近其所附着的载体颗粒的最终安放位置。与 ^{90}Y 结合的可注射微粒允许内照射进入供应 NET 肝转移瘤的肝动脉中。在过去 5 年中，放射栓塞后的系列报道结果包括两项，其中 12%～18% 的患者获得了完全缓解，但 22～36 个月的中位生存期与使用单纯栓塞或化疗栓塞治疗的患者并无显著性差异。形态学和症状反应率都在 50%～90%[54-57]。

迄今为止，还没有前瞻性的随机试验比较这些栓塞方法的临床疗效，尽管在潜在毒性和成本上有明显的差异。对此，目前尚无证据指导进展性、不可切除的 NET 肝转移的最佳动脉治疗方案的选择。接受肝动脉栓塞的患者应由经验丰富的医生来完成这项工作，功能性肿瘤的患者应该给予奥曲肽预先药物治疗，以降低 NET 危象的风险。

（十）血管内皮生长因子系统疗法

由于高分化的 NET 是一种表达血管内皮生长因子（VEGF）的血管性肿瘤[58]，因此研究了靶向抗血管生成药物如贝伐单抗（Avastin™）和舒尼替尼等。一项 Ⅱ 期研究中，与单用干扰素相比，贝伐珠单抗具有更高的应答率，5- 羟基吲哚乙酸（5-HIAA）水平下降幅度更大，且 PFS 更长，为 18 周（95% vs 67%）[59]。贝伐珠单抗与干扰素的 Ⅲ 期试验显示，与奥曲肽和干扰素相比，奥曲肽和贝伐珠单抗联合治疗，出现失败的时间更晚，但未观察到 PFS 的显著差异[60]。

Ⅱ 期试验显示舒尼替尼在高分化的 NET 中无显著活性。舒尼替尼是一种可口服的有活性的、小分子、多靶点药物，可阻断 VEGF 受体及血小板衍生生长因子受体 β、KIT 和 RET。在这项 Ⅱ 期研究中，109 例晚期 NET 患者接受 50mg 舒尼替尼治疗 4 周，然后休息 2 周。胰腺 NET 患者中 17%（11/66）达到确定的部分缓解，而胃肠 NET 患者只有 2%（1/41）达到部分缓解[61]，说明了胃肠 NET 和胰腺 NET 在获益上存在差异。25% 的患者有 3 级疲劳[61]。胰腺 NET 的这些阳性结果导致了一项随机的 Ⅲ 期试验。171 例疾病进展的患者被随机分配接受每日 37.5mg 舒尼替尼或安慰剂[62]。与安慰剂相比，舒尼替尼的中位 PFS 明显延长(11.4 个月 vs 5.5 个月)，这使得美国食品药品管理局（FDA）批准了舒尼替尼在胰腺 NET 的应用，但没有批准应用于胰腺外 NET（如胃肠道和肺）[62]。

（十一）mTOR 抑制药

对哺乳动物西罗莫司靶蛋白（mTOR）抑制药也进行了研究。替西罗莫司（Temsirolimus）在 NET 患者中进行评估，其客观有效率为 5.6%，中位进展时间为 6 个月，被认为是阴性结果[63]。在Ⅱ期研究中评估了另一种 mTOR 抑制药依维莫司，其有效率为 8%，临床受益率为 77%，中位 PFS 为 9 个月[64]。根据这些Ⅱ期阳性数据，进行了两项Ⅲ期试验。RADIANT-2 是一项随机试验，评估了 429 名进展性 NET 患者每日 10mg 依维莫司与安慰剂疗效；中位 PFS 分别为 16.4 个月和 11.3 个月。然而，基于判定中心的放射学评价，PFS 率未达到其主要终点，且差异无统计学意义。根据基线特征的不平衡进行调整后的分析表明，依维莫司加奥曲肽 LAR 降低了疾病进展的可能性[65]。

值得注意的是，与 RADIANT-2 NET 试验不同的是，在胰腺 NET 中进行的 RADIANT-3 试验取得了明确的阳性结果。这项Ⅲ期研究评估了 410 例进展性胰腺 NET 患者服用依维莫司 10mg/d 与最佳支持治疗的疗效，结果显示中位 PFS 提高了 2.4 倍（11.0 个月 vs 4.6 个月；HR= 0.35；95%CI 0.27～0.45；$P < 0.001$）。

鉴于结果相互矛盾，RADIANT-4 得以实施。这是一项Ⅲ期研究，在进展性非功能性胃肠 NET 和肺 NET 患者中比较了依维莫司和最佳支持治疗的疗效。研究期间不允许患者使用生长抑素类似物治疗。依维莫司使进展风险降低 52%（HR= 0.48；95%CI 0.35～0.67；$P < 0.000\ 01$）。PFS 提高了 7.1 个月：依维莫司组中心评价的中位 PFS 为 11.0 个月（95%CI 9.23～13.3），安慰剂组为 3.9 个月（95%CI 3.58～7.43）。总生存是该试验的次要研究终点。虽然整体生存数据尚未成熟，但第一次中期分析显示出有利于依维莫司组的趋势。这项研究使得 FDA 批准依维莫司用于治疗非功能性进展性胃肠 NET 和肺 NET。

（十二）手术

无法达到 R_0 切除的转移性 NET，通常不进行手术。然而，在一项回顾性分析中，对仔细选定的小肠 NET 和转移性肝脏病变患者进行积极的外科干预，有相当数量的患者得到潜在治愈[66]。此外，姑息性手术可考虑在有症状的大体积肝转移患者中进行，以延迟功能性肿瘤内分泌疾病的药物治疗，或减轻肿瘤体积引起的疼痛。

（十三）预后

由于肿瘤的异质性，不同程度的侵袭性，以及缺乏标准的治疗方案和指南，高分化 NET 面临重大的挑战。NET 的侵袭性通常与肿瘤的分级和分化程度有关。经典型、高分化的、低级别的 NET 具有较长的存活率，尽管它们对化学治疗的反应较差。肿瘤分级和分化程度、患者年龄、肿瘤大小、原发性 NET 的部位和有无转移性疾病是判断预后的最佳指标[67]。根据原发部位，5 年生存率分别为 71%～100%（阑尾）、33%～75%（结肠）和 62%～100%（直肠）[26]。阑尾和直肠 NET 发现时通常小于 1cm，很少转移。相比之下，85%～90% 的结肠 NET 诊断时达 2cm 或更大，转移率高（60%）[26]。预后较差的其他指标是过度表达增殖蛋白 Ki-67 或 P53 抑癌蛋白、类癌综合征、类癌性心脏病和尿液中 5-HIAA 或血浆铬粒蛋白 A 浓度过高[26]。

高级别 NET 和未分化的小细胞癌是另一种情况。尽管对化学治疗的初始反应率很高，但这些肿瘤具有很强的侵袭性，存活期短。对 38 例结直肠高级别 NET 或小细胞癌患者进行回顾性分析，发现多达 70% 的患者初诊时就出现转移性疾病。与小细胞肺癌一样，这些肿瘤的预后很差，中位生存期为 10.4 个月，3 年生存率为 13%[68]。

三、结肠和直肠肉瘤

原发性结直肠肉瘤并不常见（表 31-2）1982—1991 年，纪念 Sloan Kettering 癌症中心进行的一项回顾性研究中，共 38 例成人原发性胃肠道肉瘤患者，占所有成人肉瘤入院人数的不到 2%。这 38 例患者中只有 9 例患有大肠肉瘤（2 例结肠，7 例直肠），多为平滑肌肉瘤（> 90%）[69]。近年来，肠道最常见的组织学亚型，即平滑肌肉瘤的分类和治疗方案发生了巨大变化。读者也可参考第 32 章进

表 31-2　大肠癌（非腺癌）分型概述

组织学类型	大肠癌百分比
鳞状细胞癌	33%
恶性神经内分泌肿瘤	33%
移行细胞型 / 泄殖腔源性	16%
淋巴瘤	11%
肉瘤	4%
黑色素瘤	1%

一步讨论胃肠道间质瘤。

四、结肠和直肠淋巴瘤

结直肠淋巴瘤占所有胃肠道淋巴瘤的 6%～14%，其中盲肠（73%）和直肠是最常见的部位[70]。结直肠淋巴瘤的临床表现通常与结直肠腺癌无法区分。多数表现为肿块、肠梗阻或消化道出血。一些患者出现不明原因的发热，或伴有盗汗、发热和体重减轻的 B 症状。影响整个结肠黏膜的多发息肉样淋巴瘤是一种极为罕见但有充分证据的实体瘤。

原发性结肠和直肠淋巴瘤被认为是起源于肠黏膜相关的淋巴细胞，可能与免疫抑制状态和炎症性肠病有关[71, 72]。侵袭性组织类型更为常见，在较早的回顾性报告中，弥漫性大 B 细胞淋巴瘤和伯基特淋巴瘤占原发性肠道淋巴瘤的 60%[73]。最近的研究报道其他亚型的检测率也有所增加，包括 T 细胞淋巴瘤、霍奇金病、套细胞淋巴瘤（MCL）和惰性黏膜相关淋巴组织（MALT）淋巴瘤，又称边缘区淋巴瘤（MZL）。例如，研究报告显示 MCL 中结肠受累率为 88%，这在以前的研究中经常被低估[74]。使用结肠镜检查的侵袭性分期对患者的管理决策影响不大。然而，对于 MCL 和 MZL，一些人主张对肠道进行初步评估，如果是阳性，则采取更积极的治疗和内镜随访[70]。为了避免频繁的重复内镜检查，^{18}F-FDG-PET 在确定治疗反应和预测复发方面显示出了希望[75]。

尽管手术在这些淋巴瘤治疗中的作用存在争议，但手术探查仍然是大多数病例的初始干预手段，并且对于有穿孔、肠套叠或肠梗阻的患者来说，可能会挽救生命。手术还提供详细的分期和病理。化学治疗，无论是作为初始治疗还是术后辅助治疗，都是有疗效的。化学治疗的选择取决于淋巴瘤的级别或侵袭性。结肠 MALT 的感染原因尚未被发现，尽管对抗生素有治疗反应的报道已被描述[70]。

五、恶性黑色素瘤

肛门区域原发性恶性黑素瘤是极为罕见且具有侵袭性的肿瘤。由于在齿状线上方不存在黑色素细胞，因此结肠或直肠的黑色素瘤被认为是转移性的。与皮肤黑色素瘤一样，侵入深度是最重要的预后指标，但这在肛门黑色素瘤中难以评估。肛门黑色素瘤占黏膜黑色素瘤的 24%，在所有黑色素瘤中不足 1%。患者通常 50—60 岁的时候出现模糊的症状，包括直肠出血和肛门不适，诊断经常被延误[76]。

通常，局部疾病的治疗是完全外科切除，从腹会阴联合根治术（APR）联合选择性淋巴结清扫术到保守的保留括约肌的局部切除术。虽然据报道 APR 具有更好的局部控制率（APR 为 70%，局部切除为 35%），但这种手术具有较高的并发症，总生存没有改善（5 年生存率＜ 25%）[77, 78]。另一种方法是将保留括约肌的局部切除与辅助放射治疗（30Gy）相结合。在对 23 例患者进行的回顾性分析中，这种联合方法似乎非常有效且耐受性良好[77]。细胞毒性治疗及免疫治疗辅助系统治疗都已被研究过，但其益处尚不清楚。

虽然大多数患者（70%）存在局部疾病，但大多数人最终会死于全身疾病，转移到脑、肺和（或）肝脏。转移性肛门黑色素瘤的治疗基于可用于晚期皮肤黑色素瘤的药物，该领域最近经历了实质性的变化。携带 V600E *BRAF* 突变的患者可口服 BRAF 抑制药威罗菲尼（Vemurafenib）治疗，但在肛门黑色素瘤中 *BRAF* 突变罕见。细胞毒性 T 细胞相关抗原 4（抗 CTLA-4）单克隆抗体伊匹单抗（Ipilimumab）和程序性细胞死亡 1 抗体（抗 PD-1）纳武单抗（Nivolumab）和派姆单抗（Pembrolizumab）已被证明对转移性黑色素瘤是有效的。

六、肛周佩吉特病

肛周皮肤佩吉特病是一种罕见的真皮大汗腺上皮内腺癌，1966—1995 年文献报道的病例不足 200 例[79]。乳房外佩吉特病可发生在任何有大汗腺的皮肤区域，如肛门、腋窝、阴囊、腹股沟、眼睑和外耳道等。与乳头的佩吉特病一样，肛门周围皮肤的佩吉特病可能与胃肠道的潜在恶性肿瘤有关，应该积极寻找。

肛周佩吉特病常表现为分界清楚的、红斑、鳞状和瘙痒性病变，偶尔会出血[80]。由于病变与常见病症如肛门瘙痒症或出血性痔疮相混淆，因此诊断通常会延误。通过活检进行诊断明确了佩吉特细胞的典型组织学表现：大的圆形细胞，胞质苍白空泡，网状细胞核呈高碘酸希夫（PAS）、CAM5.2、CK7 和 CEA 染色阳性[80, 81]。

肛门佩吉特病似乎遵循以下两个临床过程之一，发展为恶性肿瘤或局部复发，通常反复发生。在无潜在恶性肿瘤的情况下，建议采用广泛的局部切除治疗。小病例报告称，单纯放射治疗或放射治疗联合化学治疗是一种非手术治疗的替代方案[80]。原位疾病的局部复发是常见的（高达 60% 的病例），但这可以通过重复的广泛切除来处理，具有良好的长期预后。对于有侵袭性成分或伴有肛门直肠腺癌的患者，通常推荐使用 APR。

七、肛管癌

肛管癌是一种罕见的恶性肿瘤，约占所有大肠癌的 5%。2016 年，大约有 8080 例新发病例和 1080 例死亡病例发生[1]。然而，由于人乳头瘤病毒（HPV）感染在美国人口的广泛流行，在过去 20 年中发病率以每年 2%～3% 的速度上升[82, 83]。在美国，诊断的中位年龄为 61 岁，女性患病率略有增加。幸运的是，肛门鳞状细胞癌（ASCC）以早期病变为主，局部 ASCC 与多学科综合治疗的良好结局相关。大约 50% 的患者存在局部（Ⅰ/Ⅱ期）疾病，38% 是Ⅲ期，12% 患有转移性疾病[84]。所有患者的 5 年相对存活率为 66%，80% 的局部疾病患者存活 5 年[84]。

肛管内衬鳞状上皮，近端从肛门边缘（向肛周皮肤毛发鳞状上皮的过渡）延伸到齿状线（鳞状黏膜和直肠腺黏膜之间的边界）。鳞状细胞癌（SCC）占所有肛管癌的 85%～90%。SCC 的形态学亚型包括基底细胞样（肛管柱状上皮），泄殖腔样细胞（起源于齿状线的肛柱复层上皮）、过渡性上皮细胞和黏液表皮样细胞[85]。其他组织学亚型包括大细胞角化型、大细胞非角化型或腺癌、小细胞癌、黑色素瘤、淋巴瘤、NET 或肉瘤[85]。一般来说，肛门腺癌的治疗方法与直肠腺癌一样，术前同步放化疗，然后进行手术和辅助化学治疗。本节仅关注肛门 SCC 及其亚型。

ASCC 最重要的危险因素是 HPV 感染，尤其是 16 型和 18 型。病毒蛋白 E_6 和 E_7 介导肛门鳞状上皮的致癌转化。肛门尖锐湿疣的既往病史和器官移植后继发的免疫抑制、长期类固醇使用和（或）人免疫缺陷病毒（HIV）与肛门癌的风险增加有关[86, 87]。

（一）临床表现及分期检查

直肠出血是肛门癌最常见的症状，因为症状类似痔疮出血，患者往往会推迟就医。一些患者因局部不适或疼痛，因排便而加重。排便习惯的改变、肛门肿块的存在、里急后重、瘙痒和恶臭分泌物都是不太常见的表现。大约 20% 的人根本没有直肠症状[87]。

分期检查应包括体格检查，应在进行直肠指检时仔细注意原发肿瘤的大小和位置，以及是否有腹股沟淋巴结肿大的临床证据。临床上可以通过肛门镜检查和内镜超声检查对原发性肿瘤进行临床测量，也可以观察到可能受累的直肠周围淋巴结。应对原发肿瘤和（或）可疑淋巴结进行活检，以获得病理诊断。疾病检查应包括胸部、腹部和骨盆的 CT，以及常规血液检查。治疗前 PET/CT 在识别区域和远处淋巴结受累方面比 CT 具有更高的灵敏度，并且许多机构通常在为患者进行分期或治疗计划时进行 PET–CT 检查[88, 89]。

肛门癌的 TNM 分期基于肿瘤大小、邻近结构的侵犯、淋巴结侵犯和远处转移[58]。放射治疗肿瘤学组（RTOG）98–11 试验表明，总生存率较差，这与淋巴结阳性癌、肿瘤直径大（＞ 5cm）和男性性别有关[90, 91]。类似地，肿瘤直径较大的患者的 5 年造口率显著高于小体积肿瘤患者。

（二）管理

肛门 SCC 为癌症治疗中的器官保存提供了一个范例。直到 20 世纪 70 年代中期，采用 APR 根治性手术是肛门癌的主要治疗方法。这项手术的 5 年生存率为 40%～70%[87]。1974 年，Nigro 及其同事报道了肛门癌术前放化疗方法的结果[92]。同时给予 30Gy 放射治疗联合丝裂霉素（MMC）和氟尿嘧啶化学治疗，病理达到完全缓解。在随后的系列研究中，使用根治性放化疗作为主要治疗方法，45 例患者中 38 例获得治愈，5 年总生存率为 67%，无结肠造口术生存率为 59%[93]。这些数据表明，根治性放化疗可用于治疗肛管 SCC，与 APR 相比，具有同等或更好的肿瘤控制作用并且能够显著降低发病率和死亡率。

在几项试验中，综合治疗与单独放射治疗进行了比较，这些试验都证明了放化疗在括约肌保存方面的优越性[94-96]。RTOG 87-04 是对 310 例Ⅰ～Ⅲa 期（$T_{1\sim4}N_{0\sim1}$）ASCC 患者进行的前瞻性的随机Ⅲ期研究，目的是检验纳入丝裂霉素的必要性[96]。结果显示，与单独使用放射治疗相比，使用丝裂霉素后血液学毒性明显增强，但局部复发率显著下降（36% vs 17%）。丝裂霉素的加入使得 5 年无结肠造口存活率（58% vs 64%）和无病生存率（50% vs 67%）显著提高。但总生存率没有显著性差异（65% vs 67%）。

在 RTOG 研究中，患者在 6 周期治疗后接受了强制性活检。如果活检阳性，则采用顺铂联合氟尿嘧啶方案的挽救性化学治疗，同步放射治疗剂量为 9Gy。对这种抢救疗法未达到完全缓解并且没有转移性疾病的患者接受了挽救性 APR 治疗[96]。50% 的患者在接受以顺铂为基础的挽救性放化疗后，4 年之内没有复发[96]。

由于报道的丝裂霉素血液学毒性，已经研究出用骨髓抑制较轻的化学治疗药物顺铂进行替代[90, 91, 97, 98]。在Ⅲ期随机 RTOG 98-11 试验中[90]，患者被随机分配到两组，分别是接受氟尿嘧啶 / 丝裂霉素化学治疗同步盆腔放射治疗的标准组，以及先行两周期氟尿嘧啶和顺铂方案诱导化学治疗，随后接受氟尿嘧啶和顺铂化学治疗方案同步盆腔放射治疗。尽管诱导化学治疗和顺铂在其他疾病中显现出良好获益，但这项研究显示，含有顺铂的对照组的 5 年无病生存率（丝裂霉素组为 60%，顺铂组 54%）和总生存率（丝裂霉素组为 75%，顺铂组为 70%）并没有增高反而降低[90]。有趣的是，顺铂组局部复发率（33% vs 25%；P=0.07）和结肠造口率（19% vs 10%；P=0.2）较高。尽管与顺铂组相比，丝裂霉素组的 3 级及以上急性血液学毒性发生率（61% vs 42%；$P < 0.001$）明显增高，但是两组中 3～4 级急性非血液学毒性发生率均为 74%（丝裂霉素组以皮肤毒性为主，顺铂组以胃肠毒性为主）。在 RTOG 98-11 试验的最新进展中，接受诱导化学治疗的患者 5 年无病生存率和总生存率明显较差[91]。一些人推测，顺铂组中由于诱导化学治疗加入导致根治性放化疗延迟，可能最终导致了本试验中报道的局部控制率较低[99]。

RTOG 98-11 试验因包含顺铂 / 氟尿嘧啶诱导化学治疗继而将两个实验问题结合起来而受到批评，因此禁止直接比较顺铂和丝裂霉素。然而，英国肛门癌试验Ⅱ（Anal Cancer Trial Ⅱ，ACT-Ⅱ）也未能证实顺铂联合氟尿嘧啶和放射治疗相结合的优越性[100]。这项多中心随机试验采用 2×2 析因设计，研究了丝裂霉素对比以顺铂联合氟尿嘧啶为基础的同步放化疗的作用，以及化学治疗后应用氟尿嘧啶和顺铂维持化学治疗（2 个周期）的作用。丝裂霉素组的 3 级以上血液学毒性较大，但两组的 3 年结肠造口率相似（丝裂霉素组为 13.7%，顺铂组为 11.3%）。在维持治疗方面，3 年无复发率或总生存率无差异。

虽然氟尿嘧啶和丝裂霉素仍然是 ASCC 的标准治疗方案，但尚未对其他化学治疗方案进行彻底探索。由 Glynne Joes 等进行的Ⅱ期试验，探讨了 ASCC 患者放化疗的治疗，包括丝裂霉素和每日卡培他滨联合放射治疗。该报告称此方案耐受性良好，临床显著不良反应发生率低，患者依从性合理。这项研究并没有公布广泛的研究结果的数据，但是在治疗后 4 周，77% 的患者达到临床完全缓解，16% 的患者达到部分缓解[101]。在最近的一项研究中，Goodman 等比较了 ASCC 患者采用丝裂霉素和卡培他滨或丝裂霉素和氟尿嘧啶治疗的疗效。报道称卡培他滨方案可降低 3 级以上中性粒细胞减少、血小板减少和贫血的发生，并且治疗中断更少[102]。卡培他滨是未来很有前途的治疗 ASCC 的化学治疗药物，但需要进行更多及更大的规模试验来确定其不良反应和疗效。

局部控制仍然是肛门癌治疗中的主要问题，特别是对于晚期 T 分期的疾病[103, 104]。因此，对放射治疗剂量的增加进行了评估，以确定是否可以在高辐射剂量下实现更好的局部控制。最近法国国家癌症研究中心 ACCORD 03 试验采用 2×2 析因设计评估了 307 例患者接受诱导化疗（2 个周期氟尿嘧啶 / 顺铂）和大剂量放射治疗的疗效。四组患者毒性相似，3 年无结肠造口率、无事件率及总生存率没有差异[105]。

放射治疗技术的进步为更多的盆腔适形照射野提供了条件，从而使正常组织可以免受用于治疗原发灶和转移淋巴结的更高剂量的辐射。目前常规采用 CT 辅助制定放射治疗计划以确定正常结构和靶区结构。另一项技术革新是调强放射治疗（IMRT），它采用基于 CT 的计划和目标靶区，并且在横断面 CT 图像上单独勾画正常结构。IMRT 计划是采用计算机优化算法，通过多光束将不同强度的辐射传送到目标靶区，以满足目标靶区的覆盖和正常组织约束的要求。总体结果是高度适形的剂量分布，其根据肿瘤的形状定制。

作为第一项旨在评估 IMRT 对急性毒性影响的研究，RTOG 0529 已被报道[106]。与 RTOG 98–11 氟尿嘧啶 / 丝裂霉素组报告的毒性相比，IMRT 组在以下方面存在有统计学意义的显著降低：① 3 级或 3 级以上胃肠道 / 泌尿生殖系统不良事件（AE）（IMRT 组 21% vs 98–11 组 36%；$P < 0.008$）；②大于 3 级胃肠道 AE（IMRT 组 21% vs 98–11 组 35%；$P < 0.012$）；③ 3 级或 3 级以上皮肤系统 AE（IMRT 组 21% vs 98–11 组 47%；$P < 0.000\ 1$）。中位放射治疗持续时间为 42.5d（范围 32～59d），而 98–11 试验丝裂霉素组为 49d（范围 0～102d）（$P < 0.000\ 1$）。IMRT 组的局部控制、无病生存率和总生存率似乎与 RTOG 98–11 氟尿嘧啶 / 丝裂霉素组非常相似[106]。包含新化学治疗方案或靶向药物的未来的研究将使用 IMRT 作为 ASCC 放射治疗的标准。

综上所述，氟尿嘧啶 / 丝裂霉素化学治疗同步盆腔放射治疗被认为是目前 ASCC 的标准治疗方案。使用 IMRT 的盆腔放疗已被证明可以最大限度地减少急性毒性。对于化学治疗禁忌的患者，单独放射治疗可以作为一种替代方案，但是应该认识到，这是一种不符合标准的治疗，仅是由于患者的医学并发症所造成的限制。仅 HIV 感染（CD4 细胞计数 ＞ 200）似乎不是化学治疗的重要禁忌证，临床体能状态差、临床 AIDS 和（或）骨髓严重损害的患者可能并不适合采用综合治疗，因为严重毒性的风险大大增加。10%～20% 的患者最终发生远处转移，最常见的转移部位是肝脏[87]。姑息性化学治疗方案包括顺铂和氟尿嘧啶，其他方案或药物活性的证据很少。目前几项临床试验正在研究免疫检查点抑制药的治疗。

第 32 章　胃肠道间质瘤

Gastrointestinal Stromal Tumors

Margaret von Mehren　Brian P. Rubin　Douglas B. Flieder　Chandrajit P. Raut　著

韩云炜　陈晓静　王　娟　译　　韩云炜　校

一、概述

胃肠道间质瘤（GIST）是一种罕见的起源于肠道的间质性肿瘤。在被定义为一个独特的生物亚种之前称为平滑肌肉瘤，平滑肌瘤或成肌细胞瘤。一些研究极大地改变了当代诊断和管理模式。最初 Mazur 和 Clark 确定这种肿瘤同时含有平滑肌和神经的特征并将其重新定义为 GIST[1]。随后，发现这些肿瘤表达 CD34 和 KIT 而进一步进行分类[2, 3]。最后，Hirota 和他的同事发现大多数的肿瘤中都含有 *KIT* 突变，这种突变与分子的组成性激活有关[4]。这三个发现有助于病理学家做出正确的诊断并选择合适的患者进行 KIT 靶向治疗。此后，KIT 靶向治疗显著改变了 GIST 患者的治疗和预后。

二、流行病学

胃肠道间质瘤主要发生在肠道。原发性肿瘤最常见的部位是胃（39%～70%），其次是小肠（31%～45%）、结肠、直肠、肛门（10%～1.6%）、肠系膜和腹膜（8%），少数病例发生在肺和骨[5–9]。文献报道还描述了十二指肠壶腹原发瘤[10]、阑尾[11]、胆囊和泌尿膀胱肿瘤[12]。转移性肿瘤多见于肝脏、腹膜和大网膜。

病理和尸检研究表明，胃肠道间质瘤比先前认识的要普遍得多。日本对 100 例胃腺癌全切除术患者进行研究，显微镜下可见胃肠道间质瘤（≤ 5mm）达 35%[13]。德国一项研究报告显示，23% 年龄＞ 50 岁的成人有不足 1cm 的 GIST[14]。

据报道，临床相关肿瘤的发病率为0.43～2.2/10万，其中中国香港和挪威北部发病率最高，中国上海最低[15–23]。瑞典西部的人口调查显示，1983—2000 年在 130 万～160 万人口中共发现 288 例原发性 GIST，年发病率为 14.5/100 万。作者估计总患病率为 129/100 万。另一项流行病监测与最终治疗结果（SEER）的确诊病例数据库评估确定，2001—2011 年，经年龄调整后的年发病率从 2001 年的 0.55/10 000 上升到 2011 年的 0.78/10 万[18]。发病率随着年龄改变而改变，由 20 岁以下 0.01/10 万上升到最高发病率 70—79 岁的 3.06/10 万。SEER 诊断年龄的中值为 64 岁。性别评估好坏参半；一些研究表明，男性占多数[17, 18]，而另一些研究报告表示这种疾病女性更常见[20, 21]。来自 SEER 的数据表明，年龄调整后基于种族的发病率有差异，黑种人和亚洲 / 太平洋岛民相比，白种人的发病率最高（分别为 2.07 和 1.50）。在其他种族中，发病率最低的是美洲原住民和阿拉斯加人（0.233/10 万）[18]。SEER 研究还发现年老、男性、黑种人、晚期诊断是 GIST 生存率降低的预后因素。Ulmer GIST 登记资料的分析表明，50 岁以下患者确诊后，女性 5 年生存期优于男性，但 50 岁或以上确诊患者性别对生存期无差异[23]。

三、大体特征

胃肠道间质瘤可以沿着胃肠道和肠壁的所有部位发展。它们最常集中在固有肌层。肿瘤多为壁外肿瘤，可附着于肠壁。这在胃中得到了最好的证实，而且有人推测这些病变最终可能会失去其蒂，这为罕见但有充分证据的常见于大网膜和毗邻胃肠系膜的胃肠外 GIST 的成因提供了解释[24, 25]。巨型肿瘤可以延伸或侵入邻近的器官。GIST 边界清晰，可能是多结节。少数情况下，GIST 是多灶的。多灶性病变提示 GIST 可能发生种系突变（见后面关于分子病理学部分）。无论肿瘤的侵袭性如何，黏膜表面是完整或溃烂的都有可能。切割表面通常是褐色，平滑具有螺纹或颗粒状的分叶。肿瘤可能出现出血、坏死、钙化和（或）囊性改变。

四、微观特征

组织学上对 GIST 的诊断持疑，因为大多数 GIST 病例的细胞型表现一致，可分为梭形细胞型、上皮样型或混合型三种类型。有趣的是，大多数 GIST 在胃内出现上皮样表型，而小肠、肛门直肠、结肠和食管肿瘤更多地表现为梭形细胞形态 [26]。所有类型的 GIST 通常都具有相对一致的形态学与不常见的有丝分裂形态。具有梭形细胞形态的 GIST 由排列成轮状或短束状的相对均匀的细胞组成（图 32-1A）。单个细胞有淡粉红色（嗜酸性）细胞质，细胞边界模糊；细胞核均匀，呈纺锤状；染色质开放，分布均匀；核仁不明显。核周胞质空泡出现在 5% 的病例中，是胃 GIST 的特征性表现之一。间质瘤透明质化和（或）钙化并不常见，薄壁血管可能脱落，导致间质瘤出血。可见肿瘤细胞坏死。

上皮样类型的 GIST 以圆形细胞为特征，胞质呈粉红色（嗜酸性）或透明，排列成片状或巢状（图 32-1B）。在胞质清晰的肿瘤中，常可见排布在核周致密的粉红色胞质。细胞核呈圆形通常呈偏心排列，核仁小，染色质分布均匀。虽然扩散的细胞的多形性与恶性性状有关，但散在的异型性细胞在上皮样 GIST 中更常见。

具有混合上皮样细胞和梭形细胞的肿瘤可能有梭形细胞和上皮样细胞的混合，或在这些类型之间发生突变转换。这种模式的认识强调了 GIST 的自然特性，并支持与平滑肌肿瘤及胃肠道神经源性病变的区别。

多达 20% 的 GIST，无论是梭形细胞还是上皮样细胞，都有被称为丝团样纤维的透明间质或粉红色纤维状的物质。这些球状和细长的结节状缠绕的丝团样纤维在大多数的小肠 GIST 中被发现，虽然曾经被认为是神经分化的标志，但目前被认为没有生物学 / 遗传学意义 [27]。

GIST 中的其他形态学发现还包括明显的巢状黏液样基质［尤其是血小板衍生生长因子受体 A（*PDGFRA*）突变 GIST］、副神经节瘤样生长（尤其是小肠肿瘤）、类癌生长模式、印戒细胞特征、颗粒细胞改变、嗜酸肿瘤细胞胞质改变、晶体形成、破骨细胞样巨细胞、肿瘤巨细胞，尽管非常罕见，但有明显的细胞多形性。典型的 GIST 很少突然转变为高级肉瘤，称为去分化 GIST[28]。这些病变在去分化成分中失去 GIST 标记物的免疫反应性，预后不良。

五、免疫组织化学特征

虽然一些权威机构要求肿瘤细胞 CD117（KIT）阳性才能作为肿瘤为 GIST 的诊断依据，但这种单一标记物既不是诊断学也不是病理学所必需的。具

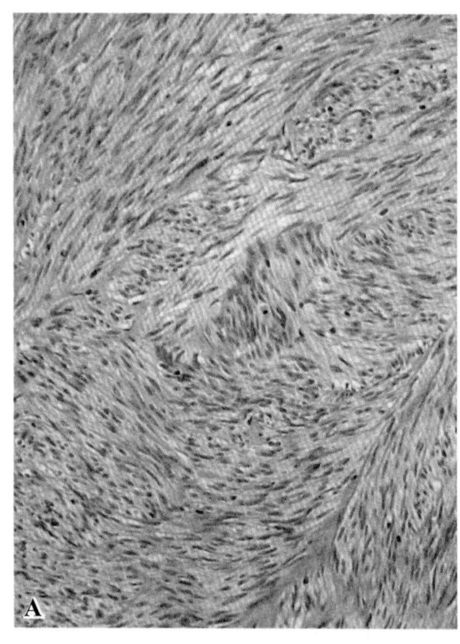

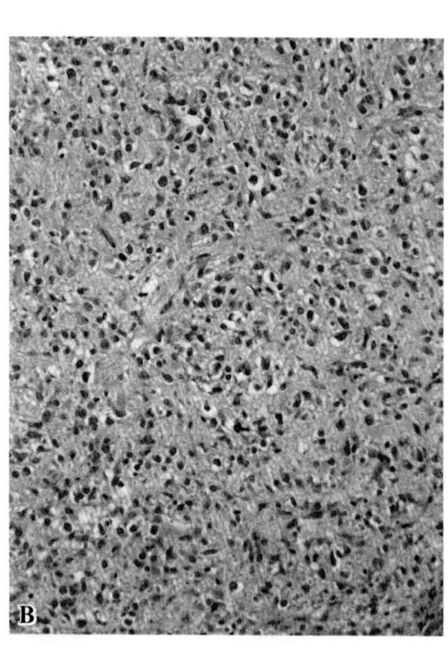

◀**图 32-1　GIST 的组织学切片**
A. 梭形细胞瘤显示梭形细胞排列成束状，胞质边界不明显，细胞核均匀（HE，200×）；B. 上皮样 GIST 示上皮样细胞成片状和巢状，细胞核呈圆形，核仁小，富含粉红色胞质（嗜酸性）（HE，200×）

有 GIST 所有形态特征的罕见肿瘤，未对 CD117 染色，仍可诊断为 GIST；而具有 GIST 任何形态特征的肿瘤，不应仅仅因为 CD117 阳性而被指定为 GIST[29]。根据上述说明，90%～95% 来自各个部位的 GIST，无论其形态特征如何，都表现出较强的 CD117 染色 [30]。有三种染色模式，即胞质型、核周点状和膜状（图 32–2）。值得注意的是，CD117 免疫反应性在肿瘤（GIST 或其他）中的存在与 *KIT* 基因突变无关，并且在 GIST 中可见 *BRAF* 突变、*NF1* 突变和 *SDH* 突变。

免疫组织化学标记物 CD34 在梭形细胞和上皮样 GIST 中表达率达 70%，被认为是 GIST 的可重复标记物。染色最常见于大肠和食管原发灶。然而，施万细胞（周围神经系统中的神经胶质细胞）肿瘤和一部分真正的平滑肌肿瘤也显示 CD34 阳性。基于这一点，大多数病理学家不使用 CD34 来检查 GIST。

大多数 KIT 阴性的 GIST 是胃肿瘤、累及大网膜的胃肠外肿瘤或邻近胃的肠系膜肿瘤。这些肿瘤的 *PDGFRA* 突变几乎都呈阳性 [31]。有趣的是，不论突变状态如何，在 95% 的肿瘤中抗氯通道蛋白 DOG1 的单克隆抗体都具有免疫反应性（图 32–3）[32, 33]。一些研究表明，DOG1 和 KIT 在胃肠道中 GIST 中的总体敏感性几乎相同，而 DOG1 和 KIT 在胃肠道 GIST 中的阴性率均小于 3%。值得注意的是，超过 1/3 的 KIT 阴性 GIST 表达 DOG1[34]。然而，DOG1 阳性也见于子宫型腹膜后平滑肌瘤、腹膜平滑肌瘤和滑膜肉瘤 [35]。最后，恶性上皮样 GIST 可与细胞角蛋白呈散在免疫反应，但 KIT 阳性基本否认了对癌症的确诊。

肌肉标记物的反应也在多达 30% 的 GIST 中可见，其中最常见于小肠肿瘤。这些阳性反应都是平滑肌肌动蛋白引起的，包括灶性和弥漫性，而结蛋白仅见于不到 5% 的 GIST，其染色通常局限于上皮样肿瘤或散在的梭形细胞。Caldesmon 也在 GIST 的一个重要亚群中检测到。

神经抗原在 GIST 中也具有免疫反应性。S–100 蛋白可在高达 10% 的肿瘤中见到，但这些病变通常对神经丝蛋白和胶质纤维酸性蛋白呈阴性。

近年来，免疫组织化学在 GIST 的特异性基因亚群的“基因分型”中发挥了重要作用 [36, 37]。缺乏琥珀酸脱氢酶（SDH）的 GIST 失去了 SDH 蛋白，免疫组织化学显示 SDHB 为阴性（图 32–4）。目前尚不清楚为什么任何 SDH 亚基的丢失都会导致 SDHB 的丢失，可能是由于它们形成了一个复合体，且 SDHB 对复合体的变化很敏感。缺乏 SDHA 的 GIST 对 SDHA 免疫组织化学呈阴性，但这是唯一可用于指定特定 SDH 亚基丢失的抗体 [38–40]。特定等位基因 BRAF V600E 抗体也已可用于识别 BRAF V600E 突变型 GIST。一项小规模研究将此抗体用作筛选工具，以 100% 敏感性和特异性识别

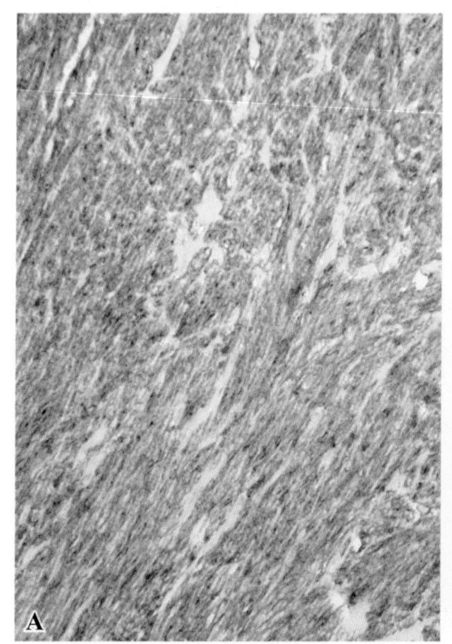

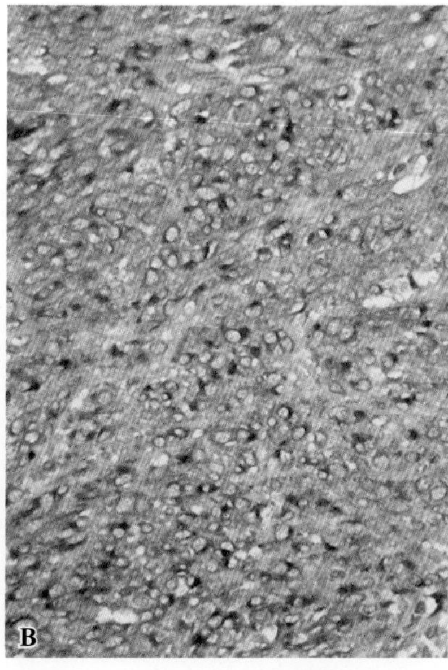

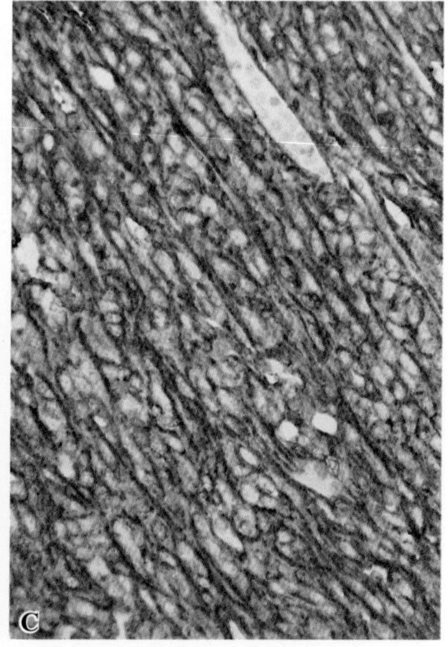

▲ **图 32–2　CD117（KIT）免疫组织化学染色**

A. 梭形细胞 GIST 胞质免疫反应性（200×）；B. 核周点状免疫反应（400×）；C. 膜性免疫反应（400×）

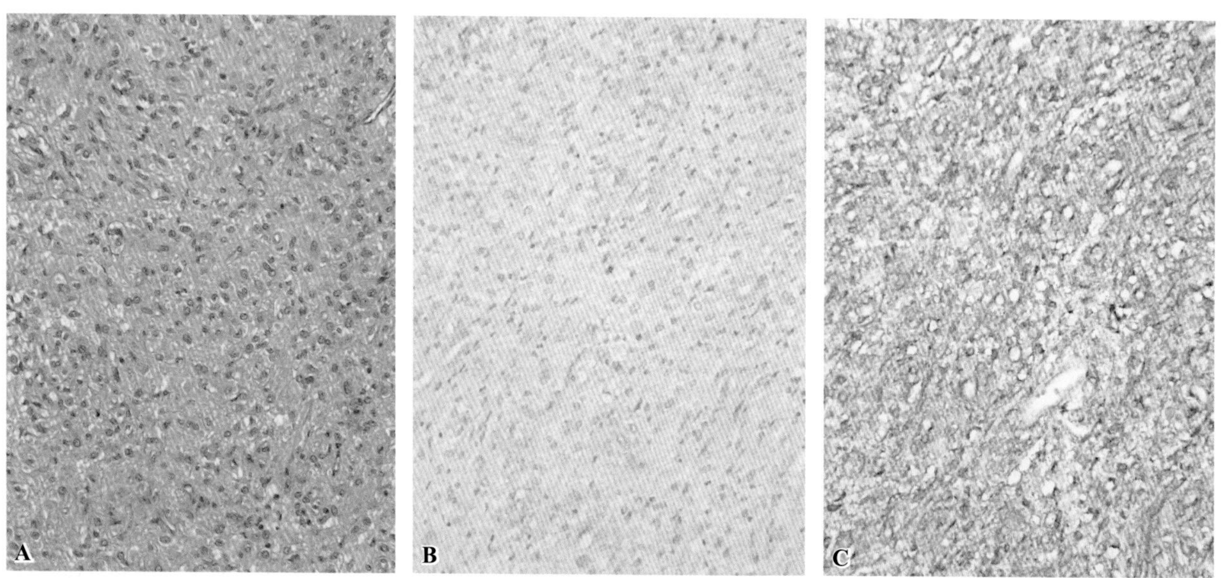

▲ 图 32-3 ***PDGFRA*** **突变，KIT 阴性 GIST**

A. 上皮样肿瘤包括上皮样细胞片层和丰富的嗜酸性细胞质，经 Sanger 测序证实存在 *PDFRA* D842V 突变；B. CD117（KIT）免疫组织化学染色呈弱阳性；C. DOG1 免疫组织化学染色呈弥漫性强阳性（A 至 C，200×）

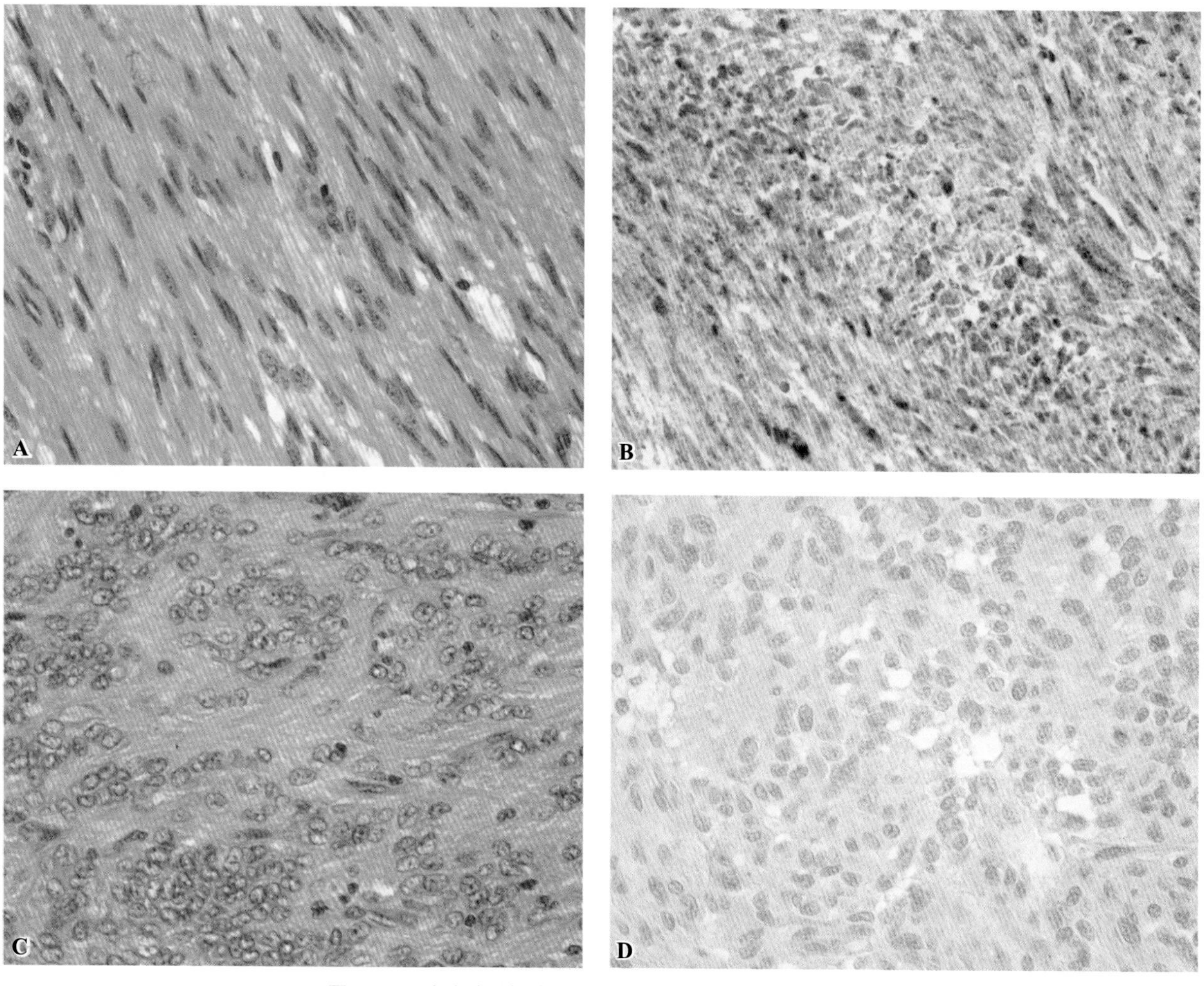

▲ 图 32-4 **琥珀酸脱氢酶（SDH）免疫组织化学染色（400×）**

A. 梭形细胞瘤；B. 保留 SDHB 免疫反应性；C. SDH 缺陷型 GIST 伴上皮样形态；D. 缺乏 SDH 免疫反应性

BRAF V600E 突变病例[41]。应强调的是 SDH 缺陷和 BRAF V600E 突变的 GIST 对 KIT 和 DOG1 免疫组织化学均呈阳性。

六、显微鉴别诊断

鉴于 GIST 具有广泛的形态学特征，其病理鉴别诊断包括孤立性纤维瘤、纤维瘤病、炎性纤维瘤、血管球瘤、神经鞘瘤 / 恶性周围神经鞘瘤、平滑肌瘤 / 平滑肌肉瘤，恶性肿瘤和淋巴瘤。纤维瘤病可能最难鉴别，因为它可累及胃肠壁，如前所述，CD117 染色较弱。此外，纤维瘤病可发展为 GIST 切除术后并发症。鉴于 GIST 的平滑肌和（或）神经特征，GIST 与平滑肌瘤 / 平滑肌肉瘤，以及神经鞘瘤 / 恶性周围神经鞘瘤的鉴别相当困难。实用的方法是，如果发现肿瘤的典型病理和免疫组织化学特征，并且肿瘤缺乏 CD117/DOG1 免疫反应性，则将其诊断为平滑肌肿瘤或神经肿瘤。

七、分子病理学

（一）*KIT/PDGFRA* 突变的胃肠间质肿瘤

70%～85% 的胃肠道间质瘤包含 *KIT* 基因的突变[42, 43]。*KIT* 是酪氨酸激酶Ⅲ家族的成员，也包括 PDGFRA。在 KIT 阴性的少数肿瘤中，大约 30% 有 *PDGFRA* 突变[44]。*PDGFRA* 突变在所有 GIST 中大约占 10%，并且与 *KIT* 突变相互排斥[45]。KIT 和 PDGFRA 的蛋白质结构包括一个具有 5 个免疫球蛋白样结构域的细胞外结构域，1 个跨膜结构域，以及 2 个酪氨酸激酶结构域。*KIT* 基因突变最常见于外显子 11，其次是外显子 9、13 和 17（图 32–5）。

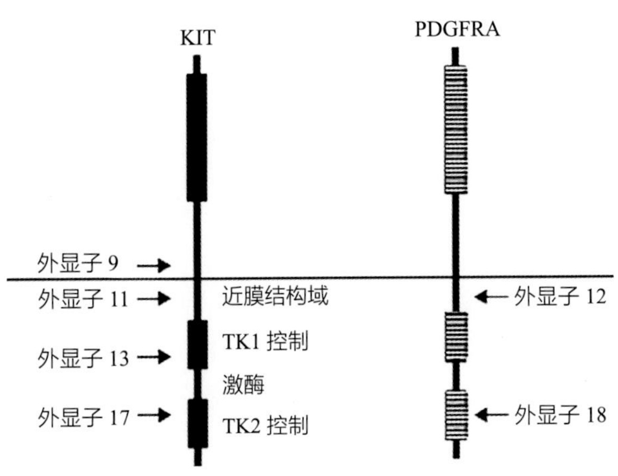

▲ 图 32–5　***KIT* 和 *PDGFRA* 酪氨酸激酶受体及最常见的外显子突变发生区域**

血小板变异基因主要存在于外显子 12 和 18。这些突变发生在跨膜结构域（*KIT* 外显子 9、11，以及 *PDGFRA* 外显子 12）与酪氨酸激酶结构域（*KIT* 外显子 13 和 17，以及 PDGFRA 外显子 18）。*PDGFRA* 比 *KIT* 多一个外显子，所以 *KIT* 外显子 11 和 17 相当于 *PDGFRA* 外显子 12 和 18。突变导致蛋白质的组成性激活，从而驱动了 GIST 的增殖[46]。携带 *PDGRFA* D842V 基因突变的肿瘤最常见于胃部。胚系基因组或 *PDGFRA* 基因突变很少被发现，其会引起家族性 GIST 综合征[47–49]。携带这些突变的患者，以常染色体显性遗传模式遗传，会发展为 100% 遗传外显率的胃肠道肿瘤。之前，不明确为 *KIT* 或 *PDGFRA* 突变的肿瘤被称为 KIT/PDGFRA 野生型 GIST，它们在所有的 GIST 中占比 15%。这个名字表明这些 GIST 拥有 *KIT* 和 *PDGFRA* 之外的突变。基于最近的研究，可以解释构成这个异质群体的许多突变（表 32–1）[50]。包括 SDH 缺陷 GIST，*BRAF* 突变 GIST，*NF1* 突变 GIST，以及四重野生型 GIST。

（二）琥珀酸脱氢酶缺乏的胃肠间质肿瘤

琥珀酸脱氢酶缺陷突变是由组成 SDH 复合体的任何一个亚基的拥有属性功能缺陷突变，包括 SDHA、SDHB、SDHC 或 SDHD[51]。这些突变分为综合征型和非综合征型，它们之前在小儿 GIST 的群体中及分散性成人胃部 GIST 中被发现，被称为 Carney–Stratakis 综合征、Carney 三联征[54, 55]。这些肿瘤具有独特的临床病理特征。它们仅出现在胃部，具有特征性的多结节 / 丛状生长模式和显著

表 32–1　胃肠道间质肿瘤基因亚型的相对频率（GIST）

基因类型	相对频率
KIT 突变	75%~80%
PDGFRA 突变	5%~8%
KIT 和 *PDGFRA* 野生型	12%~15%
BRAFV600E	3%
SDHA、*SDHB*、*SDHC*、*SDHD* 突变	3%
散发性儿科的 GIST	约 1%
GIST 作为 Carney 三联征的一部分	约 1%
NF1 相关的	罕见

NF1. 神经纤维瘤类型 1; *PDGFRA*. 血小板源性生长因子受体 A; SDH. 琥珀酸脱氢酶

经 Macmillan Publishers Ltd. 许可转载，改编自 Corless 等，2011[50].

的上皮样形态。与 *KIT/PDGFRA* 突变株相比，淋巴血管浸润是常见的[52]。大约 50% 的病例表现淋巴结转移。SDH 缺陷的 GIST 通过免疫组织化学检测对 KIT 和 DOG1 呈阳性反应，而对 SDHB 呈阴性反应，不考虑 SDH 突变。有趣的是，SDH 突变的 GIST 转移到肝脏有一个缓慢的临床过程。不建议使用标准的依据性风险分层方案对其进行风险分层。Carney–Stratakis 综合征是多灶性肌瘤、副神经节瘤和嗜铬细胞瘤的综合征[53]。据显示有些 Carney 三联征患者似乎有独特的遗传机制，即 *SDHC* 表达由于启动子高甲基化而丧失[56, 57]。少数 Carney 三联征患者在 *SDHA* 中也有突变[57]。大多数散发性（非胚系）*SDH* 突变的患者都有 *SDHA* 突变。根据免疫组织化学，他们的 GIST 对 SDHA 呈阴性[38–40]。

（三）*BRAF* 突变的胃肠间质肿瘤

BRAF V600E 突变在 7%～13% 的成人野生型 GIST 中都有发现[56–61]，*BRAF* V600E 突变是癌症中最常见的突变之一，在多种癌症中都可发现，最常见的是黑色素瘤和乳头状甲状腺癌。虽然这些突变可以用传统的测序方法鉴定，但是它们也可以通过等位基因特异性免疫组织化学鉴定，这能够区分表达 BRAF V600E 的肿瘤与 BRAF V600E 野生型肿瘤和其他 *BRAF* 突变体[41]。显著的是，*BRAF* V600E GIST 同时表达了 KIT 和 DOG1 基因并且在形态和临床上与 *KIT/PDGFRA* 突变型 GIST 相同。

（四）*NF1* 突变的胃肠间质肿瘤

NF1 突变型 GIST 发生在神经纤维瘤 1 型（NF1）的背景下[62–64]。大约 7% 的神经纤维瘤 1 患者发展为 GIST[65]。这些患者有 *NF1* 的胚系突变，被认为是 GIST 的致癌驱动因素。因为这些患者有胚系突变，他们会产生多重突变，大多发生在小肠。这些病变是其他 GIST 疾病在组织学上的典型表现，而且通过免疫组织化学显示对 KIT 和 DOG1 呈阳性反应。区分 *NF1* 基因突变和其他基因突变的唯一方法是证明存在 *NF1* 突变和缺乏 *KIT/PDGFRA* 突变。

（五）四重野生型胃肠间质肿瘤

最近，Pantaleo 与他的同事们提出了“四重野生型 GIST”这个术语，指的是那些缺乏 *KIT/PDGFRA* 突变，RAS 通路（*BRAF*、*RAS* 或 *NF1*）突变，或 SDHA/B/C/D 突变的病灶[50, 66]，目前尚不清楚这是 GIST 的一个独特子集还是一个异质类别。

八、临床表现和诊断

大部分被诊断为 GIST 的患者是无症状的。偶发性 GIST 在食管胃十二指肠作为黏膜下病变出现。超声诊断标准已经被用来证明是否有黏膜下病变发展为 GIST 的风险，包括不规则的腔外缘，囊性空间，以及淋巴结的恶性模式[67]。然而，患者也可以表现出各种各样的体征和症状，一部分取决于原发肿瘤的位置[5–8]。最常见的表现是疼痛、可触摸的肿块、出血，后两个更常见于小肠和大肠肿瘤，出现在小肠或大肠。阻塞性症状不常见于胃初发症状，但可见于肠道远端的肿瘤患者。其他症状包括恶心、呕吐、早期饱腹感和发热。

出现症状的患者通常要接受内镜评估和（或）X 线计算机断层扫描。任何腹部肿块都可以考虑切除。术前活检可切除的肿块对于 GIST 来说是比较常见的，但这或许是不必要的，且有一定风险。GIST 可能是软并脆的，经腹膜活检有出血和肿瘤破裂的风险。然而，内镜活检或细针穿刺（FNA），可以进行诊断而无明显的腹膜种植风险。内镜超声波引导也许可以帮助进入组织来进行诊断。

另一方面，如果对肿瘤的坏死或出血部分进行取样，针穿活检可能起不到决定性的作用。因此，术后病理评估对于在术后确定任何疑似是 GIST 的诊断是必不可少的。尽管如此，如果正在考虑术前治疗，可能仍然需要进行确诊性活检。对可切除、非转移性病变的患者，尤其是无法接受内镜活检或 FNA 的患者，可以在没有明确诊断的情况下接受手术。

常规的实验室检查包括全血细胞计数和完整的代谢检查，以便进行分期。放射学检查，典型的 CT 或磁共振成像（MRI），应评估肝脏、肠系膜、腹膜或大网膜的转移。肺转移是罕见的，一般见于晚期患者，胸部 X 线用以评估危重患者。最后，骨转移是罕见的。只有有骨痛史或碱性磷酸酶不明原因升高的患者才需要进行骨扫描评估。氟代脱氧葡萄糖正电子发射体层扫描（FDG–PET）也展示出了其优越性，因为 GIST 是非常典型的容易示踪。一些肿瘤的 PET 却显示葡萄糖摄取量很少。PET 对于常规分期是不必要的，而它们对于追踪特定个体对治疗的反应是有用的（见后文）。

九、危险分层和肿瘤分期

囊肿与其他间叶性肿瘤不同，既不是良性也不是恶性。相反，侵袭性和复发的风险是基于可重复的病理特征。国家卫生研究院在关于 GIST 的研讨会上提议根据肿瘤大小（单一最大维度）和有丝分裂计数（每 50 个高倍镜视野的有丝分裂数），将肿瘤描述为极低风险、低风险、中等风险或高复发风险（表 32-2）[29, 68]。Miettinen 和 Lasota 随后修订了风险分层，将来源器官的位置作为第三个预后因素[69]。一般来说，胃瘘患者复发的风险低于那些出现在小肠或大小与有丝分裂数相当的结肠的患者。基于这些数据，美国癌症联合委员会（AJCC）分期手册第 7 版增加了一个新的主要分期系统[70]。来自美国外科医学院肿瘤组（ACOSOG）Ⅲ期 Z9001 的研究数据表明，肿瘤有丝分裂计数是复发的最强预测因子[71]。一个包含三个已知预后因素的 GIST 列线图已经被发表（图 32-6）[72]。经过验证的列线图为三个因素中的每一个因素分配了分值，并预测了 2 年和 5 年无复发生存的概率。

十、治疗

从历史上看，有胃癌的患者可以用三种传统癌症治疗方式手术、化学治疗和放射治疗中的任何一种来治疗。外科手术对于有限的、可切除的疾病可能有显著的效果，但是根据之前描述的危险分层，用这种单一的方式治疗，疾病在 50% 以上的个体中可能复发。标准的细胞毒性化学治疗对这种疾病有明显的疗效，而放射治疗在姑息性疾病中的作用有限[5, 7, 73–75]。

（一）一般外科原则

对于原发性非转移性 GIST 患者，手术仍然是治疗的主要手段，也是唯一可能的治疗方法。对于技术上可以切除的肿瘤，它应该是最初的治疗方法。手术的目标是大体完整切除，假性包膜完整，显微镜下边缘阴性（R_0 切除）。剖腹探查时，应仔细检查腹腔表面，特别是胃 GIST 患者的小囊、膀胱阴道、直肠阴道和（或）直肠阴道隐窝及肝脏，彻底探查腹部，以确定转移情况。医生应小心操作，以避免肿瘤破裂。

原发性胃肠间质瘤可以切除 1～2cm 的边缘，或者在可行的情况下作楔形切除，或者在必要的情况下进行更大的、更具解剖性的切除；很少需要做全胃切除术。对于小肠间质瘤，应再次进行小肠节段切除术，以获得阴性的显微边缘。上直肠间质瘤可能需要低位前切除术，而下 1/3 直肠间质瘤可能需要通过全层经肛门切除术切除。后一种方法与低

表 32-2　原发性胃肠道间质瘤（GIST）的有丝分裂指数、大小和部位危险分层

肿瘤参数		进展性疾病风险*（%）			
有丝分裂指数	大小	胃	空肠 / 回肠	十二指肠	直　肠
≤ 5/50HPF	≤ 2cm	无（0%）	无（0%）	无（0%）	无（0%）
	2～5cm	非常低（1.9%）	低（4.3%）	低（8.3%）	低（8.5%）
	5～10cm	低（3.6%）	中等（24%）	数据不足	数据不足
	＞ 10cm	中等（10%）	高（52%）	高（34%）	高（57%）
＞ 5/50HPF	≤ 2cm	无#	高#	数据不足	高（52%）
	2～5cm	中等（16%）	高（73%）	高（50%）	高（54%）
	5～10cm	高（55%）	高（85%）	数据不足	数据不足
	＞ 10cm	高（86%）	高（90%）	高（86%）	高（71%）

以上数据基于 1055 例胃、629 例小肠、144 例十二指肠和 111 例直肠间质瘤的长期随访

*. 定义为转移或肿瘤相关死亡；#. 表示少量案例

经 Elsevier 许可转载，改编自 Mettinen 和 Lasota，2006[69].

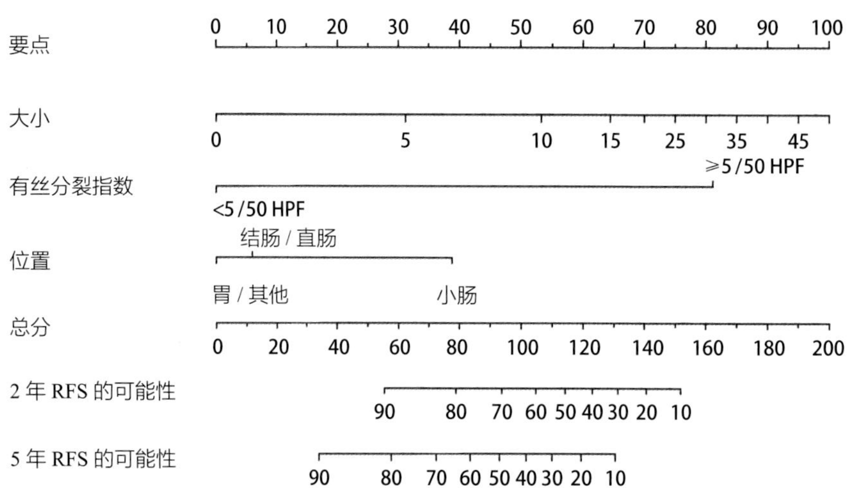

◀图 32-6 预测2年和5年无复发生存率（RFS）概率的列线图

通过从相应值向上画一条线到"点"线，为大小、有丝分裂指数和起始点指定点。这三个点的总和绘制在"总点"线上，对应2年和5年RFS的预测值（引自Gold等，2009[72]）

前切除术相比，R_0切除率低（32% vs 82%）和局部复发率较高（77% vs 31%）[76-78]。虽然过去曾对直肠间质瘤进行过腹会阴切除术，但现在清楚的是，边缘经肛门切除术，特别是联合新辅助和（或）辅助伊马替尼，是一种安全的选择。正规的淋巴结清扫和非受累组织的更大范围的切除是不必要的，因为这些都不是处理这种疾病扩散或复发的典型模式所必需的。淋巴结切除术是不必要的，因为淋巴结转移很少见，尤其是胃肠间质瘤和肉瘤[79]。原发性胃肠道间质瘤（GIST）常起源于胃或肠外，与其他肉瘤一样，倾向于移位邻近结构。因此，原发性胃肠道间质瘤通常可以从周围器官中提起。一些可能会变得密集附着在附近的结构。在这种情况下，需要对邻近组织进行整块切除。

大的（直径＞10cm）胃肠间质瘤可将细胞从表面的任何地方直接流到腹膜中，因此显微镜下阴性边缘的值是不确定的[7]。在宏观完全切除（R_1切除）的患者的最终病理分析中，显微镜下阳性边缘的处理是不明确的，并且取决于外科医师是否相信这个发现准确地反映了最后的手术过程。例如，切除标本可能会出现黏膜或浆膜肌边缘的收缩，人为地减小边缘的大小。没有证据表明，那些在宏观上完全切除，但在微观上边缘呈阳性的患者需要再次手术。这类患者应该由多学科护理团队仔细评估，以考虑再次切除、警惕等待或术后伊马替尼可能带来的风险和好处。

对于某些患者可能需要对部位不佳的肿瘤进行大面积手术。手术风险和术后预期的恢复必须与肿瘤切除术的肿瘤效益相权衡。例如，位于胃食管交界处的肿瘤可能需要近端或全胃切除术。胰十二指肠切除术可能是必要的，以消除十二指肠间质瘤。很少低位直肠间质瘤需要腹会阴切除术。在这些情况下，术前多学科回顾是至关重要的，因为这样的患者即使在术前伊马替尼有部分缓解，也可以不进行根治性切除。

所有直径≥2cm的胃肠间质瘤均应切除，尽管这一建议还有待改进[68]。然而，当遇到直径＜2cm的小间质瘤的处理仍有争议。这种小肿瘤的自然特性，特别是生长速度，目前还不清楚。如前所述，亚临床胃肠间质瘤的发病率从23%到35%不等[12, 13]。因此，可能相关并实际需要治疗的百分比仍然相对较低。

小间质瘤的内镜切除术已经有报道，但是由于其固有的边缘阳性和肿瘤溢出的风险，其作用仍然存在争议[80]。虽然小间质瘤可以通过内镜进行探查，直到它们生长或出现症状，但探查的频率仍然不确定。目前，任何内镜入路都应被视为研究性的，最好在临床试验的支持下进行。目前，没有足够的数据来指导内镜检查中偶然发现的非常小的间质瘤（直径＜2cm）的处理，常规内镜超声（EUS）监测的有用性仍然没有得到证实。对于有症状的患者，完全手术切除是主要的治疗方法，尽管对于胃GIST很小（直径＜2cm）且没有高危EUS特征（边界不规则、囊腔、溃疡、回声灶、异质性）的一部分患者，可以考虑每隔6～12个月进行1次EUS系列检查[81]。

欧洲肿瘤医学会的指南建议每年对小胃肠道间质瘤患者进行EUS探查[82]。手术适应证包括与肿块相关的症状（如梗阻或出血）或间隔生长。日本指南建议对食管胃十二指肠镜有“恶性发现”（溃疡、边缘不规则、生长迅速）直径＜2cm 的 GIST 进行定期随访（每年 1 或 2 次）[83, 84]。肿瘤生长和（或）食管胃十二指肠镜检查有恶性特征是手术的相对指征。

直径＜2cm 的间质瘤可能有不同于较大间质瘤的突变频率。Rossi 及其同事评估了 170 例直径＜2cm 的胃肠道间质瘤患者，并将其中 135 例胃肠道间质瘤患者的特异性突变与 101 例直径＞2cm 的胃肠道间质瘤患者进行了比较[85]。他们在较小的胃肠道间质瘤患者中发现了过量的“野生型”病例，*KIT* 外显子 11 突变的病例比例较低，在直径＞2cm 的显性恶性间质瘤中未见新的突变。

腹腔镜在间质瘤切除术中的作用继续扩大。在腹腔镜手术中，宏观上完全切除和避免肿瘤破裂的原则同样适用于腹腔镜手术[86]。基于小样本病例和回顾性分析的报告表明，腹腔镜或腹腔镜辅助切除术不仅可行，而且复发率低，住院时间短，发病率低[86–90]。Novitsky 和同事完成了 50 例胃间质瘤腹腔镜切除术（平均肿瘤直径 4.4cm，范围 1.0～8.5cm），切缘阴性（2～45mm）[87]。平均随访 36 个月，46 例（92%）患者无病。其余 4 例患者中，2 例死于转移性疾病，1 例患有转移性疾病，死于无关事件，另一例患有复发性疾病。未发现局部或端口部位复发。Otani 和他的同事通过腹腔镜楔形切除术切除了 35 个 2～5cm 的 GIST[86, 88]。对于直径＜4cm 的肿瘤，没有发现局部或远处的疾病复发。

这些数据证实，在有经验的人手中，腹腔镜或腹腔镜辅助切除是安全的。因此，对于低风险胃间质瘤患者，腹腔镜切除术是一种安全可行的手术。根据肿瘤的位置和形状，可以使用腹腔镜或腹腔镜辅助技术切除较大的肿瘤。与其他腹腔镜肿瘤切除术一样，应遵循标准的手术原则，并在保护性塑料袋中取出肿瘤，以最大限度地降低端口部位复发的风险。腹腔镜手术在其他解剖部位是可行的，如小肠间质瘤。然而，在其他部位腹腔镜切除间质瘤的资料数据有限。

在确定 GIST 有别于平滑肌肉瘤后，对有限可切除疾病手术疗效的早期数据进行了回顾性分析[6, 7, 91, 92]。然而，研究表明，与不完全切除的患者相比，在疾病的所有阶段，即初发症状、局部复发性疾病和转移性疾病，完成切除手术可延长患者的生存期。他们还指出，在 50% 的原发性疾病患者中，肿瘤最终会复发。然而，当目前利用肿瘤大小和有丝分裂率的风险分层系统被应用时，高风险和转移性疾病患者的死亡风险增加，而其他风险组则没有[69]（表 32–2）。

（二）放射治疗

目前，放射治疗不能有效地控制肿瘤的生长，但它已成功地应用于姑息环境，以帮助控制疼痛和出血[75]。对于局部晚期、有症状的直肠间质瘤放射治疗有理论作用，但没有数据支持常规的放射治疗。

（三）全身治疗

1. 化学治疗

软组织肉瘤的标准治疗方法是使用多柔比星单独或与其他药物联合使用，最常见的是异环磷酰胺或达卡巴嗪。回顾过去软组织肉瘤的临床试验以确定对标准化学治疗的有效率是混乱的，因为 GIST 包括在平滑肌肉瘤亚组中，或者没有包括组织学的细分。Edmonson 和他的同事对达卡巴嗪、丝裂霉素、多柔比星和顺铂进行的一项研究，招募了两组患者：平滑肌肉瘤和胃肠道间质瘤[73]。平滑肌肉瘤的有效率为 54%，胃肠道间质瘤患者的有效率为 4.9%。间质瘤患者对多柔比星和异环磷酰胺的反应率为 0%～27%，对紫杉醇的反应率为 7%，吉西他滨治疗后未见反应[74]。间质瘤患者发现多药耐药蛋白表达增强（与平滑肌肉瘤相比），这可能解释了相对化学治疗不敏感的原因[93]。这些疗法的有限反应率与转移性疾病患者的生存率低有关，报道的总生存期中位数约为 18 个月[73]。

2. 靶向治疗：甲磺酸伊马替尼

了解间质瘤的癌变机制导致了一种截然不同的治疗方法。KIT 和 PDGFRA 为治疗提供了具有生物学意义的靶点[94]，甲磺酸伊马替尼（Imatinib），一种口服酪氨酸激酶抑制药（TKI），具有抗 ABL、BCR–ABL、KIT 和 PDGFR 活性作用[42, 95]。临床前数据显示，对野生型和突变型 KIT 均有活性[95, 96]，最近对 PDGFRA 的一些突变型的研究发现有活性[97]。

伊马替尼成功地治疗了一位对多种治疗方法均无效的 GIST 患者，从而证明药物治疗抑制 KIT 会影响 GIST 生长的原理[98]。随后对 GIST 患者进行了伊马替尼Ⅰ期试验，试验剂量分别为400mg、300mg每日2次、400mg每日2次和500mg每日2次[99, 100]。最大耐受剂量为400mg，每日2次，剂量限制性毒性为恶心、呕吐、水肿、皮疹。值得注意的是，胃肠间质瘤患者与接受伊马替尼治疗慢性粒细胞白血病的患者相比，血液学损害的频率更低[101, 102]。胃肠间质瘤患者出血时，主要表现肿瘤肿块出血，不是血小板减少。

美国–芬兰Ⅱ期试验与Ⅰ期试验同时设计并启动，试验剂量分别为400mg和600mg[103–105]。研究包括147例患者，但无法确定一种剂量水平优于另一种剂量水平。欧洲癌症研究和治疗组织（EORTC）在GIST和非GIST软组织肉瘤中使用400mg每日2次进行了一项Ⅱ期试验[106]。106例GIST患者中伊马替尼的Ⅰ期和Ⅱ期试验的缓解率为54%～71%的患者部分缓解（PR），另外17%～37%的患者疾病稳定（SD），只有1%的患者达到完全缓解（CR）。

伊马替尼的Ⅰ期和Ⅱ期研究表明，该药物在每日300～800mg的剂量下耐受良好[99, 100, 103, 106]。在Ⅰ期试验中最常见的需要减少剂量的毒性反应是恶心、呕吐和水肿；而中性粒细胞减少、皮疹和呼吸急促表现较少[99, 100]。另外，可见腹泻、乏力、疲劳、结膜炎和巩膜出血。Ⅱ期研究报道1～2级毒性反应可能与伊马替尼有关[103, 106]。最常见的是水肿、贫血、粒细胞减少、恶心、腹泻、肌肉酸痛、疲劳、皮疹、头痛和腹痛，频率依次降低。采用症状性措施，即立即停用伊马替尼来控制毒性，如果复发，则减少剂量。影响毒性的因素有与血液毒性相关的低血红蛋白和与水肿和疲劳相关的低白蛋白。有趣的是，长期服用伊马替尼的患者，其与伊马替尼清除的改善相关症状下降有关。当将第1天和第29天的血清水平与治疗1年以上的水平进行比较时，从第1天到第29天与治疗1年后的水平相比，该药的清除力增强了33%[107]。

两个大型的国际Ⅲ期试验评估了每日400mg和400mg每日2次，缺乏对照标准疗法[108, 109]。北美Ⅲ期试验，S0033，被授权确定每日2次400mg和每日1次400mg在总生存率方面是否更优，试验纳入了746例患者[109]。相比之下，EORTC领导的试验以无进展生存期（PFS）作为唯一的终点，共纳入946例患者。多中心Ⅲ期试验显示CR率为3%～6%，PR率为45%～48%，SD率为26%～32%，总的临床获益率为76%[108, 109]。尽管在这些研究的早期CT中使用标准化缓解标准的缓解并不明显，但临床症状迅速改善。在美国–芬兰Ⅱ期研究中，中位PFS为84周，SD作为治疗的最佳反应，其生存率相当于获得部分或完全缓解的患者的生存率[108]。长期随访表明，美国–芬兰试验中18%的患者在治疗后没有疾病进展，伊马替尼治疗的中位随访时间为9.4年[105]。EORTC领导的试验证明，伊马替尼在400mg每日2次时的初始治疗相对于每日400mg初始治疗的PFS有优势，总体生存（OS）率没有任何差异[108]。北美试验在OS或PFS中未发现统计差异[109]。结合数据进行综合分析这两项试验都证实了PFS在高剂量治疗中的一个小优势，这一优势在很大程度上取决于外显子9突变的患者。更高剂量的治疗同样没有OS优势[110]。

这两项Ⅲ期研究都允许接受低剂量伊马替尼治疗并有疾病进展迹象的患者将其剂量增加到每日2次400mg。这导致SD占30%，PR占2.5%～6%[111]。3、4、5级的毒性分别为23%、7%和2%，以胃肠道毒性和血液毒性最为明显。这两项研究都记录了在高剂量治疗的患者中3级和4级毒性的增加。低剂量治疗患者毒性降低，剂量随肿瘤进展而升高，毒性比率基本相当，但疲劳和贫血增加，中性粒细胞减少[112]。伊马替尼的Ⅰ期和Ⅱ期试验结果表明，随着时间的推移，可能出现对伊马替尼的快速抑制或增强了药物清除的现象[107]。虽然这不符合统计学意义，但清除率的增加是一种有趣的现象，既解释了疾病的再稳定，也说明了毒性的明显改善。

鉴于伊马替尼治疗的戏剧性和持久性反应，一些人质疑该药物是否需要在转移灶中无限期地继续使用。法国肉瘤组专门设计了BFR14，一项Ⅲ期试验，探索晚期疾病患者在伊马替尼治疗1年、3年或5年后病情稳定时，伊马替尼是否可以停止治疗[113–115]。CR、PR或SD患者随机继续服用伊马替尼或停止治疗。该研究旨在评估停药患者的PFS、次要终点OS，以及对伊马替尼再注射的反应。停药伊马替尼的患者与继续接受治疗的患者相比，PFS在统计学上显著缩短。有趣的是，有一种说法认为，伊马替尼停药后的进展时间随着停药前伊马替尼停药时间的延长而增加。到目前为止，在操作系统上没有区别。进一步分析*KIT*突变与伊马替尼二次耐药风险之间的相关性，发现在 *KIT* 外显子 11 中 557–558 缺失的肿瘤较外显子 11 中其他突变的肿瘤更不易发生伊马替尼二次耐药[116]。

3. *伊马替尼治疗反应的决定因素*

评价伊马替尼与 KIT 结合活性的研究具有详细的重要受体结构位点[117]。野生型 KIT 位于细胞膜上，分子的膜旁部分插入激酶活性位点。通常，KIT 在其配体钢因子（steel factor）存在下进行同源二聚体反应。这导致膜旁结构域的构象变化和受体的激活。伊马替尼与激酶结构域的保守序列结合，与腺苷三磷酸（ATP）竞争，从而使分子的激酶活性失活。KIT 中的突变导致激酶在缺乏钢因子结合的情况下活化。特别是外显子 11 的突变，破坏了近膜域和激酶活性位点之间的正常相互作用，从而有利于激酶结构域的活性形式。然而，这些突变并不影响伊马替尼的结合，因此该药物对 *KIT* 外显子 11 突变的肿瘤有效。

在体外，除外显子 17 突变外，大多数 *KIT* 突变似乎对伊马替尼敏感[42, 118, 119]。同样，体外检测发现在 *PGFRA* 中，外显子 12 而不是外显子 18 的突变对伊马替尼是敏感的[42]。更进一步的临床试验发现，肿瘤突变状态与疗效相关[120, 121]。*KIT* 外显子 8（0.3%）、11（65.8%～73.1%）、13（0.8%～1.5%）和 17（1.1%～1.5%），以及 PDGFRA（1.1%～2.0%）中发现突变，肿瘤的 *KIT* 或 *PDGFRA* 其余部分未发现突变（13.8%～15.2%）。Ⅲ期试验发现 *KIT* 外显子 11 突变的肿瘤有最高的客观缓解率（64%～68%），*KIT* 外显子 9 突变或野生型 *KIT* 的肿瘤有较低的缓解率，分别为 34%～37.5% 和 23%～37.3%。此外，在肿瘤的外显子 11 组 PFS 也较长。有 *PGDFRA* 或 *KIT* 外显子 13 或 17 突变的患者太少，无法分析。GIST 的 Meta 分析发现高剂量治疗同样有益处，但没有 OS 益处；这种益处仅在外显子 9 突变的患者队列中观察到[110]。

4. *靶向治疗：苹果酸舒尼替尼*

舒尼替尼是一种多靶点 TKI，具有对抗 KIT、PDGFR、VEGFR 和 FLT–1/KDR 的活性，被批准用于治疗对伊马替尼不耐受或过敏的 GIST 患者。Ⅰ期研究测试了几种剂量和时间表，最初确定口服 50mg，持续 28d，休息 14d 作为时间表[122]。苹果酸苏尼替尼的Ⅰ期和Ⅱ期试验主要是由对伊马替尼 600mg 或更高剂量的难治性且有广泛转移性疾病的患者进行的。PET 显示在治疗的 4 周内代谢反应迅速，在 2 周的冲洗过程中代谢反应变得更加活跃。与伊马替尼相似，CT 缓解的发展更为缓慢。早期试验及关键的安慰剂对照Ⅲ期试验的反应数据非常相似，没有完全缓解，部分缓解在 7% 到 13% 之间[122–124]。在早期研究中，肿瘤进展的中位时间为 7.8 个月，中位生存期为 19.8 个月。

在舒尼替尼与安慰剂的Ⅲ期试验中，发现中位进展时间的统计差异：接受舒尼替尼的患者 6.3 个月与接受安慰剂的患者 1.5 个月（危险比 0.335；P=0.0001）[123]。在最后的分析中，尽管研究采用了交叉设计（危险比 0.491；P=0.006 74），但那些开始使用舒尼替尼治疗的患者的操作系统也得到了改善。

测试的日程安排对一些患者来说是存在问题，因为他们注意到了在 2 周的治疗休息期间疾病复发症状。因此，显然需要中断剂量来控制不良反应。在 GIST 患者中进行了每日连续低剂量的Ⅱ期试验[124]。这项研究证明了每日使用 37.5mg 的起始剂量的安全性和耐受性，与先前的研究有相似的缓解率；大多数实践者首选这种方案。毒性的类型与任何一个时间表相似。GIST 患者最常见的 3 级和 4 级舒尼替尼中毒表现包括疲劳、无症状脂肪酶、淀粉酶升高和高血压。其他不良反应包括恶心、腹泻、口炎、手足综合征、贫血和皮肤变色。当患者服用药物时，在肿瘤活检部位也有出血的描述。此外，一些有冠状动脉疾病史的患者被发现有无症状的心肌酶升高。甲状腺功能减退症也被观察到，并要求在治疗期间对出现的情况进行监测。

与外显子 11 突变的患者相比，对伊马替尼较不敏感的突变患者（如 *KIT* 外显子 9 和野生型 *KIT*）的缓解和临床益处更为明显[125, 126]。对于肿瘤包含 *KIT* 外显子 9 突变的患者，进展时间最长，其次是野生型、外显子 11，对于同时有外显子 11 突变和新突变的肿瘤，进展时间最差。*KIT* 外显子 9 和野生型突变的患者总体生存率最高。这并不意味着舒尼替尼在外显子 11 突变的肿瘤中不起作用；相反，它代表了在伊马替尼上进展的外显子 11 突变患者已经产生了耐药性，并且通常具有附加突变的克隆。进一步的研究表明，涉及 KIT 外显子 13 或 14 的次级突变对舒尼替尼敏感，而外显子 17 和 18 的次级突变往往对舒尼替尼耐药。

5. 靶向治疗：雷戈非尼

最近批准的药物雷戈拉非尼（Regorafenib）也是一种多靶向性 TKI，靶向为 VEGFR1–3、TEK、KIT、RET、RAF1、BRAF、PDGFR 和 FGFR[127, 128]。一项初步的Ⅱ期研究治疗了 34 例晚期疾病患者，这些患者要求已经接受过伊马替尼治疗，具有抗药性和不耐受性，并且在舒尼替尼上取得了进展[127]。雷戈拉非尼以 160mg 给药，连续 21d，后休息 7d，每 28 天重复 1 次。最常见的严重不良反应是高血压和手 / 足 / 皮肤反应。4 例 PR 和 22 例 SD 患者 16 周或更长时间的疗效显著，总体临床受益率为 79%。

鉴于上述研究，Ⅲ期 GRID 试验采用与先前治疗相同的研究方法。该试验以 2 & 1 将 199 例患者随机分为雷戈拉非尼组和安慰剂组，允许雷戈拉非尼对活动组和安慰剂组患者在进展时进行开放性治疗[128]。雷戈拉非尼组和安慰剂组患者的 PFS 中位数分别为 4.8 个月和 0.9 个月。在接受安慰剂治疗的患者中，85% 的患者进行了积极治疗，但 OS 没有统计学意义。分析使用雷戈拉非尼与改善 PFS 相关的因素，确定了 *KIT* 外显子 11 和外显子 9 两者都有原发性突变的肿瘤的益处，不考虑这是否是三线疗法或是其他。唯一表明倾向于使用安慰剂的因素是先前的伊马替尼治疗前持续时间少于 6 个月。雷戈拉非尼和安慰剂的总有效率分别为 4.5% 和 1.5%（1 例 PR）。

6. 酪氨酸激酶抑制药的耐药机制

伊马替尼的初步研究指出 GIST 患者对伊马替尼有两种耐药模式。有 9%～17% 的患者进展迅速，以进展性疾病为最佳反应，其肿瘤有 *KIT* 或 *PDGFRA* 突变，对伊马替尼的敏感性较低[42, 99, 106, 108, 120, 121]。一组是外显子 9 突变的患者，通常他们在较高剂量的伊马替尼治疗下疾病变得稳定[120]。另一组是肿瘤未经鉴定有 *KIT* 或 *PDGFRA* 突变的患者，这些突变更有可能在伊马替尼治疗下发生疾病进展。虽然这些肿瘤类型对伊马替尼没有完全的抵抗力，但他们是两组 GIST 患者中最有可能对舒尼替尼有疾病稳定或缓解的[122]。伊马替尼和舒尼替尼都是与激酶结合的 ATP 竞争性抑制药。然而，在外显子 17、18 的 *KIT* 或 *PDGFRA* 突变的背景下，它们在结合和作为竞争性抑制药方面是无效的[42, 119, 122]。

在最初有缓解或没有进展且在伊马替尼上已维持数月（定义为 3 个月以上）的患者中，也可发现出现了耐药性[100, 104, 108, 109]。无论耐药性是原发性还是继发性，其特征是存在 KIT 磷酸化和下游 AKT 和丝裂原活化蛋白激酶（MAPK）途径的激活[129]。伊马替尼进展性疾病的总中位时间为 18～24 个月。临床上，第二组与第一组相比，进展更典型的是病灶，不涉及所有已知疾病的部位。假设了各种机制，但在临床上，额外的继发 *KIT* 或 *PGFRA* 突变是最常见的机制。舒尼替尼已被证明对具有原发性外显子 11 突变和获得性外显子 13、14 突变的肿瘤有疗效，但对 KIT 分子的较远部分外显子 17、18 突变的肿瘤没有疗效[121]。有人认为，在舒尼替尼失败后的第三行设置中，雷戈拉非尼对在舒尼替尼上进行的原发性 *KIT* 外显子 11 肿瘤是有益的，在该肿瘤中，我们预测外显子 17 和 18 的次级突变将占主导地位；然而，这一点尚未得到明确的证明[128]。

对晚期复发患者肿瘤的评估发现，除了原发性肿瘤突变外，*KIT* 或 *PDGFRA* 还存在新的突变[130–134]。次级突变位点包括 *KIT* 外显子 1、13、14 和 17 或 *PDGFRA* 外显子 18，但最常见于 *KIT* 外显子 11 突变的肿瘤。对伊马替尼进展的患者进行肿瘤转移的显微切割术显示，不同的部位可能含有不同的二级突变。这就提出了一个问题：这些区域是否代表先前存在的克隆体的生长，还是作为伊马替尼治疗的结果的发展。这些额外的突变似乎克服了伊马替尼诱导的 *KIT*/*PDGFRA* 抑制。

7. 对酪氨酸激酶抑制药耐药的胃肠道间质瘤的药物治疗

使用三种经批准的 TKI 进行治疗的患者出现进展没有可用的标准全身药物；事实上，任何其他方法都是实验性的。如果患者不适合使用新的实验药物，或者无法获得新的实验药物，尽管之前有进展，但继续使用伊马替尼的耐受性良好的剂量仍有一定的益处。在开始替代疗法之前已经停止伊马替尼治疗的临床试验表明，PET 显示临床症状和肿瘤复发迅速增加[135, 136]。有传闻称伊马替尼的剂量在 400mg 以上每日 2 次时增加益处，但没有关于其益处的明确数据，故不推荐这种方法[136]。在舒尼替尼与安慰剂相比失败后，进行了伊马替尼恢复的前瞻性随机试验，PFS 从 0.9 个月增加到 1.8 个月[137]。

尼罗替尼（Nilotinib）是第二代 TKI，设计用于选择性抑制 ABL 激酶复合物，但保留了抗 -KIT 和抗 -PDGFR 活性[138, 139]。与伊马替尼相比，尼罗替尼可增加细胞内的积累，这可能是伊马替尼难治性疾病患者活动的机制。尼罗替尼单独和与伊马替尼联合应用的 Ⅰ 期研究表明，对伊马替尼耐药的 GIST 患者的安全性和有效性，联合治疗没有明显的优势[139]。对进展超过标准治疗的患者进行的研究表明，尼罗替尼每日 2 次服用 400mg，主要表现为病情稳定，中位数为 8～12 周[140]。有趣的是，一些报道显示 GIST 的外显子 11 突变携带外显子 17 的二次突变具有潜在的临床益处[141, 142]。然而，对难以接受标准治疗的患者和原发性转移性疾病患者的Ⅲ期研究结果令人失望。

根据独立的放射学检查，尼罗替尼单独使用与包括伊马替尼或舒尼替尼在内的最佳支持性治疗相比，没有证明其 PFS 有所改善[143]。对伊马替尼和舒尼替尼有明确疾病进展证据的患者进行事后分析，结果表明尼罗替尼组的 OS 较对照组有改善（405d vs 280d）。最近一项针对晚期 GIST 的一线治疗试验（尼罗替尼与伊马替尼相比）在疗效明显不佳的情况下中止[144]。尼罗替尼在未治疗组的 2 年 PFS 率为 51.6%，而伊马替尼为 59.2%。亚组分析发现，外显子 9 突变的患者的 PFS 明显恶化，平均 PFS 为 3 个月，所有患者的 PFS 进展均为 6 个月。因此，对于在晚期疾病环境中表达外显子 9 的肿瘤的患者，尼罗替尼不是一种可行的治疗方法。

甲磺酸马西替尼（Masitinib Mesylate）靶向 C-kit 和 PDGFR，也靶向成纤维细胞生长因子受体 3（FGFR3）。在体外，马西替尼具有比伊马替尼更好的活性[145]。马西替尼的 Ⅰ 期试验显示最大耐受剂量为 12mg/（kg · d），5/17 伊马替尼耐药患者达到了 SD[146]。2 例对每日 300mg 伊马替尼不耐受的患者以 SD 和 PR 为最佳反应。除黏膜炎症外，毒性似乎与伊马替尼相似。在先前未经治疗的晚期 GIST 的Ⅱ期试验中，使用马西替尼 7.5mg/（kg · d）[147]。总有效率（CR 和 PR）为 53.3%，临床疗效（CR、PR 和 SD）为 96.7%，中位客观疗效时间约为 6 个月。中位 PFS 估计为 41.3 个月，3 年生存率为 90%。这些试验似乎优于伊马替尼的初始试验，但正在非劣效性Ⅲ期试验中进行试验，比较一线的伊马替尼和马西替尼，以 PFS 为主要终点。一项前瞻性的开放标签试验，比较了对伊马替尼耐药的患者中马西替尼和舒尼替尼的平均 OS 为 29.8 个月和 17.4 个月，相应的 PFS 为 3.7 个月和 1.7 个月，有利于马西替尼的治疗[148]。已经启动了一项Ⅲ期试验，以证实这些发现。

索拉非尼（Sorafenib）是一种 raf 激酶抑制药，对 KIT、PDGFR、VEGFR-2 和 VEGFR-3 也有活性。在体外，已经证明了对伊马替尼耐药的 *PDGFRA* 突变 T681 和获得性伊马替尼耐药 *KIT* 突变的活性，特别是那些涉及 T670I 和 D820Y 的突变[149-151]。索拉非尼 400mg 每日 2 次的Ⅱ期试验治疗了 38 例患者，其中 32 例患者对伊马替尼和舒尼替尼都耐药；PR 率为 13%，额外的 SD 率为 55%。PFS 的中位数为 5.2 个月，中位 OS 约为 1 年[152]。验证性实验报道为第四个线路设置，显示 PR 率为 19%～20%，症状有所改善[153]。索拉非尼的结构类似雷戈拉非尼，仅缺乏氟。索拉非尼在雷戈拉非尼治疗后的作用尚不清楚，在使用雷戈拉非尼前已获得临床试验数据。

帕唑帕尼（Pazopanib）被批准用于治疗晚期软组织肉瘤患者，也已经在晚期 GIST 患者中进行了评估[154]。把 KIT、VEGR 1-3，以及 PDGFRA 和 B 作为其靶点。在有限的机构的帕唑帕尼Ⅱ期试验中，没有客观的缓解，但 48% 有疾病稳定，17% 在 24 周或更长时间内没有进展。这些患者进行了显著的预处理（先接受 3～7 个周期的治疗），25 例患者中有 11 例曾接受过索拉非尼治疗，6 例曾接受雷戈拉非尼治疗。1 例患有 SDH 缺陷的 GIST 患者在 17 个以上周期的治疗后继续进行疾病控制。

达沙替尼（Dasatinib）是一种针对 BCR-ABL、SRC 家族（SRC、LCK、YES、FYN）、C-kit、EPHA2 和 PDGFRB 的激酶抑制药。它被批准用于治疗伊马替尼抵抗或不耐受的慢性粒细胞白血病和费城染色体阳性的急性淋巴细胞白血病。在体外，该制剂对野生型 *KIT* 和膜旁结构域突变 *KIT* 亚型的激酶活性有抑制作用[155]。晚期疾病的Ⅱ期试验表明，利用 Choi 标准，有 38% 的缓解率[156]。20% 的患者 SD 超过 6 个月。值得注意的是，1 例 *PDGFRA* D842V 突变患者出现了缓解。达沙替尼用于 GIST 一线治疗的Ⅱ期试验正在进行中。

克雷诺拉尼布（Crenolanib）是一种新的 PDGFR 激酶抑制药，已在 GIST 患者肿瘤携带 *PDGFR D*842 相关突变的Ⅱ期试验中得到验证。*PDGFRA* D842V

被认为对大多数其他可用的激酶都不敏感[157]。该研究根据不断变化的药动学数据修改了时间表。16例患者中有2例有部分反应，另外3例患者病情稳定，临床受益率为31%，有几例患者在研究中停留时间超过6个月[158]。计划对晚期D842V GIST患者进行随机对照研究。

（四）全身与局部联合治疗

1. 新辅助疗法

Ⅱ期RTOG 0132试验是唯一一项评估伊马替尼作为新佐剂的安全性和可行性的多机构前瞻性研究（表32-3）[159]。在该试验中，患者在术前服用600mg伊马替尼8～12周，然后进行手术，然后再服用2年的伊马替尼佐剂。52例患者进入试验，其中30例为可切除的原发性GIST，22例为可切除的复发或转移性肿瘤。新辅助伊马替尼是原发性或晚期GIST患者安全可行的治疗方案。90%的原发性GIST患者术前有客观缓解，92%的患者行R_0/R_1切除术。该亚群的2年无复发生存率和OS率分别为83%和93%。尽管该研究没有明确说明复发/转移亚组的手术类型，但36%是多器官切除术，7例患者接受了肝脏病变的射频消融（RFA）。R_0切除占58%，R_1切除占5%，R_2切除占32%。3例患者没有接受手术。本组术后死亡1例。2年的PFS率和OS率分别为77.3%和91%。8例患者出现疾病进展，其中3例在第一年。在接受原发性疾病治疗的患者中，估计5年的PFS率和OS分别为57%和77%[160]。

在评估生存数据时，首先需要记住这不是一项严格的新辅助研究，因为所有患者都接受了2年的伊马替尼佐剂治疗。鉴于试验设计，很难评估新辅助伊马替尼对生存率的独立影响。然而，新佐剂治疗与甲磺酸伊马替尼用于需要进行高发病率手术的大型原发性肿瘤患者应予以考虑。这种情况下，PET可能特别有效，因为它能够提供疾病反应与进展的早期指示。在进行性疾病使这种手术不再可行之前，应对缺乏反应的患者进行早期切除。

阿波罗研究是一项前瞻性的Ⅱ期德国试验，评估了放射肿瘤反应和局部晚期非静止型GIST（*KIT*或*PDFGRA*突变阳性）患者的进展率[161]。这项纯新佐剂研究治疗了6个月新佐剂伊马替尼(400mg/d)和术后无伊马替尼的患者。34例患者中有30例接受了R_0切除术。虽然数据尚未公布，但抽象形式的结果表明，在接受新辅助治疗6个月后，大多数患者基于治疗前影像学的预期手术显著减少。在对20例新辅助伊马替尼治疗的回顾性研究中，平均间隔34周观察到放射反应平台[162]。

2. 原发性疾病切除术后的辅助治疗

伊马替尼辅助治疗的作用已经在至少六个前瞻性多机构试验中进行探索。评估多个潜在的伊马替尼持续时间：12个月（ACOSOG Z9000，ACOSOG Z9001，中国胃肠道合作集团）[161-165]，24个月（EORTC 62024，韩国试验）[166, 167]，12个月vs 36个月（SSG XⅧ试验）[168]，以及5年［最近完成的Ⅱ期多机构试验，PERSIST-5（CSIT571BUS282）］（表32-3）。

在佐剂Ⅲ期试验Z9001中，完全切除原发性胃肠道综合征至少3cm的患者被随机分为术后服用安慰剂或伊马替尼1年两组[164]。对644例可评价患者进行计划的中期分析后，试验提前终止，证实1年的RFS明显优于伊马替尼组（97% vs 83%；P=0.000 001 4）。然而，一旦观察到复发，代表两个治疗臂的Kaplan-Meier曲线的斜率是相似的。因此，佐剂伊马替尼在不一定治愈任何人的情况下延迟复发的可能性已经提高。观察结果进一步证实了这一理论，即两个治疗组的OS没有差异，尽管随访有限。根据美国食品药品管理局和欧洲药品管理局的ACOSOG Z9001数据，伊马替尼被批准为佐剂。

最近报道的SSG XⅧ试验的数据部分解决了关于理想辅助治疗持续时间的问题，以及术后酪氨酸激酶治疗是否增加治愈率[168]。该试验证实，辅助伊马替尼治疗36个月与12个月相比，既提高了无复发率，也提高了总生存率。虽然辅助治疗的最适持续时间尚不清楚，但治疗3年明显优于1年。OS的结果表明，伊马替尼佐剂可能不仅仅是延缓复发。不管怎样，现在标准的治疗是高风险GIST切除后3年伊马替尼治疗。

Ⅲ期EORTC 62024试验将辅助伊马替尼治疗2年与中期或高危GIST患者的观察结果进行了比较[166]。伊马替尼无进展生存率无显著差异（P=0.21）。亚组分析显示，在高风险GIST患者中，伊马替尼治疗有优势。伊马替尼治疗组3年和5年无复发生存期更长（$P < 0.001$）。5年总生存率无差异。

表 32-3　多机构的实验评估新佐剂和佐剂伊马替尼在原发性胃肠道肿瘤的围手术期处理

实　验	伊马替尼治疗	计　划	标　准	剂　量	主要终结点	地　位
RTOG 01 32	新佐剂	Ⅱ期	下列任一项 1. 原发性肿瘤≥ 5cm 2. 复发性肿瘤≥ 2cm 潜在可切除	术前 600mg/d 8～10 周 + 术后 600mg/d×24 个月	RFS	已发表 [159, 160]
CSIT571-BDE43（APOLLON）	新佐剂	Ⅱ期	本地先进的非金属试剂盒或 PDGFRA+GIST	400mg/d×6 个月	总体肿瘤反应，进展率	已报道 [161]
ACOSOG Z9000	佐剂	Ⅱ期	下列任何一种 1. 肿瘤≥ 10cm 2 破裂 / 出血 3. 多发性肿瘤（< 5） 完全切除	400mg/d×12 个月	RFS	已报道 [163]
ACOSOG Z9001	佐剂	Ⅲ期	肿瘤≥ 3cm 完全切除	与安慰剂相比 400mg/d×12 个月	RFS	已发表 [164]
China Gastrointestinal Cooperative Group	佐剂	Ⅱ期	下列任一项 1. 肿瘤> 5cm 2. 有丝分裂率> 5/50 HPF	400mg/d×12 个月	RFS	已报道 [165]
SSG Ⅻ	佐剂	Ⅲ期	下列任何一种 1. 肿瘤≥ 10cm 2. 破裂 3. 有丝分裂率> 10/50 HPF 4. 肿瘤> 5cm+ 有丝分裂率> 5/50 HPF 5. 原发性肿瘤 + 肝 / 腹膜转移 完全切除	400mg/d×12 个月或 36 个月	RFS	已报道 [168]
BORTC 62024	佐剂	Ⅲ期	下列任何一种 1. 肿瘤> 5cm 2. 有丝分裂率> 10 3. 肿瘤< 5cm+ 有丝分裂计数 6～10/50 HPF 完全切除	与不治疗相比 400mg/d×24 个月	二线治疗时间	已报道 [166]
Korea	佐剂	Ⅱ期	下列任何一种 1. 肿瘤> 5 cm+ 有丝分裂计数> 5/50 HPF 2. 肿瘤> 10cm 3. 有丝分裂计数> 10/50 HPF 完全切除	400mg/d×24 个月	RFS	已报道 [167]
CSIT57BUS282	佐剂	Ⅱ期	下列任一项 1. 肿瘤≥ 2cm+ 有丝分裂计数≥ 5/50 HPF 2. 任何肺部肿瘤≥ 5cm 完全切除	400 mg/d×5 年	RFS	已完成

ACOSOG. 美国外科学院肿瘤组；EORTC. 欧洲癌症研究和治疗组织；HPE. 高倍视野；RFS. 无复发生存期；RTOG. 放射治疗肿瘤组；SSG. 斯堪的那维业肉瘤组

十一、胃肠道间质肿瘤患者的特殊问题

（一）胃肠道间质瘤综合征

1. *KIT*和*PDGFRA*相关遗传性胃肠道间质瘤

尽管大多数肿瘤是散发性的、不定时的，但有报道称家族性肿瘤与生殖细胞*KIT*突变有关[47-49, 169-175]。遗传性GIST是一种罕见的常染色体显性遗传病。其中，大多数都出现生殖细胞*KIT*基因发生突变的情况，只有一种疾病出现生殖细胞系*PDGFRA*基因突变的情况。与散发性GIST的患者相比，年龄较小的患者更易出现多个肿瘤，一般在胃和小肠[49]。与散发性疾病形式一样，生殖细胞*KIT*突变表现为功能增益。突变最常涉及外显子11，已有报道涉及外显子13和外显子17的病例。有种系突变的个体也可能出现皮肤病变的情况，如色素沉着，甚至黑色素瘤。一些*KIT*突变体家族的研究报道了存在多个GIST（3～100颗肿瘤），以及其他类型的癌症，包括食管癌和乳腺癌；然而，目前尚不清楚遗传突变在这些癌症的发展中起什么作用[47, 48, 169]。

2. 神经纤维瘤病相关胃肠道间质瘤

除了原发性家族性GIST综合征外，在NF1（神经纤维瘤病1型）或von Recklinghausen病的发生过程中也可能出现GIST。NF1是一种常染色体显性疾病，全世界每3000人中就有1人发生[49]。临床上，NF1患者的特点是出现皮肤神经纤维瘤，咖啡色斑点，腋窝和腹股沟裂，骨性病变等情况，以及发现良性和恶性肿瘤经常出现在神经系统和胃肠道[176]。5%～25%的NF1患者被报道发生GIST；瑞典一项大型研究（*n*=70）确定NF1患者患GIST的风险为7%[177]。60%患有GIST的NF1患者有多个肿瘤或多个肿瘤部位，最常见的是小肠[178]。Miettinen和他的同事报道，患有NF1的女性GIST的发病率略高于男性（1.4 & 1），具有较小的年龄中位数49岁[178]。病理上，NF1相关的GIST与散发性GIST相似，但在分子上，*KIT/PDGFRA*或*BRAF*发生突变十分罕见[176-179]。体细胞的*NF1*基因失活突变导致神经纤维蛋白缺乏和随后的MAPK通路过度激活。

3. 小儿胃肠道间质瘤

胃肠道间质瘤很少出现于儿童和青少年[180, 181]。英国国家儿童肿瘤登记处报道，14岁以下儿童每年发病率为2/亿。据估计，18岁或18岁以下的GIST诊断率从0.5%到2.7%不等。儿童中的GIST以女性为主（70%）。大多数出现在儿童年龄组的患者都是SDH缺乏的GIST[182]。

4. Carney三联征和Carney－Stratakis综合征

Carney三联征和Carney–Stratakis综合征包括GIST在内，我们现在知道这是由SDH酶的功能丧失所驱动的病症。三联症最初是在1977年提出，由GIST（原称平滑肌肉瘤）、副神经节瘤和肺软骨瘤组成[54]。最近的研究中，食管平滑肌瘤和肾上腺皮质腺瘤被列为该综合征的组成部分[16, 55]。Carney三联征是GIST的罕见表现，只有不到30例完整病例（三种肿瘤都在同一个人身上诊断出）和100例不完整病例（三种肿瘤中有两种被诊断）报道。与其他缺乏SDH的GIST一样，在Carney三联征患者中女性占多数，并且大多数患者在30岁之前出现病症。

Carney–Stratakis综合征是一个独特的症状。Carney–Stratakis综合征患者常出现GIST和副神经节瘤。此外，这些患者的SDH亚基B、C和D（SDHB、SDHC、SDHD）中也有种系突变[17]。在它们GIST表现方面两者似乎都有一个长期而缓慢的过程。

（二）琥珀酸脱氢酶缺陷肿瘤的治疗

与*KIT/PDGFRA*引起的GIST一样，主要治疗方法是手术切除肿瘤，包括切除所有相关淋巴结。由于这些患者通常年龄较小，并且考虑到这些肿瘤通常是缓慢增大的，所以在控制疾病的同时尝试限制切除是很重要的。术后监测单独或结合FDG-PET进行CT或MRI检查；有研究表示，PET可能识别出在CT成像上无法测量且临床意义不明的疾病。

在认识到这些肿瘤是典型的SDH缺陷之前，已经对儿童GIST患者进行了研究。酪氨酸激酶治疗在这一人群中的益处很大程度上是传闻[46, 183-189]。一个儿童肿瘤学组Ⅱ期研究对难治性或复发性实体肿瘤的研究表明伊马替尼作为单一药物在GIST的儿童没有治疗效果。Agaram和同事报道了7例儿童GIST患者，除1例患者外，其余均接受转移性疾病治疗[190]。疗程为3～18个月（中位数5个月）；1例患者病情稳定9个月，另一例患者反应不一，有的结节稳定，有的进展缓慢，尽管速度降低了；其他患者都有所进展。患者处于辅助环境中治疗24

个月，在伊马替尼停用时进展迅速。报道还描述了舒尼替尼治疗 4 例患者的情况，病情出现进展，以及最终因为对伊马替尼不耐受而停止。2 例患者对舒尼替尼不耐受，1 例治疗 8 个月后病情稳定（25mg/d），第 4 例患者接受了 5 个周期的舒尼替尼的治疗，在疾病进展停止之前剂量增加（不超过 50mg/d）。Janeway 和同事描述了 7 例伊马替尼难治性儿童患者的情况，他们每天使用舒尼替尼治疗 4 周，然后间隔 2 周 [191]。1 例患者有部分缓解，5 例疾病稳定，1 例在治疗中疾病进展。疾病稳定的平均持续时间为 15 个月，在 6 例患者中有 5 例患者舒尼替尼治疗的进展时间比先前的伊马替尼长。

最近，关于 TKI 和其他疗法在被认为缺乏 SDH 的肿瘤中的益处的评估已经开始被报道。对 Regorafenib Ⅱ期试验的分析发现，在 6 例 SDH 缺乏肿瘤患者中，其中 2 例达到 PR[192]。胰岛素样生长因子 1 型受体（IGF-1R）通路是 GIST 进展过程中的潜在通路 [190, 193, 194]。用 IGF-1R 抑制药或干扰小 RNA 沉默 IGF-1R 体外处理的细胞系导致细胞死亡并诱导细胞凋亡 [193]。林西替尼（OSI-906），一种靶向 TKI 的 IGF-1R，被评估和显示能够长期稳定的疾病，但实际上没有相关反应 [195]。

（三）转移性胃肠道间质瘤的外科治疗

对于某些转移性实体肿瘤，包括结肠癌、阑尾癌、卵巢癌和睾丸癌，可切除的晚期或转移性疾病的细胞减灭术是一种可选择的做法。许多研究人员对转移性 GIST 患者采取了类似的侵袭性的减瘤术策略，但大多数疾病还是由 TKI 治疗控制的。减瘤术的目的是在安全的情况下进行大体完全切除（R_0 或 R_1）。然而，这种疾病往往过于广泛，不能完全切除，所有接受 TKI 治疗的晚期 GIST 患者中，只有不到 25% 的人适合进行外科手术 [196, 197]。

众所周知，患者将在伊马替尼治疗上经历持久的 PR 或 SD 期，持续数月至数年。然而，在接受药物治疗的患者中，总的病理 CR 率不到 5%[198, 199]。最终，大多数患者出现了 TKI 耐药，并且伊马替尼治疗耐药性的中位时间为 18～24 个月 [108, 109]。一旦产生耐药性，疾病的进展可能有限（在一个单一的部位进展，并在所有其他疾病部位持续反应）或者广泛（不止一个部位的进展）[200, 201]。

几项单独机构回顾性研究记录了晚期 GIST 患者经 TKI 治疗行广泛减瘤术后无进展和总生存率，主要是来自 Brigham and Women's Hospital/Dana-Farber 癌症研究所（BWH/DFCI），纪念 Sloan Kettering 癌症中心（MSKCC）和国家肿瘤研究所（INT）[196, 197, 200-202]。在 BWH/DFCI 的系列中，最好的结果通常出现在手术时仍对 TKI 治疗有反应的患者身上（即：在所有疾病部位显示持续的 PR 或 SD）。对接受 TKI 治疗的患者进行回顾性研究（通常是伊马替尼），在分别为 78%、25% 和 7% 的反应性疾病患者（所有部位的 PR 或 SD）、有限进展患者（进展性疾病在大约一个部位，CR、PR 或 SD 在所有其他部位）和广泛进展患者（多灶性进展性疾病）中，进行阴性（R_0）或阳性（R_1）显微边缘宏观竞争性切除是可能的。相反，分别有 4%、16% 和 43% 的患者进行了宏观不完全（R_2）切除手术（$P < 0.0001$）[200]。因此，手术时对 TKI 治疗的反应与可切除性有关。

此外，来自 BWH/DFCI、MSKCC 和 INT 的研究都表明，当患者接受减瘤术时，并且仍然对 TKI 治疗有反应，存活率最高。在术后 1 年和伊马替尼治疗开始后 4 年内，PR 或 SD 患者的 PFS 率分别为 70%～96% 和 72%，而对于全身进展的患者，PFS 率则为 0%～14%[200, 201, 203]。在有 PR/SD 或进展受限的患者中，手术后 1 年 OS 率接近 100%，而在有广泛进展的患者中，1 年 OS 率仅为 0%～60%。因此，手术时对 TKI 治疗的反应也与无进展和整体生存率有关。

Bauer 及其同事报道了几个参加 EORTC 中心的最新结果 [204]。在接受 TKI 治疗的 239 例转移灶切除术中，177 例接受了 R_0/R_1 切除，62 例接受了 R_2 切除术。中位 OS 分别为 8.7 年（R_0/R_1）和 5.3 年（R_2）。中位 PFS 分别为 6.3 年（R_0/R_1）和 3.4 年（R_2）。在多因素分析中，女性、手术前伊马替尼的短间隔（25 个月 vs 8 个月）、R_0/R_1 切除、术前非进展性疾病和肝转移灶均为预测总生存期延长的预后因素。

在 BWH/DFCI 的系列中，约 40% 的患者需要进行肝切除术，超过 60% 的患者接受了腹膜切除术和（或）网膜切除术，超过 60% 的患者需要多关节切除 [200]。MSKCC 的系列中有类似类型的切除，43% 需要肝切除和 68% 需要有主要内脏受累的腹膜转移切除。射频消融术也用于不可切除的肝转移瘤。在这三个大病例系列中，尽管大多数是轻微的，但并发症的发生率从 40% 到 60% 不等[201]。正如法国一项类似的研究所报道的那样，手术期中死亡是罕见的，通常发生在肿瘤破裂或出血的急诊程序中[196, 197]。

虽然这些研究确定了哪一部分潜在的可切除的患者有最好的结果，但他们没有确定手术加伊马替尼治疗是否比单独继续伊马替尼而没有手术更好。Ⅲ期试验试图回答这个问题，在中国、欧洲国家和美国正在进行或正在开发中，但由于对收益的担忧，已经全部停止。正在审议试图回答这一关键问题的新战略。显然，手术并不能取代伊马替尼的治疗。所有患者都应该在手术后继续接受伊马替尼治疗，因为 BFR14 的研究表明伊马替尼中断后复发率很高[113–115]。此外，在评估减瘤术作用的一系列研究中，80% 的患者术后未恢复接受伊马替尼治疗，5% 的患者复发（短期随访）[197]。

接受诱导伊马替尼的患者细胞减少的最佳时机目前尚不清楚。根据前述的美国—芬兰试验，对伊马替尼的反应的放射性复发的中位时间（实体瘤的缓解评估标准）为 2.7 个月，但超过 25% 的患者缓解时间超过 5 个月[104]。因此，在先进 GIST 的减瘤术方面，有丰富经验的中心的做法是在进行手术前至少等待 6 个月。

最重要的是，手术不应该是第一次复发的第一个疗程，除非是遇见紧急情况。只有在伊马替尼疗法实施后，选择性手术才应作为一种治疗选择。

（四）舒尼替尼减瘤术

大多数患者在中值 18～24 个月后对伊马替尼产生耐药性，许多人随后接受了舒尼替尼治疗[205]。对舒尼替尼患者进行减瘤术的效用也不确定。在最近的一项研究中，Raut 和同事发现，根据手术时对舒尼替尼的反应，切除程度没有统计学上的显著性差异[206]。在有缓解疾病、有限进展或进展性疾病的患者中，R_0/R_1 切除分别发生在 40%、64% 和 39%。尽管 50 例患者的整个队列的 PFS 率和 OS 率相对较高，但考虑到这些患者的重度预处理疾病的广泛性（分别为 15.6 个月和 26 个月），作者指出，这种可能的偏倚是相当高的，因为手术只提供给选定的一部分患者。事实上，在不同的反应者中，总的死亡率结果并不具有统计学意义（缓解、有限进展和广泛进展），这将进一步表明这种可能性。一般来说，治疗医师在为耐药的转移性 GIST 患者推荐减瘤术前，应仔细权衡所有治疗方案。

（五）转移性疾病的局部治疗

肝转移的治疗方法有：手术、栓塞伴或不伴化学治疗[207, 208]、冷冻疗法、RFA，肝移植。这些方法常用于姑息性或难治性环境，通常在甲磺酸伊马替尼出现之前更常见。Pawlik 和同事报道了一系列 66 例肝切除伴或不伴 RFA 的转移性肉瘤患者，包括 36 例转移性 GIST 患者[209]。与单纯肝切除术相比，单纯 RFA 或联合肝切除术的患者 PFS 和 OS 更严重，也许这并不令人惊讶，因为 RFA 通常是为不可切除的肿瘤保留的。作者没有单独分析 GIST 患者队列。据报道，很少有患者进行肝移植，在一个系列中，只有肝脏转移的患者接受了假定为平滑肌肉瘤的移植，结果发现在切除了自体肝脏后，诊断 GIST 是有依据的[210]。所有 3 例患者都复发并接受了伊马替尼治疗；在这 3 个月中，总生存率超过 46 个月。不提倡其他方法移植[211, 212]。

第七篇　妇科肿瘤

Gynecological Cancers

第 33 章　妇科罕见肿瘤手术

Surgery for Uncommon Gynecological Cancers

R. Wendel Naumann　著

陈　亮　译　　严晓慧　李大鹏　校

一、概述

手术是大多数妇科恶性肿瘤的主要治疗方式。麻醉和围术期护理取得了重大进展，这些进步与创新的外科技术相结合，在过去几十年中显著改善了妇科恶性肿瘤的外科治疗。然而，详细了解每种类型恶性肿瘤的行为对于指导适当的手术决策非常重要，能够改善预后并减少手术的复发率。对于不常见的肿瘤类型，需要给予特别重视，手术应该是根据肿瘤亚型的特殊行为而给予个体化的手术。卵巢癌的数据表明，手术由妇科肿瘤学家进行可以采取更适宜的手术方式和获得更好的手术效果；特别是在患者数量较多的治疗中心，效果更显著[1, 2]。手术时的主要考虑因素是彻底切除肿瘤的需要和能力、手术分期的需要、前哨淋巴结活检的作用及微创手术的使用。本章总结了针对不常见的妇科恶性肿瘤患者的循证手术指南，并分部分针对每个肿瘤给予专门的信息，以提供全面的治疗建议。

二、手术方法

通过中线切口进行剖腹术是大多数妇科肿瘤手术的传统方法。剖腹术的优点包括暴露好和可以进行复杂手术，包括肠切除和尿路改道。虽然大多数癌症手术不能通过阴道手术完成。但先进的微创技术已适用于复杂的良性肿瘤和恶性肿瘤。腹腔镜子宫切除术的多功能性使得微创子宫切除术比开腹子宫切除术更常见[3]。

1990 年报道了第一次腹腔镜卵巢癌分期手术[4]。在接下来的 3 年内，宫颈癌和子宫内膜癌中腹腔镜淋巴结切除联合经阴道子宫切除术的可行性得到了证实[5, 6]。从那时起，腹腔镜手术不断完善；微创手术已被证实即使不优于传统剖腹术，也是安全和等效的。微创手术已在妇科肿瘤中得到广泛应用，但仅应由那些擅长腹膜后淋巴结切除的手术者进行。这种要求在卵巢癌中尤其重要，鉴于卵巢淋巴引流的模式，腹膜后淋巴结切除达到肾静脉水平至关重要。有关微创手术的适应证将在本书中的每个相关疾病中逐一介绍。

计算机辅助或“机器人”辅助手术的使用在妇科肿瘤学中也很普遍。机器人手术的支持者列举了机器人平台的技术优势，包括：立体 3D 视觉、震颤过滤和传统腹腔镜方法无法实现的运动精度。报道的失血量和住院时间的差异一般不具有临床意义。还有回顾性报道指出机器人手术转开腹的概率较低，尤其是体重指数较高的患者[7]。然而，这些研究是在腹腔镜手术和机器人手术的学习曲线的早期进行的，并且可能不适用于在任一平台上具有丰富经验的外科医师。几乎没有证据支持机器人辅助腹腔镜手术与传统腹腔镜手术之间存在差异，平台的选择应由外科医师的经验决定。机器人平台的缺点包括切口更大、需要专门训练、设备及费用的增加。两项随机研究比较了机器人子宫切除术和腹腔镜子宫切除术在良性条件下的疗效，结果表明机器人平台增加了大量手术时间，但没有显著减少失血量或住院时间[8, 9]。鉴于缺乏数据，机器人平台应被视为腹腔镜工具，其使用应由外科医师的偏好和医学经济学决定。鉴于机器人手术的费用增加，将来可能更难证明使用机器人辅助的优势[10]。

三、卵巢癌

（一）盆腔肿块的手术治疗

盆腔肿块是妇科恶性肿瘤的常见表现。盆腔肿块通常禁忌活检；因为这可能使肿块破裂、疾病进展，并可能对治疗结果产生不利影响。完整切除肿块的手术方法取决于肿物的大小和外科医师在肿物不破裂情况下切除肿物的能力。虽然腹腔镜手术的一个主要问题是需避免肿物破裂，但如果外科医师具有肿物不破裂的情况下切除肿物的能力，则腹腔镜切除是合理的。Havrilesky 等评估了腹腔镜切除盆腔肿物的手术：肿物破裂率约为25%[11]。两项随机试验比较了开腹与腹腔镜切除术的肿物破裂率。在一项实验中，开放手术的破裂风险为30%，而腹腔镜手术则为27%[12]。在另一项排除了子宫内膜异位囊肿的实验中，腹腔镜手术肿物破裂的风险为6%，而开腹手术则为2%[13]。这些数据不支持腹腔镜手术中肿物破裂风险会显著增加；相反，风险可能取决于肿块的特征和外科医师的技能。只要有可能，建议将任何潜在的恶性肿块放入袋中，以减少移除过程中腹膜污染的可能性。任何在腹膜腔内进行引流的技术都不能保证在没有溢出的情况下移除肿块。准确的移除技术和腹膜溢出的可能性的记录在手术记录中是至关重要的。

虽然建议避免腹膜内溢出，但几乎没有证据表明肿瘤破裂会影响上皮性卵巢癌患者的预后，大多数患有早期疾病的患者都会得到治愈。目前的指南不要求对ⅠA期上皮性卵巢癌患者进行化学治疗，但需要对所有ⅠC期疾病患者进行化学治疗。由于术中ⅠA期的肿瘤破裂会使患者分期升至ⅠC，因此术中破裂会改变治疗方案并且可能要求患者接受化学治疗；尽管她本来完全可以避免化学治疗。然而，国际妇产科分期系统现在将ⅠC卵巢癌分为$ⅠC_1$期（术中外科破裂），$ⅠC_2$（术前破裂或卵巢表面肿瘤）和$ⅠC_3$（恶性腹水的存在），似乎接受化学治疗的$ⅠC_1$期癌症患者与ⅠA期癌症患者的结果相同。因此，肿物破裂的上皮性卵巢癌的患者可能不得不接受不必要的化学治疗，但这似乎并未使她的预后恶化。此外，围绕肿块破裂风险存在多种混杂因素，可能与破裂风险增加相关的因素也与复发风险增加有关，包括密集的腹膜粘连和肿瘤的间质受累，常见于子宫内膜样癌和透明细胞癌[14]。

对于大多数卵巢恶性生殖细胞肿瘤患者，术中肿瘤破裂的临床影响较小。由于大多数患者需要辅助化学治疗并且治愈了他们的疾病，因此破裂很少改变预后。例外情况包括ⅠA期、1级未成熟畸胎瘤和ⅠA期无性细胞瘤患者；因为这些患者在没有肿瘤破裂的情况下原本不需要化学治疗。然而，即使ⅠA期的无性细胞瘤没有化学治疗的复发风险为15%～25%，肿物破裂也可能不行放射治疗；因为肿瘤对化学治疗非常敏感，即使复发再化学治疗也有望治愈。

在性索间质肿瘤患者中，肿瘤破裂可能对预后产生不利影响。然而，破裂也可能与其他已知的复发危险因素有关，尤其是肿瘤大小。

（二）卵巢癌分期

卵巢癌淋巴扩散是从卵巢到盆侧壁和沿卵巢血管向上转移。为了完成全面的分期手术，淋巴结清扫应达到左侧肾静脉水平和右侧卵巢血管起源处水平。冲洗、腹膜表面的任何可疑病变的活检和大网膜切除术应作为分期手术的一部分进行。这可以通过微创手术来进行，但只能由能熟练进行腹腔镜手术的外科医师来完成，以彻底取样有转移风险的淋巴结并评估整个腹盆腔。

（三）卵巢的恶性生殖细胞肿瘤

卵巢生殖细胞肿瘤在月经初潮后最常见，保留生育能力的手术应作为治疗标准。大约10%的这些肿瘤作为急症手术出现，而不熟悉生殖细胞恶性肿瘤的病理学家可能会在术中将该疾病误诊为低分化恶性肿瘤[15]。在育龄期患者中，盆腔恶性肿瘤的最佳术中疗程应尽可能保守，即使较大的病灶残留下来，也至少保留一个卵巢和子宫，

恶性卵巢生殖细胞肿瘤在 60% 的病例中仅限于卵巢。因此，手术通常包括单侧输卵管卵巢切除术、腹膜活检、大网膜切除术、盆腔和腹主动脉旁淋巴结清扫术。恶性卵巢生殖细胞肿瘤患者在 60% 的病例中肿瘤局限于卵巢，因此除非严重累及，否则对侧附件应保持完整。即使累及了，也可以将卵巢留在原位，采用化学治疗。然而，这种方法是非常规的，很少遇到。虽然手术的目标应该是完整的分期手术切除，但是在大病灶中应该避免广泛且可能是激进的手术，因为这可能会延迟这些化学治疗敏感性肿瘤中的化学治疗[15]。保守的、生育保留手术的肿瘤学结果似乎与采用了彻底性手术的肿瘤学结局相似[16]。成熟畸胎瘤有 10%～15% 的病例为双侧出现，并且可以通过剥除术切除，需尽可能多地保留卵巢皮质[15]。即使必须切除两个卵巢，也可以保留子宫，以允许用供体卵子妊娠。应该注意的是，保留生育能力的手术不是指卵巢肿物剥除术，而是涉及切除整个卵巢和输卵管的手术；这是恶性生殖细胞肿瘤的标准手术，并且经常需要考虑肿瘤的大小。然而，一项小队列研究显示：8 名患者在肿物剥除术后接受化学治疗，并没有复发[17]。

剖腹术是卵巢生殖细胞肿瘤手术治疗的传统方法。虽然关于微创手术疗效的数据很少，但如果可以完整地移除肿瘤并且可以进行分期，进行微创手术也是合理的选择。最近关于腹腔镜治疗非上皮性卵巢癌的报道包括 28 例Ⅰ期疾病患者，其中包括 20 例性索间质肿瘤和 8 例恶性卵巢生殖细胞肿瘤（4 例无性细胞瘤，2 例未成熟畸胎瘤，1 例卵黄囊肿瘤和 1 例非妊娠绒毛膜癌）[18]。肿瘤的平均大小为 10.4cm（范围 3.3～20.8cm）。所有患者均采用腹腔镜手术治疗；1 例患有大肿瘤的患者需要一个辅助切口以便移除。在这些患者中，1/3 进行了盆腔和腹主动脉旁淋巴结切除术，20% 进行了大网膜切除术。平均随访时间为 35 个月，只有 1 例患者复发，没有死亡病例。

生殖细胞肿瘤所需的分期手术范围是有争议的。虽然儿科患者通常不进行淋巴结清扫，而成人群体通常进行淋巴结清扫[15]。这些肿瘤是化学治疗敏感的，淋巴结切除术可能不会影响预后或治疗。淋巴结阳性的风险在无性细胞瘤中为 28%，在其他恶性生殖细胞肿瘤中为 8%[19]。尽管存在争议，但在某些情况下，例如ⅠA 期无性细胞瘤和ⅠA 期 1 级未成熟畸胎瘤，如果完整的分期手术是阴性的，可以避免化学治疗。根据上述原因，成人人群的系统分期手术是合理的，正在进行的研究应有助于确定最佳方案[20]。

在尝试保留生育功能手术之前进行新辅助化学治疗可能是一种合理的选择。一项 23 例患者的研究显示：Ⅲ / Ⅳ期恶性生殖细胞肿瘤，给予四周期的博来霉素、依托泊苷和顺铂化学治疗，然后尝试保留生育能力的手术[21]。在这个队列中，有 14 例患无性细胞瘤，6 例患混合性肿瘤，3 例患内胚层窦瘤。完全缓解率为 70%。只有 1 例患者化学治疗时进展，另有 1 例患者失访。在治疗结束时，21 例患者无瘤生存，21 例患者中有 18 例恢复了月经，10 例患者妊娠。这项研究将支持如下两种选择：在进展期患者中先行新辅助化学治疗；或者在不切除双侧输卵管卵巢和（或）切除子宫就无法切除病灶的情况下，如果主要考虑保留生育功能，可以残留病灶依靠化学治疗解决。

（四）性索 – 间质肿瘤

1. 颗粒细胞瘤

颗粒细胞瘤的标准治疗方法是子宫切除术和双侧输卵管卵巢切除术，其中包括大网膜切除术、冲洗和腹腔任何可疑病变的活检。进展期疾病患者手术的目标是彻底手术切除。比较肉眼可见小于 1cm 残留灶的“理想减灭术”与次优减瘤结果的数据是有限的；并且不支持当不能切除所有病灶时，行激进的手术。因此，应该尽一切努力去除所有可见的疾病，因为颗粒细胞瘤化学治疗反应不如生殖细胞肿瘤那么敏感。

颗粒细胞瘤主要发生在绝经前的女性中，其中大约 40% 的女性处于生育年龄。70% 的颗粒细胞瘤是早期阶段，保守治疗在许多情况下是合适的[22]。保守治疗需要酌情切除患侧附件，大网膜切除术、冲洗和活检。目前没有关于肿物剥离术的数据，但肿瘤破裂的可能性更大，并且与复发风险增加有关[23]。仅在此基础上，就应避免在疑似颗粒细胞瘤的情况下进行肿物剥离术。对侧卵巢受累仅发生在不到 3% 的患者中，并且不建议对健侧卵巢进行活

检[22]。虽然许多报道支持保留生育能力的手术，但有报道表明，与子宫切除术和双侧输卵管卵巢切除术相比，保守性手术会增加复发风险。在一项研究中，保守性手术后复发风险为 25%，而根治手术后复发风险为 6%[22]。在接受保守手术的患者中，大约一半的首次复发是在保留的卵巢、子宫或输卵管中。不幸的是，本报道中盆腔复发患者的预后较差，死亡率为 86%。因此，当生育完成时，应该进行根治手术，但对于希望持续生育的患者，可以考虑进行保守性手术。

肿瘤破裂是复发的不利危险因素，据报道在 21% 的早期颗粒细胞肿瘤中有发生[23]。这种破裂在 38% 的病例中是自发的（术前发生），在手术中发生的占 62%。肿瘤未破裂患者复发的风险降低 50%。破裂患者的复发率较高（43% vs 24%），且破裂患者的总体平均生存情况较差（10.2 年 vs 16.2 年）。自发性破裂与手术破裂相比复发的风险更高，但由于数目较少，这种差异没有统计学意义。

因为颗粒细胞瘤罕见淋巴结转移，女性颗粒细胞瘤患者可以省略淋巴结切除术。在 36 例成人型和 9 例幼年型颗粒细胞瘤患者中，初次手术时均没有淋巴结转移[24]。总体而言，淋巴系统复发的风险只有 5%。淋巴结复发的女性患者有 50% 在初次分期手术时淋巴结是阴性的。此外，这些复发中只有 1/3 是孤立的淋巴结复发。在随后对 589 例颗粒细胞瘤患者进行的更大规模的研究中，在诊断时明显的Ⅰ期患者中淋巴结转移的风险仅为 3%，在有转移病灶的患者中仅为 14%[25]。因为幼年型和成人型颗粒细胞瘤患者均可发生大网膜转移，且转移风险约为 10%，所以应进行大网膜切除[22, 24]。

值得注意的是，如果需要进行保守性手术，手术者必须对子宫内膜进行取样，因为性索间质肿瘤可能活跃分泌荷尔蒙。在一项大型研究中，37% 的颗粒细胞瘤女性患有子宫内膜增生，13% 患有子宫内膜癌[22]。在 12% 的病例中也观察到第二个卵巢肿瘤，其中 20% 的肿瘤被证实是不同类型的恶性肿瘤。

对于复发性颗粒细胞瘤患者，应考虑继发性细胞减灭术。在一项 105 例复发性性索间质肿瘤患者的研究中，75% 的患者满意减灭，残余病灶不到 1cm[26]。虽然该研究无法得出满意减瘤术改善预后的结论，但二次减瘤术的患者疗效良好，中位无进展生存期（PFS）为 33 个月，总生存期为 170 个月。如果单个部位复发与多灶性复发相比，患者 PFS 略有改善（46.5 个月 vs 31.5 个月）。鉴于这些肿瘤的惰性，多次减瘤术并不罕见，但每次满意减灭术后的 PFS 持续下降。

由于性索间质肿瘤罕见，目前还没有关于微创手术的研究报道。子宫切除术、双侧输卵管卵巢切除术和充分的大网膜切除术可以在腹腔镜下进行。虽然在腹腔镜下进行手术没有障碍，但成功的手术效果将取决于外科医师的技能和在不破裂的情况下切除肿块的能力。

大多数其他类型的间质肿瘤常和颗粒细胞肿瘤的研究中一并报道。这些包括混合性间质细胞肿瘤和有环状小管的性索肿瘤。对于其他具有恶性潜能的间质肿瘤，外科治疗应遵循类似的指导方针。

2. 泡膜细胞瘤和纤维瘤

几乎所有的泡膜细胞瘤和纤维瘤都是良性的，局限于卵巢[22]。然而，泡膜细胞瘤可以活跃分泌激素，有同时出现子宫内膜增生或子宫内膜癌的风险。据报道，卵巢泡膜细胞瘤并发子宫内膜增生的风险为 37%，并发子宫内膜癌的风险为 27%[22]。因此，与颗粒细胞肿瘤一样，这些患者应该对子宫内膜进行取样，或者在进行子宫切除术时检查子宫。

3. 支持 – 睾丸型间质细胞瘤

由于其罕见的性质，支持 – 睾丸型间质细胞瘤经常被包括在其他间质肿瘤的报道中。90% 以上是ⅠA 阶段。分期一般与肿瘤分级相关；高分化肿瘤 100% 为ⅠA 期，但低分化肿瘤只有 52% 在诊断时为ⅠA 期。在迄今为止最大的一项研究中，52 例患有支持 – 睾丸型间质细胞瘤或间质肿瘤的患者被报道[24]。其中，13 例患者接受了淋巴结清扫，没有发现有淋巴结转移。因此，似乎没有必要对这些患者进行淋巴结清扫。16 例支持 – 睾丸型间质细胞瘤患者中有 1 例发现有大网膜转移，因此应将大网膜切除术作为分期手术的一部分。

（五）卵巢少见的上皮性肿瘤

1. 透明细胞卵巢癌

透明细胞卵巢癌（clear cell ovarian carcinoma，CCOC）的手术原则与浆液性上皮癌相似，包括子宫切除术、双侧输卵管卵巢切除术、盆腔和腹主动脉旁淋巴结切除术、大网膜切除术和减积手术[27]。

只要外科医师熟练掌握腹腔镜下肾血管水平的淋巴结切除术，就可以考虑对这些肿瘤进行腹腔镜手术。淋巴结清扫在 CCOC 中可能比其他亚型更重要。来自意大利 MITO 9 试验的数据表明：不论早期和晚期，进行淋巴结切除术的 CCOC 患者无病存活率明显更高 [28]；原因可能是于其他类型卵巢癌相比，CCOC 淋巴系统转移率更高。一项研究表明，CCOC 淋巴结复发风险为 40%，而高级别浆液性腺癌为 7%[29]。然而，淋巴结清扫术在 CCOC 中的治疗效果尚未得到普遍证实。日本的两项研究比较了行系统淋巴结清扫术和未行系统淋巴结清扫的患者的无病生存率和总生存率，均未能显示显著差异 [30, 31]。

强烈希望保持生育能力的早期 CCOC 年轻女性可行保留生育功能的手术。CCOC 通常表现为平均直径 15cm 的单侧肿块，因此具有保留生育能力的条件。据报道，保留生育手术后的总存活率为 96%，因此这是一个可行的选择 [27]。重要的是，应该尽最大努力完整地切除这些肿瘤。如果进行腹腔镜手术，肿瘤应当在组织提取袋中取出，以防止穿刺孔种植或溢入腹膜腔。然而，CCOC 通常与子宫内膜异位症有关，使得术中破裂的可能性增加约 30%[32, 33]。幸运的是，术中破裂似乎不会影响 CCOC 患者的整体预后。一项日本的研究比较了 50 例ⅠA 期和 19 例ⅠC_1 期 CCOC 患者；结果显示两组患者在 PFS、总生存率或腹腔复发率方面没有差异 [32]。这一发现在另一项日本的回顾性研究中得到了证实 [34]。美国的一项类似研究将 60 例ⅠA 期与 31 例ⅠC_1 期和 19 例ⅠC_2/ⅠC_3 期 CCOC 患者进行了比较 [33]。同样，未观察到ⅠA 期和手术破裂的ⅠC_1 期 CCOC 之间的 PFS 和 OS 有显著差别。然而，ⅠC_1 期和ⅠC_2/ⅠC_3 期 CCOC 患者之间 PFS 和 OS 存在差异；这提示包膜受累或阳性腹水是不良预后因素，而手术破裂则不是。

2. 黏液性卵巢癌

侵袭性黏液性卵巢癌相对少见，很难与胃肠道来源的黏液性肿瘤分开 [35]。由于这个原因，许多旧的信息不能准确地反映我们目前对卵巢原发和胃肠道原发黏液性肿瘤的区别的理解。腹膜假性黏液瘤通常不是卵巢恶性肿瘤，而是一种转移性胃肠道原发肿瘤，通常发生于阑尾 [36]。对于黏液性卵巢肿瘤手术中阑尾切除术的建议涉及难以区分卵巢原发或胃肠道原发；并且如果肿瘤起源于胃肠道，阑尾可能是一个来源。然而，最近有人提出，如果阑尾正常，没有腹膜假性黏液瘤的证据，并且病理提示卵巢原发肿瘤，则不需要阑尾切除术 [35]。

来自 SEER 的数据表明约 80% 卵巢黏液性肿瘤是单侧的 [37]。黏液性肿瘤通常相当大，手术入路取决于肿瘤的大小和完整切除肿瘤的能力。可以使用腹腔镜检查，但是肿瘤应该在不破裂的情况下切除，因为破裂可能会增加复发的风险。除非考虑生育，标准手术应包括子宫切除术，双侧输卵管卵巢切除术，大网膜切除术，彻底冲洗和腹膜活检。卵巢黏液性肿瘤罕见淋巴结转移，因此不必要行淋巴结清扫 [35]。

3. 卵巢低恶性潜能肿瘤

低恶性潜能（low malignant potential，LMP）的卵巢浆液性肿瘤也常被诊断为交界性卵巢肿瘤和非典型增殖性肿瘤。LMP 肿瘤复发风险低，一般表现为良性行为，75% 的病例局限于单侧卵巢。浆液性 LMP 肿瘤腹膜或大网膜种植的总风险为 22%，侵袭性种植的风险为 3.6%。黏液性 LMP 肿瘤的种植转移风险较低，总种植转移发生率为 3.4%，只有 0.7% 的转移灶具有侵袭性 [38]。即使在肿瘤已扩散到子宫外的情况下，长期预后也是好的。根据 GOG 的报道，146 例肿瘤局限于卵巢的 LMP 肿瘤患者，中位随访 42 个月，无复发 [39]。在进展期患者中，非浸润性转移患者有很好的 5 年生存率，为 95%；而有浸润性转移灶的患者 5 年生存率为 66%。最佳的外科治疗是彻底切除病灶。

LMP 肿瘤的推荐手术是子宫切除术和双侧输卵管卵巢切除术。由于侵袭性种植的风险，应该进行腹腔冲洗、活检和大网膜切除术。然而，淋巴结转移的风险很低，没有预后意义，因此淋巴结切除常被忽略，不作为分期手术的一部分 [38]。在未分期 LMP 的情况下，一般不建议再分期，除非有理由怀疑存在可切除的残留病灶。可以考虑腹腔镜手术和腹腔镜分期。然而，在进展期疾病的情况下存在着穿刺孔种植的风险，所以这些肿瘤应该完整地切除并放在组织提取袋中以降低这种风险。

总体而言，腹腔镜手术是可行的，但与剖腹术相比，复发风险更高（18% vs 6%）[40]。无论是腹腔镜手术还是剖腹术，囊性肿物剥除术后复发率均较高（30% vs 31%）；而双侧卵巢输卵管切除术剖腹术复发率为 8%，腹腔镜手术复发率为 2%。单侧输卵管卵巢切除术也有较高的复发风险，尤其是在腹腔镜下（16% vs 8%）。然而，如果这些肿瘤复发，大多数作为 LMP 肿瘤复发，并且由于它们在复发时是可治愈的，在绝经前妇女或当需要生育时保守治疗是合理的。在迄今报道的最大的队列中，这些肿瘤的复发率仅为 6% 左右，并且几乎都以 LMP 肿瘤的形式复发 [41]。在一系列 2496 个 LMP 肿瘤中只报道了 5 例死亡，死亡率仅为 0.2%。在 AGO（Arbeitsgmeinschaft Gynäkologische Onkologie） 最近的一份报道中，7.8% 的患者复发，70% 的患者复发为 LMP 肿瘤 [38]。如果发生恶性转化，如果考虑到生育能力，保守治疗是合理的。一旦生育不再是一个问题，建议切除子宫和剩余附件，但没有数据支持这一建议。

4. 卵巢低级浆液性肿瘤

低级浆液性卵巢癌的发病机制与高级浆液性肿瘤不同，通常起源于 LMP 肿瘤或子宫内膜异位症 [42]。低级浆液性卵巢癌的手术与高级卵巢癌的手术相似，包括子宫切除术、双侧输卵管卵巢切除术、大网膜切除术、腹腔冲洗和活检。手术的目的是实现彻底切除。由于这些肿瘤对常规化学治疗的反应较差，因此新辅助方法在降低减瘤术的复发率方面是无用的。在有明显Ⅰ期疾病的绝经前患者中，可以考虑进行节育手术，并且似乎不会影响生存 [43]。如果腹腔镜下可以达到手术的目的，则可以采用微创手术。

5. 鳞状细胞癌

单纯鳞状细胞癌通常发生在成熟的畸胎瘤中，但很少见，且预后非常差 [44]。卵巢癌的标准手术建议包括子宫切除术、双侧输卵管卵巢切除术、大网膜切除术、盆腔和腹主动脉旁淋巴结清扫术，以及所有残留肿物的切除。大网膜切除术的必要性有疑问，因为这种手术并没有改善生存效益 [45]。淋巴结清扫群体一直被认为具有生存优势，但这是一个小群体，可以通过分期混杂来解释。在另一项研究中，10 例患者完成了手术分期，没有发现阳性结节 [46]。此外，一项大型回顾性分析表明囊肿破裂不是预后的指标 [45]。然而，有病例报告报道，医源性囊肿破裂后进展迅速，因此需谨慎操作避免破裂 [47]。

卵巢鳞癌通常表现为较大，70% 直径＞ 10cm，37% 直径＞ 15cm[45]。因此，在这些患者中，腹腔镜手术应谨慎选择；如果出现破裂的高风险，则可能应放弃微创手术。术前诊断通常不能明确，因此应遵循避免破裂的一般原则。关于这种疾病的手术治疗效果的数据很少，但卵巢外疾病患者存活率较低的情况表明，根治性手术应仅限于所有可见病灶均可切除的患者。

（六）类癌

卵巢类癌是一种神经内分泌肿瘤，起源于生殖细胞，在 90% 的病例中与畸胎因素有关 [48]。黏液型卵巢外扩散的风险约为 12%，但几乎所有其他类型都局限于卵巢。Ⅰ期肿瘤采用子宫切除术 + 双侧输卵管卵巢切除或单侧输卵管卵巢切除术（如果需要保留生育的话）治疗。淋巴结清扫和大网膜切除术对于黏液性类癌是推荐的，因为它们有通过淋巴管扩散的倾向。

（七）卵巢小细胞神经内分泌肿瘤

小细胞神经内分泌肿瘤被认为是高度恶性，预后非常差。只有 25% 的患者病灶局限于卵巢，而Ⅰ期患者的长期存活率仅为 33%[48]。晚期疾病患者的长期生存尚未见报道 [49]。

虽然目前推荐标准的卵巢分期手术和卵巢癌减瘤术，但由于这些肿瘤的罕见和总体预后不良，几乎没有证据支持任何一种手术方法 [48]。淋巴转移在扫描上很常见，但切除阳性淋巴结不太可能对总体存活率有任何明显的影响。对于进展期疾病的患者，有提出新辅助化学治疗的概念，以限制手术并发症。考虑到这组患者的总体预后不佳，治疗缺乏数据，治疗方案应该是个性化的。卵巢癌患者的手术选择汇总在表 33-1 中。

四、子宫癌

（一）外科分期原则

子宫腺癌是第一个广泛应用腹腔镜手术的妇科肿瘤。最初的报告建议腹腔镜行淋巴结清扫并经阴道行子宫切除术 [6]。基于这些报道，GOG 赞助了一项实验，该实验评估了子宫内膜癌手术分期的可行性，并证明可以在盆腔和肠系膜下动脉水平进行足够的淋巴结切除术 [50]。在本实验中，切除的淋巴结数目是足够的，腹腔镜手术平均切除 31 个盆腔淋巴结和 12 个腹主动脉旁淋巴结。随后，妇科肿瘤组进行了 LAP2 试验，这是一项随机的非劣性试验，比较了子宫内膜腺癌患者的腹腔镜手术和开放手术 [51]。

表 33-1　基于卵巢癌诊断的手术范围

诊　断	保留生育功能	大网膜切除术	淋巴结	扩大手术范围能改善预后吗
生殖细胞	是	是	否*	很可能不†
颗粒细胞瘤	是	是	否	很可能
鞘膜细胞瘤	是	否	否	很少恶性疾病
支持 – 睾丸型间质细胞瘤	是	是	否	很少进展期疾病
透明细胞癌	是	是	是	是
黏液瘤	是	否	否	不清楚
LMP	是	是	否	是
低级别	是	是	是	是
鳞癌	不清楚	不清楚	可能	不清楚
类癌	是	只有黏液型	只有黏液型	不
小细胞癌	否	不清楚	不清楚	很可能不

LMP. 低度恶性潜在性肿瘤

*. 在 Ⅰ A 期、1 级畸胎瘤和 Ⅰ A 期无性生殖细胞瘤中应考虑淋巴结清扫，以避免化学治疗；但在更晚期的病例中可不行淋巴结清扫，因为将进行化学治疗；未来的研究应确定详细的指导方针

†. 应始终考虑保留生育手术，并使用新辅助化疗来保持生育能力；应实施彻底的细胞减少术，除非生育能力会受到影响或手术会过度破坏性

该实验表明，与剖腹术相比，腹腔镜手术在大多数情况下是可行的，并且腹腔镜手术的并发症较少，具有相似的肿瘤学结果和复发率。总体而言，腹腔镜手术花费的时间延长了 74min，但在 74% 的患者中成功完成了盆腔和腹主动脉旁淋巴结切除术。两组的盆腔淋巴结总数相似，剖腹术平均 18 个，腹腔镜手术平均 17 个，两组腹主动脉旁淋巴结切除的平均数量都为 7 个。虽然本实验中的转开腹率为 26%，但应该注意的是，如果不能完成彻底的盆腔和腹主动脉旁淋巴结切除术，则强制转为开腹。这种情况并不总是可行的，因为外科手术对手术的益处和风险的判断通常是独立于手术方式的。总体而言，随着年龄增加（OR= 每 10 年增加 1.27）、肥胖加重（OR= 每 BMI 单位增加 1.11）或转移性病灶增多（OR=2.54），剖腹手术的转换率增加。

虽然没有规定切除多少淋巴结才能算是“充分”的淋巴结清扫，但通常淋巴组织应该包括两侧的闭孔间隙两侧盆侧壁的淋巴结，以及腹主动脉旁两侧的淋巴结，切除上界水平至少在肠系膜下动脉水平。淋巴结清扫术中切除的淋巴结数目因患者而异。这不仅取决于手术技术和患者的解剖结构，还可能取决于标本是否被细致检查以提取淋巴结组织[52]。子宫内膜癌中淋巴结的切除应被视为旨在指导治疗的统计抽样。已经证明，找到阳性淋巴结的概率与手术切除的淋巴结数目直接相关。对于盆腔和腹主动脉旁淋巴结，曲线在 20～25 个淋巴结水平后变平，因此对淋巴结切除术，上述数目是一个合理的目标[53]。

淋巴引流的解剖边界也存在争议。最初，GOG 只要求切除腹主动脉旁淋巴结至肠系膜下动脉水平[54]。然而，随后的数据表明淋巴引流遵循血管分布，并表明更高水平的切除有意义。在梅奥诊所的经验中，盆腔淋巴结阳性 2/3 的情况下腹主动脉旁淋巴结也阳性[55]。然而，1/3 的腹主动脉旁淋巴结阳性患者没有盆腔淋巴结阳性；60% 的这部分患者肠系膜下动脉下方淋巴结呈阴性。由于盆腔淋巴结阳性的相对稀少，很难设计一个前瞻性的临床试验来显示高位腹主动脉旁淋巴结切除的重要性[56]。然而，来自日本的回顾性研究表明：中危或高危肿瘤患者中，与仅行盆腔淋巴结切除术患者相比，行彻底腹主动脉旁淋巴结切除术的患者的存活率有所提高[57]。

前哨淋巴结切除已被提议作为检测子宫内膜癌阳性淋巴结的一种方法，以避免全面的淋巴结切除[58]。鉴于淋巴结清扫术的真实目的不是治疗，而是为了指导治疗；前哨淋巴结切除有可能减少大多数患者的手术并发症。瘤内注射染剂已经被实验过，但并不可行。因此，最常见的技术是双侧宫颈注射。虽然这种技术在识别前哨盆腔淋巴结方面是成功的，但也有可能遗漏孤立的盆腔淋巴结。目前正在进行几个大型实验，以更好地确定这种技术的阳性和阴性预测值；但这些实验中不包含罕见病理类型肿瘤。

所有子宫癌的手术范围详见表33-2。

（二）子宫肉瘤

1. 子宫内膜间质肉瘤

子宫内膜间质肉瘤（endometrial stromal sarcoma，ESS）是一种相对惰性的恶性肿瘤，倾向于局部复发，通常对激素有反应。选择的治疗方法是子宫切除术和双侧输卵管卵巢切除术。然而，这些肿瘤往往发生在育龄妇女，并且双侧输卵管卵巢切除术的作用是有争议的。ESS表达雌激素受体并对激素治疗有反应，表明双侧输卵管卵巢切除术在理论上的重要性[59]。初步报告表明，没有接受双侧输卵管卵巢切除术的妇女预后更差，证实了这一观点[60, 61]。然而，随后的以人群为基础的研究表明，对于患有局限于子宫的ESS的绝经前女性，无论是否行双侧输卵管卵巢切除术，其结果都是很好的[62, 63]。

手术的路径取决于肿瘤的大小。由于37%的有ESS的子宫直径＜5cm，只有25%的子宫直径＞10cm，因此许多ESS可以用微创手术完整切除[64]。此外，许多ESS术前诊断为肌瘤，术后才经病理检查确诊。最近讨论了未检测到的肉瘤的真实发病率，因为存在着在子宫切除时未发现或者隐匿性肉瘤而可能导致播散的风险。美国食品药品管理局（Food and Drug Administration，FDA）报道：在接受纤维瘤手术的女性中，所有肉瘤的发病率高达1∶350；但这比之前认为的要高，并引发了一些调查报告以更好地确定隐匿性肉瘤的发病率。随后的Kaiser Permanente研究报道：93 153例患者行子宫切除术，其中34 603例术前诊断为纤维瘤[65]。在该项研究中，有47例ESS患者，其中51%为隐匿性，因此发病率为1∶1442。结合表观和临床判断，24例隐匿性ESS患者中只有12例接受了粉碎术。这12例中的8例采用强力粉碎器切除，因此可能播散的比率为1∶4325。粉碎组的局部复发风险为7%，而非粉碎组的局部复发风险为6%。这些发现表明，遗漏隐匿性ESS的风险很低，并且ESS肿瘤行粉碎术几乎没有增加复发的风险。

ESS患者发生淋巴转移的风险为7%～9%[66]。虽然根据这个比率行淋巴结切除术是合理的，但淋巴结切除似乎不会改变总体预后[63]。应该注意的是，淋巴结阳性的患者预后明显较差，41%的复发发生在盆腔。由于激素治疗对这种疾病是有效的，因此从淋巴结切除术中获得的信息可能有助于指导这些患者的治疗。

考虑到这些肿瘤生长缓慢并且对激素治疗有反应，可以考虑手术治疗复发性疾病[59]。然而，没有关于手术切除对总体预后的影响的报道。基于寡转移性病灶患者的报道，只有在能完全切除转移灶的情况下才应考虑切除。

2. 腺肉瘤

子宫腺肉瘤是一种双相肿瘤，是含有良性上皮成分的低级肉瘤；除非肉瘤过度生长，否则预后良好。

表33-2 子宫癌手术范围

子宫癌	BSO	大网膜切除术	淋巴结	最大化手术范围
子宫内膜间质肉瘤	很可能不	否	可能	是
腺肉瘤	很可能不	否	可能	是
肉瘤	是	否	可能	可能
子宫平滑肌肉瘤	否	否	否	可能
子宫乳头状浆液性癌	是	是	是	是

BSO. 双侧输卵管切除术

与子宫腺肉瘤相比，子宫外腺肉瘤的预后稍差[67, 68]。与 ESS 相似，推荐的手术是子宫切除术和双侧输卵管卵巢切除术。然而，有报道年轻女性保留卵巢对预后没有影响；这类似于 ESS 的报道[69, 70]。

与 ESS 一样，手术路径取决于肿瘤的大小，但淋巴结转移的风险似乎较低。在一项大型 SEER 回顾性分析中，在 48 例淋巴结切除的患者中，淋巴结转移的风险仅为 3%；因此，在淋巴结外观正常的患者中，可以省略淋巴结切除术。

复发性疾病的手术应该个体化，而且由于大多数复发病灶位于腹盆腔，切除常是可行的。在一小组复发疾病患者中，13 例患者中有 6 例可切除的疾病局限于腹盆腔[71]。接受二次减瘤术的患者中，二次复发的中位时间有所改善（29.7 个月 vs 12.7 个月）。

3. 高级别肉瘤

高级别子宫肉瘤是一种独立的疾病，其预后比 ESS 差。选择的治疗方法是子宫切除和双侧输卵管卵巢切除术[72]。手术路径取决于肿瘤大小。在子宫切除术时未被识别的肉瘤播散风险的理论最近受到了关注。在对 93 153 例子宫切除术的 Kaiser 回顾性研究中，共发现 29 例高级别肉瘤，其中只有 8 例是隐匿性的。由于它们的表观和大小，这些隐匿性肿瘤没有一例选用粉碎术。在初步诊断为肌瘤而行子宫切除术的妇女中，依据上述研究推算的隐匿性子宫肉瘤的发病率为 1：432 565。

据报道，盆腔淋巴结转移的概率为 18%，腹主动脉旁淋巴结转移的概率为 15%；但在明显的宫外病灶的情况下，淋巴清扫经常被省略，因此淋巴结转移率的真实情况尚不清楚[66]。淋巴血管间隙受累是最显著的不良预后因素，有受累的患者 5 年生存率为 17%，而无淋巴血管间隙受累的患者生存率为 83%[67]。鉴于这些肿瘤预后不良，淋巴结切除术不太可能影响治疗结果或治疗决策。

建议在有子宫外转移灶的情况下行减瘤术，因为残留病灶的大小会影响治疗结果。与接受次满意减瘤术手术的患者相比，行满意减瘤术的晚期疾病患者的中位生存期明显提高（2 个月 vs 52 个月）[66]。然而，鉴于这些肿瘤的总体预后较差，完全切除手术在有广泛转移灶患者中的作用是有争议的[72]。

4. 平滑肌肉瘤

子宫平滑肌肉瘤（uterine leiomyosarcoma，uLMS）是一种罕见但有潜在侵袭性的子宫平滑肌肉瘤，在因子宫肌瘤行子宫切除的患者中发生率约为 1：50 065。术前危险因素可能会提醒临床医师注意 uLMS 的存在，包括：绝经后状态（因为 70% 的 uLMS 发生在 50 岁以上的妇女）；血细胞比容低于 30% 的贫血；大于 7cm 的肌瘤；以及孤立性肌瘤[73]。术前子宫内膜活检被认为对诊断子宫肉瘤的阳性率较小。但在一项研究中，142 例子宫肉瘤患者行子宫内膜活检，86% 结果是异常的，包括 6 例患 uLMS 的妇女；因此术前评估对于这些患者是必不可少的[74]。

uLMS 的首选手术是子宫切除术。这可以通过经腹部、阴道或腹腔镜的方法来完成。虽然子宫肉瘤有激素受体并可对激素做出反应，但没有证据表明卵巢切除会改变绝经前女性的预后。一项对 SEER 数据的回顾性分析评估了卵巢切除术对患有 uLMS 的绝经前妇女的生存的影响；在接受双侧输卵管卵巢切除术和未行输卵管卵巢切除术的妇女之间的预后没有差异[75]。卵巢转移的风险约为 3%[76, 77]。淋巴结切除术也是不必要的，因为淋巴结转移的风险低于 5%[76, 77]。与远处转移的高风险相比，淋巴结转移风险较低，并且淋巴结切除术不太可能改变推荐的治疗或预后。

最近，uLMS 与子宫粉碎术也受到了关注，因为子宫粉碎术有可能导致子宫肉瘤的漏诊，并有播散隐匿性疾病的风险。这个问题已经引起了相当大的争论，FDA 的一项审查最终提出一项黑匣子警告：当已知或怀疑有恶性肿瘤时，或者当子宫可以通过小腹壁切口取出时，强力粉碎器不应用于围绝经期或绝经后的女性。大部分争议集中在因子宫肌瘤手术时出现子宫肉瘤的风险。虽然其他研究确实证实了在这种情况下发生 uLMS 的风险约为 1：500，但错过未诊断的隐匿性 uLMS 的风险似乎要低得多，特别是准备接受微创粉碎手术的患者中更是如此[65]。Kaiser 回顾性研究确定隐匿性 uLMS 的漏诊风险约为 1：4325。除强力粉碎外，非强力粉碎漏诊风险为 1：1647。由于与开腹手术相比，微创手术的并发症和死亡率有所降低；建模研究表明，在经过适当筛选的患者中，即使粉碎术增加了隐匿性 uLMS 扩散的风险，行子宫粉碎术的微创手术还是比经腹子宫切除术更安全[78]。由于 uLMS 的发生率较低，粉碎术对预后的实际影响很难确定。在 Park

报道的最初的小样本研究中，采用了多种未详细介绍的技术进行了子宫粉碎，uLMS粉碎组的PFS和总生存时间是下降的[79]。然而，应该注意的是，这项研究中的局部复发风险仅为13%，这比其他研究报告的局部复发风险低得多（高达39%），这可能是结果差异的原因[80]。Kaiser回顾性分析报道，局部复发的风险在粉碎术后增加了19%，但注意到远处转移率相应降低了12%[65]。非粉碎组和非强力粉碎组的3年无病生存率相似（54% vs 51%）。强力粉碎组的3年无病生存率较低，为19%，但这在统计学上差异并不显著。非粉碎组的总存活率为64%，而非强力粉碎组和强力粉碎组的总存活率分别为68%和75%。这表明子宫粉碎会增加局部复发，但对长期生存的影响更可能取决于肿瘤生物学行为。这就是说，在任何已知或疑似恶性肿瘤的情况下，都应避免子宫粉碎术；并且从不建议将其作为uLMS患者的治疗方法。

在被认为是高风险的情况下，将组织用标本取出袋取出是有意义的。虽然这在直觉上是有道理的，但很少有证据表明这能有效地防止癌症的扩散。存在几个潜在的问题：袋子的完整性在粉碎过程中可能会受到损害；基于uLMS罕见性的成本效益可能会限制其应用；并且这一过程可能难以操作。基于这些问题，美国妇科腹腔镜医师协会和美国妇产科医师大会发表了声明，支持在经过仔细选择、适当筛选、低风险患者中，在知情同意的情况下进行粉碎手术[81, 82]。这两份声明都解决了目前缺乏有关减少播散和组织提取的数据的问题。

5. 子宫乳头状浆液性癌

子宫乳头状浆液性癌是一种侵袭性的子宫癌，由p53突变驱动，并以类似卵巢癌的方式扩散。与子宫内膜样腺癌不同，子宫浆液性腺癌的转移与浸润深度无关，晚期疾病可出现在40%没有肌层受累的病例中[83]。在诊断时在60%～70%的患者中最终检测到宫外扩散，这影响了手术干预的建议[84–86]。手术应包括子宫切除术、双侧输卵管—卵巢切除术、冲洗、盆腔和腹主动脉旁淋巴结清扫术和大网膜切除术。对于擅长微创手术的外科医师来说，所有这些手术都可以在腹腔镜下进行。

与卵巢癌相似，发现腹腔冲洗液和大网膜转移的阳性率很高[83]。腹腔冲洗液在高达26%的患者中呈阳性，但阴性冲洗液并不能排除大网膜受累。81%冲洗阳性的患者和12%冲洗阴性的患者有大网膜转移，因此大网膜必须切除[87]。淋巴结阳性率高于卵巢癌。在一项研究中，淋巴结受累率为44%（28%盆腔淋巴结，18%腹主动脉旁淋巴结）[84]。复发的风险似乎与高级别子宫内膜样子宫癌的患者相似，但这依赖于淋巴结切除术、细胞学和大网膜切除术的综合分期[88]。

与卵巢癌相似，数据支持细胞减灭术在晚期子宫乳头状浆液性癌中的应用[89]。在大约50%的患者中可以实现满意减瘤术，并且确实带来了生存优势，没有大块残留病灶的患者中中位存活率最高。

五、子宫颈癌

对不常见组织学类型的宫颈癌治疗通常与女性较常见的鳞状细胞癌或腺癌的治疗相同。宫颈原位腺癌妇女应通过冷刀锥切术和宫颈管搔刮术进行局部手术切除，以获得阴性边缘以保留生育能力；已生育的情况下行简单子宫切除术[90]。电切后复发的风险低于10%[91]。类似于鳞癌，深度＜3mm，宽＜7mm，没有淋巴血管间隙侵犯的早期侵袭性腺癌也可以用冷刀锥切来处理[92]。

深度＞3mm或宽＞7mm的侵袭性宫颈癌应采用根治性子宫切除术加盆腔淋巴结切除术来处理[93]。现代根治性子宫切除术首次由Clarke在1895年描述为一种切除大型宫颈肿瘤的方法[94]。简单子宫切除术与根治性子宫切除术的区别在于切除宫颈周围的子宫旁组织，子宫骶韧带和阴道上段。切除这些额外组织需要完整的输尿管解剖，并且与单纯子宫切除术相比，它与显著增加的手术时间、失血量，以及尿瘘和膀胱排尿乏力的风险有关。此外，还进行了彻底的盆腔淋巴结切除术，以排除淋巴结转移，类似于子宫内膜癌中所描述的那样。因为骶前淋巴结约占宫颈癌孤立扩散的5%，盆腔淋巴结清扫术应清扫至髂总淋巴结水平[95]。

也可以经阴道行根治性子宫切除术，但由于技术原因和不能清扫盆腔淋巴结尚未得到广泛应用[96]。相比之下，腹腔镜和机器人辅助的根治性子宫切除术更可行，现在正在常规开展，具有出血少、住院时间短和恢复快的优点[97]。

早期子宫颈癌可考虑广泛性宫颈切除术[98]。一般而言，此手术的适用者应处于生育年龄，并希望保留生育能力，肿瘤直径＜2cm，活检证实为阴性淋巴结和阴性边缘。在这种技术中，宫颈和宫旁组织被切除，而宫体保留并重新吻合回阴道。据报道，89% 的病例可以完成该手术，4.8% 的复发率和 1.6% 的癌症死亡率[99]。大约 2/3 的病例可以实现正常妊娠，但是这些妇女中大约有一半将需要辅助生殖技术来实现妊娠[100]。在一个相对大型的研究队列中，118 例患者接受根治性经阴道宫颈广泛切除术，与根治性子宫切除术相比，预后没有差别[101]。用于根治性宫颈切除术的剖腹和微创路径均已被阐述。与剖腹术相比，微创技术显示出相似的手术时间和并发症，失血量更少，住院时间更短[102]。

早期宫颈癌根治性手术的必要性受到了质疑，因为在对早期癌症进行锥切后没有残留病变，只有不到 3% 的患者在最后的标本检查中有宫旁受累。在适合广泛宫颈切除术的患者中，只有 0.6% 的患者有宫旁受累或阳性的宫旁淋巴结[103]。在另一队列 350 例患者研究中，8% 的患者有宫旁受累，且符合宫颈广泛切除的患者中发生率为 0%[104]。在一个 40 例肿瘤直径< 2cm 且间质侵犯小于 50% 的患者研究中，ⅠA_2 期肿瘤深度< 5mm 的患者，如果腹腔镜淋巴结清扫阴性，则采用宫颈锥切术；而肿瘤较大的患者则采用简单的宫颈切除术。只有一名患者复发（2.5%），后续通过放化疗治愈[105]。对更小范围的宫颈癌根治术的研究正在进行中。

宫颈小细胞神经内分泌癌是罕见的肿瘤，有高风险的远处转移和一些不同的注意点。局部控制可以通过放射或手术来实现。新辅助化学治疗也是一个选择，如果肿瘤缩小到 4cm 以下，可以考虑根治性子宫切除术。如果肿瘤已经完全消退，如果临床上可以获得阴性切缘，则可以考虑简单的子宫切除术[92]。可以通过开腹或微创手术路径实施。虽然淋巴结清扫也被要求实施，但它不太可能对患者的治疗决策或预后有显著的贡献；因为所有病例均需进行系统治疗，而总体预后很差。

六、外阴阴道癌

任何癌症的手术原则包括在肿瘤周围获得足够的边缘和评估淋巴结状态。有了这些目标，为了减少发病率，外阴和阴道癌的手术已经变得不那么激进了。在癌前病变中，深层切除范围应该是皮下脂肪与显微镜下阴性边缘。在恶性病变中，解剖的深部边缘应该是泌尿生殖器膈肌。外侧切缘应该有 1cm 的阴性边界[106]。关于为不同的外阴癌病理学类型推荐的不同切缘的详细信息，见表 33–3。

表 33–3 外阴癌手术边界

类 型	侧切缘	深切缘	淋巴结
不典型增生	5mm	皮下脂肪	不切
鳞癌	1cm	泌尿生殖膈	深度≤ 1 mm：不切。深度＞ 1mm，直径≤ 4cm：前哨淋巴结直径＞ 4cm：腹股沟淋巴结清扫术
基底细胞癌	1cm	皮下脂肪	否
佩吉特病	2cm	皮下脂肪	否
恶性黑色素瘤			
Breslow ≤ 2mm	1cm	泌尿生殖膈	前哨
Breslow ＞ 2mm	2cm	泌尿生殖膈	前哨

距离最浅的邻近真皮乳头浸润超过 1mm 的情况下，外阴鳞癌就需评估腹股沟淋巴结。对于 4cm 以下的病变，前哨淋巴结方面已经做了大量的实验，前哨淋巴结的假阴性预测率约为 2%[107]。如果病变距离中线小于 2cm，则需要评估双侧前哨淋巴结。较大的病灶要求双侧腹股沟淋巴结清扫术。

前哨淋巴结清除术的淋巴结定位已经在外阴癌患者中得到了广泛的研究，并被广泛接受为标准治疗方法。腹股沟转移淋巴结的治疗取决于腹股沟转移淋巴结的大小。对于前哨淋巴结病变< 2mm 的女性，最佳治疗方法尚不清楚；目前有一项随机实验来解决这一问题。转移性超过 2mm 的前哨淋巴结应接受全面的腹股沟淋巴结清扫术。淋巴结转移显著的女性应该切除显著增大的淋巴结，但与切除增大的淋巴结相比，全面的腹股沟淋巴结清扫未显示出显著的益处。

（一）外阴黑色素瘤

黑色素瘤的侧切缘取决于病变的厚度。对于 Breslow 测算法厚度< 2mm 的病变，临床上 1cm 的阴性边缘是足够的[108]。对于厚度> 2mm 的病变，临床阴性边缘应为 2cm。前哨淋巴结评估用于预测预后和指导治疗。在前哨淋巴结阳性的情况下完成淋巴结清扫的益处尚未确定。然而，全面的淋巴结切除术提高了疾病的局部控制率，但没有改善疾病的特异性死亡率[109]。

（二）前庭大腺癌

前庭大腺癌的手术应遵循外阴癌的原则。应进行腹股沟淋巴结切除术，因为淋巴结扩散的风险高达 30%[110]。

（三）外阴佩吉特病

手术的目标是获得阴性边缘；由于病变的大小和累及正常周围皮肤，手术可能比较困难。由于临床印象低估了实际的显微病变，建议正常皮肤的切缘为 2cm[111]。术中冰冻切片可用来评估边缘状态，但这在实践中可能很困难[112]。由于移除病变所需的手术范围，这些手术通常需要与重建手术相结合。

（四）外阴基底细胞癌

基底细胞癌发生淋巴转移的风险较低，肿瘤应以阴性深切缘和 1cm 外侧缘切除[113]。

七、妊娠滋养细胞疾病

（一）葡萄胎

治疗葡萄胎的最佳方法是吸宫术和刮宫术[114]。这些肿瘤通常使子宫增大，应小心避免子宫穿孔。此外，这些肿瘤可能是相当富血管性的；微小组织可能引起肺栓塞，特别是当子宫增大到大于妊娠 16 周大小时。Rh 致敏可发生，应对 Rh 阴性患者给予预防。不鼓励剖宫清宫和药物流产，因为这些操作与持续性妊娠滋养细胞疾病的风险增加有关[115]。葡萄胎子宫切除术可减少但不能完全消除持续性妊娠滋养细胞疾病的风险[116]。

（二）持续性或复发性疾病

子宫切除术可用于低风险妊娠滋养细胞肿瘤的初级治疗，也可用于化学治疗耐药或危及生命的出血。已有研究表明，在没有转移的情况下，子宫切除术可以减少化学治疗的需要[117]。大多数接受选择性子宫切除术的患者不需要化学治疗，但为临床指征而行子宫切除术的患者几乎都需要术后化学治疗[118]。10%～20% 的妊娠滋养细胞肿瘤患者会出现原发性耐药，80% 的这部分患者可以通过切除子宫而得到缓解[119]。在耐药的孤立性或寡转移性病灶的病例中，手术切除结合高剂量化学治疗的挽救概率约为 30%[120]。子宫切除术时不需要切除卵巢，除非有卵巢的严重受累。

（三）胎盘部位滋养细胞肿瘤

胎盘部位滋养细胞肿瘤通常是耐药的，保留卵巢的子宫切除术是首选的治疗方法，那些距离妊娠不到 4 年的患者更是如此[114]。淋巴结清扫术的效果可能有限，因为在明显的早期疾病中，淋巴结转移是罕见的[121]。因为多达 1/3 的胎盘部位滋养细胞肿瘤患者存在转移，如果转移性疾病对化学治疗有反应，则应考虑子宫切除术[120, 121]。距离前次妊娠超过 4 年的妇女预后极差，子宫切除术的使用应个体化[122]。

保留子宫的手术已有报道[123]。在总共 5 例报道的病例中，3 例成功地进行了局部切除，2 例采用楔形切除，1 例采用宫腔镜切除。2 例治疗失败者是做的楔形切除术。1 例切缘阳性，另一例尽管切缘阴性，但复发，并在切除子宫时发现多灶性病变；这提示保留子宫手术可能危及生存。

第 34 章　跨器官的组织学类型

Histologies That Cross Organ Types

Amanda Jackson　Preetha Ramalingam　著
冯　帅　译　　陈　亮　校

一、概述及历史背景

妇科癌症是一组高异质性的肿瘤，其中许多是位点特异性的，例如生殖细胞肿瘤和与人乳头瘤病毒（HPV）相关的肿瘤。虽然这些肿瘤中的大多数具有不同的组织学、免疫表型和分子学分型，但是可能发生显著的交叉重叠。本章重点介绍相同组织学的肿瘤，因在不同器官类型中具有独特临床特征，并且在某些情况下，基于其发生部位需给予显著不同的临床处理。这些区别通常是病例报告的重点，但影响临床决策值得单独讨论。虽然这些肿瘤将在随后的与其特定器官相关的章节中讨论，但本章中的讨论强调基于疾病部位的特定组织学中诊断和治疗的相似性和差异性。这种肿瘤包括子宫内膜异位症相关肿瘤，如子宫内膜样癌（endometrioid carcinoma，EC）和透明细胞癌（clear cell carcinoma，CCC），它们在组织学上与子宫内膜肿瘤相似，但可发生在卵巢、盆腔或腹腔内；神经内分泌癌，HPV 和非 HPV 相关；生殖细胞肿瘤，特别是可存在于子宫或阴道中的卵黄囊瘤；以及子宫外子宫内膜样间质肉瘤。治疗流程中提供了推荐治疗方法的摘要（图 34–1）。CCC 可发生在卵巢、子宫内膜、宫颈、阴道和腹膜。子宫内膜异位症与卵巢和腹膜的透明细胞癌有关，但与上述其他部位无关。

二、子宫内膜异位症相关肿瘤

（一）生物学和流行病学

子宫内膜异位症并不是一种罕见的疾病，其发病率为 5%～10%，并且在不育妇女中高达 30%。子宫内膜异位症本身是一种良性疾病，但子宫内膜异位症引起的炎症和自分泌 / 旁分泌激素长期刺激下可导致患者的肿瘤发生 [1, 2]。子宫内膜异位症与癌症之间的关系得到临床和分子证据的支持。1925 年，Sampson 首次描述了卵巢癌与子宫内膜异位症之间的关系 [3]。从那时起，有许多关于卵巢交界性和恶性肿瘤与子宫内膜异位症相关的报道 [1, 3–10]。Sampson 提出肿瘤如果出现以下情况，则可以被认为是由子宫内膜异位症引起的：①有明确证据表明肿瘤附近存在子宫内膜异位症；②肿瘤的组织学外观应与由子宫内膜样病变引起的肿瘤如子宫内膜样癌和透明细胞癌形态一致；③不应有其他原发性肿瘤部位。然而，这些标准随后被修改，因为子宫内膜异位症经常被肿瘤覆盖 [11]。最近，在 CCC、良性子宫内膜异位组织和非典型子宫内膜异位症的相邻病灶中发现了 ARID1A 突变 [12]。

卵巢和腹膜部位与子宫内膜异位症相关的肿瘤具有重叠的组织学特征，通常无法与子宫内膜对应的肿瘤区分开来。典型的与子宫内膜异位症相关的肿瘤包括子宫内膜样癌和 CCC，并且在组织学上与其对应的子宫内膜相关肿瘤类似 [6–8, 11, 13]。子宫内膜异位症可出现在浆液性癌患者中；然而，浆液性癌的组织遗传学似乎与子宫内膜异位症不相干，也似乎不是与子宫内膜异位症相关的癌症。

对于既往有低级别子宫内膜癌病史的患者，卵巢和腹膜肿瘤可能代表子宫内膜异位症相关的新的原发性肿瘤（图 34–2）而不是继发转移。

约 20% 的卵巢癌合并有子宫内膜异位症；然而，只有 0.3%～3% 的子宫内膜异位症发生恶变 [8]。在 6398 名患有卵巢子宫内膜异位症的日本女性中，

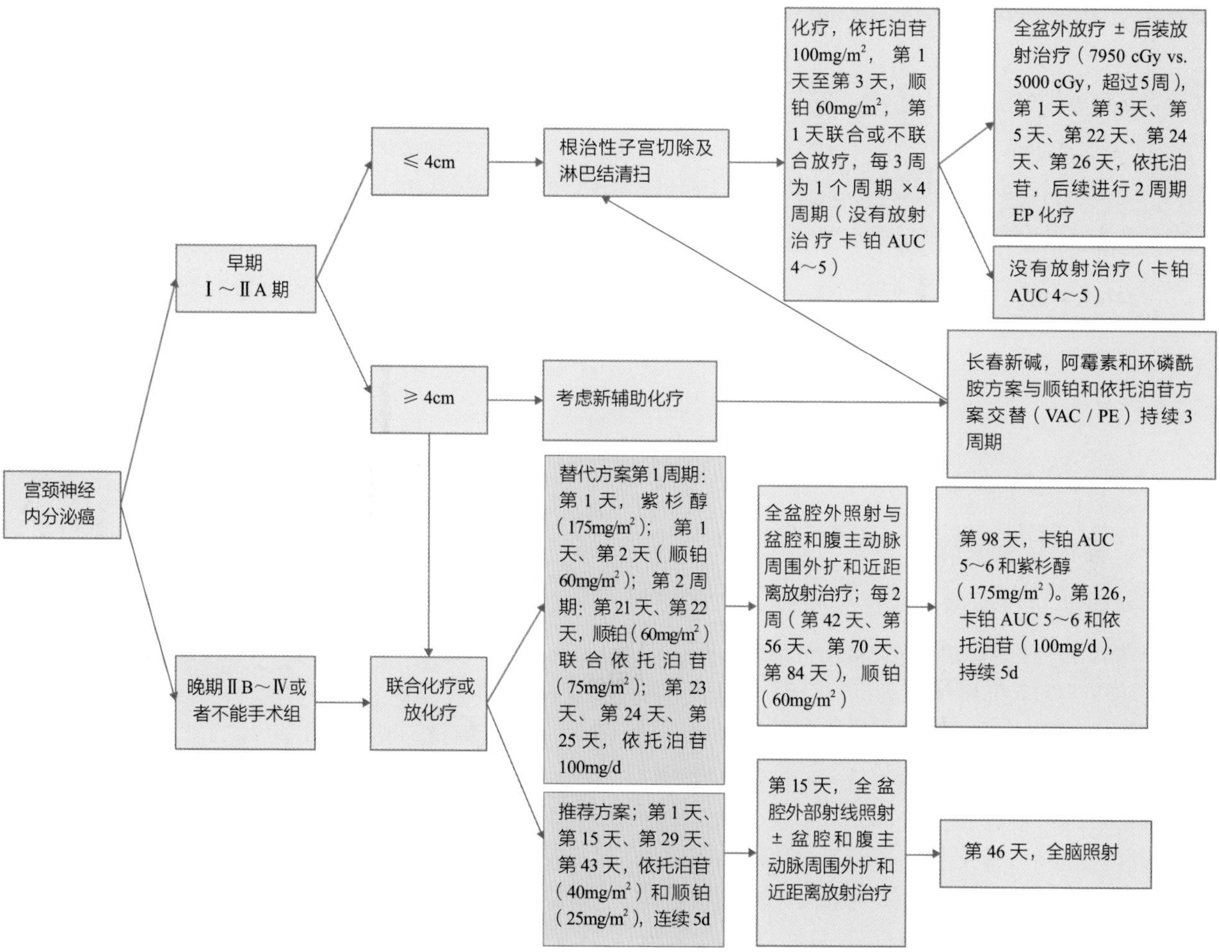

- 宫颈神经内分泌癌
  - 早期 Ⅰ～ⅡA 期
    - ≤ 4cm → 根治性子宫切除及淋巴结清扫 → 化疗，依托泊苷 100mg/m^2，第 1 天至第 3 天，顺铂 60mg/m^2，第 1 天联合或不联合放疗，每 3 周为 1 个周期 ×4 周期（没有放射治疗卡铂 AUC 4～5）
      - 全盆外放疗 ± 后装放射治疗（7950 cGy vs. 5000 cGy，超过5周），第 1 天、第 3 天、第 5 天、第 22 天、第 24 天、第 26 天，依托泊苷，后续进行 2 周期 EP 化疗
      - 没有放射治疗（卡铂 AUC 4～5）
    - ≥ 4cm → 考虑新辅助化疗 → 长春新碱，阿霉素和环磷酰胺方案与顺铂和依托泊苷方案交替（VAC / PE）持续 3 周期 → 根治性子宫切除及淋巴结清扫
  - 晚期ⅡB～Ⅳ或者不能手术组 → 联合化疗或放化疗（≥ 4cm 亦可进入）
    - 替代方案第 1 周期：第 1 天，紫杉醇（175mg/m^2）；第 1 天、第 2 天（顺铂 60mg/m^2）；第 2 周期：第 21 天、第 22 天，顺铂（60mg/m^2）联合依托泊苷（75mg/m^2）；第 23 天、第 24 天、第 25 天，依托泊苷 100mg/d → 全盆腔外照射与盆腔和腹主动脉周围外扩和近距离放射治疗；每 2 周（第 42 天、第 56 天、第 70 天、第 84 天），顺铂（60mg/m^2）→ 第 98 天，卡铂 AUC 5～6 和紫杉醇（175mg/m^2）。第 126，卡铂 AUC 5～6 和依托泊苷（100mg/d），持续 5d
    - 推荐方案：第 1 天、第 15 天、第 29 天、第 43 天，依托泊苷（40mg/m^2）和顺铂（25mg/m^2），连续 5d → 第 15 天，全盆腔外部射线照射 ± 盆腔和腹主动脉周围外扩和近距离放射治疗 → 第 46 天，全脑照射

▲ 图 34-1 宫颈神经内分泌癌的治疗流程，参考妇科肿瘤学会推荐肿瘤学临床文件 [37]

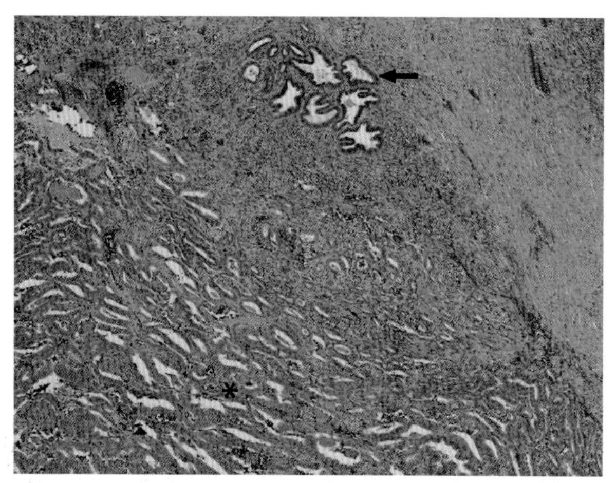

▲ 图 34-2 子宫内膜样腺癌，FIGO 1 级（*），邻近子宫内膜异位症的焦点（箭），表现为盆腔肿块；肿瘤的特征是背靠背腺体，类似于正常增殖性子宫内膜，并且在组织学上类似于子宫内膜样癌；该患者进行了全腹子宫切除术和双侧输卵管卵巢切除术治疗子宫内膜异位症

确定了 46 例卵巢癌。该研究发现，与预期的 5.14 的标准化发病率（standardized incidence ratio，SIR）相比，卵巢子宫内膜异位囊肿的女性患卵巢癌标准化发病率为 8.95（4.12～15.3），其发病风险增加。如果子宫内膜异位灶患者年龄超过 50 岁（13.2，6.90～20.9）或者病灶大小超过 9cm，则恶性变的风险更高 [14]。在 20 686 名因子宫内膜异位症而住院的瑞典女性中，随访发现有类似的 SIR 增加（1.9，1.3～2.8）。若子宫内膜异位症的持续时间超过 10 年，卵巢癌发病的风险会随之逐渐增加（4.2，2.0～7.7）。与盆腔外子宫内膜异位症相比，卵巢子宫内膜异位症的恶变风险似乎更高。

卵巢 CCC 与子宫内膜异位症的关系最为密切，因为约有一半的 CCC 患者会在卵巢或肿瘤周边发现子宫内膜异位种植 [15]。

（二）临床表现

子宫内膜异位症相关性 CCC 患者术中易破裂

而变为ⅠC_2期，这可能与子宫内膜异位症相关的粘连有关[16]。在对 122 例病例的分析中，Veras 等认为，透明细胞肿瘤可分为囊性病变和腺纤维瘤。子宫内膜异位症与 91% 的囊性病变和 44% 的腺纤维瘤引起的透明细胞肿瘤相关[17]。在子宫内膜异位症中出现的 CCC 也在腹股沟、外阴和阴道中被发现。

15%～20% 的卵巢子宫内膜样癌与子宫内膜异位症有关。这些癌症往往比相关的浆液性癌症早 5～10 年发生，局限于囊肿，分化良好，预后良好。在子宫内膜异位症的情况下，可以同时存在 CCC 和 EC 组分。在一些报告中，与非子宫内膜异位症相关的癌症相比，子宫内膜异位症相关的癌症表现为年龄较小，级别和分期越低，总体生存率高[4, 6]。

（三）病理

1. 大体病理

无论是在卵巢还是在子宫外，不同的组织学亚型，肿瘤的大小都是可变的。虽然可以看到双侧肿瘤，但 EC 和 CCC 通常是单侧的。肿瘤通常是实性的，棕褐色到白色，有坏死区域，但可以看到乳头状区域。在卵巢中，可以在实体肿瘤组织附近存在填充有黏性出血物质的子宫内膜异位症“巧克力囊肿”。

2. 镜下表现

子宫内膜样癌，无论哪个部位，都具有背靠背腺体，具有类似于增殖性子宫内膜的光滑管腔表面。标记的细胞学异型性并不常见。使用国际妇产科联合会（International Federation of Gynecology and Obstetrics，FIGO）系统基于实性成分的程度对肿瘤进行分级。实性成分低于 5% 的肿瘤为 1 级，5%～50% 为 2 级，50% 以上 3 级。与肿瘤相邻的子宫内膜异位症的特征是存在由子宫内膜型间质组织和含铁血黄素的巨噬细胞包绕的良性子宫内膜样腺体。EC 可具有多种化生特征，包括鳞状、黏液性、分泌性或透明细胞特征。EC 可以具有性索间质组织类型的模式，其特征是存在由类似颗粒细胞肿瘤的 Call–Exner 小体的小管状腺间隔的实性区域，或者具有类似于支持–睾丸型间质细胞瘤的小管状结构[13]。这些肿瘤被指定为类似于间质细胞瘤的 EC 或类似性索间质瘤的 EC。区分这些肿瘤与真正的性索间质瘤是很重要的。尽管可能存在重叠的组织学特征，但子宫内膜样组分中存在化生变化，以及缺乏抑制素和钙结合蛋白等性索标记物有利于 EC 的诊断。

CCC 典型表现为乳头状、管囊状和实质型的混合型。乳头状成分通常具有透明化的纤维血管核心。细胞质可以是透明的，有时是嗜酸性的。细胞显示出具有突出核仁的圆形核。具有顶端增色细胞核的细胞，即鞋钉细胞（hobnail cell）的存在是其特征性的表现。在类似透明细胞癌的子宫内膜样癌和高级别浆液性癌中均可见细胞质清除，在这些情况下，免疫组织化学染色可用于提供正确的诊断。高级浆液性癌为 WT–1 阳性，子宫内膜样腺癌为雌激素受体阳性。这两种免疫组织化学标记物在透明细胞癌中通常均为阴性。在具有挑战性的病例中，可以使用 napsin–A 和肝细胞核因子 1β（HNF–1β），因为它们在透明细胞癌中是阳性的。然而，它们的应用因缺乏特异性而受限。

（四）手术治疗和辅助治疗

子宫内膜异位症相关的卵巢癌的治疗通常与其他卵巢上皮癌的治疗相同，包括减瘤手术，然后进行化学治疗。透明细胞癌处于更晚期别并且往往对传统的铂类化学治疗方案敏感性欠佳，而 EC 倾向于期别更早并具有更好的预后。一些研究表明，与没有相关子宫内膜异位症的患者相比，患有子宫内膜异位症的透明细胞癌患者处于早期阶段并且中位总生存期有所改善[18]。然而，其他研究发现子宫内膜异位症相关肿瘤并没有更好的预后[19]。请参考第 37 章了解更多详情。

三、妇科的神经内分泌癌

神经内分泌癌(neuroendocrine carcinoma，NEC ）是一组异质性肿瘤，其特征在于具有内分泌（激素）和神经系统特征的细胞。这些肿瘤可以是良性或恶性的，并且可以在整个身体中发生。大多数神经内分泌癌来自子宫颈，但它们也可以在外阴、阴道、子宫和卵巢中发现。卵巢肿瘤被认为是一个独特的实体并单独讨论。本讨论将集中于将根据部位描述的恶性神经内分泌肿瘤。女性生殖道中神经内分泌肿瘤的分类类似于肺部胃肠 / 胰腺神经内分泌肿瘤中使用的分类；已指定四种亚型，包括小细胞神经内分泌癌、大细胞神经内分泌癌、典型类癌和非典型类癌。

（一）宫颈和子宫内膜的神经内分泌癌

1. 生物学和流行病学

神经内分泌肿瘤仅占所有宫颈癌的 2%～5%[20]。虽然在子宫颈中大多数小细胞癌（small cell carcinomas，SCC）与 HPV 相关，但在子宫内膜中病因并不完全清楚。子宫神经内分泌肿瘤与其他部位的神经内分泌肿瘤不同；在子宫中，肿瘤经常与其他组织型如子宫内膜样或浆液性癌混合。子宫颈 SCC 最常与 HPV–18 型相关 [21, 22]，不同于鳞状细胞癌，后者大部分与 HPV–16 型有关。虽然子宫颈中的大多数神经内分泌肿瘤属于小细胞类型，但也可能发生大细胞神经内分泌癌，这些也与 HPV 有关。HPV 似乎是小细胞和大细胞神经内分泌肿瘤的原因而不是无辜的旁观者；因为已经证实肿瘤整合了 HPV 基因。在一部分患者中，肿瘤是小细胞和大细胞混合的。

子宫内膜的神经内分泌肿瘤也非常罕见，包括小细胞和大细胞类型，并且包含＜ 1% 的子宫内膜癌。它们通常与其他类型的子宫内膜癌共存，例如子宫内膜样癌或浆液性癌。这些肿瘤可能未被诊断，因为它们经常被误解为相邻的子宫内膜样癌或浆液性癌组分的实性成分 [21, 22]。

2. 临床表现

子宫颈小细胞癌（SCC）是极具侵袭性的肿瘤，总体预后比同分期的鳞状细胞癌和腺癌更差。在初步诊断时，他们往往会表现为阴道出血。一些患者的子宫颈涂片检查会出现异常 [23, 24]。罕见的副瘤综合征也有报道 [25, 26]。肿瘤的中位诊断年龄为 42—47 岁，与较常见的宫颈鳞癌相似 [27]。SCC 可与鳞状细胞癌和腺癌同时存在。因此，诊断通常是最终由病理学确定。然而，其他组织学亚型的存在并不能改善预后，混合型 SCC 肿瘤患者的表现与单纯型 SCC 患者预后一样差。子宫颈神经内分泌肿瘤的鉴别诊断包括低分化鳞状细胞癌和腺癌、未分化癌、基底样鳞状细胞癌、胚胎性横纹肌肉瘤、非典型类癌、恶性黑素瘤和淋巴瘤。FIGO 分期、肿瘤大小和淋巴结状态是重要的预后因素。在发现时，淋巴结受累、远处转移和较晚的手术分期是常见的。在ⅠB 期肿瘤直径＜ 3cm 的患者中，40% 患有淋巴结受累。淋巴脉管间隙受累很常见，在 60% 的子宫颈肿瘤患者中都有发现 [28, 29]。在诊断女性生殖道的神经内分泌肿瘤之前排除转移性疾病始终是重要的。

子宫内膜的神经内分泌癌也是极具侵袭性的肿瘤，预后不良。子宫内膜神经内分泌肿瘤存在于年龄较大的女性中，年龄中位数为 71 岁。

患者最常表现为绝经后阴道出血。肿瘤通常表现为宫腔中的较大占位，具有深肌层浸润和全身扩散的趋势。患者还可能出现恶臭或转移性病灶引起的疼痛。转移性的部位常见于附件、阴道、骨骼、脑、淋巴结和肺 [30–32]。子宫内膜神经内分泌肿瘤也与副肿瘤综合征相关，包括低血糖、库欣病和抗利尿激素的异常分泌。需要与子宫内膜的未分化癌鉴别诊断。其存活率较低，中位生存期仅为 12～21 个月。晚期疾病的中位生存期为 5 个月 [33]。

外阴或皮肤的神经内分泌肿瘤也称为 Merkel 细胞癌。它经常累及日晒的区域，如老年人的颈部。这是一种极为罕见的肿瘤，外阴部位报道不到 20 例。由于其具有强侵袭性，它通常在诊断时经常已经全身性传播，并且局部复发率很高 [34]。Merkel 细胞多瘤病毒在 80% 的这类肿瘤中被鉴定出来。Merkel 细胞癌似乎与其他小细胞神经内分泌肿瘤不同，目前尚不清楚外阴中是否存在与子宫颈和子宫内膜相似的小细胞神经内分泌肿瘤。

神经内分泌肿瘤是非常罕见的。患者通常出现阴道出血，并且经常可以发现破碎肿物排出。平均年龄为 59 岁。与其他神经内分泌肿瘤相似，它们具有侵袭性，在诊断时常存在转移性病灶 [35, 36]。

3. 病理

(1) 大体病理：子宫颈和子宫内膜中的神经内分泌癌表现为块状病变，这与更常见的组织类型如鳞癌或 EC 并无明显不同。通常表现为大的、巨大的息肉状和内生型肿瘤，存在不同程度的肌层浸润。

(2) 镜下表现：子宫颈和子宫内膜的小细胞癌在组织学上与肺小细胞癌相似。它们通常由一系列疏松的黏附的细胞成片组成，具有浓缩的“盐和胡椒”染色质，不明显的核仁和稀少的细胞质。可以观察到成型的细胞核、坏死、凋亡小体和明显的有丝分裂活性。小细胞癌对神经内分泌标志物突触素和嗜铬粒蛋白呈阳性，可用于在具有挑战性的病例中进行确认。尽管一些作者建议采用两种标记进行染色，但至少有一种上述标记进行弥漫性染色是必要的。

宫颈和子宫内膜的大细胞神经内分泌癌是具有弥漫性、小梁状或嵌套 / 类器官模式的肿瘤；肿瘤细胞具有丰富的嗜酸性细胞质和明显的核仁。有丝分裂活动很活跃，坏死很常见。子宫颈的大细胞神经内分泌癌可以与未分化的癌、黑素瘤和子宫内膜 EC 的实性成分混淆。神经内分泌标志物的弥漫性染色有助于做出正确的诊断。

4. 手术治疗与辅助治疗

没有标准化的治疗，但笔者推荐的治疗流程见图 34–1。侵袭性肿瘤的治疗需要由原发部位和分期决定的多模式的治疗方案；在局部疾病中，手术起着至关重要的作用。依托泊苷 / 铂类为基础的化学治疗适用于所有患者，无须考虑分期[37, 38]。宫颈部位 NEC 的治疗方案参照肺神经内分泌肿瘤的治疗。妇科肿瘤临床文献学会在宫颈部位 NEC 治疗指南中推荐，Ⅰ～Ⅱ A 期的早期 NEC，手术为其一线治疗方案。手术应包括广泛子宫切除和盆腔淋巴结清扫术；但只有在与其他治疗联合可使患者获益的情况下才建议手术。早期患者术后应进行同步放化疗，化学治疗方案为依托泊苷 + 顺铂。有限的数据表明：对于病灶直径＞ 4cm 的早期患者，对比直接手术，新辅助化疗可使患者获益[39, 40]。晚期疾病患者的治疗包括化学治疗和放化疗的结合。盆腔放射与依托泊苷 + 顺铂化学治疗方案同步，目标是静脉注射顺铂和依托泊苷 4 个周期，在每个周期前评估患者并在 4 个周期后监测反应。笔者建议从第 2 周期（第 15 天）开始局部照射。如果存在脑转移，第 4 周期（第 46 天）追加全脑照射。宫颈肿瘤治疗的初始反应常敏感，反应率为 50%～79%；但经常出现复发性疾病。Ⅲ期或Ⅳ期肿瘤的 3 年无病生存率为 38%，而Ⅰ / Ⅱ期肿瘤 3 年无病生存率为 80%。在 Hoskins 等[41]的一项研究中远处复发的部位几乎相同（28%）。基于肺癌治疗方案的研究，单药拓扑替康和长春新碱 / 多柔比星 / 环磷酰胺可用作二线治疗方案[42, 43]。MD. Anderson 癌症中心的研究人员已经报道了这种情况下肿瘤对拓扑替康、紫杉醇和贝伐珠单抗的反应[44]。

子宫内膜 NEC 治疗方案相似。由于大部分患者处于晚期，其预后与晚期宫颈 NEC 患者相似[31, 45]。除非阴道 NEC 在诊断时病灶小且局限，否则优选使用依托泊苷 / 铂类同步放化疗。如果病灶很小并且局限于阴道的上 1/3，可以考虑行广泛子宫切除 + 全阴道或部分阴道切除 + 盆腔淋巴结清扫术。术后行依托泊苷 / 铂类化学治疗。阴道 NEC 患者预后差，85% 患者一年内死亡[37]。

（二）卵巢小细胞癌

1. 高钙血症型卵巢小细胞癌

(1) 生物学和流行病学：卵巢小细胞肺癌（SCC）是与女性生殖道中其他部位的 SCC 不同。卵巢中，高钙血症型 SCC（small cell carcinoma of the ovary of hypercalcemic type，SCCOHT）是一种罕见的侵袭性肿瘤，其形态学、免疫表型和分子上不同于子宫颈和子宫内膜的 SCC[46, 47]。这种肿瘤由 Dickersin 等于 1982 年首先描述。此后，Young 及其同事报道的 150 例 SCCOHT 为病例数最多的报道[47, 48]。大多数患者，即使为Ⅰ期，在诊断后 1～2 年内死于该疾病。与预后良好相关的因素包括年龄超过 30 岁，血钙水平正常，肿瘤直径＜ 10cm，并且没有大的肿瘤细胞[13]。SCCOHT 至今起源不明，虽然普遍认为其起源于上皮，但近些年，也提出了生殖细胞，神经内分泌和性索起源假说[46, 47, 49, 50]。然而，最近的研究已经发现 SWI/SNF 染色质重塑基因 *SMARCA4* 在生殖细胞和体细胞突变失活，以及在这些肿瘤中 SMARCA4 蛋白的缺失，提示其在 SCCOHT 发病机制中的作用[51]。已报道 SCCOHT 的家族性病例具有常染色体显性遗传特征，表明该疾病是由单个基因或单个基因家族的突变引起的。通过检测 3 组 SCCOHT 遗传家族发现，在每个具有假定的家族性 SCCOHT 家族中分别有两个个体存在 SMARCA4 有害截短突变[52]。一些作者认为 SCCOHT 可能属于横纹肌样瘤家族，其中肾脏的恶性横纹肌样瘤和脑部的非典型畸胎样 / 横纹肌样肿瘤的研究得最为充分[53]。SCCOHT 患者中 SMARCA4 突变的鉴定为其属于横纹肌样瘤家族提供了证据。

(2) 临床表现：卵巢小细胞癌，高钙血症型，是一种影响儿童和年轻女性的侵袭性肿瘤；中位发病年龄为 23—24 岁。2/3 的患者发生副肿瘤性高钙血症，这与甲状旁腺激素的产生有关。高钙血症通常在肿瘤切除后消失。患者主要变现为腹痛和腹胀[54]。

鉴别诊断包括多个肿瘤，包括成人和幼年型颗粒细胞瘤、无性细胞瘤、未成熟畸胎瘤、子宫内膜间质肉瘤、恶性淋巴瘤、原始神经外胚层肿瘤、神经母细胞瘤、腹腔内促结缔组织增生性小圆形细胞瘤、SCC（肺型）、转移性黑色素瘤和转移性 SCC。

(3) 病理。

①大体病理：高钙血症型卵巢小细胞癌典型表现为卵巢巨大肿块（平均径线 15cm），通常都是单侧发病[47]，家族遗传性病例可为双侧发病。在发病时，高达 50% 的病例可见卵巢外扩散。

②镜下表现：肿瘤典型的弥漫性生长模式是卵泡样腔内充满嗜酸性或嗜碱性液体，细胞体积小，胞质极少，染色质粗团，核仁不明显（图 34–3）。有丝分裂活动通常非常活跃，大面积坏死并不罕见。偶尔可见大量嗜酸性细胞质和横纹肌样特征的细胞，如果这样的细胞是主要成分，笔者认为该肿瘤的大细胞变体。SCCOHT 的诊断具有挑战性，因为其免疫组织化学染色是非特异性的。据报道，肿瘤细胞内 WT–1、泛细胞角蛋白、EMA 和钙黏蛋白表达呈阳性，这些标记物的表达也各不相同。鉴别滤泡样间隙和横纹肌样形态学等组织学特征是诊断的最佳突破口。

(4) 手术治疗和辅助治疗：鉴于这种疾病极为罕见，缺乏关于手术的循证学依据，这些侵袭性肿瘤

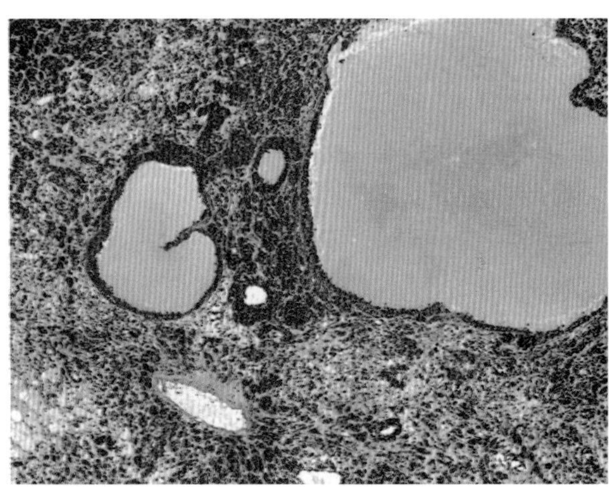

▲ 图 34–3 高钙血症型卵巢小细胞癌的典型模式，由充满嗜酸性液体的卵泡组成；肿瘤细胞很小，细胞质极少，细胞核不明显

的治疗需要多模式联合治疗。建议先行手术切除，考虑到患者年龄较轻，手术切除包括单侧输卵管卵巢切除术以保留生育能力。由于此术式预后较差，而子宫及双侧附件切除预后趋于良好，因此保留生育能力存在争议。目前为止，保留生育功能患者接受辅助治疗后未见妊娠记录。在 47 例患者中[55]，83.3% 的患者接受了辅助化学治疗，9.5% 的患者在化学治疗后接受了放射治疗，2.4% 的患者接受了放化疗，4.8% 的患者没有接受进一步的辅助治疗。基于对肺癌的研究，推荐使用依托泊苷联合铂类的辅助治疗。长春碱、顺铂、环磷酰胺、博来霉素、多柔比星和足叶乙苷化学治疗方案（VPCBAE）和顺铂、多柔比星、足叶乙苷和环磷酰胺化学治疗，后续卡铂、足叶乙苷、环磷酰胺化学治疗联合自体造血干细胞移植的方案均已经陈述过。VPCBAE 方案在 SCCOHT 中有一定缓解率，然而它具有严重的不良反应，包括严重的骨髓抑制、中性粒细胞减少症、恶心 / 呕吐和多发性神经病[56]。放射治疗可使此疾病患者获益，对于临床分期为 Ⅰ / Ⅱ 期，对手术和辅助化学治疗敏感的患者可以考虑巩固放射治疗。建议对副肿瘤综合征患者进行内分泌咨询。虽然肿瘤对铂类化学治疗方案敏感，但复发率高（75%），平均复发时间为 6.5 个月。总体预后较差，中位生存时间仅为 14.9 个月。早期患者的 5 年生存率大约为 33%，总体的 5 年生存率小于 10%[57]。

2. 肺型卵巢小细胞癌

(1) 生物学和流行病学：卵巢的另一种罕见肿瘤是肺型卵巢小细胞癌（small cell carcinoma of the ovary of pulmonary type，SCCOPT），它在本质上与肺的小细胞肿瘤难以区分。通常认为这些肿瘤起源于表面上皮，神经内分泌成分常与表面上皮肿瘤（如黏液性或子宫内膜样肿瘤）有关，很少与畸胎瘤有关[58–60]，它们是高度侵袭性肿瘤；患者通常表现为晚期疾病，预后极差。

(2) 临床表现：大多数患者已绝经，症状与腹盆腔肿物有关。很少有患者合并高钙血症。对于 SCCOPT，45% 的病例双侧卵巢受累，切除双侧的 SCCOPT 及肺原发肿瘤尤为重要，尤其是患者目前已有肺部症状或肺部的肿物。基于有限的病例报道，此类患者预后极差，平均生存年龄不超过 2 年[60–64]。

(3) 病理。

①大体病理：肿瘤体积较大，通常为双侧，合并卵巢外病变多见，肿块的平均径线为 13.5cm（4～26cm），肿瘤切面显示质地坚硬伴有局部坏死。

②镜下表现：肿瘤以弥漫性为主，但可见嵌套和小梁样结构。细胞小，胞质少，核仁不清，形态不清，经常发现大面积的坏死区域。SCCOPT 必须与其他类型小圆蓝细胞瘤相鉴别，可以用免疫组织化学方法，比如在这些肿瘤里，突触小泡蛋白、嗜铬粒蛋白通常阳性。角蛋白染色，与宫颈小细胞癌类似，核周染色可见点状病灶。TTF–1 在部分病例中呈阳性，但这并不表明是从肺转移而来[62]。

(4) 手术治疗和辅助治疗：鉴于这种疾病的罕见性质，目前缺乏有关治疗的循证学依据。这些侵袭性肿瘤的治疗需要一种多模式的治疗方法，有报道称采用手术切除后化学治疗，记载的化学治疗方案包括环磷酰胺、顺铂、多柔比星、依托泊苷和长春新碱；卡铂或顺铂加依托泊苷；以及顺铂、依托泊苷和博来霉素（间隔 2 周）。放射治疗用于骨转移和脑转移的患者，治疗的反应率较低。一宗 7 例病例的报道显示，5 例患者的中位生存时间为 8 个月（1～13 个月）。虽然该病通常见于绝经后妇女，但两名接受卡铂 / 顺铂和依托泊苷治疗的绝经前妇女对治疗有完全反应，分别在 9 个月和 34 个月随访时未见疾病复发征象[58, 60, 62, 64]。

四、生殖道外卵黄囊瘤

（一）生物学及流行病学

卵黄囊瘤（yolk sac tumor，YST），也就是以前我们说的内胚窦瘤，卵巢没有原发肿瘤的时候，被归为生殖道之外的肿瘤。这是一种罕见的肿瘤，占所有生殖细胞肿瘤的 2%～5%。生殖道之外的卵黄囊瘤被认为是胚胎发育过程中错位的生殖细胞产生的，它们沿着肠系膜的背侧中线向发育中的性腺嵴迁移[65]，卵黄囊瘤的组织学表现是非常不均匀的，所以很容易被误认为是癌。提高对这种肿瘤的认识，尤其是对绝经后妇女，有助于做出准确的诊断。

（二）临床表现

约 20% 的卵黄囊瘤发生在生殖道外，卵巢的卵黄囊瘤多发生于儿童或青少年[66]，而生殖道外卵黄囊瘤可发生于任何年龄，包括已绝经的女性[67]。最常见的发病位点紧邻卵巢，包括阴道、宫颈和腹膜后。次之常见的位点是纵隔，表现为干咳、呼吸困难和胸痛[68]。大脑和大网膜也是常见的发病部位。阴道卵黄囊瘤常见于 3 岁以下的幼儿，表现为血性阴道分泌物。盆腔检查时可见易碎肿物[69]。腹膜后肿瘤常在增大的肿瘤引发的压力出现症状时被发现，且一般已是晚期[70]。肿瘤标记物 AFP 常常用于评估病情，在小宗病例研究中，所有患者都有 AFP 的升高[71, 72]。当出现症状时，疾病出现转移的概率很高，局部复发也很常见。

（三）病理

1. 大体病理

卵黄囊肿瘤以大肿块的形式存在于性腺外，网膜肿瘤可见多发结节。坏死和出血并不少见。

2. 镜下表现

YST 的病理特征是 Schiller–Duval 体（Schiller–Duval body），其特征是肿瘤细胞围绕在中央血管周围，周围排列着类似的生殖细胞，类似于肾小球（图 34–4）。然而，Schiller–Duval 体只在 50% 的 YST 中发现，因此不是一个非常敏感的肿瘤标志物。此外，YST 还具有其他多种组织学类型，包括腺状、乳头状、网状、微囊性、肝型和实性，以及多泡—卵黄囊样型。腺状型常被误认为是子宫内膜癌，乳头状和实性类型可能有类似透明细胞癌的透明细胞质。鉴别上皮性肿瘤和 YST 的免疫组织化学染色包括 CK7，CK7 在上皮性肿瘤中呈弥漫性阳性，

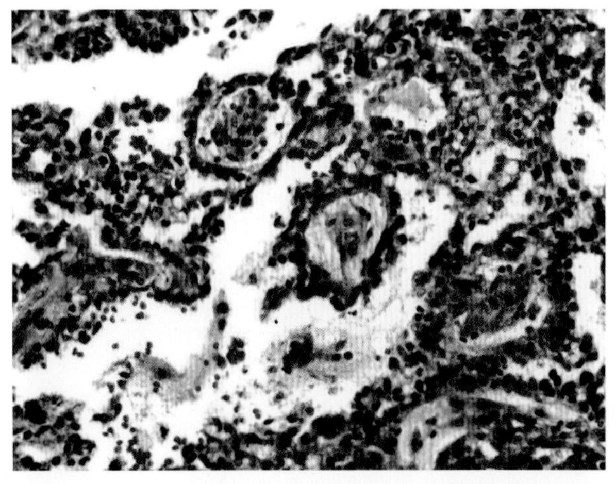

▲ 图 34–4　具有典型 Schiller–Duval 体的外阴卵黄囊肿瘤，其特征在于中央血管被肿瘤细胞包围，位于类似于肾小球样排列的肿瘤细胞空间中

但在YST中仅呈局灶性阳性[73]。其他倾向于阳性但由于敏感性或特异性较差而受到限制的标志物包括AFP、磷脂酰肌醇蛋白聚糖-3、CDX-2和绒毛蛋白等。

在没有卵巢肿块的情况下，当肿瘤出现在腹部或阴道时，绒毛蛋白和CDX-2阳性可导致转移性结肠癌的错误诊断。最后，SALL-4是一种对YST高度敏感的标记物，当这些肿瘤出现在具有不同形态的性腺外部位时，SALL-4尤其有用[74]。

（四）手术治疗和辅助治疗

性腺外病变和卵巢的卵黄囊瘤处理方式类似，即手术切除联合术后化学治疗。手术切除应尽量完整切除整个包块，辅助化学治疗是必需的，通常选择BEP方案，如果存在纵隔病变，异环磷酰胺可以替代博来霉素，以减少肺部并发症，效果相当[75]。有关化学治疗方案的详尽资料，请参考第35章。患者应接受随访，包括体格检查、AFP水平，以及影像学检查。治疗后总体生存率为40%～50%，如果存在肺或肝的转移性疾病，存活率约为25%，复发后的患者，生存率低至10%左右，由于造血干细胞在卵黄囊内产生，也可发展为恶性血液病[76]。

五、宫外子宫内膜间质肉瘤

（一）生物学和流行病学

除上皮性肿瘤外，子宫内膜异位症可在没有子宫内膜或卵巢原发灶的情况下，在腹膜内产生宫外子宫内膜样间质肉瘤（extrauterine endometrioid stromal sarcomas，EESS）[77]。大量病例的研究表明，EESS的表现与子宫内膜间质肉瘤病例相似，临床进程缓慢，晚期复发。影响预后的高危因素包括肿瘤大小、多灶性、血管浸润和有丝分裂活性，但关于这些参数的意义的报道是各不相同的。高级别细胞学即去分化的病理类型，是在一项关于EESS的大型研究中[77]唯一提示预后较差的特征。JAZF1—JJAZ1融合常见于子宫内膜间质肉瘤，已确定存在于EESS中，提示两者具有类似的组织发生。

（二）临床表现

最常见的症状包括腹部或盆腔肿块，腹部或盆腔疼痛；阴道出血；胃肠道症状包括便秘、呕吐、小肠梗阻或消化道出血；尿频或尿急和尿失禁。发病年龄覆盖范围很广，为27—87岁，中位年龄为50岁。子宫内膜异位症在60%～69%的病例中有报道[78-82]，其支持异位子宫内膜间质来源的EESS。激素替代可能是EESS发病和复发的危险因素，因为大多数报道的绝经后患者一直在接受激素替代治疗。诊断可能很困难，EESS可能被误认为平滑肌肿瘤、性索间质瘤、胃肠道间质肿瘤和平滑肌肉瘤。这种困难是由于存在纤维瘤样基质，性索成分，平滑肌分化和缺乏典型的舌状侵袭[77]。对于出现异常症状的患者，如静脉血栓形成[78]、神经缺损[79]、神经根病变、输尿管梗阻[77]或与其他肿瘤同时发病的患者，诊断也可能具有挑战性[81-83]。子宫良性病变也证实与EESS有关。

（三）病理

1. 大体病理

子宫外子宫内膜样间质肉瘤通常表现为卵巢、腹部和盆腔的单个肿块或多个肿块。肿瘤的范围从1cm至25cm不等。大体外观为棕黄色肉质肿块，边界清楚或有浸润性边界。

2. 镜下表现

子宫外子宫内膜样间质肉瘤在组织学上与子宫内膜样间质肉瘤相似，其特征是短梭形细胞增殖，无明显的核异型性和低的有丝分裂计数，该肿瘤的特征是晚期分泌性子宫内膜螺旋小动脉样小血管的存在。浸润生长模式的基质细胞片和淋巴血管浸润的存在是支持EESS的特征，腺体和基质的混合物也可能被误诊为腺肉瘤或癌肉瘤，叶状腺样结构和腺周间质凝结的存在有利于腺肉瘤，非典型恶性腺体的存在支持对癌肉瘤的诊断

（四）手术治疗和辅助治疗

宫外子宫内膜样间质肉瘤的治疗采用肿瘤细胞减灭术，如果子宫先前被切除，则应回顾病史以排除原发性子宫内膜间质肉瘤。如果仍存在，应检查影像学和病理学检查结果是否符合其他疾病如子宫内膜异位症。子宫切除是合理的术式，辅助治疗包括激素治疗、化学治疗和放射治疗。在之前提到的大量病例研究中[77]，半数患者接受了激素治疗，包括白瑞林、孕酮醇、来曲唑和阿那曲唑。患者使用一种或多种激素制剂；时间范围为3个月至10年。20%的患者接受吉西他滨或吉西他滨/多西紫杉醇联合化学治疗。据报道，EESS复发率高达62%[78, 80]，

复发的中位时间为 42 个月，从 2 个月至 192 个月不等。然而，病情进展较缓慢，死于此疾病的患者（17%）从诊断到死亡的中位生存时间是 70 个月。在一些小的病例报告中，肿瘤体积大、有丝分裂指数高、多灶性疾病和血管侵犯等往往导致较差的预后。Chang 等报道的第二大病例研究有 20 名患者，报道表明肿瘤大小与有丝分裂计数无相关性。Masand 等[77]的最大病例研究表明，去分化肿瘤与较差的临床预后相关，但同样未能发现有丝分裂计数、肿瘤大小、血管浸润或多灶性疾病与较差的临床预后之间存在关联。报告的 63 例患者中，3 例为去分化肿瘤，分别于 36 个月、36 个月和 66 个月时死亡。

第 35 章　卵巢生殖细胞肿瘤
Germ Cell Tumors of the Ovary

Daniela E. Matei　A. Lindsay Frazier　Jean A. Hurteau　Farzana D. Pashankar　著
张德普　郭秋芬　译　　陈　亮　校

一、概述

关于生殖细胞肿瘤最早的描述见于 1911 年，Chenot 首次报道了一种来源于卵巢的非上皮源性恶性肿瘤 [1]。这种独特的肿瘤即生殖细胞肿瘤，1931 年 Meyer 首次将其命名为“无性细胞瘤” [2]。后续的一些研究总结了具有相似组织学特点的卵巢肿瘤，形成了一个新的分类，即生殖细胞肿瘤。Teilum 首次提出了这个概念 [3]，世界卫生组织（WHO）对卵巢生殖细胞肿瘤（ovarian germ cell tumor，OGCT）的分类进行了细化，并于 1973 年正式引用。

二、流行病学

卵巢生殖细胞肿瘤占全部卵巢恶性肿瘤的 2%～3%，常发生于年轻女性，发病高峰年龄为二十几岁。在安德森癌症中心（MD Anderson Cancer Center，MDACC）的一系列研究中，患者的年龄为 6—40 岁，中位年龄为 16—20 岁 [1]。基于美国国家癌症研究所（National Cancer Institute）的流行病监测与最终治疗结果（SEER）数据库的一项研究发现 OGCT 存在种族差异，与非西班牙裔人相比，10—19 岁的西班牙裔女孩中 OGCT 的发病率有所上升 [4]。有趣的是，来自儿童肿瘤学组的一项病例队列研究纳入了 274 例患者（195 例 OGCT 和 79 例睾丸癌）发现，癌症家族史与发生生殖细胞肿瘤的风险呈负相关 [5]。

准确的诊断、评估和治疗对于治愈患 OGCT 的女孩或年轻女性至关重要。诊断和治疗的原则适用于所有类型。除了一些特殊类型，OGCT 都有类似的临床表现。

三、病理

根据 WHO 的分类系统，OGCT 可分为三类：原始生殖细胞肿瘤（GCT）、双相或三相畸胎瘤和单胚层畸胎瘤或与皮样囊肿相关的体细胞型肿瘤 [6]。绝大多数（＞95%）OGCT 为良性成熟性畸胎瘤，归属于双相或三相畸胎瘤。其余的 OGCT 为恶性，占 2%～3%，包括原始 GCT、单胚层畸胎瘤和与皮样囊肿相关的恶性肿瘤。原始 GCT 进一步细分为无性生殖细胞瘤和非无性生殖细胞瘤。非无性生殖细胞瘤包括卵黄囊瘤（YST），也称为内胚窦瘤，胚胎癌、多胚瘤、非妊娠性绒毛膜癌和混合生殖细胞瘤 [6]。畸胎瘤、无性生殖细胞瘤和小细胞癌因其特有的特征，将分别讨论，而与非无性生殖细胞瘤肿瘤将一起描述。

非无性生殖细胞瘤肿瘤

1. 卵黄囊瘤

卵黄囊瘤（内胚窦瘤）是第二常见的 OGCT，据武装部队病理研究所（Armed Forces Institute of Pathology，AFIP）研究，其占所有卵巢生殖细胞瘤的 22%[7]。卵黄囊瘤生长迅速，常在不到一个月的时间即可出现明显的临床症状。肿瘤体积通常较大且为单侧，但也可能转移到对侧。除非发生破裂或侵犯周围结构，大体检查肿瘤多呈圆形、椭圆形或分叶状，表面光滑，切面呈棕黄色或灰色，伴大量出血坏死（图 35-1A）。质地为囊实性，囊肿的直径从几毫米到几厘米不等。切面呈黏液、黏滞或胶状。

卵黄囊瘤有多种组织学表现。最常见的是网状或微囊状结构，其中的黏液样基质中存在具有不同程度的异型性的扁平或长方体上皮细胞组成的网状结构（图 35–1B）。花团样结构包含由中央毛细血管和周围的结缔组织及柱状细胞层组成的 Schiller–Duvall 小体，这种结构位于一个由扁平细胞排列而成的腔内（图 35–1B）。当存在 Schiller–Duvall 小体时即可诊断为卵黄囊瘤。卵黄囊瘤的其他少见变异包括肝组织样结构、多泡卵黄结构、肠组织样结构、子宫内膜样结构、实性结构、顶样结构和间质结构。多种结构的卵黄囊瘤都可含有嗜酸玻璃样小体，它们 PAS 染色阳性，具有抗淀粉酶活性。这些小球并不特异，不包含甲胎蛋白（AFP），也可见于非生殖细胞肿瘤。卵黄囊瘤的细胞质通常有细胞角蛋白和 AFP 的染色，尽管顶样结构中通常 AFP 不染色。对卵黄囊瘤来说，血清 AFP 是一种有意义的肿瘤标志物，尽管血清 AFP 阴性并不能排除卵黄囊瘤[8]。化学治疗根除 AFP 阳性结构后，导致出现 AFP 阴性顶样结构。肠腺体样结构可能呈癌胚抗原阳性。

2. 胚胎癌

胚胎癌在卵巢中很少见，而在睾丸中却很常见。在 AFIP 30 年的记录中，只有 14 例确诊[9]。卵巢胚胎癌通常被认为是混合生殖细胞肿瘤的组成部分。大体检查常有出血和坏死。显微镜下，由拥挤成团的细胞组成，石蜡切片上的细胞核经常重叠。细胞核是多形性的，含有大而突出的核仁，有丝分裂率高，可见腺状、实性和乳头状结构。血管侵犯很常见。胚胎癌中胎盘样碱性磷酸酶（PLAP）、泛细胞角蛋白（AE1/AE3 和 CAM 5.2）、CD30 和 OCT 3/4 染色阳性。部分胚胎癌呈局灶 AFP 阳性，可能表现为部分向卵黄囊瘤转化。可存在合胞滋养细胞，人绒毛膜促性腺激素（hCG）染色阳性，但不同时存在混合细胞滋养细胞。

3. 多胚瘤

多胚瘤是一种非常罕见的恶性卵巢肿瘤，通常为单侧，表现为胚状体[10]。分化良好的胚状体可形成卵黄囊和由胚盘分隔的羊膜腔。在并不多的报道病例中，胚状体常与其他 GCT 类型共存。

4. 绒毛膜癌

原发的非妊娠性卵巢绒毛膜癌罕见[11]。大多是混合生殖细胞肿瘤的成分之一[1, 12]。大体检查表现为大量出血和坏死（图 35–2A）。显微镜下表现为由合胞滋养细胞和细胞滋养细胞混合而成的不规则的、通常是丛状的结构（图 35–2B）。合胞滋养细胞巨大，含有丰富的嗜酸性或嗜两性的胞质，胞质中含有多个深染的细胞核。细胞滋养细胞是圆形的，通常具有相当清晰的细胞边界，胞质透亮或轻度嗜酸性，呈空泡状，细胞核不典型。有丝分裂率可能很高。血管侵犯常见。细胞滋养细胞不产生人绒毛膜促性腺激素。合胞滋养细胞由细胞滋养细胞形成，并产生人绒毛膜促性腺激素。PLAP、上皮膜抗原和癌胚抗原在绒毛膜癌中也可阳性。非妊娠性绒毛膜癌必须与妊娠性绒毛膜癌区别开来，因为非妊娠性绒毛膜癌预后更差，需要更积极的治疗。父源性遗传物质的存在证实肿瘤是妊娠来源。不推荐

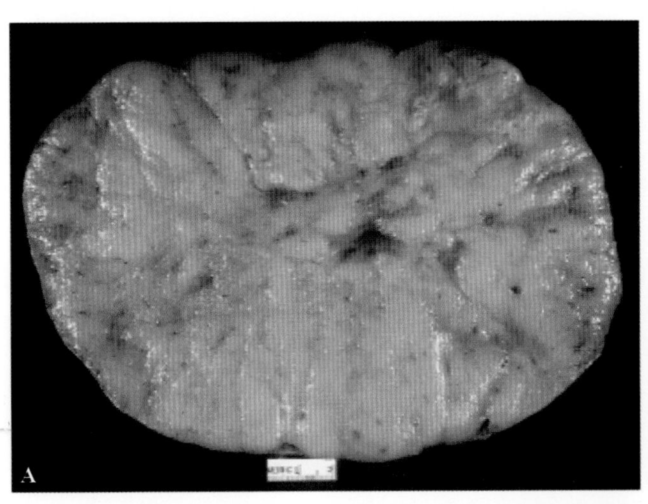
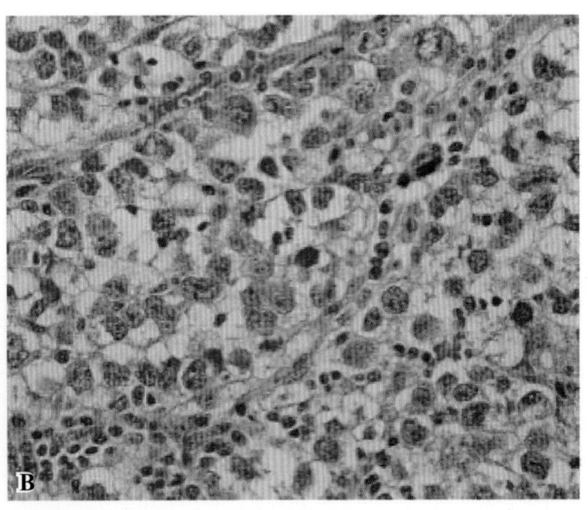

▲ 图 35–1 卵黄囊瘤
A. 肿瘤表现为出血和囊性病变；B. 微囊状结构和 Schiller–Duvall 小体同时存在

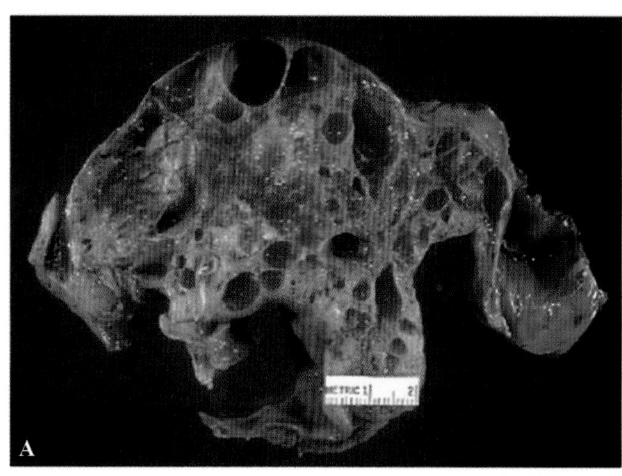
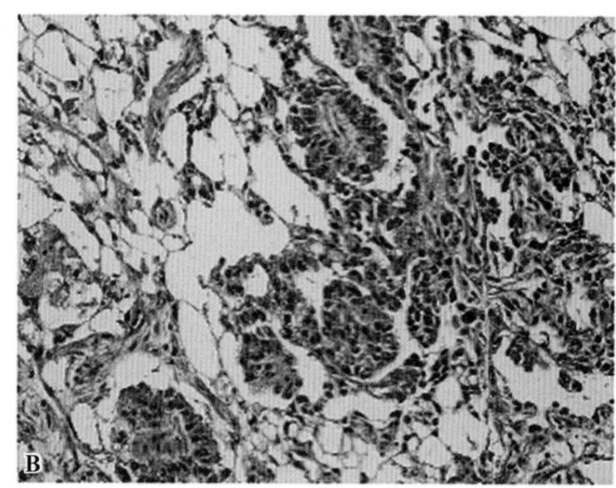

▲ 图 35-2 绒毛膜癌

A. 肿瘤表现为大量出血；B. 显微镜下可见由合胞滋养细胞和细胞滋养细胞共同组成的丛状结构

常规进行染色体分析，特定病例可选择。

5. 混合生殖细胞肿瘤

卵巢混合 GCT 包含两种或两种以上的生殖细胞肿瘤成分，有的是紧密混合的，右侧作为肿瘤内独立的病灶[1, 12]。卵巢来源的混合 GCT 远比睾丸来源的少见，在 AFIP 30 年关于恶性 GCT 的记录中，它们仅占 8%[12]。恶性混合 GCT 常单侧受累，体积一般较大，但切面的外观取决于包含 GCT 的具体类型。AFIP 的研究中最常见的 GCT 成分是无性细胞瘤（80%），其次是卵黄囊瘤（70%）、畸胎瘤（53%）、绒毛膜癌（20%）和胚胎癌（13%）[12]。最常见的组合是无性细胞瘤和卵黄囊瘤。合胞滋养细胞既可作为绒毛膜癌的组成部分出现，也可作为孤立细胞出现在其他 GCT 中。恶性混合 GCT 的诊断和预后依赖于充分的肿瘤取样，以明确不同类型 GCT 的微小病灶，这可能改变治疗和预后。

四、临床表现

恶性 OGCT 主要发生在少女和年轻妇女。女孩在 8 岁左右开始青春期发育，发病率随之开始上升。约 85% 的 OGCT 患者的代表症状是腹痛并可触及盆腹腔肿块[1]。大约 10% 的患者可因肿瘤的破裂、出血或扭转而出现急性腹痛。急腹症可能在内胚层窦瘤或混合 GCT 患者中更为常见，并经常被误诊为急性阑尾炎。较少见的是临床症状有腹胀（35%）、发热（10%）或阴道出血（10%）。肿瘤产生人绒毛膜促性腺激素可导致性早熟。

OGCT 可以妊娠期间或产后诊断[13-15]。总的来说，对妊娠期间诊断的卵巢肿瘤进行治疗并不会损害胎儿的健康。手术切除和化学治疗已证实在妊娠中期和晚期进行是安全的[15]。但是，也可发生肿瘤快速进展或导致妊娠终止 / 流产。

GCT 具有显著的特点，可分泌特定的生物标志物，并且可以在血清中检测到。血清中人绒毛膜促性腺激素和 AFP 的精准测定有助于术前诊断，对监测治疗效果和亚临床复发有重要意义。卵黄囊瘤和绒毛膜癌分别分泌 AFP 和人绒毛膜促性腺激素。胚胎癌可以分泌人绒毛膜促性腺激素和 AFP，但最常见的是产生人绒毛膜促性腺激素。含有无性细胞瘤的混合 GCT 也可能分泌低水平的人绒毛膜促性腺激素。混合 GCT 可能产生其中一种、两种或没有一种标记物，这取决于其包含的 GCT 的类型和数量。虽然未成熟畸胎瘤常表现为标记物阴性，但部分可产生 AFP。一般来说，AFP 水平都较低（＜ 200U/ml），但在单纯的，不含有任何其他组织类型的未成熟的畸胎瘤中 AFP 水平可高达 1000ng/ml。乳酸脱氢酶和 CA-125 水平可升高，但与人绒毛膜促性腺激素或 AFP 相比特异性较低[16]。年龄＞45 岁、Ⅱ期及以上、卵黄囊瘤已被确定为影响生存的预后因素[17]。

五、分期

成人 OGCT 的分期原则遵循上皮性卵巢癌的手术原则。然而，儿童的分期原则不同。例如，儿童组的分期需要切除或活检所有异常的组织。正常外观的组织不需要切除，如网膜和淋巴结，因为儿科文献中的数据显示，正常外观组织活检检出隐匿性疾病的概率非常低（5%），而且更广泛的手术没有生存获益[18]。目前，一项包含儿童肿瘤学组和NRG 肿瘤学的跨组 NCTN 研究正在评估儿科和成人人群肿瘤分期的共识方法。本研究对手术分期的最低要求包括：①腹水细胞学评估；②检查和活检任何异常外观的腹膜表面、淋巴结、网膜和对侧卵巢；③在不破坏肿瘤包膜的情况下切除原发肿瘤。这项研究可评估分期程度的重要性，并确定儿科的分期方法是否也可适用于成人患者而不影响生存。

但是，脱离了临床试验的设定，目前成人 OGCT 的分期应遵循国际妇产科联合会（FIGO）的分期指南[19]。表 35-1 列出了在成人 GCT 的 FIGO 分期，适用于所有病理亚型。有趣的是，与上皮性卵巢癌相比，GCT 通常单侧受累，60%～70% 的患者发现时为Ⅰ期。

儿童患者采用儿童肿瘤学组（Children's Oncology Group，COG）分期系统，见表 35-2。COG 分期系统和 FIGO 分期系统有几个不同之处[20]。例如，在 COG 分期中，腹水细胞学阳性被认为是Ⅲ期，但在 FIGO 分期中，如果疾病局限于卵巢，则为Ⅰ C 期。卵巢外受累，腹水细胞学阳性，则为Ⅲ A 期。同样，盆腔或腹主动脉旁淋巴结阳性在 FIGO 和 COG 分期中均为Ⅲ期。

FIGO 分期不包含肿瘤标志物，而 COG 分期包含。在 COG 分期系统中，如果肿瘤标志物升高，即使没有卵巢外受累，也归为Ⅱ期。在 FIGO 分期中，Ⅱ期指的是肿瘤蔓延到子宫、输卵管或其他腹膜表面但局限于盆腔，而与肿瘤标志物值无关。目前一个协作小组正在评估 FIGO 与 COG 分期系统之间的差异是否会影响治疗结果。目前，在进一步研究结果出来之前，当在临床试验之外处理青年患者时，推荐的方法是遵循专业内最新的指南。

六、治疗

过去 20 年，OGCT 的治疗有了显著的改进。手术联合全身化学治疗是治疗的基础。预后改善的主要原因是开发了以顺铂为中心的更有效的化学治疗方案。治疗方面的其他进展包括影像学的进步、

表 35-1　成人生殖细胞肿瘤的 FIGO 分期

分期
Ⅰ期：肿瘤局限于卵巢
Ⅰ A 期：肿瘤局限于一侧卵巢，包膜完整，表面无肿瘤；腹水或腹腔冲洗液未找到癌细胞
Ⅰ B 期：肿瘤局限于双侧卵巢，包膜完整，表面无肿瘤；腹水或腹腔冲洗液未找到癌细胞
Ⅰ C 期：肿瘤局限于单侧或双侧卵巢，并伴有如下任何一项：
Ⅰ C_1 期：手术导致肿瘤破裂；
Ⅰ C_2 期：手术前肿瘤包膜已破裂或卵巢表面有肿瘤
Ⅰ C_3 期：腹水或腹腔冲洗液发现癌细胞
Ⅱ期：肿瘤累及一侧或双侧卵巢并有盆腔扩散（在骨盆入口平面以下）或原发性腹膜癌
Ⅱ A 期：肿瘤蔓延至或种植到子宫和（或）输卵管
Ⅱ B 期：肿瘤蔓延至其他盆腔内组织
Ⅲ期：肿瘤累及单侧或双侧卵巢，伴有细胞学或组织学证实的盆腔外腹膜转移或证实存在腹膜后淋巴结转移
Ⅲ A 期：腹膜后淋巴结阳性和 / 或显微镜下盆腔外腹膜受累
Ⅲ A_1 期：仅有腹膜后淋巴结阳性
Ⅲ A_1 ①：转移灶最大直径≤ 10mm
Ⅲ A_1 ②：转移灶最大直径> 10mm
Ⅲ A_2 期：显微镜下盆腔外腹膜受累，伴或不伴腹膜后淋巴结阳性
Ⅲ B 期：肉眼见盆腔外腹膜转移，病灶最大直径≤ 2cm，伴或不伴腹膜后淋巴结阳性（包括肿瘤蔓延至肝包膜和脾，但无转移到脏器实质）
Ⅲ C 期：肉眼见盆腔外腹膜转移，病灶最大直径> 2cm，伴或不伴腹膜后淋巴结阳性（包括肿瘤蔓延至肝包膜和脾，但无转移到脏器实质）
Ⅳ期：超出腹腔外的远处转移
Ⅳ A 期：胸腔积液中发现癌细胞
Ⅳ B 期：腹腔外器官实质转移（包括肝、脾实质转移和腹股沟淋巴结、腹腔外淋巴结转移）

经 Elsevier 许可，引自 Prat 2014[19]

表 35-2 COG 生殖细胞肿瘤分期

Ⅰ期 局限于卵巢（腹水细胞学评估阴性）；无肿瘤超出盆腔的临床、组织学和影像学证据*
Ⅱ期 显微镜下有残留，腹水细胞学阴性，肿瘤标志物在适当的半衰期不能下降或正常*
Ⅲ期 淋巴结受累；转移性结节；肉眼残留病灶或只行活检术；相邻脏器受累（网膜、肠、膀胱）；腹水细胞学阳性
Ⅳ期 远处转移（包括肝实质）

*. 存在腹膜胶质瘤病并不改变Ⅰ期和Ⅱ期的分期

更精准的病理诊断技术，以及通过成人和儿童肿瘤小组之间的数据库共享和合作提高了对这些肿瘤生物学特点的认识。目前，大多数 OGCT 患者可长期生存，治疗后极少复发。因此，严格遵守前述的治疗原则仍然是确保最佳结果的关键。

（一）卵巢生殖细胞肿瘤的手术评估

一旦发现附件肿块，其他潜在病因已被排除，并已尝试用肿瘤标记物对肿块进行分类后，就有指征进行手术评估，以进行诊断和治疗。手术切除与分期的范围取决于术中发现。恰当的手术评估需要仔细检查腹部和骨盆，以确定受累的范围。传统的开放通常经手术切口进行探查，这取决于外科医师的经验，也可通过腹腔镜或机器人平台进行微创手术。多达 20% 的患者存在腹水，应留取腹水进行细胞学评估。如果没有腹水，应留取盆底和双侧结肠旁沟的腹腔冲洗液。双侧卵巢都应该仔细检查。如果外观正常，不应进行剖视或活检，因为这可能会影响未来的生育能力。大多数情况都可行保留生育能力的手术。5% 的卵黄囊瘤和未成熟畸胎瘤，10%～15% 的无性生殖细胞瘤可累及双侧[21]。

手术分期与上皮性卵巢癌相似。然而，如前所述，儿童与成人的分期方法不同。包括儿童肿瘤学组和 NRG 肿瘤学组在内的一项即将开展的组间 NCTN 研究将评估这些手术分期差异是否会影响生存率。在这些研究完成之前，推荐分别根据当前成人和儿童人群的指南进行分期。

早期成年患者建议行单侧输卵管卵巢切除术，并进行完整的手术分期。全面的手术分期应按框 35-1 所述进行。如果对侧卵巢大小、密度和外观正常，则不推荐对侧卵巢活检。如果发现异常，可以行活检或囊肿切除，保留正常卵巢组织。幸运的是，通常保留子宫和对侧卵巢是可行的[22, 23]。广泛转移的患者应进行细胞减灭术，手术方式与上皮性卵巢癌相似。手术方式应根据患者的具体情况而定，要考虑到手术风险。

虽然对上皮性卵巢癌患者来说，最大限度的细胞减灭术可带来明确的生存获益，但对 OGCT 患者来说，这种益处并不明确。然而，Williams 等[24]和 Slayton 等[25]的研究支持了这一结论。在这些研究中，残余病灶最少的患者对化学治疗的反应更高，PFS 也更高。在未完成分娩的患者中，即使已经广泛转移，外观正常的卵巢和（或）子宫也可以保留，因为这些肿瘤通常对化学治疗高度敏感，而且通常可以治愈[23]。

一项研究利用 SEER 数据库对手术趋势进行分析，在过去 20 年中，保留生育功能手术的比例上升了，但生存率并未受到影响[26]。在整个队列中，41% 的女性实施了保留生育功能手术。如果双侧卵巢都受累，只要子宫保留，辅助生殖技术的进步使

框 35-1 全面手术分期

- 麻醉下全面探查
- 恰当的手术切口（一般是下腹正中切口）
- 细胞学评估：（腹水或腹腔冲洗液）
- 全面腹腔内视诊和触诊包括
  - 小肠：回盲部到 Treitz 韧带
  - 大肠：回盲部到直肠
  - 腹膜表面和肠系膜包括膈底面
  - 实质脏器：肾、肝、脾、膀胱、胰腺
  - 全子宫切除术*
  - 单侧或双侧输卵管—卵巢切除术*
  - 结肠下肠系膜切除术
  - 阑尾切除术*
  - 盆腔和腹主动脉旁淋巴结活检
  - 切除增大或可疑淋巴结
  - 若无肉眼异常，行淋巴结取样术
  - 腹膜活检
    - 盆底腹膜
    - 膀胱
    - 双侧盆壁
    - 双侧结肠旁沟
    - 膈活检或细胞学

*. 因人而异

患者有可能通过捐献的卵子受孕。或者如果不得不切除子宫，但保留患者的一个卵巢，也可通过代孕完成传宗接代。希望保留生育能力的年轻患者，如果有双侧卵巢受累或严重的盆腔外转移，则需要经过全面评估。一般来说，在双侧卵巢受累的情况下，切除病灶以维持起码的卵巢功能是可行的。然而，这些患者需要辅助化学治疗[27]。对于超出盆腔的可切除的转移灶，保留卵巢和子宫后再进行化学治疗是可行的。另一方面，如果病灶不能完整切除，新辅助化学治疗后再进行手术是可行的，公开发表的有关成人患者的报告也开始出现[28, 29]。

虽然再次剖腹探查术（second-look laparotomy，SLL）曾用于评估上皮性卵巢癌患者的化学治疗疗效，但在 OGCT 患者中并未发现获益。在 MDACC 的一系列研究中，Gershenson 曾报道接受 SLL 治疗的 53 例患者中，52 例没有残留疾病。只有 1 例 SLL 患者肿瘤标志物升高，但她对挽救化学治疗反应良好。因此，本研究并未显示 SLL 能带来任何临床获益[30]。妇科肿瘤小组（GOG）证实，只有那些原始肿瘤最初未能做到完整的含有未成熟畸胎瘤成分的患者才能从 SLL 获益[31]。OGCT 患者行再次探查术时发现了一种意义明确的现象，被称为“化疗逆转”，即残余种植病灶证实为成熟畸胎瘤成分，并没有恶性成分[32]。为了确定残余种植是否与“治疗性逆转”有关，可以使用 FNA 或穿刺活检进行诊断。另一种选择是对诊断有疑问的患者进行腹腔镜检查。若出现逆转，则不需要额外的化学治疗，只需要定期监测。

（二）OGCT 的化学治疗

在 20 世纪 70 年代和 80 年代，癌症治疗的一个巨大成就是开发了睾丸 GCT 的有效化疗药物[33, 34]。从针对睾丸癌患者的前瞻性随机试验中获得的经验已应用于 OGCT。目前，大多数 OGCT 患者接受了以顺铂为基础的联合化学治疗后可以长期存活。第一种成功应用于 OGCT 的化学治疗方案是长春新碱、放线菌素 D 和环磷酰胺（VAC）。尽管 VAC 方案在早期患者中效果不错，但晚期患者长期生存不到 50%。在 MDACC 的系列研究中，VAC 方案可治愈 86% 的 Ⅰ 期肿瘤患者[35]，但只有 57% 的 Ⅱ 期患者和 50% 的 Ⅲ 期患者可实现长期控制。2 例 Ⅳ 期肿瘤患者因肿瘤进展去世。在 GOG 的一项研究中，54 例完全手术切除的患者中有 39 例，22 例未完全切除的肿瘤中有 7 例用 VAC 方案实现了长期控制[25]。在该研究中，15 例 Ⅲ 期患者中有 11 例，以及 2 例 Ⅳ 期患者在随访后 12 个月内均进展。这些数据表明 VAC 方案化学治疗并不足以治疗晚期和（或）未完全切除的卵巢 GCT。

随着以顺铂为基础的化学治疗方案在睾丸癌治疗上的进展，该方案也在 OGCT 患者中进行了尝试。在 GOG 的一项研究中，对 45 例既往治疗和未治疗的 OGCT 的患者进行了联合应用长春新碱、博来霉素和顺铂（PVB）的前瞻性评估[24]。4 年的总生存率为 70%，89 例患者中有 47 例（53%）在 52 个月时无复发。在参与该试验的患者中，有 29% 曾接受过放射治疗或化学治疗。在 30 例术后无明显症状且未接受过治疗的患者中，有 8 例治疗失败。

后续在睾丸癌治疗中的经验证明，依托泊苷至少相当于长春新碱，并可改善高肿瘤负荷患者的预后[32]。此外，使用依托泊苷替代长春碱可降低神经毒性、腹痛和便秘。这些观察结果促进了对顺铂、依托泊苷和博来霉素方案应用于（BEP；表 35-3）OGCT 患者的评估。在 MDACC 的一项研究中，26 例接受 BEP 治疗的患者中有 25 例达到了长期缓解[36]。在 GOG 的一项研究中，93 例接受 BEP 方案化学治疗的患者中有 91 例完全缓解[37]。总之，在卵巢肿瘤用引入顺铂显著提高了患者的生存率和疾病控制率[38-40]。基于这些数据，尽管没有前瞻性临床试验比较 BEP 和 VAC 方案在 OGCT 患者中的疗效，但 BEP 方案已成为首选方案。根据睾丸癌治疗的经验，与标准剂量 BEP 方案相比，对预后不良的 GCT 患者提高剂量并没有改善预后[41]。因此，OGCT 患者应在减瘤术后接受 3～4 个周期的 BEP 化学治疗。

在儿童中，以顺铂为基础的化学治疗方案进行了修正，博来霉素的使用由每周 1 次改为每周期 1 次。该方案被标记为 PEb（表 35-4）。英国儿科肿瘤协会（CRCTU）已经用卡铂替代顺铂（JEb）治

表 35-3 BEP 方案，3 ～ 4 个周期，每 21 天 1 次

顺铂	20mg/m^2	第 1～5 天
依托泊苷	100mg/m^2	第 1～5 天
博来霉素	30U	每周

表 35-4 PEb 方案

顺铂	20mg/m^2	第 1～5 天
依托泊苷	100mg/m^2	第 1～5 天
博来霉素	15U/m^2（每次最大 30U）	第 1 天

疗英国的儿科患者，其效果与使用顺铂的国家的结果相当[42]。英国儿童方案 JEb 成功的关键可能是卡铂的剂量（600mg/m^2；AUC=7.9）远远高于睾丸癌试验应用的剂量（350～500mg/m^2）。一项即将启动的 NCTN 组间Ⅲ期研究中对纳入的儿童患者将随机使用顺铂和卡铂为主的方案。10 岁或以下，Ⅱ～Ⅳ期的 OGCT 患者随机给予顺铂 / 依托泊苷 / 博来霉素（PEB）或卡铂 / 依托泊苷 / 博来霉素（JEB）方案 4 个周期。11—25 岁，GOG 分期 Ⅱ～Ⅲ期 OGCT（FIGO 分期Ⅰ C 期、Ⅱ期和Ⅲ期）随机接受 3 个周期的成年 BEP 或卡铂、依托泊苷和博来霉素方案化学治疗。

对于Ⅰ期 OGCT，成年妇女的标准治疗是手术联合化学治疗。然而，儿童人群的数据显示，50% 的Ⅰ期患者可以不用化学治疗。在 COG 的一项研究中，25 例Ⅰ期 OGCT 患儿（中位年龄 12 岁）术后未接受化学治疗。平均随访 42 个月后，有 12 例复发。12 例患者中有 11 例接受了挽救化学治疗（PEB 方案），4 年总生存率为 95%（95%CI 74%～99%）[43]。在即将进行的组间 NCTN 研究中，Ⅰ期 OGCT 患者术后不化学治疗，仅随访观察。

（三）疾病残留或复发的管理

绝大部分卵巢生殖细胞肿瘤患者可以通过手术和铂类为基础的化学治疗方法治愈。然而，有一小部分患者在治疗期间出现疾病持续状态或进展，或在治疗结束后复发。大多数复发发生在初次治疗后的 24 个月内。就像睾丸癌，治疗失败分为铂耐药型（治疗全部完成后 4～6 个月内出现进展）和铂敏感型（铂类为基础的治疗结束 6 个月以后复发）。

由于卵巢生殖细胞肿瘤初次治疗的治愈率很高，因此对疾病复发的管理是一个比较少见的、复杂的且比较困难的问题，应该在专门的中心进行。对于卵巢生殖细胞肿瘤患者复发治疗的指导并不多，而且大多是从睾丸癌患者的治疗中推断出的结论。铂敏感型睾丸癌复发患者中有大约 30% 可通过二线化学治疗如 TIP 方案（紫杉醇、异环磷酰胺、顺铂）或 VeIP（长春碱、异环磷酰胺、铂类）治疗[44]。对于复发或者进展的睾丸生殖细胞肿瘤患者，有证据表明，使用高剂量的卡铂 + 依托泊苷 ± 环磷酰胺 / 异环磷酰胺 ± 干细胞解救治疗，其疗效至少与标准剂量挽救疗法具有相同的效果，而且还有可能优于后者[45-47]。患者是否对顺铂产生耐药是睾丸癌复发最重要的预后因素。在初次治疗后复发的患者中，挽救治疗的治愈可能性为 50%。在印第安纳大学，有一门标准剂量治疗课程，通常是顺铂、长春碱和异环磷酰胺。如果能观察到初始反应，则患者随后接受两个疗程的高剂量化学治疗（卡铂和依托泊苷），并辅以干细胞解救治疗[48]。印第安纳大学最近出具的一份报告对使用了这个方法的 184 例生殖细胞肿瘤患者的复发进行了阐述。平均随访时间为 48 个月，其中 116 例患者完全缓解。值得注意的一点是，在 40 例铂耐药型患者中，有 18 例在高剂量化学治疗后达到无瘤生存[48]。

由于患者数量很少，因此这种方法没有，也很可能永远不会在复发的卵巢生殖细胞肿瘤患者中进行前瞻性试验，其概念非常相似，并支持在这种情况下使用高剂量治疗。从最近印第安纳大学对卵巢生殖细胞肿瘤的复发使用高剂量化学治疗的回顾性分析可以看出，与睾丸癌相比，卵巢生殖细胞肿瘤复发患者的转诊往往较晚，预后较差[49]。在 13 例接受高剂量化学治疗的复发卵巢生殖细胞肿瘤女性中，11 例出现了卵黄囊瘤，8 例出现铂耐药。其中只有 4 例实现了长期存活。然而，只有 5 例患者接受了高剂量化学治疗作为二线治疗，其余患者在病程晚期才转诊治疗[49]。因此，重要的是考虑尽早转诊到专门的疾病复发管理中心，以最大限度地增加治愈的机会。现在正在进行一项联合的Ⅲ期临床试验（NCT02375204），将 TIP 方案（紫杉醇、异环磷酰胺和顺铂）的标准剂量挽救性化学治疗与高剂量的紫杉醇 + 异环磷酰胺 + 高剂量的卡铂 + 依托泊苷（TI-CE）方案联合干细胞解救疗法作为复发性生殖细胞肿瘤的首选挽救治疗方案进行比较。研究结果将为复发性生殖细胞肿瘤的管理指明方向。

用于治疗疾病复发的药物中的活性成分包括异环磷酰胺、紫杉烷和吉西他滨[50, 51]，推荐使用研究的药物进行治疗是一种合适的方法。细胞周期蛋白依赖性激酶（CDK）抑制药是一种有良好应用前景的新药。在最近的一项临床试验中，笔者纳入了 29 例复发性生殖细胞肿瘤患者，使用 CDK4/6 抑制药帕布昔利布（Palbociclib）治疗，6 个月的无进展生存率为 28%[52]。

（四）化学治疗的急性毒性反应

化学治疗的急性不良反应是无法避免的。约 25% 的患者出现发热性中性粒细胞减少，需要住院治疗并使用广谱抗生素。而顺铂导致的肾毒性可以通过充分补水和避免使用其他肾毒性药物来预防。博来霉素会导致肺纤维化。监测生殖细胞肿瘤患者是否发生博来霉素性纤维化最有效的方法是仔细检查肺部。早期博来霉素相关肺部疾病的临床表现为单侧胸廓扩张度减弱，或者肺底湿啰音，咳嗽时不明显。但是如果现在强制停用博来霉素，那么这些改变可能很细微。睾丸癌的随机试验表明，博来霉素是疗效的重要组成部分，尤其是如果只给予 3 个疗程的治疗，那么它在没有肺毒性的情况下不应被忽略[53, 54]。现代止吐疗法极大地减少了化学治疗引起的呕吐，这在使用顺铂的早期很常见。晚期卵巢生殖细胞肿瘤患者应接受 3～4 个疗程的定时、足量治疗。在睾丸癌中，有推定的证据表明化学治疗的及时性与预后有关。所以，无论血液学参数如何，在预定的治疗日，按要求给予化学治疗，并给予骨髓支持治疗。作者的实践经验是根据美国临床肿瘤学会的指南应用生长因子。对于个体患者，生长因子可用于预防治疗延迟。通过遵循这些指南并按照指示提供支持及护理，几乎所有患者都可以按时、全剂量或近似全剂量接受治疗。化学治疗的相关死亡率应低于 1%。

（五）化学治疗的晚期并发症

鉴于卵巢生殖细胞肿瘤患者的治愈率很高，应注意治疗的长期效果。继发性恶性肿瘤的风险是公认的化学治疗的晚期并发症。依托泊苷与急性髓系白血病的发展有关，该白血病在 11q23 位点具有特征性染色体易位。这种治疗并发症会在 2～3 年之内发生，似乎与剂量[55–56]和时间[57]有关。在 GOG 的 BEP 方案测试中，91 例患者中有 1 例急性粒细胞白血病[37]。还确诊了 1 例淋巴瘤，因为化学治疗与淋巴增生性疾病之间的相关性尚未确定，所以还不清楚他们之间的因果关系。

化学治疗对性腺功能也有长期影响，可导致不育[58–60]。开始治疗的年龄越大，药物累积剂量越大[61]，治疗的时间越长[60]，就越容易导致卵巢早衰。然而，已有文献[1, 62 – 65]报道了通过联合化学治疗后卵巢生殖细胞肿瘤患者成功妊娠的案例。美国安德森癌症中心[1]的一项综述报道中，在 40 例保留正常对侧卵巢和子宫的患者里，其中 27 例（68%）在化学治疗结束后始终保持月经正常，33 例（83%）在随访时月经正常。12 例患者成功妊娠。在米兰进行的一系列研究中，196 例患者中的 138 例接受了保留生育能力的手术，其中 81 例接受了辅助化学治疗[65]。治疗后，除了其中 1 名女性，其余女性均恢复了月经功能，并有 55 个妊娠记录。

关于卵巢生殖细胞肿瘤患者化学治疗的其他晚期不良反应的报道比较有限[66, 67]，但有几篇文章[68–73]是关于睾丸癌患者的。在接受的顺铂联合治疗方案（主要采用 PVB）的男性患者中，晚期毒性反应包括高音听力的损失[68]、神经毒性[68, 71, 73]、雷诺现象[69, 73]、缺血性心脏病[73, 74]、高血压[73]、肾功能障碍[73]和肺毒性[70, 72]。幸运的是，大多数患者都能维持良好的整体健康和生理功能[72]。

美国妇科肿瘤学组最近完成了一项分析，将卵巢生殖细胞肿瘤存活患者的生活质量、生殖功能和心理社会特征与对照组进行了比较[67, 75, 76]。这项分析表明，存活的患者似乎适应得很好，能够发展稳定的人际关系，而且没有严重的抑郁症[77]。在那些接受了保留生育功能手术的患者中，对他们的生育功能没有影响或只有轻微影响[76]。总的来说，与对照组相比，这些女性在 10 年内似乎没有任何严重的身体疾病。与对照组相比的唯一区别在于，高血压（17% vs 8%，P=0.02）、高胆固醇血症（9.8% vs 4.4%，P=0.09）和听力损失（5.3% vs 1.5%，P=0.09）的发生率更高[75]。在慢性功能损伤中，化学治疗所引起的麻木、耳鸣、恶心（与对照组的普通恶心相比）更加频繁，还有存活患者的雷诺症状更为频繁。尽管仍存在一些治疗的后遗症，但总的来说，卵巢生殖细胞肿瘤存活患者的生活健康可与对照组相媲美[78]，因此笔者认为有充分的理由给予及时、足量的治疗。

总之，经过彻底的分期手术和 3 个疗程的 BEP 方案治疗后，几乎所有的早期卵巢生殖细胞肿瘤或经过彻底手术切除的患者都能长期存活。另外，70%～80% 的未完整切除患者或晚期肿瘤患者有望治愈。当前和未来的临床试验应针对铂耐药复发型卵巢生殖细胞肿瘤患者进行，并努力提高治疗效果。急性毒性反应的治疗相对比较温和。依托泊苷诱导的白血病是重要但比较特殊的晚期并发症。化学治疗晚期并发症是有限的。努力的重点应该是为那些希望以后妊娠的患者保留生育能力。

七、无性细胞瘤

（一）流行病学

无性细胞瘤相当于雌性的精原细胞瘤，是最常见的卵巢生殖细胞肿瘤，占所有病例的 50%[77]。5%～10% 与性腺母细胞瘤有关，好发于有性别分化障碍（如特纳综合征或弗雷泽综合征）的患者。性腺母细胞瘤会激发潜在病因的基因。无性细胞瘤也是妊娠期最常见的生殖细胞肿瘤。Gordon 报道的一系列病例中，158 例无性细胞瘤患者中有 20 例在妊娠期间或分娩后不久被确诊该疾病 [80]。

（二）病理

粗略检查，大约 10% 的无性细胞瘤是双侧的，另有 10%～15% 的无性细胞瘤在显微镜下发现对侧卵巢累及。大体病理检查时，无性细胞瘤通常较大，白色到灰色，肉质分叶状肿块（图 35-3A），切面上有出血或坏死的病灶。大量出血、坏死或囊性结构会引起混合生殖细胞肿瘤。显微镜下，无性细胞瘤显示原始生殖细胞的巢状和索状结构，胞质清晰，边缘突出。细胞核增大，但不呈多形性。可能存在较多的有丝分裂。肿瘤细胞巢由含有淋巴细胞的纤维小梁分隔开（图 35-3B）。约 3% 的无性细胞瘤存在合体滋养细胞。无性细胞瘤含有胞质糖原，可通过高碘酸希夫（PAS）染色检测到。胎盘碱性磷酸酶（PLAP）呈弥漫性染色，常伴有膜强化。它们对 C-kit 基因产物 CD117 和 OCT 3/4 染色呈阳性反应，OCT 3/4 是一种在人类胚胎和干细胞中表达的核转录因子。大约 1/3 的无性细胞瘤存在 C-kit 扩增或激活突变，这些分子变化提示疾病晚期 [81]。无性细胞瘤中存在的合体滋养细胞的人绒毛膜促性腺激素染色。与绒毛膜癌不同，无性细胞瘤中的合体滋养细胞不与细胞滋养细胞混合。

（三）临床表现

如同非无性细胞瘤一样，无性细胞瘤最常见的临床表现是腹部膨隆、肿块或肿瘤扭转引起的疼痛。如果肿瘤组织中存在多核合体滋养细胞巨细胞，尽管一小部分肿瘤可产生低水平的人绒毛膜促性腺激素，无性细胞瘤通常也不会产生激素。当 AFP 水平升高或人绒毛膜促性腺激素水平升高（＞ 100U/ml）提示存在除无性细胞瘤以外的肿瘤成分，而病理检查未查见混合成分时，应根据这些情况相应调整治疗方案。

（四）分期

适用于非无性细胞瘤和上皮性卵巢癌的 FIGO 分期原则也适用于无性细胞瘤（表 35-1）。与非无性细胞瘤相比，典型的无性细胞瘤在诊断时（Ⅰ期）更倾向局限在卵巢。然而，无性细胞瘤的双侧卵巢受累情况比其他卵巢生殖细胞肿瘤更常

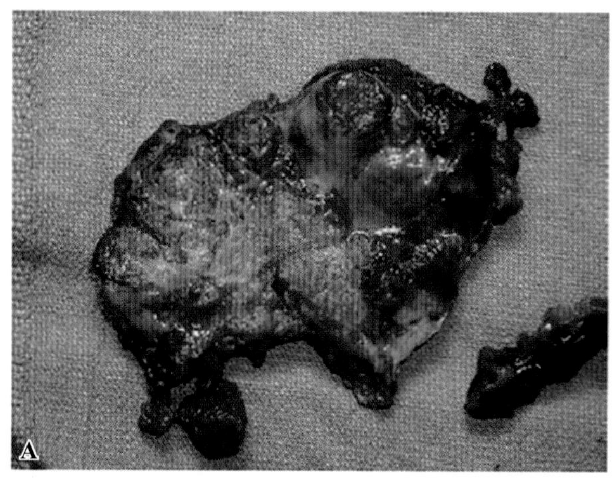

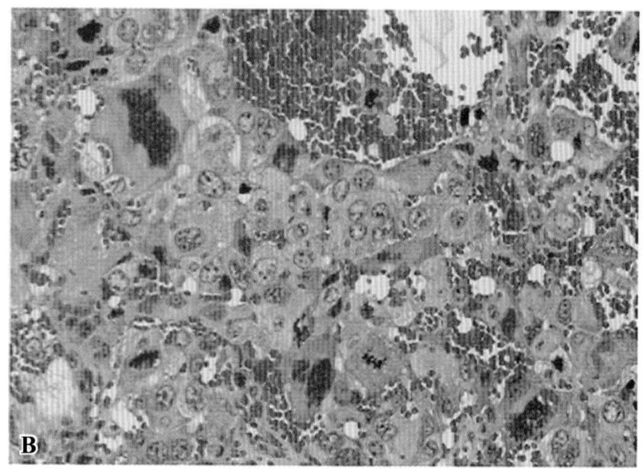

▲ 图 35-3　无性细胞瘤

A. 肿瘤较大、棕褐色、肉质、无明显出血或坏死；B. 它由细胞质清晰的细胞巢组成，纤维间隔分隔肿瘤巢

见，这与腹膜后淋巴结的转移有关。

（五）治疗

无性细胞瘤是一种对放射治疗和化学治疗都很敏感的肿瘤，因此大多数妇女都能通过适当的治疗治愈。探讨非无性细胞瘤的原则同样适用于这种疾病，除了下面强调的几个特征。

1. 无性细胞瘤的手术治疗

治疗非无性细胞瘤的手术原则适用于无性细胞瘤（表 35-1）。由于大多数患者都属于Ⅰ期患者，可以考虑行包括单侧输卵管—卵巢切除的完整分期手术。有一个例外需要注意，那就是术前发现异常核型，或者在手术中发现性腺发育异常，在这种情况下需要双侧输卵管切除术。尽管多达 10%～15% 的患者有双侧卵巢受累的可能，但只有在卵巢大小、对称性或外观出现异常时才考虑对侧卵巢活检。如果发现有双侧受累，对于希望保持生育能力的年轻女性，切除卵巢肿瘤组织时，提倡至少应保留一侧卵巢或部分卵巢组织[27]。无性细胞瘤的术后治疗不同于非无性细胞瘤的治疗策略。

2. Ⅰ期肿瘤的观察

多达 2/3 的无性细胞瘤患者在确诊时处于Ⅰ期[79]。以往，这些妇女大多接受术后放射治疗。由于盆腔放射治疗会导致性腺功能障碍和不育，目前已摒弃了放射治疗，NCCN 指南建议对完整切除和全面分期手术的ⅠA 和ⅠB 期无性细胞瘤患者进行术后临床监测。即使是完整切除的非全面分期手术患者，只要影像学和肿瘤标志物是阴性的，也应接受临床监测。由于这类肿瘤对化学治疗极其敏感，患者在复发后仍可被治愈。多个临床中心的报道称，80%～85% 的Ⅰ A/B 期无性细胞瘤患者通过单纯手术切除就可以治愈（表 35-5）。仔细的随访非常必要，因为 15%～25% 的患者会复发。然而，考虑到肿瘤对化学治疗的极度敏感性，如果能够规律的随访和早期发现，几乎所有的无性细胞瘤患者在复发时都可以被挽救。

3. 放射治疗

虽然对无性细胞瘤的治疗来说，化学治疗有历史意义，但其对放射治疗也非常敏感[82-85]。然而，在过去，许多Ⅰ期患者和所有期别更晚的肿瘤患者都接受放射治疗。对患侧半盆腔（保护对侧卵巢和股骨头）和主动脉旁淋巴结进行放射治疗。对腹膜后受侵的Ⅲ期患者，预防照射区域包括纵隔和锁骨上淋巴结区。对受累的腹膜、全腹部及盆腔、纵隔和锁骨上淋巴结进行照射。通常的预防照射剂量为 30Gy（每周 7.5～9Gy）。对于治疗性照射，总剂量为 35～40Gy，受累的淋巴结给予增强剂量照射（10Gy）[83-86]。膈以下部位照射完成 3～6 周后，高危患者预防性纵隔放射治疗剂量为 30Gy。

表 35-5 ⅠA 期无性细胞瘤术后临床监测结果分析

机 构	时 间	无进展 / 总体（%）	总生存 / 总体（%）
美国武装部队病理研究所	—1969	46/57（80%）	52/57（91%）
霍普金斯	1930—1981	58/72（80%）	67/72（94%）
梅奥诊所	1950—1984	9/14（64%）	14/14（100%）
爱荷华州医院	1935—1985	7/7（100%）	7/7（100%）
安德森癌症中心	—1976	5/5（100%）	5/5（100%）
弗农山医院	1973—1995	6/9（66%）	9/9（100%）

经 Wolters Kluwer Health 许可转载，引自 Williams 1997[91]

放射治疗的结果基本上是阳性。DePalo 报道，所有接受放射治疗的 13 例Ⅰ期患者（12 例Ⅰ A 期和 1 例Ⅰ B 期）均存活，在平均 77 个月的随访中无病生存[82]。12 例Ⅲ期患者 5 年无复发生存率为 61.4%，总生存率为 89.5%。Lawson 和 Adler 报道，14 例接受放射治疗的Ⅰ～Ⅲ期患者中有 10 例存活，平均随访时间为 54 个月[87]。其他研究者报道了类似的结果，手术切除后放射治疗的总体无进展率为 70%～90%[84-88]（表 35-6）。尽管无性细胞瘤具有显著的放射敏感性，但目前很少进行放射治疗，因为化学治疗的疗效相同甚至更高，而且毒性更小，并可保留性腺功能。

4. 化学治疗

无性细胞瘤比非无性细胞瘤对顺铂化学治疗更敏感[88]。对采用 GOG 方案治疗的无性细胞瘤患者的分析显示，20 例患者中有 19 例，中位数为 22 个月的随访时间里，达无病生存[89]。所有患者均为Ⅲ期或Ⅳ期，且大部分患者肿瘤残留（直径＞ 2cm）。这表明几乎所有接受化学治疗的晚期无性细胞瘤患者都达到了长期的完全缓解。GOG 的另一项研究表明，卡铂和依托泊苷是无性细胞瘤患者的另一种治疗方案[90]。然而，根据睾丸癌治疗中积累了可靠的

表 35-6　无性细胞瘤的放射治疗结果

机　构	时　间	分　期	无进展数 / 总体（%）
美国武装部队病理研究所	—1969	Ⅰ～Ⅲ	12/14（85%）
梅奥诊所	1950—1984	Ⅰ～Ⅳ	16/20（80%）
安德森癌症中心	—1976	Ⅰ～Ⅲ	26/31（84%）
佛罗伦萨	1960—1983	ⅠC～Ⅲ	21/26（80%）
NCI 米兰	1970—1982	Ⅰ～Ⅲ	21/25（84%）
爱荷华州医院	1935—1985	Ⅰ～Ⅲ	12/13（92%）
瑞典	1927—1984	Ⅰ～Ⅳ	49/60（83%）
埃及	1978—1989	Ⅱ～Ⅲ	10/15（66%）
威尔斯亲王医院	1969—1983	Ⅱ～Ⅲ	10/14（72%）

经 Wolters Kluwer Health 许可转载，引自 Williams 1997[91]

数据，对于成年患者，不应使用卡铂替代顺铂，因为顺铂优于卡铂。

综上所述，大多数无性细胞瘤患者在确诊时都是Ⅰ期。这些患者通常可接受单侧输卵管—卵巢切除术治疗，如果生育能力出现问题，她们可以通过定期盆腔检查、腹部 CT 和肿瘤标志物仔细观察。15%～20% 接受临床监测的患者复发，但可通过化学治疗治愈。对于病情晚期但已手术切除的患者，复发的风险非常大，术后需要辅助治疗。对于完全切除和全面分期的无性细胞瘤，目前的 NCCN 指南建议将 3 个周期的 BEP 方案化学治疗作为ⅠC 期及更晚期，以及未完整切除的ⅠB 期疾病的标准疗法。对于所有其他未完整切除的无性细胞瘤，建议进行 4 个周期的 BEP 方案化学治疗。只有在非常特殊的情况下，如老年患者或伴有严重并发症而不能使用全身化学治疗的患者，才考虑放射治疗。

八、卵巢畸胎瘤

（一）流行病学

畸胎瘤是卵巢最常见的生殖细胞肿瘤，综合考虑良性和恶性生殖细胞肿瘤时，它占所有卵巢生殖细胞肿瘤的 95% 以上[92]。大多数卵巢肿瘤是成熟的良性肿瘤，常被称为“皮样囊肿”或“成熟的囊性畸胎瘤”[93-95]。只有不到 5% 的卵巢畸胎瘤是恶性的。

（二）病理

1. 卵巢良性成熟性畸胎瘤

成熟畸胎瘤是由两层或三层胚胎组织形成的。大多数情况下，它们以带有皮肤表皮附属排列的囊肿形式存在。囊肿腔内含有皮脂腺物质和毛发。10% 的病例中，皮样囊肿发生在双侧。约 2/3 的患者，成熟的标志体现在组织分化来源于 3 个胚层（外胚层、中胚层、内胚层）的组织。任何这些成分的组成，都有可能影响肿瘤良性转化或恶性转化，导致肿瘤内肿瘤的形成。恶性区域表现为囊肿壁内的小结节，切除整个囊肿内容物后即可发现[96]。

2. 卵巢未成熟畸胎瘤

未成熟畸胎瘤是指含有未成熟组织的畸胎瘤，主要是指神经上皮组织[97]。大多数未成熟卵巢畸胎瘤是单侧的，尽管它们可能转移到对侧卵巢，并可能与对侧卵巢的成熟畸胎瘤存在联系。它们主要是实体肿瘤，但它们可能包含分散的囊性区域。切口表面柔软、肉质或呈髓样，常见出血、坏死区域（图 35-4）。在显微镜下，这些肿瘤含有多种成熟和未成熟的组织成分。未成熟的成分几乎总是包含未成熟神经组织，其形态为小而圆的蓝色细胞，像花环和分散的小管。根据神经上皮组织的数量，制定了未成熟畸胎瘤的分级系统[98]。仅包含完全分化组织的成熟畸胎瘤被认为是 0 级，未成熟畸胎瘤的分级从 1 级（由不到 10% 的未成熟神经上皮组成）到 3 级（存在超过 50% 的未成熟神经上皮）。还有人提出了一种双组分级系统（低级别和高级别），并证明该系统具有更好的重复性[99]。肿瘤的分级已被证明具有预后意义，并影响治疗决策。未成熟畸胎

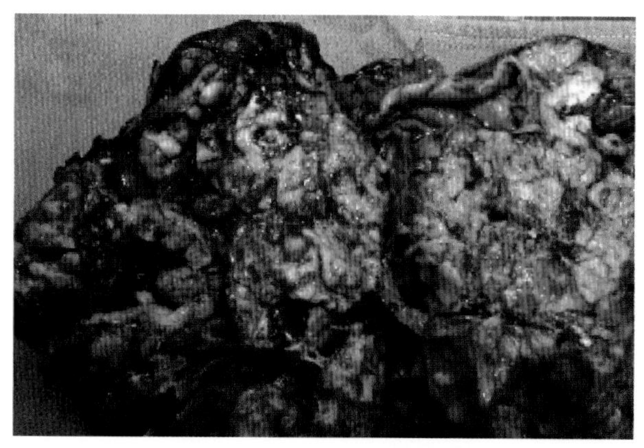

▲ 图 35-4　未成熟畸胎瘤
肿瘤外观大部分呈实性及髓样

瘤可能与腹膜上的神经胶质组织植入有关，称为腹膜神经胶质瘤病[100]。如果植入物完全由成熟组织构成，无论畸胎瘤的不成熟程度如何，腹膜胶质瘤的存在预后都较好[101]。

3. 单胚层畸胎瘤

单胚层畸胎瘤主要或完全由单一类型的组织构成，如甲状腺、类癌和神经外胚层组织[92, 102]。具有神经外胚层分化的胚层畸胎瘤包括惰性的室管膜瘤和分化不良的原始神经外胚层瘤，以及类似胶质母细胞瘤的未分化肿瘤。这些肿瘤非常罕见。

4. 皮样囊肿相关的体细胞类型肿瘤

恶性畸胎瘤占卵巢成熟囊性肿瘤的 0.2%～1.4%[95, 103]。这些肿瘤多见于老年妇女，与体细胞型恶性肿瘤存在联系。鳞状细胞癌是最常见的肿瘤类型[104–106]，其他肿瘤包括黑素瘤、腺癌、小细胞癌、肉瘤（包括原始神经外胚层肿瘤），恶性胶质瘤也可能发生[95]。皮样囊肿中鳞状细胞癌的自然病史类似于其他原发部位的鳞状细胞癌。传播的途径有直接扩散或区域淋巴结转移（腹主动脉旁淋巴结），囊肿破裂后可发生腹膜播散。

（三）临床表现

逐渐增大的腹部或盆腔肿块是畸胎瘤最常见的临床表现。成熟畸胎瘤无法观察到血清标志物的升高，但未成熟畸胎瘤可产生甲胎蛋白 AFP。通常，单纯性未成熟畸胎瘤中的甲胎蛋白水平＜200ng/ml，但甲胎蛋白水平也存在高达 1000ng/ml 以上者，且病理学检查未发现其他类型恶性组织。

（四）分期

FIGO 分期原则并不适用于成熟畸胎瘤，但适用于未成熟畸胎瘤。腹膜上存在的神经胶质组织，被称为腹膜神经胶质瘤病，如果性质成熟，不会改变分期。

（五）治疗

成熟畸胎瘤是良性肿瘤，只要通过手术切除即可治愈。如果没有发现恶性成分，则无须进行广泛的分期手术。对于来源于皮样囊肿的继发性鳞状肿瘤，可以通过积极的局部治疗（手术、放射治疗、放化疗）来完成治疗，其方式类似于对其他人体部位鳞状细胞癌的治疗。

对儿童和成人的未成熟畸胎瘤（immature teratoma，IT）的治疗是不同的。对成年患者，除了Ⅰ期 1 级肿瘤外，所有患者都推荐化学治疗。相比之下，对儿童患者，根据两项研究的结论，单纯的手术切除是标准的治疗方法。INT 0106 儿童组间试验中，44 例完整手术切除的卵巢未成熟畸胎瘤患儿，术后未进行化学治疗[107]。31 例单纯性未成熟畸胎瘤患者肿瘤等级为 1 级（n=17）、2 级（n=12）或 3 级（n=2）。4 年来，无事件生存率（EFS）为 97.7%，总生存率为 100%。本研究的结论是，无论显微镜下是否存在卵黄囊瘤或存在病灶的级别，能完整切除的单纯手术治疗对于患有卵巢未成熟畸胎瘤的儿童是可以治愈的。在英国进行的类似研究追踪了 124 例手术切除后的患者（54 例卵巢未成熟畸胎瘤）。11 例为腹膜神经胶质瘤病，6 例为结节性神经胶质瘤病。无事件生存率（EFS）和总生存率分别为 85.9% 和 95.1%[108]，作者认为卵巢未成熟畸胎瘤的治疗应当以手术为主。

为了在所有年龄段建立统一的治疗方法，近期对儿童和成人临床试验进行了联合分析。共纳入 179 例患者（98 例儿童；81 例成人）。90 例儿童患者只接受手术治疗，而所有成年患者均接受化学治疗。

儿童组的 5 年无事件生存率和总生存率分别为 91% 和 99%，而成人组的数据分别为 87% 和 93%。分级与复发风险有明显的关系，所有的 1 级肿瘤患者都没有复发。此外，在儿童组中，术后化学治疗无法降低复发的风险[109]。在即将进行的 COG 和 NRG 肿瘤学联合研究中，所有患有Ⅰ A 和Ⅰ B 期 2～3 级未成熟畸胎瘤的患者将在没有术后化学治疗的情况下进行观察。

畸胎瘤生长综合征（growing teratoma syndrome，GCT）的治疗策略

畸胎瘤生长综合征是卵巢生殖细胞肿瘤化学治疗中或治疗后，成熟性畸胎瘤迅速增长的情况[29, 30]。肿瘤标志物通常包括甲胎蛋白（AFP）和人绒毛膜促性腺激素（hCG）。由于畸胎瘤对化学治疗和放射治疗都不敏感，首选的治疗方法是完整的手术切除。然而，切除的时机取决于多种因素，包括症状、畸胎瘤的大小，以及距重要器官的距离。考虑对不影响基本生命体征的小而无症状的畸胎瘤，观察是合理的处理，因为这些畸胎瘤往往复发，需要多次手术。成熟畸胎瘤表达高水平的视网膜母细胞

瘤（retinoblastoma，Rb）蛋白。细胞周期蛋白依赖激酶 4/6（CDK4/6）通过磷酸化 Rb 来刺激细胞生长。基于这些考虑，一种 CDK4/6 抑制药在 3 例畸胎瘤生长综合征患者中成功应用，显示 1 例患者达到部分缓解，2 例病情稳定，提示该方法适用于更难治的病例 [110]。

九、卵巢小细胞癌

（一）流行病学

卵巢小细胞癌是一种非常罕见的肿瘤，在美国每年只确诊了少数病例。年轻妇女或女孩会遇到这种情况并可能与恶性高钙血症有关。系统性传播很常见，预后通常很差。

（二）病理

显微镜下，卵巢小细胞癌具有与肺相似的特征。神经内分泌分化表现为典型的生长特征、分泌颗粒，以及神经内分泌标记突触素和嗜铬粒蛋白 [111]。1 例大细胞变异曾被报道，且具有类似的临床特征 [112]。这种类型的肿瘤分化和预后都很差。应排除来自其他原发部位（通常为肺）的转移。肿瘤起源尚不清楚，但该肿瘤很可能起源于卵巢的上皮层。近来，在卵巢高钙型小细胞癌中频繁报道了 SMARCA4（也被称为 BRG1）的突变。SMARCA4 是 SWI/SNF 复合物的重要组成部分，它通过核小体的改变来调节基因表达。最近的一项研究检测了 SMARCA4 在高钙型小细胞癌中的表达，报告称 94%（16/17）的 SMARCA4 表达缺失。相比之下，在其他 279 例肿瘤中，只有 2 例（一例透明细胞癌和一例卵巢黑色素瘤）检测结果显示 SMARCA4 缺失。SMARCA4 的表达缺失对于高钙血症型卵巢小细胞癌的诊断具有高度敏感性和特异性 [113]。

（三）临床表现

迅速增大的腹部或盆腔肿块是常见的临床表现。2/3 的病例存在高钙血症，而小细胞癌是卵巢肿瘤相关高钙血症最常见的原因 [114]。由于肿瘤具有侵袭性，一些妇女在发病时有明显的肿瘤转移的症状。

（四）分期

上皮性卵巢癌的 FIGO 分期原则也适用于该病（表 35–1）。

（五）治疗

发病的阶段是最重要的预后指标。Ⅰ期患者可以通过多种治疗方法实现长期的存活。大多数Ⅲ期或Ⅳ期的妇女都是无法治愈的，而且该病的病程非常危险。由于其侵袭性类似于卵巢生殖细胞肿瘤或肺小细胞癌，因此常采用类似于卵巢生殖细胞肿瘤的化学治疗方案进行治疗。博来霉素的作用尚未明确，铂和依托泊苷是首选方案。复发后的疗效很差，大多数小细胞癌复发后都死于这种疾病。

致谢

本文献给 Stephen D. Williams，医学博士（1947—2009），印第安纳大学西蒙癌症中心的创始人，他是一位杰出的肿瘤学家，导师和朋友。

第 36 章　卵巢性索间质瘤

Sex Cord-Stromal Tumors of the Ovary

Jubilee Brown　Isabelle Ray-Coquard　Kris Ann P. Schultz　著

严晓慧　张　璐　译　　张德普　校

一、概述

卵巢间质肿瘤约占卵巢肿瘤的 3%，约占所有卵巢恶性肿瘤的 7%。间质肿瘤多种不同类型的恶性肿瘤组成，这些肿瘤的临床表现、自然史、预后和推荐治疗各不相同。本章详细讨论这些罕见肿瘤，提供此类肿瘤的一般治疗方案，回顾其病理特征，并详细讨论针对每种肿瘤的手术和非手术治疗建议。此外，本节还讨论了保留生育功能的保守治疗，并提出了有关基因组学的新进展。

二、历史背景

支持间质细胞瘤，或称为男性母细胞瘤，最初由 Meyer 于 1931 年提出，他推测这类肿瘤起源于男性胚芽组织，因此使用术语 "arrheno-blastoma"（来自希腊语 arrenos，雄性）[1]。1958 年，Morris 和 Scully 建议将此术语改为 "支持 - 睾丸型间质细胞瘤"，他们认为之前的术语暗示了男性化，而这通常是不存在的，并且新术语更符合性索间质瘤（sex cord-stromal tumor，SCST）的常规分类 [2]。

环管状性索肿瘤（sex cord tumor with annular tubule，SCTAT）于 1970 年由 Scully 首次描述为一种与 Peutz—Jeghers 综合征（PJS）相关的肿瘤 [3]。从那时起，这种肿瘤的行为得到了更好地描述，目前已知约 15% 的这些肿瘤与宫颈恶性腺瘤有关 [4]。

甾体细胞瘤是卵巢间质肿瘤中更罕见的亚型之一，历来被认为是脂质细胞瘤。然而，已证实大部分此类肿瘤没有脂肪成分，因此将其改名为甾体细胞瘤 [5]。

总的来说，卵巢间质肿瘤只占所有卵巢肿瘤的一小部分，也是全球癌症负担中更小的一部分。然而，这些患者中有许多人正处于育龄期，成功的保留生育功能的治疗对她们来讲至关重要。因此，针对这些肿瘤的科学管理和最佳治疗的研究一直在进行，并在该领域不断取得突破和进展。本章将从历史的角度介绍当前数据，以了解卵巢间质肿瘤患者的最佳治疗方法。

三、生物学和流行病学

卵巢的环管状性索肿瘤来源于特殊的性腺间质细胞及其前体。它们起源于一侧或双侧卵巢，并以盆腔肿块的形式出现。这些肿瘤可以是单一的组织学亚型，或是不同组织学亚型的组合。分类见表 36-1[6]。具体而言，颗粒细胞和支持细胞来源于性索细胞，而卵泡膜细胞、睾丸间质细胞、脂质细胞和成纤维细胞来源于间质细胞及其多能间充质前体。这些细胞参与类固醇激素的产生，因此在诊断时，过量雌激素或雄激素刺激相关症状并不罕见。这些卵巢肿瘤通常有内分泌活性 [7]。具体的病理特征将在特定的肿瘤章节中详述。

2016 年美国预计新发卵巢癌 22 280 例 [8]。上皮性卵巢癌占卵巢恶性肿瘤的 90%，其余的 10% 包括性索间质肿瘤、生殖细胞肿瘤、非卵巢特异性软组织肿瘤、未分类肿瘤及转移性肿瘤 [6]。然而，这些数据没有具体提及卵巢间质肿瘤的确切数字。同样地，根据 1975—1998 年流行病监测与最终治疗结果（surveillance，epidemiology，and end results，SEER）数据库的估计，对 15—40 岁的女性，5 年为一区间，卵巢非生殖细胞恶性肿瘤的发病率从每年 8/100 万增加到每年 79/100 万 [9]。然而，这些数

表 36-1　卵巢间质肿瘤的分类

颗粒间质细胞瘤
- 颗粒细胞瘤
  - 幼年型
  - 成人型
- 卵泡膜 / 纤维瘤
  - 卵泡膜
    - 典型的
    - 黄素化
  - 纤维瘤
- 细胞型纤维瘤
- 纤维肉瘤
- 伴少量性索成分间质瘤
- 硬化性间质瘤
- 间质黄体瘤
- 未分类（纤维卵泡膜瘤）

支持间质细胞瘤；男性母细胞瘤
- 高分化
  - 支持细胞瘤；小管状男性母细胞瘤
  - 支持—睾丸型间质细胞瘤
  - 睾丸型间质细胞瘤
- 中分化
  - 伴异源成分变异
- 低分化（肉瘤样）
  - 伴异源成分变异
- 网状型
- 混合性

环管状性索肿瘤

两性母细胞瘤

类固醇（脂质）细胞瘤
- 间质黄体瘤
- 睾丸型间质细胞瘤
- 未分类

经 WHO 许可转载，引自 WHO 1973[6]

据对卵巢间质肿瘤也没有特异性。总的来说，据估计卵巢间质肿瘤占所有卵巢肿瘤的 3%，占卵巢恶性肿瘤的 7%～10%[10]，大部分患者为青春期及年轻女性。卵巢间质肿瘤矫正年发病率为 2.1/100 万[11]。

虽然家族遗传及生育治疗过程中促性腺激素的过度刺激等危险因素被认为是部分性索间质肿瘤的病因，但是这些临床特征无法准确地确定 SCST 的风险人群[12, 13]。然而，在分子水平上对 SCST 发病机制的认知已经有了巨大的进展，这些内容将在下面详细介绍。关于某些特殊类型肿瘤的病理学和预后将在本章的后续小节予以阐明。

四、分子生物学与遗传学

近年来，有学者正在寻找和评估可以指导成人型颗粒细胞瘤的预后的分子和病理标志物。高有丝分裂数提示预后较差，但细胞异型性的影响仍不明朗[14–16]。细胞增殖标志物如非整倍体及 Ki–67 表达，似乎提示更差的预后，但这些结果仍有争议[15, 17–19]。在其他肿瘤中提示预后不良的其他分子标志物在颗粒细胞瘤中似乎不起作用。这些分子标志物包括 p53、c–myc、p21、ras 和 c–erbB2[15]。

最近还有学者对颗粒细胞瘤的染色体异常进行了评估。检测到的异常包括 12 三体、22 单体和 6 号染色体缺失，这些研究结果有待证实[20–25]。更近的研究显示在这些肿瘤中 22 单体常与 14 三体一同被检测到，同时也发现了 22q 缺失[24]和频繁的微卫星不稳定[25]。在幼年型颗粒细胞瘤中，细胞遗传学研究已确定的染色体异常包括 12 三体[26]和染色体 6q 缺失[27]。此外，高有丝分裂指数可能是一个预后负相关因素[28]。尽管存在争议，晚期卵巢幼年型颗粒细胞瘤中发现了致癌基因 *gsp*[29]。

FOXL2 是对卵巢发育和功能有重要作用的转录因子。最近发现 *FOXL2* 基因的一种体细胞错义点突变是卵巢颗粒细胞瘤的特异性突变，具体为 *FOXL2* 基因 402 位点的胞嘧啶被鸟嘌呤替代[30]。随后的报道证实 89 例成人型颗粒细胞瘤中有 86 例、14 例卵泡膜细胞瘤中有 3 例，以及 10 例幼年型颗粒细胞瘤中有 1 例存在这种突变。免疫染色显示 *FOXL2* 基因突变几乎存在于所有的成人型颗粒细胞瘤中，但在其他单纯型 SCST 中不存在[31]。*FOXL2* 的突变状态也可能具有预后价值[32]。到目前为止，还没有靶向针对该突变的治疗方法。

卵巢 SCST 最近被发现与胸膜肺母细胞瘤（PPB）有关，后者是一种有遗传倾向的儿童肿瘤。在大多数接受检测的患者和亲属中都发现了 *DICER1* 基因的胚系突变，这表明卵巢间质肿瘤可能是这些家族中 *DICER1* 突变患者的最初临床表现[33]。实际上，有 3 名儿童同时患有 PPB 和支持—睾丸型间质细胞瘤（Sertoli–Leydig 细胞瘤）。在 PPB 患者的家庭成员中，有 6 名被诊断为 SCST。此外，来自 PPB 家族的 6 例 SCST 中有 4 例检测出了 *DICER1* 的胚系突变，3 例没有 PPB 个人史及家族史的儿童 SCST 患者中有 2 例检测出了 *DICER1* 的胚系突变。60% 的受测支持—睾丸型间质细胞瘤中发现了 *DICER1* 体系突变[34]。识别这些家族非常关键，因为对 *DICER1* 突变的筛查使得婴儿 PPB 在能被治愈阶段诊断出，而延迟诊断通常是致命的。此外，这些患者可以通过 *DICER1* 检测筛查间质肿瘤，类似于对 *BRCA* 突变患者进行上皮性卵巢癌筛查[33, 34]。目前有一个集中登记处提供样本检测及分类，以增加关于这类综合征的知识（美国明尼苏达大学，Krisann Schultz，OTST 登记处）。

12 号染色体的异常已在卵泡膜细胞瘤中描述，这些异常与预后没有明确的关系[35]。

PJS 是一种罕见的常染色体显性遗传综合征，它包括 SCTAT 在内的一系列诊断。在大部分 PJS 患者中发现了位于染色体 19p13.3 的 *STK11/LKB1* 基因胚系失活突变[36]。证据表明，伴 PJS 的 SCTAT 患者中，发挥肿瘤抑制作用的 *STK11* 受双等位基因失活的影响。这是基于在 PJS 相关 SCTAT 患者中发现了野生型等位基因附近标记杂合性缺失的 *STK11* 种系突变；而在零散的 SCTAT 研究中未发现体细胞突变，并且 *STK11* 的体细胞突变罕见。因此，在 19p13.3 附近可能存在一个与这些肿瘤相关的特异性抑癌基因[37]。

五、临床表现、诊断注意事项和技术

卵巢间质肿瘤的诊断基于全面的病史收集、体格检查和适当的影像学技术。第一个线索可能是患者的年龄：青春期或青年时期，尽管围绝经期和绝经后妇女也会发生这些肿瘤。对于有盆腔包块的患者来讲，典型的症状和体征包括腹胀、盆腔压迫或疼痛、腹围增大、胃肠道或泌尿系统症状。体格检查包括盆腔和直肠阴道检查，结果通常提示盆腔肿块[38]。在部分患者中，尤其是颗粒细胞瘤患者，可以出现腹腔积血，并伴有腹痛和压痛、腹膜刺激症状、液体波动，甚至血流动力学不稳定[39]。

如前所述，由于卵巢间质肿瘤来源于类固醇分泌细胞，这些肿瘤通常具有激素活性，可产生雌激素、孕激素和雄激素。因此，雌激素或雄激素分泌过多的临床表现可能是间质肿瘤患者的症状及体征[7]。如果是这种情况，患者可能会出现多毛症或男性化，如果是青少年患者，可能会出现为同性性早熟。育龄期患者会出现与激素变化有关的症状和体征，包括月经过多、月经不规律和闭经。绝经后患者可能出现阴道流血、乳房增大或压痛，以及阴道上皮角质化[39]。

在诊断和（或）术前评估期间，异常子宫出血应立即考虑子宫内膜活检。当然，育龄期妇女必须首先排除妊娠。由于子宫内膜增生可能是卵巢间质肿瘤分泌过量雌激素的继发反应，因此必须评估子宫内膜。如果术前未进行评估，在诊断卵巢间质肿瘤之前，必须行术中评估[40]。

对诊断附件包块可能有用的影像学检查包括经阴道超声、计算机断层扫描（CT）和磁共振成像。其中，超声检查通常是鉴别盆腔解剖细节的最佳方法。这些结果也可用于鉴别腹腔积血或腹水。如果存在腹腔积血，如下所述，手术应立即进行。

除了常规的术前实验室检查外，可能有用的检查包括抑制素 A 和 B，以及 CA-125[41–43]。妇科肿瘤组（Gynecologic Oncology Group，GOG）251 试验收集的数据表明，相比抑制素 A，抑制素 B 是更好的诊断工具，但仍不完美[43]。另一个 GOG 试验发现对复发患者，治疗前的抑制素并不是一个可靠的肿瘤标志物，因为在大部分的复发患者中它并没有升高[44]。抗米勒管激素（antimüllerian hormone，AMH）可能是卵巢 SCST 患者一个很好的标志物，它仅由出生后女性的颗粒细胞及出生前后的支持细胞产生。由于 AMH 是卵巢储备的标志，在绝经或双侧卵巢切除术后从血清中消失，而颗粒细胞瘤患者产生的 AMH 在一定程度上与疾病的严重程度相平行，所以 AMH 对于绝经后或卵巢切除术后的颗粒细胞瘤患者具有高度特异性[37, 45, 46]。因此，AMH 可作为一种有助于术前诊断和术后监测的标志物。血清人绒毛膜促性腺激素、甲胎蛋白滴度和乳酸脱氢酶水平可以辅助鉴别诊断以排除卵巢生殖细胞肿瘤[47]。

六、治疗

卵巢间质肿瘤的治疗取决于多种因素，包括患者年龄、产次、对未来生育的期望、疾病的严重程度及并发症。这些治疗原则总结在图 36–1 中。外科医师可能会遇到这类附件肿块患者，即使对冰冻组织切片进行病理评估，也很难确定其精确的组织学分类。在初次手术治疗期间，外科医师必须遵循非上皮性卵巢肿瘤的一般治疗原则，并根据最终的病理结果重新评估是否需要辅助或额外治疗。密切关注所有细节，包括组织学类型、患者特征和疾病

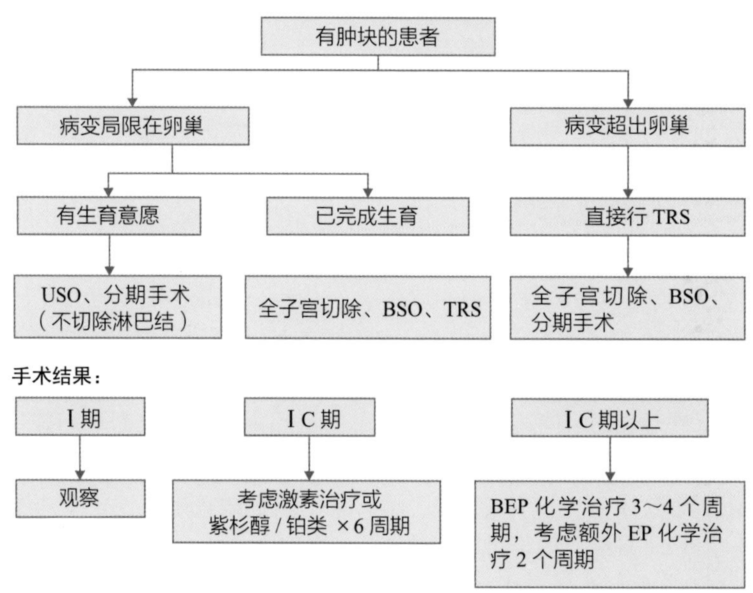

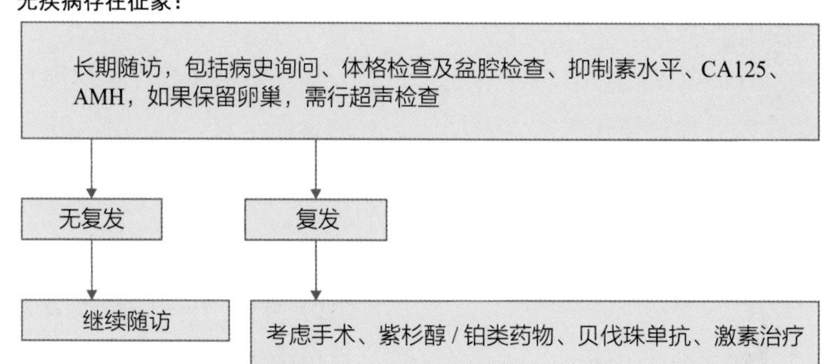

** 支持 – 睾丸型间质细胞瘤除外：低分化或含有异源性成分的ⅠA 期患者、ⅠB 期或期别更晚的患者应该接受 BEP 方案化学治疗 3～4 个周期、紫杉醇 / 铂类化学治疗 6 个周期，或参加临床试验

▲ 图 36–1　诊疗流程

AMH. 抗米勒管激素；BEP. 博来霉素、依托泊苷、顺铂；BSO. 双侧输卵管—卵巢切除术；EP. 依托泊苷、顺铂；USO. 单侧输卵管—卵巢切除术；TRS. 减瘤术

程度，可以最大限度地减少再探查和进行更广泛切除手术的必要。

治疗后的监测对这些患者至关重要，因为他们可能在最初诊断后的几十年内复发。虽然有可能出现远处转移，但是疾病复发部位最常见的是上腹部和盆腔，因此应重点关注这些部位。监测内容应包括病史询问、体格检查、盆腔检查，以及肿瘤标志物检测（抑制素 A 和 B、AMH、+/–CA–125）。对于接受保留生育功能手术的患者，应每 6 个月进行 1 次盆腔超声检查[37, 48]。

（一）一般治疗原则：手术治疗

当患者首次诊断出盆腔包块时，具体的组织学诊断是未知的。然而，根据患者的年龄、体格诊断和影像学特征，可以拟诊卵巢间质肿瘤。对于任何有附件肿块的育龄期妇女，应在术前根据可能出现的手术结果，就其对未来生育的愿望和保持卵巢和（或）子宫功能的愿望进行坦率的讨论。虽然对于医生来说，开始这样的谈话并不容易，但在术前与患者进行讨论比在手术时发现恶性肿瘤与患者家属讨论更好[49]。

腹腔镜手术适用于小的实性附件肿块或复杂性卵巢囊肿的患者[50, 51]。最近的治疗指南支持对 SCST 患者，无论在疾病明显局限的初始治疗还是在再分期手术时，都可行微创手术[37, 52]。然而，如果有巨大实性附件肿块或血流动力学不稳定的患者都应通过皮肤纵切口进行剖腹手术，以避免肿瘤被切碎并进行适当的手术分期或肿瘤细胞减灭[53]。初步探查后，肿瘤的大体特征可提示诊断。大的单侧实性附件肿块，外观通常呈黄色分叶状，或有明显的腹腔出血，提示颗粒细胞瘤或其他 SCST。进入腹腔后，外科医师应进行盆腔冲洗并排空腹腔积血。出血部位通常是肿块本身，因此手术切除肿块即可止血。任何年龄的单侧肿块应行单侧输卵管—卵巢切除术，并送快速病理检查[49, 53]。在这种情况下行囊肿切除是不合适的。此外，应避免肿块破裂或被切碎，因为这将导致疾病被归类为更晚期，并可能对生存产生不利影响[54]。因此，不能为了实现腹腔镜下切除而将肿瘤切碎。如果使用腹腔镜探查，应使用腹腔镜袋并延长切口取出或改为剖腹术以避免肿块被切碎。

有时，对可疑良性的皮样囊肿，卵巢囊肿切除术可以保留卵巢组织。在这种情况下，应对肿瘤立即进行组织学评估，如果是 SCST，应切除整个卵巢[49, 53]。没有文献支持对绝经前的 SCST 患者行卵巢囊肿切除术。总结这些肿瘤"保守治疗"的文章无一例外地描述了在疾病局限的患者中，行单侧输卵管—卵巢切除术并保留正常的对侧卵巢。因此，单侧输卵管—卵巢切除术是治疗明显局限肿瘤的第一步[49, 53]。

即使在保留生育功能的手术中，一旦 SCST 诊断明确，应该探查整个腹盆腔，并注意所有腹膜表面和腹盆腔器官。实施全面分期手术，包括对横膈膜行细胞学评估，结肠下网膜切除，对结肠旁沟、膀胱子宫反折及道格拉斯窝进行腹膜活检。此外，还应对任何可疑区域进行活检。盆腔和腹主动脉旁淋巴结取样之前被推荐用于全面分期，但原发性淋巴转移的发生率接近零，因此卵巢间质肿瘤的分期手术可以不行盆腔和腹主动脉旁淋巴结切除[55–57]。然而，任何肿大的淋巴结都应切除。需从回盲瓣至十二指肠悬韧带依次检查肠道，并对肿瘤种植及梗阻部位进行评估。对于晚期患者应行减瘤术，以尽可能减少肿瘤负荷，最好使患者无肉眼可见病灶[49, 53]。

无论疾病处于哪个阶段，已完成生育的患者应行全子宫切除术和双侧输卵管—卵巢切除术。然而，对于年轻患者来讲，保留生育功能是一个重要的考虑因素[49]。保留生育功能的手术对于那些希望继续生育的妇女来说是合适和安全的，因此，应保留外观正常的对侧附件及子宫。因为 95% 的 SCST 是单侧的，上述情况适用于大多数患者[58]。颗粒细胞瘤患者保留子宫时，外科医师应确认不存在子宫内膜增生和恶性肿瘤，高达 55% 和 20% 的病例中存在这些病变[10]。如果对侧卵巢和（或）子宫浆膜受侵，则只能切除子宫和双侧附件。

对未行全面分期术患者的治疗是一个难题。关于这些患者的最佳治疗方案的信息有限。如果患者在有限的初次肿瘤切除术后仍有大量病灶残留，那么再次行探查分期及肿瘤减灭术是合理的。如果探查不充分，例如通过小的 Pfannenstiel 切口或通过有限的腹腔镜探查，在决定术后治疗时需要收集更多信息。笔者推荐几种方案，包括再次腹腔镜探查或开腹探查进行全面分期手术，或在某些情况下，进行体格检查、CT 检查并检测血清抑制素和 CA–125 水平。如果所有结果均为阴性，可以对患者进行临床观察，无论患者是否使用醋酸亮丙瑞林（Leuprolide Acetate）进行激素抑制治疗[59]。

（二）一般治疗原则：放射治疗、化学治疗、生物试剂和多模式药物

由于卵巢间质肿瘤相对罕见，旨在确定某种组织学亚型最佳治疗方案的临床对照试验并不可行。大部分已发表的研究综合了卵巢间质肿瘤的大多数或所有亚型，因此治疗建议是基于有限的数据。大部分数据来自成人型颗粒细胞瘤患者，但偶尔也会遇见其他类型的肿瘤，因此治疗也可推广到这些肿瘤类型[10, 25, 49]。

大多数手术分期为 I 期的患者不需要辅助治疗[60]。IC 期患者，特别是有丝分裂指数高的患者，可能从一些辅助治疗中获益[61]。对于这些患者，建议使用铂类药为基础的化学治疗或醋酸亮丙瑞林激素治疗[59]。支持一睾丸型间质细胞瘤患者与之不同，分化差或含有异源性成分的 I 期患者也应该接受治疗[37, 52]。

晚期患者通常采用联合化学治疗。铂类为基础的治疗数据始见于 20 世纪 70 年代和 80 年代，多名研究者发表了一些对含铂药物治疗完全及部分缓解的个案报道，这些化学治疗方案包括长春新碱、放线菌素 D 和环磷酰胺（VAC），多柔比星 / 顺铂，环磷酰胺、多柔比星和顺铂（CAP），六甲蜜胺 / 顺铂[62–68]。1986 年，Colombo 研究了博来霉素、长

春碱和顺铂联合应用于晚期疾病的先期治疗，发现11例患者中有9例有缓解，但也出现了严重的毒性反应[69]。随后的试验用依托泊苷替代长春碱，1996年Gershenson报道了9例晚期患者的缓解率为83%[70]。随后，1999年Homesley报道了57例可评估的Ⅱ～Ⅳ期患者。61%的患者经历了Ⅳ度骨髓抑制，37%的患者进行了结果为阴性的二次手术。69%的原发性晚期患者和51%的复发患者保持疾病无进展。无进展期为24个月。因此，许多患者接受了3～4个疗程的博来霉素、依托泊苷和顺铂（BEP）化学治疗（表36-2）[58, 71, 72]。给予3～6个周期化学治疗，最后2个周期不用博来霉素，总缓解率为63%～80%[73-75]。然而，最近的研究显示紫杉醇和卡铂具有疗效，且毒性反应更少[74]。目前一项比较这两种方案的合作组随机试验正在进行。

长期无病间隔后复发的患者可进行二次减瘤术，有时可进行多次手术[73, 76]。这类手术需要有效的肿瘤减积。二次减瘤术后辅助化学治疗的效果尚不清楚。对于肿瘤广泛转移或难以手术的患者，治疗方案包括化学治疗、激素和靶向药物治疗。虽然在疾病早期治疗缓解率较高，而缓解率随着先前疗程数的增加而降低，紫杉醇与卡铂联合治疗的总缓解率为60%，其毒性反应在可接受范围内[74]。其他有效的化学治疗药物包括[59, 73]：卡铂，BEP，顺铂、多柔比星和环磷酰胺，依托泊苷和顺铂，VAC，口服依托泊苷，拓扑替康，脂质体多柔比星，紫杉醇，异环磷酰胺和依托泊苷。在初次和二次复发时，紫杉醇和卡铂仍然是最常用单药。一项Ⅱ期临床试验显示在可测量的复发性SCST患者中，紫杉醇175mg/m^{2}作为单药治疗的有效率为29%（31例患者中有1例完全缓解，8例部分缓解）。中位无进展生存期为10个月，总生存期为73.6个月。这些结果并不意味着进一步的研究须以单药的形式进行，但确实提示紫杉醇在复发性SCST的治疗中有效[44]。

表36-2　BEP化学治疗方案（博来霉素、依托泊苷和顺铂）

从入院开始到化学治疗期间及化学治疗后24h内，以42ml/h的速度持续输注含10mEq/L KCl、8mEq/L $MgSO_4$的5%糖盐水
每天顺铂给药前30min开始给予1L生理盐水水化，以250ml/h的速度滴注4h，并给予：
• 8mg昂丹司琼入50ml NS，IVPB
• 20mg地塞米松入50ml NS，IVPB
• 50mg苯海拉明入50ml NS
顺铂20mg/（m^2·d）溶于1L NS，同时加入50g甘露醇，IVBP，输注4h以上，第1～5天
依托泊苷75～100mg/（m^2·d）溶于500ml NS，IVBP，输注2h以上，第1～5天
博来霉素10U溶于1L NS，IVBP，输注24h以上，第1～3天
随后给予：
• 8mg昂丹司琼入50ml NS，IVPB，q8h
• 2.5mg沙丁胺醇雾化吸入，q6h，共24h
• 10mg丙氯拉嗪入50ml NS，IVPB，q6h，prn，恶心时
该方案每28天重复一次

IVPB. 静脉内输液器；NS. 生理盐水；prn. 必要时服用；q6h. 每6小时1次；q8h. 每8小时1次

在复发性疾病的早期治疗中，醋酸亮丙瑞林常常导致疾病消退或稳定[77]。他莫昔芬、孕激素和芳香化酶抑制药的应用也已经被报道[78]。在复发患者中，贝伐珠单抗不论是单用还是联合细胞毒性药使用，均显示出活性[79]。Brown等最近公布了GOG 251试验结果，36例复发性SCST患者每3周接受一次15mg/kg贝伐珠单抗治疗，这项试验达到其主要终点，它显示在复发情况下贝伐珠单抗为有效药物。这36例患者中，6例（17%）有部分缓解，28例（78%）证实病情稳定，中位无进展生存期为9.3个月，中位总生存期尚未达到[43]。因此，贝伐珠单抗被认为是治疗复发性疾病有效药物之一。欧洲目前正在进行一项试验，评估紫杉醇联合贝伐珠单抗治疗复发性SCST的疗效。

常用的给药方案见表36-3。放射治疗有时也用于治疗局部或有症状的病灶[53, 80-83]。

七、颗粒间质细胞瘤

（一）颗粒细胞瘤

颗粒细胞瘤（granulosa cell tumor）占卵巢肿瘤2%～5%，占所有卵巢间质细胞瘤的90%[40, 53]。颗粒细胞瘤的发病率为0.58～1.6/10万[84, 85]。多发生在育龄期妇女，但是在新生儿至100岁女性均有报道。颗粒细胞瘤分为成人型（95%）和年幼型（5%）两种病理类型。这两种病理类型的患者特征、病理

表 36-3 化学治疗、激素治疗及靶向药物治疗的常规剂量

药 物	剂 量	给药方式	间 隔
紫杉醇 / 卡铂	175mg/m^2，AUC=5	IV	每 3 周
紫杉醇	135～200mg/m^2	IV	每 3 周
紫杉醇	80～100mg/m^2	IV	每周
卡铂	AUC=5	IV	每 4 周
BEP	博来霉素 15U，第 1 天；依托泊苷 75mg/m^2，第 1～5 天；顺铂 20mg/m^2，第 1～5 天	IV	每 3 周
PAC	顺铂 40～50mg/m^2；多柔比星 40～50mg/m^2；环磷酰胺 400mg/m^2	IV	每 4 周
EP	依托泊苷 100mg/m^2；顺铂 75mg/m^2	IV	每 4 周
VAC	长春新碱 1.5mg/m^2，第 1 天	IV	每 2 周
	放线菌素 D 0.5mg，第 1～5 天	IV	每 4 周
	环磷酰胺 150mg/m^2，第 1～5 天	IV	每 4 周
依托泊苷口服药	50mg/（m^2·d）×21d	PO	每 21 天
拓扑替康	1.5mg/（m^2·d）×5d	IV	每 3 周
脂质体多柔比星	40mg/m^2	IV	每 4 周
异环磷酰胺 / 依托泊苷	异环磷酰胺 1.2g/（m^2·d）×5d	IV	每 3 周
	依托泊苷 100mg/（m^2·d）×5d	IV	每 3 周
醋酸亮丙瑞林	7.5mg	IM	每 4 周
	或 22.5mg	IM	每 3 个月
贝伐单抗	15mg/kg	IV	每 3 周

AUC. 曲线下面积；BEP. 博来霉素、依托泊苷和顺铂；EP. 依托泊苷和顺铂；IM. 肌内注射；IV. 静脉用药；PO. 口服；VAC. 长春新碱、放线菌素 D 和环磷酰胺

表现、疾病史、治疗方案均不相同。

1. 成人型颗粒细胞瘤

成人型颗粒细胞瘤（adult granulosa cell tumor）占颗粒细胞瘤的 95%，可发生于任何年龄，多发生于围绝经期妇女。患者多表现为异常阴道流血、腹胀和（或）腹痛、偶有男性化表现 [10, 86, 87]。常表现为附件区的实性肿物。肿瘤破裂可能导致腹腔积血、腹痛。因为很多颗粒细胞瘤产生的过量雌激素可以导致子宫内膜的增生、甚至子宫内膜癌，所以如果颗粒细胞瘤患者有异常子宫出血，术前应做内膜活检或者术中行刮宫术。55% 的患者有相关的内膜增生或者息肉，与年龄没有相关性；4%～20% 的患者同时患有子宫内膜癌，在 45 岁以上的患者风险更高 [40, 88]。如果恶变，则子宫内膜癌的问题也应该同时处理。当完成生育并且属于较高级别病变时应该行子宫切除术。当患者要求保留生育功能并且属于低级别子宫内膜病变时可以考虑应用激素治疗 [89]。

少见情况下，成人型颗粒细胞瘤在妊娠期间被诊断出来 [90, 91]。在这些患者中，激素相关表现往往不常见，肿瘤通常很大，而且往往发生破裂而变得很复杂 [90]。

几个大型的系统研究 [10, 45, 85, 92–94] 已经报道了这些肿瘤的临床病理学特征。整体 20 年生存率接近 40%。肿瘤的分期是最重要的预后因素，Ⅰ期患者的 5～10 年生存率超过 90%，Ⅱ期患者为 55%，Ⅲ期肿瘤为 25%。然而，最近的两篇综述的多因素分析发现分期并不是预后因素之一，但两项报告都包括支持—睾丸型间质细胞瘤患者 [38, 57]。成人型颗粒细胞瘤的特征是晚期复发，初次诊断后 10 年内复发并不罕见。平均复发时间为 5～10 年，但也有 30 年后再复发的报道 [95]。最近一项关于卵巢间质肿瘤（包括颗粒细胞瘤和支持—睾丸型间质细胞瘤）的综述发现，预后良好的重要因素包括年龄＜ 50 岁，肿瘤直径＞ 10cm，以及初次手术时无残留病灶 [38]。另一项研究显示，肿瘤大小是最重要的预后因素，肿瘤直径＜ 7cm 的患者没有出现复发 [57]。其他预后因素包括肿瘤破裂和双侧肿瘤。在Ⅰ期患者中，如果肿瘤直径＜ 5cm，很少出现复发，但如果肿瘤直径为 5～15cm，复发率为 20%，而＞ 15cm 的肿瘤，复发率为 30%。

成人型颗粒细胞瘤通常与雌激素过多有关，因此可能与子宫内膜增生和子宫内膜癌相关。颗粒细胞瘤患者应始终考虑子宫内膜病变的可能 [37]。

大体检查发现肿瘤多为单侧附件实性包块，可能是黄色，分叶状或血性，有时与腹腔积血有关（图 36–2A）。镜下可见沟槽核（图 36–2B）和考尔—埃克斯纳小体（Call–Exner body）（图 36–2C）。在

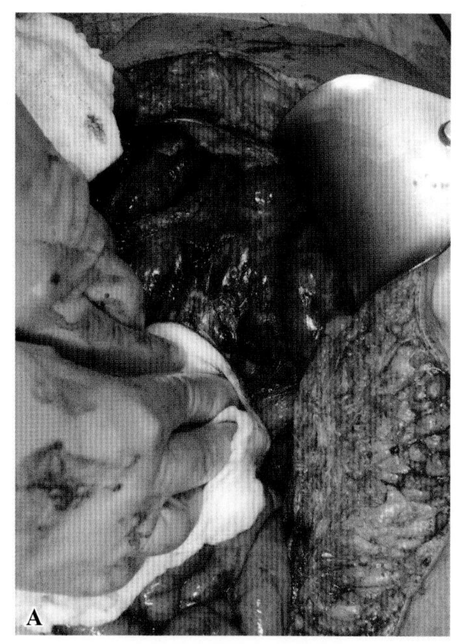

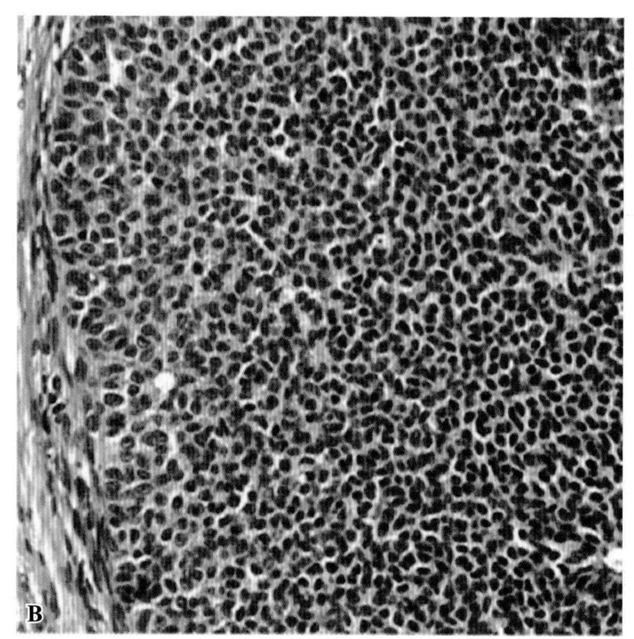

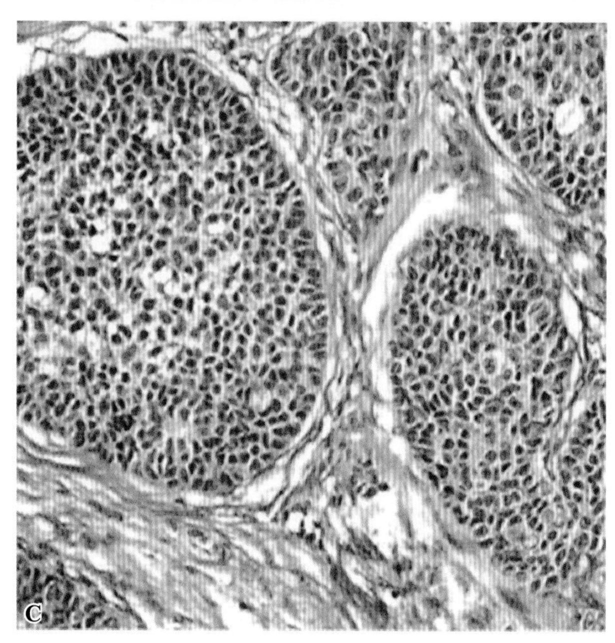

▲ 图 36-2　**A.** 成人型颗粒细胞瘤，复发性，粗糙；上腹部 **30cm** 肿物；出血性、红色质硬实体瘤转移至网膜、横结肠和腹膜，位于肝脏下填充在上腹部；**B.** 成人型颗粒细胞瘤，显微照片；类似于滤泡颗粒细胞的单一，小的立方形到多边形细胞的实心细胞有带凹槽的中心核；**C.** 成人型颗粒细胞瘤，显微照片；充满嗜酸物质和典型的成人颗粒细胞瘤的细胞巢形成考尔一埃克斯纳小体

实体瘤中，组织学上很难区分成人颗粒细胞肿瘤与纤维肉瘤；FOXL2 突变分析、抑制素、钙视网膜蛋白和网状蛋白在颗粒细胞瘤中染色可能呈阳性，因此可以帮助诊断 [37]。

早期推荐手术切除。由于只有 5% 的成人颗粒细胞瘤是双侧的，所以对于临床表现为早期疾病的并且通过冰冻切片证实为成人型颗粒细胞瘤的育龄期妇女，可以保留正常的子宫和对侧卵巢 [39, 49–53, 96]。应进行手术分期。此外，如果术前未检测血清抑制素和 CA–125 水平，术后应该检测，因为它们可能有助于术后随访，以确认疾病的消退，以及明确复发。

尽管没有前瞻性随机研究证实放射治疗在治疗卵巢颗粒细胞肿瘤中的价值，但一些回顾性研究表明，放射治疗的使用可延长某些晚期或复发肿瘤患者的无病生存期 [53, 80–83]。Wolf 等对 14 例晚期或复发性颗粒细胞瘤患者进行了回顾性研究 [83]。中位随访时间为 13 年，10 例患者接受全腹 / 盆腔放射治疗，4 例仅接受盆腔放射治疗。在这 14 例患者中，6 例获得了完整的临床缓解，随访 5～12 年，在研究结束时 6 例患者中有 3 例仍处于缓解期。其他 3 例在放射后 4～5 年内复发。在另一项研究中，对 62 例患者进行了评估，其中 8 例患者因期别太晚未能完全切除，接受了放射治疗[81]。4 例患者获得完全缓解，其中 3 例患者有至少 4 年的无病间期。尽管这些研究显示辅助放射治疗可以使患者获益，但也有一些研究报道辅助放射治疗并无帮助[10, 14, 86]。

虽然成人型颗粒细胞瘤是惰性病变，但在初步诊断和治疗后的许多年甚至数十年仍可能复发。患者应该逐步延长随访间隔，复查时应行体格检查、检测血清抑制素 A 和 B、AMH 及 CA–125[25, 97–99]。有些研究认为颗粒细胞瘤患者可能会增加患乳腺癌的风险[10, 86]。然而，相关证据尚不足以支持修改筛查标准，因此患者应遵循常规乳房筛查建议。此外，一份报道中有两个一级亲属患有卵巢成人颗粒细胞瘤，但这是一个个例，可能与肿瘤的生物学特点无关[13]。

上文概述了复发性肿瘤的治疗建议。如果确诊复发，最终与疾病相关的预后很差，之前的统计数据显示，尽管接受化学治疗、放射治疗或两者联合治疗，仍有 70% 以上的患者死亡[10]。如上所述，二次减瘤术、化学治疗、放射治疗、激素疗法和抗血管生成药物都可以应用。当存在相对较长的无病间期且考虑病灶可切除时，二次减瘤术是最合适的[100]。如果患者拒绝手术，或者存在播散性或不可切除的疾病，或者认为术后化学治疗是合适的，则可以选择化学治疗。目前还不确定最佳方案，但是报道最多、疗效最好的化学治疗方案是以铂类为基础的方案。BEP（如果以前没有使用过）或紫杉醇—铂类联合化学治疗方案可能是最适合复发疾病的方案，有效率分别为 54% 和 72%[73]。

据报道，激素疗法也是有效的。许多成人型颗粒细胞瘤表达类固醇受体，因此可以用促性腺激素释放激素的拮抗药[59, 101]和孕激素[76]来治疗该病。有研究已经证实这两种激素有效。贝伐珠单抗对复发性肿瘤也有效，即使是复发患者，也常可使疾病持久稳定[43]。

还有一些研究也报道了放射治疗在复发性肿瘤中的应用。但是，由于患者总数较少，数据多为个案，有效率较低，对预后影响还不确定[53, 62, 80–83, 100]。

2. 幼年型颗粒细胞瘤

幼年颗粒细胞瘤（juvenile granulosa cell tumor）仅占颗粒细胞肿瘤的 5%，在病史和病理特征方面与成人型不同。幼年型颗粒细胞肿瘤往往发生在儿童和青少年中，尽管大多数患有卵巢恶性肿瘤的青少年和年轻人确实患有卵巢的生殖细胞肿瘤。一项关于 38 例小儿卵巢肿瘤的研究表明，15% 为间质性卵巢肿瘤，均为幼年型颗粒细胞肿瘤[102]。

从临床角度来看，这些肿瘤与成人型颗粒细胞瘤完全不同。在诊断时，性早熟并不罕见。通常在盆腔或直肠检查时发现可触及的肿块，在 95% 以上的病例中是单侧的，并且大多数被诊断为ⅠA 期肿瘤[103, 104]。即使早期肿瘤患者的生存率高于 95%，患者仍应进行手术分期，因为晚期肿瘤往往更具侵袭性，对治疗反应更差，无病间隔时间比成人型肿瘤更短。建议对任何ⅠA 期以上的患者进行铂类为基础的化学治疗。因此，必须对每个患者进行分期，以免错过任何需要治疗的隐匿性疾病。此外，晚期复发少见。

有研究表明幼年型颗粒细胞瘤与奥利尔病（Ollier 病）（软骨膜扩张症）、Maffucci 综合征（软骨瘤病和血管瘤病）之间的有一定相关性。据报道，幼年型颗粒细胞瘤的患者乳腺癌发病风险也增加[105]。这些肿瘤的大体外观与成人型相似，最常见的表现是具有囊性和实性成分。也可表现为均匀实性肿瘤，均匀囊性肿瘤和出血性囊肿（图 36–3A）。在镜下，以下两种细胞学特征将幼年型与成人型颗粒细胞瘤区分开来：幼年颗粒细胞肿瘤的细胞核是圆形的，深染，具有中量至大量的嗜酸性或空泡化细胞质，并且细胞经常是黄体化的。这些肿瘤通常具有高的有丝分裂活性（图 36–3B）。

幼年型颗粒细胞瘤患者的治疗遵循之前介绍的卵巢肿瘤一般治疗原则。超过 95% 的患者为单侧，因此经常选择保留生育功能的保守性手术（单侧输卵管卵巢切除术）。此外，由于这些肿瘤大部分发生在青春期少女和年轻女性，因此保持生育功能而不影响生存十分重要。在诊疗过程中必须进行完整的分期手术。对罕见的晚期肿瘤患者，必须进行经腹子宫切除术和双侧输卵管卵巢切除术。

同样，大多数研究将成人型和幼年型合并在一起，因此无法针对幼年型制定特定的指南。辅助治疗的作用尚不完全清楚，但建议所有ⅠA 期以上的患者接受辅助化学治疗，传统上使用 BEP 方案[71]，但紫杉醇—铂类联合化学治疗也可用于成人颗粒细胞瘤[73]。此外，一项研究表明，以顺铂为主的术后化学治疗可以改善幼年型颗粒细胞肿瘤患者的生存率[28]。还有研究表明应用甲氨蝶呤、放线菌素和环

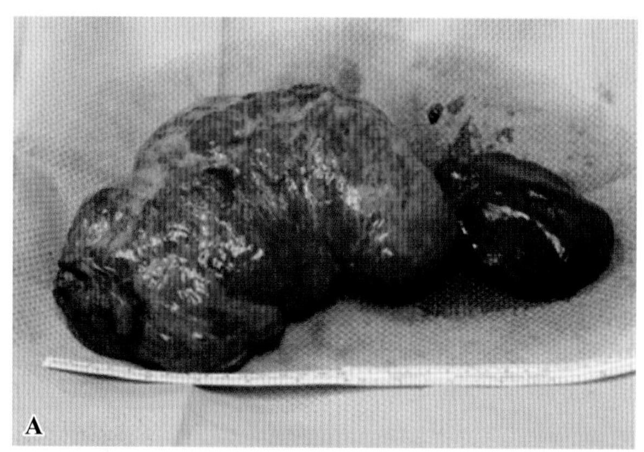

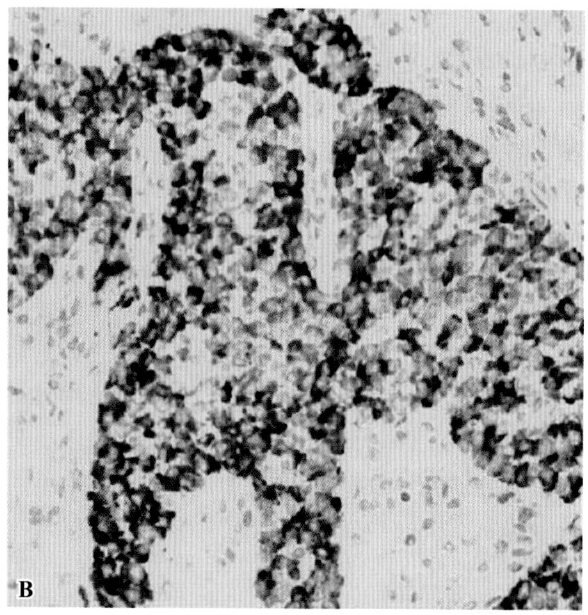

▲ 图 36-3 A. 幼年颗粒细胞瘤（大体）；复发性疾病是一种外周肿块（左），实性，边界清楚，白色和分叶状；B. 幼年颗粒细胞瘤（显微照片），抑制素染色；细胞核圆形，具有空泡化的细胞质，抑制素染色明显；注意，该肿瘤对抑制素染色显著阳性

磷酰胺联合化学治疗取得了较好的疗效[106]。放射治疗的作用还不确定。

不幸的是，幼年型颗粒细胞瘤通常比在成人颗粒细胞瘤的无进展生存期短，复发较早。尽管已经使用了许多治疗方法，如肿瘤细胞减灭术，放射治疗和包括高剂量化学治疗的多种化学治疗方案，但在复发性幼年型颗粒细胞瘤患者中几乎没有持续疗效。根据笔者的经验，以下方案可能有效：BEP；紫杉醇和（或）卡铂；托泊替康；博来霉素、长春新碱和顺铂；依托泊苷和顺铂；顺铂、多柔比星和环磷酰胺；大剂量化学治疗；以及吉西他滨[5, 38, 73]。一项研究指出，对于复发患者，联合化学治疗可能比单药化疗获益更多[28]。也有应用酸亮丙瑞林行激素治疗的报道，一些患者达到稳定状态[59]。

总体而言，幼年型颗粒细胞瘤患者的预后较好，但与分期有关。ⅠA 期患者的 5 年生存率为 99%，但晚期疾病患者的生存率下降至 60%[28, 103]。

（二）卵泡膜细胞瘤 / 纤维瘤

卵巢间质肿瘤的这一分类具有明显交叉重复性，代表一系列肿瘤，其主要临床热点是良性生物学行为并来源于卵巢间质细胞。这些肿瘤具有许多相似的临床特征，并且通常不能根据临床检查或镜下表现归类为卵泡膜细胞瘤或纤维瘤。

1. 卵泡膜细胞瘤（thecomas）

卵泡膜细胞瘤约占卵巢肿瘤的 1%。绝大多数病例发生于绝经后妇女，只有 10% 的患者年龄在 30 岁以下[10, 107]。卵泡膜细胞瘤通常具有激素活性，可能引起异常阴道流血，这也是该类肿瘤最常见的症状。此外，37%～50% 的卵泡膜细胞瘤患者有子宫内膜增生，高达 27% 的患者有子宫内膜癌[10, 107, 108]。因此，正如颗粒细胞瘤一样，应对出现异常出血的卵泡膜细胞瘤患者进行子宫内膜活检。此类肿瘤可能包含有黄体化细胞群（表 36-1），这些黄体化的肿瘤可产生雄激素并导致男性化[109]。在影像学上，大多数肿瘤（79%）在 CT 上是实性的，并且显示出对比组织的延迟累积[110]。有些人认为可以通过在超声上肿瘤的弱穿透性产生的声影来提示诊断[111]。但是，具体的影像学诊断是非特异性的。

在组织学上，卵泡膜细胞瘤由富含脂质的基质细胞组成，细胞质丰富淡染。它们的临床表现通常是良性的，预后良好。偶尔，肿瘤可能表现出核异型和有丝分裂，但在这些病例中应排除纤维肉瘤和黄素化颗粒细胞瘤[112]。

由于这些肿瘤具有良性病程，因此合适的治疗方案是进行单纯手术切除而无须分期或辅助治疗。鉴于这类肿瘤患者的年龄分布，保持生育能力通常不是问题。保守治疗可能仅包括切除一侧或双侧卵巢，但随后应行子宫内膜活检。如果患者同时有子宫内膜增生或子宫内膜癌，或处于绝经后，应行全子宫切除术和双侧输卵管卵巢切除术[39]。

2. 纤维瘤（fibromas）

纤维瘤是卵巢最常见的间质肿瘤，占所有卵巢肿瘤的 4%。通常是良性，单侧居多，无激素活性。

平均诊断年龄为 48 岁。临床上，患者表现为盆腔坠胀、疼痛和肿块。大体检查显示纤维瘤是实性、白色，也可常见到退行性囊腔。平均大小为 6cm，但大小随着诊断时的年龄增加而增大。1% 的患者出现胸水，称为 Meigs 综合征[113]。

（三）细胞纤维瘤 / 纤维肉瘤

大约 10% 的纤维瘤在镜下表现细胞过多，有丝分裂象也较多。具有低恶性潜能的肿瘤特指那些细胞密度增加的肿瘤，仅有轻度核异型，并且每 10 个高倍镜视野中少于 3 个有丝分裂象。完全恶性的纤维肉瘤可以细胞数增加，具有显著异型性，以及更多的核分裂象。纤维肉瘤存在 8 号染色体三体，可用于与纤维瘤区分[114]。与良性纤维瘤相反，纤维肉瘤是高度侵袭性的肿瘤[115]。它们通常体积较大，单侧，富含血管。在手术时，经常会出现破裂，粘连，出血和坏死。

（四）纤维卵泡膜细胞瘤

如上所述，纤维瘤和卵泡膜瘤代表不同的肿瘤类型。一个卵巢肿瘤患者同时有纤维瘤和卵泡膜瘤混合成分的情况并不罕见。这两种肿瘤都是良性的，都只需行确切的手术治疗，不需要其他辅助治疗，也不复发或转移[39]。

（五）支持 – 睾丸型间质细胞瘤

支持 – 睾丸型间质细胞瘤又称睾丸母细胞瘤（androblastomas），它们代表一系列向睾丸结构分化的肿瘤。它们通常被称为支持 – 睾丸型间质细胞瘤，它们可能只包含支持细胞，或者同时包含支持细胞和间质细胞。只含有支持细胞成分的肿瘤是良性的。这些肿瘤十分罕见，占所有卵巢肿瘤的不到 1%。表 36–1 中，它们被分为五类：高分化、中分化、低分化、网状和混合型。分化良好的肿瘤包括支持细胞瘤（良性）和支持 – 睾丸型间质细胞瘤。最近，有人提出了一种支持 – 睾丸型间质细胞瘤更简单的分类，包括：高分化型、中分化型（支持间质细胞未成熟）和低分化型（包含肉瘤样或退变性成分[37]。混合成分可以以分化程度中等或较差的两种形式存在。

支持 – 睾丸型间质细胞瘤往往发生在年轻女性，平均年龄为 25 岁。分化良好的肿瘤往往比分化中等或较差的肿瘤晚发生约 10 年。相反，网状型的诊断年龄通常小于中等或低分化型[116, 117]。单纯支持细胞肿瘤多发生在年轻女性，而支持—睾丸型间质细胞瘤多发生在十几岁和二十几岁的女性中。因此，保留生育功能对这些患者非常重要。因为 95% 以上的肿瘤是单侧的，子宫正常，所以保留生育功能也是可行的[49, 96]。甲状腺结节常与支持—睾丸型间质细胞瘤相关。

超过一半的患者表现出男性化[37]。应该与肾上腺和性腺增生和肿瘤相鉴别。在检查时触诊或在影像学上显示有单侧附件的肿物时，提示卵巢肿瘤是男性化的来源。然而，肿瘤的大小不能预测导致男性化的水平，因此一个非常小的肿瘤也可能导致睾酮显著升高并导致男性化[116]。

对男性化或雄激素过多患者的评估，包括通过阴道盆腔超声显示卵巢。此外，还应测定血清脱氢表雄酮硫酸酯（DHEA）和睾酮水平。DHEA–S 升高提示肾上腺是雄激素过多的来源。相反，睾酮升高提示卵巢来源。

CT 扫描可显示出分泌 DHEA–S 的肾上腺肿块。有助于男性化的其他研究包括 17–OH 孕酮（先天性肾上腺增生中升高）和皮质醇（库欣病中升高）。在外科手术前，应通过影像学或体格检查来发现有问题的肿块。有人认为，在影像学和体格检查不明确的情况下，卵巢静脉导管检查有助于检测男性化的来源。

大体检查显示，支持—睾丸型间质细胞瘤为实性或囊实混合性，这一类肿瘤无肉眼可见的病理特征（图 36–4A）。大小不一，从仅显微镜下可见到 25cm 不等[116, 118]。分化良好的肿瘤往往较小，而分化较差的肿瘤往往较大。分化良好的肿瘤占 11%，显微镜下具有明显的管状特征。支持细胞呈立方形或柱状，细胞核圆形，但无明显核仁。不典型核缺失或罕见，很少有核分裂。基质中含有间质细胞的巢（图 36–4B）。

表 36–1 中，最常见的变异为中分化（54%）和低分化（13%）。这些亚群是具有不同模式和细胞类型组合的连续统一体，支持细胞和间质细胞成分都表现出不同的成熟度。15% 的肿瘤中存在网状成分，显示小管和囊肿的排列方式与睾丸相似。22% 的病例含有异种成分，大多数是黏液腺。

支持—睾丸型间质细胞瘤的治疗遵循上述指南。在年轻患者中，生育功能当然是一个重要问

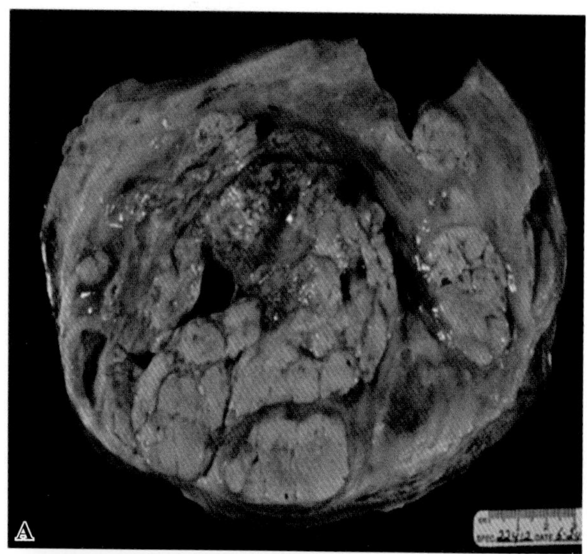

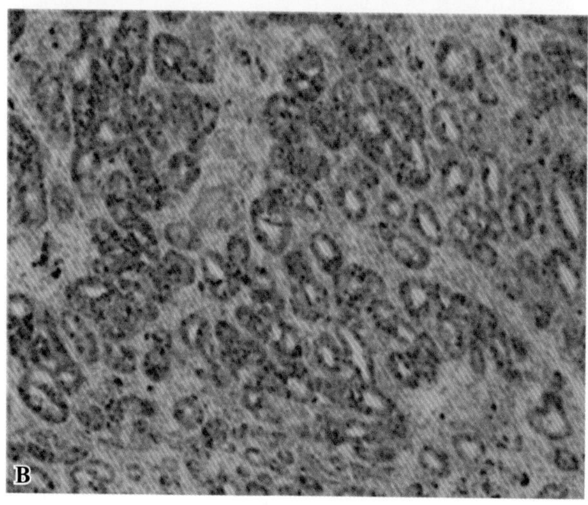

▲ 图 36-4 **A.** 支持一睾丸型间质细胞瘤，大体照片；囊实混合性附件区肿块，白色实性成分和多个囊性区域；**B.** 支持一睾丸型间质细胞瘤，显微照片；支持一睾丸型间质细胞瘤网状结构，有小管存在；支持细胞呈立方体，细胞核圆形；基质中含有间质细胞巢

题。因为95%的病变是单侧的，所以在年轻患者中，可以行单侧输卵管卵巢切除术和分期手术[49, 96]。然而，对于已完成生育的患者，可以选择全子宫切除术和双侧输卵管卵巢切除术，并辅以分期手术[26, 39, 40]。ⅠA期分化良好的肿瘤患者不需要辅助治疗。ⅠC期及ⅠC期以上的患者，如果存在任何分期的分化差的肿瘤或存在杂合成分，复发的风险为50%～60%。由于该病的罕见性质和临床试验，几乎没有科学依据支持任何治疗。然而，考虑到复发的巨大风险，辅助治疗似乎是合理的。也有人提出放射治疗和激素治疗，但是以那种治疗为基础治疗的研究非常有限[117, 119]。关于这些患者的化学治疗的数据仅仅是既往大型研究的一部分。因此，笔者的做法是对这些患者进行3～4个疗程的BEP或6个疗程的紫杉醇加卡铂联合化学治疗。

分期显然是最重要的预后因素。在确诊时，90%以上的患者为ⅠA期[120]。这在很大程度上取决于分化程度；在一个研究中，所有分化良好的肿瘤患者均为ⅠA期，但只有52%的低分化肿瘤患者为ⅠA期。目前尚无晚期或复发患者的报道，只有1例分化良好的肿瘤患者死于肿瘤。然而，10%的中分化型、60%的低分化型、20%的网状型和混合型表现为恶性行为，因此推荐这些人群进行辅助治疗。其他预后不良的因素包括甲状腺结节的存在、肿瘤大小、有丝分裂活性、肿瘤破裂、横纹肌肉瘤的特征和其他异源性因素，尤其是含有间充质成分时。已有一例家族聚集性的报告[117, 121, 122]。

支持－睾丸型间质细胞瘤患者可进行体格检查和血清甲胎蛋白、抑制素和睾酮水平的测定。18%的支持一睾丸型间质细瘤患者复发，而在复发的患者中，2/3的患者在1年内复发。以铂为基础的化学治疗是复发后的主要治疗方法，但有报道显示复发性疾病患者的预后较差[25]。

如上所述，DICER1肿瘤易感综合征导致成年女性某些SCST发生率增加，婴儿PPB发生率增加。由于这种肺部疾病诊断时通常已是晚期，在婴儿中往往是致命的，但早期发现和干预，治愈率可达90%。在已知有DICER1突变家庭成员的家庭中，可以通过DICER1基因突变检测对新生儿进行筛查。因此患有支持一睾丸型间质细胞瘤的成年患者可以检测DICER1突变，当检测呈阳性时，可以检测其家庭成员，以筛选潜在的PPB和支持一睾丸型间质细胞瘤患者[33]。

（六）环管状性索肿瘤

卵巢环管状性索肿瘤（SCTAT）是SCST的一种独立亚型，由Scully在1970年3月首次提出。颗粒细胞瘤与支持间质细胞瘤和这种肿瘤的关系哪一个更密切仍有争议，因为细胞成分在本质上似乎是某种中间类型，但它们似乎代表一个新的肿瘤类型。

显微镜下，这些肿瘤的特征是在胞质淡染的支持细胞周围有简单或复杂的环形小管。临床上通常表现为异常阴道出血。腹痛和肠套叠有报道，但不常见。这些肿瘤在青少年人群中不常见，但可以表现为性早熟。

临床上，卵巢环管状性索肿瘤分为两个亚组。第一个亚组与 PJ 综合征有关，通常是多灶、双侧的，几乎都是良性的。这些肿瘤很小，检查时很少能触及。患有此肿瘤的患者应仔细筛查宫颈恶性腺瘤，因为多达 15% 的患者可能有隐匿性病变 [123]。因此，这些患者应首选考虑子宫切除术。

卵巢环管状性索肿瘤的第二亚组偶然发生，不伴有 PJ 综合征。这些肿瘤通常体积较大，并具有明显的恶性潜能。治疗的基础仍然是手术切除，遵循上述的一般指南。这些肿瘤一般是单侧，并有淋巴转移的趋势。这些肿瘤中有一定比例会复发并转移。Müllerian 抑制药和抑制素这两种肿瘤标志物可以帮助诊断。如果肿瘤复发，通常需要再次行减瘤术。除了个别病例外，化疗仍未得到证实 [124]。

（七）两性母细胞瘤

两性母细胞瘤是一种由颗粒细胞和支持细胞组成的独立的、罕见的实体肿瘤。具体的细胞来源仍有争议，它可能起源于未分化的间质 [125]。在所有卵巢间质肿瘤中，两性母细胞瘤占不到 1%。

显微镜下，这些肿瘤包括“男性和女性定向细胞”[126] 的成分。这些肿瘤具有明确的颗粒细胞和支持细胞的成分，分化良好，显示组成细胞类型的密切混合。

两性母细胞瘤的临床症状和体征与雌激素和雄激素分泌过多有关。大多数患者都在 30—50 岁 [125, 127]。60% 的卵巢两性母细胞瘤患者存在雄激素过多，因此，可见到男性化现象。但因特定终末器官的雌激素刺激仍然存在，所以常见到子宫内膜增生 [128]。这些肿瘤大部分是实性、体积较大，直径 7～10cm，有黄色 / 白色的囊性区域。此外，大多数卵巢两性母细胞瘤因体积较大而在盆腔检查时被发现。

这些肿瘤大多临床表现为良性，但也可具有侵袭性，尤其是体积较大时。因此，这些肿瘤应该行分期手术和积极的肿瘤细胞减灭术。由于这些肿瘤十分罕见，术前很难明确诊断为卵巢两性母细胞瘤。应与其他雄激素过多和单侧附件肿块的患者相鉴别。术前检测通常显示睾酮或尿 17– 酮类固醇水平升高 [125, 126, 128, 129]。也有报道提示雄烯二酮、脱氢表雄酮、二氢睾酮、雌二醇可能升高 [130–132]。免疫组织化学检测显示颗粒细胞成分中波形蛋白和抑制素阳性，支持细胞成分中的细胞角蛋白 AE1/AE3 阳性。CD99、钙视网膜蛋白和网硬蛋白可能局部阳性。上皮膜抗原、嗜铬粒蛋白和黑色素 A 可能呈阴性 [133]。

与本组中的其他肿瘤类型一样，手术是治疗卵巢两性母细胞瘤的主要治疗措施，可以遵循上面概述的一般指南。对于生殖功能很重要的年轻女性，提倡行单侧输卵管卵巢切除术和分期手术。对于完成生育的患者，建议行全子宫切除和双侧输卵管卵巢切除术，对于晚期患者，宜行减瘤术。应该排除子宫内膜增生。虽然资料非常有限，但晚期疾病患者仍需辅助治疗 [128]。一项关于 P32 和环磷酰胺、放线菌素 D 和长春新碱联合化学治疗的研究已经发表。血清雌激素或雄激素可作为肿瘤标志物。与其他具有低度恶性的间质肿瘤一样，卵巢两性母细胞瘤复发不常见，但可能较晚出现 [133]。

（八）类固醇脂质细胞肿瘤

类固醇或脂类细胞瘤根据其起源细胞和显微特征包括三种病变：间质黄体瘤、类固醇细胞瘤和非特异性类固醇细胞肿瘤（NOS）。这三个类型总占所有卵巢肿瘤的不到 0.1%。类固醇细胞瘤患者如果其肿瘤表现出多形性、有丝分裂计数高、体积大或处于晚期，应辅助 BEP 或紫杉醇 – 铂类联合治疗 [37]。

1. 间质黄体瘤（stromal luteoma）

间质黄体瘤通常很小，其中半数直径＜ 5cm[134]。显微镜下，它们由类似间质细胞的大的、圆形或多面体细胞、黄体化卵巢间质细胞和肾上腺皮质细胞组成。它们在妊娠期间被发现，约占类固醇细胞肿瘤的 25%。常出现在绝经后患者。这些肿瘤是良性类固醇细胞瘤，不需要分期或术后治疗。对于偶尔诊断间质黄体瘤的年轻患者，应保持生育功能 [25]。

2. 睾丸型间质细胞瘤（leydig cell tumor）

睾丸型间质细胞瘤占所有卵巢类固醇细胞瘤的 15%～20%。分为门细胞型和非门细胞型肿瘤，均为良性。临床表现为单侧，中位数直径＜ 3cm[135–137]。好发于绝经后妇女，组织学上仅由间质细胞组成，可见 Reinke 结晶。这些肿瘤是良性类固醇细胞瘤，不需要分期手术或术后治疗。对于偶尔有这种诊断的年轻患者，应保持生育潜能。

3. 非特异性类固醇细胞肿瘤

非特异性类固醇细胞肿瘤（steroid cell tumors not otherwise specified）是一类具有恶性和侵袭性的类固醇细胞瘤。这是最常见的类固醇细胞瘤，因此，当术中诊断为类固醇细胞瘤时，应行分期手术并行肿瘤细胞减灭术。组织学上，这些脂质细胞肿瘤缺乏间质黄体瘤或间质细胞瘤的特异性。临床表现较早，平均年龄为 43 岁，比其他类固醇细胞肿瘤体积大，平均为 8.5cm。偶尔为双侧性。在最大的一个系列中，43% 的患者在诊断时或在观察期间表现出卵巢外转移表现。预后不良因素包括年龄、大小、有丝分裂增加和坏死 [138]。除分期外，影响预后的最重要因素是有丝分裂的数目，因为超过 90% 的肿瘤，每 10 个高倍镜视野中有 2 个以上的有丝分裂是恶性的。患有 Ⅰ A 期肿瘤的育龄妇女应行单侧输卵管卵巢切除术。没有生育要求的患者需要子宫切除术和双侧输卵管卵巢切除术分期，晚期患者需要行肿瘤细胞减灭术。尽管目前所有的报道都没有充分证据，但多形性肿瘤、有丝分裂计数增加、肿瘤体积大或处于晚期的患者应在术后辅以铂类为基础的化学治疗 [139]。放射治疗、美法仑治疗和激素治疗也有不同的疗效 [140, 141]。

八、结论

据报道，大多数卵巢间质瘤临床表现为惰性，预后良好。然而，许多病例发生在青少年和育龄期妇女中，因此考虑保留生育功能的个体化治疗非常重要。本章根据目前的资料提出了适当的治疗指南。

由于这一类别代表了一系列广泛的疾病，无法对预后和治疗建议做出广泛的概括。因此，笔者处理这类疾病的方法是遵循这些适用于卵巢间质肿瘤患者的治疗的一般指南，并在确定最终病理后采取疾病特异性治疗。

关于这类罕见疾病的知识仍然有限。然而，随着科研人员和合作小组继续致力于开展高质量的研究，将会有更好的治疗方法和更多的信息。

第 37 章 卵巢透明细胞癌

Clear Cell Carcinoma of the Ovary

Keiichi Fujiwara　Katsutoshi Oda　Masashi Takano　Noriomi Matsumura　著

贾　珏　译　　张德普　李大鹏　校

一、概述和历史背景

卵巢透明细胞癌（CCOC）于 1939 年由 Schiller 首次描述为“卵巢中肾瘤”，因为肿瘤细胞类似于肾细胞癌，起源被认为是中肾 [1]。1973 年，世界卫生组织将 CCOC 归类为卵巢上皮性癌的一个独特的组织学亚型 [2]。从那时起，CCOC 在临床和病理上都被证明是一个独立分类。本章讨论 CCOC 的病因学、临床病理特征和分子特征，并明确概述治疗指南。

二、流行病学和病因学

CCOC 发病率的种族分布模式较为特殊。虽然 CCOC 在欧洲和北美的卵巢上皮性癌中所占比例不到 10%，但根据最近的日本妇产科肿瘤登记学会的数据 [3]，CCOC 在日本约占卵巢上皮性癌的 25%[4, 5]。有人认为，日本 CCOC 的发病率正在增加，新加坡和其他亚洲国家也观察到了类似的趋势 [6]。这种差异的原因尚不清楚，但已有研究表明，日本子宫内膜异位症发病率的增加可能与 CCOC 的发病率增加有关。最近的研究表明，卵巢的不典型子宫内膜异位症和不典型腺纤维瘤是 CCOC 或子宫内膜样癌的癌前病变 [7, 8]。最近，从子宫内膜异位囊肿到透明细胞癌的癌变过程方面取得了进展。京都大学的 [9–12] 研究人员推测，内胚层囊肿内的铁诱导的氧化应激可能导致 DNA 损伤和随后的 *PIK3CA* 和 *ARID1A* 突变，这可能导致 CCOC 的发生 [13, 14]。已知 CCOC 过度表达肝细胞核因子 -1β（HNF-1β），这是一种与肝、胰腺和肾脏发育密切相关的转录因子 [15]。积累的证据表明 HNF-1β 与葡萄糖代谢有关 [16, 17]，现在已知它与家族遗传性 2 型糖尿病有关 [18]。这也与癌症的发生有关，因为癌细胞具有独特的葡萄糖代谢特征。与大多数正常细胞不同，即使在氧气供应充足的情况下，癌细胞也倾向于通过糖酵解而不是氧化磷酸化来代谢葡萄糖。这种矛盾的现象被称为“沃伯格效应”，表现为葡萄糖消耗增加，氧化磷酸化减少，并伴随乳酸的产生 [18]。HNF-1β 在沃伯格效应和氧化应激抵抗中起重要作用，创造了应激引起的子宫内膜异位囊肿和铂抵抗的条件 [19, 20]。研究人员还推测表观遗传变化，基因突变和拷贝数改变导致 CCOC 特异性基因表达和生物学特征的稳定，包括化学治疗抗性 [21, 22]。

三、组织学和分子诊断学

CCOC 的病理特征存在多种形态和细胞类型，常为混合型。最常见的是管囊状腺或乳头状腺模式，而以实性为主的模式较少出现 [23]。透明细胞和鞋钉样细胞是最常见的细胞类型，但也可能出现扁平细胞、立方细胞、具有丰富嗜酸性细胞质的嗜氧性细胞和含有黏蛋白的印戒细胞。与其他亚型的卵巢上皮性癌相比，有丝分裂象较少见，并且有丝分裂的数目通常每 10 个高倍镜视野中少于 2 个（图 37-1）[23, 24]。免疫组织化学检测通常为 WT-1 阴性（90%），雌激素和孕激素受体阴性 [25]。HNF-1β 在 90% 以上的病例中阳性 [26]。

分子和基因组特征

根据最近提出的 Ⅰ 型（非 HGSOC）和 Ⅱ 型（HGSOC）卵巢癌的分类，CCOC 的分子特征与高级浆液性卵巢癌（HGSOC）的分子特征不同，详见表 37-1[27–29]。在 CCOC 中，两个突变最频繁的基因

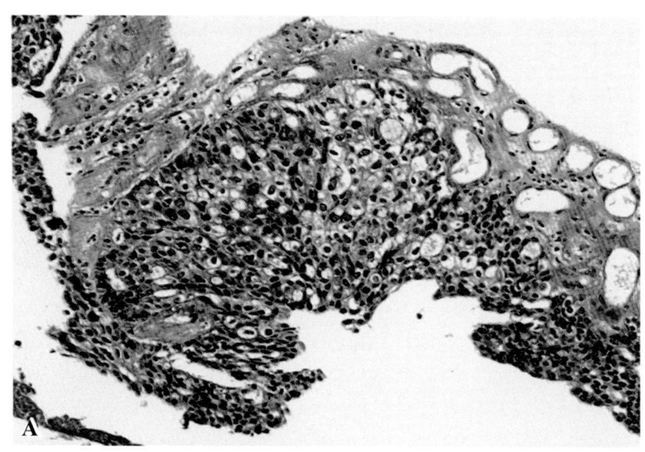

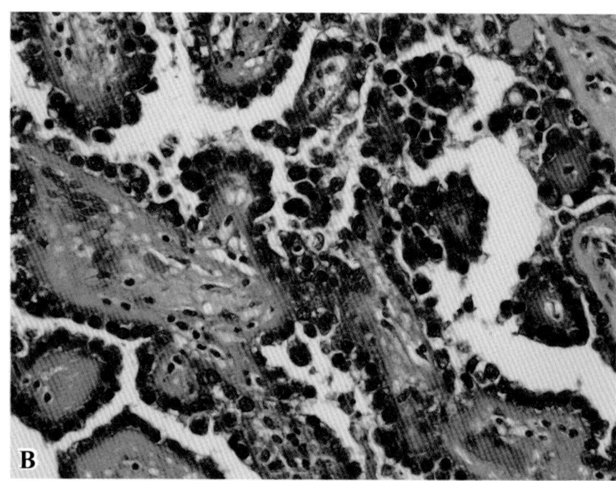

▲ 图 37-1 **A.** 卵巢透明细胞癌，具有坚实的结构，显示细胞胞质清晰，核异型性中等至明显；**B.** 卵巢透明细胞癌，表现为管状毛细血管构筑，间质透明，胞质透明

经 Maambo 博士许可转载，引自 Emily Maambo，MD，Levine Cancer Institute，Carolinas Healthcare System，Charlotte，NC，USA.

表 37-1 卵巢透明细胞癌的遗传变异

基　因	变　化	位点（基因）	扩　增	基因过表达（验证）
PIK3CA	40%～60%	20q13.2（*ZNF217*）	20%～36%	HNF-1β
ARID1A	40%～60%	17q212-q21.32（*PPM1D*、*miR-21*、*ERBB2*）	16%～32%	IL-6
TP53	5%～15%			FXYD2
KRAS	5%～15%			CP
PPP2R1A	7%			SPP1 VCAN

是 SWI/SNF 复合体中的 *ARID1A* 和磷脂酰肌醇 3- 激酶（PI3K）途径中的 *PIK3CA*[30-35]。与 HGSOC 相比，*TP53* 突变的频率很低（不到 10%）[36]。在卵巢癌中的表达谱中已经识别出一簇在 CCOC 中表达丰富的基因 [32, 37, 38]。重要的是，HNF-1β 的上调仅在 CCOC 中观察到 [26]。HNF-1β 增强有氧糖酵解（沃伯格效应），并有助于细胞存活，同时降低活性氧种类的活性 [18, 19, 26]。这种由 HNF-1β 引起的代谢改变可能赋予上皮细胞，特别是子宫内膜异位症细胞生存优势，诱发它们形成 CCOC。染色体拷贝数改变（CNA）的概况也与这种组织学亚型显著相关 [39]。通过单核苷酸多态性阵列对 CNA 进行的等位基因特异性分析表明，CCOC 中的 CNA 数量明显少于 HGSOC[38]。然而，在 CCOC 中，在所有 CNA 中全臂 CNA（47%，99/211）的比例比在 HGSOC（21.6%，50/231）中高，提示肿瘤相关基因位点（如 *TP53* 和 *BRCA1/2*）的局灶性 CNA 在 CCOC 中的出现频率明显低于 HGSOC [38]。

这些遗传改变表明候选分子靶点包括 PI3K/mTOR（哺乳动物西罗莫司靶蛋白）途径和 SWI/SNF 复合体。PI3K 通路被 *PIK3CA* 突变激活，导致 AKT 及其下游靶点（包括 mTOR）的磷酸化 [40]。mTOR 抑制药已获批准用于肾透明细胞癌，其中 mTOR 通路经常被 Von Hippel-Lindau 突变激活。因此，mTOR 抑制药，如 Everolimus 和 Temsirolimus，是 CCOC 中的候选分子靶向药物，特别是当存在 *PIK3CA* 突变时。一项Ⅱ期临床研究评估替西罗莫司（联合卡铂和紫杉醇，随后将替西罗莫司巩固作为一线治疗）在Ⅲ～Ⅳ期 CCOC 中的应用，已成为妇科肿瘤学组研究之一（GOG268）。虽然与历史对照相比，卡铂 / 紫杉醇加替西罗莫司在 12 个月时没有显示出无进展生存期（PFS）的统计学显著优势 [41]，针对 PI3K/mTOR 途径各类抑制药已经开发出来，并且可能在 CCOC 中有效 [42]。例如，双重 PI3K/mTOR 抑制药 DS-7423，与 mTOR 抑制药西罗莫司（雷帕霉素）相比，在 CCOC 细胞系中显示出更强的抗肿瘤作用 [42, 43]。需要进一步的研究来建立一种针对 CCOC 中 PI3K 通路的新疗法。

ARID1A 是 SWI/SNF 染色质重塑复合体的一个组成部分，它重塑核小体以恢复各种基因的晚期转录。染色质重塑既可以受到表观遗传学的影响，也可以受到遗传的影响。值得注意的是，其中一种甲基转移酶 EZH2（多梳蛋白抑制复合物 2 的催化亚基）

在 CCOC 中经常上调[44, 45]。抑制 EZH2 甲基转移酶导致卵巢癌细胞中合成致死，特别是与 *ARID1A* 的突变[45]。几种 EZH2 抑制药已经开发出来，并且正在几种恶性肿瘤中进行早期临床试验，对于此类临床试验，应考虑纳入 CCOC[46]。

四、临床表现

CCOC 患者的临床表现与其他恶性卵巢肿瘤相似。在早期疾病患者中，最常见的症状是下腹部不适。晚期疾病的患者往往由于腹水和（或）大肿瘤而出现腹胀。大多数 CCOC 肿瘤在诊断时是单侧的。肿瘤发现时的平均直径为 15cm[47]。与浆液性癌相比，CCOC 患者在发病时血清 CA-125 水平明显偏低。根据 Nakagawa 等的回顾性研究，诊断时血清 CA-125 水平在 CCOC 组为 46.0（范围：11～2899）U/ml，在浆液性癌组为 1847.0（范围：58～22 470）U/ml[48]。磁共振成像有助于早期 CCOC 的诊断。CCOC 典型表现为大的椭圆形、单房性或多房性囊性肿块，伴有大的乳头状突起和 T_1 高信号的囊性成分，这有助于 CCOC 与 HGSOC 的鉴别[49, 50]。

五、分期

CCOC 与其他卵巢上皮性卵巢癌使用相同的 FIGO 系统进行手术分期。明显早期（明显Ⅰ期或Ⅱ期）的患者应进行双侧输卵管卵巢切除术，全子宫切除术，盆腔和腹主动脉旁淋巴切除术，切除范围应至少达到肾静脉水平，以及结肠下大网膜切除术。建议进行多处腹膜活检以排除隐匿性晚期疾病。建议通过手术分期来评估淋巴结状态，因为临床Ⅰ期 CCOC 患者的淋巴结受累已被确定为一个重要的预后因素，尽管淋巴结切除术对提高总体生存率的价值尚不清楚。无论如何，淋巴结转移的发生率至少是 10%，并且在没有卵巢外其他疾病的情况下，用于指导术后辅助治疗的决策。

对于明显晚期的患者，最大限度的减瘤术应该与分期术同时进行，除非病灶广泛证明新辅助化学治疗是合理的（见下文）。无论如何，通过对所有转移部位取病理检查进行全面分期，对于确认分期和诊断是重要的。在这种情况下，对于广泛的腹腔内转移和（或）远处转移的患者，除了切除增大的淋巴结外，不推荐全淋巴结切除术，因为腹腔内或远处转移病灶往往决定预后。接受新辅助化学治疗的患者可以接受细针穿刺组织活检，而不是剖腹术或微创手术，但在开始新辅助化学治疗之前必须有组织学证实。

六、治疗

（一）早期疾病

CCOC的治疗策略与HGSOC基本相同（表37–2）。应进行全面分期，以获得准确的诊断和分期。明显早期 CCOC 的患者一定要进行全面分期，以排除隐匿性转移病灶。这种显微镜下的病灶会使患者从Ⅰ期提前到Ⅲ期，并可能改变辅助化学治疗的决策。根据 Takano 等的回顾性研究，在肿瘤肉眼看局限于卵巢的患者中有 9.1% 发现淋巴结转移，在肿瘤破

表 37–2 卵巢透明细胞癌的治疗策略

分 期	治 疗
ⅠA	仅综合外科分期手术
ⅠB、ⅠC 和Ⅱ	综合外科分期手术，然后加 2 个周期紫杉醇 175mg/m^2 化学治疗；卡铂 AUC=6 每 3 周给药 1 次，共 6 个周期
Ⅲ和Ⅳ	减瘤术，随后紫杉醇 175mg/m^2 加卡铂 AUC=6 IV 给药，每 3 周共 6 个周期；如果患者不是一期手术的候选患者，则使用紫杉醇 175mg/m^2 加卡铂 AUC=6 IV 给药，每 3 周 1 次，共 3～5 个周期，然后进行 IDS；IDS 之后是 3 个额外的 IV 化学治疗周期（相同的方案）
复发	减瘤术（如果可行）
PFI＜6 个月	单药化学治疗，如脂质体多柔比星、吉西他滨或紫杉醇
PFI＞6 个月	卡铂联合脂质体多柔比星、吉西他滨或紫杉醇

AUC. 曲线下面积；IDS. 中期减积手术；IV. 静脉注射；引自 Prat，2014[66]

裂或腹水细胞学阳性的患者中有7.1%发现淋巴结转移，盆腔转移的患者中有10.8%发现淋巴结转移，提示在初次手术时进行包括淋巴结清扫在内的全面分期术的重要性[47]。

对于早期患者，可以选择保留生育能力的手术。Satoh等的回顾性分析报道了211例Ⅰ期上皮癌患者接受单侧输卵管卵巢切除术以保留生育能力。这些患者中，30例为CCOC，其中15例为ⅠA期。在这15例中有9例（60%）接受了以铂为基础的辅助化学治疗。15例患者的5年总生存率、无复发生存率和致命性无复发生存率均为100%。这些患者的随访时间中位数为78个月[51]。尽管这是一个小的回顾性分析，但是Kajiyama等的研究结果与之一致[52]。

由于CCOC被归类为高风险，即使早期也是如此，因此推荐使用辅助化学治疗。然而，仍有争议，一些研究表明，在ⅠA期疾病患者中不做辅助化疗学治也较安全[51]。Takano等人在对Ⅰ期CCOC进行的一项大型回顾性研究中报道，接受化学治疗的患者与未接受化学治疗的患者之间的PFS和总生存率（OS）没有明显差异，尽管ⅠA期和ⅠC疾病患者之间的预后有显著差异[47]。Mizuno等分析ⅠA期和ⅠC_1期CCOC患者的预后，发现接受辅助化学治疗的患者与未接受辅助化学治疗的患者之间的5年无复发生存率没有差异[53]。然而，腹膜细胞学阳性或手术破裂的CCOC的最佳处理仍不清楚。在一项研究中，术中囊肿破裂可导致预后变差。因术中破裂而诊断为ⅠC期的患者中有11%疾病进展，但ⅠA期肿瘤患者中仅有3%的患者疾病进展；这一差异无统计学意义（P=0.11）。然而，伴有腹水/恶性冲洗或卵巢表面受累的ⅠC期肿瘤患者的PFS明显比术中包膜破裂患者差（P=0.04）[47]。因此，建议ⅠC_2期CCOC患者一定要进行辅助治疗。但目前尚不清楚ⅠA期或ⅠC_1期CCOC的患者是否需要辅助治疗。

早期患者的化学治疗方案仍然是静脉注射紫杉醇175mg/m^{2}联合卡铂AUC=5，每3周给药1次，共3～6个周期。对于透明细胞癌来说，没有相关证据证实3个周期效果与6个周期相当。JGOG3017试验在Ⅰ～Ⅳ期CCOC中将一种新方案与目前的紫杉醇联合卡铂方案进行比较，具体方案为CPT-11 60mg/m^{2}第1、8、15天，联合顺铂60mg/m^{2}第1天，每4周1次。这项试验显示两组在生存分析中没有差异。然而，新方案显示出不同的毒性特征，胃肠道毒性更强，但神经病变较少，肌肉和关节疼痛较少[54]。

（二）晚期和复发性疾病

晚期或复发性CCOC与其他上皮性卵巢癌的治疗策略相同，因为没有证据支持任何替代标准治疗的方法。因此，晚期CCOC患者治疗的目标应是达到无明显残留疾病状态，从而达到最佳预后。

2000年，Sugiyama等首次报道了CCOC的化学耐药的含义[55]。两项回顾性研究分析了大型随机临床试验中患者的预后，并对不同病理亚型之间的预后差异进行了报道[56, 57]。晚期CCOC患者的生存率明显低于浆液性患者。这些结果强烈提示CCOC对常规化学治疗方案具有耐药性。然而，亚组分析并未显示CCOC患者的生存获益。日本GOG提出了一项大规模的随机Ⅲ期试验，以评估CPT-11加顺铂与传统紫杉醇加卡铂相比用于CCOC的疗效，但没有发现任何获益[54]。虽然腹腔注射顺铂和紫杉醇确实改善了理想减瘤的Ⅲ期卵巢癌的OS，但在透明细胞或黏液性卵巢癌中未观察到生存益处[58]。因此，迫切需要根据晚期或复发性CCOC的分子病理特征寻找新的策略，包括靶向药物。

已经有研究评估了新的细胞毒药物。Katsumata等对所有类型的上皮性卵巢癌进行了剂量密集型紫杉醇治疗试验，证明PFS和OS有显著改善[59]。然而，亚集分析显示CCOC和黏液腺癌患者中，剂量密集紫杉醇组和三周紫杉醇组之间的PFS和OS没有差异。

对于复发的患者，可以考虑手术切除孤立病灶。这在Ⅰ期或Ⅱ期初次治疗后复发的患者中尤为重要。GOG213试验目前正在收集所有上皮性卵巢癌的患者，以评估减瘤术是否使复发患者获益。

当晚期患者的初始治疗失败时，并且患者不适合手术，应行化学治疗。化学治疗方案的选择取决于复发的时间。如果患者在完成初次治疗后6个月内复发，则非铂单药化学治疗是首选。否则，根据患者的毒性反应情况，应用紫杉醇、吉西他滨或脂质体多柔比星联合卡铂化学治疗[60, 61]。由于日本妇科肿瘤组试验JGOG3017未能显示顺铂加紫杉醇与卡铂加紫杉醇相比的优越性[54]，因为其毒性反应，顺铂通常被避免使用。此外，还没有前瞻性随机试验表明，与一般上皮性卵巢癌的标准化学治疗方案相比，效果更好。因此，对于晚期或复发的 CCOC 患者，应考虑参与寻求新的治疗策略的临床试验，包括靶向药物。

临床医师也应该熟悉 CCOC 患者血栓栓塞并发症发生率的增加。深静脉血栓形成和肺栓塞似乎比其他上皮性卵巢癌更常见（16.9%～27.3% vs 0～6.8%），并且白细胞介素 -6 水平升高提示预后较差[47, 62]。因此，对于 CCOC 发病率高的国家的卵巢癌患者，术前 D- 二聚体检测可能有助于排除深静脉血栓形成或无症状肺栓塞的存在。

七、使用靶向药物的 CCOC 已关闭和正在进行的临床试验

（一）抗血管生成药

妇科肿瘤小组在 GOG254 中测试了一种小分子酪氨酸激酶抑制药舒尼替尼。舒尼替尼抑制血小板衍生生长因子受体（PDGFR）、血管内皮生长因子受体（VEGFR）和 C-kit，导致抗血管生成和阻断细胞增殖。在这项单臂Ⅱ期研究中，舒尼替尼单药在复发的 CCOC 患者中应答率为 6.7%[63]。

尼达尼布是一种小分子酪氨酸激酶抑制药，抑制 VEGFR，成纤维细胞生长因子受体和 PDGFR。目前在欧洲正在进行一项随机Ⅱ期试验，在铂类耐药 CCOC 患者中比较尼达尼布和单药化学治疗的效果。

（二）mTOR 抑制药

妇科肿瘤小组在 GOG268 中评估了 mTOR 抑制药替西罗莫司（Temsirolimus）在Ⅲ期和Ⅳ期 CCOC 患者中的应用。在本试验中，替西罗莫司与紫杉醇联合卡铂化学治疗共 6 个周期，然后替西罗莫司单药维持治疗 1 年。这项研究包括来自美国和韩国的 45 例日本患者和 45 例非日本患者。结果显示主要的研究终点——12 个月无进展率与之前 GOG 研究中单纯使用紫杉醇联合卡铂相比没有优势。这些发现在日本人和非日本人的队列中都是一致的[41]。这项研究的转化部分应该应当说明这两个人群之间生物标志物的差异。

（三）免疫检查点抑制药

Hamanishi 等在复发性上皮性卵巢癌患者中进行了 PD-1 抑制药 Nivolumab 的Ⅱ期研究[64]。20 例患者的疾病控制率为 45%，包括两个完全应答。两个完全应答者中的一个患有 CCOC，这表明这可能是未来研究的一个有趣的目标。

八、分期分布与预后

大多数 CCOC 患者都是在早期诊断的[47]。一项前瞻性随机试验（JGOG3017）评估 CPT-11 联合顺铂是否优于当前标准化学治疗方案——紫杉醇联合卡铂。其中Ⅰ期疾病患者的比例为 67%[54]。如前所述，大约 9% 的肿瘤肉眼局限于卵巢的患者因存在隐匿的淋巴结转移而诊断为Ⅲ期[47]。

预后似乎取决于分期。Takano 等报道了一项关于 CCOC 预后的大型回顾性合作研究。5 年 PFS 和 OS 在Ⅰ期分别为 84% 和 88%，Ⅱ期为 57% 和 70%，Ⅲ期为 25% 和 33%，Ⅳ期为 0%[47]。种族或地理对预后的影响尚不清楚。

术中囊肿破裂似乎导致预后变差。术中破裂的ⅠC 期患者中有 11% 疾病进展，但ⅠA 期肿瘤患者中仅有 3% 的患者疾病进展；这一差异无统计学差异（P=0.11）。然而，腹水或腹腔冲洗液细胞学阳性或卵巢表面受累的ⅠC 期患者的 PFS 明显低于术中囊肿破裂的患者（P=0.04），提示腹水细胞学阳性提示镜下 CCOC 细胞种植。

九、结论

如本章所示，CCOC 对目前可用的化学治疗是耐药的。因此一旦复发很难治疗。预防早期 CCOC 患者复发可能是重要的。其中一个值得注意方法是对ⅠC_2 或Ⅱ期 CCOC 行辅助放射治疗。据 Hoskins 等报道，ⅠC_2 期和Ⅱ期疾病患者的 5 年无病存活率提高了 20%，但ⅠA 期和ⅠC_1 期患者（仅破裂）没有明显的生存益处[65]。基于这一观察，英国试验组现在正在制订一项方案，以评估放射治疗在ⅠC_2/Ⅱ期 CCOC 患者中的应用。

第 38 章　卵巢黏液性癌

Mucinous Carcinoma of the Ovary

Caroline C. Billingsley　David M. Gershenson　著
陈金龙　译　　张　璐　严晓慧　校

一、概述及历史背景

上皮性卵巢癌包括多种不同的组织学亚型，其中黏液性癌占比最小[1, 2]。卵巢黏液性肿瘤包括了由良性进展为恶性的一组肿瘤。它们包括良性黏液性囊腺瘤、低度恶性潜能黏液性肿瘤（交界性黏液性肿瘤）和侵袭性黏液腺癌[1]。近年来，卵巢黏液性肿瘤的病理评估方法发生了巨大的变化，现在已经认识到，大部分之前被诊断为原发的黏液性卵巢癌实际上是其他部位肿瘤的转移性种植。黏液性肿瘤病理评估的两个变化为剔除了之前被认为是该类肿瘤的两种组分，包括与腹膜假黏液瘤相关的卵巢黏液性交界性肿瘤（现认为起源于阑尾）和广泛播散的黏液性肿瘤（现在很少归类于卵巢原发）。

此外，已逐渐认识到黏液性卵巢癌是一类与非黏液亚型明显不同的上皮性卵巢癌。协作组在前瞻性研究中涵盖了所有的上皮性卵巢癌，而黏液性卵巢癌只占很小的百分比（1.8%）[3]。尽管参与这些试验的黏液性卵巢癌患者数量很少，根据这些常规试验提出的治疗建议已经应用于黏液性上皮性卵巢癌。真正的原发性黏液性卵巢癌是一种罕见的恶性肿瘤，诊断时通常为早期低级别，且预后良好。在少见的晚期病例中，其预后明显差于同期别的浆液性卵巢癌和卵巢子宫内膜样癌[3-5]。

二、流行病学和病原学

原发性卵巢黏液性肿瘤占卵巢上皮性肿瘤的3.4%～4.9%[2, 6, 7]。在所有卵巢黏液性肿瘤中，交界性黏液性肿瘤最常见（67%），其次是囊腺瘤（10%～15%）[8]。真正的原发性卵巢黏液性癌相当罕见[1,6]。更常见的是来源于其他原发部位（主要是肠道）的转移性卵巢黏液性癌。非常有必要区分原发性和转移性卵巢黏液性癌，因为它们的辅助治疗方法完全不同。原发性卵巢黏液性癌通常是单侧的，＞10cm（80%），而双侧的卵巢黏液性癌通常是来自其他部位的转移[2, 9]。这些部位包括肠道（45%）、胰腺（20%）、宫颈（13%）、乳腺（8%）和子宫（5%）[1, 6, 10]。原发性与转移性卵巢黏液性癌鉴别在本章的组织学部分进一步讨论。

三、分类

卵巢黏液性肿瘤根据间质浸润进一步分为非侵袭性（上皮内或交界性）和侵袭性黏液性癌[1, 7]。侵袭性黏液癌又分为扩张型和浸润型（图 38-1）。据报道，浸润亚型患者的预后更差[1, 11]。

四、组织学

原发性卵巢黏液腺癌常伴有良性黏液实体，以及皮样肿瘤和 Brenner 肿瘤。上皮内（非侵袭性）黏液性癌的特征是存在明显的上皮异型性和缺乏间质浸润[6]。侵袭性黏液性癌是指间质浸润深度至少5mm 或＞10mm[2, 6]。侵袭性癌进一步分为扩张型（融合型）和浸润型（图 38-1）。扩张型侵袭的模式为腺体融合性生长，伴腺体背靠背，未侵入间质[4, 6]。浸润型表现为肿瘤以小腺体、细胞巢或细胞团的形式浸润基质[4]。符合原发性疾病的临床病理特征包括单侧、＞12cm、表面光滑，以及与其他卵巢病理类型（子宫内膜异位症、Brenner 瘤、皮样或腺纤维瘤）相关的特征[4]。原发性黏液性卵巢癌通常伴有良性和交界性黏液性组织学区域，这提示疾病

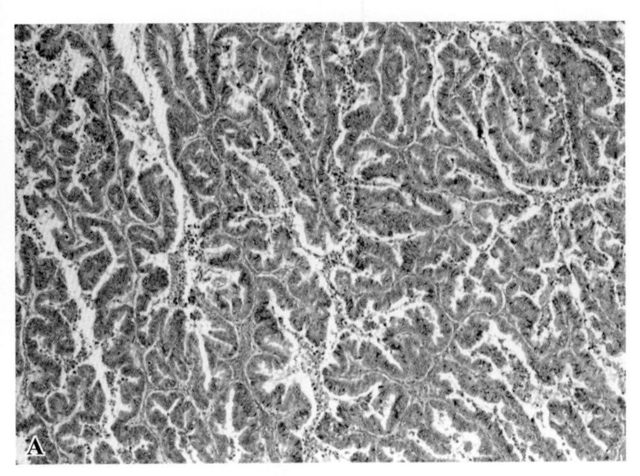

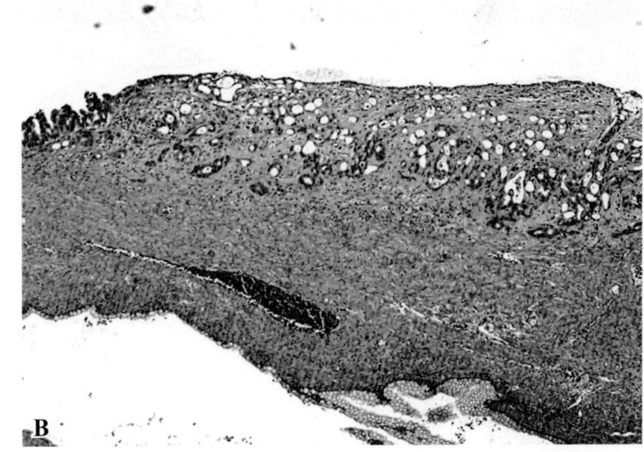

▲ **图 38-1　A.** 扩张型侵袭性黏液癌，以腺体融合性生长、腺体背靠背及未侵入正常卵巢间质为特征；**B.** 浸润型侵袭性黏液癌，以小腺体、细胞巢或细胞团的形式浸润基质为特征

由良性进展为侵袭性[6]。

以前被认为是原发的卵巢恶性肿瘤中有很大一部分实际上是来自其他原发部位的种植转移。卵巢转移性黏液癌通常表现为小的肿瘤细胞簇、卵巢表面受累、侵犯血管、卵巢门受累、腹腔内广泛扩散和浸润性结节状侵袭伴结缔组织增生[1, 4, 12]。基本上排除原发性卵巢起源的形态学模式包括印戒癌和胶质癌[4]。但是，原发性卵巢黏液性癌和转移性卵巢癌之间的组织学鉴别具有挑战性，在诊断方面病理学家之间经常存在显著差异[1, 10]。据报道，仅基于大小和单侧性的算法能正确区分卵巢原发和来自其他部位的种植转移，但组织学特征也应加以评估[4, 13]。

五、分子诊断

黏液性卵巢癌中*KRAS*突变最为显著（40%～50%），其发生频率明显高于卵巢高级别浆液性癌、子宫内膜样癌和透明细胞癌[1, 14]。*KRAS* 是表皮生长因子的激活剂，*RAS* 基因突变促进失控性细胞增殖[6, 15]。Gemignani 等报道了 100 多例侵袭性上皮性卵巢癌，发现 50% 的黏液性肿瘤存在 *KRAS* 激活突变，这明显高于所有其他组织学类型的总和（5%）。此外，在所有黏液性癌中均未发现 *BRAF* 突变[14]。同一标本中，在侵袭性黏液性卵巢癌中发现的 *KRAS* 突变也存在于邻近的良性及交界性黏液性肿瘤，这与侵袭性黏液性卵巢癌是由良性进展为恶性的理论相一致[6, 16]。

黏液性肿瘤与 *TP53*、*BRCA1* 或 *BRCA2* 突变无关，这些突变常见于高级别浆液性卵巢癌[1, 17, 18]。高达 20% 的卵巢黏液性腺癌有 HER2 扩增，这提示它是曲妥珠单抗潜在的作用靶点[1, 19]。

免疫组织化学可区分原发性和转移性卵巢肿瘤。SMAD4（Dpc4）在原发性黏液性肿瘤中表达，在胰腺导管癌中不表达。原发性卵巢黏液性癌常表现为 CK7 和 CK20 阳性，而结直肠原发性癌只表达 CK20[6]，乳腺癌只表达 CK7。此外，与浆液性癌相比，黏液性卵巢癌表达上皮钙黏着蛋白的可能性更高（62% vs 4%，$P < 0.001$），而表达神经钙黏着蛋白的可能性较低（8% vs 68%，$P < 0.001$）[6, 20]。

六、临床表现

原发性黏液性卵巢癌的临床表现不同于上皮性卵巢癌的常见亚型。黏液性卵巢癌与良性黏液性囊腺瘤相似，通常表现为 10～20cm（范围为 4～48cm）的单侧（83%～100%）卵巢肿块。与此相反，来自其他原发部位的转移性种植更有可能是双侧（75%～77%），而且体积更小（虽然在大约 1/3 的病例中可能大于 10cm）[12, 21, 22]。基于这两个发现，Seidman 等认为单侧性和肿瘤大小可以准确区分原发性和转移性卵巢黏液性癌。他们证明，大于 10cm 的单侧肿瘤能正确预测 82% 的原发性卵巢疾病，相反，小于 10cm 的双侧肿瘤可正确预测 95% 的转移性疾病[9, 21, 22]。黏液性卵巢癌通常在早期被诊断（83% 诊断时为 Ⅰ 期），这显著不同于典型的浆液性卵巢癌，后者诊断时常为疾病晚期[2]。此外，在局限于卵巢的黏液性疾病中，隐匿性淋巴结转移很罕见[21, 23]。

血清肿瘤标志物癌胚抗原（CEA）是胃肠道黏

液性癌公认的肿瘤标志物。在大约 1/3 的卵巢癌中也有类似的升高。与浆液性和其他非黏液性卵巢癌相比，卵巢黏液性癌 CEA 升高的可能性更大（88% vs 19%）[6, 24, 25]。

七、手术分期

黏液性卵巢癌的分期与其他上皮性卵巢癌相同，均采用 2014 年修订的国际妇产科协会（FIGO）分期。以手术分期为标准。由于原发性黏液性卵巢癌非常罕见，必须对上、下消化道进行详细的评估和记录。对于绝经后患者，建议行双侧输卵管—卵巢切除术和子宫切除术，同时行分期手术，包括全面的腹腔探查、腹膜活检（以及任何可疑部位的活检）、盆腔冲洗和横结肠下大网膜切除术[21, 26]。最新的美国国家综合癌症网络（NCCN）指南推荐行淋巴结切除；然而，对明显的早期疾病可以不行腹主动脉和盆腔淋巴结取样，因为数据表明淋巴结转移的风险接近于 0%。与此相比，Ⅰ期浆液性卵巢癌患者的淋巴结转移率为 10%[21, 23]。基于这一点，在原发性黏液性卵巢癌中，如果病灶局限于卵巢，不进行淋巴结切除术可能是合适的[27]。然而，任何临床上可疑的淋巴结都应切除[27]。对于任何交界性或侵袭性黏液性肿瘤的患者，即使处于疾病早期，也建议进行全面分期，因为冰冻切片发现交界性疾病分期升级并不少见，并且分期手术中发现隐匿的卵巢外疾病将改变预后和辅助治疗方式。此外，NCCN 指南推荐对卵巢黏液性肿瘤患者行阑尾切除术[26]。然而，目前的数据表明，如果阑尾外观正常且没有腹膜假黏液瘤的证据，则可以省略阑尾切除术[28]。这也适用于交界性黏液性肿瘤，正如一篇综述所报道，510 例具有交界性特征的卵巢黏液性肿瘤，有 214 例行相关的阑尾切除术，其中 4 例（1.9%）含原发性阑尾恶性肿瘤（在所有病例中，阑尾外观均有异常）[29]。请参阅我们推荐的手术分期流程（图 38–2）。

对于绝经前妇女，通常可以考虑保留生育能力的手术，因为大部分肿瘤为早期（83%）[2] 和单侧（79%）[1]。有生育潜能的患者可以保留子宫、正常的对侧卵巢和输卵管，而不影响肿瘤结局[21, 30–33]。

治疗这些通常非常大的肿瘤的手术方式包括开腹和微创手术。病例报告支持腹腔镜手术可以在没有肿块破裂的情况下成功切除大的黏液性肿瘤[21, 34, 35]。通过微创方法，将肿块与其韧带和血管分离，然后放入腹腔内标本袋中。通过皮肤切口将标本袋边缘取出，必要时可以扩大皮肤切口。一旦清除了皮下组织和皮肤，就可以刺破肿块，以可控的方式用吸引器抽吸囊肿。减压后的肿块可以从标本袋中取出，并且不会污染腹腔。最后，手术方式由外科医师自行决定，目的是在不使囊肿内容物溢出到腹部的情况下将肿块取出[21]。

八、分期治疗

根据上皮性卵巢癌的 NCCN 指南，对于怀疑卵巢黏液性肿瘤的患者，建议行手术治疗。这包括对

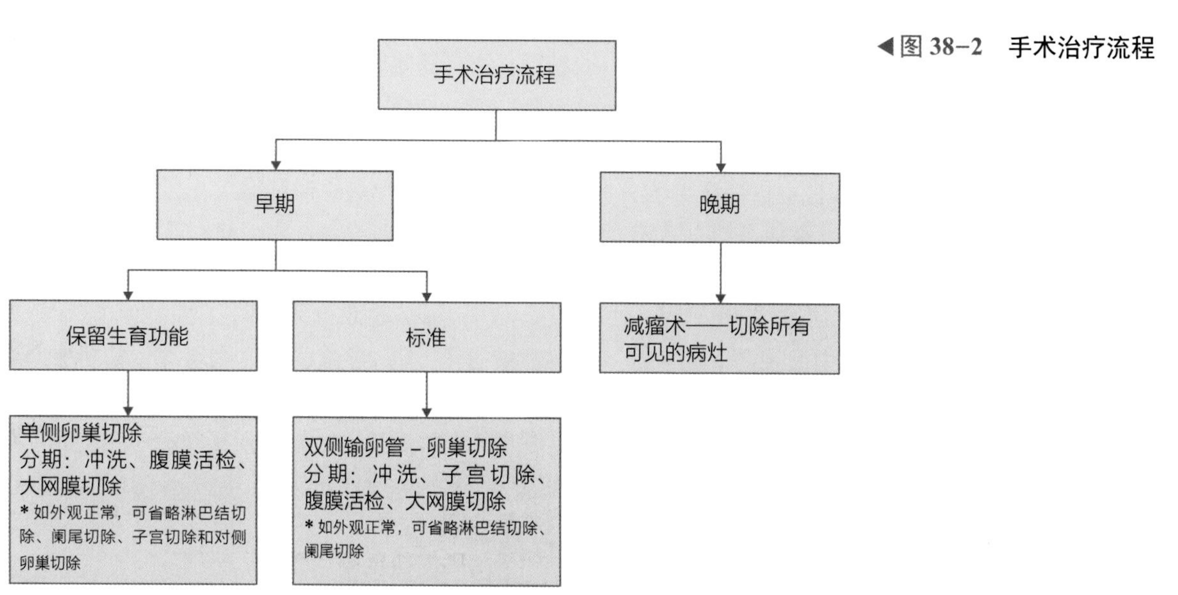

◀图 38–2　手术治疗流程

早期疾病行全面分期手术和对晚期疾病的所有可见病灶行减瘤术。

不幸的是，由于原发性卵巢黏液性癌并不常见，目前尚缺乏辅助化学治疗方案的数据。卵巢黏液性癌的辅助治疗建议来自包括上皮性卵巢癌所有亚型的大型临床试验，黏液性病变患者的入组率普遍较低，从 1.6% 到 4.4% 不等[21, 36–39]。早期黏液性癌的预后好于浆液性癌，与此相反，晚期黏液性癌的预后明显差于浆液性癌（见预后部分）。

根据目前有限的数据，该领域的专家提出了治疗建议（框 38–1），其中包括了妇科肿瘤国际小组（GCIG）的建议，该小组最近发表了一篇关于黏液性卵巢癌的共识性综述[40]。对于ⅠA 期黏液性卵巢癌，笔者不建议行额外的辅助化学治疗，因为没有明确的证据支持初次手术后的辅助治疗。对于ⅠB～ⅣB 期黏液性卵巢癌，建议行辅助化学治疗。

已证实黏液性卵巢癌相对铂耐药，笔者建议ⅠB～Ⅳ期患者初次手术后补充奥沙利铂联合氟尿嘧啶或卡培他滨静脉化学治疗 3～6 周期，可以加用或不加贝伐珠单抗。这是基于此方案治疗其他部位的黏液性癌是有效的；然而，到目前为止还没有明确的证据支持其在黏液性卵巢癌中的应用[1]。Tewari 等最近研究了卵巢黏液性癌腹腔化学治疗的疗效。他们对腹腔试验（GOG114 和 172）进行了回顾性分析，该研究包括了黏液性组织类型（占研究人群的 1.8%），结果显示透明细胞及黏液性组织类型是预后因素，因为与浆液性组织类型相比，腹腔化学治疗后这两类患者的长期生存率明显更差（校正危险比 2.79；95%CI 1.83～4.24，$P < 0.001$）[41]。对卵巢黏液性癌的剂量密集型静脉化学治疗也进行了研究。在日本的 GOG3016 研究中，作者报道了在透明细胞或黏液性肿瘤患者中，紫杉醇和卡铂的常规化学治疗与剂量密集型化学治疗之间患者的无进展生存期（PFS）和总生存（OS）率没有显著差异[42]。

鉴于黏液性肿瘤非常罕见，目前尚缺乏针对这类肿瘤的前瞻性试验。考虑到奥沙利铂和氟尿嘧啶（5–FU）（加或不加贝伐珠单抗）治疗其他部位黏液性肿瘤的疗效，如结肠癌[43]，此方案可考虑用于ⅠB～Ⅳ期卵巢黏液性癌患者。这一理论已在人卵巢黏液腺癌细胞系中表现出疗效，这些细胞株对顺铂、卡铂和紫杉醇单药耐药，部分细胞株对奥沙利铂、氟尿嘧啶和依托泊苷有反应。最有效的联合方案是奥沙利铂和氟尿嘧啶，并改善了小鼠移植瘤模型的结局[44]。日本目前正在进行一项Ⅱ期试验，研究奥沙利铂和 S–1 对晚期或复发性黏液性卵巢癌的疗效。S–1 是一种结合了 3 个分子的口服活性药物，包括替加氟（一种可转化为氟尿嘧啶的前体药物）、

框 38–1　黏液性卵巢癌 FIGO 分期的辅助治疗选择

FIGO 分期	NCCN 治疗建议[1]	替代方案[2]
ⅠA～ⅠB 期 1 级	观察	
ⅠA～ⅠB 期 2 级	观察或紫杉醇 / 卡铂 IV 3～6 个周期	观察或奥沙利铂（130mg/m²）/ 氟尿嘧啶或卡培他滨（850mg/m²）IV 3～6 个周期，加用或不用贝伐珠单抗（15mg/kg）
ⅠA～ⅠB 期 3 级	紫杉醇 / 卡铂 IV 3～6 个周期	奥沙利铂（130mg/m²）/ 氟尿嘧啶或卡培他滨（850mg/m²）IV 3～6 个周期，加用或不用贝伐珠单抗（15mg/kg）
ⅠC 期 1～3 级	紫杉醇 / 卡铂 IV 3～6 个周期	奥沙利铂（130mg/m²）/ 氟尿嘧啶或卡培他滨（850mg/m²）IV 3～6 个周期，加用或不用贝伐珠单抗（15mg/kg）
Ⅱ～Ⅳ期	满意减瘤术后残留病灶＜ 1cm 的Ⅱ期和Ⅲ期 IP 化学治疗 或 紫杉醇 / 卡铂 IV 6～8 个周期	临床试验，如果有的话 或 奥沙利铂（130mg/m²）/ 氟尿嘧啶或卡培他滨（850mg/m²）IV 6 个周期，加用或不用贝伐珠单抗（15mg/kg）

FIGO. 国际妇产科协会；NCCN. 美国国家综合癌症网络；IV. 静脉注射；IP. 腹腔注射

[1]. NCCN Guidelines–Ovarian Cancer, Version 2.2015, accessed on 5/04/2016; [2]. Doses of recommended chemotherapy agents are from GOG0241/NCRImEOC: NCT NCT01081262/ISRCTN83438782.

吉美嘧啶（一种二氢嘧啶脱氢酶抑制药，二氢嘧啶脱氢酶可降解氟尿嘧啶）和奥替拉西（一种通过阻断氟尿嘧啶磷酸化来降低胃肠道毒性的药物）[6]。另一项关于伊立替康和丝裂霉素治疗难治性卵巢透明细胞癌和卵巢黏液性癌的Ⅱ期临床试验获得了超过 15 个月的更优 OS[45, 46]。一项Ⅲ期随机试验（NCT01081262，GOG241）对卡铂和紫杉醇加或不加贝伐珠单抗与奥沙利铂和卡培他滨加或不加贝伐珠单抗治疗Ⅱ～Ⅳ期、复发性输卵管或卵巢黏液性癌进行比较，不幸的是，因为患者积累缓慢及非卵巢原发患者入组，该试验最近被关闭，这强调了在涉及卵巢黏液性癌的前瞻性试验中必须进行中心病理学检查。

为了探索黏液性卵巢癌独特的分子特征，研究人员对黏液性肿瘤的特异性通路进行了研究。这些肿瘤通常有 *KRAS* 突变或 *HER2* 扩增，可考虑从西妥昔单抗和曲妥珠单抗等药物治疗中获益。Lui 等研究了在黏液性卵巢癌中 KX-01 的分子机制，以及体内、体外效应。KX-01 能抑制 Src 通路和微管蛋白聚合。结果显示在临床前模型中靶向 Src 通路和微管蛋白能显著抑制肿瘤生长，提示这可能是一种有效治疗黏液性卵巢癌的方法 [47, 48]。

由于黏液性卵巢癌是一种罕见的肿瘤，各小组之间的合作对于促进治疗的进展和改善患者的生存结局是必不可少的。在可能的情况下，强烈建议参加临床试验。

九、预后

早期黏液性卵巢癌的预后要好于早期高级浆液性卵巢癌。黏液性卵巢癌通常在早期就被诊断出来，因为它们通常表现为大的、有症状的单侧肿瘤。然而，在晚期和复发性疾病中，黏液性卵巢癌的预后比同期别的高级浆液性卵巢癌差，而且它对化学治疗，尤其是对铂类和紫杉醇不敏感 [1, 10, 12, 49]。从组织学来看，浸润型的侵袭性黏液性卵巢癌比扩张型更具侵袭性 [6, 50, 51]。

Ⅰ期交界性黏液性卵巢肿瘤预后良好，复发率低于 6%[6, 50]。同期别的侵袭性黏液性肿瘤预后也较好，5 年总生存率为 91%；然而，诊断时为晚期的患者预后要差得多 [6, 52]。Hess 等对黏液性和非黏液性卵巢癌患者进行了一项匹配满意的队列研究（2∶1），评估晚期患者（Ⅲ～Ⅳ）接受减瘤术及后续辅助化学治疗的肿瘤结局。两组患者的分级、分期、减积状态、辅助治疗和随访均无差异，但黏液组患者的生存结局明显更差。黏液组 PFS 为 5.7 个月，非黏液组为 14.1 个月（$P < 0.001$），黏液组的 OS 也更差（12 个月 vs 36.7 个月，$P < 0.001$）[21, 49]。Winter 等回顾了 6 项Ⅲ期 GOG 试验，也发现了类似的结果。这些试验包括对减瘤术后的Ⅲ期患者辅以顺铂和紫杉醇化学治疗。与浆液组相比，黏液组的 PFS（10.5 个月 vs 16.9 个月）和 OS（14.8 个月 vs 45.2 个月）明显更差 [3, 21]。最近，GCIG 对七项随机对照试验进行了 Meta 分析，以更好地确定罕见上皮性卵巢癌组织亚型的预后相关性，其中包括Ⅲ / Ⅳ期黏液性上皮性卵巢癌。与对照组浆液性癌相比，黏液性组织类型是预后不良的独立预测因素，中位 PFS（7.6 个月 vs 16.1 个月）和中位 OS（14.6 个月 vs 40.8 个月）均较差 [5]。

目前认为黏液性卵巢癌患者生存结局较差与其对化学治疗耐药有关。不需要辅助化学治疗的早期患者预后良好，而需要化学治疗的晚期患者预后较差。数据支持黏液性卵巢癌所显示的相对铂耐药。据报道，黏液性卵巢癌对铂的应答率为 12.5%～38.5%，而浆液性癌的应答率为 67%～70%，在复发情况下也显示出铂耐药 [7, 21, 53, 54]。

十、结论

黏液性卵巢癌是上皮性卵巢癌的一种亚型，它与其他亚型完全不同，有独特的临床表现、分子变异和预后。这些肿瘤对标准铂类化学治疗相对耐药，并可能受益于对其他部位黏液性肿瘤（如结肠）显效的治疗方案。鉴于这一亚型的罕见性，研究工作必须在全球范围内进行协作，并且必须参与现有的临床试验。目前正在继续努力制订有效的化学治疗方案和靶向治疗，但数量有限，这表明需要招募患者参加这些试验，以改善晚期或复发性黏液性卵巢癌患者的结局。

第 39 章　卵巢低级别浆液性癌

Low Grade Serous Carcinoma of the Ovary

Amanda Nickles Fader　Anais Malpica　著

潘国友　译　　高福锋　陈　亮　校

一、概述和历史背景

卵巢低级别浆液性癌（low-grade serous carcinoma，LGSC）是一种罕见的卵巢癌，具有独特的发病机制、临床病理特征和分子特征[1-4]。虽然最近才被列入 2014 年世界卫生组织卵巢肿瘤分类[5]，但在 20 世纪 80 年代，MD 安德森癌症中心（MDACC）的 Elvio G. Silva 博士就已经认识到这一点。那时，席尔瓦博士引入了术语"低级别浆液性癌"来描述一种卵巢浆液性癌，表现出"乏味"或一致的组织学外观和长期的临床病程[6]。因此，可以说 LGSC 最初来自经验观察。

在 20 世纪 90 年代末，MDACC 开始了基础工作，为卵巢浆液性癌的新型双层分级系统（低级别和高级别）提供操作定义，并将该系统与其他分级系统进行比较。这项工作的初步结果是 2002 年第一次在美国和加拿大病理学院第 91 届年会上提出的[7]。同年，来自约翰霍普金斯大学医学院的 Singer 等提出了卵巢浆液性癌发生的二元模型。根据该模型，低级浸润性癌（侵袭性微乳头状浆液性癌）是一种逐步形成的肿瘤，从浆液性交界性肿瘤转化而来，其从经典形态演变为微乳头状 / 筛状变异型（也称为非侵袭性微乳头状浆液性癌）。此外，这些研究人员发现，低级浸润癌中 K-ras 频繁发生突变，随着前体细胞演变为浸润性癌，基因异常数量增加[8]。随后，该团队报道了在侵袭性微乳头状浆液性癌 / 低级浸润性癌的一个亚组中发现了 *BRAF* 和 *KRAS* 突变[9]。2004 年，MDACC 小组发表了一篇开创性论文，首次阐述了以下几点：①卵巢浆液性癌在两级分类系统中使用的诊断标准（低与高）；②这种系统的预后价值；③这个新系统与当时常用的其他两个分级系统（FIGO 和 Shimizu-Silverberg）之间的比较[10]。这种新型的两级分级系统主要基于细胞学异型的程度，并使用有丝分裂指数作为次要特征。这种用户友好的系统已经显示出与其他两个分级系统的良好一致性，并且具有仅具有两个类别而不是三个类别的附加优点；这就是有更好的再现性。此外，它已显示出与预后的良好相关性[10]。使用该二级系统[11, 12]实现的优异重现性及其预测预后的能力已在几个报道中给予阐述[10, 13-15]。

自从上述团队报道最初病理描述和分子病理学工作以来，在分子、流行病学、临床病理、免疫组织化学和遗传风险水平上的其他发现证实了卵巢低级别浆液性癌与更常见的高级别浆液性腺癌不同，是一个应该与高级别浆液性腺癌分离的独特类型。治疗时需要考虑其特殊性，才能有效治疗这种疾病[16-25]。

二、流行病学和病因学

LGSC 是一种罕见的肿瘤，占卵巢癌的 3.4%～5.2%[4, 26, 27]。受此病影响的患者年龄为 19—79 岁[4]，中位年龄为 45—57 岁[1]。相比之下，卵巢高级别浆液性癌患者的中位年龄为 55—65 岁[1, 4]。肿瘤分级与种族之间没有关系[20]。

LGSC 的危险因素分析受到对该病的认识和病例数量的限制[5]。然而，据报道，6.8% 的卵巢浆液性交界肿瘤中可进展为 LGSC[28]。体重指数升高与浆液性交界性肿瘤进展为 LGSC 存在关联。后续发现这可能与体重指数升高的患者卵巢中较多的米勒管包涵囊相关，这可能是 LGSC 的起源[29]。

目前，认为卵巢 LGSC 可以源自浆液性交界性肿瘤的逐步进展，也可能来自输卵管上皮。一些形态学和分子学研究为前一种理论提供了支持，如下：①大多数卵巢 LGSC 病例在背景中有浆液性交界性肿瘤，通常但不总是微乳头状或筛状 [4, 10]；②如上所述，6.8% 的卵巢浆液性交界病例进展为 LGSC[28]；③晚期的经典和微乳头 / 筛状类型卵巢浆液性交界性肿瘤倾向于复发为 LGSC[30]；④ *KRAS*、*BRAF* 或 *ERBB2*（编码 HER-2/neu）基因的突变见于大约 2/3 的浆液性交界性肿瘤和 LGSC：这些突变相互排斥，前两者更多常见于第三者（所有这三个基因都是丝裂原活化蛋白激酶的上游调节因子，它们的突变导致该途径的激活，进而导致不受控制的细胞增殖）[8, 9, 31–33]；⑤两种类型卵巢浆液性交界性肿瘤，经典和微乳头 / 筛状，在多个染色体臂（1p、5q、8p、18q、22q 和 Xp）上有几个等位基因失衡；这些不平衡在 LGSC 中也很常见 [8]；⑥基因表达谱分析表明 LGSC 与交界性浆液性肿瘤的关系比高级别浆液性癌更为密切 [17]。值得注意的是，与高级别浆液性癌相比，*TP53* 突变在 LGSC 中不常见（仅占 8%）[16]。此外，从浆液性交界性肿瘤到具有微乳头 / 筛状结构的浆液性交界性肿瘤，至 LGSC，等位基因失衡的数量是逐渐增加的。这种渐进的染色体不稳定性与高级别浆液性癌中高水平的染色体不稳定性形成对比 [1, 8]。最近，有人提出输卵管是卵巢 LGSC 的起源部位。根据这一理论，输卵管上皮植入卵巢并导致上皮包涵囊肿和随后的浆液性肿瘤，而腹膜中的植入物则起源于内膜—血管病和卵巢外浆液性病变。此外，一些研究人员已经注意到输卵管上腔内存在通常与沙粒体（psammoma body）相关的小乳头状输卵管上皮细胞簇，他们认为这是浆液性交界性肿瘤的来源 [34, 35]。

LGSC 和 *BRCA* 突变的关联并不常见，罕见有病例发生 *BRCA1* 突变 [24, 25]。

三、病理

（一）大体特征

LGSC 通常是双侧的 [1, 4]，大小范围为 1.8～20cm（平均 7.8cm）[4]。肿瘤通常是多囊性的，有乳头状突起或结节 / 斑块（图 39–1）。罕见病例局限于卵巢，大多数病例是进展期 [1, 4, 26, 27]。

（二）组织学特征

LGSC 是一种浸润性癌，其特征在于存在均匀一致细胞，具有轻度至中度细胞学异型性，每 10 个高倍镜视野高达 12 个有丝分裂 [10]（图 39–2）。

至中度异型性和低有丝分裂指数可以看到以下组织特点：微乳头，筛状，腺样结构，中等大小的乳突，细长的乳突，沙粒体，大乳突和单细胞。通常，可见多个上述组织特点组合在一起。基质可以呈现出发育不全或纤维化。肿瘤可以与腺纤维瘤或经典型或微乳头 / 筛状型的浆液性交界性肿瘤并存。值得注意的是，在浆液性交界性肿瘤中出现的 LGSC 具有微乳头状表型，表现为肿瘤侵袭性成分中具有微乳头型的区域 [4]。并可以看到沙粒体，细胞外黏蛋白和细胞内局部黏蛋白。偶尔，LGSC 的病例在发现或复发时与高级别浆液性癌并存 [36–39]。

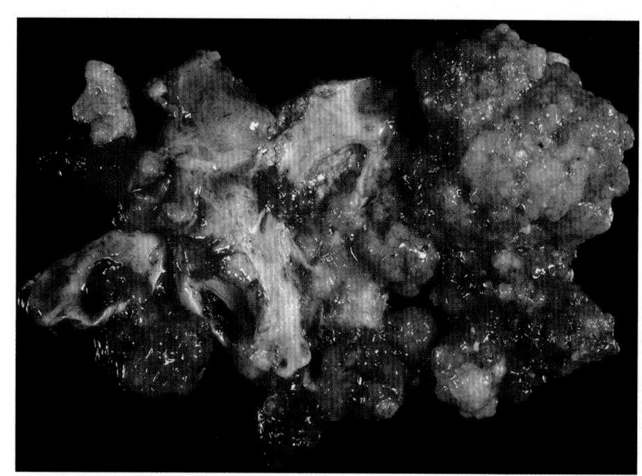

▲ 图 39–1　卵巢低级别浆液性癌，多囊性肿瘤伴乳头状赘生物，大体检查

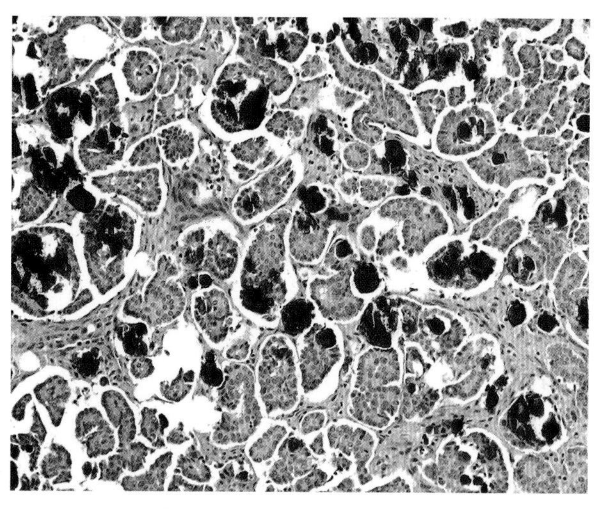

▲ 图 39–2　卵巢低级别浆液性癌，均匀一致的肿瘤细胞，轻中度异型性及有丝分裂率低

（三）免疫组织化学特征

LGSC 的标记物为 WT-1[21] 和 PAX-8：前者用于确认浆液分化，而后者用于确认米勒氏起源。与高级别浆液性癌相比，LGSC 具有更高的雌激素受体，孕激素受体和上皮钙黏着蛋白的表达[23, 40]。在高达 28% 的病例中检测到 Her-2/neu 的表达[23]。Ki-67 免疫染色通常在不到 10% 的肿瘤细胞中呈阳性[21, 23]。此外，p16 表达通常是斑片状或局灶性，尽管偶尔病例可表现出弥漫性和强表达[22]。P53 表达通常为"野生型"；然而，在 18% 的病例中可以看到过度表达[23]。

四、临床表现

患有 LGSC 的女性通常比较年轻，总生存期长于高级别浆液性癌女性[41]，大约 75% 的 LGSC 女性在初次减瘤术中被诊断为进展期疾病[42]。这种疾病的分布与那些患有高级别浆液性癌的患者类似。此外，症状与其他上皮性卵巢癌（epithelial ovarian carcinoma，EOC）亚型相似，因为那些患有早期疾病的患者通常无症状（或者在卵巢肿块增大的情况下可能出现腹部、盆腔疼痛或压痛），更晚期疾病可能出现提示 EOC 的症状，包括腹胀、尿急或尿频、早期饱腹感，腹部或盆腔疼痛，以及腹围增加[43]。LGSC 血清 CA-125 可能升高，并且是监测治疗反应的良好标志物，但通常不会高于高级别浆液性腺癌的患者[44]。

五、分期

与所有 EOC 一样，LGSC 使用 2014 FIGO 卵巢、输卵管和腹膜癌分期系统和相应的 TNM 系统进行分期[45]。该疾病是手术分期。

六、按阶段治疗

（一）原发病：手术、化学治疗和激素治疗的作用

手术是治疗卵巢 LGSC 所有阶段的主要手段，但手术后化学治疗的作用尚不清楚[42]。对于早期的患者，美国国立综合癌症网络（National Comprehensive Cancer Network，NCCN）推荐全子宫切除术、双侧输卵管卵巢切除术和针对 LGSC 的分期手术[46]。对于ⅠA～B 期疾病患者，不建议进行辅助化学治疗。对于ⅠC 期疾病（或更高）的患者，建议对有任何 EOC 亚型的患者行术后化学治疗。NCCN 指南没有具体说明这种方法是否对 LGSC 患者有益，然而，由于 LGSC 惰性，细胞毒性疗法不太可能在高级别疾病中有益。众所周知，手术是无可争议的主要治疗方法[42]。对于Ⅱ～Ⅳ期可切除的 LGSC 患者，推荐的治疗方法是减瘤术，无残留切除（称为"R_0"）（框 39-1）。

最近对妇科肿瘤小组（GOG）-182 的辅助分析［一项针对初治卵巢癌患者的多中心Ⅲ期研究，纳入最佳（残余病灶＜ 1.0cm）和次优（残余病灶＞ 1.0cm）减瘤术的患者，只采用卡铂 / 紫杉醇化学治疗，或三联方案或续贯二联方案化学治疗］，比较了初治的Ⅲ～Ⅳ高级别患者与 LGSC 患者的预后[42, 47]。次要目的是了解手术和化学治疗在 LGSC 治疗中的作用[17]。分化程度 1 级的患者被用作 LGSC 的替代品，正如另一项 GOG 研究再分析所证实的那样。在 GOG-182 附加分析中，86% 的 1 级患者在初次治疗结束时的影像学检查中发现了不可测量的疾病，与那些患有高级别疾病的患者（83.1%，P=0.273）相比没有显著差异。中位随访时间为 47.1 个月（IQR 27.4 个月～92.0 个月）后，86.8% 的 1 级患者复发，66.7% 死于疾病。中位无进展生存期为

框 39-1 低级别浆液性癌各阶段的治疗总结

分 期	治 疗
ⅠA/ⅠB	手术：子宫切除术，双侧输卵管卵巢切除术，卵巢切除术，盆腔和腹主动脉旁淋巴结切除术和腹腔腹膜、膀胱腹膜和膈顶活检，腹腔盆腔冲洗 辅助治疗：无
ⅠC	手术：子宫切除术，双侧输卵管卵巢切除术，卵巢切除术，盆腔和腹主动脉旁淋巴结切除术和腹腔腹膜、膀胱腹膜和膈顶活检，腹腔盆腔冲洗 辅助治疗：无或考虑顺铂 / 紫杉醇为基础的化学治疗 ± 芳香化酶抑制药维持或芳香化酶抑制药单药治疗
Ⅱ～Ⅳ	手术：初次减瘤术包括子宫切除术，双侧输卵管卵巢切除术，卵巢切除术，盆腔和腹主动脉旁淋巴结切除术，以及腹盆腔肿物切除术，尽可能无残留病灶 辅助治疗：考虑基于顺铂 / 紫杉醇的化学治疗 ± 芳香化酶抑制药维持或芳香化酶抑制药单药治疗彻底切除病灶的患者

16.72个月（95%CI 14.82～20.11个月），中位总生存期为48.33个月（95%CI 45.70～66.50个月）。当铂类/紫杉醇类治疗加入三联方案或续贯二联方案时，1级浆液性癌患者的生存率没有差异，与先前公布的GOG-182全部研究人群的结果一致[47]。有趣的是，只有初次手术后残留病灶状态与生存率显著相关。当根据残余肿瘤的程度进行分级时，与具有任何有残留病灶的患者相比，只有显微镜下可见病灶的患者具有显著更长的中位总生存期（$P < 0.001$）。此外，残留0.1～1.0cm与残留病灶大于1.0cm的患者的进展和死亡风险比实际上相同，表明患有任何残留病灶的患者没有持久的无复发间隔或对辅助化学治疗有强效反应。最后，那些接受手术治疗没有大残留病灶的患者与仅有显微镜下可见病灶的患者相比，生存差异在低级别浆液性队列中比在高级别浆液性队列中更为明显。

该研究进一步阐明了减瘤术后无残留病灶的重要性，特别是在低级别队列中，因为这些患者将表现出对常规铂类/紫杉醇类化学治疗的相对化学抗性。然而，NCCN仍然建议患有任何亚型的ⅠC～Ⅳ期EOC的女性在减瘤术后接受这种化学治疗方案的治疗[47]。然而，新出现的数据表明，“一刀切”治疗上皮癌的方法可能不再适用[41]。靶向治疗，特别是针对MEK、AKT或血管内皮生长因子的抑制药，以及激素治疗，在初治和复发情况下可能更适用于LGSC。在减瘤术后没有大体病灶残留的患者，不提供任何辅助治疗，可能与给予化学治疗或激素治疗的患者有相同的生存结果。

最近的两项研究证明了激素治疗在晚期LGSC的前期治疗中的潜在价值。在约翰霍普金斯医院和克利夫兰诊所进行的一项回顾性研究中，26例低级别浆液性患者采用初次减瘤术，然后采用芳香化酶抑制药或雷莫昔芬单药治疗[48]。25例患者接受了初治性手术和激素治疗，1例患者接受了新辅助化学治疗，再行手术和激素单药治疗。患者年龄中位数为46.5岁，患者为Ⅱ期（n=4），ⅢA期（n=6），ⅢC期（n=15）和Ⅳ期（n=1）。最佳减瘤术无明显残留病变，占81.5%，最佳手术小于1cm，占14.8%，次优手术占3.7%。阿那曲唑术后给药占55.6%，来曲唑占37.0%，他莫昔芬占7.4%。中位随访36个月（范围：18～136个月）后，4例患者（14.8%）发生复发。3例患者（11.5%）带瘤生存，23例（88.5%）没有复发迹象。尚未达到中位无进展生存期和总生存期。

1981—2013年在MDACC进行的一项类似研究表明，在180例Ⅱ～Ⅳ期低级别浆液性卵巢癌或腹膜癌患者中，接受初次减瘤术和铂类/紫杉醇化学治疗后接受复查监测的患者中位无进展生存期为29.9个月（95%CI 26.1～33.6个月），而手术和化学治疗后接受芳香酶抑制药维持治疗的患者为52.0个月（95%CI 27.6～76.4个月），两组患者差异显著（对数秩检验P=0.001）[49]。通过多变量分析，手术和化学治疗后激素治疗维持治疗的患者复发风险显著降低（HR=0.21；95%CI 0.10～0.43）（$P < 0.001$）。一项随机对照试验正在计划开展，以确定初治LGSC的女性的理想疗法。

对于无法切除病灶或有手术严重禁忌证的患者，新辅助铂类/紫杉醇类化学治疗，加或不加靶向或激素药物，然后行中期减瘤术也是一种选择[50]。

目前用于浆液性卵巢癌一线或新辅助治疗的化学治疗包括铂类和紫杉醇类为基础的化学治疗（单独使用卡铂或卡铂和紫杉醇），通过静脉注射或腹腔内途径给药[51]。在最近的国际妇科肿瘤协作组（Gynecologic Cancer InterGroup，GCIG）对LGSC的治疗的共识回顾中，由于LGSC的明显化学抗性，传统细胞毒性化学治疗的作用受到了质疑[52]。据报道，Gershenson等在112例接受初次手术后化学治疗的Ⅱ～Ⅳ期LGSC女性中，只有56例（52%）患者在完成初级治疗后临床无瘤生存。此外，39例患者中只有2例患者（5%）进行了二次探查手术，探查病理在显微镜下是阴性的[53]。为了进一步支持化学治疗耐药性论证，24例可评估的患者通过放射成像显示了对铂类新辅助化学治疗的低客观反应率，只有1例患者有完全反应，而21例患者病情稳定，2例患者有疾病进展[50]。

（二）复发

同样，大部分情况下没有标准的治疗方法。最近一项关于低级别浆液性疾病患者的回顾性研究表明，对于有可切除病灶、疾病表现良好且初次治疗后有相对较长的无进展生存期的女性，复发的继发性减瘤术有一定的作用。这项针对41例患者的研究表明，初次肿瘤减积手术与再次减瘤术间隔的中位时间为33.2个月[54]。二次减瘤术后无残留病灶患者的中位无进展生存期为 60.3 个月，而有残余病灶患者为 10.7 个月（P=0.008），而中位总生存期为 167.5 个月 vs 88.9 个月（P=0.10）。同样，本研究强调了减瘤术至无残留病灶的重要性。

与初治的研究相似，在复发情况下，LGSC 对细胞毒性化学治疗的反应性更低[55]。在复发 LGSC 的 58 例患者中，给予 108 个独立的化学治疗方案，只有 4 个有缓解（1 个完全缓解和 3 个部分缓解），总缓解率为 3.7%[56]。LGSC 铂敏感队列的总体缓解率为 4.9%，而用单药卡铂治疗的铂敏感性高级别浆液性癌患者，治疗反应率为 30%～54%[32, 33]。此外，铂类耐药 LGSC 患者治疗反应率为 2.1%[23]。对于铂类敏感和耐药 LGSC 患者，在复发情况下对化学治疗的相似反应率表明，"铂敏感性"的概念可能与低级别浆液性疾病的女性无关。只要有可能，患有复发性 LGSC 的女性应该考虑进行临床试验。

（三）激素疗法和靶向药物

Gershenson 等评估了 64 例接受激素治疗的患者[56]。最常见的复发疾病治疗方案是芳香化酶抑制药（来曲唑后应用阿那曲唑）。在 61% 的患者治疗方案中，观察到 6 个月或更长时间的无进展生存期。根据以上研究者的数据，还得出结论，复发和雌激素受体 ± 孕酮受体 + 肿瘤的患者比雌激素受体 ± 孕激素受体 - 肿瘤患者的无进展时间更长（8.9 个月 vs 6.2 个月；P=0.053）。鉴于激素治疗的相对可接受的不良反应和已证实的疗效，它代表了一种有前景的治疗选择。值得注意的是，Smyth 等在雌激素受体表达较高的患者中也发现了更高的反应率[57]。此外，在评估来曲唑的使用时，Papadimitriou 等未发现雌激素受体 / 孕激素受体表达与反应之间的相关性[58]，但是，建议在复发时检测激素受体表达。

鉴于与高级别病变相比，化学治疗 LGSC 有效性有限，因此有很强的理论依据去探索治疗这种惰性但致命的疾病的有效新型靶向药物。这些包括激素治疗、抗血管生成药和靶向 MAP 和 AKT 通路的药物（表 39-1）。小型研究和病例报告显示抑制血管生成的药物，特别是贝伐单抗，似乎对复发性低度恶性疾病的女性有效[59]。此外，MAP 激酶途径提出了一些最有希望的目标，并正在积极研究，尤其是复发性 LGSC 的治疗。司美替尼是一种有效的可口服的 MEK1/2 抑制药，在 GOG Ⅱ期试验中治疗 52 例患有复发性卵巢或腹膜 LGSC 的女性[60]。15% 的患者获得完全或部分缓解，65%（34 例）的患者病变稳定。疾病中位无进展生存期为 11 个月。然而，这种缓解似乎与 *KRAS* 或 *BRAF* 突变状态无关。此外，该药物的不良反应特征与细胞毒性化学治疗相比更易接受，几乎没有发生 4 级毒性事件。这些结果表明司美替尼是治疗 LGSC 的有效药物。

最近，第二代 MEK1/2 抑制药已在进行相关研究。2013 年 6 月开始进行比美替尼（MEK162）与化学治疗（聚乙二醇化脂质体多柔比星，紫杉醇或拓扑替康）的多国Ⅲ期研究，计划招募 300 例患者（MILO/ENGOT-ov11 研究；NCT01849874[61]）[60]。研究已结束，数据分析还需等待。为了进一步研究 MEK 抑制药活性与 MAP 激酶途径中基因突变之间的关系，新一代 MEK1/2 抑制药曲美替尼与常规化学治疗（来曲唑、他莫昔芬、紫杉醇、聚乙二醇化脂质体多柔比星或拓扑替康）的Ⅱ / Ⅲ期对比试验也正在进行中（GOG 281；NCT02101788）[62]。本研究纳入复发或进展的 LGSC 女性，估计入组人数为 250 人。

要需进一步研究的其他分子靶标是血管生成途径和胰岛素样生长因子 / 胰岛素轴与 MAP 激酶抑制药的组合。AMG 479，一种抗 IGF-1R 靶向药物正在一线和复发情况下研究（NCT00718523[63] 和 NCT00719212[64]）；以及 OSI-906（IGF-IR 和胰岛素受体的酪氨酸激酶抑制药）也在进行研究。迫切期待这些试验数据。

七、预后

尽管早期疾病预后良好，但 EOC 女性的总体 5 年生存率低于 45%[41]。EOC 的预后不良与大多数女性被诊断出时处于晚期阶段的事实有关。而疾病的早期阶段可能是可以治愈的。在过去的 30 年中，卵巢癌的死亡率仅略有下降。尽管如此，与高级别浆液性癌相比，低级别浆液性癌的惰性和低级别疾病女性的发病年龄较小，使得该疾病总体上更易于治疗，并且可以观察到更长的总生存期；如果在初次手术或二次手术时尽量做到最佳的减瘤术以消除所有残留病灶手术，治疗效果更佳[41, 42]。然而，对于晚期且没有努力做到最佳减瘤术的低级别浆液性癌女性，与高级别病变患者相比，生存率始终较低。

表 39-1　Ⅰ型和Ⅱ型上皮性卵巢癌亚型之间的区别

组织学核异型病例的比例	HGSC	LGSC	CCC	黏液癌	子宫内膜样癌 11%
	70%	3%	2%	3%	
	+++	+			
前驱病变	浆液性输卵管上皮内癌（STIC）	浆液性交界性肿瘤	子宫内膜异位		子宫内膜异位症铁超负荷引起的氧化应激
有丝分裂 /HPF	＞12	≤12	≤12		
分子和蛋白质表达					
雌激素 / 孕酮	−	+	−		+
KRAS	−	+		+	+
BRAF	−	+		+	+
NRAS		+			
Ki–67	+	−		−	−
p16	+				−
p53 突变	+	−	−	−	−
MAP 激酶	−	+		+	+
WT–1			−		−
pI3K 通路	−	+（40%）	+		+
PTEN 突变失活		+（3%～8%）			+
IFG 受体表达（结合蛋白 –1）		+	+	+	
PAX–2 表达		+			
PAX–8					+
Her 2				+	
β–catenin					+
PID3CA					+
ARID1A			+		+
MSI			+		+
髓过氧化物酶				+	
组织纤溶酶原激活剂				+	
金属蛋白酶 –9				+	
髓过氧化物酶				+	
波形蛋白					+

HGSC. 高级别浆液性癌；LGSC. 低级别浆液性癌；CCC. 透明细胞癌；HPF. 高倍镜视野；经 Elsevier 许可转载，引自 Groen，Gershenson，Fader，2015[41]

八、结论

给予这种罕见的 EOC 亚型正确病理学诊断有相当的重要性，且这种患者手术和后期护理的复杂性高，有个体化治疗方法的必要性。因此，治疗 LGSC 妇女应在高容量癌症中心进行，医院应该在妇科病理学、妇科肿瘤学、重症监护和强大的临床试验计划方面具有重要的多学科专业知识。

NCCN 卵巢癌指南着重提到了 LGSC，但没有提供治疗这种罕见但致命的 EOC 亚型的特别建议。病理学标准的改进，以及我们对 LGSC 的分子和遗传特征的理解的进展，证明这种恶性肿瘤是 EOC 的独特亚型，需要单独的临床试验和治疗方法。手术是治疗的支柱，甚至比高级别疾病更为重要，旨在实现最大的减瘤功能，不残留大的病灶。

一些回顾性研究和合作组研究表明，无论是在初治、新辅助和还是复发情况下，LGSC 对传统化学治疗的敏感性低于高级别疾病 [57]。这种化学治疗抗性导致了针对低级别浆液性肿瘤中特定分子途径的疗法的研究。激素和靶向药物，例如芳香化酶和 MEK 抑制药，以及靶向血管生成、AKT 和胰岛素生长因子途径的疗法均是有希望的。

笔者倾向于在可能的情况下采用激进的手术首先治疗 LGSC 女性，并且考虑使用基于铂 / 紫杉醇的化学治疗和芳香化酶抑制药维持，或者在特定情况下，考虑单独使用芳香酶抑制药治疗而不是进行第一疗程的化学治疗。计划的随机对照试验将有助于阐明初治的晚期疾病患者的最佳前期治疗方法。在复发的情况下，除了激素治疗、临床试验和化学治疗之外，应尽可能使用再次减瘤术。应尽可能优先考虑临床试验。

第 40 章 卵巢交界性肿瘤

Borderline Tumors of the Ovary

Erin K. Crane　Premal H. Thaker　著

李志强　译　　张　璐　校

一、概述及历史背景

Pfannenstiel 于 1898 年描述了一种“处于恶性边缘”的乳头状囊腺瘤，随后很快有类似的观察，并有报道称，在病理表现及临床病例中，增殖期乳头状囊腺瘤不完全是恶性的，但也不完全是良性的。1929 年，当 Taylor 在他的经典论文里描述了一系列“恶性”[1] 的浆液性乳头状囊腺瘤，这种交界性肿瘤才被大家接受[2]。然而，直到 1971 年国际妇产科联盟（FIGO）和世界卫生组织（WHO）对常见的上皮性肿瘤采用了分类系统后，卵巢交界性肿瘤才被正式分类[3, 4]。根据 FIGO 系统，这些又被细分为三类：良性囊性瘤、低恶性潜能肿瘤和囊腺癌。

尽管卵巢交界性肿瘤（BOT）被证实为一种独特的病理类型，但这一概念在 20 世纪 90 年代前一直存在争议，并不为临床医师及病理学家所普遍接受。因此，一些交界性肿瘤被分类为 1 级或者分化良好的癌，从而导致对患者实施不必要的化学治疗。专业术语也随着时间而变化，从“非典型增生性肿瘤”或“低恶性潜能癌”到“低恶性潜能肿瘤”和“交界性肿瘤”。WHO 已经采用了被临床医师及病理学家普遍接受的“交界性肿瘤”这一术语。2003 年卵巢交界性肿瘤研讨会达成共识，即这一类肿瘤不会被指定为低恶性潜能癌或其他任何类型的癌症[5]。

二、流行病学和病因学

卵巢交界性肿瘤并不常见，占卵巢肿瘤的 10%～15%。女性诊断为 BOT 的中位年龄为 48—52 岁，大约比卵巢上皮癌早 10 年。由于 1/3 的患者诊断为该病时年龄不足 40 岁，5 年生存率超过 95%，所以在治疗此类患者时，要注重考虑保留生育功能。BOT 每年的发病率为 2/10 000～5/100 000，白种人发病率较其他人种更高。丹麦的一篇报道指出近几年 BOT 发病率增加，并将其归因为“诊断手段的增加及缺乏口服避孕药的保护效应”[6]。

虽然与卵巢恶性肿瘤相反，口服避孕药缺乏保护作用，但 BOT 的危险因素仍与卵巢恶性肿瘤相似[7]。瑞士的一项病例对照研究显示，口服避孕药的应用并无保护性，相反无抵抗的雌激素和肥胖增加了患病风险[8]。在一项小样本对照研究中，Harlow 等指出应用口服避孕药降低了交界性肿瘤 60% 的发生率，但这一结果受样本量的限制[9]。他们还记录了分娩及哺乳降低 BOT 的发病率，这一结论已经为他人所报道过。虽然与不孕症的相关性已被证实，但尚不明确导致交界性肿瘤发病率增加的原因是不孕症本身还是对不孕症的治疗措施[7, 10]。一项针对超过 180 000 名女性的研究表明，促排卵与 BOT 患病风险增加相关[11]，另一项研究未能找到相关性但缺乏统计学方面的说服力[12]。无抵抗雌激素的应用可能与 BOT 发病存在相关性，但缺乏高质量的证据来证明这一结论。尽管 *BRCA* 突变的患者可能具有更高的侵袭性生长率[14]，但一般不认为 *BRCA* 突变会导致 BOT 发病率增加[13]。在一项针对大约 500 例 BOT 或侵袭性卵巢癌女性患者的研究中，交界性肿瘤患者的 *BRCA* 突变率仅为 4.3%，而侵袭性卵巢癌患者则为 24.2%[15]。

三、组织学和分子诊断学

组织学上，BOT 继续细分为各类亚型，其中主要为浆液型（53.3%）和黏液型（42.5%）[16]，另外还有浆黏液型、子宫内膜样型、透明细胞型及 Brenner（移行细胞）型。在显微镜下，BOT 比良性肿瘤具有更高的增殖指数，具有构造异型性，细胞分层（尤其是黏液型）和微观乳头状突起。交界性肿瘤的基本特征是无间质浸润。但有报道称 10%～15% 的浆液型交界性肿瘤（SBOT）可能存在深度为 5mm 或 10mm 的微浸润 [17]。“种植”指的是卵巢外病灶，在 30%～40% 的 SBOT 中已经描述了“种植”，指的是卵巢外疾病。侵入性种植的定义为渗入底层基质，发生在 3%～4% 的病例中，提示预后较差 [18-20]。侵入性种植难以与增生性种植区分，并且在某些情况下可能代表低级别浆液性癌。

（一）浆液型交界性肿瘤

大约 1/3 的 SBOT 是双侧的；一项汇总了 4000 多名患者的回顾性研究显示 39% 的病例为双侧。平均尺寸为 12cm（范围 1～52cm）[21]。SBOT 通常小于其对应的黏液部分。肿瘤通常是单腔或多腔的，部分为实性伴有不同程度的乳头状突起。一些肿瘤可能表现为缺乏乳头状突起，而其他肿瘤则可能表现为外生型生长模式。内表面通常由白色及褐色乳头状突起排列，不伴坏死。

在显微镜下，SBOT 的特征是乳头状突起的分枝叶逐渐形成更小的乳头状突起，最终形成具有结构复杂性和核异型性的上皮簇（图 40–1）。SBOT 进一步细分为经典型和微乳头型。10%～15% 的病例为微乳头型，与侵入性种植相关，这种类型具有更高的转化或复发为低级别浆液性卵巢癌的倾向，预后较差 [22-25]。该术语不应与微乳头状浆液性癌相混淆，后者属于低度恶性浆液性癌并且是一种独立的肿瘤。微乳头型包含大的乳头状结构，其中小而细长的乳突从下面的大乳突突出而没有经典型的分级分支（所谓的“美杜莎外观”）。这些微小的乳头状结构排列在大的乳头状突起上，通常比它们的宽度长 5 倍。由于典型的 SBOT 可能具有较小的微乳头特征区域，因此必须具备存在 5mm 线性范围的纯微乳头 / 筛状生长才能有资格诊断为微乳头型 [26]。

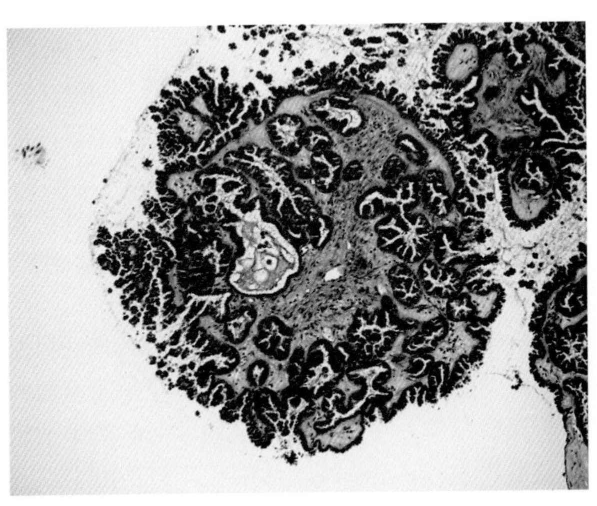

▲ **图 40–1　典型的浆液性交界性肿瘤（HE 染色）**
经 Ian Hagemann 许可转载，引自 Ian Hagemann，MD

如前所述，10%～15% 的 SBOT 中存在微浸润，包含基质内的个体细胞或细胞巢。任何单个焦点的尺寸在最大线性范围内不能测量大于 3～5mm，或在整个区域中测量大小不超过 $10mm^2$。同样的诊断标准已被用来鉴别侵袭性和非侵袭性种植。任何交界性肿瘤，若其浸润程度超过此范围，则属于浸润性癌。在妊娠期间诊断的交界性肿瘤中，微浸润出现的频率更高 [27]。微浸润是复发和预后不良的危险因素仍存在争议；一些研究已经表明了这一点，而另一些研究并没有证实 [22, 28, 29]。相比之下，侵袭性种植的存在能比较明确地提示更差的预后 [19, 30, 31]，临床上侵袭性种植的 SBOT 与低级癌表现相似。非侵袭性种植的特征在于存在无间质浸润的卵巢外乳头状增生。术中非侵袭性种植通常很容易从下面的腹膜上刮下来。侵袭性种植与非侵袭性增生性种植的鉴别非常重要；通常存在明显的基质反应，这可能使解释具有挑战性。非侵入性种植不会使预后更差。总生存率超过 95%，而据报道侵袭性种植的生存率为 67%[21, 32]。淋巴结受累已在 SBOT 中广泛研究，并且存在于 20%～30% 的病例中，但不影响预后 [33]。同样，在 SBOT 的淋巴结和腹膜中经常观察到内膜剥离，但对预后没有影响。

人们普遍认为，SBOT 是低级别浆液性卵巢癌的分子前体。虽然尚未完全了解转化的完整机制，但假说提出 SBOT 进展过程是通过典型的浆液性组织发展为微乳头状结构，侵入性种植，至低级别浆液性卵巢癌。SBOT 和低级别浆液性卵巢癌在分子上和临床上都是独立于高级别浆液性卵巢癌的一种存在形式。虽然 *TP53* 突变在高级别浆液性卵巢癌中几乎无处不在，但它们在临界肿瘤和低级别浆液性卵巢癌中很少见，它们更可能存在 *BRAF* 和 *KRAS* 突变 [34-36]。目前尚不清楚为什么有些交界性肿瘤会发展为低级别浆液性癌，而另一些则没有。Wong 等已经证实，在 SBOT 中 *KRAS* 的存在和 *BRAF* 突变的缺失预示着恶变为低级别浆液性卵巢癌的可能性更高，这表明 *BRAF* 可能在衰老中发挥作用 [36, 37]。在 SBOT 向低级别浆液性癌的进展中也存在着 *AGR3* 的丧失，*AGR3* 是纤毛细胞的标志物 [38]。虽然高级别浆液性卵巢癌起源于输卵管，但是认为 SBOT 起源于卵巢内的上皮包涵囊肿和异位的子宫内膜。最近，Vang 等已经提出这些相同的前体可能来自输卵管上皮 [39]，尽管这种观点仍然存在争议。

（二）黏液型交界性肿瘤

在北美，中东及欧洲大多数地区，SBOT 更常见，但在东亚及欧洲部分地区，黏液型交界性肿瘤（MBOT）是最主要的类型 [40]。MBOT 有两种类型：胃肠型和子宫颈样（Müllerian 或 seromucinous）型。胃肠型肿瘤倾向于是具有光滑囊的巨大多囊肿瘤，并且通常是单侧发病（超过 95%），中位大小值为 20～22cm[41, 42]。可能会出现囊破裂。在切除肿瘤时，切面呈多囊性，内壁光滑，充满黏液状物质，但有时它们具有实性区域和乳头状突起。在组织学上，这些肿瘤由拥挤的腺体和囊肿组成，这些腺体由具有杯状细胞的胃肠型分层黏液上皮排列（图 40–2）。可能存在帕内特细胞（Paneth cell）。没有破坏性的基质侵袭。黏液性囊腺瘤可能很明显；然而，如果肿瘤 10% 的部分含有上皮增生，那么它就可以被称为交界性肿瘤。当细胞核在没有侵袭的情况下显示出明显的核异型性时，则诊断为上皮内癌。可能存在微浸润，但通常看不到种植，如果存在种植，则提示可能存在错误分类的黏液性肿瘤，其次要涉及卵巢。壁结节能够被识别出来，它在交界性肿瘤和更多细胞区域之间具有清晰的界限。这些壁结节可以是反应性的，但许多是恶性并且包含未分化癌 [43]。

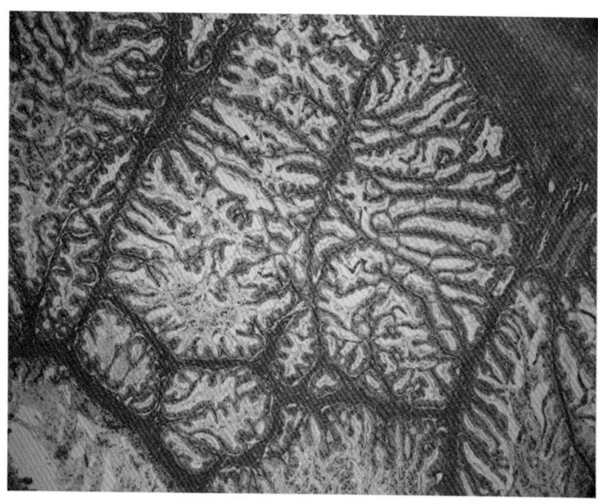

▲ 图 40–2　胃肠道黏液性交界性肿瘤（HE 染色）
来自 Ian Hagemann，MD. 经 Ian Hagemann 许可转载

宫颈内膜型 MBOT 不太常见，较小，双侧发病更常见（13%～40%）[44–47]，并且在结构上与 SBOT 类似。超过 1/3 的病例与子宫内膜异位症有关。外表面可以是光滑的，含有外生肿瘤或表现出囊破裂。切面可以是单囊或多囊，并且囊内有乳头状突起排列。在显微镜下，存在黏液柱状上皮，无杯状细胞和浆液性上皮细胞，具有子宫内膜样、鳞状细胞和未分化细胞类型的少量成分。基质表现为炎症状态。可能存在微浸润和卵巢外种植。

（三）子宫内膜样、透明细胞和 Brenner（移行细胞）交界性肿瘤

这些组织学实体是罕见的并且包含少于 5% 的交界性肿瘤。它们通常是单侧的，没有种植，存活率接近 100%。子宫内膜样和移行细胞类型可能显示乳头状结构。背景肿瘤可包含腺纤维瘤（或代表移行细胞类型的良性 Brenner 肿瘤）或子宫内膜异位症（对于子宫内膜样或透明细胞类型）。可见上皮内癌或微浸润。

四、临床表现

交界性肿瘤在表现上与其他附件肿物类似。多达 30% 的患者无症状，直到肿块增大到一定尺寸或疾病晚期阶段 [48, 49]。尽管如此，超过 2/3 的 SBOT 在确诊时仅局限于卵巢（第一阶段）[50]。MBOT 患者中这一比例接近 100%[51]。大多数患者表现为腹围增加，腹部不适，盆腔疼痛和（或）性交困难，或肠道 / 膀胱习惯改变 [16, 48, 49]。同样存在一些不常见的症状，例如月经周期不规律，排尿习惯改变，恶心和体重减轻 [16, 48, 49, 52]。

BOT 通常在术中或术后诊断。虽然诊断会根据患者的年龄和超声做出推测，但 BOT 缺乏可靠的术前诊断标准，并且在 1～2/3 的术前病例中被错误分类 [53, 54]。鉴于总体外观和组织学亚型的变化，BOT 在超声图像上可能彼此差别很大。在 166 例病例的一项研究中，超声专家对 44% 的交界性肿

瘤进行了正确分类，并且更容易将其误分类为良性而非恶性[55]。在另一项对 113 例交界性肿瘤的回顾性研究中，浆液性和宫颈内黏液性交界性肿瘤的超声表现相似，直径较小，通常为单侧且含较少的囊腔，以及比胃肠道黏液性 BOT 更高的多普勒色彩评分[56]。BOT（48%）中乳突突出到囊腔中的频率明显高于良性（4%）和侵袭性肿瘤（4%）[57]。然而，在良性肿瘤中也可以看到乳突，并导致交界性肿瘤的假阳性诊断。相反，除非腹水存在，否则没有超声表现可将 BOT 与侵袭性癌区分开来[53]。黏液性胃肠型肿瘤通常非常大并且在超声下具有光滑表面。可以存在"蜂窝状结节"，其表现为在囊内出现的多腔突起[58]。三维超声检查不能提高 BOT 诊断的准确性[59]。

虽然计算机断层扫描（CT）、正电子发射体层扫描（PET）或磁共振成像（MRI）可以提供更高分辨率的图像，但是在区分交界性肿瘤和侵袭性癌症方面没有一个是准确的。两种实体瘤具有共有的特征，包括壁增厚和隔膜的存在，导致鉴别过程具有挑战性。DeSouza 等人使用 CT 和 MRI 比较交界肿瘤和Ⅰ期侵袭性卵巢癌，并发现侵袭性癌具有较厚的分隔和较大的实性成分，但两者在鉴别侵袭性癌和 BOT 之间都没有把握[60]。另一组对交界性肿瘤的 PET 和 MRI 特征进行了回顾性分析[61]。虽然所有患者均通过 MRI 被诊断为癌症，但他们在 PET/CT 中的摄取较低，并且比侵袭性癌症具有更少的氟脱氧葡萄糖。然而，这些关于 PET/CT 的发现可能导致假阴性的增加[62]。因此，超声仍然是诊断异常附件包块的主要手段。

CA-125 是目前可用于监测上皮性卵巢癌患者对治疗反应的最有用的肿瘤标志物；然而，由于其低特异性，它尚未被证明是可靠的筛查指标。对于诊断交界性肿瘤也是如此。在对 1937 名交界性肿瘤患者的回顾分析中，53.8% 的患者 CA-125 水平正常（≤ 35U/ml）[16]。但 CA-125 水平可能在晚期疾病中升高。Rice 等研究发现，92% 的晚期 BOT 女性患者 CA-125 水平升高，但在Ⅰ期疾病中只占 40%[63]。与胃肠型 MBOT 相比，宫颈内膜样 MBOT 具有更高的 CA-125 和 CA-19-9 水平[64]。血清癌胚抗原水平不能帮助检测 MBOT[65]。其他筛查方法，包括恶性风险指数，未被证明在鉴别 BOT 方面更有用[66]。

五、分期

卵巢交界性肿瘤手术分期依据的是和卵巢癌相同的 FIGO 分期标准（表 40-1）。完整的分期手术对于准确的诊断至关重要，因为它可以影响预后、复发和存活，以及术后治疗潜在的必要性。

六、治疗

（一）早期疾病

手术是 BOT 患者的主要治疗方法（图 40-3）。如果卵巢出现可疑病灶，应收集盆腔冲洗液并进行术中冰冻切片。在术中明确为交界性肿瘤后，已完成生育的Ⅰ期患者应进行双侧输卵管卵巢切除术，子宫切除术并进行分期。当需要保留生育功能并且没有足够证据证明卵巢外扩散时，可以进行单侧输卵管卵巢切除术并分期，保留对侧卵巢和子宫。

尽管 SBOT 中淋巴结转移的风险较低（20%～30%）并且对预后没有不利影响[33]，但我们常规进行淋巴结切除术，以防最终病理诊断为浸润性癌。在回顾性研究中，10%～30% 存在浸润癌的病例在冷冻切片上未被诊断出[67-69]，同时指出完整的分期术包括卵巢切除和腹膜活检，因为多达一半的患者可能会提高分期[69]。一项大宗数据研究中，重新审查了 196 名 BOT 患者的病理，只有 66% 的患者至少进行了一次分期活检，12% 的患者进行了完整的分期[69]。大约 47% 的接受活检的患者因活检阳性而被提高分期，41% 的患者有腹膜外扩散。笔者不常规对黏液型交界性肿瘤进行淋巴结切除术，因为卵巢黏液性癌中淋巴结转移的风险接近 0%[70]。但是，这些患者应同时进行阑尾切除术和彻底的腹部探查，以排除来自原发性胃肠道肿瘤的低级别阑尾黏液性肿瘤或转移。

对于在初次手术时未完全分期的患者，常见的一个难题是是否应该返回手术室进行完全分期。对于明显早期的 BOT 患者，如果患者之前接受过不包括分期术的外科手术，笔者建议进行 CT 扫描。如果 CT 显示有残余病灶，或组织学上有微乳头结构，笔者建议通过开腹或腹腔镜手术进行分期。病灶为单侧时，卵巢外扩散的风险很低（15%）。此外，即使在分期提高的情况下，除非存在侵入性种植或微乳头结构，否则尚未发现再分期影响复发风

表 40-1　卵巢癌的 TNM 和 FIGO 分期

原发肿瘤（T）

TNM	FIGO	
T_X		原发肿瘤无法评估
T_0		没有证据显示原发肿瘤
T_1	Ⅰ	肿瘤局限于卵巢（一侧或两侧）
T_{1a}	ⅠA	肿瘤局限于一侧卵巢；包膜完整，卵巢表面没有肿瘤；腹水或腹腔冲洗液中没有恶性细胞
T_{1b}	ⅠB	肿瘤局限于双侧卵巢；包膜完整，卵巢表面没有肿瘤；腹水或腹腔冲洗液中没有恶性细胞
T_{1c}	ⅠC*	肿瘤局限于一侧或双侧卵巢，有如下情况之一：包膜破裂，卵巢表面出现肿瘤，腹水或腹腔冲洗液中出现恶性细胞
	ⅠC_1	术中导致肿瘤破裂
	ⅠC_2	术前肿瘤包膜破裂，或者卵巢表面出现肿瘤
	ⅠC_3	腹水或腹腔冲洗液中出现恶性细胞
T_2	Ⅱ	肿瘤累及一侧或双侧卵巢，伴有盆腔蔓延
T_{2a}	ⅡA	肿瘤蔓延至和（或）种植于子宫和（或）；腹水或腹腔冲洗液中没有恶性细胞
T_{2b}	ⅡB	肿瘤蔓延至和（或）种植于盆腔的其他组织；腹水或腹腔冲洗液中没有恶性细胞
T_{2c}	ⅡC*	盆腔内蔓延和（或）种植（T_{2a} 或 T_{2b}）同时伴腹水或腹腔冲洗液中出现恶性细胞
T_3	Ⅲ*	肿瘤累及一侧或双侧卵巢伴有显微镜下确认的盆腔外腹膜转移
T_{3a}	ⅢA*	超出盆腔的腹膜微转移（无肉眼可见病灶）
	ⅢA_1	仅有腹膜后淋巴结阳性（细胞学或组织学确认）
	ⅢA_{1i}	转移灶最大直径≤ 10mm
	ⅢA_{1ii}	转移灶最大直径＞ 10mm
	ⅢA_2	盆腔外（骨盆缘之上）累及腹膜的微小转移，伴有或不伴有腹膜后淋巴结阳性
T_{3b}	ⅢB*	盆腔外累及腹膜的肉眼可见转移，最大直径≤ 2cm
T_{3c}	ⅢC*	盆腔外累及腹膜的肉眼可见转移，最大直径＞ 2cm，伴有或不伴有区域淋巴结转移

区域淋巴结（N）

TNM	FIGO	
N_X		区域淋巴结无法评估
N_0		没有区域淋巴结转移
N_1	ⅢC	区域淋巴结转移

远处转移

TNM	FIGO	
M_0		无远处转移
M_1	Ⅳ*	远处转移（包括腹膜转移）
	ⅣA	胸水细胞学阳性
	ⅣB	实质转移和转移至腹腔外器官（包括腹股沟淋巴结和腹腔外淋巴结）

*. FIGO 分期标准已经进行了更改，TNM 系统尚未发生改变；TNM. 原发肿瘤，区域淋巴结，远处转移；引自 Prat 2014[3]；Serovet 等 1973[4]

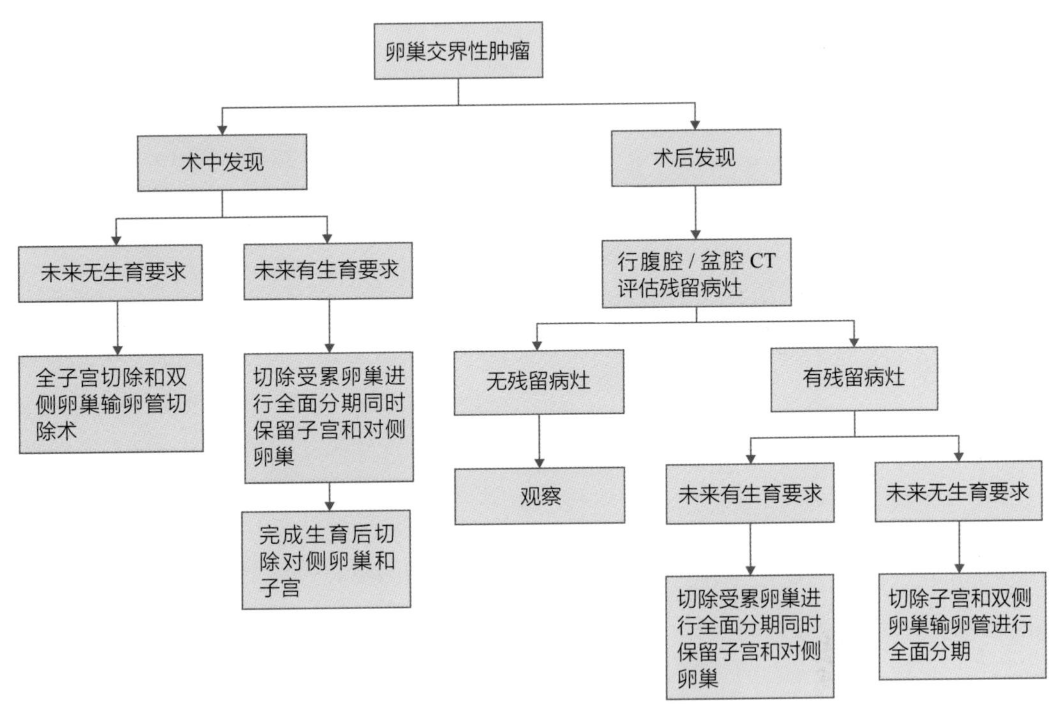

▲ 图 40-3 交界性卵巢肿瘤的治疗流程

险[71]。因此，在没有高风险组织学或异常 CT 表现的情况下，临床监测就足够了，没有必要重新审查进行分期。

有数据支持对有生育需求的患者可行保留生育手术。然而，仅有一个卵巢或双侧卵巢病灶的患者膀胱切除术应持保守态度，因为膀胱切除术会增加患者复发的风险，在回顾性研究中为增加 30%～60%[16, 72, 73]。由于很大比例的 BOT 是双侧的（40%），因此如果对侧卵巢出现异常，应仔细检查并进行活检。不推荐对外观正常的卵巢进行常规楔形活检。行膀胱切除术的患者需要接受常规盆腔超声检查并进行密切随访。

一些作者已经证实了保留生育手术对于期望未来能够生育的早期 BOT 患者具有安全性。尽管行保留生育功能手术的女性患者具有较高的复发率，但复发灶通常是交界性肿瘤，并且总生存率不受影响[29]。在 ROBOT 研究中[16]，166 例接受保留生育功能手术的交界性肿瘤患者中：Ⅰ期患者 37 例，Ⅱ/Ⅲ期患者 128 例。接受保留生育手术的患者复发风险增加，Ⅰ期风险比为 3.81（$P < 0.0001$），Ⅱ/Ⅲ期风险比为 3.96（$P < 0.000\,4$）。虽然作者指出保留生育手术后无进展生存期降低，但未记录总生存期（OS）的数据。Zanetta 等检查了 150 名接受根治性手术和 189 名接受保留生育手术的女性交界性肿瘤患者[74]，保留生育手术（189 例中的 35 例）比根治性手术（150 例中的 7 例）复发率要高，尽管在保留生育组中，除了一名以外所有复发的患者均被挽救。一般而言，接受保留生育手术的患者生育结局是乐观的，自然妊娠率很高[29, 75-77]。虽然保留生育手术似乎是安全的，但应在术前告知患者复发风险的增加，以及存在最终病理组织学重新分类为浸润癌的可能性。在完成生育后应进一步考虑切除剩余的卵巢和子宫。

虽然开腹手术是卵巢肿瘤的常用分期方法，但微创途径是安全可行的，特别是在早期疾病的情况下。在对 107 例Ⅰ期交界性肿瘤患者的回顾分析中，38 例接受了腹腔镜分期手术，69 例接受了开腹手术，尽管腹腔镜组术中破裂的风险较高，但两组患者在 14～78 个月内都没有复发[78]。有学者报道在微创手术中不完全分期的发生率较高，但各组之间的长期结果相似[79]。除去其安全性，外科医师可能对腹腔镜手术有合理的担忧，包括无法触诊腹膜表面的残留病灶，难以达到完全可视化及肿瘤破裂的发生。由于这些原因，剖腹术一直被广泛接受，并且被推荐用于治疗晚期疾病。

（二）晚期和复发疾病

接近20%的BOT患者在诊断时已属晚期。针对晚期疾病所推荐的初始治疗与卵巢癌相同，即最大限度的减瘤术。Ⅱ期和Ⅲ期患者的复发率为11%～56%[20, 21, 74, 75]。然而，即使是晚期BOT，长期生存率仍接近90%[51, 75, 80]。与卵巢癌一样，最大限度地减瘤至无残留提示更好的预后[16, 31, 72, 81]。进行保留生育功能的手术必须非常谨慎，不作为晚期或侵入性种植患者的常规治疗。晚期疾病的保留生育手术复发率更高，虽然总体生存率仍然很高，但致死复发的风险增加[76]。Uzan等报道了41例接受保留生育手术的Ⅱ期或Ⅲ期SBOT患者[75]，复发率为56%，5年和10年生存率分别为100%和92%。

鉴于其惰性生长，BOT往往比其对应的浸润性疾病复发出现的更晚，中位复发时间为5～7年。据报道，初始治疗后至疾病复发的时间长达39年[20]。虽然大多数复发组织学是交界性的，但交界性肿瘤可能复发为浸润癌，特别是低级别浆液性癌[74]。一项纳入950例患者的报告指出复发率为7.8%，恶变率为30%[16]。其他研究报告的复发率较高（30%～40%），转化为低级别浆液性癌的发生率较高（高达70%），但这些研究是在初诊时即为晚期的患者中进行的[20, 35]。对于发生复发性交界性肿瘤的患者，进行二次减瘤术是首选治疗方法。与初次手术一样，最大限度的减瘤作用至关重要，因为残留的病灶会影响患者的预后[52, 82]。其他研究讨论了对复发性浸润癌的治疗，但通常包括手术和化学治疗相结合。

（三）辅助治疗

辅助化学治疗在交界性肿瘤治疗中的作用是有限的，并且放射治疗也几乎没有作用。BOT的惰性生长通常使它们对化学治疗具有抵抗性。在大多数情况下，手术后随访就足够了。在妇科肿瘤组（GOG）研究中，观察到146例Ⅰ期SBOT的患者在42个月内未接受额外治疗，并且没有复发[83]。在一项涉及253例Ⅰ～Ⅱ期BOT患者的四项试验的回顾分析中，患者接受了放射治疗、化学治疗或两者的组合，总生存率为94%，通过辅助治疗未能得到改善[84]。然而，接受辅助治疗的患者确实经受了更多的毒性作用。

对交界性肿瘤是否进行化学治疗仍存在争议，必须在毒性和临床判断之间取得平衡，同时考虑复发的可能性和预期获益。一些报告记录了铂类药物治疗的益处，但这些通常是在二次手术的前提下，总生存期没有明显获益。此外，没有将患者随机分配到化学治疗组与观察组的前瞻性试验来指导治疗。在对48例Ⅰ～Ⅳ期BOT患者的一项研究中，19例患者在手术后有残留病灶，所有患者均接受化学治疗、放射治疗或两者结合。在接受辅助治疗后，12例患者在二次探查术中未发现病灶[85]。另一组报道了21例Ⅲ～Ⅳ期BOT患者的经验，所有患者均接受铂类化学治疗[86]。在二次剖腹探查中，7例存在肉眼可见病灶的患者中有2例，8例存在微观残留病灶的患者中有7例获得了完全的病理缓解；在平均随访时间的64个月期间，只有1例患者死于疾病。其他人在给予基于铂的化学疗法后的二次剖腹探查时也有类似的反应，但值得注意的是，没有明显的生存获益[31, 87, 88]。在GOG研究中，32例浸润癌病例被错误分类为BOT，Sutton等回顾性分析了20例接受顺铂加环磷酰胺治疗的Ⅲ期患者，以及12例接受顺铂、环磷酰胺和多柔比星治疗的患者。15例患者接受了二次探查术，其中6例患者没有残留病灶[52]。只有1例患者在随访至31.7个月时死亡，且死亡与癌症无关。由于没有对照组仅有观察组，该组化疗获益仍然只是假设。

大多数SBOT（超过90%）是雌激素受体阳性，这引起了对复发或晚期疾病进行激素治疗的考虑[66, 89]。相应地，激素疗法是治疗低级别浆液性卵巢癌的一个好方法[90]。但是，使用这种方法治疗SBOT的数据仅限于病例报告[91]。鉴于化学治疗的毒性和复发/晚期BOT缺乏总生存获益，因此有必要对该主题进行进一步研究。

在笔者的实践中，患有晚期或复发性疾病的患者常进行最大限度的二次肿瘤细胞减灭术。笔者不进行第二次剖腹术或腹腔镜检查。笔者给侵入性种植患者行化学治疗，因侵入性种植使患者复发和恶变的风险增高，临床表现与浸润癌相似。

七、分期分布和预后

如上所述，卵巢交界性肿瘤通过外科手术来进行分期，并且与FIGO卵巢癌分期一致。大多数患者（超过70%）诊断为Ⅰ期[50]。Zanetta等报道了339例BOT病例，各分期分布如下：Ⅰ期83.4%，Ⅱ期

7.9%，Ⅲ期 8.5%[74]。Du Bois 等在一项更大的纳入 950 例患者的队列研究中指出：Ⅰ期所占比例最大（82.3%）；Ⅱ期和Ⅲ期分别占 7.6% 和 10.1%[16]。

一般来说，BOT 患者预后良好，预后主要与分期相关。瑞士的一项纳入 6252 例 BOT 女性患者的研究引用的 5 年生存率为 97%，尽管并未根据分期来分层[92]。另一项对 2818 例 BOT 女性进行的监测，流行病学监测和最终结果数据库报道了 10 年生存趋势：Ⅰ期，99%；Ⅱ期，98%；Ⅲ期，96%；Ⅳ期，77%[80]。即使在晚期或复发的情况下，患者也有良好的预后。在 49 例进展或复发的 BOT 患者中，没有一例复发组织学为交界性的患者死亡，中位生存期为 21 年[82]。在拥有 BOT 的 950 例患者的 du Bois 组中，7.8% 的患者复发，4.5% 的患者死亡[16]。高分期，肿瘤残余和保留生育手术的复发可能性更高。一些人研究了复发和生存的预测因素。在对 73 例手术时无侵袭性种植的患者进行的回顾性研究中，30% 的患者出现复发或病情进展[20]。年龄和残留病灶是复发 / 进展的独立危险因素。在对 39 例侵入性种植患者的相似研究中，31% 的进展期患者出现复发。肉眼可见病灶或明显的侵入性种植是无进展生存的预测因子[31]。类似的，Morice 等也证实了肉眼可见病灶或明显的侵入性种植作为不良预测因子的存在[72]。微乳头结构也与较高的复发风险相关[21]。对 4129 例 BOT 患者进行的 97 项研究的另一项综述研究了复发病灶的复发、存活和危险因素。对于Ⅰ期患者，复发率为 0.27%，无病生存率为 98.2%，OS 为 99.5%[32]。对于晚期患者，复发率为 2.4%/ 年。OS 超过 7.4 年的非侵入性种植与侵入性种植患者的比率分别为 95.3% 和 66%。微侵袭和淋巴结受累不影响 OS。当在六项随机试验中患者缩减至 373 例时，OS 为 6.7 年的比率是 100%[32]。在大多数研究中，最致命的是转变为低级浆液性癌的复发而非组织学为交界性肿瘤的复发。

由于具有晚期复发的倾向，BOT 患者需要进行长时间观察。ROBOT 研究报道，10.4% 的复发发生在 10 年后[16]。接受保留生育手术的患者复发的风险很高，需要进行更严密观察。国际妇科肿瘤协作组（GCIG）达成共识：建议常规定期行阴道超声检查，在完成生育后考虑切除子宫切除及残留的卵巢组织[93]。虽然没有公布 BOT 监测指南，但对于进行了保留生育手术的女性，笔者提供每 3 个月 1 次的盆腔超声检查，并检测血清 CA-125。如果其他肿瘤标志物如 CA-19-9 或癌胚抗原水平在诊断之前就已升高，那么应复查这些肿瘤标志物，尤其是对 MBOT 的患者。对于完整切除了子宫和双侧输卵管卵巢的患者，笔者推荐参考已发布的卵巢癌指南。这些包括常规行血清 CA-125 水平的检测。

八、结论

总之，卵巢的交界性肿瘤的发病年龄比卵巢癌更年轻，影响育龄期人群。治疗措施应包括手术切除和全面分期并术中病理评估。保留生育手术对于早期患者是安全的，但应该告知患者保留的卵巢复发风险增加。大多数病例是在早期发现的，仅通过手术即可治愈。在晚期或复发的情况下，手术仍然是治疗的主要手段。化学治疗的作用有限，对于侵入性种植患者应考虑应用含铂类药的化学治疗方案。

第 41 章 输卵管癌与腹膜癌

Fallopian Tube and Peritoneal Cancers

Destin Black Kara Long Roche Ginger J. Gardner 著
崔春辉 译 陈 亮 李大鹏 校

一、概述

高级别浆液性癌（high-grade serous carcinoma，HGSC）占所有“卵巢”恶性肿瘤的 70%，是最致命的妇科恶性肿瘤之一[1]。传统上认为 HGSC 起源于卵巢、输卵管或腹膜，其中输卵管癌和原发性腹膜癌占少数。这些诊断在文献中很少出现，部分原因可能是由于医生习惯将涉及卵巢或子宫内膜的输卵管癌归为原发的卵巢癌或子宫内膜癌。原发性腹膜癌（primary peritoneal carcinoma，PPC）被定义为腹膜癌，很少或无附件累及，且无明显的原发部位，这已在 18%～28% 的疑似上皮性卵巢癌患者中报道[2-4]。虽然历史上卵巢癌、输卵管癌和原发性腹膜癌被认为是不同的实体，但最近的科学证据表明，所有盆腔 HGSC 都有一个共同的起源[5, 6]。由于这三个临床实体被强烈怀疑代表相同的疾病过程，在本章的许多地方，它们将一起使用术语盆腔 HGSC。盆腔 HGSC 的高死亡率主要是由于大多数患者处于晚期阶段；这种现象可能与早期腹膜传播，缺乏可靠的筛查试验，以及没有与早期疾病相关的症状有关。

二、流行病学

盆腔 HGSC 最常见于 57—67 岁的绝经后妇女[7]。风险因素包括年龄、月经初潮早、绝经晚，未产妇和家族史[8]。在被诊断为输卵管癌的患者中，不孕病史很常见，一项研究报告称，在 47 名患者中，40% 的患者出现了不孕症[9]。

家族史仍是盆腔 HGSC 发生的最重要危险因素。遗传性乳腺癌和卵巢癌综合征是一种遗传性疾病，其特征是终生患乳腺癌和卵巢癌的风险增加。大多数遗传性乳腺癌和卵巢癌患者的 *BRCA1* 或 *BRCA2* 基因都发生了突变，这两种基因分别具有 36%～63% 和 10%～27% 的罹患卵巢癌的终生风险[10, 11]。与 *BRCA2* 突变携带者相比，*BRCA1* 诊断卵巢癌的平均年龄要小得多（54 岁 vs 62 岁）[12]。其他 12 种突变，如与 Lynch 综合征相关的 *MLH1*、*MSH2*、*MSH6* 和 *PMS2*，以及 *BRIP1*、*PALB2*、*RAD51C*、*RAD51D* 和 *BARD1*，也与卵巢癌风险增加有关[13]。

在 *BRCA1* 和 *BRCA2* 突变的女性中，降低风险的输卵管卵巢切除术（risk-reducing salpingo-oophorectomy，RRSO）已被证明可以将终生卵巢癌风险降低 80%，乳腺癌风险降低 50%[14, 15]。此外，一项年龄匹配病例对照研究表明，RRSO 可使乳腺癌特异性死亡率降低 90%，卵巢癌特异性死亡率降低 95%，总死亡率降低 76%[16-18]。RRSO 标本中 16～18 例临床隐匿性癌的发生率为 2%～17%[19]。输卵管远端微侵袭性癌的定位与其他研究数据一致，这些研究表明临床隐匿性癌主要发生在输卵管而不是卵巢[20, 21]。双侧输卵管卵巢切除术后发生 PPC 的风险为 3%～5%[16, 22]。

三、病理学

随着形态学、免疫组织化学和分子研究数据的积累，越来越明显的是，大多数盆腔 HGSC 具有共同起源，即输卵管伞[5, 23, 24]。这一事实解释了仅仅根据病理标准就很难鉴别浆液癌的解剖起源。

支持“输卵管假说”的最有说服力的证据是鉴定 HGSC 的癌前病变。浆液性输卵管上皮内癌（serous tubal intraepithelial carcinoma，STIC）以非侵袭性细胞恶性输卵管上皮为特征[5, 25]。STIC 首先在 BRCA 突变患者的输卵管中被识别出 RRSO；在这些病例中，在 5%～15% 的病例中发现了 STIC 病变。此外，在患有 BRCA 突变和播散性 HGSC 的女性中，高达 80% 的病例在输卵管中发现 STIC 病变。虽然人们对 BRCA 阳性与 STIC 病变风险之间的关联了解得越来越多，但值得注意的是，在散发性 HGSC 病例中也有 60%～75% 的 STIC 病变已被发现 [19, 20, 26–32]。对于那些被归类为 PPC 的病例，在高达 40% 的病例中已经确定发生了 STIC 病变 [33]。

更多的证据来自输卵管上皮和播散性 HGSC 之间的组织学和分子相似性 [5, 6, 23, 34, 35]。几乎所有的高级别浆液性卵巢癌都与 *TP53* 突变相关，*TP53* 突变导致 DNA 损伤和染色体不稳定性的累积 [36]。*TP53* 突变在 HGSC 及伴随的 STIC 的谱系连续性已经被证实。*TP53* 突变导致过多的非功能性 p53，当在输卵管上皮中发现时被称为“p53 信号” [32, 37]。“p53 信号”，可能是 STIC 的早期前体，通常发生于管腔（输卵管伞）的同一区域与浆液性癌相同，并且被发现常常与 STIC 细胞相连。这些小的线性 p53 病灶（图 41–1）具有 DNA 损伤的证据，涉及输卵管分泌细胞，并且在诊断为 HGSC 的女性中更常见 [34–38]。最近的一项研究表明，这些突变不仅限于家族性卵巢癌妇女 [35, 39]。

四、解剖学

输卵管从子宫底的后上侧面延伸到卵巢。在卵巢部位，输卵管是由大约 25 个不规则的称为输卵管伞的手指状结构延伸组成。输卵管伞与漏斗部相连，漏斗部长约 1cm，直径约 1cm。漏斗部逐渐变窄，直径约 4mm，与输卵管的壶腹部中部汇合，壶

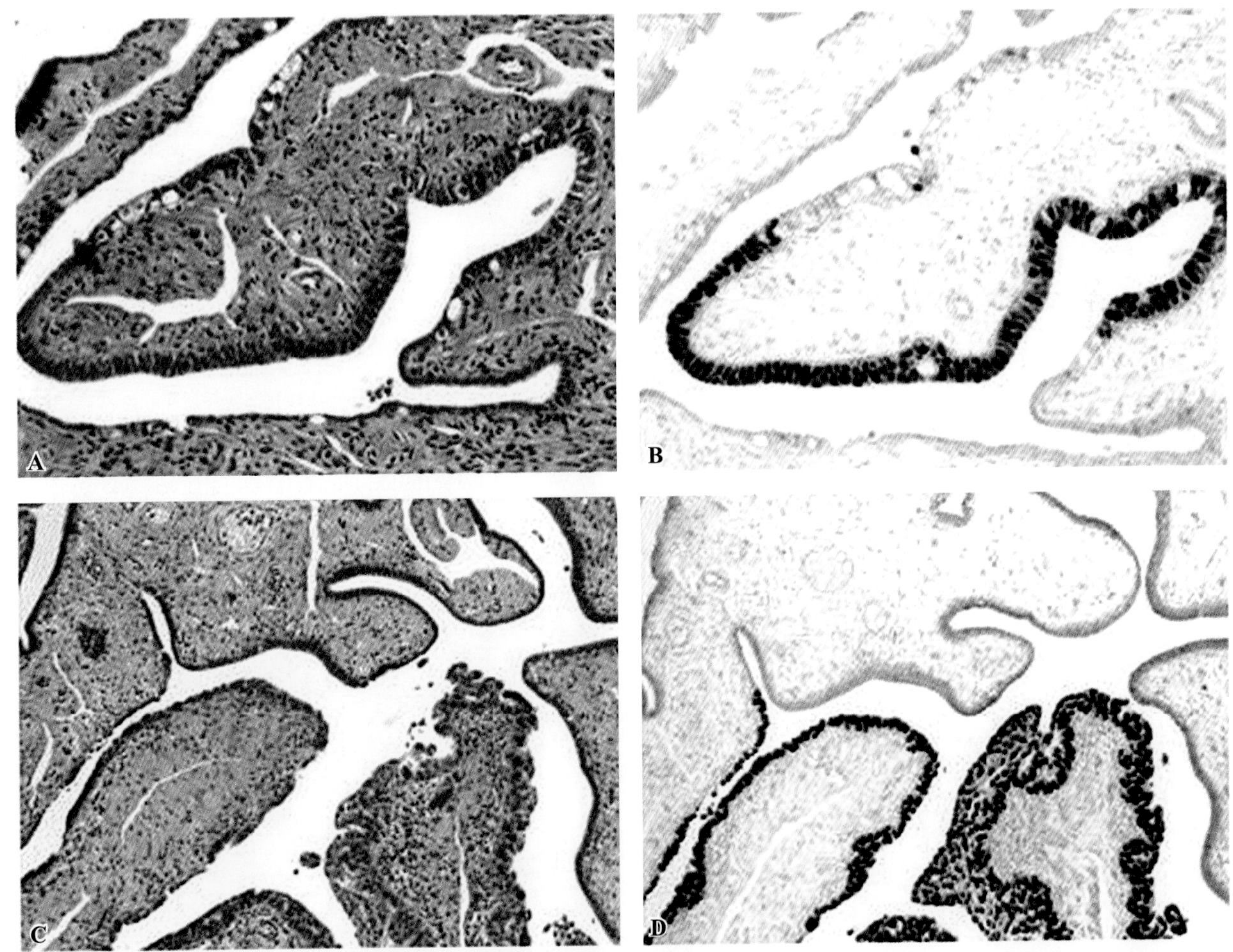

▲ **图 41–1 “p53 信号”是一种非肿瘤性异常，通常发生在输卵管黏膜（A），对 p53 呈强阳性（B）；p53 信号与输卵管上皮内癌（C）有几个共同特征，包括 p53 染色（D）和 p53 突变**

经 Lippincott Williams & Williams Inc. 许可，引自 Crum et al. 2007[5]

腹部是最宽、最长的部分。以肌肉壁增厚为特征的点，峡部开始并向子宫延伸 2cm。输卵管在子宫输卵管交界处与子宫内膜腔相通 [40]。

输卵管有内部黏膜层、中间肌层和外部浆膜层。浆膜由间皮细胞排列而成，这些细胞与覆盖子宫的浆膜相连。黏膜上皮层由三种细胞类型组成：纤毛细胞、分泌细胞和间质细胞 [41]。

动脉血供来源于子宫动脉输卵管支和卵巢动脉输卵管支，两者在输卵管系膜内吻合。静脉引流包括卵巢和子宫静脉的输卵管分支的吻合。淋巴管与输卵管一起流入主动脉旁淋巴结和肾盂旁淋巴结。

五、分期

2014 年，国际妇产科联合会（FIGO）修订了其分期系统，将卵巢癌、输卵管癌和原发性腹膜癌纳入单一系统（表 41-1）。他们建议，如果已知，应指定原发部位，如果未知，则应列为未指定原发部位。还应指定组织学 [1]。

六、病理

（一）输卵管癌

在最近组织学处理的发展和 STIC 及早期隐匿性输卵管癌的鉴定完善之前，输卵管癌的传统特征是继发于腔内肿瘤生长的扩大的梭形管状结构（图 41-2）。在大约 50% 的病例中，输卵管的末端随着输卵管积脓或输卵管积血的发展而闭塞。在打开输卵管时，管腔被固体物质占据，通常伴有出血和坏死区域。输卵管癌影响左右输卵管的频率相似，10%～26% 的病例是双侧的 [42-46]。在早期病例中，如果中间的子宫内膜没有癌症，这种双侧输卵管癌可能代表两侧输卵管均独立发生。晚期肿瘤患者，肿瘤穿透输卵管浆膜，可能侵及卵巢，子宫或其他器官或腹部器官。

（二）转移方式

该病通过输卵管伞或侵透输卵管外膜到达腹腔及其脏器。大多数临床研究发现：其转移方式为经输卵管口腹腔转移。Sedlis 发现腹膜是最常见的转移部位，其次是卵巢和子宫。

虽然目前的分期系统 [1]（表 41-1）遵循从卵巢局限性疾病到盆腔局限性疾病，再到腹腔局限性疾病，再到远处转移的逻辑发展顺序，但该病的病程

表 41-1　卵巢癌、输卵管癌和原发性腹膜癌的 FIGO 分期

分期	描述
Ⅰ A	肿瘤局限于一个卵巢，包膜完整，表面无肿瘤，腹腔冲洗液阴性
Ⅰ B	肿瘤涉及两个卵巢，其他的参考Ⅰ A
Ⅰ C	肿瘤限于 1 个或 2 个卵巢
Ⅰ C_1	术中破裂
Ⅰ C_2	手术前囊破裂或卵巢表面肿瘤
Ⅰ C_3	腹水或腹膜冲洗液中查见癌细胞
Ⅱ A	子宫和（或）输卵管上的累及和（或）种植转移
Ⅱ B	累及至其他盆腔腹腔组织
Ⅲ A	腹膜后淋巴结阳性和（或）盆腔外的显微镜病变
Ⅲ A_1	仅腹膜后淋巴结阳性
Ⅲ A_{1i}	转移≤ 10mm
Ⅲ A_{1ii}	转移＞ 10mm
Ⅲ A_2	显微镜下，盆腔外（盆腔边缘以上），腹膜受累 ± 腹膜后淋巴结阳性
Ⅲ B	肉眼、盆腔外、腹腔转移≤ 2cm± 腹膜后淋巴结阳性；包括累及脾脏的包膜
Ⅲ C	肉眼可见，盆腔外，腹腔转移＞ 2cm± 阳性腹膜后淋巴结；包括累及脾脏的包膜
Ⅳ A	胸腔积液，细胞学检查阳性
Ⅳ B	肝、脾实质转移，转移至腹腔外器官（包括腹股沟淋巴结和腹腔外淋巴结）

经 Wolters Kluwer Health，Inc. 许可转载，引自 Prat 2015[1]

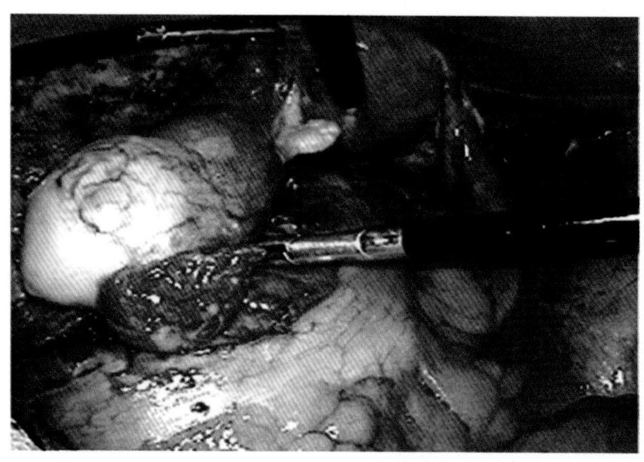

▲ 图 41-2　输卵管癌

术中照片展示了受累输卵管的梭形扩张

可能与早期发生的经腹腔转移有很大不同。脱落的肿瘤细胞，可能来自远端输卵管，通常首先植入结肠旁沟和右侧膈肌。在没有附件病变或腹膜新生疾病的情况下表现为腹膜癌，也被认为是腹膜癌理论上的起源。与肝脏上膈呼吸运动相关的负压产生顺时针方向的腹腔流体流动，这可能解释了病灶在右上象限多于左上象限的优势。

大多数作者并未对淋巴结受累进行评估。Tamimi 和 Figge[47] 报道了 15 例患者中腹主动脉旁淋巴结转移率为 33%。Gadducci 等 [48] 发现 22 例接受腹主动脉旁淋巴结清扫的患者中有 50% 经组织学证实为转移淋巴结，在 33 例接受盆腔淋巴结清扫术的患者中，有 24.2% 的患者发现了转移性淋巴结。Deffieux 等 [49] 报道，位于肠系膜下动脉水平以上的主动脉左旁淋巴结是最常见的转移淋巴结。此外，在没有其他疾病证据的患者中也发现了淋巴结转移 [47, 50]。这种潜在的淋巴结转移可能解释了即使疾病明显局限于输卵管，存活率也很低的原因。淋巴结受累已被证明对生存率有负面影响 [50, 51]。Klein 等 [52] 报道在初始分期时进行根治性淋巴结切除术后中位生存期有所改善。Tamimi 和 Figge[47] 及 Asmussen 等 [53] 发现血管—淋巴管腔受累的组织学证据与淋巴结转移有关，且是预后不良的生存因素。

（三）组织学

现在推荐切片和广泛检查输卵管末端（SEE-FIM）方案对为降低风险行输卵管切除术或输卵管卵巢切除术患者的输卵管进行组织学评估。这涉及除了输卵管伞之外的管的连续横截面，该部分被切断并纵向剖切，以最大限度地暴露输卵管伞末端 [20]。显微镜下，HGSC 表现出明显的细胞异型性，具有明显的有丝分裂活性，并可能存在砂粒体。腺体通常呈裂隙状或不规则状，可表现出多种结构模式，包括复杂的乳头状、腺状和实性模式（图 41–3）[54]。*TP53* 基因在几乎 100% 的 HGSC 中发生突变 [55, 56]。HGSC 通常表达 p53 和 p16，以及 WT–1、ER 和 PAX–8。它不表达 HNF–1β 和钙视网膜蛋白，并且具有高 Ki–67 增殖指数 [54]。

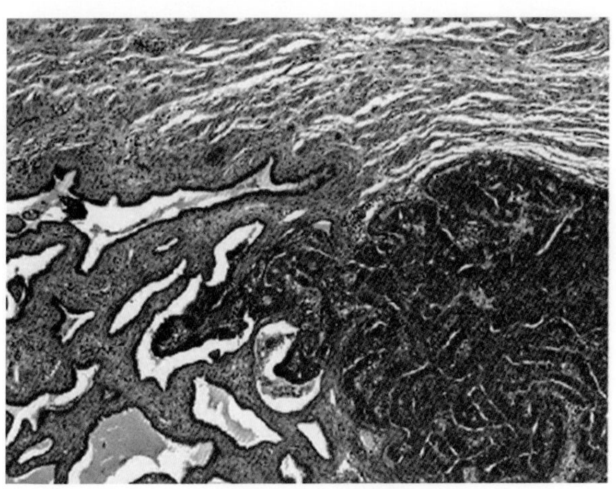

▲ 图 41–3 输卵管癌

在该显微照片中，输卵管内膜的上皮被腺癌取代

七、临床表现和诊断

（一）症状和体征

目前尚无有效的 HGSC 筛查手段。已经评估了各种检测技术和血清学检测，包括症状学检查、体格检查、盆腔超声检查和血清肿瘤标志物，但没有明显的分期下降或死亡率下降的证据。在普通风险女性中，通常不建议进行常规筛查。

晚期疾病的症状可包括腹胀、不适、恶心、呕吐、早饱、腹围增加、排便习惯改变（腹泻、便秘、大便性状变化）和（或）呼吸短促 [57]。患者输卵管肿块也可出现绞痛性盆腔疼痛，腹部阴道出血或更典型的水样阴道分泌物 [58, 59]。Latzko[60] 描述了“输卵管积水”的经典综合征。1916 年的“Profluens”，其特征是附件肿块和结肠下腹痛，通过从阴道排出多量浆液性液体而得到缓解（外溢性输卵管积水）。虽然被认为是特征性的，但只有不到 15% 的患者有这种症状 [61]。这些症状和 / 或可疑附件包块中的任何一种都需要及时评估并转诊给妇科肿瘤科医师；如果是绝经后的、有乳腺癌史或有乳腺癌或卵巢癌家族史的患者，更应该如此。

（二）诊断检查

检查应包括详尽的病史和体格检查，包括乳腺、妇科和直肠检查。应评估腹部是否存在腹水和肺部检查是否存在积液。如果在盆腔检查时触及盆腔肿块，应注意其特征和性质（大小、活动度、盆侧壁和直肠受累程度）。所有筛查都应该是近期的检查结果，包括结肠镜检查、乳腺 X 线检查和宫颈细胞学检查。

影像学检查包括经阴道超声检查（TVUS），腹部和盆腔的计算机断层扫描（CT），盆腔磁共振成像（MRI）和正电子发射体层扫描（PET）。TVUS

可以评估附件的内部结构，并评估转移性疾病的证据，如盆腔腹水。MRI 可作为 TVUS 的辅助手段，特别是在妇科 MRI 方面经验丰富的放射科医师的帮助下进一步描述复杂病变。有大量固体成分的证据应该警惕恶性肿瘤。复杂的附件包块、盆腔肿瘤、淋巴结肿大或腹腔肿物的存在提示了晚期 HGSC 的诊断。如果怀疑是进展期疾病或患者有呼吸短促，应行胸部 CT 检查，并能发现积液、胸膜结节和纵隔淋巴结肿大 ^{18}F–2– 脱氧葡萄糖相关的 PET 检查已被报道有利于复发性疾病的发现 [62]。

血清肿瘤标志物，尤其是 CA–125，可能有助于支持 HGSC 的诊断，或是评估其他可能的原发性恶性肿瘤的需要。虽然 CA–125 升高不能诊断输卵管癌，但 80% 以上的患者的 CA–125 水平升高，87% 的肿瘤 CA–125 染色阳性 [63, 64]。假设有肿瘤存在，CA–125 与癌胚抗原的比值为 25∶1 或更高则支持妇科肿瘤 [65]。

HGSC 的最终诊断需要手术病理。如果术前对恶性肿瘤的怀疑很高，手术应由妇科肿瘤医师进行，或与妇科肿瘤医师联合进行。在怀疑有恶性肿瘤的情况下，术前需要谨慎进行全麻的评估，以确保患者适合进行可能漫长而广泛的手术。在术前讨论并签署手术知情同意文书中，应告知患者有进行广泛的手术、输血或建立临时或永久的造口术的可能。如果肿瘤的可切除性有问题，用诊断性腹腔镜检查是合理的。对育龄妇女患者，在进行任何手术干预和相应的治疗计划之前，应着重讨论患者的生育能力。

八、治疗

（一）临床早期疾病

不完全的分期可导致对疾病估计不足，并随后导致治疗不完善，因此在手术分期期间应采取系统和彻底的分期方法 [66]。这种综合评估对于准确评估复发风险和确定适合的辅助化学治疗方案是必要的。基本上所有患有 HGSC 的患者，即使是那些局限于附件的患者，都是化学治疗的候选对象。

术中，应仔细检查所有腹膜表面。在疾病仅受限于卵巢的情况下，重要的是将样本完整地移除以避免肿瘤溢出到腹腔 [42]。冷冻切片可以确认妇科恶性肿瘤的来源，并帮助计划剩余的手术范围。卵巢癌的外科分期包括腹膜细胞学，全子宫切除术，双侧输卵管卵巢切除术，大网膜切除术，盆腔和腹主动脉旁淋巴结切除术（达到肾血管水平），前、后穹窿、盆腔侧壁、结肠旁沟和双侧膈面的腹膜活检。在没有任何其他转移病变的情况下，必须进行完整的系统淋巴结清扫，以完全评估转移的风险，同时清除残留的病变。如果有组织学证据证明存在腹膜转移，那么淋巴结取样和仅切除所有肿大的淋巴结可能就足够了，尽管这有点争议。应仔细检查上腹部，包括左上腹的大网膜，肝脏表面和隔膜。特别重要的是评估肝脏后面的横膈的后方，以及小网膜孔处的肝脏的下部。

可以在没有明显转移性病变的情况下考虑采用腹腔镜或机器人辅助腹腔镜方法行微创手术分期。在腹腔镜手术或剖腹术时诊断为明显早期侵袭性癌的患者，不管进入途径如何都需要相同的分期程序。

（二）晚期疾病

晚期卵巢癌的标准治疗包括减积手术联合以铂类为基础的全身化学治疗。手术干预的时机选择，特别是初次减积手术的作用与新辅助化学治疗后间期减积手术的应用，仍然是一个存在许多争议的活跃的研究领域。然而，所有这些病例几乎都没有争论的事实是，减积手术后可见残余病灶的大小是晚期卵巢癌最有力的预后因素之一。Bristow 等在 2002 年发表了一项 Meta 分析，纳入了手术和化学治疗的 81 项研究的近 7000 名患者。他们确定，1cm 以下的残留病灶体积的每次递减都会相应改善患者的生存 [67]。来自 Mayo 诊所和纪念 Sloan Kettering 癌症中心 Aletti[68] 和 Chi[69] 的类似研究已经分别证明了类似的结果，最值得注意的是最佳生存结果无疑问地落在了初次减积手术后无明显残留病灶的患者队列中。接受彻底细胞减积手术的患者的 5 年生存率超过 75%，而患有明显残留病灶，但直径＜ 1cm 的患者存活率约为 30%，＞ 1cm 但不超过 2cm 的残留病灶患者的 5 年生存率只有 15%。这些数据都支持这样的概念，即彻底切除所有可见病灶应成为 HGSC 减积手术的目标 [67–69]。

在可行的情况下，初次减积手术应该是进展期 HGSC 的一线治疗方法。患有癌性腹水的绝经后妇女中，HGSC 应该是鉴别诊断的首要指标。如果肿瘤标志物支持 HGSC 的诊断，则在进行减积手术之前不需要术前活检。术中冰冻切片可用于确认妇科肿瘤来源。

从历史上看，卵巢癌、输卵管癌和原发性腹膜癌的切除手术包括子宫切除术，输卵管卵巢切除术和大网膜切除术。然而，由于累积的证据支持残留病灶体积是最重要的影响预后的因素，随着根治性上腹部和胸部手术常规纳入减积手术，手术方式发生了变化。在一项单一机构研究中已经报道了增加手术范围，如膈肌切除，肝切除，脾切除术，远端胰腺切除术，胆囊切除术和门静脉淋巴结切除术，以使理想减瘤率从46%增加到80%，完全切除率从11%升至27%[70]。在这个报道中，无进展时间（PFS）和总生存时间（OS）均显著高于在缺乏广泛的外科手术时代治疗的类似患者[71]。虽然采用更彻底和全面的减积手术导致更高的围术期发病率，仍然得到改善的生存结果支持这种方法。为了改善生存结果，在许多机构中，妇科肿瘤学家和胃肠外科特别是有肝胆外科经验的普通外科医师的合作具有明确的作用。

在现代，肿瘤的可切除性取决于病灶的分布、外科医师的技术和患者接受大手术的能力。盆腔很少是减瘤术不完全后残留病变的部位。手术失败的常见部位是小肠系膜根部，涉及胃小弯和肝脏左叶的腹腔干以上的结节性疾病，右侧的肝周疾病及涉及十二指肠c环的胰周疾病。Bristow已经证明，与没有这样水平的手术成功率的机构相比，具有更高频率的最佳减瘤术的机构有更好的存活率[72]。梅奥诊所（Mayo Clinic）的研究也进一步证明了妇科肿瘤医师态度的积极影响。在梅奥诊所，50%以上的患者接受了根治性手术，其平均生存率是同行的两倍以上，而同行在不到50%的患者接受了根治性手术[73]。

对于那些接受了最佳减积手术的晚期疾病患者，应该给予考虑在腹腔内放置一个腹腔灌注管。妇科肿瘤组（GOG）在一项随机前瞻性试验中显示，与通过静脉途径进行化学治疗的患者相比，接受了最优（小于1cm残留疾病）的外科减瘤术，然后腹腔内使用顺铂和紫杉醇化学治疗的患者的总体生存时间中位数（66个月 vs 50个月）有16个月的改善[74]。

对于晚期ⅢC和Ⅳ期患者，美国国家癌症数据库信息显示，与中等（9～20例）或低（少于9例）病例数量的医院相比，病例数量较高的医院（每年超过21例）的初次手术率有所提高（与新辅助化学治疗相比），OS结果也有所改善[75]。这种规模效应在欧洲也得到了广泛的认可[76–79]。

（三）化学治疗

1. 治疗时机

一般建议手术后几周内开始化学治疗。最近的研究表明，延迟治疗可能会对生存率产生不利影响[80–83]。在一项Ⅲ期随机，双盲，安慰剂对照试验旨在确定是否加入贝伐珠单抗辅助化学治疗改善了新诊断的Ⅲ期和Ⅳ期卵巢癌、腹膜癌或输卵管癌患者的PFS，该试验后的临时分析显示当手术后超过25d开始化学治疗时，存活率受到不利影响。此外，化学治疗延迟开始可能对非减积手术患者的生存率产生更大的负面影响[83]。

2. 理想减瘤术

在理想减瘤术后，标准辅助治疗包括静脉内（intravenous，IV）铂和紫杉烷剂或腹膜内（intraperitoneal，IP）顺铂和紫杉醇的组合。对于那些由于表现不佳或其他并发症而不能耐受联合化学治疗的患者，单药、IV单用卡铂（AUC=5～6）是可接受的治疗选择。根据治疗的毒性，可适当调整剂量（表41–2）[96]。

美国国家癌症研究所发布了一项临床公告，支持在成功接受最佳减瘤术（残留疾病最大直径为1.0cm）的晚期疾病女性中引入IP化学治疗。GOG一项大型多机构临床实验结束后的公告显示，与接受标准治疗的患者相比，接受紫杉醇IP或IV联合顺铂IP的晚期卵巢癌患者的PFS和OS较接受顺铂IV联合紫杉醇IV标准治疗的患者有显著改善[74]。本研究是第8项评估卵巢癌患者生存率的试验，这些患者在初次手术切除肿瘤后接受了额外的IP化学治疗[84]。

关于IV/IP化学治疗是否应该是经历理想减瘤术的患者的标准辅助治疗，专家们之间存在争议。这主要是由于对毒性增加和导管相关问题的担忧[74, 85, 86]。此外，最近一项随机研究（GOG 252）的初步结果表明，剂量密集的IV化学治疗（其中紫杉醇每周1次，卡铂每3周1次）可能导致与IV/IP化学治疗相似的PFS（其中患者接受紫杉醇IV和顺铂/紫杉醇IP），不良反应较少。所有治疗组也接受了贝伐珠单抗。接受IV/IP治疗的患者的神经毒性和腹部

表 41-2 晚期上皮性卵巢癌的化学治疗：推荐的方案

药物标准方案	剂 量	管理（h）	间 隔	治疗次数
卡铂	AUC=5～6	3	每 3 周	6～8 个周期
紫杉醇	175mg/m^2			
卡铂	AUC=5～6	3	每 3 周	6 个周期
紫杉醇	80mg/m^2		每周	18 周
卡铂	AUC=5	3	每周	6 个周期
紫杉特尔	75mg/m^2		每 3 周	
顺铂	75mg/m^2	3	每 3 周	6 个周期
紫杉醇	135mg/m^2			
卡铂（单剂）*	AUC=5	3	每 3 周	6 个周期，可以耐受的话

*. 对于年老、体弱或表现不佳的患者；AUC. 曲线下面积按 Calvert 公式计算；经 Elsevier 许可转载，引自 Berek 2015[96]

不适感更强，生活质量更差[87, 88]。

3. 不理想减瘤术的疾病

由于 IP 化学治疗降低了这些患者的治疗效果，因此建议接受亚理想减瘤术的妇女接受 IV 化学治疗。这可能是由于临床前研究显示，IP 化学治疗对较大肿瘤组织的渗透有限[89]。间期减瘤术后使用 IP 化学治疗目前被认为是研究性的[90, 91]。

九、预后

随着积极的手术切除，顺铂和后来的紫杉醇的采用，所有恶性病例的 5 年生存率现在高了 20%，所有阶段的 5 年生存率为 49.7%[92]。与生存相关的最重要的预后因素是疾病的分期。局部疾病（Ⅰ期和Ⅱ期）的 5 年生存率为 71.4%～89.6%，而较晚期疾病（Ⅲ期和Ⅳ期）的 5 年生存率为 18.6%～46.7%[93]。多因素分析表明，其他重要的有利预后因素包括：年龄较轻、良好的表现状态、黏液性和透明细胞以外的细胞类型、分化良好的肿瘤、手术前肿瘤体积较小、无腹水、初次减积手术后残留病变大小[94]。此外，与非携带者相比，在 *BRCA1* 或 *BRCA2* 中携带有害生殖系突变的女性的 5 年 OS 似乎有所改善[95]。

第 42 章 非子宫内膜样子宫内膜癌与子宫肉瘤

Nonendometrioid Endometrial Carcinomas and Uterine Sarcomas

Matthew A. Powell 著

高福锋 张淞盛 译 韩晓运 李大鹏 校

一、非子宫内膜样子宫内膜癌

依据 Bokhman 等最初的建议可将子宫内膜癌分为两种不同的病理类型[1]。Ⅰ型子宫内膜癌为惰性肿瘤，与雌激素暴露和肥胖有关，此型肿瘤组织学分级低（Ⅲ级），多为浅表肌层浸润和罕见的淋巴结转移。总体来说，Ⅰ型子宫内膜癌发病期别相对较早，且预后良好。相反，Ⅱ型子宫内膜癌与雌激素暴露和肥胖的关联性较小，且分化较差、肌层浸润深、淋巴结转移多见。总的来说，Ⅱ型子宫内膜癌多为进展期，且预后不良。基于此种病理分型的原始定义被确立，已经证实Ⅰ型和Ⅱ型子宫内膜癌生物学行为存在重大的差异。Ⅰ型子宫内膜癌雌激素和孕激素受体表达呈阳性，二倍体，且具有低频的等位基因失衡，常携带 K-ras、MLH1、PTEN 和 CTNNB1 等基因变异[2, 3]。Ⅱ型子宫内膜癌雌激素和孕酮受体表达呈阴性，非整倍体，具有高频的等位基因失衡，常携带 p53 和 erb-B2 的基因变异。Ⅰ型子宫内膜癌的危险因素包括：肥胖、无对抗的雌激素使用、未经产、糖尿病，以及他莫昔芬的使用。然而，由于此型肿瘤多倾向于低级别，基于这些相关危险因素的癌症筛查不会显著影响的总体死亡率。不幸的是，Ⅱ型子宫内膜癌的危险因素目前仍然难以确认。Ⅱ型子宫内膜癌在非洲裔美国人和白种人之间的发病率相似。但由于白种人Ⅰ型子宫内膜癌的高发，总体非洲裔美国人患子宫内膜癌的概率为 40%，白种人患Ⅱ型子宫内膜癌的概率为 25%[4]。

癌肉瘤是最常见的子宫“肉瘤”，其与恶性米勒管混合肿瘤、恶性中胚层混合瘤和化生性癌在内的较老术语的同义。癌肉瘤最早用于定义一种肿瘤同时兼有恶性上皮成分和恶性同源肉瘤成分。最初碰撞理论认为癌肉瘤是两个单独的肿瘤碰撞的结果。但最近的细胞培养和病理学研究表明，这种特异性癌可以转化为肉瘤（转化理论），并且可能是上皮来源[5-9]。

Amant 等评估了子宫癌肉瘤是否与其他高危子宫内膜癌有不同的预后，包括浆液性乳头状癌、透明细胞癌和低分化子宫内膜样癌[10]。癌肉瘤和子宫非内膜样癌更易区域淋巴结转移，癌肉瘤更易肺部转移。在Ⅰ～Ⅱ期癌症中，癌性肉瘤的存活率较低，为 44%，非子宫内膜样和Ⅲ级子宫内膜样癌的存活率分别为 75% 和 86%。然而，在 Akahira 等的后续研究中，121 例子宫肉瘤患者（包括 71 例患有癌肉瘤）与 921 例子宫内膜样癌进行了比较[11]。对于癌肉瘤，其年龄、治疗方式和生存率与其他肉瘤截然不同，却几乎与Ⅲ级子宫内膜样癌相同。最近，随着 FIGO2009 宫体癌分期系统的引入，癌肉瘤不再采用肉瘤分期，现在采用上皮样癌分期（表 42-1）。对于子宫乳头状浆液性癌，透明细胞癌和低分化子宫内膜样癌患者的预后存在争议，其中浆液性癌和透明细胞癌预后较差，但不代表全部病例预后均很差[12-14]。

罕见的妇科宫体癌的外科治疗已在第 33 章妇科罕见肿瘤手术中详细讨论。子宫切除术在治疗非子宫内膜样宫体癌中的有效性已被认可。针对进展期肿瘤更为激进的根治手术已被充分评估。ILIADE 试验比较了改良子宫切除术（Piver-Rutledge Ⅱ型）与筋膜外子宫切除术（Piver-Rutledge Ⅰ型），发现两者在局部控制率和远期生存方面无明显差异[15]。最后，随机研究未能证实常规淋巴结切除术的益处。近期的一些随机研究未能证实常规淋巴结切除

表 42-1　2009 FIGO 内膜癌手术病理分期

期　别	描　述
Ⅰ A	肿瘤局限于宫体，无肌层浸润，或肿瘤浸润肌层深度＜ 1/2
Ⅰ B	肿瘤局限于宫体，肿瘤浸润肌层深度＞ 1/2
Ⅱ	肿瘤侵犯宫颈间质，但无宫外蔓延
Ⅲ A	肿瘤侵犯子宫浆膜层和（或）附件
Ⅲ B	阴道和或宫旁受累
Ⅲ C_1	盆腔淋巴结受累
Ⅲ C_2	腹主动脉旁淋巴结受累
Ⅳ A	肿瘤侵犯膀胱和（或）直肠黏膜
Ⅳ B	远处转移包括腹腔内和（或）腹股沟淋巴结转移

经 Elsevier 许可转载，引自 Pecorelli 2009[309]

术在子宫内膜癌治疗中获益；这些研究中仅少数患者为Ⅱ型子宫内膜癌 [16, 17]。一些回顾性研究数据支持在有中度或高度复发风险的患者中使用盆腔和腹主动脉旁淋巴结切除术 [18]。基于临床和病理变量预测复发风险的模型已经被确立 [19, 20]。

二、子宫浆液性乳头状癌

（一）流行病学

1982 年子宫浆液性乳头状癌（uterine papillary serous carcinoma，UPSC）与卵巢浆液性腺癌同期被 Hendrickson 等和 Christopherson 等独立描述和确立 [21, 22]。UPSC 代表了非常规和更强侵袭性变异，其仅占子宫内膜癌总体发病率的 10%，但占据了子宫内膜癌总体死亡率的 39%[23]。子宫浆液性乳头状癌通常会发生在绝经后的老年人，起源于萎缩的子宫内膜。在非裔美国人中的子宫浆液性乳头状癌（UPSC）和透明细胞癌（CCC）的发病率均有上升［风险比（HR）1.85，95%CI 1.61～2.12］[24]。

（二）病理

在显微镜下，浆液性癌通常具有复杂的分枝状乳头结构，并具有突出的上皮分层，产生上皮簇和明显分离的上皮细胞簇（图 42-1）。衬里细胞具有明显的核异型性。浆液性癌易于深层浸润，通常深部浸润延伸程度远远超过肿瘤在局部平行蔓延的严重程度，甚至在子宫腔内肉眼观可没有明显的肌层浸润 [21]。在一个系列研究中，40% 的 I 期 UPSC 有子宫深肌层（＞ 1/2 肌层）的浸润；此外近 50% 的病例有脉管受累。且 UPSC 经常与至少一种其他亚型的子宫内膜癌共存。在一项多机构回顾性研究中，经典危险因素如年龄、淋巴脉管受侵、肿瘤大小及浆液性癌的百分比与复发率或生存率无关 [25]。随后微小的浆液性或透明细胞成分的恶性作用也被证实。UPSC 的前驱病变是子宫内膜上皮内癌（EIC）。EIC 是一种非侵袭性腺体病变，其特征是上皮细胞具有明显的核异型性，类似于浆液性宫体癌中见到的异型细胞核 [26]。与其他前驱病变不同，EIC 可能与宫外转移有关。最近，EIC 的潜在前体（p53 标记）已经被描述和证实 [27, 28]。

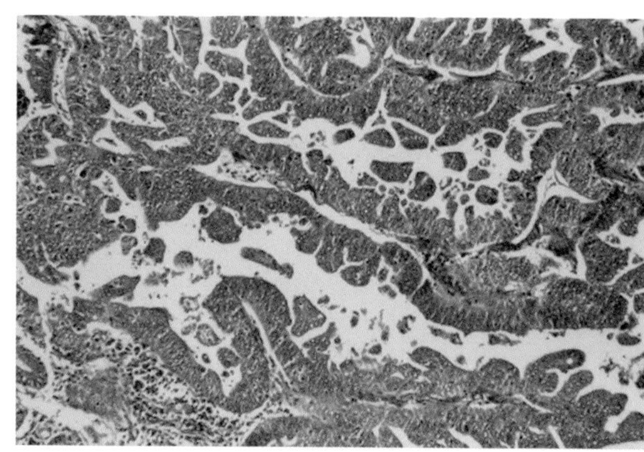

▲ 图 42-1　浆液性癌通常具有复杂的分枝状乳头结构，并具有突出的上皮分层

（三）分子生物学

子宫浆液性乳头状癌的分子生物学特征在于 p53 突变和 HER 2/neu 基因扩增。一项大型队列研究分析了 483 例手术分期的子宫内膜癌患者，在浆液性癌中观察到 HER 2 表达和基因扩增率分别为 43% 和 29%[29]。Santin 和 Grushko 分别证实了在 UPSC 肿瘤中 HER 2/neu 过表达率为 62% 和 61%，且 HER 2/neu 过表达与肿瘤的分期相关 [30, 31]。2007 年 Santin 等报道了 UPSC 中产气荚膜梭菌肠毒素受体密封蛋白 -3 和密封蛋白 -4 的过表达 [32]。Santin 的研究小组还证实了 96% 的 UPSC 肿瘤中检测到了上皮细胞黏附分子 EpCAM 的表达，在体外试验中观察到 UPSC 肿瘤对 Adecatumumab（一种针对 EpCAM 的人单克隆抗体）有反应 [33]。最近，Santin 的研究小组研究了 α_5- 整联蛋白和人滋养层细胞表

面标志物（Trop-2）在 UPSC 中的表达及其对人单克隆抗体的抑制作用[34, 35]。虽然在卵巢癌和子宫内膜浆液性癌中都观察到 p16 过度表达，但最近证实了 PPP2R1A 仅在 UPSC 中表达，而在高级别或低级别浆液性卵巢癌中无表达，这为证明它们是两种不同的疾病提供了遗传证据[36, 37]。

（四）临床表现

患者的典型症状为异常的阴道流血。绝经后阴道出血是一种异常症状。绝经前患者的经血数量，频率或持续时间增加也是异常症状。门诊子宫内膜活检在诊断Ⅱ型癌方面非常准确（99%）。然而，在最终病理证实为 UPSC 的女性中，25% 最初被诊断为高级子宫内膜样癌[38]。妇科超声常用于阴道异常流血患者子宫内膜癌的风险评估，但对Ⅱ型癌的帮助较小，甚至可能误导。因为 35% 的Ⅱ型内膜癌内膜的测量值低于子宫内膜样癌中确定的典型的 5mm 宫内膜厚度临界值[39]。患者如有持续性阴道异常出血应该用内膜组织活检进行评估，而不是单靠超声检查结果。

（五）治疗

1. 手术

关于 UPSC 管理的一个共识是，应该仔细完成分期手术，尽管淋巴结清除对生存的影响仍然存在争议。子宫浆液性癌的手术治疗已在第 33 章深入讨论。Silva 和 Jenkins 报道 16 例浆液性癌患者仅限于子宫内膜息肉[40]。其中 6 例患者在探查即发现有宫外播散的证据。其余 10 例肿瘤局限于子宫的患者 60% 复发。Goff 等发现 72% 的临床Ⅰ期 UPSC 患者在仔细的分期手术被确认存在宫体外转移[41]。在他们的研究中发现腹膜受累和淋巴结转移与肌层浸润深度无关。随后的研究证实经仔细分期手术患者复发风险较低，为 14%～36%[42-44]。对于晚期 UPSC 患者，预后较差。然而诸多回顾性研究表明，UPSC 与卵巢癌一样，通过理想肿瘤细胞减灭术（残余肿瘤＜1cm 或肉眼无残余肿瘤）可以提高生存率[45-49]。在理想减瘤术后，中位生存时间为 14～30.4 个月。在 Mayo Clinic 最近的一项研究中，患者减瘤至无肉眼残留的病例中位生存期为 51 个月[48]。在一项利用新辅助化学治疗和中期减积手术的研究中，中位生存期为 23 个月，其纳入的 30 例患者中有 90% 为 UPSC[50]。

2. 初始放射治疗

初始放射治疗应用于高复发风险 UPSC 中的作用仅见于少数的病例报告。可能有助于控制盆腔和阴道出血，但主要仅用于不可手术的患者或作为新辅助放射计划的一部分，也可用于宫颈受累的患者[51]。

3. 新辅助放射治疗

整个 20 世纪八九十年代放射治疗在子宫内膜癌的辅助治疗中占主导地位。辅助盆腔放疗疗效的矛盾结果似乎与全面分期和未分期患者的纳入的比例有关[52]。鉴于腹膜播散的可能性，许多研究采用全腹放射治疗。在仅对Ⅰ～Ⅱ期子宫内膜癌患者进行全腹放射治疗的前瞻性试验中，UPSC 患者的 5 年无进展生存（PFS）率仅为 38%，其中超过一半的复发发生在放射野内[53]。

过去，全腹放射治疗被提倡用于晚期子宫内膜癌仅限于腹部残留肿瘤不足 2cm 的病例[54, 55]。妇科肿瘤组（GOG）进行了Ⅱ期临床试验评估了针对腹腔病灶＜2cm 的Ⅲ期和Ⅳ期患者行全腹放射治疗的效果[56]。在 103 例子宫浆液性乳头状癌和透明细胞癌患者中，3 年无复发率和总生存（OS）率分别为 27% 和 35%。其中 8 例手术后可见肉眼残余病灶的患者中没有一例存活（中位生存期 11 个月）。对于手术完全切除无肉眼残余患者的中位生存期 27.4 个月，镜下无残余病灶的患者中位生存期为 65 个月。Grice 等质疑辅助放射的益处，对于Ⅰ期复发接受放射治疗的患者，Huh 等发现接受放射治疗或仅接受观察的患者远期生存率没有差异[42, 43]。

GOG 试验（GOG 122）比较了全腹部放射治疗与顺铂联合多柔比星的化学治疗在晚期子宫内膜癌中的应用效果[57]。对于所有入组患者，化学治疗可见明显改善患者 PFS（HR 0.71，$P < 0.01$）和生存（HR 0.68，$P < 0.01$）。对于Ⅲ期和Ⅳ期的浆液性癌和透明细胞癌患者，单纯化学治疗后局部复发仍然是一个问题。鉴于阴道近距离放射治疗的可明显降低阴道局部复发及其可能的益处，近距离放射治疗被广泛提倡。GOG 最近完成了一项针对具有高危因素Ⅰ期子宫内膜癌（包括 UPSC）的研究，纳入患者术后随机接受盆腔放射治疗或阴道近距离放射治疗联合 3 周期紫杉醇 / 卡铂化学治疗（GOG 249）。初步结果仅以摘要形式发表，结果表明两组总的 PFS 和 OS 无显著差异。化学治疗后序贯全程放射

治疗，然后进行巩固化学治疗，称为三明治法[58]。这种疗法要求术后早期即给予静脉化学治疗，然后序贯不间断的全程放射治疗，在具有高危因素的子宫内膜癌的术后治疗中广泛应用[59, 60]。

在一项回顾性研究中，针对 138 例Ⅰ～Ⅳ期单纯或混合型 UPSC 患者，80 例患者通过放射治疗使盆腔复发率从 29% 降至 14%（P=0.047）[61]。但根据 GOG 122 的结果和放射治疗效果不确定性，GOG 进行了一项随机对照研究（GOG 258），对比了术后进行单纯化学治疗（卡铂/紫杉醇 ×6 个周期）或同步放化疗（顺铂 2 个周期）或短程化学治疗（卡铂 / 紫杉醇 4 个周期）的效果[62, 63]。该研究主要针对Ⅲ期和某些Ⅳ期患者，但具有腹水细胞学阳性的 UPSC 患者（Ⅰ期和Ⅱ期）被纳入本研究。统计工作已完成，有望在 2017 年初提供结果。

4. 辅助化学治疗

由于 UPSC 类似于高级浆液性卵巢癌，因此一直倡导辅助化学治疗[64, 65]。迄今为止，所有的研究都是回顾性的。与仅接受铂类化学治疗的患者相比，接受铂类和紫杉醇联合化学治疗的患者存活期更长[45]。在一项针对手术分期Ⅰ期 UPSC 患者的最大回顾性研究中，Fader 等报道，与术后观察或单独放射治疗相比，术后使用辅助紫杉类 / 铂类化学治疗 ± 放射治疗可显著降低复发和死亡率[66]。紫杉类 / 铂类化学治疗用于有或没有子宫肌层浸润的患者的术后辅助治疗亦可获益。目前的做法是所有 UPSC 患者术后均进行紫杉醇联合卡铂的辅助治疗。对于在子宫切除后子宫内没有查病变的患者（即仅在术前活组织中查到肿瘤），复发很少见，这是建议单独观察的一组（表 42-2）。

5. 化学治疗

GOG 研究了复发性宫体癌，包括子宫内膜癌、癌肉瘤和平滑肌肉瘤，所有子宫内膜癌的组织学都被采纳。GOG 177 显示紫杉醇联合顺铂和多柔比星（TAP）在疗效方面有所改善：客观反应率（57% vs 34%；$P < 0.01$），PFS（中位数 8.3 个月 vs 5.3 个月；$P < 0.01$）和 OS（中位数 15.3 个月 vs 12.3 个月；P=0.037）[68]。但 TAP 在 2 个治疗周期后，显示出明显更高的神经毒性。GOG 209 将 1381 例女性随机分配至 TAP 组或 CP 组（卡铂联合紫杉醇）。结果疗效方面无显著差异：中位 PFS CP 与 TAP，14 个月 vs 14 个月（HR 1.03）；中位 OS 32 个月 vs 38 个月（HR 1.01）[69]。对 GOG 中 1203 例患者的分析子宫内膜癌试验中，子宫内膜样癌、浆液性癌和透明细胞癌的组织学化学治疗反应率分别为 44%、44% 和 32%。

6. 生物治疗

许多生物制剂已经在子宫内膜中研究应用，虽然非内膜样宫体癌研究的比例因研究而异（表 42-3）。虽然一项在 UPSC 中进行紫杉醇 / 卡铂和 HER 2 靶向药物随机对照试验已经被计划；但作为单一药物，曲妥珠单抗在 HER 2 阳性子宫内膜癌中没有活性，其中 1/3 具有 UPSC 成分[73]。在未接受过化学治疗的患者中，替西罗莫司的反应率为 14%，病情稳定率为 63%[75]，而 Ridaforolimus 的反应率为 7.7%，病情稳定率为 58%[78]。替西罗莫司与醋酸甲地孕酮和他莫昔芬交替组合应用证明是不可接受的，静脉血栓形成率为 32%[79]。然而依维莫司和芳香化酶抑制药来曲唑的组合与高临床受益率相关，且不会增加血栓形成风险[80]。Oza 等进行了 Ridaforolimus 作为二线或三线治疗应用于复发性子宫内膜癌的Ⅱ期临床试验，与常规治疗（孕酮或化学治疗）随机对照[82]。Ridaforolimus 组的中位生存期为 10 个月，传统治疗组为 8.9 个月。一些研究中贝伐珠单抗被用于宫内膜癌治疗，14 例患者 UPSC

表 42-2　大量的回顾性研究关于 UPSC 患者术后是否进行化学治疗的生存对照

作者（年）	数　量	化学治疗后复发风险	无化学治疗复发风险
Huh（2003）[43]	60	0/8（0%）	19/62（31%）
Kelly（2005）[44]	74	1/29（3%）	20/32（63%）
Havrilesky（2007）[67]	81	4/17（24%）	19/64（37%）
Fader（2009）[66]	142	10/89（11.2%）	15/55（27%）
共计	215*	15/143（10.4%）	73/213（34.2%）

*. 疑有误但原著如此

表 42-3　子宫内膜癌的生物治疗

药　物	分子靶点	*n*	复发率（%）	疾病稳定率（%）	非子宫内膜样肿瘤组织学
酪氨酸激酶抑制药（TKI）					
吉非替尼[71]	EGFR	26	3.8	27	NS
埃洛替尼[72]	EGFR	32	12.5	47	NS
拉帕蒂尼*	EGFR+HER 2/neu				
曲妥珠单抗[73]	HER 2/neu	33	0	36	11 UPSC，3 CCC
伊马替尼*	TKI，Abl，C–kit，PDGFR				NS
艾瑞萨[74]	EGFR	29	3.5	NS	NS
mTOR 抑制药					
替米罗莫司（CCI - 779）[75]	PTEN	29†	14	69	6 UPSC，0 CCC
替米罗莫司（CCI - 779）[75]	PTEN	25‡	4	48	9 UPSC，1 CCC
依维莫司（RAD - 001）[76]	PTEN	35	0	43	UPSC，除外 CCC
Deforolimus（AP - 23573）[77]	PTEN	45	7	26	NS
Ridaoforolimus[78]	PTEN	26	7.7	58	4 UPSC，0 CCC
替米罗莫司 + 醋酸甲地孕酮 / 他莫昔芬[79]	PTEN，PR，ER	22	NS	NS	NS
依维莫司 / 来曲唑[80]	PTEN，芳香化酶	28	21	21	NS
其他制剂					
产气荚膜梭菌	Claudin-3 和 -4				
肠毒素*					
贝伐珠单抗[81]	VEGF	52	13.5	40.4	UPSC 26.9%，CCC 7.7%

*. 未见报道
†. 单纯化疗
‡. 化疗暴露
CCC. 透明细胞癌；EGFR. 表皮生长因子受体；ER. 雌激素受体；*n*. 可评估患者数量；NS. 未说明；PDGFR. 血小板衍生生长因子受体；PR. 孕酮受体；UPSC. 子宫乳头状浆液性癌；VEGF. 血管内皮生长因子

中有 4 例（29%）对治疗有反应，其中 1 例达到完全缓解[88]。GOG 最近完成了一项三臂Ⅱ期随机试验，对比了紫杉醇 / 卡铂 / 贝伐珠单抗，紫杉醇 / 卡铂 / 替西罗莫司，伊沙匹隆 / 卡铂 / 贝伐珠单抗作为晚期或复发性子宫内膜癌（GOG 86P）患者的一线治疗。其中紫杉醇 / 卡铂 / 贝伐珠单抗组最有希望出现与 GOG 209 实验相当的历史性控制率（出版物待定）。

（六）预后

UPSC 的预后取决于发病期别，其Ⅰ期、Ⅱ期、Ⅲ期和Ⅳ期的 5 年生存率分别约为 80%、50%、37% 和 15%[83]。晚期的 UPSC 减瘤术和辅助化学治疗可提高生存率。一项 GOG 的回顾性研究表明，非裔美国人患 UPSC 恶性程度更高，浆液性组织学倾向更明显和晚期（Ⅳ期）比例相对更高[84]。同样在 SEER 的一项回顾性研究中，赖特等指出，非洲裔美国人患子宫内膜癌年龄较小，病期较晚，Ⅱ型子宫内膜癌更多见[85]。然而，最近一项以医院为基础针对 UPSC 研究发现，对非洲裔美国人和白人均施以标准治疗方法，他们的生存数据相似[86]。

（七）笔者推荐

对Ⅰ～Ⅲ期 UPSC 患者推荐腹式全子宫切除 + 双侧输卵管卵巢切除术和全面分期手术，Ⅰ期术后辅以阴道后装放射治疗和卡铂/紫杉类化学治疗；Ⅱ、Ⅲ和ⅣA期辅以卡铂/紫杉类化学治疗和肿瘤定向放射治疗。ⅣB期患者减瘤术后以单纯化学治疗为主。

三、透明细胞癌

（一）流行病学

虽然子宫透明细胞癌（CCC）在100多年前就被首次描述，但在1970年Silverberg和Kurman发表的两篇论文之前，对CCC的关注很少[87, 88]。子宫透明细胞腺癌约占子宫内膜癌总体发病的3%，但占子宫内膜癌总体死亡的8%[83]。子宫CCC与阴道和宫颈CCC不同，子宫CCC与子宫内己烯雌酚（DES）暴露无关。关于子宫CCC的进一步讨论可以在第34章跨器官的组织学类型中查阅。

（二）病理

在显微镜下，无论CCC在女性生殖道的起源位置如何，其病理特征几乎都相似。在显微镜下，空泡化或含有透明胞质的上皮细胞通常占优势（图42–2）。丰富的糖原导致细胞质呈透明状。癌细胞以柱状、乳头状或管状细胞模式排列，或者通常是这些模式的混合物。与子宫内膜样癌和UPSC相反，CCC尚未确认出前体病变。然而，一项研究确认了与CCC相邻组织具有非典型腺体变化[89]。这些前驱病变中p53、mib–1、ER和PR的免疫组织化学表达与CCC非常相似，而有别于正常子宫内膜。

（三）分子生物学

透明细胞癌是雌激素和孕激素受体阴性[90]。CCC中的p53突变介于少有突变的子宫内膜样癌和频繁突变的UPSC之间。肝细胞核因子–1β是细胞质糖原积累的标志物，在CCC中100%表达。

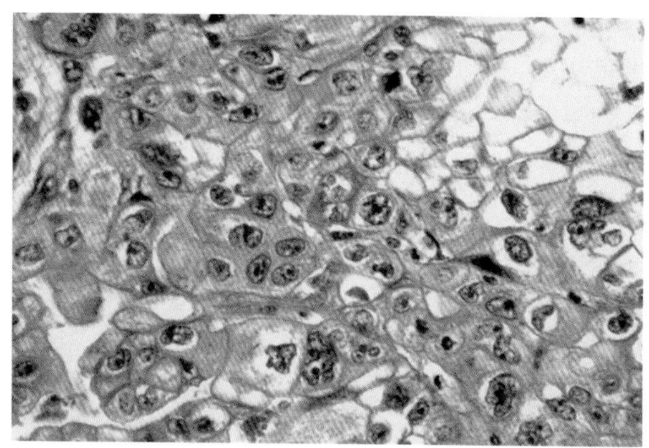

▲ 图42–2 在这例典型的透明细胞癌中，空泡状透明细胞质环绕高级别细胞核

（四）临床表现

子宫内膜CCC的患者大多数具有阴道异常出血症状。与UPSC一样，CCC超声检查中子宫内膜无明显增厚，不能因此延误子宫内膜取样[39]。

（五）治疗

1. 手术

早期CCC的手术范围应包括全子宫切除，双侧输卵管卵巢切除术，双侧盆腔和腹主动脉旁淋巴结切除和大网膜切除术。Cirisano等认为39%的临床Ⅰ期或Ⅱ期CCC因为伴有淋巴转移术后被升级分期至Ⅲ或Ⅳ期[12]。

2. 放射治疗

Abeler等报道了在挪威镭医院接受治疗的181例CCC病例[91]。尽管其中145例患者接受了辅助放射治疗，但在Ⅰ～Ⅱ期接受放射治疗和未接受放射治疗患者中肿瘤复发率分别为44.5%和84.6%。2/3的复发部位是盆腔外，最常见的部位是上腹部、肝脏和肺部。由于对远处转移的关注，GOG进行一项对全腹辐射的前瞻性研究[53]。13例Ⅰ～Ⅱ期CCC患者5年PFS率为54%，至少1例局部原位复发。对于Ⅲ期和Ⅳ期患者，共纳入29例患者，除了一例患有手术明显肉眼残留未控外，其他所有患者均在6个月内进展[56]。CCC Ⅲ期和Ⅳ期患者的3年无复发生存率与其他组织类型的宫体癌是相仿的，即透明细胞、UPSC和子宫内膜样癌分别为22.0%、12.6%和11.0[56]。在GOG 122研究中，有17例CCC患者，但未进行组织学分型的亚组分析[57]。

3. 化学治疗

在GOG研究的1203例患者中，CCC仅占3.7%[70]。CCC的反应率较低，为32%，而子宫内膜样或UPSC的反应率为44%。在这项研究中，CCC患者的进展风险（HR 1.52）和死亡风险（HR 1.51）均有增加，两者均具有统计学意义。由于CCC的罕见性，这种组织学亚型直到最近才被单独研究。过往的研究多针对包括CCC的子宫内膜癌、卵巢癌和腹膜癌。

（六）预后

在挪威对181例子宫内膜CCC患者的研究中，

Ⅰ、Ⅱ、Ⅲ和Ⅳ期的 5 年生存率分别约为 55%、28%、15% 和 0%[91]。在瑞典乌普萨拉的一项回顾性研究中，当患者按疾病的早期或进展期分层时，CCC 或 UPSC 之间的生存率没有差异 [92]。其他研究报道了早期 CCC 的更好结果，这与分化差的子宫内膜癌非常相似 [93, 94]。在 Murphy 等的近期系列文章中，38 例 CCC 患者仅有 3.8% 复发在盆腔外 [95]。

（七）笔者推荐

CCC 患者推荐全子宫切除 + 双侧输卵管卵巢切除术和全面分期手术，Ⅰ期术后辅以阴道后装放射治疗和卡铂 / 紫杉类化学治疗；Ⅱ、Ⅲ和Ⅳ期辅以卡铂 / 紫杉类化学治疗和肿瘤定向放射治疗。ⅣB 期患者减瘤术后以单纯化学治疗为主。

四、癌肉瘤

（一）流行病学

与子宫内膜癌一样，肥胖、未经产、外源性雌激素和他莫昔芬与癌肉瘤发病相关 [96–101]。虽然已知他莫昔芬使子宫内膜癌的风险增加 2.3 倍，但治疗 8 年后子宫癌肉瘤的风险增加 8 倍 [102]。子宫肉瘤占黑人女性子宫恶性肿瘤的比例较高（10%）。这个数字的部分原因是白人群中子宫内膜癌的发病率是黑人的两倍。然而，中胚叶混合瘤的发病率在黑人女性中高于白人女性（相对风险 2.33，95%CI 1.99～2.72）[24]。

许多作者报道了子宫颈癌放疗后的子宫肉瘤 [103, 104]。Czesnin 和 Wronkowski 报道了 8043 名接受放射治疗的宫颈癌患者中出现了 3 例子宫肉瘤，相对风险为 5.48[105]。Mark 等报道了 13 例放射性后肉瘤，评估风险为 0.03%～0.8%[106]。在 23 例宫颈癌放疗后发生子宫内膜癌的报道中 35% 为癌肉瘤 [107]。

（二）病理

上皮来源的癌偶联任何量的肉瘤成分符合癌肉瘤的诊断标准。癌肉瘤进一步被分类，依据同源性，含有子宫原生的组织（例如平滑肌、子宫内膜基质和血管或淋巴管），异源性，含有子宫外来的组织（如骨、软骨、骨骼肌或脂肪）（表 42–4，图 42–3）。Norris 和 Taylor 报道同源癌症肉瘤的预后比异源性肿瘤好 [108]。然而，这一建议并未在后来的一系列研究中得到支持 [109–111]。据报道某些异源性成分如软骨或骨骼肌会对远期生存产生不利影响 [112]。在另一个系列研究中，在Ⅰ期和Ⅱ期患者中，横纹肌肉瘤的复发率据统计比软骨肉瘤更高。横纹肌肉瘤比软骨肉瘤的子宫肌层浸润深度更深，这可能是导致其预后恶化的原因 [113]。

几经多次努力试图确立与预后相关的病理因素，但结果一直存在争议。由于癌肉瘤即使在早期病变其预后也很差，因此难以确定与预后相关的病理因素。在一项 GOG 研究中，共纳入 301 例临床Ⅰ期和Ⅱ期的癌肉瘤患者，发现附件受累、淋巴结转移、异源性的间充质成分和肉瘤成分级别均与 PFS 降低相关。该研究中的总体复发率为 53%，并且肿瘤盆腔复发率为 21%。在癌肉瘤的其他纵向研究中，癌肉瘤中癌的分级、肉瘤组分、有丝分裂计数、淋巴血管间隙受累、肉瘤组织学亚型或肿瘤大小与 OS 之间未发现显著相关性。或许当上皮成分是浆液性癌时，预后可能更糟，但推测尚未得到

表 42–4　Ober 子宫肉瘤分型

同　源	异　源
单纯性	
间质肉瘤	横纹肌肉瘤
平滑肌肉瘤	软骨肉瘤
血管肉瘤	骨肉瘤
脂肪肉瘤	
混合性	
癌肉瘤	混合性米勒瘤

经 John Wiley & Sons 许可转载，引自 Ober 1959[187]

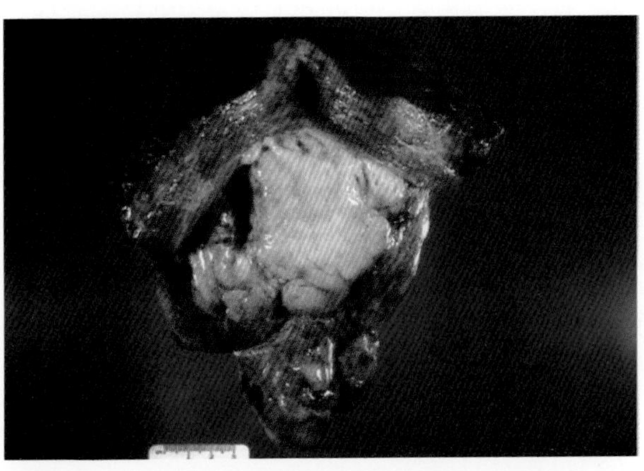

▲ 图 42–3　这个癌肉瘤具有特征性的大块的、息肉状的、新鲜令人恶心的外观

明确证实。癌症基因组图谱的预期提示基因突变、DNA 畸变和蛋白质组学特征应该有助于阐明癌肉瘤的分子特征。

（三）临床表现

对于所有子宫肉瘤患者最常见的症状是不规则的阴道出血（80%）。宫颈口可见的肿瘤组织脱出也是常见的，一个研究系列 73% 的癌肉瘤患者存在一症状 [114]。其他症状包括盆腔或腹部疼痛（16%）、子宫增大（12%）、盆腔或腹部肿块（9.5%）和阴道分泌物（9.5%）[115]。诊断技术与其他高级别子宫癌相同。

（四）治疗

1. 手术

传统的癌肉瘤手术治疗是全腹子宫切除术和双侧输卵管切除术。这些罕见的妇科子宫癌的外科治疗已在第 33 章妇科罕见肿瘤手术中进一步讨论。在以这种方式治疗的 90 例Ⅰ期患者的累积报告中 2 年生存率为 45%[116]。肿瘤子宫播散显著影响预后 [110–112]。许多研究已经肯定了手术分期的作用 [111, 117]。GOG 研究了 453 例临床Ⅰ期和Ⅱ期子宫肉瘤患者，他们接受了全面的手术分期 [111]。在 287 例术后病理证实的癌肉瘤患者中，盆腔或腹主动脉旁淋巴结转移的发生率为 17.8%。其中盆腔淋巴结的转移率是腹主动脉旁淋巴结的两倍。淋巴结转移相关的因素包括附件转移、腹水细胞学阳性、子宫肌层浸润深度超过 50% 和宫颈及宫体峡部肿瘤累及。在一项针对 41 例明显早期癌肉瘤患者的小型单机构研究中，31.7% 的患者有淋巴结转移 [118]。当血管 / 淋巴管受侵犯时，区域淋巴结的转移，比子宫肌层浸润深度超过 50% 和腹水细胞学阳性更为常见。对于复发患者，已知腹腔内复发部位的其他部位，包括网膜、腹膜、肠和肝脏应进行评估 [119]。

在晚期疾病中经常发现腹水细胞学阳性。在没有肉眼可见的腹腔内播散的情况下的腹水细胞学阳性可预测腹膜的亚临床转移病灶。在Ⅰ期混合中胚层肿瘤中腹水细胞学阳性与致死性预后相关，10 例腹水细胞学阳性患者中有 10 例死于该疾病，而 23 例细胞学阴性患者中有 6 例死亡 [120, 121]。淋巴结转移和腹膜播散是否是远处转移的唯一方式尚不清楚。在一项尸检研究中，很高比例的患者在没有腹膜后淋巴结转移或腹膜内受累的情况下发生肺转移 [122]。这一发现支持血行转移途径理论。与子宫内膜癌相比，癌肉瘤中子宫肌层浸润深度不是影响预后的独立因素，子宫肌层浸润深度 0%、< 50% 和 > 50% 的患者，其复发风险分别为 40%、50% 和 60%[111]。

2. 辅助放射治疗

许多肿瘤中心子宫癌肉瘤患者在子宫切除术后使用辅助放射治疗来减少复发，因为单纯手术治疗 2 年生存率仅为 45%。欧洲癌症研究和治疗组织（EORTC）进行了一项Ⅲ期临床随机对照试验，针对Ⅱ期和Ⅰ期子宫肉瘤患者（包括癌肉瘤、平滑肌肉瘤、子宫内膜间质肉瘤），术后随机行盆腔放射或观察 [123]。盆腔放射减少了局部复发率，但对总体生存率无影响。在由 GOG 进行的大型外科随机试验中，患者术后辅以多柔比星化学治疗，术后放射治疗由医生决定，接受放射治疗的患者复发率为 53%，那些未接受过放射治疗的患者复发率为 57.5%[124, 125]。然而，最近对 2461 例子宫癌肉瘤患者的 SEER 数据进行了分析，术后行辅助放射治疗和未行辅助放射治疗患者 5 年 OS 率（41.5% vs 33.2%，$P < 0.001$）和肿瘤相关生存率（56.0% vs 50.8%，$P < 0.001$）[126]。

3. 辅助化学治疗

鉴于远处复发的频繁和证实，虽然化学治疗在晚期疾病中的有效性有限，但是对早期疾病的辅助化学治疗仍是研究热点。GOG 进行了一项随机研究，156 例患术后随机行 8 周期多柔比星化学治疗或不行辅助治疗 [124]。化学治疗患者的复发率为 41%，未接受化学治疗的患者复发率为 53%。化学治疗组的疾病无进展间期为 73.7 个月，未治疗组为 55 个月。尽管这些差异没有统计学差异，可能是实验纳入人数少降低了检测一个小而有实际差异的能力。在实验时，平滑肌肉瘤和癌肉瘤对化学治疗的反应差异率尚不清楚。介于多柔比星在癌肉瘤中的低反应率，整体实验没有看到化学治疗获益就不足为奇了。此外，由于纳入患者人数较少，无法行病理学亚组分析。

萨顿等报道了一项Ⅰ期和Ⅱ期癌肉瘤术后行辅助化学治疗的试验，入组患者术后接受 3 个周期的顺铂联合异环磷酰胺化学治疗，不接受放射治疗 [127]。19 例复发患者在 10 例为单纯盆腔复发。来自纪念 Sloan Kettering 癌症中心的Ⅰ～Ⅳ期癌肉瘤患者的回顾性研究表明，与单独放射治疗相比，联合或不联合辅助放射治疗的术后辅助化学治疗可改善 3 年 PFS 率，分别为 35% 和 9%[128]。由于缺乏关于癌肉瘤辅助治疗的共识，GOG 将 232 例Ⅰ～Ⅳ期癌肉瘤患者随机分为全腹部放射治疗组和 CIM 化学治疗组（3 个周期顺铂 / 异环磷酰胺 / 美司钠）[129]。全腹放射治疗的 5 年复发率为 58%，而 CIM 化学治疗组为 52%。子宫癌肉瘤 5 年内复发率与疾病期别密切相关；Ⅰ期、Ⅱ期、Ⅲ期和Ⅳ期的 4 年生存率分别为 65%、45%、26% 和 26%。同样，65 岁以上的患者 5 年生存率较差为 30.6%，而年轻患者为 50%。规避病期和年龄的影响后，CIM 化学治疗使复发风险降低 21%（HR 0.789，P=0.245），死亡率降低 29%（HR 0.712，P=0.085）。子宫肉瘤的远处转移的特点意味着需要全身辅助治疗。现有的化学治疗药物单药或联合使用是否能够长期改善生存需要进一步研究。

4. 辅助化学治疗和放射治疗

由于大多数病例首次复发都位于盆腔内，因此针对局部控制放射治疗和以全身治疗为特点的化学治疗的结合可能更有效。Manolitsas 等首次报道了局部放射治疗和全身化学治疗联合应用于子宫癌肉瘤 [130]。38 例临床Ⅰ期或Ⅱ期的子宫癌肉瘤患者分期手术后，接着进行了 6 个疗程的顺铂 / 蒽环类化学治疗，并在化学治疗 2～3 个周期后中间加放射治疗。其中 17 例患者因身体状况不佳未能完成整个治疗。完成整体治疗的患者的存活率为 95%（21 例患者中的 20 例），而 17 例未完成治疗方案的患者的存活率为 47%。完成整体治疗的患者的无瘤生存率为 90%（21 名患者中的 19 名）。Pautier 等报道在 18 例局部子宫肉瘤患者中使用顺铂、异环磷酰胺和多柔比星辅助化学治疗，化学治疗 3 个周期随后进行放射治疗 [131]。对于接受两种方式治疗的患者 3 年复发率为 76%，而单纯放射治疗历史对照组 3 年复发率为 43%，尽管 95% 置信区间重叠。随后的单一机构研究支持这种“化学治疗—放射治疗—化学治疗”三明治式术后辅助治疗方法 [132, 133]，但仍要进一步研究，以更好地确定其作用。

5. 初始放射治疗

DiSaia 等报道了 18 例癌肉瘤患者仅行放射治疗的病例 [110]。对于病变局限于宫体的患者，其中 5 例中的 2 例在 2 年内无瘤存活。但是如果肿瘤播散到子宫颈，阴道或宫旁（n=6）或骨盆外（n=7），则没有超过 2 年的幸存者。佩雷斯等报道Ⅱ期或Ⅳ期癌肉瘤患者仅行放射治疗没有超过 3 年幸存者 [134]。Badib 等报道称只有 8% 的平滑肌肉瘤患者和 10% 的子宫内膜间质肉瘤患者单纯放射治疗后 5 年存活，而同源性癌肉瘤患者为 17%，异源性癌肉瘤患者为 25%[135]。

6. 化学治疗

在癌肉瘤中，异环磷酰胺、顺铂和紫杉醇都是最敏感的药物，有效率分别为 32%、20% 和 18%（表 42–5）[136–140]。多柔比星似乎不太敏感，反应率为 10%[144]。自那些研究以来，GOG 将其在子宫肉瘤中的研究局限于平滑肌肉瘤或癌肉瘤。针对癌肉瘤的化疗方案已经进行了很多研究（表 42–6）。在一线方案中，GOG 108 的一项Ⅲ期试验中对比了异环磷酰胺联合顺铂方案和单药异环磷酰胺在癌症肉瘤化学治疗中的效果 [165]。联合化学治疗组的反应率为 54%，单药异环磷酰胺组反应率为 36%。但联合化学治疗产生更大的化学治疗毒性，且对 PFS 的延长有限（中位数 6 个月 vs 4 个月），两组在总体生存期方面无差异。在随后的 GOG 宫体癌肉瘤一线治疗的Ⅲ期临床试验比较了异环磷酰胺 / 紫杉醇 / 非格司亭联合化学治疗与单药异环磷酰胺（GOG 161）[172]。紫杉醇 / 环磷酰胺联合化学治疗组的缓解率为 42%，单药单药异环磷酰胺缓解率 29%（HR 2.2，P=0.017）。紫杉醇 / 环磷酰胺联合化学治疗使 PFS 率增加 29%，联合化学治疗组为 5.8 个月，异环磷酰胺单药组为 3.6 个月（HR 0.71，P=0.03），紫杉醇 / 环磷酰胺联合化学治疗使 OS 增加 31%：联合化学治疗组为 13.5 个月，异环磷酰胺单药组为 8.4 个月（HR 0.69，P=0.03）。

出于对异环磷酰胺 / 紫杉醇 / 非格司亭方案的毒性和成本的考虑，GOG 在一项Ⅱ期试验中对紫杉醇 / 卡铂方案进行了研究 [161]。在该试验开始后，一项回顾性研究显示 TC 方案在癌肉瘤原发和复发患者的缓解率分别为 60% 和 55%[179]。在 GOG 试验中，TC 方案的缓解率为 54%，PFS 为 7.6 个月，OS 为 14.7 个月。此研究中 TC 方案的 PFS 和 OS 优于异环磷酰胺 / 紫杉醇 / 非格司亭方案。紫杉醇 / 卡铂联合化学治疗方案的高缓解率通过另一项独立的Ⅱ期试验得以证实，其中缓解率为 62%[180]。一项回顾研究中紫杉醇 / 卡铂 / 聚乙二醇化脂质体多柔比星联合方案产生相似的反应率 62%，PFS 为 8.2 个月，

表 42-5 子宫癌肉瘤和平滑肌肉瘤的单药化学治疗研究

药　物	完全缓解	部分缓解	客观缓解	文　献
癌肉瘤				
阿米替丁	0/16	1/16	6.3%	[141]
顺铂	6/91	12/91	19.8%	[136, 137]
迪亚齐奎恩（AZQ）	0/22	1/22	4%	[142]
阿霉素	0/56	7/56	12.5%	[143, 144]
乙氧苷	0/31	2/31	6.5%	[145]
异环磷酰胺	8/49	8/49	32.7%	[138, 139]
紫杉醇	4/44	4/44	18.2%	[140]
哌嗪二酮	0/6	0/6	0%	[146]
曲美酯	0/21	1/21	4.8%	[147]
拓扑替康	5/48	0/48	10%	[148]
平滑肌肉瘤				
阿米替丁	0/26	1/26	4%	[149]
顺铂	0/52	2/52	3.8%	[136, 150]
阿霉素		7/28*	25%	[143]
乙氧苷	0/57	2/57	3.5%	[151–153]
吉西他滨	1/44	8/44	20.5%	[154]
异环磷酰胺	0/35	6/35	17.1%	[155]
脂质体多柔比星	1/31	4/31	16.1%	[156]
紫杉醇	5/80	2/80	8.8%	[157, 158]
拓扑替康	1/36	3/36	11%	[159]
曲美酯	1/23	0/23	4.3%	[160]

*. 完全和部分缓解未分开报道

OS 为 16.4 个月 [162]。基于紫杉烷的活性和紫杉特尔与吉西他滨的协同作用，GOG 进行了对该组合作为子宫癌肉瘤二线治疗的Ⅱ期研究 [167]，证实该组合缓解率不佳，缓解率为 8.3%，中位 PFS 为 1.8 个月，中位 OS 为 4.9 个月。GOG 目前正在进行一项Ⅲ期临床试验（GOG 261）比较紫杉醇联合卡铂与紫杉醇联合异环磷酰胺用于所有子宫、卵巢、输卵管和腹膜癌肉瘤的患者。宫体癌肉瘤患者占大部分。该研究已完成统计，预计结果将于 2017 年发表。

在二线化学治疗中，拓扑替康 1.5mg/m^2（FDA 批准剂量），第 1～5 天用药，21 天重复，该方案在子宫癌肉瘤中进行了评估 [148]。该研究纳入的患者先前已进行了诸多抗肿瘤治疗，其中 33% 有放射治疗史，92% 的患者有化学治疗史。51 例患者中有 3 例（6%）发生了中性粒细胞减少性败血症，并在第一周期化学治疗后死亡。总体反应率为 10%，所有这些都是完全缓解。虽然这种方案耐受性差，但它仍不失为一种可选的替代方案。

7. 生物治疗

索拉非尼抑制 Raf–1、B–Raf 和多种酪氨酸激酶，包括血管内皮生长因子（VEGF）受体，在子宫内膜癌和子宫内膜癌肉瘤中进行了研究 [181]。在癌肉瘤中，没有客观反应，但 25% 患者评估为稳定。中位 PFS 为 1.8 个月，6 个月无进展率为 13%。产气荚膜梭菌肠毒素受体密封蛋白 –3 和密封蛋白 –4 在癌肉瘤中过表达，因此这可能是一种很有前景的治疗靶点 [182]。

（五）预后

在一项来自 Memorial Sloan Kettering 的回顾性研究中，子宫癌肉瘤手术分期Ⅰ期患者其病理含有异源成分比含同源成分的 3 年生存率明显更差，分别为 45% 和 93%（$P < 0.001$）[183]。

（六）笔者推荐

对Ⅰ期、Ⅱ期、Ⅲ期和Ⅳ期子宫癌肉瘤患者建议行全子宫双附件切除术或全面分期手术，术后建议行盆腔放射治疗和铂类 / 紫杉烷或异环磷酰胺 / 紫杉醇化学治疗。ⅣB 期患者建议单纯化学治疗。

五、其他罕见的子宫内膜癌

其他罕见的子宫内膜癌包括小细胞未分化癌和鳞状细胞癌。小细胞未分化癌是一种高级别神经内分泌癌，其在形态学上与肺来源的小细胞癌相同。建议采用局部治疗和全身治疗以预防远处复发，如同肺小细胞癌的治疗建议一样。子宫内膜鳞状细胞癌必须与具有广泛腺体鳞化的子宫内膜样腺癌和延伸至宫体的宫颈鳞癌相鉴别。有限的数据表明子宫内膜鳞状细胞癌预后不良。病理分期Ⅰ期患者中有 40% 在 3 年内死于该疾病 [184]。

表 42-6　子宫癌肉瘤和平滑肌肉瘤的联合化学治疗研究

药　物	完全缓解	部分缓解	客观缓解	文　献
癌肉瘤				
卡铂、紫杉醇	4/5	0/5	80.0%	[161]
卡铂、紫杉醇和聚乙二醇脂质体多柔比星			62%	[162]
顺铂、达卡巴嗪	1/6	1/6	16.7%	[163]
顺铂、达卡巴嗪、多柔比星	1/6	1/6	16.7%	[164]
顺铂，异环磷酰胺	29/92	21/92	54.3%	[165]
顺铂、长春新碱、多柔比星、达卡巴嗪	2/13	1/13	23.1%	[166]
多西他赛、吉西他滨				[167]
多柔比星、顺铂	3/6	2/6	83.3%	[168]
多柔比星、环磷酰胺				[169]
多柔比星、达卡巴嗪		7/31*	22.6%	[143]
六甲基三聚氰胺、环磷酰胺、多柔比星、顺铂	2/7	3/7	71.4%	[170]
羟基脲、达卡巴嗪、依托泊苷	2/33	3/33	15.2%	[171]
紫杉醇、异环磷酰胺				[172]
长春新碱、达西霉素、环磷酰胺	0/19	3/19	15.8%	[173]
平滑肌肉瘤				
顺铂、达卡巴嗪	1/3	1/3	33.3%	[163]
顺铂、长春新碱、多柔比星、达卡巴嗪	1/3	0/3	16.7%	[166]
多柔比星、达卡巴嗪		6/20*	30.0%	[143]
多柔比星、异环磷酰胺	1/27	9/27	37.0%	[174]
依托泊苷、顺铂、多柔比星	1/7	1/7	28.6%	[175]
吉西他滨，多西他赛	3/29	13/29	55.2%	[176]
丝裂霉素、顺铂、多柔比星	3/35	5/35	22.9%	[177]
羟基脲、达卡巴嗪、依托泊苷	2/38	5/38	18.4%	[178]
长春新碱、达西霉素、环磷酰胺（VAC）	0/17	1/17	5.9%	[173]

*. 完全和部分缓解未分开报道

六、子宫肉瘤

（一）流行病学

子宫肉瘤很少见，仅占子宫恶性肿瘤的 3%。虽然早期局限于子宫内，但在肿瘤晚期的恶性病程和高复发率仍使其成为妇科死亡率最高的恶性肿瘤之一。子宫肉瘤虽然罕见，仍占子宫恶性肿瘤死亡率的 15%。即使排除癌肉瘤，子宫肉瘤在非裔美国人中也更为常见（HR 1.56；95%CI 1.31～1.86）[24]。自 20 世纪 70 年代以来，美国国家癌症研究中心（National Cancer Institute）一直在收集子宫肉瘤的发病率数据，发现在一定的年龄段发病率保持不变。目前对子宫肉瘤的全球发病率知之甚少，因为大多数肿瘤登记处在登记子宫恶性肿瘤时并没有注明明确的组织学类型。然而，在挪威的一项研究中，子宫肉瘤的发病率和死亡率从 1956 年到 1992 年翻了一番[185]。研究中发现这一增长主要是来源于癌肉瘤的增加。现在认为癌肉瘤是分化较差的上皮癌，本章前面已经讨论过。考虑到肉瘤和癌肉瘤的历史分类，诠释历史文献会比较困难。

（二）生物学特性

子宫肉瘤的局部和远处（骨盆外）复发都很常见。Salazar 等在文献中收集了 235 例复发肉瘤患者的数据，其中 85% 的复发区域位于盆腔外[119]。肉瘤转移部位包括肺（69%）、上腹部（60%）、骨骼（24%）和大脑（4%）Ⅰ期患者子宫切除术后的高复发率（50%～80%）[96, 186]，意味着术前即存在亚临床转移。

子宫肉瘤的化学治疗方案借鉴于其他软组织肉瘤化学治疗方案的治疗效果，但目前已经形成完整的体系。子宫肉瘤由于其罕见性，所以经常将一段时间病例汇总报道。然而，不论从病理学、转移及治疗结果来看，子宫肉瘤都存在异质性。通过 GOG 最近的联合研究可以对肉瘤各种组织学类型的化学敏感性进行细分和研究。肉瘤对化学治疗的敏感程度不同，对此以前的研究解释不够明确，且没有足够的相关性。鉴于子宫肉瘤的异质性，从其特异性病理学特征来讨论各类肉瘤的临床特征。

（三）病理学

下面列举了子宫肉瘤的组织学亚型（框 42-1）。Ober 将这些肿瘤分类为纯肉瘤或混合有同源或异源成分的肉瘤[187]。纯肉瘤含有单一可识别成分，而混合肉瘤含有两种或多种成分。Kempson 和 Bar 详细阐述了这一分类方法，并进一步对组织学类型进行了细分[188]。

框 42-1　子宫肉瘤的分类

- 低级别子宫内膜间质肉瘤
- 未分化的子宫内膜肉瘤
- 平滑肌肉瘤
- 混合性子宫内膜间质、平滑肌肉瘤
- 其他同源肉瘤
- 异源性肉瘤
- 米勒腺肉瘤
- 米勒癌肉瘤*

*. 其中大多数被认为是化生性癌

（四）平滑肌肉瘤

1. 流行病学

早期文献报道平滑肌肉瘤是最常见的子宫肉瘤[189]。在当代文献中癌肉瘤似乎更为常见，但随着近年来癌肉瘤与上皮性肿瘤的合并，平滑肌肉瘤应被认为是最常见的子宫肉瘤[96, 115]。平滑肌肉瘤的发病年龄比其他子宫肉瘤更年轻[115, 190]。最近的研究发现黑人女性患平滑肌肉瘤的风险是其他种族的两倍[24, 191]。平滑肌瘤的恶变很少见。约翰霍普金斯大学关于 13 000 例平滑肌瘤病例回顾性分析显示仅 38 例恶变（0.29%）[192]。然而，这一数字代表的是接受了手术治疗的患者，更准确的估计值应该低于 0.1%[193]。在梅奥诊所系列研究中，105 例平滑肌肉瘤中只有 3 例被认为应该诊断为平滑肌瘤[194]。

2. 遗传学

Li-Frumeni 综合征与 p53 80% 突变率有关，肉瘤是其最常见的恶性肿瘤[195]。肉瘤的类型具有年龄依赖性，平滑肌肉瘤和脂肪肉瘤仅在成年人中发病。Kleinerman 等分析了遗传性视网膜母细胞瘤幸存者中患软组织肉瘤的患者[196]。他们的研究结论是，无论他们是否接受过放射治疗或化学治疗，视网膜母细胞瘤幸存者患软组织肉瘤的发病率都会增加。其中平滑肌肉瘤是最常见的组织学类型，并发现 4 例子宫平滑肌肉瘤。

3. 分子生物学

Arita 等对 20 例子宫平滑肌肉瘤患者进行了研究，发现在肿瘤中 VEGF 及其受体的表达水平明显高于正常子宫平滑肌[197]。在 GOG 的研究中，血浆中较高的 VEGF 表达与病情进展风险增加有关（HR 3.5，P=0.003）[198]。几项研究中发现平滑肌肉瘤中 KIT（跨膜酪氨酸激酶受体）的表达范围为 0%～75%[199-201]。尽管子宫肉瘤表达 C-kit，但它们在外显子 9、11 和 17 处有缺失突变，因此预计伊马替尼不会产生明显治疗效果[202-203]。基质金属蛋白酶（MMP）是内肽酶，它能够降解基质蛋白并在血管生成和肿瘤侵袭中发挥重要作用。Bodner-Alder 等分析了 21 例子宫平滑肌肉瘤患者 MMP（MMP-1 和 MMP-2）蛋白的表达情况，MMP-1 表达率为 86%，MMP-2 表达率为 48%[204]。此外，MMP-2 表达与子宫平滑肌肉瘤的血管间隙受累之间存在显著的统计学正相关。相反，在没有 MMP–2 表达的患者中发现 DFS 延长。高磷酸化水平的 Akt 和 S6 核糖体蛋白表明 Akt/mTOR/S6 核糖体蛋白通路在子宫平滑肌肉瘤中的重要性[205]。

4. 病理学

平滑肌肉瘤是一种在子宫肌层中出现的恶性肿瘤（图 42–4）。大约 70% 在肌层内，20% 在黏膜下，10% 在浆膜下[206]。与平滑肌瘤相比，其累及宫颈的发生率更高[207]。诊断取决于一系列病理特征，包括有丝分裂指数、核异型性和坏死。在一项研究中，90% 的平滑肌肉瘤每 10 个高倍镜视野（HPF）有 10 个或更多的有丝分裂[208]。仅有丝分裂计数不足以诊断肉瘤。一些良性平滑肌肿瘤每 10 个 HPF 有超过 10 个有丝分裂，而一些肉瘤仅有少量。在 27 例子宫平滑肌肿瘤患者中，每 10 个 HPF 有 5～9 个有丝分裂，11 例（40%）复发。即使在 42 例子宫平滑肌肿瘤中，每 10 个 HPF 有 1～4 个有丝分裂，也有 5 例（12%）复发[209]。然而，也有一些令人满意的报道说，每 10 个 HPF 中有多达 15 个有丝分裂的患者没有发现复发现象[210–212]。

基于此，Hendrickson 和 Kempson 修订了平滑肌肿瘤的分类（表 42–7）。根据新的分类标准，Peters 等回顾性分析了交界性肿瘤[213]的预后，发现其中 27% 的患者复发并且病程延长。Bell 等进一步确定了凝血性肿瘤坏死是判断恶性肿瘤的重要标准[214]（图 42–5）。此外，术中冰冻切片对于平滑肌肉瘤的诊断比较困难，16 例中只有 3 例（18%）被鉴别出来[215–216]。

黏液样平滑肌肉瘤和上皮样平滑肌肉瘤具有不同的诊断标准。黏液样平滑肌肿瘤含有大量黏液样基质分离的平滑肌细胞。临床上部分恶性肿瘤的有丝分裂计数较低［（0～2）/ 10HPF］[217, 218]，浸润性生长侵犯子宫肌层和（或）血管侵犯是诊断恶性肿瘤值得信赖的标准。预测上皮样平滑肌肿瘤的表现是不可行的，因为其中大多数不能确定其恶性潜能（STUMP）。具有显著核异型性（3 级中的 2 级或 3 级）和每 10 个 HPF 有 4 个以上有丝分裂象的上皮样平滑肌肿瘤可以归类为特异性肉瘤。其中大多数也有肿瘤细胞坏死。

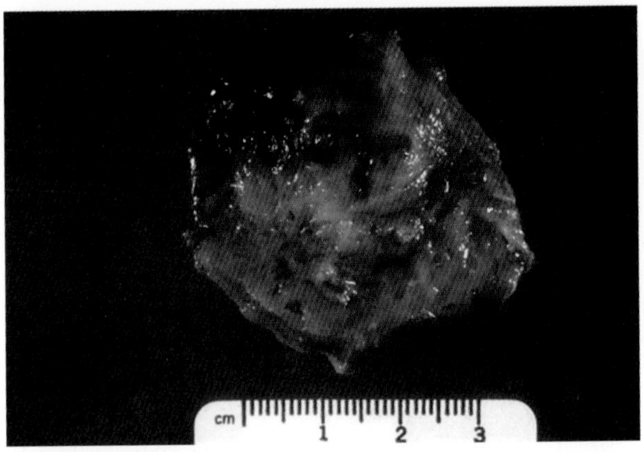

▲ 图 42–4　子宫平滑肌肉瘤通常具有柔软的杂色外观，常伴有出血和坏死

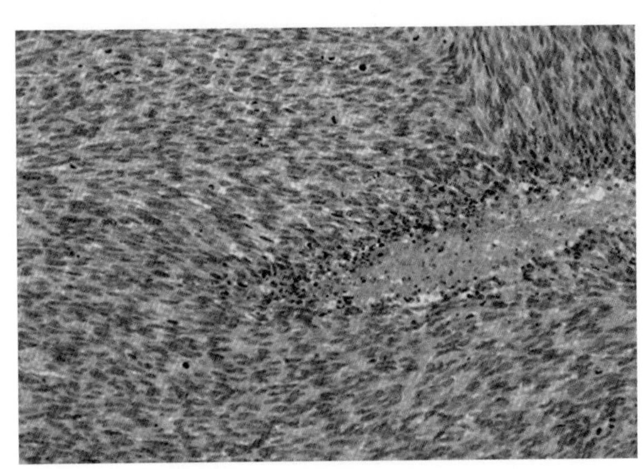

▲ 图 42–5　显微镜下，大多数平滑肌肉瘤含有坏死肿瘤细胞（右中），其特征是坏死区域锐利，缺乏愈合边缘

表 42–7　Hendrickson 和 Kempson 修订了子宫平滑肌肿瘤的分类系统

	每 10 个 HPF 有丝分裂计数			
细胞异型性	＜5	5～10	11～15	＞15
无	平滑肌瘤	平滑肌瘤	平滑肌瘤	平滑肌肉瘤
轻至中度	平滑肌瘤	恶性潜能未确定	平滑肌肉瘤	平滑肌肉瘤
重度	恶性潜能未确定	平滑肌肉瘤	平滑肌肉瘤	平滑肌肉瘤

经 Wolters Kluwer Health，Inc. 许可转载，引自 Bell 等，1994[214]

5. 临床表现

平滑肌肉瘤通常被认为是一种生长迅速的盆腔肿块。然而，一项回顾性分析发现，在此类患者中仅有 0.23% 确定是平滑肌肉瘤 [219]。促性腺激素释放激素类似物已经应用于假定的平滑肌瘤患者，这些患者后来确定患有平滑肌肉瘤 [220, 221]。复旧失败或阴道出血增多可以作为识别平滑肌肉瘤的一种手段 [221, 222]。目前没有影像学检查可以可靠的区分平滑肌瘤与平滑肌肉瘤，但是平滑肌肉瘤患者的影像学检查可以发现钙化缺乏。对于磁共振成像，T_2 加权图像缺乏增强与恶性肿瘤相关 [223]。

6. 分期

鉴于 FIGO 1988 与美国肿瘤联合委员会分期系统对于Ⅰ～Ⅳ期患者存活率估计的显著差异 [224, 225]，FIGO 在 2009 年修改了分期标准（表 42-8）。然而，这种分期标准不能表现出其他重要的预后变量，包括年龄、有丝分裂指数和淋巴血管间隙侵犯 [226, 227]。

表 42-8　FIGO 分期：子宫肉瘤（平滑肌肉瘤、子宫内膜、间质肉瘤和腺肉瘤）

分　期	描　述
ⅠA	肿瘤局限于子宫＜ 5cm
ⅠB	肿瘤局限于子宫＞ 5cm
ⅡA	肿瘤扩展至盆腔，附件受累
ⅡB	肿瘤扩展至子宫外盆腔组织
ⅢA	肿瘤扩散至腹部组织的一个部位
ⅢB	腹腔组织多个部位
ⅢC	盆腔和（或）腹主动脉旁淋巴结的转移
ⅣA	肿瘤侵入膀胱和（或）直肠
ⅣB	远处转移
腺肉瘤Ⅰ期不同于其他子宫肉瘤	
ⅠA	肿瘤局限于子宫内膜 / 宫颈内膜
ⅠB	侵入＜ 1/2 子宫肌层
ⅠC	侵入＞ 1/2 子宫肌层

引自 American Joint Committee on Cancer. *Cancer Staging Handbook*, 7th edn. Chicago: Springer, 2010: 485

7. 治疗

(1) 手术。

① 淋巴结清扫：与癌肉瘤相比，57 例平滑肌肉瘤患者中只有 2 例（3.5%）出现淋巴结受累 [111]。这一点得到了依据 SEER 数据库进行的大型研究证实 [228]。在 1396 例平滑肌肉瘤患者中，24.9% 的患者接受了淋巴结清扫术，75% 的患者没有接受，两者在疾病特异性生存率上没有显著差异，分别为 61.9% 和 66.9%。包括 7 项研究在内的系统性文献综述显示淋巴结切除术对平滑肌肉瘤无益处 [229]。手术时的淋巴结评估仍建议切除任何肿大的淋巴结。淋巴结受累确实影响手术分期，升高到Ⅲ C 期。

② 子宫肌瘤切除术：Van Dinh 和 Woodruff 等报道了 9 例不孕症患者，在子宫肌瘤切除术后病理发现平滑肌肉瘤 [230]。只有 1 例患者在 1～13 年的随访期间再次复发。3 例患者术后妊娠。O'Connor 和 Norris 报道了 14 例接受子宫肌瘤切除术的患者，只有 1 例患者在手术后 8 年内复发了低级别平滑肌肉瘤 [211]。但是，Berchuck 等报道了最初通过子宫肌瘤切除术治疗的 3 例患者中有 2 例在子宫切除术后发现存在残留病灶 [231]。Lissoni 等报道，8 例接受子宫肌瘤切除术的女性被诊断为肌瘤内的平滑肌肉瘤，这些患者经过保守治疗 [232]，只有 1 例患者治疗后出现复发性癌症并死亡。保守治疗的标准无法制定，这在很大程度是因为原始组织学分类问题。应避免肿瘤的破碎，以尽量减少恶性肿瘤的播散。

③ 卵巢保护：对Ⅰ～Ⅱ期年龄＜ 50 岁的 341 例平滑肌肉瘤患者的 SEER 数据进行分析，行双侧输卵管卵巢切除术（n=240）或不行双侧输卵管卵巢切除术（n=101）的患者的 5 年生存率没有显著差异 [228]。然而，由于 50%～60% 的平滑肌肉瘤表达雌激素和孕激素受体，并且对激素治疗的效果记录明确，因此卵巢是否保留仍然存在争议。

④ 晚期疾病：手术在晚期疾病中的治疗作用尚不清楚，但已报道了孤立的反应。Parente 等报道了 1 例患有平滑肌肉瘤并伴有肺转移的患者在进行了原发灶子宫切除术和化学治疗后，延长了 10 个月的临床缓解期 [233]。

(2) 辅助放射治疗：回顾性研究表明，辅助性盆腔放射治疗可降低局部复发的风险 [234]。然而，如前所述，EORTC 对辅助性盆腔放射治疗的Ⅲ期患者和Ⅰ期、Ⅱ期子宫肉瘤（癌肉瘤、平滑肌肉瘤和子宫内膜间质肉瘤）进行了随机试验与观察。在平滑肌肉瘤患者中，辅助放射治疗并没有改善局部肿瘤控制率，PFS 或 OS。

(3) 辅助化学治疗：平滑肌肉瘤和其他子宫内膜肉瘤首次复发部位不同[125]。在平滑肌肉瘤中，83% 的首次复发发生在远处。如前所述，目前仅完成了一项在混合型子宫肉瘤中使用辅助化学治疗的随机试验。在 48 例平滑肌肉瘤患者中，观察组复发率为 61%，随机分配至多柔比星组的复发率为 44%[124]。对 14 项局部可切除成人软组织肉瘤报道的 Meta 分析显示，共 1568 例患者，辅助性多柔比星治疗后的 HR 为 0.75（CI 0.64～0.87）[235]。在长庚纪念医院（Chang Gung Memorial Hospital）平滑肌肉瘤的回顾性研究中，年龄、分期、肿瘤直径超过 11cm、辅助化学治疗的使用均可以影响患者的生存率[236]。在纪念 Sloan Kettering 癌症中心的一项前瞻性研究中，Ⅰ～Ⅳ期平滑肌肉瘤患者接受辅助治疗吉西他滨 / 紫杉特尔方案 4 个周期[237]。在 18 例患有Ⅰ～Ⅱ期疾病的患者中，59% 在 2 年内保持无进展，平均无进展生存时间（PFS）为 39 个月。这似乎比纪念医院 2 年 PFS 的 35% 或其他中心的历史对照有明显改善。GOG（0177）试验目前正积极招募患者。该试验评估化学治疗与观察对早期子宫平滑肌肉瘤患者的作用。化学治疗组接受吉西他滨 / 紫杉特尔治疗 4 个周期，然后再接受 4 个周期多柔比星（多柔比星）治疗。

(4) 复发性疾病：二次减瘤术。大多数复发发生在远处，需要全身治疗。孤立的晚期肺复发患者局部切除效果显著，高达 35% 的 10 年生存率与之相关[238]。然而，孤立性肺复发是罕见的，在一项包含 25 例Ⅰ～Ⅱ期平滑肌肉瘤患者的研究中只有 1 例肺复发。这个患者接受了开胸手术治疗，但很快复发并死亡[239]。很少有单独的盆腔复发用手术切除来治疗。这些局部切除治疗的成功，在一定程度上可能是因为某些低级别肉瘤的惰性。回顾性研究了在约翰霍普金斯大学和梅奥诊所接受治疗的 128 例复发性平滑肌肉瘤患者的二次减瘤术的影响，其中 80 例接受了手术[240]。80% 的手术患者完全切除了所有肉眼可见肿瘤。手术的影响是难以评估的，因为它是孤立复发和复发时较长的 DFS 的标志。然而，虽然中位生存期为 2 年，20% 的患者存活达 10 年。

(5) 化学治疗：在平滑肌肉瘤化学治疗中，多柔比星和异环磷酰胺是最有效的药物，其有效率分别为 25% 和 17%[143, 155]。联合使用多柔比星和异环磷酰胺的反应率为 37%[174]。然而，最近吉西他滨也显示出显著的单药有效率，为 20.9%[154]。某单一机构研究发现一线或二线联合应用固定剂量吉西他滨和紫杉特尔，有效率很高（53%）[176]。这种较高的有效率，可能是因为 50% 的患者先前接受过多柔比星治疗。

GOG 最初在二线用药中研究该方案，客观缓解率为 28%，另外 50% 的患者疾病无进展[241]。与一线治疗相同的方案疾病缓解率为 35.8%，疾病无进展率为 26.2%[242]。脂质体多柔比星的有效缓解率为 16.1%[156]。然而，顺铂单药化学治疗没有显著缓解（3%～5%）[136, 150]。GOG 研究了达卡巴嗪、丝裂霉素、多柔比星、顺铂和重组人粒细胞—巨噬细胞集落刺激因子（Sargramostim）联合作为一线治疗的方案[243]。第一阶段研究中，该方案中度活跃，有效率为 27.8%。3～4 级血液学毒性严重：67% 患者出现白细胞减少，78% 的患者出现中性粒细胞减少，94% 的患者出现血小板减少。5 例患者（26%）发生 3～4 级脓毒症，并且由于毒性作用问题结束研究。

替莫唑胺是一种口服的烷基化前药，其活性代谢物与达卡巴嗪相同。其在子宫平滑肌肉瘤中的活性尚未得到广泛研究，在一项研究中的缓解率和无进展率分别为 5% 和 47%[244]，在第二项规模较小的研究中分别为 33% 和 50%[245]。在第二项研究中，PFS 与 O[6]– 甲基鸟嘌呤 DNA 甲基转化酶的表达呈负相关。

(6) 生物治疗：平滑肌肉瘤发生在全身的许多部位，许多临床试验并不限制其来源。但是，下面的讨论仅限于子宫平滑肌肉瘤的数据。平滑肌肉瘤的雌激素受体表达率为 7%～71%，孕激素受体表达率为 17%～60%，提示激素调控可能具有治疗作用[246-249]。一项回顾性分析纳入了 40 例接受芳香酶抑制药治疗的患者[250]，其有效率为 9%，这些患者的肿瘤均表现为雌激素受体阳性。雌激素受体阳性和孕激素受体阳性的肿瘤患者，其治疗效果更好一些，28% 的患者延长了 1 年的 PFS。GOG 对沙利度胺进行了Ⅱ期试验，旨在评估其在子宫平滑肌肉瘤中的活性及其对血管生成标志物（血管内皮生长因子、碱性成纤维细胞生长因子和可溶性内皮蛋白C受体）的影响[251]。其结果并没有客观反应，也没有对血管生成标志物产生影响。但是，血浆VEGF高表达与肿瘤进展风险增加相关（HR 3.5，*P*=0.003）。为了研究其他抗血管生成药，也进行了苹果酸舒尼替尼的Ⅱ期临床试验[252]。该方案证实无效，应答率为8.7%，6个月时PFS为17%。在一项Ⅲ期随机试验（GOG 250）中，GOG评估了在吉西他滨和紫杉特尔联合化学治疗时加入贝伐珠单抗。初步结果并不理想，因为实验中分析无效而结束。

8. 预后

Kapp等的SEER研究中，Ⅰ期患者951例（68.1%），Ⅱ期43例（3.1%），Ⅲ期99例（7.1%），Ⅳ期303例（21.7%）[228]。Ⅰ、Ⅱ、Ⅲ和Ⅳ期患者的5年疾病特异性生存率分别为75.8%、60.1%、44.9%和28.7%。多变量分析显示，诊断年龄越大、诊断年份越近、非裔美国人、肿瘤分级越高、疾病分期越高及缺乏初始外科治疗均与生存率下降显著相关。

9. 笔者推荐

Ⅰ期和Ⅱ期可以广泛性子宫切除术后观察；Ⅲ期和ⅣA期可以给予吉西他滨联合紫杉特尔化学治疗；单纯姑息化学治疗适用于ⅣB期肿瘤（有适应证的患者可以给予子宫切除术）。

（五）低级子宫内膜间质肉瘤

1. 流行病学

随着时间的推移，这些罕见肿瘤的命名方法也在不断演变。较早的文献通常将这些肉瘤分为两组（低级别和高级别）。随后相当一段时间内，他们被命名为子宫内膜间质肉瘤（ESS）（旧的低级别）和未分化肉瘤。最近，世界卫生组织提出了四分级别的命名法（良性间质结节、低级ESS、高级ESS和未分化肉瘤）。基于基因组重排的分子特征将低级与高级ESS肿瘤分层。因此，随着时间的推移解释旧文献需按照当时使用的命名原则。在1988—2005年的SEER数据回顾性分析，低级ESS稍微多见，占分类病例的54%[253]。低级ESS患者发病年龄较小，平均年龄为48.5岁，高级ESS平均年龄为60.5岁（$P<0.001$）。此外，25%的低级和52.5%的高级肿瘤为Ⅲ～Ⅳ期（$P<0.001$）。虽然大多数患者（74.5%）是白人，但黑人更容易患高级ESS（*P*=0.014）。

在一项仅限于Ⅰ期疾病的单独SEER分析中，评估了新的FIGO分期系统，该系统根据肿瘤大小（ⅠA＜5cm或ⅠB＞5cm）来分期[254]。在Ⅰ期患者中，低级肿瘤相对于高级肿瘤的百分比显著增加，分别为76%和24%。这两种肿瘤在Ⅰ期疾病中的表现有显著差异，低级和高级ESS的5年生存率分别为97.2%和45.4%。新的FIGO分期系统可预测低级ESS而非高级ESS的预后。ⅠA期和ⅠB期低级ESS的5年生存率分别为100%和93.5%（*P*=0.003），而高级ESS的5年生存率分别为51.4%和43.5%（*P*=0.27）。

2. 生物学特性

低级ESS普遍表达雌激素和孕激素受体已经得到证明[246]。在最近的13项关于低级ESS研究中发现，c-abl普遍表达，但c-Kit只有8%表达[255]。

3. 病理学

子宫内膜肉瘤分为低级ESS和未分化子宫内膜肉瘤（表42-1）[256]。子宫内膜间质结节是子宫内膜间质细胞的良性肿瘤，其特征为边缘局限。基质结节和低级间质肉瘤与增生性子宫内膜基质非常相似（图42-6）。许多微小的小动脉具有特征性表现。基质结节具有可扩张性的清晰边缘。相反，低级ESS具有不规则的浸润性边缘[257]（图42-7和图42-8）。基质结节的最终诊断需要切除整个病灶并检查肿瘤边缘。因此，在活组织检查或刮宫标本中很难区分基质结节和低级ESS。低级ESS（以前被称为子宫淋巴管内间质肌病）是惰性恶性肿瘤，5年生存率高（100%）。随着随访时间延长，Norris和Taylor报道的19例患者中有7例复发，但只有一例患者死亡[258]。

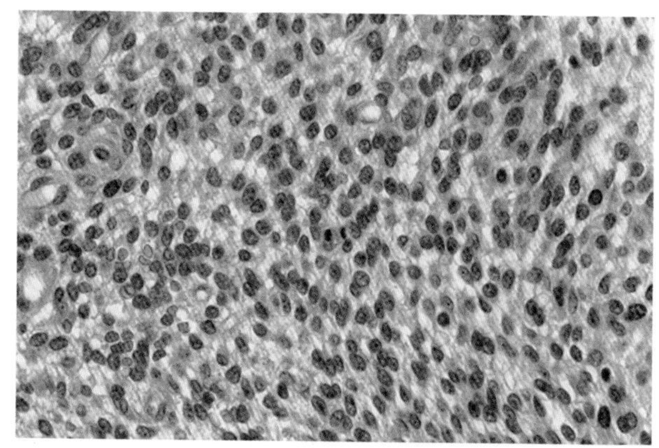

▲ 图42-6 低级子宫内膜间质肉瘤类似于增生性子宫内膜间质；这个典型的例子具有典型的细胞外观；存在有丝分裂（中心）

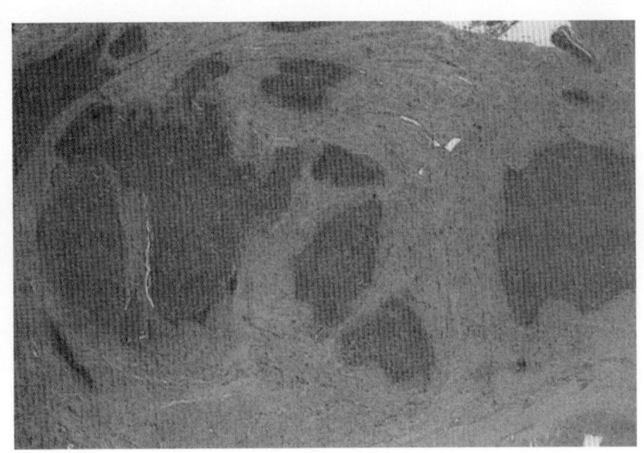

▲ 图 42-7　低级子宫内膜间质肉瘤具有特征性的子宫肌层浸润

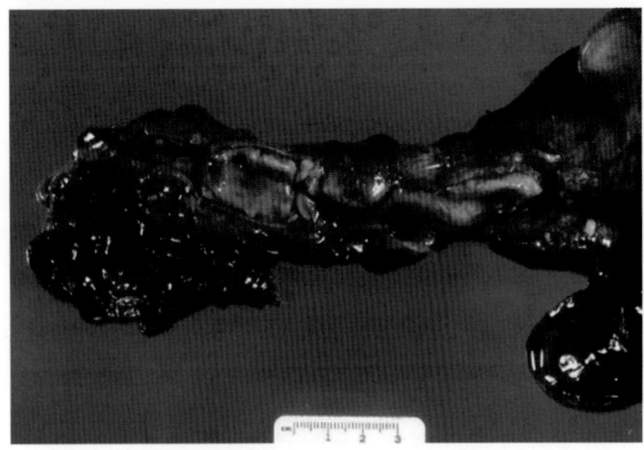

▲ 图 42-8　低级子宫内膜间质肉瘤常侵犯血管；该实例显示有填充子宫静脉的肿瘤血栓

4. 临床表现

子宫内膜肉瘤（94%）比平滑肌肉瘤（58%）更容易出现阴道出血[186]。诊断技术与其他高级子宫癌相同。

5. 治疗

(1) 外科手术：低级 ESS 的手术治疗包括全子宫切除术和双侧输卵管卵巢切除术。如果有血管内肿瘤，建议进行静脉切开并仔细取出肿瘤。同时建议切除任何可见的转移性病灶。在纪念 Sloan Kettering 癌症中心的一项回顾性分析中，87 例接受双侧输卵管卵巢切除术的低级 ESS 患者附件转移率为 13%[259]。尽管有报道称保留卵巢[260]，但是最近一篇来自 MD Anderson 的论文报道了更高的复发率：保留卵巢的复发率为 89%，而不保留卵巢的复发率为 55%。鉴于雌激素和孕酮受体在低级 ESS 中表达的高频率，双侧输卵管卵巢切除术应作为主要治疗的一部分。然而，在 SEER 数据研究中，双侧输卵管卵巢切除术并不是生存的独立危险因素[254]。区域性淋巴结受累相对罕见（5%），不建议常规行淋巴结切除术[261]。在纪念 Sloan Kettering 癌症中心，94 例低级 ESS 患者只有 36 例（38%）行淋巴结切除术[259]，其中 7 例（19%）有淋巴结转移，5 例明显阳性。在最近的 SEER 研究中，仅 29% 的低级 ESS 患者进行了淋巴结切除术，这并不能预测生存率[254]。在一项关于 1983—2002 年数据的早期 SEER 研究中，发现淋巴结切除术同样没有益处[262]。韩国首尔 ASAN 医学中心的回顾性分析发现，60 例患者中有 23 例术中处理失误致子宫破损，导致 DFS 降低（HR 4.03，P=0.040）[263]。

(2) 辅助激素（低级子宫内膜间质肉瘤）治疗：由于Ⅰ期低级 ESS 的高复发率（50%）及孕激素药物的可观疗效[264-267]，许多作者提倡辅助孕激素治疗[266, 268, 269]。

(3) 放射治疗：SEER 数据分析显示只有 14.8% 的低级 ESS 患者使用了放射治疗，放射治疗不是其生存的独立预测因子[254]。以前使用 1983—2002 年数据所作出的 SEER 报告中，辅助放射不能改善低等级 ESS 整体或特异性存活率[262]。

(4) 化学治疗：激素治疗对低级 ESS 的效果稳定，激素治疗是这些肿瘤的首选治疗方法。各种激素疗法已经广泛使用，包括孕激素（甲羟孕酮最常见）和各种芳香化酶抑制药[270-273]。细胞毒性化学治疗方案仅用于极少数激素治疗失败的病例。

6. 预后

在Ⅰ期低级 ESS 患者中：年龄＞ 55 岁、HR=6.47、黑种人、HR=5.0，以及Ⅰ B 期患者：HR=5.4，这些都与生存期相关[254]。

7. 笔者推荐

对于临床分期为Ⅰ、Ⅱ期和Ⅲ期的患者，建议进行全子宫切除术、双侧输卵管卵巢切除术、醋酸甲地孕酮、芳香酶抑制药或替代激素治疗。对于Ⅳ期患者，建议使用醋酸甲地孕酮或替代激素治疗（有适应证时可以行子宫切除术）。

（六）未分化子宫内膜肉瘤

1. 病理

由于缺乏子宫内膜间质或其他明显肉瘤特征，未分化子宫内膜肉瘤最近命名为子宫内膜非上皮性肿瘤[274]。未分化子宫内膜肉瘤是高级肉瘤，其特征是核多形性和异型性比低级别 ESS 更强。根据定义，未分化的子宫内膜肉瘤缺乏与增生性子宫内膜肉瘤的相似性，并异源分化，这些肿瘤侵袭性强，预后不良。

2. 治疗

(1) 手术：1988—2005 年 SEER 数据的回顾性分析，确定了 96 个高级 ESS。淋巴结切除术占 60.4%，双侧输卵管卵巢切除术占 93.7%[254]。然而，1983—2002 年的 SEER 数据分析显示，淋巴结切除术并没有改善高级别 ESS 患者的整体或特异性生存率。

(2) 放射治疗：SEER 报告显示，50.0% 的患者接受了辅助放射治疗[254]。然而，基于 1983—2002 年数据的 SEER 报告显示，辅助放射不能改善高级 ESS 的整体或特异性生存率[262]。54% 未接受放射治疗的子宫内膜肉瘤（组织学分类）患者盆腔内复发。放射治疗使非平滑肌肉瘤（组织学分类）患者的盆腔复发率从 54% 降至 23%[125]。

(3) 化学治疗：由于临床表现类似于其他高级肉瘤，建议进行辅助化学治疗，但目前没有令人信服的数据证明化学治疗的有效性。

(4) 生物治疗：据报道，有一例 C-kit 阳性患者对伊马替尼的治疗有效果[275]。

3. 预后

最新 SEER 数据分析显示，宫颈受累在高级 ESS 中很常见（18.8%），并且与较差的预后相关。

4. 笔者建议

临床Ⅰ、Ⅱ、Ⅲ期患者，全子宫切除术、双侧输卵管卵巢切除术；可以考虑盆腔 / 腹主动脉旁淋巴结切除术，以及针对肿瘤辅助放射治疗，后给予化学治疗。对于Ⅳ期患者，建议化学治疗或最大限度的支持治疗。

（七）高级异源性子宫内膜肉瘤

包括类似未分化子宫内膜肉瘤的高级肉瘤，但有异源分化。异源性横纹肌肉瘤最常见，但软骨肉瘤、骨肉瘤、脂肪肉瘤和混合异源肉瘤也比较常见[276]。

治疗和预后

同未分化子宫内膜癌的治疗及预后。

（八）混合性间质肌肉肿瘤

尽管混合性间质肌肉肿瘤很少见。典型的低级 ESS 中少量的平滑肌分化是常见的，而且相互之间没有相关性[277]。同样，少量的间质分化与其他典型的平滑肌肿瘤无关。目前混合性间质肌肉肿瘤的鉴别最小的阈值是 30%[278]。最近，在子宫中发现了血管周围上皮样细胞肿瘤[279]。这些肿瘤在组织学上类似于上皮样平滑肌肿瘤，但高度表达 HMB-45。鉴于目前的认知，这些肿瘤的恶性程度无法明确。

（九）上皮和间质混合瘤

腺肉瘤

(1) 流行病学：根据 SEER 数据库的分析，腺肉瘤约占子宫上皮和间质混合肿瘤的 10%[280]。与更常见的癌肉瘤相比，腺肉瘤患者更年轻，且多见于早期。Ⅰ期腺肉瘤 5 年生存率明显优于癌肉瘤，分别为 79% 和 51%，Ⅲ期分别为 48% 和 24%[280]。

(2) 病理学：腺肉瘤由肉瘤和良性上皮成分[281, 282]混合组成（图 42-9 和图 42-10）。与癌肉瘤相比，腺肉瘤预后较好。Clement 和 Scully 报道了 100 例患者，其中 88 例进行了长期随访[281]。100 例患者

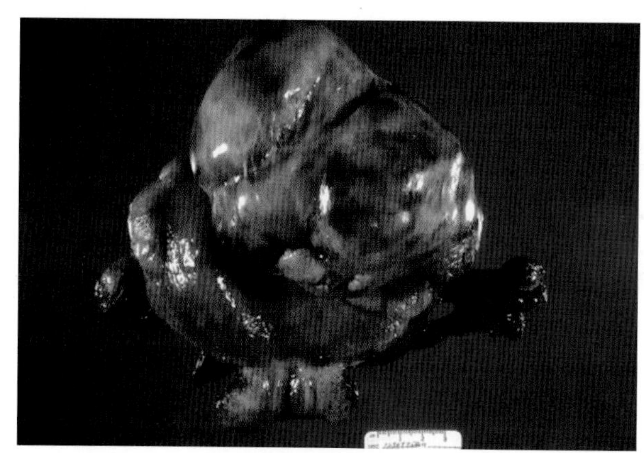

▲ 图 42-9　子宫米勒腺肉瘤通常具有息肉样外观

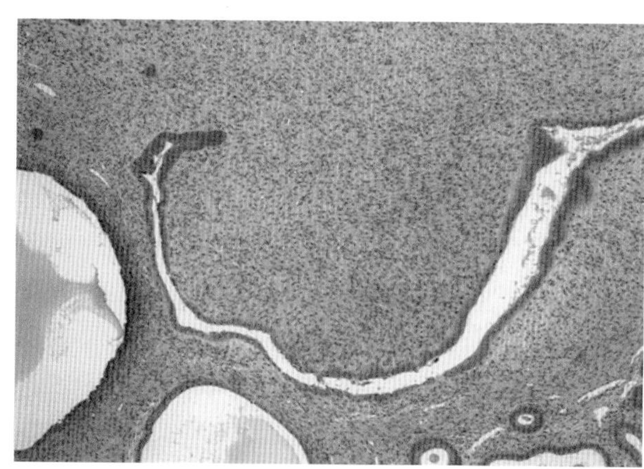

▲ 图 42-10　细胞间质乳头突出到腺体空间，产生腺肉瘤特征性的叶状结构

中 15 例发生了子宫肌层浸润，其中有 4 例浸润至深肌层。26% 的患者复发，通常局限于阴道、盆腔和腹腔。肌层侵犯是唯一与复发相关的特征。肌层侵犯的重要性在最新的腺肉瘤 FIGO 分期系统中得到了体现（表 42–7）。伴有肉瘤过度生长的腺肉瘤指的是 25% 或更多的肿瘤由高级别肉瘤成分构成 [281, 282]。伴有肉瘤过度生长的腺肉瘤与癌肉瘤相似，都具有较高的复发风险（44%～70%）。腺肉瘤复发异源性肉瘤虽然罕见，也偶有报道 [283]。

(3) 临床表现：诊断经常出现延误，尤其是年轻患者 [284]。患者可能会出现脱出子宫颈的息肉样肿物。在这种情况下，需要切除息肉后行病理检查以明确诊断。如果没有看到息肉样肿物，门诊患者可以行子宫内膜活组织检查、超声、宫腔镜及诊断性刮宫以明确诊断。

(4) 治疗。

①外科手术：标准治疗包括全子宫切除术和双侧输卵管卵巢切除术。但是，由于这是一种低度恶性肿瘤，少数患者可以保留卵巢甚至局部切除 [284]。

②放射治疗和化学治疗：只有当肉瘤过度生长没有确切的治疗方案时才使用这些治疗方法。

(5) 笔者建议：建议行全子宫切除术和双侧输卵管卵巢切除术和选择性切除肿大淋巴结。对于伴有肉瘤过度生长的腺肉瘤，辅助放射治疗和化学治疗的疗效不明确，但可以考虑试用。

七、其他罕见的肿瘤

（一）淋巴瘤

子宫颈和子宫的原发性淋巴瘤很少见（见第 43 章）。美国武装部队病理学研究所的 9500 例淋巴瘤患者中仅有 9 例 [285]。作为队列研究的一部分被广泛认可，并且在系列报道中患者在 16%[286] 至 40%[287] 之间波动。当肿瘤仅限于阴道、子宫颈或子宫时，5 年生存率为 73%[288]，当累及卵巢时为 40%[289]。如果在开腹手术中发现脾脏和淋巴结可疑，应当评估脾脏、淋巴结及肝脏情况，并行活组织检查 [290]。粒细胞及骨髓淋巴瘤可以发病于女性生殖道，因为它的颜色发绿，也被称为绿瘤，它可能比急性髓性白血病更早被诊断 [291]。从 MD Anderson 长达 30 年研究可以发现，9 例涉及妇科生殖道的髓样肉瘤最常见发病部位是子宫 [292]。他们对文献中的 76 例患者进行了回顾性分析，其中 47 例患者有病史或表现为髓样肿瘤，而其他 29 例没有明确白血病证据的患者长期存活。因此，血液肿瘤学会诊对于本病的诊断是必不可少的。

（二）血管外皮细胞瘤

血管外皮细胞瘤是一种罕见的以毛细血管增生为特征的血管性子宫肉瘤。这些肿瘤最好通过外科手术治疗、化学治疗或放射治疗效果不佳 [293]。术前给予吸收性明胶海绵子宫动脉栓塞有利于外科手术治疗 [294]。

（三）类似癌症的良性间质肿瘤

鉴于凝固性坏死、有丝分裂计数高和细胞异型性的诊断标准，存在多种不符合平滑肌肉瘤诊断标准的平滑肌肿瘤。但是，它们在显微镜下可以观察到部分明显的平滑肌肉瘤的特征。“区域性”凝固性坏死最能预测肿瘤的恶性程度，4 例患者中就有 1 例病理学复发 [295]。这些肿瘤最容易被诊断为“STUMP”。

基于平滑肌肉瘤的部分特征，例如细胞异型性、高有丝分裂计数、细胞增加或上皮样细胞增加，可以给予以下诊断：非典型性平滑肌瘤、有丝分裂活跃的平滑肌瘤、细胞平滑肌瘤和上皮样平滑肌瘤。非典型的平滑肌瘤和细胞平滑肌瘤最好作为 STUMP 治疗，而有丝分裂活跃的平滑肌瘤和上皮样平滑肌瘤全部是良性肿瘤。上皮样平滑肌瘤与血管周围上皮样细胞瘤（PECOMA）的区别在于 CD1a 表达的缺失 [296]。其他良性平滑肌肿瘤包括黏液样、丛状或夹层平滑肌瘤。

子宫平滑肌瘤的临床表现和诊断评估与子宫肌瘤或平滑肌肉瘤相同，它们之间没有可靠的术前鉴别方法。术语“成平滑肌细胞瘤”目前不受欢迎，不再被广泛应用，可能是因为有侵袭性行为，但是实际上大多数肿瘤是良性的。Kurman 和 Norris 报道的 26 例患者中只有 3 例复发，其中 2 例治疗有效果 [297]。有丝分裂计数与生存结局相关。先前被指定为成平滑肌细胞瘤的肿瘤应包括在上皮样平滑肌肿瘤中。难以预测其生物学行为，大多数将被视为 STUMP。

治疗

(1) 外科手术：对于 STUMP，建议全子宫切除术；就像平滑肌肉瘤所报道的那样，在部分病例中，子宫肌瘤切除术就足够达到治疗目的。

(2) 化学治疗：子宫切除术后，不建议继续给予辅助治疗。

（四）良性平滑肌瘤伴宫外病变

1. 弥漫性腹膜平滑肌瘤

弥漫性腹膜平滑肌瘤病必须与转移性平滑肌肉瘤相鉴别，这一点非常重要。该肿瘤的特征是多个腹膜病灶，通常直径＜1cm，累及腹盆腔腹膜。相比之下，平滑肌肉瘤的特点是：转移性病变较少但较大。组织学检查，病变看起来是良性的，很少有丝分裂象，并且极少见到核异型[298]。病变通常与雌激素过量、妊娠[299]、颗粒细胞瘤[300]及序贯口服避孕药[301]有关。病变在雌激素正常后自然消退，因此没必要行根治性切除术。据报道，仅有不到 5% 的患者出现肉瘤样变[302]。

2. 静脉内平滑肌瘤

静脉内平滑肌瘤是一种直接生长到静脉通道内的平滑肌瘤。笔者一般认为其起源于静脉的肌壁或血管侵犯的平滑肌瘤，随后在其起源的平滑肌瘤之外生长[303]。

(1) 临床表现：广泛生长的患者可能出现呼吸困难或由心内肿块引起右心力衰竭的症状。CT 或 MR 成像显示血管内肿块可以作为诊断依据。

(2) 治疗：需要行子宫切除术的同时从心脏和血管中取出肿瘤[304]。必须非常小心，以避免肿瘤破裂导致的右心和肺栓塞。由于怀疑其具有雌激素依赖性，建议同时行卵巢切除术[304, 305]。

3. 良性转移性平滑肌瘤

良性转移性平滑肌瘤（BML）是具有多个肺内结节的平滑肌肿瘤。认为由细胞平滑肌瘤或静脉平滑肌瘤引起，该病可进入血管系统并转移到肺部，在那里定植和生长。有些作者认为，它产生于不完整的初级手术后，例如刮宫术、子宫肌瘤切除术或宫颈上子宫切除术[306]。建议行子宫切除手术时排除低级别子宫肉瘤的存在。良性转移性平滑肌瘤必须与淋巴管平滑肌瘤相鉴别，与淋巴管平滑肌瘤相关的良性病变不是子宫平滑肌瘤。病理学上，良性转移性平滑肌瘤与邻近肺组织边界界限清楚，由此可与弥漫性间质浸润的淋巴管肌瘤相鉴别。

4. 遗传性平滑肌瘤病和肾细胞癌综合征

这是一种罕见的常染色体显性遗传综合征，受影响的个体患有皮肤和子宫平滑肌瘤和肾细胞癌。它与 Krebs 循环酶富马酸水解酶的突变有关，并与绝经前妇女子宫肉瘤风险增加有关[307]。

5. Bannayan-Zonana 综合征

该综合征患者，由于 PTEN 肿瘤抑制基因中的胚系突变，子宫平滑肌瘤与其他良性间质肿瘤如脂肪瘤和血管瘤一起发病[308]。

八、结论

某些非子宫内膜样子宫内膜癌，包括子宫乳头状浆液性癌、CCC 和癌肉瘤，其表现与更常见的子宫内膜样子宫内膜癌不同，需要更积极的治疗。同样，子宫肉瘤通常是恶性肿瘤。它们具有高复发率，其中大部分是远处复发。在早期和晚期疾病中，利用联合疗法来减少复发。我们仍需要在化学疗法或生物疗法方面取得重大进展，以提高当前的生存率。

第 43 章 宫颈肿瘤

Tumors of the Cervix

Krishnansu S. Tewari Bradley J. Monk 著
马 丽 译 马常英 郑雅文 校

一、流行病学

2017 年，预计美国有 12 820 例新发浸润性宫颈癌，其中 4210 例死于该疾病 [1]。特别令人不安的是，这种疾病很大程度上可以通过接种疫苗及筛查就能预防，但却有超过 1/3 的女性确诊后死于该疾病。流行病学监测研究表明，在美国的，浸润性宫颈癌的发病率在过去 20 年中已经下降。然而，种族差异仍然存在。通过对包含了 1992—2003 年的美国 13 个癌症登记处的流行病学监测与最终治疗结果（SEER）的病例分析发现，拉美裔白种人的宫颈癌发病率最高（24/100 000），鳞状细胞癌（SCC）(18/100 000)，以及腺癌（5/10 000）[2]。非拉美裔白种人总体宫颈癌（11/100 000）和 SCC（7/100 000）发病率最低，而非洲裔美国人的腺癌发病率最低（2/100 000）。最近一项研究通过分析从北美癌症（CINA）数据库获得的 1995—2004 年的数据发现，与非拉美裔白种人相比，非洲裔美国人和拉美裔美国人群的浸润性宫颈癌发病率仍然最高，该数据库是由北美中央癌症登记协会（NAACCR）创建 [3]。筛查和社会经济状况的差异可能是造成种族、族裔差异的主要原因。

二、宫颈癌的分期

宫颈癌主要依据临床分期。除了病史和体格检查外，还必须进行全面的系统检查。国际妇产科联合会（FIGO）建议的常用检查包括宫颈活检、宫颈刮除术和宫颈锥切术 [4, 5]。血常规、生化和尿常规也不可缺少。有指征时，局部晚期患者应该在麻醉下进行盆腔检查，伴或不伴尿道膀胱镜检查和（或）直肠镜检查。此外，静脉肾盂造影、淋巴管造影和胸部 X 线片可分别评估肾盂积水，腹膜后淋巴结病变和肺转移 [4]。尽管还未得到 FIGO 的正式认可，但在美国许多患者接受胸部、腹部和盆部计算机断层扫描（CT）成像检查，以确定是否存在区域或远处转移。如果患者考虑接受根治性手术，但麻醉下的盆腔检查无法确定宫旁是否受累时，可以考虑盆腔的磁共振成像（MRI）。正电子发射体层扫描在评估宫颈癌转移扩散方面比 CT 或 MRI 更敏感 [4]。

2009 年，FIGO 更新了浸润性宫颈癌的分期方法，从分期系统中去掉了浸润前病变，以及按大小来划分Ⅱ A 期疾病，从而体现肿瘤大小对预后的影响。2009 年宫颈癌 FIGO 分期见表 43–1[5]。

三、临床表现及管理

致癌（高风险）的人乳头瘤病毒（HPV）感染是宫颈癌的必要因素（99.7%），在世界范围内，大约 70% 的宫颈癌病例可归因于 16 型和 18 型。接下来的两种最常见的致癌类型是 45 型和 31 型，它们共占所有宫颈癌病例的 10%[4]。该疾病局部浸润到周围组织（阴道、子宫体、宫旁、膀胱和直肠），并转移到淋巴管（盆腔，然后是主动脉），血源性扩散并不常见。虽然疼痛，以及肠道或泌尿系统症状可能与晚期疾病有关，但最常见的症状是出血 [4]。大多数病变是外生性的，但第二种类型的宫颈癌是由浸润性肿瘤产生的，往往几乎没有明显的溃疡或外生肿块，最初看起来仅像石头一样坚硬。第三种类型是溃疡性肿瘤，通常侵蚀宫颈的一部分 [4]。

表现的症状取决于病变的程度，癌前疾病是

表 43-1 2009 FIGO 宫颈癌临床分期

Ⅰ期	癌灶局限于宫颈（扩展至宫体可忽略）
ⅠA	镜下浸润癌，间质浸润深度≤ 5.0mm，水平浸润范围≤ 7.0mm
ⅠA_1	间质浸润深度≤ 3.0mm，水平浸润范围≤ 7.0mm
ⅠA_2	间质浸润深度＞ 3.0mm，但不超过 5.0mm，水平浸润范围≤ 7.0mm
ⅠB	临床肉眼可见病灶局限于宫颈，或临床前病灶大于ⅠA* 期
ⅠB_1	临床可见癌灶最大直径≤ 4cm
ⅠB_2	临床可见癌灶最大直径＞ 4cm
Ⅱ期	癌灶已超出宫颈，但未达盆壁；癌累及阴道，但未达阴道下 1/3
ⅡA	无宫旁浸润
ⅡA_1	临床可见癌灶最大直径≤ 4cm
ⅡA_2	临床可见癌灶最大直径＞ 4cm
ⅡB	有明显宫旁浸润
Ⅲ期	肿瘤侵及盆壁和（或）侵及阴道下 1/3 和（或）导致肾盂积水或无功能肾
ⅢA	癌累及阴道下 1/3，但未达盆壁
ⅢB	癌浸润已达盆壁和（或）导致肾盂积水或无功能肾 †
Ⅳ期	肿瘤侵及盆壁和（或）侵及阴道下 1/3 和（或）导致肾盂积水或无功能肾
ⅣA	肿瘤侵及邻近器官
ⅣB	肿瘤侵及远处器官

*. 所有肉眼可见病灶，即使是浅表浸润也都定义为ⅠB 期；浸润癌间质浸润范围最大深度不超过 5mm，水平范围不超过 7mm；从原组织上皮（表皮或腺上皮）的基底膜量起浸润深度不超过 5mm；浸润深度应用毫米来描述，即使那些早期（微小）间质浸润（-1mm）；无论脉管间隙是否受侵，均不应改变分期

†. 直肠检查时，肿瘤与盆腔壁间没有无肿瘤浸润的间隙；任何不明原因的肾盂积水及无功能肾的病例都应包括在内，除非确定是由于其他原因；经 Elsevier 许可转载，引自 Pecorelli，2009[5]

无症状的，可以通过损毁性方法（例如冷冻疗法，CO_2 激光气化治疗）或手术切除（即冷刀锥切，移行区环切）进行局部治疗[4]。微浸润性癌可能也是无症状的，仅能通过高风险 HPV DNA 检验和（或）细胞学筛查进行检测。早期肿瘤（FIGO 分期ⅠB_1 期）可表现为异常阴道出血、阴道流液、性交困难，偶有阴道受压[4]。微浸润和小的早期癌（早期直径＜ 2cm）可以通过保守治疗（宫颈锥切术或根治性切除术及淋巴结切除术），保留年轻女性的生育能力，满足女性对未来生育的需求[4]。较大的早期癌症（直径达 4cm）最好通过根治性子宫切除术、双侧输卵管切除术、双侧盆腔 / 主动脉淋巴结切除术和需要保留内源性雌激素产生的侧面卵巢移位术治疗，随后根据需要进行个体化的辅助治疗[4]。根治性宫颈切除术和根治性子宫切除术都可以通过剖腹术、腹腔镜手术或机器人完成。

局部晚期癌症（FIGO 分期ⅠB_2～ⅣA）可能出现与早期疾病相同的症状和体征，此外还可伴有盆腔疼痛、腰痛、下肢淋巴水肿、感觉异常和外阴阴道受累，以及膀胱阴道和直肠阴道瘘[4, 6]。这类肿瘤采用基于顺铂的放化疗（顺铂 40mg/m^2，最多 6 个周期，50.4Gy 全盆腔放射治疗，连续 26d，单次分割剂量 1.8Gy），然后采用高剂量率——^{192}Ir 腔内阴道近距离放射治疗，使 A 点总剂量达到 80～85Gy[6]。用铯低剂量率治疗也是治疗的一种选择，但并不常用。

除了早期和局部晚期肿瘤表现的症状外，转移（FIGO 分期ⅣB 期）和复发或进展性疾病的患者可能表现出胃出口梗阻、咯血、骨折和颈部肿胀[7]。放射治疗后盆腔中心复发，而没有临床、病理或影像学证实远处转移的患者，可以通过全盆腔廓清术和尿流改道来挽救[7]。不幸的是，中心性失败通常伴随着远处失败，30 多年来，复发或进展性宫颈癌，以及转移性疾病的患者并不适合盆腔廓清术，这是一个极大的临床治疗缺口。但还是取得了一些进步，2013 年，美国国家癌症研究所（NCI）发布结果表明，在 NCI 发起的化学治疗联合或不联合贝伐珠单抗（一种抗血管生成药）的Ⅲ期临床试验［妇科肿瘤学组（GOG）240 号提案］中，贝伐珠单抗加双药化学治疗（顺铂联合紫杉醇或拓扑替康联合紫杉醇）可显著将中位总生存（OS）提高 3.7 个月[7, 8]。

四、转化科学

见表 43-2。

（一）宫颈癌的体细胞突变

早期报道提示宫颈癌中存在以下体细胞突变：*PIK3CA*、*PTEN*、*TP53*、*STK11* 和 *KRAS*。使用高

表 43-2　浸润性宫颈癌的预后生物标志物

分子靶向（基因 / 蛋白）	临床意义
VEGF-A	原发性血管内皮生长因子
	生存率低 [75]
MVD/CD31	内皮标志物
	PFS 和 OS 差 [70-72]
CHI3L1	糖蛋白
	预后差 [33, 91]
SPHK1	致癌激酶
	PFS 和 OS 差 [67]
Galactin 1	蛋白
	生存率低和高危临床病理特征 [76]
Fibulin4	糖蛋白
	高危临床病理特征 [38]
IL-6	炎性细胞因子
	生存率低 [75]
IL-17	细胞毒性细胞因子
	高危临床病理特征 [75, 77]
Maspin	丝氨酸蛋白酶抑制剂
	高危临床病理特征 [17]
CD40	表面蛋白
	高危临床病理特征 [34]
Soluble CD44	循环糖蛋白，内皮细胞抗原活化
	鉴别癌前病变及恶性肿瘤 [78]
TSP-1	糖蛋白
	变量的意义 [16, 39]
TGF-β_1	细胞因子，促进内皮细胞凋亡，下调重组所需的 VEGFR-2
	$CD105^+$ 肿瘤生存率更差 [79]
组织因子	蛋白
通路抑制药	高危临床病理特征 [40]
微小 RNA	具有转录调节功能的 RNA，具有致癌或抑癌作用
	OS 差 [28]
SCC-Ag	抗原
	生存率低和临床检测早期复发 [80-84]
CEA	糖蛋白
	变量的意义 [85, 86]
Cytokeratin	细胞质骨架蛋白
	预后不良和复发检测 [82]
COX-2	前列腺素酶
	预测放射治疗和化学治疗反应 [87, 88]
MMP-2 和 MMP-9	蛋白酶
	预后不良 [89, 90]
RIPK4	蛋白酶
	过度表达与不良的 PFS 和 OS 相关 [92]
	对从正常到异常发育到侵袭性疾病的疾病进展进行分层

MVD. 微血管密度；CHI3L1. 壳多糖酶 3 样 1；SPHK1. XXX；IL. 白细胞介素；TSP. 血小板反应蛋白；TGF. 转化生长因子；SCC-Ag. SCC 抗原；CEA. 癌胚抗原；COX. 环加氧酶；MMP. 基质金属蛋白酶；RIPK4. 受体相互作用蛋白激酶；PFS. 无进展生存期；OS. 总生存；引自 Alldredge，2016[39]

通量基因分析，Wright 等检测了 80 例宫颈癌，在 139 个癌症基因中检测到了 1250 个已知突变，其中突变率最高的为 *PIK3CA*（31.3%），*KRAS*（8.8%）和 *EGFR*（3.8%）[9, 10]。尽管 *PIK3CA* 突变率在 SCC 和腺癌之间没有显著差异，但 *KRAS* 突变仅发现于腺癌。重要的是，*PIK3CA* 突变与存活较短相关［67.1 个月 vs 90.3 个月；风险比（HR）9.1；95% 置信区间（CI）2.8～29.5；$P < 0.001$］。Ojesina 等对 79 例原发鳞癌的分析发现了几个以前未知的体细胞突变，包括 *MAPK1* 基因中的 *E322K* 取代（8%），*HLA-B* 基因的失活突变（9%），*EP300* 突变（16%），*FBXW7* 突变（15%），*NFE2L2* 突变（4%），*TP53* 突变（5%）和 *ERBB2* 突变（6%）[11]。该研究小组还观察到了 24 例宫颈腺癌中存在体细胞 *ELF3* 突变（13%）和 *CBFB*（8%）突变。

（二）致癌 HPV 亚型

对来自 9 个国家的 11 项病例对照研究的数据汇

总，纳入 1918 例组织学证实的宫颈鳞癌和 1928 名对照组女性，发现除了 HPV 16 和 18 型，31、33、35、39、45、51、52、56、58、59、68、72 和 82 型也被认为是致癌的（即高风险亚型），而 26、63 和 66 型是可能致癌的 [12]。低风险 HPV 亚型包括 6、11、40、42、43、44、54、61、70、72、81 型和 CP6108[12]。

（三）DNA 甲基化

如上所述，在筛查中增加高风险 HPV 检测，可提高单一细胞学检查的灵敏度，但同时特异性普遍较低。这是因为阳性高危 HPV DNA 结果不能区分癌症相关病变，如 CIN2–3，以及暂时的临床无须干预的高危 HPV 感染，如 CIN1[9]。由于阴道镜检查的总转诊率在筛查组中很高，因此需要进行诊断检查，以区分仅暂时感染的女性和患有子宫颈疾病的女性。目前已经有解决方法，包括 p16 和增殖标记物 Ki–67 双重染色、类型特异性病毒载量的测量和病毒整合的检测，并综合所有这些结果 [13]。然而，一些研究表明，基因组和表观遗传异常是肿瘤进展的基础，启动子和肿瘤抑制基因 5’ 区的 DNA 高度甲基化是致癌过程中的早期事件 [14]。Hansel 等使用 CpG 岛微阵列杂交，对宫颈癌富集的高甲基化 DNA 进行了研究 [15]。使用定量甲基化特异性聚合酶链反应进行验证，得到一个包含 *DLX1*、*ITGA4*、*RXFP3*、*SOX17* 和 *ZNF671* 基因的 5’ 区的 CIN3 和宫颈癌特异性的甲基化标记 [15]。其他研究者已经分别鉴定出 *EpB41L3* 甲基化 [16] 和 *CpG7091* 甲基化 [17] 可作为高风险 HPV 感染女性风险分层和分类的潜在生物标志物。最后，在随机对照试验 PROHTECT–3 中，最近报道了 HPV 检测阳性样本中，*MAL* 和 *miR-124-2* 基因的 DNA 甲基化分析，在检测的疾病为 CIN2 或更高级别时，其结果不劣于细胞学分类，提示充分的分子筛查是可行的 [18]。

（四）病毒癌基因 E_6 和 E_7

HPV E_6 和 E_7 癌基因的表达失调，是高级别异型增生（CIN3）和浸润性癌发病机制中公认的主要转化因子 [9]。在 HPV 的天然双链 DNA 的游离形式中，E_6 和 E_7 受到病毒基因产物 E_2 的次级转录抑制。失控的病毒癌基因表达首先导致染色体不稳定，这导致了染色体非整倍性并有利于将高风险 HPV 基因组整合到细胞染色体中 [19]。这又引起病毒细胞融合转录物的表达，并且由于病毒整合打断了 E_2 阅读框，增强了 E_6 和 E_7 癌蛋白的表达，它们参与细胞肿瘤抑制基因产物的调节，分别引起 p53 降解和 pRb 失活。p53 Arg72Pro 多态性的 Arg 变异（Arg 72）与致癌 HPV E_6 的结合比 Pro 变体更紧密，并导致 p53 降解增强 [20, 21]。感染携带 Arg 72 变异体的致癌 HPV 的个体，与携带 Pro 72 变异体的个体相比，更容易从 CIN 进展为浸润性癌 [20, 21]。

HPV E_6 癌蛋白还通过含有 LxxLL 共识序列的富含亮氨酸的酸性基序，识别其他靶蛋白，包括干扰素调节因子 IRF–3 和 Notch 共激活因子 MAML1[22]。两个锌域和一个连接螺旋形成一个基本的亲水口袋，通过它 E_6 捕获螺旋 LxxLL 基序 [22]。这一结合口袋的突变失活防止细胞 LxxLL 基序被劫持并干扰 E_6 癌基因的活性 [22]。

（五）PI3K/AKT/mTOR 通路

哺乳动物西罗莫司靶蛋白（mTOR）在血管生成、细胞生长、增殖和存活中起着不可或缺的作用。在缺乏 PTEN 抑制的情况下，AKT 发生磷酸化并抑制结节性硬化复合体（TSC），而 TSC 能导致 mTOR 活化并形成两种不同的多蛋白复合物，mTOR 复合物 1（mTORC1）和 mTOR 复合物 2（mTORC2）[9, 23]。致癌性的 HPV E_6 也引起 TSC 快速降解，导致 mTORC1 活化和下游 mTOR 信号转导 [23]。使用宫颈癌细胞系和免疫缺陷小鼠异种移植瘤模型的研究证明，在大多数谱系中存在 mTOR 途径激活。另外，HeLa 细胞中的肿瘤抑制因子 LKB1 是有缺陷的，其通过 TSC2 刺激来抑制 mTOR。由于体内 mTOR 活性降低和移植瘤负荷显著降低，西罗莫司和 RAD001 对 mTOR 抑制的临床前疗效显而易见 [24]。

（六）Notch 信号

Notch 信号通路是高等真核生物中进化上保守的二元跨膜信号通路，在发育过程中它参与掌控细胞的命运 [9, 25]。Notch 表达与经历细胞命运决定的细胞群有关，例如子宫颈移行区的柱状细胞的鳞状化生 [26]。哺乳动物 Notch 基因（*Notch-1*～*Notch-4*）编码 300kDa 单通道跨膜受体。与一个 Notch 配体（例如 Delta1、Jagged–1）的结合导致 Notch 蛋白复杂的裂解和活化 [27]。释放和活化的 COOH– 末端片段（即细胞内 Notch–1）转移至细胞核，作为转录调节因子发挥作用[27]。在宫颈癌中，*Notch-1* 调节小 GTP 酶、RhoC，这是肿瘤转化和肿瘤进展所必需的[28]。

（七）VEGF 依赖性肿瘤血管生成

肿瘤血管新生参与宫颈癌的侵袭过程[9]。在 Papanicoloau 检测异常的女性中，阴道镜下看到的血管标记是侵袭性疾病的标志，内皮细胞标记 CD31 的微血管密度增加和免疫染色增强，预示着宫颈癌的预后不良[29]。血管内皮生长因子（VEGF）已成为许多实体瘤抑制血管生成的重要治疗靶点[30, 31, 32, 33]。致癌 HPV 亚型的过量表达可增强 HIF-1α 蛋白积聚和 VEGF 表达[34]。从概念上讲，病毒致癌基因 E_6 和 E_7 导致 p53 和视网膜母细胞瘤蛋白功能改变，最终导致 VEGF 表达增加。使用单克隆抗体贝伐单抗拮抗 VEGF 可抑制肿瘤血管生成。贝伐珠单抗在复发性宫颈癌中的活性已在Ⅱ期研究 GOG 227C 中得到证实[35]。

（八）免疫因素

人乳头瘤病毒感染引起，调节 T 细胞参与的 HPV 相关恶性肿瘤的局部免疫抑制细胞免疫应答[4, 9]。宿主因素可进一步抑制主动免疫，包括 T 调节细胞（Treg）、单核细胞 / 巨噬细胞、浆细胞样树突状细胞、调节性自然杀伤细胞和抑制性细胞因子的释放，如白细胞介素 -6、白细胞介素 -10、肿瘤生长因子 -β[36]。最后，复发患者之前接受的放化疗可导致数月的免疫表现不佳。通过开发主动免疫疗法，需要考虑这些免疫因子中的每一种以进行克服。HPV 疫苗在动物模型中诱导肿瘤消退，并且许多新的疫苗设计和构建方法出现[4]。此外，细胞毒性 T 细胞相关分子 -4（CTLA-4）和程序性细胞死亡 1（PD-1）受体是活化 T 细胞上的两种共抑制途径不可缺少的[37]。T 细胞上的 CTLA-4 受体是 T 细胞活化的负调节因子，其在抗原呈递细胞上与 B7 的结合胜过 CD28，从而起到免疫检查点分子的作用[37]。当 PD-1 与肿瘤细胞上存在的配体 PD-L1 结合时，活化的 T 细胞产生的强烈免疫反应就会降低[37]。

（九）合成致死和同源重组缺陷

聚（ADP 核糖）聚合酶（PARP）抑制药（PARPi）利用错误的 DNA 修复机制，已成为一类新的抗癌药，特别是对于同源重组缺陷（HRD）突变的患者，例如胚系和（或）体细胞 *BRCA1* 和 *BRCA2* 突变。奥拉帕尼（Olaparib）是一种有效的 PARP1 和 PARP2 抑制药，已被证明可显著提高与胚系 BRCA 突变相关的复发性卵巢癌患者的无进展生存期（PFS），并且目前在美国被批准为这些患者的四线治疗药物。其他恶性肿瘤包括宫颈癌，可能通过综合的致死机制对 PARPi 敏感，这通过可能是目前正在开发的预测试验发现的 HRD。一项拓扑替康联合 PARPi 及维利帕尼的Ⅰ～Ⅱ期试验，评估在治疗持续性或复发性宫颈癌的妇女中，原发性宫颈病变中 PARP-1 水平低的患者更可能有更长的 PFS（HR 0.25；P=0.02）和生存率（HR 0.12；P=0.005）[38]。

五、不常见的组织学和预后

宫颈癌是一种流行性疾病。是全球女性中第三大常见的癌症，每年诊断新发病例 480 000 例，但这还可能存有未上报的情况[4]。在发达国家，由于筛查的原因，发病率和死亡率显著下降。宫颈癌前病变和浸润性癌症诊断的中位年龄分别为 29 岁和 47 岁[4]。本部分重点介绍宫颈的许多罕见肿瘤（表 43-3）。由于其中许多病变的罕见性，它们的真实性质和临床过程尚未完全阐明。重要的是，一些肿瘤具有高度侵袭性的过程（例如腺样囊性癌和小细胞癌），而其他肿瘤实际上出现在宫颈与其他部位（例如胚胎性横纹肌肉瘤）相比具有更好的预后。对于许多这些实体瘤，做出正确的诊断可能是一个复杂的过程，可能需要进行免疫组织化学研究。对于病理学家来说，鉴别诊断更是难上加难。在某些情况下，如疣状癌，仔细的细胞学检查，可能在组织材料模棱两可时提供诊断依据。最后，一些肿瘤类型可能指向系统性疾病，例如粒细胞肉瘤或淋巴上皮瘤样癌。

（一）疣状癌

吸烟斗、嚼烟、浸鼻烟、口腔卫生差和假牙被认为是口腔疣状癌病因。1948 年 Ackerman 描述了第一例病例。先天性尖锐湿疣、卫生条件差、包皮过长与阴茎疣状癌的发展有关。1972 年 Jennings 和 Barclay 报道了第一例子宫颈疣状癌。

在一些女性生殖器疣状癌病例中已经查到直径 45～50nm 的核内病毒样颗粒，提示 HPV 可能在其中发挥作用。在 Degefu 等报道的 29 例宫颈疣状癌患者中，诊断时的平均年龄为 51 岁（范围 30—84

表 43-3 宫颈癌的组织学分类

非腺上皮肿瘤	腺体肿瘤	其他，包括混合型
• 鳞状细胞癌 • 疣状癌 • 疣性癌（尖锐湿疣型鳞癌） • 乳头状鳞状细胞移行癌 • 淋巴上皮瘤样癌 • 肉瘤样癌	• 腺癌，普通宫颈内膜型 • 黏液腺癌 • 子宫内膜样腺癌 • 分化好的绒毛腺管状腺癌 • 恶性腺瘤（微偏腺癌） • 肠型腺癌 • 印戒细胞腺癌 • 胶体腺癌 • 透明细胞腺癌 • 浆液性乳头状腺癌 • 中肾细胞腺癌	• 腺鳞癌 • 玻璃样细胞癌 • 黏液表皮样癌 • 腺样囊性癌 • 腺样基底癌 • 小细胞癌 • 典型类癌 • 妊娠性绒毛膜癌
间叶组织肿瘤	**生殖细胞肿瘤**	**其　他**
• 癌肉瘤 • 平滑肌肉瘤 • 上皮样平滑肌肉瘤 • 子宫内膜外基质肉瘤 • 腺肉瘤 • 胚胎性横纹肌肉瘤 • 粒细胞肉瘤（绿色瘤）	• 畸胎瘤 • 未成熟畸胎瘤 • 卵巢内胚窦瘤 • 非妊娠性绒毛膜癌	• 黑色素瘤 • 淋巴瘤 • 原始神经外胚层肿瘤

岁）[40]。大多数情况下，患者出现持续的阴道分泌物和出血。Frega 等在 3 例 FIGO Ⅰ B 期疣状癌中，使用杂交捕获技术鉴定出高风险 HPV DNA，提示病毒感染可能与此病变有关[41]。

肉眼上，子宫颈的疣状癌呈现有菜花样、外生和疣状，呈灰白色到砖红色。因为细胞分化在整个表皮增厚层中以正常模式进行，因而发育不良细胞通常不明显，所以临床医师通过细胞学检查不会注意到病变。此外，Degefu 等发现的组织病理学上的错误解释是导致诊断和治疗延误的第二个因素，他们的报道中指出有 12 个病变最初被诊断为宫颈良性鳞状乳头状瘤，类似于尖锐湿疣[40]。最初接受过鬼臼脂、烧灼或宫颈切除术的患者，即使之后得到准确诊断和进一步治疗，生存期通常也会缩短。

在组织学上，病变表现为分化良好的鳞状上皮，具有良性外观细胞和完整的基底膜。可能存在异型核，并且旁基底细胞和棘细胞的细胞核倾向于增大和呈多形性。真皮网状层出现囊性扩张，形成上皮叶，并含有角蛋白片。与尖锐湿疣不同，纤维血管核心通常不存在，上皮由球状叶状体组成，压迫周围组织和下面的基质。此外，虽然尖锐湿疣的深部是乳头状的，但疣状癌的深部形成具有宽基部的上皮细胞的实心巢。活组织检查应该包含肿瘤的基部和下面的基质，因为位于深处的这些病变，可以区分出延伸到基质的浸润生长方式的特征。直接与病理学家沟通关于病变的临床表现和病变范围的重要性不能被过分强调。

传统观点认为疣状癌病程呈惰性且侵袭力较小，但晚期或复发肿瘤恶可能具有侵袭性。无论肿瘤为原发或是复发，建议接受原发根治性切除。初始切除不足会导致一年内盆腔中央复发或阴道快速复发。虽然淋巴结转移的发生率非常低，但盆腔淋巴结切除术可能会发现偶有的高风险患者，这些患者更受益于密切的监测或某种形式的辅助治疗。放射治疗对该疾病帮助很小，在 30% 的喉和口腔疣状癌患者病例中，这种治疗方式与肿瘤的迅速和爆炸性间变性转化有关。

虽然以前对女性生殖器疣状癌的一些综述已经综合考虑了宫颈病例和外阴病例，有趣的是，子宫颈疣状癌的未矫正的 2 年生存率（40%）与外阴病变（75%）相比，存在明显差异。在这两种疾病中，组织学证实的肺转移已被确认。

（二）疣性癌（尖锐湿疣型鳞癌）

该肿瘤的特征在于明显的湿疣样变化。它是最近描述的子宫颈 SCC 的变异体，并且在组织学上与外阴的疣性癌相同。与在外阴中的同源物不同，证据表明这些宫颈肿瘤在深部的边缘表现出 SCC 的特征。在大多数肿瘤中可以检测到多种 HPV 亚型（包括低风险菌株）。Ng 等在 3 例患者中进行了薄层细胞学制备，注意到小的黏性簇和肿瘤细胞的合胞体片，背景中有坏死的肿瘤碎片[42]。肿瘤细胞呈多边形到细长不等，包含卵圆形细胞核，染色质粗，有时细胞核明显。还注意到有具有奇特形状的角化不良的肿瘤细胞。这三例病变的特征还在于有许多细胞具有多形细胞核、明显的核仁和核周细胞质。由于在常规 SCC 的宫颈细胞学标本中很少发现挖空细胞，因此作者强调，如果注意存在的极端空泡异型性（koilocytotic atypia），可以做出正确的细胞学诊断。尽管经验积累缓慢，但一些作者指出，这些肿瘤与更常见的分化良好的子宫颈 SCC 相比，其临床侵袭性较弱。但是不止一例报道宫颈疣（尖锐湿疣）癌蔓延到了子宫腔[43]。

（三）乳头状鳞状细胞移行癌

最初是 Randall 等在 1986 年描述了乳头状鳞状细胞癌。他注意到其与膀胱移行细胞癌的组织学相似。肿瘤由乳头状突起组成，由几层非典型上皮细胞覆盖。因为它们的一系列组织学表现，所以这些肿瘤被称为乳头状鳞状细胞移行癌（PSTC）。与泌尿道的移行细胞肿瘤不同，PSTC 通常呈细胞角蛋白（CK）7 呈阳性、CK20 呈阴性。Anand 等研究了 9 例 35—75 岁女性病例，报道 8 例免疫染色呈 $CK7^+/CK20^-$，全部 9 例显示 p53 突变[44]。Koenig 等将肿瘤细分为三个组织学类型：鳞状为主型、移行为主型、鳞状和移行混合型。在移行为主型的病例中，细胞呈椭圆形，长轴垂直于表面，扁平化较少[45]。也可以出现在类似于尿路上皮移行细胞癌的倒置内生模式中。在鳞状为主型的情况下，细胞更多的是基底细胞，并且类似于没有明显角化和角化细胞变化的高级鳞状上皮内病变。典型的侵袭性 SCC 通常可以通过肿瘤的基底部进行鉴别，呈现与乳头状突起相连的上皮细胞的巢状结构，并且深入到基质中。据报道，乳头本身也有局灶性侵犯。在显微镜下，肿瘤可被误认为具有乳头状构型或鳞状乳头状瘤的 3 级宫颈上皮内瘤变。该肿瘤还必须与其他罕见的 SCC 变异区分开来，包括疣状癌和尖锐湿疣型癌。

PSTC 具有潜在的侵袭性，其中许多病变处于相比于组织学外观更高的阶段，其表现为表面或早期浸润性病变。在 Koenig 等对 32 例病例报告中，诊断时的平均年龄为 50 岁（范围 22—93 岁）[45]。随访的 12 例患者中有 3 例在诊断后平均 13 个月死亡。在 Ortega Gonzalez 等的一项系列报道中，所有 6 例患者都处于临床晚期阶段，2 例患者复发，另一例患者转移[46]。应该采取积极治疗措施，但目前没有足够的证据证明治疗要与子宫颈 SCC 不同。

（四）淋巴上皮瘤样癌

淋巴上皮瘤样子宫颈癌（LELC）是 SCC 的独特变体，肿瘤细胞局限，由未分化的细胞组成，周围有明显的基质炎性浸润。肿瘤比常规 SCC 的预后更好，但治疗通常遵循同样的原则。通常，它好发于年轻女性，并且在非白人群体中更为普遍，尤其是亚洲人后裔。子宫颈的 LELC 与 HPV 感染缺乏明确的相关性[47]。EB 病毒被推测在不同的解剖位置的 LELC 发挥病原学作用。Tseng 等研究了 15 例宫颈 LELC 肿瘤和作为对照的 15 例 SCC，检测到 EBV 基因组的频率高于常规 SCC 对照组（73.3% vs 26.7%，P=0.01）[48]。LELC 肿瘤 HPV 16 和 HPV 18 DNA 的检出率明显低于常规 SCC 患者（20% vs 80%，P=0.001）。中位随访 3.9 年（1.8～5.3 年）后，所有 15 例宫颈 LELC 患者在根治性子宫切除术或放射治疗后均呈无病生存。Takai 等最近报道了 3 例病例，使用原位杂交和免疫组织化学检查均为 EBV 和 HPV 阴性[49]。其炎症背景包含许多 $CD3^+$ 和 $CD8^+$ 细胞，但很少有 $CD4^+$、$CD20^+$ 和 $CD79a^+$ 细胞[49]。

（五）肉瘤样癌

肉瘤样癌是上皮癌的罕见变体。诊断基于组织学、免疫组织化学和超微结构特征。可识别的 SCC 通常含有梭形细胞成分。该肿瘤特征是具有梭形细胞成分，同时还可能存在异形的多核肿瘤巨细胞。通过免疫染色梭形成分和多核肿瘤细胞的上皮标记物——细胞角蛋白都是阳性，可将该病变与肉瘤区分开来。因此与真正的肉瘤或恶性混合中胚层肿瘤不同，肉瘤样癌缺乏恶性间质或间充质成分。

肉瘤样癌已经在口腔、咽、食管和喉中发现。有约 20 例宫颈肉瘤样 SCC 病例被报道，其中包括 1 例黑色素瘤病例[50]。大多数患者出现阴道异常出血，并且所有患者均有明显的可进行活检的宫颈病灶。在可获得详细临床信息的 10 例患者中，6 例诊断患有局部晚期疾病（FIGO 分期 ⅠB_2～Ⅳ A），2 例患者出现转移。Brown 等报道了 9 例患者中有 8 例使用了根治或辅助性盆腔放射治疗，其中 5 例复发，中位无病生存时间为 4.9 个月（2～9.5 个月）[51]。仅 3 例患者报道在初次治疗后 22、40 和 42 个月，仍然保持无病生存状态，另还有 Kong 等通过腹腔镜根治性子宫切除术成功治疗了 1 例患者，虽然随访时间很短[52]。尽管数据有限，通过进展期疾病表现和治疗后早期复发的情况看出，该病似乎表现出具有侵袭性。盆腔照射可以挽救大约 25% 的患者。

六、腺体肿瘤

（一）腺癌，普通宫颈型

自实施细胞学筛查以来，在过去的 40 年中，工业化国家的子宫颈 SCC 和腺癌（AC）的相对比例和绝对发生率一直在变化。宫颈 AC 及其变种现在占宫颈癌的 20%～25%[53]。年龄＜ 35 岁的 AC 患者比例从 1964 年的 16% 上升到 20 世纪 90 年代的 25%。在历史上，宫颈部 AC 通常被称为黏液性 AC。虽然子宫颈内膜 AC 的一部分是明显黏液性的（见下一部分），普通宫颈型的 AC 多数没有黏蛋白，或没有比在非黏液性肿瘤中看到的更多量的黏蛋白。起源细胞可能是柱状宫颈上皮细胞的多能柱下储备细胞，通常认为原位腺癌（AIS）是侵袭性宫颈内膜 AC 的直接前体。最近对 HPV 和性行为进行控制的研究，未发现口服避孕药的使用是该疾病的重要危险因素。

通常普通宫颈型 AC 的鉴别诊断包括其他形式的原发性和继发性 AC、AIS 和良性病变，如深入宫颈壁的正常宫颈腺体和 Nabothian 囊肿。当不规则排列的腺体、小细胞簇或单个细胞清楚地看到从原位 AC 的浸润时，尤其是当存在相关的基质反应和炎症时，可以确定早期浸润。然而，由于难以解释宫颈间质中正常宫颈内隐窝的不规则分布和复杂结构，微浸润 AC（即 Ⅰ A_1 期）作为组织学可识别的个体一直是争论的焦点。

由于这些肿瘤的形态各异，腺体病变引起了宫颈病理学中的许多问题。普通宫颈型的 AC 占宫颈 AC 的 80%，其特征为中度分化和中等大小的腺体。细胞具有嗜酸性细胞质和活跃的有丝分裂活性，具有活跃的凋亡小体。

75% 的患者出现阴道异常出血。50% 的病例有真菌、息肉样或乳头状肿块的特征。在 15% 的患者中，子宫颈弥漫性扩大或呈结节，15% 的患者未见明显病变。80% 的患者为 Ⅰ 期或 Ⅱ 期病变。即使是早期肿瘤，深部浸润也很常见，因为癌可能发生在子宫颈管深处。

（二）黏液腺癌

富含黏蛋白的细胞是这些肿瘤易于识别的特征，其含量多于任何其他细胞类型。可以根据类似于子宫内膜癌的方法，针对实体和腺体区域的比例对肿瘤进行分级，或者基于细胞核级别进行分级。从结构和细胞学分析来看，大多数腺体是恶性的。

原发性宫颈黏液性或子宫内膜样 AC 与宫颈扩张的子宫内膜样 AC 的鉴别是存在疑问的。在某些情况下，子宫内膜病变可在盆腔超声检查中得到证实，而原发性宫颈肿瘤可以在没有子宫扩大的情况下导致宫颈扩张。免疫染色可用作辅助诊断，在子宫内膜癌中，分别有 59%～80% 和 56% 的癌胚抗原（CEA）和黏液抗原观察到阳性，而子宫内膜癌分别为 8%～50% 和 0%。相反，0% 的子宫颈内病变会有波形蛋白染色，而 66% 的子宫内膜癌呈阳性。

1990 年，Konishi 等研究了 35 例宫颈 AC 中黏蛋白渗漏到颈部基质中的临床意义[54]。发现在 14 例（40%）病例中，黏蛋白渗漏的组织学证据为无定形物质浸润结缔组织并渗透淋巴管通道，可与肿瘤细胞有关或无关。黏蛋白渗漏的病例显示淋巴结受累的发生率显著高于没有黏蛋白渗漏的病例（71.4% vs 23.8%，$P < 0.01$）。此外，当黏蛋白渗漏的 CEA 或 CA19–9 免疫组织化学阳性时，经常观察到这些抗原的血清水平升高。研究结果表明，黏蛋白渗漏到宫颈基质中不仅提示基质侵犯，而且还提示肿瘤细胞侵犯淋巴管。

最近，Togami 等研究了 52 例内分泌型黏液腺癌患者的黏蛋白表达，并报道 MUC1 和 MUC16 的过表达与较低存活率相关，且缺乏这些抗原的表达与较长的总体和无病生存期相关[55]。在 FIGO ⅠB 期的 35 例女性患者中发现，MUC1 和（或）MUC16 是 OS 的独立预后因素（HR 6.16；95%CI 1.01～118.5；$P < 0.05$）。他们的研究成果表明 MUC1 和 MUC16 可用作该疾病的预后标志物[55]。一般来说，这些患者可根据宫颈癌指南进行治疗。

（三）子宫内膜样腺癌

真正的子宫颈的子宫内膜样癌罕见，它具有管状腺体的组织学特征，有时具有绒毛状乳突和纤毛细胞。细胞倾向于分层并且具有椭圆形核，其长轴垂直于腺体的基底膜。细胞不含黏蛋白，细胞质少于黏液性 AC 细胞。有趣的是，子宫内膜样 AC 经常含有小的鳞状上皮病灶。还有一些因宫颈子宫内膜异位症引起的子宫内膜样子宫颈内膜 AC 的散在病例。

管理这种疾病的一个重点是认识到，尽管大多数子宫内膜的子宫内膜样腺癌和子宫颈内膜样腺癌具有相似的肿瘤形态，但在某些情况下，形态也可能不同。例如某些情况下，子宫内膜和子宫颈内都存在疾病时，子宫颈内膜组织的浸润可能更深，或者仅在宫颈内基质中发生浸润，而没有子宫肌层浸润。在一项涉及子宫颈和子宫内膜的14例病例的研究中，Jiang等认为克隆性测试、受体表达分析和高风险HPV DNA测试可能有助于确定原发灶的来源[56]。

1997年，Fujiwara等研究了84例宫颈癌中雌激素受体（ER）和孕激素受体（PR）的表达及临床意义[57]。17例（20%）有ER表达，23例（27%）有PR表达。ER阳性最常见于子宫颈型黏液性AC（48例中的11例）和子宫内膜样AC（10例中的4例）。在子宫颈内型（48例中的15例）和子宫内膜样AC（10例中的6例）的黏液性AC中也最常检测到PR阳性。肠型（n=5）、玻璃样细胞癌（n=2）和透明细胞AC（n=2）的黏液性AC的ER和PR均为阴性。在FIGO分期和激素受体状态之间未检测到关联性，但在低分化肿瘤中ER阳性率略低（P=0.07）。激素受体状态与OS或无病生存期无显著相关性。

（四）腺癌的临床特征评价

从之前讨论过的三种肿瘤类型的特定文献中提取临床信息，是一项复杂的工作，因为在许多关于宫颈内AC的报道中，研究人员没有区分常规类型、黏液性AC和子宫内膜样AC，而是把它们混在一起。许多病理学家倾向于将黏液性AC视为最常见的宫颈内AC，要么将那些表现为微小或无黏液染色的肿瘤归入黏液性AC的一个亚型，要么错误地将其定性为子宫内膜样AC。最后这个细节导致一些系列中报道的子宫内膜样AC的比例相对增加，有几个权威机构认为子宫内膜样AC占宫颈内AC的30%。真正的子宫内膜样AC非常罕见。因此，在下面的段落中，术语“AC”用于表示普通宫颈内AC类型，以及黏液样和子宫内膜样宫颈内AC亚型。

AC的处理遵循SCC概述的内容。1991年，Hopkins和Morley对1970—1985年，203名（21%）患有腺癌的患者及756名（79%）SCC患者进行了生存分析[58]。细胞类型显著影响同一分期的生存情况，SCC患者的5年生存率为90%，而腺癌患者的5年生存率为60%（$P<0.001$）。Ⅱ期SCC患者的生存率为62%，而腺癌患者为47%（P=0.01），Ⅲ期鳞状细胞病患者的生存率为36%，而腺癌为8%（P=0.002）。影响生存的其他特征包括淋巴结状态（P=0.001）、肿瘤组织学分化差（P=0.001）、糖尿病（P=0.001）和子宫颈刮片检查间隔（P=0.001）。其他研究，包括基于人群的报道，未能证实预后受组织学类型的影响。2002年，Lea等发现在83例ⅡB～ⅣB期肿瘤患者中，66例（80%）死于疾病本身，中位随访时间为33个月[59]。分期为ⅡB期、年轻和组织学1级是对利于生存的独立因素。

2014年，妇科癌症国际组织就宫颈腺癌的流行病学、病理学、治疗和未解决的问题达成了共识声明，并呼吁进行前瞻性临床试验来帮助制定治疗指南[60]。显然，在组织学、形态学和突变分析方面，AC是不同于SCCA的[61]。然而，随着近年来抗血管生成治疗等技术的进步，其可用于晚期宫颈癌的治疗，目前尚不清楚VEGF抑制是否对腺癌同样有效[8]。Barbu等研究了13例伴黏液性、子宫内膜样和浆液性分化的宫颈腺癌，报道了最强烈的血管生成活性发生在侵袭前沿，其中VEGF和EGFR家族成员之间的相互关系（包括c-erbB-2受体）调节了这一过程[62]。在具有最高VEGF和c-erbB-2反应性的情况下，CD105微血管密度也相应增加。

（五）绒毛状乳头状腺癌

尽管10%～15%的宫颈腺癌具有乳头状结构，但绒毛状乳头状腺癌（VGPA）仅占这些肿瘤的一小部分。Young和Scully在1989年首次证实宫颈VGPA作为一个独特的组织学实体，并且是一个分化良好的腺癌亚型[63]。它被进一步细分为宫颈内型、子宫内膜型和肠道型。在英语医学文献中大约有90例报道。

与常见类型的宫颈腺癌相比，VGPA在形态上具有显著绒毛和呈乳头状生长的特征。具体而言，VGPA的主要特征是表面乳头状成分厚度多变，其乳头通常高而薄，具有纤维状基质核心（图43-1）。可能存在小的细胞出芽，但其程度低于浆液性乳头状癌。肿瘤的侵袭性部分具有推挤性边界，并由纤维间质分隔的细长分支腺体组成；肿瘤前缘的间质可能是间质增生或黏液样。乳头和腺体上排列着成

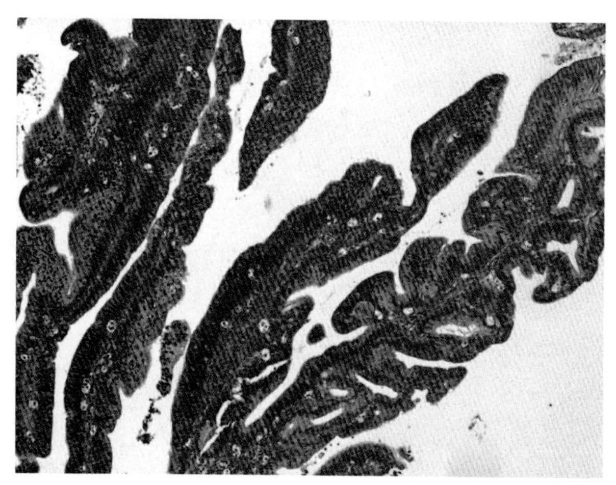

▲ 图 43-1　分化好的宫颈绒毛腺管状腺癌

层状非黏液性柱状细胞，肿瘤细胞中仅存在轻度至中度的核异型和分散的有丝分裂象（MF）。邻近的宫颈腺上皮通常含有 AIS。

2004 年，Utsugi 等发表了一组含 13 例患者的资料 [64]。中位年龄为 45 岁（范围 36—64 岁）。有趣的是，所有患者的细胞学检查均为腺癌，10 例患者存在高而薄的乳头结构，使研究人员仅根据细胞学能够预测 VGPA。与之前的报道相反，这些研究人员在他们的几个患者中看到了比较高的有丝分裂计数、淋巴血管间隙侵犯和淋巴结转移。截至 2002 年 12 月，所有患者在 3～19 年的随访期间均存活且无复发。事实上，据报道与常见类型的宫颈腺癌相比，VGPA 患者的预后好，英文文献中报道的 85 例患者中只有 1 例出现复发。该患者最初接受了针对Ⅱ B 期病变的根治性子宫切除术及根治性淋巴结切除术治疗，并因淋巴转移而接受了盆腔放射治疗的辅助治疗，她在 30 个月后出现阴道复发并在 46 个月后死于该疾病。另外 4 例接受术后盆腔照射的淋巴结转移患者在 10～220 个月内仍保持无病生存状态。

Young 和 Clement 提醒如果存在任何不良的病理特征，不应将肿瘤置于该组中，因为这可能导致对潜在致命性病变的治疗不足 [65]。必须强调的是，通常普通型腺癌，包括深度侵袭性肿瘤，可能具有乳头状成分，而 VGPA 的诊断应用于仅为 1 级并且与常规腺癌的潜在组分无关的病变。VGPA 的诊断仅应基于活检材料，确诊之前需要圆锥组织活检，或子宫切除标本。在临床资料有限的情况下进行诊断，可能导致治疗过于保守，其预后比 VGPA 更差。Takai 等最近报道了妊娠期 VGPA 的成功治疗案例，进一步强调了这种病变的相对较好的预后 [66]。然而，一项关于 1 例 22 岁女性的高度侵袭性 VGPA 病例 [67] 和 2 例淋巴结转移的病例 [68] 的报道强调，需要仔细的病理检查、临床分期和及时的治疗干预。虽然每年都会出现新的回顾性病例，除了 1 例 MRI 在 3T 获得的高分辨率 T_2 加权图像上显示蕨叶图案 [69]，但目前还没有新的临床资料报道。

（六）恶性腺瘤（微偏腺癌）

子宫颈腺瘤 1987 年由 Gusserow 首先描述。通常认为该术语与 Silverberg 和 Hurt 于 1975 年提出的“微偏腺癌”是同义词 [70]。该肿瘤仅占子宫颈腺癌的 1%～3%。其被认为是黏液腺癌的变种。在 Hirai 等报道的病例中，平均年龄为 53.3 岁（范围 38—70 岁），出现的症状通常包括水样或黏液样分泌物和非典型阴道流血 [71]。Peutz—Jeghers 综合征（PJS）是罕见的遗传性疾病，以黑色素斑、胃肠息肉和增高的患癌风险为特征。女性 PJS 患者不仅易患恶性腺瘤，而且还易患具有环状小管的卵巢性索肿瘤 [72]。

正确诊断恶性腺瘤很难，因为其与正常腺细胞的细胞学上区别太小，组织学区别也很小（图 43-2），因此 Hirai 等通过回顾该病变相关的巴氏涂片，而确定了与该病变相关的四种常见细胞学特征 [71]。

1. 大片明显的肿瘤细胞。肿瘤细胞具有丰富的黏蛋白，且呈栅栏状排列于周围。

2. 在具有栅栏状排列的区域中，细胞核在细胞质中保持位置一致，重叠在一起。

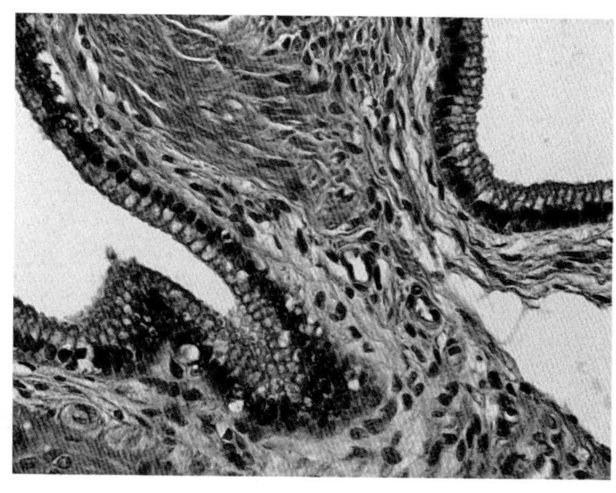

▲ 图 43-2　宫颈微偏腺癌（恶性腺瘤）

3. 细胞核是拉伸的，有些是不规则的。核染色质是细颗粒状的，并且显示出频繁的核清除，这提示常染色质增加。

4. 偶尔存在成簇的普通腺癌细胞。

由于大多数肿瘤腺体是高分化的，Hirai 等强调这些肿瘤腺体与正常宫颈腺体的组织学鉴别非常困难，特别是在宫颈穿刺活检标本中[71]。由于对恶性腺瘤进行术前诊断的能力有限，因此这种疾病最初往往治疗不足，只有在对手术标本进行全面分析后才进行最终诊断。所以当术前穿刺活检诊断为典型宫颈腺癌时，该疾病才能得到正确治疗。然而，当穿刺活检显示没有恶性迹象时，这种疾病治疗不足的可能性是存在的。由于细胞学检查是检测该肿瘤的一种强有力的辅助手段，对于那些穿刺活检呈阴性、细胞学特征提示存在恶性腺瘤的病例，在术前通过穿刺活检或宫颈锥切获得肿瘤腺体深部标本是非常重要的。

临床分期不足及治疗不足，导致大多数早期报道显示该疾病的预后不良。最近的研究表明，恶性腺瘤的生存情况与其他形式的宫颈分化良好的腺癌一致。例如，Park 等分析了 13 例患者的 CT 和 MRI 表现，并对 24 例患者进行了临床随访。主要肿瘤直径的平均值为 4.1cm（范围 2.2～6.5cm）[73]。在影像学特征中，13 个肿瘤中有 77% 表现出腔内液体。所有肿瘤均显示固体成分增强，62% 为多囊性，38% 为实性病变。大多数实性病变呈现出不规则边缘（80%）。多囊性病变的小室边缘光滑（75%），平均大径≤ 1cm（88%），并且数量在 11～20 个（75%）[73]。实性病变与侵袭和转移相关（60%）。临床上，24 例患者中有 38% 有水样分泌物，13% 有 PJS，而在病理学上，大多数患者为早期（Ⅰ或Ⅱ）（83%）。在对 17 例患者进行的 2 年随访中，82% 患者呈无病生存。对于那些具有更高侵袭性肿瘤或表现为肿瘤复发或转移而预后不良的患者，倾向于具有肿瘤浸润、水样渗出、分期晚（Ⅲ或Ⅳ）（100%）和实性病变、转移和卵巢的相关病变（67%）[73]。

（七）肠型，印戒细胞和胶体腺癌

肠型黏液腺癌由与大肠腺癌类似的细胞组成。常见的是杯状细胞，偶尔会混有嗜银细胞和泛素细胞。也可能存在假复层，仅存在少量细胞内黏蛋白。在宫颈腺癌中发现有印戒细胞，也可以存在在一些宫颈腺鳞癌（ASC）中[74]。纯印戒细胞腺癌和胶体腺癌都非常罕见，前者文献报道约 20 例。当发现子宫颈的印戒细胞腺癌时，必须排除非宫颈来源，因为治疗会有显著不同。免疫染色通常与宫颈肿瘤一致，包括 CEA、角蛋白 7、CA-125 和 p16 阳性，以及高风险 HPV DNA 的存在[75]。最近 Shintaku 等报道了一名 69 岁胶体癌患者，肿瘤大小 4cm，免疫组织化学显示黏液胞浆内固着明显[76]。肿瘤细胞的细胞质对 CK7 和 20 具有免疫染色，胞内黏液对 MUC2 具有免疫染色，但对 MUC5AC 和 MUC6 呈阴性。肿瘤细胞的细胞核对 CDX2[76] 具有免疫染色。在另一份报道中，Ishida 等描述了一名 47 岁的日本女性，患有体积庞大的胶体癌，同时具有宫颈内分泌型原位腺癌成分[77]。胶体癌 CK7、MUC5AC、MUC6 和 p16（弥漫性）呈阳性，但 CK20、MUC2 和 cdx-2 呈阴性。胶体和 AIS 组分均检测到 HPV16[77]。作者认为 AIS 可能是胶体的前体病变。

（八）透明细胞腺癌

子宫颈的透明细胞腺癌（CCA）占宫颈腺癌的 4%～9%。它们在细胞学上、组织学上和超微结构上与女性生殖道的其他部位的透明细胞腺癌（例如阴道、子宫内膜和卵巢）相同。据报道这种肿瘤是由子宫颈多能储备细胞产生的，通过缺陷性分化仍然处于向角化和黏液分泌发育的中间阶段。除子宫内暴露于己烯雌酚（DES）外，遗传因素、微卫星不稳定性、HPV 感染、Bcl-2 蛋白过度表达、p53 突变和其他外源性危险因素都可能成为该病的病因。重要的是，这些肿瘤可以在没有 DES 暴露的情况下发生。检测到无 DES 暴露的患者的呈年龄双峰分布，其中第一个峰值为 26 岁，第二个峰值为 71 岁。

透明细胞癌主要是内生的，并且倾向于深处浸润，产生桶状子宫颈。与 SCC 和非 CCA 腺癌相比，它们常延伸到子宫下段和子宫内膜。当这种情况发生时，可以根据侵袭模式将该肿瘤与具有子宫颈扩张的原发性子宫内膜 CCA 区分开。在组织学上，肿瘤细胞具有丰富的透明或空泡化的细胞质，其可含有糖原。其生长模式可呈实性、管状细或乳头状，在管状和管状囊状结构中，扁平、立方和鞋钉细胞突出。

一些评论推测宫颈CCA的预后比SCC和非CCA腺癌差。1979年，Herbst等收集了145例在子宫内暴露于DES且未接受DES治疗的宫颈CCA女性患者，中位随访时间4年，5年生存率报告为91%（Ⅰ期）、77%（ⅡA期）和60%（ⅡB期）[78]。在Reich等报道的15例患者中[79]，ⅠB～ⅡB期患者的5年生存率相似为67%，虽然CCA的5年生存率往往比SCCA和其他宫颈腺癌略差，但这一观察结果并无统计学意义。在后DES时代的一项多中心的研究，回顾了34例患者诊断和治疗中，Thomas等报道淋巴结转移率25%，并指出对于早期风险较低的患者，无辅助化学治疗的根治性手术就可治愈[80]。Jiang等回顾了1986—2012年在北京协和医院接受治疗的32例患者，指出在早期患者中（56.3%为Ⅰ期），预后并不差于其他类型的宫颈腺癌。重要的是，在随访期间，3名保留生育功能女性都未复发[81]。

（九）浆液性乳头状腺癌

子宫颈浆液性乳头状癌（SPCC）最近被认为是宫颈腺癌的变体，其形态学上类似于卵巢、子宫内膜、输卵管和腹膜的浆液性乳头状腺癌。在1993年，Rose和Reale首次对这种肿瘤进行了详细描述。在最初的几篇报道中，血管淋巴管间隙浸润、淋巴结转移或宫颈外扩散或两者兼有都很常见。事实上，在67例宫颈腺癌和ASC的回顾研究中，Costa等认为腺体成分中存在浆液性分化与复发风险增加有关[83]。与子宫内DES暴露无关的子宫颈CCA女性患者观察结果相似，子宫颈SPCC的一些研究表明该病的发病年龄呈双峰分布，其中第一个高峰出现在40岁之前，第二个高峰出现在65岁之后。这成为SPCC与宫颈腺癌的常见类型不同的一个的临床特征。

临床Ⅰ期SPCC的鉴别诊断包括宫颈受累的子宫内膜子宫乳头状浆液性癌（UPSC），以及宫颈的高分化的绒毛腺癌和乳头状CCA。通过分次扩张和刮除术或子宫切除术标本的检查可排除Ⅱ期UPSC。SPCC与高分化的绒毛腺癌的鉴别（参见前面内容）是至关重要的，因为后者几乎都是预后良好的，并且一些病例已通过锥形活检成功治愈。虽然乳头状CCA和SPCC都有乳头的组织学特征，这种乳头结构由圆形细胞核、核仁突出的圆形到椭圆形细胞所覆盖，但前者通常具有透明的乳头状中心且大多数上皮细胞有透明的细胞质或鞋钉的外观，而管状、囊性和实性模式在SPCC中少见或缺乏。

免疫组织化学的研究表明SPCC中CA-125阳性率高。然而有趣的是，在非宫颈部位，浆液性乳头状癌通常CEA是阴性，但在SPCC CEA通常是阳性的（尽管不像宫颈黏液性腺癌那样一致）。据报道，在一些血清CA-125也升高的SPCC病例中，部分患者出现癌扩散、腹水或膈下转移。Nofech Mozes等报道与其他更常见的子宫颈肿瘤相比，浆液性乳头状宫颈内膜病变呈现出更高的p53和更低的CEA表达[84]。

最近Togami等研究了12例宫颈浆液性腺癌，29例UPSC——其中20例来自卵巢及20例宫颈黏液癌患者的免疫表型和HPV状态[85]。WT-1和HER2在子宫颈浆液性腺癌中不表达，但p16、CA-125、CEA和p53表达率分别为100%、92%、58%和50%。在4例子宫颈浆液性腺癌中检测到HPV-16或HPV-18 DNA。子宫颈浆液性腺癌和UPSC都具有相似的免疫组织表型，并且在宫颈浆液性腺癌患者中，p53表达与较差的临床结果相关。

Zhou等共报道了17例患者，其中11例患者出现异常阴道出血，4例患者出现宫颈脱落细胞学异常，2例患者出现水样阴道分泌物[86]。其中8例患者为多发性或外生性宫颈肿块，2例患者有子宫颈的溃疡或硬结，7例患者未发现明显异常。在他们的报道中，分期情况为ⅠA期（n=1），ⅠB期（n=12），Ⅱ期（n=2）和Ⅲ期（n=1）。在低倍显微镜检查中，所有肿瘤都具有复杂的乳头状结构，具有上皮分层和簇状结构，并形成细胞芽。肿瘤的乳头性质在肿瘤的外生部分中最显著。在非乳头区域，肿瘤呈明显的腺样生长，呈细长的裂隙状。在浸润区域中，癌巢以不规则的形式浸润宫颈基质，癌巢周围具有裂缝。急性和慢性炎性浸润通常存在于乳头核心和间质侵犯的区域。所有肿瘤每10个高倍镜视野（HPF）有超过10个MF，其中大多数每个高倍镜视野显示超过30个MF。只有3例肿瘤有沙粒小体。

在Zhou等的研究中，所有3例Ⅱ期和Ⅲ期肿瘤患者都发生了转移[86]。12例ⅠB期病变患者中有3例接受了放射治疗及化学治疗（n=1）和单纯放射治疗（n=2），但均死于该疾病。在8例无疾病生存的ⅠB 期肿瘤患者中，6 例接受了根治性子宫切除术（其中 3 例还接受了辅助放射治疗），1 例接受单纯子宫切除术和辅助放射治疗。尽管病例数非常少，但作者认为早期 SPCC 的手术治疗可能优于放射治疗。虽然肿瘤具有侵袭性，并与快速致命的病程相关，但Ⅰ期患者的预后与常见类型的宫颈腺癌患者相似。同步放射增敏化学治疗对局部晚期疾病的作用，以及基于铂类的联合化学治疗对转移性疾病的疗效尚缺乏研究。

（十）中肾管腺癌

几十年来，病理学家一直对成对的中肾管的胚胎学和病理学十分感兴趣。每个导管的远端部分穿过宫旁组织并在峡部进入子宫颈的侧壁，在那里它扩张形成壶腹，许多小管从壶腹部出现分支。然后它延伸到阴道的侧壁，称为 Gartner 管道。在多达 22% 的成人子宫腔中都会存在中肾管及其肾小管的残余物。1990 年，Ferry 和 Scully 从一批含有中肾残余物的 49 个宫颈中发现了几例小叶中肾增生、弥漫性中肾增生、中肾导管增生和中肾癌病例[87]。中肾癌患者的一般年龄为 52—55 岁（范围 34—72 岁），大多数有异常出血，常有明显的宫颈病变。

通常中肾腺癌形态学表现多样，在肿瘤内具有相当大的变异，包括导管、管状、梭形、实性和性索状结构。常以一种结构为主，导管和管状结构最常见。在管状结构中，肿瘤由大量紧密包裹的小圆管组成，通常具有致密的腔内嗜酸性分泌物，类似于恶性的中肾残留物（图 43-3）。导管结构由较大的腺体组成，腺体内常含绒毛乳头状突起，类似子宫内膜样癌的腺体。许多肿瘤与中肾残余相邻，通常位于宫颈壁外侧深处，可能会使得宫颈外壁肥大、增生。大多数肿瘤是纯腺癌，尽管在一个系列报道有一半的肿瘤是双相的，伴有肉瘤样成分（所谓的“恶性中肾混合肿瘤”）。梭形细胞成分通常类似于子宫内膜基质肉瘤（ESS）或非特异性梭形细胞肉瘤。Fukunaga 等报道了一例 46 岁的中肾性宫颈癌伴小叶中肾增生女性患者[88]。肿瘤为 CAM5.2、CK7、上皮细胞膜抗原、钙视网膜蛋白和嗜铬粒蛋白 A 阳性，波形蛋白、CEA、ER、PR 和 CD10 阴性[88]。超微结构分析显示有端粒，这是中肾上皮细胞的特征[88]。其他由 PAX8（强阳性）、p16（斑片状细胞质染色）和 ER（阴性）的免疫组织化学组合在鉴别中肾增生和中肾宫颈腺癌方面也很有帮助[89]。

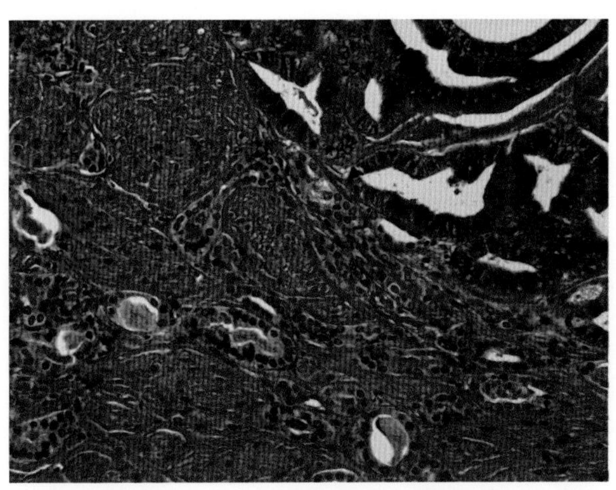

▲ 图 43-3　宫颈中肾腺癌（恶性腺瘤）

在一项全面回顾研究中，Hart 指出虽然大多数报道的病例在诊断时局限于子宫颈，并且比 Müllerian 肿瘤生物学行为更惰性，但仍有少数病例伴有宫外扩散，包括淋巴结转移[90]。在具有恶性梭形细胞成分的肿瘤中，有几例已经转移。有明显的晚期复发趋势，并且一些高级别肿瘤呈现进展性的病程。2001 年，Silver 等提供了 10 例患者的随访数据，发现 8 例ⅠB 期肿瘤患者中有 6 例在平均 4.8 年后仍保持无病生存[91]。可能的话，要采用淋巴结切除的根治性手术，这似乎是首选的治疗方式。

七、其他上皮肿瘤

（一）腺鳞癌

腺鳞癌占所有宫颈癌的 5%～6%，在年轻和年老女性中都可发生，偶与妊娠有关。流行病学危险因素与 SCC 而非腺癌相似。诊断通过那些含有恶性腺体和鳞状细胞的肿瘤得出，这些肿瘤无须特殊染色就能识别。鳞状成分分化良好，可含有角蛋白珠。腺体成分通常是常见的宫颈内膜类型，也可以是黏液性的，包括印戒细胞或混有宫颈内膜的和黏液的、子宫内膜样细胞或透明细胞。

在一项涉及显微解剖鳞腺成分的创新研究中，Yoshida 等研究了 20 例 ASC 患者的流行病学、身体状况和 HPV16 和 HPV18 病毒复制量。在所有 HPV 阳性病例中，在鳞状上皮成分中 HPV16 和 HPV18 阳性病例的百分比为 36.8%（7/19）和 57.9%（11/19），在腺体成分中为 33.3%（6/18）和 61.1%（11/18）[92]。在鳞状成分中 HPV16 DNA 平均拷贝数 / 细胞为 7.22，在腺体成分中为 1.33（P=0.04），而相应的

HPV18 DNA 平均拷贝数 / 细胞分别为 1.50 和 0.89。研究人员推测，HPV18 的早期越频繁整合会导致染色体越不稳定、生长率越高和快速的进展。

如前所述，一些研究表明宫颈 AC 的预后比 SCC 差，而其他研究（包括最近的两项回顾性研究，涉及超过 400 例患有早期宫颈腺癌的患者，其中 110 例组织学为腺鳞癌）没有发现差异[93, 94]。大多数研究比较时未将 AC 与那些具有 ASC 组织学特征的肿瘤分开。在一项 GOG 检查Ⅰ B 期宫颈癌的前瞻性研究中，Look 等观察到 ASC 患者的预后较 SCC 或其他 AC 患者差[95]。

Farley 等比较了宫颈内 AC（n=185）和 ASC（n=88）患者的生存率[96]。虽然 66% 的 ASC 肿瘤分化差，但与两种组织学类型相关的阳性淋巴结的比例并无差异。ASC 患者的 5 年生存率显著低于 AC 患者（65% vs 83%，$P < 0.002$），然而，这种生存的降低仅在Ⅱ～Ⅳ期患者中观察到（P=0.01）。1 级 AC 患者的 5 年生存率为 93%，而 1 级 ASC 患者为 50%（$P < 0.01$）。研究人员得出结论，ASC 组织学是宫颈癌患者预后不良的独立预测因子。

使用 GOG 方案 92 和 109 中采用的手术病理学风险因素，Lea 等研究了 230 例Ⅰ B_1 期宫颈内 AC 患者，其总体 5 年生存率为 89%[97]。在低风险肿瘤患者（n=178）中，ASC 组织学是疾病复发的唯一独立危险因素（$P < 0.01$），5 年无病生存率为 79%，而其他组织学亚型为 96%（$P < 0.01$）。

（二）玻璃样细胞癌

玻璃样细胞癌（GCC）仅占所有宫颈肿瘤的 1%～5%。Glucksman 和 Cherry 于 1956 年首次描述了这种具有高侵袭性的疾病，在他们报道的 41 例病例中没有幸存患者。在组织学上，肿瘤细胞有中等磨砂玻璃质、大的细胞核、以嗜酸性背景的显著核仁，以及明显的高碘酸希夫染色阳性的细胞膜。在一组病例报道中，肿瘤患者诊断时的平均年龄为 44 岁（范围 12—69 岁）。一些作者认为这种肿瘤类型与妊娠相关联。Kuroda 等研究了 11 例患者，其中 5 例（45.4%）HER-2/neu 呈过度表达，这一发现可能与侵袭性行为和不良的临床预后相关[98]。

1976 年，Littman 等报道了 13 例 GCC 患者，其生存率为 31%。1988 年 Tamimi 等报告了 29 例Ⅰ期患者，其 OS 率仅为 55%。Gray 等从文献中收集了约 103 例病例，计算出所有患者的 OS 率约为 50%，对于患有Ⅰ期肿瘤的患者，OS 率仍然低至 64%[99]。这些研究者还提供了另外 22 名患者的详细信息，预后略好，无病生存率为 64%，OS 率为 73%。

Hopkins 和 Morley 进行了广泛的文献回顾，并将自己的案例中的 21 例患者加入到分析中[100]。如果排除 Glucksman 和 Cherry 的原始报道，大约有 100 例患者可供分析。因此，Hopkins 和 Morley 强调，得出关于这种细胞类型对生存的影响的结论必须谨慎。如果排除原始报道，OS 率为 47%（48/107），如果包含原始报道，OS 率将减少到 33%（48/148）。这种肿瘤的生存率受疾病分期影响显著。在 Glucksman 和 Cherry 的原始报道中，没有疾病的分期。因此，对于已报道临床分期的那些病例，Ⅰ期疾病的 OS 率约为 60%。

特别令人感兴趣的是，在 Gray 等的报道中，14 例患有Ⅰ期疾病的患者的 OS 率为 86%，与文献报道的Ⅰ期 SCC 生存率相当。重要的是，Gray 等发现，已知中间风险组织病理学特征（淋巴血管间隙受累、深部间质侵犯和肿瘤直径大）能预测 SCC 患者根治性手术后高复发率，这似乎也可以预测 GCC 的复发率[99]。因为肿瘤有盆腔和阴道失败的倾向，Gray 等主张对有肿瘤相关的预后不良因素的患者给予辅助盆腔照射[99]。

Guitarte 等最近报道了一项系统综述和 Meta 分析研究[101]。研究人员从 24 个病例系列和 15 个个案报道中收集了 292 例病例。他们发现仅接受手术治疗的患者的复发率，高于接受手术后放射治疗和接受单纯放射治疗的患者。中位 OS 为 25 个月，所有分期的 5 年生存率低于宫颈鳞状细胞癌（分别为 54.8% 和 75%）[101]。

（三）黏液表皮样癌

黏液表皮样癌（MEC）是一种以 SCC 为表现的肿瘤，但缺乏可识别的腺样结构，表现为细胞内含黏蛋白。鳞状细胞成分通常为大细胞非角质化或局部角质化，产生黏蛋白的细胞常位于 SCC 癌巢中心。在某些病例报告中，这些肿瘤可占宫颈癌的 36%。黏液成分包括杯状或印戒细胞。黏蛋白可能会占据细胞内空间，聚集呈黏液湖。通过阿尔新蓝和高碘酸希夫淀粉酶能很好地证明黏蛋白存在。Lennerz 等确诊了 7 例病例，发现 1 例 CRTC1-

MAML2 融合，4 例 CRTC1 重排，5 例 MAML2 畸变（2 例重排，3 例扩增）。对应的 14 例腺鳞癌中，没有一例存在 CRTC1 或 MAML2 基因位点上进行重排或扩增[102]。这些基因通常在唾液腺的黏液表皮样癌中出现重排。

在一些系列中，MEC 在年轻患者中更常见。Thelmo 等注意到虽然在 265 例Ⅰ期宫颈 SCC 中淋巴结转移率为 14%，但患者被诊断为 MEC 时，淋巴结转移率为 33%[103]。因为 MEC 可能比传统的 SCC 更具侵袭性，一些机构已经建议，如果有细微的细胞质空泡并且缺乏外周栅栏表现，则对所有宫颈 SCC 进行染色。CEA 的检测（通过免疫染色或血清检测）在诊断中可能也具有临床价值。

（四）腺样囊性癌

腺样囊性癌（ACC）可能发生在不同的解剖部位，包括唾液腺、气管—支气管束和乳房，它最初由 Billroth 于 1859 年报道。在女性生殖道中，ACC 可发生在巴氏腺、子宫内膜和子宫颈。ACC 占宫颈腺癌的比例不到 1%。Paalman 和 Counselor 在 1949 年第一次将其报道为宫颈“圆柱瘤”，因为它具有高度特征性的细胞结构特征。自 McGee 等引入了目前接受的“腺样囊性癌”的名称以来，已有 150 多例病例被报道。

唯一鉴别诊断的疾病是腺样基底癌（ABC）。实际上，在一篇包含 59 例病例的文献综述中，正如在 ABC 中所观察到的，绝经后黑人患者更易发生 ACC，平均年龄为 63 岁（范围 31—99 岁）。Grayson 等已经证明 ACC 和 ABC 之间的黏蛋白染色没有显著差异，除了在 ACC 中发现有Ⅳ型胶原和层粘连蛋白染色，其余免疫组化结果两者相似[104]。两种肿瘤均为 S-100 阳性，两者均与高风险 HPV DNA 的整合有关。因为两种疾病都有椭圆形核，Jeong 等为区分细胞学特征提供了一些建议，在 ACC 中细胞核大 1.7 倍，并且核形态和染色质结构明显[105]。Young 和 Clement 观察到，与 ABC 不同，ACC 患者通常具有明显的外生或内生的宫颈部肿块，其大小可变化很大[65]。显微镜检查显示细胞巢通常具有类似于在唾液腺的 ACC 中看到的局灶性筛状，以及片、小梁和索条结构。腺体腔可以含有透明或黏液性物质，并且在肿瘤巢的外围通常存在局部的细胞栅栏。肿瘤细胞比 ABC 大，并且存在更多的多形核。有丝分裂率高，可能有广泛坏死。与 ABC 不同，ACC 有可能是黏液样、成纤维细胞的或透明的基质反应。

虽然 ABC 的预后很好，但 ACC 的预后很差。所有分期的生存率约为 32.5%。在 43 例病例的回顾中，Prempree 等注意到Ⅰ期疾病，不论治疗方式如何，其 3～5 年存活率为 56.2[106]。早期病变的最佳治疗方法尚不清楚。由于淋巴转移、血管间隙受累和远处转移发生率高，大多数治疗方案包括基于顺铂的辅助化学治疗。King 等报道 2 例ⅠB 期疾病患者，接受了含淋巴结切除术的原发性根治性子宫切除术和 100mg/m^2 的顺铂辅助治疗，生存期分别为 12 个月和 64 个月[107]。这两例患者有广泛的血管间隙浸润，那位长期生存的患者还伴闭孔淋巴结阳性和双侧宫旁扩散。Elhassani 等最近报道了 1 例 FIGO ⅢB 期患者同步放化疗治疗成功的病例并回顾相关文献，得出的结论是，多模式治疗有望使局部晚期患者病情长期持久得到缓解[108]。

（五）腺样基底癌

Baggish 和 Woodruff 于 1966 年介绍了子宫颈 ABC 的概念。文献中约报道 50 例，该病占宫颈腺癌的比例不到 1%。肿瘤在绝经后的黑人女性中具有显著的倾向，并且最近发现高风险 HPV DNA 整合（特别是 HPV16）与其发病有关。ABC 的罕见性原因仍未知。尽管 Russell 和 Fadare 强烈建议摒弃术语 ABC 并用术语腺样基底上皮瘤来代替[109]，但为了本文的方便使用，将继续使用 ABC，因为提出的替代名词尚未被病理学家统一采用。

ABC 与 ACC 有一些共同特征，经常被混淆。准确区分两者最好是从形态上。ABC 中经常出现许多分布广泛、小、圆形到椭圆形的大小不同的巢，这些巢由均匀的、细胞学上缺乏基底细胞而有周边栅栏样结构的细胞组成（图 43-4）。一些肿瘤岛可以紧密堆积，表现出一定程度的分叶。没有基质反应。ABC 和 ACC 均可发生上皮分化，某些 ACC 中可出现 ABC，反之亦然，这表明这些肿瘤可能起源于共同的多能储备细胞。环境证据甚至表明 ABC 可能是宫颈 ACC 的前体。已经有报道 ABC 样和 ACC 样区域就在宫颈的一些恶性米勒混合肿瘤中或与之临近。

Brainard 等在 1998 年报道了 12 例 ABC[110]。平

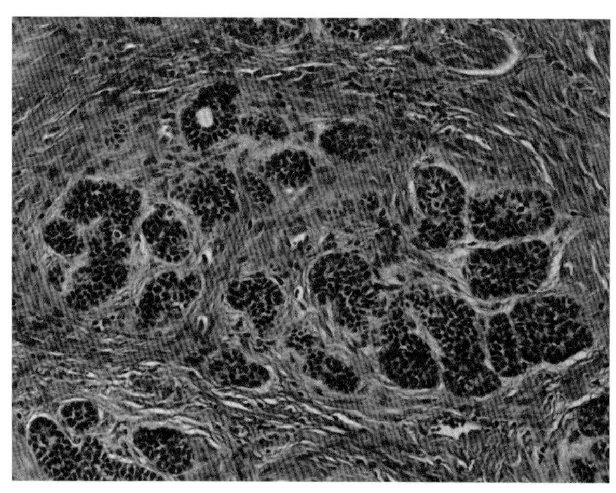

▲ 图 43-4　宫颈腺样基底癌

均年龄为 71 岁（范围 30—91 岁），均无症状。几乎所有患者都巴氏涂片检查异常，通常表现为鳞状上皮异形。没有患者有临床或肉眼可见的宫颈病变。间质侵犯的深度范围为 2～10mm（平均 4.3mm），在 6 个肿瘤中超过 3mm。治疗主要是外科手术，有 3 名患者单独接受锥形术治疗。从 5 例患者中清扫出的 104 个淋巴结都没有转移。文章发表时，在平均 30 个月（范围 4～82 个月）的随访期间 9 例患者无病生存，3 例在 24、63 和 87 个月后死亡，死亡时无疾病复发。

ABC 的预后良好，浸润性宫颈癌的临床特征很少。Goyal 等已经注意到 p16 免疫染色和高风险 HPV-RNA 原位杂交结构存在于低级别腺样基底肿瘤和侵袭性腺样基底癌，并推荐这些辅助手段来帮助区分非侵袭性和侵袭性病例 [111]。

（六）小细胞癌

子宫颈小细胞癌（SCCC）于 1957 年首次描述，占所有宫颈肿瘤的 3%。以现代病例为研究基础，该病诊断时的中位年龄为 43 岁（范围 23—75 岁）。在组织学上，这些肿瘤与其他部位的小细胞癌无法区分，呈现细胞小，胞质少，细胞核深染，核质比高。电镜下常可见致密核、膜结合、神经分泌颗粒。神经内分泌标记物通常用于协助分类，高达 80% 的肿瘤染色为突触素、嗜铬粒蛋白或 CD56（神经细胞黏附分子）或全部三种阳性。

与在小细胞肺癌患者中观察到的类似，SCCC 的特征在于经常性和很早发生淋巴结转移（50%～60%）和血管侵犯，复发模式与血行播散一致。例如，Viswanathan 等观察到 66% 的复发率，通常以广泛的远处转移为特征 [112]。经常观察到照射野外的局部复发。在所研究的组中，没有患者的临床分期在 FIGO 分期Ⅰ B_1 以上，且无淋巴结转移的临床证据，但 5 年的 OS 率仅为 29%。

在对 34 名患者的不同预后因素的多变量分析中，Chan 等发现只有那些早期可切除病变是可治愈的 [113]。Chang 等评估了辅助化学治疗对接受根治性子宫切除术的 SCCC 患者的作用 [114]。1988—1996 年，14 名女性接受了长春新碱联合多柔比星和环磷酰胺与顺铂和依托泊苷（VAC/PE）交替使用的方案。她们的预后与 1984—1988 年接受治疗的 9 例患者的结果进行了比较，其中 8 例患者在辅助治疗中接受了顺铂、长春碱和博来霉素（PVB）的联合治疗。分期情况为 19 例Ⅰ B 期肿瘤的患者和 4 例Ⅱ期肿瘤的患者。接受 VAC/PE 治疗的 14 例患者中有 10 例（68%）在 41 个月的中位随访期间无病生存，而接受 PVB 或其他治疗方案的 9 例中只有 3 例(33%）存活。所有 10 例死亡患者都因远处失败。70% 的患者在手术时没有淋巴结受累，35% 的存在淋巴结转移患者存活。

Zhou 等最近报道了 1980—2012 年在 SEER 数据库中发现的 118 例患者，其中 60 例（50.8%）有淋巴结转移 [115]。淋巴结阳性女性患者中，淋巴结中位数比例为 0.16，多因素分析显示阳性淋巴结比例高是肿瘤特异性生存（HR 8.832；95%CI 3.762～20.738；$P < 0.001$） 和 OS（HR 8.462；95%CI 3.613～19.821；$P < 0.001$）的一个独立预后因素 [115]。这些观察结果在 FIGO Ⅰ～Ⅱ期病变的女性中特别重要。

顺铂和依托泊苷联合放射治疗通常认为是治疗小细胞肺癌的标准方案，据此推断，可能在 SCCC 治疗中也是有效的。Hoskins 等报道了涉及 31 例 SCCC 患者的 14 年机构经验 [116]。临床分期包括Ⅰ期（n=16）、Ⅱ A 期（n=3）、Ⅱ B 期（n=3）、Ⅲ期（n=6）、Ⅳ B 期（n=1）和未知分期（n=2）。要重视的是，临床分期显著低估了真实的疾病严重程度，38% 的患者（n=13）在进一步的影像学研究的基础上分期上调。1988—1995 年 17 例患者按照 SMCC 方案接受了治疗，包括顺铂和依托泊苷，以及同步化学治疗的受累野照射的治疗；1996—2002 年 14 例患者在也接受了卡铂和紫杉醇，以及主动脉旁照射（SMCC2 方案）的治疗。没有患者接受根治性手术。研究队列的 3 年总体和无失败生存率分别为 60% 和 57%。SMCC 和 SMCC2 的生存结果相当，后一种方案血液学毒性高、但因呕吐和脱水而入院率低。

一项纳入来自四个医疗中心的另外 52 例患者的扩大病例的回顾研究中，Cohen 等描述了 188 例宫颈小细胞癌患者的治疗和生存结果（FIGO 分期Ⅰ～ⅡA，*n*=135；FIGO 分期ⅡB～ⅣA，*n*=45；FIGO 分期ⅣB，*n*=8）[117]。5 年Ⅰ～ⅡA 期、ⅡB～ⅣA 期和ⅣB 期肿瘤特异性生存率分别为 36.8%、9.8% 和 0%（$P < 0.001$）[117]。多变量分析显示，疾病分期早、化学治疗或同步放化疗是提高生存率的独立预后因素。

在一项多中心协作收集 SCCC 病例的报道中，Kansai 临床肿瘤学组报道了日本 25 个医疗中心登记的 52 名女性的临床结果[118]。中位随访时间为 57 个月。4 年 PFS 分别为：ⅠB_1 59%、ⅠB_2 68%、ⅡB 13% 和ⅢB 17%。4 年 OS：ⅠB_1 63%、ⅠB_2 67%、ⅡB 30%、ⅢB 29% 和ⅣB 25%。术后铂类化学治疗与非化学治疗组相比：4 年 PFS 率分别为 65% 和 14%，4 年 OS 率分别为 65% 和 29%。与术后无化学治疗相比，术后铂类为基础的辅助化学治疗使得 PFS 率显著延长（65% vs 14%，P=0.002），OS 率也有获益倾向（65% vs 29%，P=0.073）。

（七）类癌

Albores-Saavedra 等最初描述了宫颈分化较好的类癌[119]。组织学上，它们与肠类癌相似，并含有可通过电子显微镜观察到的神经分泌颗粒。肿瘤呈小梁、结节或索状结构生长，并且常见玫瑰花结样结构。典型的类癌的肿瘤细胞具有细颗粒状的细胞质和椭圆形纺锤形的核。很少观察到有丝分裂。超过 70% 是嗜银性的，突触素、嗜铬粒蛋白 A 和神经元特异性烯醇化酶染色阳性。X 综合征和血清 5- 羟色胺水平升高与宫颈类癌有关。虽然有一例宫颈非典型类癌患者发生类癌综合征，但没有其他经典宫颈类癌的类癌综合征病例报道。尽管此前将其行为模式描述为惰性，但一些报道提示期存在明显的恶性病程，出现局部和远处转移。例如，Seidel 和 Steinfeld 报道的Ⅰ B 期肿瘤诊断和初始治疗后 4 年出现脑转移[120]。在他们回顾报道过的病例时，他们发现即使患有早期病变的患者也可能死于疾病播散，所以随访初始治疗后的患者时应考虑到这一点。

八、肉瘤

子宫颈可以产生多种肉瘤，包括癌肉瘤、平滑肌肉瘤、上皮样平滑肌瘤、淋巴瘤腺瘤和宫外 ESS。粒细胞肉瘤（也称为绿色瘤）和胚胎横纹肌肉瘤及其变体葡萄状肉瘤（SB）将分开讨论。之前的章节已描述了缺乏恶性间质或间充质成分的肉瘤样癌。Bansal 等最近发表了一项 SEER 数据库分析，其中包括宫颈肉瘤 323 例（宫颈肿瘤总数的 1%）[121]。癌肉瘤最为常见，占 40%（*n*=128）。腺肉瘤和平滑肌肉瘤各占 21%（*n*=67）[121]。与鳞癌和腺癌患者相比，宫颈部肉瘤患者往往更年轻、诊断时间在研究中靠后、肿瘤较大，肿瘤分期较晚[121]。在调整其他已知的预后因素后，与 SCC 相比，宫颈肉瘤的患者约 60% 死于该疾病（癌症特异性生存率 HR 1.60；95%CI 1.30～1.96；OS HR 1.60，95%CI 1.36～1.89）。

Wright 等进行了一个近 20 年的单中心回顾分析，包括 1583 例宫颈肿瘤，仅发现 8 例肉瘤（0.005%），其中 5 例为癌肉瘤[122]。中位随访 2.2 年时，其中 5 例患者（62.5%）无病生存，1 例患者（12.5%）带瘤生存。在无病生存患者中，有 2 例诊断为癌肉瘤，1 例为平滑肌肉瘤，1 例为非特指的肉瘤和宫外 ESS。

大约有 50 例宫颈癌肉瘤被报道。Clement 等做了最大规模的回顾。他指出大多数患者表现为阴道出血和宫颈肿块[123]。大多数患者的病变仅限于子宫颈，尽管在 Wright 等的系列报道中，5 例宫颈癌肉瘤患者中有 4 例患者有巨块型的ⅠB_2 期肿瘤，1 例有一个大的Ⅲ A 期肿瘤[122]。在组织学上，肿瘤表现出恶性上皮成分和恶性间质成分。在宫颈癌肉瘤中同源和异源肉瘤成分都已被报道。有趣的是，完整的 HPV DNA 不仅能在上皮成分中检测到，而且在一些肿瘤的肉瘤成分中也能检测到。包含双侧输卵管卵巢切除和淋巴结清扫的根治性经腹子宫切除术，是治疗局限于子宫颈的肿瘤的合理方式。

文献中报道有不到 25 例原发性宫颈平滑肌肉瘤。大多数患者处于围绝经期，表现为阴道出血和宫颈肿块。Bell 等描述了诊断标准，包括有丝分裂率高、凝固性肿瘤细胞坏死或高度细胞异型性[124]。

治疗建议能从软组织肉瘤和子宫肉瘤文献中能推断出。当疾病局限于子宫颈时，可考虑采用含双侧输卵管卵巢切除的根治性经腹子宫切除术。由于在子宫平滑肌肉瘤（3.5%）和软组织肉瘤（5.8%）中淋巴结扩散的发生率较低，对于原发性宫颈平滑肌肉瘤，常规淋巴结清扫的价值受到质疑。

米勒氏腺肉瘤是子宫内胚层混合肿瘤的一种变体。它由良性上皮（腺状的）和恶性间质成分组成。肿瘤最常发生在绝经后妇女的子宫体内，有时与他莫昔芬治疗有关。1976 年 Roth 等首先描述了它在宫颈中的位置及异质性成分（即软骨、骨骼、骨骼肌等）的存在。随后仅有 14 篇报道被发表。Ramos 等已经注意到，具有异质性成分的宫颈性米勒腺肉瘤的一个有趣特征是出现临床症状的年龄，有 5 名月经初潮后的患者和 8 名年轻女性（年龄 18—45 岁）被诊断出患有这种罕见的肿瘤[125]。许多人有复发性息肉病史。在报道的 13 例病例中，软骨和横纹肌是最常见的异质性成分，在一半的研究病例中观察到了交叉的细胞质流动。许多作者建议对深度浸润的肿瘤采用根治性或筋膜外子宫切除术和双侧输卵管卵巢切除术，并采用辅助放射治疗。Ramos 等对 15 例患者中的 10 例(66%)进行了评估。在 2.5～7 年的随访中，这些患者都保持着无病生存状态[125]。最近在 Chin 等报道的一系列 9 例病例中，7 例患者接受了双侧子宫切除和盆腔淋巴结清扫的根治性子宫切除术，1 例接受了宫颈楔形切除术，1 例拒绝根治性手术，共有可获得完整的随访资料的 6 例患者无复发[126]。因为病变似乎出现在女性生殖寿命的早期阶段，在极少数情况下，如宫颈肿瘤带蒂和宫颈未受累时，局部切除可能治愈，且保留了生育功能。

上皮样平滑肌肉瘤是一种罕见的变体，其特征在于在平滑肌细胞的恶性肿瘤组分中以具有嗜酸性细胞质的圆形和多边形上皮样细胞增殖为主。大多数肿瘤发生在子宫体内，只有 4 例来自子宫颈的病例报道。所有病例的年龄分布范围为 47—72 岁，初始治疗包括经腹子宫切除术和双侧输卵管卵巢切除术[127]。3 例患者接受了辅助治疗，所有这 3 例患者在 4、10 和 20 个月的随访中均保持无病生存。

最后，宫外 ESS 在组织学上类似于 ESS，并且通常在子宫内膜异位症的病灶内出现。肿瘤曾在腹膜、网膜、卵巢和子宫颈中被发现。3 例原发性宫外 ESS 病例中的 2 例，其肿瘤似乎来自宫颈内膜息肉。鉴于章节完整起见，本章包含了这种罕见的实体肿瘤。

（一）胚胎性横纹肌肉瘤

胚胎性横纹肌肉瘤（E–RMS）是一种高度恶性的肿瘤，占儿童和青年人所有恶性肿瘤的 4%～6%。它是该年龄组中最常见的软组织肉瘤，主要发生在头颈部、泌尿生殖道和四肢。横纹肌肉瘤协作研究组提出三种主要的组织学亚型：胚胎型、肺泡型和未分化型。

葡萄样肉瘤是 E–RMS 的一种变体，由于一层梭形细胞在息肉样肿块的黏膜下方向上推动，因此表现出“葡萄样”的外观。尽管 SB 通常存在于婴儿阴道中，但它也可以来自外阴、子宫和子宫颈。组织学上 SB 在松散的黏液样基质中含有恶性横纹肌细胞。与肺泡 E–RMS 不同，SB 与独特的遗传易位无关。有趣的是，虽然阴道 RMS 通常在 4 岁之前出现（平均年龄 23.5 个月），但宫颈 RMS 通常出现在 10—20 岁（平均年龄 14 岁）。Brand 等发表了第一篇关于宫颈 SB 的系统综述，将他们自己的 4 例病例，添加到至 1987 年文献报道的 17 例病例中[128]。经过 68 个月的随访，80% 的患者仍存活。5 例患者（24%）出现疾病复发，有 3 例患者死于该疾病。

几十年来，SB 的治疗经历了严格的审视和戏剧性的变化。传统上，治疗包括激进的或根治性生育能力损害手术。例如，在 20 世纪 60 年代，盆腔脏器切除是首选治疗，但综合评估结果并不令人满意。在 20 世纪 70 年代，多药化学治疗或盆腔放射治疗加上限制性的手术或两者联合都能显著提高生存率。20 世纪 80 年代联合治疗方案占主导，包括根治性子宫切除术，然而，在 20 世纪 90 年代，治疗逐渐转向微创、保留更多器官的手术，如局部切除、息肉切除、宫颈切除术或伴或不伴辅助化学治疗的锥切手术。重要的是，近年来已经认识到宫颈 SB 的侵袭性低于阴道或子宫 SB。

鉴于这种肿瘤更好发于幼儿和青少年，考虑到长期生活质量，治疗应包括膀胱和生殖器官的功能保护。在横纹肌肉瘤协作研究的临床分类 1 组（即那些局部疾病、完全切除、没有累及区域淋巴结的患者）患者中，保留生育功能手术似乎是更适合的。最广泛使用的化学治疗方案包括长春新碱、放线菌素和环磷酰胺（VAC），6～12个周期能够不影响月经恢复并保留生育能力。

2003年，Behtash等回顾了文献，并发现了自1987年以来的另外17例病例，并增加了他们自己的2例病例[129]。所有19例患者均存活超过24个月（范围24～96个月）。11例患者接受了保守性手术，包括息肉切除术、扩张和刮除术，宫颈切除术，部分切除术和局部切除术，其中3例未接受辅助化学治疗。2004年出现了另外两例接受生育保留手术和辅助化学治疗的患者的宫颈SB报道[130, 131]。Karaman等最近报道了一名未生育的22岁女性成功地进行了生育保留手术和辅助化学治疗[132]。作者建议对有良好预后因素的患者采用微创（即保守的生育保留手术方法），如那些疾病局限、单发息肉和组织学为胚胎型及无深度浸润者[132]。事实上，Dehner等报道的14例患者中有12例，在2012年通过保守手术和化学治疗在其文章发表时仍然保持无病生存[133]。

（二）粒细胞肉瘤

粒细胞肉瘤（GS）是恶性粒细胞祖细胞的髓外肿瘤，它伴随或预示急性髓性白血病的复发，并且报道在这些患者的发生率为3%～5%。因为它可以先于白血病的其他表现，所以经常会发生误诊。GS的确诊需要证明肿瘤细胞的粒细胞分化，Leder染色和抗溶菌酶免疫过氧化物酶染色是很有帮助的[134]。

子宫颈的GS非常罕见，由于其绿色外观也被称为绿色瘤。大多数患有宫颈GS的患者存在阴道出血和腹痛，并且还可能具有其他全身症状。化学治疗一直是GS的主要治疗方法。不幸的是，文献中所有GS患者的总体2年存活率为6%，并且报道的患者中没有一例存活过5年。Chiang和Chen在最近的一篇文献综述中包含了他们自己的一例病例并指出，接受多模式治疗和不伴有白血病患者的生存率略高[135]。

九、其他

（一）黑色素瘤

女性中只有5%的黑素瘤发生于生殖器，绝大多数发生在外阴。极少数起源于卵巢、子宫或子宫颈。从历史上看，阴道和宫颈黏膜中因黑色素细胞的缺乏降低了这些区域原发性黑色素瘤的发生。然而，1959年Cid报道在3.5%的宫颈中存在含有黑色素的细胞。主要诊断的要求是宫颈上皮的连接活动的证据，以及没有任何可证实的皮肤、阴道或视网膜病变。

在对已发表文献的回顾中，Cantuaria等确定了27例宫颈原发性恶性黑色素瘤[136]。诊断时的平均年龄为55岁（范围26—78岁），83%的患者出现阴道异常出血。大多数情况下为外生性宫颈病变，但颜色可能不同，包括红色、棕色、灰色、黑色和蓝色。肿瘤通常质地很脆，很容易流血。由于该病变极为罕见，推荐使用FIGO临床分期系统而不是Clark等、Breslow等或Chung等的微型分期系统。重要的是，Cantuaria等发现88%的患者为Ⅰ期（n=12）和Ⅱ期（n=9）[136]。

黑色素瘤的治疗主要是外科手术，当这种疾病起源于宫颈时，多种治疗方法被应用。当只有宫颈临床受累时，笔者建议进行根治性腹式子宫切除术，并根据需要同时进行上尿道切除术，以获得至少2cm的令人满意的切缘。由于黑色素瘤厚度小于1mm的患者淋巴转移的存在可忽略不计，因此不主张对此类病变进行选择性淋巴结清扫。对于较厚的肿瘤，特别是厚度超过4mm的肿瘤，临床上对阴性淋巴结区域的处理是有争议的。梅奥诊所的随机试验显示，与单纯扩大切除的类似患者相比，接受选择性淋巴结清扫的四肢黑色素瘤患者的生存率未见提高。由于这些原因，除非患者对可能需要淋巴结活检的探索性辅助治疗感兴趣，否则不建议对该疾病进行选择性淋巴结清扫。对于肉眼增大的淋巴结进行盆腔和主动脉旁淋巴结清扫可能具有姑息作用。

放射治疗尚未在该疾病的辅助治疗中进行研究，但可用于缓解不可切除的晚期肿瘤，并且可以在手术切除不满意的情况下进行。辅助化学治疗和生物调节剂如干扰素的作用也是一个争论的话题，当化学治疗用于转移性皮肤黑色素瘤时，结果令人失望。达卡巴嗪的反应率为15%～20%。

Cantuaria等报道的27例患者中的许多病例都缺乏随访数据[136]。对于5名Ⅰ期疾病患者和6名Ⅱ期疾病患者，平均生存期分别为49个月和41个月。尽管大多数患者被诊断出患有早期肿瘤，但只有2名患者存活超过5年。与SCC和典型的宫颈腺癌相比，该病生物预后并不理想。从皮肤黑色素瘤文献推断，即使无疾病间隔很长也不能保证这种肿瘤不会复发。幸运的是，由于大多数患者为早期疾病，许多患者至少最初是可手术治疗的。

最近，Pusceddu 等回顾了 1889—2011 年发表的所有 78 份报道 [137]。作者指出进一步支持预后不良的特征在于，尽管事实上 50% 的患者被诊断为Ⅰ期，但只有一小部分患者存活超过 5 年。在全球范围内，评估的Ⅰ期患者的 5 年生存率为 18.8%，Ⅱ期为 11.1%，Ⅲ～Ⅳ期为 0%。从他们的一个多世纪的病例列表分析得出的临床印象是，子宫颈黑色素瘤与最常见的皮肤黑色素瘤没有实质性差异，事实上，它可以随着远处转移的发展而迅速进展，或者可能在几年内保持休眠状态。此外，宫颈黑色素瘤的特征是更容易局部复发而不是发生远处转移，最常见的部位是阴道、外阴或阴唇，以及沿着缝合线 [136]。

最近，由于有药物可以阻断程序性细胞死亡（PD）1 蛋白与其配体之一 PD–L1 之间的相互作用，皮肤黑色素瘤的治疗前景发生了改变 [138]。在使用 Pembrolizumab 和 Nivolumab 的临床试验中，抗肿瘤反应令人印象深刻，Pembrolizumab 和 Nivolumab 是的第一组获得美国食品药品管理局加速批准的检查点抑制药中抗 PD–1 途径的成员，用于治疗 Ipilimuma 耐药的黑色素瘤 [138]。虽然有文献报道原发性宫颈黑色素瘤存在长期幸存患者，但迄今为止尚缺乏患者从这些通过打破免疫耐受来发挥其活性的新型免疫治疗中获益的报道。

（二）淋巴瘤

淋巴瘤占女性所有肿瘤的 3.5%。25% 出现在性腺外组织中，胃肠道和皮肤最常见。生殖道的二次受累可能发生在多达 40% 的播散性淋巴瘤中。然而，原发性生殖道淋巴瘤仅占结外淋巴瘤的 1.5%，其中 0.6% 来自宫颈。原发性宫颈淋巴瘤的定义是起源于子宫颈并定位于子宫颈的淋巴瘤，在诊断时没有任何子宫肌层受累且没有任何白血病证据。Freeman 等在 1972 年首次报道了这一现象。

宫颈淋巴瘤的病因和发病机制令人困惑，一些人认为，在过去 20 年中，结外淋巴瘤的发病率增加，由于继发于免疫抑制治疗、人类免疫缺陷病毒感染、环境毒素、甚至慢性炎症。大约 80% 的宫颈淋巴瘤患者处于绝经前（范围 20—80 岁），与其他非霍奇金淋巴瘤（NHL）相比，有发生于较小年龄组的倾向。尽管一些报道称全身性淋巴瘤患者的巴氏涂片异常多于对照组，但原发性宫颈淋巴瘤很少通过筛查细胞学而诊断，因为它们来自宫颈基质，并且通常保留被覆的鳞状上皮。高达 67% 的这些肿瘤可能出现上皮下肿块而没有明显的溃疡。1983—2003 年的一篇回顾研究中，Dursun 等分析了 31 例患者（包括他们自己的 2 例），其中只有 6.5% 的患者的宫颈涂片中存在淋巴细胞异常 [139]。Omori 等最近报道了发生于子宫颈的 T 细胞鼻型淋巴瘤，有大量有丝分裂细胞且肿瘤细胞 CD45RO、CD3E、CD56、granzymeB、TIA1、CD7、EBV 编码微小 RNA 呈阳性 [140]。

患者通常会出现阴道异常出血，但也可能出现盆腔疼痛和性交困难。有趣的是，在患有原发性淋巴瘤的女性中很少有报道发热、盗汗和体重减轻，这在全身性淋巴瘤患者中很常见。检查时，有宫颈—子宫固定并增大、阴道或宫旁浸润或两者都可触及。宫颈淋巴瘤的鉴别诊断包括良性的慢性炎症、低分化的和 SCCC、肉瘤和淋巴瘤样病变。因为宫颈淋巴瘤的治疗与其他宫颈癌的治疗不同，所以必须做出正确的诊断。深部宫颈活检的组织学分析是诊断性的，其外观类似于来自其他部位的淋巴瘤。偶尔可能需要免疫表型分析辅助诊断。

虽然世界卫生组织分类方案已取代 Ann Arbor 分期系统（包括Ⅰ E、Ⅱ E、Ⅲ E 和Ⅳ E 期），但必须认识到文献中的大多数报道仍使用后者系统。组织学分类根据 NHL 的国际分类方法，包括低级别（A～C）、中级别（D～G）和高级别（H～J）。

用于治疗宫颈部淋巴瘤的治疗方式包括单纯化学治疗、新辅助化学治疗、手术、单纯放射治疗或放射治疗联合化学治疗或手术。最常用的化学治疗方案是 CHOP（环磷酰胺、多柔比星、长春新碱和泼尼松）。最近一组研究人员报道用嵌合抗 CD20 抗体利妥昔单抗成功治疗宫颈原发性 NHL[141]。

一些人主张局部淋巴瘤可行手术切除（例如转换区的大环切、宫颈切除术或子宫切除术），对于一些严格筛选的病例，这可能是合理的方法。然而没有明确的证据表明子宫切除术可以改善这类患者的生存。Chan 等对文献进行了广泛的回顾，确定了 64 名患者（包括他们自己的 6 名）[142]。39 例Ⅰ E 期（仅累及一个结外器官或部位）患者的无病生存率为 87%。虽然局部Ⅰ E 期病变不大的患者通常只接受单纯手术、化学治疗或放射治疗，但大多数中心似乎更倾向于联合治疗。由于早期宫颈淋巴瘤患者的生存率很高，因此未来有生育要求的年轻女性将从联合化学治疗中受益。对于进展期疾病的患者，更推荐放射治疗联合化学治疗。

（三）探索

至少有 12 例宫颈外周原始神经外胚层肿瘤 [143, 144]，其中 1 例在妊娠期间被诊断出来 [145]。可以帮助诊断的生物标志物包括分化簇（CD）99、波形蛋白、神经元特异性烯醇化酶、神经细胞黏附分子 1（CD56）和 CD117（C–kit）。这些肿瘤应按照骨性尤因肉瘤的方案进行诱导化学治疗、手术和巩固化学治疗。妊娠绒毛膜癌也有报道，其中大多数可能是起源于先前存在的宫颈妊娠或异位的宫内磨牙组织 [146]。最后是来自子宫颈的生殖细胞来源的原发性肿瘤。这些肿瘤包括成熟畸胎瘤伴淋巴样增生 [147] 或肺分化 [148]，以及恶性生殖细胞肿瘤，包括未成熟畸胎瘤 [149]、卵黄囊肿瘤 [150] 和绒毛膜癌 [151]。没有起源于宫颈的无性细胞瘤的报道。

十、宫颈癌治疗指南总结

在绝大多数情况下，宫颈癌的治疗取决于分期。早期疾病（FIGO Ⅰ期）通常通过手术治疗，尽管当显著的并发症或其他问题妨碍手术入路时，放化疗加近距离放射治疗在大多数情况下同样有效 [4]。许多微浸润癌（FIGO ⅠA_1 期）可以通过简单子宫切除术得到有效治疗，而 FIGO 分期ⅠA_2 疾病最好采用改良根治性子宫切除术加盆腔淋巴结切除术治疗 [4]。FIGO 分期ⅠB_1 和 FIGO 分期ⅠB_2～ⅡA_1 选择病例可采用根治性子宫切除加双侧盆腔淋巴结切除术而治愈 [4]。与额外筋膜切除术相比较（即简单）子宫切除术，宫颈癌的根治性手术包括切除主韧带、子宫骶骨韧带和近端阴道 [4]。术后辅助盆腔放射治疗加或不加化学治疗增敏可根据是否存在中等风险因素（淋巴血管间隙浸润、肿瘤直径大、间质浸润深），或高风险因素（阴道切缘阳性、隐匿性宫旁扩张、淋巴结转移）而定 [4]。

在未来渴望生育的育龄女性中，可以采用锥形切除治疗微浸润疾病，对于那些患有早期疾病（最大肿瘤直径＜ 2cm）的患者，可以采用伴或不伴淋巴结清扫的简单或根治性子宫切除术以保持生育能力 [4]。宫颈癌的许多外科手术也可以通过使用常规腹腔镜或机器人辅助的微创方法进行。

局部晚期疾病（FIGO 分期ⅠB_2～ⅣA）可以通过放化疗加高剂量率腔内近距离放射而成功治疗。通常每天 1.8Gy，共 50.4Gy，同时每周 1 次顺铂（40mg/m^2）。近距离放射治疗使 A 点（参数位置）的总剂量达到约 85Gy[4]。澳大利亚新西兰妇科肿瘤学组（ANZGOG）、GOG 和放射治疗肿瘤学组（RTOG）目前正在研究在 OUTBACK 试验中完成放射治疗后的患者，接受额外全身化学治疗的疗效和耐受性。

被诊断患有转移性疾病的患者（FIGO ⅣB 期），以及根治性局部区域治疗进展和复发性疾病，应转向采用新型靶向药物治疗的临床试验（例如抗血管生成治疗法、免疫治疗法）。如果缺乏适合的试验可用，肿瘤学家应考虑患者是否适合化学治疗加贝伐珠单抗治疗。孤立性中央盆腔复发但没有肾积水证据的患者或许可通过伴尿流改道的盆腔肿物剜除进行挽救 [4]。

虽然 FIGO 分期决定了大多数宫颈癌病例的治疗方式，但在某些情况下，组织学可能改变治疗方案。例如与相应的鳞癌相比，大量的 FIGO 分期ⅠB_2 腺癌可能是相对放射抗拒的，因此一些肿瘤学家倾向于手术为主的方法。类似的神经内分泌（小）细胞癌具有血行转移的倾向，因此手术切除后，不进行盆腔放射治疗而是需要辅助全身化学治疗。最后，原发性宫颈淋巴瘤通常仅采用单纯联合化学治疗。

第 44 章　外阴及阴道肿瘤

Tumors of the Vulva and Vagina

Vance Broach　Mario M. Leitao Jr　著
马　丽　译　　马常英　郑雅文　校

一、概述

外阴癌是一种罕见的恶性肿瘤，2016 年美国报道的新发病例估计 5950 例，与疾病相关的死亡 1110 例[1]。鳞状细胞癌（SCC）是最常见的外阴癌。因此，对外阴癌的病因、预后、治疗和疗效的大部分认知来自对该组织学亚型的研究。传统的治疗方法包括根治性手术切除和腹股沟淋巴结切除术。然而，随着对外阴 SCC 行为的进一步理解，以及对其他组织学亚型的了解，包括黑色素瘤、基底细胞癌、腺癌、外阴佩吉特病、肉瘤等，我们能够更加个体化的调整治疗。在本章中，我们将讨论外阴和阴道癌患者的病理学、流行病学、诊断、分期和治疗。

二、外阴鳞状细胞癌

（一）流行病学和风险因素

外阴癌是第四常见的妇科恶性肿瘤[1]，约 90% 的外阴癌病例是 SCC[2]。这种疾病的发病率正在增加。根据 Bodelon 等对流行病学监测与最终治疗结果（SEER）数据库的回顾，1974—2000 年，侵袭性外阴癌的发病率每年上升约 1%[3]。原因尚不清楚，但增加似乎在年龄、种族和地理区域方面均匀分布[3, 4]。外阴 SCC 最常见于绝经后妇女，平均诊断年龄为 65 岁。然而，一些数据表明，在过去 25 年中，诊断年龄的平均值可能在下降[5]。

外阴 SCC 患病的危险因素包括外阴炎症性疾病（苔藓硬化症）、北欧种族背景、吸烟、外阴或宫颈疾病的前期病变、免疫缺陷和人乳头瘤病毒（HPV）感染[6-8]。这些风险因素也有助于描述两种不同的病理和分子病因。

（二）病理

随着我们对外阴 SCC 的分子和病理基础的理解更加深刻，我们对其病因的理解也更加清晰。外阴 SCC 通过两种不同的途径产生。第一种类型为 Bowenoid 型，与 HPV 感染有关，占病例的 50%～60%[9-11]。具体而言，HPV16、HPV18、HPV31 和 HPV33 是引起这种疾病的最常见血清型[12-14]。HPV 相关的外阴癌与诊断时年龄较小有关[10]，并且 HPV 感染的发生率增加可能是导致这种趋势的原因。浸润性发育不良与许多 HPV 相关的外阴癌病例有关，外阴上皮内瘤变可在大约 85% 的表面浸润性病变中发现[9]。这些可能是 HPV 相关宫颈癌的克隆性病变，但也有很多是从正常开始形成的。Castle 等研究报道了接受子宫切除术的女性致癌性阴道 HPV 感染率，与未接受子宫切除术的女性相比，是不存在差异的[15]。在两组中有多个性伴侣的女性中 HPV 感染率更高。组织病理学上，p16 为 HPV 感染的生物标志物。

第二种病因学途径与 HPV 感染无关，而更倾向于与外阴营养不良和慢性炎症相关。15%～40% 的 SCC 病理上有邻近的外阴营养不良，如苔藓硬化症[17]。据 Hording 等报道非 HPV 相关外阴 SCC 患者的病理标本中营养不良病变的发生率增加[13]。然而，从外阴苔藓硬化发展为外阴癌的风险较低[18]。与 HPV 相关的外阴癌不同，这些病变似乎是因肿瘤抑制基因 *p53* 的突变及原癌基因 *mdm2* 的过度表达而产生[16, 19]。

一些数据表明，HPV 相关的外阴 SCC 比 p53 突变的癌具有更好的预后。在一项评估 57 例外阴癌患者的研究中，Alonso 等报道Ⅰ期和Ⅱ期 HPV 阳性癌症患者的无进展生存率和总体生存率均有所提高[20]。但这种益处似乎仅限于早期疾病，HPV 的存在也不能预测辅助放射治疗（RT）的疗效[21]。

疣状癌是外阴 SCC 的形态上的一种变异。由于它们淋巴结转移相对少见，这些肿瘤预后较好。疣状癌被认为与 HPV-6 型有关[22]。

（三）临床表现

大多数患有外阴癌的女性患者有可见或可触及的病变，以及瘙痒。瘙痒可能提示非 HPV 相关病变，特别是在苔藓硬化存在的情况下[23]。不幸的是，许多妇女不寻求立即就医，并且初始就诊后得不到及时诊断。Jones 等的一项研究检查了外阴癌诊断前的临床事件，发现 88% 的女性在初步评估前至少有 6 个月的症状。在明确诊断之前，大约 1/3 的患者进行了三次以上的医疗咨询，此外，这些女性中有 1/4 在诊断前接受了不适当的医疗护理，例如外用雌激素[24]。

出现明显病变的患者应在局部麻醉下进行活检。应注意不仅要对可疑病灶进行活组织检查，还要对潜在的基质进行活检，以便评估侵犯深度。如果病变在临床上不明显或者边缘难以评估，阴道镜检查可以增加可视化程度并有助于诊断。多灶性病变并不少见，应对所有可疑病灶进行彻底检查和活检[25]。

（四）分期和分级

外阴癌的分期需要通过手术。分期根据国际妇产科联合会（FIGO）分期系统进行[26]，并总结在表 44-1。该系统于 2009 年更新，并包含了先前遗漏的重要预后因素，包括浸润深度、所累及的淋巴结数量和远处转移[27]。

手术分期包括原发病灶切除和腹股沟淋巴结评估。传统上完全性腹股沟淋巴结切除术是标准做法。然而，目前更广泛地采用前哨淋巴结（SLN）评估。SLN 的技术和基本原理将在本章后面讨论。

外阴癌似乎表现出两种不同的病理生长模式。第一种，称为致密型（分化良好），呈侵入范围明确的肿块并与被覆的上皮保持接触。这些肿瘤很少表现出向深部侵袭，或显示血管受累[28]。第二种，被称为手指状型（低分化），其特征是向深部侵犯，在皮肤深层形成低分化的肿瘤细胞岛。这种类型的肿瘤生长模式通常在病理学上常伴有炎性浸润。

表 44-1　外阴、子宫颈和子宫内膜癌的国际妇产科联合会分期系统总结

Ⅰ期	肿瘤局限于外阴
ⅠA	病灶≤ 2cm，局限于外阴或会阴，间质浸润≤ 1.0mm*，无淋巴结转移
ⅠB	病灶＞ 2cm，局限于外阴或会阴，间质浸润＞ 1.0mm*，无淋巴结转移
Ⅱ期	无论肿瘤大小，延伸至相邻的会阴结构（尿道下 1/3、阴道下 1/3、肛门），淋巴结阴性
Ⅲ期	任何大小的肿瘤，伴或不伴延伸到邻近的会阴结构（尿道下 1/3、阴道下 1/3、肛门），腹股沟淋巴结阳性
ⅢA	① 1 个淋巴结转移（≥ 5mm），或 ② 1～2 个淋巴结转移（＜ 5mm）
ⅢB	①≥ 2 个淋巴结转移（≥ 5mm），或 ②≥ 3 个淋巴结转移（＜ 5mm）
ⅢC	阳性淋巴结伴有包膜外侵
Ⅳ期	肿瘤侵及其他区域（尿道上 2/3，阴道上 2/3）或远处结构
ⅣA	肿瘤侵及以下任何结构： ①尿道上段和（或）阴道黏膜，膀胱黏膜，直肠黏膜或固定于骨盆骨，或 ②腹股沟淋巴结固定或溃疡
ⅣB	任何远处转移，包括盆腔淋巴结

经 Elsevier 许可转载，引自 Pecorelli，2009[26]

（五）治疗

如上所述，当怀疑外阴 SCC 时，患者应进行可疑病变的活组织检查。必须彻底检查病灶、双侧下肢和双侧股骨头淋巴结链，约 85% 的患者的最近端或前哨淋巴结位于浅表腹股沟淋巴结链中，其中只有 15% 位于深部淋巴结链[5]。虽然通过淋巴结的触诊发现转移的灵敏性较差[29]，但在检查时如果触及显著增大的淋巴结，可能有助于指导治疗。

在部分选择的患者中，使用计算机断层扫描或正电子发射体层扫描 / 计算机断层扫描可用于评估转移。诊断时肿瘤已转移的比例很低约占 5%。此外间质侵犯小于 1mm 的病灶淋巴转移风险非常低[30, 31]。因此，放射学评估可能仅限于肿瘤直径＞ 2cm 的患者，或者表现出疾病播散症状的患者。

1. Ⅰ期或Ⅱ期

对于临床Ⅰ期或Ⅱ期肿瘤患者，手术治疗包括原发病灶的根治性切除、SLN 活检，以及伴或不伴充分的腹股沟淋巴结切除术（稍后讨论）。肿瘤应切除至泌尿生殖膈肌的深处[32]。原发灶周围的无肿瘤边缘应至少 1cm，因为切缘较小与局部复发的高风险相关[33–36]。在病理固定过程中，正常组织被压缩，8mm 的边距对应于体内 1cm 的边缘[4]。对于切缘阳性或者切缘小的患者，推荐再次手术扩大切缘。如果需要更广泛的手术，也可选择手术瘤床的放射治疗。

原发肿瘤切除的彻底性取决于肿瘤的大小和位置。比较局部切除术与根治性外阴切除术的回顾性研究表明，两种手术方法的复发情况无差异[37, 38]。如果肿瘤扩展到邻近的会阴和骨盆结构，化放疗（后面讨论）是一种选择，特别是如果需要内脏切除以实现阴性切缘时候。

2. 淋巴结取样

在原发性外阴鳞状细胞癌 SCC 中，首次手术治疗时清扫的淋巴结数量在过去 70 年中发生了变化。在 20 世纪 90 年代中期，淋巴结切除术显示生存率大大改善[39]。80%～90% 的长期存活率确定了根治性切除作为早期疾病的标准治疗。然而，根治性手术与包括感染、淋巴水肿和伤口破裂在内的发生率升高有关[40–43]。鉴于此，许多组织研究了简化的根治性手术，显示了相似的生存情况[31, 40, 41, 44]。

外阴ⅠA 期 SCC 患者（浸润小于 1mm）的淋巴结阳性率低于 1%。因此，这些女性通常不需要淋巴结取样[35]。

对于浸润深度超过 1mm 的Ⅰ期或Ⅱ期肿瘤，应进行淋巴结取样。SLN 是一种评估淋巴结转移的方法，同时减低彻底的腹股沟淋巴结切除术的比率。SLN 是病变部位附近的第一站引流淋巴结。在外阴癌中，总是存在于腹股沟淋巴结链中。许多回顾性研究已经证明使用蓝色、放射性胶体或荧光染料来确定 SLN 的可行性[45–50]。由于 SLN 评估能降低死亡率，两项多中心试验已经开展用来检验这项技术。GROINSS Ⅴ是一项致力于外阴癌中的前哨淋巴结的国际研究，评估了 403 例患有原发性外阴肿瘤的女性，她们的原发肿瘤直径不超过 4cm，并且都进行了 SLN 活检。在这些患者中，69% 的患者 SLN 活检阴性，未接受进一步治疗。在那些单侧外阴病变患者中，腹股沟失败率为 2.3%[47]。

妇科肿瘤组（GOG）–173 评估了 452 例患有原发性外阴癌的女性，原发肿瘤介入 2～6cm，接受 SLN 活检或完全淋巴结切除术[51]。在本研究中，假阴性预测值（SLN 阴性但非 SLN 的淋巴结阳性的机会）为 3.7%。对于肿瘤直径＜ 4cm 且无明显淋巴结的女性，腹股沟复发率为 2%。与接受完全淋巴结切除术的患者相比，这些结果是有利的，进而作者得出结论，在充分选择的患者中 SLN 活检是合适的处理方法。

在许多情况下需要单侧或特定一侧的淋巴结取样。GOG–173 研究的亚组分析包括 234 例接受术前淋巴结造影的女性。所有病变距离中线不到 2cm 的患者均进行了双侧 SLN 活检。接受单侧淋巴结造影的患者中，没有一例发现对侧阳性 SLN[51]。基于此，特定一侧的 SLN 在充分选择的单侧病变患者中是可以考虑的。

3. Ⅲ期或Ⅳ期

在检查或造影时发现淋巴结明显增大的患者应在初始手术时进行全面的腹股沟淋巴结清扫术。对于临床上Ⅲ期或Ⅳ期的肿瘤，可以考虑采用包括内脏摘除术在内的根治性初始手术切除。如果肿瘤与邻近结构（如阴蒂、尿道或肛门）非常接近或者肿瘤较大的情况下可考虑进行放射治疗或放化疗[52, 53]。

不适合手术切除的晚期转移性疾病患者可考虑进行细胞毒性化学治疗。鉴于诊断为晚期极为罕见，所以有关细胞毒性药物疗效的前瞻性数据很少。在Ⅱ期研究中，据报道用多柔比星和博来霉素治疗的患者缓解率最高。与其他妇科癌症相比，铂类似乎在外阴 SCC 中疗效有限[54-56]。

4. 淋巴结阳性疾病

对于在就诊时具有明显转移淋巴结的女性，手术的目标应该是去除所有肉眼可见的受累的淋巴结。切除之后进行 RT。当以这种方式治疗具有明显阳性淋巴结的患者时，似乎彻底的淋巴结清扫术的预后并不优于仅切除明显受累的淋巴结[57]。如果在初次手术分期时发现淋巴结阳性的女性，接受了彻底淋巴结清扫术，同样可从腹股沟淋巴结瘤床和骨盆辅助放射治疗中获益[58]。然而，那些接受辅助腹股沟区放射治疗的彻底淋巴结清扫术的患者是淋巴水肿的高危人群[59]。对于淋巴结阳性的女性，指导接受化学治疗联合或不联合放射治疗的数据很少，因此，化学治疗在这些患者中的应用还没有明确。

对于在 SLN 活组织检查中发现具有阳性淋巴结的患者，尚未建立最佳管理模式。SLN ＞ 2mm 的女性应接受全面淋巴结切除术，然后接受放射治疗。然而，对于＜ 2mm 的淋巴结转移的情况，辅助放射治疗的益处尚不清楚。一项多中心前瞻性研究——GROINSS Ⅶ，旨在解决这个问题。此研究中，SLN 阴性的女性不再接受进一步治疗，＜ 2mm 的淋巴结转移女性仅接受放射治疗，＞ 2mm 的淋巴结转移女性接受淋巴结切除术后再接受放射治疗。GROINSS Ⅶ最初设计是所有 SLN 转移病例都进行放射治疗，无论淋巴结大小无须接受淋巴结切除术。然而，在中期分析中，研究人员指出 SLN 转移灶＞ 2cm 的患者腹股沟失败率高得令人无法接受。这导致了研究的重新设计为目前的形式。最终结果尚未公布。

（六）预后

由于大多数外阴 SCC 患者诊断时为早期，因此总体生存率非常高。对于早期和低风险病变，5 年生存率接近 100%。在淋巴结阳性的患者中，生存率约为没有阳性淋巴结患者的一半。在过去的 20 年里，随着较少的并发症的手术技术的实施，生存率得到了提高[60]。

三、外阴黑色素瘤

（一）流行病学和风险因素

黑色素瘤是外阴癌中第二常见的组织学亚型，约占所有外阴恶性肿瘤的 9%[61, 62]。平均诊断年龄为 55 岁，然而，诊断中位年龄为 70—80 岁[63]。患者最常出现异常出血，但在诊断时也可能有瘙痒、疼痛或可触及的肿块[61, 64]。

（二）病理

外阴黑色素瘤分为三个不同的类别。包括黏膜雀斑黑色素瘤、结节型黑素瘤和浅表扩散型黑素瘤。黏膜雀斑黑色素瘤是最常见的亚型，占所有诊断的外阴黑色素瘤的 50% 以上[65]。原发黑色素瘤以结节型和浅表扩散型为主。结节型黑色素瘤预后最差，很大程度是因为它们诊断时比其他两种亚型侵袭深度更深[66]。免疫组织化学证实外阴黑色素瘤表达 Melan-A、HMB45 和 S100。因此，免疫组织化学可用于将这些肿瘤与组织学上相似的实体瘤（如佩吉特病）区分开来（稍后讨论）[67]。

在外阴黑色素瘤的病理评估中，肿瘤厚度是最重要的预后因素。与其他皮肤黑色素瘤相同，可使用 Breslow 分类系统对这些肿瘤进行评估[68, 69]。Clark 分级用以描述皮肤受累的厚度[70]，Clark 2 级或以下（浸润深度＜ 1.49mm）预示预后良好。

（三）分期

外阴黑素瘤的分期与外阴 SCC 不同，遵循皮肤黑色素瘤的分期，即 2009 年 TNM 分期系统（表 44-2）[71]。

（四）治疗

外阴黑色素瘤的初始治疗与外阴 SCC 相同，即通过外科手术切除（如前所述）。手术治疗应包括腹股沟淋巴结取样和原发肿块切除。从历史上看，这涉及腹股沟淋巴结清扫的根治性切除术。然而，与外阴 SCC 相比，外阴黑色素瘤的大多数复发是远地复发，而不是局部或区域性的。随着手术技术的发展，越来越多的人较少接受的根治性手术和 SLN 采样[72-75]。随着肿瘤厚度的增加，浸润深度是一个重要的预后因素。在对 16 例原发性外阴黑色素瘤女性的回顾性分析中，Look 等发现浸润深度＜ 1.75mm 的患者没有复发，而所有侵犯深度均超过 1.75mm 的患者即使接受了根治性手术也出现了复发[76]。

放射治疗可根据患者的具体情况而定。然而，放射治疗的应用很少，并且几乎没有数据能够证明其有效性。一些研究显示局部复发后接受放射治疗患者中，完全缓解率高达 70%[77]。

外阴黑素瘤的全身治疗是从皮肤黑素瘤的治疗经验推断出的。细胞毒性化学治疗用于复发和姑息治疗，缓解率能达到 7%～12%[78, 79]。免疫治疗被证明能更有前景。干扰素 α–2b 已被用于治疗皮肤和外阴黑素瘤，据报道外阴病变的总体缓解率高达 36%[80–82]。但是，干扰素 α–2b 治疗窗狭窄且存在潜在的严重不良反应，包括骨髓抑制、甲状腺功能障碍和乏力。出于这个原因，其使用通常限于患者量大的中心，并且必须针对患者个体调整。

表 44–2　皮肤黑色素瘤 TNM 分期系统，适用于外阴黑色素瘤的分期

T 分期	厚　度	溃疡情况
T_1	≤ 1.0mm	a. 没有溃疡和Ⅱ / Ⅲ级 b. 有溃疡或Ⅳ / Ⅴ级
T_2	1.01～2.0mm	a. 没有溃疡 b. 有溃疡
T_3	2.01～4.0mm	a. 没有溃疡 b. 有溃疡
T_4	＞ 4mm	a. 没有溃疡 b. 有溃疡
N 分期	**淋巴结转移数量**	**淋巴结转移情况**
N_1	1 个淋巴结转移	a. 微转移 * b. 宏转移 †
N_2	2～3 个淋巴结转移	a. 微转移 * b. 宏转移 † c. 有移行转移 / 卫星转移不伴淋巴结转移
N_3	≥ 4 个淋巴结转移，淋巴结融合或淋巴结转移伴移行转移 / 卫星转移	
M 分期	**位　置**	**血清乳酸脱氢酶**
M_{1a}	远处的皮肤、皮下或淋巴结	正常
M_{1b}	肺转移	正常
M_{1c}	所有其他内脏转移 任何远处转移	正常 升高

*. 在前哨或选择性淋巴结切除术后诊断出微转移；†. 宏转移被定义为经治疗性淋巴结切除术证实的临床可检测的淋巴结转移或当淋巴结转移表现出包膜外侵时；引自 Balch 等，2009[71]

白细胞介素 –2 是皮肤黑色素瘤的另一种免疫治疗药，缓解率约为 20%[83, 84]。与干扰素 α 一样，相当大的毒性可能限制其使用。

伊匹单抗是一种靶向 CTLA–4 的单克隆抗体，在治疗外阴黑色素瘤方面显示出良好前景。CTLA–4 会下调免疫反应，而通过抑制 CTLA–4，伊匹单抗能促进更强的免疫反应。与传统疗法相比，研究人员已经证实，接受伊匹单抗治疗的晚期黑色素瘤患者的总体生存率有所提高。Schiavone 等报道了他们在 4 例外阴黑色素瘤患者中使用伊匹单抗联合放射治疗的经验，显示缓解率达 75%[85]。

针对黑色素瘤其他已知突变，包括 BRAF、c–Kit 等的生物制剂近年来已经被应用[86–88]。随着对外阴黑色素瘤的分子基础更加了解，很明显患有这种疾病的患者应该检测 BRAF 和 c–Kit 突变，这些突变是潜在的靶点[89]。

表 44–3 总结了外阴鳞状细胞癌和外阴黑色素瘤的治疗。

四、罕见的外阴组织学

虽然 SCC 和恶性黑素瘤占外阴恶性肿瘤的大多数，但确实存在其他组织学亚型。这些将在下面讨论。

（一）腺癌和前庭腺癌

外阴的原发性腺癌很少见，常常出现在前庭

表 44–3　治疗总结：外阴鳞状细胞癌及外阴黑色素瘤

临床分期	治　疗
Ⅰ / Ⅱ	如果浸润深度＜ 1mm，仅切除原发病灶 在浸润深度＞ 1mm 的患者中，切除原发病灶至泌尿生殖膈，无肿瘤边缘至少 1cm，并进行前哨淋巴结取样（如果病变距离中线＞ 2cm，双侧取样，如果在距离中线 2cm 范围内，则单侧取样） 如果前哨淋巴结阳性，该侧彻底淋巴结清扫后放射治疗 *
Ⅲ	手术切除及彻底的淋巴结清扫和放射治疗 对于涉及尿道、阴蒂或肛门的大肿瘤或肿瘤，可考虑进行放射治疗或放化疗以缩小原发肿瘤，然后切除
Ⅳ	黑素瘤的化学治疗或免疫 / 生物制剂

*. 对于黑色素瘤患者，可根据具体情况使用放射治疗，因为疗效尚未明确

大腺中。应注意要确定肿瘤不是从其他部位转移来的。诊断时的中位年龄为50岁，因此，应对绝经后妇女的前庭大腺囊肿或脓肿进行活检[90, 91]。切除术的切缘与SCC相似。这应该与腹股沟淋巴结取样相结合，因为大约30%的病例发生淋巴结转移[90]。在SCC中，放射治疗可能对淋巴结阳性的患者有用，或者为了保证局部控制（尽管缺乏数据）。化学治疗的获益仍是未知的。2002年Huang等报道了他们在一例转移性外阴腺癌中使用脂质体多柔比星的经验，他们观察到病变明显消退，并且在文章发表时患者从最初诊断之日起存活了5年以上[92]。

（二）基底细胞癌

虽然基底细胞癌（BCC）是人类最常见的恶性肿瘤之一，但它仅占所有外阴癌的2%[93, 94]。外阴BCC淋巴结转移率极低。大多数原发性外阴BCC仅通过切除原发病灶可治愈，要确保1cm手术切缘。这些患者可免除淋巴结清扫[95–97]。

（三）外阴佩吉特病

在约15%的病例中，乳腺外的外阴佩吉特病表现出与外阴腺癌相关[98]，并且高达30%的患者一生中将在非外阴部位发生腺癌[99]。非外阴佩吉特病可见于乳房、胃肠道、肺部等部位。如果该病确诊，使用免疫调节药咪喹莫特进行非手术治疗的缓解率高达90%[100, 101]。如果需要手术干预，应尝试获得阴性切缘，因为阳性边缘与较高的复发率相关[102]。不幸的是，大多数外阴佩吉特病患者会复发，并且会多次复发[103]。

（四）外阴肉瘤

外阴肉瘤非常罕见，占所有外阴恶性肿瘤的1%[104]。其中，平滑肌肉瘤和恶性纤维组织肉瘤是最常见的。在病理学上，平滑肌肉瘤的特征在于交错的梭形细胞。当存在以下至少三种特征时，可诊断出这些肿瘤：每10个高倍镜视野至少5个有丝分裂、边缘有浸润、细胞存在异型、肿瘤大小超过5cm[105]。恶性纤维性组织肉瘤的特征是其细胞呈成纤维细胞分化[106]。

笔者倾向于积极手术切除原发性或复发性病变。辅助治疗的作用尚不清楚，并且在大多数病例中没有显示出益处。当手术切除不可行时，应考虑将患有晚期或复发性外阴肉瘤的患者纳入临床试验。

五、阴道鳞状细胞癌

（一）流行病学和风险因素

原发性阴道癌是不常见的妇科恶性肿瘤，每年约有4000例确诊[1]。虽然原发性阴道癌很少见，但应注意阴道是许多其他恶性肿瘤，包括盆腔结构如宫颈和子宫内膜的肿瘤，以及乳房肿瘤等的远处转移部位。在本章，我们将讨论原发性阴道癌，但是在诊断阴道肿块时应注意排除转移癌的可能[107]。

阴道鳞状细胞癌是最常见的原发性阴道癌类型。诊断时的平均年龄为60岁。然而，发病率似乎呈双峰分布，20—40岁的女性发病率高[108, 109]。

原发性阴道SCC发生的危险因素与宫颈癌相似。这包括HPV感染、吸烟、多个性伴侣，以及初次性交时的年龄较小[8, 110]。毫不奇怪，大多数阴道癌病例与HPV感染有关，特别是16和18亚型[111]。许多阴道癌似乎是与原发性宫颈癌或宫颈疾病浸润前相关的单克隆病变。对几个大型数据库的回顾性分析表明，大约1/3的阴道癌患者曾接受过宫颈病变的治疗[112–114]。

阴道鳞状细胞癌最常见的症状是阴道出血。然而，20%的患者无症状而经常规妇科检查或宫颈抹片检查确诊[115–117]。患者也可能有血性、水样或恶臭的流出物[118]。

阴道后壁和阴道管的上1/3是原发性阴道癌的最常见部位，占病例的50%以上[119]。

通过仔细的盆腔检查和阴道活检获得诊断。阴道SCC可以是外生的、溃疡的或硬化的。像其他SCC一样，它们可能像疣或疣状样。这些变异分化良好，并且恶性潜能低[120]。

（二）分期

临床上通过FIGO和TNM分期系统对阴道癌进行分期[121, 122]。这些分期系统总结在表44–4中。局限于阴道的疾病定义为Ⅰ期疾病，Ⅱ期指疾病延伸到阴道外，但不延伸到骨盆侧壁，Ⅲ期疾病包括向骨盆侧壁延伸，在Ⅳ期疾病中，肿瘤侵及膀胱、直肠或远处部位。大约25%的患者表现为Ⅰ期，40% Ⅱ期疾病。1/4的患者为Ⅲ期，15%为Ⅳ期疾病[123]。

（三）治疗

鉴于阴道癌的罕见性，所以缺乏指导治疗的前瞻性研究。笔者对阴道癌的治疗策略很大程度上是

表44-4 国际妇产科联合会（FIGO）*和用于阴道癌分期的TNM† 分期系统的摘要

TNM分类	FIGO分期	定 义
T_X		原发肿瘤无法评估
T_0		没有原发肿瘤的证据
Tis*		原位癌（癌前病变）
T_1	Ⅰ	肿瘤局限于阴道
T_2	Ⅱ	肿瘤侵入阴道组织但未累及盆壁
T_3	Ⅲ	肿瘤累及盆壁
T_4	Ⅳ	肿瘤侵犯膀胱或直肠的黏膜和（或）延伸到真骨盆之外（大疱性水肿不足以将肿瘤归类为T_4）
区域淋巴结（N）		
TNM分类	FIGO分期	定 义
N_X		区域淋巴结无法评估
N_0		无区域淋巴结转移
N_1	Ⅲ	盆腔或腹股沟淋巴结转移
远距离转移（M）		
TNM分类	FIGO分期	定 义
M_0		无远距离转移
M_1	Ⅳ	远距离转移

*. 改编自Current FIGO staging for cancer of the vagina, fallopian tube, ovary, and gestational trophoblastic neoplasia 2009[121]经Elsevier许可转载

†. 引自Compton等.（eds）[122]

根据宫颈癌的经验推断的。在制订治疗计划时，必须考虑原发肿瘤的解剖位置。治疗可能会影响性功能、泌尿功能和直肠功能。治疗前患者的咨询沟通是至关重要的。

1. Ⅰ期

在小肿瘤的Ⅰ期（小于2cm）的患者中，手术切除似乎能达到最佳疗效，5年总生存率接近80%[124]。手术包括根治性子宫切除术、上部阴道切除术和双侧盆腔淋巴结切除术。虽然缺乏已公布的数据，据报道原发性阴道癌患者的SLN评估能获得很好的疗效，可在评估盆腔淋巴结转移时予以考虑[89, 125, 126]。然而，放射治疗也是可以考虑的，特别是在大肿瘤的情况下，或当手术会影响关键结构时，并且放射治疗与5年总生存率相关，约为77%[119]。

2. Ⅱ～Ⅳ期

鉴于Ⅱ～Ⅳ期肿瘤难以获得阴性手术切缘，所以主要治疗是放化疗，同时使用顺铂或氟尿嘧啶进行放射增敏。这种方法主要基于笔者对宫颈癌治疗反应的理解[127]。化放疗与单独使用放射治疗的相对有效性比较尚缺乏确切数据；然而，回顾性研究表明，与单用放射治疗相比，化放疗更有利于提高总体生存率和局部控制率[128]。

在无法接受放射治疗的患者中，可考虑进行新辅助化学治疗，然后再手术切除。Benedetti Panici等报道了他们使用顺铂和紫杉醇进行新辅助治疗的经验，结果显示临床缓解率为91%[129]。

（四）预后

分期是阴道SCC中最重要的预后因素[115, 130]。在对来自国家癌症数据库的4885名患者的综述中，Creasman等发现Ⅰ期肿瘤5年生存率为96%，Ⅱ期为58%，Ⅲ期和Ⅳ期为36%[131]。

六、罕见的阴道组织学

（一）黑色素瘤

阴道黑色素瘤非常罕见。因此，没有前瞻性研究来指导治疗。回顾性研究表明，无论治疗方式如何，疗效都很差[132, 133]。手术是适合切除肿瘤的患者的首选治疗方法。不幸的是，即使进行根治性切除术，包括盆腔脏器切除术，5年总生存率仅为10%～30%[134, 135]。生存率似乎与肿瘤大小有关，是否为根治性手术似乎不会影响疗效[136, 137]。

对于无法进行手术切除的患者，放射治疗可能是一种合理的替代方案。回顾性研究已证实放射治疗后有效，有几个病例系列甚至报道了一些患者治愈[138, 139]。与外阴黑色素瘤一样，原发性阴道黑色素瘤患者应进行BRAF和c-Kit突变检测，因为这些突变可能是潜在的靶点[89]。

（二）腺癌

原发性阴道腺癌非常罕见。然而，一种类型的阴道腺癌——透明细胞腺癌，几乎总是与子宫内二乙基己二醇（DES）暴露有关。DES是一种雌激素，主要在20世纪50年代用于预防早产。1970年Herbst等发表了他们的观察结果，将子宫内DES暴露与阴道和宫颈透明细胞腺癌联系起来，食品和药

物管理局随后警告其使用[140, 141]。阴道透明细胞腺癌发生高峰的中位年龄在 19 岁，但在九十几岁可能出现双峰分布[142, 143]。因此，子宫内 DES 暴露的女性应该在其一生中接受阴道和宫颈透明细胞腺癌的监测。DES 暴露的女性透明细胞腺癌的终生风险仍然很小，为 1.6/1000，然而，与一普通的非暴露人群相比，风险还是增加[144]。

阴道透明细胞腺癌的研究主要限于报道发病率和预后。Senekjian 等评估了 219 例患有Ⅰ期阴道透明细胞腺癌的女性的治疗。他们报道 5 年生存率为 92%，并且生存率似乎没有受到治疗方式（手术与放射治疗及与两者联合相比）的影响，但接受手术治疗和放射治疗的患者复发风险较低[145]。

七、结论

外阴和阴道癌是一种罕见且异质性的疾病。治疗应根据患者个体差异而量身定制。细致的病理评估和治疗前计划是有效治疗的基石，同时应尽量减少不良反应。在适当的时候，应该采用例如简化的根治性切除和 SLN 活检，而不是根治性切除和完全性腹股沟淋巴结清扫。随着更清楚地了解这些恶性肿瘤的分子和病理基础，有针对性的治疗模式可能在精确治疗中发挥更大的作用。

第 45 章　妊娠滋养细胞疾病

Gestational Trophoblastic Disease

John Lurain　Michael Seckl　Julian Schink　著
赵伟珠　译　　郑雅文　校

一、概述

妊娠滋养细胞疾病（GTD）是一组胎盘滋养层细胞异常增生的疾病，从良性葡萄胎（完全性和部分性）到妊娠滋养层肿瘤（GTN），包括侵袭性葡萄胎、绒毛膜癌、胎盘部位滋养层肿瘤（PSTT）和上皮样滋养层肿瘤（ETT），这些肿瘤可发生侵袭、转移，如果不治疗会导致死亡。

从历史上看，GTD 有着较高的发病率和死亡率。在超声早期检测和安全的子宫切除技术发展之前，葡萄胎常伴有严重的手术和医疗并发症。在化学治疗引入治疗之前，GTN 的治疗效果同样不佳。侵袭性葡萄胎的死亡率接近 15%，而如果存在明显的转移，绒毛膜癌的死亡率几乎为 100%；即使在子宫切除术后，非转移性疾病的死亡率也达 60%。目前，GTN 的总治愈率超过 90%，保留生育能力的比例在 80% 以上。预后的改善是由于滋养层肿瘤对化学治疗的固有敏感性，肿瘤标志物人绒毛膜促性腺激素（hCG）在诊断疾病和监测治疗中的有效应用，专业的咨询和治疗中心的发展，预测治疗反应和促进个体化治疗的预后因素的明确，以及在高危患者中使用多药化学治疗、放射治疗和手术的联合治疗 [1–4]。

二、流行病学

GTD 的流行病学很难定性。包括病例定义不一致、无法充分描述高危人群、缺乏可与之比较的选择良好的对照组、缺乏集中的数据库或者最重要的是该病的罕见性的这些因素，使得 GTD 发病和病因的明确具有挑战性。GTD 的流行病学危险因素总结见表 45–1[5]。

完全性葡萄胎的发病率有很大差异，从北美、欧洲和澳大利亚的大约每 1000 次妊娠约有 1 例，到东南亚和日本的每 1000 次妊娠高达 2 例 [6, 7]。有几份报道表明，较高的完全葡萄胎妊娠率与动物脂肪和 β- 胡萝卜素的饮食摄入减少之间存在联系 [8–9]。最近的研究表明，亚洲人口中葡萄胎妊娠的发生率在下降，这可能是营养改善的结果 [10]。

通常完全葡萄胎发生的情况是，没有母体染色体的卵子被一个精子受精后，这个精子复制了它的 DNA，导致 46，XX 雄激素的核型。仅有约 10% 的完全葡萄胎是由两个精子对一个空卵子受精引起的 [11]。发生完全性葡萄胎的两个最重要的危险因素是母亲年龄过大或过小和先前的葡萄胎妊娠史 [6]。与 21—35 岁的女性相比，21 岁以下和 35 岁以上女性患完全性葡萄胎的风险是前者的 1.9 倍，而 40 岁以上女性患完全性葡萄胎的风险是前者的 7.5 倍 [11–14]。一次葡萄胎妊娠后，第二次葡萄糖妊娠的风险为 1%，第三次葡萄胎妊娠的风险显著增加至 15%～20%[15]。由于 19q 号染色体 NIRP7 位点的一种新的错义突变，一些患有重复性完全葡萄胎的妇女可能患有双肾性葡萄胎 [16]。

部分葡萄胎的发病率可能高达 3‰。部分葡萄胎是三倍体，通常是 69，XXY，这是由于的一个正常卵子被两个精子受精。在部分葡萄胎患者中，未观察到其与饮食、母亲年龄和之前完全性葡萄史胎的关系，而部分葡萄胎在有不规则肿块病史和长期服用口服避孕药的妇女中更常见 [12, 17]。

15%～20% 的女性在葡萄胎清除术后出现 GTN。大约每 40 000 次妊娠中就有 1 次绒毛膜癌发生，而 PSTT 和 ETT 仅占 GTD 病例的 0.2%[5]。葡

表 45-1　妊娠滋养细胞疾病的流行病学危险因素

危险因素	妊娠滋养细胞疾病		
	完全性葡萄胎	部分性葡萄胎	绒毛膜癌
母亲年龄＜ 20 岁，＞ 40 岁	+	–	+
曾有完全性葡萄胎	+	–	+
自然流产史	+	+	–
膳食中缺乏 β- 胡萝卜素和动物脂肪	+	–	–
促排卵	+	–	–
口服避孕药	+/–	+/–	+
月经不调史	–	+	–
A 型血	–	–	+
种族	+	–	+

引自 Strohl 和 Lurain，2013 [5]

萄胎妊娠和绒毛膜癌之间存在相似的地域差异 [18]。绒毛膜癌发生的主要危险因素是有完全性葡萄胎病史。虽然绒毛膜癌可以发生在任何的妊娠后，但发生在完全性葡萄胎后的可能性是 1000 倍，而且一半的绒毛膜癌病例是完全性葡萄胎引起的 [19]。与绒毛膜癌发生相关的其他危险因素有高龄产妇，长期口服避孕药和 A 型血 [5]。关于 PSTT 及其相关 ETT 的数据不足以充分描述其流行病学和危险因素。然而，95% 的 PSTT 和 ETT 发生在足月妊娠或非葡萄胎流产后的几个月或几年 [3, 5]。

三、临床病理学

葡萄胎妊娠和 GTN 起源于胎盘滋养层。正常滋养层由细胞滋养层、合胞滋养层和中间滋养层组成。合胞滋养层随着囊胚的植入而浸润子宫内膜基质，它也是产生 hCG 的细胞。细胞滋养层形成绒毛膜囊，继续为生长中的合胞体提供细胞。与子宫内膜相邻的绒毛膜和子宫内膜基底层共同构成功能性胎盘。非绒毛细胞滋养层分化为位于着床处和绒毛膜囊的中间滋养层。三种类型的滋养层细胞都能增殖产生不同形式的 GTD（表 45-2）[20]。

完全性葡萄胎的病理特征是绒毛一致性增大，缺少明确的胎儿或胚胎，滋养层弥漫性增生和不同程度的异型性增生，以及缺乏绒毛毛细血管 [21, 22]。在大约 90% 的病例中，它们最常见的表现是在第 6～16 周出现阴道流血。其他典型的临床症状和体征，如子宫过大（28%）、剧烈呕吐（8%）和一些并发症，如高血压、甲状腺功能亢进和滋养层栓塞（1%），近年来发生率较低，主要是因为超声的广泛应用与 hCG 的精确检测已应用于早期诊断。血清 hCG 水平通常超过 100 000mU/ml。约 15% 的病例表现为胎心音消失和卵泡膜黄体素卵巢囊肿。15%～20% 的病例中 GNT（侵袭性葡萄胎或绒毛膜癌）伴有完全性葡萄胎 [23]。

部分性葡萄胎具有可辨认的胎儿或胚胎组织，绒毛的大小和形状各不相同，有局部水肿、扇贝状和突出的间质滋养细胞内含物，以及功能性绒毛循环，伴有仅有轻度非典型的局限性滋养细胞增生 [21, 22]。部分性葡萄胎与完全性葡萄胎的临床表现不同。超过 90% 的患者有滞留流产或不全流产的症状或体征，诊断通常在对刮宫标本组织学检查后获得。约 75% 的患者出现阴道流血，但子宫过度增大、剧烈呕吐、医疗并发症和卵泡膜黄体囊肿很少见。在不到 10% 的患者中，刮宫前 hCG 水平超过 100 000mU/ml。只有不到 5% 的部分葡萄胎会发展成葡萄胎后 GTN；转移很少发生，绒毛膜癌的组织病理学诊断尚未明确 [24]。

除对刮宫标本进行常规病理检查外，免疫组织化学染色有助于确定完全性葡萄胎和部分性葡萄胎的诊断并与水肿性流产的鉴别。*p57kip2*（一个父系印记，母系表达的基因）的免疫组织化学染色可以区分缺失染色的完全性葡萄胎和阳性染色的部分性和水肿性流产 [25]。此外，倍体分析有助于区分雄激素二倍体完全型、双雄激素三倍体部分型和双亲二倍体水肿性流产 [11]。

侵袭性葡萄胎是一种良性肿瘤，由葡萄胎经直接浸润或静脉途径侵犯肌层引起。10%～17% 的葡萄胎会发展成侵袭性葡萄胎，其中约 15% 会转移到肺部或阴道。侵袭性葡萄胎常常是临床诊断，而不是病理上基于葡萄胎清宫后持续的 hCG 升高。90% 的 GTN 后是侵袭性葡萄胎 [26]。

绒毛膜癌是一种恶性疾病，其特征是细胞和合胞体滋养细胞异常增生和间变、绒毛缺失、出血和坏死，直接侵犯子宫肌层和血管，而导致远处转移，最常见的部位是肺、脑、肝、骨盆和阴道、

表 45-2　妊娠滋养细胞疾病的临床病理特征

疾　病	病理特征	临床因素
完全性葡萄胎	二倍体（46，XX，很少 46，XY） 缺失胎儿 / 胚胎 绒毛弥漫性肿胀 滋养层弥漫性增生	阴道出血 子宫变大的日期 双侧黄体膜囊肿 医疗并发症 hCG 通常大于 100 000mU/ml 15%～20% 的葡萄胎后 GTN
部分性葡萄胎	三倍体（69，XXY；69，XXY；69，XXX） 异常胎儿 / 胚胎 绒毛局灶性肿胀 滋养层局灶性增生	前 D&C 诊断通常是不全流产或滞留流产 罕见的医疗并发症 hCG 很少超过 100 000mU/ml ＜ 5% 的葡萄胎后 GTN
侵袭性葡萄胎	绒毛肿胀 滋养层增生 肌层侵犯	不规则阴道出血 hCG 持续升高 最常见的诊断是临床上，而不是病理上 15% 的转移——肺 / 阴道
绒毛膜癌	异常滋养层增生 绒毛缺失 出血 坏死	妊娠后阴道不规则出血 hCG 升高 血管向远处扩散的相关症状
PSTT	二倍体 中间滋养细胞增生 绒毛缺失 少的出血和坏死 血管和淋巴侵犯 肿瘤细胞 hPL 染色阳性	子宫增大 总 hCG 低 hCG 游离亚单位升高 相对抗药性 主要是外科治疗
ETT	罕见的 PSTT 变体 绒毛膜型中间滋养细胞 广泛坏死 罕见出血	子宫增大 伴有相关症状的转移瘤 血清 hCG 无或极低 化学治疗相对耐药

D&C. 扩张刮除术；ETT. 上皮样滋养层肿瘤；hCG. 人绒毛膜促性腺激素；hPL. 人胎盘催乳素；PSTT. 胎盘部位滋养层肿瘤；改编自 Lurain 2010[3]

肾、肠和脾。2%～3% 的葡萄胎发展为绒毛膜癌，占绒毛膜癌病例的 50%，而另一半绒毛膜癌病例与其他妊娠事件有关[27]。

PSTT 通常发生在非葡萄胎妊娠后的胎盘着床部位。它主要由单核中间型滋养层细胞组成，没有绒毛膜在肌层纤维之间的索状或片状浸润，与绒毛膜癌相比，较少有血管侵犯、坏死和出血。尽管 PSTT 确实具有局部侵袭行为和淋巴转移倾向，但它通常局限于子宫。免疫组织化学染色显示细胞角蛋白和人胎盘催乳素的弥漫性表达，hCG 仅有局灶表达[28]。

ETT 是一种罕见的相似癌的 PSTT 变体。它来自绒毛膜型中间滋养层的肿瘤转化。广泛坏死和 p68 的免疫组织化学染色可使之与 PSTT 鉴别。大多数 ETT 在足月分娩后数年出现，且 hCG 水平没有或轻度升高[29, 30]。

GTN 包括侵袭性葡萄胎、绒毛膜癌和 PSTT/ETT，其临床表现因妊娠前事件、疾病程度和组织病理学而异。葡萄胎后 GTN 最常见的表现为葡萄胎排出后不规则子宫出血。葡萄胎后 GTN 的征象是持续增大的子宫和双侧卵巢囊肿。

偶尔，可发现转移性阴道病变，其破裂可导致不受控制的出血。与非葡萄胎妊娠相关的绒毛膜癌没有特征性的症状或体征，这些症状或体征大多与肿瘤在子宫或转移部位的侵袭有关[27]。PSTT 和 ETT 几乎总是引起不规则的子宫出血，通常发生在非葡萄胎妊娠之前，很少发生男性化或肾病综合征。子宫通常对称性增大，血清 hCG 水平仅轻微升高或正常[28, 30]。

四、诊断

超声检查在诊断完全性和部分性葡萄胎中起着至关重要的作用，并能够早期诊断。完全性葡萄胎绒毛膜绒毛的弥漫性水肿，在超声上表现为特征性的囊状结构，包括胎盘肿块内的多个回声（空洞），通常没有胎儿。对于部分性葡萄胎，超声可检测胎盘内的局灶性囊性间隙和妊娠囊横径的增大[31, 32]。

人绒毛膜促性腺激素（hCG）是由葡萄胎妊娠和 GTN 产生的一种疾病特异性肿瘤标记物，在尿液和血液中可以很容易地定量测定，并与疾病负荷有关。它是一种胎盘糖蛋白，由两个不同的亚单位组成：一个类似于垂体糖蛋白激素的 α 亚单位和一个特有的胎盘所生产的 β 亚单位。在血清中至少可以检测到六种主要的 hCG 变异体：高糖基化、带切口、β 亚单位无 C 端、游离 β 亚单位、带切口的游离 β 亚单位和游离 α 亚单位[33]。高糖基化 hCG 由 GTN 病变产生，促进异常滋养层细胞的生长和侵袭。因此，当追踪 GTN 患者时，使用 hCG 分析来识别所有形式的 hCG 及其片段是很重要的。大多数机构目前使用快速、自动化的非放射性标记单克隆抗体夹心分析法，测量 HCG 相关分子的不同混合物[34]。这些分析常常不能很好地测量所有的 hCG 片段，甚至可能遗漏癌症患者产生的某些形式的片段。因此，了解正在使用的 hCG 分析及其局限性，以及使用不同的 hCG 分析来验证不一致的结果，对于临床医师管理 GTN 患者是有帮助的。

临床上诊断葡萄胎后 GTN 最常见的情况是在葡萄胎排出后发现 hCG 水平升高或不下降。绒毛膜癌的诊断通常是通过 hCG 水平的升高与其他妊娠事件后发现转移相结合。PSTT 和 ETT 通常只是 hCG 水平轻微升高。人绒毛膜促性腺激素游离 β 亚单位的升高可能是 PSTT 的一个更可靠的标志[35]。

hCG 结果假阳性（幻影 hCG），有时高达 800mU/ml，可能是由于存在非特异性嗜异性抗体，在 3%～4% 的健康人中发现，该抗体类似 hCG，可干扰 hCG 夹心试验。由于这些抗体因其大小而不排入尿液，所以可以通过尿 hCG 检测来确定假阳性，它在阳性血清 hCG 的情况下是阴性的。此外，hCG 与垂体促黄体生成素（LH）存在一定的交叉反应，可能导致 hCG 假的低水平升高。可测量 LH 以确定这种可能性，并用口服避孕药抑制 LH 防止这一问题[36]。

假阴性的 hCG 结果可能是由于极高水平 hCG 引起的“钩效应”，比如那些晚期葡萄胎妊娠患者。在目前使用的双位点非竞争性免疫测定“三明治”hCG 分析中，捕获抗体和微量抗体在 hCG 水平超过 500 000mU/ml 时都会饱和，从而阻止两者结合形成三明治，而导致阴性结果。如果怀疑存在这种情况，可以对样品稀释再进行 hCG 分析[37]。

静止性妊娠滋养细胞疾病

静止性 GTD 是一个用于描述一种假定的 GTN 的非活性形式的术语，其特征是持续、相对不变、低水平（通常＜ 200mU/ml）的“真实”hCG 至少 3 个月，与 GTD 或自然流产史相关，但无临床可检测疾病。hCG 水平不随化学治疗或手术而改变。对 hCG 的亚分析显示 hCG 没有高糖基化，这与细胞滋养层的侵袭有关。对假定静止性 GTD 患者的随访显示，随后约 25% 的患者出现了活动的 GTN，高糖基化 hCG 和总 hCG 的增加能够提示这点。对静止性 GTD 的假定诊断的建议处理是：排除由嗜异性抗体或 LH 干扰引起的假阳性 hCG，彻底调查患者是否有病变证据，避免立即化学治疗或手术，在避免妊娠的同时，用长期的 hCG 检测来监测患者。只有当 hCG 持续升高（两倍）、高糖基化 hCG 升高或出现明显临床疾病时，才应进行治疗[38]。

五、治疗

（一）葡萄胎

一旦根据病史、hCG 水平和超声检查结果怀疑葡萄胎妊娠，应通过体检和实验室检查评估患者是否存在医疗并发症（贫血、先兆子痫、甲状腺功能亢进），如全血计数、基础生化、肝功和甲状腺功能、血型和交叉配型、血清 hCG 水平和胸部 X 线。对于希望保持生育能力的患者而言，超声引导下的抽吸和刮除术是首选治疗方法。Rh 阴性患者应接受 Rh 免疫球蛋白，因为 Rh D 因子在滋养层细胞上表达。如果分娩已经完成，子宫切除术可替代刮宫术。虽然子宫切除术确实消除了局部子宫肌层侵犯造成疾病复发的风险，但化学治疗造成葡萄胎后GTN的风险仍为3%～5%，因此需要持续的hCG监测。由于产妇发病率和滋养细胞播散增加，导致需要化学治疗的葡萄胎后GTN比例增加，因此不建议采用药物引产和子宫切开术来进行葡萄胎清除[39-41]。

预防性化学治疗，无论是甲氨蝶呤还是放线菌素D（达托霉素），在葡萄胎清宫时或清宫后立即给药可使葡萄胎后GTN的风险从15%～20%降低到3%～8%。然而，预防性化学治疗的使用应限于特殊情况，也就是葡萄胎后GTN的风险远远大于正常情况，或者不可能有足够的hCG随访。基本上所有患者在去除葡萄胎后应进行持续的hCG检测。如果有持续性疾病，可以通过适当的化学治疗治愈[42,43]。

包含完整的葡萄胎和共存的正常胎儿的双胎妊娠，据估计每22 000～100 000次妊娠会发生1次。必须通过超声或细胞遗传学检查将其与部分葡萄胎（三倍体胎儿妊娠）区分开来。双胎正常胎儿/完全性葡萄胎妊娠的患者出血和医疗并发症，以及可能的葡萄胎后GTN的风险增加。然而，如果允许继续妊娠，高达40%的妊娠将会有正常的活胎[44]。

葡萄胎妊娠清宫后随访是保证缓解的关键。止血、迅速子宫复旧和卵巢囊肿退缩的临床表现是令人欣慰的迹象。然而，确定性随访需要在升高时候每1～2周，然后在第一次hCG达到正常后6个月内每3个月，进行连续的血清hCG检测。超过50%的患者在清宫后2个月内hCG水平达到正常。15%～20%的完全性葡萄胎患者和1%～5%的部分性葡萄胎患者会发展需要化疗的持续性疾病。在40岁以上的，清宫前hCG水平＞100 000mU/ml，子宫过度增大，有大的卵泡黄体囊肿，葡萄胎妊娠的医疗并发症和反复的葡萄胎妊娠的患者中，完全葡萄胎后的发展为持续性疾病的可能性增加。鼓励孕妇在hCG自然恢复正常后等待6个月再尝试妊娠。在随后的妊娠中，推荐早期超声、胎盘和其他有关产品的病理检查，以及产后6周hCG水平的测定[1-3,39]。

（二）妊娠滋养细胞肿瘤

分期与预后的关系

GTN的分类/分期对于确定最合适的治疗方法，以确保以最少的并发症获得最好的结果是至关重要。当怀疑或确立GTN的诊断时，应进行转移性疾病的治疗和危险因素的评估，包括病史、体检、全血计数、血生化和血清hCG。影像学检查应包括胸部X线计算机断层扫描（CT）如果胸部检查是阴性的，腹部/盆腔CT和脑部的CT或磁共振成像（MRI）。如果在没有症状的情况下，体格检查和胸部X线结果正常，那么其他部位的转移是不常见的，腹部和脑部的扫描可以省略。盆腔超声或MRI在广泛子宫疾病的诊断上可能有帮助，如对于残留的葡萄胎组织采用子宫切除或重复刮除术后可能是有益的[1,2,4]。

2002年，国际妇产科联合会（FIGO）提出了联合解剖分期（表45-3）和改良的世界卫生组织（WHO）GTN的风险因素评分系统[45]（表45-4）。

该系统还定义了诊断葡萄胎后GTN的标准，包括：①在3周内连续四次hCG仍处于平台期；②2周内三次hCG升高至少10%；③葡萄胎去除后6个月的hCG持续不下降；④绒毛膜癌的病理组织学诊断；或⑤转移性疾病的存在。GTN的治疗是基于分期和评分系统定义的风险分类。风险评分为6或更低的患者被指定为低风险患者，评分为7或更高的患者被视为高风险患者。非转移性（FIGO Ⅰ期）和低危转移（FIGO Ⅱ期和Ⅲ期；评分＜7）GTN患者可采用单药化学治疗治疗，生存率接近100%。高危转移性疾病（FIGO Ⅳ期或Ⅱ期和Ⅲ期，评分超过7）应积极接受多药化学治疗和需要的放射治疗和（或）手术，治愈率可达到80%～94%[46]。

（三）低风险疾病

单药化学治疗（甲氨蝶呤或放线菌素D）是非转移性（Ⅰ期）和低危转移（Ⅱ期和Ⅲ期，评分＜7）GTN的首选治疗方案[47,48]。非随机回顾性研究显示几种不同的门诊化学治疗方案已被证明是有效的（表45-5）。

初始缓解率的可变性反映了药物剂量、方案

表45-3　妊娠滋养细胞肿瘤的FIGO分期

Ⅰ期	局限于子宫的疾病
Ⅱ期	疾病延伸到子宫外，但限于生殖结构（附件、阴道、阔韧带）
Ⅲ期	疾病转移至肺部，有或无生殖道受累
Ⅳ期	疾病涉及其他转移部位

表 45-4　妊娠滋养细胞肿瘤的 FIGO（改良 WHO）评分系统

	得分 *			
	0	1	2	3
危险因素				
年龄	≤ 39	＞ 39	–	–
早孕	葡萄胎	流产	足月	
妊娠事件至治疗间隔（月）	＜ 4	4～6	7～12	＞ 12
预处理 hCG（mU/ml）	＜ 10^3	10^3～10^4	10^4～10^5	＞ 10^5
最大肿瘤团块，包括子宫（cm）	＜ 3	3～4	≥ 5	–
转移灶	–	脾、肾	胃肠道	脑、肝
转移瘤数目	–	1～4	5～8	＞ 8
上次化学治疗失败	–	–	单药	≥ 2 种药

*. 患者的总分是通过将每个预后因素的单项得分相加得出：＜ 7 低风险；≥ 7 高风险

表 45-5　低危妊娠滋养细胞肿瘤化学治疗方案

化疗方案	初始治疗缓解率
MTX 0.4mg/kg（最大 25mg），每日静脉注射或肌内注射 5d；每 14 天重复 1 次 *	87%～93%
MTX 1mg/kg，第 1、3、5、7 天；叶酸 0.1mg/kg，第 2、4、6、8 天口服；每 14 天重复 1 次	74%～90%
MTX 30～50mg/m², 每周 1 次	49%～74%
MTX 100mg/m² 静脉内注射，然后 200mg/m² 加入 500ml D5W 中超过 12h；叶酸 15mg，每 12 小时口服 1 次，从甲氨蝶呤开始后 24h 开始，共 4 次；每 14 天重复 1 次，或根据需要	69%～90%
放线菌素 D 每天静脉注射 10～13mg/kg，连续 5d；每 14 天重复 1 次 +	77%～94%
放线菌素 D 每 2 周静脉注射 1.25mg/m²（最大 2mg）	69%～90%
交替 MTX/Act-D 方案，包括上述 * 和 + 方案	100%

MTX. 甲氨蝶呤；D5W. 5% 葡萄糖注射液；Act-D. 放线菌素 D

和给药途径和患者选择的差异。此外，年龄较大、hCG 水平高、先前有非葡萄胎妊娠、绒毛膜癌的临床病理诊断、转移性疾病和 FIGO 评分较高均可增加初始化学治疗耐药的风险。一般来说，数天甲氨蝶呤或放线菌素 D 方案是首选的，尤其是在转移性疾病，FIGO 评分超过 4 和（或）绒毛膜癌的诊断情况下 [47]。尽管初次化学治疗的缓解率存在差异，但几乎所有患者最终都能治愈，并能保留生育能力。这些化学治疗方案的共同不良反应是口腔炎、胃肠道黏膜炎、胸膜炎、结膜炎和甲氨蝶呤导致的皮疹，以及放线菌素 D 的恶心和脱发，但是仅约 10% 的患者会在化学治疗过程中因毒性需要改变方案 [49-59]。

在 2012，Brewer 滋养细胞疾病中心报告了 1979—2009 年的 358 名 FIGO 定义的低风险 GTN 患者的治疗结果，并分析了甲氨蝶呤耐药性的危险因素。患者初次接受甲氨蝶呤 0.4mg/kg（最大 25mg）静脉注射 5d，每 14 天重复。64 例对甲氨蝶呤产生耐药或毒性的患者，接受每 14 天使用放线菌素 D 0.5mg 静脉注射 5d，且 20 例患者单药治疗失败后接受了多药化学治疗方案。初始甲氨蝶呤化学治疗的完全缓解率为 81%，放线菌素 D 作为第二次治疗的完全缓解率为 75%，对序贯单剂治疗的总应答率为 94%。通过多药化学治疗联合或不联合手术其余患者均获得了永久缓解。耐氨甲蝶呤化学治疗与 FIGO 评分增加、绒毛膜癌的临床病理诊断、治疗前较高的 hCG 水平和存在转移性疾病显著相关 [51]。

无论采用何种治疗方案，化学治疗都应持续进行，直到 hCG 值恢复正常，并且在达到第一次正常 hCG 水平后至少进行两个疗程。如果治疗期间 hCG 水平高于正常，或如果毒性阻碍了接受足剂量或正常频率的治疗，可更换为另一种化学治疗药物。多药化学治疗的指征是 hCG 水平显著升高，存在转移的进展，或对序贯单剂化学治疗抵抗 [4]。

如果不需要保留生育能力的低风险 GTN 来说，子宫切除术可作为辅助治疗，同时开始化学治疗，可缩短治疗时间。子宫切除术也可能成为解决子宫内病灶持续存在、化学治疗耐药或治疗子宫肿瘤出血的必要手段。子宫切除术是 PSTT 和 ETT 的首选治疗方法 [60]。总之，对于非转移性和低风险 GTN 使用初始甲氨蝶呤或放线菌素 D 化学治疗治愈率接近100%。20%～30%的低危患者会对初始药物产生耐药性，但这些患者的大多数会通过序贯单剂化学治疗得到治愈。最终，约有10%的患者需要多药化学治疗伴或不伴手术来达到缓解[61]。

（四）高风险疾病

有或无辅助放射治疗或手术的多药化学治疗是高危转移性GTN（Ⅱ期和Ⅲ期，评分超过7分和Ⅳ期）患者的治疗选择。这种积极的，多模态的治疗方法，已经达到80%～94%的治愈率。自20世纪60年代末，化学治疗高危GTN开始发生了演变，当时首次认识到先单药化学治疗随后多药化学治疗和初始治疗即使用多种药物的方案相比，治愈率要低得多。在20世纪70年代和80年代的大部分时间内，使用的主要多药化学治疗方案是MAC（甲氨蝶呤、放线菌素D、环磷酰胺或氯巴比尔），其治愈率为63%～71%[4]。20世纪80年代初，环磷酰胺、羟基脲、放线菌素D、甲氨蝶呤与叶酸、长春新碱、多柔比星（CHAMOCA）联合用药方案的初缓解率达到82%。然而，在CAMOCA与MAC的随机临床试验中，与MAC相比，CAMOCA的初始缓解率（65% vs 73%）和最终治愈率（70% vs 95%）均较差，且CHAMOCA毒性更大[4]。在20世纪80年代初，依托泊苷被发现是一种非常有效的治疗GTN的药物，并加入到了含有高剂量甲氨蝶呤和叶酸、放线菌素D、环磷酰胺和长春新碱的多药化学治疗方案中（EMA-CO），最终改善了初始缓解率和存活率且毒性低（表45-6）。

在过去的30年中，EMA-CO方案作为高危GTN的主要治疗方法，其有效性已被世界各地的多个治疗系列所证实，报道的完全缓解率达到71%～78%，长期生存率为85%～94%[62-66]。在Brewer滋养细胞疾病中心报道的三个病例系列中，根据高风险疾病的定义，完全缓解率在54%～76%，总生存率为91%～93%[64, 66]。唯一死亡的患者为FIGO Ⅳ期，评分＞12分。未发生与治疗相关的死亡或危及生命的毒性反应。中性粒细胞减少症需要延迟治疗1周，贫血需要输血，3～4级的中性粒细胞减少症不伴血小板减少，仅分别与14%、6%和2%的治疗周期相关。由于毒性低而易于遵守治疗计划，高完全缓解率和高总生存率，EMA-CO方案或其某些改良目前是高风险GTN的首选初始治疗方案。一些中心建议在高危（FIGO评分＞12）患者中使用依托泊苷和顺铂（EP）诱导化学治疗，然后使用EMA-CO或EMA-EP[67]。这似乎降低了晚期疾病患者早期死亡的风险。在达到第一个正常hCG水平后，对高危疾病的化学治疗应至少持续2～3个疗程。

表45-6 EMA-CO化学治疗方案治疗高危妊娠滋养细胞肿瘤

天 数	药 物	剂 量
1	依托泊苷	100mg/m^2 静脉注射30min
	放线菌素D	0.5 mg 静脉快速注射
	氨甲蝶呤	100 mg/m^2 静脉快速注射，然后200mg/m^2，在5%葡萄糖500ml中静脉滴注12h
2	依托泊苷	100mg/m^2 静脉注射30min
	放线菌素D	0.5mg 静脉快速注射
	亚叶酸	15mg/m^2，注射或口服，每12小时1次，从甲氨蝶呤开始后24h开始，共4次
3	环磷酰胺	600mg/m^2 静脉注射
	长春新碱	1.0mg/m^2 静脉快速注射

EMA-CO. 依托泊苷、高剂量甲氨蝶呤与亚叶酸、放线菌素D、环磷酰胺和长春新碱；在第15、16和22天重复周期（每2周1次）

当出现中枢神经系统转移时，全脑照射（3000cGy每次200cGy），或立体定向放射外科切除术，在一些中心是部分经选择患者的推荐选择并同时开始全身化学治疗以降低脑出血的风险。在放射治疗期间，EMA-CO方案被改良，将甲氨蝶呤输注剂量增加到1g/m^2，并且在输注开始后32h内每12小时给予30mg的亚叶酸，持续3d。脑部放射治疗的另一种选择是鞘内注射甲氨蝶呤、CO，以及高剂量静脉注射甲氨蝶呤（1g/m^2）与EMA。总的来说，脑转移瘤治愈率为50%～85%，这取决于患者的症状，以及脑转移的数量、大小和位置[68-71]。

辅助外科手术，特别是治疗化学治疗耐药性疾病的子宫切除术和肺切除术，以及控制出血的操作，是高危GTN管理的重要组成部分。约50%的高危GTN患者在治疗过程中需要某种形式的手术来达到疗效[73]。^{18}F-FDG-PET结合CT扫描有助于外科手术定位要切除的耐药病灶。选择性动脉栓塞可用于治疗子宫或阴道肿瘤出血[74]。1986—2005年 Brewer 滋养细胞疾病中心的一组 50 例高危的 GTN 患者中，接受 EMA-CO 化学治疗作为一次或二次治疗，24 例（48%）接受了 28 种辅助性手术，其中 21 例（87.5%）治愈。17 例子宫切除术中有 15 例治愈，5 例肺绒毛膜癌耐药患者中有 4 例手术切除；所有四例均行子宫缝合、子宫动脉结扎、小肠切除或输卵管切除术治疗出血；一例因难治性绒毛膜癌而行子宫楔形切除[72]。

尽管在高风险 GTN 中使用多模式初始治疗，约 30% 的患者对一线治疗不能达到完全缓解或缓解期复发，需要二次化学治疗。大多数患有耐药疾病的患者除了转移灶在肺部和阴道以外，还有多个转移部位，许多患者的初始化学治疗不足。挽救性化学治疗常常联合手术切除用于持续性肿瘤将使大部分高危患者得到治愈。EMA-EP 方案，以依托泊苷和顺铂替代环磷酰胺和长春新碱的 EMA-CO 方案，被认为是对某些患者最适合的治疗方法，即那些对 EMA-CO 有反应的但 hCG 处于低水平平台，或者那些接受 EMA-CO 达到完全缓解后 hCG 水平再升高的患者[72, 73]。在对甲氨蝶呤方案有明显耐药性的患者中，依托泊苷和铂与博来霉素（BEP）、异环磷酰胺（VIP、ICE）或紫杉醇（TP/TE）的药物组合已被发现是有效的[75－79]。

Brewer 滋养细胞疾病中心于 2005 年初报道了 26 例持续性或复发性高危 GTN 患者，接受了二次铂类挽救性化学治疗。总生存率为 61.5%。2012 年，Brewer 中心随后回顾了依托泊苷 / 铂类为基础挽救治疗的效果，在 49 例 FIGO 定义的高风险 GTN 患者中，这些患者最初接受 EMA-CO 治疗。在 28 例对 EMA-CO 产生抗药性的患者中，82% 对挽救治疗获得了持久的完全缓解，包括 4 名患者治疗过程中出现脑转移中接受放射治疗的 3 人，以及 11 名患者中接受手术切除转移灶的 9 名。治疗开始时高水平的 hCG、更多的转移部位和转移到肺和阴道以外的部位与不良生存率显著相关。总体而言，挽救治疗使 53% 的高危患者得到治愈而生存。

综上所述，高风险 GTN 治愈率为 80%～90%，这是通过使用强化的多模态治疗实现的，具体包括初始 EMA 化学治疗，如果需要的话，辅助放射治疗和手术，以及常常与手术切除持续性肿瘤同时联合含铂药物补救治疗。即使是那些转移到脑、肝脏和胃肠道的最高风险的患者，其存活率也分别为 75%、73% 和 50%。

六、胎盘部位滋养层肿瘤和上皮样滋养层肿瘤

PSTT 和 ETT 对化学治疗的相对抵抗和易于淋巴结扩散，使这些患者推荐接受子宫切除加淋巴结清扫术。转移性疾病和有不良预后因素的非转移性疾病患者应使用化学治疗，如从上一次已知妊娠到诊断的间隔时间超过 2 年、深层肌层浸润、肿瘤坏死和有丝分裂计数超过 5/10 高倍镜视野。虽然 PSTT 和 ETT 的最佳化学治疗方案仍有待确定，但目前的临床印象是含铂的方案，如 EMA-EP 或 TP/TE 是首选治疗方法。非转移性疾病的生存率为 100%，转移性疾病的生存率为 50%～60%[80, 81]。

治疗失败的原因

在 2008 年，Brewer 滋养细胞疾病中心回顾了在其他地方治疗失败后，转到该中心进行护理，以确定治疗失败的原因的 GTN 患者的经验，并将笔者 1979—2006 年的二次治疗结果与 1982—1978 年之前报道的结果进行比较[82]。转移到 Brewer 中心之前，GTN 治疗失败的最常见原因是对高危疾病患者使用单药化学治疗，对转移性疾病，FIGO 评分为 7 分或以上，和（或）非葡萄胎后绒毛膜癌患者不适当地使用每周肌内注射甲氨蝶呤。该患者组的二次化学治疗成功率从 1962—1978 年的 59% 提高到 1979—2006 年的 93%，这很可能是由于更多的中心经验和更有效的化学治疗方案的使用。对于低风险疾病单药治疗失败的患者和任何高风险疾病患者，建议向具有 GTN 管理专业知识的临床医生咨询或转诊治疗。

七、GTN 治疗后随访

hCG 恢复到正常水平并完成治疗后，应每隔 1 个月获取血清定量 hCG 水平，连续 12 个月。在完成治疗后的第一年，复发的风险约为 3%，此后极低。体检应每隔 6～12 个月进行一次。其他检查，如 X 线或扫描，很少具有指征。治疗期间和化学治疗结束后 1 年内应保持避孕，最好使用口服避孕药，以保证不被打乱的 hCG 随访，并清除因暴露于细胞毒性药物而受损的成熟卵子[4]。化学治疗成功地

治疗了 GTN，使妇女在暴露于对卵巢有毒的药物的情况下仍能保持其生殖能力。大多数妇女在化学治疗后卵巢功能恢复正常，不孕症没有增加，尽管更年期可能提前 [83–85]。许多成功的妊娠报告显示流产率、死产、先天畸形、早产或主要的产科并发症没有增加。没有证据表明在随后的妊娠中疾病会再次复发，尽管有过一次滋养层疾病发作的患者在随后的妊娠中有 1%～2% 的风险发生第二次 GTD 事件，与他们之前是否接受过化学治疗无关。因此，建议在 GTD 后妊娠的前三个月进行盆腔超声检查，以确认是正常妊娠。此外，应仔细检查未来妊娠的胎盘受孕产物的组织病理学，并在任何妊娠 6 周后定量测定血清中的 hCG 水平。

由于许多抗癌药都是已知的致癌物，人们担心用于治愈一种癌症的化学治疗可能会诱发第二种恶性肿瘤。由于大多数 GTN 患者暴露于甲氨蝶呤和放线菌素 D 的间歇治疗时间相对较短，且很少使用烷化剂，因此没有关于这些药物引起其他恶性肿瘤易感性增加的报道。然而，在 20 世纪 80 年代引入依托泊苷联合治疗高危 GTN 后，发现了继发性恶性肿瘤的风险增加，包括急性髓性白血病、结肠癌、黑色素瘤和乳腺癌 [86]。然而，最近的随访研究显示，总体上恶性肿瘤的风险没有增加 [87]。

第 46 章　妇科恶性肿瘤的靶向治疗
Targeted Therapy in Gynecological Malignancy

Behrouz Zand　Shannon N. Westin　Robert L. Coleman　著
赵伟珠　译　　郑雅文　校

一、概述

由于手术的进展和多学科辅助治疗的整合，妇科恶性肿瘤的治疗取得了显著的进步。然而，尽管取得了这些成果，但近年来的生存率却有所下降，仅依靠细胞毒性化学治疗的策略来改变这一趋势是不成功的。这推动了我们利用对癌细胞生物学的新认识来寻找和开发新的治疗方案。

从表面上看，靶向药物的使用有助于延长生存和提高生活质量。细胞毒性化学治疗通常主要作用于任何快速分裂的细胞。虽然这可能对肿瘤细胞具有预期的效果，但这些药物不区分肿瘤细胞和正常宿主细胞，在胃肠道、骨髓和皮肤等系统中产生不良反应。理想的靶向治疗通过作用于肿瘤细胞或肿瘤微环境中的靶点，提供了一种更直接的治疗方法。这些靶点通常是涉及肿瘤发生、支持其生长、增殖、转移和血管生成的通路的重要成员。通过探究这些通路，而不是广泛的基础活动，正常组织可以被保护和不良事件减到最小化。

在所有妇科肿瘤的研究中，有无数的相关通路正在被探索。用于抗血管生成治疗的临床试验数据正在积累，包括血管内皮生长因子（VEGF）特异性抑制药、多血管生成信号靶抑制药和聚 ADP 核糖聚合酶（PARP）抑制药。其他类型的致瘤途径抑制药，包括靶向磷脂酰肌醇 3 激酶（PI3K）、哺乳动物西罗莫司靶蛋白（mTOR）、蛋白激酶 B（AKT）、Src、叶酸受体 α 和胰岛素样生长因子 1 受体（IGF-1R）途径，在妇科肿瘤中尚处于发展的早期阶段。针对卵巢肿瘤表皮生长因子受体（EGFR）的尝试取得的效果有限；然而，抑制这一途径更新的药物显示出了希望。最后，随着认识到 Wee-1 在 p53 缺失肿瘤中发挥的作用，在复发卵巢癌中正在评估这种酪氨酸激酶抑制药的作用。逻辑上的挑战是确定新药物应用的最佳时机和组合方式，单独应用还是与常规化学治疗药联用。到目前为止，报道的结果并不多；然而，对这些通路的日益了解将可能对患者的疗效和生存产生很大影响。

在这一领域中，为更好地理解这一进展，本章回顾了迄今为止在所有妇科恶性肿瘤中靶向药物和生物疗法的经验，同时强调了在罕见妇科恶性肿瘤中正在进行和完成的试验（表 46-1）。

二、血管生成

迄今为止，妇科肿瘤靶向治疗最成功的例子是关于血管生成的。血管生成是运送营养、氧气、生长因子，以及肿瘤播散的关键过程[1]。因此，新血管的生成是肿瘤生长超过 1mm 大小的基本过程。在正常和肿瘤微环境中，有两种主要的新血管生成机制。出芽是血管形成的主要手段，是新血管从已建立的血管中分支出来的过程。另一个主要机制是非萌芽，表现为现有血管扩大并分裂成两个单独的血管。侵袭性肿瘤细胞也可能在血管生成拟态的过程中，发展出微血管通道以支持新生血管形成。最后，存在宿主组织中的血管系统可能被肿瘤所包围，以增加血管供应。

在正常组织中，血管系统是有规则的，大小和形状一致。肿瘤微环境中的血管生成导致血管不规则，出现扭曲、扩张和渗漏。血管生成机制的调节是由一组复杂的生长因子，如 VEGF、碱性成纤维细胞生长因子（bFGF）、血小板衍生生长因

表 46-1　妇科少见肿瘤中正在进行和完成的关于使用生物和靶向药物的试验

类　别	妇科组织学	试验类型	结　果
血管生成抑制药			
靶向血管内皮生长因子的药物			
贝伐珠单抗	性索间质卵巢 性索间质卵巢 性索间质卵巢 黏液卵巢 低级浆液性卵巢 低级浆液性卵巢	回顾性 Ⅱ期 Ⅱ期 Ⅲ期 回顾性 回顾性	RR 38%，CBR 63%[21] 15% PR，78% 疾病稳定 [22] 进行中 低获益已关闭 39% RR* 40% RR，73% CBR†
阿柏西普	软组织肉瘤	Ⅱ期	OS 15.1 个月 LMS OS 3.1 个月癌肉瘤 [31]
血管内皮生长因子受体药			
西地尼布	无研究		
雷莫芦单抗	无研究		
多靶点 VEGF			
帕唑帕尼	复发性生殖细胞卵巢	Ⅱ期	进行中
舒尼替尼	子宫 LMS 透明细胞卵巢	Ⅱ期 Ⅱ期	8% PR，6 个月 PFS 率 17.4%[48] 6.7% RR‡
尼达尼布	透明细胞卵巢	Ⅱ期	欧洲进行中
PI3K/AKT 通路			
mTOR 靶向药			
替西罗莫司	透明细胞卵巢	Ⅱ期	12 个月 PFS 无差异
依维莫司	无研究		
雷达福洛里姆斯	无研究		
AKT 靶向药	无研究		
PI3K 靶向药			
Ras/raf 途径	无研究		
MEK 抑制药			
塞来替尼	低级别浆液性卵巢 低级别浆液性卵巢	Ⅱ期 Ⅲ期	15% RR，80% CBR[93] 进行中
表皮生长因子受体途径			
小分子抑制药			
吉非替尼	无研究		
厄洛替尼	无研究		
拉帕替尼	子宫癌肉瘤	Ⅰ期	进行中
单克隆抗体			
西妥昔单抗	无研究		

（续表）

类　别	妇科组织学	试验类型	结　果
曲妥珠单抗	无研究		
哌曲单抗	无研究		
多途径靶向药			
索拉非尼	无研究		
凡达替尼	无研究		
伊马替尼	无研究		
达沙替尼	透明细胞卵巢	Ⅱ期	进行中
卡巴坦尼	无研究		
PARP 抑制药			
奥拉帕利	无研究		
维利帕利	无研究		
卢卡帕利	无研究		

*. 仅以摘要格式发布：Schmeler KM，Tao X，Sun CC，et al. Encouraging responses with bevacizumab in recurrent low-grade serous ovarian. Program and abstracts of the 2010 American Society of Clinical Oncology Annual Meeting；June 4–8；2010；Chicago，Illinois. Abstract e15503

†. Published in abstract format only：Grisham RN，Sala E，Zhou Q，et al. Bevacizumab（Bev）for treatment of recurrent serous borderline（SB）or low-grade serous（LGS）ovarian cancer：a retrospective review of the Memorial Sloan Kettering Cancer Center（MSKCC）experience. Program and abstracts of the 2013 American Society of Clinical Oncology Annual Meeting；May 31–June 4，2013；Chicago，Illinois. Abstract 5545

‡. Presented by Chan J et al. Society of Gynecologic Oncology Annual Meeting，2016

CBR. 临床受益率（客观缓解率加上按累进标准获得稳定疾病的患者比例）；LMS. 平滑肌肉瘤；PFS. 无进展生存；PR. 部分缓解；RR. 缓解率（客观缓解率，按累进标准部分和完全缓解）

子（PDGF）、肝配蛋白及其受体所调节。这些生长因子受内部和外部刺激影响，而刺激和抑制血管生长。一般来说，这些因子作用于血管内膜细胞（内皮细胞），以调节细胞在微环境中的活动。肿瘤细胞能产生血管生成因子来促进血管形成。血管密度和循环肿瘤的血管生成因子 VEGF 和 PDGF 的水平是许多实体肿瘤（包括卵巢癌、子宫内膜癌和宫颈癌）的不良预后指标[2–4]。

（一）靶向血管内皮生长因子通路的药物

VEGF 是最具特征的促血管生成因子之一。它包括一个蛋白质家族，其中 VEGFA（同义词被称为“VEGF”）是主要的血管生成因子[5]。图 46–1 所示，VEGF 途径包括七种不同的配体：VEGF–A、VEGF–B、VEGF–C、VEGF–D、VEGF–E、胎盘生长因子（PLGF）–1 和 PLGF–2。有三种 VEGF 受体（VEGFR–1、VEGFR–2 和 VEGFR–3）属于酪氨酸激酶受体家族的第 3 类，通常在内皮细胞上表达。当配体与内皮细胞上的受体结合时，激活级联信号事件，导致负责内皮细胞生长的基因的转录激活。此外，活化的内皮细胞产生基质金属蛋白酶，其分解细胞外基质以允许内皮细胞迁移以形成新血管[6–7]。

1. 贝伐珠单抗

在针对 VEGF 的各种策略中，最超前的可能是单克隆抗体贝伐珠单抗。贝伐珠单抗是一种针对人 VEGF 的人源化单克隆抗体。它与 VEGF 结合，阻断其与 VEGF 受体（VEGFR–1 和 VEGFR–2）的相互作用，从而抑制血管生成和内皮细胞增殖[8]。这是美国食品药品管理局（FDA）批准的第一种针对肿瘤血管生成的药物。目前，贝伐珠单抗已被批准用于多种实体肿瘤（如结直肠、肾细胞、胶质母细胞瘤和非鳞状细胞癌、非小细胞肺癌）[9]，最近已被批准用于两种妇科癌症（铂耐药复发性上皮性卵巢癌和晚期或复发性宫颈癌）。该药物在欧盟批准用于原发性卵巢癌的辅助治疗。

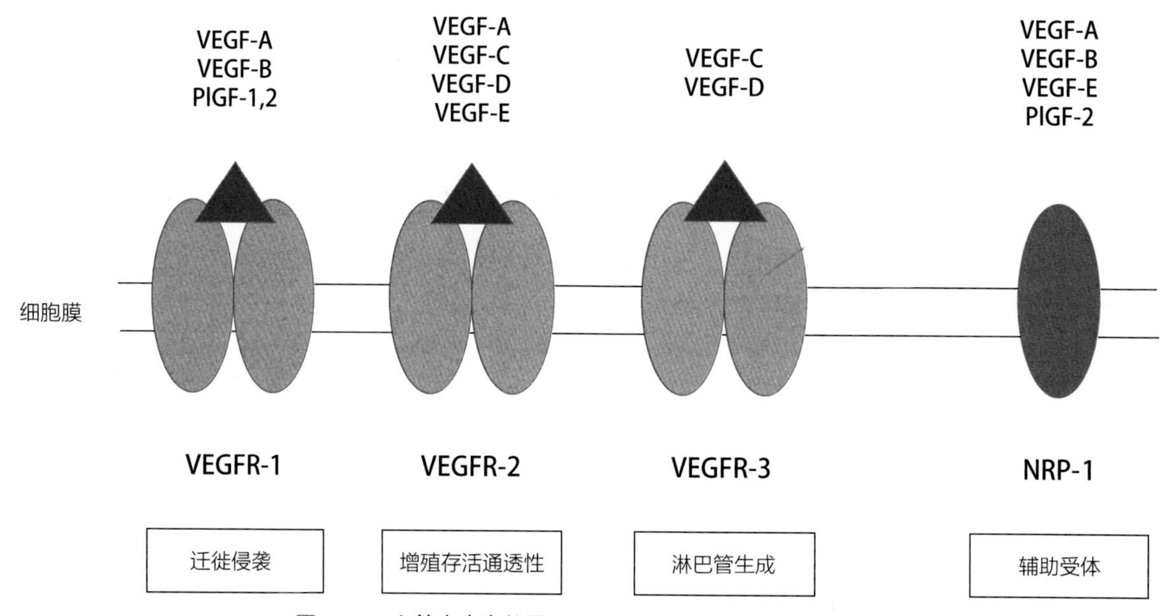

▲ 图 46-1 血管内皮生长因子（VEGF）配体和受体（VEGF-R）

PIGF. 胎盘生长因子

在上皮性卵巢癌中，对贝伐珠单抗单独使用和联合使用，治疗原发性和复发性疾病进行了评价。一些Ⅱ期试验显示在复发性疾病中有良好的结果[10-13]。在持续性或复发性难治性上皮性卵巢癌的单剂贝伐珠单抗（15mg/kg，每3周）的Ⅱ期试验中，尽管有大量前期治疗，作者报道了62例患者中有13例（21%）出现了临床反应，包括11例部分缓解和2例完全缓解。中位周期数为7，25例（40.3%）无进展生存期（PFS）至少6个月。总的来说，毒性很低，没有肠道穿孔的报道。另一项贝伐珠单抗（15mg/kg，每3周）的Ⅱ期试验显示，在44例接受第三或第四线化学治疗的卵巢癌患者中，部分缓解率为16%。中位PFS为4.4个月，中位总生存期（OS）为10.7个月。由于出现5例（11.4%）自发性肠穿孔患者，本研究提前终止。似乎那些先前接受较多治疗和怀疑即将肠梗阻的患者肠穿孔的风险更高。阐明贝伐珠单抗治疗致穿孔的明确危险因素正在进一步研究中。

贝伐珠单抗（10mg/kg，每2周）联合口服环磷酰胺（每日50mg）的Ⅱ期研究显示，中位随访23.2个月的部分缓解率为24%（70例患者中有17例）。6个月无进展的概率为56%，总毒性被认为是可以接受的。这种组合在一些机构中也得到了类似令人鼓舞的结果（客观反应率44%～53.3%）[12]。

铂耐药复发试验及几个前期的Ⅱ期试验的成功而开展了几项大的关于卵巢癌的Ⅲ期试验。GOG 218是三臂、安慰剂对照的随机Ⅲ期试验，将卡铂和紫杉醇与贝伐珠单抗联合卡铂和紫杉醇（2～6个周期），或同时服用并维持（7～22个周期）进行对比。在本试验中，使用贝伐珠单抗的后一组的进展危险降低了28%（HR 0.717；95%CI 0.625～0.824；$P < 0.001$），其中贝伐珠单抗联合治疗并序贯单药维持使PFS延长了3月（14.1个月 vs 11.2个月）。有趣的是，在仅接受贝伐珠单抗的患者与单纯的标准治疗相比，没有PFS获益。含有贝伐珠单抗的组没有得到OS获益，尽管这不是研究的主要终点[14]。

另一项针对原发性卵巢癌的Ⅲ期临床试验，ICON7得出了类似的结论。在接受紫杉醇+卡铂+贝伐珠单抗和贝伐珠单抗维持治疗的患者中，PFS平均提高1.7个月（24.1个月 vs 22.4个月，HR 0.87，P=0.04）[15]。两组间OS相似。然而，OS的益处体现在高危患者的亚组中（例如，Ⅳ期，不理想的减积手术，和不能手术的Ⅲ期疾病）。高危患者接受贝伐珠单抗治疗的中位OS为39.7个月，而未接受贝伐珠单抗治疗的中位OS为30.2个月（P=0.03）[16]。

其他关于贝伐珠单抗的振奋人心的结果已经在Ⅲ期临床试验中观察到。在OCEANS试验中，铂敏感性卵巢癌患者接受吉西他滨和卡铂联合或不联合贝伐珠单抗治疗，含贝伐珠单抗治疗组4个月的中位 PFS 有显著改善（HR 0.48；95%CI 0.38～0.60；$P < 0.0001$）。总生存没有差异[17-18]。AURELIA 试验在铂耐药患者中对贝伐珠单抗联合医生选择标准药物，包括紫杉醇、脂质体多柔比星或拓扑替康与标准药物进行了比较。当加入标准化学治疗时，贝伐珠单抗在反应率和 PFS 方面有显著的统计学改善[19]。有趣的是，当每个化学治疗组进行分层分析时，最大的 PFS 获益（6 个月）是在每周紫杉醇联合贝伐珠单抗的队列中发现的[20]。参与试验后贝伐珠单抗的大量组间交叉可能影响了本试验中缺乏 OS 差异。该试验的结果使得，贝伐珠单抗联合化学治疗可用于接受过 1～2 种先前方案治疗的铂耐药卵巢癌患者，得到了 FDA 的批准。

重要的是，贝伐珠单抗在罕见的非上皮性卵巢癌中也有应用前景。8 例复发性颗粒细胞瘤患者的回顾性分析显示，其部分缓解率为 38%，病情稳定率为 25%[21]。这项研究促进了 GOG 对贝伐珠单抗在复发性卵巢间质性纤维性肿瘤患者中进行了一项Ⅱ期临床试验。在接受治疗的 36 例患者中，16.7% 出现部分缓解，77.8% 疾病稳定[22]。一项欧洲的试验正在评估贝伐珠单抗与紫杉醇在复发情况下的疗效。

贝伐珠单抗与标准化学治疗联合治疗晚期或复发宫颈癌的Ⅲ期试验也成功地获得 FDA 批准。在这个Ⅲ期试验中，患者随机分为贝伐珠单抗化学治疗组和标准化学治疗组。标准化学治疗包括顺铂联合紫杉醇或顺铂联合拓扑替康。顺铂和拓扑替康的联合作用并不优于顺铂和紫杉醇，但贝伐珠单抗的联合延长了 OS 3.7 个月（$P = 0.004$）和提高了客观反应率（48% vs 36%，$P = 0.008$）。[23]

2. 血管内皮生长因子药（阿柏西普）

血管内皮生长因子药，或称阿柏西普，是一种蛋白质，含有 VEGFR-1 和 VEGFR-2 的 VEGFR 结合区，与人 IgG_1 的 Fc 段融合。它作为高亲和力可溶性 VEGFR 诱导受体，而抑制 VEGF 的活性[24]。阿柏西普是一种完全的人源化蛋白序列，与贝伐珠单抗相比，对 VEGF 的亲和力更高。此外，它还可以与 PIGF 结合。PIGF 与神经菌毛素（neuropilin）1 和 2 之间的相互作用能对肿瘤相关血管提供了额外的调节[25]。

阿柏西普治疗恶性实体瘤的Ⅰ期试验显示毒性可接受，临床获益率接近 50%[26]。在卵巢癌中观察到了部分反应。这使得阿柏西普（2mg/kg 和 4mg/kg）在铂类抵抗的复发卵巢癌中进行了随机Ⅱ期试验。报道的反应率为 11%，其中 5 例部分应答，未提及稳定的病例[27]。阿柏西普也被研究用于治疗卵巢癌的恶性腹水。有 55 例复发性卵巢癌腹水患者被纳入了一项阿柏西普或安慰剂治疗的Ⅱ期随机试验。在阿柏西普组中，重复穿刺术的平均间隔时间明显更长。然而，阿柏西普组有 3 例肠穿孔，而安慰剂组有 1 例[28]。一项Ⅰ/Ⅱ期多中心试验报道了阿柏西普联合紫杉特尔治疗复发性卵巢癌的疗效和毒性。在Ⅱ期阶段，总体反应率为 54%，包括 25 例应答者中的 11 例到达完全缓解。中位 PFS 和 OS 分别为 6.4 个月和 26.6 个月。不出所料，阿柏西普相关最常见的毒性反应是高血压（11% 的 1 级或 2 级）[29]。在子宫内膜癌中，GOG 对阿柏西普在复发情况下进行了Ⅱ期研究。该药的有效率为 7%，23% 的患者在无进展的情况下生存了 6 个月[30]。Ⅱ期试验阿柏西普在妇科软组织肉瘤中显示了活性，在平滑肌肉瘤患者中的中位 OS 为 15.1 个月，而在癌性肉瘤患者中的中位 OS 为 3.1 个月[31]。

（二）血管内皮生长因子受体药

1. AZD2171（头孢地尼）

头孢地尼是一种口服的小分子，针对 VEGFR-2、血小板衍生生长因子受体（PDGFR）和 C-kit 的抑制药。在一项纳入 46 例复发性卵巢癌患者的Ⅱ期研究中，单一药物头孢地尼的临床获益率（定义为完全缓解或部分缓解、病情稳定超过 16 周或 CA-125 无进展 > 16 周）为 30%。8 例出现部分缓解，6 例病情稳定，中位 PFS 为 5.2 个月[32]。Hirte 等报道，在铂敏感性卵巢恶性肿瘤中，缓解率为 41%，在铂耐药卵巢恶性肿瘤中缓解率为 29%[33]。两项研究中的毒性包括腹泻、高血压、黏膜炎、疲劳和厌食。一项随机Ⅲ期试验 ICON6 研究，评估了头孢地尼在铂敏感性复发性卵巢癌联合铂类化学治疗中的作用。接受头孢地尼联合化学治疗及头孢地尼维持治疗的患者的中位 PFS，较单纯接受标准化学治疗的患者有所改善（分别为 11.0 个月和 8.7 个月，$P < 0.0001$）。虽然最初的报道是阳性的，但是在成熟的数据中没有显示出 OS 的差异。此外，试验关闭时远远低于最初的设计目标人数，这可能影响分析 OS 的统计效能。头孢地尼的毒性

包括腹泻、中性粒细胞减少、高血压和嗓音改变。重要的是，头孢地尼组有 32% 的患者由于毒性而停止治疗，相比安慰剂组为 10%[34]。紫杉醇、卡铂联合头孢地尼治疗也在宫颈癌中开展了研究，发现 PFS 提高 2 个月，但毒性增加（主要是腹泻、高血压和发热性中性粒细胞减少）[35]。单用头孢地尼在 35 例子宫内膜癌中显示出具有良好的活性，应答率为 12.5%，6 个月时患者无进展率为 29%，这推动了正在进行的联合标准化学治疗的临床试验 [36]。在不常见的妇科肿瘤中还没有试验开展。

2. IMC-1121B（雷莫芦单抗）

雷莫芦单抗是目前最成熟的人源化的 VEGFR-2 单克隆抗体。在 37 例晚期实体恶性肿瘤患者的Ⅰ期临床试验中，15 例患者（4 例部分缓解，11 例病情稳定）获得了临床疗效 [37]。这些有希望的结果推动了雷莫芦单抗在复发性卵巢癌中的Ⅱ期试验。这项研究显示，单药雷莫芦单抗（8mg/kg）的有效率仅为 6%，56.7% 的患者病情稳定 [38]。因此，在妇科恶性肿瘤中进一步探索该制剂的努力很少。

（三）靶向多种血管内皮生长因子相关分子的药物

1. 帕唑帕尼

帕唑帕尼是所有 VEGF 受体（VEGFR-1、VEGFR-2 和 VEGFR-3）、PDGFRα 和 PDGFRβ、KIT 受体的口服抑制药。这种小分子抑制药（每日 800mg）已经在 36 例复发性卵巢癌患者通过 CA-125 和非巨块性疾病的Ⅱ期研究中得到评估。该研究显示 CA-125 水平的应答率为 31%，疾病稳定率为 56%。在 17 例具有可测量疾病患者中，18% 为部分反应 [39]。最常见的导致停药的不良事件是 3 级 ALT（8%）和 AST（8%）升高 19。

一项上皮性卵巢癌的随机Ⅱ期试验比较了每周紫杉醇方案联合或不联合帕唑帕尼的疗效，结果显示 3 个月的 PFS 获益，中性粒细胞减少和疲劳等不良反应中度的增加 [40]。一项Ⅲ期安慰剂对照试验，研究了帕唑帕尼用于卵巢癌初始化学治疗后的巩固治疗显示，与安慰剂相比，中位 PFS 延长了 5.6 个月。帕唑帕尼组的不良事件增加，33% 的患者提前停药。中期分析并没显示总生存的获益 [41]。重要的是，本研究中亚组分析显示帕唑帕尼对东亚女性这一人群的 PFS 有负面影响 [42]。目前正在进行进一步的研究，以了解这种差异背后的机制。目前有一项单药帕唑帕尼用于复发或难治性卵巢生殖细胞肿瘤患者的Ⅱ期试验。

在宫颈癌中，已经自探索帕唑帕尼单用，或联合拉帕替尼（一种小分子 EGFR 抑制药）联合治疗晚期和复发性宫颈癌。联合用药组在无效分析后被早期关闭，剩下的是随机Ⅱ期试验来比较帕唑帕尼和单药拉帕替尼。PFS（HR 0.66；90%CI 0.48～0.91）和 OS（HR 0.67；90%CI 0.49～0.99）均显示单药治疗帕唑帕尼组为优。帕唑帕尼和拉帕替尼组的中位 OS 分别为 50.7 周和 39.1 周 [43]。

2. 舒尼替尼

舒尼替尼是一种口服酪氨酸激酶受体抑制药，其靶点包括 VEGFR、PDGFR、表皮生长因子（EGF）和干细胞因子（KIT）受体。几项Ⅱ期临床试验已经评估该药在治疗复发性卵巢癌的疗效 [44-46]。在一项Ⅱ期试验中，舒尼替尼（每日 50mg 间歇给药：6 周给药 4 周 vs 每日 37.5mg）在 30 例铂敏感和耐药的复发卵巢癌患者中显示出 66% 的临床获益，其中 1 例患者有反应，3 例患者有 CA-125 反应，16 例患者病情稳定。值得注意的是，缓解只出现在间歇给药的患者队列中。常见的不良反应有手足反应、疲劳、高血压和黏膜炎 [44]。舒尼替尼在卵巢透明细胞癌（GOG 254）患者中的一项Ⅱ期试验显示，6.7% 的患者具有临床反应（Chan 等，在 2016 年 SGO 年会上发表）。

一项Ⅱ期临床试验纳入了 19 例晚期或转移性宫颈癌患者接受了舒尼替尼（50mg/d）的治疗。虽然没有客观缓解，但 16 例患者病情稳定，中位持续时间 4.4 个月。值得注意的是，有 5 例患者出现了瘘管，他们之前曾接受过放射治疗 [47]。

在一项Ⅱ期研究显示在复发的子宫平滑肌肉瘤患者中，单用舒尼替尼的部分缓解率为 8.7%。6 个月的 PFS 为 17.4%。中位 PFS 为 1.5 个月，试验未能达到客观缓解 [48]。单药舒尼替尼治疗子宫内膜癌和宫颈癌的Ⅱ期临床试验正在进行中。

3. 尼达尼布

尼达尼布是一种多激酶抑制药，靶向三个关键的血管生成受体：VEGFR、PDGFR 和成纤维细胞生长因子受体。在标准治疗后复发的上皮性卵巢癌中，尼达尼布（每日 250mg）作为一种维持治疗，与安慰剂进行了对比。虽然该试验对两组进行对比的效能不足，但安慰剂组（2.8 个月）的 PFS 要比尼达尼布组（4.8 个月）低[49]。在一项随机的Ⅲ期安慰剂对照试验中，标准紫杉醇和卡铂化学治疗联合或不联合尼达尼布用于先前未经治疗的原发性卵巢癌患者，联合用药组与 PFS 明显延长，尽管在临床上这只是大约 2 周的中位 PFS 增加。此外，联合用药组存在明显的毒性，包括胃肠道和血液学不良事件[50]。有趣的是，高危组和低危组的事后分析显示，尼达尼布在“低风险”队列中有显著获益（中位 PFS：27.1 个月 vs 20.8 个月），这指的是那些 FIGO Ⅲ期手术后的残留≤ 1cm 肿瘤和 FIGO Ⅱ期的患者。一项关于该药物在复发性子宫内膜癌中的Ⅱ期研究没有提供足够的效能来推动其作为单一药物进一步研究[51]。欧洲目前正在进行一项Ⅱ期随机试验，为了比较尼达尼布与单药化学治疗对铂耐药透明细胞卵巢癌患者的疗效。

三、磷脂酰肌醇 3 激酶 / 蛋白激酶 B 通路

PI3K/AKT 通路对细胞生长和存活等许多方面都至关重要。图 46–2 展示了这个复杂的通路的简单示意图，已知它与许多其他细胞生长和存活通路存在相互作用。这条通路可能被大量的受体酪氨酸激酶激活，包括 EGFR 家族和胰岛素样生长因子受体[52]，活化的 PI3K/AKT 通路导致细胞生长和存活，这有利于癌细胞的转移和治疗耐受[52]。

该通路的激活始于 PI3K 家族，它是由包括催化和调节亚基的异源二聚体组成的脂质和丝氨酸 / 苏氨酸激酶。PI3K 的激活导致磷脂酰肌醇 –4，5– 双磷酸（PIP2）磷酸化，成为磷酸化磷脂酰肌醇 –3，4，5– 三磷酸（PIP3）[53]，PIP3 充当第二信使，结合多种靶点并将它们吸引到质膜上，从导致了它们的激活。AKT 是 PIP3 的一个关键的下游调节因子，能够激活多种不同的靶点，直接影响细胞的存活、转录 / 翻译激活的增殖、凋亡的逃避和对化学治疗的抵抗[54, 55]。AKT 的一个关键下游靶点是 mTOR，一种丝氨酸 / 苏氨酸激酶[56, 57]。mTOR 包括两个主要的复合体（mTORC1 和 mTORC2）。AKT 上调 mTOR 可激活下游调节蛋白 S6 激酶，直接影响蛋白翻译和整个细胞周期的生长进程[57–58]。

PI3K/AKT 通路已知在多种癌症中被激活，特

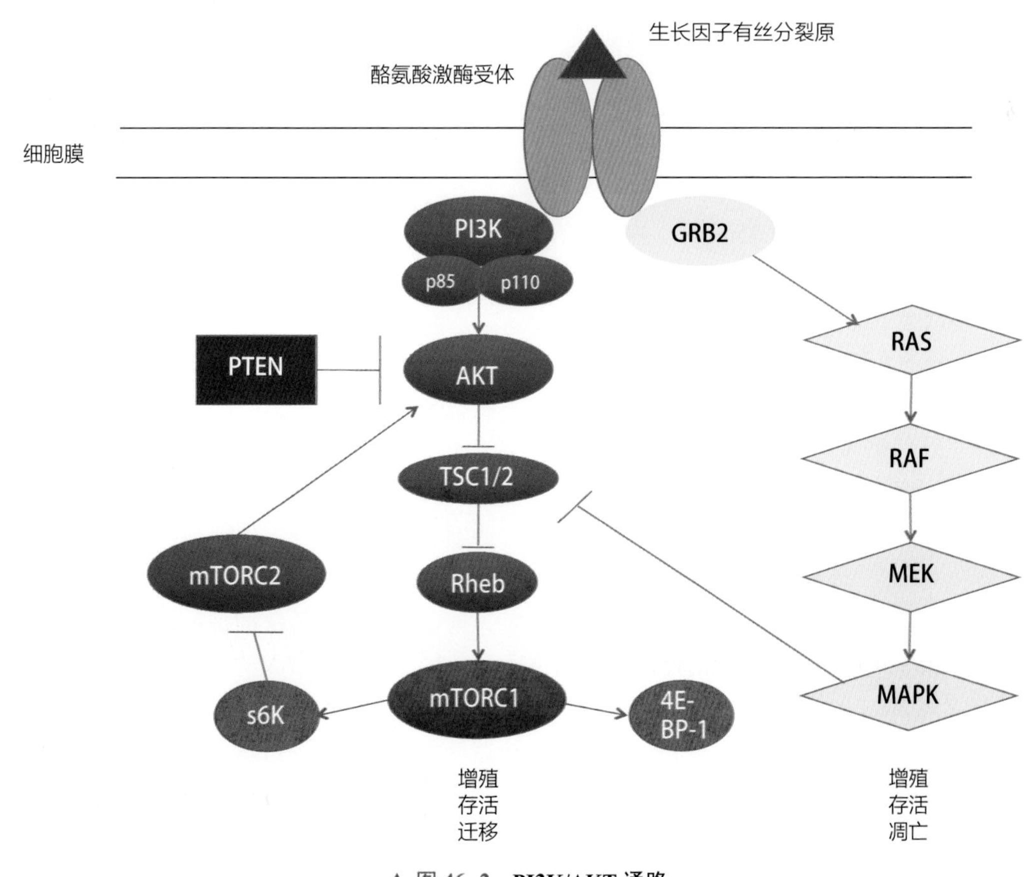

▲ 图 46–2　**PI3K/AKT 通路**

别是在妇科恶性肿瘤中[59-61]。10号染色体上的磷酸酶和张力素同源物（PTEN）是编码丝氨酸/苏氨酸激酶的肿瘤抑制因子，直接作用于PIP3使之去磷酸化变为PIP2[62]。在PTEN突变和功能丧失的患者中，PIP3过度积聚，导致AKT通路的组成性激活[62]。PI3K/AKT通路也经常通过能够编码PI3K的活化亚基（110α）的PIK3CA突变，或通过AKT的突变编码而激活[52]。

PI3K/AKT通路突变在子宫内膜癌中普遍存在[61]。此外，该通路被认为除p53和视网膜母细胞瘤（Rb）之外，相比于其他任何通路是在肿瘤中更常见的[52]。因此PI3K/AKT信号为治疗恶性肿瘤提供了一个有前途的靶点，目前正在积极探索中。目前，靶向这一途径的药物主要是针对关键通路成分的小分子抑制药。仅抑制通路一个成员的可能不足以影响肿瘤生长，因为存在显著的通路交叉和反馈回路。因此，探索这一通路的联合治疗似乎是一种更有效的靶向治疗方法。

（一）哺乳动物西罗莫司靶蛋白靶向药物

针对该通路节点的最初尝试是针对mTORC1（西罗莫司类似物）。总的来说，妇科肿瘤中应用西罗莫司类似物的临床试验只取得了有限的成功。因此，有更新的药物在mTOR催化位点上与腺苷三磷酸竞争，而抑制mTORC1和mTORC2。

1. 替西罗莫司（CC1-779）

替西罗莫司（每周静脉注射25mg），一种水溶性雷帕霉素酯，在复发或转移子宫内膜癌和卵巢癌患者的多个Ⅱ期试验中显示疗效不同。一项复发或转移性子宫内膜癌的Ⅱ期试验显示，在未接受过化学治疗的队列的29例可评估患者中，14%的患者出现部分缓解，另有69%的患者病情稳定。然而，在先前接受化学治疗的患者中，仅有4%有部分反应，48%疾病稳定，中位持续时间4个月。PTEN缺失与临床结局无关[63]。铂耐药性复发性卵巢癌和晚期/复发性子宫内膜癌的Ⅱ期研究显示耐受性良好，但结果没有达到预定的疗效标准。21例卵巢癌患者中，有10例在治疗8周后病情恶化。20例子宫内膜癌患者中，8例在治疗8周后病情恶化[64]。含有替西罗莫司的试验显示了可控制的毒性，包括高三酰甘油血症、高血糖、电解质异常和皮疹。在子宫内膜癌中，该制剂已与多种化学治疗和靶向治疗相结合。一项评估贝伐珠单抗和替西罗莫司联合疗效的Ⅱ期试验已经完成。在49例患者中，24.5%的患者有临床反应（1例完全缓解，11例部分缓解），但只有46.9%的患者生存超过6个月。值得注意的是，较高的毒性率与先前治疗相关[65]。替西罗莫司联合贝伐珠单抗在应答率和6个月PFS方面没有显著的增加，所以没有被批准进一步探索。

这种联合治疗在卵巢癌中的结局比子宫内膜癌更好。在妇科恶性肿瘤的Ⅰ期研究中，13例高级浆液性卵巢癌患者中有8例（62%）无进展时间超过6个月，尚需要进一步研究[66]。近期在晚期卵巢透明细胞癌中完成了替西罗莫司和卡铂和紫杉醇的Ⅱ期试验，包括45例日本患者和45例来自美国和韩国的非日本患者。在这项研究中，患者12个月的PFS比例与之前使用紫杉醇联合卡铂的GOG研究没有差异。这些发现在各研究队列中都是一致的（Farley等，发表在ASCO 2016）。

为了改善目前对晚期和复发性化学治疗性子宫内膜癌患者的护理标准，GOG进行了一项随机Ⅱ期试验，分为三组：①替西罗莫司联合紫杉醇和卡铂；②贝伐珠单抗、紫杉醇和卡铂；③伊沙白酮、紫杉醇和卡铂。与历史对照相比，没有发现任何获益。有趣的是，贝伐珠单抗组的作为次要终点的OS与历史对照相比延长（HR 0.71；92%CI 0.55～0.91）。

在复发性宫颈癌中，单一药物替西罗莫司也有相似的适度效果，仅有1例（3%）部分缓解，6个月PFS率为28%[67]。

2. 依维莫司（RAD001）

依维莫司是一种口服生物利用酯，是mTOR的有效抑制药[68]。两项关于依维莫司（10mg/d）单药用于复发性子宫内膜癌的Ⅱ期研究显示其活性较低。Slomovitz等证实了短期和长期的临床受益率，分别有43%和21%的患者在8周和20周时病情稳定[69]。鉴于这些结果，人们已经尝试将这种药物与其他靶向药物、传统的细胞毒性化学治疗和激素联合使用，以取得最大的疗效。后一种组合在乳腺癌和子宫内膜癌中引起了极大的兴趣，因为内分泌抵抗可能是通过激活PI3K通路引起的。一项依维莫司和来曲唑联合应用的Ⅱ期研究在单药疗效上有明显改善，客观应答率为32%，包括9例完全缓解。此外，临床获益率为40%，联合治疗的耐受性良好[70]。

3. 地磷莫司（AP23573）

地磷莫司，以前被称为去氟洛利莫斯，是一种 mTOR 抑制药，可以口服或静脉注射。在对晚期或复发性子宫内膜癌患者的地磷莫司Ⅱ期研究（12.5mg/d，5 天 / 周）中，45 例患者中有 13 例获得了临床疗效，其中 5 例出现部分缓解[71]。口服配方（40mg/d，5 天 / 周）也被评估在复发的子宫内膜癌。与静脉给药相似，地磷莫司的有效率为 8.8%，疾病稳定率为 53%[72]。2015 年报道了一项多中心随机Ⅱ期试验，关于地磷莫司（40mg，5d/28d）治疗复发性子宫内膜癌的最终结果。试验的对照组是由医生选择激素或化学治疗。总计 130 例患者（114 例可评估）被纳入；64 例服用地磷莫司，52 例接受激素治疗，13 例接受化学治疗。两组的缓解率相似（分别为 0% 和 4%）。然而，当研究者或独立的放射检查评估时，在地磷莫司组 PFS 明显更长（1.7 个月）[73]。OS 尚未报道。

（二）蛋白激酶 B 靶向药物

由于靶向 PI3K/AKT 通路下游调节因子的效果不佳，因此靶向该通路的高水平节点引起了兴趣。目前有几种 AKT 抑制药正在开发中，大多数正在开展Ⅰ期试验进行评估。MK-2206 是一种高度选择性的非腺苷三磷酸竞争变构化 AKT 抑制药，对 AKT1 和 AKT2 都有效，在体内外多种肿瘤模型中均显示出了疗效[74, 75]。一项针对实体瘤患者的Ⅰ期剂量递增研究已经完成，确定了隔日口服 60mg 该药物的耐受性。限制剂量毒性反应为皮疹、黏膜炎症和高血糖[76]。MK-2206 联合细胞毒性化学治疗在晚期实体肿瘤的Ⅰ期试验显示，1 例子宫内膜癌和 1 例宫颈癌患者出现部分缓解，但罕见的妇科肿瘤至今尚未被研究[77]。

（三）磷脂酰肌醇 3 激酶靶向药物

虽然有几家公司在探索 PI3K 在实体肿瘤中的抑制作用，但在Ⅱ期临床试验中仅有两种 PI3K 抑制药。Pilaralisib 是一种高度选择性的 PI3K 口服抑制药，在体内能成功抑制肿瘤生长。Ⅰ期试验显示出可接受的毒性和持久的临床获益[80]。在一项关于复发性子宫内膜癌的Ⅱ期研究中，作为单一药物的 Pilaralisib 仅获得 6% 的反应，6 个月 PFS 率仅为 12%[81]。Enzastaurin 是一种口服的多激酶抑制药，主要通过抑制 PI3K 来抑制肿瘤生长。Enzastaurin 联合贝伐珠单抗的Ⅰ期研究显示，在晚期实体肿瘤中，特别是在卵巢癌中有良好的反应（29% 的部分缓解 / 完全缓解）。此外，21 例卵巢癌患者中有 50% 的人在研究中疗效持续超过 6 个月[82]。在 Enzastaurin 联合标准化学治疗治疗晚期卵巢癌的Ⅱ期试验中，Vergote 等报道该联合治疗耐受性良好，但无 PFS 的统计学获益[83]。

四、Ras/Raf 通路

Ras/Raf 通路是肿瘤发生的重要调节因子，包括调节细胞生长、生存、死亡和运动[84]。这个通路通常与 PI3K/AKT 通路同时激活，因为它与包括 EGFR 家族在内的信号通路具有共同的激活丝裂原和受体（图 46-3）。有关 EGFR 途径的详情，请参阅本章的 EGFR 部分。Ras 是一种 GTP 酶，由细胞表面信号激活，随后磷酸化下游的细胞外信号相关激酶（ERK）。Raf 和 MEK 是两种重要的通路激酶，它们最终可以激活大量的下游调节因子并驱动致癌过程[85]。Ras/Raf 通路的激活可以通过 KRAS、HRAS、BRAF 和 MEK 的激活突变而发生。RAS 突变是实体肿瘤中很常见，但靶向这些蛋白一直很困难，因此针对下游目标如 MEK 和 ERK 的药物是被广泛开发[86-88]。

针对 MEK 途径

在妇科癌症中，Ras/Raf 通路异常比例最高的是低级浆液性和黏液性卵巢癌，以及子宫内膜癌[89-92]。黏液癌的罕见性限制了针对这一适应证的靶向药物的探索。然而，MEK 抑制药在低级卵巢癌已成为相当成功的治疗。GOG 在Ⅱ期试验中探索了司美替尼，在这种化学治疗不敏感的疾病中，能够产生 15% 的客观缓解率和 65% 的疾病稳定率[93]。基于该试验的结果，两项大型Ⅲ期研究正在进行中，以比较 MEK 抑制药治疗与医生选择的化学治疗，在复发性低级浆液性卵巢癌中的疗效。在复发性子宫内膜癌中，单药 MEK 抑制药的效果有限。司美替尼的Ⅱ期 GOG 试验报告了 6% 的客观缓解（*n*=3）和 6 个月无事件生存率为 12%[94]。

五、表皮生长因子受体通路

EGFR 通路由四种细胞表面的酪氨酸激酶受体组成，包括 EGFR（ErbB-1）、HER-2/neu（ErbB-2）、

Her-3（ErbB-3）和 Her-4（ErbB-4）[95]。每个受体对不同的配体、表皮生长因子、转化生长因子 α 和神经调节蛋白具有特异性[95]。虽然这些受体是通过传统的酪氨酸激酶受体机制激活的，但它们也需要两个相同的受体（同源二聚体）或同一家族内两个不同的受体（异源二聚体）的结合才能激活下游[96]。激活后，EGFR 可诱导多种关于细胞存活通路的激活，包括 Ras/Raf/ MEK 和 PI3K 通路（图 46-3）[97]。此外，已知 EGFR 能抑制细胞凋亡并可促进细胞侵袭。EGFR 也存在于肿瘤微环境的内皮细胞上。配体 EGF 对内皮细胞有直接作用，可促进内皮细胞增殖和血管生成[95]。因此，靶向这一途径已成为妇科恶性肿瘤的一个重要研究领域。不幸的是，最近关于 EGFR 途径的药物研究在妇科癌症中取得的成果有限。

（一）针对表皮生长因子受体的小分子抑制药

1. 吉非替尼

吉非替尼是一种小分子抑制药，通过结合受体的 ATP 结合位点来阻止 EGFR 的激活。几项Ⅱ期临床试验已经评价了吉非替尼在妇科肿瘤的疗效。Posadas 等对 24 例铂类难治性卵巢癌患者进行了评估。没有出现客观的反应。约 37% 的患者病情稳定超过 2 个月[98]。对使用吉非替尼治疗的持续性或复发性卵巢癌的Ⅱ期临床试验显示，其部分应答率为 3.7%[99]。值得注意的是，肿瘤中 EGFR 表达的患者中位 PFS 较长，而 EGFR 突变的患者中有一例有客观反应。这表明利用突变状态指导靶向治疗可能提高治疗反应率。

吉非替尼（500mg/d）与卡铂和紫杉醇联合应用于铂敏感和铂耐药的复发性卵巢癌也被进行了评价。19% 的铂耐药患者和 62% 的铂敏感患者对这种联合治疗有反应。OS 是可接受的，耐药组为 17 个月，敏感组为 26 个月。然而，与标准方案相比，联合治疗似乎有更多的血液学毒性[100]。吉非替尼（500mg/d）与他莫昔芬（40mg/d）联合治疗复发性卵巢癌，显示 56 例患者中有 10 例继发腹泻，且没有达到客观反应的目标。但 16 例患者病情稳定，中位生存期为 253 天[101]。

一项复发性或转移性宫颈癌的Ⅱ期试验对吉非替尼单药治疗进行了评价。大多数（86.7%）患者活检表现出高水平的 EGFR（染色强度 2+ 或 3+）。没有患者显示客观疗效，20% 患者病情稳定。最常见的药物相关不良反应是腹泻、痤疮、呕吐和恶心[102]。

2. 厄洛替尼

厄洛替尼（150mg/d）是一种可逆的 EGFR 抑制药，能够阻断酪氨酸激酶部分受体的自磷酸化。在卵巢癌中的活性令人失望。在 EGFR 阳性的复

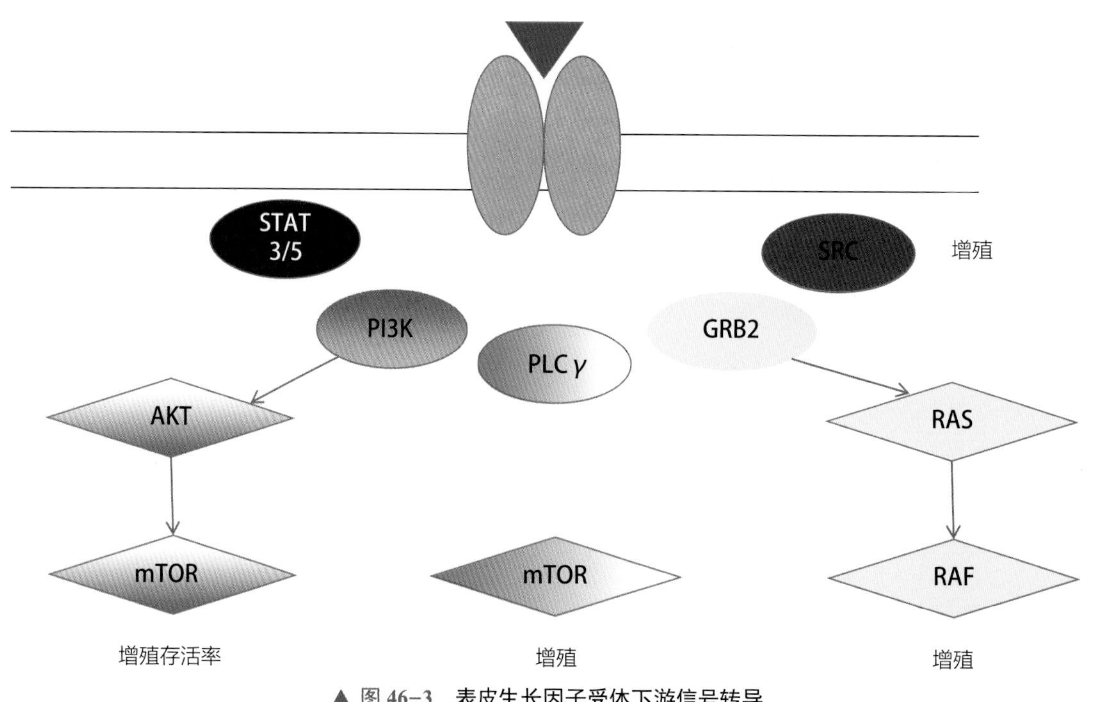

▲ 图 46-3　表皮生长因子受体下游信号转导

发或进行性上皮性卵巢癌的Ⅱ期试验中，厄洛替尼治疗完全缓解为 0 和部分缓解率为 6%[103]。基于 EGFR 的过度表达和临床前结果表明，EGFR 指导的治疗和化学治疗的结合可能具有协同作用，从而开展了一项厄洛替尼联合紫杉醇和卡铂在卵巢癌一线治疗中的Ⅱ期试验。主要终点是病理完全缓解率，并与历史对照进行比较。在总共 56 例患者中，厄洛替尼联合标准化学治疗在 11 例患者中获得了病理完全缓解，与历史对照相比没有显著改善[104]。复发性卵巢癌中，主要评价了厄洛替尼与其他治疗相结合。厄洛替尼联合卡铂在铂敏感组的反应率为 57%，铂抵抗组为 7%，未出现意料之外的毒性[105]。

在使用厄洛替尼治疗复发性宫颈癌的Ⅱ期试验中，4 例（16%）患者病情稳定，无客观缓解；仅有 1 例患者的 PFS 为 6 个月或以上（4%）。厄洛替尼的耐受性良好，最常见的与药物相关的不良事件是胃肠道毒性、疲劳和皮疹[106]。由于厄洛替尼联合顺铂及放射治疗治疗局部晚期宫颈癌Ⅰ期试验的成功，而进行了Ⅱ期试验。36 例患者中，34 例完全缓解。发现该方案对局部晚期宫颈癌是可行的，毒性可接受[107]。

（二）针对表皮生长因子受体的单克隆抗体

1. 西妥昔单抗

西妥昔单抗是一种抗 EGFR 的单克隆抗体，在头颈部和结直肠癌患者中显示出生存率的提高。在铂敏感卵巢癌的Ⅱ期试验中[108, 109]，接受治疗 26 例 EGFR 阳性肿瘤患者中有 9 例患者有客观缓解（3 个完全缓解和 6 个部分缓解），8 例疾病稳定。缓解率达不到启动第二阶段扩大样本的标准[110]。

在晚期初治卵巢癌的Ⅱ期试验中，西妥昔单抗联合卡铂和紫杉醇，中位 PFS 为 14.4 个月，18 个月 PFS 率为 38.8%。与历史数据相比，这种组合并没有显示出 PFS 的延长[111]。最后，一项Ⅱ期试验还评估了西妥昔单抗在复发 / 持续性上皮性卵巢癌疗效，发现该治疗策略的疗效很差。25 例患者中 1 例部分缓解，9 例病情稳定。中位 PFS 为 2.1 个月[112]。

在宫颈癌中，西妥昔单抗治疗在最近的几项Ⅱ期试验中几乎没有显示出效果。在宫颈癌晚期鳞状细胞癌或腺癌的Ⅱ期试验中，西妥昔单抗联合顺铂和拓扑替康化学治疗。无完全缓解，部分缓解率和疾病稳定率为 32%。这项研究由于治疗药物的毒性高而停止[113]。另一项关于晚期宫颈癌的Ⅱ期研究显示，西妥昔单抗联合顺铂治疗的部分缓解率为 29.6%，完全缓解率为 4.8%。基于这些结果，没有开展Ⅲ期试验[114]。单药西妥昔单抗在晚期宫颈癌中基本无效。在复发性鳞状细胞癌和非鳞状细胞癌的Ⅱ期试验中，西妥昔单抗治疗没有出现部分或完全的缓解[115]。尚未在罕见的妇科肿瘤中开展试验。

2. 曲妥珠单抗

曲妥珠单抗是一种抗 HER 2 抗体，已在卵巢癌和子宫内膜癌的Ⅱ期试验中得到研究。在包括乳腺癌在内的许多恶性肿瘤中，HER 2 基因扩增已被发现与不良的临床结果直接相关[116]。关于 HER 2 过表达及其与卵巢癌预后的关系的资料一直存在争议。早期研究表明，HER 2 在卵巢癌中过表达是一个常见的事件；然而，最近使用技术进行验证的研究表明，HER 2 在卵巢癌中的过表达和扩增频率要低得多[117]。此外，在一些研究中 HER 2 过表达与较差的预后相关，但在其他研究中没有发现这一现象[118, 119]。在一项持续性或难治性上皮性卵巢癌的Ⅱ期试验中，1 例完全缓解，2 例部分缓解。此外，免疫组化显示仅有 11.4% 的肿瘤 HER 2 阳性[120]。在一项关于黏液性卵巢癌的前瞻性队列研究中，有 18.2% 的患者 HER 2 过表达，但这似乎不具有预后意义。在子宫内膜癌中，HER 2 过表达据报道为 44%，但在子宫内膜癌中的结果令人失望[121]。在一项Ⅱ期试验中，晚期或复发的 HER 2 阳性子宫内膜癌，曲妥珠单抗没有获得客观反应，并且由于剂量递增差而提前停止试验[122]。

3. 帕妥珠单抗

帕妥珠单抗是人源化单克隆抗体，通过结合二聚域中的一个蛋白位点来阻止 HER 2 与其他受体的连接。迄今为止，帕妥珠单抗仅在复发性上皮性卵巢癌中得到评价。两种帕妥珠单抗给药方案的实验（840mg 负荷 420mg/21d，1050mg/21d）显示，5 例患者获得部分缓解，8 例患者病情稳定。这项研究发现改善的 PFS 和磷酸化 HER 2 表达有相关趋势[123]。

一项单独比较吉西他滨和吉西他滨与帕妥珠单抗的随机试验发现，帕妥珠单抗的加入可提高应答率（4.6% vs 13.8%），并有改善 PFS 的趋势。帕妥珠单抗治疗获益最大的是低 HER 3 mRNA 表达的患者[124]。在一项铂敏感性复发性卵巢癌的随机试验中，将卡铂类化学治疗药物与帕妥珠单抗比较，PFS无差异。值得注意的是，两组间未见HER 3 mRNA表达差异[125]。

六、多途径靶向药物

1. 索拉非尼

索拉非尼是VEGFR-1、VEGFR-2、VEGFR-3、PDGFR-β和RAF-1的酪氨酸激酶抑制药[126]。目前FDA批准用于治疗不可切除的原发性肝癌和晚期肾癌[127, 128]。Matei等评估了单用索拉非尼（口服400mg，每日2次）在复发性上皮性卵巢癌或原发性腹膜癌患者中的疗效。24%的患者在6个月内病情稳定，3.4%的患者有部分缓解。这种温和的缓解又进一步被大量毒性所抵消。这些包括显著的3级或4级毒性反应，包括皮疹、手足综合征、代谢、胃肠道、心血管和肺部毒性。这些研究者并没有建议继续使用索拉非尼治疗复发性卵巢癌或原发性腹膜癌[129]。在一项Ⅱ期试验中索拉非尼与吉西他滨联合应用于复发性卵巢癌，发现有60%病情稳定和4.7%的部分缓解率。进展期的中位时间为5.4个月，中位OS为13个月[130]。为确定索拉非尼和拓扑替康在铂类耐药卵巢癌中的疗效和毒性，一项Ⅰ/Ⅱ期的联合分析显示部分缓解率为16.7%；然而，只有1例（7%）在Ⅱ期阶段呈部分缓解。疾病稳定率为46.7%。中位PFS为3.7个月（95%CI 3～5.5），中位OS为14个月[131]。目前，索拉非尼联合卡铂/紫杉醇一线治疗卵巢癌的Ⅲ期试验正在进行中[132]。

索拉非尼还被评估作为上皮性卵巢癌的维持治疗方法。在双盲安慰剂对照Ⅱ期研究中，246例患者在完全缓解后随机分为索拉非尼（口服400mg，每日2次）。两组的PFS没有差异。治疗组在手足皮肤反应（68% vs 30%）和皮疹（15% vs 0%）方面显示出更大的毒性[133]。

Nimeri等在一项Ⅱ期试验中评估了用索拉非尼（口服400mg，每日2次）用于晚期子宫癌和癌肉瘤患者的疗效。结果温和，部分缓解率为5%，疾病稳定率为42.5%。6个月PFS率为29%，中位OS为11.4个月[134]。

2. 凡德他尼

凡德他尼的作用是通过对VEGFR-2和EGFR两条平行通路的酪氨酸激酶活性的抑制。这导致血管生成、细胞增殖、迁移和生存机制的受到抑制。单独应用凡德他尼治疗复发性卵巢癌的Ⅱ期试验在第一阶段的应用后终止，因为没有患者的疾病获得活检或稳定。值得注意的是，在这项研究中的分子检测揭示了能够阻断EGFR通路，但没有显示出抗VEGFR的活性[135]。脂质体多柔比星单独或与凡德他尼相结合的随机Ⅰ期或Ⅱ期研究受到显著毒性的限制，这导致联合治疗时的大量患者终止治疗[136]。相反，在单独的随机Ⅱ期研究中，凡德他尼与紫杉特尔联合使用是可以耐受的。然而，与紫杉特尔相比，PFS没有改善[137]。

3. 伊马替尼

伊马替尼是一个小分子，抑制多个通路，包括C-kit、bcr-abl和PDGFR。虽然伊马替尼治疗具有酪氨酸激酶bcr-abl激活的慢性髓细胞白血病很成功[138]，但其作为单一药物在妇科恶性肿瘤中的疗效有限。这可能是由于PDGF轴对周细胞的影响，周细胞是支持内皮细胞和生成新的血管的间充质细胞。活性的PDGF招募周细胞，产生VEGF以刺激血管生成和存活[139]。研究表明，除了VEGF轴外，阻断PDGF轴可能是获得改善的缓解率所必需的。到目前为止，伊马替尼仅作为单一药物或与细胞毒性化学治疗联合在妇科恶性肿瘤中被探索。

应用伊马替尼（400mg/d）作为单一药物，进行了包括高级别和低级别在内的复发性卵巢癌的Ⅱ期临床试验。不幸的是，缓解率很低，在所有试验中只有一个目标应答者[140-143]。这种药物与其他细胞毒性化学治疗联合治疗复发性卵巢癌的Ⅱ期试验也仅取得了很小的成功[142]。

同样令人失望的结果也出现在子宫颈癌中。在用伊马替尼治疗12例复发性宫颈癌的试验中，没有缓解病例，只有1例病情稳定。在所有试验中，药物相关靶点的表达与缓解无关。伊马替尼联合紫杉特尔（每周30mg/m^2）在23例复发性卵巢癌患者中5例有缓解，包括1例完全缓解。另外还有3例病情稳定，持续时间超过4个月[144]。

4. 达沙替尼

达沙替尼是Src家族激酶的强有力抑制药，参与细胞生长、黏附、侵袭和迁移的调节[145]。在较高浓度下，达沙替尼对多种相关的不同靶点有影响，包括bcr-abl、C-kit和PDGF。达沙替尼靶向EphA2受体，调节细胞迁移、存活、增殖和血管生成[146, 147]。EphA2过表达与卵巢癌不良预后相关[148]。

达沙替尼目前被 FDA 批准用于慢性粒细胞白血病。

在复发性卵巢癌中的Ⅱ期试验显示单独使用这种试剂仅有很小的活性，没有客观缓解[149]。然而，它在联合应用中有更多的有希望的结果，如达沙替尼与紫杉醇和卡铂联合在晚期或复发性卵巢癌中的Ⅰ期试验具有合理的活性且可耐受。20 例患者中，15% 例完全缓解，40% 例部分缓解，50% 例疾病稳定，有效率为 25%[150]。目前 NRG 肿瘤学组领导的一项Ⅱ期试验正在进行研究，将达沙替尼用于治疗卵巢复发性透明细胞癌或子宫内膜癌，并按 BAF250a 的表达缺失进行分层，BAF250a 是一种由 ARID1A 肿瘤抑制基因编码的蛋白。

5. 卡博替尼（XL-184）

卡博替尼是一种小分子 VEGFR-2 和 c-Met 抑制药，已在一些实体肿瘤进行了评估，包括最近的上皮性卵巢癌。在一项被终止的Ⅱ期随机试验中，68 例铂敏感和耐药患者接受了卡博替尼治疗。总有效率为 24%，35% 的患者表现出长期稳定，铂敏感组和耐药组的应答率相似。由于结果好于预期，试验提前结束[151]。随后的 GOG 研究在复发性卵巢癌中将该试剂与每周紫杉醇进行比较，卡博替尼未能达到预期的结局，其缓解率低于紫杉醇周疗[152]。

七、聚 ADP- 核糖聚合酶通路和 PARP 抑制药

DNA 损伤可以通过细胞内的多种途径修复，包括基底切除、直接修复、错配修复和核苷酸切除修复。高活性的 DNA 损伤修复途径是已知的抵抗细胞毒性化学治疗的机制[153]。PARP 是一种核酶，有助于沿着碱基切除修复途径修复 DNA 中的单链断裂[154]。当 PARP 被抑制时，单链断裂的积累可导致双链断裂，最终导致细胞死亡。PARP 抑制药在携带 *BRCA* 突变患者中是有效的，因为这些患者中的肿瘤细胞的同源重组修复功能失调，而同源重组修复是一种主要的双链断裂修复机制[155, 156]。此外，PARP 抑制药也刺激单独的 DNA 修复机制，非同源末端连接（NHEJ）途径，这是容易出错的，会导致细胞死亡[157]。最后，PARP 抑制药似乎通过 PARP“诱捕”获得抗肿瘤功能，其中 PARP 蛋白被捕获在 DNA 复合物上，干扰 DNA 的进一步修复和复制[158]。一些 *BRCA* 突变的肿瘤可以抵抗 PARP 抑制。PARP 抑制药耐药的机制包括继发 *BRCA2* 突变的存在，*BRCA2* 突变恢复 *BRCA* 功能，激活 RAD51，丧失 53BP1，从而抑制 NHEJ 通路[159]。对药物释放的机制、临床反应和耐药性的研究可以提高药物的有效性。此外，PARP 抑制药能增加 $CD8^+$ 细胞，从而提出与免疫检查点抑制药联合可能有效的假设。

PARP 抑制药主要是在卵巢癌中进行的探索，因为 *BRCA* 突变与此疾病之间有很强的相关性[160]。PARP 抑制药使用的潜在适应证正积极扩展到具有同源重组缺陷的肿瘤，包括具有 *BRCA1* 启动子甲基化、ATM、ATR 和 Fanconi 畸变的肿瘤[161, 162]。当然，支持在其他妇科恶性肿瘤中考虑 PARP 抑制使用的临床前数据也是有的，包括基于来自 TCGA 的分子数据发现，子宫内膜癌一类亚型存在相似的基因外观，提示基因组不稳定性和同源重组缺陷[163]。此外，根据临床前研究，子宫内膜癌中 PTEN 的改变可能增加对 PARP 抑制的敏感性[164, 165]。同样，临床前数据显示，PARP 抑制在子宫颈癌中有很好的结果。Michels 等建立了顺铂抵抗的宫颈癌细胞系，发现其具有高水平的 PARP1 和组成性激活的 PARP1 是组成性激活的。并且，PARP 抑制药导致细胞死亡[166]。

1. 奥拉帕利

奥拉帕利是迄今为止研究最多的卵巢癌 PARP 抑制药。在临床前研究中，这种口服活性的 PARP 抑制药在 *BRCA* 缺陷的细胞中诱导协同的致死性[167]。在晚期实体肿瘤患者的几个阶段Ⅰ期试验中，奥拉帕利在 *BRCA* 突变相关的癌症患者中具有可接受的不良反应和抗肿瘤活性[168-170]。一项包含两种剂量的奥拉帕利在晚期卵巢癌 *BRCA* 突变患者中的Ⅱ期研究显示，两种剂量均耐受性良好，并显示出适度的效果。24 例患者中，每日 2 次，每次 100mg，有效率为 13%，临床受益率为 16.7%。每日 2 次，每次 400mg 给药在 33 例患者显示出较高的疗效（分别为 33% 和 57.6%）[171]。

虽然奥拉帕利作为一种单一药物已被耐性良好，主要不良事件包括疲劳、恶心和呕吐，但早期研究表明，联合细胞毒性化学治疗可能会增加毒性，因此需要减少剂量。Oza 等比较奥拉帕利联合紫杉醇和卡铂与紫杉醇和卡铂，治疗铂敏感性复发性卵巢上皮性癌中的作用。这项研究还包括一个单独的奥拉帕利组。虽然在应答率上没有显著差异，

但在奥拉帕利单药维持组中 PFS 有所改善[172]。另一项Ⅱ期研究证实，奥拉帕利单药作为铂类药物化学治疗后对铂敏感复发的维持治疗，显著增加 PFS，特别是在 *BRCA* 突变的妇女中[173]。

目前，尚不清楚这类化合物在胚系 *BRCA* 突变患者中，是否优于选定的化学治疗。一项随机Ⅱ期试验在铂类治疗后 12 个月内的进展的 *BRCA* 患者中，比较了奥拉帕利（200mg，每日 2 次；400mg，每日 2 次）和聚乙二醇脂质体多柔比星（$50mg/m^2$）的疗效。主要终点是 PFS。虽然对奥拉帕利组的应答率更高，但两组的 PFS 无差异[174]。这可能是由于脂质体多柔比星在 *BRCA* 突变卵巢癌患者中的功效高于预期。

在铂耐药组中作为单一药物的活性导致了 FDA 对奥拉帕利被批准用于很窄的适应条件，包括那些使用超过三种治疗卵巢癌的药物的复发性疾病患者。奥拉帕利被批准用于与 *BRCA* 相关的卵巢癌，是第一个妇科恶性肿瘤中被批准的具有相关生物标志物的治疗。奥拉帕利在欧洲也获得了注册，作为铂敏感复发后铂治疗的后续缓解维持治疗。在前期或铂敏感的复发环境中，评估奥拉帕利作为 *BRCA* 突变型卵巢癌维持治疗作用的另外一项Ⅲ期试验已经完成或正在进行中。奥拉帕利在罕见的妇科肿瘤中尚未被研究。

2. 维利帕利

维利帕利是 PARP-1 和 PARP-2 的口服抑制药，维利帕利在复发性卵巢癌中也显示出令人鼓舞的活性。一项关于维利帕利作为单一药物的Ⅱ期研究发现，*BRCA* 突变型卵巢癌患者的缓解率为 26%。不良事件是温和的和可预期的，主要包括血液毒性[175]。与环磷酰胺相比，口服环磷酰胺与维利帕利对比的一项随机Ⅱ期试验发现，其在缓解率方面没有发现额外的益处[176]。联合治疗包括维利帕利的维持作为 NRG 肿瘤学组（GOG 3005）的Ⅲ期临床试验的一部分，正在研究中。但在罕见的肿瘤中还没有进行研究。

3. 卢卡帕利

卢卡帕尼的临床前研究表明，该制剂是一种有效的 PARP-1 和 PARP-2 抑制药，在上皮性卵巢癌中具有显著的活性[177, 178]。在晚期卵巢癌和乳腺癌的 *BRCA* 突变患者的一项Ⅱ期多中心试验中，口服卢卡帕尼（480mg/d）被发现具有 15% 的缓解率。81% 的卵巢癌患者有 12 周以上的完全缓解、部分缓解或疾病稳定[179]。

4. 尼拉帕利

口服 PARP 抑制药尼拉帕利最近在 NOVA 试验中进行了研究，这是一个双盲安慰剂对照的Ⅲ期临床试验，对 500 多例复发性卵巢癌患者进行了研究。这些患者对最近的铂类化学治疗有缓解，被随机分配到尼拉帕利维持组和安慰剂组。与对照组相比，尼拉帕利显著延长了 PFS。有趣的是，该试验在所有三组患者中都达到了 PFS 的主要终点：胚系 *BRCA* 突变患者、非胚系 *BRCA* 突变但有同源重组缺陷的患者和非 *BRCA* 突变患者。

八、结论

随着肿瘤生物学和病理学知识的不断扩展，我们将继续看到生物制剂的增长。这些药物有可能对妇科恶性肿瘤患者的治疗产生深远的影响。尽管癌症中存在显著的通路改变，但当生物制剂单独使用时，临床疗效还是受到限制。未来的考虑将包括确定靶向制剂与其他治疗方式的适当联合，以优化生存结局和生活质量。在癌症的分子网络中扩展知识的另一个重大挑战是从“过客”突变中识别“驱动”突变，其中靶向后者是更有效的治疗。最后，确定治疗的生物标记物对于使患者接受合适的治疗至关重要。这在罕见肿瘤患者中具有重要意义，因为该疾病的罕见而无法开展大型的临床试验。因此，包括组织 / 血清样本的，能够提供新的生物标志物的未来临床试验将有希望改善患者结局，特别是罕见妇科恶性肿瘤患者。

第八篇　内分泌肿瘤
Endocrine Tumors

第 47 章　肾上腺肿瘤
Adrenal Neoplasms

Ashley A. Stewart　Ellen Shannon Story　著
谢　健　译　王银霞　校

一、概述

1552 年，肾上腺在解剖学上首次被描述为“肾腺”（位于肾脏上的腺体）。然而，几个世纪以来，肾上腺的功能一直备受争议[1]。1855 年，Thomas Addison 首次发表了肾上腺损伤患者的临床和病理观察[2]，同时 Brown-Séquard 等的生理学研究进一步阐述了肾上腺功能和分泌的激素[3]。尽管早在 19 世纪就发现了肾上腺肿瘤，但由于其罕见性和独特的生物行为，使其研究极具挑战性。近年来肾上腺肿瘤的认知进步，极大程度上归咎于影像学和遗传学研究的进展。肾上腺肿瘤可分为原发肿瘤和转移性肿瘤。原发肾上腺肿瘤是根据其起源于肾上腺皮质或髓质，以及良、恶性而区分。良性肾上腺皮质腺瘤（adrenocortical adenoma，ACA）和恶性肾上腺皮质癌（adrenocortical carcinoma，ACC）起源于肾上腺皮质，良、恶性嗜铬细胞瘤（pheochromocytoma，PHEO）发生起源于肾上腺髓质。伴随着横断面成像技术成熟应用于腹部检查，偶然发现的肾上腺肿块变得常见，被称为肾上腺偶发瘤（adrenal incidentaloma，AI）。

肾上腺良性肿瘤和恶性肿瘤根据激素分泌的活性不同分别表现为功能性和非功能性。深入了解肾上腺生理学对于肾上腺肿瘤的鉴别和治疗是至关重要。

二、肾上腺生理学

成人肾上腺是一个双侧腹膜外位器官，重 4～5g，紧挨着每个肾脏的上极。肾上腺由两层不同的胚层组成，分为外皮质和内髓质（图 47-1）。薄的皮质起源于中胚层，合成类固醇激素。由来自神经嵴的嗜铬细胞形成的内髓与交感神经系统协同分泌神经内分泌激素。肾上腺的血液供应丰富，各种毛细血管汇合成网，这使得腺体容易在创伤和活检中出血；但复杂的血管网络又有助于腺体更快的从损伤中恢复，并且可以做到器官功能保全的部分切除。两侧肾上腺的主要血液供应不同，这导致了肾上腺静脉取样的手术入路不同，同时恶性肾上腺肿瘤的侵袭方式也不同。

肾上腺皮质在解剖学上进一步分为功能区：球状带、束状带和网状带（图 47-2）。最外层是球状带，盐皮质激素主要产生部位——主要代表为醛固酮，其通过对肾脏功能影响参与长期血压调节。肾上腺醛固酮的合成受肾素一血管紧张素系统，以

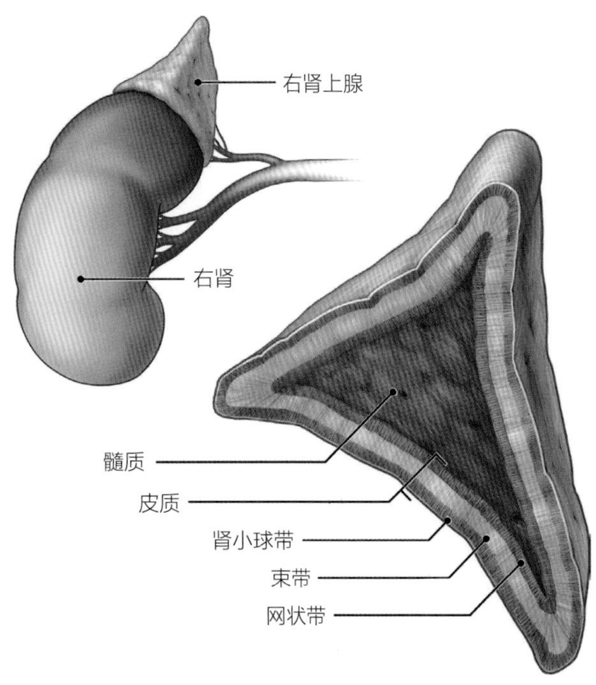

▲ 图 47-1 肾上腺解剖

及血浆促肾上腺皮质激素（adrenalcorticotropic hormone，ACTH）和钾浓度的调节。当血管紧张素（A）– Ⅱ、ACTH 或血清钾浓度较高时，刺激醛固酮分泌。同样正常生理情况下血钠降低也能刺激醛固酮分泌。A–Ⅱ的水平受 A–Ⅰ调节，而 A–Ⅰ又由肾素调节。在正常生理反馈机制下，血清钾的降低和血清钠的升高引起 A–Ⅱ的下调，导致血浆肾素活性（plasma renin activity，PRA）的降低，从而导致醛固酮分泌减少。A–Ⅱ和肾素均不能下调促进醛固酮分泌。因此，血浆醛固酮浓度（plasma aldosterone concentration，PAC）与 PRA 的比值对原发性醛固酮增多症和继发性醛固酮增多症的诊断和检测是有用的。

束状带位于其他两个区域之间，负责产生糖皮质激素 – 主要是皮质醇。这个区域受下丘脑 – 垂体 – 肾上腺（hypothalamic–pituitary–adrenal，HPA）轴的调节。下丘脑分泌促肾上腺皮质激素释放激素（corticotropin–releasing hormone，CRH）刺激垂体前叶分泌 ACTH 进入血流。当 ACTH 到达肾上腺皮

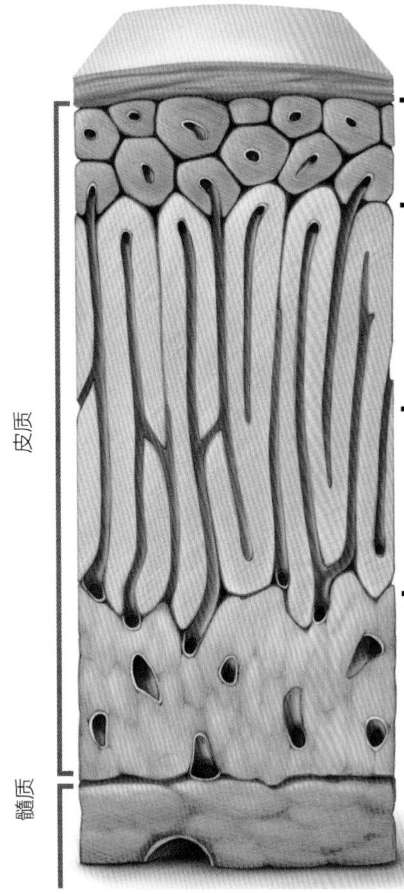

	主要激素	临床表现	初始实验室评估*
球状带	盐皮质激素 • 醛固酮 • 去氧皮质酮	高血压、头痛、肌无力，多尿、心脏毒性	• 血浆肾素活性 • 血浆醛固酮浓度 • 醛固酮与肾素比
束状带	糖皮质激素 • 皮质醇	体重增加（主要是腹部）、近端肌无力、“满月脸”、颈后脂肪垫、皮肤菲薄、容易擦伤、伤口愈合不良、高血压、多毛、抑郁 / 精神病、腹部 / 腋窝 / 乳房皮纹、低血钾、葡萄糖不耐受、血脂异常、月经异常 / 性腺功能减退	• 隔夜地塞米松抑制试验（1mg） • 24h 尿游离皮质醇 • 唾液皮质醇
网状带	雄激素 • 脱氢表雄酮 • 雄烯二酮 • 雌激素†	女性 毛发分布男性化、额头秃顶、痤疮、皮肤增厚、月经异常、嗓音加深、肌肉体积增加 男性 男子女性型乳房、性腺功能减退	• 脱氢表雄酮 /DHEA（S） • 雄烯二酮 • 睾酮 • 雌二醇
髓质	儿茶酚胺 • 去甲肾上腺素 • 肾上腺素	高血压、心悸 / 心动过速、头痛、多汗、视物模糊、心脏毒性、儿茶酚胺危象	血浆分馏 3– 甲氧基肾上腺素 • 甲氧基肾上腺素 • 甲氧基去甲肾上腺素 24h 尿分馏 3– 甲氧基肾上腺素和儿茶酚胺

*. 各个实验室测试的正常值和范围因化验结果不同而不同，因此不包括在内
†. 外周转换后
DHEA（S）. 脱氢表雄酮硫酸盐

▲ 图 47-2 肾上腺生理学

质时，它会释放糖皮质激素释放到血液中。

皮质的最内层，即网状带，产生雄激素，主要是脱氢表雄酮（dehydroepiandrosterone，DHEA）和脱氢表雄酮硫酸盐（DHEA–sulfate，DHEAS）。这两种肾上腺雄激素都只有很小的内源性作用；然而，一小部分 DHEA/DHEAS 被肾上腺组织和外周组织转化为雄烯二酮，然后转化为睾酮和雌激素。男性中只有不到 5% 的睾酮来自肾上腺；然而，女性中存在的大多数雄激素是由肾上腺分泌的睾酮和雄烯二酮，以及外周组织对激素的转化造成的。这些性类固醇激素是皮质醇产生的副产品；因此，它们也受到垂体分泌的 ACTH 的调节，而 ACTH 又受到来自下丘脑的 CRH 的刺激。当 ACTH 缺乏时，这些区域会变得功能减退和萎缩，相反，当 ACTH 分泌过量时，这些区域会变得肥大和增生。

肾上腺髓质是肾上腺的最内侧部分，主要由两种含儿茶酚胺的细胞组成：去甲肾上腺素和肾上腺素细胞。肾上腺髓质是肾上腺的最内侧部分，主要由两种含儿茶酚胺的细胞组成：去甲肾上腺素和肾上腺素细胞。因为可以被铬盐染色，它们通常被称为嗜铬细胞[4]。嗜铬细胞大多局限于肾上腺髓质，但也可以在肾上腺外的部位发现，如膀胱、颈部和主动脉分叉处。儿茶酚胺是由色氨酸细胞内的酪氨酸合成的，并以去甲肾上腺素的形式储存在颗粒小泡中。某些嗜铬细胞含有苯乙醇胺 *N*– 甲基转移酶（phenylethanolamine *N*–methyltransferase，PNMT），它在囊泡内将去甲肾上腺素转化为肾上腺素。通常，肾上腺外嗜铬细胞缺乏 PNMT，因此不分泌肾上腺素。当肾上腺髓质受到刺激时，颗粒小泡与细胞膜融合并释放所有内容物，其中包括色甘肽、脑啡肽、多巴胺和神经肽 Y 及儿茶酚胺。儿茶酚胺几乎影响身体的所有组织和器官，然而，最重要的是对心血管系统和机体新陈代谢的作用。儿茶酚胺刺激各种肾上腺素受体介导一系列效应：α_1 受体激活引起血管平滑肌收缩，β_1 受体刺激引起心率和心肌收缩力增加，β_2 受体刺激导致平滑肌松弛，β_3 受体刺激调节脂肪分解和代谢。

三、肾上腺偶发瘤

肾上腺肿瘤的发现很大程度是于别种目的影像检查过程中意外发现肿块。对于肾上腺偶发瘤（adrenal incidentaloma，AI）的诊断挑战，伴随着年龄的增长而更频繁地遇到。腹部横断面成像中 AI 的平均患病率为 2.3%，但有报道 70 岁以上的患者中高达 7%，而在 30 岁以下的患者中只有 0.2%[5]。伴随高分辨率扫描的普遍应用，其患病率正在接近尸检诊断[6, 7]。绝大多数（80%～90%）AI 是良性的，无功能的腺瘤[8]。绝大多数是单侧的，仅有 10%～15% 的病例发现双侧病变。在年轻患者中，双侧肿块更可能与遗传和（或）功能综合征（如先天性肾上腺增生）有关。在老年患者中，特别是那些有影像检查前诊断癌症的患者，双侧肿块更有可能代表转移性疾病，肺、乳腺、肾、黑色素瘤和卵巢肿瘤是最常见的来源[9, 10]。框 47–1 罗列了肾上腺偶发肿块的部分原因。巨大的肿块既有可能是功能性的增大，又可能是恶性肿瘤[6, 11, 12]。良性诊断通常采用 4cm 的上限阈值[13, 14]。患者的病史、家族 / 遗传病史和体检作为有关功能性和恶性肿瘤的线索来源怎么强调都不过分，这是评估 AI 时的两个主要考虑因素。在 AI 系列功能性肿瘤中，多数分泌皮质醇。这可能表现为库欣综合征样体征（框 47–2）或表现为典型的代谢综合征，但没有明显的库欣综合征样体征的亚临床表现。在一项 1004 例患者研究中，85% AI 是无功能的，而 9%、4% 和 1.6% 分别分泌皮质醇、儿茶酚胺和醛固酮[15]。亚临床皮质醇增多症也可能在双侧肿块的患者中更常见[16]。

框 47–1 肾上腺肿瘤意外发现的原因

- 良性腺瘤
- 肾上腺皮质癌
- 肾上腺囊肿
- 嗜铬细胞瘤
- 出血 / 血肿
- 结节性增生
- 先天性肾上腺增生
- 骨髓脂肪瘤
- 神经纤维瘤
- 神经节细胞瘤
- 神经节神经母细胞瘤
- 脂肪瘤
- 血管肉瘤
- 错构瘤
- 转移
- 肾肿块
- 血管
- 肉芽肿 / 感染性

框 47–2 库欣综合征的特征

症状和体征

- 体重增加 / 腹部肥胖
- 满月脸
- 颈后脂肪垫
- 皮肤紫色斑纹
- 胸大
- 多毛症和男性化
- 抑郁
- 近端肌肉萎缩 / 无力
- 月经不调 / 性腺功能减退
- 易擦伤

代谢发现

- 糖尿病
- 高血压
- 低钾血症
- 血脂异常
- 骨质疏松症

目前已经可以对偶发的肾上腺肿块进行准确的评估[5, 17]。由于大多数发现为良性无功能腺瘤，临床上的首要任务是避免不必要的手术或过度影像检查，同时精准的辨别功能性肿物和高风险的恶性肿瘤。肾上腺肿块恶变倾向的 CT 成像特征已经被广泛研究，并将于后面详述[4]。同时部分肾上腺病变具有临界密度值或显著的异质性，这导致密度的测量具有挑战性和不可靠性。同样，一些较大的病灶具有低衰减；在这些情况下，对于 CT 强化图像的完全延迟强化程度（absolute percentage washout，APW）和相对强化程度（relative percentage washout，RPW）的计算提供了恶性诊断的额外信息（见肾上腺皮质癌部分；影像学评估）。正电子发射体层成像（positron emission tomography，PET）在初始评估中的作用有限，但对于巨大肿瘤和疑似转移疾病时可能有帮助。建议对皮质醇增多症和儿茶酚胺升高的病例进行最低限度的功能评估，并在高血压或低钾血症出现时对醛固酮增多症进行额外的检测（见图 47–2，其中包括实验室测试的概述）。图像引导的肾上腺病变活检意义有限，仅适用于排除感染性或转移性疾病的罕见病例。活检的风险远远大于其可获得的潜在信息，并且随着影像技术的进步，活检的需求几乎完全消除。

肾上腺偶发瘤的治疗评估及治疗流程见图 47–3。目前认为密度高于脂质（＞ 10HU）的肿块应立即考虑切除，而不考虑功能状态或肿瘤大小，尤其是在肾上腺肿块不常见的年轻患者中，因为早期切除是 ACC 患者唯一的治愈机会[18, 19]。肾上腺结节患者的激素水平评估和成像的频率和持续时间存在争议，尤其是功能评估阴性、最大直径小于 4cm、平扫 CT 值＜ 10HU 且无其他相关影像学特征的肾上腺病变患者，建议至少进行一次影像学检查随访，以评估 6～12 个月的肿块变化和 1～5 年的功能状态。目前没有证据支持对稳定的，较小的，低风险的肿块更频繁或更长时间的影像学检查或内分泌筛查。大多数良性的无功能肿瘤不会显著增长，大多数功能评估为阴性的肿块不会随着时间的推移而变得功能性[20–22]。然而，对于肾上腺病变表现出一个或多个恶性潜能的影像学特征，更密切和长时间的随访是有必要的。在这些情况下，即使是小于 4cm 的病变，也要考虑手术切除，以避免反复辐射暴露和增加长时间随访的成本[18, 23]。对年轻患者更应如此。在 3～12 个月内逐步增大的病变应考虑恶性肿瘤可能；但尚缺少单一的临界值可以准确进行良恶性判断[24, 25]。有人建议对 3～12 个月内增大＞ 0.8cm 可以作为区分肾上腺良恶性肿块的判断指标，其敏感性为 72%，特异性为 81%[25]。

四、肾上腺皮质恶性肿瘤

肾上腺皮质癌

肾上腺皮质癌（ACC）是最常见的起源于肾上腺皮质的恶性肿瘤。每年发病率为每百万人中新发 0.7～2 个病例[26, 27]。肾上腺皮质的其他原发恶性肿瘤也存在，但都是极其罕见的，并且是在个案基础上进行治疗管理。ACC 年龄分布呈双峰特点：峰值出现在 5 岁和 40—60 岁[28, 29]。同时女性比男性更常见，女性 : 男性为 1.5～2.5 : 1[29–31]。这些肿瘤多为散发性，同时与遗传性综合征有关（表 47–1）。巴西南部儿童的 ACC 发病率高出 10～15 倍，其中基因改变（*TP53* p.R337H）与 ACC 的发病机制有关[32, 33]。据统计，一半的 ACC 病变具有激素功能，尽管在报道中，从 42% 到 76% 不等[34–37]。在最近报道的 524 例 ACC 患者中，249 例为非功能性肿瘤，275 例为激素活性疾病。150 例患者（28.7%）皮质醇分泌过多，58 例患者（11.1%）雄激素分泌过多，9 例患者（1.7%）雌激素分泌过多，7 例患者（1.3%）盐皮质激素分泌过多。并且近 10% 的患者中有不止

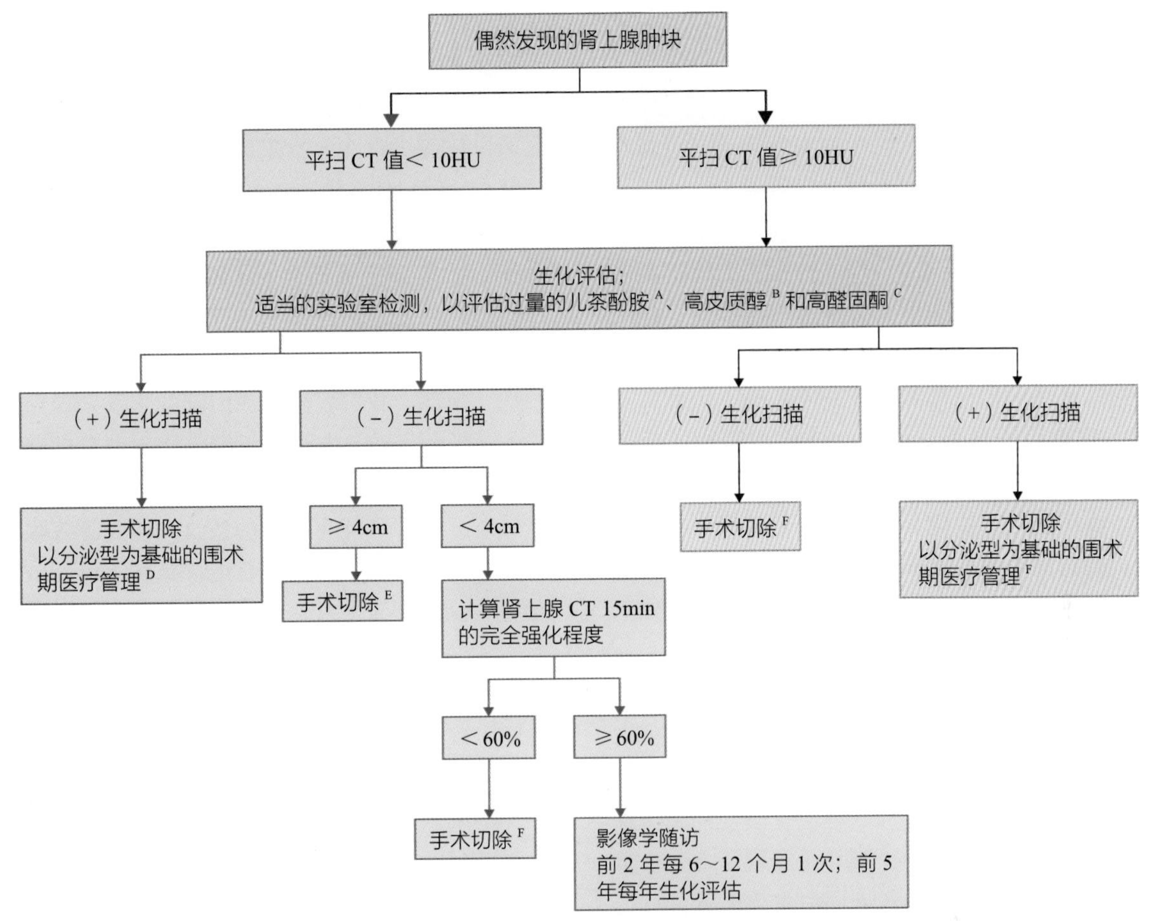

▲ 图 47-3　肾上腺偶发瘤的评估

A. 血浆分馏的甲氧基肾上腺素和甲氧基去甲肾上腺素，24h 尿分馏的甲氧基肾上腺素类物质和儿茶酚胺；B. 隔夜地塞米松抑制试验（1mg），唾液皮质醇，24h 尿游离皮质醇；C. 血浆醛固酮，血浆肾素活性，醛固酮与肾素比值；D. 在对激素过量的医疗管理进行优化后，应以多学科方式选择性地进行手术切除；请参考本章中相应的章节进行深入讨论；E. 对于小于 8cm 的肿瘤，腹腔镜切除是首选的切除方法；由于技术原因，并且由于隐匿性恶性肿瘤的风险随着大小的增加而增加，因此开腹切除对于＞ 8cm 的病变是有利的；F. 对于这些病变，某些影像学特征引起了对恶性肿瘤的关注，因此无论大小，都应强烈考虑开腹切除

表 47-1　肾上腺皮质癌：相关遗传性综合征

综合征	临床表现	基　因	基因染色体位点
Li-Fraumeni	软组织肉瘤、骨肉瘤、乳腺癌、脑瘤、白血病	*P53*	*17p13*
Beckwith-Wiedemann	巨大儿、巨舌症、内脏肥大、Wilms 瘤、横纹肌肉瘤、肾 / 肝母细胞瘤	IGF2、H19、CDKN1C、KCNQ1、KCNQ1OT1	11p15.5
多发性内分泌肿瘤 1 型（MEN 1）	甲状旁腺、垂体、胃肠胰腺肿瘤	*MEN1*	11q13
黏液瘤综合征	心脏、皮肤和黏膜黏液瘤，色素皮肤沉着，睾丸肿瘤，PPNAD	*PRKAR1A*	17q22 - 24 2p16
家族性腺瘤性息肉病	结直肠腺瘤性息肉、小肠和胃息肉、骨瘤、硬纤维瘤、胰腺和甲状腺癌	*APC*	5q12 - 22

PPNAD. 原发性色素结节性肾上腺疾病

一种激素[36]。这种功能性肿瘤产生激素的模式与先前报道的大型 ACC 队列研究相似[34, 37]。

1. 临床表现和实验室评估

从历史上看，肾上腺恶性肿瘤的特点是患者在疾病末期出现症状，典型表现为激素过量，而生化诊断后影像学检查是最常见的诊断模式。然而，腹部横断面成像的频繁应用导致诊断模式的重大转变，使得最初的表现通常是发现肾上腺肿块，然后进行评估功能[38]。因为在这些病例中发现是偶然的，这些病例的内分泌综合征并不典型。因此，对于肾上腺肿块的患者，仔细的体检和鉴别尤为关键，并且可能对指导生化研究提供有意义的线索。通常，临床特征、生化资料和影像信息将指导后续治疗。同时患者术前实验室资料的汇总，可以通过对患者的术后管理进而对于术前实验室检查提供额外线索。

大多数肾上腺良性肿瘤是非分泌性的，功能性肿瘤通常也有一个惰性的临床病程。相比之下，60%～80% 的肾上腺皮质恶性肿瘤是分泌型[37]，并可能在数周至数月内表现为一种快速演变的临床综合征[39]。这些肿瘤的另一个独特之处就是在肾上腺类固醇生成通路内，多种激素同时发生频繁的共分泌。因此，中年女性出现痤疮、新发秃顶和高血压应该提醒临床医生警惕多激素综合征，并高度怀疑恶性可能。对于表现 CT 平扫图像上的混合或高密度肿块应考虑为 ACC，直到被切除的肿瘤的病理证实为止。

因为局部结构受压或肿块效应直接导致的临床症状并不常见，但其会导致如便秘和腹胀等腹部症状，以及更严重的并发症，如下腔静脉（inferior vena cava，IVC）血栓形成[39]。晚期患者常伴随食欲减退和体重下降等相关症状。由于随着年龄的增长肾上腺肿块越来越常见，尤其是在 65 岁以后，应避免对此类患者在进行彻底的生化评估之前仓促诊断[22]。这可能特别适用于肿瘤人群，尤其是高龄患者。肾上腺肿块患者伴有皮质醇过量需要仔细鉴别，以便将偶发肾上腺肿块伴有异位或垂体原因导致库欣综合征患者与分泌性肾上腺肿瘤患者区分开来。导致可变类固醇生成活性的“无序”酶表达在 ACC 中更为常见，并且可能部分地解释了临床分泌综合征的异质性。尽管作为临床评估的一部分很少进行检测，但在肾上腺癌患者中经常发现尿中类固醇前体浓聚，但在良性腺瘤患者中不存在[40, 41]。

(1) 自主皮质醇分泌：近 90% 的分泌性 ACC 表现为皮质醇增多症，临床可表现为亚临床症状到需要住院的急性症状[37]。1932 年 Harvey Cushing 首次描述过量皮质醇分泌导致的临床症状——库欣综合征[42]，表现为腹部为主体重增加，多血质面容的“满月脸”，近端肌肉萎缩，从抑郁到精神错乱的心理变化，皮肤萎缩，角质层变薄，以及易发瘀斑等特征。腹部、腿部、腋窝或面部的皮肤牵拉出现粉红色至紫色条纹，与慢性肥胖症中更常见的银白色牵拉条纹相比，它更宽、更突出。快速发病的高皮质醇血症患者可能有明显的条纹，但并不仅限于库欣综合征[43]。继发于 ACC 的库欣综合征患者中，女性男性化更为常见，这在一定程度上是雄激素分泌的结果[44]。代谢症状包括低钾血症、葡萄糖耐受不良、2 型糖尿病、血脂异常、骨质疏松和高血压。女性出现月经失调和男性出现性腺功能减退。心血管事件和血栓事件导致的死亡率增加[45, 46]。

患者的实验室检查必须根据个人和临床情况进行调整。至少两种常用的诊断试验为阳性，方可诊断皮质醇增多症。一般来说，随机的血清皮质醇水平和 ACTH 值单独作为验证性测试是不可靠的，因为存在全天数值的变化，不同临床情境下数值的差异，以及抑郁症和口服避孕药（导致假阳性）到肿瘤间歇性皮质醇分泌（导致假阴性）的可能。一次例外是 1 名库欣综合征患者，其影像学提示肾上腺巨大肿块并且伴有相对较高的皮质醇水平（＞ 300μg/L，特别是在下午或傍晚）和低 ACTH（＜ 5pg/ml）水平。临床实践中的大多数检测方法都测量蛋白结合的激素水平；因此，由于营养不良或严重疾病导致的低蛋白血症患者出现假阴性可能。然而，记录血清皮质醇的日常变化是证实皮质醇没有过度分泌的有力证据。在已知肿块的患者中，测量晨间皮质醇的过夜 1mg 地塞米松抑制试验因其阴性预测值和便利性成为首选[47]。皮质醇抑制通过在晚上 11 时口服地塞米松（1mg；片剂），并且在第 2 天上午 8 时测量血清皮质醇水平。如果＜ 18μg/L（50nmol/L）可排除库欣综合征，敏感性超过 95% 但是特异性较低。阈值增加到 50μg/L（140nmol/L）可将特异性提高到 95%[48]。在临床工作中，初始评估通常包括收集 24 小时尿样中的游离皮质醇作为每日总皮质醇分泌的标准。当 24 小时尿中游离皮质醇水平大于正常范围上限值的 2～4 倍时，被认为是升高的。必须仔细指导患者进行正确的标本采集。临床使用的几种检测方法具有不同的正常范围和对药物干扰的敏感性[47]。正常受试者的深夜唾液皮质醇水平＜ 145ng/ml（4nmol/L）；因此，具有可靠检测结果的值＞ 145ng/ml 对库欣综合征具有高度的敏感性和特异性[49, 50]。检测唾液皮质醇水平可能对皮质醇结合球蛋白升高的患者和治疗监测特别有用。然而，在肾上腺肿块的初步评估中，它的使用主要是对其他测试的补充，并且可能不如过夜地塞米松抑制。此外，样品必须在严格控制的条件下采集才能有效[51]。应重复测试以确认任何异常结果。当通过至少两种常用的检测方法发现皮质醇持续升高时，皮质醇自主分泌的诊断得到确认——通常是两次升高的 24 小时尿游离皮质醇分析，以及重复的过夜地塞米松抑制缺乏。更长时间的测试，例如小剂量 48 小时地塞米松抑制试验，不太可能提高评估恶性来源的过量皮质醇的患者的诊断准确率，并且在大多数情况下是不必要的[52]。一旦皮质醇的高分泌被证实，早晨 ACTH 水平反复低于 5pg/ml 就是肾上腺来源的 ACTH 非依赖性的证据[48]。

(2) 肾上腺性征异常综合征：ACC 引起的雄激素分泌几乎与皮质醇增多症一样常见，并在 47% 的病例中同时发生。单纯产生雄激素的肿块是罕见的，在分泌性病例中≤ 6%，并且更常见于女性[37]。在一项研究中，所有女性都表现为多毛症[53]。女性雄激素过多的体征有嗓音加深，成人新发的囊性痤疮，男性型脱发，以及多毛症。这些症状的快速发作（从几周到几个月），单独或合并其他肾上腺过度分泌的信号，更常见于恶性肿瘤中。DHEAS 仅由肾上腺产生，而其他雄激素则由肾上腺和卵巢不同程度地产生[54]。有肾上腺肿块和雄激素化症状的女性应测量睾酮、雄烯二酮和 DHEAS 水平。当在具有可疑影像特征的女性中发现升高时，诊断为 ACC，直到证实不是这样。分泌雌激素的 ACC 非常罕见（分泌性病例的 2%）并且在男性中存在男性乳房发育和性腺功能减退等特征。绝经后妇女可能会出现新发的功能失调性子宫出血[55]。文献报道高血压是肾上腺肿瘤雄激素分泌的临床表现，但是机制尚不清楚[56]。

(3) 醛固酮分泌：单独分泌醛固酮的肾上腺癌非常罕见，不足功能性 ACC 的 2%。醛固酮更常与其他激素共同分泌，通常是皮质醇或雄激素[37]。其中患者超过一半是女性，发病率在 40 岁达到高峰[39, 57]。醛固酮增多症患者血压可能正常或高血压，出现或不出现低钾血症[58]。高血压和醛固酮可能会增加此类患者发生充血性心力衰竭的风险[59]。所有合并高血压和肾上腺肿块的患者都应该接受醛固酮过分泌水平的评估，尤其是结果可能影响手术治疗方案的患者。对于影像诊断不能确诊的患者，发现高醛固酮增多症及其他肾上腺皮质激素的过度分泌的证据增加了诊断 ACC 的证据。阳性筛查包括低水平的血浆肾素和醛固酮水平＞ 150ng/L，且醛固酮与肾素的比值＞ 20。PRA 是首选的测量方法，因为自动测量肾素浓度通常不可靠。建议有经验的临床医师对这些结果进行判读，因为年龄、性别、慢性肾脏疾病、钠摄入量、体位、药物和其他因素都会影响醛固酮与肾素的比例。常用的抗高血压药——醛固酮受体拮抗药会干扰结果，应停药 6 周进行[60]。自主醛固酮分泌的诊断必须证实口服盐或静脉盐水负荷实验不能抑制醛固酮分泌。如果禁止使用盐或液体负载，则可以使用替代试验（氟氢可的松抑制试验或卡托普利试验）。ACC 患者的醛固酮水平通常很高（平均比正常水平高 14 倍）同时伴有无法检测血浆肾素水平[57]。只有当结果将影响手术决策时，才考虑额外的测试。对于双侧疾病的病例可以使用肾上腺静脉取样来区分过量醛固酮分泌的来源；然而，这是一个存在潜在风险的步骤，并且在初步研究表明在肿瘤切除的情况下是不必要的[61, 62]。

(4) 肿瘤生长：虽然多数 ACC 病例是偶发的，但几种特征良好的遗传性综合征增加了此类人群 ACC 的风险。表 47–1 概述了相关综合征和确定的相关基因。虽然散发性 ACC 的确切病因未明，但一些潜在的致病机制已从已知的遗传性综合征途径中推断出来，如 Li—Fraumeni 综合征、Beckwith—Wiedemann 综合征、多发性内分泌肿瘤 1 型（MEN 1）、黏液瘤综合征（carney complex）和 von Hippel—Lindau 综合征。

基因测序方法和基因组学方法的进步加深了我们对几种不同类型癌症的主要遗传驱动基因的理解，ACC 也不例外[63, 64]。这些 ACC 的基因组亚组可以进一步证实与临床结果相关 [65, 66]。

与 ACC 发病相关的主要基因突变列于框 47–3，并按功能类别分组。Wnt/β–catenin 通路在肾上腺发育中起重要作用；然而，β–catenin 的激活与 ACC 和 ACA 有关。最近的研究表明，Wnt 途径是 ACC 中最常见的突变途径 [65, 67]。*CTNNB1* 突变可作为 β–catenin 的激活突变，并已在 15%～50% 的 ACC 中被证实。最近发现 *ZNRF3*（一种 Wnt/β–catenin 途径的负反馈调节因子）的突变是 ACC 中最常见的改变基因 [65]。其他反复突变的基因与细胞周期调节、染色质重塑和染色体维持有关。

通过最近的国际协作研究，证明总体突变率较低的 ACC 肿瘤预后良好，并且这些肿瘤很少有主要驱动基因的改变，同时甲基化水平和模式与正常肾上腺组织相似。预后不良亚组表现为细胞周期相关基因高表达，突变率较高（经常观察到驱动基因突变）和特定驱动基因的高甲基化 [64]。还有证据表明，DNA 甲基化谱和总体水平可能进一步将不良预后亚组区分为最差组和中间组 [68, 69]。

(5) 影像学评估：肾上腺病变的影像学评估影响肾上腺皮质肿瘤的诊断和治疗。虽然功能成像有时可以帮助治疗肾上腺皮质病变，但 CT 和磁共振成像（magnetic resonance imaging，MRI）是最常用的方式。多数医疗机构腹部影像学成像是标准；然而，应该考虑肾上腺肿瘤最佳成像参数标准。每个放射科都有一个标准参数，用于获得胸部和腹部的 CT；然而，这些方案通常不包括评估肾上腺肿块的最佳参数。以“肾上腺模式”进行的以患者为中心的初始成像可以避免不必要的经济和时间浪费，以及反复扫描导致的辐射暴露。例如，综合平扫图像，强化成像和强化后 15min 的延迟扫描可以允许计算强化程度并进行恶性潜能判定 [70–73]。肾上腺区域使用 1～3mm 的薄层扫描联合延迟成像可以详细地显示肾上腺静脉的解剖位置和走行。这些解剖学信息对于制订手术计划和判定保留肾上腺的技术可行性是有益的。框 47–4 概述了在与放射科临床医师讨论 CT 成像协议时应考虑的成像的细节。

对于肿瘤的脂质含量、密度、异质性、肿瘤对周围结构的侵袭、边界质量和强化程度的细节描述有助于良恶性的诊断。历史上，良恶性判断严重依赖于肿瘤大小，直径＞ 4cm 的病变被认为更有可能是恶性的。然而，大量文献驳斥了大小作为一个可靠的标准 [74, 75]。在评价肾上腺肿块时，肿块的密度和脂质含量在临床上更有意义，更敏感和更具特异性。

密度是通过 CT 成像在 Hounsfield 尺度上测量的，Hounsfield 尺度是一种半定性的 X 线衰减尺度，并以 Hounsfield 单位（HU）表示。脂肪组织在 CT 扫描上的密度很低，CT 值为 –150～–20。富含脂质的肾上腺病变具有非常低的恶性潜能；因此，在平扫阶段＜ 10HU 的肾上腺病变具有近 100% 的良性可能。超过 10HU 阈值的病变需要引起关注，要仔细评估额外的影像学特征和进行病理确诊 [75, 76]。边缘不规则、增厚和边缘强化或可疑侵犯周围结构的

框 47–3　肾上腺皮质癌的主要遗传驱动因素

Wnt/β-catenin 通路
- *ZNRF3*
- *CTNNB*

细胞周期调节
- *TP53*
- *CDKN2A*
- *RB1*
- *MDM2*
- *CDK*

染色质重塑
- *MEN1*
- *DAXX*
- *ATRX*

染色体维护
- *TERT*
- *TERF2*

其他
- *PRKAR1A*
- *RPL22*

框 47–4　肾上腺成像的 CT 扫描协议

- 从隔膜到髂嵴的薄层扫描（1～3mm）
- 平扫 CT 系列图像
- 动脉期图像
- 静脉期图像
- 强化序列要在强化后 10～15min 完成
- 平扫 CT 值测量
- 计算强化百分比（APW、RPW）

APW. 完全强化；RPW. 相对强化程度

肿瘤比边缘光滑的肿瘤更倾向恶性。目前尚不清楚成像上的异质性是否是一个相关特征，或者是良、恶性肿瘤均有体现[77]。

强化程度计算已被证明其区分良、恶性病变的可靠性[78]。从进行增强的延迟 CT 图像中计算出两个值：RPW 和 APW，分别＞ 40% 和＞ 60%，与肾上腺腺瘤或良性病变密切相关[70, 74]。超过这些阈值的病变被发现是恶性的，具有高度的敏感性和特异性[79]。强化程度计算有助于从恶性病变中，鉴别出具有相似的平扫 CT 值的缺乏脂质的腺瘤[70, 78, 80]。

MRI 具有 CT 所不具备的独特优势，尽管成本限制了它的一线使用。钆增强的多相 MRI 还可以评估与上面讨论的 CT 类似的强化模式。CT 和 MRI 上的良性和恶性肾上腺病变的特征概述在表 47–2 中。

功能性成像在某些特定肾上腺肿瘤中应用，但不作为一类推荐，尤其是在怀疑肾上腺皮质肿瘤的情况下。[123]I– 间碘苄基胍（MIBG）显像的用途尚未在肾上腺皮质肿瘤中得到证实，但 MIBG 用于评估肾上腺髓质肿瘤——特别是 PHEO——将在后面的章节中详细介绍。[18]F– 氟代脱氧葡萄糖（FDG）的 PET 显像常用于肾上腺皮质肿瘤的评估，尽管其确切作用尚不清楚。FDG–PET 可用于鉴别怀疑高度恶性倾向的单侧肾上腺肿瘤，并用于确定疾病的侵袭范围和程度。然而，由于假阴性的存在，尤其是对于较小的病变的结果判读应谨慎对待[81]。虽然已知 PET 对活跃的代谢活动更敏感，但它缺乏可靠区分良、恶性病变的能力。当结合 CT 值进行分析时，FDG 摄取的强度可能会增加有用的信息[82]。目前正在研究应用替代 PET 示踪剂来提高诊断肾上腺皮质病变的特异性。几项研究已经评估了美托咪酯，它对仅限于肾上腺皮质的 CYP11B 酶具有高度的特异性和亲和力[83–85]，可能有助于将肾上腺皮质病变与 PHEO 和转移肿瘤区分开来[83, 85, 86]。FDG–PET 和美托咪酯联合成像可能有助于识别早期 ACC，或者至少有助于更好地区分有手术指征和没有手术指征的病变[87]。虽然尽管在初始检查中使用 PET 未达成共识，但 PET 可以用于评估 ACC 患者抗肿瘤治疗的早期代谢反应，以及对已接受手术的患者的随访监测[88]。

图像引导的肾上腺活检缺乏证据，除非高度怀疑转移，或者必须排除感染。细针穿刺活检（FNA）对于确诊 ACC 存在局限性，因为它在病理上不足以区分良、恶性肿瘤。这是由于用于诊断恶性肾上腺皮质肿瘤的组织病理学系统，以及 ACC 的高度瘤内异质性。文献报道假阴性 FNA 活检结果[18, 89]

表 47–2　肾上腺病变的影像学特征

	ACA	PHEO	ACC	转移
形状	圆形	多变	不规则	不规则
边界	平滑、规整	多样	不规则 / 模糊 / 侵犯	不规则
大小	＜ 4cm	多样	＞ 4cm	多样
内部衰减	同质性	异质性	异质性	异质性
单侧 / 双侧病变	单侧	单侧，极少双侧	单侧	单侧，双侧
CT	强化前 CT 值＜ 10HU，快速强化*	强化前 CT 值＞ 10HU，增强后明显强化（血管强化），延迟强化†囊性 / 出血性变化，坏死	强化前 CT 值＞ 10HU，坏死、出血增强后强化延迟强化†钙化、下腔静脉癌栓、出血	强化前 CT 值＞ 10HU，不均匀强化延迟强化†
MRI	T_1 和 T_2 加权图像信号强化等于肝脏，化学位移 MRI 反相图像上信号丢失位	T_2 加权图像信号高于肝脏，多数延迟增强	T_1 加权图像信号低于肝脏，T_2 加权图像呈等或高信号	T_1 加权图像信号低于肝脏，T_2 加权图像呈等或高信号

*. 定义为增强后 15min 的廓清率＞ 60%

†. 定义为增强后 15min 的廓清率＜ 60%

ACA. 肾上腺皮质腺瘤；ACC. 肾上腺皮质癌；CT. 计算机断层扫描；HU. 亨氏单位；MRI. 磁共振成像；PHEO. 嗜铬细胞瘤

可能是毁灭性的：假阴性结果导致患者未接受根治性治疗，使患者的肿瘤最终无法手术切除。此外，即使诊断 ACC 可疑，也不鼓励 FNA，因为 FNA 可以破坏肿瘤囊，使活检道播种并导致出血，这可能增加手术难度[89-91]。

(6) 病理评估：原发性肾上腺皮质肿瘤是良性 ACA 或恶性病变，其中 ACC 是最常见的形式。罕见的肾上腺皮质的原发性肾上腺淋巴瘤和软组织肉瘤亦有报道[92]。ACC 的罕见病理也存在：嗜酸性粒细胞、黏液样癌、癌肉瘤、腺鳞癌和透明细胞。

肾上腺肿瘤的独特之处在于在获得病理标本之前严重依赖影像学和临床特征来区分良恶性，因为它影响到肾上腺病变是否需要切除，以及手术切除的方法。在影像学上没有局部侵袭或远处转移疾病，这是唯一可以明确将病变分类为恶性的非组织病理学标准，ACC 的病理诊断是基于大体和微观数据。组织病理学诊断可能是非常具有挑战性的，部分原因是这些肿瘤的罕见，但也因为内分泌肿瘤经常不会表现出与其他癌症相同的特征，例如侵袭性生长到原发器官或侵犯周围结构。

Weiss 标准构成的组织病理学系统，最常用于在没有直接侵袭或转移的情况下确定恶性肿瘤。在一项对 43 例患者中转移和非转移性肾上腺皮质肿瘤的研究中，中位时间为 11 年，Weiss 等[93]证实了 9 种组织形态学特征用于预测肾上腺皮质肿瘤生物学的效用。静脉受侵、非典型核分裂和每高倍镜视野（HPF）＞ 5 个核分裂象是最能预测恶性肿瘤的特征。此外，他们证明没有一个标准足够诊断恶性肿瘤。这些标准在随后的一项研究中由同一组人进行了修订，从而产生了一个评分系统[94]。Weiss 评分是通过将 9 个不同参数的值相加而来，对于每个标准的存在给出 1 分（框 47–5）。Weiss 评分＞ 3 与恶性 ACC 一致，而评分 2 表示 ACC 具有不确定的恶性潜能。Stojadinovic 等[95]确定了 6 个与 ACC 疾病特异性生存相关的形态学预后因素：静脉、包膜和邻近器官侵犯；肿瘤坏死和有丝分裂比率及非典型有丝分裂。在这两项研究中，有丝分裂活动被发现是 ACC 肿瘤相关死亡的决定性因素[94, 95]。

除了 Weiss 标准外，在 ACC 中还测试了几个免疫组织化学（IHC）标志物，希望能确定更多的诊断和预后指标。最常用的标志物包括 Ki–67 增殖指数和 SF–1。其他标记物如抑制素、黑素蛋白 A 和钙视网膜蛋白仅用于确认病变的肾上腺皮质起源。Ki–67 指数＞ 5% 已被提出足以诊断 ACC[96]，而＞ 10% 与不良预后相关[97]。在 Beuschlein 等[98]最近的一项 319 例 ACC 患者研究中，评估了 Ki–67 作为预后指标的作用。在这篇综述中，多个临床、组织学和 IHC 标志物与生存相关。在多变量分析中，Ki–67 指数作为无复发生存和总体生存的预测指标远远超过其他标准。Beuschlein 等进一步证明 Ki–67 染色每增加 1% 意味着复发率增加 4%。Ki–67 已成为病理标本的重要补充，特别是在确定 ACC 的预后和治疗策略方面；然而，Ki–67 尚未纳入标准分期系统，在临床中应用时，必须考虑到观察者间和观察者内部的巨大差异。

框 47–5 Weiss 标准

组织病理学标准*

结构
- 细胞质中透明肿瘤细胞＜ 25%
- 弥漫结构
- 融合坏死

细胞学
- 存在非典型的有丝分裂
- 有丝分裂率＞ 5/50 高倍镜视野
- 核级 3～4

浸润
- 静脉浸润
- 血窦浸润
- 包膜浸润

*. 每个标准评 1 分；ACC 的诊断评分≥ 3，而评分为 2 的肿瘤不确定为恶性肿瘤

(7) 分期：分期严重依赖于术前获得的临床信息——主要是影像学获得的肿瘤大小及特征的描述（T），局部区域淋巴结受累（N）情况，以及远处转移的存在（M）情况。ACC 分期系统历史上经历了多个版本和更新，并且使结果的比较变得复杂。直到最近，最常用的分期系统是美国联合癌症委员会（AJCC）在 2010 年推出的肾上腺皮质恶性肿瘤的 TNM 临床肿瘤分期系统（框 47–6）。由欧洲肾上腺肿瘤研究网络（ENSAT）引入的另一种 TNM 分期系统最近得到了普及，主要区别是 ENSAT 将Ⅳ期疾病的分类给那些有远处转移的患者（表 47–3）。最近的一项研究表明，与 2004 年的 AJCC 分期相比，ENSAT 分期在预测 ACC 方面具有优越性[99, 100]。

在这两种分期系统中，所涉及的淋巴结总数（LN）、肿瘤分化程度、切除肿瘤的重量或淋巴、血管或神经周围浸润作为 ACC 的独立预后决定因素的用途仍不清楚。尽管血管侵犯被认为是生存的预后决定因素，它尚未合并到任何一个分段系统中。ACC 分期和分类的未来可能会看到合并分子概况数据，如前面讨论的 Ki-67 增殖指数和基因组特征。

大多数 ACC 患者就诊时已属晚期。大约 70% 的 ACC 病例在诊断时已经扩散到肾上腺以外。Ⅱ和Ⅲ期约占 ACC 人群的 32%，而Ⅲ和Ⅳ期疾病将占目前病例的 68%。Ⅰ期 ACC 患者的 5 年总生存（overall survival，OS）率接近 80%，而Ⅳ期疾病患者的 5 年 OS 率为 10%～15%[99]。这些统计数据强调了通过非侵入性技术进行早期识别的必要性，以

框 47-6　肾上腺皮质癌 TNM 分期系统

原发肿瘤（T）

- T_X：无法评估原发肿瘤情况
- T_0：无原发肿瘤证据
- T_1：肿瘤最大直径≤ 5cm，无肾上腺外侵犯
- T_2：肿瘤最大直径＞ 5cm，无肾上腺外侵犯
- T_3：有局部侵犯的任何大小肿瘤，但未侵犯邻近器官
- T_4：任何大小肿瘤，侵犯邻近器官（肾脏、横膈、大血管、胰腺和肝脏）

区域淋巴结（N）

- N_X：无法评估淋巴结情况
- N_0：无区域淋巴结转移
- N_1：单个或多个区域淋巴结转移

远处转移（M）

- M_0：无远处转移
- M_1：有远处转移

表 47-3　美国联合癌症委员会 / 世界卫生组织分期系统与欧洲肾上腺肿瘤研究网络肾上腺皮质癌分期系统的比较

分　期	AJCC/WHO	ENSAT
Ⅰ	T_1，N_0，M_0	T_1，N_0，M_0
Ⅱ	T_2，N_0，M_0	T_2，N_0，M_0
Ⅲ	T_3，N_0，M_0 $T_{1\sim2}$，N_1，M_0	$T_{3\sim4}$，N_0，M_0 $T_{1\sim4}$，N_1，M_0
Ⅳ	T_3，N_1，M_0 T_4，$N_{0\sim1}$，M_0 任何 M_1	任何 M_1

及在可行的情况下进行标准手术切除的重要性。

关于哪些额外的临床和病理因素对于准确的预测是可靠的存在争议。如前所述，Ki-67 增殖指数已纳入替代分期系统，但由于染色和测量的差异而未被广泛接受。一些研究小组提出，与非功能性 ACC 和产生其他激素的患者相比，产生皮质醇的 ACC 预后较差[36, 37]。皮质醇产生与提示更具侵袭性肿瘤的分子特征之间的明确关系尚未得到证实。但是提出的理论断言，皮质醇的过量产生导致免疫抑制状态，从而继发微转移[46, 101, 102]。Libe 等[103]分析了 444 例依据 ENSAT 分类系统（Ⅲ期和Ⅳ期）的晚期 ACC 患者。如之前的综述所示，ENSAT 分类与 OS 的多变量分析显著相关；然而，肿瘤分级、切除状态、年龄，以及是否存在激素或机械性肿瘤症状也与 OS 相关。所有这些因素汇总可以对晚期 ACC 患者的预后进行分层。

2. *局限性 / 可切除疾病的治疗*

镜下无任何肿瘤的根治性切除（R_0 切除）是 ACC 治愈的唯一手段。R_0 切除的患者有 30%～50% 的复发，而 R_1 切除（镜下有明确的肿瘤证据）有 80% 的可能复发[99, 103]。第一次手术通常是唯一也是最易获得 R_0 切除，而不恰当的手术极少通过再次手术、放射治疗或化学治疗来达到根治，从而对患者产生毁灭性的后果。ACC 的手术需要在多学科团队的背景下进行仔细规划，因为此类患者存在独特的术前、围术期和术后特征，尤其那些功能性肿瘤的患者[104]。Ⅰ期和Ⅱ期肿瘤可以手术切除。Ⅲ和Ⅳ期中选择手术的患者极具挑战性和复杂性；因此，强烈建议在多学科综合治疗的前提下选择患者[104, 105]。具有侵犯周围结构的证据的肿瘤（Ⅲ / Ⅳ期）是可以手术的；然而，标准的 R_0 手术通常需要完整切除受累器官，包括肾、肝、脾、胰腺、胃和结肠。正如后面的章节所讨论的那样，下腔静脉内肿瘤血栓的存在并不是手术的禁忌证。腹腔动脉和肠系膜上动脉受累是 ACC 手术的一般禁忌证，但不是绝对禁忌证[104]。已发表的数据证实，对于胰腺癌、胸部和头颈部肿瘤之类的实体瘤手术，在拥有丰富经验的医疗中心有更好的结果和更低的并发症发生率[79, 106, 107]。对于 ACC 和其他肾上腺病变尤其如此，因为相对于其他实体瘤，此类患者更为罕见。

(1) 手术前注意事项：多数 ACC 患者与肾上腺

腺瘤不同，需要考虑标准的术前评估之外的风险评估。对于功能性 ACC 的患者，激素过量会影响手术质量和结果 [105]。

ACC 中的单纯醛固酮增多症是罕见的，尽管与其他激素的协同作用并不少见，并且增加手术风险。这些患者需要在手术前纠正他们的高血压和低钾血症 [108]。盐皮质激素阻滞药螺内酯因为其高效、低成本为首选药物 [109]。高剂量（300～400mg/d）的螺内酯被推荐用于控制 ACC 患者的醛固酮的分泌 [105]。男性患者短期应用，很少出现乳房发育和性功能能下降的不良反应。如果确实出现了不能容忍的不良反应，可以使用更具选择性的拮抗药依普利酮类药。也可以使用留钾利尿药，如阿米洛利和钙通道阻滞药来控制症状。应在术前获得实验室检查，以及血压和心率的测量数据，以确保安全，特别是在联合用药的情况下。术后应密切监测患者状态来决定停药或者降压治疗。

与 ACC 相关的库欣综合征需要积极的术前管理，因为由于高皮质醇血症的长期影响增加了手术风险，包括肥胖、高血压、伤口愈合困难、高感染率、血液高凝，以及更高的死亡率 [110]。血栓事件和机会性感染的风险增加尤其与围术期管理相关。任何原因继发的库欣综合征患者发生静脉血栓栓塞的风险为 1.9%～2.5%，是正常人群的 10 倍 [46, 111]。巨型 ACC 肿瘤对下腔静脉和肾静脉等主要静脉的机械压迫增加了静脉血栓栓塞的风险。尚无前瞻性数据证实控制激素水平对减少感染性并发症有益，但报道显示免疫受损状态可以通过适当抑制过量皮质醇而逆转 [112]。目前的共识是，在开始化学治疗或手术之前，应积极控制皮质醇过量分泌 [105]。为了及时控制皮质醇过量，可以选择多种方法包括单一或联合用药。表 47–4 概述了这些药物，图 47–4 显示了类固醇生成途径中的抑制点。单纯药物缓解激素过量的目标往往不彻底，手术是最终的治疗方法。因此，这些药物的滴定不应延迟手术干预，以期完全控制激素过量。

① 米托坦：目前应用于 ACC 的多个临床领域的米托坦已经被使用了几十年，包括：术前用药减少激素生成；根治切除后的辅助治疗；以及用于复发、转移或无法切除的患者。米托坦对肾上腺皮质有细胞毒性（图 47–4）。其肾上腺素分解作用的机制尚未完全阐明，但体外研究已证明其在多种类固醇生成级联中抑制基因转录 [113]。它诱导 P450 肝酶途径，从而增加糖皮质激素的代谢，增强抗皮质激素作用。典型的方案是以 1.5～2.0g/d 的低剂量开始米托坦治疗，并每周增加 0.5g，直到达到所需的治疗水平。肿瘤效应的目标血清水平为 14～20mg/L [114]，每日剂量为 3～6g。低于 140mg/L 可能存在微小的肿瘤效应，而超过 200mg/L 的毒性效应变得更加明显，特别是对中枢神经系统。血清水平低于目标范

表 47–4　肾上腺皮质癌激素控制最常用的药物

药　物	药物作用机制	剂　量	滴　定	防范不良反应	费　用
米托坦	肾上腺素能解药 胆固醇侧链裂解酶 11β–OHase 的抑制作用	3～6g	耐受性和米托坦水平	毒性，药物与 CYP3A4 诱导的相互作用	+++
美替拉酮	11β–OHase 的抑制作用	750～3000mg	耐受性和皮质醇水平	高血压，低钾血症和雄激素过量	+
酮康唑	胆固醇侧链裂解酶 11β–OHase 的抑制作用 C17–20 降解酶 18–OHase 的抑制作用	400～1200mg	耐受性和皮质醇水平	肝脏毒性（黑匣子警告） CYP3A4 抑制	+++
米非司酮	糖皮质激素受体阻断药	300～1200mg	临床评估	高血压和低血钾	+++
依托咪酯	11β–OHase 的抑制作用 胆固醇侧链裂解酶	3～5mg 负荷量；后 0.03～0.10mg/（kg·h）	肾功能与耐受性	过度镇静	+++
醛固酮拮抗药	盐皮质激素受体拮抗药	50～400mg	肾功能与耐受性	高钾血症	+

11β–OHase. 11β– 羟化酶；18–OHase. 18– 羟化酶

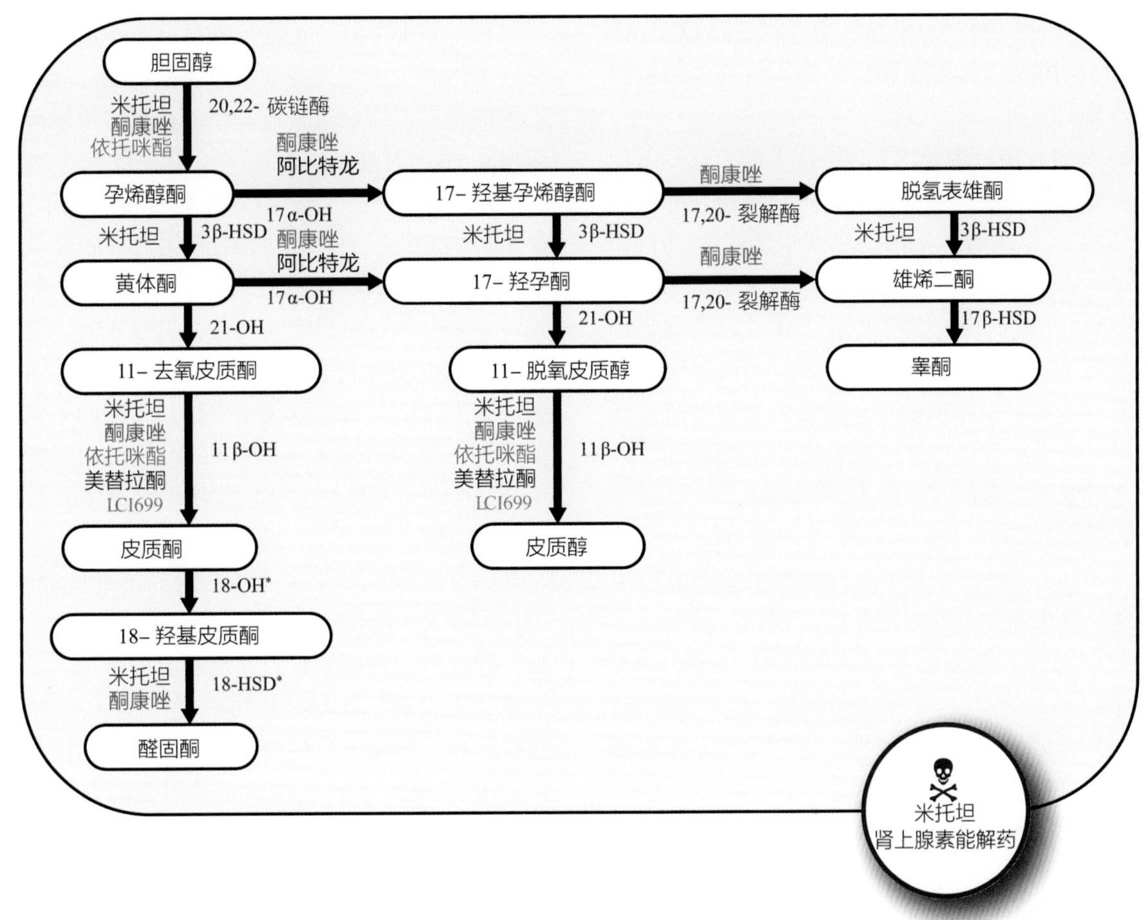

▲ **图 47-4　肾上腺皮质的类固醇生成途径和抑制剂**

*. 醛固酮合成酶；11β-OH. 11β-羟化酶；17α-OH. 17α-羟化酶；17β-HSD. 17β-羟基类固醇脱氢酶；18-HSD. 18-羟基类固醇脱氢酶；18-OH. 18-羟化酶；20，22-去溶酶也是胆固醇侧链裂解；21-OH. 21-羟化酶；3β-HSD. 3β-羟基类固醇脱氢酶；抑制剂（-）. 米托坦（肾上腺素），酮康唑，依托咪酯，甲吡酮，LCI699，阿比特龙

围可能仍然是有效的激素抑制，也可能是有效的维持治疗。因此，剂量应该个体化。

米托坦除了其治疗效应外，因为其储存在脂肪组织中，半衰期延长，故其不良反应在停药后可以持续很长时间[113]。除肾上腺功能不全外，米托坦还可导致精神状态改变，嗜睡、眩晕、皮炎、恶心、腹泻、血脂异常和肝毒性。没有皮质醇增多症的患者必须在开始肾上腺替代治疗同时使用米托坦，通常是标准替代剂量的 2～4 倍，并根据需要添加止吐药和止泻药[115]。在较低剂量下，米托坦相对保留了球状带功能；由于使用了更高剂量，可能需要用氟化可的松替代盐皮质激素。分辨症状是由于药物效应还是肾上腺替代不足产生，通常是困难的。在发生创伤、休克、手术或其他医疗风险的情况下，应立即采取积极的肾上腺替代方案。建议患者佩戴医用标识，提醒临床团队注意米托坦的使用和紧急类固醇替代的必要性。米托烷还增加了血清结合蛋白的浓度，这会影响性腺类固醇和甲状腺激素的测量水平。雌激素活性至少部分与抑制 5-α- 还原酶活性有关，这可能导致男性性功能减退和乳房发育。尽管有这些潜在的毒性，通过谨慎的剂量调整和仔细的监测，大多数患者可以在不停药的情况下进行治疗[116-118]。

血清皮质醇水平作为米托坦反应的衡量标准是不可靠的，部分原因是因为米托坦增加了皮质醇结合球蛋白，因此测得的皮质醇水平高于活性激素。因此，应监测尿游离皮质醇水平、唾液皮质醇和促肾上腺皮质激素，并根据皮质醇水平下降或根据临床参数对库欣综合征患者进行糖皮质激素替代治疗。

在术前，米托坦是一种不完美的一线药物，因为其滴定到目标血清水平和临床效果可能需要数周至数月[118, 119]。目前更快速起作用的抗皮质激素疗法有：美替拉酮、酮康唑、米非司酮、LCI1699（Osilodrostat）、依托咪酯和醛固酮拮抗药：如螺内酯和依普利酮。

② 美替拉酮：美替拉酮抑制皮质醇合成的最后一步，是一种快速有效的药剂，特别是与其他试剂结合使用 [120]。美替拉酮的半衰期很短，为 2h；因此，每天需要多次服用。典型的每日剂量从 750mg 到 3000mg 不等。在一项研究中，ACC 患者的平均最终剂量为 1250mg[121]。不良反应包括高血压、低钾血症和雄激素过量的症状。在控制皮质醇增多症所需的较高剂量应用时应密切注意胃肠道症状 [105]。

③ 酮康唑：酮康唑是一种咪唑衍生物，在多个水平上抑制类固醇生成。口服给药剂量范围为每天 400～1200mg。滴定是基于皮质醇水平和不良反应的监测，其中最值得注意的是肝毒性和与其他药物的相互作用 [44]。酮康唑还被证明有助于控制 ACC 中的雄激素过量 [122]。酮康唑与其他多水平酶抑制药联用时可能最有效。酮康唑、甲硫酮和米托烷的联合方案证实获益 [120, 123]。酮康唑和甲氧苄酮已知具有快速起效，并且可以协同抑制类固醇生成途径中的酶。这可以作为减缓米托坦起效的桥梁。此外，使用米托坦作为长期制剂可以减少酮康唑和甲萘酮的剂量，因此，具有低毒和改善药物耐受性的优势。

④ 米非司酮：米非司酮是一种黄体酮和糖皮质激素受体拮抗药，可以高效抑制库欣综合征的急性效应，中位剂量为 400mg/d[124]。它被批准用于不能手术或者手术失败的库欣综合征患者。在产生皮质醇的 ACC 中使用米非司酮的报道很少，但在其他 ACC 治疗失败的患者中发现了临床获益 [124]。皮质醇水平不能反映治疗效果；因此，必须监测血糖水平和体重下降等临床参数以进行反馈和滴定。由于氢化可的松也被这种药物阻断，地塞米松在必要时可能是更好的肾上腺替代 [125, 126]。最常见的不良反应是低血钾，米非司酮和美替普酮的联合使用可能会加剧低血钾。值得注意的是，米非司酮是通过 CYP3A4 代谢的；因此应谨慎考虑影响 CYP3A4 途径的药物应用。由于酮康唑是 CYP3A4 的抑制药，联合使用米非司酮的剂量应减少到 300mg/d。

⑤ 依托咪酯：依托咪酯是一种静脉注射咪唑衍生物，历史上用作麻醉药。由于其镇静作用和静脉给药方式，它并不太常用。依托咪酯的使用导致皮质醇水平立即下降，输注后持续几个小时。依托咪酯在急性高皮质醇血症的治疗中起作用，通常作为手术的桥梁，需要重症监护单元监测。皮质醇水平应每 4～6 小时测量 1 次。

⑥ LCI699——Osilodrostat 和醋酸阿比特龙：Osilodrostat 是一种新的 11β- 羟化酶抑制药，目前正在进行临床试验，用于治疗库欣综合征。醋酸阿比特龙是一种抗雄激素，可有效抑制 17α- 羟化酶，可用于治疗不受控制的雄激素过多症 [105]。他莫昔芬和芳香化酶抑制药可用于少数过量雌激素综合征的病例，但这些通常不能被男性患者很好地耐受。选择性雌激素受体调节剂在体外模型中显示了 ACC 的治疗前景 [127]。

依普利酮：对于盐皮质激素分泌过量的患者，可能需要醛固酮阻断以帮助控制高血压和低钾血症。螺内酯是目前最有效和低成本的药剂。它还充当雄激素受体拮抗药，这可能是一些 ACC 患者的理想特性。然而，与更常见的良性疾病相比，螺内酯在改善 ACC 患者的雄激素过量症状方面可能效果较差。当螺内酯出现不良反应时，可考虑依普利酮。

(2) 围术期和术后注意事项：功能性肿瘤患者的围术期和术后阶段也会出现其他问题。库欣综合征的患者在去除分泌肿块后假定抑制下丘脑 – 垂体 – 肾上腺轴并且暂时的肾上腺功能不全。为了避免可能的肾上腺危象，患者需要应激剂量的类固醇，通常在麻醉诱导时服用 50～100mg 氢化可的松，然后每隔 6～8 小时服用 50mg[128]。肿瘤切除后，许多患者出现撤退综合征，其特征是与术前高值相比，有相对类固醇不足的症状。这可能会导致头痛、食欲缺乏、恶心、轻度头痛、关节痛和肌痛等症状。术后类固醇减量应个体化以缓解症状。这可能需要数周到数年的时间，并且可能是永久性的。一些患者可能需要每日服用氟化可的松 0.5～1.0mg[129]。否则，类固醇调整将受制于肿瘤分期所规定的治疗计划。接受米托坦治疗的患者可能终身需要类固醇治疗，从而导致肾上腺皮质的萎缩。

(3) 外科技术：ACC 手术治疗的首要目标是在不破坏或穿透肿瘤包膜的情况下实现完整的 R_0 切除。多个发表的报道表明，切缘阳性的患者（R_1 或 R_2）的生存期较短，复发率较高 [103, 130]。肾上腺的手术方法是多样的，其中许多手术方法是在过去几十年随着腹腔镜手术使用率的增加而引入的。虽然微创入路在很大程度上取代了良性肾上腺疾病的开腹技术，但腹腔镜在 ACC 切除术中的作用仍存在很大争议。关于这个争议的公开数据很少，现有数据受到转诊和病例选择偏倚的影响。美国临床内分泌学家协会和美国内分泌外科医生协会的建议：如果怀疑 ACC，无论大小，都建议有经验的外科医师采取开放肾上腺切除术[17]。这一建议得到了几项回顾性分析的支持，其认为接受腹腔镜肾上腺切除术的患者的局部复发率和腹膜癌病发生率高于接受开腹切除术的患者[106, 131-133]。特别是有一项综述显示，较小病变的患者更多地接受腹腔镜手术，与开放手术的患者相比，其腹膜癌发病率更高[133]。虽然这篇综述存在选择偏倚，但它阐述了外科手术方法的技术可行性和外科医师的专业知识可能无法克服疾病过程的病理生理学的原则。另一项对 88 例 ACC 患者的回顾分析显示，尽管腹腔镜下切除了较小的肿瘤，但患者的无病生存时间明显缩短，且 R_1 或 R_2 切除率明显较高[134]。同一组的随访研究表明，腹腔镜组可见瘤床复发或腹膜复发的时间比开腹组短，并且开腹组的 OS 明显延长[135]。

相反，来自意大利和德国的回顾性研究报告，ACC 的腹腔镜和开放性肾上腺切除术的无复发生存率相当[136-138]。德国的研究也报道了在肿瘤包膜破坏或腹膜癌变方面没有差异；然而，开腹组与腹腔镜组相比，患者中有不成比例的Ⅲ期患者，并且 37% 的患者无法获得肿瘤切缘状态。同样，意大利研究排除了 R_2 切除，肿瘤包膜受侵和最终病理学证实Ⅲ期肿瘤的患者。虽然文献没有定论，但目前建议对任何已知或怀疑有 ACC 的病变采用开腹术式[17, 104, 139]。

开腹手术的方式取决于肿瘤的位置、大小和邻近器官的受累情况。一般来说，手术方式是通过肿瘤一侧的肋下切口穿过前腹壁。这个切口的范围很大程度上取决于肿瘤的大小和邻近器官的受累情况。中线切口是一些患者的首选，也可以提供足够的手术视野。对于累及主要血管结构的巨大肿瘤，可以采用胸腹联合入路。切除巨大 ACC 极具挑战性，需要一个多学科的外科团队，特别是涉及多个器官和主要血管结构时。下腔静脉内肿瘤血栓的存在并不是手术的禁忌证：在许多情况下，血栓是自由漂浮的，可以通过静脉切开取出，然后简单地缝合。在其他情况下，在血栓粘连的地方切除部分下腔静脉，并用合成移植物修补下腔静脉。

淋巴结清扫术在 ACC 中的意义存在争议及探索。Reibetanz 等[140]报道，对于清扫淋巴结≥ 5 个的患者，复发和疾病相关死亡的风险降低。在本研究中没有描绘淋巴结的位置，阳性淋巴结导致患者分期提高，此类患者的辅助治疗应用也许可以解释复发风险的降低。完全盆腔引流的淋巴结清扫有损害重要结构的风险，在技术上具有挑战性，导致其存在争议。相反的论点是，明确淋巴结受累可能会改变患者的治疗决定，从而获益大于风险[141]。例如，即使发现一个淋巴结受累的患者可能基于此信息调整分期，从而接受额外的辅助米托坦化学治疗或放射治疗，而不仅仅基于肿瘤病理信息。

(4) 辅助治疗：米托坦单药是目前 ACC 辅助治疗的主要药物。目前建议接受手术且有 R_1 或更大肿瘤边缘显示的残留病证据的患者，或 R_0 切除和高危疾病（定义为 Ki-67 指数＞ 10%）的患者，应接受米托坦辅助治疗[114]。这是基于 Terzolo 等[113]的回顾性研究，研究表明米托坦辅助治疗的患者的无复发生存时间显著长于未使用者。一项前瞻性随机试验（NCT-00777244）目前正在进行中，以探索米托坦在Ⅰ～Ⅲ期疾病、R_0 切除，以及 Ki-67 指数＜ 10% 的患者中的效用；这些患者被认为复发的风险较低。ACC 切除后辅助化学治疗的效用尚不完全清楚。许多 ACC 的化学治疗前瞻性试验都是针对不可切除和转移性疾病的患者，虽然已经为这些患者发现了有效的治疗方案，但目前不推荐在辅助治疗中使用化学治疗药物。

针对瘤床的术后放射治疗是 ACC 的另一种潜在的辅助治疗。几项回顾性研究表明，术后放射治疗可以降低局部复发率[113, 142-144]；然而，这些回顾性分析的文献的患者数量有限。此外，并不是所有的文献都能证明减少局部复发[145]，没有一个能证明无进展生存期或总生存获益[113, 142-145]。需要进一步的研究来确定能将局部控制转化生存获益的特定人群。

(5) 监测：关于 ACC 患者接受手术和辅助治疗后随访的正式建议很少。一些机构提倡在前 2 年内每 3 个月随访 1 次[114]。术后 2 年以上，可以延长两次复诊时间间隔。每次访问的评估应包括腹部 CT 或 MRI 成像和类固醇水平实验室测定。对实验室数值的解释应考虑正在进行的抗类固醇药物治疗，如米托坦。在长期无病状态的情况下，随访应至少持续 10 年。

(6) 复发性疾病切除：有 50%～80% 的患者术后会发生复发或转移。这些患者的预后非常差，但有证据表明，部分患者切除复发或转移病灶可以改善生存。这种治疗方式的改变，归咎于更好的理解，能从再次手术获益的患者特征和肿瘤特点。文献证实较长时间（6～12 个月）复发的患者和那些再次手术肿瘤完全切除的患者表现出生存获益和无进展生存期延长 [146, 147]。

存在可完全切除或治疗的转移病灶的患者可受益于同步切除原发肿瘤和治疗转移部位 [148, 149]，通过外照射、化学治疗，射频消融或栓塞等多种方式 [104]。虽然复发的时间间隔和疾病的可切除性可以指导患者的选择，但在再次手术前必须考虑其他发病率和死亡率的风险。必须预先权衡生活质量、潜在的手术并发症和手术恢复所需的时间（通常是几个月）等多种因素。

3. 晚期 / 转移性 / 不可切除疾病的治疗

大多数 ACC 患者会出现不可切除或转移的疾病。在功能性 ACC 的情况下，这些患者将需要激素控制，并通过单独或联合米托坦化学治疗来进行全身治疗。

(1) 激素控制：对于功能性肿瘤的患者来说，类固醇的高分泌会增加疾病负担，并会严重影响生活质量。主要目标是控制，并且如果可能的话，通过使激素过量产生正常化并避免缺乏症状来逆转临床表现。理想情况下，这是通过手术切除所有产生激素的肿瘤组织来完成的。在晚期 ACC 被认为不能手术或转移性疾病也不能进行靶向治疗的情况下，控制是通过药物治疗完成的（如上所述）。控制内分泌过度分泌是抗肿瘤治疗成功的关键；其对于功能性 ACC 的治疗是独一无二的，是治疗的重要一环。

(2) 细胞毒性治疗。

① 米托坦：如上所述，米托坦理论上是治疗 ACC 的理想药物，具有抗激素和抗肿瘤作用，但肿瘤反应率中等，最多可达 10%～20%[115, 150]。米托坦的药动学在临床实践中造成若干挑战，并导致平均滴定周期为 3 个月以达到治疗水平 [113, 116, 151]。对于晚期 ACC 患者，这可能会耽搁有效的治疗，特别是在那些进展迅速的病例。尽管如此，对于那些无法手术的 ACC 患者来说，短期内采取恰当的米托坦治疗可推迟化学治疗时间。在计划进行积极化学治疗情况下，尽早启动米托坦是必要的，因为它可能存在协同作用。有人提出，米托坦通过与多药耐药相关的蛋白质家族的相互作用来增加化学治疗的疗效，有效地阻断胞毒制剂的细胞外流 [152]。

② 联合化学治疗：许多化学治疗方案已经在晚期 ACC 中进行了试验，结果令人失望，包括：卡培他滨与贝伐单抗 [153]、紫杉醇 [154]、伊立替康 [155]、和紫杉特尔联合顺铂 [156]。最常用的方案包括米托坦与细胞毒性化学治疗的组合（依托泊苷、多柔比星和顺铂）（EDP-M），是基于将该方案与米托坦与链佐星（Sz-M）组合进行比较的随机Ⅲ期试验结果 [157]。接受 EDP-M 的 157 例患者的客观缓解为 23%，无进展生存期约为 5 个月；接受 Sz-M 治疗的患者有效率为 9%，无进展生存期为 2.1 个月。

基于Ⅱ期试验的吉西他滨与卡培他滨的二线方案是一个合理的选择，研究中 28 例患者，有 29% 在治疗 6 个月疾病得到控制 [158]。随着 EDP-M 方案的进展，有症状的患者应考虑参加临床二线试验治疗或姑息治疗。

③ 分子靶向治疗：ACC 的靶向治疗试验到目前为止还没有显示出有希望的结果。靶点包括血管内皮生长因子 [153]、哺乳动物西罗莫司靶蛋白（mTOR）[159]、表皮生长因子受体 [160] 和胰岛素样生长因子 1 受体（IGF-1R）[161, 162]。这些结果的判读被多个因素干扰。这些研究中的大多数患者都经过了大量的预处理，并且处于疾病的晚期；肿瘤可能具有耐药性，对任何治疗都反应不佳 [115, 163]。此外，几乎这些患者以前都接受过米托坦治疗，通过诱导 CYP3A4 酶增加了小分子靶向药物的代谢。即使在米托坦停止后，其生物活性仍持续数周至数月，并且 CYP3A4 诱导的持续时间尚不清楚。因此，需要新的分子抑制药的新靶点 [164]。幸运的是，在阐明 ACC 的主要基因组特征方面取得了进展 [165]。

(3) 外科减积手术：不可切除的 ACC 的外科减积手术是有争议的，应根据患者的整体状况、肿瘤生物学和组织学分级逐个考虑。高激素分泌的肿瘤患者可能受益于减积手术。然而，术后恢复和相关并发症的风险可能抵消激素控制带来的获益。激素通常在手术后很快恢复到高水平，除非实现 R_0 切除患者很少从高激素水平中解脱出来[104]。对于已知转移疾病和下腔静脉肿瘤血栓的患者，可以采取原发肿瘤和血栓的姑息性手术切除。以期避免下腔静脉或肝动脉闭塞，其能导致下肢严重肿胀、布加综合征和极差生活质量[104]。

4. 未来的治疗方向

新的 ACC 疗法可能有多种途径。过去 10 年中发现的主要驱动基因激活了几条关键通路，其中影响 Wnt/β-catenin 途径的基因突变是最常见的[165]。Wnt/β-catenin 的上游抑制药目前正在研发中[165]。免疫治疗已被证明对其他类型的癌症有效，如肾癌和黑色素瘤，但仅初步用于 ACC。用分子靶向抑制药和阻断程序性死亡配体 1（PD-L1）已被证明可以成功地引导 T 细胞对肿瘤组织的应答。初步数据表明 ACC 也可能在细胞表面表达 PD-L1。ACC 患者有资格参加正在进行的抗 PD-L1 药物试验。其他有希望的治疗靶点包括 PI3K/mTOR、IGFR、cMET 和细胞周期蛋白依赖性激酶[115, 163]。

五、肾上腺髓质肿瘤

肾上腺髓质最常见的成人原发性恶性肿瘤是 PHEO，与肾上腺外变异、副神经节瘤（paraganglioma，PARA）有关。PHEO 是一种神经内分泌肿瘤，起源于肾上腺髓质内的嗜铬细胞，通常产生一种或多种儿茶酚胺：肾上腺素、去甲肾上腺素和多巴胺。PARA 来源于肾上腺外的嗜铬细胞，也来自 PARE 细胞。PARE 细胞分布在椎旁动脉和主动脉旁分布；因此，PARE 可以发生在从颅底到骨盆底的任何地方。鉴于 PARA 的肾上腺外位置，对这些肿瘤的讨论超出了本章的范围。

PHEO 是罕见的，每年发病率为（2～8）/100 万，患病率估计在 1 :（2500～6500）[166]。发病高峰在 30—50 岁；然而，PHEO 可以在年轻人中发现，甚至更年轻的遗传性病例中[167, 168]。关于 PHEO 的“10s 原则”（10% 肾上腺外，10% 双侧，10% 遗传，10% 恶性）已经在教科书和医学院的讲座中传播了几十年，已经不再适用。大约 8% 的散发性病例是双侧的，而 20%～75% 的遗传性 PHEO 是双侧的[169, 170]。据估计，5% 的散发性 PHEO 是恶性的，但是对于与遗传突变相关的 PHEO，高达 33% 可能是恶性[171]。现在认为几乎 1/3 的 PHEO 患者具有遗传倾向，因此早期检测、诊断和适当的治疗也可能影响家庭成员[172]。PHEO 的根治性治疗很关键，因为儿茶酚胺的过度分泌与心血管疾病的严重发病率和死亡率相关[173-176]。PHEO 可以长到相当大的规模，侵犯周围器官或引起肿块效应。

1. 临床表现

功能性 PHEO 释放不受控制的儿茶酚胺会导致严重的生理功能紊乱。儿茶酚胺过量的体征和症状见框 47-7。多达 20% 的 PHEO 肿瘤是无功能的[177]。临床表现的异质性部分原因可能是这些肿瘤合成儿茶酚胺的效率不同[178]。PHEO 越来越多地在影像学研究中的偶然发现；因此，发作性头痛、心悸和多汗症的典型症状可能不存在。通常详细的病史会揭示出不属于经典三联症的症状：如新发焦虑，运动不耐受，特发震颤或呼吸困难[22, 179]。高血压是 PHEO 的标志，可能是持续性，或发作性的[180]。PHEO 是导致高达 0.2%～0.6% 的患者高血压的原因[172]。此外，由于这些肿瘤生长缓慢（在许多情况下经过数年），相关症状可能会表现为其他疾病并持续进展。年轻人的隐源性短暂性脑缺血发作或卒中尤其应促使考虑筛查 PHEO[176, 181]。对于出现心肌梗死、不明原因的心动过速、心律失常和心肌病但无风险因素的患者，应询问儿茶酚胺综合征的特征。Takotsubo 心肌病，表现为无动脉粥样硬化的急性冠状动脉综合征，已被越来越多的报道与 PHEO 有关[174, 182]。与 PHEO 相关的头痛可被描述为搏动、丛集、局灶或全身性，并且经常与心悸同时发生，然后两者一起消退，类似于焦虑或惊恐发作[183]。发作间隔之间，患者可能是正常的[184]。即使正在治疗高血压的患者也可能发生直立性低血压，部分原因可能是血液容量的慢性下降。多器官

框 47-7 儿茶酚胺过量的体征和症状

- 高血压 – 持续性或阵发性
- 心悸 / 心律失常
- 苍白
- 出汗
- 偶发性头痛
- 脸红
- 焦虑
- 高血糖
- 心肌梗死
- 脑卒中
- 体重下降

衰竭可能使 PHEO 的表现复杂化，并对通常的支持治疗产生抵抗[181, 185, 186]。高血糖是一种常见的特征，通常是亚临床的，可能包含多个机制，包括儿茶酚胺刺激的糖原分解。同时与低脂联素的相关性也已被证明[187, 188]。在妊娠患者中，PHEO 可能表现为子痫前期并具有高死亡率[186]。

临床上最常见的分泌化合物是去甲肾上腺素，其次是肾上腺素。去甲肾上腺素主要刺激 α 和 β 受体，而肾上腺素作用于 β 受体[189]。大多数散发性 PHEO 同时分泌去甲肾上腺素和肾上腺素，与 MEN 和 1 型神经纤维瘤病相关。von Hippel—Lindau（VHL）综合征患者分泌的主要是去甲肾上腺素，纯多巴胺分泌的肿瘤非常罕见，可能更常见于 PARA。多巴胺分泌也与琥珀酸脱氢酶亚单位 B 和 D（SDHB 和 SDHD）突变有关[189–191]，并可能与恶性 / 转移行为有关[192, 193]。多巴胺分泌型 PHEO 患者不表现出典型的拟交感神经症状，可能出现低血压。在这些患者中未显示 α 阻断效应，并且 MIBG 不集中于产生多巴胺的细胞。当 PHEO 与家族性疾病相关时，在临床表现上观察到一些差异，例如，当 PHEO 与 MEN 2 综合征相关时，只有大约 50% 的患者出现症状，并且只有 30% 的患者患有高血压[194]。同样，在与 VHL 综合征相关的 PHEO 中，35% 的患者没有症状，血压正常，游离儿茶酚胺的水平正常[195]。

因为肾上腺髓质的细胞来自肠嗜铬细胞系统，其他罕见的激素分泌综合征可能来自不同的神经内分泌细胞类型。已经发表了几篇关于来自 PHEO 的 ACTH 引起异位库欣综合征的报道[196–199]。降钙素、血管活性肠肽、甲状旁腺激素（PTH）、甲状旁腺相关蛋白（PTHrP）、生长激素释放激素和其他激素均被提及；每种都需要对异位激素分泌的影响进行专门探讨[198, 200–203]。

PHEO 危象是儿茶酚胺灾难性释放的结果，伴随着持续的血管收缩。临床症状包括精神状态改变、神经系统症状、癫痫发作和危及生命的心律失常。在某些情况下进展为多器官衰竭和死亡。交感神经危象的诱因多种多样，包括非处方药、阿片类药、β 受体拮抗药、儿茶酚摄取抑制药（如三环抗抑郁药）和非法药物（如可卡因和甲基苯丙胺）。已经发表了几份关于糖皮质激素治疗导致危象的报道[204]。麻醉诱导和分娩对于未确诊 PHEO 的患者来说是特别高风险的情况[205]。目前认为影像学成像目的的对比剂的应用是安全的[206]。

2. 实验室评估

3- 甲氧基肾上腺素是儿茶酚胺的代谢物，具有更长的半衰期，在肿瘤细胞中持续分泌。在已知肿块、易感遗传综合征、PHEO 家族或个人病史的患者中，血浆分馏甲氧基肾上腺素类物质水平（甲氧基肾上腺素和甲氧基去甲肾上腺素）的测定被认为是首选检测，敏感性为 96%，特异性为 85%，具有较高的阴性预测值；然而，假阳性结果很常见，特别是对甲氧基去甲肾上腺素 7[187, 207]。血浆甲氧基肾上腺素水平也有助于预测肿瘤的大小和位置[208]。液相色谱与质谱联用已发展成为首选的分析方法[209]。此外，由于单一血液测试的简单性，大多数临床医生更喜欢使用血浆甲氧基肾上腺素。休息 20～30min 后，在具有留置导管的仰卧位患者中获得样品是减少假阳性结果的最佳方法[172]。对于超过正常上限的 2～4 倍不认为存在假阳性。在大多数患者中，正常水平的血浆甲氧基肾上腺素基本上排除了 PHEO。尿中儿茶酚胺分馏后的代谢激素敏感性为 87%，特异性为 99.7%[210]，对诊断的检测和确认是可靠的。在实践中，同时采用血浆和尿液测定，并且在临界情况下，可以使用可乐定抑制试验[211]。一些药物干扰检测，如三环抗抑郁药，应在实验室评估前 2～4 周停用。年龄和饮食因素也必须考虑[210, 212]。血浆甲氧基酪胺也可能对诊断有用，并且升高可能与多巴胺分泌的肿瘤和转移疾病的风险有关[208, 213]。嗜铬粒蛋白 A 是一种非特异性的神经内分泌前体，与儿茶酚胺一起分泌，可以在 PHEO 患者中检测到[214, 215]。嗜铬颗粒蛋白 A 可能在功能性和非分泌性肿瘤中升高。较高的水平可能与较大的肿块和恶性肿瘤有关[214]。在治疗中，嗜铬粒蛋白 A 可作为除血浆分馏甲氧基肾上腺素类物质外长期随访的有用肿瘤标志物，还可用于监测选择性的患者的复发 / 进展[199, 216]。

偶尔潜在的干扰物质不能排除，可能表现出生理上高水平的儿茶酚胺，因此重病患者必须进行儿茶酚胺综合征的筛查。在诊断困难的病例中，血浆和尿液假阳性常见，在这种情况下，肾上腺图像有助于诊断。非常低的密度或小的肿块与出现典型症状的分泌性肾上腺综合征是不一致的。但是，大肿块的发现有助于制定及时和适当的治疗策略。在这些不确定的情况下，可以在预诊断和手术尽可能安全的情况下进行医疗和护理。除了前述的并发症外，疑似 PHEO 的活检通常是禁忌的，以免引发风险[217]。

3. 遗传评估

据估计，PHEO 患者的 20%～41% 具有已知的基因突变[193, 218–221]。作为遗传性疾病，PHEO 患者更倾向在较年轻时出现，患有双侧肿瘤，并且除了 PHEO 之外还具有 PARA[168, 220]。表 47–5 总结了 PHEO 的家族特征、遗传相关性和进展倾向性。

最新的共识指南呼吁对 PHEO 患者进行基因检测的“共享决策”[172]。这些指南更提倡基于临床综合征、家族史、生化特征和（或）转移性肿瘤的存在来识别 PHEO 患者。还建议将发病年龄、肾上腺外部位和多发性肿瘤患者视为应及时评估的因素[222]。随着最近在 PHEO 患者中发现了新的基因突变，以及快速识别，笔者建议所有 PHEO 患者接受基因评估。对那些接受长期随访的患者进行定期复查，以便重新筛选。随着测试变得更简单易行，降低了遗传测试的门槛，所有 PHEO 患者都将接受基因测试。框 47–8 列出了推荐用于初始测试的基因，这些基因都包含在最近推出的面板中。

有人会说有足够的证据表明所有患者在 PHEO 诊断时都要进行基因检测。在先证者建立遗传性综合征可能带来早期诊断和治疗 PHEO 和其他综合征表现，其中一些与患者和亲属的相当高的发病率和死亡率有关[172]。具有 SDHB 突变的患者有 40%～50% 的可能性发生转移[223, 224]。早期识别 SDHB 突变患者将改变对肾上腺外疾病的怀疑和诊断检查[213]。

手术干预之前了解基因突变有可能改变手术方式。具有与双侧疾病高可能性相关的突变的患者可

表 47–5 嗜铬细胞瘤（PHEO）：相关遗传综合征

综合征	临床表现	基　因	PHEO 发生频率	肿瘤位置	转移 / 恶性潜能
多发性内分泌肿瘤 2A（MEN 2A）	甲状腺髓样癌，PHEO，原发性甲状旁腺功能亢进症	*RET*	50% 的患者发展为 PHEO	肾上腺（双侧）	低
多发性内分泌肿瘤 2B（MEN 2B）	甲状腺髓样癌，PHEO，黏膜神经瘤，马方综合征体型	*RET*	几乎 100% 的患者发展为 PHEO	肾上腺（双侧）	低
Von Hippel–Lindau 综合征	肾细胞癌，视网膜和小脑血管母细胞瘤，PNET，PHEO，内脏囊肿	*VHL*	20% 的 VHL 患者发展为 PHEO；40%～60% 的受影响患者会出现双侧 PHEO	肾上腺（双侧）	低
von Recklinghausen 病 / 神经性纤维瘤 1 型（NF1）	牛奶咖啡斑，神经系统肿瘤，GIST，恶性胶质瘤，幼年慢性粒细胞白血病，PHEO	*NF1*	1%～2% 的 NF1 患者发生 PHEO	肾上腺	1%～5%
家族性 PHEO	PHEO，PARA，罕见肾细胞癌	TMEM127 MAX	未知	肾上腺（双侧）	低 – 中
家族性副神经节瘤	PHEO/PARA，透肾透明细胞癌，GIST，垂体腺瘤	*SDHA*	未知	肾上腺，肾上腺外，H&N	低
	肾透明细胞癌，GIST，垂体腺瘤，神经母细胞瘤	*SDHB*	未知，占 PHEO/PARA 患者的 10%～15%	肾上腺外	高
	肾透明细胞癌	*SDHC*	未知	H&N，纵隔	低
	肾透明细胞癌，GIST，垂体腺瘤，肺软骨瘤	*SDHD*	未知，占 PHEO/PARA 患者的 5%～10%	H&N– 多病灶，肾上腺外	低
	无描述	*SDHF2*	未知	肾上腺，H&N–多灶性	低

GIST. 胃肠道间质瘤；H&N. 头颈部；PARA. 副神经节瘤；PNET. 胰腺神经内分泌肿瘤；SDH. 琥珀酸脱氢酶

框 47-8　用于嗜铬细胞瘤患者的初步基因检测

- *RET*
- *MEN1*
- *NF1*
- *MAX*
- *VHL*
- *SDHAF2*
- *SDHB*
- *SDHC*
- *SDHD*
- *TMEM127*

以考虑进行最初的皮质保留手术。虽然这些突变很少见，但如果患者后来出现对侧肾上腺病变，他们将面临进行肾上腺全切除术的高风险，并伴有明显的生理并发症[225, 226]。

4. 放射学评估

CT 和 MRI 是用于初步评估 PHEO 的最常用的成像方式。CT 最初是优选的，并且 PHEO 在平扫阶段通常 CT 值＞ 10HU，并且由于其丰富的毛细管网络而呈现出明显强化[227]。PHEO 具有可变的外观，并且强化通常是延迟的[70, 228, 229]，CT 和 MRI 敏感性高，但缺乏特异性[172]。一些证据表明 MRI 在检测遗传性 PHEO[230]，双侧病变，复发或转移瘤方面可能优于 CT[231, 232]。在 MRI 上，PHEO 通常在 T_2 加权成像上显示高信号，虽然这并不是对所有 PHEO 都是通用的[231, 233, 234]。PHEO 在 MRI 和 CT 上的特征总结在表 47-2 中。

功能成像。

PHEO 的罕见导致功能性成像模式的前瞻性研究较少。一些机构主张对所有的 PHEO 进行功能成像，除了位于肾上腺的产生 3- 甲氧肾上腺素的微型 PHEO[166]，而有的机构则认为功能成像更适用于 CT/MRI 未能识别病变和那些复发、恶性的高风险患者[172, 235–237]。

间碘苄胍（MIBG）单光子发射计算机断层成像术利用由交感延髓系统的细胞摄取和储存的类似于去甲肾上腺素的胍乙啶类似物。间碘苄胍可以用 ^{123}I 或 ^{131}I 标记。通常，与 ^{131}I 相比，^{123}I 因其较短的半衰期、更高的灵敏度（与较低的辐射剂量相关）和更高的解剖学分辨率而更受青睐。^{123}I–MIBG 对 PHEO 显示了极好的特异性（90%～100%），优于 CT 和 MRI[238–241]。但与 CT 和 MRI 相比缺乏敏感性，并且 MIBG 在评估转移性 PHEO[238, 240] 和 PHEO 伴有 SDHB 突变时的敏感性进一步下降[242, 243]。其他研究表明 MIBG–SPECT 在检测非转移性 PHEO 方面与其他功能成像（主要是 PET）表现相当[244, 245]。MIBG 的另一个限制是高达 50% 的正常肾上腺摄取 ^{123}I–MIBG，这导致了假阳性结果[246, 247]。目前的建议为非手术候选患者和可能受益于 ^{131}I–MIBG 治疗的患者保留 ^{123}I–MIBG[172]。然而，在临床实践中，当 CT 和（或）MRI 无法定位病灶，或评估疑似遗传性综合征，双侧或转移性疾病或大型 PHEO（＞ 5cm）患者时，^{123}I–MIBG 仍被许多人用作识别工具以检测其他疾病的部位[248]。许多药物会减少 ^{123}I–MIBG 的摄取，例如拟交感神经药、可卡因、三环抗抑郁药、钙通道阻滞药，以及一些 α 和 β 联合受体拮抗药，包括拉贝洛尔[172, 249]。这些药物必须在使用 ^{123}I–MIBG 之前至少停用 2 周。

PET/CT 可以是评估可疑 PHEO 的有用工具；几种放射性示踪剂已与 PET 一起使用，以努力提高 PHEO 成像的灵敏度；^{18}F- 氟多巴胺、^{18}F- 氟二羟基苯丙氨酸和镓 ^{68}Ga1,4,7,10- 四氮杂环十二烷 -1,4,5,10- 四乙酸，这些示踪剂中的大多数对 ^{123}I–MIBG 具有更高的灵敏度和特异度[250–252]。目前的指南建议在评估已知或疑似转移的 PHEO 的患者中使用 ^{18}F–FDG PET/CT，因为其具有比其他示踪剂包括 MIBG 更高的敏感性[253–256]。

5. 病理评估和分期

完善的初始检查建立了良好的诊断，获得的生化图谱、遗传图谱和成像特征可作为 PHEO 患者最好的预后指标。对于 PHEO，没有正式的 TNM 分期系统，也没有发现某些组织学特征可以区分良性肿瘤和恶性肿瘤。在通常未发现嗜铬细胞组织的解剖部位（淋巴结、肝脏、骨、肺）存在转移病灶是恶性肿瘤的唯一决定因素[172, 257]。这些特征通常不是从病理标本中确定的，而是从术前和术中评估中确定的。生殖细胞和体细胞突变的预后意义总结在表 47–5 中。去甲肾上腺素和多巴胺能表型与双侧疾病和转移性疾病相关，甲氧基酪胺水平升高也是如此[193, 213]。多巴胺分泌也与 SDHB 和 SDHD 突变和更差的预后相关[189–191]。

6. 局部疾病的治疗

(1) 手术前的考虑。

一旦确诊为 PHEO，应立即启动医疗管理，并在手术前至少持续 7～14d[172]。应避免对毫无准备的患者匆忙手术[258]。苯氧苄胺是一种长效的非特异性 α 受体拮抗药，其不良反应包括鼻塞、头晕、疲劳和射精功能障碍。如果在开始时进行宣教，患者通常可以很好地耐受这些不良反应，并且对于大多数患者来说，治疗的持续时间不超过 2 周；然而，苯氧苄胺是昂贵的，并且很难获得。典型的方案包括每天 2 次 10mg 的起始剂量，每 2～3 天增加 10mg，直到安静时血压＜ 130/80mmhg，站立时收缩压＞ 90mmHg；一些治疗轻度直立性低血压[172]。短效、特异的 α 受体拮抗药，如多沙唑嗪和特拉唑嗪具有易获得、好耐受、相对低成本的优点，并且已经成功地用于患者手术准备；然而，存在一些问题，这些短效的药物实现不完全的 α 受体拮抗[259]。一旦建立 α 受体拮抗，就添加 β 受体拮抗以控制心动过速。非选择性 β 受体拮抗药已被普遍使用，但优选 $β_1$ 选择药如美托洛尔或阿替洛尔，因为存在拮抗 $β_2$ 介导的血管舒张的风险[205, 210]。不应在 α 受体拮抗之前进行 β 受体拮抗，因为未拮抗 α 受体刺激可能引发危象的风险。拉贝洛尔，一种通常用于治疗高血压危象的药物，可能会自相矛盾地激起或加剧 PHEO 患者的危象，这可能是由于强有力的 β 受体拮抗与相对较弱的 α 受体拮抗相结合所致[260]。目标心率为每分钟 60～80 次。钙通道阻滞药是控制血压的有效补充[172]。在滴定这些药物期间，每隔 2～3 天在医院测量血压和脉搏，并且在家中每天使用家用血压监测仪测量两次。

血管的长期收缩也会导致血容量减少，一旦 α 受体的刺激在手术切除的瞬间显著减少，就会导致低血压的风险。如果没有禁忌（如心力衰竭患者），术前通过高钠饮食（＞ 5000mg/d）或口服盐片几天的钠负荷来促进容量扩张。氯化钠片剂（1g）每天服用 3 次。患者也被指示多饮水以促进血管内容量扩张。

除 α 受体拮抗外，甲基酪氨酸（α– 甲基 – 对位酪氨酸）也可用于术前准备。甲基酪氨酸治疗开始每 6 小时 250mg，滴定至症状或 2～3g/d；最大口服剂量为 4g/d。最后一次给药是在手术前一天。不良反应包括镇静，腹泻，锥体外系体征，疲劳，头痛，抑郁和乳溢症[172, 221]。在手术前，必须确定电解质稳定，特别是必须纠正低镁[261]。

(2) 术中注意事项。

围术期管理需要有经验丰富的麻醉和外科团队护理这些患者。建议通过动脉导管持续监测动脉血压。如果需要，大口径静脉（IV）通路也被推荐用于血管活性药物、液体和血液制品的快速输送。儿茶酚胺危象可能发生在麻醉或插管开始时。在手术中操作肿瘤可以导致释放高水平的儿茶酚胺，这可以产生显著的血流动力学不稳定性，也会导致儿茶酚胺危象。

一半的住院患者死亡发生在 PHEO 手术或其他手术的麻醉诱导[205]。然而，在术前诊断为 PHEO 的患者中，经验丰富的医师管理下围术期死亡率目前为 2% 或更低[262]。硝普钠(一种短效血管扩张药）和酚妥拉明（一种非特异性 α 受体拮抗药）是术中医疗管理的支柱。尼卡地平是一种钙通道阻滞药，可额外用于控制高血压。心律失常可用利多卡因和艾司洛尔处理[172]。静脉注射镁可改善血流动力学稳定性，应考虑在治疗中应用[261]。

在患者肿瘤切除后的刹那或一旦肿瘤去血管化，将不再将儿茶酚胺释放到循环中，可能会出现不同程度的低血压。通常，患者需要血管加压素支持和静脉输液来维持足够的血压。一旦患者从麻醉中醒来，对血管加压素的需求通常逐步消退；然而，偶尔患者将需要持续的升压支持和重症监护病房的监测。苯氧苄胺由于其不可逆的 α 受体拮抗效果和延长的半衰期，可能会导致术后低血压。偶有患者术后会出现暂时性低血糖，术后前 24h 应每 4 小时进行一次血糖监测[259, 263]。

(3) 外科技术。

许多手术入路可用于切除 PHEO，包括通过前、后切口或腹部、侧切口，以及腹腔镜和机器人手术。手术方法的选择基于患者因素，如体质、既往手术和肿瘤相关的因素。腹腔镜技术，无论是经腹膜或腹膜后（后腹腔镜肾上腺切除术），是治疗大多数 PHEO 的首选方法。腹腔镜比开放肾上腺切除术的优点已被证实，包括减少手术时间、出血、住院时间，以及疼痛药物需求，减少重症监护时间和并发症[264–266]。虽然有些人建议对 6cm 以上的病变采用开腹的方法，但几个研究证明腹腔镜技术对于 8cm 以下的病变是安全、有效的[266–268]。尽管如此，巨型 PHEO 的腹腔镜切除仍是极具挑战性的：随着肿块的增大，手术区域变小，充分可视化的肿瘤视野变得更加困难。更大的肿瘤通常也更易碎和出血。PHEO 病变应该完整切除，以便进行完整的病理评估。肿瘤的破碎是不提倡的。后腹腔镜肾上腺切除术与经腹膜腹腔镜肾上腺切除术的选择取决于患者的体质、肿瘤大小，以及外科医师的偏好和经验。该技术适用于肿瘤直径＜ 8cm 和之前曾进行过腹部手术的患者；这种方法同样适用于双侧肾上腺切除术 [269-271]。那些肿瘤直径＞ 8cm 的患者和腹膜后脂肪含量较高的患者可能不适合后路后腹腔镜肾上腺切除术，因为解剖和视野可能受到这些因素的限制。大的（＞ 8cm）或怀疑为恶性的 PHEO 或有邻近器官受累的肿瘤应使用开放的方法切除。

在患有遗传性综合征如 VHL、NF-1、MEN 1 和 MEN 2A 的患者中，双侧 PHEO 经常发现，但很少表现出恶性行为 [193, 272, 273]。对于那些同时患有双侧疾病的患者，存在几种手术选择：双侧肾上腺全切除术、双侧皮质保留手术，或保留一侧肾上腺皮质而完全切除另一侧肾上腺。在保留皮质的手术中，髓质肿瘤被完全切除，受影响的腺体部分保持原位，有足够的动脉血供和静脉回流。研究表明，15%～30% 的腺体原位保留，可获得足够的肾上腺皮质应激能力 [274, 275]。在大多数研究中，这些患者的复发风险较低，而全部肾上腺切除术患者和皮质保留手术患者的复发率相似 [225, 226, 276]。几个研究主张，保留皮质的肾上腺切除术应该成为易患双侧良性 PHEO 的遗传综合征的患者的首选治疗方法 [225, 277]。PHEO 和 SDHX 突变的患者被排除在这一组之外，因为他们具有更高的恶性肿瘤发生率和更具侵袭性的表型。

(4) 术后考虑。

术后 24h 内应每 4 小时监测一次血糖。大多数没有个人或家族糖尿病病史的患者在术后早期血糖就会恢复正常。一些患者可能需要在术后某个时间点继续进行降血压治疗 [278]，但不建议重新使用 α 受体拮抗药。

儿茶酚胺在术后第 1 周下降，目前的指南建议术后 2 周进行初始监测。然而，在术后早期，患者在此期间不适和口服止痛药都可能导致儿茶酚胺轻度持续升高，特别是甲氧基肾上腺素 / 甲氧基去甲肾上腺素。因此，笔者建议将第一次实验室评估推迟到术后至少 6 周。监测治愈和复发的最好的实验室测试是血浆分馏甲氧基肾上腺素类物质 [172, 187]。

(5) 晚期 / 转移性 / 不可切除疾病的治疗。

恶性 PHEO 仅在发生转移时才被诊断，最常见的是在确定了 PHEO 的生化诊断后通过影像来确诊。在最近的大型数据库中，回顾性分析转移性 PHEO 患者的 5 年 OS 率为 58.1%，疾病特异存活率为 71.1%[279]。其他研究表明，不可切除的转移疾病患者的 OS 率为 40%～72%[280-282]。转移性疾病可与原发性 PHEO 的诊断同步发生，或在看似良性的 PHEO 切除后多年发生。Amar 等 [223] 结合了几个关于转移 PHEO 的大型研究，估算同步转移疾病的患病率 4.2%，而包括同步性和异时性疾病在内的整体恶性肿瘤的发病率为 10.7%。最常见的部位是淋巴结、骨、肝和肺，大多数发生在诊断后 5 年内 [283]。恶性 PHEO 治疗本质上是姑息性的，因此，治疗的优先事项和生活质量应该是首要关注的问题。

转移性 PHEO 患者的发病率和死亡率继发于儿茶酚胺高分泌和肿瘤的高负荷导致的局部症状和器官功能障碍 [284]。转移性 PHEO 患者中 60% 发生骨转移，并且是一个重要的诊断来源 [223, 284, 285]。患者可经历严重的骨痛、病理性骨折、脊髓压迫和高钙血症。在一些患者中，这些与骨骼相关的事件是转移疾病的首发表现 [285]。骨转移瘤通过止痛药、非甾体抗炎药、双膦酸盐、放射治疗、手术，以及选择性的栓塞和射频消融的姑息性方法来处理 [285, 286]。

持续的儿茶酚胺高分泌可导致难以控制的高血压，并使患者具有更高的心律失常、心肌梗死、脑卒中、猝死和急性肾上腺素能心肌病的风险 [174, 224]。控制高血压可降低这些事件的风险，并缓解相关的头痛、心悸和呼吸困难。如前面部分所述，使用选择性或非选择性药物进行 α 受体拮抗然后进行 β 受体拮抗是一线治疗。如果这些措施不能控制血压，可能会同时添加间苯三酚或完全替代这些药物。转移性 PHEO 特有的其他关注包括阿片类药引起的便秘恶化和某些药物与循环中高水平儿茶酚胺的相互作用。

(6) 外科减积手术。

寡转移和低肿瘤负担的患者可以考虑手术切除。在多发转移的患者中，手术切除原发灶或转移瘤可以减少激素的产生，以及预防关键解剖部位相关的并发症。转移性 PHEO 手术治疗的潜在和理论上的获益必须与手术可能导致并发症、恢复时间和疾病增殖速度进行权衡。减瘤手术应在多学科合作下进行 [248, 284]。

(7) 化学治疗。

虽然化学治疗药物在转移性 PHEO 的治疗中发挥了作用，但对于单个药物的价值还没有明确的共识。转移性 PHEO 的罕见使得很难进行随机化的前瞻性研究。以环磷酰胺和达卡巴嗪为基础的联合长春新碱或多柔比星的方案被广泛应用。这些药物在不同的组合中已经被证明可以使 40%～50% 的转移性 PHEO 患者肿瘤缩小并缓解症状 [287, 288]。在迄今为止最大的研究中，那些对这些化学治疗方案有反应的患者的 OS 中位数为 6.4 年，而那些接受治疗的没有反应的患者的 OS 中位数为 3.7 年 [287]。基于环磷酰胺和达卡巴嗪的化学治疗通常具有良好的耐受性，但最佳的治疗持续时间和药物组合尚未确定 [284]。

(8) ^{131}I–MIBG。

^{131}I–MIBG 治疗转移性 PHEO 是除化学治疗外唯一的非手术治疗。^{131}I–MIBG 仅仅存在于有限的几个医疗中心。它的适应证如下：患者必须有疾病持续进展的证据（而不是惰性转移性 PHEO），并且转移性疾病必须在 ^{123}I–MIBG 扫描上显示良好的摄取。治疗中存在高水平的放射性，患者必须处于隔离状态；因此，他们必须具有良好的 Karnofsky 评分或 ECOG 评分，并且能够独立日常生活。与 ^{131}I–MIBG 相关的最严重并发症是骨髓抑制，表现为骨髓增生异常综合征和急性髓性白血病，患者在治疗期间和治疗后需要密切监测。不幸的是，由于 ^{123}I–MIBG 扫描亲和力差，大约 40% 的转移性 PHEO 患者不适合接受 ^{131}I–MIBG。此外，有证据表明，部分具有 ^{123}I–MIBG 亲和性患者同时有不具亲和性的转移灶，并且在治疗和随访扫描时未被检测到 [289]。

(9) 监测。

PHEO 的复发率是 15%～17% [290]。没有任何组织学方法能准确预测恶性肿瘤或复发；因此，建议对所有病例进行长期随访 [166, 221, 291]。国家综合癌症网络建议随访包括完整的病史和体格检查；血浆游离或尿液分馏的甲氧基肾上腺素类物质；并考虑在切除后 3～12 个月进行 CT、MRI 或 FDG–PET 扫描，切除后前 3 年每 6～12 个月扫描 1 次，切除后 4～10 年每年扫描 1 次 [291]。对于那些患有已知遗传病（特别是 SDHB 突变）的患者，对于那些肿瘤较大（＞ 5cm）的患者，应在术后 6 个月进行生化和临床评估，然后在每年进行 1 次评估，因为复发和恶性的可能性增加 [290]。在这类患者群体中，影像学的使用没有得到一致认可的指南推荐。一般说来，MRI 比 CT 更适合每年或 2 年 1 次的成像。生化筛查显示激素产生增加表明解剖成像（CT 或 MRI）和功能成像（^{123}I–MIBG 或 FDG–PET）都应用于评估复发或转移疾病的最佳方法 [172, 256, 284]。

六、嗜酸性肾上腺肿瘤

嗜酸性肾上腺肿瘤极为罕见，文献报道约 150 例。其中大部分起源于肾上腺皮质组织，但已报道过一些嗜酸性 PHEO 病例 [292]。它们通常被偶然发现或由于其肿块效应而被发现，并且具有大的包裹性肿块的外观，平均直径为 8cm。在组织学上，它们显示出大的“癌细胞”，通常是正常细胞大小的 1～2 倍。它们有很高的嗜酸性粒细胞含量，这是诊断的基础。颗粒含量是次要的，因为细胞内的大量线粒体取代了其他细胞内容物和结构。电子显微镜的一个重要特征是这些肿瘤充满线粒体，这是一个决定性的特征。

嗜酸性肾上腺肿瘤更多发生在女性中，也更频繁地累及左侧 [293]。它们横跨多个年龄区间，27—72 岁，诊断时的平均年龄为 47 岁 [293]。这些通常是非功能性肿瘤，估计 10%～20% 与激素过度有关 [294]。没有影像特征将这些病变与其他肾上腺肿瘤区分开来，尽管小体积、均匀性和缺乏出血和钙化的特征已经与良性表现的嗜酸细胞性肿瘤相关。它们通常表现为 CT 值＞ 10HU，类似于 ACC 和 PHEO，但是它们的对比度冲洗值通常大于 60%，这是良性肾上腺腺瘤的特征 [295]。

嗜酸性肿瘤根据恶性潜能进行分组，其依据的标准几乎与 Weiss 标准相同。放射学上或切除时粗略的侵袭证据将其归类为恶性。大多数是良性行为的腺瘤，估计有 20% 表现出恶性行为 [294]。

肾上腺切除术是最终的治疗方法，对于没有显示侵袭证据的肿瘤，用腹腔镜探查，如果在影像学上肿瘤似乎侵犯周围结构，则开放切除。由于关于转移性嗜酸细胞瘤的处理的信息非常少，因此不能提出明确的建议 [293]。对于有症状的转移性疾病和良好的身体状态的患者，如果转诊到包含在临床试验中的卓越中心是不可行的，那么适用于其他部位引起的转移性嗜酸细胞瘤的联合化学治疗方案的试验是合理的。

七、其他不常见的变异

偶尔可以在文献中发现其他组织学类型的恶性肾上腺肿瘤，包括鳞癌、肉瘤和淋巴瘤。最重要的是确定其除外其余肿瘤转移。例如，相对常见的肾上腺转移是由肺癌、乳腺癌和肾癌引起的。

特殊的染色和基因表达 / 突变研究可能有助于确定是否真的在其他地方出现了不典型的肾上腺恶性肿瘤。在罕见的肾上腺淋巴瘤、鳞状恶性肿瘤或肉瘤下，尚没有需要改变其他部位这些肿瘤的检查和处理的独特特征。然而，值得注意的是，肿瘤和（或）其治疗的影响可能会对肾上腺功能产生重大影响，应如本章前面所述进行管理。

八、结论

原发性肾上腺肿瘤是罕见的肿瘤，幸运的是多数是良性肿瘤。这些肿瘤能够分泌激素，导致临床或亚临床综合征。原发性恶性肾上腺肿瘤很少见，主要是 ACC 和 10%～20% 的 PHEO。过去 10 年影像学的进展，已被应用于临床来判定大多数肾上腺肿瘤的良恶性。ACC 预后不良，治疗具有挑战性。尽管有令人沮丧的统计生存数据，但在此类肿瘤的遗传基础方面已经取得了很大进展。

治疗所有肾上腺肿瘤的基础是全面的实验室和影像学评估，以及治疗医生的治疗倾向性。肾上腺肿瘤患者的治疗应在多学科综合治疗的制度性，优化沟通和协作。

第 48 章 甲状腺罕见肿瘤

Uncommon Cancers of the Thyroid

Bhavana Konda Manisha H. Shah 著

孙娅茹 译 王银霞 校

一、概述

甲状腺癌是一种罕见的恶性肿瘤，2016 年美国甲状腺癌的新发病例约为 64 300 例，死亡人数为 1980 例。这占所有新诊断癌症数的 3.8% 和癌症相关死亡人数的 0.3%。甲状腺癌是目前为止最常见的内分泌恶性肿瘤，约占 2016 年新诊断内分泌肿瘤的 96%。然而，甲状腺癌仅占内分泌肿瘤相关死亡的 67%，这表明甲状腺癌相对于其他癌症而言具有一定的惰性 [1]。

甲状腺癌按组织学分为分化型甲状腺癌、甲状腺髓样癌（medullary thyroid cancer，MTC）和未分化甲状腺癌（anaplastic thyroid cancer，ATC），分别占甲状腺癌的 96.2%、1.7% 和 0.8%。分化型甲状腺癌（differantiated thyroid cancer，DTC）进一步分为乳头状癌（88.5%）、滤泡状癌（5.1%）和嗜酸细胞癌（2.2%）[2]。DTC 和 ATC 来自甲状腺滤泡细胞，而 MTC 来自分泌降钙素的甲状腺滤泡旁细胞（又称 C 细胞），其胚胎学上来源于神经嵴细胞 [3]。甲状腺免疫细胞可引起原发性甲状腺淋巴瘤（primary thyroid lymphoma，PTL）[3]，占甲状腺恶性肿瘤的不到 5%[4]。其他少见的甲状腺肿瘤包括肉瘤 [5]、甲状腺岛状癌（insular thyroid carcinoma，ITC）[6]、原发性甲状腺鳞状细胞癌（primary squamous cell carcinoma of the thyroid，PSCCT）[7]、恶性畸胎瘤 [8]、黏液表皮样癌 [9]、恶性血管内皮瘤（malignant hemangioendothelioma，MHE）[10]。

本章重点介绍 MTC、嗜酸细胞癌、ATC，以及其他罕见的恶性肿瘤。

二、甲状腺髓样癌

MTC 首次在 1959 年被描述为一种没有滤泡组织和有明显的淋巴结转移倾向的甲状腺实性肿瘤。然而，直到 20 世纪 60 年代末人们对滤泡旁 C 细胞进行研究时，MTC 的起源才为人所知 [11, 12]。20 世纪 70 年代，降钙素很快成为最敏感、最特异的肿瘤标志物之一，使得 C 细胞与 MTC 之间的关系更为明了 [13]。研究人员很快就对 MTC 家族相关性有了了解，从而确定了 *RET* 原癌基因在该疾病的遗传和散发形式中的变化 [14]。基于我们对 MTC 的遗传、分子、病理、生化和临床特征的了解，MTC 是目前最具特征性的实体肿瘤之一。

（一）遗传特征

MTC 占所有甲状腺癌的 3%～5%，25%～30% 的病例与家族综合征有关。它是多发性内分泌肿瘤（multiple endocrine neoplasia，MEN）2A 型（MTC、嗜铬细胞瘤、甲状旁腺功能亢进）和 MEN 2B 型（MTC、嗜铬细胞瘤、黏膜神经节细胞瘤、类马方症体型）的主要组成部分，也是家族性甲状腺髓样癌综合征（familial MTC，FMTC）的一部分。FMTC 现在被认为是 MEN 2A 型的一部分，而不是独立存在 [15]。这些综合征表现为常染色体显性遗传，由位于 10 号染色体上的 *RET* 原癌基因的错义突变引起 [16]。大量突变与 MEN 2A 型（和 FMTC）的病因有关，其中最常见的突变涉及 *RET* 原癌基因细胞外富半胱氨酸区，以及其他涉及细胞内酪氨酸激酶 1 结构域的突变。相比之下，MEN 2B 型主要由 *RET* 原癌基因的细胞内酪氨酸激酶 2 催化核心密码子 918 上的单一的蛋氨酸突变到苏氨酸引起 [17, 18]。

这些独特的、明确的突变，加上有效的治疗方案，使得对诊断为 MTC 的患者进行相关家族综合征的遗传筛查成为可能，而且是强制性的。考虑到 MEN 2 型变异型同时存在嗜铬细胞瘤和甲状旁腺功能亢进，术前实验室评估这些患者的嗜铬细胞瘤和甲状旁腺功能亢进也至关重要[17]。有趣的是，多达 5% 的 MEN 2 型患者和许多散发型 MTC 患者没有 *RET* 突变，这表明在这些病例中存在额外的基因型改变[16]。

尽管疾病表型因个体基因型而有显著差异，与 MEN 2 型相关的 MTC 却具有接近完全外显的特征[18]。2009 美国甲状腺协会（American Thyroid Association，ATA）指南[19]，并于 2015 年修订[15]，根据 RET 种系的突变类型、临床表型和 MTC 的侵袭性，对患者进行有效的风险分层。MEN 2B 型和 *RET* 密码子 M918T 突变的患者具有明显的侵袭性临床过程，患者在很小的时候就会出现 MTC。这些儿童被归类为“最高风险”（ATA–HST），建议在出生后的头几个月进行预防性甲状腺切除术。高危组（ATA–H）包括 MEN 2A 型和密码子 C634 突变或 MEN 2B 型和密码子 A883F 突变的患者。建议这些儿童在 5 岁之前并在血清降钙素水平的指导下进行甲状腺切除术[15]。未涉及密码子 M918T、C634 和 A883F 的遗传性 MTC 患者属于“中度风险”（ATA–MOD）类别，可通过积极监测提供更好的治疗，从 5 岁开始每 6 个月进行临床（体格检查）、实验室（血清降钙素水平）和影像学（颈部超声）评估，根据血清降钙素水平的升高指导手术干预的时机。考虑到可能需要持续数十年的长期监测，患者可能会在 5 岁时选择甲状腺切除术[15]。

因此，2015 ATA 的建议[15]有助于为有 MTC 风险的 MEN 2 型儿童创建一种个性化的预防性甲状腺切除术时机选择方法，并基于以下基本原则。

- 早期甲状腺切除术可明显改变 MEN 2 型患者的 MTC 病程。
- 能耐受甲状腺切除术且安全性相对较好。
- 等待 MTC 的生化证据可能会导致甲状腺切除术后的残留疾病。
- 基因检测是一种比激发性降钙素检测更为敏感的筛查方法。

（二）临床表现及诊断

大多数 MTC（75%）是散发性的，多达 3/4 的 MTC 存在体细胞 *RET* 突变；与没有体细胞 *RET* 突变的散发性 MTC 相比，后者预示着一个更积极的临床过程[16]。大多数（70%）MTC 患者有局部淋巴结转移，多达 15% 在开始阶段已经有肺、肝和（或）骨骼的远处转移。肿瘤负荷高、降钙素水平高的患者可能以分泌性腹泻和潮红为主要症状[20]。

血清降钙素是 MTC 中敏感、特异的肿瘤标志物，具有重要的诊断和预后价值。基础降钙素水平是一种有效的治疗前分层工具，其超过 500pg/ml 往往预示着远处转移[21]。此外，血清降钙素和癌胚抗原（CEA）水平已被用来评估肿瘤的去分化程度[15]。由于 MTC 来源于滤泡旁 C 细胞，这些肿瘤不聚集碘[22]，因此放射性碘（radioactive iodine，RAI）扫描对诊断不起作用。核成像技术，如 ^{131}I– 间碘苄胍（MIBG），生长抑素受体显像，放射标记 CEA 抗体或抗降钙素抗体，氟脱氧葡萄糖正电子发射计算机断层成像（FDG–PET/CT）或 F–DOPA–PET/CT 被用于查找转移性疾病，每一种方法的灵敏度都低于最佳水平[23–27]。颈部超声是 MTC 的一种高灵敏度、高信息量的影像学方法。建议颈部肿瘤负荷高或基础降钙素水平超过 500pg/ml 的患者进行以下影像学检查。

- 胸部 CT 评估肺和纵隔疾病。
- 三相腹部 CT 或腹部增强 MRI 评估肝转移。
- 轴位 MRI 和骨扫描互补用于评估骨转移。

此外，所有散发型 MTC 患者都应该进行基因检测，因为发现这些患者中多达 7% 的人携带生殖系 RET 突变[28]。

MTC 可通过细针穿刺（fine needle aspiration，FNA）确诊。组织学上，MTC 是一种神经内分泌癌，表现出多种类型：腺细胞、实体细胞、梭形细胞、嗜酸细胞、透明细胞、乳头状细胞、小细胞和巨细胞。MTC 细胞的细胞核是圆形的，带有点状的“盐 – 胡椒”染色质，类似于身体其他部位发现的神经内分泌肿瘤（图 48–1）。预后不良的特征包括坏死、鳞状结构和嗜酸细胞的存在、缺乏中间细胞质的细胞和降钙素反应活性低于 50%[29]。当对 MTC 的诊断存在疑问时，除了测量 FNA 冲洗液中的降钙素水平外，降钙素、嗜铬粒蛋白、CEA 的存在，以及免疫组织化学染色中甲状腺球蛋白的缺失有助于提高诊断的准确性[30]。

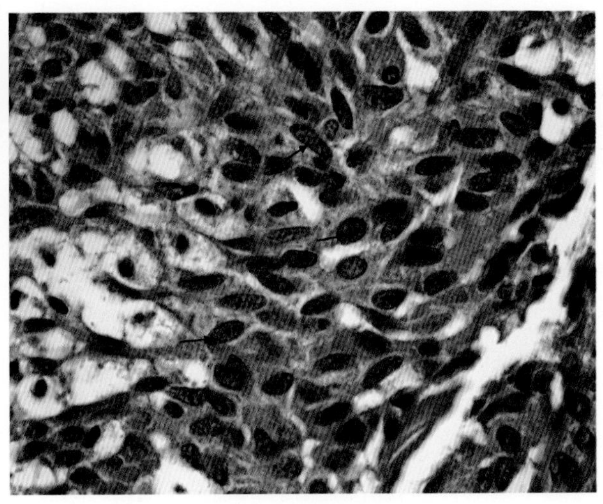

▲ 图 48-1　甲状腺髓样癌
注意点状的“盐 – 胡椒”样核染色质（箭）

（三）治疗

1. 手术

由于全身化学治疗和放射治疗对 MTC 无效，手术切除是主要的治疗手段[31]。建议对家族性和散发性 MTC 患者行甲状腺全切除术，因为分别有 90% 和 20% 的患者存在多灶性。甲状腺全切除术还提高了利用降钙素水平评估切除的充分性和监测复发的能力[32]。由于 MTC 有早期淋巴结转移的倾向，甲状腺切除术应伴随中央淋巴结的清扫，清除舌骨下缘至无名血管上缘和两侧到颈内静脉的所有组织。由经验丰富的外科医师彻底切除中央区的所有组织，可减少局部复发，提高总生存期（OS）[32]。临床可疑的颈侧区淋巴结应取样，如果阳性，应进行颈侧区淋巴结的清扫。对于较大的甲状腺肿瘤（即大于 2cm），由于隐匿性转移可发生在 75% 的同侧和 47% 的对侧颈静脉结节，应考虑常规双侧Ⅱ区～Ⅴ区淋巴结切除或同侧改良根治性颈淋巴结清扫术[33, 34]。虽然基于治疗前血清降钙素水平指导颈淋巴结清扫范围存在不足，但仍可能存在帮助，见表 48-1[21]。

在预防性或治疗性甲状腺切除术时，对甲状旁腺的治疗存在争议。一些专家主张进行甲状旁腺全切除并再植，以确保完全切除所有甲状腺组织和中央区淋巴结。这也可能预防未来 MEN 2A 型患者发生甲状旁腺功能亢进[18]。另一些人认为实行甲状旁腺全切除术是不必要的，因为即使是对 MEN 2A 型患者来说，术后发生甲状旁腺功能亢进的风险也很低[35]。

2. 持续或反复降钙素升高的管理

术后生化指标缓解定义为血清降钙素水平低于 10pg/ml，这类患者预后良好，生化指标是临床复发的重要预测因素[36]。然而，超过 50% 的 MTC 患者在切除所有已知的病灶后，仍出现明显疾病，无法达到生化缓解[36]。在法国降钙素肿瘤研究组评估 MTC 预后因素的大型病例研究中，术后降钙素检测不到的患者（43%）5 年和 10 年生存率分别为 98.9% ± 0.8% 和 97.7% ± 1.5%，只有 4.9% 的患者复发。有趣的是，即使是那些没有达到术后生化缓解的患者（56.3%），5 年生存率和 10 年生存率均与之相当，分别为 80.2% ± 2.2% 和 70.3% ± 2.9%[37]。基于这些发现，对于降钙素持续升高而无明显疾病的患者，仅应进行颈部、胸部和腹部的 CT 扫描，对于出现可测量疾病的患者保留手术。然而，如果患者在甲状腺切除时没有充分清除结节，应考虑行中央区淋巴结的清扫伴或不伴颈侧区淋巴结清扫。如果已完成充足的颈淋巴结清扫，则不鼓励盲目地颈部再探查[18]。基于术后血清降钙素水平的监测建议详见表 48-2。

首诊时 4%～17% 的 MTC 患者出现远处转移[38]。

表 48-1　治疗前基础降钙素水平和颈淋巴结清扫的范围

基础血清降钙素水平（pg/ml）	颈淋巴结清扫的范围
≤ 20	无
20～50	同侧中央区和颈侧区
50～200	双侧中央区和同侧颈侧区
＞ 200	双侧中央区和颈侧区

表 48-2　术后监测建议

术后血清降钙素水平（pg/ml）	监测建议
检测不到或正常	血清降钙素和 CEA：术后 3 个月复查→每 6 个月 1 次，为期 1 年→1 年 1 次
＜ 150	体格检查和颈部超声→如果正常→每 6 个月体格检查，血清降钙素，CEA 和颈部超声
＞ 150	颈部超声，胸部 CT，肝脏的三期 CT 或增强 MRI，轴位 MRI 和盆腔 MRI 辅以骨扫描

CEA. 癌胚抗原；CT. 计算机断层扫描；MRI. 磁共振成像
引自 Wells 等，2015[15]

肝脏是常见的远处转移器官，但转移灶往往很小，因此影像学检查很难发现。这使得一些作者建议在考虑清除持续性或复发性颈部疾病的患者中使用分期腹腔镜[39]。对于广泛远处转移的患者，颈部复发或有症状转移灶的再切除是姑息性的，据报道无症状中位生存期超过 8 年[40]。

3. 非手术治疗

因为甲状腺 C 细胞不聚集碘，放射性碘治疗对 MTC 无效[22]。外射束放射治疗（external beam radiation therapy，EBRT）的结果也令人失望[22]。尽管 EBRT 已被证明对提高高风险患者的疾病局部控制是有益的[42, 43]，但通过单变量分析对流行病监测与最终治疗结果（Surveillance，Epidemiology and End Results，SEER）数据的分析表明，EBRT 与 OS 的显著改善无关[41]。类似地，由多柔比星、达卡巴嗪、链佐星和氟尿嘧啶组成的各种化学治疗方案，作为单一药物或联合用药，可产生 10%～30% 的短期反应率[44, 45]。这些令人失望的结果促使研究人员寻找针对 MTC 基因和分子缺陷的新治疗策略。

靶向 RET 和包括血管内皮生长因子受体（vascular endothelial growth factor receptor，VEGFR）在内的其他关键生长因子受体的多激酶抑制药（multikinase inhibitor，MKI）已成为散发型和遗传型 MTC 患者早期临床试验的重点[46, 47]。

凡德他尼（Vandetanib）作为 RET、VEGFR 和 EGFR 信号通路口服抑制药，是被美国食品药品管理局（Food and Drug Administration，FDA）批准用于治疗有症状或无法切除、局部进展或转移性疾病的进展期 MTC 患者第一个 MKI。这项批准（2011 年 4 月 6 日）是基于多中心随机、双盲、安慰剂对照的凡德他尼Ⅲ期临床试验的结果，该试验用于局部晚期或转移性 MTC 患者（表 48–1）。在这项研究中，331 例患者（90% 为散发型 MTC，10% 为遗传型 MTC）被随机 2∶1 分至每日服用凡德他尼 300mg（n=231）或安慰剂组（n=100）。允许安慰剂与凡德他尼交叉使用。主要终点为无进展生存（progression–free survival，PFS），次要终点包括客观缓解率（objective response rate，ORR）、疾病控制、生化反应和 OS。中位随访 24 个月后，凡德他尼组的 PFS 明显高于对照组［未达到（not reached，NR）vs 19.3 个月；风险比（hazard ratio，HR）0.46，95% 置信区间（confidence interval，CI）0.31～0.69，$P < 0.001$］。采用威布尔分析，预测凡德他尼组的中位 PFS 为 30.5 个月。除 OS 外，在次要终点方面，凡德他尼的疗效也有统计学意义[46]。凡德他尼常见不良事件见表 48–3。

紧随着凡德他尼的批准，卡博替尼（Cabozantinib），一种 c–MET、VEGFR2 和 RET 的口服抑制药，于 2012 年 11 月 29 日获得 FDA 批准，用于治疗进展期转移性 MTC。这是基于一项双盲、Ⅲ期、安慰剂对照试验，结果令人鼓舞，该试验对 330 名局部晚期或转移性 MTC 患者（86% 为散发型，6% 为遗传型）2∶1 随机分至卡博替尼（n=219）或安慰剂组（n=111）。在中位随访 13.9 个月后，应用卡博替尼的患者中位 PFS 比接受安慰剂治疗的患者长 7.2 个月（中位 PFS 11.2 个月 vs 4 个月；HR 0.28；$P < 0.001$）。卡博替尼组的反应率也更高（28% vs 0%）。然而，与安慰剂相比，这种药物并没有明显的生存优势[47]。常见不良反应见表 48–3。

评价凡德他尼、卡博替尼、乐伐替尼、伊马替尼、索拉非尼、舒尼替尼和莫特塞尼，试验数据汇总见表 48–3[46–56]。这些试验中患者的一般年龄为 45—60 岁。口服 MKI 治疗通常耐受性良好，常见的毒性包括腹泻、手足综合征、疲劳、皮疹和高血压。这些不良反应中有许多可能是慢性的，因此即使严重程度是轻微或中度的，也可能造成禁用。此外，罕见但危及生命的不良反应也与 MKI 有关，包括血栓形成、出血和肠穿孔。患者教育、早期识别和 MKI 相关不良反应的治疗至关重要。除了对症治疗外，在治疗过程中可能需要减少 MKI 的剂量或休药期。

在转移性 MTC 中，根据美国国立综合癌症网络（NCCN）指南，有几种治疗方案可供选择，并在此进行总结[58]。

- 登记临床试验。
- 局部病灶的外射束放射治疗。
- 凡德他尼。
- 卡博替尼。
- 考虑其他 MKI，如索拉非尼、舒尼替尼或帕唑帕尼，如果患者进展或不适合凡德他尼或卡博替尼，或不能进行临床试验。
- 以达卡巴嗪为基础的全身化学治疗。

在临床实践中，我们根据多种因素进行个体化治疗，包括肿瘤负荷、进展速度、并发症和患者接受治疗相关风险的意愿。由于新的 MKI 疗法最多能改善 PFS，且没有显示能延长 OS，我们目前不推荐凡德他尼、卡博替尼或其他 MKI 疗法用于肿瘤负担较轻或进展缓慢或无症状的患者。临床医生和患者必须意识到 MKI 所涉及的风险，包括可能对生活质量产生负面影响的慢性不良反应（表 48-3）。在局部进展或转移性疾病患者中出现症状或明显进展 MTC 的情况下，笔者建议进行临床试验（首选）或每天口服一次凡德他尼 300mg 或每天口服一次卡博替尼 175mg[58]。应用凡德他尼或卡博替尼治疗进展性疾病（progressive disease，PD）的患者，如有可能，可参加临床试验，或考虑其他商用 MKI，特别推荐每日口服 2 次索拉非尼 400mg 或每日 1 次舒尼替尼 37.5mg[58]。

三、嗜酸细胞癌

嗜酸细胞癌一种罕见的 DTC，占所有甲状腺癌的 3%～4%[59]。嗜酸细胞癌来源于化生过的（Hürthle 细胞）[59] 甲状腺滤泡细胞，也被称为嗜氧或嗜酸细胞瘤 [60]。世界卫生组织（WHO）将嗜酸细胞癌列为滤泡癌的一个亚型 [61]，尽管其他人认为这些肿瘤本身代表了甲状腺癌的一种特殊类型 [62, 63]。后一种观点是由比较基因组和分子分析中肿瘤独特的基因表达和突变所支持的 [59, 64]。嗜酸细胞癌的发病机制包括 RAS-RAF-MEK、PI3K-AKT-mTOR 和 Wnt/β-catenin 通路 [59]。

（一）临床表现及诊断

嗜酸细胞癌通常发生于 50—70 岁，女性：男性为 2∶1[65]，在碘丰富的地区更常见 [66]。嗜酸细胞癌常具有多灶性 [66]，更具侵袭性，更有可能发生颈部软组织和远处转移，与其他 DTC 相比，疾病特异性死亡率更高 [65]。只有 10% 的嗜酸细胞癌的转移聚集碘，在滤泡性甲状腺癌中，这一比例为 75%[66]。甲状腺闪烁法显示大多数为“冷”结节，但在区分良恶性肿瘤时并不可靠 [67]。

虽然不能仅通过细胞学检查来确定浸润性癌，但通过 FNA 可确诊嗜酸细胞癌 [68]。Hürthle 细胞有丰富的颗粒状嗜酸性细胞质，充满线粒体、大核和明显的多形性核仁（图 48-2）[69, 70]。嗜酸细胞癌占嗜酸细胞肿瘤的 20%～30%[71, 72]。在局限性疾病患者中，证实肿瘤的恶性潜能需要存在包膜或血管侵犯，而这只能通过评估手术切除的标本来确定 [73, 74]。

（二）治疗

嗜酸细胞癌的最佳手术策略（甲状腺全切除术与叶切除术）尚有争议 [75]。尽管对于小于 1cm 的肿瘤叶切除术可能就足够了 [76]，但甲状腺全切除术的理由包括以下几点。

- 多灶性疾病很常见 [66]。
- 在没有正常甲状腺组织的情况下会提高甲状腺球蛋白检测复发性疾病的敏感性。
- 切除所有甲状腺组织有助于持续性或复发性疾病患者的 RAI 吸收（尽管这些肿瘤往往不会聚集碘）。

NCCN 指南推荐对原发性大肿瘤（＞ 4cm）、明显的甲状腺外侵犯、广泛血管侵犯，以及术后未刺激情况下甲状腺球蛋白水平超过 5～10ng/L 的患者术后行 RAI 治疗 [58]。应监测甲状腺功能减退状态下血清甲状腺球蛋白。当甲状腺全切除及消融术后血清甲状腺球蛋白水平仍可检测或升高时，应考虑复发的可能性。放射性碘扫描是一种合理的早期检测少数吸收碘的嗜酸细胞癌的方法 [67]。

大约 23% 的患者在术后 4 年复发 [77]。大多数复发是局部的 [78]，而肺是最常见的远处转移部位 [79]。手术切除是治疗复发性疾病的主要手段，化学治疗和 EBRT 治疗效果不明显。复发后中位生存期为 3 年 [80]。

对远处转移患者的最佳治疗存在争议。大多数（90%）的嗜酸细胞癌的转移不摄取 RAI[66]，因此，一般认为，RAI 治疗不太可能对大多数患者有益。根据目前的 NCCN 指南 [58]，笔者推荐以下方法治疗临床进展性或有症状的转移性疾病。

- RAI 难治性肿瘤患者的临床试验登记。
- 如果没有临床试验或不合适时考虑 MKI，特别是乐伐替尼或索拉非尼。
- 使用其他 MKI，如帕唑帕尼、阿西替尼、舒尼替尼或凡德他尼。
- 远处转移瘤的切除或放射治疗。
- 最佳支持治疗。

系统治疗

DTC 碘难治性转移性患者缺乏有效的系统治疗方案，这为研究 MKI 的应用的临床试验铺平了道路 [81-85]。一般来说，嗜酸细胞癌患者在临床研究中

表 48-3 多激酶抑制药（MKI）在局部晚期和转移性甲状腺髓样癌（MTC）中的临床试验总结

药 物	剂 量	关键靶标	患者数（散发型，遗传型，未知）	PR 例数（%）	中位 PR 期，月	SD 例数（%）	SD ≥ 6 个月例数（%）	中位 PFS，月	不良事件
FDA 批准的 MKI 凡德他尼和卡博替尼的Ⅲ期临床试验									
凡德他尼[46] Ⅲ期（ZETA）	每天口服 300mg	VEGFR，RET，EGFR	331（298，33，0） 凡德他尼：231 安慰剂：100	NA（45）*（凡德他尼）vs NA（13）*（安慰剂）†$P < 0.001$	NA	NA	NA	NR（30.5¶）（凡德他尼）vs 19.3（安慰剂）$P < 0.001$	MC：腹泻，皮疹，HTN，恶心 3+ 级：腹泻，HTN，Q-Tc 间期延长，乏力，食欲减退，皮疹，无力，呼吸困难
卡博替尼[47, 56] Ⅲ期（EXAM）	每天口服 140mg	c-MET，VEGFR2，RET	330（285，33，0） 卡博替尼：219 安慰剂：111	NA（28）（卡博替尼）vs NA（0）（安慰剂）	15	NA	NA	11.2（卡博替尼）vs 4（安慰剂）（$P < 0.001$） 中位 OS：26.6（卡博替尼）vs .21.1（安慰剂）（$P=0.241$）	MC：腹泻、PPE、体重减轻、食欲下降、恶心 / 呕吐、疲劳、味觉障碍、头发颜色变化、HTN、口腔炎、便秘、黏膜炎、出血、无力、发声困难 ≥ 3 级：腹泻、PPE、疲劳、HTN、乏力、食欲下降、体重减轻、吞咽困难、出血、静脉血栓形成、胃肠道穿孔
MKI 的早期试验									
凡德他尼[55] Ⅱ期	每天口服 300mg	VEGFR，RET，EGFR	30（0，30，0）	6（20）	10	22（73）	16（53）	28	MC：腹泻，皮疹，疲劳，恶心 3 级：Q-Tc 间期延长，腹泻、恶心、高血压 4 级：氮质血症，肌肉无力 其他：轻度视力障碍，角膜变化，低磷血症，HTN
凡德他尼[53] Ⅱ期	每天口服 100mg	VEGFR，RET，EGFR	19（0，19，0）	3（16）	6	12（63）	10（53）	NA（由于进展事件不足无法确定）	MC：腹泻，疲劳，皮疹，便秘，TSH 升高 3 级：Q-Tc 间期延长，肌无力、肌痛，HTN，复视，视觉障碍，嗜铬细胞瘤 4 级：尿崩症
卡博替尼[51] Ⅰ期	每天口服 MTD 175mg	c-MET，VEGFR2，RET	37（22，3，6）	10（27§）	NR（范围：4～35+）	NA	15（41）	NA	MC：腹泻，疲劳，食欲下降，恶心 / 呕吐，PPE，皮疹，AST 升高，黏膜炎

（续表）

药　物	剂　量	关键靶标	患者数（散发型，遗传型，未知）	PR 例数（%）	中位 PR 期，月	SD 例数（%）	SD ≥ 6 个月例数（%）	中位 PFS，月	不良事件
乐伐替尼[57] Ⅱ期（E7080）	每天口服 24mg	VEGFR1～3，FGFR1～4，PDGFRα，RET，KIT	59（NA）	21（36）	NA	26（44）（≥ 7 周）	17（29）（≥ 23 周）	9	MC：腹泻，蛋白尿，疲劳，HTN，食欲下降，体重减轻，恶心，呕吐，头痛，咳嗽
索拉非尼[52] Ⅱ期	每天 2 次，每次 400mg	VEGFR2～3，PDGFR，RET，RAF	16（‖）	1（6）	21	14（88）	9（56）	18	MC：腹泻，HFS，脱发，皮疹，口腔疼痛，体重减轻，黏膜炎，指甲改变，皮肤干燥，HTN，脸红，LDH 低磷血症，低钙血症，低钠血症
舒尼替尼[49] Ⅱ期	每天口服 37.5mg	VEGFR1～2，PDGFR，RET，KIT	7（NA）	3（43）	NA	2（29）	NA	NA	MC：中性粒细胞减少，白细胞减少，疲劳，腹泻，HFS，消化道出血
帕唑帕尼[48] Ⅱ期	每天口服 800mg	VEGFR1～3，PDGFR α/β，KIT，FGFR1、3、4	35（NA）	5（14）	12	20（57）	NA	9.4	MC：HTN、疲劳、贫血、白细胞减少、中性粒细胞减少、血小板减少、皮肤色素沉着不足、蛋白尿、腹泻、呕吐、转氨酶异常
莫特塞尼[54] Ⅱ期	每天口服 125mg	VEGFR1～3，PDGFR，KIT，RET	91（76，13，2）	2（2）	5 和 8	74（81）	44（48）	12	MC：腹泻，疲劳，甲状腺功能减退，HTN，厌食症
伊马替尼[50] Ⅱ期	每天口服 600～800mg	PDGFRα/β，KIT，RET	15（11，4，0）	0（0）	NA	6（40）	NA‡	NA	MC：甲状腺功能减退 其他：水肿、乏力、恶心、呕吐、皮疹、喉黏膜肿胀、皮疹、乏力

*. 客观缓解率（%）；†. 安慰剂组中 13 个有反应中的 12 个发生在开放标签阶段的研究；‡. 4 例患者 SD ＞ 24 个月；§. 在 35 例可评估的患者中，29% PR；¶. 预测中位数 PFS 拟合威布尔模型；‖. 16 例为散发型 MTC 和 5 例为遗传型 MTC，遗传型 MTC 臂因生长缓慢而过早终止；AST. 天冬氨酸转氨酶；c-MET、RET 和 KIT 是酪氨酸激酶的受体，RAF. 是酪氨酸激酶的效应器；FDA. 美国食品药品管理局；HFS. 手足综合征；HTN. 高血压；LDH. 乳酸脱氢酶；MC. 最常见；MTD. 最大耐受量；NA. 无法得到；NR. 未达成；OS. 总生存期；PDGFR. 血小板相关生长因子受体；PFS. 无进展生存期；PR. 部分缓解；SD. 疾病稳定；PPE. 手足综合征；VEGFR. 血管内皮生长因子受体

的代表性不足。在这里，笔者描述了纳入至少 9 例嗜酸细胞癌患者 MKI 的临床试验结果（表 48–4）。

(1) 索拉非尼：索拉非尼是以 VEGFR、PDGFR、RET 和 BRAF 为靶点的小分子 MKI。在索拉非尼治疗 RAI 难治性转移性甲状腺癌的Ⅱ期试验中，A 组（*n*=19）为化学治疗原发性甲状腺乳头状癌（PTC），而 B 组包括 FTC（*n*=2）、嗜酸细胞癌（*n*=9）、ATC（*n*=4），有 22 例 PTC 患者以前接受过化学治疗或没有组织块可用 [83]。主要终点是 ORR。患者每天 2 次服用索拉非尼 400mg，直到病情进展、疾病阻碍了治疗或不能耐受的毒性。嗜酸细胞癌（*n*=9）和 FTC（*n*=2）组，9 例患者达到 SD（82%），其中 66%(6/9) SD 至少 6 个月。该组无完全缓解(complete response，CR）或部分缓解（partial response，PR），1 位患者 PD。预计中位 PFS 和 OS 分别为 4.5 个月（30% 为 1 年）和 24 个月（64% 为 1 年）。索拉非尼一般耐受性良好，但大多数患者确实需要减少剂量，其次是手足皮肤反应、胸部肌肉骨骼痛、腹泻、体重减轻、关节痛、口腔疼痛和高血压 [83]。

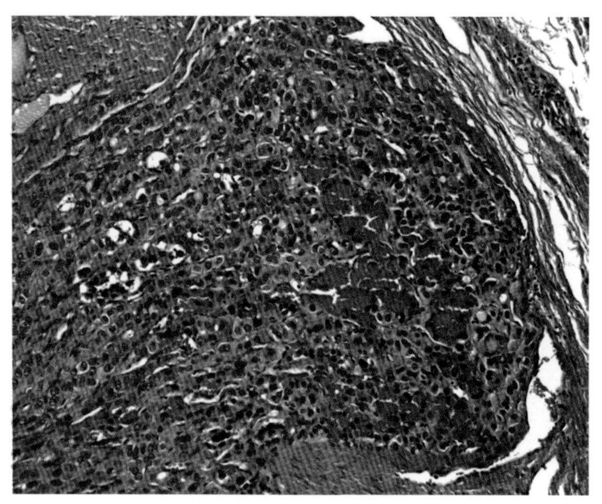

▲ 图 48–2 嗜酸细胞癌

随后，一项大型多中心随机Ⅲ期研究（决策试验）评估了索拉非尼与安慰剂对 417 例局部进展期或转移性 RAI 难治性 DTC 患者的疗效。索拉非尼 PFS 在总体人群（10.8 个月 vs 5.8 个月，$P < 0.0001$）和嗜酸细胞癌亚组（*n*=74）中均占优势 [81]。

(2) 帕唑帕尼：在对 37 例转移性、进展迅速的 RAI 难治性 DTC 患者的Ⅱ期试验中，研究了靶点为 VEGFR1–3、PDGFR 和 KIT 的小分子抑制药帕唑帕尼的疗效。组织学亚型包括 FTC（*n*=11）、嗜酸细胞癌（*n*=11）、PTC（*n*=15）。所有患者每天服用 800mg 帕唑帕尼，直到病情进展或出现不能耐受的毒性反应。根据实体瘤疗效反应评价标准(Response Evaluation Criteria in Solid Tumors，RECIST），CR 无报道，49%（18/37）患者有影像学 PR。11 例嗜酸细胞癌患者中有 5 例（45%）发生 PR。所有患者的中位 PFS 为 11.7 个月，1 年 PFS 率为 47%。未达到中位 OS，所有患者 1 年 OS 率为 81%。值得注

表 48–4 多激酶抑制药（MKI）在包括嗜酸细胞癌（HCC）的分化型甲状腺癌（DTC）中的临床试验

	DTC，例数	HCC，例数	总 CR	HCC CR	总 PR	HCC PR	总 SD	HCC SD
Ⅲ期临床试验								
索拉非尼 [81] Ⅲ期	207	37	0	0	24/196	NA	82/196†	NA
	210（安慰剂）	37（安慰剂）			1/201		67/202†	
乐伐替尼 [82] Ⅲ期	261 131（安慰剂）	48 22（安慰剂）	4 0	NA	165 2	NA	60 71	NA
早期试验								
索拉非尼 [83] Ⅱ期	56	9	0	0	6	0	35	9
帕唑帕尼 [84] Ⅱ期	37	11	0	0	18	5	NA	NA
阿西替尼 [85] Ⅱ期	60	11	0	0	23	9*	18	4*

*. 包括嗜酸细胞癌和滤泡癌患者

†. SD ≥ 6 个月

CR. 完全缓解；NA. 无法得到；PR. 部分缓解；SD. 疾病稳定

意的是，帕唑帕尼诱导的 PR 被发现是持久的，有 66% 的可能持续 1 年以上。最常见的不良反应包括疲劳、皮肤色素沉着不足、腹泻和恶心，不良反应导致 16 名（43%）患者减少剂量 [84]。

(3) 阿西替尼：阿西替尼是口服的第二代 VEGFR 酪氨酸激酶抑制药，在 60 例 RAI 难治性晚期 DTC 的Ⅱ期试验中进行了研究。1/4 的患者（15/60）患有滤泡癌，其中 73%（11/15）患有嗜酸细胞癌。总体研究人群的 ORR 为 38%（23 PR，0 CR），而滤泡 / 嗜酸细胞癌联合组的 ORR 为 60%（PR=9，CR=0），另外 27% 的患者（*n*=4）SD 至少 16 周 [85]。

(4) 乐伐替尼：乐伐替尼是一种靶点为 VEGFR1–3、FGFR1–4、PDGFRα、RET 和 KIT 的较新的口服 MKI。在一项多中心、双盲的Ⅲ期研究中，在进展性 RAI 难治性 DTC 患者中对乐伐替尼疗效进行了评估，392 例患者以 2∶1 的比例随机接受 24mg/d 乐伐替尼治疗或安慰剂治疗。该研究纳入了乳头状癌、滤泡状癌、嗜酸细胞癌和低分化甲状腺癌患者，嗜酸细胞癌占研究人群的 18%（70/392）。在总体人群和所有组织学亚型包括嗜酸细胞癌中（PFS：NR vs 5.3 个月，HR 0.22，95%CI 0.10～0.51），乐伐替尼组 PFS 优于安慰剂组（18.3 个月 vs 3.6 个月，$P < 0.001$）[82]。

(5) 联合治疗：除了在嗜酸细胞癌患者中使用索拉非尼获得令人鼓舞的结果外，mTOR 通路在嗜酸细胞癌发病机制中的可能作用，使得研究人员评估 mTOR 抑制药和索拉非尼在嗜酸细胞癌中的联合应用。NCT01025453 是一项正在进行的开放性Ⅱ期临床试验，评估替西罗莫司联合索拉非尼治疗进展期、不可切除的、复发或转移、RAI 难治性甲状腺癌（包括嗜酸细胞癌）的疗效和安全性。这项研究的结果有待观察 [86]。

四、未分化甲状腺癌

与那些可长期生存、分化好的甲状腺癌明显不同，ATC 具有明显的侵袭性。ATC 的中位生存期仅为 5 个月，1 年的生存期低于 20%，是生长最快和最致命的癌症之一，占每年甲状腺癌相关死亡的一半以上 [87]。虽然 ATC 的发病率一直在下降 [88]，但这可能与之前对淋巴瘤、髓样癌和滤泡状癌的“岛状”变异的错误分类而高估了发病率有关 [89]。然而，一些报道表明，ATC 的真实发病率的确在下降，这可能与饮食中补充碘导致地方性甲状腺肿的减少有关 [90]。

ATC 通常与 DTC 共存，这使得许多研究人员猜测前者可能代表较懒惰的高分化肿瘤的去分化 [91, 92]。ATC 的发病机制与多种基因改变有关。在 PTC 中发现激活 *BRAF* 基因突变 [93] 促进了我们对 DTC 向 ATC 进展的理解。PTC 中 *BRAF* T1799A 突变频率为 45%（28%～69%），ATC 中 *BRAF* T1799A 突变频率为 24%（0%～100%）[94]。然而，*BRAF* 突变始终存在于 ATC 的分化和未分化成分中，提示 *BRAF* 可能在去分化中发挥作用。此外，在 ATC 中常见 *p53*（83%）[95]、*β-catenin*（61%）[96] 和 *RAS*（52%）[97] 突变。*RAS* 和 *BRAF* 癌基因的激活突变与分化型甲状腺癌有关，而 *p53* 抑癌基因的失活突变只存在于分化程度较低的甲状腺肿瘤中。最后，发现 65% 的 ATC 存在微小染色体维持蛋白的上调 [98]。

（一）临床表现及诊断

与分化良好的甲状腺癌不同，ATC 往往是一种老年人的疾病，平均诊断年龄约为 71 岁 [99]。与其他甲状腺癌一样，女性占大多数，ATC 患者中有 60%～70% 是女性 [100]。患者几乎一致表现为快速增大的肿块，局部侵犯常导致吞咽困难、声音嘶哑和喘鸣。不幸的是，38% 的患者有甲状腺外肿瘤和（或）淋巴结侵犯，43% 的患者在最初诊断时有远处转移 [99, 101]。远处转移最常见的部位（高达 90%）是肺和胸膜，其次是骨转移（5%～15%）。大脑、皮肤、肝脏和其他脏器转移并不常见 [100]。

甲状腺未分化癌可分为 3 种主要的组织学亚型：鳞状细胞、梭形细胞和巨细胞。亚型是根据它们相似的细胞来命名的，鳞状细胞类似于未角化的鳞状细胞癌，梭形细胞像“肉瘤样”，巨细胞比其他类型表现出更多的多形性。所有亚型的特点是有丝分裂活跃、坏死灶、甲状腺内和甲状腺外浸润 [102, 103]。

（二）治疗

甲状腺未分化癌通常快速进展，尽管进行积极的治疗但几乎总是致命的。目前还没有前瞻性的随机、精心设计的试验来指导这种罕见肿瘤的治疗。一般来说，对于那些身体状况良好、器官功能好，以及希望积极治疗的患者，建议采用手术、放射治疗和化学治疗相结合的多模式治疗方法。

大多数患者表现为广泛的局部疾病，这最终导致继发于气道狭窄的死亡。因此，局部疾病的控制，无论是姑息性的还是治疗性的，都是极为重要的。如果可能，甲状腺全切除伴或不伴颈部淋巴结清扫应作为治疗的主要方法。术后患者的生存期虽然较差，但明显长于不能切除的患者[101]。局部疾病的减瘤手术联合高剂量的辅助EBRT治疗，即使存在远处转移，也能显著提高生存率（清除颈部疾病7～8个月，而保留颈部疾病1个月）][104]。标准的或高分割剂量辅助放射治疗结合化学治疗，特别是多柔比星、铂类或紫杉烷类，以及手术已被证实是一种有效的治疗ATC的方法，虽然生存超过1年仍不常见[105, 106]。

与之前结果相比，2011年对新诊断的局部ATC患者的单中心回顾性研究表明，使用调强放射治疗（intensity-modulated radiation therapy，IMRT）、放射治疗增敏和辅助化学治疗可改善生存[87]。选择10个Ⅳ A和Ⅳ B期患者进行积极的治疗，只有5例患者接受了计划中的联合化学治疗方案（第1天多柔比星60mg/m^2，紫杉特尔60mg/m^2，第2天乙二醇化非格司亭支持治疗，共4次）。其余5例患者分别接受单多柔比星或多柔比星、紫杉特尔/紫杉醇和顺铂/卡铂的联合治疗。在中位随访3年后，估计总体研究人群的中位OS为5年[87]，而以往接受EBRT和放射增敏多柔比星治疗的患者的中位生存期仅为4个月[101]。在文章发表时已随访至少2.6年，10名患者中5例（50%）仍存活且无癌，1年和2年OS率分别为70%和60%[87]。与此形成鲜明对比的是，在以往的对照中，接受各种手术、放射治疗和化学治疗联合治疗的患者的1年生存率为20%[107]。上述研究结果虽然受样本量的限制，但令人鼓舞，并提示IMRT联合放射增敏和辅助化学治疗可能对局部的ATC的生存有显著影响[87]。

靶向治疗

尽管RAI难治性DTC的结果令人鼓舞，但包括索拉非尼、帕佐帕尼和阿西替尼在内的靶向药物的Ⅱ期试验显示，ATC患者无临床受益[83, 85, 108]。

(1) Fosbretabulin或Combretastatin A4磷酸盐：Fosbretabulin或Combretastatin A4磷酸盐（CA4P）是一种通过破坏微管发挥作用的微管蛋白结合药，导致肿瘤血管闭锁、肿瘤坏死和凋亡[109, 110]。FACT（Fosbretabulin在甲状腺未分化癌中的研究）是ATC中第一个也是唯一一个前瞻性随机临床试验，共纳入80例晚期或转移性疾病患者，这些患者出现进展或在先前的放化疗后出现进展。患者随机以2∶1的比例接受前药联合卡铂和紫杉醇（CA4P/CP组）与卡铂和紫杉醇组（CP组）的联合治疗。虽然CA4P/CP组1年生存率是单纯化学治疗组的近3倍（26% vs 9%），但中位OS（主要终点；CA4P/CP组5.2个月vs 4个月，P=0.22）或PFS（CA4P/CP组vs CP组为3.3个月vs 3.0个月）无统计学差异，而且不推荐使用这种联合疗法[111]。

(2) BRAF抑制药：在转移性黑色素瘤患者中使用BRAF抑制药得到的结果令人鼓舞，使得临床医师推测其在ATC中的潜在作用。评估这些药物在前瞻性临床试验中的有效性受到这种快速进展和侵袭性疾病的罕见性的限制。文献报道，在仅有的两例单用达拉菲尼治疗BRAF V600E突变ATC的患者中，有证据表明，在开始使用该药物后，临床快速改善（1个月内），但不幸的是，同样快速（1～3个月）的耐药性及疾病进展[112]。临床前期研究表明，BRAF抑制药和MEK抑制药联合应用于BRAF突变小鼠模型可提高存活率，其对人类的疗效仍有待探索[113]。

(3) 未来治疗方向：ATC患者更好的治疗方案仍有很大的需求需要满足。目前，NCT02152137，一项随机Ⅱ期试验，在晚期ATC患者中，Efatutazone联合紫杉醇与紫杉醇单独应用来评估PPAR-γ受体激动药的作用[114]。另一项正在进行的随机Ⅱ期试验NCT01236547正在评估IMRT联合紫杉醇联合或不联合帕唑帕尼治疗ATC患者的疗效[115]。这些研究的结果有待观察。

五、甲状腺岛状癌

甲状腺岛状癌是一种来源于滤泡细胞的甲状腺癌，分化程度较低，1907年由Langhans首次报道。后来由Carcangiu在1984年命名[6]。这些肿瘤占所有甲状腺癌的0.14%～6.2%[116]，它们的相对罕见性限制了我们对疾病流行病学、临床过程和预后的了解，仅限于迄今为止的病例报道、小案例报道和基于人群的两项研究[116–119]。虽然一般认为甲状腺岛状癌预后优于ATC，但与分化良好的甲状腺癌患者相比，其预后明显较差[116, 117, 120]。

（一）临床表现及诊断

甲状腺岛状癌通常在 60 岁发病，出现颈部肿块增大与局部侵袭的症状，包括呼吸困难和吞咽困难。甲状腺岛状癌多发于女性，通常与长期的甲状腺肿有关[121]。1/4 以上的患者有局部淋巴结转移，约 21% 的患者在诊断时就出现远处转移（最常见于肺部和骨骼）[116, 120]。

组织学上确诊 ITC，表现为巢状的实性、均匀的肿瘤细胞，胞质稀少，胞核呈泡状，簇内点缀有小的空泡或胶体填充的滤泡（图 48-3）。随着甲状腺外肿瘤的进展，常见病灶坏死、血管侵犯和有丝分裂活跃[6]。缺乏明确的细胞学特征，使 FNA 无法做出诊断[121]。

（二）治疗

虽然甲状腺全切除术一直是治疗的主要方法，但只有略多于一半的患者可以实现 R_0 切除[116]。考虑到淋巴结转移的高发生率，甲状腺切除术还包括颈淋巴结清扫[122]。由于甲状腺岛状癌通常聚集 RAI，因此 RAI 治疗可用于辅助治疗和转移灶的治疗[120, 123]。然而，有趣的是，RAI 治疗的益处是易变的[6, 116, 117, 120, 123, 124]，尽管最近的两项基于人群的研究表明，使用 RAI 治疗可改善预后[116, 117]。EBRT 在很大程度上是无效的[117, 124]，化学治疗也是如此[116]。即使早期积极的外科治疗伴或不伴 RAI 治疗的这些患者的预后也很差，10 年生存率为 30%[125]。MKI 等新疗法在这类甲状腺癌中的作用尚不清楚。考虑到 ITC 的侵袭性及其局部复发和远处转移的倾向，笔者建议采用积极治疗，包括甲状腺全切除术加颈淋巴结清扫，然后行 RAI 消融术，并在选定的个体中增加化学治疗。

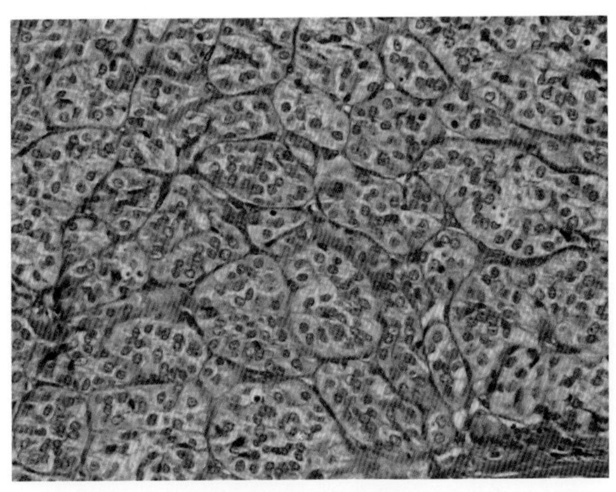

▲ 图 48-3　岛叶癌

其特征是小而一致的肿瘤细胞组成实性团块，肿瘤细胞与含有甲状腺球蛋白的滤泡相关

六、原发性甲状腺淋巴瘤

原发性甲状腺淋巴瘤占所有非霍奇金淋巴瘤的 1%，占所有甲状腺恶性肿瘤的不到 5%[4, 126]。由于甲状腺本身不含淋巴组织，PTL 通常出现在获得性淋巴聚集的背景下，如自身免疫性甲状腺疾病[127]。事实上，多达 50% 的 PTL 患者有桥本甲状腺炎病史[128]。PTL 最常见的两种组织学亚型是 CD20 阳性的弥漫性大 B 细胞淋巴瘤（占 70%）和黏膜相关淋巴组织（mucosa-associated lymphoid tissue，MALT）淋巴瘤[128, 129]。

（一）临床表现及诊断

原发性甲状腺淋巴瘤通常发生在 70 岁，并且女性：男性至少 3∶1。患者通常表现为快速增大的甲状腺肿块，其中 1/3～1/2 的病例出现声音嘶哑、喘鸣或吞咽困难等侵袭性症状。在所有 PTL 患者中，只有不到 1/4 的患者出现发热、盗汗和体重减轻的“B 型”症状[128-130]。

与其他淋巴瘤一样，诊断和治疗 PTL 的关键在于准确的组织学分型。这通常需要核心或开放式外科活检，以获得足够的组织进行免疫表型和细胞遗传学分析[128]。准确的分期是通过 CT 或 MRI 完成的。虽然 MRI 在评估颈部局部疾病的范围比 CT 更准确，但 CT 技术的进步使两种成像方式在术前同样有效[131]。放射性核素扫描是非特异性的，不是 PTL 诊断工作的一部分[130]。FDG-PET 虽然在监测 DLBCL 患者中有价值，但桥本甲状腺炎患者会出现高的假阳性率。MALT 淋巴瘤通常具有较差的 FDG 摄取，然而，这些患者若同时存在桥本甲状腺炎，由于潜在的炎症过程，也可能导致结果不准确[128]。

（二）治疗

手术在 PTL 治疗中除了获得足够的组织用于诊断外，其作用存在争议。在 Mayo Clinic 的研究中，ⅠE/ⅡE 期患者 CR 和疾病特异生存率在诊断性活检加辅助治疗和肿瘤切除加辅助治疗相仿，表明对于有梗阻或即将出现梗阻症状的患者，可能需要进行广泛的手术[132]。然而，甲状腺内惰性较大的MALT淋巴瘤在甲状腺全切除或放射治疗后CR均超过90%，在这些病例中可采用任何一种治疗方案[133]。

有证据表明，在PTL患者放射治疗中增加全身化学治疗的好处。在MD安德森癌症中心（MD Anderson Cancer Center，MDACC）的51例ⅠE/ⅡE患者，使用单独化学治疗、单独放射治疗和放化疗（P=0.15）10年无失败生存率分别为50%、76%和91%[134]。另一个大型回顾性研究的119例PTL患者显示，使用环磷酰胺、多柔比星、长春新碱和泼尼松（CHOP）放化疗的8年生存率为100%，强调了联合模式治疗对该疾病的益处[135]。利妥昔单抗联合CHOP（CHOPR）化学治疗已被证实可以改善DLBCL患者的OS和RFS，尽管缺乏前瞻性研究，但这一数据或许可以外推到PTL患者[129]。

七、肉瘤

甲状腺肉瘤包括脂肪肉瘤、血管肉瘤、平滑肌肉瘤和树突状细胞型，常与ATC的梭形细胞变异混淆[5, 136]。甲状腺肉瘤的治疗与其他肉瘤相似，积极的手术切除，包括甲状腺全切除及任何累及的淋巴结或邻近结构切除。有包膜外扩散、高有丝分裂率、丰富的核多形性病理特征的晚期肿瘤或肿瘤不可切除疾病的患者，可从术后放疗中获益，建议对更具侵袭性的亚型进行辅助化疗（如树突细胞肉瘤）[136]。

八、原发性甲状腺鳞状细胞癌

PSCCT极为少见，占所有甲状腺恶性肿瘤的不到1%[7]。关于这种罕见肿瘤的起源有几种理论。有些人认为它起源于甲状舌管的残余[137]，而另一些人则认为它是滤泡上皮细胞来源的肿瘤[138]。甲状腺的慢性炎症，如桥本病，可导致鳞状上皮化生，最终导致鳞状细胞癌[139]。最后，鳞状细胞癌可能是由腺癌直接转化而来[140]。

（一）临床表现及诊断

PSCCT患者在50岁或60岁发病，伴随颈部肿块迅速增大，压迫邻近结构。女性占优势（2∶1），许多患者有长期甲状腺肿病史[7, 141]。局部浸润和淋巴结转移在诊断时常见，而远处转移是不常见的[142]。

PSCCT的诊断需要排除肿瘤的其他来源，如通过邻近部位或血源性（从肺部、头颈部、胃肠道、盆腔）扩散累及甲状腺。甲状腺肿块的FNA（免疫细胞化学）尽管在区分PSCCT和甲状腺继发性鳞状细胞癌（secondary SCC of the thyroid，SSCCT）方面的作用有限，但也有助于诊断工作[7]。诊断的确认可能需要手术和免疫组织化学方法[137]，以及内镜检查和颈部、胸部、腹部和骨盆的CT扫描，以确保排除SSCCT[7]。

（二）治疗

PSCCT的罕见性使得无法为这种侵袭性疾病提供基于理想治疗策略的循证医学建议。然而，在可能的情况下，根治性切除，包括甲状腺全切除、邻近受累结构切除和颈淋巴结清扫，是局部控制和长期生存的最佳选择[143]。89例患者的Meta分析显示，接受R_0切除的患者中位生存期为23个月，而接受R_1切除的患者中位生存期仅为4个月[142]。不幸的是，由于广泛的食管和（或）气管受累，完全切除往往不可行[144]。虽然被认为是一种放化疗抵抗肿瘤，使用顺铂作为辅助放射治疗增敏剂已被证实局部症状获益[137]。不幸的是，这种疾病致死性很高，平均OS通常不到1年[7, 142]。

九、恶性畸胎瘤

甲状腺畸胎瘤在成人中很少见，通常是恶性的[145]。甲状腺恶性畸胎瘤通常见于年轻女性，表现为颈部肿块增大，伴有局部淋巴结或远处转移。肺是最常见的远处转移部位[146]。一种积极的多模式治疗方法包括手术切除，然后使用博来霉素、依托泊苷、顺铂化学治疗和EBRT，这似乎提供了良好的生存结果[147]。然而，这种治疗策略是基于没有大量应用的轶事报道。

十、恶性血管内皮瘤

Limacher在1898年首次描述甲状腺的恶性血管内皮瘤[10]。这种异质性血管肿瘤极为罕见，文献中仅报道少数病例[10, 148-151]。该肿瘤具有独特的地理分布，局限于地方性甲状腺肿流行的地区[10]。MHE分为上皮样细胞、梭形细胞、卡波西样和乳头状血管内皮瘤四类[152]。

组织学上，MHE 具有癌和血管肉瘤的特征。它们由排列的充满血腔内的多形性细胞组成，尽管这些腔可能被条索样肿瘤细胞浸润。MHE 常见坏死和出血，后者是这些肿瘤中常出现含铁血黄素沉着的原因[10, 149]。

MHE 与未分化癌的区别在于存在胞饮细胞囊泡、胞内原纤维和 Weibel — Palade 小体，以及没有形成微滤泡的肿瘤细胞[10]。上述电镜特征，加上Ⅷ因子相关抗原免疫组化阳性，支持肿瘤的内皮起源[10, 150]。

（一）临床表现

患者往往在 70 岁发病，男性多于女性（1.6∶1）。典型的表现是颈部肿块增大，常伴有局部压迫症状。远处转移很常见，最常见的部位是肺和胸膜[10]。远处转移的患者经常出现副肿瘤症状，包括高钙血症、高血糖和白细胞增多[153]。

（二）治疗

血管内皮瘤是一种侵袭性肿瘤，在一个由 12 例患者组成的研究中中位生存期为 14 个月[153]。根治性切除是治疗的主要方法，辅助放射治疗结合放射增敏剂（雷佐生），可改善局部控制。放射治疗对晚期患者也可能起到姑息作用。更典型的肉瘤化学治疗方案用于转移性或复发性疾病的治疗，然而，这种方案缺乏经验[153]。

十一、黏液表皮样癌

黏液表皮样癌（mucoepidermoid carcinoma，MEC）常见于唾液腺，但也有报道称发生于其他器官[9]。MEC 最早由 Rhatigan 等[154]在甲状腺中发现，自那时起，文献中很少有孤立 MEC 的病例报道[9]。关于这种罕见肿瘤的组织发生有几种假说，包括起源于甲状舌管残余、异位唾液腺组织、后腮体的实体细胞巢和滤泡上皮[9]。虽然 MEC 通常被报道为低级恶性肿瘤，但有报道称该肿瘤具有侵袭性，患者死亡迅速[155, 156]。

临床表现及治疗

黏液表皮样癌以女性居多［（2～2.9）∶1］，患者通常在 50—80 岁时出现颈部无痛肿块[157, 158]。这些肿瘤通常被认为本质上是惰性的[159]，虽然一些报道认为叶切除或甲状腺次全切除可能是足够的[157]，但另一些报道主张在 MEC 的临床病程更明确之前进行更积极的手术，如甲状腺全切除[158, 160]。这些肿瘤通常不摄取 RAI，辅助治疗通常只涉及 EBRT[158]。然而，肿瘤的罕见性使得建议并不明确。

十二、继发性甲状腺恶性肿瘤

甲状腺是临床上转移的罕见部位，占甲状腺恶性肿瘤的 1%～2%，但尸检报告显示，在死于转移性疾病的患者中，发病率高达 24%[161]。这些病变通常是多灶性的，很少是单一的转移，但可能早于原发灶发现。肾细胞癌是发生甲状腺转移最常见的原发灶，食管、乳腺、胃、结肠、皮肤、肺、胰腺和黑色素瘤也有报道[162]。

典型的甲状腺结节和 FNA 具有较高的诊断价值，敏感性和特异性分别为 94% 和 100%[163]。区分原发性甲状腺未分化癌和分化不良的腺癌转移可能具有一定的挑战性。

在这种情况下，可根据临床病史、正常滤泡细胞是否存在肿瘤细胞、免疫染色无甲状腺球蛋白，以及肿瘤细胞功能分化的特征来指导甲状腺转移的诊断[164]。

甲状腺转移瘤的治疗是个体化的。由于它是全身性疾病的先兆，通常无法治愈。因此，治疗和最终生存取决于是否存在其他部位的转移和原发灶的自然进程。如果甲状腺是唯一的转移部位，在适当的时候切除甲状腺可长期生存[163]。肾细胞癌患者在转移瘤切除术后情况较好，据报道 5 年生存率为 51%[165]。姑息性甲状腺切除术是缓解局部症状的一种选择，但正如预期的那样，很少有患者能活过 2 年[166]。系统治疗应根据原发灶进行调整，这超出了本章的范围。

十三、结论

甲状腺是由多种类型细胞组成的复杂器官，是许多罕见恶性肿瘤的温床。虽然整体而言，甲状腺癌是最常见的内分泌恶性肿瘤，但并不常见。充分的检查、早期诊断和积极的外科治疗是治疗这些罕见肿瘤的重要组成部分。近年来，多激酶抑制药的全身治疗受到越来越多的关注，在使用这些药物时需要仔细筛选患者。

第 49 章　甲状旁腺癌

Parathyroid Carcinoma

Colleen Veloski　John A. Ridge　著
陈　霞　译　孔玲玲　校

一、概述

甲状旁腺癌是一种罕见的恶性肿瘤。根据流行病监测与最终治疗结果（surveillance，epidemiology and end results，SEER）数据库，在 1988—2003 年的 16 年期间，甲状旁腺癌的报告发病率每年每百万人口不到 1 人[1]。这是原发性甲状旁腺功能亢进症（primary hyperparathyroidism，PHPT）的一种罕见病因，占 PHPT 病例的不到 1%～5%[2-5]。本章综述该疾病的发病率、病理生理学、临床表现、诊断、治疗和预后[6]。

二、胚胎学、解剖学和生理学

甲状旁腺由第 3、第 4 鳃囊的内胚层背侧上皮增生发育而成。在迁移的过程中，第 3 鳃囊的衍生物演变为下甲状旁腺，而第 4 鳃囊的衍生物则演变为上甲状旁腺。下甲状旁腺与胸腺关系密切，胸腺来源于第 3 鳃囊的腹侧部分。这种“亲密关系”通常在妊娠第 8 周结束，甲状旁腺迁移至接近甲状腺下极水平。有时，下甲状旁腺可能被包裹在胸腺或甲状腺束内，并可被带入前纵隔[7]。上甲状旁腺下降到颈部，与甲状腺上极的后缘联系。它们可能在甲状腺实质内，但很少有上甲状旁腺继续向尾部迁移，它们也可位于沿气管食管沟进入后纵隔的任何部位[8, 9]。

甲状旁腺通常位于甲状腺的后缘，每个都有其结缔组织包膜。它们可能位于甲状腺包膜内，也可跟随血管深入甲状腺沟[7]。甲状旁腺通常有 4 个，上下各 2 个，平均大小和重量分别为 5mm × 3mm × 2mm 和 40～60mg[8, 9]。有更多或更少的腺体并不罕见。当发现少于 4 个腺体时，很难排除异位腺体的可能性[7]。两个甲状旁腺可以融合在一起，只有它们之间的水平裂才能将双叶腺区分开[10]。Hooghe 等在一项 416 例甲状旁腺切除术的研究中发现，19% 的病例存在异位甲状旁腺（远至甲状腺叶，沿食管，或在胸腺残留的上前纵隔）。在这些患者中，5% 有甲状旁腺增生症[11]。

Alveryd 在对 354 例尸检标本的研究中发现，甲状旁腺的上、下腺通常由甲状腺下动脉供血：右侧占 86%，左侧占 77%。在大多数情况下，当甲状腺下动脉缺如时，上、下甲状旁腺均由甲状腺上动脉供血[12]。

主细胞构成甲状旁腺实质的主要部分，嗜酸性细胞则构成次要部分。甲状旁腺细胞参与甲状旁腺激素（parathormone，PTH）的分泌，从而调节钙和磷的代谢。*PTH* 基因位于 11 号染色体上。甲状旁腺细胞通过感知细胞外钙水平，并依赖 G 蛋白偶联膜受体，即钙敏感受体（calcium-sensing receptor，CASR）来调节 PTH 分泌[13]。低水平的 1，25- 二羟维生素 D、儿茶酚胺和低镁血症也能刺激 PTH 分泌。PTH 通过前身物质前甲状旁腺激素原合成，该激素首先裂解为甲状旁腺激素原，然后裂解为含 84 个氨基酸的 PTH。PTH 的半衰期为 2～6min[14, 15]。在肝脏中，PTH 被代谢成活性的 N 端成分和相对非活性的 C 端部分。C 端成分由肾脏排出并在慢性肾衰竭时沉积[16]。

PTH 的功能是通过其对骨骼、肾脏和肠道三个器官的作用来调节钙的水平。它通过刺激破骨细胞来增加骨的吸收，并促进钙磷释放入血。在肾脏的水平上，钙主要是在近曲小管中与钠结合吸收的，但调节部位可能更远（通过一种主动转运，PTH 作用于限制远曲小管的钙排泄)。PTH 还能抑制近曲小管对磷酸盐和碳酸氢盐的重吸收,并抑制 Na^+/H^+ 反向转运体,从而导致甲状旁腺功能亢进的轻度代谢性酸中毒。低磷血症和 PTH 均能促进 25- 羟基维生素 D 的 1- 羟基化,间接作用于增加肠道对钙的吸收。甲状旁腺的腺瘤性、增生性或恶性改变将导致反馈抑制的丧失,甲状旁腺激素的分泌增加及随后的高钙血症。

三、流行病学

甲状旁腺癌很少见,占所有恶性肿瘤的 0.005%[1-3]。它是罕见的内分泌恶性肿瘤,据报道,在 PHPT 病例中,其发病率从不足 1% 到 5%。除了日本 PHPT 患者中甲状旁腺癌的比例明显较高外,其他统计数据在世界范围内是相似的 [17]。在美国早期发表的系列文章中,发病率从 1966 年的 1%[18, 19] 到 4%[3] 不等。在意大利和日本的系列报道中,这一比例已接近 5%[17, 20, 21]。Obara 和 Fujimoto 在一次汇总分析中发现,4000 多例 PHPT 病例中发病率为 2.1%[2]。最近发表了两份关于甲状旁腺癌的癌症登记报告,较早的研究记录了 1985—1995 年在美国国家癌症数据库(National Cancer Database,NCDB)登记的 286 例甲状旁腺癌患者 [22]。后来,Lee 等根据 SEER 数据库报道了 1988—2003 年的 16 年间,每年每百万人口中甲状旁腺癌发病率低于 1 例 [1]。他们指出,在研究期间,甲状旁腺癌的发病率增加了 60%,由 1988—1991 年的每千万人中 3.58 例增加到 2000—2003 年的每千万人中 5.73 例 [1]。发病率的增加归因于 PHPT 手术频率的增加,因为常规的钙筛查变得更加普遍,并且在 2002 年之后 PHPT 的手术指南也被放宽 [1]。

与 PHPT 主要发生于女性不同的是,甲状旁腺癌并没有性别偏好。NCDB 发现该比例几乎均等:男性占 51%,女性占 49%[22]。Lee 等在他们对 SEER 数据库的分析中也证实了这一点 [1]。虽然早期的研究发现甲状旁腺癌高发年龄为 50 岁左右,比 PHPT 患者的高发年龄小 10 岁(最常出现在 50—60 岁)[23],但迄今为止三项最大的登记研究并未证实这一点,其中确诊时的年龄为 54—56 岁 [1, 22, 24]。

四、病原学

甲状旁腺癌的病因尚不清楚。目前还没有明确的诱发因素,然而已有一些潜在的特征表现出来 [24]。与甲状旁腺腺瘤的进展相比,甲状旁腺癌与以往头颈部放疗的关系并不那么确定。有文献报道了 5 例甲状旁腺癌患者接受过远距离照射 [25]。一项回顾性研究分析了 27 例在 MD Anderson 接受治疗超过 22 年的甲状旁腺癌患者,其中包括 2 例患者在诊断为甲状旁腺癌前数十年有颈部放射治疗史 [26]。然而,罕见的病例报告和少数病例的回顾性分析不足以建立颈部照射与甲状旁腺癌之间的因果关系。甲状旁腺癌的另一个危险因素是晚期肾病患者的长期二级或三级甲状旁腺功能亢进 [27-29]。Khan 等报道了 18 例在开始血液透析后约 6 年内发生甲状旁腺癌的病例 [28]。且已有数例甲状旁腺癌伴远处转移的患者被报道存在慢性肾病 [30, 31]。

甲状旁腺瘤引起的 PHPT 是甲状旁腺功能亢进-颌骨肿瘤(hyperparathyroidism-jaw tumor,HPT-JT)综合征中最常见的表现,然而其中有 10%~15% 的病例被确诊为甲状旁腺癌 [32, 33]。HPT-JT 综合征由抑癌基因 *CDC73*(原 *HRPT2*)胚系突变(germline mutation)引起 [34, 35]。还有其他详细记录的遗传倾向:甲状旁腺癌与家族性孤立性甲状旁腺功能亢进(familial isolated hyperparathyroidism,FIHP)有关 [36, 37],极少数情况下有多发性内分泌腺瘤(multiple endocrine neoplasia,MEN)1 和 MEN 2A 综合征 [38]。

Tominaga 等发现在 5 例合并慢性肾病的甲状旁腺癌患者中,*CDC73* 的表达在大多数原发性和转移性肿瘤中被保留,提示了在这种情况下 *CDC73* 的失活可能在癌变过程中并不起主要作用 [39]。

五、遗传学

分子生物学的进步扩充了我们对甲状旁腺癌发病机制的认识。这些发现的意义有时并不明确,需要进一步的研究来描述甲状旁腺癌的突变过程。没有单一基因被认为是甲状旁腺癌的病因;然而,有部分基因与这种恶性肿瘤的发展有关。目前对甲状旁腺癌分子发病机制的了解主要是 HPT-JT 的临床特征和位于染色体 1q31.2 的 *CDC73* 抑癌基因克隆的结果,该基因包含 17 个外显子,编码 parafibromin,这是一种由 531 个氨基酸组成的蛋白质。*CDC73* 基因的胚系突变存在于大多数典型的 HPT-JT 家族中,其中甲状旁腺癌患病率较高 [32, 34]。在 66%~100% 的散发性甲状旁腺癌中也存在

CDC73 基因的体细胞突变[40, 41]。

正常的 *CDC73* 基因编码蛋白 parafibromin[34, 42]。在野生型 parafibromin 抑制肿瘤细胞生长的转染研究中，parafibromin 已被证明是一种肿瘤抑制因子，但转染错义的 parafibromin 突变体对细胞生长没有影响[43]。绝大多数报道的突变是导致 parafibromin 表达缺失的无义突变，尽管非编码调控区域的突变或启动子甲基化导致的基因失活也是发病机制的一部分[44]。只有不到 1% 的良性散发性甲状旁腺腺瘤存在 *CDC73* 基因突变[45]。如上所述，*CDC73* 基因突变已在 HPT–JT 综合征患者中得到确认。甲状旁腺癌在 HPT–JT 患者中的比例过高，频率为 10%～15%（而在所有甲状旁腺功能亢进患者中低于 1%～5%）[46]。在一项对 15 例散发性甲状旁腺癌患者的研究中，有 10 例存在 *CDC73* 突变，而这些突变中有 30% 是源于胚胎。这些突变都导致了 parafibromin 的合成失败，从而暗示 *CDC73* 及其产物 parafibromin 是甲状旁腺癌的肿瘤抑制因子[35]。在一组散发性甲状旁腺癌患者中发现的胚系 *CDC73* 突变表明，它们可能代表 HPT–JT 的不完整表达或表型变异。考虑到对家庭成员的潜在益处，建议所有甲状旁腺癌患者进行 *CDC73* 突变的胚系 DNA 分析[35, 47]。

除了胚系 *HRPT2* 突变的患者和罕见报道的腺瘤或增生腺内甲状旁腺癌以外，甲状旁腺癌被认为是新生成的，而不是由已经存在的良性或非典型腺瘤演变而来。11q 染色体等位基因缺失是甲状旁腺瘤中最常见的改变，但在甲状旁腺癌中却很少发现，这为散发性甲状旁腺癌通常是新生的理论提供了生物学支持[48]。

细胞周期蛋白 D1 基因（*CCND1* 原 *PRAD1*）的扩增可能参与了甲状旁腺瘤的形成。parafibromin 对细胞周期蛋白 D1 有抑制作用，细胞周期蛋白 D1 是位于染色体带 11q13 的癌基因，是控制细胞周期进程的细胞周期蛋白依赖性激酶（cyclin–dependent kinase）的关键调控因子。细胞周期蛋白 D1 的表达增加促进了 DNA 合成和细胞周期进程所需的多个基因的转录。在甲状旁腺肿瘤中，细胞周期蛋白 D1 过表达[37, 45] 在甲状旁腺癌中明显高于腺瘤[43]。90% 以上的甲状旁腺癌中存在 *CCND1* 基因过度表达。这一致癌基因是在几个大型散发性甲状旁腺腺瘤的分子特征中发现的，这些腺瘤的 DNA 重排与 *PTH* 基因（11 号染色体）有关。小鼠细胞 NIH_3T_3 和人类细胞 HEK–293 中野生型 parafibromin 的转染抑制了细胞周期蛋白 D1 的表达。转染的突变 parafibromin 对细胞周期蛋白 D1 表达没有影响。这些发现提示 *CDC73* 突变伴 parafibromin 表达缺失可能导致细胞周期蛋白 D1 表达增加，并促使肿瘤形成。然而，一些有关甲状旁腺肿瘤的研究发现，*CDC73* 突变或 parafibromin 表达缺失与细胞周期蛋白 D1 上调并无相关性[49]。

然而，该基因在甲状旁腺癌发病机制中的确切作用仍有待确定。有趣的是，parafibromin 也存在于其他组织中，但是瘤变与突变无关[43]。因此，parafibromin 的缺失导致甲状旁腺癌的机制尚不清楚。

其他癌基因和抑癌基因也与甲状旁腺癌的发病机制有关。13q 染色体的杂合性缺失与甲状旁腺癌有关，该区域包含 RB1（retinoblastoma，13q14.3）和 *BRCA2*（13q12.3）两个抑癌基因。Cryns 等报道，在癌中发现 RB1 位点杂合性缺失为 100%（11/11 个样本），但在腺瘤中只有 5%（1/19 个样本）。88% 的癌在免疫组织化学研究中 *RB1* 表达几乎完全或完全缺失，而腺瘤显示正常的 *RB1* 染色模式[50]。并非所有报道都认为这些基因与甲状旁腺癌的发病有关，这表明该基因表达可能受表观遗传调控的，或者该区域的其他抑癌基因可能在甲状旁腺癌的发生中起重要作用[35]。与甲状旁腺癌有关的其他杂合性缺失的基因包括 *PTEN*、*MET*、*TP53* 和 *HRAS*[33, 45]。最近对 22 例甲状旁腺癌和 40 例甲状旁腺腺瘤进行全外显子组测序发现，18%（22 例中有 4 例）的甲状旁腺癌中存在 *PRUNE2* 基因突变，甲状旁腺瘤中只有 2.5%（40 例中有 1 例）。甲状旁腺癌中也发现了 *mTOR*、*MLL2*、*CDKN2C*、*THRAP3*、*PIK3CA* 和 *EZH2* 基因的改变[51]。

Svedlund 等报道了腺瘤性结肠息肉（adenomatous polyposis coli，APC）基因在 5 例甲状旁腺癌中均表达缺失，可能是启动子 DNA 甲基化所致[52]。这种失表达与非磷酸化 β– 连环蛋白的堆积有关，提示 WNT/β–catenin 信号通路的异常激活。在 DNA 甲基化抑制药地西他滨（5– 氮杂 –2′– 脱氧胞嘧啶核苷）的治疗下，*APC* 被重新激活，非磷酸化 β– 连环蛋白减少，体外诱导细胞凋亡。作者认为地西他滨被视为是复发性或转移性甲状旁腺癌的另一种治疗方法[52]。

甲状旁腺癌中微 RNA（microRNA，miRNA）失调已有报道。miRNA 是小的非编码 RNA，对基因表达有负调控作用。与正常甲状旁腺组织相比，甲状旁腺癌中 miRNA 表达整体下调（80%），反映了 miRNA 表达改变[53]。甲状旁腺癌的分析也发现了上调的 miRNA；其中 50% 属于 C19MC，染色体 19q13.4 上参与干细胞生物学和肿瘤发生的一簇[54]。另一项研究表明，825 种人类 miRNA 的微阵列谱在甲状旁腺腺瘤和甲状旁腺癌之间存在差异[53]。这些发现提示 miRNA 表达的改变可能在甲状旁腺癌的发病中起作用。

六、病原学

Schantz 和 Castleman 确定了甲状旁腺癌的经典组织学标准[3]。他们将甲状旁腺癌区分为一个独立的实体，并发现没有证据表明癌症是由腺瘤或甲状旁腺增生发展而来。他们描述甲状旁腺癌以主细胞（通常为主要的细胞类型）为特征，排列成小梁、实心或腺泡样，失去了典型的小叶模式（图 49–1）。在诊断甲状旁腺癌时，他们发现病例中 90% 有纤维小梁、81% 有有丝分裂、67% 有包膜侵犯、12% 有血管浸润[3]。正如它们的频率所证明的那样，研究结果并不一致，这些经典特征很少像最初报道的那样频繁出现。最近的一项研究指出，只有 37% 的患者有纤维束、有丝分裂和血管侵犯[55]。另一项对 27 例甲状旁腺癌的研究报告显示，纤维束占 44%、有丝分裂占 40%、血管浸润占 37%、包膜浸润占 26%、小梁占 11%、淋巴浸润占 11%[26]。另有一项研究比较了 16 例甲状旁腺癌与 45 例典型腺瘤和 8 例非典型腺瘤的组织病理学特征。甲状旁腺癌最具特异性且不存在于典型或非典型腺瘤的特征，是包膜侵犯（94%）、邻近的软组织侵犯（69%）和血管侵犯（81%）[56]。

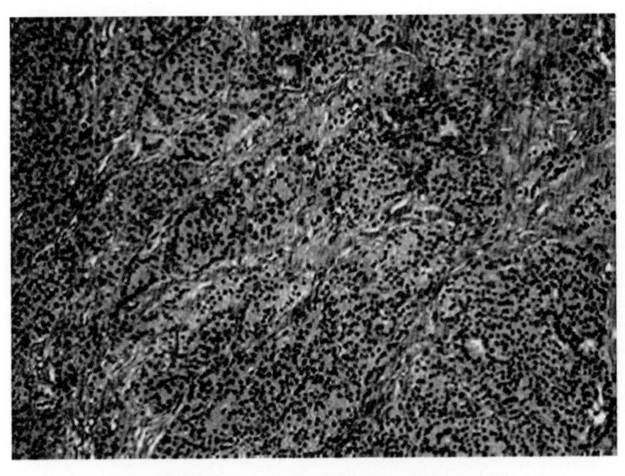

▲ 图 49–1 甲状旁腺癌的典型特征

许多用于诊断甲状旁腺癌的特征，包括对周围结构的黏附、纤维束、小梁生长模式和有丝分裂，也可以在良性病变中发现[57, 58]。一些学者认为，血管侵犯的定义是肿瘤囊内、周围软组织中或癌的病理中受影响血管的存在[59]，但血管和包膜侵犯的整体诊断价值仍有待讨论[5]。

瑞典癌症注册中心（Swedish Cancer Registry）关于 95 例甲状旁腺癌病例的报道称，在对初步诊断并不知情的情况下，病理学家对组织病理学进行了重新评估。在第 1 次手术中，只有 74% 的病例被正确诊断为甲状旁腺癌，19% 的病例被初步诊断为良性。重新评估时，43% 的病例确诊为恶性，57% 的病例组织学诊断为可疑；也就是说，他们展示了各种可疑结果的组合[20]。这些结果突出了对这一罕见肿瘤确定性病理诊断的困难。

细胞周期相关抗原（如 Ki–67 和细胞周期蛋白 D1）的免疫组织化学染色在甲状旁腺癌和甲状旁腺腺瘤鉴别中的应用目前仍受限，因为它们有明显的重叠[45]。然而，其他标志物与 Ki–67 标记指数的组合，包括 p27 的表达降低和半乳凝素 –3(galectin–3，Gal–3）的表达增加已被证实在辨别甲状旁腺癌和腺瘤中是有价值的[60–62]。

Bergero 等表示 Gal–3 在大多数（92%）甲状旁腺癌中广泛表达，包括所有发生转移的病例，但在 30 例甲状旁腺腺瘤中只有 1 例（3.3%），并且 Gal–3 阳性 /Ki–67 升高（＞ 6%）是甲状旁腺癌所特有的[60]。

甲状旁腺癌中 *CDC73* 异常的高患病率促使 *CDC73* 突变分析和 parafibromin 免疫组织化学染色作为诊断工具。单用免疫组织化学研究 parafibromin 蛋白的缺失或与其他因素相结合是一种有用的甲状旁腺癌标志物。parafibromin 染色阴性伴有 *CDC73* 基因突变，增加了甲状旁腺恶性肿瘤的可能性[63]，并可预测临床结果[64]。可能有助于区分甲状旁腺癌与良性病症的术中发现包括大的（平均 3cm）、质硬的、灰白色球形肿瘤，有厚的包膜黏附于邻近结构（与之相对的良性腺瘤为红棕色且质软）。常见的受侵结构有甲状腺（89%）、带状肌（71%）、喉返神经（26%）、食管（18%）和气管（17%）[25]。这些恶性肿瘤重量通常为 2～10g。癌的手术临床表现并非总是可疑的，冰冻切片也无法完全保证实时诊断的可靠性[65]。局部侵犯似乎是癌症最具提示性的特征[25]。

七、分期

甲状旁腺癌没有标准的分期系统。由于甲状旁腺癌很罕见，TNM 分期系统已被证实很难应用于甲状旁腺癌。肿瘤大小和淋巴结状态并不是生存的有力预测因素[22]。然而，Shaha 和 Shah 提出了一种基于 TNM 的分期系统，主要关注肿瘤大于或小于 3cm，区域淋巴结转移及远处转移的存在[66]。

描述疾病程度的一个潜在有用的方法是病灶是否局限于甲状旁腺、有无局部侵犯、有无远处转移。组织学分类系统可以提示预后。在一个提出的系统中，包膜和血管浸润可确诊甲状旁腺癌，局限于局部浸润的肿瘤被分类为低级别，广泛浸润的肿瘤为高级别。局限于局部浸润的低级别病灶与治愈相关，而浸润广泛的高级别肿瘤与转移相关[67]。

八、临床表现

甲状旁腺癌的临床表现几乎都是由肿瘤产生的甲状旁腺激素所导致的高钙血症引起的。症状包括与甲状旁腺功能亢进高钙血症相关的典型的骨骼改变、结石、疼痛和情绪改变；然而，在甲状旁腺癌患者中，它们以更严重的形式更频繁地出现。不到 5% 的甲状旁腺癌患者无症状，与良性 PHPT 相比，可触及的颈部肿块、肾脏疾病或骨病的发生率可能超过 35%～40%[25]。喉返神经麻痹也是一个比较常见的表现。甲状旁腺癌的甲状旁腺激素水平通常高于甲状旁腺功能亢进，碱性磷酸酶水平也会升高[23]。

一些有关甲状旁腺癌高钙血症的临床表现报道见表 49-1。最常受累的器官系统是骨骼和肾脏。据报道，30%～91% 的病例出现骨骼并发症，包括弥漫性骨质减少、骨质疏松症、纤维囊性骨炎、骨痛和病理性骨折[2, 21, 23, 26, 68]。在 21%～60% 的病例中可见肾脏并发症，包括肾结石、肾钙质沉着症和肾功能损害[2, 21, 23, 26, 68]。

神经肌肉和神经精神的表现往往是模糊的，但一般可以通过对各系统的全面检查来获得。在

表 49-1　甲状旁腺癌合并高钙血症的临床表现及频率

	Busaidy 等[26]	Iacobone 等[21]	Wynne 等[68]	Obara 和 Fujimoto[2]	Shane 和 Bilezikian[69]	Schantz 和 Castleman[3]
患者数量	27	19	40	163	62	61
骨	30%	63%	91%（20/22）	39%	70%	62%
肾	44%	53%	56%（14/25）*38%†	48%	60%	30%*
						21%†
神经肌肉	33%‡	37%	27%§	–	–	8%*
	22%§	–	–	–	–	–
	26%¶	–	–	–	–	–
胰腺炎	4%	–	–	5%	10%	10%
胃肠	15%	16%	–	–	–	13%
无症状	30%	21%	7%	2%	2%	–

*. 结石
†. 内源性
‡. 虚弱，昏睡
§. 肌痛，关节痛
¶. 头痛

Busaidy 等的一系列研究中，出现疲劳症状的病例占 33%、关节痛占 22%、头痛占 26%[26]。注意力不集中、低迷、多饮、多尿和抑郁也可能出现，还可能发生复发性重症胰腺炎和消化性溃疡[45]。

与甲状旁腺癌相关的最重要的临床表现是颈部恶性淋巴结，但仅出现于少数病例。颈部淋巴结病在甲状旁腺癌检查中的发生率据报道为 15%～75%[2, 3, 40, 41, 50, 52]。这在良性 PHPT 患者中极其罕见。Stojadinovic 等对 73 例甲状旁腺瘤、非典型腺瘤和癌症患者的研究发现，颈部可触及肿块的发生率在癌中为 75%（20 例中有 16 例），非典型腺瘤中为 25%（8 例中有 2 例）和腺瘤中的 0%（45 例中有 0 例）[56]。喉返神经麻痹引起的声音嘶哑可能为癌的存在提供线索。

甲状旁腺功能亢进严重的患者可发生高钙血症危象。这种情况表现为恶心、呕吐、厌食、便秘、急性胰腺炎、Q–T 间期缩短、冷漠、嗜睡和昏迷，并且如果不加以治疗，可能导致死亡[45]。

血清钙浓度＞140～150mg/L 时应引起对甲状旁腺癌的怀疑[45]。在已发表的系列研究中，甲状旁腺癌患者的平均钙水平为 134～159mg/L[2, 3, 20, 22, 26, 56, 68, 70]。在一个甲状旁腺癌与非典型腺瘤和典型腺瘤的对比研究中显示，平均血清钙浓度分别为 140mg/L、120mg/L 和 110mg/L[56]。与良性甲状旁腺疾病患者相比，癌症患者的碱性磷酸酶水平通常较高。在甲状旁腺癌患者中也有血清和尿液中人绒毛膜促性腺激素（高糖基化异构体）水平升高的报道，并且可能具有辅助诊断和预后的价值[71]。甲状旁腺癌有一种亚型也会产生过量的 N 端形式的甲状旁腺激素，其临床意义尚不清楚[72]。

甲状旁腺癌患者的甲状旁腺激素水平通常明显升高。PHPT 与甲状旁腺激素水平有关，一般低于正常值上限的两倍。甲状旁腺癌患者的甲状旁腺激素水平通常比正常值的上限高出 5 倍[2, 20, 68]。表 49–2 显示了已发表的系列文章中钙的平均浓度和甲状旁腺激素升高的幅度，这两个数值在这些文章中均有报道。

九、影像学研究

影像学研究的内容通常是那些已经被用于 PHPT 的研究。^{99m}Tc– 甲氧基异丁基异腈（sestamibi，MIBI）核医学显像是识别甲状旁腺肿瘤最敏感的测试。MIBI 单光子发射计算机体层摄影（single photon emission computed tomography，SPECT）有助于三维成像。超声越来越多地用于颈部成像，它能够识别肿瘤对局部结构的侵犯。计算机断层扫描（computed tomography, CT）和磁共振成像（magnetic resonance imaging，MRI）可用于纵隔和远处转移部位的成像，却因甲状旁腺癌的术前诊断并不常见而很少使用。

表 49–2 甲状旁腺癌患者血清钙、甲状旁腺激素水平

作 者	血清钙浓度（患者数量）	甲状旁腺激素水平升高幅度*（患者数量）
Wynne 等[68]	146mg/L（43）	10.2×（21）
Sandelin 等[20]	144mg/L（95）	1.3～75×（24）
Obara 和 Fujimoto[2]	150 mg/L（163）	＞5×（53）

*. 升高为正常值上限的倍数

正电子发射体层扫描（positron emission tomography，PET）在检测转移性甲状旁腺癌方面也显示出实用价值[73]。在这种情况下需要注意的是，棕色肿瘤可能是氟脱氧葡萄糖缺乏所指的成像结果，易被误认为是转移[74]。

疑似甲状旁腺癌的病灶不应进行穿刺活检，这是因为肿瘤有播种的风险[2, 75]。

十、手术结果

甲状旁腺癌的临床诊断对手术至关重要，有助于进行适当切除。仅凭临床理由，外科医生就应做好准备进行必要的手术。肿瘤的外观、大小和局部浸润都很关键。这种癌症通常与典型的甲状旁腺腺瘤有明显的不同，外科医生会遇到一个灰白色、分叶状、坚硬的肿瘤，其直径可能超过 2.5cm，重量超过 4g，并侵入或附着于邻近结构。

在已发表的文章中，甲状旁腺癌的平均直径为 2.5～3.3cm[3, 20, 26]。美国 NCDB 发表的最大的甲状旁腺癌研究报道称，在 733 例可测病例中平均肿瘤直径为 29.6mm[24]。Schantz 和 Castleman 报道了 24 例患者肿瘤重量为 0.8～42.4g[3]。在瑞典癌症注册中心发表的报道中，35 例患者的肿瘤重量为 1.05～40g[20]。

甲状旁腺癌常发生在下腺。在一项对 16 例患者的研究中，6 例为左下腺癌、9 例为右下腺癌、

1 例为纵隔第五腺癌、没有上腺癌患者 [4]。在另一组报道的 19 例患者的肿瘤位置中，15 例累及下腺、3 例累及上腺、1 例累及纵隔腺 [26]。

甲状旁腺癌手术的一个重要指征是肿瘤侵犯局部组织和邻近结构。侵犯可能发生在局部脂肪组织或邻近结构，如甲状腺、食道、喉返神经。局部浸润的发生率为 44%～70%，以脂肪浸润最为常见 [20, 26]。邻近结构侵犯的概率为 23%～37%。最常侵犯的结构是甲状腺、带状肌、喉返神经、食道和气管 [25]。在一项 163 例甲状旁腺癌患者的研究中，38 例发生局部结构侵犯，以甲状腺 [68] 和喉返神经 [6] 侵犯最多 [2]。

颈部淋巴结的治疗尚有争议。有报道称，隐匿性颈淋巴结转移的发生率高达 32%，因此建议在初次手术时进行正式的淋巴结清扫 [70]。然而，另有一些报道指出，颈部淋巴结受累的发生率低于 5%[2, 4, 20]。因此，对于临床未受累的颈淋巴结尚无标准的手术方法。

缺乏标准的淋巴结清扫 / 取样可能是报道淋巴结转移发生率的一个混杂因素。瑞典癌症注册中心在 95 例患者中仅发现 3 例淋巴结转移；然而，其中有 84 人（88%）并未接受淋巴结切除术 [20]。在已发表的进行常规的淋巴结清扫的研究中，初次手术时淋巴结转移的发生率为 11%～15%[3, 22, 26]。美国 NCDB 对 733 例的回顾病例中，仅有 180 例有颈部淋巴结，其中 15% 在初次手术时发现淋巴结受累 [24]。

十一、治疗

甲状旁腺癌的唯一治疗方法是手术切除。如果术前怀疑甲状旁腺癌，获取 CT 等解剖成像将有助于确定疾病的程度，并有助于制订手术计划。然而并不罕见的是，诊断可能在术中，有时甚至是术后才确定。手术切除应在不破坏肿瘤包膜的情况下进行，否则可能导致手术床的“播种”。同样，肿瘤和局部结构之间的粘连破坏也可导致肿瘤移植。此外，局部颈淋巴结也可能有转移。

目前还没有前瞻性的数据指南建议手术切除。然而，甲状旁腺癌的建议手术是整块切除，包括肿瘤、贴壁组织、同侧甲状腺，并切除同侧Ⅳ区、Ⅵ区淋巴结和气管食管沟 [2, 23, 66, 75]。如果喉返神经在术前发现受累（如声带麻痹）或术中发现侵犯，应切除喉返神经。如果手术中发现颈部淋巴结受累，应行全面的颈淋巴结切除术 [66]。

大部分甲状旁腺癌患者的初次手术并不充分。大多数情况下可能是由于在手术中对甲状旁腺癌缺乏认识 [22]，并且外科医师可能也不愿意进行推荐的切除手术。例如，很少有外科医师愿意牺牲喉返神经，或在没有恶性肿瘤记录的情况下进行正式的淋巴结清扫。此外，许多患者直到复发才被确诊。多达 19% 的病例最初被病理学家诊断为良性 [20]。美国 NCDB 的一项分析结果显示，只有 13% 的甲状旁腺癌手术进行了推荐的肿瘤及邻近结构和淋巴组织的整块切除，而 60% 只切除了甲状旁腺，6% 进行了切除活检。切除不足的进一步例证是 39% 的病例没有报告肿瘤大小，这表明肿瘤被破坏或未完全切除，可能导致手术床的播种 [22]。

瑞典癌症注册中心的结果分析发现，只有 44% 的患者接受了建议的甲状旁腺癌手术（甲状腺肿瘤部分或全部切除，伴或不伴有颈部探查）。51% 的病例仅行单发或多发甲状旁腺肿瘤切除术。多因素分析显示，接受更广泛、整体手术治疗的患者无复发生存期更长，存活时间也更长 [20]。Lee 等对 SEER 数据库的分析显示，79% 的甲状旁腺癌手术为简单的甲状旁腺切除术，而只有 13% 的患者进行了整块切除。这些数据突出了术中鉴别良恶性病灶和进行适当切除的难度。

一篇有关 7 例患者的研究提示了完整的初次手术的重要性 [76]。2 例患者行肿瘤及同侧甲状腺粘连结构整块切除、同侧中央隔室淋巴结清扫、同侧胸腺切除术，未行辅助治疗。他们被治愈了。其余 5 例患者手术切除的范围较小，其中 3 例发生肺转移、2 例死于复发性或转移性甲状旁腺癌。值得注意的是，这 5 名患者中仅有 1 例接受了被认为是完整的肿瘤切除手术，却发生了局部复发和肺转移并导致死亡 [76]。局部复发或远处转移的患者可能会重新手术或接受转移灶切除术，目的是降低甲状旁腺激素水平和缓解高钙血症 [21]。甲状旁腺癌通过淋巴管和血行转移，肺、骨和肝脏是最常见的远处转移部位。因此，可能需要多次手术。

在最后的病理检查中确诊甲状旁腺癌时，如果患者仍然有高钙血症或病理证实存在广泛的血管或包膜侵犯，可以考虑再次手术切除同侧甲状腺叶、相邻结构和淋巴结（Ⅳ、Ⅵ区）[45]。

辅助放射治疗在甲状旁腺癌治疗中的作用尚

不明确。由于只有小样本量和回顾性的研究，现有依据十分有限。一些以放射治疗为辅助治疗的研究中发现，放疗可能有望预防局部晚期患者的局部复发[26, 77]。大范围复发患者的结果并不乐观[60]。在MD 安德森癌症中心（MD Anderson Cancer Center）的一系列研究中[26]，18 例被诊断为局部浸润的患者中，有 6 例患者在术后 2 个月内接受了辅助放射治疗（剂量为 50～63Gy）。接受辅助放射治疗的 6 例患者中只有 1 例复发，而没有接受放射治疗的 12 例患者中有 5 例复发。作者指出，在 8 例未发现肿瘤浸润的患者中有 5 例复发，而在 18 例有局部浸润的肿瘤患者中有 6 例复发，这表明放射治疗可能降低局部复发率。

化学治疗并不是甲状旁腺癌的有效治疗方法。包括氮芥、多柔比星、达卡巴嗪、甲氨蝶呤、洛莫司汀、环磷酰胺、氟尿嘧啶等方案均不成功[23, 45, 46, 78–81]。需要进一步的研究来评估新的治疗选择，包括抗甲状旁腺激素免疫治疗[82]、奥曲肽治疗以减少甲状旁腺激素分泌[83]和端粒酶抑制药[84–86]。尽管笔者在之前的综述中已经介绍了一些新的细胞毒性药物，包括紫杉烷、吉西他滨、新型铂络合物、一系列新型酪氨酸激酶抑制药和血管抑制药，但尚无文献报道它们在治疗甲状旁腺癌中的作用。免疫治疗被认为具有广泛的应用前景，但目前尚无明确的信息来指导治疗。

钙还原剂（包括双膦酸盐、普卡霉素和降钙素）已被用于甲状旁腺癌继发性高钙血症的治疗，并取得了不同程度的成功，但效果并不持久[2, 23]。钙敏感受体调节药通过调节钙受体起作用。它们是通过增加受体对钙离子水平的敏感性，选择性地调节钙受体的分子，能够影响负反馈回路并抑制甲状旁腺细胞分泌甲状旁腺激素[70]。这种方法在治疗原发性和继发性甲状旁腺功能亢进中都取得了成功，在甲状旁腺癌继发性高钙血症的治疗中也有潜在价值[23, 87]。

十二、预后

大多数甲状旁腺癌的特征是缓慢、渐进、无痛的病程。由于大多数肿瘤出现复发，因此患者监测非常重要。报道的发病率为 22%～100%，部分原因可能是许多病例直到复发时复查后才得到重视[20, 26, 69, 76]。这种情况经常发生在初次发病后数年，因此建议的随访间隔尚未确定。一些作者建议每 4～6 个月随访 1 次[45]。诊断通常是基于复发性高钙血症（常使患者虚弱）和甲状旁腺功能亢进。转移可通过淋巴或血管途径发生。最常见的复发部位是颈部淋巴结和肿瘤床（50%～75%），其次是肺（22%～40%）、肝（10%～28%）和骨（5%～28%）[3, 20, 66]。其他部位（如大脑）也有报道，但很少见[71]。肿瘤可通过 MIBI、CT、MRI 和氟脱氧葡萄糖（fluorodeoxyglucose，FDG）PET/CT 进行检测[73, 75, 76]。

Schantz 和 Castleman 报道的 59 例患者的复发率为 30%，其中早期复发与疾病死亡之间有明显的关系。10 例患者在初次诊断后 2 年内复发，其中 9 例（90%）死于肿瘤复发。8 例患者在发病后 2 年以上复发，其中仅有 3 例（38%）死于复发性疾病[3]。瑞典癌症注册中心在一篇关于 95 例甲状旁腺癌患者疾病复发的大型报道中发现，复发率为 42%，平均复发时间为 33 个月（范围：1～228 个月）[20]。整块切除的复发率为 21%，而仅切除肿瘤的复发率为 58%（复发率 P=0.0002，生存率 P=0.003），这一结果表明整体切除具有明显的优势[20]。这项研究尤其重要，因为它证明了整块切除的首次手术方法，对复发和生存在统计学上有显著的影响，这一益处是无法通过小型研究确定的[20, 26, 76]。瑞典癌症注册中心的多变量分析表明，手术类型（整块切除与肿瘤切除）和组织病理学（侵袭性与非典型性）是与无病生存期和总体生存时间延长有显著的统计学关联的因素[20]。美国 NCDB 的评估发现，肿瘤大小、患者年龄和性别对生存的影响有限[22]。

甲状旁腺癌患者有时能有较好的长期生存率。美国 NCDB 和瑞典癌症注册中心报道的 5 年生存率为 85%，其他研究为 50%～90%[20, 22, 56, 76]，10 年存活率为 49%～77%[20, 22, 76]。对 SEER 数据库的回顾报告显示，总体 10 年生存率为 68%[1]。绝大多数病例的死因是高钙血症[2, 3, 26, 56]。甲状旁腺癌的复发率和生存率见表 49–3。

十三、结论

甲状旁腺癌是 PHPT 的一个不常见的病因。发病率和死亡率与肿瘤产生的甲状旁腺激素引起的高钙血症有关。治疗这种癌症的最初目标是完全切除肿瘤和防止复发。

术前的检查结果对甲状旁腺癌的诊断有重要的提示作用，包括由高钙血症引起的骨骼和肾脏并发症、可触及的颈部肿块，以及明显升高的血清钙和甲状旁腺激素水平。MIBI 显像是最敏感的无创定位方法，而超声的加入有助于识别肿瘤对周围结构的浸润。在良性病变的手术中，识别甲状旁腺癌的特征表现至关重要，如肿瘤浸润或附着于周围结构，否则将错失治愈的最佳机会。

一线治疗方法是在初次手术时完整切除。包括整块切除肿瘤、同侧甲状腺、贴壁组织和区域淋巴结清扫（包括同侧中央区和下颈链）。尽管这种手术很常见，但面对大量甲状旁腺功能亢进症患者的外科医生应根据临床情况进行治疗，这对这个行业来说是一个挑战。

甲状旁腺癌的复发率高，但是可能有较好的长期生存率。手术是复发或转移最有效的治疗方法。随着研究的进展，使用降钙药的二线治疗方案可能在未来降低发病率方面发挥作用。框 49–1 为甲状旁腺癌的诊断和治疗总结。

表 49–3　甲状旁腺癌的复发率及生存率

作　者	患者数量	复发率（%）	5 年生存率（%）	10 年生存率（%）
Kleinpeter 等[76]	23	22	86	69
Busaidy 等[26]	26	42	85	77
Asare 等[24]	733	N/A	82	66
Sandelin 等[20]	95	42	85	70

框 49–1　为甲状旁腺癌的诊断和治疗总结

表现
- 骨骼和肾脏并发症较常见

体格检查
- 颈部可触及肿块

实验室值
- 钙＞140mg/L
- 甲状旁腺激素水平升高＞5 倍

影像学诊断
- MIBI，超声

手术所见
- 大体：灰白色肿瘤（＞3cm）黏附或侵犯局部组织和结构
- 微观：通过腺囊侵犯周围组织、淋巴管和血管

治疗
- 整块切除肿瘤、贴壁组织及结构、同侧甲状腺、同侧中央区和下颈链淋巴结切除
- 复发：再次手术及转移瘤切除；放射治疗作用尚不明确；化学治疗无效
- 症状：降钙药

第九篇　血液恶性肿瘤

Hematological Malignancies

第 50 章　罕见急性白血病

Rare Acute Leukemias

B. Douglas Smith　Jonathan Webster　著

解琳娜　译　　李增军　校

一、概述

虽然所有急性白血病都可认为是罕见的恶性肿瘤，但本章所讨论的 6 种急性白血病即使在大型白血病三级诊疗中心也很少见。其中 3 种是与骨髓增殖性肿瘤（MPN）相关的罕见白血病，另外两种是急性髓细胞性白血病（AML）的罕见亚型，最后一个是“干细胞”白血病（表 50–1）。这些罕见的急性白血病通常很难诊断，治疗也困难重重。以下将重点介绍这些罕见恶性肿瘤及相关的诊断和治疗挑战。

二、与骨髓增殖性肿瘤相关的罕见白血病

（一）慢性粒细胞白血病急变期

慢性粒细胞白血病（CML）是指存在费城染色体的 MPN，其特征是存在从慢性期（CP）到加速期（AP），最终发展到急变期（BC）的三相变化。急变期（CML–BC）是慢性粒细胞白血病的最晚期，可以发展为急性淋巴细胞白血病（ALL）样病变或者急性髓细胞性白血病。与其他急性淋巴细胞白血病一样，常规的外周血和骨髓涂片检查，如果发现有≥ 20% 的原始细胞，或存在白血病细胞的髓外浸润，即可确诊[1]。急变期患者常出现贫血、血小板减少和 B 症状。

我们对 CML–BC 的生物学基础知之甚少。总体而言，由于细胞增殖、分化、凋亡和细胞黏附等方面的显著变化，此阶段疾病的表现与 CML–CP 截然不同。不幸的是，它对酪氨酸激酶抑制药（TKI）治疗的反应也不同，只有不到 10% 的患者接受伊马替尼单药治疗可获得完全细胞遗传学应答（CCyR），而在 CML–CP 中这一比例约为 80%。有 28%～32% 的患者使用二代 TKI（达沙替尼、尼洛替尼或博舒替尼）后，可达到 CCyR[4–8]。CML–BC 患者异基因移植后的 OS 率也较低。德国 CML 研究组最近的结果显示，慢性期移植的患者 3 年总生存率为 91.4%，进展到 AP/BC 阶段[9]，移植患者的 3 年总生存率为 58.8%，而急变期移植的患者仅有 10% 的长期无病生存率，即使在伊马替尼应用后，其生存率仍无改善[10, 11]。

BCR/ABL 在 CML 进展中的确切作用尚未完全阐明，TKI 治疗使 CML–BC 的发生率显著下降，这提示 *BCR/ABL* 依赖机制参与 CML 进展[12]。*BCR/ABL* 在细胞水平上影响 CML 的进展，主要通过增强自我更新，抑制肿瘤抑制因子，阻断分化，减少凋亡，并最终导致基因组不稳定[2–3]。自我更新是

表 50-1　罕见急性白血病的特征

	类　型	诊断依据	诊断标志	其他标志
慢性粒细胞白血病急变期	MPD	细胞遗传学和分子生物学	Ph 染色体，*BCR/ABL*	附加染色体异常，8 号染色体三体，p53 突变
慢性中性粒细胞白血病	MPD	骨髓	*CSF3R* 突变	LAP 升高，G-CSF 下降
髓系肿瘤伴嗜酸粒细胞增多和 *PDGFEA/B* 突变	MPD	分子生物学	*PDGFRA/B*	伊马替尼治疗有反应
淋巴细胞变异型 HES	MPD	流式	CD3⁻/CD4+ 克隆群	TARC 升高，IgE 升高，*TCR* 基因重排
急性红白血病	AML	骨髓形态	糖蛋白 A	PAS
纯红细胞白血病	AML	骨髓形态	E-cadherin	–
急性巨核细胞白血病	AML	骨髓形态	糖蛋白Ⅱ b/ Ⅲ a	糖蛋白Ⅲ a，因子Ⅷ阳性
急性双系白血病	MPAL	流式细胞术	MPO，CD3，CD19	*BCR/ABL*，*MLL* 基因重排

HES. 嗜酸性粒细胞增多综合征；LAP. 白细胞碱性磷酸酶积分；MPAL. 急性混合表型白血病；MPD. 骨髓增殖性疾病；MPO. 髓过氧化物酶；Ph. 费城染色体；TARC. 胸腺活化调节因子；TCR. T 细胞受体；G-CSF. 粒细胞集落刺激因子

肿瘤干细胞的固有特性，肿瘤干细胞只分裂，不分化。在慢性粒细胞白血病中，白血病干细胞自我更新主要通过 Wnt/β-catenin 途径介导，*BCR/ABL* 的表达可上调该途径 [13-14]。由 *BCR/ABL* 调节 SET 蛋白导致肿瘤抑制因子 PP2A 失活，与 CML 疾病进展相关，显示了肿瘤抑制因子在 CML 中的作用 [15]。在 CML-BC 中，髓样前体细胞未能经历正常的粒细胞分化，部分原因是 *BCR/ABL* 通过 HNRNPE2 下调 C/EBPα 的结果 [16]。伊马替尼抑制 BCR/ABL 融合蛋白功能，从而导致细胞凋亡 [17]；而 *BCR/ABL* 表达增加可以通过上调 Bcl-2、Mcl-1 和 PI3K 等多种途径产生抗凋亡作用 [18]。大量研究表明，*BCR/ABL* 为继发性 DNA 异常的产生和维持提供了有利环境，其机制包括对抗凋亡蛋白，增加自由基等 [19-23]。临床上，CML-CP 阶段获得完全细胞遗传学缓解（CCyR）的患者进展为 BC 的可能性较小。在 12 个月时对伊马替尼有次优反应的患者 5 年无进展生存（PFS）率降低至 76%（而 CCyR 组为 90%）[24]。在一项研究中，接受达沙替尼治疗并取得主要分子反应（MMR）的患者 24 个月的 PFS 率为 96%，显著高于未用药患者（82%）[25]。

但是 *BCR/ABL* 的作用机制无法解释 BC 转化所涉及的所有变化。例如，即使在有效抑制 *BCR-ABL* 的条件下，慢性粒细胞白血病干细胞在 SCF、FLT3 配体、GSCF、白细胞介素（IL）-3 和 IL-6 等多种细胞因子作用下仍可持续增殖 [26]。此外，尽管有足够的 BCR-ABL 抑制，Lyn 激酶的过度表达也可使 CML 疾病进展 [27]。因此，在 TKI 存在的情况下，CML 干细胞可能会利用其他的生存信号通路（部分由微环境提供）来保持其活力。

CML-BC 的治疗要根据先前治疗和酪氨酸激酶结构域突变分析来选择合适的 TKI。由于 CML-BC 中 *BCR/ABL* 突变的数量增加，导致其对甲磺酸伊马替尼产生耐药，这促使临床医生为初治患者选用二代 TKI。二代 TKI 对大多数常见突变有较好的抑制作用。一些小规模研究将 TKI 与传统细胞毒性化学治疗药物相结合，但没有令人信服的证据表明这种组合优于单药 TKI 治疗 [30-33]。图 50-1 为 CML-BC 或进展为 CML-BC 的患者治疗方案。最终目标是稳定进展中的 CML，使其再次回到慢性期，符合条件的患者进行异基因移植，这是 CML-BC 唯一的治愈方法。

（二）慢性中性粒细胞白血病

慢性中性粒细胞白血病（chronic neutrophilic leukemia，CNL）的特征是外周白细胞增多超过 ≥ 25×10^9/L，其中分叶核和杆状核中性粒细胞占白细胞总数的 80% 以上 [1]。临床诊断 CNL 非常困难，必须要将 CNL 与其他具有显著中性粒细胞增多的疾病区分开来，包括隐匿性感染或恶性肿瘤引起类白血病反应、不典型 CML（aCML）和表现为“中性粒细胞”形式的 CML（CMLn）。后者类似于

CNL，但特征性的 *BCR/ABL* P230 阳性。表 50-2 有助于区分 CNL、CML 伴中性粒细胞增多和类白血病反应。2005 年发表的病例报告中，经严格审查，笔者发现只有 40 例真正的 CNL[34]，突出了这一疾病的罕见性。

慢性中性粒细胞白血病起源于具有自我增殖能力的粒系祖细胞[35]，也有研究提示中性粒细胞能抵抗凋亡导致细胞累积[36]。患者骨髓由于中性粒细胞的浸润，呈现增生活跃状态，浸润细胞从晚幼粒细胞到成熟的分叶核细胞，无原始细胞增多，其他系

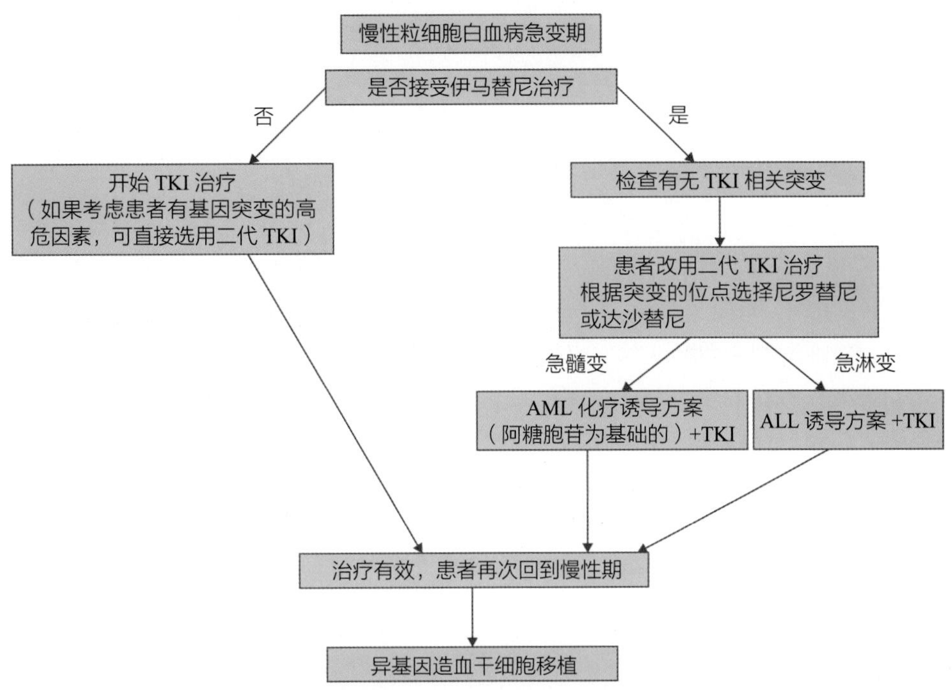

▲ **图 50-1 慢性粒细胞白血病急变期（CML-BC）治疗路径**

引自 Barone 等 . 2001[28]；Verma 等 . 2009[29]

表 50-2 慢性中性粒细胞白血病与相似疾病临床特征的鉴别

	类白血病反应	CNL	CMLn	aCML
分子学标志	无	*CSF3R* 突变	*BCR/ABL* p230	*CSF3R*，*SETBP1* 突变
外周血特征	核左移，主要是髓系细胞和晚幼粒细胞	成熟的多形核中性粒细胞增多（无嗜酸细胞或嗜碱细胞升高）	核左移，嗜酸和嗜碱细胞增高	核左移，显著的粒细胞发育不良
骨髓纤维化	无	无到轻度	纤维化常见，发育不良和成熟障碍	无报告
骨髓细胞学	髓系增生，分化正常	髓系增生，无原始细胞升高	核左移，嗜碱、嗜酸、单核细胞增多，发育不良和成熟障碍	髓系增生，中性粒细胞或多系发育不良
粒细胞碱性磷酸酶积分	高	高	低	低、正常或高
G-CSF 水平	高	低	低	无报道
核型	正常	大部分正常	t（9；22）	异常核型较常见
维生素 B_{12}，尿酸	正常	高	高	无报告

CML. 慢性粒细胞白血病（a. 非典型；n. 中性粒细胞）；G-CSF. 粒细胞集落刺激因子

列的造血细胞大致正常。而 Ph 阳性 CML 不仅累及粒、红、巨核系三个系列，还累及不同发育阶段的粒细胞。CNL 中不存在发育不良、成熟停滞和明显的骨髓纤维化，但可能存在轻度网状蛋白纤维化，这一点有助于将 CNL 与类白血病反应区分开来 [37]。最终，白血病细胞浸润骨髓和其他组织，导致终末器官功能障碍。CNL 的中位生存期为 23.5 个月，20% 患者转化为 AML，中位转化时间是确诊后 21 个月 [21]。

来自梅奥诊所的数据显示，成人发病的中位年龄为 66 岁（54—86 岁）[37]，Reilly 的一项独立的病例回顾分析显示，男性发病率高，男：女 =2：1[38]。在梅奥诊所数据中，白细胞和中性粒细胞绝对值的中位数分别为 67.9×10^9/L 和 62.2×10^9/L[37]。CNL 的外周血涂片显示成熟的中性粒细胞增多，未成熟细胞罕见，无原始细胞、嗜酸性粒细胞，或嗜碱性粒细胞，这与 CML 和类白血病反应中所见的“核左移”现象形成对比。CNL 的中性粒细胞含有中毒颗粒和（或）Döhle（杜勒）小体，而红细胞和血小板形态正常。其白细胞碱性磷酸酶（LAP）积分增加，而 CML 中 LAP 积分较低。其他异常指标包括尿酸和血清维生素 B_{12} 水平升高（在其他 MPN 中也常见），以及较低的粒细胞集落刺激因子（G–CSF）水平，与类白血病反应中 G–CSF 水平升高形成对比。

在诊断时，必须通过细胞遗传学和分子生物学方法排除 t（9；22）染色体异位和 *BCR/ABL* 基因重排，以排除 Ph 阳性的 CML。CNL 的染色体最常见为正常核型，其他髓样肿瘤中可见的 +8、+9、del（20q）、del（11q）也可以出现，但不能作为 CNL 的特征性异常。细胞遗传学异常见于约 37% 的患者，最常累及 20 号染色体 [38–39]。在个案报道中，CNL 常合并浆细胞疾病 [40]，但最新 WHO 指南认为这是由于异常浆细胞分泌 G–CSF 或类似细胞因子所致的反应性中性粒细胞增多 [41]。深度测序证明，几乎所有 CNL 病例中都存在 G–CSF 受体（CSF3R）突变 [42–43]。CSF3R 突变除了对 CNL 的诊断意义外，研究还发现突变位点不同，对小分子激酶抑制药达沙替尼和芦可替尼治疗的反应亦不同 [43]。

CNL 常见的临床症状包括体重下降、疲劳、脾大和瘙痒。患者一般不会出现发热，大多数患者的血红蛋白和血小板计数正常 [38]。治疗着重于降低白细胞计数，以减少组织浸润和损害。羟基脲可以有效地控制白细胞增多和脾大，但中位应用羟基脲治疗 12 个月的资料显示，这种反应通常是短暂的 [34]。脾切除术适用于有症状的或难治性脾大，但切脾后可能使中性粒细胞血症加重。尽管采取上述措施，疾病仍会进展。二线治疗包括低剂量阿糖胞苷、2–氯脱氧腺苷（克拉屈滨）、6– 硫鸟嘌呤（6–TG）和干扰素 α（IFN–α）等药物，但都疗效短暂 [34]。基于 CSF3R 突变的发现，芦可替尼已被用于治疗 CNL，但结果不统一 [43–45]。采用标准的 AML 诱导治疗方案没有获得预期效果，反而出现长时间的全血细胞减少和不良反应，甚至引起死亡 [37, 38, 46]。清髓性异基因造血干细胞移植在适当年龄、有合适供者的患者中获得了成功 [46, 47]。考虑到该病继发难治的高发生率和进展为 AML 的风险，以及中位生存期短，这些患者可以考虑采用异基因移植。

（三）嗜酸性粒细胞增多症

2011 年嗜酸性粒细胞疾病和综合征工作会议细化了嗜酸性粒细胞增多症（HE）和嗜酸性粒细胞增多综合征（HES）的标准（表 50–3）。有 HE 相关器官损害并导致器官功能障碍，如伴有明显的组织嗜酸性粒细胞浸润和（或）嗜酸性粒细胞衍生蛋白的广泛沉积，至少具备下列一项条件，方能诊断为 HES。

- 纤维化。
- 血栓形成伴或不伴血栓栓塞。
- 皮肤红斑、水肿 / 血管性水肿、溃疡、瘙痒或湿疹。
- 周围或中枢神经病变伴慢性或复发性神经功能缺损 [48]。

HES 患者常具有嗜酸粒细胞浸润的临床表现，包括心脏（Loeffler 心内膜炎，心内膜心肌纤维化，限制性心肌病，附壁血栓形成）、肺（肺浸润，栓塞，纤维化，积液）、肝、脾、皮肤（荨麻疹，血管性水肿，丘疹 / 结节）、胃肠道，以及中枢和周围神经系统（周围神经病，嗜酸性脑膜炎）[49–50]。

如果符合上述 HES 的诊断标准，我们将对其进行深入的病因分析。对于无确定病因的患者归类为特发性 HES。有明确病因的患者则分为原发性（或肿瘤性）HES（HES_N）或继发性（或反应性）HES（HES_R）。2008 年 WHO 对 MPN 分类中，根据是否存在特征性基因重排将 HES_N 亚群进一步细化，在这个系统中，一类患者有嗜酸性粒细胞增多症，伴 PDGFRA（血小板衍生生长因子受体 α）、PDGFRB（血小板衍生生长因子受体 β）或 FGFR1（成纤维细胞生长因子受体 -1）基因重排，称为髓样肿瘤伴嗜酸性粒细胞增多和 PDGFR/FGRFR1 异常；另一类患者有嗜酸性粒细胞增多症表现，无特征性重排，外周血原始细胞比例＞ 2%，骨髓原始细胞比例＞ 5%，或有细胞遗传学异常的，被诊断为慢性嗜酸性粒细胞白血病（CEL）非特指型（CEL–NOS）[1, 51]。继发性 HES 通常与感染、变态反应、特应性炎症或药物反应有关[48]。

然而，少数继发性 HES（HES_R）患者常患有其他血液系统疾病，如霍奇金淋巴瘤、T 细胞非霍奇金淋巴瘤（T–NHL）和急性淋巴细胞白血病（ALL），恶性肿瘤分泌的细胞因子造成了嗜酸性粒细胞增多[52–55]。此外，还有一组 HES 患者，存在克隆性 T 细胞是其嗜酸性粒细胞增多的唯一解释，该组患者被定义为淋巴变异型 HES_R[56]（表 50–4）。本章着重于三类典型的具有克隆性证据的 HES（包括 HES_N 亚组和淋巴变异体 HES_R），多呈恶性病程。其鉴别诊断对于确定预后和治疗方案非常重要。

（四）伴有嗜酸性粒细胞增多和 *PDGFR/FGFR1* 异常的髓样肿瘤

此类患者最常见的染色体异常是染色体 4q12 的部分缺失，导致两个基因 Fip1 样 1（*FIP1L1*）和 *PDGFRA* 形成融合基因，其重要性由 Cools 等在 2003 年首次报道[57]。10%～14% 的 HES 患者出现这种异常[58–59]。男性明显更常见，男：女为 17：1，发病年龄多在 25—55 岁[60]。这些患者表现典型的 MPN 特征，包括血清维生素 B_{12} 水平升高，贫血和（或）血小板减少，脾大，以及外周血出现白细胞前体细胞（关于 MPN 更广泛的讨论见第 47 章）。血清类胰蛋白酶通常升高[58, 61]。与其他类型 MPN 相似，*FIP1L1/PDGFRA* 融合基因导致行酪氨酸激酶持续活化[57, 60, 62]。

表 50–3　2011 年嗜酸性粒细胞疾病和综合征工作会议关于嗜酸性粒细胞增多症和嗜酸性粒细胞增多综合征的定义

名　称	缩　写	定义和标准
嗜酸性粒细胞增多症	HE	两次血液学检查嗜酸性粒细胞计数均＞ 1.5×10^9/L（间隔 1 个月）和（或）组织 HE 染色有以下发现： • 骨髓活检中嗜酸性粒细胞占所有有核细胞百分比＞ 20%，和（或） • 病理学检查提示广泛的嗜酸性粒细胞组织浸润，和（或） • 嗜酸性粒细胞颗粒蛋白明显沉积（在没有或存在嗜酸性粒细胞主要组织浸润的情况下）
嗜酸性粒细胞增多综合征	HES	• 符合外周血液嗜酸性粒细胞增多的标准，和 • 器官损伤和（或）功能障碍归因于组织嗜酸性粒细胞增多，和 • 排除造成器官损伤的其他疾病或情况

引自 Valent 等 .2012[48]

表 50–4　慢性嗜酸性粒细胞白血病和嗜酸性粒细胞综合征的特征

	PDGFRA/B	淋巴细胞变异型 HES	CEL–NOS
病理生理学	酪氨酸激酶失调	IL–5 升高和细胞因子释放	原因不明
诊断	FIP1L1–PDGFRA 突变，类胰蛋白酶升高	流式克隆性 TCR 重排，TARC 增高	排除法诊断
一线治疗	甲磺酸伊马替尼	糖皮质激素	羟基脲
二线治疗	尼罗替尼，索拉非尼	干扰素 –α	干扰素 –α，伊马替尼
—	—	美波利单抗?	—

CEL. 慢性嗜酸性粒细胞白血病；IL. 白细胞介素；NOS. 非特指型；PDGFR. 血小板衍生生长因子受体；TARC. 胸腺与活化调节趋化因子

对 *PDGFRA* 和 *PDGFRB* 阳性的患者，一线治疗是 TKI 甲磺酸伊马替尼（IM）。一旦诊断明确，尽早治疗，治疗目的是控制嗜酸性粒细胞增多，预防心脏病和其他严重的终末器官的损伤。大多 *FIP1L1/PDGFRA* 相关 HES 患者接受伊马替尼治疗可以达到临床症状、血液学和分子生物学缓解 [57, 63, 64]。最近的一组病例系列显示，PDGFRB 重排患者对甲磺酸伊马替尼的缓解率为 96%，6 年 PFS 率为 88% [65]。治疗 1～2 周后，患者的临床症状就会改善，嗜酸性粒细胞计数逐渐正常，治疗需要一直持续下去。有趣的是，*FIP1L1/PDGFRA* 融合基因导致的疾病对甲磺酸伊马替尼特别敏感，大多数患者仅需每天 100mg 的最低剂量，就能将嗜酸性粒细胞控制在较好范围；但更大剂量（400mg/d）的应用更容易达到分子生物学缓解 [66–67]。治疗的最终目的是降低疾病残留，这也是基于来自 CML 患者的数据，即恶性克隆的残留与进展为 BC 的风险之间存在明显的相关性。有心脏受累病史和（或）以肌钙蛋白水平升高为发病表现患者，应联合糖皮质激素治疗 1～2 周，以降低心肌坏死的风险 [68]。对伊马替尼的原发耐药不常见，但已有报道 [69]。继发耐药与特定基因，包括 T674I 和 D842V 的突变相关 [70, 71]。而其他多种 TKI，包括索拉非尼和米哚妥林已经证明对 T674I 突变有效，泊那替尼是唯一证明对 D842V 突变有效的 TKI [67, 71, 72]。

与 PDGFR 重排的患者相比，*FGFR1* 重排的患者对伊马替尼治疗没有反应。*FGFR1* 重排是 8p11 干细胞综合征的特征，在这种综合征中，多能干细胞的突变可导致髓系、T 细胞或 B 细胞白血病 / 淋巴瘤。这些患者最初可能表现为嗜酸性粒细胞增多症，但很快转变为急性白血病。异基因干细胞移植（SCT）是唯一的治疗方法 [73]。

（五）慢性嗜酸性白血病，非特指型

本组患者没有费城染色体、*BCR/ABL* 融合基因，或涉及 *PDGFRA/B* 或 *FGFR1* 的重排。诊断依赖于嗜酸性粒细胞增多，外周血中＞ 2% 原始细胞或骨髓＞ 5% 但＜ 20% 的原始细胞，和（或）存在克隆性异常 [1, 51]。人类雄激素受体分析（HUMARA）是一项可以证实患者体内成熟嗜酸性粒细胞克隆性的研究，而 X 连锁分析只能应用在女性患者中 [74]。完全满足 CEL–NOS 标准的一项病例研究包括 10 例患者，其中位生存期为 22.2 个月。在这份报道中，50% 的患者在诊断后中位 20 个月转化为急性白血病 [75]。虽然皮质激素是治疗特发性 HES 最有效的一线疗法 [58]，但在严格定义的 CEL–NOS 患者中，皮质激素的作用并不确定，有学者认为是“无用的” [75, 76]。早期，羟基脲被用作一线治疗，结果喜忧参半，随后干扰素 –α 也用于治疗，部分患者治疗后获得了细胞遗传学反应 [75–77]。甲磺酸伊马替尼也被用于 CEL–NOS 的治疗，虽然有些患者检测到甲磺酸伊马替尼产生反应相关的突变，但疗效有限，且有些患者仅仅出现了甲磺酸伊马替尼相关的骨髓抑制 [76, 78, 79]。最终，异基因造血干细胞移植似乎是 CEL–NOS 唯一的治愈手段 [80]。

（六）淋巴细胞变异型 HES_R

淋巴细胞变异型 HES_R 的特征是异常 T 亚群细胞分泌 IL–5 增多，同时 Th2 型细胞因子水平增加，从而刺激 B 细胞合成更多 IgE[81]。从表型上看，这种致病的 T 细胞为 CD3 阴性，CD4 阳性。淋巴细胞变异型 HES_R 的临床表现包括皮肤症状，如红皮病、荨麻疹和斑块。通常，这种疾病是惰性的，但有极少数患者进展为 T 细胞淋巴瘤或 Sézary 综合征，证明此类疾病仍然有恶变可能 [56]。疾病的诊断手段包括流式检测发现异常的 T 细胞亚群，确定 T 细胞克隆性（T 细胞受体基因重排），血清胸腺活化调节趋化因子（TARC）和血清 IgE 升高。淋巴细胞变异型 HES_R 的诊断标准尚未建立，尽管没有一项检验是特异性的，但 TARC 水平升高是一个有意义的指标 [82]。

在开始治疗淋巴细胞变异型 HES_R 之前，必须排除与嗜酸性粒细胞增多症相关的感染，包括粗线藻的感染 [58]。中到高剂量皮质类固醇（泼尼松，每日 30～60mg）是淋巴细胞型 HES_R 器官受累患者的首选治疗方法 [67]。几乎所有淋巴细胞变异型 HES_R 患者都对皮质类固醇有反应，但大多数最终需要加入如干扰素 α、美泊利波单抗（IL–5 单抗）、环孢素或甲氨蝶呤等治疗，以减少激素的应用 [83]。由于 T 细胞淋巴瘤的风险增加，淋巴细胞变异型 HES_R 患者应该密切随访，从临床和实验室两方面监测肿瘤转化的证据 [67]。

三、罕见的急性髓样白血病亚型

（一）红白血病

急性红白血病（acute erythroid leukemia，AEL）的定义近年来有变化，2001 年之前基于形态学为主导的分类方法，而目前 WHO 采用了更强调细胞遗传学、分子和临床特征的分类标准。AEL 在法国—美国—英国（FAB）分型系统里等同于 AML-M6 型白血病。1985 年 FAB 协作组对其诊断标准进行修订：红系原始、幼稚细胞至少占全部有核细胞的 50%，髓系原始细胞至少占非红系细胞的 30%[84]。在这一类型白血病的诊断标准中，强调了髓系原始细胞占非红系细胞的比例，因为当骨髓红系有核细胞＞ 70% 时，髓系原始细胞比例不可能占所有有核细胞的 30% 以上。2008 年 WHO 分类中，将此类白血病定义为 AEL（作为急性髓细胞白血病的一个亚型，非特指型 NOS），诊断标准为红系有核细胞大于等于骨髓全部有核细胞的 50%，髓系原始细胞大于等于所有非红系细胞的 20%[1]。然而，对于髓系原始细胞占骨髓细胞的比例＞ 20% 且有骨髓增生异常综合征病史、明显多系发育不良或与骨髓发育不良相关的细胞遗传学病史的患者，则被归类为 AML 伴骨髓发育不良相关变化（AML MRC）[1, 85, 86]。此外，符合 AEL 形态学标准并有细胞毒性化学治疗或放射病史的患者，应诊断为与治疗相关的髓系肿瘤[1]。难治性贫血患者在使用促红细胞生成素（EPO）后出现一过性的红系细胞增生，易被误诊为 AEL[87]。除了 AEL 外，还有一种纯红系白血病（pure erythroid leukemia，PEL）又被称为 Di Guglielmo 病，未成熟细胞是原始红细胞（＞ 30%），并非是髓系原始细胞[88]。PEL 在 2001 年 WHO 分类中首次被确认为一个独立的诊断，在 2008 年 WHO 分类修订版仍然是一个独立类别，属于 AML 非特指型（AML-NOS），诊断标准更严格，即原红细胞、红系未成熟和红系未分化的细胞必须占骨髓细胞的 80% 以上，基本没有原粒细胞[1, 89, 90]。

最近的一项研究将既往以形态学为主的诊断标准下确诊的 AEL 和 PEL 病例，按新的诊断标准重新分类。一组 90 例确诊 AEL 的患者，在新的分类标准下，22% 仍为 AEL，而其余的则被分类为 AML MRC（24%），治疗相关的髓系肿瘤（36%），或伴原始细胞增多的难治性贫血或接受 EPO 治疗的贫血（18%）[91]。根据 AEL 的严格定义，患者的中位年龄为 53 岁（范围：12—76 岁），男女比例为 4∶1。而旧标准下 AEL 发病中位年龄为 59—66 岁，男性发病率略高[87, 92]。在 70% 的 AEL 病例中，骨髓细胞增生极度活跃，普遍存在发育不良，可见红细胞生成障碍（75%）、粒细胞生成障碍（88%）和巨核细胞发育不良（89%）。50% 的患者表现为正常核型，其他常见的异常是复杂核型（25%）或 8 号染色体三体（15%）[91]。而旧的诊断标准中，正常核型的比例仅 27%[87]。临床特征上，AEL 表现为贫血（95%）、白细胞减少（70%）、中性粒细胞减少（70%）和血小板减少（100%）。与 PEL 相比，AEL 病例虽然罕见，但根据 2008 年 WHO 分类标准仍可识别。2011 年进行的一项对既往确诊的 PEL 病例再分析研究表明，病例都被重新分类为 AML MRC（72%）、治疗相关的髓细胞性肿瘤（17%）或 CML-BC（6%）[89]。另一项既往归类为 PEL 的病例后续分析中也得出了类似的结果[86]。所有病例的细胞遗传学都显示了极其复杂的核型，异常核型的中位数为 12 个，最常见的涉及 5 号染色体（69%）、7 号染色体（56%）、17 号染色体（44%）和 19 号染色体（38%）。这些发现与由 MDS 演变而来的白血病或治疗相关白血病患者染色体异常的结果是一致的，与通常具有正常核型或数量较少的细胞遗传学异常的原发白血病不同。

另外还有一些免疫标记物被用于 AEL 和 PEL 诊断的辅助手段。Domingo-Claros 等发现约 73% 的红系肿瘤性疾病患者的骨髓原始红细胞 PAS（高碘酸希夫染色，又叫糖原染色）阳性[93]。未成熟的原始红细胞上皮钙黏着蛋白染色阳性，是 PEL 的强标志物，而 Glut-1 和 Glycophorin A 在成熟的原始红细胞上更突出，因此在形态学上被确定为 AEL 的病例比 PEL 更常见[89, 94]。

这两种亚型红系白血病的预后都很差，中位生存期低至 36 周[92]。在应用修订的 2008 WHO 分类标准后，Kasyan 等发现 AEL 的中位生存期为 29 个月，而既往应用形态学分类方法诊断的 AEL，在修订标准下诊断为 AML MRC 和治疗相关的髓系肿瘤病例，其中位生存期分别为 14 个月和 7 个月[91]，因此，以前认为 AEL 预后极差的部分原因可能是将这些疾病归入 AEL。形态学诊断的 PEL，其预后比 AEL 更差，其中位生存期低至 3 个月[89, 95, 96]。与其他类型的白血病一样，核型分析可以作为治疗反应的有价值的预测指标，对形态学定义的 AEL 研究显示：核型正常的患者（73%）比核型异常的患者（42%）完全缓解（CR）率显著增高[97]。

红白血病的治疗与其他 AML 的治疗相似。目前尚无特异性的治疗方法[87, 92]。已发表的数据显示，阿糖胞苷（Ara-C）和蒽环类药的标准方案诱导化学治疗后 CR 率约为 50%[92]；具有不良预后核型的患者推荐异基因造血干细胞移植[87]。然而，形态学定义的 PEL 患者对常规药物的反应很差，报道的 CR 率为 25%，生存期小于 7 个月[89, 96]。因此，PEL 患者推荐参加前瞻性临床试验和（或）在可行的情况下接受异基因造血干细胞移植。

（二）急性巨核细胞白血病

与红白血病一样，随着细胞遗传学、分子生物学和临床特征在诊断中地位的提高，2018 WHO 指南中调整了原来比较宽泛的急性巨核细胞白血病（AMKL）这一类疾病的分类。在儿童患者中，很多以前被归类为 AMKL 的病例，现在被划分为 AML 伴有 t（1；22）（p13.q13）*RBM15-MKL1* 或唐氏综合征（DS）相关的 AML[1]。在成人患者中，先前基于形态学的诊断系统下被定义为 AMKL 的病例现在被分为多种类别，包括：AML-MRC、治疗相关的髓样肿瘤和 AMKL[86]。在新诊断体系里，AMKL 被定义为骨髓母细胞比例＞ 20%，其中≥ 50% 的母细胞为巨核系细胞。这一条件放到其他诊断体系中并不成立。旧的、基于形态学的诊断标准下，急性巨核细胞白血病在成年人中极其罕见。在 1984—1997 年东部肿瘤合作组（ECOG）的 AML 研究中，在全部 1649 例患者中只有 20 例（1.2%）确诊 AMKL[98]。另一项历经 18 年的 Il Gruppo Italiano Malattie E Matologiche Dell ‘Adulto（GIMEMA）研究中，共计 3606 例患者，仅 0.6% 的患者确诊 AMKL[99]。成年患者常表现血细胞减少症和循环中可见巨核母细胞，并且血涂片上经常有发育不良的中性粒细胞、血小板增多和颗粒减少的巨大血小板。发病时白细胞平均计数通常较低[100]，肝脾大在成人中并不常见。AMKL 成年患者髓外病变的发生率 8%～10%。

骨髓形态学上，原始巨核细胞一般直径 12～18μm 的，胞质嗜碱性，无颗粒，有空泡和伪足形成。核染色质细密，核仁 1～3 个。网状蛋白染色可见骨髓纤维化。除了巨核细胞外，可见巨核细胞碎片和小巨核细胞。原巨核细胞的苏丹黑 B 染色（SBB）或髓过氧化物酶（MPO）染色均阴性，糖原染色（PAS）、酸性磷酸酶（ACE）或非特异性酯酶（NSE）染色均阳性。电镜细胞化学显示血小板过氧化物酶在核膜和内质网中阳性。此外，骨髓活检免疫组织化学检查提示Ⅷ因子、血小板糖蛋白Ⅱ b/ Ⅲ a（CD41）、糖蛋白Ⅰ b（CD42b）或糖蛋白Ⅲ a（CD61）的阳性也可明确诊断[101-103]。

在符合 AMKL 形态学标准的儿童病例中，DS 相关的患儿预后较好，2 年无事件生存率为 83%，显著优于原发 AMKL（14%）或继发性 AMKL（20%）[104]。事实上，原始巨核细胞表型在 AML 和 DS 儿童中很常见，这些患者可以应用减低剂量的化学治疗方案，以减轻与治疗相关的毒性[105, 106]。所有患者均涉及红系转录因子 *GATA1* 突变[107-109]。最近的研究还表明，伴有 t（1；22）（p13.q13）*RBM15-MKL1* 的儿童患者比原发 AMKL 有更高的长期生存率[110, 111]。

成人 AMKL 患者缺乏特征性细胞遗传学异常。由于许多现有的研究是在 WHO 最新的分类之前进行的，这导致原来研究中诊断的 AMKL 病例很可能被重新分类。例如，Oki 等发现，在 1987—2003 年诊断的 37 例成人 AMKL 病例中，59% 有先兆血液系统异常或 MDS，而 19% 接受过其他恶性肿瘤的化学治疗[112]。这些病例现在被诊断为 AML-MRC 或治疗相关的髓系肿瘤。在形态学诊断 AMKL 的患者中，49% 的患者具有不良预后细胞遗传学。在另一项包含 23 例患者的研究中，Dastugue 等发现 58.5% 的患者具有复杂的细胞遗传学异常，最常见的重现性异常是 3 号染色体异常[100]。

成人 AMKL 治疗效果很差，以 AML 为基础的治疗方案 CR 率为 33%～50%，中位缓解期为 8～10 个月[98-100, 112]。标准 AML 疗法的反应不佳，患者常被推荐参加临床试验。对有移植条件的患者，建议行异基因造血干细胞移植。

四、罕见的干细胞白血病

双系白血病（急性混合表型白血病）

双系列白血病是指存在两个或两个以上形态和表型不同的原始细胞群。双系列白血病与双表型白血病组织学上是不同的，双表型白血病的特征是单个原始细胞群表达混合免疫标记[113]。2001 年 WHO 分类标准中，“系列未明的急性白血病”强调形态学的差异。然而，2008 年 WHO 分类中，双系列白血病和双表型白血病不再是不同的类别（图 50–2），而是重新归类为急性混合表型白血病（MPAL），重点根据细胞遗传学异常来对疾病进行分类，即 t（9；22）或 t（v；11q23）[1]。具体地说，只有当细胞遗传学和临床特征不属于任何一类白血病时，才可以归到 MPAL[1]。

诊断 MPAL 条件如下：首先，存在一群 AML 表型的原始细胞；如果白血病细胞（包含非髓样原始）的比例≥ 20%，则不需要骨髓或外周血髓样原始细胞≥ 20% 的条件即可诊断[114]。如果原始细胞只有一群，除了符合 B– 急性淋巴细胞白血病（B–ALL）或 T– 急性淋巴细胞白血病（T–ALL）标准外，需同时表达髓样抗原，髓样抗原定义为通过流式细胞术、免疫组织化学或细胞化学方法确定 MPO 阳性。

对于双系白血病的发生的原因，目前两种生物学解释：恶性转化的髓样或淋巴样干细胞，具有分化为其他谱系的潜能；或共同干细胞的克隆演变，可产生髓样和淋巴样后代。T 淋巴样 / 髓样和 B 淋巴样 / 髓样白血病的出现频率大致相同，而 T 淋巴样 /B 淋巴样白血病很少发生，这与胎鼠造血的发现一致，早期 B 和 T 淋巴样前体细胞保留了髓样潜能[115–117]。没有出现红系 / 巨核系原始细胞表型的 MPAL，也支持存在 B 细胞、T 细胞和粒细胞 / 巨噬细胞的多能干细胞，而其无红系 / 巨核系潜能[118]。

Matute 等对符合 WHO 2008 标准的 100 个 MPAL 病例进行回顾性分析[119]，这些病例来着 7 个国家，观察时间达 15 年。其中 MPAL 占同期诊断的急性白血病的 0.5%～1%，男性中比女性更常见（1.6：1），并且大多数病例（68%）发生在成人。在儿科病例中，2 例为婴儿（＜ 1 岁）。100 例中，59% 为 B 淋巴样 / 髓样，35% 为 T 淋巴样 / 髓样，4% 为 B/T 淋巴样，2% 为三系列。显示的细胞遗传学异常：t（9；22）/Ph 阳性（20%），11q23/MLL 重排（8%），复杂核型（32%），畸变核型（27%）和正常核型（13%）。一项根据 WHO 2008 标准确诊的 117 例 MPAL 的中国病例报告中，免疫表型和细胞遗传学异常的比例与 Matutes 等报道的相似，其 MPAL 的发病率为所有成人急性白血病的 2.4%[120]。

由于 MPAL 罕见，没有前瞻性随机试验来明确最佳治疗方案[113]。在 Matute 等的研究中，一线治疗基于 ALL 方案的 27 例，AML 方案的 34 例，或其他组合 5 例，一名患者接受了伊马替尼单药治疗[119]。从历史资料上看，ALL 基础方案的 CR 率（64%～85%）一直远远优于 AML 基础方案的缓解率（28%～41%）[119, 121, 122]。然而，是否 ALL 方案对疾病效果更佳，结果尚不清楚。或者当 MPAL 具有 AML 的形态学外观时，医生通常会选择基于 AML 的方案，这可能导致更差的预后和对化学治疗的不良反应。从文献推断，应将 TKI 纳入 Ph 阳性 MPAL 的化学治疗方案[113]。最近一项研究显示，接受异基因移植的 95 例 MPAL 患者 3 年总生存率为 67%。其他研究也显示接受移植患者的中位生存期有显著改善（22 个月 vs 9 个月）[120, 123]。因此，诱导化学治疗成功后异基因造血干细胞移植巩固已成为 MPAL 最佳治疗方案[113]。

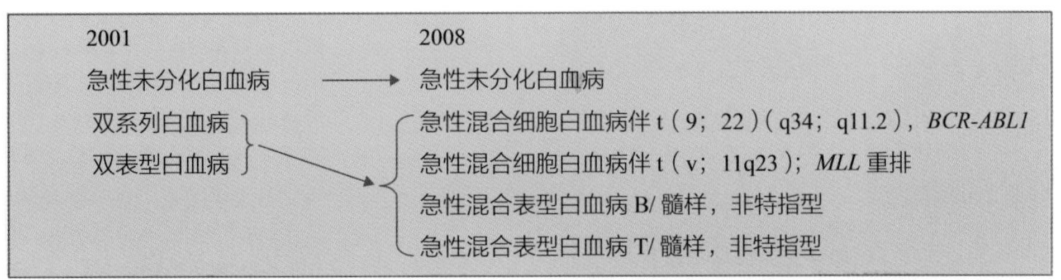

▲ **图 50–2 双系列白血病非特指型 WHO2001 分型和 2008 分型标准中的比较**

第 51 章　罕见的骨髓增生异常与骨髓增生异常 / 骨髓增殖性肿瘤

Unusual Myelodysplastic and Myelodysplastic/Myeloproliferative Neoplasms

Eric Padron　Rami Komrokji　著
解琳娜　译　　李增军　校

一、概述

世界卫生组织（WHO）最新的髓样肿瘤分类中除急性髓样白血病（AML）外，还包括三大类（图 51–1）。骨髓增生异常综合征（MDS）和骨髓增殖性肿瘤（MPN）是两种不同的罕见的血液系统恶性肿瘤。它们被 WHO 认为是独立的类型，每个都包含不同的亚型，与个体的病史和治疗高度相关[1]（图 51–1）。在美国，MDS 和 MPN 的年龄调整的发病率分别为 4.9/10 万和 2.01/10 万[2]。虽然两种疾病临床表现有相似之处，但同时它们又各自具备一系列特异的体征和症状。MDS 的临床特征是继发于无效造血的血细胞减少和转化为 AML 的倾向。MDS 具有极大的异质性（表 51–1），需要通过独立的预后评分工具，如国际预后评分系统（IPSS），进一步将疾病进行分层，以预测患病个体的自然病程[3, 4]。为了更简化，患者可分为低危组和高危组。低危组患者的中位生存期以年计算（尽管仍低于年龄匹配的人群），治疗目标侧重于改善继发血细胞减少引起的症状和减少输血需求[4]。高危组患者的总生存期较短，首先使用去甲基化药物进行治疗，符合条件的患者应尽快考虑异基因造血干细胞移植[5]。

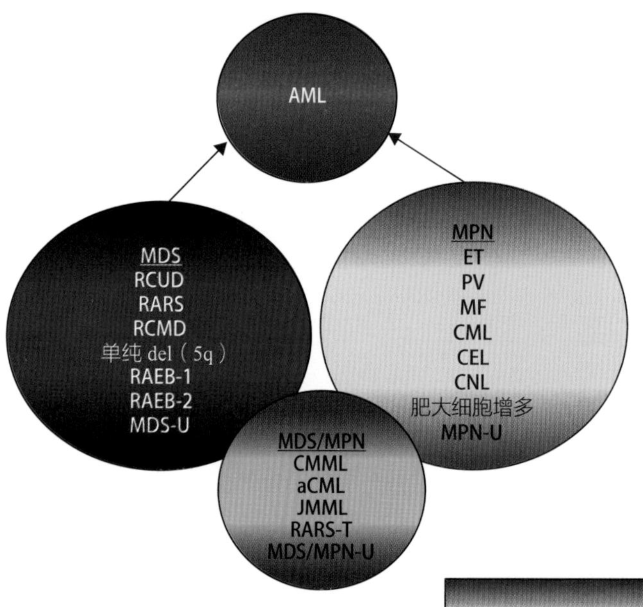

◀**图 51–1　WHO 对髓系肿瘤的分类**

aCML. 非典型 CML BCR/abl 阴性；AML. 急性髓样白血病；CEL. 慢性嗜酸性粒细胞白血病；CML. 慢性粒细胞白血病；CMML. 慢性粒细胞单核细胞白血病；CNL. 慢性中性粒细胞白血病；ET. 原发性血小板增多症；JMML. 幼年型粒细胞单核细胞白血病；MDS. 骨髓增生异常综合征；MF. 骨髓纤维化；MPN. 骨髓增殖性肿瘤；PV. 真性红细胞增多症；RAEB. 难治性贫血伴母细胞增多；RARS. 难治性贫血伴环形铁粒幼细胞；RARS–T. RARS 伴血小板增多；RCMD. 难治性血细胞减少伴多系发育不良；RCUD. 难治性血细胞减少伴单系发育不良；U. 未分类

表 51-1　骨髓增生异常综合征分类

WHO 亚型	外周血	骨髓
难治性血细胞减少伴单系发育不良 • 难治性贫血 • 难治性中性粒细胞减少症 • 难治性血小板减少症	≤ 1% 原始细胞 血红蛋白＜ 100g/L，或 ANC ＜ 100×10^9/L，或 血小板＜ 100×10^9/L 无单核细胞增多	＜ 5% 原粒细胞 ＞ 10% 受累系细胞发育不良 ＜ 15% 环形铁粒幼细胞
难治性贫血伴环形铁幼粒细胞	血细胞减少同上 ≤ 1% 原始细胞 无单核细胞增多	＜ 5% 原粒细胞 ＞ 10% 红系细胞发育不良 ＞ 15% 环形铁粒幼细胞
难治性贫血伴多系发育不良	≤ 1% 原始细胞 血红蛋白＜ 100g/L，和（或） ANC ＜ 100×10^9/L，和（或） 血小板＜ 100×10^9/L 无单核细胞增多	＜ 5% 原粒细胞 ＞ 10% 两系或三系细胞发育不良 无 Auer 小体
难治性贫血伴原始细胞增多Ⅰ型	＜ 5% 原始细胞，无 Auer 小体 血红蛋白＜ 100g/L，和（或） ANC ＜ 100×10^9/L，和（或） 血小板＜ 100×10^9/L 无单核细胞增多	5%～9% 原粒细胞 ＞ 10% 两系或三系细胞发育不良 无 Auer 小体
难治性贫血伴原始细胞增多Ⅱ型	5%～19% 原始细胞，有或无 Auer 小体，血红蛋白＜ 100g/L，和（或） ANC ＜ 100×10^9/L，和（或） 血小板＜ 100×10^9/L 无单核细胞增多	10%～19% 原粒细胞* ＞ 10% 两系或三系细胞发育不良 有或无 Auer 小体
MDS 伴单纯 del（5q）	≤ 1% 原始细胞 血红蛋白＜ 100g/L，或 ANC ＜ 100×10^9/L，或 血小板计数正常或增高 无单核细胞增多	＜ 5% 原粒细胞 ＞ 10% 两系或三系细胞发育不良 ＜ 15% 环形铁粒幼细胞 仅仅存在 del（5q）
MDS 不能分类	≤ 1% 原始细胞 血红蛋白＜ 100g/L，或 ANC ＜ 100×10^9/L，或 血小板＜ 100×10^9/L 无单核细胞增多	＜ 5% 原粒细胞 ＜ 10% 两系或三系细胞发育不良伴细胞遗传学异常

*. 译者注：原著数据有误，已修改

根据北美中心癌症登记协会（NAACCR）和流行病学监测和最终治疗结果（SEER）登记组在 2001—2003 年的数据，MDS 最常见的形态学亚型是难治性贫血（RA）、难治性贫血伴母细胞增多（RAEB）、难治性贫血伴环形铁粒幼细胞（RARS）、难治性血细胞减少伴多系发育不良（RCMD）[2]。由于缺乏数据，大量患者被归类为 MDS-NOS。在过去的 10 年中，发现的 MDS 相关基因突变呈指数级增长。这些突变跨越了生物学进程，它不能定义疾病类别，也不是疾病必需的始动机制[6]。它们代表了异质性的另一层面，其临床意义和流行病学正在密切关注中。

顾名思义，骨髓增殖性肿瘤（MPN）的特征是红细胞系、髓系和（或）巨核细胞系持续增殖，有血栓形成的风险，其转化为 AML 的风险比 MDS 更低[7]。它们的亚类与临床表现和治疗相关，其中最常见的是真性红细胞增多症（PV）、原发性血小板增多症（ET）、骨髓纤维化（MF）和慢性粒细胞白血病（CML）（关于这些疾病的更完整的治疗见第 10 章）[2]。PV 和 ET 患者往往有很长的自然病史，血栓形成的风险随之逐渐增加，并在很长一段时间后最终转化为 AML[8]。骨髓纤维化的自然病史更具侵袭性，症状可能包括显著的血细胞减少，脾大，全身症状，以及转化为 AML[9]。这三个类型的疾病均可出现（表 51–2）JAK2 V617F 基因突变[10]。这种突变在三种疾病中发病频率不同，基因突变不能用做疾病的分类，也不是疾病的始动机制。还有一些其他突变，在 MDS 和其他髓系恶性肿瘤中也有出现[11]。尽管这些基因异常也很重要，但超出了本章的阐述范围。CML 的分子发病机制被研究的非常透彻，是 9 号和 22 号染色体的异常融合形成了“费城染色体”[12–14]。这种融合由于上游 BCR 启动子的异常导致 Abl 酪氨酸激酶的持续激活[15]。因此，CML 对伊马替尼和其他第二代 Abl 激酶抑制药高度敏感，这改变了 CML 的自然病程，多数情况下将 CML 从一种致命的恶性肿瘤变成了一种慢性疾病[16, 17]。

WHO 定义了第三种髓系肿瘤类别，称为骨髓增生异常 / 骨髓增殖性肿瘤（MDS/MPN）[1]。这一组疾病在分子生物学和自然病史上与 MDS 或 MPN 不同，但又同时具备 MDS 和 MPN 的临床特征。慢性粒一单核细胞白血病（CMML）就是其中最常见的一个类型（表 51–3）。

在本章中，我们重点讨论流行病学上罕见的 MDS 类型和 MDS/MPN 重叠综合征，并简要回顾这些罕见恶性肿瘤的临床表现、治疗策略和已知的分子发病机制。

表 51–2 经典 MPN

WHO 分型	主要标准	次要标准
原发性骨髓纤维化	以下需要全部满足 • 巨核细胞增生或异型巨核细胞 • 纤维化或增生活跃 • 排除其他髓系恶性肿瘤 • 克隆性或排除继发因素	必须满足下列 2 个指标 • 骨髓病性贫血 • 乳酸脱氢酶升高 • 贫血 • 脾大
原发性血小板增多症	满足以下全部，或满足前 3 项和次要标准* • 血小板≥ 450×10^9/L • 巨核细胞高度增生，胞体大而形态成熟的巨核细胞增多，中性粒细胞和红细胞无显著增多或核左移。偶见低级别（Ⅰ级）网状纤维增多 • 不满足 PV、BCR–ABL$^+$CML、MDS 或其他髓系肿瘤的诊断标准（WHO） • 存在 JAKZ、CAR 或 MPL 基因突变	有克隆性标志或无反应性血小板增多的证据*
真性红细胞增多症	必须满足 2 项 • 血红蛋白男性＞ 185g/L，女性＞ 165g/L • JAK2 V617F 基因突变或功能相似的异常	至少满足 2 项 • 骨髓细胞高增殖 • 血清 EPO 水平低 • 体外试验内源性集落形成

*. 译者注：原著有误，已改

表 51–3 慢性粒 – 单核细胞白血病

WHO 分型	外周血表现	骨髓表现
慢性粒 – 单核细胞白血病		
CMML–1	＜ 5% 原始细胞	＜ 10% 原粒细胞
CMML–2	＜ 19% 原始细胞 单核细胞持续升高＞ 1000/μl ± 细胞减少 白细胞增多症	＜ 19% 原始细胞 ＞ 10% 受累细胞系发育不良 Auer 小体

二、骨髓增生异常综合征

（一）5q- 综合征

Van Den Berghe 等首次描述了 5q- 综合征，特点是以贫血、血小板计数正常至升高和惰性病程为特征，仅有 10% 患者转化为 AML[18]。骨髓检查的特点是明显的红系发育不良，低分叶的小巨核细胞，以及 5 号染色体长臂的缺失。在美国，根据 SEER 数据库估计伴 5q 缺失的 MDS 年龄调整的年发病率为 0.06/10 万。但这一结果对 5q- 综合征可能是高估，因为具有 5q 缺失不足以诊断为 5q- 综合征[19]。5q- 综合征是具备上述临床特征，骨髓中的原粒细胞＜ 5%，并且没有其他染色体核型异常。

Boultwood 等发现了 5 号染色体上两个特定的共同缺失区域，并且使用单倍体功能不足模型筛选出特定的缺失基因[20]。候选基因 RPS14 的单倍体功能不足与 5q- 综合征中红系发育不良相关[21, 22]。RPS14 是核糖体 40s 亚单位的结构骨架成分之一。RPS14 的单倍体功能不足导致游离的核糖体蛋白，该蛋白可抑制 P53 的关键负调节因子（MDM2），从而稳定 P53 功能[21]。这一发现将 5q- 综合征与其他“核糖体疾病”联系起来，例如先天性再生障碍性贫血（DBA）、Shwachman—Diamond 综合征（SDS）、软骨—毛发发育不良（CHH）和 Treacher Collins 综合征[23]。

尽管 5q- 综合征病程是良性的，但由于输血依赖，5q- 综合征患者可出现严重并发症。来那度胺是一种免疫调节药，三个独立的临床试验均证明来那度胺对 5q- 综合征有效[24-26]。红细胞反应率约 70%，有相当比例的患者发生了细胞遗传学反应。然而，疾病复发非常普遍。来那度胺的作用机制尚不完全清楚，但共同缺失区域的发现为机制研究提供了线索。来那度胺的敏感性由酪氨酸磷酸酶 PP2A 的单倍体不足介导[27]。来那度胺是 PP2A 的弱抑制药，导致 MDM2 的异常磷酸化，促进 P53 的降解，防止过早凋亡和红系发育不良[28]。目前的研究将致力于更强的 P53 抑制药，把破坏 MDM2/P53 轴作为治疗方法。

另一个来那度胺发挥作用的相关单倍体基因是编码酪蛋白激酶 1A1 的基因。最近的数据表明，来那度胺竞争性结合靶向酪蛋白激酶 1A1 的 E-3 泛素连接酶 cereblon，阻止蛋白酶体途径介导的对酪蛋白激酶 1A1 的降解[29]。该基因的单倍性功能不足使 5q 缺失克隆细胞易受这种降解的影响，从而解释了来那度胺对 5q- 综合征敏感性。这一发现也为另一类新的疗法奠定了基础，这种疗法利用 cereblon 蛋白酶体降解系统选择性地靶向其他蛋白质[30]。

（二）家族性骨髓增生异常综合征

绝大多数 MDS 病例都是偶发的，多发于老年人。在极其罕见的情况下，当患者诊断 MDS 时年龄较小，并且有一个以上的一级亲属被确认 MDS 时，我们要考虑到遗传性因素。家族性疾病的真实发病率尚不清楚，受影响的家系仍在调查中，希望能发现关键的遗传病变。到目前为止，已有三种遗传性病变与 MDS 相关[31]。骨髓衰竭综合征、DNA 修复缺陷和 P53 缺陷都使 MDS 的发生风险增加（见关于骨髓衰竭综合征的第 10 章）[32]。

研究最为透彻的家族性疾病是由 RUNX1 突变导致的血小板异常。RUNX1 是核心结合因子（CBF）复合物的重要成员。它位于染色体 21q22，包含一个 DNA 结合域和一个与蛋白质相互作用结构域，使其能够与 CBF 的其他成员合作[33, 34]。RUNX1 失活突变出现在散发性 MDS，易位出现在 AML。家族性血小板综合征患者通常在年轻时就有出血倾向。血小板计数轻度至中度下降，使用肾上腺素聚集实验可检测到血小板功能障碍。无血小板形态异常，约 50% 的患者进展为 MDS。通过对十几个家系的研究，我们发现 RUNX1 的突变是异质性的[35-38]。DNA 结合区和非编码区域的点突变可能导致单倍体功能不全和显性 – 阴性的遗传性发病模式[35, 37]。通常是常染色体显性遗传，恶性变的风险局限于髓系肿瘤。

家族性 7 号染色体单体综合征是另一种遗传性 MDS 疾病，表现为家族中 2 个或多个同胞有单一的骨髓细胞遗传学异常[39]。尽管 7 号单体与一系列综合征相关，但有 14 个 7 号染色体单体的家族仅表现为 MDS/AML[39-41]。作为家族性 MDS 中最常见的类型，其最早表现为全血细胞减少，中位发病年龄 10 岁[39]。遗传模式为常染色体显性遗传[42]。如不进行异基因移植，这种患者的预后很差，类似成人 7 号染色体异常的 MDS[43]。在成人 MDS 中，单倍体被认为是继发性事件，与白血病发生有关。在家族性 7 号染色体单体综合征中，确切的遗传学异常机制仍不清楚。从遗传模式和散发性MDS中7号单体的性质来推测，遗传损伤可能并不位于7号染色体上[40]；隐匿性“突变”可能与MDS/AML发生和普遍存在的单体核型有关。

最近，在连续几代中发现有多个MDS或AML病例的三个家族中，研究者发现GATA2存在点突变[44]。GATA2是具有锌指DNA结合结构域的转录因子，在小鼠模型中对造血至关重要[45, 46]。锌指结构域内354位点的苏氨酸重现性点突变在所有家族中都存在。在第四个家族中，检测到355位点苏氨酸的微缺失。这些家系没有RUNX1或CEPB-α突变（与家族性AML相关，但与MDS无关），并且没有除AML/MDS以外的其他恶性肿瘤的易感性。

（三）难治性中性粒细胞减少和难治性血小板减少症

2008年WHO分型引入了MDS的新分类，定义为单系细胞发育不良和同一系别内的血细胞减少症，称为“难治性血细胞减少伴单系发育不良”（RCUD）。这包括RA、难治性中性粒细胞减少症（RN）和难治性血小板减少症（RT）。患者外周血原始细胞＜1%，原粒细胞＜5%[1]。MDS伴单纯性贫血和红系发育不良（即RA）的患者很常见，但其他髓系的孤立性发育不良/细胞减少并不常见。一项单中心研究650例RCUD患者，其中126例，约18%和19%患有RN和RT[47]。该亚类患者的自然病史尚不清楚。但大多数患者属于低危，治疗侧重于细胞减少的相关症状[48]。

（四）治疗相关MDS

治疗相关MDS（t-MDS）是MDS的一个亚类，实际上在2008年被WHO归类于正式MDS分类之外，被称为治疗相关髓系肿瘤[1]。在日本一项大型注册研究中，占所有MDS的10%～20%[49]。t-MDS的诊断需要MDS的病理诊断，以及涉及t-MDS发病的细胞毒药物暴露史[50]。烷化剂、拓扑异构酶Ⅱ抑制药、电离辐射和其他与t-MDS有关因素见表51-4。患者从毒性暴露到MDS诊断的时间各不相同，烷化剂暴露后的潜伏期为5～7年，并伴有预后不良的核型（如90%以上的病例显示有复杂细胞遗传学和7号单体）[51]。拓扑异构酶Ⅱ抑制药的潜伏期最短，为1～3年，相关的细胞学遗传异常涉及11号染色体和21号染色体的长臂[52-54]。其病史

表51-4　治疗相关MDS

特　征	第1类	第2类
化学治疗	烷化剂	拓扑异构酶Ⅱ
患者年龄	年老患者	年轻患者
细胞遗传学	不平衡（5号或7号染色体单体）	平衡（11q23或21q22）
MDS期	有	无
潜伏期	长（＞5年）	短（2～5年）
对治疗的反应	CR±	可能CR

引自Bennett J, et al. The myelodysplastic syndromes. In: Abeloff MD, Armitage JO, Niederhuber JE, editors.*Clinical Oncology*, New York: Churchill Livingstone; 2004: 2849–2881

很容易想到这些恶性肿瘤可能由治疗引起的基因损伤继发的体细胞突变所致。但最近数据表明，一些患者预先就存在微小的血液学克隆，在化学治疗后不断扩增[55]。拓扑异构酶Ⅱ抑制药暴露者中，大多数患者表现为与治疗相关的AML，很少以t-MDS作为初始表现。与原发MDS相比，t-MDS的预后通常较差，但这是否归因于其复杂的细胞遗传学尚不清楚[52-54]。有一个亚型的t-MDS具有缓慢的自然病史，可以根据已知的预后模型和原发MDS的遗传分层进行预测[56]。与所有MDS一样，异基因造血干细胞移植是唯一可治愈的方法。

细胞毒药物治疗和电离辐射导致正常造血前体细胞旁观DNA的继发性损伤，被认为是t-MDS的发病原因。然而，与没有细胞毒药物暴露史的患者相比，t-MDS/t-AML患者显示与NQO1、GST-M1、GST-T1和CYP3A4的多态性相关[57-59]。造血干细胞移植后也会继发治疗相关的MDS。例如，淋巴瘤自体移植后随访20年t-MDS的发生率1%～6%，中位潜伏期为1～2年[60]。除诱导和预处理方案中的细胞毒药物损伤外，端粒酶动力学损伤也参与了t-MDS的发病机制。在干细胞植入后，植入的干细胞要承受整个骨髓造血的超生理压力，这种压力转移到负责端粒再生的装置，随着端粒缩短，导致基因组不稳定[61, 62]，并继发恶性肿瘤[63]。罕见情况下，原发MDS患者在接受传统的、类似AML的诱导治疗后，出现了t-MDS的病变，但这可以通过细胞遗传学差异来鉴别是MDS复发还是t-MDS[50]。

MDS/MPN

(1) 不典型慢性粒细胞白血病：不典型慢性粒细胞白血病（aCML）在形态学上类似于 CML，但缺乏 BCR–Abl 融合蛋白。在符合 CML 形态学诊断标准的患者中，有约 90% 的人能通过常规染色体 G 显带技术，检测到携带费城染色体。在那些不携带费城染色体的病例中，25%～50% 的患者可以通过 PCR 方法检测到的 BCR–Abl 融合蛋白[64]。具有费城染色体和 BCR–Abl 融合基因的患者对伊马替尼的反应基本相同。一小部分没有检测到细胞遗传学或分子生物学异常的病例是另一种截然不同的疾病。这些患者很多具有 SETBP1 突变，少数具有 CSF3R 突变（在慢性中性粒细胞白血病常出现，见第 10 章）[65, 66]。这些患者对伊马替尼没有反应，具有侵袭性的病程，中位生存期为 11～18 个月，并且可以转化为 AML[67]。WHO 认为 aCML 在形态学上类似于 CML，同时它还具有粒细胞发育不良的特征，这一特征在 CML 中未见[1]。aCML 的治疗包括细胞毒性治疗，如羟基脲和干扰素[68]。异基因造血干细胞移植也用于治疗 aCML[69]。

(2) 难治性贫血伴环形铁幼粒细胞和血小板增多症：伴有环形铁粒幼细胞和血小板增多症的难治性贫血（RARS–T）是一种罕见的疾病，它包括 MDS 常见亚型 RARS 的特征，或者经典 MPN 亚型中血小板增多症的特点。对于 RARS–T 是一种独立性疾病或者仅仅是 ET 的变异型一直存在争议[70]。尽管如此，WHO 将 RARS–T 归类为 MDS/MPN 的一个独立的暂定类型。RARS–T 的诊断要求骨髓中的环形铁粒幼细胞＞ 15%，血小板计数＞ $450 \times 10^9/L$。巨核细胞通常较大，与 ET 中的巨核细胞相似[1]。可能有贫血，预后呈惰性，总生存率与 ET 相似，优于 RARS[71]。然而，RARS–T 相关的血栓风险尚不清楚，因此不建议抗血小板治疗或者降细胞治疗。RARS–T 的分子遗传学研究显示 RARS–T 与 ET 和 RARS 不同。有报道，RARS–T 中 JAK2 V617F 突变的频率约为 50%，类似于 ET[71]。SF3B1 是 RNA 剪接机制的关键成分，SF3B1 突变在 RARS–T 患者中发生率高达 68%，提示预后良好[72, 73]。此外，环形铁粒幼细胞与 SF3B1 突变高度相关。JAK2 V617F 和 SF3B1 在同一 RARS–T 患者中共存也有报道。RARS–T 的治疗应侧重于治疗贫血，类似于 MDS–RARS 亚型的治疗方法。有部分 RARS–T 患者对来那度胺敏感，最近的一项临床试验尝试了端粒酶抑制药 Imetelestat，取得令人鼓舞的结果[74]。

三、结论

基于对疾病生物学的进一步了解，髓系肿瘤的分类更加复杂。我们集中讨论了罕见的 MDS 或 MDS/MPN 疾病。对这些疾病和潜在分子生物学机制的认识能影响我们对治疗的选择。在分子医学的时代，我们将继续对这些罕见但常常致命的疾病进行深入研究，以期转化为患者更好的预后。

第 52 章 罕见的 B 细胞淋巴增殖性疾病
Rare B Cell Lymphoproliferative Disorders

Andrew G. Evans Paul M. Barr 著
解琳娜 译 李增军 校

一、概述

本章重点介绍 WHO 分类中最罕见的成熟 B 细胞肿瘤，该分类是血液肿瘤分类的参考标准[1]。根据现有的技术和研究资料，WHO 诊断体系保持不断更新，最近版是 2016 年更新的[2]。因此，本章仅仅提供了这一快速发展领域的“概要”。这些数据可以帮助我们诊断和治疗疾病。为了更好地指导临床肿瘤科医师，我们将重点放在大型前瞻性研究没有关注的领域。本章不包括浆细胞肿瘤（见第 53 章）。

框 52-1 列出了成熟 B 细胞肿瘤 WHO 分类。疾病主要由形态学和免疫表型定义，有时也会考虑临床特征。正如 2016 年更新版所强调的那样，遗传学异常已经用于定义某些疾病，和（或）用于辅助鉴别同一类中的不同疾病。就疾病分类来说，没有“金标准”。与以前的版本相比，多个“暂定的”或“无法分类”的肿瘤已被排除或更改为独特的疾病类型，突显了疾病诊断领域中不断发展和具有争议性的本质。这种更改既要保持已经定义的疾病的同质性，又要根据新的发现，需要纳入新的疾病类型和考虑治疗需求，在这两方面达到平衡。

二、B 细胞幼淋巴细胞白血病

B 细胞幼淋巴细胞白血病（B-PLL）是一种成熟的活化 B 细胞来源的肿瘤，主要影响外周血、骨髓和脾脏，占成熟 B 细胞肿瘤和 B 细胞白血病的比例均小于 1%[3]。在幼稚淋巴细胞白血病中，少数为 B 细胞起源，其余为 T 细胞起源。诊断标准需要恶性幼淋细胞占循环淋巴细胞的 55% 以上，且必须排除慢性淋巴细胞白血病（CLL）转化和 t（11；14）阳性的白血病性套细胞淋巴瘤（MCL）[4]。将 B-PLL 描述为一种独立疾病并非没有争议，但基因表达谱分析发现 B-PLL 与 CLL 具有不同的转录图谱[5]。B-PLL 主要发生在老年人，诊断的中位年龄为 69 岁。患者表现为淋巴细胞快速、进行性增多（经常超过 100×10^9/L），脾大，常伴有贫血、血小板减少和全身性症状[6]。中等大小的幼淋细胞（图 52-1）表达单一的免疫球蛋白轻链和 B 细胞抗原，包括 CD19、CD20 和 CD79a。大多数病例 CD5 为阴性，只有极少数表达 CD23，半数病例 CD38 和 ZAP-70 阳性[7]。但与 CLL 不同，这些标志物能否用于判断预后尚不清楚。鉴于其免疫表型与 CLL 和 MCL 有重叠，细胞遗传学和分子生物学证据对于确诊至关重要。一半的 B-PLL 病例中可检测到染色体 17p 的缺失，此外，还发现 *MYC* 基因突变和 t（8；14）[8-11]。这些细胞遗传学异常可以解释某些患者的侵袭性病程，基于小样本的资料，其中位总生存期（OS）为 3～5 年[12]。

治疗方案与 CLL 相似，通常效果较差。没有治疗指征的无症状患者可“观察等待”，但观察时间通常很短。单药应用嘌呤类似物，疾病完全缓解率＜ 20%[13, 14]。克拉曲滨（Cladribine）7d 方案可能更有效，有报道 8 名患者中有 5 名获得完全缓解[15]。目前尚缺乏以嘌呤类似物为基础的联合用药研究。与其他 B 细胞淋巴增殖性疾病一样，单克隆抗体也应用于 PLL 的治疗。研究显示人源化抗 CD52 抗体阿伦单抗（Alemtuzumab）可用于 T-PLL 的治疗，但对 B-PLL 几乎无反应[16]。个案报道显示抗 CD20 抗体利妥昔单抗有效，但持续时间不长[17, 18]。

框 52-1　WHO（2016）成熟 B 细胞肿瘤的分型

- 慢性淋巴细胞白血病 / 小淋巴细胞淋巴瘤
- 单克隆 B 细胞淋巴细胞增多症
- B 细胞幼淋巴细胞白血病
- 脾边缘区淋巴瘤
- 毛细胞白血病
- 脾脏 B 细胞淋巴瘤 / 白血病，无法分类
  - 脾弥漫红髓小 B 细胞淋巴瘤
  - 毛细胞白血病变异型
- 淋巴浆细胞淋巴瘤
  - 华氏巨球蛋白血症
- 意义未明的单克隆丙种球蛋白血症（MGUS），IgM
- Mu 重链病
- γ 重链病
- α 重链病
- 意义未明的单克隆丙种球蛋白血症（MGUS），IgG，IgA 型
- 浆细胞骨髓瘤
- 骨孤立性浆细胞瘤
- 髓外浆细胞瘤
- 单克隆免疫球蛋白沉积病
- 黏膜相关淋巴组织结外边缘区淋巴瘤（MALT 淋巴瘤）
- 结内边缘区淋巴瘤
  - 儿童结内边缘区淋巴瘤
- 滤泡淋巴瘤
  - 原位滤泡肿瘤
  - 十二指肠型滤泡淋巴瘤
- 儿童型滤泡淋巴瘤
- 伴有 IRF4 重排的大 B 细胞淋巴瘤
- 原发皮肤滤泡中心淋巴瘤
- 套细胞淋巴瘤
  - 原位套细胞肿瘤
- 弥漫大 B 细胞淋巴瘤（DLBCL）非特指型
  - 生发中心型
  - 活化 B 细胞型
- 富于 T 细胞 / 组织细胞的大 B 细胞淋巴瘤
- 原发中枢神经系统大 B 细胞淋巴瘤
- 原发皮肤 DLBCL，腿型
- EB 病毒阳性 DLBCL，NOS
- EBV 阳性皮肤黏膜溃疡
- 慢性炎症相关的大 B 细胞淋巴瘤
- 淋巴瘤样肉芽肿
- 原发纵隔（胸腺）大 B 细胞淋巴瘤
- 血管内大 B 细胞淋巴瘤
- ALK 阳性大 B 细胞淋巴瘤
- 浆母细胞淋巴瘤
- 原发渗出性淋巴瘤
- HHV8 阳性 DLBCL，NOS
- 伯基特淋巴瘤
- 伯基特样淋巴瘤伴 11q 异常
- 高级别 B 细胞淋巴瘤，伴有 MYC 和 BCL2 和（或）BCL6 重排
- 高级别 B 细胞淋巴瘤，NOS
- B 细胞淋巴瘤，不能分类，介于 DLBCL 和经典霍奇金淋巴瘤之间

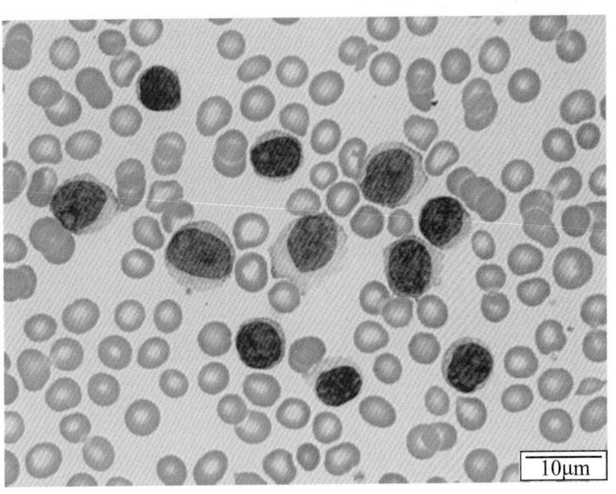

▲ **图 52-1　B 细胞幼淋巴细胞白血病外周血涂片**
细胞中等到大，核仁突出

嘌呤类似物和抗 CD20 抗体联合应用在一些患者中可产生持久缓解[19, 20]。对于未发现 *TP53* 缺失或突变的患者，笔者通常使用化学免疫治疗方案，如氟达拉滨、环磷酰胺和利妥昔单抗（FCR）或苯达莫司汀和利妥昔单抗（BR）。对于治疗有效者，可以根据患者的健康状况、并发症、骨髓供体可及性，以及治疗目标来考虑下一步的治疗，是继续观察，还是巩固性的异基因造血干细胞移植[21]。考虑到 BTK 抑制药的不良反应，笔者通常对伴有 *TP53* 异常或不适合化学治疗的患者选用伊布替尼[22]。这些患者的其他挽救方案包括 Idelalisib、维奈托克（Venetoclax）和阿仑单抗。

三、毛细胞白血病

毛细胞白血病（HCL）也是一种罕见的 B 细胞白血病，占成熟 B 细胞肿瘤比例＜ 1%，占 B 细胞白血病的 2%[23]。它是一种惰性淋巴增殖性疾病，主要影响中年男性白种人。患者通常感虚弱和疲劳，可能有发热，肝、脾大引起的腹部膨隆，以及全血细胞减少（而不是 PLL 所见的白细胞增多）。严重的单核细胞减少也是其特征性表现。少数患者可出现血管炎或其他自身免疫性疾病[24]。在外周血涂片或骨髓涂片或在网状内皮器官中，可观察到病原性的“毛细胞”，它是一种 B 细胞，胞质丰富，具有环状毛发样突起（图 52-2A 至 D）。在组织切片上，丰富的胞质形成了经典的“煎蛋”样外观（图 52-2E）。细胞免疫表型包括泛 B 细胞抗原 CD19、CD20 和 CD22， 还 表 达 CD11c、CD25、

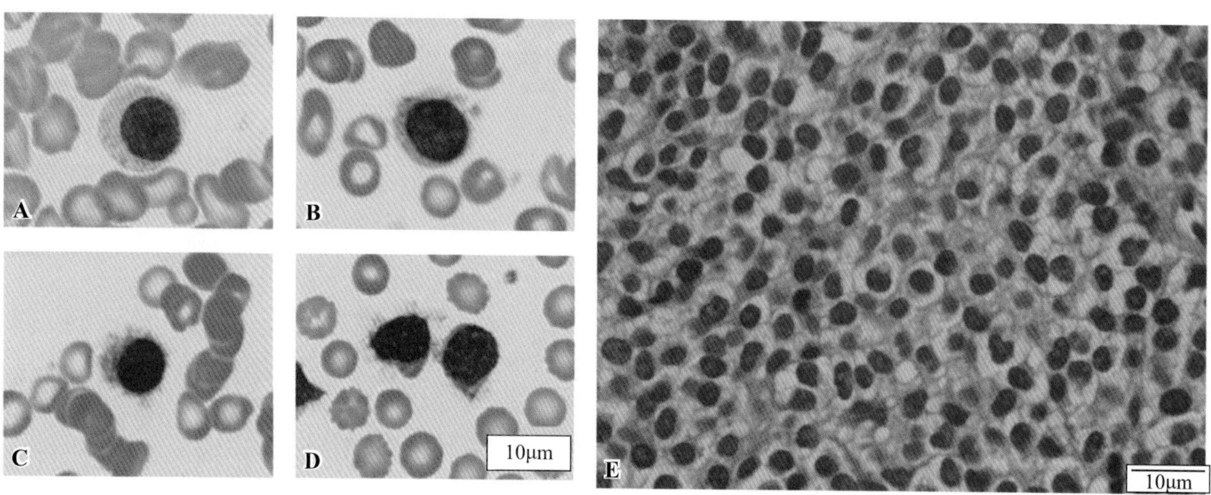

▲ 图 52-2　外周血和骨髓涂片上可见毛细胞

A. "煎蛋" 外观；B. 胞质磨损；C. 明显的毛细胞突起；D. 毛细胞白血病变异；E. 骨髓活检 HE 染色可见：经典 HCL 表现为富含白色 / 透明胞质的小淋巴细胞广泛累及骨髓

CD103、CD123 和 CD200[25]。技术上具有挑战性的耐酒石酸盐的酸性磷酸酶（TRAP）染色，曾经是 HCL 诊断的主要标准，目前已被 TRAP、DBA.44 和 Annexin A1 的免疫组织化学染色所取代，后者是 HCL 最特异的标志物，可以将 HCL 与其他成熟 B 细胞肿瘤区分开来 [26, 27]。

BRAF V600E 突变是经典型 HCL 的分子标志，发生在几乎 100% 的病例中 [28–30]。在少数缺乏 BRAF V600E 突变的病例中，可发现外显子 11 突变 [31]。在一些病例中发现免疫球蛋白重链基因的体细胞超突变，由此可证明 HCL 是生发中心后 B 细胞起源的恶性肿瘤，但是仍存在争议 [32–34]。HCL 的最终前体尚未确定。最近的一项研究表明 HCL 患者具有 BRAF 突变的造血干细胞，可以作为白血病起始细胞发挥作用，这表明在 HCL 中，驱动突变发生在造血发育的早期 [35]。除了 BRAF 外，全基因组测序显示 HCL 中重现性突变较少，细胞周期调节因子 CDKN1（P27）是另一个常见的突变，仅出现在大约 16% 的患者 [36, 37]。HCL 细胞 BRAF 通路持续活化，引起下游信号分子如 ERK 的广泛磷酸化，靶向 BRAF V600E 的小分子抑制药对复发和难治性患者有效（见下文）[38, 39]。

与经典 HCL 不同，HCL 变异型（HCLv）是一种形态相似，但遗传学、免疫表型和临床特征均不同的 B 细胞肿瘤 [40]。它通常缺乏一个或多个经典的 HCL 标记物（例如 CD25 和 Annexin A1）[41]。此外，表达 *VH4-34* 免疫球蛋白基因的 HCL 亚型对嘌呤类似物反应差，具有较短 OS[42]。HCLv 和 HCL *VH4-34* 亚型都缺少 BRAF 突变，但近一半患者存在 MAP2K1（编码下游信号分子 MEK1）活化型突变，这具有重要的诊断和治疗意义 [43, 44]。

尽管 HCL 很少见，多中心研究显著提高了治疗效果，许多患者可达到与年龄匹配对照组相同的生存期。由于 HCL 的惰性病程，不伴有严重血细胞减少的无症状患者以观察为主，可多年不需治疗。对这些患者进行早期治疗似乎没有明显获益 [45]。在 20 世纪 60 年代和 70 年代 HCL 通过脾切除术进行治疗，在 80 年代早期使用干扰素 α 治疗可诱导完全缓解（CR）。几乎在同一时间，嘌呤类似物喷司他丁的有效性被首次报道 [46]，其活性在随机试验中得到证实 [47]。随后的研究表明，在一线接受连续 7d 的克拉屈滨（另一种嘌呤类似物）静脉治疗后，76%～95% 的患者获得 CR[48–50]。无进展生存期可以超过 10 年，患者再次接受嘌呤类似物治疗，可重新获得持久的完全缓解。一项大型单中心研究显示，使用克拉屈滨 7d 方案，患者完全缓解率为 91%，只有 16% 的患者在中位随访 4 年时出现复发 [51]。延长随访显示，40 岁以下患者 CR 率为 88%，中位缓解持续时间为 57 个月。患者接受克拉屈滨治疗可以获得更长的 OS，12 年的 OS 率为 80%～90%[53]。另有研究证明了克拉屈滨皮下给药、每周静脉给药和口服给药的安全性和有效性 [54–57]，但可出现药物相关的骨髓抑制和感染等并发症。来自意大利协作组的初步数据显示，与 7d 给药方案相比，减少剂量的 5d 皮下给药方案毒性较小[58]。抗 CD20 抗体纳入一线治疗可能改善长期生存。在单臂Ⅱ期临床试验中，36 例 HCL 患者接受序贯克拉屈滨和利妥昔单抗治疗，所有患者均获得完全缓解。在 2 年的随访期间，中位 PFS 和 OS 未达到[59]。

尽管在上述研究中患者获得了较长时间的治疗反应，但长期随访显示疾病仍有可能复发，所以我们更注重的是疾病控制而不是治愈[60]。如上所述，使用嘌呤类似物再治疗使患者完全缓解率高达70%。针对那些嘌呤类似物治疗失败的病例，研究者设计了一些靶向药物，一种重组免疫毒素 BL22 已经进行Ⅱ期临床试验，它结合了抗 CD22 单克隆抗体的可变域和假单胞菌外毒素，嘌呤类似物治疗无效的患者应用 BL22 后，约 47% 达到 CR，11% 达到部分缓解（PR）。在获得 CR 的患者中，在随访 22 个月时未达到中位反应持续时间（DOR）。免疫毒素的毒性主要为 1 级或 2 级，8% 患者出现了溶血尿毒症综合征，但未达到需要血浆置换的程度[61]。对复发患者及从未接受治疗的患者，利妥昔单抗治疗是有效的，可将未 CR 者转化为 CR[62–64]。嘌呤类似物和利妥昔单抗联合治疗已被证明对复发患者有效，有临床试验正在验证这种联合或序贯治疗是否能让初诊患者获得最好的长期疗效[65]。

激酶抑制药威罗菲尼（Vemurafenib）对伴有 BRAF 突变患者有效，而对 HCLv 患者无效，因为后者与 BRAF 突变无关。在一项多中心研究中，几乎所有患者都对威罗菲尼有反应，中位反应时间为 2～3 个月。在威罗菲尼之前接受过强治疗患者，其中位 PFS 为 9 个月，随访 1 年仍有 73% 有效率[39]。

考虑到嘌呤类似物的疗效、耐受性和有限的治疗有效时间，单疗程 7d 克拉屈滨方案是一线选择。对于长期缓解后复发的患者，可以重复使用克拉屈滨或喷司他丁，大约 50% 的患者可再次达完全缓解。对于嘌呤类似物治疗后无反应或进展的患者，优先考虑临床试验。当无法参加临床试验时，利妥昔单抗或威罗菲尼可能是有效的替代方案。

四、淋巴瘤样肉芽肿

淋巴瘤性肉芽肿（LG）是一种由恶性 B 细胞克隆引起的血管破坏性炎性病变。它主要影响中年人，中位年龄 48 岁，男性发病率是女性的两倍[66, 67]。LG 最常累及肺部（影像学经常显示为双肺结节性浸润），最常见的初始症状是发热和咳嗽，其他症状包括体重减轻[68]。本病与肺其他良性炎性疾病（即 Wegener 肉芽肿病）有共同 X 线和病理特征，所以鉴别诊断很重要。肺外病变最常发生在皮肤，其他结外部位包括中枢和周围神经系统，胃肠道也可受累[69]。对 LG 的发病机制我们知之甚少，EB 病毒（EBV）感染可能是关键因素[70–73]。其特征符合 EBV 诱发的 B 细胞肿瘤，据报道 LG 与遗传性与获得性免疫缺陷状态及免疫抑制治疗（最明显的是甲氨蝶呤）有关[74]。LG 可能与移植后淋巴组织增殖性疾病（PTLD，混合性炎症模式）的组织学相重叠，如果患者发病前接受过实体器官移植或干细胞移植，则不建议诊断 LG[66]。

组织学特征：混杂多种单个核细胞的浸润，包括不典型 $CD20^+$ 大 B 细胞，背景细胞包括 T 细胞、组织细胞和浆细胞。恶性细胞表现出明显的血管壁内侵犯和血管中心性坏死特征，所以在先前分类中被命名为“血管中心性淋巴瘤”（图 52–3）[75]。WHO 分类对 LG 分级诊断是基于病变中大细胞浸润的比例和 EBV 阳性 B 细胞的丰度[1]。

LG 治疗的临床数据有限。常规化学治疗效果差，中位生存期 1～2 年[76–78]。有研究显示利妥昔单抗可改善预后[79, 80]。3 例患者采用干扰素 -α2b 治疗，延长的无病生存期，另一例患者部分缓解[81]。此外，31 例多克隆或寡克隆疾病患者接受干扰素 -α 治疗，初步研究 CR 率为 60%，5 年 PFS 率为 56%[82]。1 例难治性患者在接受大剂量化学治疗和挽救性自体干细胞移植后达到完全缓解。

由于本病易与良性肉芽肿疾病相混淆，并且高达 20% 的患者无须治疗就可以实现自发缓解，因此对于没有全身症状或器官功能受损的低危患者可以观察[83]。或者，高危或侵袭性表现的患者应以予类似弥漫性大 B 细胞淋巴瘤（DLBCL）的治疗。

五、血管内大 B 细胞淋巴瘤

近几十年来，这种罕见的结外弥漫大 B 细胞性非霍奇金淋巴瘤（NHL）被命名为不同的名称，其特征是肿瘤累及小到中等大小的血管管腔内，导致几乎所有器官系统受到侵犯，而没有明显的淋巴结肿大。血管内大 B 细胞淋巴瘤（IVLBL）在亚洲的部分地区常见，是最罕见的 B 细胞肿瘤之一，占日本所有 B 细胞 NHL 的不到 1%[84]。西方国家和美国

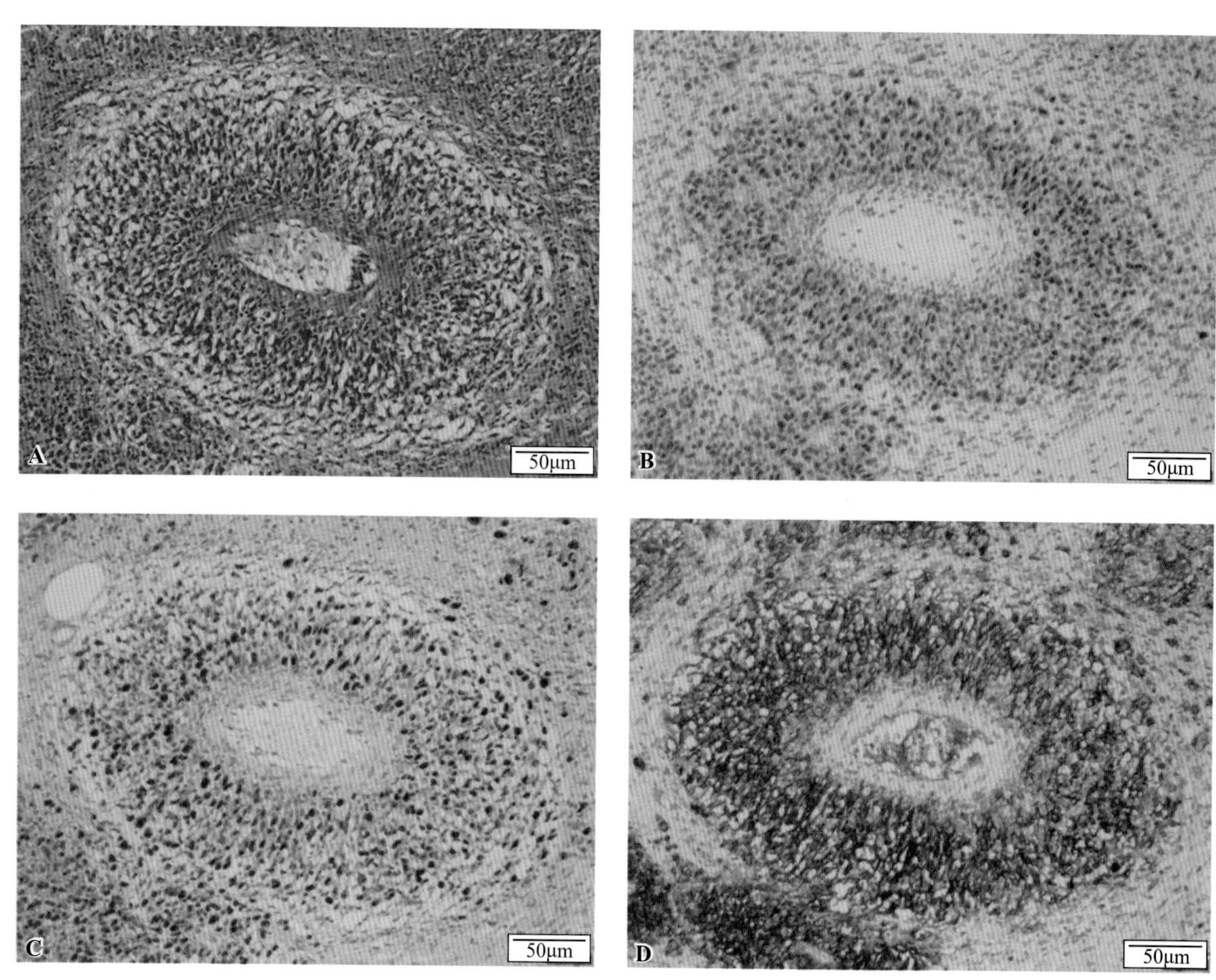

▲ 图 52-3 淋巴瘤样肉芽肿

A. 血管破坏性 B 细胞的靶样模式；B. Pax5 阳性；C. EBV 编码的 RNA（EBER）阳性；D. CD30 阳性

的发病率和患病率报道较少。由于患者不具备有诊断价值的淋巴结活检病理，很多患者在死亡后进行尸检时才被发现广泛的终末器官损害。作为一种大细胞淋巴瘤变异型，其特征为巨大的、具有明显核仁，易见有丝分裂象，表达常见的 B 细胞抗原，包括 CD20[85]。疾病多发于老年人，IVLBL 可以影响所有器官，临床表现多样，在临床病理特征上具有地理差异。亚洲地区的患者经常出现发热，乳酸脱氢酶（LDH）升高，实验室检查发现弥散性血管内凝血（DIC），骨髓受累较常见，59% 的患者出现噬血细胞综合征[86]。欧洲患者皮疹的发生率较高，提示可能为皮肤变异型[87]。25%～34% 的患者发病时出现神经系统症状，包括认知障碍、步态障碍、癫痫发作和感觉 / 运动障碍。实验室检查可能有肝和肾功能障碍，肺部症状经常发生。

此类疾病无特异性的临床表现，缺乏淋巴结病变证据，且疾病进展迅速，诊断的难度较大，需要临床医师具备敏锐的思路，才可做出及时的诊断。诊断需要对所涉及的器官进行活检，发现单克隆 B 细胞。值得注意的是，随机皮肤活检可能有助于确认诊断[88-90]。由于诊断困难导致治疗延迟，早期的临床治疗结果令人沮丧[91]。随着诊治技术的进步，这一情况有所改善。一项回顾性研究显示含利妥昔单抗的方案在亚洲患者中具有优势[86]。据报道，接受利妥昔单抗治疗的患者 2 年 OS 率为 66%，而仅接受化学治疗的患者为 46%。接受联合免疫化学治疗的欧洲患者 3 年 OS 率为 81%[92]。因此，笔者建议给予患者与结内 DLBCL 相似的治疗方案。鉴于疾病主要为血管内受累，治疗相关的输注反应发生率显著升高，故一些研究人员建议，利妥昔单抗的初始给药应该推迟到第一个疗程化学治疗之后。

六、原发渗出性淋巴瘤

原发渗出性淋巴瘤（PEL）发生在免疫缺陷的背景下，最常见的是 HIV 感染，首次报道于 1989 年[93]。如其名称所示，PEL 独特地临床表现为淋巴瘤所致的胸腔积液、腹膜和心包积液，导致呼吸困难和腹胀。PEL 极其罕见，占 NHL 的不到 1%，在 HIV 并发的 NHL 中，PEL 也仅占 3%[94]。90% 以上的病例为男性，中位年龄为 62 岁[95]。

虽然致癌机制尚不完全清楚，但 PEL 与人类疱疹病毒 -8（HHV-8）感染密切相关。这种双链 DNA 病毒在撒哈拉以南非洲的流行率很高（＞ 50%），在地中海地区居中（20%～30%），在北欧和美国非常低（＜ 3%）[96]。HHV-8 基因组的融入导致一些基因产物的产生，包括潜伏期相关核抗原 -1、病毒周期素和病毒 FLICE 抑制蛋白，这些蛋白促进病毒复制，抑制抑癌基因，促进细胞周期进程，抑制凋亡，最终促进肿瘤形成[97-101]。PEL 常并发 EBV 感染，为病毒感染导致的肿瘤转化提供了证据[102]。

免疫表型上，PEL 细胞多数缺乏常用标记，既往有报道称 PEL 表达 B 和 T 细胞抗原。基于 PEL 细胞表达少量浆细胞分化和 B 细胞活化的标记，PEL 细胞被认为起源于生发中心后 B 细胞[103, 104]。由于其表型的多变，PEL 难以与其他淋巴瘤（如间变性大 T 细胞淋巴瘤或免疫母细胞型的 DLBCL）鉴别。免疫球蛋白重链基因的克隆性重排和 λ 轻链基因的优先表达是 PEL 来源于 B 细胞谱系的最可靠证据[105]。HHV-8 阳性也可以支持 PEL 的诊断[106]。

低分化形态和缺乏细胞标记将 PEL 与其他渗出性大 B 细胞淋巴瘤区别开来，后者对常规化学治疗有更好的治疗反应和总体预后，疗效与 DLBCL 相当。文献综述强调了 PEL（多发生在免疫功能严重受损或 HIV 阳性的患者中，大多数为男性，仅表现为孤立性渗出）与 HHV-8 阴性或分化良好的其他大 B 细胞淋巴瘤（患者伴发并发症和伴有积液产生的危险因素）之间的临床病理差异[107, 108]。

大多数 PEL 病例表现为高度侵袭性，尽管 HIV 相关病例接受多药化学治疗和抗反转录病毒治疗，中位生存期仍不到 6 个月[109]。除淋巴瘤进展外，死亡原因多为免疫缺陷继发的机会性感染和其他与 HIV 相关的并发症。腔内注射西多福韦（Cidofovir）抗病毒治疗可使少数患者达到持续缓解[110, 111]。对极少数表达 CD20 的 PEL 患者，利妥昔单抗可能有效[112]。

鉴于该病极为罕见，且缺乏前瞻性数据，PEL 的最佳治疗方法尚不清楚。笔者建议对一般状态的患者，选用多药联合，包含环磷酰胺、多柔比星、长春新碱和泼尼松的 CHOP 化学治疗方案，如患者肿瘤细胞表达 CD20⁺，可以选用利妥昔单抗。小样本回顾性研究显示，化学治疗同时进行抗反转录病毒治疗可以提高疗效[113, 114]。对状态良好的患者，可给予更强的化学治疗。一项目前最大的回顾性分析显示，28 例患者接受多药化学治疗，包括 12 例患者接受了剂量密集型化学治疗，如 CHOP 方案联合大剂量甲氨蝶呤和 ACVBP（多柔比星、环磷酰胺、长春新碱、博来霉素、泼尼松）方案治疗。在获得 CR 的 14 名患者中，近 80% 在 1 年时仍存活[114]。鉴于这一理念，剂量调整的 EPOCH（依托泊苷、泼尼松、长春新碱、环磷酰胺和多柔比星，DA-EPOCH）方案可能是较好的治疗选择，因为该方案既有剂量密集性给药，又可根据患者白细胞减少的情况进行药物剂量的调整。此外，该方案已经用于治疗 HIV 相关淋巴瘤的研究。最后，案例报告表明异基因造血干细胞移植可应用于本病的治疗[115, 116]。

七、Castleman 病

Castleman 病是指一组罕见的淋巴结病，它们具有共同的组织学特征，但具有不同的发病机制。由 Benjamin Castleman 博士及其同事在 1956 年首次报道，1972 年定义了主要的组织学亚型[117, 118]。临床病理亚型诊断依赖于临床表现、实验室检查、影像学和病理学。

首先，患者缺乏全身性症状，但有局限性淋巴结病变和诊断性发现（所谓的“透明血管”改变），可诊断为单中心型 Castleman 病。然而，有证据表明透明血管 / 单中心型 Castleman 病是间质细胞或滤泡树突状细胞的局限性增生，最终导致继发性淋巴细胞转化，形成肿瘤，而不是真正的淋巴细胞增殖性疾病[119-121]。外科手术可以治愈单中心型 Castleman 病，因此，本章不讨论这一类型。

临床上常见的是多中心型 Castleman 病（MCD），一种真正的全身性 B 细胞淋巴增殖性疾病，引起系统症状和弥漫性淋巴结病变，与强烈的免疫反应有关。它最常与 HHV-8 感染有关，常伴随 HIV 感染。在有 HIV 感染的情况下，受 MCD 影响的淋巴结可能同时含有卡波西肉瘤（通常涉及包膜下淋巴窦的淋巴管或内皮细胞），因为两种恶性肿瘤具有共同的病毒病原学基础（HHV-8，也称为卡波西肉瘤相关疱疹病毒，或 KSHV）。MCD 的全身表现包括肝脾大、呼吸系统症状和水肿，常有低蛋白血症和全血细胞减少，而多发性神经病变和重症肌无力也有报道 [122]。

MCD 的形态学表现为富含浆细胞的滤泡间区扩张，伴有浆母细胞增多，B 细胞滤泡的特征消退、透明和套区“洋葱皮”样改变（因此命名为 Castleman 病的浆细胞变异型；图 52-4）。HHV-8 病毒相关 MCD 在引起大 B 细胞淋巴瘤的形成过程中，可引发成簇的浆母细胞或免疫母细胞聚集，这类疾病在 WHO 分型中被单独分类 [2, 123, 124]。在这种情况下，“微淋巴瘤”的概念不再应用，即使没有大细胞淋巴瘤的明确证据，疾病仍可进展为具有侵袭性特征的播散性淋巴瘤 [125]。

多中心 Castleman 病至少在三种临床情况下发生：① HHV-8 感染累及淋巴结的直接结果；② HHV-8 阴性病例作为侵袭性和系统性白细胞介素（IL）-6 驱动的免疫反应的一部分；以及③有 POEMS 综合征的背景（多发性神经病、器官肿大、内分泌病变、单克隆球蛋白病和皮肤病变，见第 45 章）[126-128]。关于 MCD 发病的信号途径机制仍不明确，IL-6 可能是发病的关键因素，可解释部分症状 [129, 130]。HHV-8 可表达人 IL-6 的同源物，病毒性 IL-6,（vIL-6），同时伴随其他抗凋亡和有丝分裂刺激剂可以诱导 B 细胞增殖 [131, 132]。有推测 IL-6 信号途径活化后，可作为自分泌和旁分泌生长因子刺激幼稚 B 细胞向免疫母细胞或浆母细胞转化，最终形成 MCD 和弥漫性大 B 细胞或浆母细胞性淋巴瘤 [133]。类似于 PEL，其诊断基于组织学发现 HHV-8 阳性的浆母细胞，偶尔也呈 EBV 阳性。

与单中心 Castleman 病不同，MCD 通常不需要手术治疗。报道的治疗方案包括单药和多药化学治疗，糖皮质激素、抗病毒药、免疫治疗和单克隆抗体。化学治疗方法可以控制症状并产生治疗反应。但治疗反应维持时间短，需要重复应用 [122]。抗疱疹病毒治疗的反应也是短暂的 [134]。也有将免疫调节药沙利度胺和蛋白酶体抑制药硼替佐米用于控制疾病 [135-137]。而单克隆抗体治疗带来了最好的治疗效果。对这种疾病进行的唯一随机临床试验证明，IL-6 靶向治疗对 HHV-8 阴性患者有效。这项随机双盲的Ⅱ期临床研究显示，有效率为 34%，使用抗 IL-6 抗体 Siltuximab 改善了疾病相关的临床症状 [138]。一项关于抗 IL-6 受体抗体 Tocilizumab 的开放Ⅱ期研究也显示，用药后疾病相关症状有所改善 [139]。鉴于这些结果，笔者建议 HHV-8 阴性 MCD 患者使用抗 IL-6 抗体。利妥昔单抗也可用于疾病复发或无法接受抗 IL-6 治疗的患者。在 24 例患者中，每周接受利妥昔单抗治疗，应用 4 次，有 22 例获得缓解，中位缓解时间为 60 天，1 年时仍有 17 例患者维持缓解 [140]。另外一项独立研究中，21

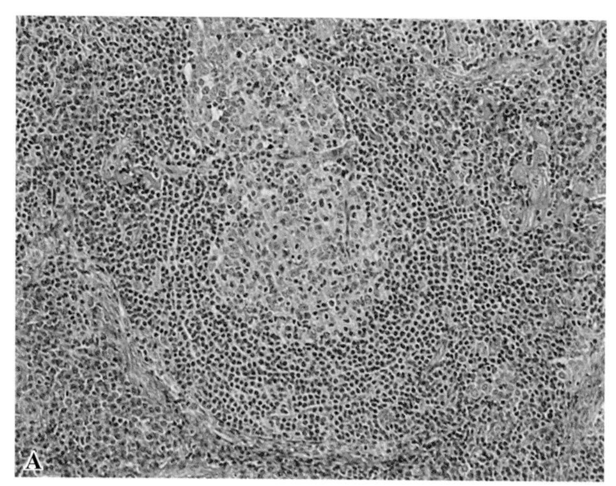

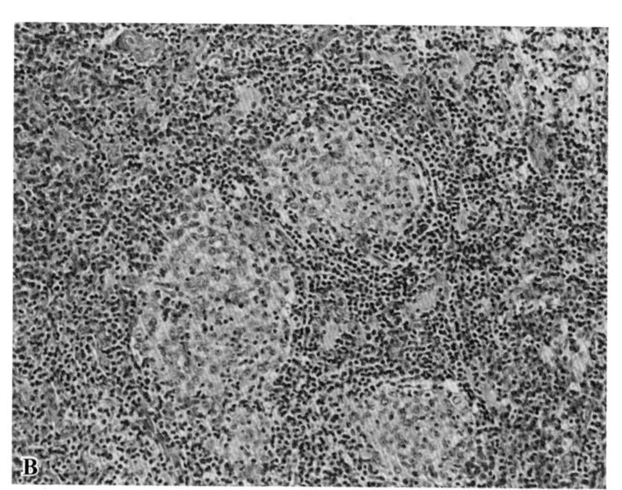

▲ 图 52-4　多中心型 Castleman 病，浆细胞变异型

A. 生发中心，淋巴细胞耗竭和套区的“洋葱皮”，被丰富的浆细胞增殖所包围；B. 具有特征性的滤泡聚集，呈“双胞胎”表现

例患者接受 4 次利妥昔单抗输注，2 年的 OS 率和无病存活（DFS）率分别为 95% 和 79%[141]。这些患者的主要不良事件是卡波西肉瘤的重新激活。对于那些病情严重，需要紧急治疗的患者，利妥昔单抗和依托泊苷仍然是最佳的化学免疫治疗组合[142]。鉴于以上数据，笔者建议 HHV-8 阳性患者接受一线利妥昔单抗治疗，对于侵袭性疾病患者再联合化学治疗。联合抗病毒治疗，如针对 HHV-8 的更昔洛韦或对 HIV 阳性患者的抗反转录病毒治疗可能有益[143]。

八、高级别 B 细胞淋巴瘤，伴有 MYC 和 BCL2 和（或）BCL6 重排（"双打击淋巴瘤"）

近年来，随着对主要预后遗传危险因素的理解加深，高级别 B 细胞 NHL 的分类发生了实质性的变化。DLBCL 的亚群按基因表达分为生发中心 B 细胞（GCB）型和活化 B 细胞（ABC）型[144]。"分子伯基特淋巴瘤"患者具有特异性的基因特征（表明散发性 BL 是生物同源群体）[145, 146]，但通过这种相对复杂的遗传学方法进行分类尚不能作为临床常规。DLBCL 的分类目前主要通过免疫组织化学法确定细胞来源。既往，DLBCL 的分类基于组织学诊断，与其他侵袭性 B 细胞淋巴瘤（如伯基特淋巴瘤）易混淆，更新的 WHO 分类强调特定的基因易位。从形态学上区分这些侵袭性 B 细胞淋巴瘤的传统方法不再被推荐，因为传统方法诊断标准不明确，不统一。因此，现在诊断更依赖于客观的遗传学和表型特征，包括细胞起源分类和特定的染色体基因重排，如 MYC、BCL2 和（或）BCL6，或所谓的"双打击淋巴瘤"（DHL），与 DLBCL NOS 相比，DHL 患者的存活率低，中位生存期不到 1.5 年[147–157]。

虽然定义中没有包含严格的形态学或表型特征，DHL 与 DLBCL 和 BL 临床特征有相似之处，但达不到两者的诊断标准。自 2008 年以来，由于其形态学相似，而分子基因特征不同，这些病例多被归类为"B 细胞淋巴瘤，无法分类，介于 DLBCL 和 BL 之间"（BCL-U），这些病例通常有中到大的转化细胞弥漫性增殖，表现为生发中心表型［细胞表面表达 CD10 和（或）BCL6，缺乏 MUM1］和高增殖率。许多患者存在 *MYC*/8q24 位点的易位，在一项研究中有 58% 的患者存在这种易位[152]。正如预期，最常见的染色体断裂点影响 *MYC*，但它是继发改变而不是原发致癌因素。*MYC* 异常与另一个重现性断裂点异常结合，被称为 DHL，甚至是三打击的淋巴瘤（THL）。这些断裂点包括 *BCL2*/18q21 或更少见的 *BCL6*/3q27，极少见 *CCND1*/11q13 或 *BCL3*/19q13 的易位[153]。与 BL 相比，这些病例经常表现高度复杂的核型。

另外值得一提的其他侵袭性淋巴瘤包括儿童侵袭性淋巴瘤，既不符合 DLBCL 也不符合 BL，但在遗传学上与 BL 最相似[154]。与此一致，这些疾病的治疗结果也不差于 BL。目前，具备伯基特形态学和表型但没有 *MYC* 易位的病例仍被归类为 BL。然而，这些已经确定了遗传差异的病例是否真的代表 BL 存在争论[155, 156]。具有 DLBCL 的形态和表型特征但有 *MYC* 断裂的病例仍被诊断为 DLBCL。但大量证据表明有 *MYC* 断裂提示预后不佳，是否所有 MYC 阳性淋巴瘤应归为单独一类[157, 158]。也有报道侵袭性淋巴瘤，出现 *MYC* 与非免疫球蛋白的伙伴基因重排[159, 160]。其中大部分病例是继发于惰性淋巴瘤的疾病转化。如上所述，MYC 阳性的侵袭性淋巴瘤或具有复杂核型（包括双重打击）的淋巴瘤，对标准治疗方案具有耐药性，患者生存期较短。

来自不列颠哥伦比亚癌症机构的一份报告中，包含了 54 例 DHL 淋巴瘤患者，其中 36 例为中间型 DLBCL/BL，17 例为 DLBCL，1 例为滤泡性淋巴瘤。研究者对生存因素进行预测，发现预后良好的因素包括 MYC 与非免疫球蛋白基因易位、BCL2 蛋白表达缺失和利妥昔单抗治疗。尽管如此，经过中位 5 年的随访，只有 6 名患者存活[161]。MD Anderson 治疗的 60 例 DHL 淋巴瘤患者的结果与之相似。在这些患者中，33 例诊断为中间型 DLBCL/BL，中位 OS 为 18 个月[162]。大多数患者接受了利妥昔单抗 +CHOP（RCHOP）治疗，结果明显差于 DLBCL 组患者。报告显示，选用更强烈的化学治疗方案，比如伯基特淋巴瘤的化学治疗方案，也未取得更好的疗效。此外，由于这些患者的中位年龄偏大，这样的方案很难完成。剂量调整的 EPOCH+ 利妥昔单抗方案的初步报告显示，52 例 MYC 重排淋巴瘤患者中，14 个月的中位随访，其 PFS 率为 79%，OS 率为 77%。其中发现 45% 患者存在 BCL2 易位[163]。尽管随访时间较短，这些结果仍给我们带来了希望。考虑到剂量调整的方案可以用于老年人群，我们研究组对双打击淋巴瘤患者最常用该方案。

九、B 细胞淋巴瘤，无法分类，特征介于弥漫性大 B 细胞淋巴瘤和经典霍奇金淋巴瘤（“灰区”淋巴瘤）之间

这一类别定义为在经典霍奇金淋巴瘤（HL）和 DLBCL 之间具有临床、形态学和免疫表型特征重叠的淋巴瘤，特别是原发纵隔大 B 细胞淋巴瘤（PMBL）[1]。表 52-1 列出这几类淋巴瘤之间的流行病学和免疫表型差异。与典型的 PMBL 相比，灰区淋巴瘤由多形性细胞组成，可以观察到具有 Reed-Sternberg 样形态的大细胞（图 52-5）。肿瘤细胞起源于胸腺 B 细胞，免疫表型显示 B 细胞相关抗原，通常介于 HL 和 PMBL 之间，CD20、CD79a、CD30 和 CD15 阳性。肿瘤可能包含有多个单独的区域，有类似于 HL 的区域，也有类似于 DLBCL 或 PBML 的区域。虽然 HL 和 PMBL 表现出遗传相似性 [164, 165]，但中间病例基因表达分析尚未进行。此外，NFκB 和 PI3K/AKT 通路的激活，JAK/STAT 途径的信号改变均在 HL 和 PMBL 中被证实 [166–169]，这些数据表明这两种疾病特征变化呈连续性，难以截然区分，但 Eberle 及其同事最近的工作表明这种中间型 DLBCL/HL 病例还是有重要特征 [170]。与 PMBL 和 HL 不同，灰区淋巴瘤都具有相似的甲基化特征，可以作为与 HL 和 PMBL 区分的标志。研究者进一步开发了一种预测模型，能够区分结节硬化型 HL、PBML 和灰区淋巴瘤。

表 52-1　WHO 分型中纵隔淋巴瘤鉴别

		PMBL	介于 DLBCL 和 HL 之间	经典 HL
流行病学特征		中位年龄 35 岁	20—40 岁	双相，15—35 岁和＞ 50 岁
性别		男性＜女性	男性＞女性	男性 = 女性
免疫学特征	CD20	+	+	+/–
	CD79a	+	+	–
	PAX5	+	+	+
	BOB.1	+	+	–
	OCT2	+	+	–
	CD45	+	+	–
	CD15	–	+	+
	CD30	弱或部分表达	+	+
	EBER/LMP1		+/–	+/–

DLBCL. 弥漫大 B 细胞淋巴瘤；HL. 霍奇金淋巴瘤；PMBL. 原发纵隔大 B 细胞淋巴瘤；引自 Swerdlow 等 .2008.[1]

在西方国家，灰区淋巴瘤多发于年轻男性，常表现为前纵隔大肿块 [171]。这些肿瘤往往具有高度侵袭性，导致呼吸窘迫或上腔静脉综合征的症状，比 HL 或 PMBL 预后更差 [172]。在经典 HL 的患者中，CD20 阳性是预后不良因素 [173, 174]，这一现象对灰区淋巴瘤预后不良也是一种解释。对于最佳治疗方案的选择，目前还没有达成共识，有研究显示，采用大 B 细胞淋巴瘤的治疗方案可能是最有效的 [175]。对 112 例患者的回顾性分析显示，总反应（OR）率和 CR 率分别为 71% 和 59%。大多数患者接受 CHOP、EPOCH 或多柔比星、博来霉素、长春碱和达卡巴嗪（ABVD）治疗，最常与利妥昔单抗联合使用。与接受 ABVD 的患者（22%）相比，接受 CHOP 或 EPOCH 的患者 2 年无进展生存率（52%）更高，支持先前关于使用 DLBCL 方案疗法提高疗效的报道 [176]。

十、结节性淋巴细胞为主型霍奇金淋巴瘤

结节性淋巴细胞为主型霍奇金淋巴瘤（NLPHL）仅占 HL 的 5%。顾名思义，肿瘤细胞结节状或结节状弥漫性浸润取代了淋巴结结构。典型的 Reed-Sternberg 细胞的变体被称为以淋巴细胞为主的（LP）细胞（图 52-6），CD20 和 CD79a 阳性，CD15 和 CD30 阴性，通常存在滤泡树突状细胞形成的网状背景，并伴有正常 B 细胞、组织细胞和 $CD4^+$ T 细胞 [1]。LP 细胞中可检测到免疫球蛋白基因重排，这证明细胞是生发中心起源 [177]。可表现为多种形态变异，具有不同的结节程度和模式，以及背景由不同淋巴细胞组成。与经典型相比，这些变异表现提示疾病处于晚期阶段，并与更高的复发率有关，但其生存率仍然远远优于经典的 HL[178, 179]。虽然罕见，结节性淋巴细胞为主型 HL 也可能向侵袭性淋巴瘤转变。最常演变为弥漫型，类似于富于 T 细胞 / 组织细胞的大 B 细胞淋巴瘤（THRLBCL）的组织学特征。事实上，NLPHL 和 THRLBCL 在组织学上非常难以鉴别，而且比较基因组研究也显示它们之间有相似之处 [180–182]，故两种疾病之间的

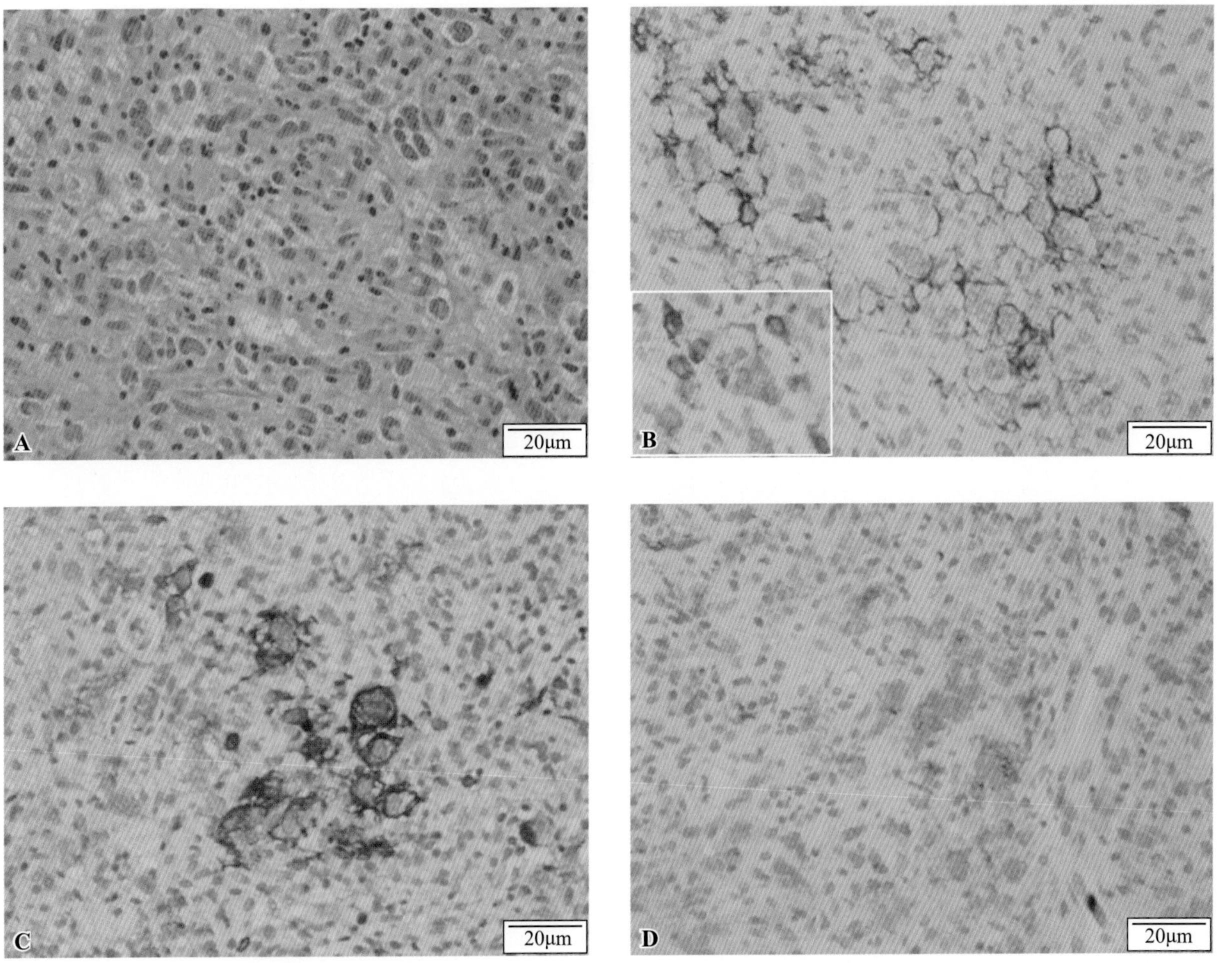

▲ 图 52-5 **B 细胞淋巴瘤，无法分类，介于弥漫大 B 细胞淋巴瘤和经典霍奇金淋巴瘤之间（灰区淋巴瘤）**

A. 在纤维化背景下可见特征性的多形性大细胞，无经典的 Reed-Sternberg 细胞形态；B. 局部 CD20、CD79a 染色强阳性；C. CD30 强阳性；D. 部分胞质 / 高尔基体 CD15 阳性

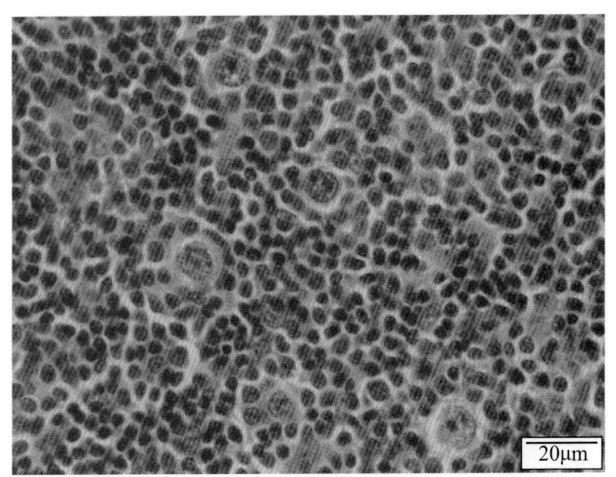

▲ 图 52-6 **结节性淋巴细胞为主型霍奇金淋巴瘤**

淋巴细胞为主型细胞，又称“爆米花”细胞，在小淋巴样细胞的背景中可见分叶细胞核

生物学关系仍然存在争议，这种争议主要影响到对 30—50 岁的男性和占 70%～80% 的局限性疾病的病情判断。纵隔受累，B 症状和巨大肿块是罕见的 [183, 184]。涉及颈部或腋窝的外周淋巴结病变比中央淋巴结更常见。经典 HL 倾向于按顺序播散累及相邻的淋巴结，而 NLPHL 中的播散是不连续的，但结外侵犯罕见 [185]。

HL 的生存与淋巴细胞浸润的相关性早在 1936 年就已有报道 [186]。欧洲淋巴瘤特别工作组（ETFL）和德国霍奇金淋巴瘤研究组（GHSG）领导的两项大型回顾性研究，以及其他小系列研究提供了有关 NLPHL 的重要发现。GHSG 报道，在 394 例患者中，50 个月的无治疗失败率和 OS 率分别为 88% 和 96%，显示了 NLPHL 的惰性本质 [184]。对初始治疗的反应很好，超过 90% 的患者达到 CR。然而，长期随访显示改变会反复复发，后续治疗时间延长。一些小规模研究显示，10 年 OS 率为 71%～85%，15 年 OS 率为 63%～80%[187-189]。最近一项报告对 88 例患者进行了 30 年随访，显示整个队列的复发率为 44%[190]。

治疗方面，儿童患者的局限性病灶进行手术完整切除后可获得长期生存[191, 192]。由于大多数患者处于Ⅰa期和Ⅱa期，主要来自成人的长期数据表明，受累部位的放射治疗可以得到有效的疾病控制。ETFL 纳入了 219 例 NLPHL 患者，可以看不同分期的预后。由于大多数Ⅰ期和Ⅱ期患者仅接受放射治疗，Ⅰ期疾病的 8 年无治疗失败率和 OS 率分别为 85% 和 99%，Ⅱ期疾病分别为 71% 和 94%[183]。结合上述治疗结果和周围受累淋巴结对放射治疗的易感性，我们建议Ⅰa 和Ⅱa 期不含大肿块且受累部位局限的患者，给予 30～35Gy 放射治疗。

由于患者患 NLPHL 时很年轻，中位生存期较长，与经典 HL 患者相似，我们需要考虑治疗相关毒性。虽然一些研究报告显示大多数死亡与疾病有关[183, 187]，但也有研究提示单独接受放射治疗的患者继发恶性肿瘤的比率较高[193, 194]。

晚期和（或）出现 B 症状的患者推荐联合治疗。但在 NLPHL 中这方面的研究有限。鉴于 NLPHL 之前被纳入经典 HL 的研究，治疗方案与经典 HL 相似。主要为化学治疗加或不加放射治疗，单一研究机构的报告显示晚期疾病的存活率没有下降[195]。但更大规模研究的结果则不同，ETFL 研究中包括了 59 例Ⅲ期患者和 19 例Ⅳ期患者。主要接受氮芥、长春新碱、达卡巴嗪和泼尼松（MOPP）样化学治疗方案，Ⅲ期患者的 8 年无治疗失败率和 OS 率分别为 62% 和 94%，Ⅳ期分别为 24% 和 41%。因此，笔者建议对处于疾病晚期阶段的患者进行联合化学治疗。基于 ETFL 研究，治疗经典 HL 的 ABVD 方案较适合。支持 RCHOP 的数据有限，但也有疗效。在一项包括 15 例患者接受 RCHOP 的研究中，观察到 90% 的完全缓解率，中位观察 42 个月无复发[196]。利妥昔单抗与 ABVD 的联合方案已经应用于经典 HL 的治疗[197, 198]。尽管该方案可耐受，但尚未在 NLPHL 患者中进行前瞻性评估。

对于初次治疗后复发的患者，鉴于 LP 细胞 CD20 阳性，利妥昔单抗可作为重要的选择。GHSG 的结果令人鼓舞，在少数复发患者中，治疗后疾病再次进展的中位时间为 33 个月[199]。随后的 GHSG 试验，在 28 例既往未接受治疗的患者中应用利妥昔单抗，3 年 PFS 和 OS 分别为 81% 和 100%[200]。最新的报道包括 39 例患者，含未治疗和复发的患者，中位随访 10 年，接受 4 剂利妥昔单抗的中位 PFS 为 3 年，接受维持治疗的中位 PFS 为 5.6 年。除了复发率高之外，23 例患者中有 9 例进展时转化为更具侵略性的组织学类型[201]。

十一、结论

随着对 B 细胞淋巴增殖性疾病在遗传学和分子水平上的进一步认识，越来越多的病理类型被识别出来。因此，未来的分类系统将包括越来越多的病种。随着研究的深入，我们可能会认识到所有的淋巴增殖性疾病都是罕见的。伴随着这些研究，对疾病生物学的认识更加深入，希望能为患者提供更有针对性和个性化的治疗方法。

第 53 章　罕见的浆细胞病

Uncommon Presentations of Plasma Cell Dyscrasias

Jason Brayer　Mohamad A. Hussein　Rachid Baz　著
陈　敏　李　新　译　　刘雅洁　李增军　校

一、概述

浆细胞病包括一系列恶性疾病，其中最常见的是多发性骨髓瘤。据统计 2015 年，多发性骨髓瘤占美国所有新发癌症病例的 1.6% [1]。而淋巴浆细胞性肿瘤年发病率仅为 0.1%，低于其他新发癌症发病率 [2, 3]。多发性骨髓瘤和淋巴浆细胞性淋巴瘤（LPL）都被认为是通过前体癌前状态、意义未明单克隆丙种球蛋白增多症（MGUS）进化而来的 [4, 5]。

虽然多发性骨髓瘤的诊断和治疗在过去几年中取得了很大的进展，但是对于骨髓瘤独特罕见的亚型在诊断和治疗方面仍面临巨大挑战。浆细胞疾病的病理和临床分析通常依赖于血清和（或）尿液中可检测的单克隆蛋白的测量，骨髓克隆性浆细胞增多的程度和终末器官损伤等证据。尽管多发性骨髓瘤可以作为几个变异的亚型出现，这将在本章中进一步讨论，但它们的分期是类似的，都是根据 Durie–Salmon（DS）分期和修订的国际分期系统（R–ISS）标准（表 53–1 和表 53–2）。最近对 LPL 及其更常见形式瓦氏巨球蛋白血症（WM）的精确界定，使我们对该病的诊断和治疗都取得了不少进步。LPL 有独特的特点，因此该病分期遵循 ISS 变异型标准。

二、罕见的多发性骨髓瘤亚型

（一）IgD 型骨髓瘤

1. 背景

IgD 型骨髓瘤的临床特征多数与其他类型骨髓瘤患者相似，但有一些显著的特点。此型骨髓瘤往往肾衰竭发生率高，另外本周（Bence Jones）蛋白尿、髓外病变、高钙血症和淀粉样变的发生率较高 [6–8]。大约 10% 的 IgD 型骨髓瘤患者出现淋巴结肿大，这在典型多发性骨髓瘤患者少见 [6, 9]。其髓外浆细胞瘤的发生率为 15%～20%[6, 9]。IgD 型骨髓瘤患者血清和尿液的电泳图谱与轻链型多发性骨髓瘤患者没有差异：M– 峰值通常小于 20g/L 并具有轻链蛋白尿 [6, 10]。仅仅在血清或尿液中发现单克隆 IgD 并不能诊断 IgD 型骨髓瘤；更加罕见的 IgD 型的 MGUS 病例也已经有报道 [11]。IgD 型骨髓瘤轻链常为 λ 轻链型。在血清蛋白电泳中具有 M– 峰值的轻链型骨髓瘤患者应至少在初发时检测 IgD 和 IgE 的免疫固定电泳以排除 IgD 或 IgE 型骨髓瘤 [12]。

Wechalekar 等报道发现，26 例 IgD 型骨髓瘤患者中有 25 例可通过免疫荧光检测到单克隆 IgD，仅有 1 例患者在血清中检测到 IgD[13]。同一作者注意到他们的 IgD 骨髓瘤组（共 26 例）中有几例相关的血液系统疾病，其中 1 例患有慢性淋巴细胞白血病，1 例患有毛细胞白血病，还有 3 例患者骨髓网状蛋白染色增加。另外还发现 9 例患者中有 3 例染色体 13q 缺失（传统上是典型多发性骨髓瘤患者预后较差的指标之一）[13]。

2. 流行病学

多发性骨髓瘤通常分泌 IgG 或 IgA（分别占约 60% 和 20%）。分泌 IgD 的仅发生在大约 2% 的患者中 [6, 9, 14]。与较常见的骨髓瘤患者相比，IgD 骨髓瘤患者在诊断时平均更年轻（中位年龄仅为 54 岁，而常见骨髓瘤中位年龄约 69 岁）。

3. 分期

多发性骨髓瘤的分期通常采用两种方法：DS 分期系统（DSS）[15] 和 R–ISS 分期 [16]。这两种分期系统分别在表 53-1 和表 53-2 中描述。两者都有预后价值，尽管 R-ISS 能更好地预测生存结果，但两者都具有预测价值。DSS 包含对血清学测量和终末器官损伤证据的更复杂的评估，而 R-ISS 基于先前的 ISS 评估基础上，非疾病特异性血清学评估（例如白蛋白、β_2- 微球蛋白），最近更新又包含了乳酸脱氢酶（LDH）和免疫荧光原位杂交法（FISH）检测到不良细胞遗传学类型。

表 53-1 Durie-Salmon 分期系统

Ⅰ期	
免疫球蛋白	IgG < 50g/L IgA < 30g/L 本周蛋白< 4g/24h
血红蛋白	> 100g/L
血清钙	≤ 120mg/L
溶骨性病变	≤ 1 病变
Ⅱ期	
既不符合Ⅰ期又不符合Ⅲ期	
Ⅲ期	
免疫球蛋白	IgG > 70g/L IgA > 50g/L 本周蛋白> 12g/24h
血红蛋白	> 85g/L
血清钙	> 120mg/L
溶骨性病变	进展性溶骨病变
子分类标准	
A 肾功能正常（肌酐< 20mg/L）	
B 肾功能异常（肌酐> 20mg/L）	

经 John Wiley 和 Sons 许可转载，引自 Durie 和 Salmon，1975 [15]

4. 预后与管理

IgD 型多发性骨髓瘤患者的生存率较其他常见类型低 [17]。这一结果可能因诊断日期不同而有偏差，包含更多近期病例的系列显示生存情况较其他类型没有差别 [6, 7, 9, 10, 13]，用于治疗经典多发性骨髓瘤的化学治疗方案也可有效的治疗 IgD 型骨髓瘤。Wechalekar 等最近的一项研究发现，与常规化学治疗相比，自体干细胞移植可能获益 [13]。最近的一项回顾性非随机研究指出，与其他骨髓瘤亚型患者相比，接受大剂量治疗的 IgD 型骨髓瘤患者的预后相似 [8]。而此研究设计和样本量较小可能会使结果有偏差。

（二）IgE 型骨髓瘤

IgE 型骨髓瘤的文献报道总共不足 50 例，仅占所有多发性骨髓瘤的 0.01%。这些报道普遍认为其具有侵袭性表现，包括快速进展为浆细胞白血病（PCL）或髓外受累。29 名患者的平均发病年龄为 62 岁，与非 IgE 型骨髓瘤相比，这一亚型骨髓瘤生存期较短 [18]。对 37 747 名 30 岁以上的普通人群进行的一项前瞻性研究发现，血浆 IgE 水平升高 10 倍与 IgE 多发性骨髓瘤发生风险增加略有相关性 [19]，尽管在单独的研究中未发现这种相关性 [20]。鉴于该亚型罕见性，无法确定特异的治疗或处理是否有效，其治疗方法与其他骨髓瘤亚型相似。

（三）IgM 型骨髓瘤

1. 背景

由于浆细胞多发性骨髓瘤是成熟 B 细胞的恶性肿瘤，已经经历了免疫球蛋白类别转换，因此与其他类型相比，IgM 型多发性骨髓瘤更不常见。IgM 型骨髓瘤以分泌 IgM 型单克隆球蛋白为特征，且骨髓浆细胞增多，大于 10%。对溶骨性病变的检测有助于鉴别该型骨髓瘤和 WM [21, 22]。患者可存在高黏

表 53-2 修订的国际分期系统（R-ISS）

ISS 分期	荧光原位杂交的细胞遗传学异常	血清乳酸脱氢酶
ISS Ⅰ期 血清 β_2 微球蛋白< 3.5mg/L 和白蛋白≥ 35g/L）	无染色体 17p 缺失或 t（4；14）或 t（14；16）	正常
不符合 R-ISS Ⅰ或Ⅲ标准		
ISS Ⅲ期（血清 β_2 微球蛋白≥ 55g/L）	染色体 17p 缺失或 t（4；14）或 t（14；16）或 LDH 高于正常上限	

改编自 Palumbo 等，2015 [16]

血症，但不能据此诊断 WM。

2. 流行病学

IgM 型骨髓瘤是一种罕见病，占所有多发性骨髓瘤的约 0.5%[21-23]。发病年龄似乎与非 IgM 多发性骨髓瘤相似。

3. 分子诊断学

几个关键的分子特征有助于区分 IgM 型骨髓瘤和 WM。MyD88 L265P 突变是 WM 的标志，而 IgM 型骨髓瘤不存在此突变[24]。另外 CXCR4 突变见于 30% 的 WM，而在 IgM 骨髓瘤中却没有，也有助于识别 WM[25]。相比之下，t（11；14）染色体易位在 WM 中很少见，而其可作为诊断 IgM 骨髓瘤的关键特征。8 例 IgM 骨髓瘤患者中有 4 例检测到 13 号染色体缺失，与多发性骨髓瘤中此突变的发生率相比可能有所增加[26]。在一项含 15 例检测了免疫表型的 IgM 骨髓瘤患者的研究中，10 例患者浆细胞 CD20 为阴性[21]。通常 IgM 型骨髓瘤的浆细胞表达 CD138、CD38，并且常表达 CD56。

4. 预后与管理

人们一度认为，与其他更常见的骨髓瘤亚型相比，IgM 骨髓瘤的预后和治疗效果更差[26, 27]。然而，最近的数据表明患者的中位总生存期（OS）与非 IgM 骨髓瘤患者没有差别，治疗方案一般与其他骨髓瘤亚型相似[8, 21]。

（四）不分泌型多发性骨髓瘤

1. 背景

不分泌型多发性骨髓瘤诊断和治疗的难点在于缺乏明确的肿瘤标志物。不分泌型多发性骨髓瘤通常被定义为不具有足够量的单克隆球蛋白的患者，即通过免疫固定电泳显示单克隆球蛋白阳性但通过血清蛋白电泳或 24 小时尿中未检测到显著 M 蛋白的患者。但这种情况更应称为寡分泌性骨髓瘤。真正的不分泌型多发性骨髓瘤的定义是具有多发性骨髓瘤的其他特征性体征和症状（包括骨髓中浆细胞增多或溶骨性病变），但血清或尿液中缺乏单克隆球蛋白。

必须对怀疑有此诊断的所有患者进行免疫荧光检测；在大部分患者中，通常细胞质中会出现免疫球蛋白，表明其为寡分泌性疾病。细胞质中缺乏免疫球蛋白的才是真正的不合成性多发性骨髓瘤，约占不分泌型多发性骨髓瘤的 15%。最近，使用血清游离轻链检测有助于鉴定大量不分泌型骨髓瘤患者的肿瘤标志物。不分泌型多发性骨髓瘤的患者中缺乏 M 蛋白的原因有几种假设，即浆细胞不能分泌免疫球蛋白、免疫球蛋白可快速降解，或者浆细胞不能合成免疫球蛋白[12]。

2. 流行病学

不分泌型多发性骨髓瘤占多发性骨髓瘤患者的 2%～3%[12]。其患病率的差异可能与诊断标准偏倚和不同系列间诊断水平有关[28-30]，不分泌型多发性骨髓瘤的临床特征与典型骨髓瘤相似。

3. 临床表现

Dreicer 和 Alexanian 报道了 29 例不分泌型多发性骨髓瘤患者的临床特征[30]。他们指出，与可测量单克隆球蛋白的患者相比，该组患者诊断时年龄较低。患者出现贫血，肾功能不全或高钙血症的可能性也较小[30]。其他较小系列的病例研究未发现不分泌型骨髓瘤患者临床表现的不同，只是无肾功能不全表现[28, 29]。梅奥诊所的一项大型回顾性研究显示，大约 5% 的多发性骨髓瘤患者通过免疫固定电泳检测到了单克隆球蛋白，其主要临床表现是骨病。

4. 管理和预后

不分泌型多发性骨髓瘤患者的自然病程与其他多发性骨髓瘤患者无明显差异。在国际血液和骨髓移植登记处（CIBMTR）的一份报告中，不分泌型骨髓瘤患者移植后无进展生存期（PFS）在统计学上优于分泌型患者，而 OS 仅有改善的趋势[31]。最近的报道也显示，不分泌型多发性骨髓瘤的 OS 也有优于分泌型骨髓瘤的趋势[17, 32]。不分泌型多发性骨髓瘤的治疗与其他多发性骨髓瘤没有区别。具体而言，患者通常接受新药（来那度胺或硼替佐米）和皮质类固醇的联合治疗，然后在第一次或后续缓解期间进行大剂量治疗。

具有可测量的受累血清游离轻链大于 100mg/L 的患者，以及血清游离 κ 与 λ 比异常的患者，可以根据国际骨髓瘤工作组的统一反应标准监测他们的疾病[33]。对于没有可测量肿瘤标志物的其余患者，对治疗的反应被定义为骨痛，贫血，高钙血症等症状和体征的改善，以及没有新的溶骨性病变。骨髓浆细胞的减少也被认为是反应的客观标志。相反，进展性疾病的特征在于骨病进展，高钙血症或骨髓浆细胞增多[12]。

三、浆细胞白血病

1. 背景

浆细胞白血病（PCL）首次报道于一个多世纪前，是浆细胞疾病中侵袭性最强的类型。原发性PCL是指在外周血中浆细胞比例超过20%和（或）浆细胞绝对值超过2×10^9/L [12, 34, 35]。继发性PCL是指继发于多发性骨髓瘤的白血病转化，是疾病的终末期。原发性PCL占PCL的60%～70%，而继发性PCL占30%～40%。两者均预后较差，继发性PCL的中位生存期为2～3个月，而原发性的中位生存期为11个月[36]。

2. 流行病学

原发性PCL是一种罕见病，占多发性骨髓瘤的1%～4%[35, 37]。早期研究表明，与多发性骨髓瘤相比，PCL的发病年龄似乎稍早，诊断时的中位年龄在52—65岁[38]，尽管SEER数据库分析在1973—2004年发现的291例PCL患者的中位年龄为67岁[37, 39]。与多发性骨髓瘤不同，没有发现性别偏倚[37, 40]，只有1%的多发性骨髓瘤患者会转变为继发性PCL。

3. 分子诊断

与多发性骨髓瘤相比，PCL患者中17p缺失更常见（发生率约56%）[41]。与浆细胞异常相关的典型IgH易位也更多见，最常见的是t（11；14）和t（4；14）[42]。最初采用新一代测序技术试图鉴定PCL的重现性驱动突变，结果发现有显著的异质性，但这些突变涉及的信号途径选择性集中在包括钙黏着蛋白/Wnt、G_2/M细胞周期检测点和细胞外基质受体途径等几条途径[43]。PCL中浆细胞的表面表型与多发性骨髓瘤有所不同，如CD9、HLA-DR、CD117和CD20在外周血浆细胞中的表达与骨髓瘤患者骨髓浆细胞的表达存在差异。外周血的浆细胞似乎不表达CD56。CD56的缺乏（或弱）表达是PCL的一个特征，并在诊断时区分这一特殊的骨髓瘤患者亚群[44]。

4. 临床表现

浆细胞白血病的临床表现比多发性骨髓瘤更具侵袭性。因此，髓外受累、肾功能不全、严重贫血和血小板减少症在表现上更为常见。相反，骨骼受累少于多发性骨髓瘤[35, 36, 45]。

5. 分期

浆细胞白血病分期系统与多发性骨髓瘤相同。

6. 管理与预后

与其侵袭性行为相一致，原发性PCL预示着预后不良，与骨髓瘤相比，化学治疗的有效率较低，中位生存期仅为8～10个月[35, 36, 39, 45]。对1973—2009年445例原发性PCL患者进行了SEER数据库分析显示近年OS有所改善，达到12个月，这与新疗法的应用有关[39]。所有患者中，年龄＜65岁的中位OS为7个月，而65岁以上的PCL患者中位OS仅为3个月[37, 39]。有研究显示，采用自体移植后存活率提高，3年随访的生存率达到64%，而异体移植的存活率仅为39%，尽管这项研究可能因纳入标准不同而存在偏倚[46]。

PCL的治疗与多发性骨髓瘤相似。因其更具侵袭性故需更强烈的化学治疗，通常采用多药联合方案，包括硼替佐米、免疫调节药和烷化剂（如硼替佐米、沙利度胺、地塞米松，对体质好的患者可采用VDT-PACE方案，连续4天输注顺铂、多柔比星、环磷酰胺和依托泊苷）。一项来那度胺和低剂量地塞米松一线治疗的小规模前瞻性研究显示，总有效率（ORR）为93.3%，其中20% CR；但PFS和OS仅仅14个月和28个月[47]。因此，虽然PCL通常对初始治疗有反应，但早期复发是不可避免的，这导致了其总体疗效不佳。其他非随机回顾性研究表明，自体干细胞移植和新药可改善预后[48–50]。回顾性分析和病例报告侧重于同种异体干细胞移植的潜在作用，一致报告降低了复发率，但以较高的无复发死亡率为代价，抵消了潜在的OS获益[46, 51]，现阶段这种积极的方法主要限于临床试验，用于一小部分高度选择的患者群体[52]。骨髓临床试验网一项正在进行的临床试验，采用异基因移植治疗高危骨髓瘤，也纳入原发性PCL患者。

四、瓦氏巨球蛋白血症

1. 背景

瓦氏巨球蛋白血症（Waldenström macroglobulinemia，WM）是一种B细胞淋巴增殖生性疾病，其特征是产生IgM亚型的单克隆免疫球蛋白，并伴有淋巴浆细胞浸润。WM的症状与肿瘤浸润和（或）血液中单克隆球蛋白IgM有关。前者导致全身症状（如发热、出汗和体重减轻），骨髓受累导致的血细胞减少、淋巴结肿大和肝脾大[53, 54]。与单克隆球蛋白相关的症状如高黏血症、冷球蛋白血症、冷凝集素、神经病变和淀粉样变性。

由于 IgM 分子是血管内大的分子，含有糖类成分，易于与水结合，增加对微循环中血流的阻力，从而导致高黏血症 [55, 56]。在 WM 患者中很少报道的 Bing–Neel 综合征是指中枢神经系统（CNS）受累导致意识模糊，记忆丧失，长期存在的血清高黏状态导致的血管通透性增加及淋巴浆细胞沉积，最终可导致昏迷 [57]。20% 的 WM 患者会出现冷球蛋白增加但只有 5% 的患者出现冷球蛋白血症的临床症状（皮肤溃疡、雷诺现象）[58, 59]。组织中 M 蛋白的沉积可导致器官功能障碍；如已经观察到在肾脏的肾小球襻中的沉积，可导致蛋白尿和尿毒症，后者可通过单采单克隆蛋白而逆转；沉积到皮肤中导致肉色皮肤丘疹，称为“巨球蛋白血症皮肤”；胃肠道中沉积可导致吸收不良和腹泻 [53, 55, 60]。较少见的是，IgM 的部分成分可引起淀粉样变，可导致心脏功能不全、神经病变和肾功能不全 [61]。神经鞘糖脂的自身抗体可导致肢体末端对称性周围神经病变。这时可检测到抗髓鞘相关的 IgM 抗体 [62]。偶有患者就诊时无症状被偶然发现 [63]。

2. 流行病学

瓦氏巨球蛋白血症是一种罕见的疾病，在美国每年大约新诊断 1400 例，占血液恶性肿瘤的 1%～2%[64]。绝大多数 WM 病例见于白种人 [65–68]，男性较多。中位发病年龄 63—68 岁，尽管最近的 SEER 数据显示非洲裔美国人的诊断年龄比白种人早 10 年左右 [68]。WM 总体还是一种散发性疾病，尽管有许多报道表明有家族聚集现象 [64]，其中一项研究发现，18.7% 的 WM 患者至少有一名一级亲属患有 WM 或 B 细胞恶性肿瘤的 [69]。

3. 分子诊断学

在 WM 诊断标准上仍然没有统一的共识，世界卫生组织、WM 国际工作组和梅奥诊所提出的定义之间存在一些细微但显著的差异。第二次 WM 国际工作组提出了以下诊断标准 [70]。

- 任何浓度的 IgM 单克隆球蛋白。
- 骨髓中有浆细胞分化的小淋巴细胞浸润。
- 提示性免疫表型（表达 sIgM、CD19、CD20、CD25、CD27、FMC7 和 CD138 而不表达 CD5、CD10、CD23 和 CD103）[70]。

每一项标准本身都不足以区分 WM 和几个具有重叠特征但需要不同治疗方法的疾病。因此，最近发现在＞ 90% 的 LPL 具有 MyD88 衔接蛋白的标志性突变 [71, 72]，代表了诊断标准的重要进展。这一突变使得 MYD88 第 265 位氨基酸由赖氨酸突变为脯氨酸（MYD88 L265P）。该突变在 IgM 型多发性骨髓瘤中不存在，在脾边缘区淋巴瘤（10%）和慢性淋巴细胞白血病（4%）中罕见 [73]。CXCR4 突变是常见的另一种突变，CXCR4 是一种在细胞运输中很重要的分子，现已确定该分子在 LPL 和 WM 中高度选择性地表达 [24]。28% 的 WM 患者中发现这种突变，相比其他 B 细胞淋巴瘤只有 7% 的突变率 [25, 72, 74, 75]，这种突变具有特殊的重要性，因为它的存在可以预测对伊布替尼的耐药性 [76]。

细胞遗传学方面，del（6q）是与该病相关的最常见的染色体突变 [77]。而 t（11；14）易位很少在 WM 中出现，其强烈支持 IgM 骨髓瘤或套细胞淋巴瘤的诊断 [22]。

4. 预后与管理

WM 患者的中位生存期为 5～10 年，近期疗效有所改善，10 年生存率约为 66%[53, 78]。多项研究显示不良预后因素包括：年龄＞ 65 岁，贫血，血小板减少，血清 β_2– 微球蛋白和单克隆球蛋白水平增高 [79–83]。一种或多种危险因素的存在构成了瓦氏巨球蛋白血症国际预后评分系统（IPSSWM，表 53–3）的基础 [84]。

对有症状的患者，以及血细胞减少、有巨大淋巴结病或器官肿大的患者应考虑治疗，但不能根据

表 53–3 瓦氏巨球蛋白血症国际预后评分系统

危险因素			
年龄＞ 65 岁 血红蛋白≤ 115g/L 血小板计数≤ 100×10^9/L 血清 β_2 微球蛋白＞ 3mg/L 单克隆 IgM 浓度＞ 70g/L			
预后风险分层	分数	分布（%）	中位生存期（个月）
低风险	＜ 2（除外年龄）	27	142.5
中等风险	年龄或 2	38	98.6
高风险	≥ 3	35	43.5

引自 Morel 等，2009[84]

单克隆球蛋白的水平来决定是否治疗。最近在第六届国际 WM 工作组会议上更新了治疗反应标准，更加贴近多发性骨髓瘤的反应评估，表 53–4 中进行了总结[85]。

支持治疗推荐的资料主要基于病例分析、Ⅱ期试验，其中仅两项随机对照研究[89]。因此，以下治疗指南应视为建议，治疗应根据具体患者特征随时进行个体化调整。应寻求转诊到有治疗 WM 患者经验的中心或寻求参加临床试验[86]。

血浆置换可有效快速降低单克隆蛋白，适用于存在高黏血症、周围神经病变或冷球蛋白血症的情况下。一次置换通常会使血黏度降低 50% 以上[87, 88]。但血浆置换的效果短暂，长期使用仅仅限于系统治疗耐药同时具有高黏血症的患者。

对系统治疗耐药的患者，有病例报告显示脾切除可使疾病获得持久缓解[89]。脾切除术疗效归因于 T 细胞的减少，这些 T 细胞是 B 细胞分化成分泌 IgM 的细胞所必需的[53]。脾切除术不能常规推荐于 WM 患者的治疗，但可以在特定情况下考虑。

表 53–5 综述了全身治疗，表 53–6 列出了大剂量化学治疗的试验研究。传统上，口服烷化剂已用于 WM 的全身控制。一项前瞻性随机试验比较了每日低剂量应用和大剂量间歇应用苯丁酸氮芥的效果，没有发现两种方法的差别，其中位 OS 均约为 5 年[90]。尽管烷化剂治疗达到完全缓解的病例很少，但在一些病例系列中部分缓解可接近 50%。烷化剂起效时间通常较慢[90]。尚未确定最佳治疗时间，但一般建议在获得最佳反应后停止治疗[53]。对于不需要快速控制疾病的老年患者，可考虑使用口服烷化剂。

许多非随机研究报道了核苷类似物（氟达拉滨或克拉屈滨）的疗效，有效率在 30% 至 70% 之间[91–93]。一项随机对照试验比较了氟达拉滨与环磷酰胺、多柔比星和泼尼松联合治疗的患者，氟达拉滨治疗组有效率为 28%，而联合治疗组有效率仅为 11%。两组生存率相似，可能是因为无效患者可交叉到另一组的原因[94]。起效快是核苷类似物治疗的主要优势，当需要快速起效时，通常选用这些药物[95]。年轻患者可考虑大剂量化学治疗和自体造血干细胞移植。

利妥昔单抗是一种单克隆抗 CD20 抗体，已在Ⅱ期临床试验中用于新诊断和既往治疗的患者；前者的有效率为 20%～70%，后组患者的有效率约为 30%。利妥昔单抗治疗患者的起效时间约为 3 个月[80, 95, 96]。利妥昔单抗应用后会出现特征性的“燃瘤”反应，表现为治疗开始后 1～4 个月 IgM 水平增加。在某些情况下，这种反应可能导致高黏血症症状，尤其在肿瘤负荷较高或基线 IgM 水平较高的患者[97]。利妥昔单抗常作为一线药物应用于适合自体干细胞移植的患者，或肿瘤负荷较低，可接受缓慢起效的患者。此外，由于存在髓鞘糖蛋白相关 IgM 抗体而导致周围神经病变的患者通常对利妥昔单抗治疗有效[98]。但有大约 23% 的患者对利妥昔单抗治疗不耐受[99]。

大剂量化学治疗和自体干细胞移植对小部分患者具有较高有效率（接近 90%），且疗效持久，PFS 接近 70 个月[116, 117]。由于样本量小、研究的非随机性，以及潜在的治疗相关并发症，很难对所有患者常规推荐这种方法。然而，接受含利妥昔单抗的细胞毒性治疗后的年轻患者应考虑这一治疗。烷化剂和核苷类似物治疗可能会损害干细胞的动员，年轻患者应谨慎使用。

表 53–4　瓦氏巨球蛋白血症（WM）治疗反应标准

完全缓解（CR）	血和尿免疫固定电泳显示单克隆 IgM 消失；CT 扫描所有淋巴结肿大、脏器肿大恢复正常；WM 相关所有症状或体征消失；无骨髓受累的组织学证据；完全缓解状态必须在至少 6 周后再次检查证实
部分缓解（PR）	单克隆 IgM 下降＞ 50% 且绝对值＞ 5g/L；CT 扫描所有淋巴结肿大、脏器肿大缩小＞ 50%；WM 相关症状或体征消失（B 症状、高黏血症、冷球蛋白血症）
微小缓解（MR）	单克隆 IgM 下降＞ 25% 但下降＜ 50%；WM 相关症状或体征消失
疾病稳定（SD）	单克隆 IgM 上升或下降＜ 25%；无淋巴结或器官肿大进展；WM 相关症状或体征消失
疾病进展（PD）	较重复检测确定的最低值相比，单克隆 IgM 上升至少 25%；或者 WM 疾病相关症状进展

经 John Wiley 和 Sons 许可转载，改编自 Owen 等，2013[85]

表 53-5 瓦氏巨球蛋白血症全身治疗方案

治 疗	样本量	ND ORR（%）	R ORR（%）	CR（%）	TTR（mo）	TTP（mo）	OS（mo）
核苷类似物							
氟达拉滨 [94]	182	38	33	3	3～6	36	60
克拉屈滨 [100]	46	–	43	–	–	18	28
克拉屈滨 [93]	16	94	–	20	1	23	73
烷化剂							
苯丁酸氮芥 / 泼尼松 [101]	110	31	–	NR	NR	NR	60
单克隆抗体							
利妥昔单抗 [80]	69	35	20	0	NR	27	NR
奥法木单抗	37	NR	59†	0	NR	NR	NR
联合治疗							
CAP[94]	45	–	11	0	NR	3*	45
CHOP[102]	20	65	–	NR	NR	NR	87
CHOP–R[103]	16	91	–	NR	1.6	NR	NR
RCD[104]	72	74	–	7	4	NR	NR
ZCDACR[93]	27	94	–	–	1	60	NR
FC[105]	49	85	70	0	NR	27	NR
CaRD[106]	31	–	87‡	3	NR	NR	NR
新药治疗							
硼替佐米 [107]	27	–	48	0	1.4	6.6	NR
沙利度胺 [108]	20	33	20	NR	0.8～2.8	NR	NR
来那度胺 [109]	17	–	–	29	NR	16	NR
伊布替尼 [110]	63	–	63	0	1	NR	NR
帕比司他 [111]	36	–	47	–	1.8	6.6	NR
依维莫司 [112]	61	–	50	0	2	21	NR
沙利度胺 / 利妥昔单抗 [113]	25	72§	NR	2.5	NR	36/15	NR
BDR[114, 115]	26/37	66	51	4～5	NR	16.4	NR

*. 烷化剂治疗失败的患者 [80, 93, 94, 100–115]

†. 37 例患者中有 9 例（24%）是未经治疗的，但缓解率数据没有区分治疗史

‡. 患者未接受蛋白酶体抑制药和利妥昔单抗治疗，但允许既往接受过一线治疗

§. 25 例（20%）中有 5 例是复发 / 难治性患者，但缓解率数据没有区分治疗史

ZCDACR. 克拉屈滨、环磷酰胺、利妥昔单抗；BDR. 硼替佐米、地塞米松、利妥昔单抗；CAP. 环磷酰胺、多柔比星、泼尼松；CaRD. 卡非佐米、利妥昔单抗、地塞米松；CHOP. 环磷酰胺、多柔比星、长春新碱、泼尼松；CR. 完全缓解；mo. 月；ND. 新诊断；NR. 未报道；ORR. 总有效率；OS. 总生存；R. 利妥昔单抗；RCD. 利妥昔单抗、环磷酰胺、地塞米松；TTP. 进展时间；TTR. 缓解时间

表 53-6　瓦氏巨球蛋白血症大剂量治疗临床试验

研　究	样本量	方　案	TRM	ORR	CR	PFS	OS
自体							
Anagnostopoulos[118]	10	BuCy+ 其他	11%	58%*	29%*	3 年 65%	3 年 70%
Dreger[119]	12	Cy + TBI	0%	100%	17%	3 年 75%	5 年 100%
Munshi[120]	8	MEL200/TBI	0%	100%	12%	NR	NR
Tournilhac[117]	19	多种	6%	95%	NR	NR	NR
异体							
Anagnostopoulos[118]	26	20% NMA	40%	58%*	29%*	3 年 31%	3 年 46%
Tournilhac[117]	10	10% NMA	40%	80%	NR	NR	NR

*. 烷化剂治疗失败的患者

Bu. 白消胺；CR. 完全缓解；Cy. 环磷酰胺；MEL200. 美法仑 200mg/m^2；NMA. 非清髓；NR. 未报道；ORR. 总体缓解率；OS. 总体生存；PFS. 无进展生存；TBI. 全身照射；TRM. 移植相关死亡

硼替佐米，第一个应用于治疗多发性骨髓瘤和套细胞淋巴瘤的蛋白酶抑制药，对 WM 的治疗亦有效。硼替佐米单药应用的有效率为 48%，联合利妥昔单抗和地塞米松的有效率为 83%[107, 121]。以硼替佐米为基础的治疗方案可用于肿瘤负担高和（或）肾功能不全的年轻患者，他们往往需要较快的缓解。

沙利度胺是一种具有抗血管新生作用的免疫调节药，可用于治疗多发性骨髓瘤并具有抗 WM 活性。有研究显示，沙利度胺单药治疗的反应率为 25%，由于神经毒性，致使应用时间有限[108]。另有一项沙利度胺联合利妥昔单抗的报道[112]。

伊布替尼是第一个布鲁顿酪氨酸激酶（BTK）的抑制药，BTK 是免疫球蛋白受体复合物的重要衔接蛋白。标志性的 MYD88 L265P 突变通过增强 BTK 信号通路促进 LPL 细胞存活，为该药物治疗 LPL 和 WM 的疗效提供了理论基础[122]。在经过治疗的 WM 患者中，单药治疗反应率达到 90.5%，至少在 4 周内可观察到轻微反应，2 年 PFS 率和 OS 率分别为 69.1% 和 95.2%[110]。治疗后血液学指标显著改善，包括血清 IgM 水平显著下降和血红蛋白水平的恢复。但现已认识到 CXCR4 WHIM 样突变可促使患者对伊布替尼的耐药[76, 123]。

目前正在研究的新药法包括但不限于依维莫司、阿伦单抗、帕比司他、泊马度胺、苯达莫司汀和艾代拉里斯（Idelalisib）等。

五、系统性轻链型淀粉样变性

1. 背景

系统性淀粉样变性是由不溶性纤维蛋白物质在细胞外异常沉积引起的罕见病症，通常通过破坏靶器官结构，以及通过淀粉样沉积物的直接细胞毒性干扰正常器官功能[124, 125]。在淀粉样变性中目前已有 31 种前体蛋白被发现[126]，而与浆细胞恶性肿瘤相关的免疫球蛋白轻链型（AL）淀粉样变性，占到了 67% 左右[127]。淀粉样蛋白沉积与轻链从正常经典的 α- 螺旋形式发生重排，变成 β- 折叠构型有关。这种溶解性较差的结构导致过量蛋白质与血清淀粉样蛋白 P 一起沉积在组织中，在显微镜下呈现出直径 7～13nm 的刚性、无分支、刚果红染色阳性的纤维，在偏振光下表现出标志性的苹果绿双折射。

2. 流行病学

系统性轻链淀粉样变性的发病率约为（3～5）/100 万[128, 129]。AL 型淀粉样变性的诊断中位年龄为 64 岁，其中 65%～70% 为男性[130]。大约 10% 的淀粉样变性病例与多发性骨髓瘤同时发生，而淀粉样变性在 20 年内转化为多发性骨髓瘤的年发生率为 0.4%[128]。

3. 分子诊断学

系统性淀粉样变性的诊断高度依赖于鉴定异常折叠的蛋白质。最近，蛋白质组学正逐渐取代淀粉样蛋白亚型的免疫组织化学。浸润组织的淀粉样沉积物活检后行激光显微切割联合质谱分析实达到了近 100% 的灵敏度和特异度[131]。

4. 临床表现

由于淀粉样蛋白沉积可在几乎任何器官系统中发生，AL 型淀粉样变性的临床表现非常多样（图 53-1）。AL 型淀粉样变性的诊断通常依赖于高度可疑的临床表现。存在非糖尿病肾病蛋白尿、非缺血性心肌病伴左心室肥大、肝大或无影像异常证据的肝功能酶谱异常升高，或单克隆丙种球蛋白病伴发慢性脱髓鞘性多发性神经病变，应引起对 AL 型淀粉样变的怀疑。虽然 AL 型淀粉样变性是由克隆浆细胞引起，但骨髓中克隆性浆细胞比例通常较低，中位数为 5%～7%[132]。虽然 κ 或 λ 轻链都可以产生错误折叠形式，但更常见的是 λ，其中 κ：λ 为 1：3.8[133]。

5. 分期

系统性 AL 型淀粉样变性的预后分期基于心脏受累程度，因为目前心脏受累是预后不良的最强标志。系统性 AL 型淀粉样变性可以基于心脏转运蛋白 T（cTnT）、NT-ProBNP，以及血清中游离的受累轻链和未受累轻链差值（sFLC-diff）来分期。这些指标累积可有 0、1、2 或 3 这 4 个指数，患者因此分为Ⅰ～Ⅳ期（表 53-7）[134]。

6. 预后与管理

由于系统性 AL 型淀粉样变性的 OS 与心脏受累的程度密切相关，淀粉样变性分期系统的三个组

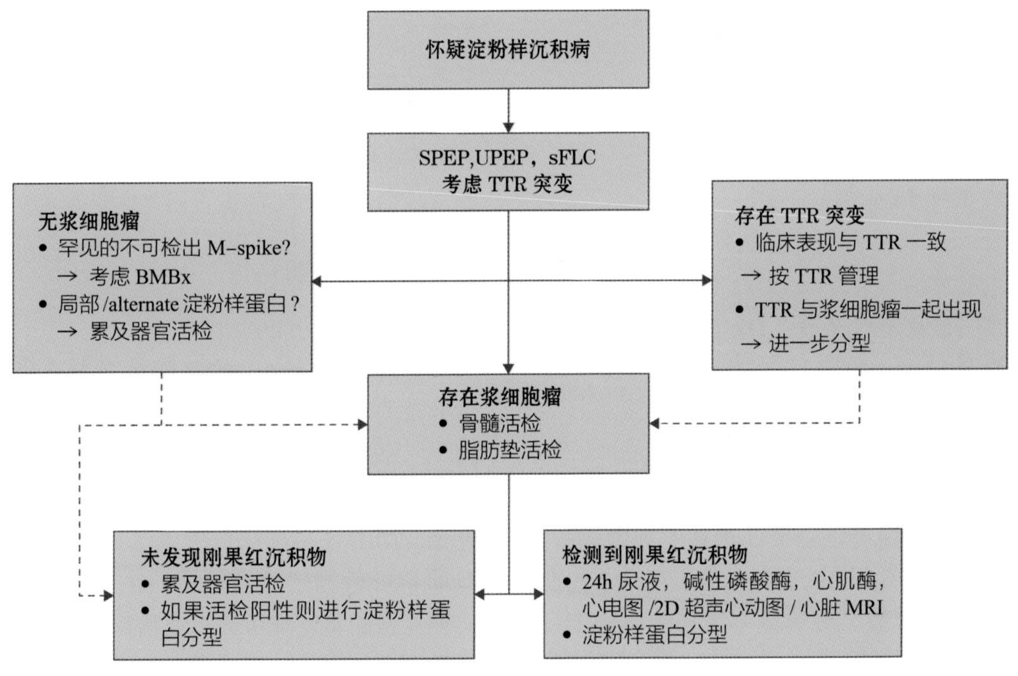

▲ 图 53-1 淀粉样变性的诊断流程

BMBx. 骨髓活检；sFLC. 血清游离轻链；SPEP. 血清蛋白电泳；UPEP. 尿蛋白电泳

表 53-7 用于分析淀粉样蛋白轻链（AL）淀粉样变性的 Mayo 临床预后系统

风险因素		分期	评分	分布（%）	中位生存期（个月）
肌钙蛋白 T（mg/L）	＞0.025	Ⅰ	0	25	94.1
NT-ProBNP（ng/L）	＞1800	Ⅱ	1	27	40.3
sFLC 差异（mg/L）	＞180	Ⅲ	2	25	14.0
		Ⅳ	3	23	5.8

引自 Kumar 等，2012[134]

成部分中的两个侧重于心脏功能的标记物[134]。该分期系统的引入可为预后分层治疗提供参考。导致免疫麻痹的未受累免疫球蛋白数量降低，较正常值降低 25% 以上，也提示对初始治疗有效性下降[135]。

存在系统性淀粉样变性证据的患者需要治疗以防止进一步沉积导致的器官功能障碍和衰竭。遗憾的是，目前的治疗方法主要针对预防淀粉样蛋白进一步沉积，以及终末器官损伤，而针对器官功能障碍逆转的治疗仍在研究中。外科手术 / 局部干预等可以考虑用于该病，但局部复发率较高。

与多发性骨髓瘤的治疗一样，自体干细胞移植（ASCT）的可行性是治疗系统性淀粉样变性的一线治疗中的重要考虑因素，部分取决于器官受累的程度。

适合 ASCT 标准包括以下内容。

- 年龄≤ 70 岁。
- PS 评分≤ 2。
- cTnT ＜ 0.06ng/ml。
- 收缩压≥ 90mmHg。
- 纽约心脏病协会（NYHA）心功能分级Ⅰ级或Ⅱ级。
- 肺部一氧化碳弥散量（DLCO）＞ 50%。
- 肌酐清除率（CrCl）≥ 30ml/min（除非进行慢性透析）。
- ≤两个器官系统受累。

骨髓浆细胞比例≤ 10% 的符合移植标准的患者可直接进行大剂量美法仑预处理和干细胞解救。相反，具有较高疾病负荷的患者通常应用几个周期的诱导治疗会有获益。虽然在个案患者 ASCT 可能改善包括 OS 在内的各项临床疗效，但一项比较 ASCT 与美法仑 / 地塞米松的随机临床试验并未显示出 ASCT 的优势[136-139]。

大多数淀粉样变性患者，由于年龄或广泛的器官受累，无法耐受大剂量化学治疗。虽然口服美法仑为基础的治疗方案仍被认为是这类患者的合理选择[139, 140]，将治疗骨髓瘤的新药整合到治疗方案中可改善疾病预后。早期死亡仍较常见，治疗开始的前 3～6 个月死亡率接近 30%[141]。硼替佐米是一种疗效确切的可选方案，具有较高的总体缓解率并伴随器官功能改善[142, 143]。硼替佐米与环磷酰胺和地塞米松（CyBorD）联合也达到较高反应率并延长了疾病控制时间[144, 145]。来那度胺也被用于治疗系统性 AL 型淀粉样变性，特别是与环磷酰胺和地塞米松联合，在一项小型研究中，获得了 60% 的反应率，获得非常好的部分缓解（VGPR）及以上疗效率为 40%，其中大多数受试者心功能Ⅲ级，28% 的患者≥ 3 个器官受累[146]。一项小型回顾性分析显示，使用硼替佐米或来那度胺治疗具有相似的长期疗效，中位 OS 约为 47 个月，但硼替佐米按照危险分层进行剂量调整的治疗方式后，显示出 1 年生存率有优势[147]。

泊马度胺在治疗 AL 型淀粉样变性中也有报道。在一项针对复发或难治患者的小型前瞻性研究中，泊马度胺治疗带来 48% 的总体反应率[148]。更令人兴奋的是正在开发的用于逆转淀粉样蛋白沉积和恢复器官功能的药物。针对血清淀粉样蛋白 P 抗体的治疗方法最近证实可使少数患者肝功能恢复，接下来将在包括心脏受累患者中进行更广泛地研究[149]。与此类似，针对 AL 型淀粉样蛋白错误折叠的轻链组分开发的特异性抗体 NEOD001 抗体，在Ⅰ / Ⅱ期临床试验中，有 57% 的患者器官功能得到改善[150]。

六、重链病

1. 背景

重链病（HCD）的特征在于单克隆浆细胞产生异常的、截短的免疫球蛋白重链而没有相关的轻链[151]。根据产生的重链不同可将 HCD 分为三种类型：α、γ 和 μ。HCD 的诊断通常需要血清免疫固定电泳，因为蛋白电泳可能无法检测到单克隆蛋白，但偶尔可检测到免疫球蛋白浓度降低或升高[151]。三种亚型的重链都可通过血清检测到，但尿液检测与重链病的相关性并不可靠，通常尿液中可检测到 γ-HCD 的证据，而 α-HCD 仅有少量出现，检测到 μ-HCD 则十分罕见[152]。

2. 流行病学

三种类型的 HCD 中，α-HCD 最常见，文献报道了 400 多个病例[153]。与地理分布显著相关，大多数病例集中在北非、中东和地中海地区[153]。10—30 岁发病最为常见，并且更常见于社会经济较差的情况下，表明可能存在环境或感染因素[154]。已报道的 γ-HCD 接近 150 例[155]，通常 50—60 岁起病[152]。三种类型中最罕见的是 μ-HCD，μ-HCD 首次报道于 1970 年，此后仅有 30～40 例病例报道，平均发病年龄 58 岁[152, 154]。α-HCD 和 μ-HCD 显示男性发病率高，而对于 γ–HCD，女性发病率显著较高 [154]。

3. 临床表现

α–HCD 是一种肠道疾病，通常分泌 IgA。来自地中海地区的一系列发现，该病与移民发达国家社会经济地位较低、卫生条件较差的移民有关 [156]。患者往往是男性，20—30 岁发病，表现为腹泻、吸收不良和腹痛。诊断一般需要内镜下活组织检查。该病的不同阶段 可以在同一个患者中共存。γ–HCD 的表现类似于淋巴组织增生性疾病，伴有淋巴结病和全身症状，但没有特定的组织病理学模式（通常是淋巴浆细胞浸润）[157]。诊断需要行免疫固定电泳。已有报道说明该疾病与自身免疫疾病存在关联 [158]。μ–HCD 是一种罕见的成人疾病，常与慢性淋巴细胞白血病、WM 或骨髓瘤共存 [159]。虽然淋巴结肿大不常见，但常有肝脾肿大。该病诊断也需要免疫固定电泳。该病呈缓慢进展的过程。

4. 分期

α–HCD 分为三期：A 期特征在于固有层形态相对正常的淋巴浆细胞弥漫性浸润。B 期定义为存在免疫母细胞瘤伴或不伴有肉眼可见的溃疡。C 期定义为整个肠壁广泛的恶性细胞增殖伴淋巴受累 [160]。考虑到 γ– 和 μ–HCD 的罕见性，缺乏足够的数据来建立预后或分期预测系统。然而，在 γ–HCD 中，血清 γ–HCD 蛋白质定量与恶性程度似乎是平行的 [153]。细胞遗传学分析对三种 HCD 分型的分期并无帮助 [160]。

5. 治疗与预后

对于α–HCD患者，长期抗菌治疗通常对A期患者有效，缓解率为 33%～71%，但常出现复发 [159]。难治性疾病可以联合化学治疗，一般不需要全腹放射治疗 [154]。α–HCD 并没有标准的治疗方案，然而含多柔比星的联合方案似乎有效，化学治疗后 CR 率为 64%，5 年 OS 率为 67%[154, 156]。考虑到已认识该病与社会经济地位低和潜在感染风险相关，一级预防可能获益 [154, 161]。

γ–HCD 的治疗建议根据病程有所不同；一些惰性病程患者或可自发消退，而另一些呈侵袭性表现则需要系统化学治疗——美法仑和泼尼松已证实可用于浆细胞性疾病患者，而环磷酰胺、长春新碱和泼尼松（CVP）± 多柔比星（CHOP）可有效用于淋巴浆细胞疾病或高级别非霍奇金淋巴瘤 [151, 153, 158]。γ–HCD 患者的生存差异很大，预后通常取决于其他的相关疾病。

μ–HCD 的治疗取决于患者的症状，并涉及潜在的淋巴增殖性疾病的治疗 [151]。无症状患者需行 μ–重链监测，疾病管理类似于意义未明的单克隆丙种球蛋白病（MGUS）患者。虽然因为数据有限暂无 m–HCD 的正式指南，可行的治疗方案包括 CVP、CHOP，以及单药氟达拉滨或环磷酰胺。中位生存时间大约 2 年，长者可达 10 年 [153]。

七、骨硬化性骨髓瘤

1. 背景

骨硬化性骨髓瘤，也称为 POEMS 综合征（多发性神经病、器官肿大、内分泌疾病、单发性神经病变和皮肤改变）、Crow—Fukase 综合征、PEP 综合征或 Takatsuki 综合征，包括多发性神经疾病，器官肿大，内分泌疾病，单克隆蛋白的存在，以及各种皮肤病等一系列病变 [162, 163]。其他相关发现包括硬化性骨病变、卡斯尔曼病（见第 45 章）、视盘水肿、红细胞增多症和血小板增多症 [162, 164, 165]。

2. 流行病学

由于与 POEMS 综合征相关的诊断标准的复杂性，难以确定精确的发病率。该病患者往往比多发性骨髓瘤患者年轻得多，诊断时的平均年龄在 40 多岁，男性居多 [166–168]。

3. 临床表现

患者常在 40—50 岁发病，通常伴有多发性神经病变的症状和体征。下肢的感觉障碍发生在早期，其次是运动障碍，这可能导致严重残疾。虽然没有发现特征性的肌电图异常，但是神经传导速度的减慢和肌肉动作电位的降低与多发性神经病变有关 [169, 170]。绝大多数患者脑脊液蛋白增加 [62, 169]。大约 50% 的患者发现肝脾大或淋巴结肿大。

经常在 POEMS 综合征患者的淋巴结活检中诊断出卡斯尔曼病和反应性淋巴结病变 [171]。与 POEMS 综合征诊断相关的内分泌病包括低血压、甲状腺功能减退和垂体肾上腺轴功能障碍 [162]。有文献报道在所有纳入的患者中都观察到了单克隆浆细胞发育不良，大约 90% 的患者在血清或尿液中有单克隆球蛋白的证据，而其余患者在活检标本上有单克隆浆细胞增多症的证据 [162]。POEMS 综合征相关的皮肤改变包括色素沉着、手足发绀、多毛症、血管瘤和皮肤增厚[172]。大多数POEMS综合征患者在X线上有明显的骨病表现，有硬化性和溶骨性混合病变，或仅有硬化性病变[162]，其中大约一半的患者病变呈单灶性，另一半患者则有多处病变。高钙血症通常与骨病变不相关。在诊断时或在病程中偶有需要透析的肾功能障碍的报道[173]。一些病例报告显示该病与动脉或静脉血栓形成事件相关（包括心肌梗死，脑卒中，Budd—Chiari综合征），表明血栓形成在此类病变发病率升高[162]。一小部分患者中还发现了肺动脉高压[174]。文献报道在纳入的患者中，红细胞增多症比贫血症更常见，并且发现了白细胞增多和血小板增多症。只有约30%的骨硬化性骨髓瘤患者出现了POEMS综合征首字母缩略词的5个症状[162]。Dispenzieri等提出了POEMS综合征的诊断标准（框53-1）[162]。在POEMS综合征中VEGF水平显著升高，人们对血清和血浆VEGF水平均作为诊断和监测工具进行了研究。血浆VEGF水平＞200pg/ml在诊断中表现出95%的敏感性和68%的特异性[175]。

由于骨硬化性骨髓瘤患者的症状多变，需要多学科评估，临床医生必须对出现不明原因多发性病变和单克隆浆细胞疾病证据的患者保持高度警惕。

4. 预后和管理

POEMS综合征患者的自然病程通常是表现为进行性神经系统恶化。近期一项包含了262名患者的回顾性分析，患者接受了超过40年治疗，其5年PFS率为58%，5年OS率为78%[176]，而多项其他研究也显示患者中位生存期超过10年[162, 164, 165]。不良预后因素包括水肿或杵状指[162]。患有单个或多个局部骨硬化病变的患者受益于局部放射治疗（通常给予40～50Gy的照射）。放射治疗后神经病变的改善通常很慢。病变广泛的患者需要全身治疗[162]。治疗药物主要包括美法仑和泼尼松，联合化学治疗如CHOP或长春新碱、多柔比星和地塞米松（VAD），糖皮质激素可作为单一药物治疗[162, 165, 177]。有报道自体干细胞移植有效[178]。最近，也有报道使用来那度胺或硼替佐米治疗[179–183]。最近一项使用来那度胺和地塞米松治疗的12例POEMS患者的研究显示血液学缓解率为77%（包括完全缓解率为44%），67%的患者神经病变改善，91%患者血清VEGF水平改善（46%患者正常），2年PFS率大约为92%[184]。笔者推荐来那度胺/地塞米松为初始治疗方案。

框53-1 POEMS诊断标准

患者必须有多发性神经病变和单克隆浆细胞瘤的证据，并且有以下发现之一

- 硬化性骨病变
- 淋巴结活检中存在卡斯尔曼病的证据
- 器官肿大
- 内分泌病（除糖尿病或甲状腺功能减退）
- 血容量升高的证据
- 视盘水肿或相关皮肤改变
- 血小板增多

引自Dispenzieri等，2003[162]

八、孤立性浆细胞瘤

1. 背景

浆细胞瘤是在骨或软组织中出现的局部浆细胞恶性肿瘤。虽然浆细胞瘤可以在多发性骨髓瘤疾病进程中产生，但它们也可以没有浆细胞肿瘤的其他证据，骨髓或血液中没有其他的异常。没有全身性疾病的患者总体预后明显较好，但与孤立性髓外浆细胞瘤（SEP）相比，骨的孤立性浆细胞瘤（SPB）发展为多发性骨髓瘤的风险似乎更大[185]。

2. 流行病学

骨和髓外孤立性浆细胞瘤均相对罕见，发生率为多发性骨髓瘤的1/6，或大致为0.34人/10万。SPB的发生率比SEP高40%。SPB的性别比例为2.0：1（男性：女性），SEP的比例为2.6：1（男性：女性），而骨髓瘤的比例为1.5：1（男性：女性）。此外，孤立性浆细胞瘤也表现出骨髓瘤的种族特异性，非洲裔美国人的发病率最高，高加索人和西班牙裔居中，亚洲/太平洋岛民最低。诊断时的中位年龄比骨髓瘤（55—60岁）年龄稍早[186, 187]。

3. 临床表现

多发性骨髓瘤影响的几乎每个器官均有发生浆细胞瘤的报道。SPB是指单克隆浆细胞组成的单个骨病变，没有全身性多发性骨髓瘤的证据。SPB约占浆细胞恶性肿瘤的5%[188]。患者发病年龄一般在40—50岁，男性居多。SPB患者常出现与骨骼病变相关的骨性疼痛[189]。脊椎受累最常见，偶有患者有明显的脊髓压迫。X线平片上呈溶骨性病变。

SEP涉及单克隆浆细胞[189]的器官浸润，占浆细胞瘤患者的不到3%[190]。多数病变发生在头颈部，但全身任何器官都可能发生[191]。出现的症状主要与所涉及的部位有关；例如，鼻腔黏膜下受累可能导致流涕，鼻出血或鼻塞[191]。偶有浆细胞瘤是无症状的，在其他疾病的检查中发现，如肺部的浆细胞瘤。邻近淋巴结和骨的疾病性质与孤立病变一致[192]。

诊断方面，单纯骨扫描不能确定其他骨结构是否累及，而血清蛋白电泳可将低浓度的单克隆球蛋白从其他未被累及的免疫球蛋白分离出来[193]。还需进行骨髓活检排除系统性骨髓瘤。此外，患者需排除与单克隆球蛋白相关的贫血、高钙血症或肾功能不全的证据[193]。虽然磁共振成像可用于识别额外的骨骼异常，但并非必要的检查项目[193]。正电子发射体层扫描（PET）越来越多地被用作诊断检查的一部分，以排除其他受累区域，在一项研究中，PET 成像检测到 27% 的患者出现了额外的骨质病变[194]。

4. 预后和管理

SPB 患者的中位生存期约为 10 年；约有 50% 的患者在中位 2 年后出现多发性骨髓瘤[187, 195, 196]。有浆细胞瘤放射治疗后长达 15 年又发展为多发性骨髓瘤的报道。有几项研究尝试确定发展为多发性骨髓瘤的预测因素，但由于患者数量有限及诊断标准不同，结果难以复制。一些预测进展的指标包括高龄、中轴骨骼病变、较大的病变，以及放射治疗后单克隆蛋白仍存在[190, 196, 197]。对于 SEP 放射治疗指征明确，4 周内给予 40～50Gy 放射治疗与良好的局部控制率相关[198]。大约 15% 的患者发展成多发性骨髓瘤[192]。

局部放射治疗是 SPB 和 SEP 的首选方案。单纯放射治疗局部控制率超过 90%[187, 195, 196, 199, 200]。复发多在初始诊断后前 3 年内发生。系统治疗未能获益[189]。几项小型研究评估了辅助化学治疗的作用，结果相互矛盾——三项研究显示可降低或延迟进展为多发性骨髓的风险，有临床获益[196, 201, 202]，而其他研究发现未能获益[195, 203, 204]。比较化学治疗诱导的恶性肿瘤[205]和毒性[204]的风险，与降低进展为多发性骨髓瘤的获益，迄今为止发现风险远远超过获益。

第 54 章　罕见的骨髓衰竭性疾病

Rare Bone Marrow Failure Conditions

Amy S. Duffield　Amy E. DeZern　著
祝效鹏　赵玉洁　译　　刘雅洁　李增军　校

一、概述

骨髓衰竭（bone marrow failure，BMF）综合征由一组发病率低且临床病理差异较大的疾病组成，该综合征与血细胞减少和正常造血功能衰竭有关。在骨髓衰竭综合征中，由于机体造血功能无法满足生理需求，有效血细胞生成减少后，导致全血细胞减少，或涉及特定谱系的血细胞减少（如贫血、血小板减少症、中性粒细胞减少症）。虽然许多骨髓衰竭综合征不被认为是恶性的，但由于其不断进展的自然病程，存在克隆进化的风险和次优治疗的并发症，所以仍表现出较高的发病率和死亡率的风险[1-4]。本章重点关注几种罕见的包括获得性和遗传性骨髓衰竭综合征疾病的流行病学、病理生理学、临床特征和治疗（表 54-1 和表 54-4）。

骨髓衰竭综合征的发病率各不相同，有亚洲人群中特发性再生障碍性贫血（idiopathic aplastic anemia，AA），每年发病率为 1/250 000，也有总人群中先天性角化不良（dyskeratosis congenita，DKC），每年发病率为 1/1 000 000。骨髓衰竭综合征包括遗传性和获得性。遗传性 BMF 综合征包括：范可尼贫血（Fanconi anemia，FA）、DKC 和 Diamond—Blackfan 贫血（DBA）；获得性 BMF 综合征包括特发性再生障碍性贫血、阵发性睡眠性血红蛋白尿（paroxysmal nocturnal hemoglobinuria，PNH）、T 细胞大颗粒淋巴细胞白血病（T cell large granular lymphocyte leukemia，T-LGL）和纯红细胞再生障碍（pure red cell aplasia，PRCA）。这些疾病的发病机制多种多样，包括免疫失调，如 AA 和 PRCA；后天遗传缺陷，如 PNH；家族综合征，如 FA。

所有的 BMF 疾病都表现为血细胞减少症，在疾病的早期阶段难以鉴别，但每种疾病都有其潜在的病理生理学机制。建立适当的管理计划对于实现患者的最佳预后是十分必要的。适当的治疗和预后依赖准确的早期诊断。BMF 疾病的异质性使诊断具有挑战性，因为其临床和病理结果可能是非特异性的。临床表现可能为急性或慢性，疾病可能为遗传性或获得性，且具有多变的骨髓表现，可能有低增生性或高增生性的骨髓，伴或不伴表型异常。排除骨髓增生异常综合征（myelodysplastic syndromes，MDS）（见第 51 章）尤为重要，这种综合征也会出现血细胞减少症，并且远比这里讨论的 BMF 疾病更常见。

骨髓衰竭的诊断方法

必须将骨髓衰竭疾病与活动性血细胞减少症，以及其他克隆性干细胞疾病，如 MDS 或发育不全的急性髓性白血病（acute myeloid leukemia，AML）[5]鉴别开来。排除因反应性或环境原因引起的血细胞减少，如维生素缺乏或外周血细胞破坏，对疑似 BMF 的疾病，应尽早行外周血和骨髓组织的形态学检查。有时需要几周，几个月甚至几年的重复骨髓检查来确诊。每当临床情况发生变化时，应重复进行检查，以诊断出疾病进展迅速的患者。表 54-2 描述了该患者群体的一些检查结果。理想情况下，应在专业的 BMF 中心进行专门评估，其检测的基础设施和相对大量的 BMF 患者为评估提供了经验。

二、获得性骨髓衰竭综合征

（一）特发性再生障碍性贫血

1. 背景

特发性 AA 是一种造血干细胞疾病，与骨髓细

表 54-1　获得性骨髓衰竭综合征的分布，临床 / 遗传特征和管理

获得性综合征	发病率	临床特征	遗传缺陷	治　疗
再生障碍性贫血	1/250 000	乏力、虚弱、头痛、贫血、皮肤瘀点、牙龈出血、血红蛋白尿		ATG/ CsA HSCT 雄激素 阿仑单抗
阵发性睡眠性血红蛋白尿	1/100 000～1/1 000 000	血管内溶血、静脉血栓形成（腹内、动脉和脑）、骨髓衰竭、肺动脉高压和慢性肾病、中性粒细胞减少症和血小板减少症	*PIG-A*	依库珠单抗 输血 HSCT
T 细胞大颗粒淋巴细胞白血病	1/10 000 000	中性粒细胞减少、贫血、脾大	STAT3*	甲氨蝶呤 环磷酰胺 阿仑单抗 CsA
纯红细胞再生障碍性贫血	–	骨髓内贫血和缺乏红细胞前体	无 *	类固醇 CsA CY

*. 主要是由于免疫失调

ATG. 抗胸腺细胞球蛋白；CsA. 环孢素；CY. 环磷酰胺；HSCT. 造血干细胞移植

表 54-2　对有骨髓衰竭诊断的患者进行诊断检查的建议

病史	血细胞减少的持续时间（以前的细胞计数记录是否可用?） 服用的药物（处方和非处方药） 暴露 输血
家族史	其他患有血细胞减少症的人 体质异常 恶性肿瘤
体格检查	瘀斑 苍白 身高（在平均父母身高的背景下：如果评估期间年龄小于 30 岁则更重要） 肢体异常（包括过去可能纠正畸形的手术史） 皮肤和指甲异常（皮肤咖啡牛奶斑、指甲营养不良、苍白斑块）
实验室检查	外周血 • 全血细胞计数与鉴别 • 网织红细胞计数 • 生化检查 • 转氨酶和胆红素 • 女性：β 人绒毛膜促性腺激素 • 肝炎血清学 • FLAER 测定阵发性睡眠性血红蛋白尿 • 染色体断裂检测（如果考虑遗传性疾病，如范可尼贫血） • 端粒长度和突变分析（如果疑似先天性角化不良） 骨髓 • 骨髓抽吸物和活组织检查 • 流式细胞术（包括定量 CD34） • 细胞遗传学 • 分子表型

胞减少和血细胞生成减少有关。血细胞生成减少可能在疾病的早期阶段不成比例地影响一个或两个细胞系，但最终 AA 与三系增生减低有关。

2. 流行病学

再生障碍性贫血主要发生在儿童和年轻人。另一个发病率高峰出现在 60 岁及以上的患者，尽管在一些报道中老年患者的 AA 病例实际上可能是发育不全的 MDS。AA 在西欧和美国很少见（＜ 2/100 万人年），而在亚洲更常见。曼谷的发病率为 3.9/百万，泰国农村地区的发病率为 6/100 万，日本的发病率为 14/100 万 [6, 7]。亚洲国家的发病率较高与环境因素有关，例如接触苯等化学品，远超遗传因素。男、女发病率无明显差别。

3. 分类

再生障碍性贫血可以先天遗传或后天获得。遗传形式将在本章后面讨论，在诊断获得性 AA 之前，应该排除遗传可能性（特别是在年轻患者中）。AA 根据血细胞减少的严重程度进一步分类，重型 AA（severe AA，SAA）定义为涉及至少两种造血谱系的血细胞减少（即网织红细胞绝对数＜ 60×10^9/L，中性粒细胞绝对数＜ 0.5×10^9/L，或者血小板计数＜ 20×10^9/L）和骨髓细胞减少（＜正常细胞数的 25%）。极重型 AA 定义为中性粒细胞绝对数＜ 0.2×10^9/L，而中度 AA 以血细胞计数下降为特征，不符合重型 AA 的定义（表 54-3）。AA 的分

表 54-3 再生障碍性贫血（AA）诊断的 Camitta 标准

外周血细胞减少症	非重型（中度）AA（不符合重型 AA 的标准）	重型 AA（3 项中的任何 2 项）	极重型 AA（符合重型 AA 的标准且中性粒细胞绝对数＜ $0.2×10^9$/L）
骨髓细胞数	＜ 25%	＜ 25%	＜ 25%
中性粒细胞绝对数	–	＜ $0.5×10^9$/L	＜ $0.2×10^9$/L
血小板计数	–	＜ $20×10^9$/L	–
网织红细胞计数	–	＜ 1.0% 校正，或＜ $60×10^9$/L	–

类和预后密切相关。

4. 病理生理学

除了极少数例外，获得性 AA 的病理生理学被认为是免疫介导的针对造血祖细胞攻击的结果。细胞毒性T细胞靶向攻击造血干细胞并引起细胞凋亡，导致造血功能衰竭。尚不清楚 T 细胞靶向攻击哪种抗原 [8]。框 54-1 显示了获得性 AA 的主要和次要病因。

5. 临床表现

临床表现方面，患者通常由于贫血而出现疲劳、虚弱、面色苍白和头痛。通常情况，患者具有皮肤和黏膜的瘀点、鼻出血和与严重的血小板减少有关的牙龈出血。由于免疫系统受损，这些患者也可发生发热和感染。由于常规实验室检测结果异常而早期发现的获得性 AA 患者可能没有的明显临床表现。

6. 病理

(1) 组织学：AA 患者的外周血表现为伴有相对淋巴细胞增多的全血细胞减少，但其他方面无显著特征。这些患者的骨髓活检以细胞减少为特征（图 54-1）。AA 的诊断标准要求骨髓正常细胞数＜ 25% 或骨髓正常细胞数＜ 50%，其中造血细胞＜ 30%[9]，因为 AA 患者的骨髓偶尔会出现淋巴细胞数增多，以成熟的 T 细胞为主 [10]。在淋巴组织浸润丰富的患者中，免疫组织化学或流式细胞术可能有助于排除潜在的淋巴瘤。AA 患者的骨髓抽吸物表现为相应的寡细胞，所见的少量造血细胞未见明显的发育异常改变。骨髓细胞可能显示左移，但原始细胞不增加 [11]。

有关 AA 骨髓评估的一些注意事项：在病程早期进行评估的患者偶尔可能表现出单一谱系的减少，但进展期 AA 患者的骨髓均以三系一致减低为特征。此外，皮质下骨髓表现出生理性的细胞缺乏。因此，为了达到诊断目的，应优先选择相对足够的组织进行活检。

框 54-1 获得性再生障碍性贫血（AA）的分类

主要
- 特发性再生障碍性贫血
- 妊娠相关再生障碍性贫血
- 再生障碍性贫血 / 阵发性睡眠性血红蛋白尿综合征（AA/PNH）

次要
- 药物相关
- 医源性 / 细胞毒药物
- 射线相关
- 病毒（EB 病毒，巨细胞病毒，甲型、乙型、丙型肝炎）
- 自身免疫性肝炎 / 再生障碍性贫血综合征（上述肝炎病毒的血清反应阴性）
- 自身免疫性疾病所致的全血细胞减少症

(2) 流式细胞术：流式细胞术对 AA 骨髓的评估以相对淋巴细胞增多为特征。CD34 阳性原始细胞罕见，且少数可见的细胞无表型异常。如果原始细胞表型异常，则应诊断为发育不全的 MDS。AA 患者也可能会有小的 PNH 克隆 [12-14]；这些克隆是用专门的流式细胞技术检测的（在 PNH 部分中详细讨论）。PNH 克隆的鉴定可能有助于诊断，因为 PNH 克隆不存在于年轻患者的遗传性或获得性 BMF 中 [15]；在 MDS 中亦可看到小的 PNH 克隆，这种方法不能用于区分老年患者的 PNH 和 MDS。PNH 克隆的存在与否对于 AA 也很重要，因为它的存在可能预示着对免疫抑制治疗（immunosuppressive therapy，IST）的良好反应 [12]。

(3) 分子诊断学：分子检测是 AA 中一个不断发展的活跃研究领域，主要仍在研究而非临床上进行。使用敏感的二代测序和基于阵列的核型分析

（比较基因组杂交）方式，多达 60%～70% 的获得性 AA 患者在诊断时表现出克隆性[16]。遗憾的是，这些克隆在治疗后往往不会被消除，且常常是复发和（或）进展的来源[16, 17]。随着 SAA 和 CGH 的广泛应用，这些数据可能会开始影响治疗策略的选择，尽管目前在做出临床决策时并不考虑克隆性造血的存在与否。

(4) 细胞遗传学：再生障碍性贫血常常与正常细胞遗传学有关[18]。具有低细胞型骨髓的患者其异常核型更能提示低细胞 MDS 的诊断，尽管一些研究者认为某些染色体异常仍然可以与 AA 诊断一致，例如 8- 三体或 13q 缺失[19, 20]。

另外，获得性 AA 与端粒长度变化有关。约有 1/3 的获得性 AA 患者在初次就诊时就具有短端粒。事实上，10% 的获得性 AA 患者有 *TERT*（端粒酶基因）或 *TERC*（端粒酶 RNA 模板基因）突变，两者均可导致端粒变短[21, 22]。虽然使用端粒长度作为治疗反应的生物标志物并不是标准，但是短端粒的长度可预示较高的复发率，并且似乎是克隆进化的一个风险因素[23]。

7. 治疗

AA 患者的治疗方案基于疾病严重程度。对于 SAA 患者，使用 IST 或同种异体造血干细胞移植（hematopoietic stem cell transplantation，HSCT）进行明确治疗是必要的（图 54-2），而对于中度 AA 患者则无标准治疗。一旦达到重型 AA 诊断标准，推荐的治疗策略受患者年龄和匹配的同胞供者（matched sibling donor，MSD）可用性的影响。较年轻（通常＜ 40 岁）和存在 MSD 更偏向使用同种异体 HSCT，而年龄较大（＞ 40 岁）和缺乏

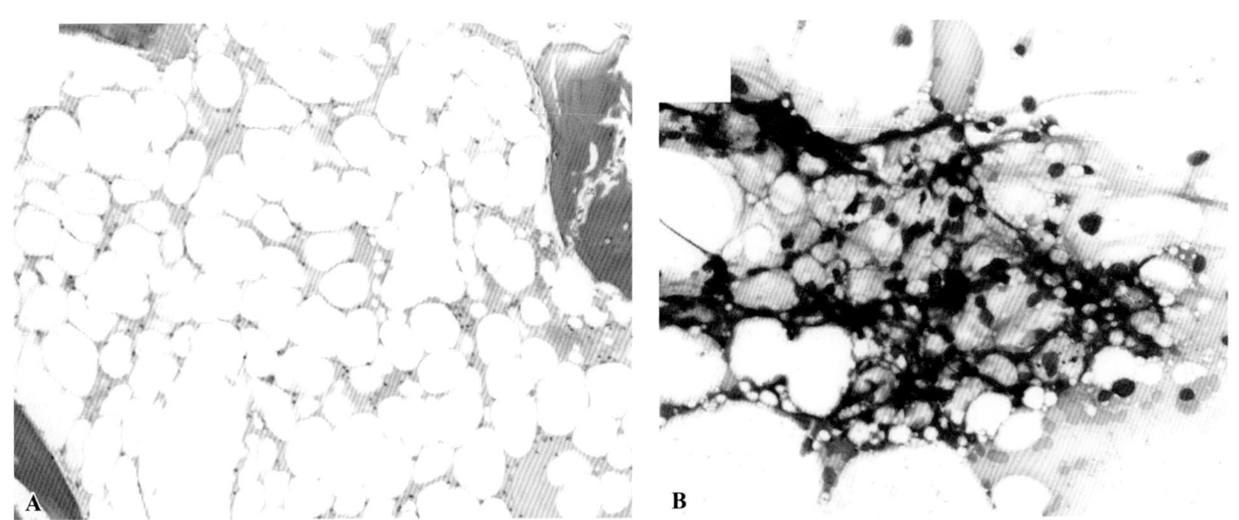

▲ **图 54-1　一例 29 岁女性再生障碍性贫血患者**

A. 骨髓活检示骨髓为明显细胞减少（HE，10×）；B. 骨髓抽吸物示骨髓为明显细胞减少（20×）

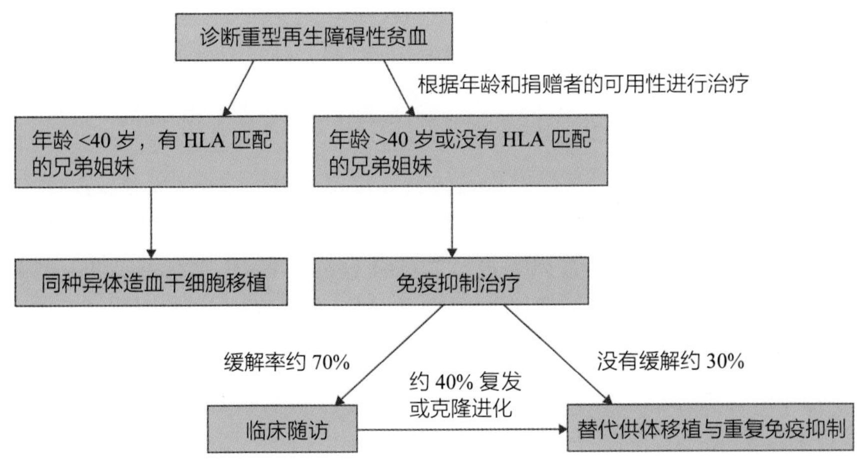

◀ **图 54-2　重型再生障碍性贫血 2016 治疗规范**

MSD 则更倾向使用 IST，IST 通常使用抗胸腺细胞球蛋白（antithymocyte globulin，ATG）和环孢素（cyclosporine，CsA）的组合[24-26]。

(1) 造血细胞移植：符合重型疾病标准的青少年和年轻人（年龄＜40 岁）如有 HLA-MSD，应直接进行造血细胞移植（hematopoietic cell transplantation，HCT），因为这是潜在可治愈的方法。HSCT 治疗 SAA 的结果在过去的几十年中有所改善，特别是匹配家庭成员以外的捐赠者移植方面。欧洲血液和骨髓移植组织（European Group for Blood and Marrow Transplantation，EBMT）在对 1991—2002 年移植的 1500 多例患者的报道中证实，HCT 后预后因素包括 MSD，受者年龄小于 16 岁，早期 HSCT（从诊断到 HCT 的时间少于 83d）和非放射预处理方案[27]。HCT 相较于标准 IST 的优点是复发风险显著降低，并且消除了发展为 MDS 和 PNH 等克隆性疾病的风险。尽管如此，急性和慢性移植物抗宿主病（chronic graft-versus-host disease，GVHD）的风险仍然是 HCT 后的挑战。EBMT 和国际血液和骨髓移植研究中心（Center for International Blood and Marrow Transplant Research，CIBMTR）回顾了近 700 例接受 HLA 匹配兄弟姐妹移植的 SAA 患者的结果。他们的研究结果显示，在骨髓和外周血祖细胞（peripheral blood progenitor cell，PBPC）HCT 后 100d，年轻患者发生急性 2～4 级 GVHD 的概率分别为 10% 和 14%。在 20 岁以下的患者中，PBCT HCT 后慢性 GVHD 的发生率（27%）高于骨髓 HCT 后慢性 GVHD 的发病率（12%）[28]。

改善青少年和年轻人的 HCT 效果是一个正在积极研究探索的领域，特别是因为它涉及干细胞供体和来源的选择。如上述 EBMT 和 CIBMTR 的研究所示，对于年龄＜20 岁的患者，PBPC HCT 后慢性 GVHD 发病率（相对风险 2.82；P=0.002）和总死亡率（相对风险 2.04；P=0.024）均比骨髓 HCT 后高。在年轻患者中，骨髓 HSCT 后 5 年生存率为 85%，而 PBPC HCT 后仅为 73%。这些数据表明，骨髓移植在这一年龄组中更为可取[28]。进一步开发替代供体策略正在评估中。在单倍体相合[29, 30]及无关的供者和脐带血 HCT 方面有充满前景的结果[31, 32]。然而，鉴于既往较低的存活率，目前尚未转向一线治疗。在复发和难治情况时可以考虑这些选择。

(2) 免疫抑制治疗：标准 IST 组合包含抗胸腺细胞球蛋白和环孢素，通常是缺乏 MSD 的青少年和年轻成年人 SAA 患者，以及老年患者的一线治疗（图 54-2）[33]。通常使用两种抗胸腺细胞球蛋白制剂用于临床：马抗胸腺细胞球蛋白（horse ATG，hATG）和兔抗胸腺细胞球蛋白（rabbit ATG，rATG）。最近的数据显示马抗胸腺细胞球蛋白在重型 AA 的一线治疗中优于兔抗胸腺细胞球蛋白[26]。标准治疗方案使用剂量为 40mg/（kg · d）的马抗胸腺细胞球蛋白给药 4d，而兔抗胸腺细胞球蛋白则是以 3.5mg/（kg · d）的剂量给药 5d。环孢素以 12～15mg/kg 的剂量每日 2 次分次给予。在最初的 2 周内也给予皮质类固醇以预防血清病。预测抗胸腺细胞球蛋白和环孢素良好反应的指标包括较年轻（＜18 岁）和较高的网织红细胞绝对数（≥ 25×10^9/L），淋巴细胞绝对数较高（≥ 1×10^9/L）与对抗胸腺细胞球蛋白的反应相关[34]。对第一疗程没有反应或复发的患者可以给予抗胸腺细胞球蛋白的第二疗程。大约 30% 的无反应患者和 65% 的复发患者对第二次抗胸腺细胞球蛋白疗程可以产生血液学应答[34]。抗胸腺细胞球蛋白 / 环孢素治疗后的造血反应率为 60%～80%，5 年生存率为 60%～85%[27]。然而，高达 40% 的患者最终复发[19]。此外，据报道，在接受抗胸腺细胞球蛋白和环孢素治疗的 AA 患者中，克隆进化的风险为 6%～15%[35]。在最近 EBMT 关于 2479 例 SAA 患者的 Meta 分析中，根据患者的一线治疗是 HSCT 还是 IST 进行精算生存分析。10 年时，HSCT 患者的生存率为 73%，IST 患者的生存率为 68%（P=0.002）。仅接受 IST 的患者继发性恶性肿瘤的发生率（1.2%）是接受 HSCT 的患者（0.1%）的 10 倍[36]。

为了降低复发率和避免出现克隆性转化，需要使用额外的免疫抑制药，包括霉酚酸酯、他克莫司和阿仑单抗，这已被添加到抗胸腺细胞球蛋白 / 环孢素治疗策略中，但并没有改善患者的生存结果[37-39]。虽然有报道称会导致相对毒性增加[40]，但高剂量环磷酰胺也被用于年轻人群，以期获得持久的完全缓解[41]。这可能可以为没有 MSD 的患者提供一种前期替代方案。

在过去 30 年中，只有一种被批准用于 SAA 的新药艾曲波帕，其反应率为 20%（使用传统的应答标准）。在应答者中，其发生复发及继发性克隆疾病[42–44]与使用 IST 相似。艾曲波帕可用于改善无法进行 HSCT 患者的血细胞减少症。

在 AA 的管理中，支持性护理和长期随访是必要的。对于所有 AA 患者，鉴于静脉切开术，输血和治疗药物的频繁使用，强烈建议放置中心静脉导管。患有严重血细胞减少症的 AA 患者需要频繁且有时是紧急支持的血液制品输注。应照射血液制品以防止输血相关的 GVHD[45]，及减少白细胞以防止同种异体免疫和降低巨细胞病毒感染的发病率[46]。粒细胞输注在 SAA 仍存在争议，应谨慎使用。该疗法可能对 SAA 和严重感染患者有辅助作用，例如对最强抗生素和（或）抗真菌治疗无反应的侵袭性细菌和真菌感染[47]。某些情况下，使用造血生长因子可能有临床获益，但不会使疾病缓解。正如在体外试验研究中所观察到的，以及基于 AA 患者中存在的显著升高的内源性血清造血生长因子水平的事实，因此在 SAA 治疗中使用造血生长因子来提高血细胞计数的价值有限。在试图引起中性粒细胞对严重感染的反应时，使用粒细胞集落刺激因子（granulocyte colony-stimulating factor，G-CSF）可能有有限的作用，SAA 中没有前瞻性随机研究显示使用 G-CSF 有生存获益[48, 49]。这些数据表明 G-CSF 联合 IST 可能用于 SAA 患者，因为它可以增强中性粒细胞的恢复，但它不会改变整体反应或生存[50]。也有一些数据表明，造血生长因子可能与早期进展为 MDS 或白血病有关[51]。

真菌和细菌感染是SAA患者死亡的主要原因[52]。但是，活动性真菌感染不应延误有效的治疗，如 IST 或 HSCT[53]。在任何年龄组的 AA 都没有标准化的抗生素治疗方法，建议警惕并积极预防性使用抗生素（如果认为临床上合适）、抗病毒药和抗真菌药[54]。在可能的情况下，应谨慎避免使用与高骨髓抑制率相关的药物。

继发性血液系统恶性肿瘤的克隆性生长和生育能力受损是 IST 和 HSCT 治疗最严重的后遗症。接受 IST 治疗的患者其发生继发性血液系统恶性肿瘤，克隆性进展为 MDS 或临床 PNH 的概率为 1%～5%[36, 55]。应常规进行疾病监测（通常是年度）。

AA 在妊娠期间发生很罕见，25%～30% 的患者可能会出现自发缓解，通常是在胎儿出生或终止妊娠时。在这些患者中，环孢素可能是一种安全的产前使用药物。在血小板计数低并伴有 PNH 的妊娠患者中，似乎更可能发生并发症[56]。

8. 预后

16 岁以上患者的总生存率约为 70%[27]。使用 MSD 的 HSCT 被认为是儿童和小于 20 岁患者的一线治疗。然而，大约 70% 的患者没有 MSD。此外，克隆进化经常发生在 AA 患者中。大约 15% 的 AA 患者进展为 MDS 并伴有细胞遗传学异常，最常见的是 8 号染色体三倍体和 7 号染色体单倍体[57, 58]。这些患者长期预后欠佳。

（二）阵发性睡眠性血红蛋白尿

1. 背景

阵发性睡眠性血红蛋白尿是一种罕见的克隆性造血干细胞疾病，表现为溶血性贫血、BMF 和血栓形成倾向[59–61]。PNH 表现为慢性溶血性贫血，主要由不受控制的补体激活所介导[60]，其描述性名称正由此而来。

2. 流行病学

阵发性睡眠性血红蛋白尿是一种罕见疾病，患病率估计为每百万人 1～1.5 例[62]。流行病学与 AA 类似，尤其在泰国发病率较高。这种疾病常见于年轻人和 60 岁左右的人。男性和女性患病率相似。与东亚人群相比，欧洲人群的血栓形成事件发生率（该疾病的一个主要特征）似乎更高（30%～40% vs 5%～10%）。在美国，患病人数为 900～1 800 例[62]。

3. 分类

国际 PNH 兴趣小组（International PNH Interest Group，IPIG）[60]提出的 PNH 分类包括三种亚型：经典型 PNH，包括无其他 BMF 疾病的情况下有 PNH 证据的溶血和血栓形成患者；有其他原发性骨髓疾病的 PNH 患者，如 AA 或 MDS；亚临床型 PNH，患者有小的 PNH 克隆但没有临床或实验室证据表明溶血或血栓形成[60]。

4. 病理生理学

从历史上看，PNH 是补体级联反应参与疾病发病机制的首批疾病之一。PNH 是由异常的造血干细胞引起的，该干细胞产生缺乏糖基磷脂酰肌醇（glycosylphosphatidylinositol，GPI）锚定蛋白的细胞克隆，包括 GPI 连接的补体调节蛋白 CD55 和 CD59[63]。补体系统是一种宿主防御系统，通过调理和裂解细菌来保护血管内空间。它由通过三种主要途径相互作用的血浆蛋白组成：经典途径、替代途径和凝集素结合途径[64, 65]。这些不同的级联各有不同的功能，但最终有共同的效应器机制：膜攻击复合物（membrane attack complex，MAC）。在细胞表面上形成MAC导致跨膜通道的产生并导致细胞死亡。细胞可以通过存在于质膜胞外侧的补体调节蛋白来逃避补体系统的靶向攻击和破坏。一些补体调控蛋白通过GPI锚定物与膜连接，包括CD55和CD59。

CD55和CD59在PNH中至关重要，因为它们通常在造血细胞上表达，并通过GPI锚蛋白附着[66]。CD55（也称为衰变加速因子）抑制C3转化酶（C3bBb和C4b2a）和CD5转化酶的形成和稳定性[67]。这是第一个在PNH红细胞中缺失的补体调节药[68, 69]。CD59后来被鉴定为PNH红细胞上的另一个补体调节蛋白[70]。CD59与CD55不同，其通过阻断C9的聚集直接阻止MAC穿透细胞膜[71, 72]。CD59是两者中更重要的分子，如果缺失，细胞就会经历补体介导的裂解[73]，而CD55的单独缺陷可以被克服。先天性CD55缺陷但CD59表达正常的患者不会发生溶血[74]。

5. 临床表现

如前所述，PNH的三个特征是溶血性贫血、BMF和血栓形成倾向。

(1) 溶血性贫血：阵发性睡眠性血红蛋白尿红细胞溶血的体外敏感性最初由Ham在20世纪30年代进行的关键性研究中描述[75]。随后的体外实验证明了PNH红细胞对补体介导的裂解具有独特的敏感性[76, 77]。最近的研究进一步表明，PNH中的一些红细胞只有轻微的超敏反应（正常值的3～5倍），而其他红细胞对补体介导的裂解具有更明显的超敏反应（正常值的15～25倍）。这些表型现在被称为PNH Ⅱ型和Ⅲ型红细胞[77]，流式细胞术分别对应GPI-AP的部分（Ⅱ型）或完全（Ⅲ型）缺陷[78]。PNH的慢性溶血可能是由于来自低水平自发C3转换的补体持续稳定的激活，以及如上所述的持续激活补体激活途径。感染或炎症可以导致补体活化，这可能会引发溶血性危象，因而所谓的阵发性疾病就是这个疾病名字的由来。PNH克隆的大小可能随时间而变化，这是该疾病溶血成分的决定因素[12, 79–81]。

(2) 骨髓衰竭：PNH患者患有贫血，但由于其造血功能受损，往往还有其他血细胞减少症。PNH的BMF亚型可以从亚临床型到重型AA有所不同，且可由此分类[60]。然而，无论分类如何，通过集落形成试验进行评估，PNH患者都有造血祖细胞数量减少[82, 83]。因此，PNH和AA在疾病表现方面存在相当大的重叠[84]。1967年，Lewis和Dacie提出，患者出现骨髓再生但先前有再生障碍时，出现PNH克隆可能发生PNH[85]。最近，有人提出GPI锚定蛋白可能是AA免疫攻击的靶点，从而保留PNH细胞并使其克隆生长超过正常的造血功能[86]。

(3) 血栓形成：PNH中溶血和BMF的机制已有相对较好的描述，但血栓形成倾向的机制尚不清楚。血栓形成是导致PNH患者死亡的主要原因，可以发生在静脉或动脉[87]。常见部位包括腹内静脉（肝、门静脉、脾脏或肠系膜）和脑静脉（海绵窦或矢状窦），其中肝静脉血栓形成（Budd—Chiari综合征）最常见[62]。还可发生深静脉血栓，肺栓塞和皮下栓塞。临床上，血栓形成的发生率随着PNH克隆大小的增加而增加[87–89]。PNH患者均可能发生血栓，但PNH细胞百分比较高的患者（＞50%粒细胞）风险最高[89, 90]。这表明PNH中血栓形成倾向的最终病因可能与溶血程度和伴随的补体激活有关。

(4) 实验室评估：鉴于AA和PNH之间的相似性，临床和实验室评估也相似，包括网织红细胞计数，乳酸脱氢酶水平，全血细胞计数和外周血流式细胞术检测PNH克隆的存在[91]。

6. 病理

(1) 组织学：PNH中的外周血通常表现为全血细胞减少，红细胞表现出多染色性，且有红细胞碎片的存在。骨髓呈非特异性表现（图54-3），可出现细胞减少、细胞正常或细胞增多[92, 93]。骨髓内存在三系造血，并且红细胞前体可能增加。与MDS不同的是其贮铁可以减少。

(2) 流式细胞术：流式细胞术提供了一种快速检测PNH克隆的方法，近来的发展使得PNH群体的检测灵敏度达到0.01%[94]。通过评估对GPI锚定蛋白抗体的结合，以及细胞与气单胞菌溶素（FLAER）的荧光染料缀合变体的结合来鉴定PNH细胞，其特异性与GPI锚相关联[95]。用于检测PNH克隆的最佳标本是外周血，而不是骨髓，因为随着造血细胞在骨髓中成熟，GPI锚定蛋白的表达显示出生理性变异[96]。尚不清楚来自PNH克隆的细胞是否更容易随着时间的推移而丢失，因此建议在标本采集48h内进行流式细胞术分析[97]。使用不同测定方法

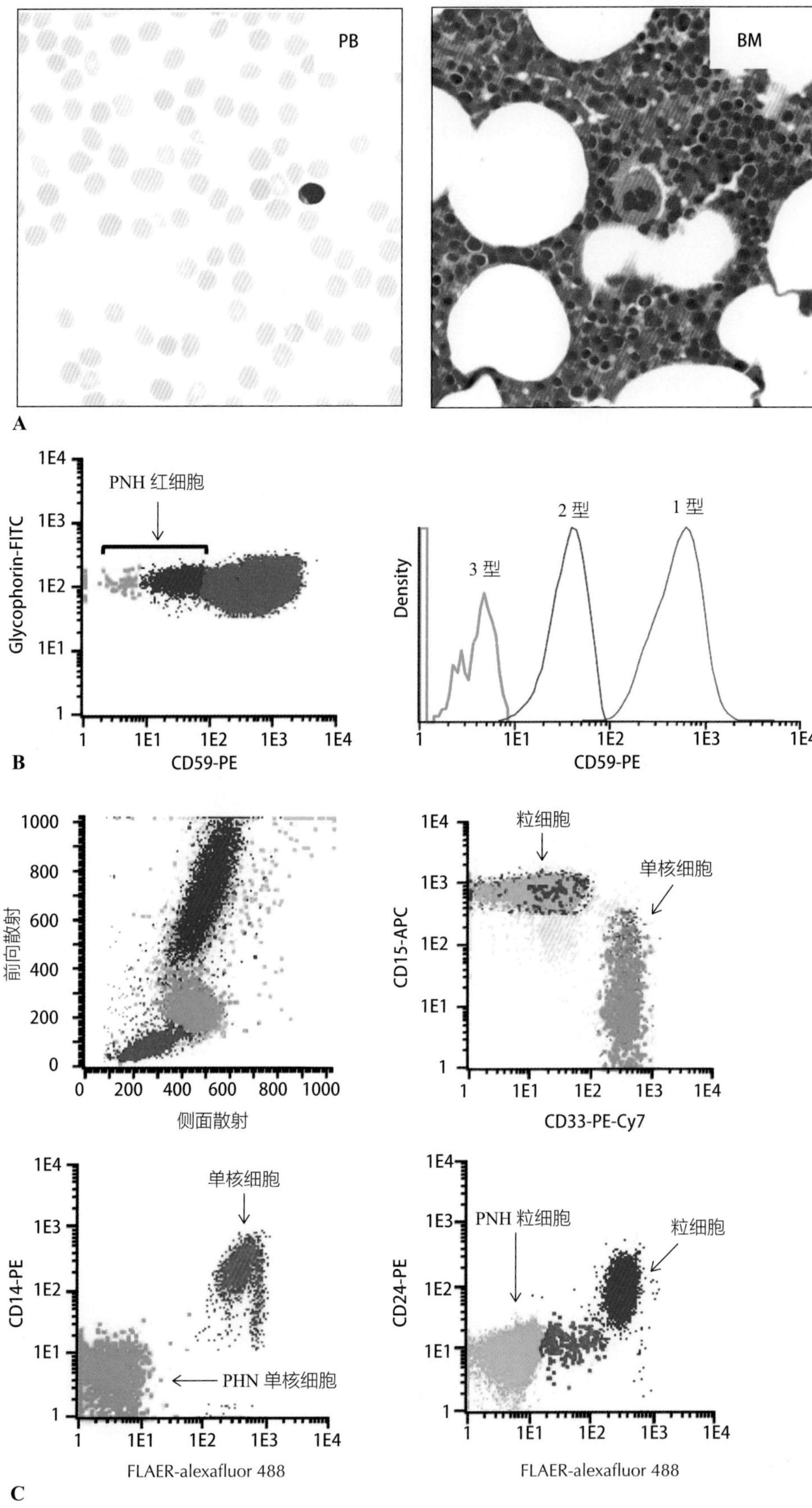

◀ 图 54-3　一例 56 岁的阵发性睡眠性血红蛋白尿（PNH）女性患者，伴有全血细胞减少

A. 外周血（PB，100×）显示多色性和红细胞碎片，骨髓（BM，40×）是正常细胞，具有三系造血，红细胞前体轻度增加；进行 PB 的流式细胞术分析；B. 血型糖蛋白 A 阳性红细胞显示 CD59 的部分缺失，PNH 红细胞克隆为 1.32%，包括 0.02% 的 3 型细胞（绿色）和 1.3% 的 2 型细胞（蓝色）；C. 在白细胞中显示，单核细胞（浅绿色）的 PNH 克隆率为 47%，粒细胞的 PNH 克隆率为 66%，包括 0.7% 的 2 型 PNH 粒细胞（紫色）和 65.6% 的 2 型 PNH 粒细胞（浅蓝色）；CD14-PE. 与藻红蛋白偶联的抗 CD14 抗体；CD15-APC. 与别藻蓝蛋白偶联的抗 CD15 抗体；CD24-PE. 与藻红蛋白偶联的抗 CD24 抗　体；CD33-PE-Cy7. 与 PE 和花青 7 串联缀合物偶联的抗 CD33 抗体；CD59-PE. 与藻红蛋白偶联的抗 CD59 抗体；FLAER-Alexa Fluor 488. 与 Alexa Fluor 488 偶联的荧光气溶素；Glycophorin-FITC. 与荧光素偶联的抗血型糖蛋白抗体进行红细胞和粒细胞 PNH 群体的鉴定。

红细胞 PNH 克隆是通过分析细胞中 CD59 的缺失来鉴定的（图 54–3）。将标本与针对 CD59 和红细胞特异性蛋白质血型糖蛋白 A（CD235a）的抗体一起孵育，然后分离出血型糖蛋白阳性细胞并评估 CD59 表达。根据 CD59 的缺失程度，红细胞可以归类为Ⅰ型，Ⅱ型或Ⅲ型 PNH 细胞。Ⅰ型细胞具有正常的 CD59 水平，Ⅱ型细胞的 CD59 水平降低，Ⅲ型细胞则完全缺乏 CD59[60]。虽然 CD55 也在 PNH 红细胞表面表达缺失，但该抗原以相对较低的水平表达，不能用于区分Ⅰ、Ⅱ和Ⅲ型细胞；因此单独评估 CD59 就足以鉴定 PNH 红细胞群[94]。

使用试剂 FLAER 可以最灵敏地检测粒细胞和单核细胞中的阵发性睡眠性血红蛋白尿克隆，它结合了 GPI 锚的聚糖部分，并且在 PNH 克隆上总是缺失[95]。使用非 GPI 连接的骨髓标记物（即 CD33 和 CD15；图 54–3）可以分离白细胞。然后评估粒细胞和单核细胞的细胞特异性 GPI 锚定蛋白的表达，包括粒细胞上的 CD24 和单核细胞上的 CD14，以及与 FLAER 结合情况。有趣的是，FLAER 不能用于检测红细胞 PNH 克隆[95]。值得注意的是，由于输血或溶血，白细胞 PNH 克隆通常比红细胞克隆大[98]。

虽然专门的测定法对于检测 PNH 群体是最佳的，使用包含针对 GPI 锚定蛋白 CD14 和（或）CD16 的抗体髓样板的常规流式细胞术评估也可以检测到大量的 PNH 克隆。CD16 可能在发育不良的粒细胞中表达缺失，通过流式细胞术检测中使用的抗 CD16 抗体并不能常规检测 CD16 的一些正常多态性变体；因此，粒细胞上缺乏 CD16 本身不足以诊断 PNH[99]。

7. 治疗

依库珠单抗（Eculizumab）是 PNH 治疗的主要方式。它是一种人源化单克隆抗体，可与补体 C5 结合并抑制其进一步裂解为 C5a 和 C5b。该药通过抑制 MAC 的形成，减少血管内溶血，降低血栓形成风险，改善 PNH 的生活质量[100–102]。它是美国食品药品管理局批准的唯一治疗 PNH 的药物。

依库珠单抗最初在一项前沿性研究中进行了试验，结果表明它在 PNH 患者中是安全且耐受良好的。该研究还证明，输血依赖性贫血患者的 LDH 水平随着血管内溶血被药物阻断而下降[103]。这些学说在一项包含 86 例 PNH 患者的大型、多中心、随机安慰剂对照和盲法研究中得到进一步证实。静脉注射依库珠单抗，每周给药 600mg，共 4 周，然后每 2 周给药 900mg（框 54–2）[104]。再者，通过 LDH 测量，发现用依库珠单抗治疗导致血管内溶血减少，约半数患者不再需要输血。与安慰剂组相比，依库珠单抗组的 PNH 患者许多血管内溶血的临床症状也消失了，包括疲劳、食管痉挛和勃起功能障碍。该研究再次证明了依库珠单抗治疗是安全的，几乎没有不良反应。第三项关于依库珠单抗的研究（开放标签，Ⅲ期 SHEPHERD 研究[101]）制定了更广泛的 PNH 患者入选标准，允许纳入最低限度输血的患者以及血小板减少症更明显的患者。在参加该研究的 96 例患者中，无论治疗前疾病的严重程度如何，使用依库珠单抗治疗均导致血管内溶血减少。大约一半患者实现了不再依赖输血，再次证实了疲劳和生活质量的改善[101]。一项最终的开放标签扩大研究，包括了 187 例曾在既往临床试验中接受过治疗的患者[105]，结果确证了依库珠单抗的安全性和有效性[106]。

在伊库珠单抗诱导治疗期间，每周的外周血检查应包括网织红细胞计数、乳酸脱氢酶、全血细胞

框 54–2 阵发性睡眠性血红蛋白尿患者的临床护理

诊断

- 流式细胞术和 FLAER 法检测外周血中的 PNH 克隆
- 全血细胞计数
- 乳酸脱氢酶测量
- 网织红细胞计数
- 全血细胞计数提示骨髓衰竭时需行骨髓活检

治疗

- 伊库珠单抗静脉注射
  - 负荷量：每周 600mg×4 周
  - 维持量（1 周后）：每 2 周 900mg
  - 建议开始治疗 2 周前接种脑膜炎球菌疫苗；重复每条准则
- 在次优应答者考虑造血干细胞移植

在治疗时监测

- 至少每月 1 次
  - 全血细胞计数、乳酸脱氢酶、网织红细胞计数、生化检测
- 至少每年 1 次
  - PNH 克隆测量
- 如果担心血管外溶血
  - 直接抗球蛋白试验

计数，以及生化指标（包括胆红素）等检查。此后，应每 4 周检查一次上述实验室指标。有应答的患者其溶血指标（LDH）通常在开始使用伊库珠单抗后数天至数周内回落在正常范围内；然而，网织红细胞计数通常保持升高，血红蛋白因人而异，且可随时间而变化。对于治疗期间有持续溶血证据的患者，应做直接抗球蛋白试验（Coombs 试验）。对于诊断和未治疗的患者，Coombs 试验为阴性。然而，治疗患者的 Coombs 试验阳性则表明，伊库珠单抗及其下游 C3 沉积正在造成血管外溶血。由于克隆大小可能随时间而变化，应至少每 6～12 个月进行一次 PNH 流式细胞术。

伊库珠单抗的补体抑制是阻止 PNH 血栓形成的最有效手段 [105, 107]。抗凝血和伊库珠单抗适用于急性血栓形成事件；然而，基础的预防性抗凝血治疗尚未显示出有益效果 [87]。对于伊库珠单抗维持治疗良好的 PNH 患者中发生急性事件后的抗凝血治疗可能是非必需的 [108]。

大多数经典型 PNH 患者对伊库珠单抗有反应，尽管血红蛋白反应变化很大，而且可能依赖于潜在的 BMF，并发炎症，遗传因素和治疗后 PNH 克隆的大小 [80]。然而，该治疗也存在局限性，伊库珠单抗治疗并非能满足所有患者其疾病特异性需求 [80]。有几种临床情况可能可以预测突破性溶血或对伊库珠单抗的较差治疗反应。如先前报道所示，伊库珠单抗不能改善潜在的 BMF[109]。也有报道称，同时患有自身免疫性疾病的患者其潜在疾病的补体持续活化，可能导致对伊库珠单抗的次优应答 [80]。对于这种潜在关联的机制尚未明确，可能是由于慢性炎症状态导致补体激活增加，而这需要更高剂量的伊库珠单抗，因为标准剂量会导致不完全的 C5 阻断。随后在病毒或细菌感染后可出现瞬时突破性血管内溶血 [80]。妊娠有可能是伊库珠单抗疗效的另一个限制因素。已有多例进行伊库珠单抗治疗的女性患者成功妊娠的病例报道 [110–113]。但是，有研究表明，这些妊娠患者在妊娠前 3 个月期间往往会出现突破性溶血增加，并且在妊娠第 7～9 个月期间通常需要缩短给药间隔（缩短到 12 天或甚至 7 天）[113]。

最近发现了一组对伊库珠单抗的次优应答患者。单个错义 C5 杂合突变，c.2654G → A，会阻止伊库珠单抗的结合和阻断，同时保留引起溶血的能力。c.2654G → A 突变存在于 3.5% 的日本人群中，在其他种族群体中尚未描述 [114]。补体受体 1（complement receptor 1，CR1）基因的多态性也与伊库珠单抗减弱的治疗反应有关。*CR1* 通过与 C3b 和 C4b 结合，增强 C3 和 C5 转化酶的衰变。当 C5 被抑制时，红细胞表面的 *CR1* 密度会调节 C3 片段与 GPI 阴性红细胞的结合。*CR1* 基因多态性导致 *CR1* 低水平（L/L 基因型）的 PNH 患者比 *CR1* 中等水平（H/L 基因型）或高水平（H/H 基因型）的 PNH 患者更有可能对伊库珠单抗产生次优应答 [115]。

造血细胞移植是 PNH 唯一可能的治愈方法。然而，考虑到与移植相关疾病的发病率和死亡率风险，不建议在伊库珠单抗时代将其作为前期治疗。对于对伊库珠单抗治疗无效的患者或由于潜在 BMF 导致严重全血细胞减少症的患者，HCT 是一种合理的治疗选择 [80, 116]。因为根除 PNH 克隆不需要骨髓清除，通常使用降低强度的预处理方案 [117]。

8. 预后

血栓事件，BMF 进展及诊断时年龄＞ 55 岁与 PNH 患者的较差预后相关。PNH 向 MDS 或急性白血病的克隆演变明显缩短了生存期。被诊断为经典型 PNH 且无白细胞减少，血小板减少或其他并发症的患者维持治疗后可获得较长期的生存。

（三）T 细胞大颗粒淋巴细胞白血病

1. 背景

大颗粒淋巴细胞白血病是一种克隆性淋巴疾病，其特征在于细胞毒性 T 细胞（T–LGL）的外周淋巴细胞增多，并伴随血细胞减少。本病以 LGL 的形态特征命名，其具有丰富的细胞质，含有明显的大嗜酸性颗粒。在真性 LGL 中，特征性细胞在外周血中升高＞ 6 个月（2～20 × 10^9/L），并且此升高现象不归因于任何其他原因。虽然增加的 LGL 可以与其他疾病如 AA 或 MDS 相关，但 LGL 是一种独特的临床疾病，具有特定的诊断途径 [118]。

2. 流行病学

男性和女性发病率相同。诊断时的中位年龄为 60 岁（范围为 12—87 岁）[118]。据估计，美国的 T–LGL 发病率为 1/1000 万。LGL 很少发生于儿童。

3. 病理生理学

LGL 的确切发病机制尚不清楚，目前存在几种理论。由于 LGL 的肿瘤细胞具有正常细胞毒效应 T 细胞的许多特征，因此认为 LGL 与持续和持久的免疫刺激有关。因为 LGL 与类风湿关节炎等自身免疫性疾病之间有共同相关性，即它们的 T-LGL 通常都会增加，这一理论得到了支持。与正常 T-LGL 相比，肿瘤性 LGL 的凋亡似乎减少，因此推测 LGL 源于增强细胞存活相关信号通路的异常。这种减少细胞凋亡的机制尚不明确，但有研究表明，肿瘤性 LGL 对 Fas-FasL 介导的细胞凋亡具有抗性且其 PI3K-Akt 途径活性增强。这两种途径都集中在涉及恶性转化和细胞增殖存活的 JAK-STAT3 信号通路上。肿瘤性 LGL 表达高水平活化的 STAT3[119]，40% 的 LGL 患者具有体细胞 *STAT3* 突变[120]。这种与 *STAT3* 突变的关联进一步表明异常 STAT3 信号转导是 LGL 发病机制的基础[120]。

在真性大颗粒淋巴细胞白血病，反应性条件下，和其他非恶性 BMF 疾病如 AA 和 PRCA，以及包括 MDS 在内的一些恶性血液系统恶性肿瘤中，大颗粒淋巴细胞数目可有所增加；区分真性 LGL 与其他疾病可能具有一定难度。病毒感染患者的 T-LGL 通常会一过性增加，甚至可能在正常个体中增加；然而，与病毒感染相关的 T-LGL 的增加并不能持续，且在没有血细胞减少的健康患者中 T-LGL 增加被认为是非病理性的。鉴别真性 LGL 与 AA、PRCA 和 MDS 伴 LGL 增高较为困难，因为这三种疾病均可显示 LGL 持续增高，并与细胞减少有关。大颗粒淋巴细胞在确诊 PCRA、MDS 和 AA 中的意义尚不清楚，尽管它们可能类似于副肿瘤过程。然而，在所有这些疾病中鉴定 LGL 细胞都是重要的，因为它们可能在导致血细胞减少过程中起一定作用。

4. 临床表现

患者可出现常规实验室检查异常，及由于贫血和（或）中性粒细胞减少的症状。最常见的血液系统表现是相对淋巴细胞增多，并伴有单纯中性粒细胞减少症或伴中性粒细胞减少及贫血。在 25%～50% 的患者中会出现脾大，其他淋巴系统肿瘤中观察到的肝大和淋巴结肿大在本病中并不常见[118]。

5. 病理

没有单一的实验室检测结果可以诊断 LGL；然而，在适当的临床背景下，结合组织形态学、流式细胞术和分子诊断研究足以明确诊断。

(1) 组织学：外周血通常表现为中性粒细胞减少，伴有淋巴细胞相对增多。大的颗粒状淋巴细胞具有丰富的苍白细胞质，内含散在的嗜酸性颗粒，光滑的核边界，以及成熟的染色质易于辨认（图 54-4）。骨髓中含有数量不等的淋巴细胞；一些患者有微量或弥漫性浸润，而其他患者淋巴细胞增多更明显[121]，除此之外，还会有一些轻微的网状纤维化[92]。外周血中 LGL 的百分比通常高于骨髓[122]。脾脏中的 LGL 也经常表现为增加，并集中在红髓中[123]。

(2) 流式细胞术：流式细胞术是一种重要的诊断手段。大多数 T-LGL 具有免疫表型谱，其可指示活化的细胞毒性 T 细胞：$CD3^+$、T 细胞受体 $\alpha\beta^+$、$CD57^+$、$CD4^-$、$CD5^{dim}$、$CD8^+$、$CD16^+$、$CD27^-$ 和 $CD28^-$[124]。有罕见病例表达 CD4 伴有或不伴有 CD8 共表达。肿瘤性 LGL 没有明确的标志物；然而，CD11c 在 LGL 细胞上的表达与肿瘤增殖相关[125]。一些研究发现，对包括 KIR 在内的自然杀伤（natural killer，NK）细胞抗原的评估有助于区分真性 LGL 与反应性或其他肿瘤原因造成的 T 细胞淋巴细胞增多[126]。

(3) 分子诊断学：用于评估克隆 T 细胞基因重排的分子研究是 LGL 诊断性检查的重要部分。在解释这些研究时需要谨慎，因为克隆性 TCR-γ 基因重排的存在对于 LGL 的诊断是必需的，但是在一些反应条件下也可以看到寡克隆甚至克隆 T 细胞群[127]。

寻找 *STAT3* 中的突变也可能是有用的[120, 128, 129]，因为其在 LGL 患者中的发生率增加。尽管这些突变也能在同样有 LGL 增加的 AA、MDS 和 PCRA 中检测到[129]。*STAT3* 突变的存在可能有助于鉴别诊断 LGL 和 Felty 综合征[130]。但 *STAT3* 突变的存在与否不能为 LGL 的治疗提供依据。

6. 治疗

如果 LGL 患者有症状，包括严重的血细胞减少症、反复感染、全身症状和（或）有问题的脾大，则需要进行治疗。对无症状的患者最好进行常规血细胞计数和常规临床随访观察。虽然存在有效的治疗方法，但治疗会受到回顾性和小型前瞻性病例研究的影响和推动。常用的治疗方法包括甲氨蝶呤、环磷酰胺、环孢素，以及最近的阿仑单抗。每周 $10mg/m^2$ 的低剂量甲氨蝶呤可产生持久缓解，约 50% 的患者可获得完全缓解。长期治疗对于维持持久的缓解是必要的[119]。50～100mg/d 的环磷酰胺和 5～10mg/（kg · d）的环孢素也是有效的替代物[119]。

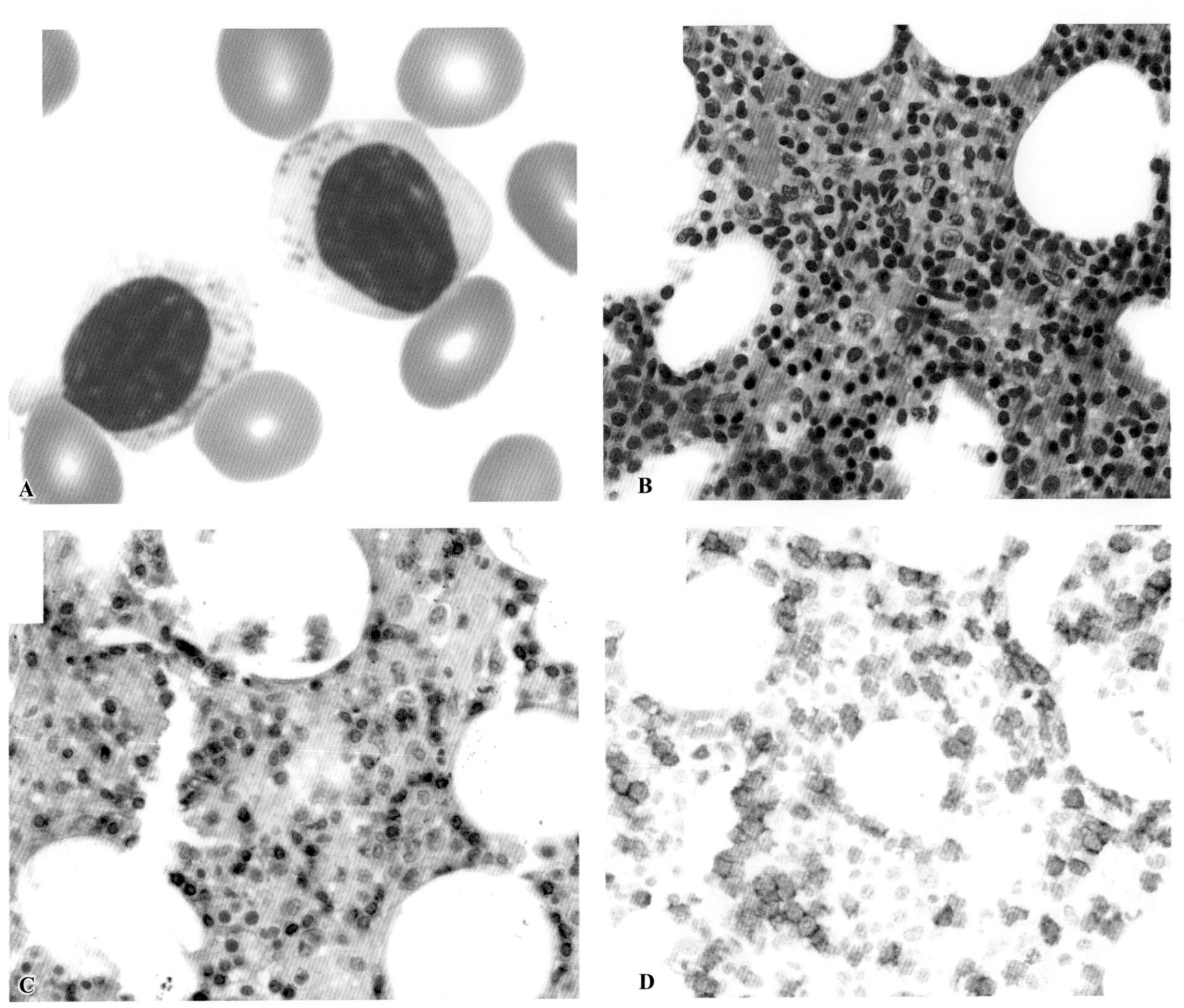

▲ 图 54-4 一例 60 岁大颗粒淋巴细胞白血病男性患者
A. 外周血中显示大量的大淋巴细胞，胞质丰富，嗜酸性颗粒明显；B. 骨髓轻度细胞增多，伴有淋巴细胞增多（HE，40×）；C. 淋巴细胞为 CD3 阳性（40×）；D. CD8 阳性（40×）；流式细胞术则显示 CD57 和 CD11c 共表达

其他支持性药物包括阿仑单抗和类固醇。与甲氨蝶呤、环孢素或环磷酰胺相比，使用类固醇的患者其缓解持续时间通常较短[131]。造血生长因子，如促红细胞生成素和粒细胞刺激因子，也被用于 T-LGL 中出现的贫血和中性粒细胞减少的支持治疗。鉴于使用同种异体 HSCT 治疗 T-LGL 的数据有限，使用这种治疗方法并不常见[118]。

在与 MDS 相关的 LGL 患者中[132]，对 IST 的反应低于单纯 LGL 患者。因此，假设 LGL 是副肿瘤性的，并且侧重于治疗潜在的 MDS 在临床上更为合适[132]。在 LGL 相关的 PRCA 中也是如此，其对免疫治疗的反应通常比其他原因的 PRCA 更敏感[133, 134]。

7. 预后

大多数 LGL 都是慢性病程。根据对 IST 的反应以及 LGL 的病因学，其预后各不相同。

（四）纯红细胞再生障碍性贫血

1. 背景

纯红细胞再生障碍性贫血是一种以严重的正常细胞性贫血、网织红细胞减少，以及正常骨髓中缺乏红细胞为特征的综合征。在没有骨髓活检的情况下诊断该病较难，且通常是排除性诊断。根据病因的不同，病程可以是急性和自限性的，也可以是慢性的，自发缓解罕见。

2. 流行病学

获得性 PRCA 表现为主要见于儿童的急性自限性疾病（儿童短暂性红细胞减少症），或成人中更常见的慢性疾病。

3. 分类

红细胞再生障碍性贫血根据其临床病程（急性与慢性）和潜在病因（特发性与继发性）进行分类。准确的分类对最佳疗法的选择是必不可少的。

4. 病理生理学

虽然 PRCA 的发生有很多原因，但其潜在的病因被认为是免疫介导的[134]。在没有任何其他疾病的情况下 PRCA 可能是原发性血液系统疾病，也有可能继发于细小病毒感染、HIV、胶原血管疾病、白血病、淋巴瘤、胸腺瘤、实体瘤，用重组人促红细胞生成素或其他药物治疗，ABO 不相容性 HSCT 和妊娠。

5. 临床表现

成人纯红细胞再生障碍性贫血表现为白细胞和血小板计数正常的单纯性贫血。PRCA 中可能会出现增多的大颗粒淋巴细胞，建议仔细评估以排除 LGL[135, 136]。评估 PRCA 的可能病因应包括药物使用、毒素接触及感染史；肝肾功能异常；免疫学检查，包括自身抗体的检测；骨髓检查包括形态学、流式细胞术、T 细胞基因重排研究和细胞遗传学分析；外周血流式细胞术定量大颗粒淋巴细胞；病毒学检查包括细小病毒 B19 检测；以及影像学检查确诊是否存在胸腺瘤。

6. 病理

骨髓活检显示正常或少细胞骨髓，红细胞前体缺如或几乎不存在（图 54-5）。如果观察到任何早期红细胞前体，应评估细小病毒感染的特征性异常，包括巨红细胞和核内包涵体（“灯笼细胞”）。细小病毒免疫染色也可能有诊断价值，因为这些形态学的特征是细微的[137]。在 PRCA 中，巨核细胞在形态学上并不显著，髓系呈渐进性成熟，没有明显的异常增生。患有红细胞再生障碍性贫血的儿童可能会有增多的未成熟 B 细胞（B 淋巴细胞前体细胞）[138]。骨髓的流式细胞术也可证明红细胞前体几乎或完全缺失，尽管没有表现出表型异常且没有原始细胞增加。外周血的流式细胞术评估可显示出增多的大颗粒淋巴细胞[139]。细胞遗传学检查特征正常，如果存在克隆异常，则应考虑 MDS 的诊断。

专门针对红细胞爆裂型集落生成单位的集落形成分析在专门的中心进行，也可以为疾病诊断提供一定信息。在 PRCA 中经常看到增多的集落形成实验的生长，与该病症的免疫介导性质一致。该分析还可以预测对 IST 的反应，因为更高水平的集落生长与对 IST 的阳性反应相关[134]。

7. 治疗

在初始评估期间，可以根据需要给予红细胞输注。在符合原发性特发性 PRCA 的病例中，最好等待至少 1 个月后再开始在进行具体治疗，这是由于 10%～12% 的 PRCA 为自限性疾病[140]。如果在等待期后没有出现红细胞生成恢复的迹象，则应开始治疗。

对于继发性 PRCA，去除诱发因素至关重要。许多继发性 PRCA 与使用特定药物有关，在药物停止后即可得到缓解。继发于细小病毒 B19 的

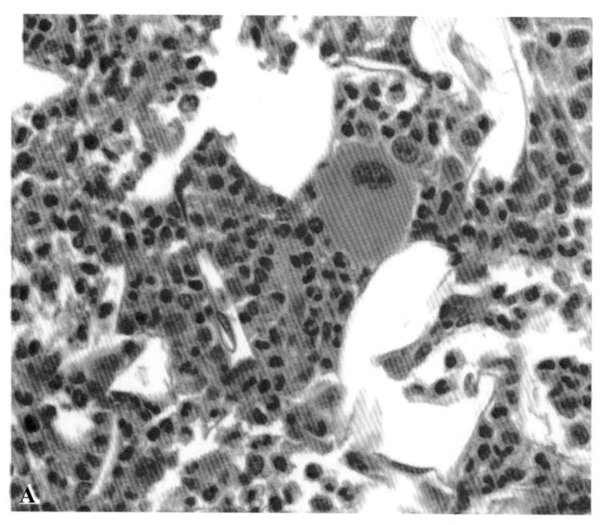

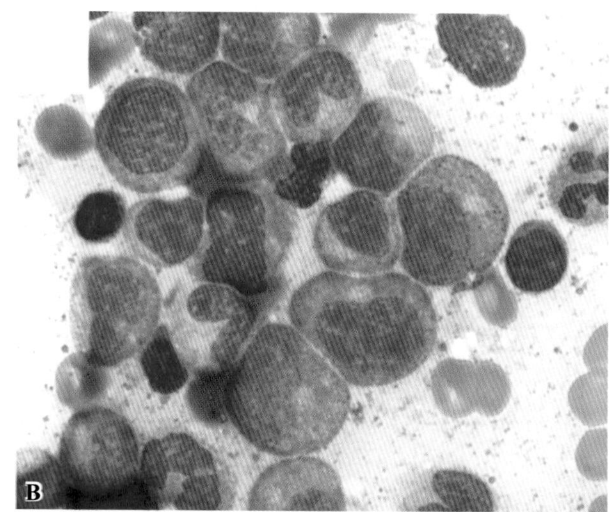

▲ 图 54-5 一例纯红细胞再生障碍 69 岁女性患者

骨髓细胞正常，但红细胞前体完全不存在；A. 骨髓活检（40×）；B. 骨髓抽吸物（100×）

PCRA 可以用静脉免疫球蛋白治疗。先前报道的胸腺瘤相关 PRCA 在手术切除后的血液学缓解率为 25%～30%[141]。然而，在最近的报道中，单纯胸腺瘤切除仅能在小部分患者中有效缓解贫血，而且即使在胸腺切除术后也有相当一部分患者发展为 PRCA[142]。

对于对潜在疾病的治疗无效的原发性 PRCA 和继发性 PRCA，免疫抑制治疗是其主要治疗方法。皮质类固醇是第一种用于治疗 PRCA 的免疫抑制药，现在仍然是首选治疗方法，特别对于年轻患者[143]。不幸的是，复发很常见，80% 的患者在缓解后 24 个月内随着剂量的减少而复发。环孢素通常是免疫抑制药的次选项。据报道，对环孢素的总体缓解率非常好（65%）[144]，但只有在相对较高的剂量［12mg/（kg · d）］时才有效。日本 PRCA 合作研究小组在 1990—2006 年进行的一项全国性研究中[145]，包括环孢素和类固醇在内的诱导治疗分别有 74% 和 60% 的患者得到缓解[145]。不幸的是，许多患者在环孢素停药后没有维持缓解状态[146]。环磷酰胺也被用作 PRCA 的免疫抑制药，口服环磷酰胺的初始剂量为 50mg/d。如果白细胞和血小板数量允许，可以每周或每两周增加 50mg，至最大剂量 150mg/d，直至缓解或发生骨髓抑制[143]。中位缓解时间为 11～12 周，其总体缓解率为 40%～60%。还可以尝试其他形式的免疫抑制药，包括阿仑单抗、静脉免疫球蛋白、抗胸腺细胞球蛋白和利妥昔单抗，以上治疗具有不同的缓解率。红细胞爆裂型集落生成单位和其他造血祖细胞分析已被证明可预测 PRCA 对 IST 的反应[134]。

8. 预后

据报道，多达 14% 的患者自发缓解[143]。不幸的是，对于大多数人来说，获得性 PRCA 通常是一种慢性疾病。虽然使用免疫抑制药或细胞毒药可以获得缓解，但是在停止治疗后有很高的复发倾向。无复发生存期（即不需要红细胞输注而存活）可以短至 3 个月或长于 8 年，这取决于所使用的治疗方案及是否给予维持治疗[147]。

三、遗传性骨髓衰竭综合征

遗传性 BMF 综合征是一种异质性疾病，其存在至少一种临床上显著的血细胞减少症。许多遗传性 BMF 综合征具有特征性的躯体表现，并增加了实体瘤和血液肿瘤的风险。FA、DKC 和 DBA 是最常见的遗传性 BMF 综合征，在此进行讨论（表 54-4）[148]。同种异体移植被认为是遗传性 BMF 综合征最有效的治疗方法，但随机试验证实这种特定疗法并不能让所有患者获得益处。

（一）范可尼贫血

1. 背景和病理生理学

范可尼贫血是一种遗传性疾病，表现为发育异常，进行性 BMF，以及在相对年轻时增加发展为血液恶性肿瘤、头颈部及肛门生殖区域肿瘤的风险[149]。虽然 FA 的特征性发现在近 90 年前就被首次报道，但 FA 的遗传基础直到最近才被阐明。FA 由 FA 互补（FA complementation，FANC）组蛋白突变引起，FANC 组蛋白是由 19 个基因组成的簇（表 54-4），这些基因参与了一个共同的 DNA 修复途径，称为“FA 途径”[150]。FANC 蛋白在同源重组介导的 DNA 修复中具有各种功能，作为信号转导和支架蛋白，对维持基因组的完整性是必不可少的。FA 途径异常会导致 DNA 修复缺陷，从而导致突变率和肿瘤发生率增加。FA 的临床表现是一种异质性疾病，因为各种 FANC 基因在 FA 途径中发挥不同的作用，并且不同的突变可能与不同的疾病类型和严重程度有关[151]。

2. 流行病学

绝大多数 FA 患者为常染色体隐性遗传，每个家系遗传一个突变基因；然而，约 2% 的 FA 病例是 X 连锁隐性遗传。在大多数的人群中，FA 的发病率为 1/200 000～400 000 人，但在德系犹太人（约 1/30 000 人）和南非白种人（约 1/22 000 人）中发病率较高[149]。大多数患者在 10 岁前即被诊断出该疾病。据报道，在青年期（17—21 岁）也曾罕见出现该病，青年期也会出现少数病例。

3. 临床表现

在体格检查中，大多数 FA 患者表现出异质性但仍存在一些特征性躯体表现，包括皮肤咖啡牛奶斑、拇指畸形、耳朵和眼睛的畸形、身材矮小、性腺功能减退、胃肠道和泌尿生殖道异常及心肺和中枢神经系统的异常。然而，多达 25% 的 FA 患者并没有这些特征性的体检结果[2]。FA 患者通常也有血液学异常，包括最初表现为异常的巨红细胞症，然后发展为全血细胞减少，血小板减少，最终发生

表 54-4　几种遗传性 BMF 综合征的临床特征

疾　病	基　因	发病率	临床特征	实验室检查	相关肿瘤	治　疗
范可尼贫血	XLR：*FANCB* AR：*FANCA*、*FANCC*、*FANCD1/BRCA2*、*FANCD2*、*FANCE*、*FANCF*、*FANCG/XRCC9*、*FANCI*、*FANCJ/BACH1/BRIP1*、*FANCL*、*FANCM*、*FANCN/PALB2*、*FANCO/RAD51C*、*FANCP/SLX4*、*FANCQ*（*ERCC4*）、*FANCS/BRCA1**、*FANCT/UBE2T* AD：*FANCR/RAD51**	1/350 000	桡骨异常、身材矮小、小头畸形，皮肤咖啡牛奶斑、肾脏结构异常、骨髓衰竭，约 25% 的患者无体格检查发现	断裂检测中染色体断裂增加、巨红细胞增多、HbF 升高	头颈部及肛门生殖区域鳞癌、MDS、AML	HSCT、雄激素、GCSF
先天性角化不良	AD：*TERT*、*TERC*、*TINF2*、*RTEL1* AR：*NOP10*、*NHP2*、*WRAP53*、*RTEL1*、*TERT*、*CTC1* XLR：*DKC1*	1/1 000 000	三联征包括指甲发育不良、皮肤色素沉着异常、口腔黏膜白斑；BMF，肺纤维化，食管、泪道或尿道狭窄，肝硬化或纤维化	非常短的端粒、巨红细胞增多、HbF 升高	MDS、AML、头颈部鳞癌	HSCT、雄激素、生长因子
先天性纯红细胞再生障碍性贫血	AD：*RPS19*、*RPS17*、*RPS24*、*RPL35A*、*RPL5*、*RPL11*、*RPS7*、*RPS26*、*RPS10* XLR：*GATA1*	1/100 000～1/200 000	严重贫血，通常在婴儿期，约 25% 伴随出生缺陷	红细胞 ADA 升高、巨红细胞增多、HbF 和红细胞腺苷脱氨酶升高	MDS、AML、骨肉瘤、结肠癌	皮质类固醇、输血、HSCT

*. 与骨髓衰竭无关

AD. 常染色体显性遗传；ADA. 腺苷脱氨酶；AR. 常染色体隐性遗传；AML. 急性髓系白血病；GCSF. 粒细胞集落刺激因子；HbF. 胎儿血红蛋白；HSCT. 造血干细胞移植；MDS. 骨髓增生异常综合征；XLR. X 连锁隐性遗传

BMF[152]。实际上，FA 在最初被诊断为 AA 的病例中占相当大的比例，并且这两种疾病很难鉴别。

对疑似 FA 患者的评估应包括完整的家族史，体格检查和适当的诊断性检查。还建议对可能是 FA 携带者的父母和兄弟姐妹进行评估，即使他们并没有表现出疾病体征。FA 的诊断试验是基于评估患者暴露于烷化剂（通常是二环氧丁烷或丝裂霉素）后外周血 T 细胞或皮肤成纤维细胞的染色体脆性[2]。确诊后，其他实验室检测还包括互补组分析和突变分析，两种检测均在专业实验室进行。互补组分析包括将已知的正常 *FANC* 基因系列导入 FA 患者的细胞，以确定哪种 FANC 蛋白使细胞生长和染色体断裂正常化。对互补组的评估有助于缩小使用测序和突变分析评估的基因范围。

4. 病理

骨髓表现：骨髓中的形态学表现是非特异性的。骨髓最初是细胞性的，但三个谱系均能表现出进行性发育不全，通常出现在 10 岁之前（图 54-6）[153]。虽然发育异常不是 FA 的特征，但患者经常继发进展为 MDS 或 AML。进行骨髓活检时，建议对异型增生进行形态学评估、原始细胞计数和细胞遗传学研究。

5. 治疗

大约 50% 的 FA 患者最初对雄激素有反应，尽管雄激素治疗有明显的不良反应，如肝毒性、痤疮和行为异常。生长因子也可使一些患者受益[154]。许多患者最终对支持治疗无效，同种异体 HSCT 为骨髓再生障碍性贫血提供了一种潜在的治疗方法，同时降低了发生 MDS 和（或）AML 的风险。低剂量放射治疗通常是安全的造血干细胞移植准备方案。

6. 预后

从既往病历来看，FA 患者的中位生存时间为 14～25 年，生存时间差异可能源于 FA 患者的表

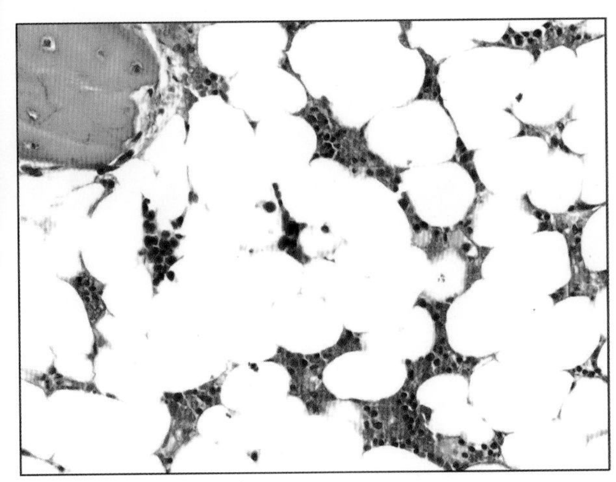

▲ 图 54–6 一例患有范可尼贫血的 5 岁男孩

其骨髓明显为低细胞型（细胞约占 5%），该患者在 10 岁时进行了骨髓移植

型差异很大。某些表型与较好的预后相关[155]。血细胞计数低或骨髓细胞遗传学异常的患者预后相对较差，在 25 岁前约 10% 的患者会发展为急性白血病，约 5% 的患者发展为 MDS[156]。HSCT 通过改善 BMF 和降低患恶性血液病的风险从而提高生存率；然而，即使在成功进行 HSCT 后，FA 患者发展为实体瘤的风险仍有增加，应定期进行监测[157]。

（二）先天性角化不良

1. 背景和病理生理学

1910 年首次报道了 DKC 的特征，即口腔黏膜白斑、指甲营养不良、颈部和上胸部的花边网状色素沉着的典型三联征[158]。与 FA 不同，大多数异常特征在出生时不存在且随年龄增长而发展。DKC 患者可发展为 BMF 并且易患癌症，包括血液系统恶性肿瘤如 MDS 和 AML，以及实体瘤尤其是头颈部和肛门生殖器区域的鳞状细胞癌。

DKC 的病因尚不完全清楚；然而，几乎所有患者都存在端粒缩短[159]。端粒是真核染色体末端的串联 TTAGGG 重复序列，可保护遗传物质的完整性。端粒的长度随着细胞的分裂而减少，当端粒变得太短时，会导致基因组的不稳定，从而导致突变率增加，并使细胞更易于发生肿瘤。因此，细胞具有限制端粒缩短的端粒维持机制。大约 60% 的 DKC 患者在已知编码这些端粒维持蛋白的九种基因之一中具有突变[160]，包括 *DKC1*、*TERT*、*TERC*、*NHP2*、*NOP10*、*WRAP53*、*TINF2*、*CTC1* 和 *RTEL1*。在其余的 DKC 病例中，病因尚不明确。

2. 流行病学

先天性角化不良可能是常染色体显性遗传，常染色体隐性遗传或 X 连锁遗传，有些患者还存在新生胚系突变[160]。该病诊断时的中位年龄约为 15 岁（范围 0—75 岁）。男性更容易患病，男女比例约为 3∶1[161]。

3. 临床表现

DKC 的初步诊断主要基于临床表现。与其他形式的遗传性 BMF 不同，许多 DKC 患者在青少年或成年时才被诊断出来，因为口腔黏膜白斑、指甲营养不良和颈部 / 上胸部异常色素沉着的典型临床三联征在疾病后期才会出现。其他临床表现可包括过早衰老、肺纤维化、身材矮小、免疫缺陷、牙齿异常、食道狭窄、泪道和（或）尿道狭窄、骨质疏松症、股骨或肱骨缺血性坏死、眼球异常和肝硬化[162]。

尽管皮肤和指甲变化的三联征被认为有助于诊断 DKC，但是验证端粒长度缩短可用来确诊疾病。通过荧光原位杂交（流式 FISH）的流式细胞术检测白细胞是测量端粒长度的首选方法[163]。尽管仅能在约 60% 的 DKC 患者中发现致病突变，突变分析可用于进一步确认诊断。

4. 病理

骨髓表现：与 FA 一样，骨髓最初是细胞性的，接着三个谱系逐渐显示发育不良（图 54–7）[164, 165]。发育不良不是 DKC 的特征；然而，患者可能会发展为 MDS 或 AML，如果进行骨髓活检，建议同时进行发育不良的形态学评估和原始细胞计数。

5. 治疗

伴随 BMF 的 DKC 患者其治疗指南以下列参数为基础：血小板计数 30×10^9/L，中性粒细胞绝对数＜ 1×10^9/L，血红蛋白＜ 80g/L。同种异体 HCT 仍然是唯一的治愈性疗法，应该是有 BMF 和 MSD 患者最重要的治疗方案。在没有合适的 MSD 的情况下，必须考虑 HCT 的替代供体来源并且可以使用雄激素。雄激素羟甲烯龙可以从 0.5～1mg/（kg · d）开始，反应时间长达 2～3 个月；需要密切监测雄激素相关的不良反应，如肝转氨酶升高和肝腺瘤。

6. 预后

先天性角化不良是一种预后不佳的多系统疾病，平均生存期为 30 年，大多数死因为感染、出

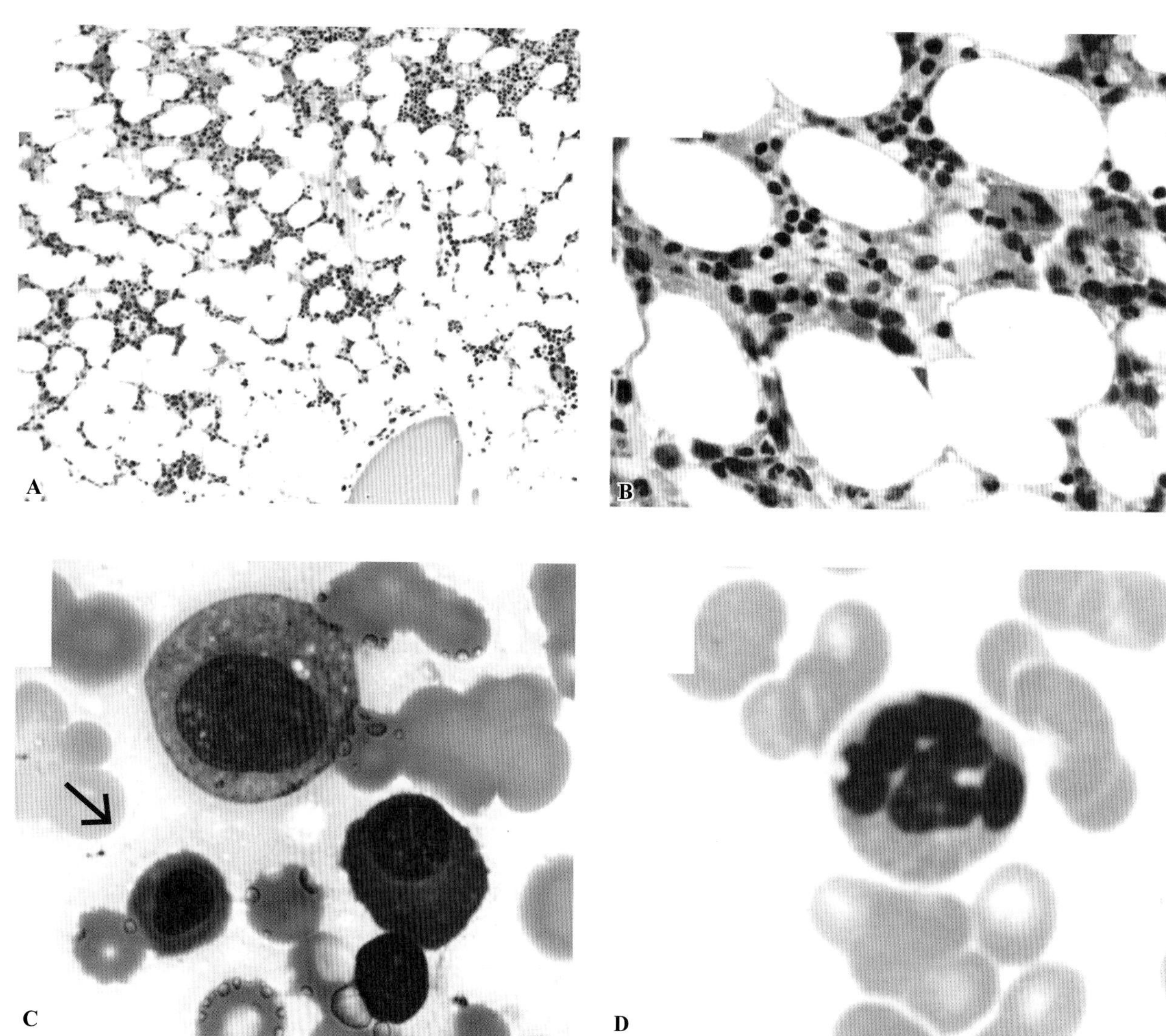

▲ 图 54-7　一例患者有先天性角化不良伴发骨髓增生异常综合征的 13 岁男孩

骨髓活检显示为骨髓细胞减少（A：HE，10×；B：HE，40×）；在少细胞型骨髓的抽吸物中观察到红细胞前体（箭；C）和粒细胞（D）的发育不良变化

血及恶性肿瘤。在 DKC 登记患者中，大约 70% 的病例死于 BMF 或其并发症，这些死亡发生在中位年龄 16 岁。治疗干预主要是姑息性治疗，但 BMF 的骨髓和干细胞移植试验取得了不同程度的成功。患者个体的临床表型各不相同，表明其他遗传或环境因素也可能起作用。与常染色体显性遗传型相比，X 连锁和常染色体隐性遗传型的预后更差 [160]。

（三）先天性纯红细胞再生障碍性贫血

1. 背景和病理生理学

Diamond–Blackfan 贫血是一种罕见的先天性发育不良性贫血，最早于 1936 年由 Josephs 描述，但在 1938 年由 Diamond 和 Blackfan 更广泛地描述。该病通常出现在婴儿期。患者有大细胞性贫血，白细胞计数正常或略有减少，但也可能有各种其他异常，包括肌肉骨骼畸形、小头畸形、先天性白内障、泌尿生殖系统和心脏缺陷 [166, 167]。

DBA 是一种核糖体疾病，被认为是由特定核糖体蛋白产生不足引起的。大约 50% 的患者携带导致核糖体功能缺陷的突变，在其余病例中，该病的遗传基础尚不清楚 [168, 169]。核糖体是将 mRNA 翻译为蛋白质的细胞结构，由大小亚基组成。DBA 可由大亚基（*RPL5*、*RPL11*、*RPL35A*）或小亚基基因（*RPS7*、*RPS10*、*RPS17*、*RPS19*、*RPS24* 和 *RPS26*）的突变引起 [170]。*RPS19* 是最常见的突变基因，占 DBA 病例的 25%[171]。各种核糖体蛋白参与核糖体的翻译、组装或稳定，但其具体功能尚不清楚。另外，这些蛋白质中的一部分似乎参与细胞内信号转导、细胞分裂的调节以及细胞凋亡。动物模型显示低增生性贫血、生长迟缓和结构异常[172-174]，表明 DBA 的血液学表现可能是红细胞生成的内在缺陷，细胞凋亡增加或红细胞成熟异常模式的结果[175]。细胞分裂和细胞凋亡调节的异常可能导致影响 DBA 患者健康的其他问题。

2. 流行病学

DBA 通常在 10 岁以前发生，诊断的中位年龄为 12 周[167]。大量病例发现有新的突变，在家族病例中，遗传模式通常是常染色体显性遗传。

3. 临床表现

年轻患者表现为贫血和网织红细胞减少，平均红细胞体积增加，胎儿血红蛋白和红细胞腺苷脱氨酶增加。血液学异常通常伴随着肌肉骨骼畸形，出现这种临床症状应考虑 DBA 的诊断，特别对于有该疾病家族史的患者[154]。DBA 的肌肉骨骼畸形包括面部畸形，称为“Cathie 面容”，其特征是鼻子短、鼻梁宽、眼距宽、上唇厚。患者还可能有三指拇指、小头畸形、先天性白内障和泌尿生殖系统及心脏缺陷。

诊断通常是基于典型的临床和实验室特征，在大约一半患者中通过突变分析得到确诊。DBA 的鉴别诊断包括儿童期短暂性幼红细胞减少症（transient erythroblastopenia of Childhood，TEC）。DBA 和 TEC 很容易根据临床和实验室结果鉴别；由于 TEC 是暂时性的，TEC 患者无先天性异常，其实验室检测结果显示平均红细胞体积正常，胎儿血红蛋白水平或红细胞腺苷脱氨酶活性无增加[176]。

4. 病理

骨髓表现：骨髓显示红系前体细胞选择性缺失（图 54–8）。骨髓表现出全谱系的成熟，巨核细胞的数量和形态正常。年幼 DBA（和 TEC）患者的骨髓可能显示出幼 B 细胞（成血细胞）增加，可能在形态学上类似淋巴母细胞白血病；然而，使用流式细胞术分析可以将成血细胞与淋巴母细胞区分开来[92]。虽然 DBA 主要是红细胞减少性疾病，但老年患者偶尔会出现中性粒细胞减少症和血小板减少症，而骨髓则可能表现出三系发育不全[177]。流式细胞术未发现表型异常，尽管基本上没有红细胞前体。

5. 治疗

DBA 的治疗主要为支持治疗。高达 79% 的患者对皮质类固醇有反应[154]。类固醇起始剂量为 2mg/（kg·d），建议最大维持剂量为 0.5mg/（kg·d）。一个月内对类固醇治疗无缓解的患者被认为是类固醇难治性，需接受输血支持治疗。

HSCT 是激素难治性 DBA 患者的一种治疗选择。国际骨髓移植注册中心进行的一项涉及 61 例

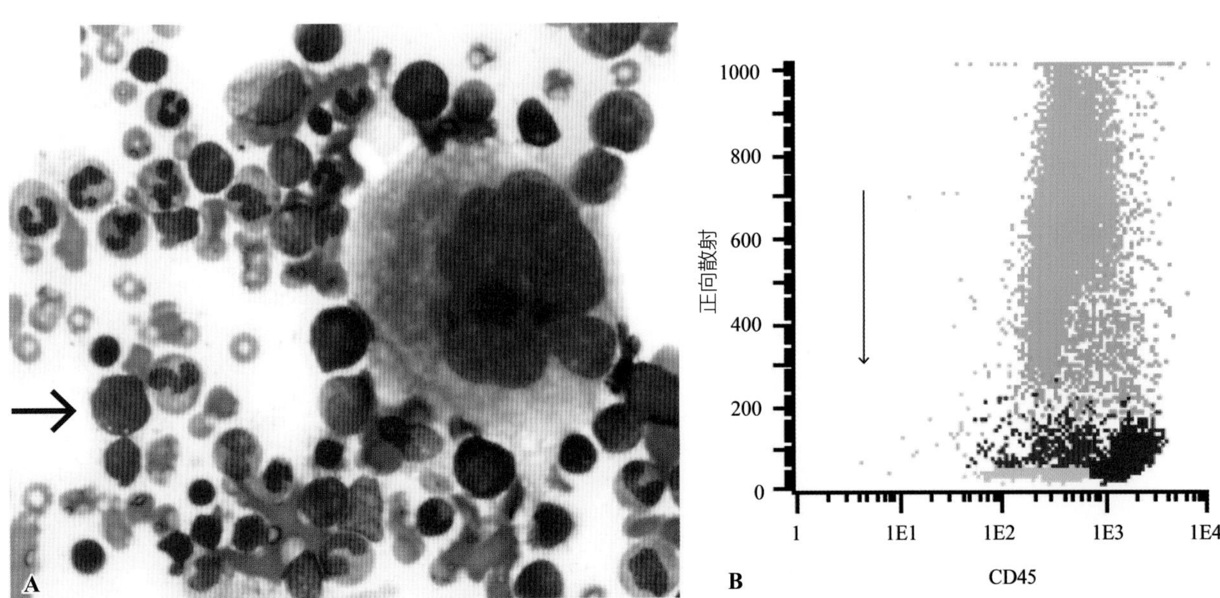

▲ 图 54–8　一例患有 Diamond－Blackfan 贫血的 3 岁男孩，该患者为 RPS19 新生突变且有输血依赖性
A. 移植前骨髓活检抽吸物显示红细胞前体非常罕见（箭；50×）；B. 流式细胞术分析显示表型正常的骨髓实质上缺乏红细胞前体（箭）

DBA 患者（41 例 HLA 相合同胞捐献者，8 例非同胞亲属捐献者和 12 例无关捐献者）的大型研究显示，1 年和 3 年生存率分别为 67% 和 63%。与接受无关捐献者移植的患者相比，接受同胞捐献者移植的患者 1 年（78% vs 45%）和 3 年生存率（76% vs 39%）更高 [178]。

6. 预后

MSD 的治疗效果非常好，尤其对于＜ 10 岁的患者。与一些其他遗传性 BMF 综合征不同，DBA 与血液恶性肿瘤的风险增加无关，因此虽然 HCT 可改善红细胞生成，但它不能对 MDS 或 AML 的发展起预防保护作用。因此，匹配的无关的 HSCT 最好保留给要接受常规输血的类固醇难治性 DBA 患者。

四、结论

BMF 综合征是一组临床和生物学上的异质性疾病。这些疾病性质复杂，特征重叠，对诊断和治疗均有一定挑战。诊断检测、分子筛查、替代治疗，以及专家医师之间合作方面的改进均极大地增加了我们对这些疾病的理解，从而在一定程度上改善了 BMF 患者的生存率。使用新技术鉴定新的分子靶点及开发靶向治疗可能会进一步提高疗效。

第 55 章　骨髓增殖性肿瘤：慢性粒细胞白血病、真性红细胞增多症、原发性血小板增多症与原发性骨髓纤维化

Myeloproliferative Neoplasms: Chronic Myelogenous Leukemia, Polycythemia Vera, Essential Thrombocythemia, and Primary Myelofibrosis

Raoul Tibes　Ruben A. Mesa　著

杨梦祺　李国强　译　　刘雅洁　李增军　校

一、骨髓增殖性肿瘤的概述和分类

骨髓增殖性肿瘤（myeloproliferative neoplasms，MPN）是造血多能干细胞克隆性增殖引起的一组疾病，主要为一系或者多系骨髓造血细胞不断异常的增殖。1951 年，William Dameshek 根据临床和骨髓的变化特点首先提出了这一概念[1]。2001 年世界卫生组织（WHO）对 MPN 分类，2008 年[2]和 2016 年[3]两度更新。MPN 主要被分为 5 类，表 55–1 进行了汇总（急性粒细胞和淋巴细胞白血病被单独分类）（见第 43 章）。MPN 分为经典型和非典型，经典型包括慢性粒细胞白血病（CML）、真性红细胞增多症（polycythemia vera，PV）、原发性血小板增多症（essential thrombocythemia，ET）和原发性骨髓纤维化（primary myelofibrosis，PMF）；非典型包括慢性中性粒细胞白血病（chronic neutrophilic leukemia，CNL）、非特指型慢性嗜酸性粒细胞白血病（chronic eosinophilic leukemia not otherwise specified，CEL–NOS）、肥大细胞增多症（mastocytosis，MS）和未分类的 MPN[3]。本章主要讨论 4 种经典型 MPN 及罕见的非典型 MPN。

随着费城（Ph）染色体及对应 t（9：22）染色体易位的发现，CML 有了新的定义，这一事件标志着我们对肿瘤的认识达到分子水平[4]。这也是对染色体易位的首次描述，易位引起 *BCR-ABL1* 融合基因和相应蛋白产生，激活 ABL1 激酶，造成粒细胞增殖[4]。*BCR-ABL1* 易位是确诊 CML 的必备条件之一。CML 的生物学特征也让我们充分理解了细胞受体和细胞内酪氨酸激酶［ABL1 是一种非受体型（细胞内）酪氨酸激酶］激活下游信号并促进细胞生长[4]。在慢性粒 – 单核细胞白血病（chronic myelomonocytic leukemia，CMML）、CEL 和系统性肥大细胞增多症（systemic mastocytosis，SM）等各种粒细胞增生性疾病中发现的突变，都可能涉及酪氨酸激酶的激活[5]，这表明酪氨酸激酶激活是 MPN 和其他血液系统肿瘤中普遍的致病机制。重要的是，*JAK2V617F* 和其他基因 / 激酶阳性（见下文关于真性红细胞增多症、原发性血小板增多症和原发性骨髓纤维化的突变和发病机制部分）将导致细胞无限增殖，该特点将其与反应性疾病区分开来。疾病相关的突变如 *JAK2V617F*，现已纳入 2008 年 WHO MPN 诊断标准（表 55–1）。这些突变的激酶和基因可作为靶向治疗的潜在靶点，未来也可能成为预测疾病预后的标志物。

二、慢性粒细胞白血病

（一）流行病学和分子背景

慢性粒细胞白血病约占成人白血病的 15%，美

表 55-1　2008 年世界卫生组织（WHO）关于继发性真性红细胞增多症（PPV）、原发性血小板增多症（ET）和原发性骨髓纤维化（PMF）的诊断标准

	继发性真性红细胞增多症	原发性血小板增多症	原发性骨髓纤维化
主要标准	①男性血红蛋白＞185g/L，女性血红蛋白＞165g/L 或其他红细胞体积增大的证据 * ② *JAK2V617F* 或其他功能相似的突变（如 JAK2 外显子 12 突变）	①血小板计数持续＞450×10^9/L^ ②骨髓活检显示以巨核细胞系为主的增生，伴增大且成熟的巨核细胞增多；中性粒细胞或红细胞无显著增加或核左移 ③不符合 PV †、PMF ‡、CML §、MDS ¶，或其他骨髓肿瘤的 WHO 诊断标准 ④ *JAK26117V617F* 或其他克隆性标志物阳性（如 *MPL515W* ＞ *L/K*、*CALR*）；或克隆性标志物阴性，没有反应性血小板增多症的证据	①存在巨核细胞增生和非典型增生 **，伴有网硬蛋白和（或）胶原纤维化，或缺少显著的网硬蛋白纤维化，巨核细胞变化伴有骨髓细胞增多和粒细胞增生，且红细胞生成减少（即细胞纤维化前期疾病） ②不符合 PV ††、CML‡‡、MDS §§，或其他骨髓肿瘤的 WHO 诊断标准 ③ *JAK26117V617F* 或其他克隆性标志物阳性（如 *MPL515W* ＞ *L/K*、*CALR*）；或克隆性标志物阴性，无炎症或其他肿瘤性疾病导致骨髓纤维化的证据 ¶¶
次要标准	①骨髓活检发现，增生成熟的三系骨髓细胞增多（全骨髓增生症） ②血清促红细胞生成素水平低于正常参考范围 ③体外形成内源性红细胞集落		①白细胞成纤维细胞病 ②血清乳酸脱氢酶（LDH）升高 ③贫血 ④脾大
诊断意见	诊断需要同时满足主要标准和 1 个次要标准，或满足第 1 个主要标准和 2 个次要标准	诊断需要满足所有 3 个主要标准和 2 个次要标准	诊断需要满足所有 3 个主要标准和 2 个次要标准

*. 血红蛋白或红细胞容积高于参考范围上限的第 99 百分位值，除外年龄、性别、居住海拔高度的影响；或男性高于 17g/dl，女性高于 15g/dl，如果从个体基线持续增高至少 20g/L，且不能归因于缺铁纠正或红细胞数量升高超过参考范围的 25%

†. 如果血清铁蛋白减少，补铁未能将血红蛋白增加至真性红细胞增多症范围。真性红细胞增多症诊断的排除是基于血红蛋白和红细胞比容，红细胞计数非必需

‡. 无网状蛋白或胶原纤维化，外周血白细胞增多，或超细胞骨髓年龄并伴巨核细胞典型形态的 PMF

§. BCR–ABL 阴性

¶. 无红细胞生成障碍和粒细胞生成障碍

^. 排除反应性血小板增多症（如缺铁、脾切除术、手术、感染、炎症、结缔组织疾病、转移癌和淋巴增殖障碍）

**. 由小到大具有异常核的巨核细胞：胞质比异常，细胞核深染、球状或不规则折叠及密集浓聚

††. 如果血清铁蛋白减少，补铁未能将血红蛋白增加至真性红细胞增多症范围。真性红细胞增多症诊断的排除是基于血红蛋白和红细胞比容的水平。红细胞计数非必需

‡‡. BCR–ABL 阴性

§§. 要求无红细胞生成障碍和粒细胞生成障碍

¶¶. 继发于感染、自身免疫性疾病、慢性炎症、毛细胞白血病、淋巴肿瘤、转移性恶性肿瘤、毒性（慢性）骨髓病变

CML. 慢性髓系白血病；MDS. 骨髓增生异常综合征（经 Macmillan Publishers Ltd. 许可转载，引自 Tefferi 和 Vardiman，2008[2]）

国每年约 5000 人确诊该病[6]，发病率约为 1.5/10 万，男女比率为 1.5∶1[1]。中位年龄 67 岁。多年来，CML 的发病率相对稳定，尽管口服酪氨酸激酶抑制药（TKI）不断发展，患病率仍有所增加，2015 年有 80 000～100 000 例患者确诊 CML[7]。

慢性粒细胞白血病是由 9 号染色体的 *ABL* 基因和 22 号染色体的 *BCR* 基因易位引起的异常增殖性疾病，平衡易位产生 Ph 染色体[8, 9]。CML 祖细胞是一种多能造血干细胞。*BCR-ABL* 融合基因能够激活酪氨酸激酶，进而促进增殖、抑制分化和凋亡，最终导致骨髓细胞恶变[10]。*BCR-ABL* 融合基因 / 蛋白在 CML 发病初期即可发现，与 MPN 中的 *JAK2V617F* 相反，*JAK2V617F* 可能在疾病进展中出现（框 55–1）。

（二）临床表现和诊断

CML 自然病程通常分为两个阶段或三个阶段：初始的慢性期、随后的加速期，以及急变期。CML

框 55-1　世界卫生组织 2008 年髓系肿瘤分类修订版

- 急性髓系白血病（AML）及相关恶性肿瘤
- 骨髓增生异常综合征（MDS）
- 骨髓增殖性肿瘤（MPN）
  - 慢性髓系白血病（CML），BCR-ABL1 阳性
  - 真性红细胞增多症（PV）
  - 原发性血小板增多症（ET）
  - 原发性骨髓纤维化（PMF）
  - 慢性中性粒细胞白血病（CNL）
  - 非特指型慢性嗜酸粒细胞性白血病（CEL-NOS）
  - 肥大细胞增多症（SM）
  - 不可分类的骨髓增殖性肿瘤（MPN-u）
- 骨髓增生异常综合征 / 骨髓增殖性肿瘤（MDS/MPN）
  - 慢性粒 - 单核细胞白血病（CMML）
  - 幼年型粒 - 单核细胞白血病（JMML）
  - 非典型慢性髓系白血病，BCR-ABL1 阴性
  - 不可分类的骨髓增生异常 / 骨髓增殖性肿瘤（MDS/MPN-u）
  - 环形铁粒幼细胞性难治性贫血伴血小板增多型（暂定分型）
- 髓系和淋巴系肿瘤伴有嗜酸性粒细胞增多症及 PDGFRA、PDGFRB 或 FGFR1 异常
  - 髓系和淋巴系肿瘤伴 PDGFRA 重排
  - 髓系肿瘤伴 PDGFRA 重排，主要分为 5 个类型
  - 髓系和淋巴系肿瘤伴 FGFR1 异常

引自 Vardiman 等，2009 [11]

病程多变，未经治疗的 CML 通常在 3～7 年（中位时间 4 年）内进展 [6]。

20%～50% 的患者初始无症状，因其他原因进行相关检查而被确诊，90%～95% 的患者诊断时处于慢性期。CML 常见的症状包括疲乏、不适感、体重下降、早饱感、多汗，以及脾大所致的腹痛。淋巴结、皮肤和软组织受累罕见。当外周血涂片显示白细胞增多、髓系细胞（即骨髓细胞、晚幼粒细胞、中性粒细胞）核左移，应首先考虑诊断 CML。嗜碱性粒细胞绝对值增高和血小板异常升高是 CML 的另一特征。MPN 和 ET 的诊断须排除 CML。约 50% 的 CML 患者会出现正细胞正色素性贫血。CML 的确诊还需要通过常规细胞遗传学、荧光原位杂交（FISH）或反转录聚合酶链反应（RT-PCR）检测 *BCR-ABL* 融合基因或费城染色体 [12]。FISH 或 PCR 不能代替传统的核型分析，因为前两者不能检测到额外的克隆或罕见的染色体易位。骨髓穿刺和骨髓活检在诊断时至关重要，用以明确疾病处于慢性期还是晚期 [13]。

（三）治疗进展

在 TKI 之前，CML 患者的治疗选择羟基脲（HU）、白消安或干扰素（IFN）。干扰素 α-2a 单药治疗可使 25%～30% 患者达到细胞遗传学的完全缓解 [14]，与阿糖胞苷联合化疗是标准的治疗方案。异基因造血干细胞移植（allo-HSCT）作为可治愈的手段仅适用于年轻患者 [15, 16]。

基于 BCR-ABL 易位导致激酶活化的发病机制，抑制激酶活性的甲磺酸伊马替尼（以前称为 ST1571）应运而生，这标志着 CML 的治疗进入分子靶向阶段 [17]。甲磺酸伊马替尼的发现及临床应用将 CML 转变为慢性可控的疾病，使 CML 患者的长期无进展生存期（PFS）和总生存期（OS）显著提高 [18, 19]。

关于伊马替尼的第一项大型多中心临床试验入组 1106 例未经治疗的 Ph（+）CML，入组患者均为慢性期，随机分为伊马替尼组（400mg/d）和干扰素联合阿糖胞苷组。伊马替尼显著改善了所有研究终点，包括血液学和细胞遗传学缓解；治疗后 18 个月，伊马替尼组的主要细胞遗传学缓解（major cytogenetic responses，MCyR）率为 87.1%，而干扰素联合阿糖胞苷组为 34.7%（$P < 0.001$）；完全细胞遗传学缓解（complete cytogenetic responses，CCyR）率分别为 76.2% 和 14.5%（$P < 0.001$）；主要分子学缓解率（major molecular responses，MMR；定义为 12 个月时 *BCR-ABL1* 转录水平降低 ≥ 3-log，或 *BCR-ABL* < 0.1%）分别为 57% 和 24%（P=0.003）[18, 19]。随后的分析证明分子和细胞遗传学完全缓解的患者有更好的长期预后 [20]。因此，第二代 BCR-ABL TKI 相关的临床试验以 CCyR 和 MMR 作为研究终点 [21, 22]。治疗后 12 个月达到 MMR 的患者的无事件生存（event-free survival，FES）率显著高于未达 MMR 的患者：治疗后 84 个月两组的 FES 分别为 91% 和 79.4%，P=0.001；达到和未达 MMR 的 FES 分别为 94.9% 和 75.3%，$P < 0.001$。与未达 MMR 的患者相比，12 个月（99% vs 89.9%，P=0.0004）和 18 个月（99.1% vs 90.1%，$P < 0.001$）达 MMR 的患者随访至 84 个月时，进展至加速期和急变期的患者数也有所减少。患者治疗早期达到 MMR（12～18 个月），与治疗后 60 个月的预后改善相关，对于达 CCyR 及 MMR 的患

者、达CCyR未达MMR的患者、未达CCyR的患者，进展至加速期和急变期的比例分别为0%、2%、13%。其他研究也显示，越早达到MMR的患者，预后越好[20, 23]。据此得到了完全缓解、部分缓解和治疗失败的标准[13]。目前，临床医师可通过血液或骨髓检测患者的*BCR-ABL*转录组基因表达量明确患者的缓解情况，及早进行合理的干预。

随着分子水平研究的深入，第二代TKI应运而生，包括对BCR–ABL具有更强特异性和有效性的尼洛替尼，以及有效对抗BCR–ABL并靶向伊马替尼下游激酶的达沙替尼[24]。已有大型随机研究针对CML慢性期患者进行尼洛替尼（ENESTnd试验）和达沙替尼（DASISION试验）治疗研究，对比伊马替尼的治疗疗效。两种药物在实现MMR或CCyR方面均优于伊马替尼。在ENESTnd试验中，尼洛替尼300mg每天2次和400mg每天2次，治疗12个月后的MMR率分别为44%和43%，伊马替尼组为22%（两组比较$P < 0.0001$）。尼洛替尼300mg和400mg的CCyR分别为80%和78%，尼洛替尼300mg和400mg的完全分子缓解（CMR）率分别为26%和21%，伊马替尼为10%[22]。所有组生存率相似，但尼洛替尼的CML相关死亡发生率较伊马替尼低[22]。尽管许多试验数据定期有所更新，尼洛替尼仍然显示出比伊马替尼具有优势。最近数据显示，随访5年尼洛替尼的MMR率为77%，伊马替尼为60%（$P < 0.0001$）。达沙替尼在前期研究中显示出和伊马替尼相似的疗效：在DASISION试验中，随访至第18个月，达沙替尼的CMR为13%，伊马替尼为7%，很明显达沙替尼取得了更好的MMR率（P=0.0002）[21, 25]。达沙替尼相关研究的5年数据显示，达沙替尼MMR为76%，伊马替尼为64%（P=0.002）。重要的是，CML慢性期患者使用BCR–ABL特异性TKI治疗，在用药后的5～6年生存率达85%～90%（IRIS试验），在DASISION试验和ENESTnd试验中伊马替尼的5年OS达92%；达沙替尼的5年OS为91%（DASISION）[26]，尼洛替尼300mg和400mg的5年OS分别为94%和96%（ENESTnd）[27]。这些研究结果都显示出比以往更快的缓解，一些专家建议尼洛替尼和达沙替尼应作为CML慢性期患者早期治疗的首选。然而，鉴于伊马替尼较高的OS和耐受性，许多专家及NCCN或ELN指南建议伊马替尼也可用于CML慢性期患者的早期治疗。伊马替尼（具有预期的药物经济效益）及第二代BCR–ABL TKI的毒性大多数表现为心血管相关毒副反应。与伊马替尼相比，尼洛替尼的脑血管疾病、心脏缺血和外周动脉疾病的发生率较高：尼洛替尼300mg、400mg，以及伊马替尼的以上疾病发生率分别为7.5%、13.4%和2.1%。尼洛替尼组的高胆固醇血症发生率为27%，伊马替尼组为4%；各组中新发或加重的血糖升高发生率分别为50%、53%和31%。伊马替尼的不良反应主要是液体潴留，发生率较高[28]。

过去几年批准的其他BCR–ABL TKI，包括博舒替尼（bosutinib）和帕纳替尼（ponatinib），可作为既往治疗失败的任何阶段的CML的二线治疗。值得注意的是，尽管帕纳替尼在BCR–ABL抗性突变（T315I突变）的患者中尤为有效，但是，心血管不良反应频发，用药期间需严密监测，尤其对于存在心血管基础疾病的患者更需要积极治疗[29]。

（四）治疗的分子检测

在TKI发展的同时，相关分子检测也快速发展，*BCR-ABL1*基因融合可以通过特异性引物行RT–PCR实验进行检测[30, 31]。TKI治疗期间，*BCR-ABL1*转录水平会逐渐降低，甚至达到PCR无法检测的水平（MMR为4.5或更低）。*BCR-ABL1*转录水平降低标志着治疗有效，如果没有降低则意味着治疗失败或疾病进展，需要进一步的临床干预。TKI治疗失败的最常见原因是不遵医嘱用药，但也不排除*BCR-ABL1*突变所致的TKI耐药，所以应接受*BCR-ABL1*突变检测。在治疗开始的2～3年，每3个月按照国际标准（IS）行RT–PCR（QPCR即定量PCR）检测*BCR-ABL1*转录水平。最佳缓解的标准包括开始治疗后3个月*BCR-ABL* < 10%，6个月*BCR-ABL* < 1%，12个月MMR < 0.1%。治疗失败的标准是开始治疗后6个月*BCR-ABL*持续 > 10%，12个月*BCR-ABL* > 1%（未达MMR）。如果不能进行检测，则需要从细胞遗传学缓解的标准进行评估，治疗后3个月部分细胞遗传学缓解< 35%或6个月完全细胞遗传学缓解是最佳的[31]。

（五）停止酪氨酸激酶抑制药治疗的标准

*BCR-ABL1*的水平越低，说明疾病缓解越佳，第二代TKI的缓解率高于伊马替尼。在几项关键的

临床试验中，尼洛替尼 300mg、400mg（均每天 2 次）和伊马替尼治疗分别有 54%、52% 和 31% 的患者出现 *BCR-ABL1* 对数性减少 4.5 倍（MMR 4.5 或 IS 标准上 *BCR-ABL1* < 0.0032%）。迄今为止，除参加临床试验外通常不建议患者停用 TKI。初步试验和正在进行的几项大型试验表明持续 2 年或更长时间的 MR4.5 或更低（如 MR5 或无法检测）的患者，如果暂停 TKI 治疗，35%～61% 的患者会发生分子复发[32, 33]。大多数患者再次使用 TKI 都会有第二次深度缓解，且常会有第二次 MMR。其他几项相关研究正在进行，尚无长期研究结果。综上所述，除非有其他医学原因，我们只在临床试验中停止 TKI。

（六）慢性粒细胞白血病的疾病进展及异基因造血干细胞移植的应用

当 CML 患者处于加速期或急变期，或未达 CCyR 或 MMR 则意味着疾病进展。急变期危象会导致 75% 的患者呈现粒细胞白血病表型，剩余 25% 表现为淋巴细胞白血病表型[34]。相比干扰素联合阿糖胞苷治疗，TKI 显著降低进展至加速期或急变期的概率，而第二代 TKI 与伊马替尼相比，前者进一步降低了进展至加速期或急变期的概率。PCR 检测到 *BCR-ABL1* 转录水平增长 10 倍但无细胞遗传学复发迹象意味着分子复发或进展[13]。此外，在伊马替尼或其他 TKI 耐药的患者中，约 50% 的患者检测到 *BCR-ABL* 酪氨酸激酶突变[30]。第三代 TKI 帕纳替尼，似乎有希望用于存在 *T315I* 突变的患者[29]。因此，疾病进展时进行突变检测和个体化 TKI 治疗尤为重要，及时更换不同的 TKI 治疗可能对患者有效[35]。疾病进展时，年轻患者更应考虑异基因造血干细胞移植（Allo-HSCT）这一治愈手段。

三、真性红细胞增多症、原发性血小板增多症和原发性骨髓纤维化

（一）突变与发病机制

JAK-STAT 信号通路的激活被认为是 Ph（-）MPN 的标志[36–39]。这种细胞因子活化通路驱动造血祖细胞向成熟白细胞、红细胞、血小板和单核细胞分化增殖，随着 *JAK2* 突变的发现，这些潜在的病理生理学机制逐渐清晰[36–39]。*JAK2V617F* 突变激活下游信号通路，下游通路包括信号转导子和转录激活子（STAT），它们作为主要的转录因子，参与调节驱动增殖和抑制凋亡的大量基因[36–39]。

PV 中 *JAK2V617F* 突变率接近 100%（95%～97%），ET 中为 50%～60%，PMF 中为 50%～60%[36–39]。与此相反，CML 中 *JAK2V617F* 突变率仅为 3%～13%，骨髓增生异常综合征（MDS）仅为 3%～5%，急性粒细胞白血病（AML）低于 5%，即使这些疾病大多也是 MPN 演变而来[36–39]。目前尚不清楚单基因突变（*JAK2*）如何导致 PV、ET 和 PMF 的多表型[40]。尽管 *JAK2V617F* 在骨髓增生的进展和维持中发挥重要作用，但也不除外其他基因事件可能在疾病早期发生，因此 *JAK2V617F* 是否决定疾病演变仍有争议[41]。

MPN 中其他频发的遗传学改变直接影响 JAK/STAT 通路，例如，*JAK2* 外显子 12 或促血小板生成素受体 *MPL* 突变；衔接蛋白（LNK）或下调激活信号基因（*C-CBL*）突变；参与转录表观遗传控制基因（*TE2*、*AXL1/2*、*IDH1/2*）或转录因子本身基因（*IKZF1*）突变[41]。在疾病早期发现的 *TET2* 突变可能发生在 *JAK2V617F* 突变之前[42]。50%～80% 的 *JAK2V617F* 阴性的 PV 患者中存在 *JAK2* 外显子 12 突变，几乎所有的 PV 患者中都存在某种 *JAK2* 突变，因此，建议对 *JAK2V617F* 阴性的 PV 患者进行 *JAK2* 外显子 12 突变检测[41]。

PV 患者中未发现 *MPL* 基因突变，约 1% 的 ET 和 5%～10% 的 PMF 患者存在 *MPL* 基因突变[43]，也有很多 MPN 中不存在 *JAK2V617F*。最近有研究发现了 MPN 基因组中的一个缺失片段，即大量没有 *JAK2* 或 *MPL* 突变的 MF 和 ET 患者中存在钙网蛋白（*CALR*）基因突变[44, 45]。高达 88% 的无 *JAK2* 和 *MPL* 突变的 PMF 患者中存在 CALR 突变，约占所有 PMF 患者的 25%；ET 与此相似，约 82% 的无 *JAK2* 或 *MPL* 突变的患者存在 *CALR* 突变，占所有 ET 患者的 15%～20%[44, 45]。MPN 的多种突变决定了疾病的临床表现，且与并发症和病情进展的不同相关，这也是目前正在积极研究的一个领域。为了更好地治疗疾病，治疗方案的选择主要取决于患者的临床表现和患者对治疗的需求[46]。

（二）临床表现、诊断与治疗

PV、ET 和 PMF 的年发病率分别为 1.9/10 万、

2.5/10 万和 1.5/10 万 [47, 48]。PV 好发于男性，而 ET 好发于女性 [48, 49]。尽管以上疾病可能发生在任何年龄，但 PV、ET 和 PMF 发病的中位年龄分别为 60 岁、60 岁和 67 岁 [47–50]。约 20% 的 PV 和 ET 患者、5% 的 PMF 患者，发病年龄＜ 40 岁。PV 的自然病程多变，未经治疗的有症状患者中位生存期预计为 6～18 个月。最近有研究显示 PV 和 ET 患者的中位生存期约 20 年，PMF 患者约 10 年 [51]。许多研究发现接受治疗的 ET 和 PV 患者的预期寿命接近自然寿命，这导致患病率有所下降，ET 和 PV 的患病率分别为 22/10 万和 24/10 万。据统计 2003 年美国分别有 65 243 例 PV 和 71 078 例 ET 患者 [52]。研究显示，3 种疾病均有家族聚集性，在 PV、ET 和 PMF 患者中家族成员患病率分别为 8.7%、6.0% 和 8.2% [53, 54]。

从临床治疗和表现将患者分为两组，第一组 ET 或 PV 患者，他们在疾病早期易发生血栓栓塞。微血管症状如头痛、头晕、肢端感觉异常、红斑性肢痛症、非典型胸痛 [55]，在 PV 患者中瘙痒很常见 [56]。少数 PV 和 ET 患者经过几十年转变为骨髓纤维化（MF；ET 或 PV 继发性 MF）或类似急性粒细胞白血病急变期（MPN 急变期）[57, 58]。

第二组主要是 PMF 患者，合并有其他致命性疾病，表现为更严重的症状体征和更快的进展。临床上往往难以鉴别症状明显的 PMF 和 ET/PV 继发性 MF。患者多有疲乏、盗汗、骨痛、发热和寒战、脾大、各种类型的贫血 [55]，以及缓慢进展且可转化为 AML 的骨髓纤维化。

表 55–1 列出了 2008 年 MPN 的诊断标准。对于临床上怀疑 MPN 的患者，应首先检测 *JAK2V617F* 突变。如果没有突变，PV 患者中应检测 *JAK2* 外显子 12 突变，ET 和 PMF 患者应检测 *MPL* 和 *CALR* 突变。另一个有临床意义的诊断标准是红细胞生成素水平，约 85% 的 PV 患者红细胞生成素水平低于正常。最终诊断 ET 或 PMF 需排除 PV，此外，MPN 的诊断需排除 *BCR-ABL* 阳性的 CML [3]。

四、骨髓增殖性肿瘤的危险分层与预后

PV 和 ET 最重要的危险因素是年龄＞ 60 岁和既往血栓病史。满足这两个条件则列为高危患者，需要进行治疗。PV 的低危患者是年龄＜ 60 岁，无血栓等心血管事件；中危患者为存在 1 个或多个心血管事件。ET 患者的低危患者是年龄＜ 40 岁，既往无血栓或出血病史；中危患者为年龄 40—60 岁和（或）存在心血管危险因素。在 PV [59] 和 ET [60] 患者中，白细胞增多（白细胞计数＞ 15 000 × 10^9/L）和严重的血小板增多［血小板＞（1000～1500）× 10^9/L］被认为是预后不良的危险因素。目前仍在对这些分类进一步完善和修订，表 55–2 总结了最新的风险分层模型。

根据国际动态预后评分系统（DIPSS）明确了 PMF 风险分层，根据以下因素进行评分：年龄＞ 65 岁、血红蛋白＜ 100g/L、白细胞计数＞ 25 × 10^9/L、外周血原始细胞＞ 1% 和全身症状。总评分可预测疾病进展和生存，并指导临床治疗 [61]。最近 DIPS（DIPPS 加强版；见表 55–2）扩大了评分标准，包括之前的标准和血小板＜ 100 × 10^9/L、需要输注红细胞和预后不良的染色体核型。DIPPS 加强版可用于基线和治疗开始后的疾病进展风险评估。根据 DIPSS 评分，PMF 患者的生存期，从高危组的 16 个月至低危组的 185 个月不等 [62]。

尽管 *JAK2* 突变是一个公认的 MPN 诊断标准，但对患者生存预后相关性尚未完全确定。一般来说，*JAK2V617F* 突变的 MPN 具有较强的侵袭性及更严重的临床表现（红细胞增多症、白细胞增多症和血小板增多症）[63]，可能与血栓风险增加相关 [63]。一些研究还发现 PMF 患者的白血病转化也与此有关 [64]。关于生存和 *JAK2V617F* 突变状态的数据仍存在争议。最新的 PMF 风险分层更新纳入了 *JAK2*、*MPL*、*ASXL1* 和 *SRSF2* 突变，与临床参数一起将 1.9 年、8.1 年和 15.3 年的 OS 与患者的 Int–2、Int–1 和低危类别对应起来。

五、真性红细胞增多症和原发性血小板增多症的治疗

治疗主要目的是预防原发性和复发性血栓栓塞及出血并发症（表 55–3）。所有低危或高危的患者都应积极管理心血管危险因素，PV 和 ET 患者推荐口服小剂量阿司匹林（40mg 或 75～100mg 每天 1 次，美国推荐 81mg）缓解微血管症状，降低血栓栓塞事件的发生风险 [65]。一项关于 PV 的大型随机研究显示阿司匹林能降低 PV 患者的心血管疾病死亡率、血栓形成、中风和 46% 的总死亡率 [66]。对于既往有出血并发症和血小板计数＞（1000～1500）× 10^9/L 的 PV 和 ET 患者应注意血小板过高反而会增

表 55-2　骨髓增生性肿瘤（MPN）的危险分层与预后

	IPSET（ET：3 个风险组）生存期与血栓风险	PV（4 个风险组）生存期白血病转化率	DIPSS（PMF：4 个风险组）生存期
年龄	≥ 60 岁（2 分）与< 60 岁	≥ 67 岁（5 分）、57—66 岁（2 分）、< 60 岁（0）	≥ 60 岁（1 分）与< 65 岁
白细胞	≥ 11×10^9（1 分）与< 11×10^9/L	≥ 15×10^9（1 分）与< 15×10^9/L	≥ 25×10^9（1 分）与< 25×10^9/L
血红蛋白	—	—	< 100g/L（2 分）与≥ 100g/L
全身症状	—	—	有（1 分）与无
原始细胞（%）	—	—	≥ 1%（1 分）与< 1%
既往血栓病史	有（1 分）与无	有（1 分）与无	—
风险分组评分	0 分、1～2 分、3～4 分	0 分、1～2 分、3 分、4 分	0 分、1～2 分、3～4 分、≥ 4 分

ET. 原发性血小板增多症；DIPSS. 动态国际预测评分系统；IPSET. 原发性血小板增多症血栓形成的国际预后评分；PV. 真性红细胞增多症

加出血风险，这是由于获得性血管性血友病或缺乏血管性血友病因子所致；瑞斯托霉素辅助因子有助于评估出血风险[67]。近期一项大型试验的研究结果显示：对于低危 PV 患者，除阿司匹林外，静脉切开已成为标准治疗，通过此方法可使红细胞压积（HCT）低于 0.45[68]。

对于高风险的 PV 和 ET 患者，以及那些需要进行减瘤的患者，尽管聚乙二醇干扰素 α-2a（PEG-INFα-2a）也有效，但初始治疗首选羟基脲（HU）。不推荐细胞毒素或烷化剂（如白消安、苯丁酸氮芥、哌泊溴烷）用于疾病早期治疗。如果 ET 的治疗目标是降低血小板，那么羟基脲的疗效优于阿那格雷，这一结论在一项大型随机试验中也得到了证实，在该研究中，羟基脲所致动脉血栓形成、大出血和纤维化的风险更低（表 55-3）[69]。

二线治疗

2015 年基于 RESPONSE 试验的结果，*JAK2* 抑制药鲁索替尼在美国和欧洲获批，用于不能耐受羟基脲或对其耐药的 PV 患者[70]。110 例患者接受鲁索替尼治疗，21% 达到了 HCT 控制的终点并在第 32 周脾脏体积缩小> 35%，而在接受标准治疗的对照组中（*n*=112），这一比例仅为 1%。鲁索替尼治疗的患者中有 24% 达到完全血液学缓解，而标准治疗的患者只有 9%（*P*=0.003）。在许多骨髓增生性疾病的临床试验中，症状改善> 50% 是一个重要终点，鲁索替尼治疗组中 49% 的患者症状得到改善，而标准治疗组中只有 5%。鲁索替尼治疗组中的不良反应主要是贫血和血小板减少，这与已知的鲁索替尼不良反应一致。

另一个治疗 PV 的药物是免疫调节剂 PEG-INFα-2a。该类药物可能更适合年龄< 60 岁的患者，PV 和 ET 患者对这种药物的总体反应率为 70%～95%，大多数患者能达到完全缓解（CR）。绝大多数患者 *JAK2V617F* 基因突变负荷减轻，17%～21% 的患者达到完全分子缓解[71, 72]。两项针对高危 PV 患者接受聚乙二醇干扰素或羟基脲治疗的大型随机试验分别是 PEG-INFα-2a 的 MPD-RC 112 试验和欧洲的比较 PEG-INFα-2a（AOP2014）和羟基脲的试验。细胞毒性药物如白消安或哌泊溴烷可作为最后的选择。由于这类药物可能会诱导白血病，故只用于姑息治疗[73]。

对于不能耐受羟基脲或对其耐药的 ET 患者，阿那格雷或 PEG-IFNα-2a 是年龄< 60 岁患者的有效二线选择；在老年患者中，阿那格雷或白消安、哌泊溴烷或放射性磷进行减瘤治疗均可有效减少血小板，但需注意发生白血病的风险[74]。

尽管鲁索替尼已经作为羟基脲治疗失败后的二线方案，也不能忽略 PEG-IFNα-2a 的有效性。一项研究报道 95% 的 PV 患者接受 PEG-IFNα-2a 治疗后可达到持久的完全血液学缓解（CHR）[75]。另一项研究也显示出相似的结果，PEG-IFNα-2a 治疗晚期 PV 和 ET 患者，完全血液学缓解率分别为 70% 和 76%。38% 和 54% 的患者出现分子反应，6% 的 PV 患者和 14% 的 ET 患者达到完全分子学缓解。57% 的患者症状得到改善，47% 的患者血红蛋白和 59% 的患者白细胞恢复正常，大部分患者不再需要

表 55-3 骨髓增殖性肿瘤（MPN）的治疗方案

药物和靶点	疾 病	疗 效	毒 性	参考文献
鲁索替尼	PV	HCT 及 SPLN：21% HCT：60% SPLN：38% CHR:24%	49% 的患者症状减轻至少 50%	[66]
鲁索替尼	MF	HB：14%（不依赖输血） PLAT：58%（标准的血小板增多） SPLN：44%（体积缩小） 改善全身症状 总生存提高	腹泻、乏力、骨髓抑制	[73, 75]
羟基脲	PV、ET、PMF/MF	显著降低大多数患者（> 50%）的血细胞计数；试验终点是血栓形成风险（RR）降低和 PV/ET 典型症状改善；大型试验显示 ET 患者接受羟基脲治疗与未治疗患者相比，血管相关事件从 10.7% 减少至 1.6%。在 PMF/MF 患者中主要控制血细胞计数和脾大	皮肤和黏膜溃疡、细胞减少症（包括大细胞性贫血）	[92, 93]
阿那格雷	ET	93% 的患者血小板减少 50% 或< 6×10^9/L	心血管 / 血管舒张作用、头痛、皮肤毒性	[100]
聚乙二醇干扰素 α-2a	PV、ET	PV：CHR 70%、MR 54%、CMR 14% ET：CHR 76%、MR 38%、CMR 6% PV：CHR 95%、任何 MR 90%、CMR 18%	骨骼肌肉疼痛、皮肤毒性、乏力、胃肠道症状	[68, 69]
阿司匹林	PV、ET	PV：对比安慰剂风险降低 0.4；总死亡率和心血管死亡率分别下降 46% 和 59%	出血风险增加，尤其是 ET 患者血小板>（1~1.5）$\times10^9$/L	[66]
雄激素（如达那唑）	MF	贫血：20%~44%	—	[95, 96]
沙利度胺（THAL）	MF/PMF	HB：29% PLAT：38% SPLN：41%	神经毒性、骨髓抑制、血栓栓塞事件	[97]
THAL-PRED（泼尼松）	MF/PMF	HB：62% PLAT：15% SPLN：19%	便秘、白细胞增多，神经病变、镇静状态、高血糖、视力改变、焦虑	[70]
来那度胺（LEN）	MF/PMF	HB：22% PLAT：50% SPLN：33%	中性粒细胞减少、血小板减少	[71, 72]
LEN-PRED	MF/PMF	HB：19% PLAT：n/a SPLN：10% HB：30% PLAT：n/a SPLN：42%	中性粒细胞减少、血小板减少、贫血	[71, 72]

表中列出了临床试验用于治疗 MPN 的药物。表中提供了具有代表性的临床研究，但没有提供完整的数据，试验药物没有列出和讨论

CHR. 完全血液学缓解；CMR. 完全分子缓解；ET. 原发性血小板增多症；HB. 血红蛋白；HCT. 红细胞压积；MF. 骨髓纤维化；MR. 分子缓解；n/a. 不适用；PLAT. 血小板；PMF. 原发性骨髓纤维化；PV. 真性红细胞增多症；SPLN. 脾脏

输血[72]。52% 的患者血小板恢复正常。一项比较 PEG-IFNα-2a 和羟基脲的一线试验正在进行，其结果有望阐明这两种药物中哪种更适合疾病早期的治疗。

六、原发性骨髓纤维化和真性红细胞增多症/原发性血小板增多症骨髓纤维化的治疗

原发性骨髓纤维化（PMF）和 PV/ET 后的骨髓纤维化（MF）的主要治疗目标是减轻贫血、脾大和全身症状，延缓疾病进展为骨髓增殖性肿瘤。除了异基因造血干细胞移植外，骨髓增殖性肿瘤缺乏有效的治疗方法。

根据国际动态预后评分系统或国际动态预后评分系统加强版认定的低危 PMF 患者通常不予治疗，只行观察。中危 1 级风险的患者治疗方案包括观察或选择 PV 和 ET 的常规治疗（羟基脲）。对于高危或中危 2 级风险的患者，治疗取决于临床症状，当患者出现贫血时可选择雄激素（达那唑）或类固醇（泼尼松）治疗。此外，有研究显示广泛用于多发性骨髓瘤和骨髓增生异常综合征的免疫调节剂来那度胺和沙利度胺可改善 20%～30% 的患者贫血，与类固醇联合应用效果更佳[76-78]。在这些研究中，分别有 10% 和 42% 的患者观察到血小板反应性改变和脾大改善[76-78]。

JAK2 基因突变的发现推动了 *JAK2* 抑制药的临床发展，基于两个大型随机试验的结果[79, 80]，美国食品药品管理局（FDA）和欧洲药品管理局（EMA）批准了首个用于治疗中危和高危 PMF 及 PV/ET 后 MF 的 *JAK2* 抑制药鲁索替尼。其中一项Ⅰ/Ⅱ期临床试验表明：超过 90% 以上的中晚期 PMF 患者及早期患者的全身症状得到改善，其中 50%～90% 的患者瘙痒症状得到改善或缓解，40%～60% 的患者出现脾脏缩小，50%～60% 的患者白细胞减少或恢复正常，超过 90% 的患者尤其是早期 MF 患者血小板增多得到改善[81]。随后，另外两项大型随机Ⅲ期试验也作出了类似报道。一项 *JAK* 抑制药治疗 MF 的对照研究（COMFORT Ⅰ研究）通过随机双盲的方式对比鲁索替尼和安慰剂的治疗疗效。入组 309 例患者，其中 50% 患者是 PMF，31% 是 PV 后 MF，18% 是 ET 后 MF[82]。鲁索替尼组中 42% 的患者在治疗开始后 24 周脾脏体积缩小＞35%（$P < 0.0001$），而安慰剂组中这一比例仅为 1%。通过系统评估患者症状负荷（包括腹部不适、左肋下疼痛、盗汗、瘙痒、骨骼/肌肉疼痛和早饱感）进行总体症状评分。鲁索替尼组中 46% 的患者症状负荷减轻至少 50%，而安慰剂组中仅 5%（$P < 0.0001$）[82]。在 COMFORT Ⅱ研究中，219 例患者按照 2：1 的比例随机分为鲁索替尼组和对照组，鲁索替尼 15～20mg 每天 2 次，药物剂量根据血小板计数或疗效进行调整[83]。相比 COMFORT Ⅰ研究，COMFORT Ⅱ研究中患者疾病分布相似：53% 是 PMF，31% 是 PV 后 MF，16% 是 ET 后 MF。研究的主要终点是治疗开始后 48 周脾脏体积缩小至少 35%，其中鲁索替尼组中 29% 的患者达到该研究终点，而对照组中无患者达到该研究终点（$P < 0.0001$）[79]。此外，鲁索替尼组中患者总体生活质量得到改善，全身症状有所减轻[79]。两项试验的不良反应主要表现为血小板减少和贫血。在长达 3 年的随访中，超过 80% 的患者使用鲁索替尼后病情稳定，很少有患者在鲁索替尼治疗期间进展或放弃治疗。尽管这两项研究都没有评估患者的生存情况，但鲁索替尼可能比安慰剂或目前使用的治疗方案更具有生存方面的优势[84]。因此，通过鲁索替尼抑制 *JAK2* 已成为有症状患者的首选方案。然而，并不是每个患者都能从 *JAK2* 抑制药中获益，羟基脲仍然是治疗脾大的一个选择。鲁索替尼治疗失败后，可考虑使用 *JAK2* 抑制药进行探索性治疗。对于 JAK 抑制药治疗失败的患者，治疗主要目的是缓解脾大所致的不适，脾脏切除或脾脏放射治疗能控制症状，但一般不推荐脾脏放射治疗。

2012 年已有超过 10 种 *JAK2* 抑制药进入临床研发阶段，目前还有 3 种仍在研发中，包括 Momelotinib、Pacritinib（目前美国食品药品管理局持有）和 NS-018。Momelotinib（CYT387）可改善约 50% 的贫血，57%～69% 的患者调整药物剂量后不再需要输血[85]。LY2 784 544[86]、AZD-1480、R723[87]、NS-018[88]、和 BMS-911543 是其他临床试验中初步研究的药物。Momelotinib、Pacritinib 与鲁索替尼的区别在于它们能够影响红细胞生成、减少患者对输血的需求（Momelotinib[89]），改善贫血和血小板减少症（Pacritinib）。

一项 momelotinib 的 3 期临床试验显示 momelotinib 在减轻症状和缩小脾脏方面与鲁索替尼相似，但在改善贫血和减少输血方面不如鲁索替

尼，这可能与抑制不同激酶相关。Pacritinib 的 3 期随机试验显示 Pacritinib 与最佳治疗方案（不包括鲁索替尼）相比，脾脏缩小 35% 的患者占 19.1%，最佳治疗方案中仅占 4.7%。治疗后出现缓解的比例在两组中分别为 25.0% 和 5.9%（*P*=0.0001）[90]。不幸的是，pacritinib 的毒副反应发生率较高，严重可致死亡。在对试验数据进行充分评估之前，pacritinib 的临床应用会受到限制。其他治疗药物如 mTOR 抑制药或组蛋白去乙酰化酶抑制药已经在小型研究中开始探索，结果显示这些药物能够减轻全身症状和脾大，并可能改善血细胞减少 [91–93]。

在过去的几年里，随着研究的增多，我们对 PV、ET 和 PMF 的分子机制理解更加深入。*JAK2V617F* 基因突变的发现加速了 *JAK2* 抑制药发展。早期 PV 和 ET 患者经过治疗后病情能稳定几十年。*JAK2* 抑制药的总体作用需要在骨髓增殖性肿瘤患者的长期受益和疾病改善方面进一步评估。

七、骨髓增殖性肿瘤的白血病转化

小部分 PV 和 ET [94, 95] 患者（1%～4%）[91] 及部分 PMF 患者（10 年 5%～10%）[90, 93] 在多年后会进展为侵袭性更强的 MPN，包括类似急性髓细胞性白血病的急变期，表现为骨髓或血液中幼稚细胞＞ 20%。患者的临床表现为髓内造血减少，即血细胞减少和全身症状加重。目前，导致白血病转化的分子机制尚不清楚。在骨髓增殖性肿瘤急变期有多个基因突变（如 *IDH* 和 *EZH2*）[58]。*JAK2V617F* 突变在白血病转化过程中可能会消失，这表明它在疾病进展中并不是必需的。部分研究报道异基因造血干细胞移植在急变期和转化期的疗效较好，但在一项中位总生存时间为 2～3 个月的研究中，诱导治疗的缓解情况和疗效是不佳的 [95]。治疗强度较低的调节方案可使患者总体生存率从 43% 升高到至少 90%，总体生存率的具体改变取决于研究和随访的时间 [96]。如果患者在进展到白血病之前进行异基因造血干细胞移植，则治疗效果最佳。

其他治疗方案的研究数据有限。最近一项低剂量阿扎胞苷 [97] 治疗 54 例晚期 PMF 和 PV/ET 后 MF 患者的研究显示：阿扎胞苷的总体反应率为 52%；24% 的患者达到完全缓解，中位缓解持续时间为 9 个月。在 MPN 急变期，总体反应率为 38%，较少的患者达到完全缓解。

迄今为止，没有确凿的证据及更大的对比研究证明羟基脲会增加 MPN（主要纳入 PV 和 ET 研究）转化为白血病的风险 [94, 98]，在接受羟基脲治疗前后使用烷化剂（白消安、哌泊溴烷、苯丁酸氮芥或放射性磷）的患者除外 [94, 98]。这一结论一直具有争议，我们建议读者们参考详细的综述和相关文献。阿那格雷似乎不增加白血病风险，但可能加速骨髓纤维化 [74, 99]。

八、慢性中性粒细胞白血病

慢性中性粒细胞白血病（CNL）是一种以成熟中性粒细胞显著增多为特征的骨髓增殖性肿瘤。世界卫生组织（WHO）的诊断标准是外周血白细胞＞ 25 000/μl，其中分叶核粒细胞和带状核粒细胞＞ 80%，未成熟粒细胞＜ 10% 和原始粒细胞＜ 1%，没有证据表明诊断标准包括发育不良和单核细胞＜ 1000/μl [3]。骨髓诊断标准包括骨髓细胞过多、中性粒细胞增多、原始粒细胞＜ 5%、无明显的发育不良。CNL 的诊断需要排除其他疾病，尤其是排除其他骨髓增殖性肿瘤，包括 Ph 染色体和（或）*BCR-ABL* 融合基因缺失，以及中性粒细胞增多的继发性疾病。区分 CNL 和 Ph 染色体阴性的非典型慢性粒细胞白血病（aCML）[98]，以及中性粒细胞为主的慢性粒细胞白血病（nCML）相对较难，后者大多是良性的。

CNL 似乎起源于能够自主增殖的粒细胞 – 祖细胞 [100]。男女发病率大致相当，发病年龄范围跨度较大，为 54—86 岁 [101]，中位年龄 66 岁。临床表现为体重下降、乏力、瘙痒，以及白细胞过度增殖相关的症状，但不包括发热。外周血涂片显示大量成熟中性粒细胞，极少未成熟细胞，幼稚细胞罕见。嗜碱性细胞和嗜酸性细胞也都不存在。中性粒细胞内常常含有毒样颗粒和（或）杜勒小体，而红细胞和血小板形态正常。CNL 不同于 CML，CNL 的白细胞碱性磷酸酶（LAP）活性升高，尿酸和血清维生素 B_{12} 的水平也升高。染色体核型通常是正常的，但是复发性骨髓特异性易位在诊断时或进展中也能被发现 [102]。与白细胞反应相反，CNL 与低水平的粒细胞集落刺激因子（G–CSF）相关，网硬蛋白纤维化或细胞遗传学异常可以将 CNL 与反应性白细胞增多相区分。

CNL 病程进展存在高度可变性，生存期为

1～20 年以上，高达 20% 的病例将进展为类似 CML 急变期，很少进展为骨髓增生异常。尽管没有治疗方案可以改善 CNL 的自然病程，但羟基脲是常用的一线治疗药物，在控制中性粒细胞增多、器官浸润和相关症状方面有效。CNL 的中性粒细胞不具有侵袭性，引起白细胞淤滞的可能性很小，因此减少中性粒细胞可能是非必需的。二线治疗包括阿糖胞苷、克拉屈滨、6- 巯鸟嘌呤和干扰素 α，这些药物可导致短暂的反应。既往一致认为脾切除对治疗无效。*JAK2V617F* 阳性的 CNL 个别病例已有报道 [103]。最近，在 90%～100% 的 CNL 患者 [102] 中发现了集落刺激因子 3 受体（CSF3R）基因的频发突变，这可能用于疾病的定义以及疾病诊断和未来治疗。

九、慢性嗜酸性粒细胞白血病

非特指型慢性嗜酸性粒细胞白血病（CEL-NOS）表现为嗜酸细胞前体克隆增殖。其诊断需要有细胞遗传学异常并根据 WHO 的标准排除反应性或继发性嗜酸性粒细胞增多症。异型增生可见于 CEL。外周血幼稚细胞＞ 2% 或骨髓中幼稚细胞＞ 5% 且＜ 19% 可能提示 CEL。需要与特发性嗜酸性粒细胞增多综合征（idiopathic hypereosinophilic syndrome，HES）相鉴别，HES 的嗜酸性粒细胞升高至 1.5×10^9/L 并持续至少 6 个月，常伴有终末器官损害，但无克隆和白血病标志物 [104]。有趣的是，血清维生素 B_{12} ＞ 2000pg/ml 和类胰蛋白酶增多提示融合基因存在。90% 的患者有症状，临床表现反映出嗜酸性粒细胞浸润的程度，以及从嗜酸颗粒释放的细胞因子、体液因子对多个器官的影响，器官包括心脏（Loeffoler 心内膜心肌炎、心内膜心肌纤维化、限制性心肌病、附壁血栓）、肺（肺浸润、栓塞、纤维化、积液）、肝脏、脾脏、皮肤（荨麻疹、血管性水肿、丘疹或结节）、胃肠道、神经系统（血栓栓塞、周围神经病变、嗜酸性脑膜炎）[106]。患者死亡的原因为器官衰竭和转化为侵袭性更强的恶性肿瘤。

CEL 的一个亚型（HES 也包括该亚型）是由于染色体 4q12 的中间缺失形成 Fip1-1- 血小板衍生生长因子（FIP1L1-PDGFRA）融合基因，进一步导致血小板衍生生长因子受体 α 酪氨酸激酶激活所致 [107]。该融合基因可通过 FISH 检测，染色体 4q12 的 CHIC2 位点缺失导致 *FIP1L1-PDGFRA* 融合。*FIP1L1-PDGFRA* 融合基因阳性的 CEL 和 HES 患者对小剂量伊马替尼（100mg/d）有显著反应。伊马替尼作为伴或不伴 *FIP1L1-PDGFRA* 融合基因，以及伴或不伴血清胰蛋白酶水平升高的 CEL 的一线治疗药物。对伊马替尼耐药的患者，索拉非尼或酪氨酸激酶抑制药（如米哚妥林，对 D816V KIT 突变也有活性）也显示有效。其他药物包括羟基脲、干扰素 α、克拉屈滨和环孢素。对于侵袭性疾病应考虑异体移植。

十、系统性肥大细胞增多症

系统性肥大细胞增多症（SM）的特征是肥大细胞浸润到皮肤以外的器官，最常见的是骨髓。男女发病率大致相当。诊断需要满足所有的主要标准［骨髓中 15 个或更多肥大细胞致密浸润和（或）其他真皮外器官浸润］加 1 个次要标准 [肥大细胞在组织或骨髓涂片中占 25%，816 密码子的 *C-kit* 点突变，肥大细胞表达 CD2 和（或）CD25，血清胰蛋白酶基线水平持续高于 20ng/ml]，或 3 个次要标准。SM 根据器官受累和临床表现可分为不同亚型。最常见的亚型是惰性系统性肥大细胞增多症（ISM），进展缓慢，预后良好，但 5% 的患者可以转变为更严重的亚型，尤其伴有 β_2 微球蛋白升高和 *C-kit* 突变的患者 [105]。冒烟型系统性肥大细胞增多症（SSM）表现为 B 症状、骨髓浸润＞ 30%、肝脾大和胰蛋白酶水平＞ 200ng/ml。孤立的骨髓肥大细胞增多症（BMM）中肥大细胞浸润仅局限于骨髓，不累及皮肤。

SM 相关的血液学非肥大细胞系疾病（SM-AHNMD）包括骨髓增生异常或淋巴增生性疾病，是另一类不同的疾病。罕见的侵袭性系统性肥大细胞增多症（ASM）与肥大细胞浸润引起的组织器官功能障碍有关。临床病程变化很大，生存期为 12 个月至几年。肥大细胞白血病很少见，其特征是外周血中存在超过 10% 或 20% 的未成熟肥大细胞。

肥大细胞上的干细胞因子（SCF）受体被称为酪氨酸激酶 C-kit 受体（或 CD117 受体）。C-kit 受体突变会引起 SCF 激活，进一步导致组织中肥大细胞克隆增殖。超过 90% 的 *C-kit* 突变涉及 816 密码子，包括缬氨酸取代天冬氨酸（Asp816Val）。该突变对伊马替尼耐药具有重要意义。肿瘤抑制基因 *TET2* 突变是第二常见的突变。

常用的治疗方法包括干扰素 α–2b、克拉屈滨、糖皮质激素、羟基脲。伊马替尼适用于野生型C–kit（D816V *KIT* 突变阴性）或突变状态未知的患者。具有 D816V *KIT* 突变的患者可以选择克拉屈滨、泼尼松或干扰素 α 治疗。最近一项大型研究报道了 *C-kit* 和多靶点激酶抑制药米哚妥林的治疗效果：患者总体缓解率为 60%，显著缓解达 45%，而且无论晚期 SM 亚型、*Kit* 突变状态或之前是否接受过治疗，缓解率都是相似的。中位生存时间为 28.7 个月，中位无进展生存时间为 14.1 个月 [106]。其他酪氨酸激酶抑制药（TKI）正在进行研究。达沙替尼的治疗效果并不出众，但尼洛替尼 400mg 每天 2 次对 22% 的系统性肥大细胞增多症患者有效（总共 61 例患者）[107]，尼洛替尼主要在 ASM 患者中有效，与野生型 *KIT* 相比 *KIT D816V/Y* 突变患者疗效更佳。意外的是，尼洛替尼对 KIT 突变体外活性较低。70% 的患者肥大细胞浸润和 30% 的患者胰蛋白酶水平下降 [107]。因此，米哚妥林和尼洛替尼（目前）可能是 ASM 患者的非适应证药物。

对于脾功能亢进相关的难治性细胞减少症可考虑脾切除。尽管有报道显示异基因造血干细胞移植可使疾病缓解，但并没有明显的生存优势 [108]。克拉屈滨、化疗和骨髓移植治疗肥大细胞白血病仅产生短期和较低的反应，死亡通常发生在 1～2 年内。米哚妥林在肥大细胞白血病中也有一定的疗效 [106]。手术和放射治疗是肥大细胞肉瘤和真皮外肥大细胞瘤的主要局部治疗方案，根据病变的位置和范围可以选择化疗或 TKI。

第 56 章　罕见 T 细胞淋巴瘤

Rare T Cell Lymphomas

Aleksandr Lazaryan　John Sweetenham　著

李　瑛　杨鹏飞　译　　刘雅洁　李增军　校

一、概述

自从世界卫生组织（World Health Organization，WHO）2008 年发表《造血及淋巴组织肿瘤 WHO 分类》以来[1]，随着对成熟 T 细胞和自然杀伤（NK）细胞肿瘤遗传学特征的逐步认识，2016 年修订版本中建议对这些分类进行修订[2]。更新的认识及分类新进展的相关内容也包含在此章节的相应部分。在本章节中，我们特别聚焦于 T 细胞淋巴母细胞性淋巴瘤（T cell lymphoblastic lymphoma，T-LBL），一种成人前体 T 细胞肿瘤，以及其他罕见成熟 T 细胞淋巴瘤，例如：肝脾 T 细胞淋巴瘤（hepatosplenic T cell lymphoma，HSTCL）、肠病相关性 T 细胞淋巴瘤（enteropathy-associated T cell Lymphoma，EATL）、皮下脂膜炎样 T 细胞淋巴瘤（subcutaneous panniculitis-like T cell lymphoma，SPTL），以上每个病种在具有里程碑意义的国际外周 T 细胞和自然杀伤性 T 细胞淋巴瘤组织报道中，所占比例不超过 5%[3]（图 56-1）。

这些罕见 T 细胞恶性肿瘤的临床病程可以是侵袭性的，导致总体生存差，尤其是 HSTCL、EATL，以及 SPTL 合并相关的噬血淋巴组织细胞增多症（hemophagocytic lymphohistiocytosis，HLH）（图 56-2）。因此，早期临床识别这些独特的 T 细胞淋巴瘤对于避免延误诊断、及时启动合适的治疗至关重要。本章旨在为读者提供临床医师对每一种罕见 T 细胞淋巴瘤的流行病学、诊断流程、临床病理学 / 分子预后因素和循证治疗的观点。

二、T 细胞淋巴母细胞性淋巴瘤

T 细胞淋巴母细胞性淋巴瘤是一种罕见的恶性肿瘤，占所有非霍奇金淋巴瘤（non-Hodgkin lymphomas，NHL）的 1.7%，约占所有 T 细胞 NHL 的 14%[4]。该病以男性为主（70%），发病率呈双峰型，20 岁以下和 50 岁以上均为发病高峰[5]。

像 T 细胞淋巴母细胞白血病（T cell lymphoblastic leukemia，T-ALL）一样，T-LBL 起源于未成熟的 T 淋巴母细胞，因此根据 WHO 最新命名法被归类为前体 T 细胞淋巴肿瘤[1]。尽管这两种疾病的形态学和免疫表型相似，但 T-LBL 在骨髓受累、解剖学定位和基因表达特征上有独特的模式[6]。T-LBL 和 T-ALL 之间传统的区分主要基于骨髓受累程度，T-LBL 的骨髓受累程度低于 25%。而在 80%～90% 的病例中，T-LBL 表现为前纵隔肿瘤，40%～60% 的患者同时出现胸腔积液[7, 8]。因此，T-LBL 患者经常出现咳嗽、呼吸困难，偶尔出现上腔静脉综合征。大约 70% 的 T-LBL 患者在诊断时已处于Ⅲ或Ⅳ期，其中约 1/3 的患者乳酸脱氢酶（LDH）升高[8]。中枢神经系统（CNS）的受累率高达 10%。

与 T-ALL 相比，T-LBL 的免疫表型特征并不明显。T 淋巴母细胞通常为 TdT 阳性（图 56-3），其他 T 细胞标记物（如 CD1a、CD2、CD3、CD7、CD4 和 CD8）随着 T 细胞成熟程度，表达存在差异。在 T-LBL 儿童患者中，70% 的病例报告有皮质 / 胸腺免疫表型。尽管 T-LBL 通常被认为比 T-ALL 具有更成熟的免疫表型（如表达 $CD1a^+$、$CD3^+$），但这两种疾病之间存在明显的重叠，但最近的微阵列研究显示 T-LBL 和 T-ALL 之间存在完全的基因组区别，前者的 *MLL1* 过度表达，后者的 CD47 过度表达[6]。

最近对前体 T 淋巴母细胞性疾病的研究，已

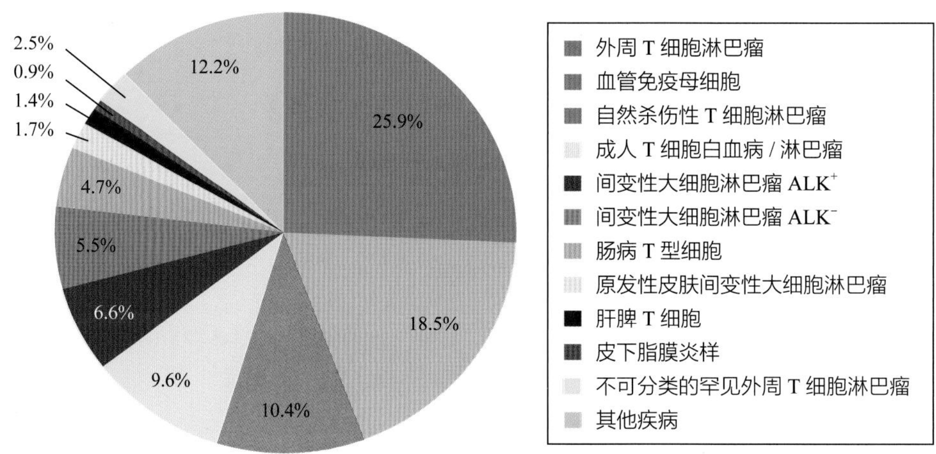

▲ **图 56-1　罕见外周 T 细胞淋巴瘤（PTCL）**

如：肠病相关 T 细胞淋巴瘤（4.7%）、肝脾 T 细胞淋巴瘤（1.4%）、皮下脂膜炎样 T 细胞淋巴瘤、ALCL 和间变性大细胞淋巴瘤，在国际外周 T 细胞和自然杀伤性 T 细胞淋巴瘤组织研究的 1314 例患者中流行病学分布特点；经美国临床肿瘤学会许可转载，引自 Vose，2008[3]

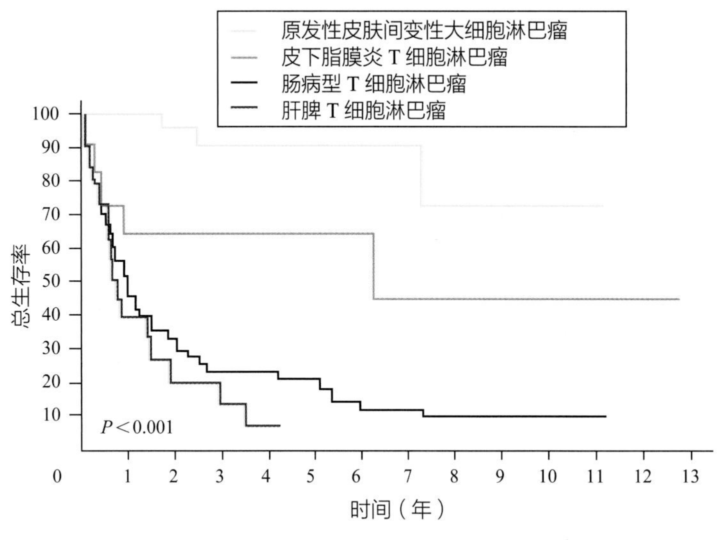

◀ **图 56-2　国际外周 T 细胞和自然杀伤性 T 细胞淋巴瘤研究中罕见外周 T 细胞淋巴瘤患者的总生存率**

经美国临床肿瘤学会许可转载，引自 Vose，2008[3]

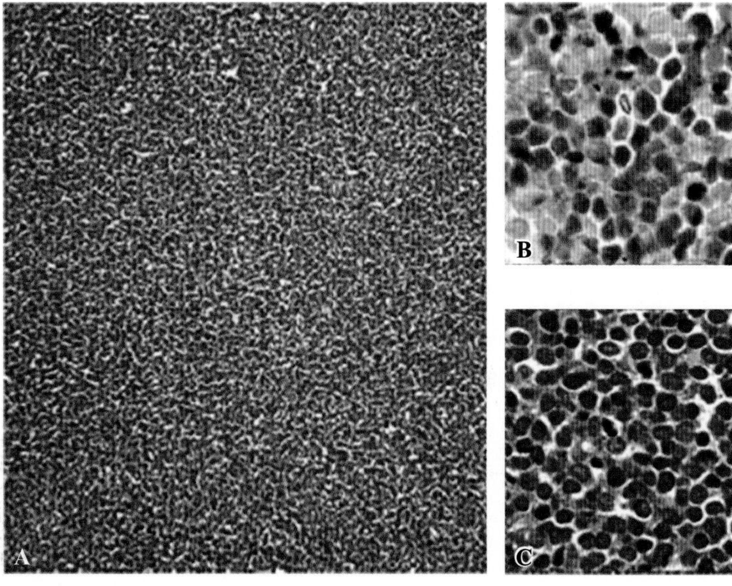

◀ **图 56-3　T 细胞淋巴母细胞性淋巴瘤**

A. 活检标本中有大量淋巴母细胞（低倍镜）；B. 免疫组织化学检测肿瘤性 T 淋巴母细胞内核抗原末端脱氧核苷酸转移酶（terminal deoxynucleotidyl transferase，TdT）结果（高倍镜）；C. 淋巴母细胞具有圆形到椭圆形到不规则形状的细胞核和分散的染色质；经 Hsi 博士许可转载，引自 Eric Hsi 博士

经确定了与特定免疫表型相关的多种癌基因的表达模式，反映了 T 细胞发育特定阶段的发育停滞[9]。虽然在 T–ALL 和 LBL 的所有亚型中都能看到 *NOTCH* 和 *p15/p16* 通路的激活突变，但其他相互排斥的遗传异常，如涉及 *TAL1* 和 *HOX11* 的异常，似乎与更为成熟的疾病特别相关。免疫表型也与 T 细胞发育停滞的不同阶段有关。例如，CD33/CD13 的表达与 T 细胞发育早期的停滞有关，而皮质亚型和成熟亚型则分别以 CD1 和 mCD3 的表达为特征。通过使用这些标准，确认了三个亚型（早期、胸腺和成熟），其在多个研究中具有预后意义，可能的治疗反应和长期生存与不成熟程度成反比。

临床因素对 T–LBL 的预后有重要意义，但不同的临床因素在已发表的系列报道中有所不同。与年龄、分期和免疫表型没有预后意义相反，血清 LDH 水平升高和 CNS 受累预示着较差的总生存和无进展生存期（PFS）[8, 10, 11]。对于诊断时为纵隔肿瘤的患者，达到完全缓解的时间也与更好的预后相关[12]，而在治疗结束时仅达到部分缓解（PR）或以下预后不良[8]。

T–LBL 的治疗已逐渐从不太成功的环磷酰胺、多柔比星、长春新碱和泼尼松（CHOP）方案为基础的 NHL 型治疗方案，演变为强度更大、更有效的侵袭性 NHL 或 ALL 型的方案。尽管早期以 CHOP 为基础的标准化学治疗的数据并没有区分 B 细胞淋巴母细胞性淋巴瘤和 T–LBL，但在所有已发表的系列研究中，有 50%～80% 的患者获得了完全缓解[13–16]。未接受甲氨蝶呤（MTX）或阿糖胞苷鞘内注射中枢神经系统（CNS）预防的患者出现早期 CNS 复发的比例约为 40%，导致 CHOP 样方案出现类似的欠满意的长期无病生存率（DFS），为 20%～50%。CHOP 方案基础上增加 *L*– 天冬酰胺酶、中枢神经系统预防，以及 6– 巯基嘌呤联合甲氨蝶呤维持治疗（斯坦福 /NCOG 数据[17]）可显著提高完全缓解（CR）率至 95%，并且在对 44 名患者进行中位随访 26 个月的开放性研究中，其总生存率达 56%。基于临床进展期、骨髓受累及高乳酸脱氢酶（LDH）水平的危险因素分层，5 年 DFS 预测值从 19% 到 94% 不等。综上所述，斯坦福大学的数据证实了 CNS 预防和维持化学治疗在淋巴母细胞瘤患者中改善预后与临床获益的作用。法国研究组使用 LNH–84 方案（4 个周期多柔比星、环磷酰胺、长春地辛、博来霉素、泼尼松化学治疗联合 6 个周期的鞘内甲氨蝶呤注射，随后依次使用大剂量甲氨蝶呤、异环磷酰胺、依托泊苷、左旋天冬酰胺酶和阿糖胞苷 4 个月）治疗 30 例患者，其中大多数都为 T–LBL[14]。尽管 30 例患者中有 25 例（83%）在治疗结束时达到 CR，但在随访 2 年内有 14 例患者复发（56%）。

鉴于 ALL 和 LBL 之间有许多相似之处，纪念斯隆凯特林癌症中心最初推广了针对 LBL 的 ALL 样治疗方案（L2、L10、L17），其总 CR 率为 80%，5 年生存率为 45%[18]。采用所有类型方案的另一个研究得出了 55%～100% 的 CR 率和 45%～67% 的 DFS 率[19]。由安德森癌症中心（MDACC）[20] 推广的 Hyper–CVAD 方案（8～9 个交替周期的环磷酰胺、长春新碱、多柔比星和地塞米松）在 33 例包含 LBL 的患者（80% 为 T–LBL）约一年的随访中，获得了 91% 的 CR 率和 9% 的 PR 率，复发率为 30%[11]。所有患者均接受 CNS 预防化学治疗（鞘内交替注射 6～8 个周期的甲氨蝶呤和阿糖胞苷）和 6–巯基嘌呤、甲氨蝶呤、长春新碱和泼尼松（POMP）维持化学治疗。70% 的患者纵隔受累接受了巩固性放射治疗（30～39Gy）。3 年的 PFS 率和 OS 率分别为 62% 和 67%。在该项研究中，初诊时已有中枢神经系统受累（9% 的患者）是预测复发的独立因素。

最近，MDACC 的研究人员报道了在 hyper–CVAD 方案中添加奈拉滨（Nelarabine）治疗成人 T 细胞 LBL 和 ALL 患者的结果[21]。奈拉滨是一种 9β– 阿拉比诺呋喃奥斯基鸟嘌呤（ara–G）的前体，美国食品药品管理局（FDA）根据其在该人群中的单药活性，加速获批其用于治疗复发和难治性 T–ALL 和 LBL。接着儿科的研究表明奈拉滨可以安全地添加到所有 ALL 方案中。MDACC 后续研究报道了 40 例成年患者接受奈拉滨联合 hyper–CVAD 治疗的结果。这项研究中 17 例患者（43%）被归类为 LBL，其余被归类为 ALL。将奈拉滨加入上文所述的标准 hyper–CVAD 方案，并增加 POMP 维持阶段，纵隔放射治疗作为可选。患者人群的中位年龄为 38 岁（范围 19—78 岁）。研究中观察到总治疗反应率为 97%，其中 91% 患者多参数流式细胞术微小残留病（minimal residual disease，MRD）检测达到阴性。ALL 和 LBL 患者的缓解率相当。在整个研究群体中，3 年 DFS 率和 OS 率分别为 61% 和 63%，其中早期免疫表型患者的预后较差。

德国成人ALL多中心研究组（German Multicenter Study Group for Adult ALL，GMALL）报道了 45 例接受 ALL 方案治疗的 T-LGL 患者（04/89 和 05/93）队列中，诱导治疗后的 CR 率为 93%，一年内复发率为 36%，3 年随访时的 OS 率接近 60% [8]。治疗总持续时间为 6～12 个月，治疗方法不包括维持治疗。尽管大多数患者接受了头颅和纵隔放射治疗（24Gy），但几乎所有的复发都发生在一年内，复发病例中有一半局限于纵隔，只有 1 例中枢神经系统复发。儿童 T-LBL 的纵隔复发率较低（约 20%），这可能是由于儿童治疗方案（包括阿糖胞苷或高剂量甲氨蝶呤）用药强度更大和 / 或不同的疾病生物学行为。在一项对 27 名 T-LBL 患者的研究中，纵隔复发率限制在 20%，这些患者在接受改良的儿科 ALL 方案（LMT-89）治疗时，3 年 OS 率类似，为 63% [22]。目前尚不清楚，与上述 MDACC 研究（30～39Gy）相比，GMALL 中较高的纵隔复发率是否与较低剂量的巩固性纵隔放射治疗和（或）给予化学治疗（包括缺乏维持治疗）有关。前面的假设得到了最近 GMALL 研究使用 36Gy 纵隔放射治疗的中期数据支持，其降低了纵隔复发率（30%）。然而，来自 MADCC 的分析因大多数接受纵隔放射治疗并接受过 hyper-CVAD 方案化学治疗的患者数据所混淆。因此，化学治疗和放射治疗对于改善纵隔局部控制相对应的作用尚不清楚。

鉴于初始诱导治疗后复发率相对较高，大剂量化学治疗后进行自体造血干细胞移植（autologous stem cell transplantation，ASCT）已被用作首次完全缓解（CR1）的巩固治疗。许多回顾性研究得出的 DFS 率预计值 40%～70%[7, 23-27]。尽管受到获益率低的限制，一个欧洲多中心的临床随机试验 Trial [28] 在 LSA2L2 [29] 或 Stanford[17] 方案中，ASCT 的加入没有比传统维持治疗更具临床优势。在最近的研究中，31 名患者随机接受大剂量化学治疗加 ASCT，2 年 DFS 率和 OS 率分别为 50% 和 57%。值得注意的是，12 例有 HLA 匹配供体的患者在 CR1 后进行了异基因造血干细胞移植（allogeneic stem cell transplantation，allo-SCT），其 3 年 OS 率为 59%。来自国际骨髓移植登记处 / 美国骨髓移植登记处（IBMTR/ABMTR）的 204 名 LBL 患者回顾性分析，对比 ASCT 和 allo-SCT 的 5 年 OS 率预计值分别为 44% 和 39%，接受 allo-SCT 的患者治疗相关的发病率和死亡率更高，而接受 ASCT 的患者则复发率更高 [30]。复发或原发性难治性患者接受挽救性的大剂量化学治疗后进行 ASCT，其 OS 率（15%～25%）明显低于 CR1 患者（6 年 OS 为 63%）[31]。SCT 治疗在 CR1 和复发 / 难治阶段的 T-LBL 中作用仍未确定，尚需要在随机临床试验中加以明确。

综上所述，尽管目前尚未建立治疗 T-LBL 的统一标准方法，但使用 ALL 样多药联合的前沿化学治疗 ± 中枢神经系统预防性化学治疗 ± 维持性化学治疗 ± 纵隔放射治疗与改善临床预后相关。未来对 T-LBL 分子亚型的研究可能会指导更好的治疗方法的开发。未来对 T-LBL 分子亚型的深入研究可能指导更好的治疗方法的开发 [32]。最近研究探索在 T-LBL 成人，特别是青少年和年轻成人组的患者，使用儿科 ALL 方案化学治疗的疗效。这些研究表明高强度的儿科治疗方案在这个年龄组产生了更好的结果。此外，最近提出了四基因分类法（突变的 *NOTCH*、*FBXW7*、*N/K-RAS* 和 *PTEN*），如果其实用性得到了前瞻性的研究证实，那么在此群体中的未来研究中将可进行风险分层。

三、肝脾 T 细胞淋巴瘤

肝脾T细胞淋巴瘤（Hepatosplenic T cell lymphoma，HSTCL）是一种罕见的外周 T 细胞淋巴瘤（PTCL），多见于 30—40 岁的成年男性，通常表现为肝脾大，血细胞减少和明显的全身症状但无淋巴结肿大病变 [33]。肝脾 T 细胞淋巴瘤的病理特征包括表达 γδT 细胞受体（T cell Receptor，TCR）（偶尔出现 αβT 细胞受体阳性）的克隆性细胞毒性 T 细胞累及肝脏、骨髓和脾脏红髓 [1]。

高达 20% 的 HSTCL 患者曾患自身免疫疾病或实体器官移植后长期服用免疫抑制药物 [34]。一些患者因不明原因的发热进行了详尽的初步检查，在检测到红细胞减少和 / 或脾脏肿大后开始进行血液学会诊。在一项已发表的 21 例 γδ HSTCL 病例的报告中，分别有 95%，70%，50% 和 55% 的病例出现血小板减少，贫血，中性粒细胞减少和乳酸脱氢酶（LDH）升高 [35]。诊断时血细胞减少的原因可能是骨髓受累，但是在骨髓检查正常时亦会出现。T 细胞的特异性免疫组织化学染色提高了活检标本中肿瘤性 T 细胞的检测，而最初的 HE 染色可能会遗漏肿瘤 T 细胞 [36]。

常见的免疫表型包括 $CD2^+$、$CD3^+$、$CD4^-$、$CD5^-$、$CD7^{+/-}$、$CD8^-$、$CD16^{+/-}$、$CD25^-$、$CD30^-$、$CD38^+$、$CD56^+$ 和 $CD57^-$ 细胞毒性 T 细胞，表明 TIA1 生成过量（图 56–4），同时其他细胞毒性分子缺乏表达，如颗粒酶 B 和穿孔素 [33]。除了流式细胞术和免疫组织化学，TCR 基因重排研究有助于证明肿瘤 T 细胞的克隆性起源，并有助于将 HSTCL 区分为 γδ 或 αβ 亚型 [1]。但仍不清楚 γδ 和 αβ 亚型的临床相关性。STAT5B 和 STAT3 突变常见于 γδ 表型的 HSTCL[37]。尽管在所有 T 细胞实体中，*STAT5* 突变似乎与更具侵袭性的临床过程相关，但其生物学意义尚不清楚。疾病早期的典型模式是小的、单形性 T 细胞对骨髓、肝脏、脾脏红髓的窦状腺浸润，随着疾病进展会转变为较大囊样形态细胞的间质性浸润模式 [36]。在病理标本中可能存在噬血细胞现象，这可能预示一个暴发性的临床过程 [35]。HSTCL 通常能检测到等臂染色体 7q，罕见 8 号染色体三体和染色体 Y 缺失 [37]。最新的报告显示，与传统细胞遗传学相比，进行荧光原位杂交（FISH）时这些异常的检出率更高，而且至少有一项研究表明这些异常与预后不良相关 [38]。

除了极少数病例外，HSTCL 的病程进展迅速，对常规治疗策略反应性差，与疾病相关的死亡率较高，中位 OS 约为 1 年（图 56–2）。尽管接受 CHOP 方案或 CHOP 样方案化学治疗患者的初始缓解率在 33%[39] 至 63%[35] 之间，但反应持续时间短且生存率低。来自于美国 MD Anderson 癌症中心的一组患者，15 人中仅有 4 人在随访结束时仍然存活。3 名幸存者接受了高剂量环磷酰胺、长春新碱、脂质体多柔比星、地塞米松、甲氨蝶呤和阿糖胞苷（hyper–CVIDD/MTX/ara–C）强烈的一线治疗，其中 2 名随后接受了异体或自体造血干细胞移植（ASCT）[40]。另一名幸存者联合使用喷司他丁和阿仑单抗获得了 CR，随后接受了异基因干细胞移植进行巩固 [39]。在一个类似的病例组中，21 例患者中只有 2 例在超过 3 年的随访中仍然存活；2 例患者都接受了基于铂类和阿糖胞苷的治疗方案并采用自体干细胞移植进行巩固 [35]。鉴于 HSTCL 的罕见性，关于干细胞移植应用的系统研究较少。来自欧洲骨髓移植组的一项 25 例患者的小型回顾性研究表明，接受异基因干细胞移植的患者疗效更好，尤其是那些发生了明显的移植物抗宿主病的病例，但是该研究可能存在选择偏倚 [41]。有使用喷司他丁可以达到 CR 的一些个案报道 [42, 43]。但是需要更多系统化的数据来确定其在 HSTCL 中的作用。

在缺乏有效的标准治疗方法时，HSTCL 患者可能从应用新型研究药物的临床试验中获益。除外参加临床试验，所有对强化、前期联合化学治疗有反应的患者应考虑立即进行高剂量化学治疗并随后进行干细胞移植。

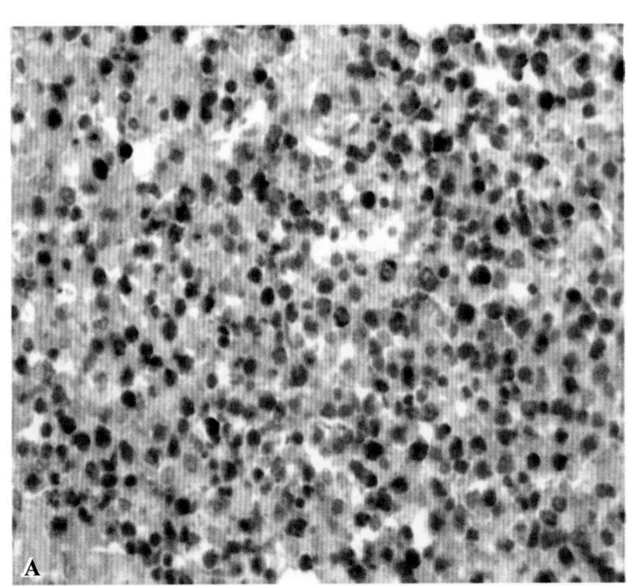

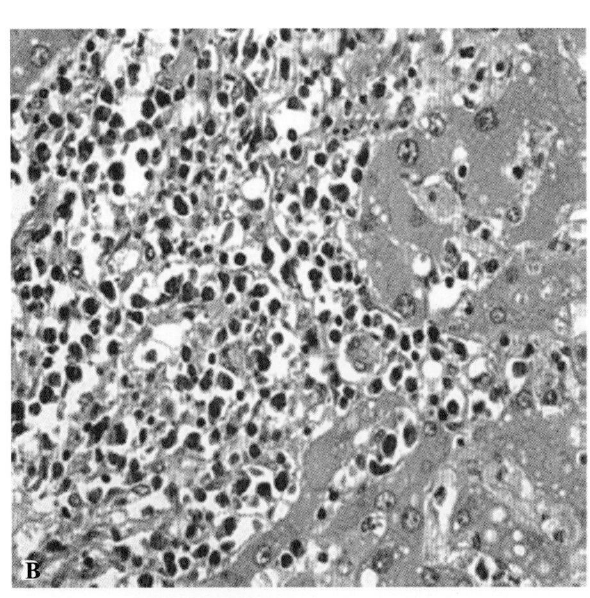

▲ **图 56–4 肝脾 T 细胞淋巴瘤（HSTCL）：形态学和免疫表型特征**

A. 肿瘤 T 细胞导致肝窦的扩张；B. 肿瘤细胞 T 细胞内抗原 1（TIA–1）阳性，TIA–1 是一种细胞毒性 T 细胞标志物；经 Hsi 博士许可转载，引自 Dr Eric Hsi

四、肠病型 T 细胞淋巴瘤

肠病型 T 细胞淋巴瘤（enteropathy-associated T cell lymphoma，EATL）是一种侵袭性非霍奇金淋巴瘤，在西方国家估计年发病率为每百万人口 0.5～1.4[44–46]。在基于欧洲人群的研究中，EATL 占所有非霍奇金淋巴瘤的 1%～2%。在国际外周 T 细胞淋巴瘤项目中，EATL 占欧洲人外周 T 细胞淋巴瘤或 NK 细胞淋巴瘤的比例高达 9.1%。相比之下，亚洲为 1.9%，美国为 5.8%[45–47]。EATL 与乳糜泻（celiac disease，CD）[1, 48–51] 之间存在明显的流行病学关联，北欧血统患者的 EATL 发生率相对较高，据估计长期 CD 患者的 EATL 发病率接近 10%[52]，凸显了慢性炎症在胃肠道淋巴瘤发生中的作用。此外，据报道 50%～90% 的新诊断 EATL 患者并发 CD[45, 46, 53]。

肠病型 T 细胞淋巴瘤最常发生于空肠，其次为回肠，这两个解剖部位的病例占全部病例的 90% 以上。在少数情况下，该病亦可累及胃、十二指肠或结肠。EATL 多发生于 50 岁和 60 岁的患者，并且以男性为主。根据 2016 年修订的 WHO 分类标准[2]，基于形态、免疫表型和遗传特征将 EATL 分为两个亚型（表 56–1）。以前归类为Ⅰ型 EATL 的病例现在被简单归类为 EATL，占欧洲人群所有病例的 80%。它与 CD 有很强的关联。EATL 可见到不同的组织学类型，通常具有多种形态的细胞，包括单独出现的、小、中、大及间变大淋巴细胞。超过 80% 的病例伴有肠道上皮细胞绒毛萎缩和上皮内淋巴细胞增多症这些肠道病变。EATL 的典型免疫组化为 CD3、CD7、CD103、TIA–1 阳性，以及 CD4、CD5、CD56，CD30 不表达和 CD8 的低表达（约 20%）。存在染色体 1q 和 5q 扩增的被称为 EATL Ⅰ型[48]。相比之下，EATL Ⅱ型，现在被称为单形性嗜上皮性肠 T 细胞淋巴瘤（monomorphic epitheliotropic intestinal T cell lymphoma，MEITL），在亚裔和西班牙裔人群中更为普遍，几乎占北美所有病例的一半，占欧洲全部 EATL 病例的比例较小（约 20%）。MEITL 与 CD 无关联[2]。MEITL 的组织学特征包括单形性、中小型 T 细胞对肠隐窝的花状浸润（florid infiltration）（图 56–5）[1]。MEITL 表现为一种独特的免疫表型，CD3、CD8、CD56、MAPK 和 TCRβ 阳性表达，其最常见的遗传学变异包括 8q24 染色体扩增，涉及 *myc* 原癌基因位点。已有报道该肿瘤出现了 *STAT5B* 基因突变。最新的全基因组分析显示在全部 EATL 病例中有超过 80% 检测到 9q 染色体扩增，而常在没有染色体 9q 扩增的病例中可检测到染色体 16q 的互斥丢失[54]。

表 56–1 肠病型 T 细胞淋巴瘤（EATL）亚型

特 征	EATL（以前的Ⅰ型）	MEITL（以前的Ⅱ型）
地理分布	西方>东方	东方>西方
性别	男性>女性	男性>女性
组织学	多形性	单形性
免疫表型		
• CD3	+	+
• CD8	±	+
• CD30	±	–
• CD56	–	+
基因特征		
• 9q+	+	+
• 16q–	+	+
• 1q+/5q+	+	罕见
• 8q+（myc）	–	+
• HLA DQ2/DQ8	+	–

MEITL. 单形性嗜上皮性肠 T 细胞淋巴瘤

腹痛（大于 80%）、体重减轻、疲劳、恶心或呕吐、厌食、小肠梗阻和肠穿孔是 EATL 的常见症状，并且超过 80% 的病例需要及时进行紧急治疗和诊断性剖腹手术[45, 53]。尽管骨髓（约 3%）或中枢神经系统受累极为罕见[3]，但大多数患者确诊时已到疾病晚期[45, 47]。Ann Arbor 分期对胃肠道淋巴瘤

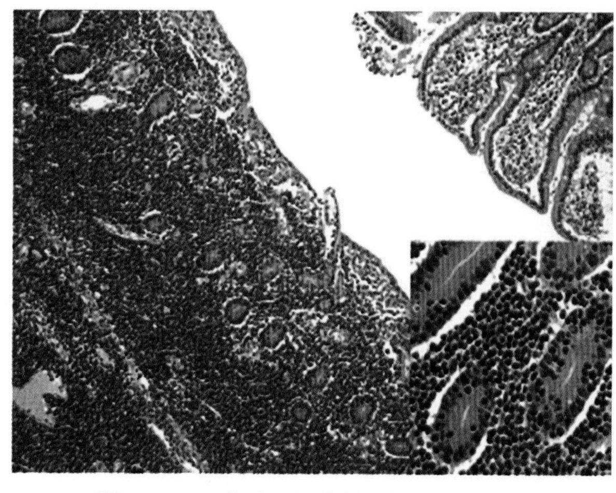

▲ **图 56–5 肠病型 T 细胞淋巴瘤（EATL）Ⅱ型**
由单形的小到中等的淋巴细胞形成的黏膜弥漫性浸润；插图显示了肠隐窝上皮的趋向性；经 Hsi 博士许可转载，引自 Dr Eric Hsi

的适用性仍有疑问，因此 EATL 使用了其他分期分类（如 Lugano[55] 或 Manchester 分期）[45]。

EATL 患者的预后仍然很差。EATL 早期继发于肠穿孔和（或）败血症的死亡率可超过 40%[56]。在多数回顾性研究中，大约 1/3 的 EATL 患者仅接受了单一的手术治疗，因身体状态较差而无法进行后续的化学治疗[45, 53, 57]。在其余接受化学治疗（主要是蒽环类药为基础）的患者中，无论是否进行手术，由于疾病进展或与治疗相关的并发症，仅半数患者能够完成计划的治疗。中位无进展生存期和总生存期分别小于 6 个月和 10 个月，使用 CHOP 等传统化学治疗方案的 5 年总生存率约 20%[3]。有 CD 病史，体能状态差，LDH 高，肿瘤体积大（直径≥ 5cm）的患者预后较差，而接受蒽环类药为基础的化学治疗患者（与单纯手术或接受非蒽环类药化学治疗的患者相比）生存率更高。在 EATL 患者中，外周 T 细胞淋巴瘤的高预后指数（包括年龄、体能状态、骨髓受累和 LDH）与国际预后指数（International Prognostic Index，IPI）相比，可能是一个更好的生存预测指标[3]。EATL 和 MEITL 的生存无差异。

鉴于以蒽环类药为基础的传统化学治疗效果不佳，最近报道了一种更强的前期化学治疗方案，即异环磷酰胺、依托泊苷和表柔比星交替使用甲氨蝶呤（IVE/MTX），然后进行大剂量化学治疗和自体造血干细胞移植，将总生存率提高到 60%[45]。尽管尚不清楚这代表了治疗的进步还是反映了病例选择有偏倚。北欧淋巴瘤工作组（Nordic Lymphoma Group）最近的一项Ⅱ期研究报道了类似的结果，在 160 例 PTCL 患者中，其中包括 21 例 EATL 患者，使用前期剂量密集型 CHOEP 方案（环磷酰胺、多柔比星、依托泊苷、长春新碱和泼尼松），随后进行大剂量化学治疗和自体造血干细胞移植，约半数患者在 3 年后仍然存活且无疾病进展[58]。荷兰的一项研究也报道了类似的结果，其中接受强化化学治疗方案并且用大剂量化学治疗巩固的患者（大多数患有 EATL 与 MEITL）效果最好，尽管尚不清楚是否存在选择偏倚[59]。

五、皮下脂膜炎样 T 细胞淋巴瘤

皮下脂膜炎样 T 细胞淋巴瘤（subcutaneous panniculitis-like T cell lymphoma，SPTL）是一种极为罕见的结外非霍奇金淋巴瘤亚型，占全球所有外周 T 细胞淋巴瘤的 0.9%[3]。首先，SPTL 中肿瘤 T 细胞造成的多灶性皮肤结节和皮下组织浸润与良性小叶性脂膜炎或自身免疫性疾病的皮肤表现谱类似，使得 SPTL 的诊断特别具有挑战性。直到最近，根据克隆的 TCR 基因重排，SPTL 被分为 αβ 亚型（75%）和 γδ（25%）亚型[60]。越来越多的证据将 SPTL 的 γδ 亚型重新定义为皮肤 γδ T 细胞淋巴瘤（CGD-TCL）[1]，因为 SPTLαβ 和 γδ 表型之间存在显著的临床病理和预后差异（表 56-2）。γδ 表型的患者多表达 CD56（约 60%），其临床病程更具侵袭性，常伴有嗜血细胞综合征（高达 45% 的病例）、高病死率（约 80%），自诊断时起的中位总生存期略高于 1 年[61, 62]。

相反地，SPTLαβ 表型的患者往往表现出惰性的临床病程，总体预后良好，除非病情发展为 HPS（＜ 20%）其 5 年生存率将下降一半，从 91% 下降到 46%[61]。根据世界卫生组织——欧洲癌症研究和治疗组织（WHO-European Organisation for Research and Treatment of Cancer，EORTC）的最新分类，SPTL 的诊断仅限于 SPTLαβ 表型[1]。SPTL 的皮肤溃疡很少见，典型的结节状或深部斑块型病变的自发缓解可能会导致局部脂肪萎缩。大约一半的 SPTL 患者有全身症状和（或）实验室检查结果异常，包括血细胞减少或肝功能检查结果升高[61]。高达 20% 的病例患有相关的自身免疫性疾病（如系统性红斑狼疮、类风湿关节炎、干燥综合征、青少年类风湿关节炎）[61]。SPTL 的组织诊断基于 $CD3^+$、$CD4^-$、$CD56^-$、$PF1^+$ 和 $CD8^+$ 细胞毒性 αβT 细胞对皮下脂肪的特征性浸润，这些 T 细胞以“玫瑰花结状”的方式包围脂肪细胞（图 56-6）。βF1 染色阳性证实了 SPTL 的 αβ 表型[63]。淋巴瘤细胞强表达颗粒酶 B、穿孔素和 TIA-1 可能是皮下组织坏死和细胞核破裂的常见原因。在 SPTL 中 EB 病毒（EBV）组织检测常为阴性。最近对 SPTL 患者遗传学变异的分析表明，大约一半的病例中 *NAV3*（神经元引导蛋白 3）肿瘤抑制基因缺失[64]。虽然在蕈样肉芽肿病和 Sézary 综合征中也可发现 *NAV3* 缺失和其他遗传变异，如染色体 2q 和 4q 的增加或 10p、17p 或 19 号染色体的缺失[64-67]，但 5q 和 13q 染色体扩增似乎是 SPTL 特有的[68]。

鉴于 SPTL 的罕见性，大多数可用的治疗数据

表 56-2 SPTL 前亚型之间的比较：αβ（现在的 SPTL）和 γδ（目前分类在 CGD-TCL 内）

特 征	αβ	γδ
性别	女性＞男性	女性＞男性
中位年龄（范围）	36 岁（9—97 岁）	59 岁（13—79 岁）
T 细胞受体	TCR δ1$^-$，βF1$^+$	TCRS δ1$^+$，βF1$^-$
细胞毒性蛋白质	颗粒酶 B，穿孔素，TIA-1	颗粒酶 B，穿孔素，TIA-1
组织浸润	皮下	皮下 ± 真皮 / 表皮
	脂肪细胞萎缩	脂肪细胞萎缩
	脂肪坏死，核碎裂	血管中心性出血，坏死
皮肤溃疡	少见	常见
B 症状	可变	常见
免疫表型	CD3$^+$，CD4$^-$，CD8$^+$，CD56$^-$，CD30$^-$	CD3$^+$，CD4$^-$，CD8$^-$，CD56$^+$（60%），CD30$^{+/-}$
遗传关联	*NAV3* 基因缺失染色体 5q 或 13q 扩增	
噬血综合征	不常见（降低生存率）	常见（对生存无影响）
预测		
治疗	良好（5 年总生存率 70%～80%）	差（5 年总生存率约 10%）
	全身使用皮质类固醇	多药化学治疗
	放射治疗	干细胞移植
	CHOP 样方案化学治疗	

CGD-TCL. 皮肤 γδT 细胞淋巴瘤；OS. 总生存；SPTL. 皮下脂膜炎样 T 细胞淋巴瘤；TCR. T 细胞受体；TIA-1. T 细胞内抗原 1

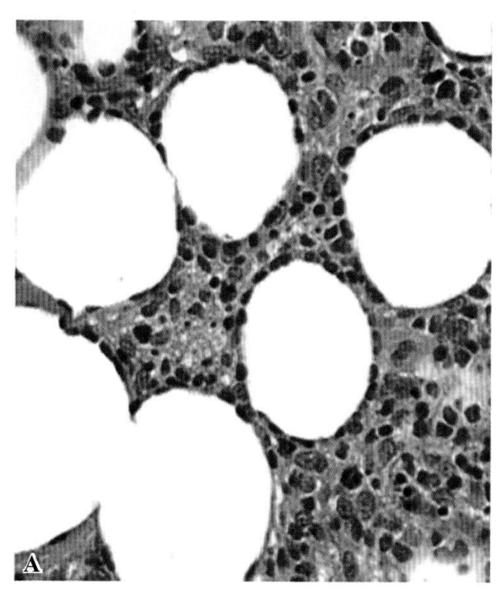

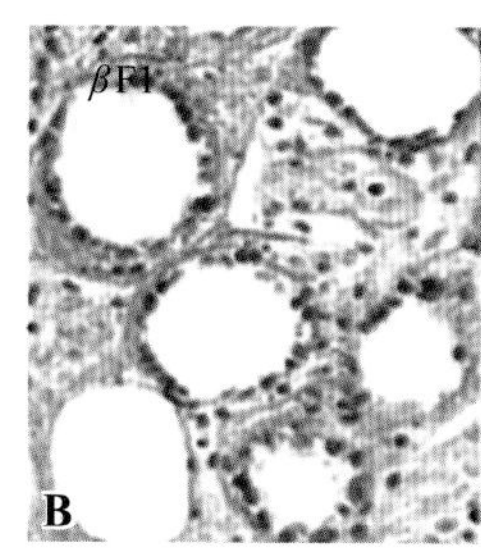

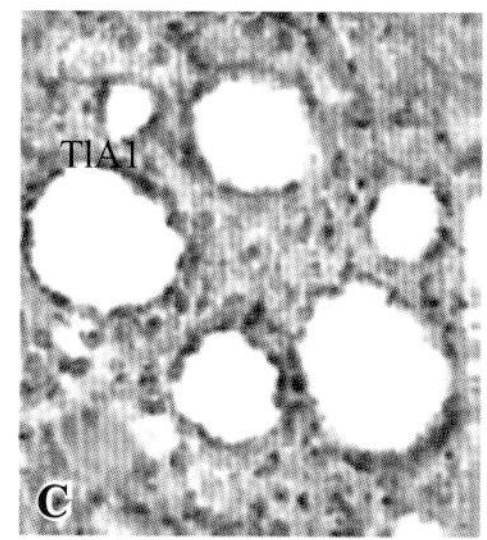

◀**图 56-6 皮下脂膜炎样 T 细胞淋巴瘤（SPTL）**
A. HE 染色显示单个脂肪细胞周围的淋巴瘤细胞边缘紧密；B. βF1 染色阳性证实 SPTLαβ 表型；C. TIA-1 染色显示非典型淋巴细胞为细胞毒性 T 细胞；引自 Eric Hsi 博士，经 Hsi 博士许可转载

都是基于个案报道，以及混合了惰性的 αβ 亚型和更具侵袭性的 γδ 亚型 SPTL 的病例组 [62]。放射治疗、免疫抑制治疗（类固醇、环孢素）或单药化学治疗（环磷酰胺、甲氨蝶呤、克拉屈滨、氟达拉滨）在惰性的病例中的前期应用被保留下来了，含蒽环类药的联合化学治疗可使大约 1/3 的患者长期缓解，大多数患者需要更积极的前期治疗 [62]。单药 Baroxetene 在这种疾病中的治疗反应率很高。其中 1 个最大样本研究显示 SPTLγδ 亚型对前期联合化学治疗无效。在这项研究中，四名长期生存者仅有 2 名接受了大剂量化学治疗与自体或异体干细胞移植 [61]。相反，αβ 亚型患者的治疗效果良好，特别是在没有合并 HPS 的情况下，是否常规用于基于蒽环类药的多药化学治疗的前期治疗已经受到质疑。根据有限的回顾性数据，似乎可以通过使用全身性皮质类固醇或免疫抑制药在治疗 αβ 亚型 SPTL 方面获得同样有效的长期疗效 [61, 68]。

第十篇　神经系统肿瘤

Neurological Tumors

第 57 章　中枢神经系统原发性黑色素瘤

Primary Melanotic Tumors of the Central Nervous System

L. Burt Nabors　Rong Li　Cheryl A. Palmer　Philip R. Chapman　著

吴培培　译　　孔玲玲　校

一、概述

中枢神经系统原发性黑色素瘤是组织形态特征及治疗方式差异较大的一类疾病。色素沉着和色素沉着病变的细胞来源于黑色素细胞，此类细胞起源于神经嵴，在胚胎发育过程中迁移集中至后颅窝及上段脊髓的软脑（脊）膜。中枢神经系统黑色素瘤分为原发性及继发性，大多数继发性肿瘤由其他部位黑色素瘤转移所致。原发性黑色素瘤包括黑色素细胞瘤和原发性黑色素瘤，生物学行为上良恶性差异较大。有色素沉着的部分脑膜瘤、髓母细胞瘤、神经鞘瘤也被认为是黑色素瘤。在这篇文章中，将介绍这类肿瘤的临床表现、影像学、病理学特征及治疗进展。

中枢神经系统原发性黑色素瘤的发病率极低，肿瘤可发生于中枢神经任何部位。大样本的病理分析显示，原发于脊髓黑色素瘤占 38%，后颅窝的占 38%，幕上区的为 23%。对于黑色素细胞瘤，脊髓为高发部位，约占 65%[1]。此类肿瘤在各个年龄段均可发病。黑色素细胞瘤通常被认为是良性肿瘤，但有播散和转移的个案报道[2-4]。广泛转移的黑色素瘤多见于神经皮肤黑变病综合征、太田痣等皮肤黑色素瘤的患者[5-7]。中枢神经系统黑色素瘤可能由其他系统黑色素瘤转移而来，也有部分为原发于中枢神经系统的黑色素瘤。

中枢神经系统色素沉着病变的分化程度至关重要，这关系到下一步病变的检查方式及治疗决策；病变的其他特征对于认识其生物学行为、治疗及预后评估也同等重要。

二、临床表现

中枢神经黑色素瘤的临床表现取决于肿瘤位置及形态。原发性软脑膜黑色素瘤病等弥漫性病变可能在整个中枢神经系统和脑膜内扩散，或局限于后颅窝，从而引起相应的症状，包括癫痫发作、脑积水、精神状态改变、脑神经麻痹或脊髓病。当婴儿出现与脑膜黑变病或中枢神经系统黑色素瘤相关的巨大或多发先天性痣时，应考虑神经皮肤黑变病[6, 8]。黑色素细胞瘤和原发性中枢神经系统黑色素瘤通常是孤立性病变，症状取决于肿瘤位置。

三、影像学特征

中枢神经系统黑色素瘤是罕见且异质性较大的一组疾病，从良性到恶性、局灶性到弥漫性，以及从软脑膜到脑实质都可能发病。病变可能影响颅内或脊髓腔。因此，该病影像学多种多样且缺乏特异性，使得术前诊断变得困难。

黑色素具有独特的化学结构，在磁共振成像（MRI）上提供特有的放射学特征。黑色素含有两个不成对的电子，可以在偶极—偶极相互作用中与水反应。这导致顺磁效应，并且在 MRI 上产生短 T_1 和短 T_2 信号[9]。通常含有黑色素的病变，在 MRI 上表现为 T_1 高信号和 T_2 低信号[10]，但这些信号特征并不总是存在并且缺乏特异性。亚急性出血可以产生类似的 MRI 表现，合并瘤内出血的肿瘤 MRI 上可能呈现这种“经典”影像学表现[11]。图 57–1 为颈髓黑色素细胞瘤 MRI。

（一）神经皮肤黑变病

在神经皮肤黑变病中，成黑色素细胞在软脑膜内增殖，后颅窝浸润较重，较少有硬脑膜侵犯。黑色素细胞可沿着血管周围间隙侵犯颅内。未增强的计算机断层扫描（CT）相对不敏感，但可能见到等密度或高密度软脑膜。另外可能发现阻塞性脑积水或 Dandy—Walker 综合征。增强 CT 图像显示软脑膜强化，类似于脑瘤炎或恶性肿瘤。在 MRI 中，由于黑色素的顺磁性，病变在未增强的 T_1 加权成像上为高信号，在 T_2 上为低信号。颅内病变最常见于颞叶和小脑。钆可使软脑膜强化。40%～60% 的患者中局灶性结节状或厚斑块状强化提示出现黑色素瘤的恶变[12]。

（二）脑膜黑色素细胞瘤

脑膜黑色素细胞瘤，也曾叫作黑色素脑膜瘤，通常起源于脑膜内的黑色素细胞，随后大部分生长于后颅窝、梅克尔腔和颈椎管中。年发病率约为 1/1000 万，高发年龄为 40—50 岁，男女比例约为 1∶1.5[13]。在 CT 上，通常为等密度的单发病灶，注入对比剂后为强化的外周病变。CT 图像上表现为非特异性脑膜瘤，但通常不伴有钙化和骨质增生。MRI 显示在 T_1 加权图像为多样高信号的外围性病变，序列成像显示为缓慢、良性的增长模式[14]。

（三）原发性软脑膜黑色素瘤

原发性软脑膜黑色素瘤病是由脑膜原发性黑色素细胞引起的侵袭性肿瘤。恶性黑色素细胞通常弥漫性地侵入脑脊液（CSF）通路并沿着血管间隙侵入脑实质。平扫 CT 图像可显示蛛网膜下隙内的等密度或高密度病灶，基底池受累[15]。增强后呈

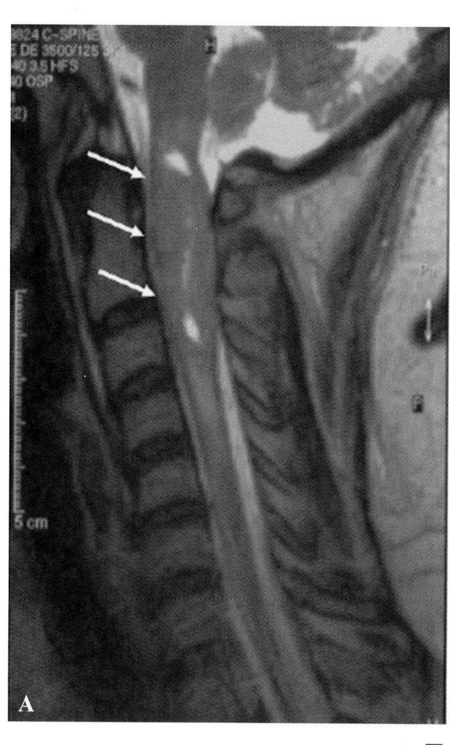

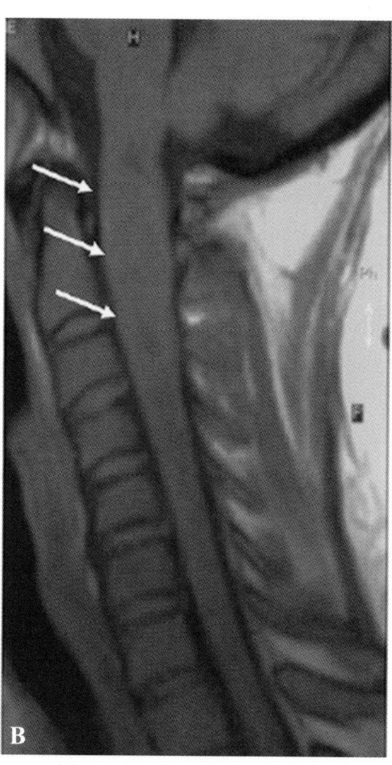

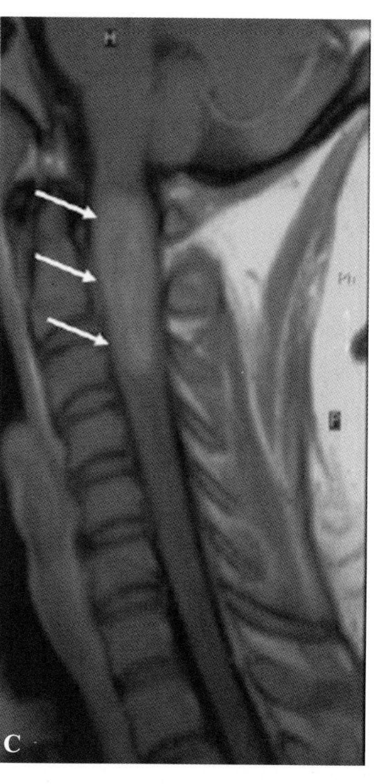

▲ 图 57–1　颈髓黑色素细胞瘤的矢状位影像

可以看到颈髓内部膨胀性生长肿块；A. T_2 上呈高信号；B. T_1 上呈等信号；C. 注入强化剂后呈均匀强化；白箭指示肿块位置

弥漫性结节样强化。MRI 显示广泛的软脑膜强化，并影响受累的脑室或脊髓腔中正常的脑脊液信号。图 57–2 中的全脊柱 MRI 显示黑色素瘤病的患者中，软脑膜下部充满了囊性病灶。这种影像学表现可见于软脑膜病（包括转移性黑色素瘤）、传染性脑膜炎或肉芽肿性脑膜炎 [12, 16]。

（四）黑色素神经鞘瘤

中枢神经系统的黑色素神经鞘瘤是施万细胞起源，因此生长在典型的神经鞘瘤位置，沿脑神经或脊神经蔓延，并且在 CT 和 MRI 上呈现为海绵状外延的肿块，与典型的神经鞘瘤无法区分。黑色素神经鞘瘤的高峰发病年龄比传统神经鞘瘤小 10 岁，且很少发生髓内脊髓损伤 [13]。MRI 检查结果非特异性，但可能存在短 T_1 和短 T_2，对诊断具有一定的提示意义 [12]。在所有黑色素神经鞘瘤中，约 10% 的患者为恶性 [13]。

（五）转移性黑色素瘤和原发性中枢神经系统黑色素瘤

颅脑是黑色素瘤常见转移部位。通常，转移性黑色素瘤会影响脑实质，但也可能导致软脑膜播散。原发性中枢神经系统黑色素瘤相对少见，脊髓是好发部位。在图 57–3 中，显示的是胸髓病灶。它为短 T_1，也就是说在未强化的 T_1 加权像上为高信号。病变通常在平扫 CT 图像上高密度，注入对比剂后呈一定程度的局灶性强化。在 MRI 上，转移性黑色素瘤通常为短 T_1 和继发于内在黑色素和（或）出血的 T_2 低信号。这些病变通常会被钆强化剂强化 [17]。梯度回波序列显示局灶性低信号 [16]。

四、神经病理学特征

中枢神经系统黑色素细胞瘤和黑色素瘤通常起源于软脑膜，表现为轴外肿块。由于黑色素合成量的不同，外观上可能呈灰色、棕色或黑色。然而，原发性中枢神经系统黑色素瘤很少表现为轴

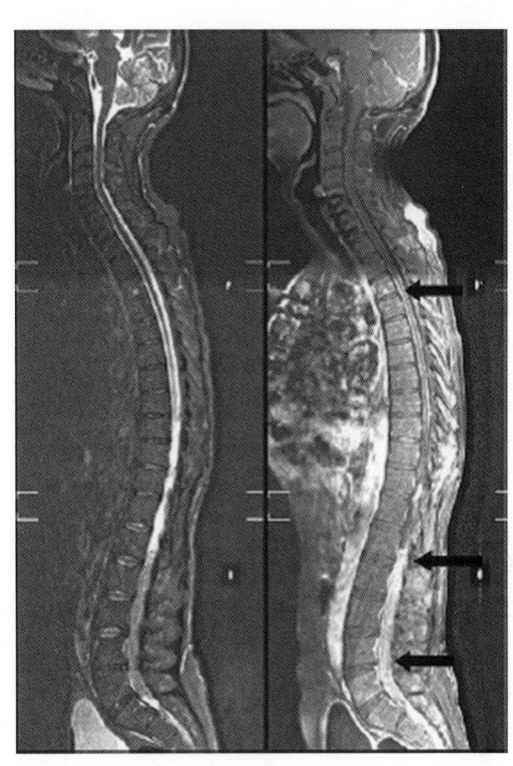

▲ **图 57–2　全脊柱 MRI 显示软脑（脊髓）膜黑色素瘤患者结节性肿瘤生长区域呈弥漫性增厚；在注入对比剂后，软脑膜从后颅窝至肿瘤生长区域（箭头指示）弥漫性强化**

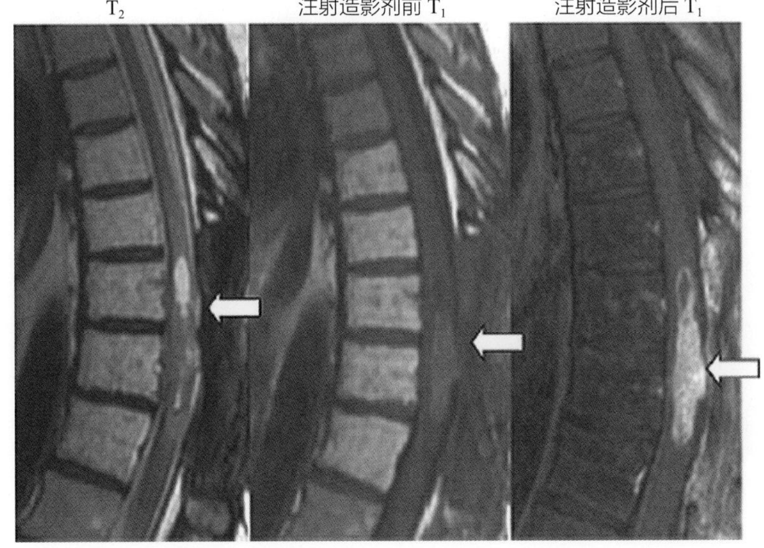

◀ **图 57–3　通过胸椎的矢状 MRI 图像显示胸髓内的实性肿瘤**

肿瘤在 T_2 上呈等信号，上部有高信号的包囊；在未强化的图像上为短 T_1（高信号），注入造影剂后 T_1 图像上肿瘤明显强化；箭指示原发性中枢神经系统黑色素瘤部位

内肿块，并且通常累及脊髓或后颅窝。黑色素细胞瘤相对局限，单发或为结节性病变附着于硬脑膜，多灶性黑色素细胞瘤少见 [18]。它们倾向于压迫而不是渗入周围结构。偶有实质侵犯和恶变的病例报道 [1, 19–21]。

五、组织病理学

（一）黑色素细胞瘤

黑色素细胞瘤的最常见组织学形态是由纺织纤维网络包围的纺锤形含黑色素细胞巢。在一定程度上，这种模式类似于脑膜瘤的轮状体。高度着色的黑色素细胞通常位于外周。在其他变种中可以看到围绕血管或无图案背景下的肿瘤细胞。在一些黑色素细胞瘤中，含有大量上皮样色素性肿瘤细胞。肿瘤细胞具有较低恶性核特征，无明显的细胞学异型性。它们具有卵圆形至肾形细胞核、小圆形核仁和丰富的嗜酸性细胞质。有丝分裂象少见，每 10 个高倍镜视野小于 1 个。MIB 扩散指数通常低于 2%。大多数黑色素细胞瘤包含许多与黑色素细胞混合的噬黑色素细胞，砂粒体和钙化偶有报道 [22, 23]，但未见有合并坏死或出血 [22, 24]。也可能出现无色素细胞黑色素细胞瘤，其鉴别诊断需要组织学、免疫组织化学或超微结构研究。一些作者提出了不具有细胞异型性但具有较高 MIB 增殖指数的间变性黑色素细胞瘤 [25]，可能具有更多的侵袭性临床行为和（或）恶性增殖特点（图 57–4 和图 57–5）。

（二）黑色素瘤

恶性软脑膜黑色素瘤在组织学上与其系统黑色素瘤相似。肿瘤细胞排列在松散的巢、束或片中，含有不同数量的黑色素 [1]。与黑色素细胞瘤不同，排列紧密的癌巢或类似于轮状的结构不常见。黑色素瘤具有恶性高核特征，细胞核具有多形性和异型性，细胞活性和有丝分裂活性也大大增加。此外，它们往往会侵入邻近组织并可能导致坏死。与身体其他部位的黑色素瘤相似，原发性中枢神经系统黑色素瘤的组织形态差异较大。在一些黑色素瘤中，肿瘤细胞具有大的异型性细胞核、突起的嗜酸性核仁、丰富的细胞质和较多的非典型有丝分裂象。然而，一些黑色素瘤细胞含量较多，并且由相对均匀的梭形细胞组成，这些梭形细胞具有卵细胞核、细小的染色质和突出的圆形核仁（图 57–6）。

因为原发性中枢神经系统黑色素瘤的预后极差，恶性黑色素瘤和黑色素细胞瘤之间的组织学分化至关重要 [26]。当肿瘤缺乏有丝分裂活性、核多形性、色素过度增生及肿瘤生长时间超过 4 年时，黑色素细胞瘤可能性更大 [27]。

（三）辅助诊断研究

免疫组织化学分析显示肿瘤细胞中黑色素细胞标记蛋白（如 S–100、melan–A 和 HMB–45）的表达阳性，脑膜上皮细胞标记物（如上皮细胞膜抗原）表达缺失 [28, 29]。微量转移因子可用作黑色素细胞原

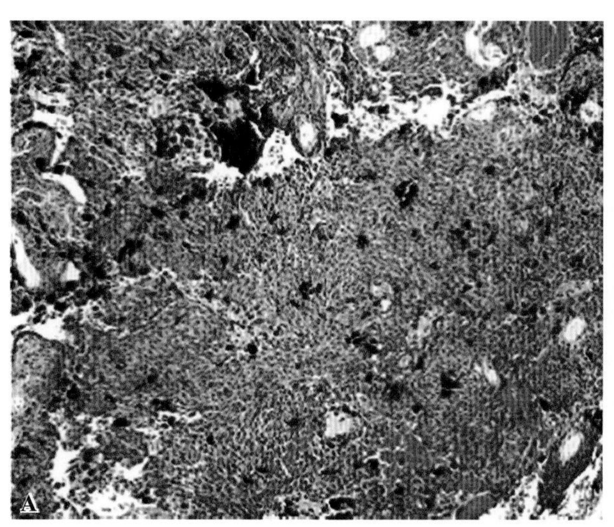

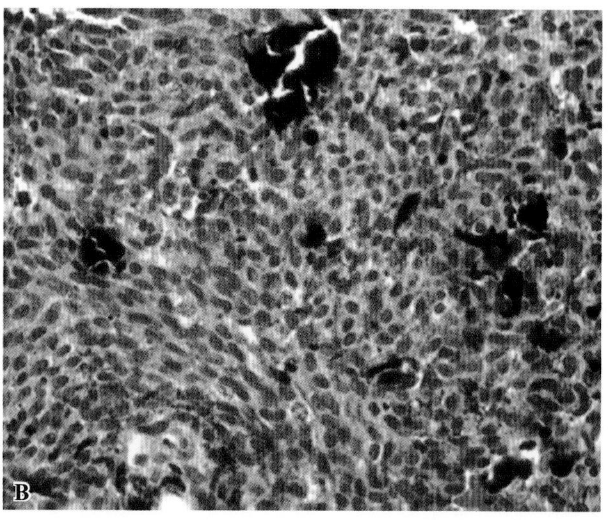

▲ 图 57–4　黑色素细胞瘤由具有黑色素沉积的单形梭形细胞组成

A. HE，100×；B. HE，400×

的标记物，尤其是当其他常用的黑色素细胞标记物为阴性或可疑时。细胞角蛋白、胶质纤维酸性蛋白、神经元特异性烯醇化酶和 Leu-7 通常是阴性的 [23, 28]。

电子显微镜显示没有桥粒和脑膜瘤中间质树突状细胞分化进程。另外，黑色素瘤和黑色素细胞瘤胞质内含有黑色素小体。

六、分子改变

最新一代的测序已经开始显示中枢神经系统原发性黑色素细胞肿瘤中的分子改变，最常见的是 *GNAQ* 或 *GNA11* 的激活突变，最常见的密码子是 209[13]，此外还报道了 3 号染色体和 6 号染色体长臂的细胞遗传学缺失 [30]，与皮肤黑色素瘤相比，其他突变极为罕见。

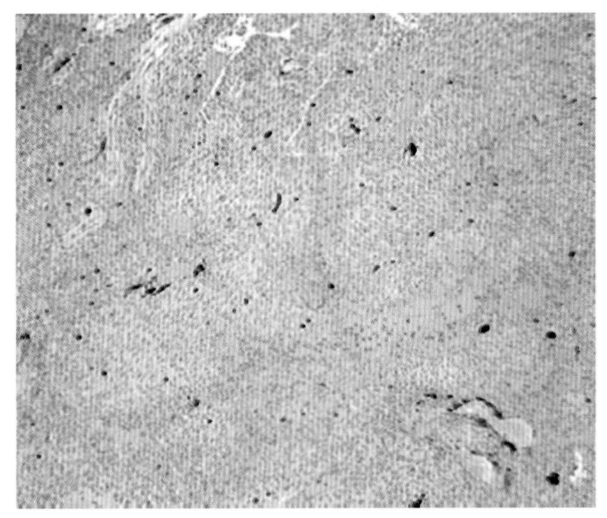

▲ 图 57-5 黑色素细胞瘤中的 MIB 增殖指数低（Ki-67，100×）

七、治疗

中枢神经系统原发性黑色素瘤患者的治疗方式包括手术、放射治疗和化学治疗。没有临床试验可以提供有关治疗作用和获益的建议。大多数治疗决策都是基于个案报道和小型单中心经验总结。在制订患者治疗计划时，需考虑的因素包括年龄、功能状态、与疾病相关的神经缺陷和病理特征。

神经皮肤黑变病患者通常比较年轻，且常出现与脑脊液循环通路阻塞相关的症状，脑积水的手术治疗通常是治疗的主要目的。在整个生命过程中，患者可能发生良性增殖或转化为恶性黑色素瘤 [6, 31, 32]。这些肿瘤对放射治疗或化学治疗不敏感，预后差。

黑色素细胞瘤通常是孤立良性病变。完全手术切除应该是这类患者治疗目标，手术切除程度通常与预后相关 [33]。在完全手术切除不可能或不可行的情况下，建议行辅助放射治疗提高局部控制 [34]。

原发性中枢神经系统恶性黑色素瘤通常比其他系统黑色素瘤预后好，但仍是具有高复发和扩散倾向的侵袭性肿瘤。手术切除是最初的目标，然后可以对术腔或残留病灶进行放射治疗。目前，化学治疗作用有限，但可考虑应用能够透过血脑屏障的药物，如替莫唑胺。

分子靶向药物正成为黑色素瘤患者的治疗选择。大约 66% 的恶性黑色素瘤具有 *BRAF* 体细胞错义突变，其中大部分位于激酶结构域内，导致激酶

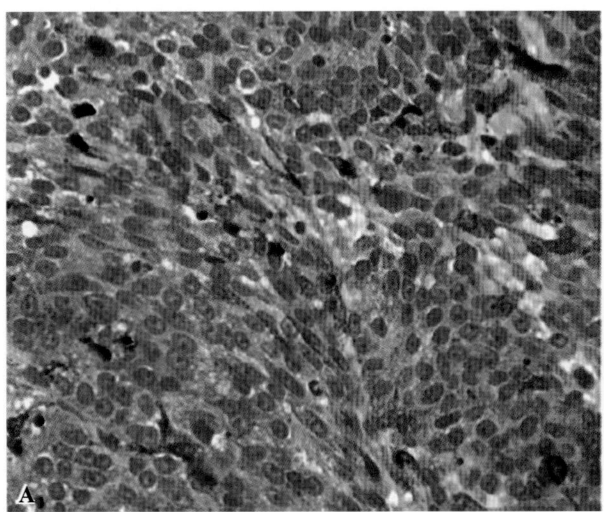

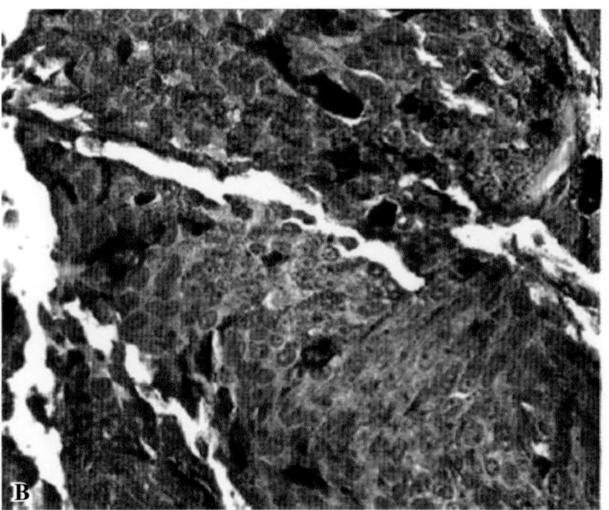

▲ 图 57-6 恶性黑色素瘤，显示具有突出核仁和分散的有丝分裂象的多形性肿瘤细胞（HE，400×）

活性和转化升高[35]。黑色素瘤中抑制 BRAF 的表达，可抑制丝裂原活化激酶的活性，致使肿瘤生长停滞和凋亡[36]。用 BRAF 激酶抑制药（Vemurafenib 或 Dabrafenib）治疗转移性系统性黑色素瘤 *BRAF* V600E 突变患者具有较高的反应率（＞ 50%），并能延长生存时间[37, 38]。另外，丝裂原活化蛋白激酶（MEK）抑制药 Trametinibis 已被批准为单药治疗或与 BRFF 抑制药联合使用。目前，尚没有关于 BRFF 抑制药治疗原发性中枢神经系统黑色素瘤的病例报道。

八、结论

中枢神经系统原发性黑色素瘤是极为罕见的色素沉着性病变，可能为广泛的弥漫性病变或局灶性孤立性病变。原发性中枢神经病变与转移性病变的鉴别在临床诊治过程中至关重要。原发性黑色素中枢神经系统病变的治疗取决于患者特征，例如年龄、功能状态、肿瘤位置和病理特征。主要的治疗方法为手术切除和局部放射治疗。目前，化学治疗的作用尚未明确。对于具有 BRAF 突变的黑色素瘤患者，可以考虑分子靶向治疗。

第 58 章 脊索瘤的综合治疗

Comprehensive Management of Chordoma

Varun R. Kshettry　Jennifer S. Yu　Vyshak A. Venur　Manmeet S. Ahluwalia　Pablo F. Recinos　著

吴培培　译　　孔玲玲　校

一、概述

脊索瘤是罕见的由脊索残留引起的软骨肿瘤，常发生于斜坡、脊柱和骶骨。虽然组织学上是良性的，但脊索瘤具有临床侵袭性，表现为局部侵袭特性、与重要神经血管解剖关系紧密、高复发率和转移潜力。年龄校正后的美国脊索瘤发病率约为0.089/10 万，颅内脊索瘤与脊柱脊索瘤的发病比例为 2：3[1]，诊断时的中位年龄约为 50 岁，男性和女性的发病率相似[1-3]。

脊索瘤的治疗方式通常为手术切除及术后放射治疗，对骶骨脊索瘤可尝试进行肿瘤的根治性切除，而对于颅内病变整体切除相对困难。脊索瘤的 5 年生存率为 70%～74%，10 年生存率为 45%～63%[1-5]，此外，存活率随着时间的推移而有所改善。一项纳入 95 例患者的单中心研究发现，在 1988—1999 年确诊的病例 5 年生存率为 63%，而在 2000—2011 年确诊的病例为 93%[4]。使用国家数据库进行的一项研究发现，1975—1984 年诊断的病例的 5 年生存率为 48%，1995—2004 年确诊的病例，这一比例为 81%，这可能与早期诊断、手术方式、精准放射治疗技术有关。

由于肿瘤的罕见性，目前缺乏基于循证医学证据的治疗指南。在本章中，笔者就脊索瘤组织病理学、临床、影像评估，以及手术、放射治疗和化学治疗的综合治疗等方面作一概述。

二、病理学

脊索瘤起源于胚胎残余的脊索组织。脊索瘤组织学首先由 Virchow 在 1857 年提出，直到 1894 年，Ribbert 才首次引入术语“脊索瘤”至胚胎脊索假说，此为该类肿瘤的起源[6]。脊索残余存在于从鞍背到骶骨的中线区域，包括脊柱的椎体。在颅腔内，脊索瘤倾向于起源于蝶骨—枕骨结合的中轴部位。

在组织学上，脊索瘤可分为三种类型：经典型、软骨样型和去分化型（框 58-1）。无论哪种亚型，所有脊索瘤都在嗜碱性黏液样背景下分布大量嗜酸性空泡细胞[7]，这些细胞被薄纤维隔膜分割成分叶状的细胞团，肿瘤高碘酸希夫（PAS）染色阳性[1]。脊索瘤的一个标志是存在空泡细胞，在这些细胞胞质中含有大量空泡（图 58-1）[7, 8]。在肉眼下，脊索瘤呈棕褐色，柔软、多孔（图 58-2）。软骨样脊索瘤是脊索瘤的组织学变异，具有显著的透明组分[9, 10]。最初由 Heffelfinger 等在 1973 年提出，认为这一组可能比经典脊索瘤预后好[11]。然而，随后的研究表明，它与经典脊索瘤的临床病程和预后相似[12-14]。最后，脊索瘤的去分化亚型是一种具有高

框 58-1　脊索瘤的主要病理特征

组织学
- 空泡细胞（“含气泡”，空泡细胞质）
- 嗜碱性黏液样背景
- 三种亚型：经典型、软骨样型、去分化型

免疫组织化学
- 细胞角蛋白阳性
- 上皮膜抗原阳性
- 阳性 S-100 阳性
- 波形蛋白阳性

遗传学
- 鼠短尾突变体表型过度表达
- 脆性组氨酸三联体（FHIT）减少 / 缺失

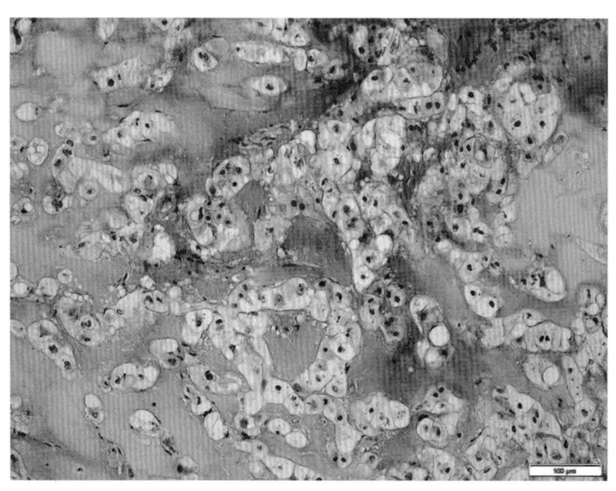

▲ **图 58-1　脊索瘤的显微镜检查显示束状分布的肿瘤细胞被纤维隔膜间隔开，含有经典的空泡样细胞（空泡化细胞质），有浓密的黏液样基质和罕见的有丝分裂象**

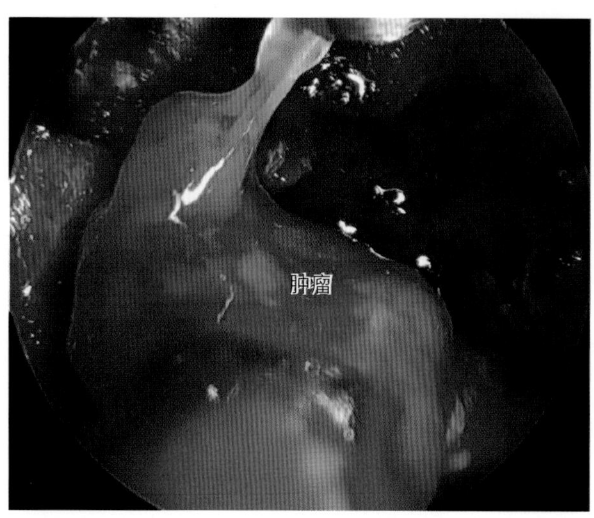

▲ **图 58-2　内镜经鼻入路斜坡脊索瘤切除术中所见，脊索瘤的大体外观呈棕褐色，柔软、分叶状**

度侵袭性的变异，其内含有恶性间充质成分。

单独使用光学显微镜观察，脊索瘤可能难以在组织学上与其他病变区分开来，如软骨肉瘤、脊索骨膜瘤、颅内脊索瘤和转移性黏液腺癌[7]，临床病史和影像学特征可以进一步鉴别，但是经常需要免疫组织化学来进一步确诊，免疫组织化学上皮标志物细胞角蛋白和上皮膜抗原（EMA）呈阳性，此与软骨肉瘤不同，软骨肉瘤中这些标志物呈阴性。两种类型的肿瘤 S-100 和波形蛋白均为阳性[5]。

在遗传分析中，29% 的新发脊索瘤病例和 69% 的复发病例出现异常核型，而颅内软骨肉瘤的这一比例为 0%。最近，鼠短尾突变体表型已被确定为脊索瘤高敏感性和特异性的标记物[15-17]。鼠短尾突变体表型是一种在正常胎儿脊索中表达的核转录因子[16, 18]。另外，对散发性和家族性脊索瘤的分析证明了鼠短尾突变体表型基因的过度表达[19, 20]。尽管鼠短尾突变体表型极有可能参与肿瘤发生，但确切的作用仍不清楚。脆性组氨酸三联体（FHIT）是一种肿瘤抑制蛋白，在大多数颅内脊索瘤和几乎全部骶骨脊索瘤中均减少或缺失[7, 21]。

三、诊断

脊索瘤的临床表现随解剖位置而变化。颅底脊索瘤可出现头痛、脑神经麻痹和（或）脑干功能障碍。由于其内侧解剖位置，外展神经麻痹导致的复视是最常见的神经功能缺损症状。位于特定位置的肿瘤可能影响动眼神经、滑车或三叉神经并导致上睑下垂、复视或感觉过敏。位于斜坡下方的肿瘤可能影响下脑神经，并伴有发声困难、吞咽困难和（或）构音障碍。大部分生长于硬膜内的肿瘤也可能导致脑干压迫，从而引起共济失调或运动缺陷。脊柱脊索瘤可能表现为轴性疼痛、神经根病和（或）脊髓病。骶骨脊索瘤经常出现局部感觉迟钝、局部疼痛和马尾神经症状（鞍区感觉消失和肠 / 膀胱失禁）[22]。由于疾病的隐匿性及症状的非特异性，许多早期脊索瘤在临床上未被重视，直到它们生长到一定大小。由于常规计算机断层扫描（CT）和磁共振成像（MRI）检查常常不能延伸到 S_2 水平以下，因此骶尾部病变也可能不能早期诊断[6, 23]。大约 10% 的脊索瘤可能转移到浅表软组织，骨骼、肺部和脑。然而，局部复发患者生存期远远超过远处转移[6, 24]。

脊索瘤的影像学涉及 CT 和 MRI。CT 显示局部骨质破坏，通常为骨的坏死，偶尔表现为营养不良性钙化（图 58-3）。在 MRI 上，脊索瘤 T_2 上呈高信号；T_2 成像最能显示脊索瘤的小叶模式（图 58-3）[25]。软骨肉瘤和脊索瘤更多是通过解剖位置而不是特定的成像特征来进行鉴别[26]。软骨肉瘤多起源于岩骨斜坡裂隙，而脊索瘤多起源于蝶枕软骨结合部位的斜坡内侧（图 58-4）。在一个系列中，只有 12% 的脊索瘤患者发生岩骨受累，而软骨肉瘤的比例为 80%[12]。在钆强化的 MRI T_1 像上，软骨肉瘤比脊索瘤强化效应可能更明显[12]。影像差异的主要原因在于颅内脊索瘤良性的先天特性[27]。颅内脊索瘤可以发生在从鞍背到尾骨的中轴骨的任

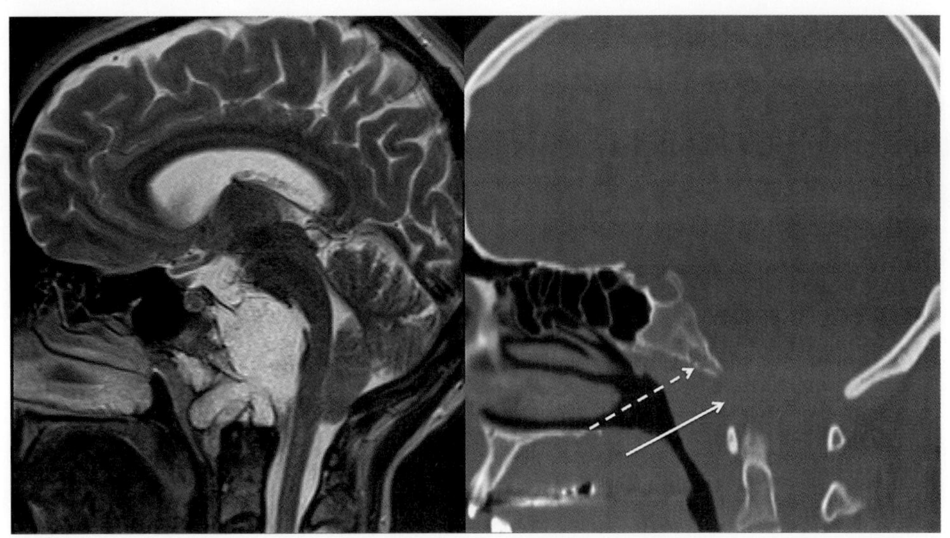

▲ **图 58-3 MRI T_2 矢状位（左）和薄层 CT（右）显示位于斜坡巨大肿块，从蝶鞍后方间隙延伸至枕骨大孔；脊索瘤在 T_2 序列上呈典型的高信号；CT 显示下斜坡的破坏（实线箭），斜坡中部区域的骨内可见肿瘤小叶（虚线箭）**

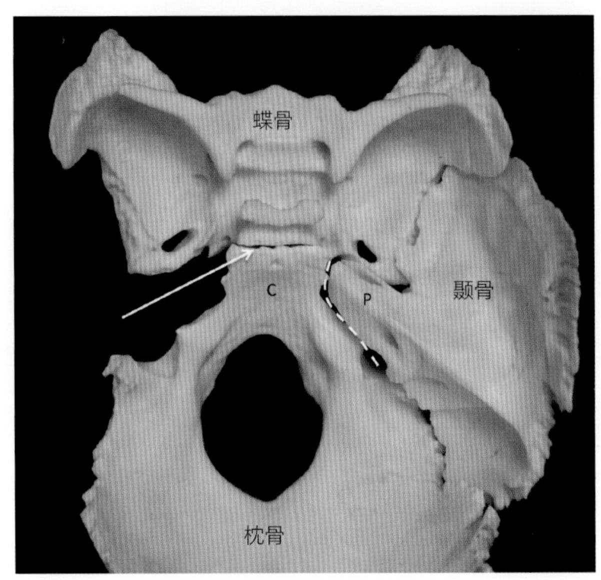

▲ **图 58-4 颅骨断层图谱展示了蝶骨、枕骨和颞骨的解剖结构**

蝶枕软骨结合（箭）通过蝶骨和枕骨的融合形成，是脊索瘤的好发部位；相反，软骨肉瘤更多地来自于由颞骨岩部和枕骨斜坡形成的岩斜裂（虚线）；C. 斜坡；P. 颞骨岩部

何地方[28]，并且由凝胶组织组成，被认为是异位脊索残余[28]。在颅内，脊索瘤最常见于脑桥前斜坡的背壁上。MRI 成像显示 T_1 低信号和 T_2 高信号，且没有明显的强化。其他骨性病变包括转移瘤、浆细胞瘤和骨内淋巴瘤，这些病变在 T_2 上呈低信号，而神经性囊肿在 T_1 上常为高信号。局部非骨性病变可继发性侵袭至斜坡，包括侵袭性垂体大腺瘤、骨内脑膜瘤、鼻咽癌和鳞状细胞癌（框 58-2）。使用相长干涉稳态成像可以提供无与伦比的可视化的脑神经与肿瘤的关系，以便进行术前计划[30]。

框 58-2 颅底脊索瘤的鉴别诊断

- 软骨肉瘤
- 颅内脊索瘤
- 侵袭性垂体腺瘤
- 骨内脑膜瘤
- 鼻咽癌
- 鳞状细胞癌
- 转移性病变
- 浆细胞瘤
- 骨内淋巴瘤

四、手术治疗

手术切除仍然是斜坡脊索瘤的一线治疗方法。尽管没有随机研究直接将手术与替代治疗策略进行比较，但有证据表明手术切除及切除手术的范围与疾病无进展生存期（PFS）和总生存期（OS）相关。对于颅内脊索瘤，一项 Meta 分析发现，手术切除患者的 5 年和 10 年生存率分别为 82.1% 和 64.7%，而未接受手术切除的患者分别为 62.7% 和 57.0%[1]。DiMaio 等的 Meta 分析发现在初始手术治疗脊索瘤时进行全面切除的患者的 10 年生存率为 95%[4]。

随着经鼻内镜技术的出现，过去 20 年来，斜坡脊索瘤的手术治疗发生了巨大变化。传统的颅底入路的手术方式斜坡需要充分暴露，这样才能将显微镜下的光投射到斜坡区域，而这经常导致相当大的并发症。内镜经鼻腔入路利用包括鼻腔、蝶窦和鼻咽在内的自然孔，为斜坡脊索瘤提供了直接途径，无须脑回缩或跨越脑神经（图 58-5）。在过去的 20 年中，经历了从传统开放手术到内镜经鼻入路手术治疗脊索瘤的戏剧性转变[31-38]。

一项 Meta 分析比较了经鼻内镜下与开放性斜坡脊索瘤显微手术结果，发现前者总切除率较高（61.0% vs. 48.1%，P=0.01），术后脑神经缺损较少（1.3% vs. 24.2%，$P < 0.001$），死亡率降低（4.7% vs. 21.6%，$P < 0.001$）[39]。近期研究显示内镜经鼻入路手术原发肿瘤的总切除率为 71%～88%，而复发肿瘤为 29%～44%[31, 37, 40]。纳入 77 例颅内脊索瘤大型临床研究显示，肿瘤全切除术后 5 年生存率为 93.3%，而次全切除和部分切除术分别为 61.4% 和 15.6%[41]。肿瘤体积较大和坏死与高复发率相关[42]。有趣的是，研究表明男性性别是肿瘤复发和生存率降低的危险因素[43, 44]。手术切除的目的是最大限度地扩大切除范围，同时尽量减少对局部脑神经、脑干和相关的脉管系统损伤。值得注意的是，瘤床可以存在于病变周边骨内，但与病变分开。因此，术语“根治性”切除术也被用来描述进行了超出原发肿块的大范围骨移除术[45]。最后，必须充分重建颅底，包括使用带血管的鼻中隔皮瓣，以降低术后脑脊液漏的风险。

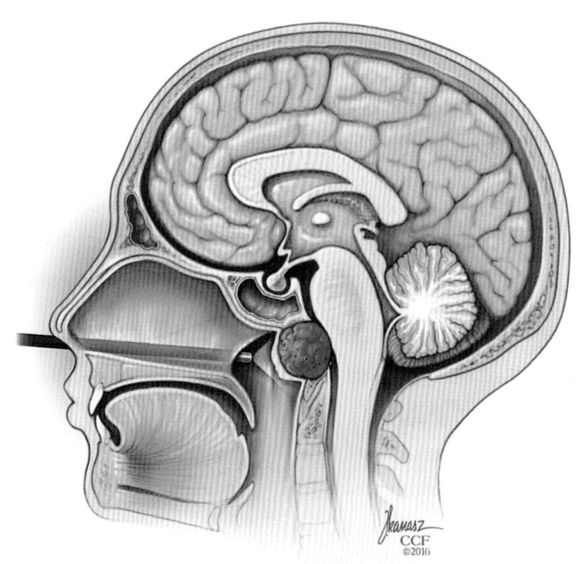

▲ 图 58-5　内镜经鼻入路的外科手术路径

可通过自然孔口（如鼻腔）直达肿瘤部位，而不需要颅底入路，无须脑回缩或跨越脑神经；引自：经 Cleveland Clinic Center for Medical Art and Photography 许可转载

脊柱和骶骨脊索瘤的手术需要进行广泛的整块切除，然后在必要时进行适当的结构及功能重建。在骶骨脊索瘤中，广泛切除术的局部控制（LC）和 OS 与次全切除相比有所改善[46, 47]。手术时应保证足够的切缘以使肿瘤包膜损伤可能降到最低。一项研究发现，与包膜未侵犯的患者相比，包膜侵犯整块切除的肿瘤复发率增加了两倍[48]。切除范围还受术前神经功能和骶管根部受累的影响。保留双侧 S_2 神经根和单侧 S_3 神经根是保持肠道和膀胱功能所必需的。牺牲双侧 S_3 神经根有 50% 可能影响正常的肠道和膀胱功能，而牺牲任何 S_2 神经根可导致功能障碍[6, 49, 50]。

五、放射治疗

即使进行根治性手术切除，局部复发的风险也很高，需要进行术后辅助放射治疗。放射治疗需要 70Gy 或更高的剂量来提高控制率。由于周围正常组织（包括视神经、脑神经、脑干和脊髓）的剂量限制，实现这种高剂量放射治疗是具有挑战性的。放射治疗的最佳方式仍有争议。一般而言，粒子治疗是优选的，但是较新的光子技术提供相当的局部控制率，可作为替代治疗的手段。

来自加拿大多伦多的玛格丽特公主医院的一项早期研究，对患者进行了 40～60Gy 的常规外照射治疗[51]。与既往仅接受手术的患者相比，放射治疗延迟了复发时间，疾病进展中位时间（TTP）为 2.9 年，中位 OS 为 5.2 年。放射治疗使 85% 的患者疼痛缓解。

常规光子照射有限的疾病控制促进了粒子束照射的发展。粒子束照射包括用质子和碳离子治疗，比光子治疗更具有物理优势。粒子在限定的组织深度中沉积其最大能量，而在该深度之外沉积的辐射量可忽略不计。因此，粒子治疗可提高治疗剂量，同时使肿瘤之外的正常组织损伤最小化。

在两项法国研究中，67～68.4Gy 的混合光子 / 质子束照射后 2 年的局部控制率为 81%～86%[52, 53]。同样，在马萨诸塞州综合医院治疗的 204 例患者中，71Gy 放射治疗后控制率为 69%，几乎所有患者都会局部复发，20% 的患者可发生远处转移[54]。一项纳入 416 例接受质子治疗或混合光子 / 质子治疗的 Meta 分析显示，总剂量为 66～83Gy，5 年局部控制率为 69%，OS 率为 80%[55]。

不良反应取决于治疗区域。对于颅底脊索瘤患者，光子 / 质子治疗后颞叶损伤的 5 年发生率为 13%[56]。在 Amichetti 的 Meta 分析中，远期毒性发生率为 5%～17%[55]。在一项纳入 4 例斜坡脊索瘤患者放射治疗的研究中，质子 / 光子 75.5～83Gy 治疗剂量在 50% 的患者中发生双侧视力丧失，提示要重视质子放射治疗远期毒性 [57]。

碳离子放射治疗既提供了粒子治疗的物理优势（在特定深度下的剂量沉积，超过该深度的最小剂量沉积），也具有超过 X 线和质子的放射生物学优势。但是，这些单位的构建和维护成本极高，仅日本和德国在临床应用。用碳离子疗法治疗的最大研究纳入 155 例颅底脊索瘤的患者，所有这些患者都有显著的病变残留，治疗中位剂量为 60Gy，5 年局部控制率为 72%，OS 率为 85%[58]。

在过去 10 年中，包括图像引导调强放射治疗（IG–IMRT）、分次立体定向放射治疗（FSRT）和立体定向放射治疗（SRS）在内的技术已成为粒子放射治疗的替代治疗方式。与常规放射治疗技术相比，这些治疗方式允许向靶区推送较高的放射治疗剂量，同时降低不良反应发生风险。在 IG–IMRT 中，通常通过每日锥体束 CT 实现图像引导，促进肿瘤的精准靶向定位。IMRT 可以使用数百到数千个射线束，使肿瘤靶点外放射治疗剂量急剧衰减。联合使用时，IG–IMRT 可提供高度精确和精准的剂量输送。近期使用 IG–IMRT 治疗的 24 例脊索瘤患者，中位剂量为 76Gy，5 年局部控制率为 65%，OS 率为 86%[59]。在 6 名患者中观察到 1～3 级远期毒性（视力障碍、听力损失、垂体功能减退），其中一名患者死于辐射诱发的高级别胶质瘤（5 级毒性）。本研究的作者指出，他们脊索瘤治疗实践中使用剂量为 78Gy/39F。IG–IMRT 计划的一个例子见图 58–6。

对脊索瘤患者使用 FSRT 和 SRS 的数据有限。SRS 给予单次大剂量照射，而 FSRT 可多达 5 次的剂量分割。与常规分割放射治疗相比，这些技术提供了放射生物学优势。SRS 仅限于具有小肿瘤的患者。在多中心参与的北美伽马刀联盟纳入 71 例患者的研究中，5 年 LC 率为 66%，OS 率为 80%[60]。对四个中心 148 例 SRS 治疗的患者的回顾分析中，中位处方剂量为 12.7～25Gy，5 年 OS 率为 76%～84%。其中三个中心包括 5 年的 LC 数据，范围 21%～72%[61]。在 11 例接受 FSRT 治疗的患者中（中位肿瘤边缘剂量为 30Gy），中位随访时间为 42 个月，73% 的患者病情稳定，18% 的患者疾病进展。2 年 OS 率为 91%。值得注意的是，18% 的患者发生了脑坏死。

总之，辅助放射治疗改善了脊索瘤患者的局部控制。需要高剂量的照射以实现充分的肿瘤控制。需要高精度的放射治疗以降低邻近敏感的正常组织的毒性。质子或质子 / 光子放射治疗的长期数据支持其在脊索瘤患者中的应用。包括 IG–IMRT 在内的新兴技术显出优势，在治疗中也可以考虑。

六、化学治疗

脊索瘤的全身治疗通常适用于无法切除或合并

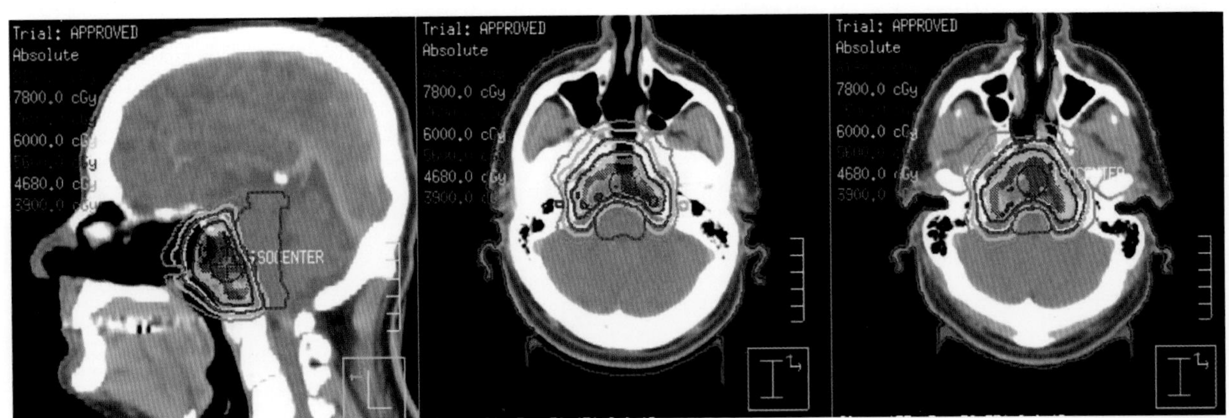

▲ 图 58–6 手术切除后接受 78Gy 放射治疗的斜坡脊索瘤患者图像引导调强放射治疗（IG–IMRT）计划；矢状位（左）和横断位（中间，右）CT 图像；瘤床靶区为蓝色和绿色阴影区域；图中标示出不同剂量的等剂量曲线，其中 7800cGy 处方等剂量线为绿色；脑干用红线勾画

转移的患者。没有单一化学治疗药物在脊索瘤的治疗中长期有效，且尚没有批准用于脊索瘤治疗的化学药物。几个个案报告和病例研究报道了脊索瘤中药物治疗效果（表 58–1）。Dhall 等报道了一项回顾性病例研究，其中包括 6 名接受术后化学治疗的小儿斜坡脊索瘤患者[62]。两名患者接受了异环磷酰胺和依托泊苷辅助化学治疗，并在初次手术后数年内表现良好，另一名患者接受了术后放射治疗，经过快速进展，接受了异环磷酰胺和依托泊苷治疗 4 次，伊马替尼和塞来昔布治疗 2 年，患者在最初诊断的 6 年随访期间病情稳定，另外两名患者接受异环磷酰胺联合依托泊苷或脂质体多柔比星治疗后复发，作者认为异环磷酰胺和依托泊苷化学治疗可能使脊索瘤患者获益。在米兰国家癌症研究所使用不同化学治疗方案治疗的 33 例病例并不能从化学治疗中获益，但顺铂、博来霉素和长春碱对 1 例患者短期有效[63]。用伊立替康治疗的 15 例脊索瘤患者的Ⅱ期研究显示，中位疾病进展时间为 9.9 个月，6 个月 PFS 为 33%[64]。据报道多药耐药相关基因如缺氧诱导因子 –1α（HIF–1α）和多药耐药蛋白 –1（MRP–1）与脊索瘤化学治疗抵抗相关[65]。

随着对脊索瘤的生物学探索，现已经确定了几个靶向治疗的突变位点。大多数脊索瘤表达活化的血小板衍生生长因子受体 –β（PDGFR–β）[66, 67]、表皮生长因子受体（EGFR）[68] 和突变体 –Met 癌基因[69, 70]。几种针对这些通路的小分子酪氨酸激酶抑制药，如伊马替尼、索拉非尼和舒尼替尼已经在脊索瘤的Ⅱ期临床试验中进行了评估（表 58–1）[71–73]。伊马替尼是一种酪氨酸激酶抑制药，可阻断 PDGF 信号通路。在多中心欧洲Ⅱ期试验中，56 例 PDGFR–β 表达阳性的脊索瘤患者接受 800mg/d 伊马替尼治疗，72% 的患者疾病稳定（1 例患者部分缓解，35 例患者稳定），中位 PFS 和 OS 的分别为 9.2 个月和 34.9 个月。对于伊马替尼治疗进展的 10 例晚期脊索瘤患者，给予了伊马替尼和西罗莫司联合治疗[74]。西罗莫司是哺乳动物雷帕霉素靶蛋白（mTOR）通路的有效抑制药，此通路在肿瘤生长中发挥重要作用。5 例患者在治疗 1 年后仍在接受治疗，9 例患者可以疗效评估。根据 RECIST（实体瘤的反应评估标准）标准，3 个月时，1 例患者部分缓解，7 例患者病情稳定，1 例患者疾病进展。

舒尼替尼是一种酪氨酸激酶抑制药，作用靶点为血管内皮生长因子受体（VEGFR）1、2 和 3，PDGFR 和 PDGFR。舒尼替尼非胃肠道间质肉瘤的Ⅱ期试验中包含 9 例脊索瘤患者，在本研究中，舒尼替尼表现出适度的临床活性，9 例患者中有 4 例（44%）在治疗 16 周后评效稳定。索拉非尼是酪氨酸激酶抑制药，具有抗 VEGFR1、VEGFR2 和 VEGFR3 及 PDGFR–β 的活性。在一项Ⅱ期临床研究中 27 例转移性晚期脊索瘤患者接受索拉非尼治疗[72]，中位随访时间为 8.7 个月，中位 12 个月 PFS 率和 OS 率分别为 73.0% 和 86.5%。Stacchiotti 等在一项Ⅱ期研究中，用拉帕替尼（一种具有抗 EGFR 受体活性的酪氨酸激酶抑制药）治疗 18 例晚期表达 EGFR 的脊索瘤患者[75]，依据 RESICT 标准，6 例患者评效稳定，其余患者在治疗后进展，本研究中位 PFS 和 OS 分别为 8.2 个月和 25.0 个月。

总之，传统化学治疗在脊索瘤的治疗中作用有限。分子靶向药物已显示出对脊索瘤的适度活性，具有可接受的不良反应。对于转移性或不能手术、手术和放射治疗后进展的脊索瘤患者，这些药物的超适应证使用是一种合理的治疗选择（图 58–7）。

表 58–1　脊索瘤分子靶向治疗的前瞻性研究

	患者人数	肿瘤特征	药物剂量（mg/d）	有效率（%）	PFS（个月）	OS（个月）	参考文献
伊马替尼	56	PDGFR–β 阳性	800	PR：2% SD：70%	9.0	34.5	Stacchiotti 等，2012[71]
舒尼替尼	9	未经选择	37.5	SD：44%	未报道	未报道	George 等，2009[73]
索拉非尼	27	未经选择	800	PR：3.7% SD：85.3%	9 PFS 73%	未报道	Bompas 等，2015[72]
拉帕替尼	18	EGFR 阳性	1500	SD：83.3%	8.2	25.0	Stacchiotti 等，2013[75]

EGFR. 表皮生长因子受体；PDGFR. 血小板衍生生长因子受体；PFS. 无进展生存；OS. 总生存期

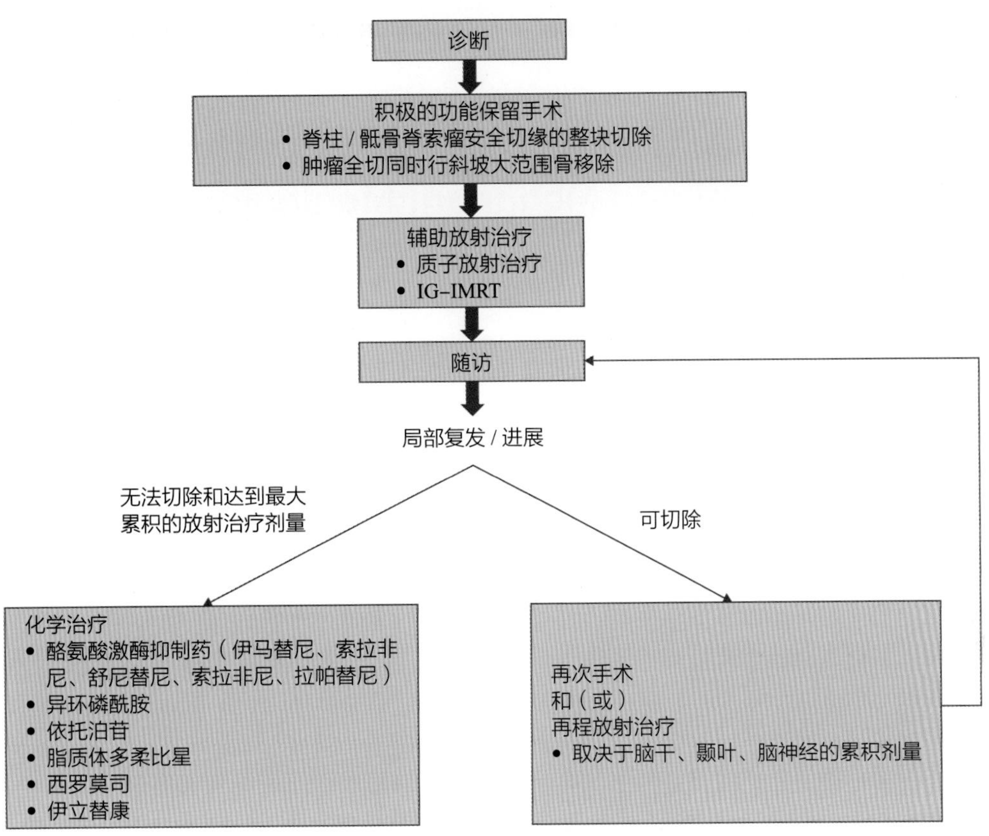

▲ 图 58-7　**脊索瘤的多学科治疗流程**

IG-IMRT. 图像引导调强放射治疗

七、结论

脊索瘤的治疗由于其局部侵袭性、与重要神经脉管系统解剖关系紧密及高复发率面临着严峻挑战。经验丰富的多学科团队对于治疗这些罕见的肿瘤是必要的。随着手术技术和放射治疗的进步，脊索瘤的总体存活率在过去的几十年中有所改善。斜坡脊索瘤的内镜经鼻入路手术有助于提高总切除率，减少并发症。对于骶骨脊索瘤，大范围的整块切除术提供了最佳的局部控制可能。虽然辅助放射治疗是手术切除后的标准治疗，但需要进一步研究以确定能够提供最佳局部控制的放射治疗模式，同时使对颞叶和周围脑神经的损伤降到最低。最后，尽管初始分子靶向药已显示出一定的功效，但进一步的分子分析和转化研究对于难治性脊索瘤的化学治疗或靶向治疗的合理选择是必要的。

第 59 章　非典型脑膜瘤与恶性脑膜瘤

Atypical and Malignant Meningiomas

Brandyn A. Castro　Melissa M. J. Chua　Priscilla K. Brastianos　著

刘　静　译　孔玲玲　校

一、概述

脑膜瘤起源于覆盖脑膜的脑膜上皮细胞，是最常见的颅内肿瘤。其症状是由于压迫周围脑组织和神经结构而出现的，因此，临床表现反映了肿瘤的位置[1]。脑膜瘤通常发生在颅底、鞍旁，或沿大脑凸面分布[1]。部分脑膜瘤可发展为更具侵袭性的表型，包括非典型脑膜瘤和间变型脑膜瘤。这些亚型预后较差，且更常沿大脑凸面分布[2]。由于高级别脑膜瘤相对少见，因此描述其分类和治疗策略的数据有限。在此，笔者试图回顾有关非典型和间变型脑膜瘤的现有文献，以总结其治疗方法。

二、流行病学

脑膜瘤占颅内肿瘤的 13%～34%[3-7]。年发病率为 7.8/10 万，但由于脑膜瘤通常无症状且生长缓慢，大多数诊断是在尸检时偶然发现[1, 3]。在美国，脑膜瘤的发生率为 7.86/10 万，是所有原发性脑和中枢神经系统（CNS）肿瘤中最高的[8]。其平均诊断年龄为 64 岁，随着年龄的增长，发病率也在增加[8]。在过去的几十年里，发病率也在稳步上升[8]。然而，这被认为与对脑膜瘤的认识和报道增加有关。妇女患病率较高（经年龄调整后为 2：1；10.62 vs 4.68）[5, 8]，表明性激素在脑膜瘤的发病机制中起作用。尽管中老年人群更易患脑膜瘤，但也见于家族性综合征的年轻患者，如 2 型神经纤维瘤病（NF2）[2]。根据尸检和影像学研究估计，多达 2.8% 的女性患有亚临床脑膜瘤[9, 10]。按种族分层时，非西班牙裔黑种人的发病率（9.42）高于非西班牙裔白种人（7.66）和西班牙裔白种人（7.71）[8]。有一些数据表明脑膜瘤与乳腺癌有关[1]。

少数脑膜瘤可以形成更具侵袭性的表型，如非典型（4.7%～7.2%）或间变型（1.0%～2.8%）[2]。在美国，间变型和非典型脑膜瘤的年发病率为 150～225 例[2, 6, 7, 11, 12]。虽然良性脑膜瘤有向恶性转化的潜力，但发生率仅约 2%[2]。约 28.5% 复发性良性脑膜瘤转变为非典型或间变型表型[2]。男性非典型脑膜瘤和间变型脑膜瘤的发生率较高[2]。脑膜瘤也可由颅脑照射引起；辐射诱发的脑膜瘤往往是非典型或恶性的[2]。在组织学上，辐射诱发的脑膜瘤与原发性脑膜瘤相似，尽管辐射诱发的脑膜瘤往往在手术切除后较早复发[2]。辐射诱发的脑膜瘤骨受累程度较高，降低了总切除率，这可能是引起早期复发的原因之一[13]。

脑膜瘤通常只在脑脊髓轴内扩散。一部分非常罕见的脑膜瘤可以发生转移，其中肺转移是最常见的。肝、骨、皮肤和皮下组织转移也有报道[14, 15]。

间变型脑膜瘤患者的中位生存期为 1.5 年，5 年死亡率为 68%[16]。在这些患者中，侵犯脑实质的脑膜瘤的 5 年死亡率为 83%，中位生存期为 1.4 年。良性和非典型脑侵袭性病变的 5 年死亡率约为 25%，中位生存期为 10～14 年。据美国脑肿瘤登记中心（CBTRUS）的数据统计，恶性脑膜瘤 10 年相对生存率为 57.5%，其中年龄是重要影响因素[8]。20—44 岁患者的 10 年生存率为 82.2%，而 75 岁以上患者的 10 年生存率为 36.3%。

脑膜瘤的危险因素包括电离辐射、激素（雌激素、孕酮、雄激素）、头部外伤、手机使用、乳腺癌和脑膜瘤家族史[17]。

三、诊断

脑膜瘤的诊断除了病理证实外，通常还需神经影像学检查。在磁共振成像（MRI）上，通常在骨旁发现脑膜瘤，并伴有“硬脑膜尾”。“硬脑膜尾”的出现表明肿瘤附着在硬脑膜上并与硬脑膜一起生长。脑膜瘤呈弥漫性强化，与周围水肿区分界清晰。然而，如果水肿明显，则表明肿瘤更具侵袭性，或为分泌性脑膜瘤[1]。复发脑膜瘤应更加怀疑为以下亚型：透明细胞型、脊索样型、横纹肌样型和乳头状型[1]。尽管有这些发现，研究表明 MRI 不能明确区分良性和间变型或非典型脑膜瘤[18, 19]。计算机断层扫描（CT）也被证明并不可靠，因为非典型或间变型脑膜瘤可以表现为不均匀或均匀的强化、大脑表面呈结节性或不规则状、病变蘑菇状生长、骨侵犯和（或）破坏、无钙化，或伴有明显的水肿[5, 20–23]。这些特征也可以在良性脑膜瘤中出现，尽管不太常见。目前，尚无明确的诊断或影像学方法能够区分良性脑膜瘤与非典型或间变型脑膜瘤[2]。

四、病理学

脑膜瘤有 9 个Ⅰ级组织学亚型：脑膜上皮型、纤维型（成纤维型）、过渡型（混合性）、砂粒体型、血管瘤型[24]、微囊型、分泌型[25]、富淋巴—浆细胞型[26]和化生型，3 个Ⅱ级组织学亚型（脊索样型[27, 28]、透明细胞型[29, 30]和非典型[31]），和 3 个Ⅲ级亚型（乳头状型[32]、横纹肌样型[33, 34]和恶性间变型）。组织学分级的依据包括有丝分裂活性、细胞数量、核质比（N∶C）、核仁突出、生长模式和存在坏死。根据世界卫生组织（WHO）2016 年的定义，非典型脑膜瘤是指介于良性和恶性之间的中间型脑膜瘤，其有丝分裂活性增加，组织学证实脑浸润，至少有以下 5 个特征中的 3 个：细胞密集、有高的核 / 质比的小细胞成分、核仁明显而突出、片状（弥漫状或片状生长）及自发坏死灶（非医源性诱导）[35]。在这个新的分类中，脑浸润伴有组织学上有丝分裂象≥ 4 也足以诊断为非典型脑膜瘤（WHO Ⅱ级）。

其他罕见的组织学变异可能包括：嗜酸性[36, 37]、黄色瘤样[38]、黏液性[39]、脂肪母细胞性 / 空泡性[40, 41]、硬化性[42, 43]、胶质纤维酸性蛋白（GFAP）表达螺旋硬化性[44, 45]、炎性[46]和 GFAP 表达型[46]。在表达 GFAP 的类型中[47]，有些可能出现：腺样或假腺样结构[48, 49]、颗粒状丝状包涵体[50–52]、肿瘤周围脑水肿及周细胞[53, 54]、栅栏状[55, 56]、囊内包涵体[57, 58]、肌动蛋白阳性细胞[59]及类风湿结节[60]。脑膜瘤也罕见存在花瓣状富酪氨酸晶体[61, 62]。

脑膜瘤侵犯的组织学特征为舌状或手指状，或结节状的，向脑组织内突出[63]。值得注意的是，侵犯大脑的良性脑膜瘤的复发率和死亡率与非典型脑膜瘤相当。一般情况下，Ⅰ级肿瘤复发率最低（7%～25%），Ⅲ级肿瘤复发率最高（50%～94%），Ⅱ级肿瘤复发率中等（29%～52%）。

五、分子流行病学

22 号染色体和 *NF2* 基因是导致Ⅰ级脑膜瘤基因改变的最常见位点[64]。Ⅰ级肿瘤还与染色体 1p、7p、14p 和 19 上的丢失，以及第 5 号和 20 号染色体上的增加有关[65]。良性脑膜瘤的血管瘤亚型通常涉及 5 号染色体[66]。侵袭性较强的非典型和间变型脑膜瘤通常有更多的拷贝数变化，包括染色体 1p、6q、10、14q 和 18q 的丢失，以及染色体 1q、9q、12q、15q、17q 和 20q 的增加[67–69]。仅次于 22 号染色体改变，第二大常见的遗传改变是 1p 和 14q 染色体的丢失，发生于一半的Ⅱ级和几乎所有的Ⅲ级脑膜瘤中[67, 69]。与低级别脑膜瘤相比，高级别脑膜瘤表现出更多的遗传改变。下面，笔者对脑膜瘤中已报道的有突变的及表达变化的基因进行综述，并对其在脑膜瘤起病和进展中的潜在作用进行综述（表 59–1）。

（一）脑膜瘤中具有潜在作用的基因

1. 22 号染色体和 *NF2*

脑膜瘤最常见的致瘤基因是 *NF2*（图 59–1）。这可能是由单体型 22 号染色体[70]（见于 40%～70% 的Ⅰ级脑膜瘤[71]）或基因本身的失活突变所致。22 号染色体是 NF2 家族性综合征的特征性改变染色体。脑膜瘤是 NF2 综合征患者中第二常见的肿瘤类型，约 50% 的患者受其影响[72]。这种综合征可见典型的多发性脑膜瘤，而不是单一的病变，这些病变可沿颅骨或脊柱发展。在 NF2 患者中，散发性脑膜瘤以女性为主[73]，且死亡风险增加，因此其存在是 NF2 疾病严重程度的一个标志[74]。在儿童患者中，脑膜瘤常常是 NF2 综合征的表现征象[75]。

表 59-1　脑膜瘤相关基因综述

基　因	染色体	产　物	脑膜瘤的遗传改变	生理功能	文　献
NF2	22	膜突样蛋白	下调，突变	细胞膜与细胞骨架连接，细胞生长，细胞增殖	PMID 25965831
BAM22	22	β 联蛋白	下调	细胞内吞	PMID 25965831
BCR	22	Bcr（丝氨酸 / 苏氨酸激酶）	下调	GTP 酶激活剂	PMID 25965831
TIMP3	22	金属蛋白酶组织抑制因子 3	高甲基化	抑制 MMP-2 和 MMP-9	PMID 25965831
UPK3A	22	尿溶蛋白 3A	高甲基化	生长因子	PMID 24289130
ALPL	1	碱性磷酸酶	下调	控制细胞周期	PMID 25965831
TP73	1	p73			PMID 24289130
LMO4	1	LIM 结构域转录因子 LMO4	下调	转录因子	PMID 24289130
IGFBP2	2	胰岛素样生长因子结合蛋白 2	上调	生长因子	PMID 24289130
CTNNB1	3	β 联蛋白	下调	Wnt 信号	PMID 24289130
ENC1	5	ENC 1 蛋白	上调	Wnt 信号	PMID 24289130
HIS1H1C	6	组蛋白 H1.2	上调	细胞周期	PMID 25965831
CTGF	6	结缔组织生长因子	高甲基化	生长因子	PMID 25965831
HOXA5，*HOXA6*，*HOXA9*，*HOXA11*	7	HOXA5，HOXA6，HOXA9，HOXA11	共甲基化	转录因子	PMID 24289130
IGFBP3	7	胰岛素样生长因子结合蛋白 3	上调	生长因子	PMID 24289130
c-mos	8	c-mos			PMID 24289130
c-myc	8	c-myc			PMID 24289130
PENK	8	前脑啡肽原	高甲基化	凋亡	PMID 24289130
WNK2	9	WN 激酶	高甲基化	生长因子	PMID 24289130
CDKN2A/p16INKa	9	p16	下调，高甲基化	控制细胞周期	PMID 25965831
CDKN2B/p15ARF	9	p15	下调，高甲基化	控制细胞周期	PMID 25965831
CDKN2A/p15ARF	9	p14	下调，高甲基化	控制细胞周期	PMID 25965831
KLF4	9	Kruppel 样因子 4（转录因子）	上调，K409Q 突变	诱导多能性	PMID 25965831
IGF2	11	IGF-2	上调	生长因子	PMID 24289130
CCND1	11	CCDN1	上调	Wnt 信号	PMID 24289130
NDRG2	14	NDRG2（转录因子）	下调，高甲基化	可能为细胞生长和凋亡	PMID 24289130，PMID 25965831
MEG3	14	非编码 RNA	下调，高甲基化	细胞周期	PMID 25965831
AKT1	14	RAC-α 丝氨酸 / 苏氨酸蛋白激酶	上调，E17K 突变	细胞生长，增殖（激活 PI3K 通路）	PMID 25965831
TMEM30B	14	跨膜蛋白 30B	下调	细胞周期	PMID 25965831

（续表）

基 因	染色体	产 物	脑膜瘤的遗传改变	生理功能	文 献
c-fos	14	c-fos			PMID 24289130
THBS1	15	血小板反应蛋白 1	甲基化	血管生成抑制	PMID 24289130
STAT3	17	信号转导子和转录激活子 3	上调	转录因子	PMID 25965831
RPS6K	17	核糖体蛋白 S6 激酶	上调	细胞生长，增殖	PMID 25965831
IGF2BP1	17	RNA 结合蛋白	高甲基化	转录因子	PMID 24289130
CDK5R1	17	CDK5R1	上调	Wnt 信号	PMID 24289130
DAL-1	18	4.1B	下调	细胞膜与细胞骨架连接，调控细胞凋亡和增殖	PMID 25965831
bcl-2	18	bcl-2	上调	调控凋亡	PMID 25965831
Ha-ras	18	p21			PMID 24289130
SMO	7	Smoothened 蛋白（G 蛋白偶联受体）	上调，数个突变	细胞生长，增殖（激活 Hh 通路）	PMID 24289130，PMID 25965831
*TSLC1**	11	跨膜糖蛋白 TSLC1（也称 CADM1）	下调	细胞黏附	PMID 25965831
TRAF7	16	TNF 受体相关因子 7	数个突变	促凋亡 E_3 泛素连接酶	PMID 25965831
CDH1	16	钙黏蛋白 / 表皮钙黏蛋白	下调	细胞黏附	PMID 25965831
TIMP1	X	金属蛋白酶组织抑制因子 1	下调	抑制 MMP-9	PMID 25965831
PDGF		血小板源性生长因子			PMID 25485306
VEGF		血管内皮生长因子			PMID 25485306
EGF		上皮生长因子			PMID 25485306
EGFR		上皮生长因子受体	过表达		PMID 25485306
PDGFR		血小板源性生长因子受体	过表达		PMID 25485306
VEFGR		血管内皮生长因子受体	过表达		PMID 25485306

*. 这在文献中也被描述为 CADM1
MMP. 基质金属蛋白酶；TNF. 肿瘤坏死因子

NF2 编码膜突样蛋白（或施万膜蛋白），这是一种质膜结构蛋白，属于 4.1 蛋白家族，通过与细胞表面蛋白的相互作用将细胞骨架和细胞膜相连接，从而参与细胞生长、增殖和运动 [70, 76, 77]。膜突样蛋白被认为是通过调控包括 Hippo 和 Notch 等信号通路在内的接触依赖性抑制而促进增殖的 [78]。膜突样蛋白也可作为肿瘤抑制因子，但其作用机制尚不清楚。*NF2* 的丢失是由于染色体 22q12 上肌红蛋白和 c-sis 原癌基因位点之间的遗传缺失造成的；两个等位基因均缺失是脑膜瘤发生的必要条件 [70]。在脑膜瘤细胞系中，这种缺失导致哺乳动物西罗莫司靶蛋白（mTOR）的下游活化 [71, 79]。*NF2* 缺失被认为足以形成 Ⅰ 级脑膜瘤，而进展到更高级别可能涉及进一步其他基因的突变 [80]。功能缺失的膜突样蛋白通过破坏黏附连接而导致细胞生长和运动功能障碍 [70]。携带突变的细胞似乎失去了抑制接触介导的细胞增殖的能力，从而导致过度增殖状态 [81]。膜突样蛋白缺失的另一个致癌机制是其对位于施万细胞上的 ErbB 受体的调控。这些受体可以通过调控包括 Ras/Raf/MEK/ERK 和 PI3K/AKT 通路在内的促有

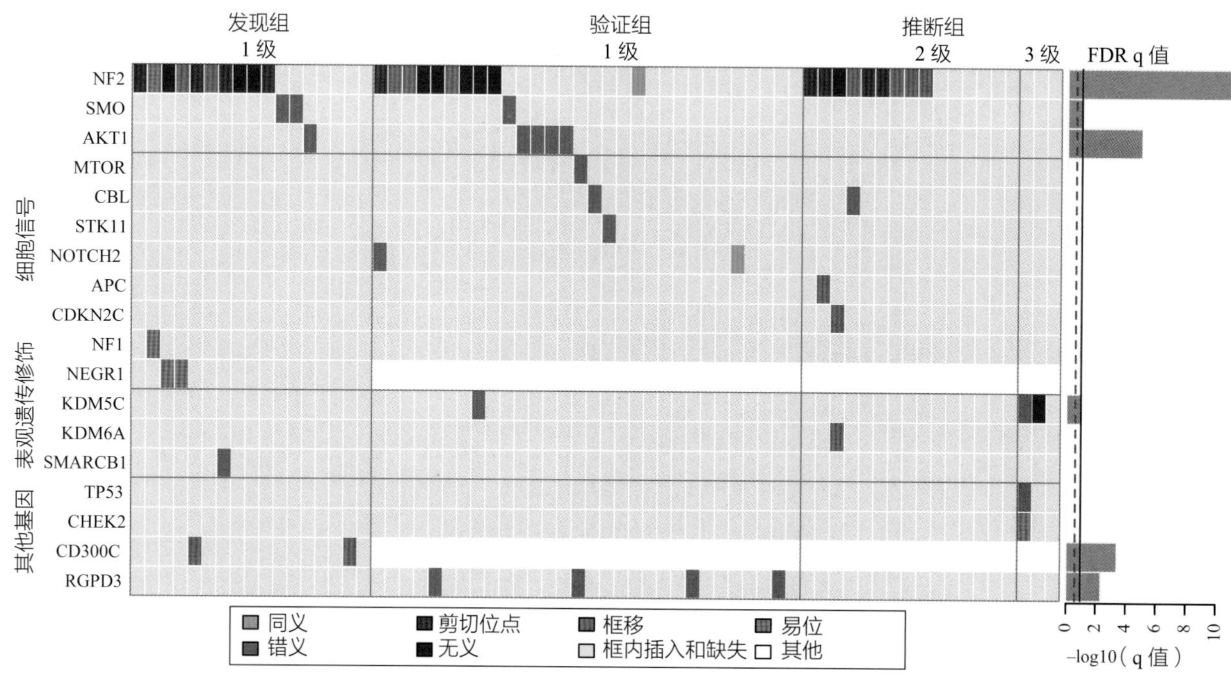

▲ **图 59-1　一个由 65 例脑膜瘤患者组成的队列中的基因突变、插入和缺失，及易位情况；颜色表示不同的突变亚型；FDR. 错误发现率；引自 Brastianos 等，2013.**[64]

丝分裂信号通路来改变有丝分裂[82]。膜突样蛋白缺失也激活其他致癌和促有丝分裂通路，包括 Notch、Hippo 和 mTOR[71, 79, 83–85]。*NF2* 突变的脑膜瘤比 *NF2* 野生型脑膜瘤表现出更大的染色体不稳定性[86]。

与前颅底肿瘤相比，在大脑凸面的肿瘤更常携带 *NF2* 突变[87]。携带 *NF2* 突变的 Ⅰ 级脑膜瘤通常属于成纤维型和（或）过渡型亚型[64]。这一发现支持了关于染色体 22q 改变更常见于过渡型和成纤维型脑膜瘤中的其他研究报道[87, 88]。

2. *AKT1*

AKT1 突变（p.Glu17Lys）主要见于 Ⅰ 级脑膜瘤（图 59-1），但也在较高级别脑膜瘤中被检测到。*AKT1* 突变与 *NF2* 缺失相互排斥[64]。免疫组织化学分析表明，这种改变导致下游 mTOR 信号通路的激活。值得注意的是，MTOR 突变（D1279V）在携带野生型 *AKT1* 的肿瘤中也导致类似的下游激活[64]。*AKT1* 突变常见于脑膜上皮亚型（图 59-2）和颅底脑膜瘤。一项对 300 例脑膜瘤的研究发现了与 Brastianos 研究[64]相似的突变频率，包括 *AKT1* 和 *SMO* 突变。AKT1 抑制药目前正在其他的癌症中进行临床试验。

3. *SMO*

与 *AKT1* 突变相似，*SMO* 突变（p.Trp535Leu）主要见于 Ⅰ 级脑膜瘤（图 59-1），但也见于高级别脑膜瘤。它们也倾向于与 *NF2* 缺失的脑膜瘤相互排斥。*SMO* 突变也常见于脑膜上皮亚型（图 59-2）和颅底脑膜瘤[64]。*SMO* 突变通过激活 Hedgehog 通路导致肿瘤发生。Hedgehog 信号转导通路研究较深入，涉及基底细胞癌和促纤维母细胞瘤的细胞失调[90, 91]；GAB1 是 Hedgehog 通路激活的标志[92]。在一项包括 65 例脑膜瘤的研究中，10% 为 GAB1 表达阳性，包括了所有 *SMO* 突变的脑膜瘤（图 59-2）[64]。Hedgehog 通路抑制药目前在临床用于治疗基底细胞癌和髓母细胞瘤，并可能对具有 *SMO* 突变的脑膜瘤的具有潜在的治疗作用[93, 94]。

4. *TRAF7*

TRAF7 是一种促凋亡的 E3 泛素连接酶，位于染色体 16p13 上。在 12%～25% 的脑膜瘤中发现了 *TRAF7* 突变，且这些肿瘤通常也携带 *AKT1* 或 *KLF4* 的突变[89, 95]。所有分泌型脑膜瘤中都发现含有 *TRAF7* 和 *KLF4* 突变[95]。*TRAF7* 突变似乎与 *SMO* 突变、*NF2* 突变，以及 22 号染色质缺失相互排斥[89]。这种突变的作用还有待阐明。

5. *KLF4*

KLF4 是一种已知的诱导多能性的转录因子，位于染色体 9q31 上[96]；15.7% 的 Ⅰ 级脑膜瘤在

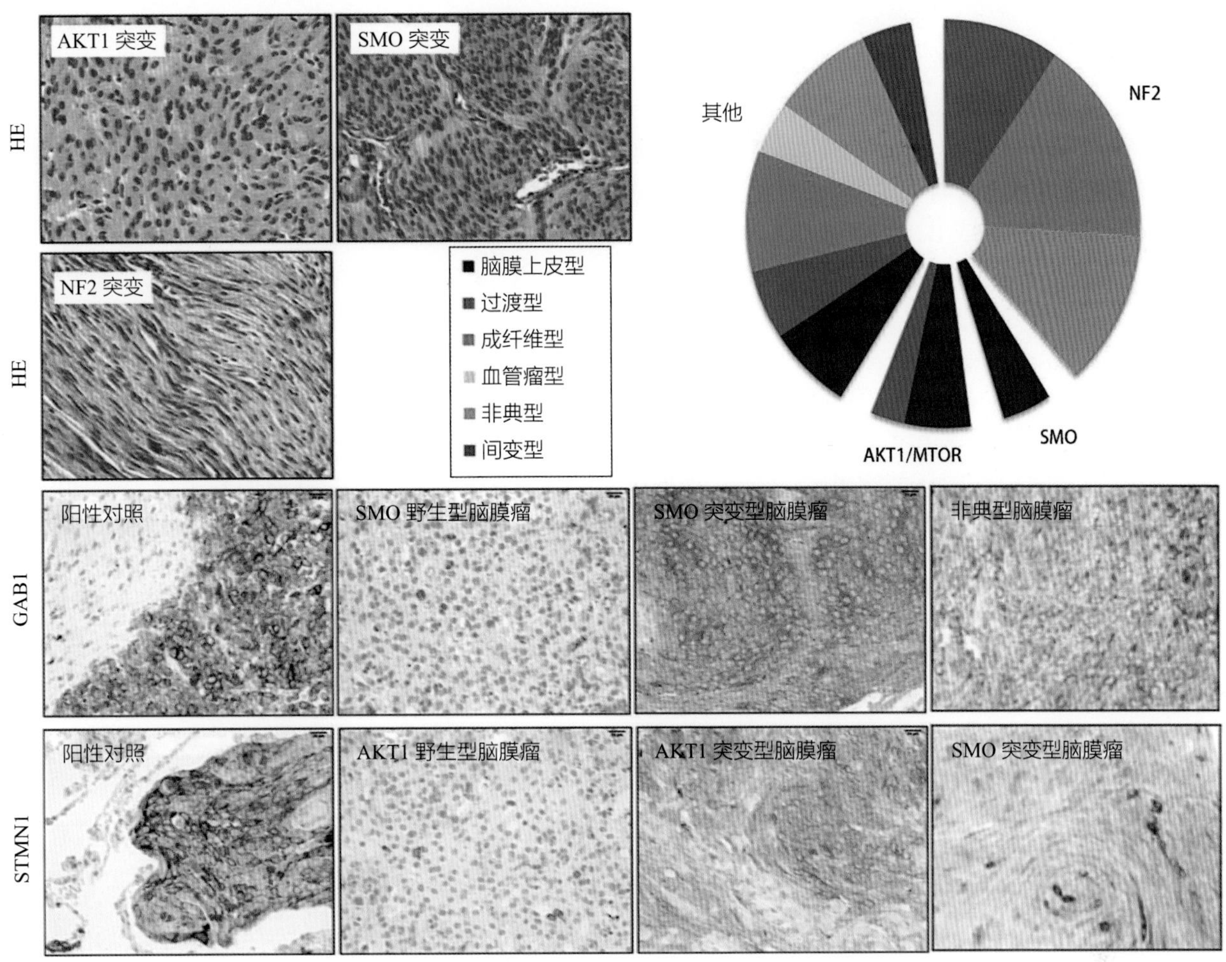

▲ 图 59-2　组织病理学亚型与 *AKT1*、*SMO* 和 *NF2* 突变的关系

AKT 和 *SMO* 突变的脑膜瘤倾向于脑膜上皮型，而 *NF2* 突变的脑膜瘤倾向于成纤维细胞型或过渡型；免疫组织化学染色显示，*SMO* 突变脑膜瘤中 GAB1 表达阳性（Hedgehog 通路激活的标记物），而 *AKT1* 突变脑膜瘤中 STMN1 表达阳性（PI3K/AKT1 通路激活的标记物）

引自 Brastianos 等，2013 [64]

KLF4 的 409 密码子（K409Q）处存在赖氨酸 – 谷氨酰胺替换。如上所述，*KLF4* 突变可以与 *TRAF7* 突变同时发生，但与 *NF2* 和 *AKT1* 突变相互排斥 [89]。在其他肿瘤中，*KLF4* 突变可能表明癌细胞重新编程为分化程度较低的肿瘤发生状态。

6. *TERT*

TERT 位于染色体 5p15.33 上，编码蛋白质端粒酶反转录酶（TERT），这在端粒的延长和肿瘤细胞的永生化中起了重要作用 [97]。黑色素瘤和脑膜瘤中位于 chr5：1，295，228（C228T）或 chr5：1，295，250（C250T）的 *TERT* 启动子突变导致 E-26（ETS）转录因子产生新的结合位点，导致 TERT 表达增加，并维持肿瘤细胞活性 [98-100]。据报道，这些突变主要发生在较高级别的脑膜瘤中 [101]。值得注意的是，增加的 ETS-1 表达与脑膜瘤的侵袭性有关 [102]。Sahm 等最近的一项研究表明，252 例脑膜瘤中有 16 例（6.4%）存在 *TERT* 启动子突变，其中大多数突变来自更高级别的肿瘤 [97]。*TERT* 启动子突变与复发率（Ⅰ级 P=0.01，Ⅱ级 P=0.02，Ⅲ级 P=0.009）和较差的进展时间（TTP）（$P < 0.001$）有关。此外，与没有突变的脑膜瘤相比，存在 TERT 启动子突变的Ⅲ级脑膜瘤复发时间也明显提前（$P < 0.001$）。因此，*TERT* 启动子突变的存在可能是一个有用的生物标记物，用于识别具有较高级别和早期复发风险的病例。

7. *PIK3CA*

PIK3CA 位于第 3 染色体上，编码磷脂酰肌醇 3 激酶（PI3K）催化亚基 p100a。Abedalthagafi 等研究了 150 例脑膜瘤，发现 4%～5% 的肿瘤中存在 *PIK3CA* 突变 [103]。此外，这些肿瘤中的大多数起源

于颅底，且在组织学上显示出脑膜上皮性/过渡性特征。*PIK3CA* 突变与 *NF2*、*AKT1* 和 *SMO* 突变也是互斥的；它们往往与 *TRAF7* 突变同时发生，且具有较低的染色体不稳定性。

8. PDL1 等免疫标志物

PDL1（或 CD274 或 B7.1）通常作为抑制信号，通过调节 Bcl-2 来减少淋巴结 $CD8^+$T 细胞的增殖，及诱导 $CD4^+$T 细胞凋亡[104]。Du 等对 291 例患者的总样本研究显示，*PDL1* 基因表达和 PDL1 蛋白水平与 WHO 分级升高相关[105]。在 195 例Ⅰ级脑膜瘤中，只有 34.4% 的患者 PDL1 表达高于整个队列的平均水平，而 73 例Ⅱ级脑膜瘤中 71.8% 和 23 例Ⅲ级脑膜瘤中 82.4% 属于高表达（$P < 0.001$）。这些基因表达与蛋白水平相关，在高级别脑膜瘤中，PDL1 蛋白水平显著升高（Ⅱ级 $P < 0.0001$，Ⅲ级 $P < 0.001$）。此外，在Ⅲ级脑膜瘤中，$CD4^+$、$CD8^+$ T 细胞、$PD1^+$ 淋巴细胞明显减少，$FOXP3^+$ T 调节淋巴细胞增多。这就显示了免疫调节在脑膜瘤进展中发挥的潜在作用。

9. *TIMP3* 和 uPA

TIMP3 位于染色体 22q12 上，编码一种抑制基质金属蛋白酶（MMP）的蛋白质[106]。*TIMP3* 的沉默与高级别脑膜瘤有关，加速肿瘤侵袭[107, 108]。已经证明这是通过高甲基化导致其转录下调而发生的。尿激酶型纤溶酶原激活物（uPA）调控部分 TIMP3 通路，uPA 蛋白表达增加与 WHO 分级升高、恶性侵袭和复发相关[109]。uPA 系统的功能是切割细胞外基质蛋白，以促进细胞黏附和迁移，这表明该系统的激活可能是致癌的[110]。

10. *p53*

位于 17 号染色体上的抑癌基因 *TP53* 通常参与包括脑膜瘤在内的许多种类癌症的发生[106]。*p53* 在 G_1/S 检查点调控细胞周期，激活 DNA 修复，并在 DNA 损伤不可修复时启动细胞凋亡。既往研究表明 *CDK2NA*（*p14ARF*）突变参与了非典型和间变型脑膜瘤的进展[111]。p14ARF 结合 *MDM2* 致癌基因，促进 MDM2 调控蛋白降解，进而阻止 p53 降解[112]。因此，p14ARF 的高甲基化和失活导致 p53 的降解，这已在几种脑肿瘤中得到证实[113]。此外，CDKN2A 和 9p21 的缺失是脑膜瘤恶性进展的一个预测因子，而含有这些缺失的患者生存率降低[114]。MEG3 RNA 通常激活 p53 靶基因并刺激 p53 介导的转录[115]，在高级别脑膜瘤中甲基化程度较高（P=0.038）[116]。这些发现共同阐明了 p53 在脑膜瘤中的表观遗传学调控作用。

另一个抑癌基因 *p73* 也被发现与恶性脑膜瘤有关[117]。研究表明 p73 具有促进细胞生长和细胞周期阻滞的双重作用[118]，在脑膜瘤中可能发挥类似的作用。*P73* 的高甲基化被认为与低级别脑膜瘤有关，而 *p73* 表达的增加会导致更高级别的进展[119]。

11. *GADD45A* 和 *PCNA*

GADD45A 基因表达增加是对应激条件和 DNA 损伤的反应[106]。GADD45A 通过 MTK1/MEKK4 激酶激活 p38/JNK 通路，进而抑制细胞生长，促进 DNA 修复。然而，已经发现它促进乳腺癌中 Myc 驱动的肿瘤生长，这与基于其正常生理功能的预期相反[120]。与此同时，与良性脑膜瘤相比，间变型脑膜瘤具有更高的 *GADD45A* 基因表达[121, 122]。PCNA 是一种基于 mRNA 表达和免疫组织化学发现上调的相关基因[121]。基于 *PCNA* 和 *GADD45A* 在细胞增殖中的作用，它们可能在肿瘤发生中发挥作用。这两个基因是 DNA 聚合酶的辅助因子[123]。

12. *STK15*（*AURKA*）

通过 mRNA 表达和免疫组织化学，与良性脑膜瘤相比，*STK15*（*AURKA*）在不典型脑膜瘤和间变性脑膜瘤中具有更强的表达谱[106, 121]。

13. GSTP1

谷胱甘肽 S 转移酶（GST）通过催化致癌物质与谷胱甘肽的结合而发挥肿瘤抑制作用[106]。这种相互作用可以中和致癌物，促进它们从体内排出，最终防止 DNA 损伤[124]。编码这些酶的谷胱甘肽 S 转移酶 pi 1（GSTP1）基因的高甲基化及导致的沉默，在级别较高的脑膜瘤中被发现的频率越来越高[108]。一项研究发现，良性脑膜瘤中没有一例存在这种基因的高甲基化，而 32% 的非典型脑膜瘤的和 54% 的间变型脑膜瘤表现为 *GSTP1* 沉默[108]。

14. Wnt 信号通路

CDK5R1 上调通过 Wnt 信号通路驱动脑膜瘤的发生[106]。β 联蛋白是受 CDK5R1-CK5 复合物调节的 Wnt 信号通路关键基因[125]。当 CDK5R1 表达增加时，β 联蛋白水平改变而导致细胞间黏附减少，这导致表皮钙黏着蛋白的下调，表皮钙黏着蛋白是促进组织内细胞结合的跨膜蛋白[126, 127]。表皮钙黏着蛋白表达缺失特别见于间变型脑膜瘤[127]。此外，

β 联蛋白可以作为 Wnt 信号通路中许多其他基因的转录因子，进一步促进肿瘤的发生[128]。分泌型卷曲相关蛋白 1（SFRP1）编码卷曲相关蛋白，它也在 Wnt 信号转导中起作用，从而具有肿瘤抑制特性。当这些蛋白与卷曲受体结合时，形成一种抑制复合物，下调 Wnt 信号通路。复发性脑膜瘤表达 SFRP1 的 mRNA 水平明显降低，表明该基因的下调在脑膜瘤从低级别向高级别转变中起作用[129]。

15. PDGF

血小板源性生长因子（PDGF）亚单位和受体已被发现在脑膜瘤中过表达[2, 130]。特别是，PGDF-BB 是过表达的，PDGF β 受体是过度激活的。这导致 c-fos 水平升高，进而增加细胞分裂和增殖[130–132]。此外，更高级别脑膜瘤的 PDGF-BB 和 PDGF β 受体明显增多[133]。

16. VEGF

血管内皮生长因子（VEGF）及其受体促进血管生成，在脑膜瘤中过表达[2, 134, 135]。与良性脑膜瘤相比，间变型脑膜瘤中 VEGF 表达增加 10 倍，非典型脑膜瘤中 VEGF 表达增加 2 倍[136]。此外，邻近水肿与微血管密度、VEGF 表达呈正相关[134]。由于 PDGF 和表皮生长因子（EGF）都能增强 VEGF 表达，因此笔者推测抗 VEGF、抗 EGF 或抗 PDGF 药可能在抗肿瘤治疗中有用[134]。目前可用的 VEGF 或 VEGF 受体抑制药包括 ZD6474、PTK787 和 IMC-1C11。EGFR 拮抗药包括特罗凯和厄洛替尼。其中一些药物已经在进行临床试验（表 59-2）。

（二）与其他家族性综合征的关系

脑膜瘤常伴有家族性综合征。最常见的是它们与神经纤维瘤和 *NF2* 基因有关。它们也见于以下遗传性综合征，这里列出了相应的被修饰基因：Cowden 病（PTEN）、Gardner 综合征（APC）、Gorlin 综合征（PTCH）、Li-Fraumeni 综合征（TP53 或 CHEK2）、多发性内分泌肿瘤 1 型（MEN）、神经纤维瘤病 1 型（NF1）、Rubinstein-Taybe 综合征（CREBBP 或 EP300）、von Hippel-Lindau 综合征（VHL 或 CCND1）、Werner 综合征（LMNA 或 RECQL2）和 Turner 综合征（染色体异常）[67, 137]。

六、治疗

小的脑膜瘤常在无症状患者中偶然发现。在这种情况下，需要严密观察，不需要立即治疗。偶发性脑膜瘤可能永远不会生长，患者可能终生无症状。然而，如果它们确实生长，就需要实施治疗。

（一）支持性治疗

脑膜瘤生长相对缓慢，通常无症状。对于级别较低的脑膜瘤，临床随访和每年进行 MRI 扫描是合理的。如果出现临床症状或肿瘤迅速增长，应考虑其他治疗方式。

（二）神经外科治疗

脑膜瘤的最终诊断和治疗方式是手术。大部分 Ⅰ 级肿瘤和部分高级别脑膜瘤可行根治性全切除。手术也能用于缩小肿块，减轻症状[2]。邻近硬脑膜和受累骨也应切除，以降低复发风险。Simpson 分级量表是基于肿瘤切除程度的，其分级越高，肿瘤切除越不彻底，因此肿瘤复发率越高。

1. 切除范围的影响

最近发表的一项研究发现，肿瘤全切除与患者生存率的提高密切相关。与肿瘤次全切除的患者相比，行肿瘤全切除的非典型脑膜瘤的全因死亡率降低 61%，间变型脑膜瘤的全因死亡率降低 65%[138]。非典型和间变型脑膜瘤行部分切除后的复发率较高。一项已发表的研究显示，完全切除的非典型脑膜瘤复发率为 17%，而部分切除的非典型脑膜瘤复发率为 87%[6]。此外，间变型脑膜瘤的更广泛切除的存活率也更高[16]。据此，非典型或间变型脑膜瘤的 Simpson Ⅰ 级切除术能够带来生存获益[139]。手术并不总是合理的选择，尤其是位于颅底的肿瘤，由于它们接近重要结构而不易于手术治疗，导致手术期高风险。紧紧附着在皮质表面的肿瘤也很难完全切除并避免高风险。在这种情况下，复发时需要行辅助治疗和（或）再次手术。

2. 栓塞治疗

用于栓塞的药物包括但不限于酒精、聚乙烯醇、明胶泡沫、线圈或微线圈及 Avitene™（Davol, Inc., Cranston, RI, USA）。几十年来，这些药物一直被用作外科手术的辅助手段[140]。栓塞可以提高手术切除率，减少出血，缩小肿瘤体积。此外，富血管性肿瘤往往栓塞效果更好。然而，与栓塞相关的风险可能使外科医师不选择手术。对由颈内动脉分支供血的脑膜瘤进行栓塞有导致中风的高风险。因此，沿着镰状突起或凸面生长的脑膜瘤更易于栓

表 59-2　脑膜瘤靶向治疗和其他全身性药物的部分临床试验概述

基　因	临床试验	研究药物	试验期别	脑膜瘤分级 / 种类	PFS		OS		
					6 个月（%）	中位（个月）	1 年（%）	2 年（%）	中位（个月）
NF2	Brastianos，2015（NCT02523014）	GSK2256098［局部黏着斑激酶（FAK）抑制药］	Ⅱ（招募中）	*NF2* 突变	NR	NR	NR	NR	NR
SMO	Brastianos，2015（NCT02523014）	Vismodegib	Ⅱ（招募中）	*SMO* 突变	NR	NR	NR	NR	NR
VEGF	Kumthecar，2016（NCT01125046）	贝伐珠单抗	Ⅱ（招募中）	复发 / 进展	NR	NR	NR	NR	NR
EGFR	Norden 等，2010[180]（PMID 19562255）	吉非替尼	Ⅱ（完成）	复发	25	16 周	75	50	NR
		厄洛替尼	Ⅱ（完成）	复发	33	9 周	44	22	9
PDGFR	Kaley 等，2014[186]（NCT00589784；PMID 25100872）	舒尼替尼	Ⅱ（完成）	复发 / 不可手术	42	5.2	79.2	51.7	24
	Wen 等，2008[182]（NCT00045734；PMID 19293394）	伊马替尼	Ⅱ（完成）	复发	29.4（良性 45%；非典型和恶性 0%）	2（良性 3 个月；非典型和恶性 2 个月）	NR	NR	NR
	Reardon 等，2011[181]（NCT00354913；PMID 21938530）	伊马替尼 + 羟基脲	Ⅱ（完成）	复发 / 进展	61.9	7	81	66.7	66
	Raizer 等，2014[190]（NCT00348790；PMID 24449400）	Vatalanib（PTK787/ZK 222584）	Ⅱ（完成）	复发 / 进展	54.4（Ⅱ级 64.3%；Ⅲ级 37.5%）	7（Ⅱ级 7.6 个月；Ⅲ级 3.6 个月）	NR	NR	26（Ⅱ级 26 个月；Ⅲ级 23 个月）
VEFGR	Kaley 等，2014[186]（NCT00589784；PMID 25100872）	舒尼替尼	Ⅱ（完成）	复发 / 不可手术	42	5.2	79.2	51.7	24
	Raizer 等，2014[190]（NCT00348790；PMID 24449400）	Vatalanib（PTK787/ZK 222584）	Ⅱ（完成）	复发 / 进展	54.4（Ⅱ级 64.3%；Ⅲ级 37.5%）	7（Ⅱ级 7.6 个月；Ⅲ级 3.6 个月）	NR	NR	26（Ⅱ级 26 个月；Ⅲ级 23 个月）

（续表）

基　因	临床试验	研究药物	试验期别	脑膜瘤分级 / 种类	PFS		OS		
					6 个月（%）	中位（个月）	1 年（%）	2 年（%）	中位（个月）
其他抗肿瘤药	Reardon 等，2011 [181]（NCT00354913；PMID 21938530）	羟基脲 + 伊马替尼	Ⅱ（完成）	复发 / 进展	61.9	7	81	66.7	66
	Jensen，2015（NCT00706810）	羟基脲 + 维拉帕米	Ⅱ（完成）	抵抗	NR	NR	NR	NR	NR
	Barger 等，2009（NCT00003590）	羟基脲	Ⅱ（完成）	不可切除的良性	NR	27	NR	NR	NR
	Preusser，2016（NCT02234050）	曲贝替定	Ⅱ（招募中）	Ⅱ / Ⅲ级	NR	NR	NR	NR	NR
	Karajannis，2016（NCT01880749）	依维莫司（RAD001）	0（招募中）	NR	NR	NR	NR	NR	NR
	NCT02333565（2015）	依维莫司 + 奥曲肽	Ⅱ（招募中）	侵袭性复发	NR	NR	NR	NR	NR
	NCT02333565（2015）	依维莫司 + 奥曲肽	Ⅱ（招募中）	侵袭性复发	NR	NR	NR	NR	NR
	Yung，2012（NCT00002965）	干扰素 α	Ⅱ（完成）	复发不可切除级恶性	NR	NR	NR	NR	NR

EGFR. 表皮生长因子受体；PDGFR. 血小板源性生长因子受体；NR. 未报道；VEGF. 血管内皮生长因子

塞，因为它们由脑膜中动脉的远端分支供血。栓塞的其他风险包括颈动脉夹层、颈动脉栓子增殖和坏死性脑膜瘤内出血[141, 142]。

3. 神经导航

虽然神经导航仍处于一个研究领域，但它可以帮助神经外科医师进行最大限度的切除。然而，这种技术受到“大脑移位”和缺乏实时反馈的限制[6, 7, 141, 143, 144]。目前，术中可使用 5- 氨基乙酰丙酸（5-ALA）来鉴别恶性神经胶质瘤[145]。然而，除非在特定的临床试验中，5-ALA 在美国是不可用的。它是口服的，在小肠上部被吸收入血液，并可以通过血脑屏障[146]。在大脑中，5-ALA 可导致原卟啉Ⅸ合成，这是一种内源性光敏剂。当用 400～440nm 荧光激发光激发时，原卟啉Ⅸ发出可见的红光能量（635nm）。使用荧光成像可实现实时反馈，视觉辨别正常脑组织与肿瘤。几项已发表的研究已证明[157, 158]，5-ALA 对肿瘤诊断的敏感性高达 83%～100%[147-153]，特异性高达 81%～100%[147-149, 151-156]。荧光成像使肿瘤得到最大切除。目前还没有确切的指南来指导切除范围，以最大限度地降低复发风险[159-162]。因此，5-ALA 诱导的荧光可能是检测未切除肿瘤的有用工具。然而，在将其确立为手术切除的可靠工具之前，还需要进行更多的研究，以确定其特异性[147, 153, 155]和补充组织病理学分析的可靠性。总的来说，良性脑膜瘤和高级别脑膜瘤在给予 5-ALA 时都能显示荧光[163]。此外，荧光强度与增殖率或有丝分裂指数之间没有关系。在同一肿瘤中可以看到不同程度的荧光，同样级别的复发肿瘤中也可以看到不同程度的荧光[163]。因此，在使用 5-ALA 诱导的荧光作为一种协助最大限度切除脑膜瘤的技术之前，还需要进行更多的试验。

4. 复发

术后复发是常见的。在 10 年内，完全切除的脑膜瘤复发率为 20%，部分切除的脑膜瘤复发率在 80% 以上。在许多情况下，复发的肿瘤可以立即切除，此时，可以在切除后进行外照射治疗，以降低发病率和死亡率风险[164]。立体定向放射治疗可能在次全切除中有用。

良性脑膜瘤部分切除后复发的危险因素包括：年龄＜ 40 岁、位于颅底的脑膜瘤，以及男性[31]。目前没有关于间变型和非典型脑膜瘤的数据，但是复发的危险因素被认为是相似的。侵犯脑组织的肿瘤有较高的复发率[31]。特别是窦镰旁的不典型和间变型脑膜瘤具有最高的复发率[6]，这可能是由于残留肿瘤已经侵入脑组织或由于高风险而未切除肿瘤。因为治疗失败的概率增加，复发的不典型和间变型肿瘤患者预后较差[6, 14]。

（三）放射治疗

一般来说，完全切除的Ⅰ级脑膜瘤不需要术后放射治疗。对于直径＜ 3cm 且与视神经等关键结构不相邻的Ⅰ级肿瘤，在某些情况下可以实施立体定向放射外科而不是手术[1]。

建议部分切除的Ⅱ级脑膜瘤和所有Ⅲ级脑膜瘤术后接受放射治疗[165-169]。放射治疗在完全切除的Ⅱ级脑膜瘤中的作用仍在研究中。

在 2015 年美国放射肿瘤学学会年会上报道的一项初步分析 RTOG 0539，一项协作组脑膜瘤试验，显示了 3 年无进展生存率（PFS）为 96%，中间脑膜瘤术后放射治疗的不良反应很低[170]。在这项研究中，中间脑膜瘤包括大体全切除的新诊断的Ⅱ级脑膜瘤（36 例），或复发的Ⅰ级脑膜瘤，无论复发前切除多少（16 例）。所有患者术后均接受 54Gy/30F 放射治疗，其中 84.6% 的患者应用调强放射治疗（IMRT）。4 例患者在未复发的情况下退出治疗。其余 48 名患者的数据显示，亚组之间 3 年的 PFS 没有差异（P=0.503）。此外，总体 3 年 PFS 率为 96%。不良事件很少，只有 4 名患者发生急性 2 级事件，11 名患者发生晚期 2 级事件。虽然这些数据支持对全切除的Ⅱ级脑膜瘤和复发的Ⅰ级脑膜瘤行术后放射治疗和 IMRT，但最终分析结果在本章发表之时尚待确定。目前正在进行一项涉及英国、爱尔兰和欧洲大陆的多中心试验（ROAM/EORTC-1308），对比了 190 例非典型脑膜瘤患者术后放射治疗与观察的结果。这项试验的结果可能进一步阐明放射治疗是Ⅱ级脑膜瘤的主要治疗手段[171]。

推荐至少 53Gy 的常规分割放射治疗作为Ⅲ级脑膜瘤次全切除后的辅助治疗，因为它会带来更好的结果[143]。另一项研究中显示，至少 50Gy 的放射治疗剂量延长了 PFS 和总生存期[15]。Dziuk 等的研究显示，术后放射治疗越早，PFS 越长[6]。此外，他们建议即使在完全切除的情况下，术后最小照射剂量为 60Gy。根据 NCCN 指南（1.2016），

WHO Ⅱ级脑膜瘤放射治疗剂量为 54～60Gy，每次 1.8～2.0Gy，靶区包括残余肿瘤、瘤床和 1～2cm 边缘。Ⅲ级脑膜瘤应接受 59.4～60Gy/1.8～2.0Gy 放射治疗，靶区包括残留肿瘤、瘤床和 2～3cm 边缘。

质子治疗已用于治疗不典型脑膜瘤和间变型脑膜瘤，且效果良好[143, 172]。这种治疗能够对重要器官邻近的组织进行高剂量照射。质子治疗也可以实现各种形状的靶区照射。然而，并不是每个机构都能进行质子治疗。

IMRT 就像质子治疗一样，可以治疗各种形状的肿瘤。即使在靶向接近重要组织时，也可以达到高剂量照射，并且也可以用来照射脊柱肿瘤。Pirzkall 等的研究显示，良性复发的、次全切除的或未治疗的颅底脑膜瘤在 IMRT 治疗后无肿瘤生长的生存期中位数为 36 个月[173]。

（四）系统治疗

虽然已经有少数临床试验显示了一些全身性药物的活性[174–176]，但大多数临床试验已经压倒性地证明，没有令人信服的证据证明对非典型和恶性脑膜瘤使用化学治疗药物有效[177]。研究羟基脲和米非司酮（在Ⅲ期试验中）作为潜在治疗方法的临床试验显示，对照组和实验组之间无明显的差异，OS 及 PFS 无明显变化[178, 179]。

受体酪氨酸激酶抑制药（RTKI），包括吉非替尼、厄洛替尼和伊马替尼已经被用来研究治疗脑膜瘤，但被证明是无效的[180–182]。伊马替尼联合羟基脲治疗Ⅱ级和Ⅲ级脑膜瘤的 6 个月 PFS 率为 46%，12 个月 PFS 率仅为 8%[181]。有人认为针对 VEGF 受体的抗血管生成药可能更有效[183–185]。Vatalanib 是一种针对所有血管内皮生长因子受体（1–3）、PDGF-β 和 C-kit 的 RTKI，对手术和放射治疗抵抗的高级别脑膜瘤有一定疗效，Ⅱ级和Ⅲ级脑膜瘤的 6 个月 PFS 率、中位 PFS、总生存率分别为 64%、6.5 个月、26 个月和 38%、3.6 个月、23 个月[186]。其他尚未显示出显著提高生存率的药物包括贝伐珠单抗[187]和伊立替康[188]。尽管如此，目前仍有正在进行的临床试验继续研究羟基脲、贝伐珠单抗、厄洛替尼和干扰素 α 作为潜在的治疗手段（表 59–2）。

目前，还没有针对特定突变的治疗方法。由于最近发现的 *AKT1* 和 *SMO* 突变在临床上是可检测的，且发生在高发病率的部位，可手术切除，因此有兴趣用系统性药物靶向这些肿瘤。目前，国家癌症研究所赞助的一项针对难治性脑膜瘤的Ⅱ期临床试验（NCT02523014）正在进行中，研究了 AKT1 抑制药 AfuResertib 对 *AKT1* 突变型脑膜瘤的作用，SMO 抑制药 Vismodegib 对 *SMO* 突变型脑膜瘤的作用，以及黏着斑激酶（FAK）抑制药（GSK2256098）对 *NF2* 突变型脑膜瘤的作用。FAK 抑制药被认为是一个潜在的靶点，因为 22 号染色体突变和随后的膜突样蛋白丢失导致细胞—细胞黏附减弱，这高度依赖于 FAK 信号转导[189]。

七、结论

总之，脑膜瘤是中枢神经系统最常见的颅内肿瘤。*NF2* 改变伴 22 号染色体丢失是脑膜瘤中最常见的遗传改变。最近，二代测序技术的进展揭示了脑膜瘤中一些其他潜在的致癌驱动因素，包括 *AKT1*、*SMO* 和 *PIK3CA* 突变，这些突变也与特定的组织学和解剖学表型相关。虽然这些可靶向的突变在颅底较低级别的脑膜瘤中已有描述，但在较高级别的肿瘤中也有许多报道。

一般来说，较低级别的肿瘤是良性的，生长缓慢，可以进行严密影像学监测。然而，较高级别和有症状的脑膜瘤需要接受手术切除作为一线治疗。根据切除范围和脑膜瘤的分级，可能需要额外的治疗，主要是放射治疗。由于肿瘤位置（如位于颅底的脑膜瘤）靠近重要结构，一部分脑膜瘤是不可切除的。在这些病例中，必须寻求其他治疗方案来代替手术切除。可选择的全身性药物较少，目前正在进行的临床试验的药物包括羟基脲、干扰素 α、奥曲肽、曲贝替定、依维莫司、抗血管内皮生长因子、抗表皮生长因子、抗血小板源性生长因子，以及其他针对特定基因突变的药物。

致谢

Brandyn A. Castro 是前 Howard Hughes 医学研究所（HHMI）医学研究员。Priscilla Brastianos 获得了美国国立卫生研究院、脑科学基金会、Susam G. Komen 基金会、美国脑瘤协会、征服癌症基金会和乳腺癌研究基金会的资助。

Priscilla Brastianos 已经获得了 Merck 公司和 Genentech 公司的演讲人酬金，并为 Genentech 公司和 Angiochem 公司做过顾问。

第 60 章　原发性中枢神经系统淋巴瘤

Primary Central Nervous System Lymphoma

Macarena I. de la Fuente　Lisa M. DeAngelis　著

刘　静　译　　孔玲玲　校

一、概述

原发性中枢神经系统淋巴瘤（PCNSL）最初被描述为上皮周围肉瘤。随后因其沉积在血管周围的特征性网状物而被归类为网状细胞肉瘤[1]。后来，假定其起源细胞为小胶质细胞后，它被描述为小胶质瘤[2]。Henry 等将这些肿瘤归类为中枢神经系统（CNS）的原发性恶性淋巴瘤，因为它们在组织学上与颅外恶性淋巴瘤相似[3]。PCNSL 的淋巴瘤性质是通过现代免疫组织化学技术来确定的[4–7]。

二、流行病学

原发性中枢神经系统淋巴瘤占非霍奇金淋巴瘤（NHL）的 1%～2%，占所有原发性脑肿瘤的 2%，占所有原发性恶性脑肿瘤的 6.9%[8–10]。PCNSL 是一种罕见疾病，在美国每年发病率为 7/100 万[11, 12]。美国国立癌症研究所流行病监测与最终治疗结果（Surveillance，Epidemiology，and End Results，SEER）数据库显示，在具有免疫能力的患者中，1973—1984 年和 1985—1997 年 PCNSL 的发病率增加了 3 倍[13]。这一增加反映了所有结外淋巴瘤的总体增加，但 CNS 的增加比例最大。然而，1985 年以后，增长速度有所放缓。第二项研究表明，1995 年后 60 岁以上患者的比率下降，年轻患者的比率仍然较高[14]。1992—2011 年，＞ 65 岁的男性和女性 PCNSL 比率显著增加（每年 1.7% vs. 1.6%），但在其他年龄段保持稳定[11]。

PCNSL 与多种先天性（Wiskott–Aldrich 综合征、共济失调 – 毛细血管扩张症）和获得性［人类免疫缺陷病毒（HIV）、肾移植受者］免疫缺陷状态有关[8, 9, 15]。它在 HIV 感染者中特别常见，发病率为 1.6%～9.0%[16, 17]。仅次于弓形虫病，PCNSL 是 HIV 感染患者中第二常见的颅内肿块病变。在引入新的抗 HIV 药之前，越来越多的证据表明 PCNSL 在获得性免疫缺陷综合征（艾滋病）人群中呈上升趋势[18]。然而，自从引入有恢复免疫功能的高效抗反转录病毒疗法（HAART）以来，艾滋病患者中 PCNSL 的发病率大幅下降[19]。PCNSL 病例中的 HIV 感染率从 64.1%（1992—1996 年）下降到了 12.7%（2007—2011 年），而移植患者中的患病率保持稳定在 1% 左右[11]。

PCNSL 在 7.9%～13% 的患者中作为继发性恶性肿瘤发生[20, 21]。从初始肿瘤到诊断 PCNSL 的中位潜伏期为 8 年[21]。PCNSL 的发生是由于遗传易感性还是先前的抗肿瘤治疗尚不清楚，因为没有患者之前接受过颅脑放射治疗（RT）。尽管如此，由于脑转移治疗与 PCNSL 治疗显著不同，需要鉴别有全身性癌症病史者出现颅脑病变的原因是否为 PCNSL。

三、病理学

原发性中枢神经系统淋巴瘤通常是弥漫性中等或高级别 NHL，其中大部分为弥漫性大 B 细胞（DLBCL）、大细胞免疫母细胞或淋巴母细胞亚型。表型上，95% 以上是 B 细胞来源，$CD20^+$（图 60–1）[4, 6, 7, 22]，但有时报告为 T 细胞肿瘤，$CD3^+$ 或 $CD45^+$[23]。据报道，PCNSL 中的细胞遗传学异常涉及染色体 1、6、7 和 144[24]。这些异常与结节性 B 细胞淋巴瘤相似。Kumanishi 等通过 DNA 印迹法报道了 5 个 PCNSL 肿瘤中有 4 个在 9 号染色体上存在 p15 和 p16 缺失[25]。

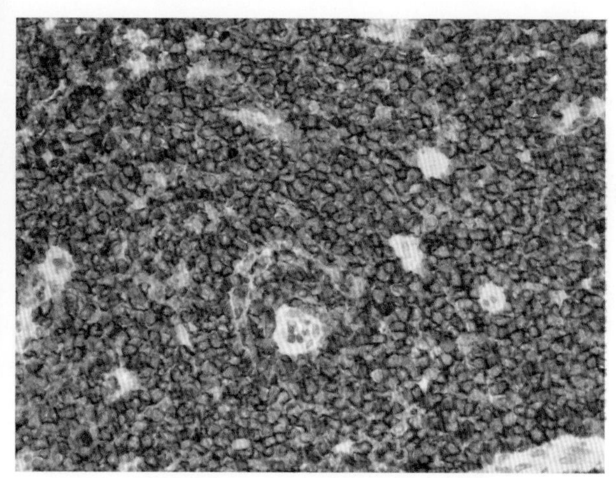

▲ **图 60-1　CD20 阳性的原发性中枢神经系统淋巴瘤的免疫组织化学染色**

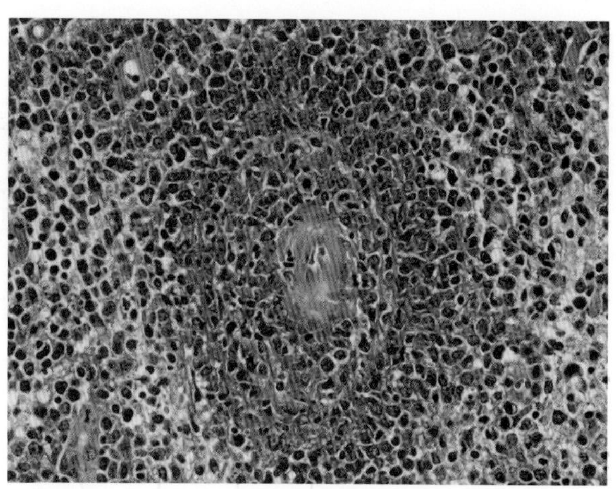

▲ **图 60-2　原发性中枢神经系统淋巴瘤的 HE 染色，显示了血管中心性**

由于 PCNSL 局限于神经系统，是单个结外部位，因此被归类为 NHL Ⅰ E 期；然而，它可以在整个神经系统中播散，包括大脑、脑膜、脊髓和眼睛[4, 15]。尽管肿瘤可能涉及一个结构或所有这些结构，但 PCNSL 通常表现为脑肿瘤。在大约 70% 的有免疫功能的个体中存在单一的脑部病变，而在免疫功能不全的个体中常看到多灶性病变[7, 26]。PCNSL 通常涉及深层结构，经常位于脑室周围并经常紧邻脑室。总的来说，它是一种软的、灰色的、不明确的实性病变。在具有免疫功能的患者中，出血、囊肿和坏死是罕见的，但在艾滋病相关的 PCNSL 中坏死是常见的。偶尔可见广泛的室管膜下扩散。在显微镜下，PCNSL 由具有圆形细胞核、囊泡染色质和明显核仁的大细胞组成；有丝分裂经常可见[27]。PCNSL 具有高度浸润性、界限分明和血管中心性，后者是一种特征性表现，即细胞聚集在血管周围并浸润血管壁，而没有内皮反应或血栓形成（图 60-2），未见血管增生。小的反应性 T 细胞、组织细胞和反应性星形胶质细胞是常见的[27]。PCNSL 通常是白细胞共同抗原阳性，这有助于将其与胶质瘤或癌症区分开。在超微结构上，PCNSL 缺乏中间丝、特定细胞器和细胞内连接。

Rubenstein 等最近报道了 26 例新诊断的 PCNSL 患者的免疫组织化学染色结果[28]。与全身性 DLBCL 相比，其高 MYC 表达（＞ 50% 的淋巴瘤细胞核）的患者比例增加，为 54%，但该队列中 MYC 表达与预后无关。19 例患者（59%）检测到 BCL-6 高表达（＞占淋巴瘤细胞核的 30%），与以前的报道一致[29]。淋巴瘤细胞核 BCL-6 高表达作为连续变量，与较差的进展时间（TTP）、无进展生存期（PFS）和总生存期（OS）相关[28]。

软脑膜浸润几乎存在于所有实质受累的病例中，但通常是斑片状的[30]。26% 的患者脑脊液（CSF）细胞学呈阳性，但当脑膜的病理和影像学检查相结合时，42% 的患者有明显的软脑膜受累[31]。原发性软脑膜淋巴瘤很少见，仅占所有 PCNSL 病例的 7%；孤立的硬脑膜病变也有报道[32, 33]。

眼部淋巴瘤通常涉及视网膜、脉络膜或玻璃体。检查时可见视网膜下和视网膜浸润的大片灰色斑块或增厚的脉络膜。淋巴瘤细胞位于 Bruch 膜和视网膜色素上皮之间。对玻璃体标本的评估可见恶性淋巴细胞，以及反应性淋巴细胞、组织细胞、坏死碎片和纤维物质。如果常规细胞学检查不确定，则可能需要 B 细胞标记物的免疫组织化学或单克隆 κ 或 λ 轻链鉴定来做出诊断[34]。

PCNSL 中恶性淋巴细胞的来源尚不清楚，因为肿瘤发生在通常缺乏淋巴组织的环境中。目前有几个理论上的机制[4]。第一个机制表明，正常的但有反应的淋巴细胞群体被吸引到中枢神经系统，在中枢神经系统内，炎症细胞群体的克隆被转化为肿瘤细胞。然而，通过中枢神经系统传输的反应性淋巴细胞绝大多数是 T 细胞，这并不能解释这种以 B 细胞为主的肿瘤。第二种机制可能是由于 CNS 特异性结合标记而具有 CNS 倾向的结外 B 细胞被激活；然后它们增殖并转化为肿瘤细胞。这些细胞通过血流迁移到中枢神经系统，在那里它们繁殖并成为肿瘤，而疾病的原始部位仍然模糊不清。在 PCNSL 和全身性 NHL 中所见的黏附分子和整合素没有明显的差异，但可能存在控制细胞外基质和黏附途径的上调基因的 CNS 特征[35, 36]。第三种机制可能是外周的肿瘤性淋巴细胞被根除，但由于免疫监视不良而持续存在于中枢神经系统中[26]。没有数据支持这些假设，PCNSL 的发病机制仍不清楚。

对免疫缺陷患者 PCNSL 的发病机制有更好的了解。在免疫功能减退患者中，EB 病毒（EBV）对于启动 PCNSL 的发展有重要作用。在 91% 的艾滋病相关 PCNSL 和 100% 的器官移植后患者中发现 EBV 基因组；而在免疫活性强的患者中只在 17% 的 PCNSL 中发现 EBV[37]。在正常宿主中，EBV 驱动的 B 细胞淋巴增殖被 T 细胞抑制。这种控制在免疫缺陷的患者中是不存在的，从而促进 B 细胞的增殖，从而导致单个克隆进化为恶性肿瘤。中枢神经系统是 EBV 驱动的淋巴瘤的首选部位，可能是因为免疫监视减少。一些同种异体骨髓移植受者在接受供体细胞毒性 T 细胞治疗时肿瘤已经消退，这重新构成了 T 细胞对 EBV 驱动的 B 细胞的控制[38]。

人类疱疹病毒 -6（HHV-6）已被认为是一种病原体，但到目前为止，验证性研究都是阴性的[39]。已有研究人数 HHV-8 是导致 PCNSL 的慢性抗原刺激的潜在来源，但未发现与艾滋病或非艾滋病患者相关[40]。在系统性 DLBCL 中，生发中心亚型有更好的治疗反应和长期的预后。在 PCNSL 中也有类似的发现，PCNSL 中非生发中心亚型的比例远大于全身性 DLBCL，这可能是其结果较差的原因之一[40-44]。数据表明，Bcl-6 表达提示为生发中心表型，预测大剂量甲氨蝶呤（MTX）治疗的 PCNSL 患者的生存率提高[41]。原癌基因 Bcl-1 和 Bcl-2 在 PCNSL 中未检测到重排[45]。

四、临床表现

原发性中枢神经系统淋巴瘤发生于所有年龄组，免疫能力正常的个体（平均年龄 55 岁）在 60—80 岁达到高峰，免疫功能低下的个体（平均年龄为 30 岁）在 30—50 岁达到高峰。在免疫能力正常的患者中，男女比例为 3∶2，但在患有艾滋病的患者中 90% 以上是男性。在诊断之前的症状持续时间，免疫能力正常患者平均 2.8 个月，免疫受损患者为 1.8 个月[26]。

PCNSL 的临床表现与其他颅内肿块病变相似（框 60-1）。反映额叶功能的认知和性格改变是最常见的症状，但患者也常常有偏侧体征。10% 的患者出现癫痫发作，这一比例低于胶质瘤或脑转移瘤，这是由于大多数 PCNSL 病变位于皮质下。然而，在艾滋病患者中，初诊时癫痫发作率为 25%[26]。头痛很常见，但其他颅内压升高的症状很少见。

超过 40% 的患者中 PCNSL 播散到软脑膜，但软脑膜受累的症状很少[31]。这与全身性 NHL 不同，后者的 CNS 转移主要影响软脑膜，导致多灶性神经症状。原发性软脑膜淋巴瘤患者表现为颅内压升高的症状，并伴有多灶性征象，提示脑神经或多水平神经根受累。这些患者不会发展为实质性或全身性淋巴瘤[32]。

眼淋巴瘤可以单独发生，也可以与脑淋巴瘤同时发生。它可以起源于眼睛，但这些患者中有 50%～80% 随后复发，中位复发时间为 19 个月[45]。复发主要影响大脑，但也可以发生在眼睛和脑脊液中。20%～25% 的脑淋巴瘤患者在诊断时即有眼部受累。症状通常表现为“漂浮物”、视物模糊或混浊、视力下降，但大约 50% 的患者是无症状的。眼睛疼痛和结膜充血是罕见的。病灶可能是单侧或双侧的，但通常是不对称的。眼内淋巴瘤从症状出现到确诊的平均时间为 21.4 个月，因为眼内淋巴瘤经常被误认为慢性玻璃体炎或葡萄膜炎[34]。

框 60-1 原发性中枢神经系统淋巴瘤的症状和体征

颅内
- 人格 / 认知变化
- 偏侧体征，例如偏瘫、失语症
- 癫痫发作
- 头痛

眼
- 飞蚊症
- 视物模糊或浑浊
- 视力下降

软脑膜
- 头痛
- 脑神经病变
- 神经根病

脊髓
- 背痛
- 肢体麻痹
- 感觉水平或感觉异常
- 肠道或膀胱功能障碍

只有不到 1% 的 PCNSL 患者有脊髓受累；他们可能有背痛和脊髓病的症状和体征。病变通常见于颈椎下部或胸椎上部区域[46]。

五、诊断注意事项

原发性中枢神经系统淋巴瘤局限于中枢神经系统，不是转移性疾病。因此，在一定程度上，诊断时的疾病评估应侧重于神经系统上（框 60–2）。所有患者都应进行增强的颅脑磁共振成像（MRI）。每个患者都应该进行眼科检查，包括裂隙灯检查。脊椎 MRI 应在有背痛、脊髓病或神经根病症状或体征的患者中进行。所有患者均应获取脑脊液，并进行细胞计数、蛋白质、葡萄糖、细胞学、流式细胞术和肿瘤标志物（乳酸脱氢酶同工酶、β– 葡萄糖醛酸酶和 β_2– 微球蛋白）分析。

免疫细胞化学分析和聚合酶链反应（PCR）检测免疫球蛋白基因重排可能是诊断淋巴瘤脑膜炎的有效辅助手段[47, 48]。白细胞介素 –10（IL–10）与 PCNSL 之间的相关性已有报道。眼淋巴瘤患者玻璃体液中 IL–10：IL–6 值升高，脑或眼淋巴瘤患者 CSF 中 IL–10：IL–6 值升高[34, 49]。升高的 IL–10 水平与恶性细胞的存在相关。

在艾滋病患者中，通过 PCR 检测脑脊液中的 EBV 可以确诊 PCNSL[50]。在正电子发射体层成像（PET）扫描中显示高代谢病变可以区分 PCNSL 与有颅内肿块的艾滋病患者的感染。当 PET 为阳性并结合艾滋病患者脑脊液中 EBV 的鉴定时，可以准确地确定 PCNSL 的诊断，从而避免脑组织活检[51]。

全身评估偶尔会发现 PCNSL 患者的另一个病变部位。对 128 例 PCNSL 患者进行全身 NHL 部位的全面检测，仅有 5 例患者（4%）出现全身性疾病的证据[52]。通过腹部计算机断层扫描（CT）或骨髓活检确定所有病灶，从而排除了额外检测的必要性[52]。笔者自己的经验证实了 PCNSL 患者全身评估的结果相对较低；然而，全身 PET 可能揭示了其他影像学检查没有发现的疾病部位[53]。在较老的系列研究中，当患者未进行全身检查时，只有 7% 的 PCNSL 患者曾发现尸检证实的全身性疾病，这表明即使在疾病发展后期，多器官受累也是罕见的[3, 54]。

框 60–2　原发性中枢神经系统淋巴瘤患者的评估

- 增强脑磁共振成像*
- 眼科和裂隙灯检查
- 脑脊液分析
- 人免疫缺陷病毒检测
- 如果有临床指征，可行增强脊柱磁共振成像（MRI）
- 胸部、腹部和盆腔计算机断层扫描（CT）
- 考虑全身正电子发射体层扫描（PET）
- 骨髓活检

*. 仅在 MRI 禁忌时进行 CT

影像学

磁共振成像是最佳成像技术。只有在 MRI 不可用或有禁忌时，例如患有心脏起搏器的患者，才应使用 CT。在 MRI 上，PCNSL 病变在 T_1 加权图像上通常是中等信号到低信号，在弥散序列上是明亮的。在免疫功能正常的患者中增强往往是规则的和均匀的（图 60–3），但在免疫缺陷患者中则是不规则的和不均匀的，通常具有环状模式。这种环状增强是由于肿瘤的中心坏死，这使得 X 线检查难以与中枢神经系统感染相鉴别。在 T_2 加权图像上，PCNSL 通常是弥漫性高信号，但也可能是低信号到等信号。T_2 低信号可能有助于将此病变与胶质瘤或脱髓鞘病变区分开来。肿瘤周围水肿是可变的，并且可能不如在胶质瘤或相当大小的转移瘤中看到的

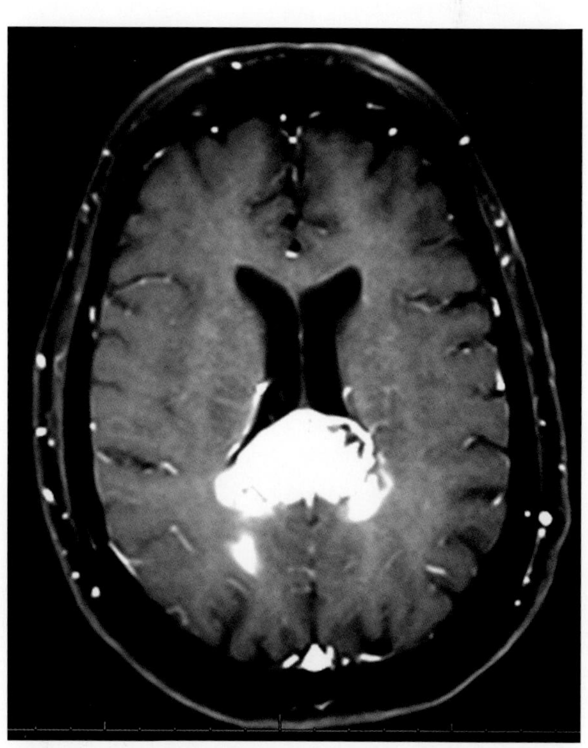

▲ 图 60–3　典型的增强 MRI 显示胼胝体压部受累；注意弥漫均匀的增强模式

那么广泛。此外，由于病变大小因素，肿块效应的程度小于预期。钙化、出血和囊肿形成是罕见的，这些征象应该引起对其他病理过程的怀疑。据报道，在大约10%的PCNSL患者中出现了非增强肿瘤，既有免疫活性者也有免疫缺陷者[26, 55]。这可以表现为局灶性病变或弥漫性浸润、大脑淋巴瘤病。

PCNSL倾向于生长在幕上、脑室周围，并涉及深部结构，如基底节[26]。大约50%的患者出现室管膜接触。额叶是大脑中最常见的受累区域，其次是颞叶、顶叶和枕叶。其他受累区域包括胼胝体、下丘脑和隔膜、脑干和小脑[7]。

在磁共振波谱上，PCNSL具有比所有等级的神经胶质瘤更高的胆碱：肌酸酐率[56]。此外，PCNSL通常具有显著的脂质和乳酸盐升高，这可以识别预后较差的患者[56, 57]。在PET上，PCNSL是高代谢的，具有高氟脱氧葡萄糖（FDG）摄取。使用蛋氨酸PET时，病灶摄取增加，与CT或MRI相比，这种示踪剂在描绘病变大小方面可能更好[58]。

六、治疗

（一）预后因素

少数研究试图定义影响生存的预后因素。其中，年龄和体能状态一直被认为是影响预后的因素，年龄＜60岁的患者和Karnofsky体能状态（KPS）＞70的患者生存时间更长[16, 18, 53]。已经提出了一种预后指数来预测结果，包括年龄、体能状态、脑脊液蛋白质浓度、血清乳酸脱氢酶水平和肿瘤涉及深部结构的五点量表，但这尚未得到验证[59]。三级预后模型已经被验证并被多个研究组采用，其中1级患者（≤50岁）的中位数OS为8.5年，2级患者（年龄＞50岁，KPS≥70）的OS中位数为3.2年，3级患者（年龄＞50岁，KPS＜70）的OS中位数为1.1年[60]。

（二）支持治疗

未经治疗的PCNSL患者会迅速进展至死亡（表60-1）。Henry等发现仅接受支持治疗的患者的中位生存期为3.3个月[3]。对1980—1995年50篇英文论文的分析发现，仅接受活检而未接受治疗的患者的中位生存期为2个月[61]。

（三）手术

大多数研究表明手术切除并不会延长生存期（表60-1），因为手术切除后的中位生存期仅为1～6个月。此外，由于大多数PCNSL病变位置较深，切除可能会使患者的神经功能恶化。最近一项关于PCNSL的大型前瞻性研究的事后分析表明，如果进行切除术，患者存活时间更长[62]。这些数据很有吸引力，但也存在患者选择偏倚。无论如何，对于因脑疝而导致急性神经功能恶化的患者，需要进行切除，以便于立即减压。对于大多数患者来说，活检是组织诊断的首选方法，无论肿瘤部位如何，活检通常都是安全的。术中可进行冰冻切片，如果符合PCNSL，神经外科医师不应继续切除。

（四）放射治疗

原发性中枢神经系统淋巴瘤是一种对放射极其敏感的肿瘤，RT可延长生存期（表60-1）。在大型多中心放射治疗肿瘤学组（RTOG）试验中，Nelson等发现从治疗开始计算的中位生存期为11.6个月，从诊断开始计算的中位生存期为12.6个月[54]。尽管RTOG使用高剂量和大体积的RT，但在41例患者中，21例在原发部位发生局部失败，4例局部失败并伴有远处CNS或神经外病灶，3例仅有远处神经外病灶。这些数据与全脑放射治疗（WBRT）的历史数据相同。尽管许多患者出现脑脊液播散，但是如Reni等的报道所述，颅脊髓RT并不能提高生存率。接受WBRT治疗的患者的中位生存期为17个月，而接受颅脊髓照射的患者仅为14个月[61]。Brada等也发现颅脊髓RT与单纯颅脑RT相比没有生存优势[63]。此外，颅脊髓RT照射大量的骨髓，影响随后的化学治疗。

全脑是推荐的RT方式，因为PCNSL具有多灶性和浸润性，以及在患者尸检时看到的广泛的镜下病灶。WBRT的最佳剂量尚未确定。在RTOG研究中，4000cGy WBRT和2000cGy局部加量并未改善疾病控制，因为大多数患者在局部加量野内复发[54]。因此，患者似乎不会受益于＞5000cGy的剂量。

仍有研究致力于降低WBRT剂量以降低神经毒性发生率。RTOG的一项研究使用高剂量MTX（HD-MTX）为基础的方案加4500cGy WBRT[64]。化学治疗后完全缓解（CR）的患者仅接受WBRT照射3600cGy。无论WBRT剂量如何，生存率、疾病控制率和神经毒性都是相同的。然而，Bessell等的研究使用不同的放射治疗前化学治疗方案，并

表 60-1　非艾滋病原发性中枢神经系统淋巴瘤患者的治疗结果

治疗方式	具体治疗	中位生存期（个月）	参考文献
支持治疗	无	2.0	Reni 等 [61]
单纯手术	手术	1.5	Reni 等 [61]
单纯放射治疗	RT	12.0	Nelson 等 [54]
标准淋巴瘤治疗	CHOP/RT CHOP/RT CHOD/RT MACOP–B/RT	16.5 10.4 16.0 14.0	Lachance 等 [71] O' Neill 等 [72] Schultz 等 [99] Brada 等 [63]
甲氨蝶呤为基础的治疗	M/RT M/RT MVBP M/RT/A MVP/RT/A	36 33.0 46 42.5 60.0	O' Brien 等 [100] Glass 等 [73] Poortmans 等 [68] DeAngelis 等 [101] Abrey 等 [78]
单纯化学治疗	BBBD/M M（8g/m^2） M（8g/m^2） M/V/I/C/VI//D/IT–M/A M/V/I/C/VI/D	40.7 23+ 25 54 30	McAllister 等 [102] Batchelor 等 [75] Herrlinger 等 [77] Pels 等 [103] Pels 等 [104]、Wieduwilt 等 [105]
随机试验	M M+A M±I/RT M±I	10* 31* 32.4 37.1	Ferreri 等 [79] Ferreri 等 [79] Thiel 等 [92] Thiel 等 [92]
减剂量放射治疗	R/MVP/ 减剂量 RT		Morris 等 [66]
HDCT 及 ASCT± 放射治疗	M +A/BEAM MVBP，I +A BEAM+RT M+A/B+ T±RT M（8g/m^2）+BU/T M（8g/m^2）+BU/（108）T/RT 若未达到 CR R–MVP+T/BU/C	NR（中位随访时间 28 个月） NR（中位随访时间 34 个月） NR（中位随访时间 25 个月） NR（中位随访时间 15 个月） “19”* NR（中位随访时间 45 个月）	Abrey 等 [74] Colombat 等 [106] Illerhaus 等 [107] Montemurro 等 [108] Omuro 等 [82]

*. 读取生存曲线但未报告

A. 阿糖胞苷；ASCT. 自体干细胞移植；B. 卡莫司汀；BBBD. 血脑屏障破坏；BEAM. 卡莫司汀、依托泊苷、阿糖胞苷、美法仑；BU. 白消安；C. 环磷酰胺；CHOD. 环磷酰胺、多柔比星、长春新碱、地塞米松；CHOP. 环磷酰胺、多柔比星、长春新碱、泼尼松；CR. 完全缓解；D. 地塞米松；HDCT. 大剂量化学治疗；I. 异环磷酰胺；IT–M. 鞘内注射甲氨蝶呤；M. 甲氨蝶呤；MACOP–B. 甲氨蝶呤、多柔比星、环磷酰胺、长春新碱、泼尼松、博来霉素；MVBP. 甲氨蝶呤、依托泊苷、卡莫司汀、甲泼尼龙；MVP. 甲氨蝶呤、长春新碱、丙卡巴肼；NR. 未报道；R. 利妥昔单抗；T. 噻替哌；V. 长春新碱；VI. 长春地辛

将获得CR的患者的WBRT剂量从4500cGy降至3060cGy[65]。在60岁以上的患者中没有观察到结果的差异，但在年轻患者中，使用全剂量WBRT的患者存活率显著延长，但没有关于神经毒性的数据。最近，笔者报道了一项在使用利妥昔单抗、甲氨蝶呤、长春新碱和丙卡巴肼（R-MPV）获得CR后WBRT剂量减少至2340cGy的研究。这项Ⅱ期研究结果显示了高缓解率、长期的疾病控制和较小的神经毒性[66, 67]。为了确认笔者的结果，RTOG最近完成了一项随机研究（RTOG 1114），对比了R-MVP联合或不联合低剂量WBRT。

在患有眼部淋巴瘤的患者中，RT照射野应该包括眼球的后2/3，剂量为3000～4000cGy[45]。在此剂量下，可以看到视力的改善，但是患者经常在脑内复发，这是最终死亡原因。眼部毒性包括上皮样角膜病变、后囊下白内障、放射性视网膜病变或视神经病变。如果同时存在脑受累并且正在进行颅脑照射，则治疗计划应同时包括两个区域，以消除重叠区域，并最小化对视神经和视网膜的毒性。

（五）化学治疗

与全身性DLBCL一样，PCNSL对糖皮质激素高度敏感，被称为“幽灵肿瘤”，因为使用类固醇后病变可能消失。大约40%的接受类固醇治疗的患者会有肿瘤缩小，但肿瘤通常会在短时间内复发。在接受类固醇治疗的20例患者中，有一半患者具有可评估的缓解，从完全缓解到轻微缓解，其中2例患者CR持续6个月和15个月，直到需要下一步治疗[68]。还有其他报道显示，患者糖皮质激素治疗后获得持续6～60个月的长期缓解，但这种情况很少见[69]。一些患者重复使用类固醇仍有反应[70]。皮质类固醇是PCNSL的化学治疗药物，病变消失是由于细胞溶解，而不是血脑屏障（BBB）的重建。因为类固醇是溶瘤性的，所以应该保留肿瘤直到确定组织诊断。此外，类固醇反应不应用作PCNSL的诊断试验，因为其他CNS疾病，如多发性硬化或结节病，在服用类固醇后可能有类似的影像学表现和肿瘤消退。

许多研究表明，对全身性NHL有效的化学治疗方案在PCNSL的治疗中没有作用，不应使用。这些方案使用蒽环类药和环磷酰胺，两者都不能有效地穿透完整的血脑屏障。初期患者可能会有治疗反应，因为血脑屏障在巨大肿块区域被破坏，但是仍可见复发，通常是在远离最初肿瘤部位的区域，在那里血脑屏障相对完整[63, 71, 72]。

已经进行了许多Ⅱ期试验，都一致表明HD-甲氨蝶呤是治疗PCNSL的最重要的化学治疗药物。最初的研究致力于将基于甲氨蝶呤的方案与WBRT联合应用。Glass等对25例患者在RT前使用3.5g/m^{2}甲氨蝶呤，其中14例对化学治疗达完全缓解，8例部分缓解；25例中有20例在RT后达CR；全组的中位生存期为33个月，在缓解者为42.5个月[73]。在2002年，DeAngelis等报道了使用甲氨蝶呤（1g/m^2）、WBRT，然后使用大剂量阿糖胞苷（3g/m^2）治疗31例患者的结果[64]，他们发现中位无病生存期为41个月，中位OS为42.5个月，在长期随访中，原31例患者中有7例仍存活（47～126+个月），其中6例诊断时年龄＜50岁[74]，5年生存率为22%，明显优于单纯RT的3%～4%[54]。

使用单一药剂，非常高剂量的甲氨蝶呤（8g/m^2），用以推迟RT产生了有争议的结果。Batchelor等使用单药甲氨蝶呤治疗25例患者超过1年，报道的缓解率为74%，中位PFS为12.8个月，随访23个月时OS未达到[75]。在一项类似的研究中，Herrlinger等报道了CR患者的无复发生存期为13.7个月，但38%的患者进展，OS仅为25个月[76, 77]。因为患者的缓解率差，他们提前终止了研究。

包括甲氨蝶呤在内的多药方案已被用于治疗PCNSL。甲氨蝶呤（3.5g/m^2）、长春新碱和丙卡巴肼（MVP）是在WBRT之前进行的有效组合方案，达到了中位生存期60个月[78]。一项大型多中心试验使用了类似的方案，但使用了较低剂量的甲氨蝶呤（2.5g/m^2），达到了中位生存期37个月，这比单独使用WBRT有所改善，但与单一机构中类似方案达到的中位生存期60个月相比仍有差距[64, 78]。一项随机Ⅱ期研究探索了单药甲氨蝶呤与甲氨蝶呤+阿糖胞苷联合应用，两组均接受WBRT。联合组的缓解率明显优于单药甲氨蝶呤，单用甲氨蝶呤的3年无失败生存率为21%，而甲氨蝶呤+阿糖胞苷为38%（P=0.01）[79]。一项随机Ⅱ期试验用于老年患者的R-MVP方案是利妥昔单抗、甲氨蝶呤和替莫唑胺联合[28]。

Rubenstein等用甲氨蝶呤、利妥昔单抗和替莫唑胺诱导治疗44例患者，获得CR的患者（66%）

接受依托泊苷和阿糖胞苷巩固，2 年 PFS 率为 57%，在中位随访 4.9 年时中位 OS 未达到[28]。

（六）免疫治疗

利妥昔单抗是一种针对 B 细胞的抗 CD20 单克隆抗体，在治疗系统性 DLBCL 方面非常有效。它已被纳入 PCNSL 的一些化学治疗方案中。一项对 12 例患者的研究检验了其作为单一药物在复发性疾病中的有效性。确定的缓解率为 36%，中位 PFS 为 57d，中位 OS 为 21 个月[80]。一项关于新诊断 PCNSL 的回顾性研究比较了 19 例接受甲氨蝶呤和异环磷酰胺治疗的患者，与 17 例接受相同治疗加利妥昔单抗治疗的患者。甲氨蝶呤和异环磷酰胺基础上加入利妥昔单抗后，CR 率显著增加（100.0% vs 68.4%，P=0.02）[81]。本研究表明，利妥昔单抗联合化学治疗可能会增强疾病缓解率，但其作用应在前瞻性试验中进一步检验。

（七）高剂量化学治疗联合自体干细胞移植

最近的几项研究检验了大剂量化学治疗后接受自体干细胞移植（ASCT）（不行颅脑放射治疗）的潜在作用。关于移植作为不进行颅脑放射治疗的初始治疗的一部分的作用，进行了两项研究。笔者完成了一项单中心Ⅱ期研究，新诊断的 PCNSL 患者接受了 5～7 个周期的 R-MVP 化学治疗。那些完全或部分缓解的患者继续进行巩固大剂量化学治疗，使用噻替哌、环磷酰胺和白消安，然后进行 ASCT，无须放射治疗。共 32 例患者接受了治疗。在全组患者中，中位 PFS 和 OS（中位随访 45 个月）未达到。在移植患者中，2 年 PFS 率和 OS 率均为 81%。有 3 例与治疗相关的死亡。前瞻性神经心理学评估表明移植后的认知功能相对稳定[82]。

Alimohamed 等用 MVP 序贯阿糖胞苷治疗 21 例 PCNSL 患者[83]。HD- 甲氨蝶呤为基础的诱导治疗后，5 例患者达到完全缓解，13 例部分缓解，3 例患者疾病进展。所有 21 例患者均接受了高剂量噻替哌、白消安和环磷酰胺治疗及 ASCT，未行 WBRT。中位随访时间为 60 个月。5 年 OS 率为 44%。死亡原因包括进展性 PCNSL（n=4）、进行性全身淋巴瘤（n=1）、早期治疗相关死亡（n=3）和 ASCT 后 3 年后肺炎（n=2）。所有与治疗相关的死亡均发生在超过 60 岁并且体能评分不佳的患者[83]。对初诊时接受 ASCT 的 105 例患者进行的大型回顾性研究显示，中位 PFS 为 85 个月，中位 OS 为 121 个月。虽然这些患者都是经过高度筛选的患者，他们接受了多个方案，但这些都是好的结果[84]。为了探索 ASCT 的作用，一项大型多中心试验已经开始[85]。

原发性难治性或复发性疾病的移植似乎很有希望[86]。使用高剂量阿糖胞苷和依托泊苷的诱导方案时，43 例患者中的 20 例获得了缓解。共有 27 例患者（15 例缓解者和 12 例未缓解者）接受强化的噻替哌、白消安和环磷酰胺治疗，然后进行 ASCT。所有 43 例患者的中位 OS 为 18.3 个月，完成移植方案的患者为 58.6 个月。这对于复发性疾病的患者来说是一个很好的结果，但仅限于 65 岁及以下的患者。最近对 17 例使用相同移植方案的患者进行的一项研究显示，估计的 3 年 PFS 率和 OS 率均为 93%，这是意料之外的结果[87]。

（八）复发疾病

尽管使用任何 HD- 甲氨蝶呤为基础的方案的最初缓解率很高，但一些患者会有疾病进展，许多患者会复发。在复发时没有标准的治疗方案，先前的治疗方案和复发的位置（例如，孤立性眼球复发）决定了治疗的选择。然而，大多数复发发生在脑内，且在诊断的前 2 年内。据报道，有效的化学治疗方案包括利妥昔单抗和替莫唑胺[88]、拓扑替康[89]和重复使用甲氨蝶呤。一项关于替西罗莫司用于复发性 / 难治性 PCNSL 的Ⅱ期试验纳入了 37 名患者。结果示 CR 5 例（13.5%），不确定的 CR 3 例（8%），部分缓解 12 例（32.4%）[90]。中位 PFS 为 2.1 个月。若之前未行放射治疗，RT 是一个有效的选择，并通常能够诱导疾病缓解，中位缓解时间接近 1 年[91]。

（九）神经毒性

脑白质病是有效 PCNSL 治疗的严重并发症，但只有在患者持续缓解时才明显[76]。因此，在单独使用 WBRT 治疗的患者中很少观察到脑白质病，因为他们死于肿瘤进展，但在采用综合治疗，特别是基于 HD- 甲氨蝶呤方案治疗的患者中出现了脑白质病。当甲氨蝶呤与 WBRT 联合使用时毒性出现协同作用，在放射治疗之前使用甲氨蝶呤可将这种毒性降至最低。然而，在使用甲氨蝶呤但未进行颅脑照射的患者中也观察到了这种情况[77, 92]。

治疗相关脑白质病主要发生在 60 岁以上的患者。这些患者表现为与正常压力性脑积水相似的综合征，伴有明显的认知障碍、步态共济失调和大小便失禁。部分患者通过脑室腹腔分流可得到改善。鉴于这种治疗并发症在老年患者中发生率很高，笔者仅用化学治疗治疗这些患者，并避免进行 WBRT（图 60–4）。在老年患者中，不行 WBRT 并不会影响疗效[78]。

Correa 等报道了 WBRT+HD– 甲氨蝶呤或单用 HD– 甲氨蝶呤治疗的 50 例 PCNSL 存活患者的认知功能、生活质量、MRI 上白质病变和萎缩程度。在控制了年龄和治疗完成后时间的影响之后，发现单用 HD– 甲氨蝶呤治疗的患者在特定的注意力和记忆力测试中得分更高。接受 WBRT+HD– 甲氨蝶呤治疗的患者在大多数认知功能都有损伤，且其严重程度足以干扰生活质量，超过 50% 的患者因此无法工作[93]。

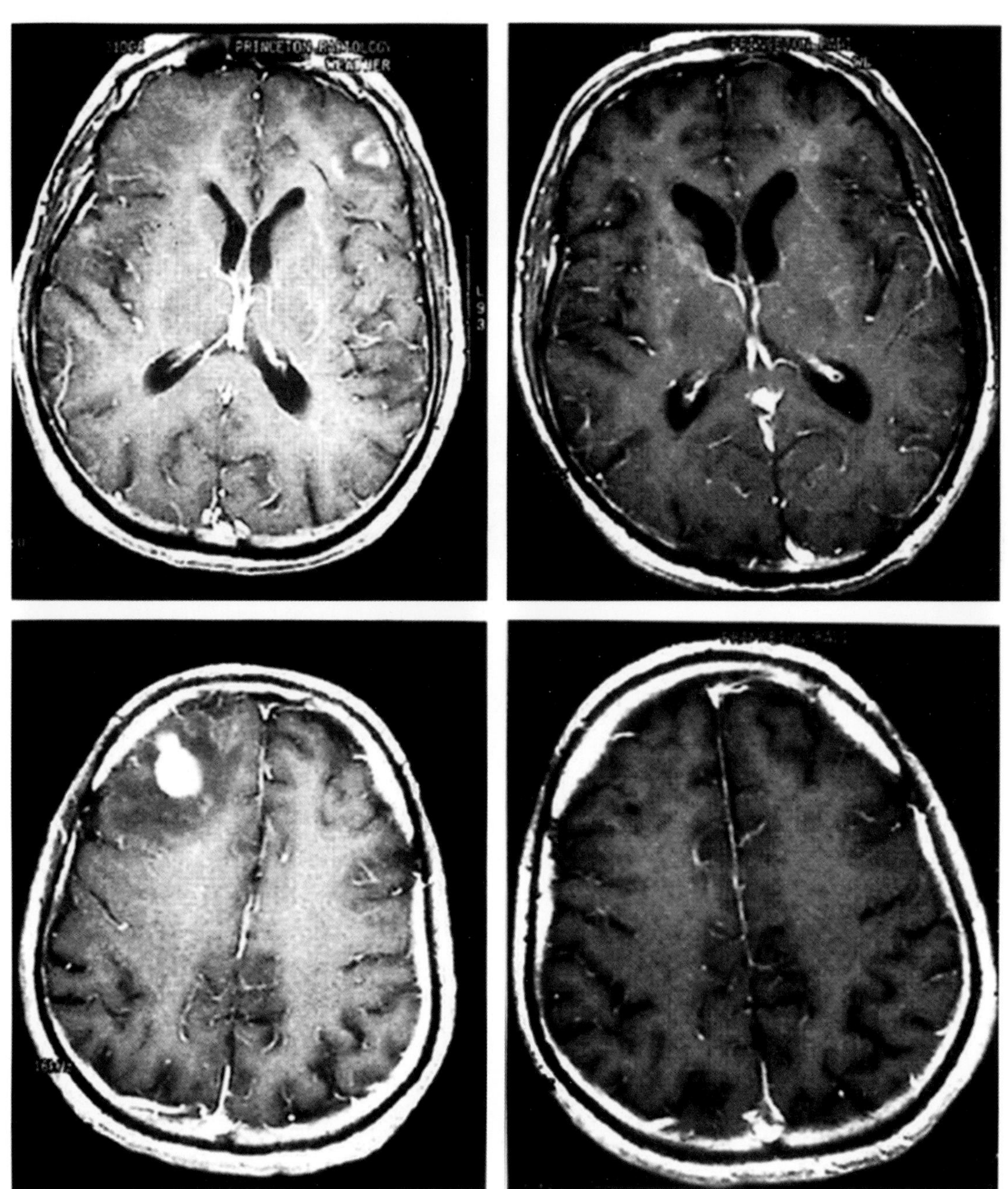

▲ **图 60–4** 高剂量甲氨蝶呤、丙卡巴肼和长春新碱化学治疗前（左）和化学治疗后（右）的原发性中枢神经系统淋巴瘤患者，未进行放射治疗；病变完全缓解；当评估疗效时，患者停用皮质类固醇

（十）眼淋巴瘤

眼淋巴瘤并不常见，因此很难确定最佳治疗方案。Grimm 等报道了 83 例眼淋巴瘤患者，他们接受了包括局部或全身类固醇、WBRT、眼部放射治疗和化学治疗在内的各种方案的治疗[45]。大多数患者的症状有所改善，但复发在大脑和眼睛中都很常见。治疗类型并不影响复发模式，最重要的是，全身化学治疗未减少随后的 CNS 复发。Baumann 等报道了 1 例眼淋巴瘤患者对大剂量阿糖胞苷有治疗缓解，并在眼内液体中测量了药物浓度[94]。随后将阿糖胞苷用于 6 例眼淋巴瘤患者的单独治疗，在 RT 之前获得了 1 例完全缓解和 4 例部分缓解[95]。Batchelor 等使用单药 HD– 甲氨蝶呤（$8g/m^2$）治疗了 9 例眼淋巴瘤患者[96]。所有患者在完成输注后 4h 在房水和玻璃体中均达到治疗性药物浓度。7 例患者有眼部缓解，但 3 例复发，需要眼眶 RT。最近，玻璃体内注射甲氨蝶呤或利妥昔单抗已成功用于眼淋巴瘤患者，利妥昔单抗的优点是需要注射次数较少[97, 98]。疾病缓解是常见的，且不良反应很少。

（十一）治疗方法

我们对新诊断 PCNSL 患者的治疗方法是通过头颅 MRI、脑脊液和眼科检查进行完整的神经系统分期。通常还要进行全身 CT、PET 和骨髓活检。从治疗角度来看，我们总是尝试让患者参加临床试验（如果可以的话），因为有很多关于 PCNSL 的问题仍未解答。然而，如果这不可行或患者拒绝，我们可以先使用甲氨蝶呤（$3.5g/m^2$）、长春新碱和丙卡巴肼的联合治疗。

甲氨蝶呤治疗 5～6 周期后评估疗效，如果达到 CR，用 2 周期大剂量阿糖胞苷（$3g/m^2$）巩固治疗。如果只获得部分缓解，继续至少 2 个周期以上的甲氨蝶呤为基础的治疗，并重新评估。我们致力于在所有患者中避免 WBRT 作为初始治疗的一部分，以避免可能与综合治疗相关的长期认知并发症。对于 65 岁及 65 岁以下的患者，我们与所有患者讨论 ASCT，并在最终决策时提供此选项。

致谢

感谢医学博士 Francisco Vega 对病理学数据的帮助。这项研究部分由美国国立卫生研究院 /NCI 癌症中心资助金 P30 CA008748 资助。

第61章　脉络丛肿瘤

Choroid Plexus Tumors

Jonathan Aicardi　Nicholas A. Butowski　著

董鑫哲　译　　蒋力扬　校

一、概述

脉络丛肿瘤（choroid plexus tumor，CPT）这一术语在1832年首次被Guerard引入，他将一个3岁女孩的病症描述为脉络丛乳头状瘤（choroid plexus papilloma，CPP）。1919年Georg Perthes首次成功切除CPT[1]。从那时起，已经确定了完整切除是CPT的主要治疗方法[2]。

根据世界卫生组织（World Health Organization，WHO）分类系统，CPT的分级与其他神经上皮肿瘤类似（即随着分化水平而降低等级）。良性CPP归入WHO Ⅰ级，非典型CPP（atypical CPP，aCPP）是Ⅱ级，恶性脉络丛癌（malignant choroid plexus carcinoma，CPC）是Ⅲ级。目前尚未发现Ⅳ级脉络丛肿瘤[1]。

随着成像技术的改善，这些肿瘤的诊断取得了很大进展，没有比磁共振成像（magnetic resonance imaging，MRI）和计算机断层扫描（computed tomography，CT）的出现影响更大了。MRI技术的变化及随后的发展大大增加了手术前确定肿瘤关键特征的多功能性。因此，MRI仍然是评估肿瘤范围，侵袭性和制订手术方案的主要成像模式[3]。

如前所述，手术是所有CPT主要治疗形式。而且，实现完整切除是目前最重要的预后因素，特别是对CPC[4–6]，有数据支持第二次切除也可能带来生存益处[4]。由于第一次手术可能无法达到完全切除，对于CPC二次手术切除仍是很重要的[7]。

历史上较少使用其他治疗方式。部分原因是CPT相对稀少并且在儿科患者中发病率较高，他们的中枢神经系统正处于发育的关键阶段，会避免使用放化疗。不出所料，由于这些因素和病例的相对稀缺性使得应用这些途径进行明确的研究具有挑战性。尽管几项大型回顾性研究观察了数十年来的病例，支持化学治疗对复发或者有残留的患者能提供生存益处，但辅助治疗的标准化方案地位仍未被确立[9, 10]。此外，应用外周血干细胞移植和脑脊液（cerebrospinal fluid，CSF）引流手术等措施可能有效，尤其在年轻人中使用[11]。很少对这些患者使用放射治疗，这可能会取得相对较差的疗效。由于担心放射治疗对发育中大脑有很大影响，所以这并不是一种有吸引力的治疗方式，化学治疗与之一样，由于罕见的病例发病率使得没有累积的确定数据支持其应用[8]。与化学治疗相比，放射治疗作为CPT的单一治疗方式时效果更差，有些研究认为联合应用也效果不佳。但是，一些研究提供支持与化学治疗联用时有获益[6, 9]。

与大多数医学一样，我们对CPT的理解，包括他们的病因和临床过程随着生物化学和表观遗传分析的进展而逐渐增长。现在已知CPC与*TP53*突变或相似突变缺陷很大程度相关[12, 13]。新的证据也表明基因甲基化和染色体缺失模式与CPT的侵袭特征相关。目前和未来的研究目标在于识别出不必要接受放化疗的亚群[13–15]。

完整手术切除且不需要额外的治疗是治疗CPP标准治疗方式，且据报道总体生存率超过90%。不幸的是，对于侵袭性的CPC，很难获得完整切除。由于该人群应用辅助治疗较为困难，极大降低了其总体生存率，因此其预后也受到争议[10, 16, 17, 18]。

二、发病率和流行病学

脉络丛肿瘤非常罕见，使得通过研究指导如何在临床上治疗非常困难。脉络丛肿瘤通常占神经上皮肿瘤(美国每年发现约 160 例)总数的 0.2%～0.3%。虽然 CPT 可以发生在所有年龄中，近 1/3 发生于 4 岁以下幼儿，随后每个年龄的发生率分布相等[19, 20]。尽管有几项研究报道了在儿科亚组内男性占优势，总体而言，通常没有性别分布差异。

CPT 中近 2/3 为非侵袭性的，剩下的中间 aCPP 和恶性 CPC 发病率相近。美国每年有大约 25 例 CPC，几乎全部发生在儿科，在成年患者罕有发生[19–21]。

迄今为止，未发现种族和民族，地理位置或饮食是确定危险因素。但已经发现 CPT 的一些遗传易感性，包括 von Hippel—Lindau 综合征和 Li—Fraumeni 综合征。特别是，CPP 是 Aicardi 综合征的一部分，也可能发生在唐氏综合征和 2 型神经纤维瘤病的基础上[12]。

三、临床表现

虽然脉络丛肿瘤发生整个脑室系统的不同部位，但 CPT 的位置与发病年龄有明显的相关性。10 岁以下的儿童肿瘤多发现于侧脑室，而平均约 50 岁的患者位于第四脑室[22]。

简言之，脉络丛是相关脉管系统的成簇上皮组织，负责中枢神经系统的脑脊液产生和调节。因此这些组织的过度生长将导致过量的脑脊液产生，表现为继发于颅内高压症状[1, 22, 23]。这些症状通常包括头痛，以及难治性的恶心和呕吐。脑积水通常见于于婴幼儿中，继发出可见或可评估的颅骨维度增加、患儿语言尚未发育、临床差异不显著。导致的发育迟缓是这个患者群体一个值得关注的问题[22, 23]。

症状可能因位于不同脑室而异。例如，经报道小脑功能失调多发生于 10 岁以上的患者，其肿瘤常发生于第四脑室[22, 23]。由于脑室系统与视交叉的前部和枕叶后部紧密关联，也经常会引起视觉变化或者干扰[22]。与大多数神经上皮肿瘤不同，脉络丛恶性肿瘤有可通过脑室系统转移性扩散的可能。MRI 上显示的这种脊髓内转移通常被称为“脊髓下降”，可导致背痛或与相应脊柱水平相关的神经症状。后者常见的症状包括膀胱功能障碍和足下垂[16]。

四、影像学表现

如前所述，MRI 是观察 CPT 的首选的影像模式，然而 CT 可以用于出现急症时或 MRI 出现禁忌的情况[1, 3, 24]。

（一）脉络丛乳头状瘤

根据 CPT 的 CT 表现不同可能预测分化程度。高分化的 CPC 通常表出为边缘光滑，圆形或分叶状实块。平扫 CT 上，与正常脑实质相比为相同信号或者低信号，但增强 CT 上强化明显。CT 上通常会表现出钙化[25]。

在平扫 MRI 上，CPP 表现为可能包括囊性成分的均质团块。他们相对于正常脑实质的外观会随着年龄和图像类型的不同而变化。在 T_1 加权图像上，CPP 在成人中呈现低信号，但儿童是等信号。T_2 加权图像上的所有年龄组肿瘤图像强度相对较高，近似于 CSF 的信号强度。与 CT 一样，CPP 在 MRI 上也会增强[26]。

（二）脉络丛癌

与 CPP 一样，CPC 的成像特征与其对应的病理特征相关。与良性肿瘤相比，分化较低且具有更高的侵袭性的肿瘤，它们往往表现为更大的肿块，且 CT 和 MRI 更多表现出异质性较强的信号。不出所料，CPC 通常出现边缘不规则强化，常侵入脑实质，引起脑水肿或脑室异常等侵袭性表现。与 CPP 相比，这些癌症往往对比度大大增强[27, 28]。

MRI 上的 CPC 的异质性表现可以指示侵袭性的过程，可以是坏死区域，钙化，甚至出血[28, 29]。然而与正常脑组织相比，肿瘤本身表现为低信号，但坏死或出血的区域会出现高信号[29]。

CPC 中常见“脊髓下降”转移，需要术前脊柱 MRI 检查确定。在这种情况下禁忌行腰椎穿刺，因为颅内压升高会增加脑干疝的风险[16]。

五、组织学表现

在组织学上，根据 Ki–67/MIB1 平均标记，CPP 可以与 CPC 区别开来，癌的比值是 13.8，乳头状瘤只有 1.9。所有 CPT 都具细胞角蛋白和波形蛋白的表达。高达 90% 的 CPP 病例中被发现存在转运甲状腺素蛋白和 S–100 蛋白，尽管在癌中的表达率较低[30]。

（一）脉络丛乳头状瘤

脉络膜源性乳头状瘤由许多纤维血管结缔组织复叶组成，内衬简单的立方或柱状上皮（图 61–1A）[30]。

这些特征反映了高水平的脉络膜分化，这种类型的乳头状瘤中，几乎没有有丝分裂活动和缺乏侵袭性的特征如脑实质破坏或坏死[31]。aCPP定义为有丝分裂活动增加，但与同一级别的难以区分[8, 32]。

（二）脉络丛癌

脉络丛癌在组织学上表现出侵袭性恶性肿瘤的共同特质，如有丝分裂活跃、坏死和脑实质侵犯。低分化或未分化的组织的特点是导致增加细胞性和乳头状结构完全或几乎消失（图61-1B）[31, 32, 33]。

六、临床治疗

（一）手术

如概述中所述，手术是应用于所有CPT的主要治疗方法。到目前为止，完全切除仍然是最常用的治疗方法，特别是CPC的治疗[2, 8, 34]。手术计划中实现最大完整切除需要参照增强及平扫MRI[3, 28]。然而，虽然CPP和aCPP经常被完整切除，受患者发病年龄和脑实质侵犯影响，CPC总切除率要低很多[4, 7]。

在没有彻底全切除的情况下，CPC治疗方案中会考虑给予辅助化学治疗加或者不加放射治疗。然而这种方法对于大脑正在发育的年轻患者并不是标准治疗或者是有争议的，因此尽可能完整切除应被视为最优先考虑的治疗方式[8, 34]。数据支持对于残存或复发肿瘤可以采取重复切除的方式[4]。进一步的研究可能会揭示特定患者人群的可行性。

（二）化学治疗

CPP和大多数aCPP病例切除后通常就已足够，无需进一步辅助治疗[11]，但这也取决于其组织学类型和切除范围。例如，多项研究，特别是在随机对照的CPT-SIOP-2000临床试验（NCT01014767）显示aCPP对化学治疗反应良好。这项研究始于2000年，在全球范围内注册并且是随机对需要化学治疗的患者进行入组的[35]。研究对象为未完全切除的aCPP或CPC的受试者，接受了长春新碱和依托泊苷联合卡铂或环磷酰胺6个周期的化学治疗。中期分析显示这种方案在9例aCPP中早期就显示出有效[36-38]，具体方案见表61-1。

化学治疗可以进一步用于治疗残存或复发型CPC，但针对不同的年龄应用仍然存在争议。不幸的是，化学治疗是除手术外唯一的可改善生存的治疗方式，虽然CPT-SIOP-2000临床试验发现长期预后仍然是很差的，约半数患者在5年内死亡[8, 35]。

近期研究表明利用“头部开始”的方案也可以提高缓解率，消除幼儿CPC需要照射的可能。这种方法结合了较强的高剂量化学治疗诱导，联合自体造血干细胞修复[39]。标准化治疗方式进展缓慢，依

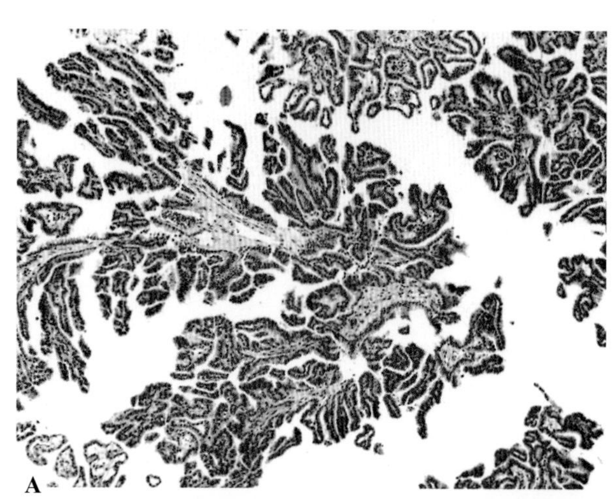

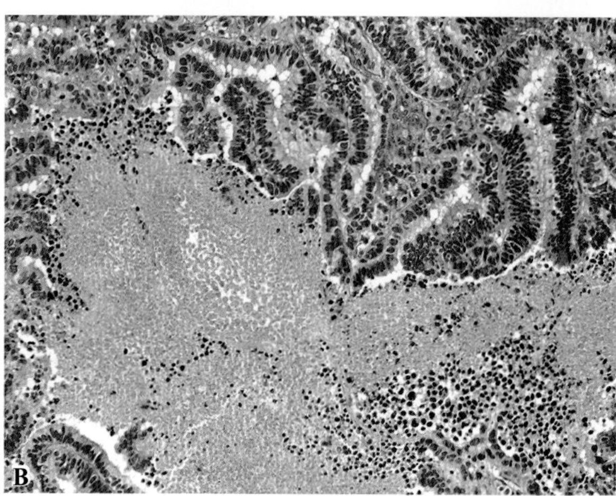

▲ 图61-1 A. 脉络丛乳头状瘤的特征是发育良好乳头状（分枝状、叶状）结构；B. 脉络丛癌显示出有细胞学异型性增加和坏死的部分乳头状，部分实体状生长模式

表61-1 残留或复发性非典型脉络丛乳头状瘤或脉络丛癌的化学治疗方案和剂量

化学治疗药物	剂　量	每周期计划
长春新碱	1.5mg/m^2	第1天
依托泊苷	100mg/m^2	第1～5天
卡铂 或	350mg/m^2	第1～2天
环磷酰胺	1000mg/m^2	第1～2天

托泊苷和长春新碱与卡铂或环磷酰胺联合使用的这种细胞毒性药居多[38]。

虽然化学治疗提供了一种术后的辅助治疗手段，患者原型和病例稀有性阻碍了对其进行短期和长期研究，并且缺乏标准治疗方式[8, 16, 35]。需要进行深入研究，加强关注和利用流行病监测与最终治疗结果数据库有助进一步揭示这些问题。

（三）放射治疗

从历史上看，放射治疗是 CPC 手术、化学治疗后的第三种治疗方式。但许多大规模的研究仍担忧其对幼儿发育中的大脑影响[16]。此外，几项研究中未发现无进展生存时间和总生存时间的改善，放射治疗的有效性受到严重质疑[6]。与单独放射治疗相比，放化疗联合的对比研究中表现出获益[9]，然而与单独化学治疗相比，这是否会改善疗效尚不清楚。与化学治疗方案类似，放射治疗的应用需要进一步研究探讨，其罕见性及对不良反应的担忧限制了大规模研究的可行性。

使问题进一步复杂化的是 CPC 与 Li–Fraumeni 综合征及 *TP53* 其他缺陷的紧密联系，以及接触高剂量照射会留下继发性恶性肿瘤的风险。

（四）支持治疗

虽然 CPC 患者有时会出现“脊髓坠落”转移，重要的是要注意对于颅内压升高患者并不适用腰椎穿刺，可增加脑干疝风险[16]。

除化学治疗继发的不良反应外，残留或复发可能随之出现头痛、恶心和呕吐、视觉变化等症状。自体（例如外周）造血干细胞移植和 CSF 分流手术很常见，是需要多种治疗方式的 CPC 患者重要的支持治疗手段[11]。更多研究支持术后大剂量化学治疗是最有效的方法，由于患者多不超过 4 岁，故必须采取预防措施以确保耐受性。

（五）未来的治疗

与大部分癌症一样，基因表达谱分析存在潜力以提供改善 CPT 的风险分层和治疗选择的额外信息[40]。迄今为止的研究显示可以依据拷贝数量、基因表达和 DNA 甲基化等特征将 CPC 与 CPP 和 aCPP 区分开来，例如后者 *TP53* 突变拷贝数量更多[41]。另外，甲基化分析揭示了三个不同的亚组：儿童低风险 CPT、成人低风险 CPT 和儿科高危 CPT[14]。只有随着时间推移与这些脑科研究中心联合并积累足够病例，这些数据才可能被转化为指导治疗。

七、结论

脉络丛肿瘤起源于脉络丛，存在于大脑的脑室并产生脑脊液。它们通常侵犯邻近组织并通过 CSF 传播。没有已知的原因或风险因素。后脑室和第三脑室肿瘤往往发生在幼儿身上。第四脑室和小脑脑桥角肿瘤通常在 20—35 岁的患者中。

由于脉络膜肿瘤患者颅内压升高，可能出现相关的不同类型症状。例如头痛、恶心、嗜睡，以及其他压力增加的症状。CPT 占 1 岁以内幼儿脑肿瘤的 10%～20%，在 15 岁以下的儿童肿瘤仅占 2%～4%，成人中占 1%～2%。

如果能完整切除，手术可能是唯一治疗方法。肿瘤切除减轻了颅内压力并可能会缓解半数症状。在治疗 CPT 方面，放射治疗或化学治疗的作用还不得而知。它可能是未完整切除或者不能切除患者的治疗选择。对于复发患者，可能推荐第二次手术，其次是接受某种形式的放射治疗和（或）化学治疗。目前正在开发新的治疗方法，并可能采用精准医学方法。

第 62 章　弥漫性低级胶质瘤

Diffuse Low-Grade Gliomas

Nancy Ann Oberheim Bush　Daniel Yang　Jennifer Clarke　Daphne Haas-Kogan　著
董鑫哲　译　　蒋力扬　校

一、概述

弥漫浸润性低级胶质瘤被归类为世界卫生组织（World Health Organization，WHO）Ⅱ级肿瘤，包括少突神经胶质瘤，星形细胞瘤和少突细胞瘤 [1]。它们占所有原发性脑肿瘤的 5% 和脑胶质瘤的 15%[2, 3]。与高级胶质瘤，即 WHO Ⅲ级和Ⅳ级（胶质母细胞瘤）胶质瘤不同，患者通常发病年龄较小，生存期较长 [4]。但是，这些肿瘤有发生恶变的倾向。在治疗决策上及处理肿瘤和治疗相关的后遗症上，都为临床医师带来了独特的挑战。这些肿瘤患者预计寿命较长，因此更应该慎重考虑经典的肿瘤治疗方式包括手术、放射治疗和化学治疗的毒性。

二、流行病学

胶质瘤是相对罕见的癌症，在所有新诊断的原发中枢神经系统肿瘤中占 10%～30%。而低级胶质瘤更不常见，占胶质瘤的不到 15%[5-7]。根据美国中央脑肿瘤登记处（Central Brain Tumor Registry of the United States，CBTRUS）的数据显示，弥漫性星形细胞瘤的发病率为 0.53/10 万，少突神经胶质瘤发病率为 0.25/10 万，少突星形细胞肿瘤发病率为 0.20/10 万。应该注意的是，根据诊断时的年龄、组织学、肿瘤位置、种族、性别和国家不同，胶质瘤流行病学特点不同 [5, 6, 8]。由于过去缺乏一致的组织学定义，跨数据库采集，以及数据收集的差异，已经难以比较不同来源的发病率。因此，尽管多个研究机构收集了胶质瘤数据，但仍难以确定人群水平的发病趋势。低级胶质瘤的发病高峰期为年龄在 35—44 岁，低级胶质瘤的发病率白种人比黑种人高两倍，男性高于女性 [5, 9]。低级胶质瘤患者的中位生存期之前的数据约为 6 年，然而，采用更积极的放射治疗和化学治疗，其中位生存期现在可能会超过 10 年 [10-12]。

曾经暴露于电离辐射是胶质瘤和其他中枢神经系统肿瘤唯一最确定的环境危险因素。这种联系的证据来自于对原子弹幸存者和应用过放射治疗治疗头癣的儿童研究 [13]。长期随访显示出放射线暴露剂量与恶性脑肿瘤的发生率之间存在剂量—反应关系 [14, 15]。然而，研究报道的诊断性放射剂量并不一致。一项病例对照研究表明，对有癌症家族史的患者接受 3 次或超过 3 次计算机断层扫描（computed tomography，CT）会增加患胶质瘤的风险，但目前诊断成像和胶质瘤风险之间还没有确定的联系 [16, 17]。Pearce 等发表了一项重磅回顾性队列研究，其中包括 1985—2002 年在英国国家卫生服务（National Health Services，NHS）中心接受第一次 CT 的儿童，当时他们的年龄＜ 22 岁。他们发现 176 587 人中的 135 例患者在其随访中被诊断出患有脑肿瘤 [18]。CT 的放射量与脑肿瘤的发生率呈正相关，儿童期的 CT 累积剂量超过 60mGy 可能使患脑癌的风险增加 3 倍。对于 10 岁以下的患者，在第一次扫描后的 10 年内，每 10 000 个 CT 后估计会出现一个额外的脑瘤 [18]。关于使用手机和脑瘤风险之间的关联并不充足。而一个 Meta 分析中 23 个病例对照研究显示使用手机可能增加患肿瘤的风险，而多数近期文献提出相反结论 [19-21]。同样，也没有发现与头部创伤、吸烟、酗酒或职业的化学暴露相关 [22-24]。

通过全基因组相关性研究显示，还有几种孟德尔遗传综合征确定为可遗传的风险因素 [25]。

但是考虑到这些遗传病的发病率相对较低，只占胶质瘤人群中一小部分。神经纤维瘤病 1 型（Neurofibromatosis type 1，NF1）是由于 17 号染色体上的 *NF1* 突变基因造成的，并与低级胶质瘤和神经纤维瘤、神经鞘瘤和其他肿瘤的发展有关[26]。结节性硬化症与室管膜下巨细胞星形细胞瘤及其他神经胶质瘤和错构瘤的发生相关[27]。Li-Fraumeni 综合征是由于 TP53 种系突变产生的，并与神经胶质瘤及其他癌症的发展有关[28]。

三、临床表现

与高级肿瘤相比，低级胶质瘤通常表现在较年轻的人群中。通常，患者年龄范围为 20—40 岁，发病率最高的年龄是在 35—44 岁[2, 4, 29]。低级胶质瘤最常见的临床表现是癫痫发作[30]。癫痫发作时可以是全身性强直阵挛性发作，也可以是可能在一段时间内无法识别的部分癫痫发作。在少突神经胶质瘤中癫痫发作尤为常见，可能是因为这些肿瘤经常侵及大脑皮质灰质[30]。许多患者是因头痛、眩晕和头部创伤时影像检查中偶然被诊断出来。对于低级胶质瘤来说，较少出现局灶性神经功能缺损，如失语、偏瘫或视野缺陷。与高级肿瘤的快速生长和压迫性相反，这可能是由于低级肿瘤缓慢的生长速率和浸润性所致[30]。

影像学上，95% 的低级别胶质瘤发生在幕上，最常见于额叶和颞叶。它们通常位于白质中心，但是如果它们含有少突胶质细胞成分，也更常见地延伸到皮层灰质中。在 CT 上，低级别胶质瘤通常显示为低密度区，有 20% 的人表现出钙化的迹象，尤其是在具有少突神经胶质细胞特征的那些肿瘤（少突神经胶质瘤和少突细胞瘤）。大约 25% 的低级胶质瘤在增强 CT 上表现出片状强化。在胶质瘤评估上，磁共振成像（magnetic resonance imaging，MRI）更为敏感，通常表现出 T_1 低信号和 T_2/ 液体衰减反转恢复（fluid-attenuated inversion recovery，FLAIR）上是高信号病变（图 62-1）。增强图像上可见强化，通常是斑块分布而不是环形增强或实变表现。研究表明，随着时间的推移，增强越明显被证明与进展到更高的级别病变相关（图 62-2）[30]。敏感加权序列可以区分钙化或出血的区域，在少突神经胶质细胞谱的肿瘤中也更为常见。目前的共识建议表明，所有患有疑似脑肿瘤的患者均应接受 MRI 检查（至少是平扫加增强的 T_1 加权图像，以及 T_2 加权图像）[31]。后续治疗中，也用相同的序列进行对比参照。

但是，越来越多地使用新的成像技术来识别胶质瘤并预测肿瘤的级别。弥散加权 MRI 通常用于评估低级肿瘤，在某些情况下还可用于确定肿瘤的异质性。弥散加权 MRI 使用组织内的水弥散率来区分组织密度，细胞增多与弥散减少有关，因此表观扩散系数（apparent diffusion coefficient，ADC）值也降低。与正常组织相比，胶质瘤的 ADC 值较低。起初人们认为低级胶质瘤比高级肿瘤 ADC 值降低的幅度更小。但迄今为止的数据一直存在矛盾，因为 ADC 值可能受其他因素的影响，包括肿瘤相关水肿、出血、坏死、囊性或黏液变性[30]。

动态对比度增强（dynamic contrast-enhanced，DCE）和动态敏感性对比增强（dynamic susceptibility contrast，DSC）MRI 是新兴的成像方式，虽然目前在临床实践中的应用仍有待确定，但该技术被用于显示神经胶质瘤特征。DCE-MRI 测量造影剂从血管到组织的扩散速率。这是肿瘤血管分布和肿瘤微环境的标记，并用于预测肿瘤级别，低级胶质瘤通常血管较少[32]。灌注 DSC-MRI 使用时间序列的图像，对比剂通过大脑获得相关参数形成灌注图，包括相对脑血容量、相对脑血流量和平均通过时间。这些图像也可用于确定组织学级别，与高级胶质瘤相比，低度恶性肿瘤通常具有相对较低的脑血容量[32]。磁共振波谱成像对低级胶质瘤的作用尚未确定。这项技术使用细胞代谢物的水平，如胆碱、肌酸、*N*- 乙酰天冬氨酸、乳酸和脂类来确定肿瘤活性，并正在积极探索其在确定肿瘤活性和分级中的作用。在确定肿瘤分级上，运用多模及多参数成像技术比单一成像技术显示出更好的结果。

四、手术的应用

手术在低级胶质瘤中的作用比在高级肿瘤更为复杂。面临的选项包括密切关注连续影像、活组织检查或手术切除。如果一个患者由明确的肿块占位效应或不受控制的癫痫发作，手术的决定则是更直截了当。但是，如果肿瘤偶然发现的并且患者是无症状的，或者是肿瘤位于运动性语言中枢，手术的决定就变得更加复杂。关于手术的应用目前尚无明确指南参考，当需要优先治疗癫痫发作和功能保护

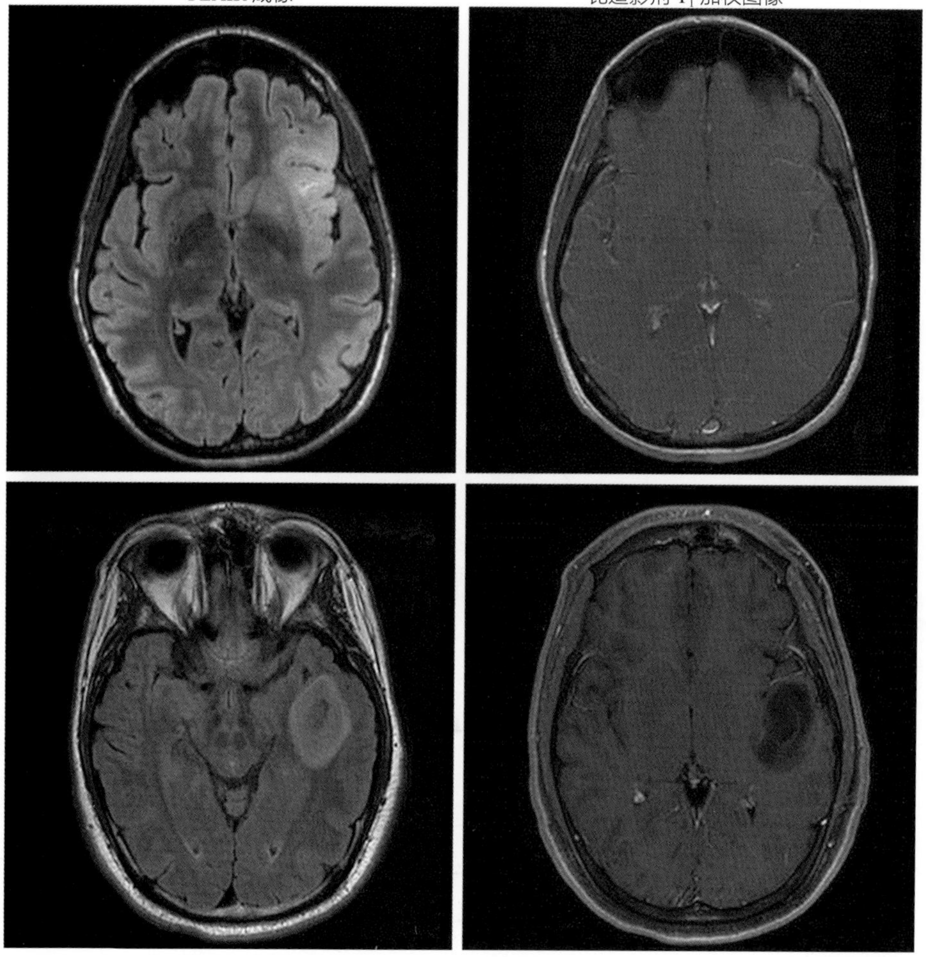

FLAIR 成像　钆造影剂 T_1 加权图像

Ⅱ级少突胶质细胞瘤

Ⅱ级星形细胞瘤

▲ 图 62-1　低级胶质瘤的 MRI 影像特征

措施，便难以获得对照组的长期生存。

一些研究评估了在低级胶质瘤患者中观察与手术治疗的差异。一个回顾性队列研究报道了对疑似低级神经胶质瘤患者接受观察与手术相比改善了生活质量[33]。然而，最近的一项研究，比较两个挪威中心的结果：一个中心倾向于活组织检查后，进行连续影像随访观察，而另一个中心更早进行手术切除[34]。研究发现手术切除组总生存期显著延长，5 年生存率为 60%，早期切除率为 74%。另一个中心有活检并进行观察者的 5 年生存率为 60%[34]。数据表明即使在偶然发现的低级胶质瘤也是如此。两项回顾性研究比较了有症状和偶然发现的低级神经胶质瘤患者的预后，偶然诊断出的低级胶质瘤（非肿瘤原因行影像检查发现的）接受手术治疗后总体生存率提高[35, 36]。

研究表明，一旦决定接受外科手术有显著的获益，而穿刺活检，肿瘤组织获取减少，加之胶质瘤的异质性，针穿活检可能有较高的误诊率[37, 38]。另外，切除范围可能对无进展生存（progression-free survival，PFS）和总生存有影响。几项研究对比了切除范围对 PFS 的影响。一项前瞻性评估了 28 例患者预后，分别为完全切除、次完全切除（以完全切除为目标）、部分切除（以减少肿瘤细胞为目标）和活组织检查，发现减少切除范围与复发及转移增加相关[39]。总体生存率似乎也受到切除范围的影响。一项 216 例患者的大型研究显示切除范围大于 90% 时，低级胶质瘤 5 年总生存率为 97%，如果少于 90%，则 5 年生存率为 76%[40]。几项类似研究也有相近的结果，一项来自约翰霍普金斯大学的研究入组 170 例病例，表明肿瘤完全切除是独立于年龄、残疾程度或组织学亚型的，与改善总生存率（P=0.017），以及延迟肿瘤进展与复发的因素相关[41]。因此，专家共识建议在低级胶质瘤患者中进行最大限度的完整切除[42]。

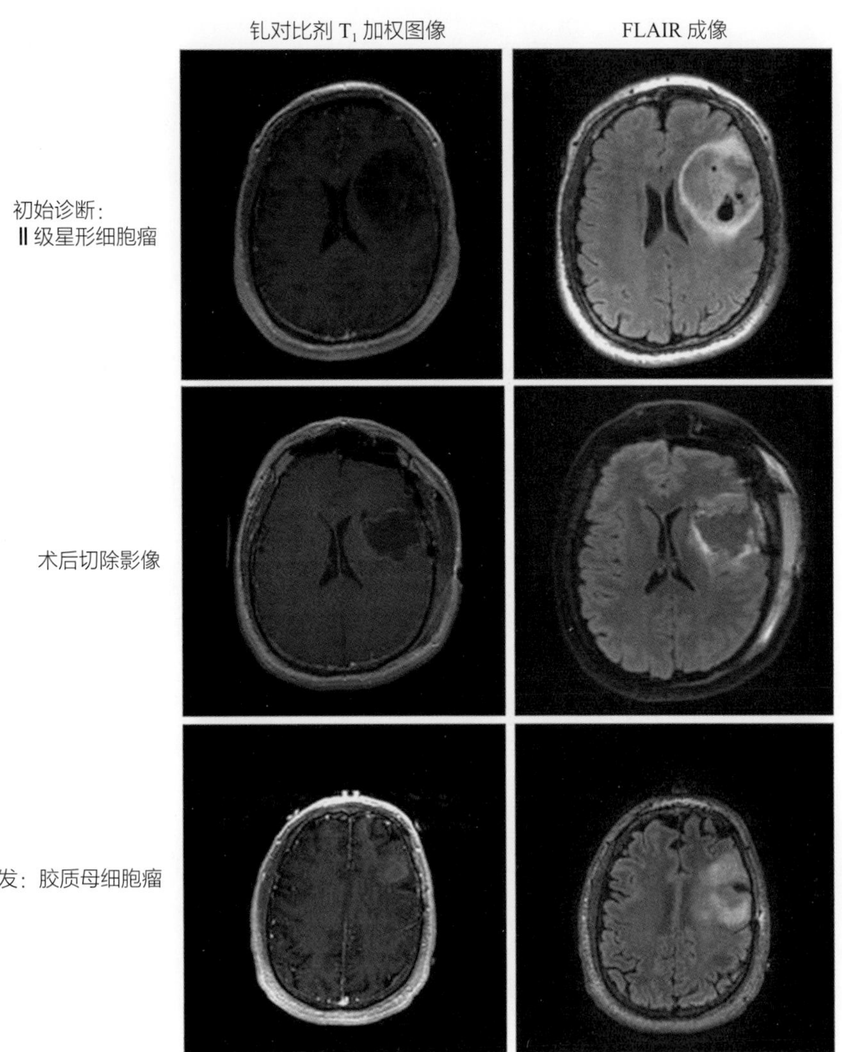

▲ 图 62-2　Ⅱ级星形细胞瘤的 MRI 序列分析：用钆对比剂 T_1 加权图像和 FLAIR 序列显示 MRI 特征；最初诊断时，手术切除后，恶性转化为胶质母细胞瘤（GBM）

五、神经病理学和分子病理学

低级胶质瘤代表了一系列具有不同的组织学特征的肿瘤类型。虽然临床特征和影像检查可以提供较为确定的诊断，但经由神经病理学家通过肿瘤标本进行组织病理学方法准确性更高，可以对肿瘤进行明确的分类[43]。近年来，分子肿瘤分析作为肿瘤分类辅助手段被越来越普遍的应用，并提供了重要的预后信息[44]。

苏木精和伊红（Hematoxylin and eosin，HE）染色是经过长时间检验的并且神经病理学家使用的主要检查肿瘤标本的方法。在光学显微镜下，对石蜡包埋的肿瘤组织切片进行 HE 染色，用于观察细胞形态和组织结构。可观察各种特征，例如核多形性、有丝分裂活动和微血管增殖[45, 46]。基于组织病理学结果，肿瘤随后获得了一个基于其细胞形态分类如Ⅰ～Ⅳ等级。免疫组织化学，如 Ki-67/MIB-1 染色作为增殖标志物，有时可以用于辅助分类[47]。低级胶质瘤 HE 染色显示为细胞过多的核异型病变，但有罕见的有丝分裂活动，并且 Ki-67 标记指数＜ 10%（图 62-3）。

弥漫性神经胶质瘤包括星形细胞瘤、少突神经胶质瘤和混合组织学分类的少突细胞瘤，并被分为Ⅱ级或“间变性”Ⅲ级肿瘤（统称为中级别神经胶质瘤）。星形细胞瘤的特征在于有突出的胶质纤维酸性蛋白质，少突胶质细胞瘤有圆形的核并有精细的血管分支。少突星形细胞瘤具有两者的特征。但是，有几项研究表明，应用组织病理学方法区分Ⅱ

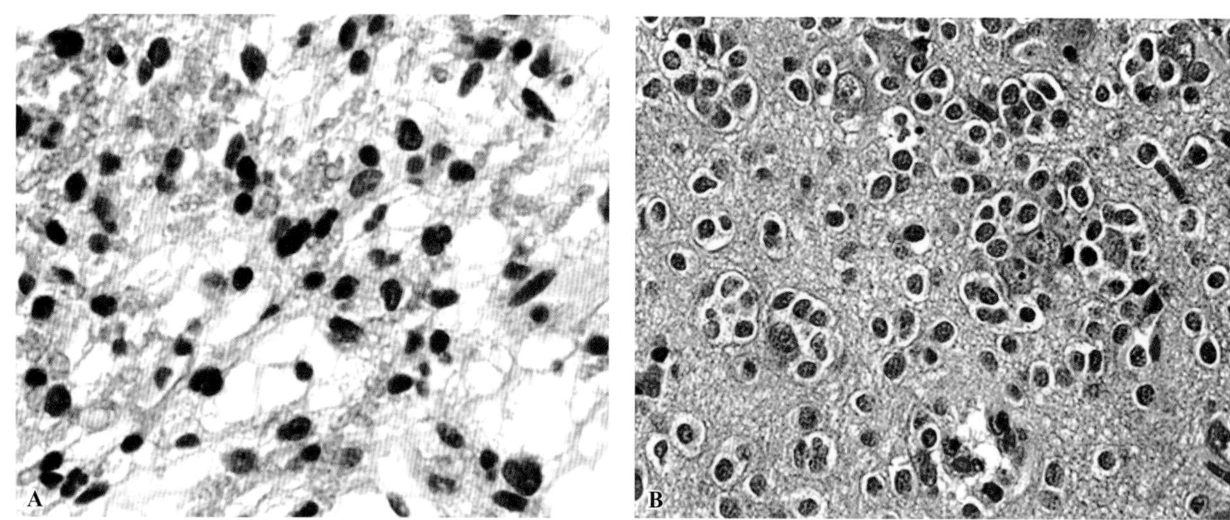

▲ 图 62-3 低级胶质瘤组织学

A. WHO Ⅱ级星形细胞瘤相关的基本组织学特征：细长、不规则、深染的细胞核，位于纤维背景（HE，400×）；B. WHO Ⅱ级少突胶质细胞瘤特征：圆形细胞核，染色质细腻，核周晕清晰（HE，200×）

级和Ⅲ级弥漫性星形细胞和少突神经胶质瘤时，存在相对较高程度的观察者间和甚至是观察者内部的差异性[48, 49]。随着加强训练和神经病理学家的经验提升，诊断的准确性及观察者的一致性有所提高，继续改进和更新分类系统可以反映最新的临床和生物学理解，加入分子亚型可能会是解决这种分类难题的关键[50, 51]。

近年来，低级胶质瘤的常规的分子表征分型使得人们越来越多地利用分子标志物进行肿瘤分类并辅助临床决策[52–54]。虽然低级神经胶质瘤的分子病理学领域仍在更新，我们在此描述几种最成熟的遗传改变。异柠檬酸脱氢酶（isocitrate dehydrogenase，IDH）突变已被确立为弥漫性低级胶质瘤（星形细胞瘤、少突神经胶质瘤和少突细胞瘤）所有亚型的关键分子标志物。高达 80% 的Ⅱ级和Ⅲ级弥漫性胶质瘤有 *IDH1* 或 *IDH2* 的突变发生，与野生型 *IDH* 相比，预后更好。突变体 R132H IDH1 蛋白的免疫组织化学通常是需要进行的，但是阴性时，应该在确定 IDH 状态之前完成 *IDH1* 密码子 132 和 *IDH2* 密码子 172 基因突变的测序[55]。*IDH* 野生型的低级神经胶质瘤似乎有与Ⅳ级胶质母细胞瘤相类似的基因组改变和临床表现，导致一些人推测 *IDH* 野生型弥漫性神经胶质瘤可能在生物学上的与原发性胶质母细胞瘤相同的前驱病变[56–58]。1p 和 19q 染色体的杂合性缺失（1 号染色体上 p 短臂与 19 号染色体上 q 长臂合并丢失），通常称为 1p/19q 联合缺失，是弥漫性胶质瘤中的另一个重要遗传标记。1p/19q 联合缺失仅在 *IDH* 突变体胶质瘤中发生并且是另外一个有利的预后因素，它与少突胶质细胞组织学密切相关[58–60]。

最近，癌症基因组图谱研究网络对数百例弥漫性胶质瘤样本进行了系统的、大规模的全基因组测序工作，使得分子分类模式的构建比单纯的组织学分类更能反映疾病的预后[52, 58]。他们分析了 293 个成人低级别胶质瘤，结合外显子组序列、DNA 拷贝数、DNA 甲基化、信使 RNA 表达、微 RNA 表达和靶向蛋白表达。这项研究揭示了低级胶质瘤（Ⅱ级和Ⅲ级）亚型的三个比组织学分类更符合预后意义的分类特征，*IDH* 的分子特征、*1p/19q* 和 *TP53* 状态。具有最好预后的低级胶质瘤患者是那些具有 *IDH* 突变和 1p/19q 联合缺失的患者。这些肿瘤也与 *CIC*、*FUBP1* 和 *NOTCH1* 突变，以及 TERT 启动子有关，并且多发生于少突胶质细胞。中等预后的是 *IDH* 突变患者但没有联合 1p/19q 缺失。这些神经胶质瘤与在 *TP53* 突变（94%）和 *ATRX* 失活（86%）有关，多发生于星形细胞瘤和少突细胞瘤。胶质母细胞瘤（glioblastoma，GBM）很少在这一人群中发现。第三个等级是预后最差的分类，没有 IDH 突变的低级胶质瘤构成，分子和临床上特征类似于 GBM。*PTEN*、*EGFR*、*NF1*、*TP53*、*PIK3Ca*、*PTPN11* 和 *PLCG1* 的突变强烈与此第三种肿瘤分类相关。较多数据报道，这些基因在 GBM 中发生突变。超过 50% 的这种野生型 *IDH* 亚型肿瘤中有 7 号染色体和 10 号染色体的缺失。此外，64% 的肿瘤中出现 *TERT* 启动子突变。

来自梅奥 / 加州大学旧金山分校的另一项研究，对 1087 例胶质瘤患者进行了基于 *IDH*、1p/19 共缺失和 *TERT* 启动子突变状态的五种分子亚型分析[52]：①三阳（*TERT* 和 *IDH* 的突变加上 1p/19q 共缺失），② *TERT* 和 *IDH* 的突变，③仅有 *IDH* 突变，④三者中没有发现突变，⑤只有 *TERT* 的突变。这些分子亚型与不同的组织学亚型相关。例如，绝大多数的三阳性肿瘤是少突角质细胞瘤或混合的少突胶质细胞瘤。而有 *TERT* 和 *IDH* 突变和那些只有 *IDH* 突变的主要是Ⅱ级或Ⅲ级胶质瘤和混合的少突胶质细胞瘤。只有 *TERT* 突变的胶质瘤主要是Ⅳ级胶质瘤或 GBM，三种突变均没有的胶质瘤中有 67% 是Ⅳ级星形细胞瘤或 GBM。

在日本的一项研究中，对 WHO Ⅱ级和Ⅲ级胶质瘤根据 1p/19q 共同缺失状态及 *IDH* 突变进行评估。预后最差的肿瘤，类似于 GBM，缺乏 *IDH* 突变和表达胶质母细胞瘤样的突变，如 EGFR、*PDGFRA*、*CDK4*、*MDM2* 和 *MDM4*的扩增，*PTEN*、*NF1*、*RB1*、*CDKN2A* 和 *CDKN2B* 缺失或突变，10q 缺失，以及Ⅱ类磷脂酰肌醇 3- 激酶（phosphatidylinositol 3-kinase，PI3K）基因的扩增或突变[61]。

此外，还有两项德国的胶质瘤研究使用分子分型对患者进行分类。第一项研究中重新评估 405 例成年胶质瘤患者，最初根据 WHO 2007 年指南，有 152 例（37.5%）星形细胞瘤、61 例（15%）少突胶质细胞瘤、63 例（15.5%）少突星形细胞瘤和 129 例（32%）胶质母细胞瘤。运用 *TRX* 表达、*IDH1* 突变和 1p/19q 共同缺失，命名为“ISN-Haarlem”，用于重新分类这些患者。他们发现星形细胞瘤有 155 例（38%）、少突胶质细胞瘤 100 例（25%）和胶质母细胞瘤 150 例（37%）。与 WHO 2007 年分类相比，这种分类系统对 PFS 和 OS 预测价值显著改善[62]。他们还提出了一种逐步的分析法，从对于 ATRX 和 IDH1-R132H 的免疫组织化学检测开始，通过 1p/19q 分析，然后 *IDH* 测序，以减少所需的分子特征。另外一项是德国对 127 例 WHO Ⅱ级和Ⅲ级患者的小型研究，应用微阵列进行基因组和转录组广泛的分析[63]。使用基因组分析对胶质瘤进行 5 分类：3 个 *IDH1/2* 突变组和 2 个 *IDH1/2* 野生型组。使用转录组分析对胶质瘤进行 8 分类：5 个 *IDH1/2* 突变组和 3 个 *IDH1/2* 野生型组。然而，通过基因组分析识别的组与基于基因表达的转录组分析识别的组只有部分重叠。他们发现基于 DNA 分子分型与临床预后相关性分析可分成三个不同的预后组：*IDH1/2* 突变和 1p/19q 共缺失患者预后最佳；中间组有 *IDH1/2* 突变，但没有 1p/19q 共缺失；预后最差的为无 *IDH* 突变（野生型）的患者和具有胶质母细胞瘤中所发现的改变的患者，如 7 号染色体的获得，10q 染色体的臂缺失，*TERT* 启动子突变，以及癌基因扩增[63]。目前，对于最佳生物标志物的组合尚无定论。然而，随着基因组信息继续成熟，分子病理学很可能将在中级胶质瘤的分类中发挥卓越的作用。

六、放射治疗和化学治疗的作用

对低级胶质瘤患者手术切除后的精准优化治疗方式尚未完全定论。如果完全切除，并且被认为是低风险，之后患者可以选择常规随访。一个基于大型前瞻性研究的结果显示，观察 40 岁以下并接受完整肿瘤切除的患者，其术后 5 年复发率达到 52%[64]。必须权衡单纯选择观察和放射治疗、化学治疗的风险。因为复发几乎是很普遍的，如果患者选择放弃手术切除后的进一步干预，应进行长期密切监视。

从历史上看，放射治疗是手术切除后的主要治疗方法，单次剂量 1.8～2Gy，5～6 周总剂量为 50～54Gy。研究结果显示，剂量范围 45～64Gy 表现出类似的肿瘤控制结果[65, 66]。然而，早期放射治疗的好处是有争议的。一项Ⅲ期随机临床研究中，将低级胶质瘤患者分为术后放射治疗组和观察组，出现进展后进行放射治疗，并发现早期放射治疗使 PFS 延长了近 2 年，然而总体生存未存在显著差异（放射治疗组 7.4 年 vs 对照组 7.2 年）[67]。这项研究中未评估生活治疗和神经认知功能。1985 年，欧洲癌症研究治疗组织（European Organization for Research and Treatment of Cancer，EORTC） 比较低级别胶质瘤患者高剂量放射治疗（6.5 周内 59.4Gy）与低剂量（5 周内 45Gy）的差别。这项 EORTC22844 试验，没有发现主要终点 PFS 和 OS 的显著差异[66]。

尽管放射治疗在中枢神经系统肿瘤的治疗中普遍有效，但对低级胶质瘤，要特别考虑放射治疗相关的短期和长期不良反应。我们知道，放射治疗有多种不良反应，包括初期的短期疲劳，长期的认知能力下降和记忆缺陷 [68]。EORTC22844 多国研究中，使用了患者和医生提供的对患者的症状和生活质量的评级。与接受 45Gy 的患者相比，接受 59.4Gy 的患者发现放射治疗后立即出现更多的疲劳和失眠现象，放射治疗后 7～15 个月时休闲活动收到更多的影响，且情绪调节更差。多个其他生活质量方面因素显示两者之间没有显著差异。但是，必须牢记生活质量评估是可选的，研究中心有累积大量的患者拒绝参加此研究，此外并没有进行持续的生活质量评估 [69]。Klein 等力求确定接受早期放射治疗成人低级胶质瘤中客观和自我评估认知功能的影响 [70]。调查人员比较了 195 例低级胶质瘤患者（其中 104 例曾在 1～22 年前接受放射治疗）、100 例低级血液系统癌症患者和 195 名健康人对照。低级胶质瘤患者在所有认知领域都更差，应用放射治疗与较差的认知功能相关，然而，只在接受分割剂量＞ 2Gy 的放射治疗患者中发现明显的记忆力下降。该研究人员得出结论认为，低级胶质瘤本身对认知功能的损害最大，使用高剂量时才会出现放射治疗导致额外的长期认知障碍 [70]。此外长期来看，引起神经认知功能的潜在下降原因，可能是放射治疗造成的血管损伤、内分泌缺陷和继发性恶性肿瘤等。

由于放射治疗的这些潜在不良反应，兴趣转向使用化学治疗作为初始治疗。几项小型Ⅱ期试验提出了化学治疗（替莫唑胺）与放射治疗有相似的有效率，肿瘤稳定期为 3～5 年 [71–74]。后续进行了一项大型Ⅲ期试验（EORTC 22033–26033）比较标准放射治疗和服用 1 年的替莫唑胺对患有高风险低级胶质瘤患者（定义为年龄＞ 40 且有症状的患者，或观察到肿瘤生长的患者）的作用。这项研究的结果还不成熟但是中位随访 45.5 个月后的初步数据表明两组 PFS 之间没有显著差异（放射治疗组 47 个月，替莫唑胺组 40 个月）。1p 缺失是两个治疗组的积极预测因子，在 *IDH* 突变但没有 1p/19q 共缺失的亚组分析中放射治疗组的 PFS 更长 [75, 76]。

丙卡巴肼、洛莫司汀和长春新碱（Procarbazine, Lomustine, and Vincristine, PCV）是最初用于低级别胶质瘤的早期试验的药物，由于替莫唑胺的不良反应 / 毒性有改善，以及这两种烷基化药有类似的疗效，在后来的研究中，已被替莫唑胺取代。但是，直接比较两者的研究尚未完成。目前，修订后的 CODEL Ⅲ期随机研究正在比较具有 1p/19q 共缺失的 WHO Ⅱ级和Ⅲ级胶质瘤治疗方法的区别。三个治疗组包括放射治疗后接受 PCV 化学治疗、放射治疗同步或者辅助替莫唑胺化学治疗和单独使用替莫唑胺。主要终点是 PFS 和神经认知功能。这项研究的结果应该有助于阐明 PCV 与替莫唑胺相比的疗效 [1]。

为了改善低级胶质瘤患者的预后，也研究了放射治疗联合化学治疗作为初始治疗的方案。一项大型Ⅱ期临床研究（RTOG 0424）一直在研究放射治疗联合替莫唑胺，与历史对照组相比，初步显示总体生存率有所提高，但是数据尚未完全成熟 [77]。有趣的是，一项始于 1998 年的随机临床研究中评估对高风险的低级胶质瘤患者（40 岁以上的患者或单次次全切除）单独放射或放射治疗联合 PCV 的效果。最初的发表文章显示接受放化疗患者的 PFS 有所改善，但没有总生存期提高 [78]。但是，随之而来更长的随访结果（中位数为 11.9 年）证明了与单独放射治疗相比，放射治疗加化学治疗患者的总生存期显著提高。单独用放射治疗的患者总生存期为 7.8 年，相比之下接受放射治疗和化学治疗为 13.3 年（P=0.003）（图 62–4）[12]。单独接受放射治疗患者的 10 年 PFS 为 21%，而同时接受了放射治疗和化学治疗患者仅为 51%。对除星形细胞瘤外的所有组织学亚型均观察到显著差异。无论任何治疗组中，*IDH1* R132H 突变的患者比野生型总生存期明显更长。然而，在这种突变的患者中，同时接受放射治疗和化学治疗的患者总体生存期明显延长（P=0.02）。因此，目前已经接受对高风险的低级别胶质瘤患者在初步诊断时应该强烈考虑放射治疗联合化学治疗。正在进行进一步的研究在探索对不同肿瘤分子亚型联合化学治疗是否有更好的效果，但迄今为止的结果表明不论 1p/19q 状态如何，未发现区别 [12, 79, 80]。目前的研究正在探索初诊时单独应用化学治疗，考虑将放射治疗延迟直到进展再应用的方式。

目前对于低级别胶质瘤没有治愈的方法，因此对复发型肿瘤的治疗方式也在积极探索中。当低级胶质瘤恢复生长时，它们可能是原始肿瘤类型 / 等级，或者他们可能会转变为更高等级肿瘤（图 62–2）。治疗方案包括进一步手术、放射治疗和（或）化学治疗。最初没有接受过放射治疗的患者，或放射治疗后很久才复发的患者可以考虑再行放射治疗。接

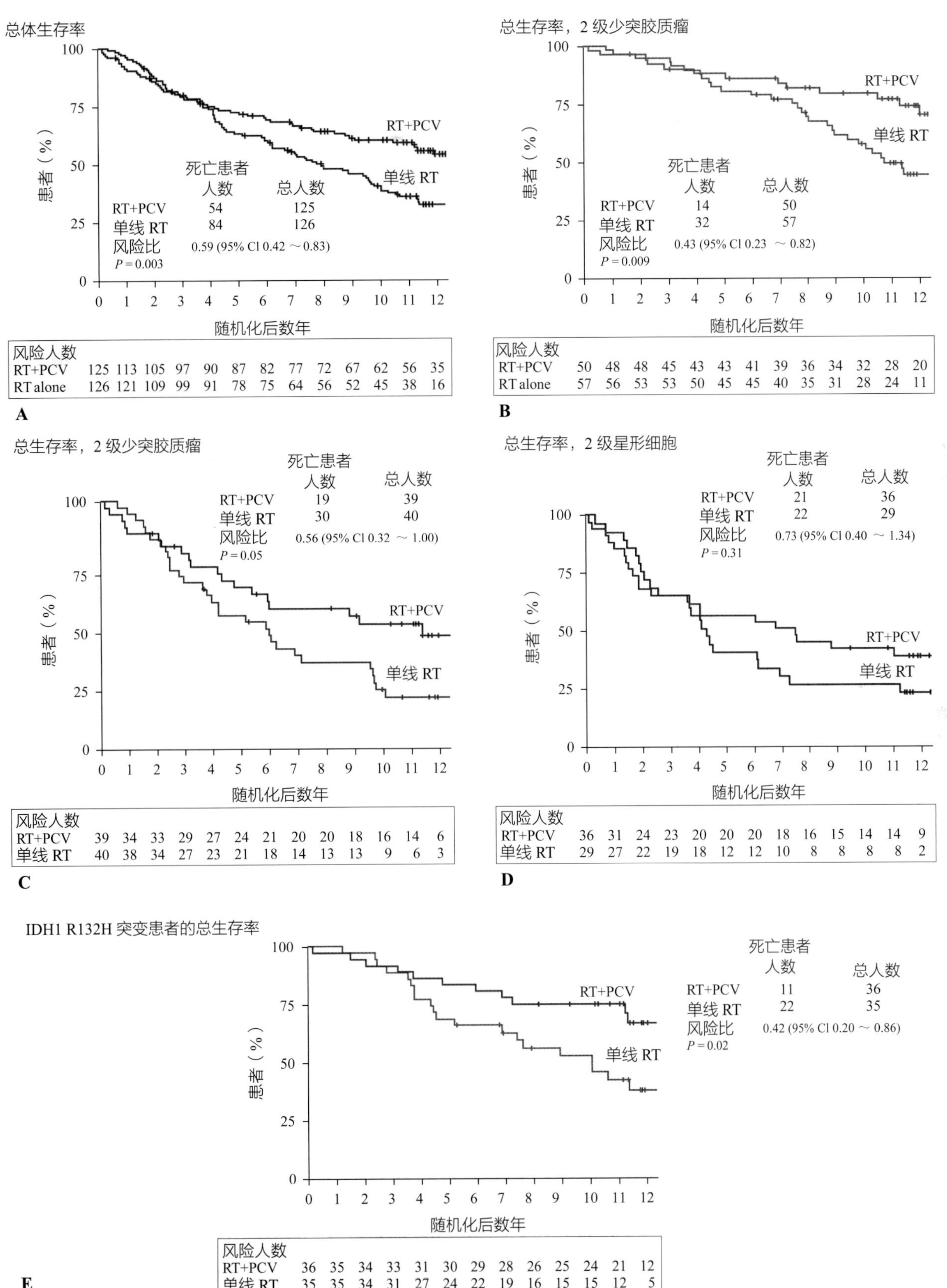

▲ **图 62-4** 高风险低级胶质瘤患者随机接受放射治疗或放射治疗加化学治疗的总生存率；所有总生存分析中的危险比是死亡，所有 P 值都是双侧的；刻度标记表示删失数据；**IDH1 R132H** 突变的患者较少，不易评估治疗的关联；**PCV.** 丙卡巴肼、洛莫司汀和长春新碱；**RT.** 放射治疗（经麻省医学会许可转载，引自 **Buckner** 等，**2016**[12]）

受过化学治疗的患者如果既往方案耐受，可以使用相同的方案，或者改用其他化学治疗药物治疗。这时，几乎没有数据可以指导复发时的治疗决策，但是研究表明可能替莫唑胺或者PCV方案化学治疗至少有一些好处[81]。基于烷基化药物治疗失败后的进一步处理化学治疗方案差异很大，目前没有基于综合癌症网络和欧洲神经肿瘤学协会指南的共识[82, 83]。

七、未来的治疗

当前研究的一个重点是低级胶质瘤的详细分子谱进展，目的是确定有效的靶向疗法，目前有众多新型药物化合物正在临床前阶段或早期临床阶段竞相进行。而传统化学治疗则通常针对所有快速分裂细胞的细胞毒性药，而这些新型化合物通常是针对癌细胞内特定的分子或通路。例如，PI3K/Akt/mTOR通路经常在低级胶质瘤中激活。该途径调节细胞增殖和将RAS作为上游信号共享。它与Raf/MEK/MAPK途径的交互，作用于mTOR通路的药物如依维莫司，在低级胶质瘤研究中是有希望的方向[84]。目前正在研究依维莫司作为低级或高级胶质瘤初始和复发治疗的作用（NCT00823459、NCT02023905）。针对血管生成途径的靶向药物如血管内皮生长因子（vascular endothelial growth factor，VEGF）抑制药，以及代谢复合物例如经常突变的IDH1，也被提出作为低级胶质瘤的潜在策略[85, 86]。此外，鉴于抑制一个分子途径经常导致相关途径补偿性上调，与特定抑制药的合理组合，或靶向抑制药与标准品化学治疗联合，也是积极研究的领域。

免疫治疗法是另一种有希望用于胶质瘤治疗的策略，癌细胞的一个特点是逃脱免疫系统的监测[87]。正在寻求多种免疫治疗策略，包括肿瘤疫苗及目标为特定的免疫检查点化学抑制药，这样，针对靶向癌细胞，机体免疫反应得以上调和延长。例如，具有IDH1R132H突变的肿瘤已显示具有免疫原性，相应的新抗原并被认为是具有潜力的突变特异性肿瘤疫苗[88]。目前，在低级胶质瘤中使用这些疗法仍然是实验性的；大多数免疫治疗试验都集中在高级胶质瘤领域里[89]。

低级胶质瘤靶向治疗的发展仍然存在许多挑战。例如，在最近的一项Ⅱ期实验中，发现索拉非尼在儿童低级星形细胞瘤中意外地诱发了肿瘤生长[90]。但是，正如我们了解到的癌症生物学和耐药机制变得越来越复杂，迫切需要进一步研究有效的低级胶质瘤新型治疗方式。未来，基于对胶质瘤发病分子机制进一步理解，会指导患者根据不同的肿瘤特征更合理地进行药物选择。

八、预后

低级胶质瘤患者的预后可能从2年到几十年不等。年龄是一个已知的临床预后因素，年轻患者（定义为那些40岁以前确诊的人）比老年患者表现出更长的生存时间[91]。这导致年龄增长是高危患者的分类因素之一。此外，发病时癫痫发作已显示为有利的预后因素[92]。不同的是，发病时有存在固定神经功能损伤和精神状态的变化，却是低级胶质瘤患者的不良预后因素[10]。肿瘤大小有预后价值，但不清楚是术前还是术后肿瘤大小更重要[10]。如果能实现肿瘤全切除则提示预后良好。此外，分子标记如IDH1/2突变和1p/19q共缺失也是更有利的如上所述的预后因素，并已成为比年龄和组织学特征更重要的预后指标。

生活质量和神经认知功能作为低级胶质瘤患者的重要因素，已越来越受到重视。研究正在进行当中，以观察不同治疗方式对这些重要因素的影响，这些结果也可能影响未来的治疗选择。正在进行中的RTOG 0925试验评估低级胶质瘤患者术后的神经认知功能、生活质量和癫痫发作控制。有些研究已经评估了放射治疗对低级胶质瘤的影响；与未接受放射治疗的患者相比，接受放射者的认知损伤明显更高[86, 93]。因此，正在呼吁延迟使用放射治疗以保护认知功能的方案。随着低级胶质瘤治疗选择的创新，生活质量监测和预后将在治疗建议中发挥关键作用。

九、结论

低级胶质瘤的定义和治疗都在不断发展。未来，分子特征将在肿瘤诊断、治疗和预后中将发挥越来越重要的作用。目前的标准治疗是为了最大限度地安全切除。手术切除后，对低等级患者的标准建议是继续MRI监测，对高风险患者是放射治疗和化学治疗。但是，随着时间的推移，以提高生存和生活质量为目标，这些策略可能会根据分子特征发生改变。此外，随着新的靶向治疗和免疫治疗进展，治疗模式可能会发生转变。

第 63 章 高级胶质瘤

High Grade Gliomas

Ashley L. Sumrall 著

董鑫哲 译 蒋力扬 校

一、概述

在美国，每年新发原发胶质瘤患者超过 15 000 例。占所有脑原发肿瘤（恶性）的比例不到 1.5%，并对患者产生毁灭性的影响。组织学上分为类似于星形胶质细胞（星形细胞瘤）、少突胶质细胞（少突胶质瘤）或室管膜细胞（室管膜细胞瘤）。脑胶质瘤是神经肿瘤学家最常见的肿瘤，每年有大约 15 000 名美国患者受其影响。世界卫生组织（World Health Organization，WHO）根据组织学特征将胶质瘤分为Ⅰ～Ⅳ级 [1]。分为低级胶质瘤（WHO Ⅰ级和Ⅱ级）和高级胶质瘤（WHO Ⅲ级和Ⅳ级）[2]。原发性脑肿瘤与其他癌症分期不同。

Ⅰ级肿瘤很少发生复发或转变为更高级别病变。Ⅱ级胶质瘤占原发性脑肿瘤的 15%，并且是不同程度弥漫、浸润性病变。它们是按照低危、高危因素进行分类。通常情况下，总生存期（overall survival，OS）在 5 到 15 年不等。这归因于其转变为更高的级肿瘤可能性较高。

Ⅲ级和Ⅳ级肿瘤被称为高级胶质瘤，治疗方案类似。Ⅲ级胶质瘤通常异质性较高，其生存与分子分型显著相关。低风险亚型可能总生存期长达 10 年或以上，而高危人群 OS 率可能更接近Ⅳ级肿瘤。Ⅳ级病变包括成胶质母细胞瘤（glioblastoma，GBM），是最难治愈的，文献显示平均 OS 约 15 个月或更少。不能手术切除的肿瘤生存期最短 [3]。

二、Ⅳ级脑胶质瘤（胶质母细胞瘤）

胶质母细胞瘤是最常见的高级胶质瘤，占新发高级胶质瘤的 60%。男性发病率更高。虽然肿瘤可能发生在包括儿科患者在内的各种年龄段，多见于平均 60 多岁的成年患者。除了暴露于电离辐射，没有已知的危险因素。在过去的几十年中很少有这种致命性疾病的治疗进展。

患者可能出现头痛、癫痫或更多微弱的神经系统变化。计算机断层扫描（computed tomography，CT）或磁共振成像（magnetic resonance imaging，MRI）平扫加对比成像上，可见周围血管性水肿的异质性肿物（图 63-1）。不规则增强代表活动性肿瘤，通常包围着一个由碎片、坏死组织和蛋白质

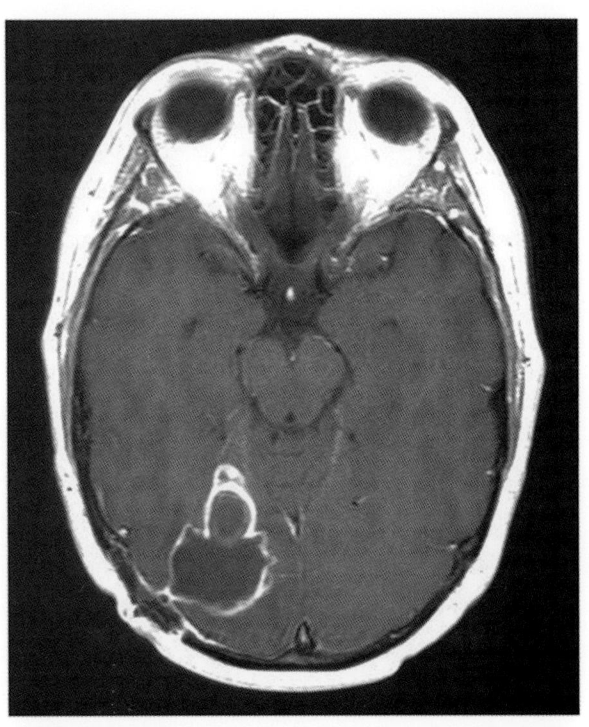

▲ 图 63-1 颅脑 T_1 加权 MRI 的横切面影像，胶质母细胞瘤表现为增强对比，中央坏死

液体组成的低信号空腔[1]。肿瘤可能表现为新发的 GBM 或起源于低级病变的 GBM。Stupp 和 Weber 发现 GBM 患者的中位 OS 为 14.6 个月[3]。此生存期在 2015 年之前没有太大变化，直至一批新诊断的 GBM 患者参与肿瘤治疗领域的临床试验，经证实提高了生存率[4]。值得注意的是生存时间经常引用基于相当不同的研究组。其预后因素如年龄、切除范围（肿瘤完全切除、部分切除或组织活检）、体力状况和 O-6- 甲基鸟嘌呤 DNA 甲基转移酶（O-6-methylguanine DNA methyltransferase，MGMT）甲基化状态都可能会显著影响生存[5]。

（一）病理

分级是根据 WHO 的分类系统制定的。基于组织学特征分为Ⅰ～Ⅳ级。WHO 目前对 GBM 的定义取决于存在带有微血管增生和（或）肿瘤坏死的高级星形胶质细胞瘤[6]。脑胶质肉瘤也是一种Ⅳ级胶质瘤，具有不同的组织学特征，但治疗方式同胶质母细胞瘤。

（二）分子预后因素

评估 MGMT 的甲基化状态成为一种诊疗标准。MGMT 是一种 DNA 修复蛋白，可以逆转由替莫唑胺等烷基化剂引起的损害。患者的甲基化酶肿瘤更易受烷基化剂如替莫唑胺的影响。在回顾性分析中，观察到具有 MGMT 启动子甲基化的那些患者接受放射治疗和替莫唑胺治疗后的生存率显著提高[4, 7]。但是，缺乏 MGMT 启动子甲基化的肿瘤患者似乎也受益于替莫唑胺[8, 9]。

胶质瘤中的异柠檬酸脱氢酶（isocitrate dehydrogenase，IDH）突变也被经常报道。在大多数情况下观察到 IDH 突变见于继发性胶质母细胞瘤，起源于低级病变并预后较好[5, 6]。

（三）治疗

对该病所采取的所有治疗都是姑息性的。目前正在尝试通过在研的临床试验和新疗法提高 OS。目前治疗 GBM 的目标包括最大限度地安全手术切除、放射治疗和提供全身治疗。最大限度地提高生活质量、减少症状是最重要的目标，其次是延长生存[2, 5]。

1. 手术

尽管系统治疗取得了进步，高级胶质瘤的治疗方案仍然是最大限度的手术切除。利用先进的成像技术及手术技术，外科医师可以越来越多地获得完全切除。多个试验证实完全切除肿瘤可以提高生存率，但是这不应该与手术治愈相混淆[10, 11]。根据 WHO 分级系统对手术切除样本进行分析和分级。此外，报道中应提示 MGMT 和 IDH 状态。组织也越来越多地被送去做其他检查，如免疫组织化学分析、二代测序和肿瘤分析。基于国家综合癌症网络指南和手术最佳实践指南，最好在手术切除 48h 内，通过对比增强的大脑 MRI 评估残留肿瘤。除了增强性疾病，应特别注意残留的非增强肿瘤[12]。

虽然切除新诊断的 GBM 是可取的，但对进展后肿瘤是否进行第二次切除的证据仍不够确切。手术切除复发性高级胶质瘤被越来越多地应用。手术适应证包括新发的局灶性缺损，肿块占位效应，癫痫发作频率的改变，头痛和临床无症状的影像肿瘤进展。手术的目标是保存神经功能、生存期延长、缓解阻塞性脑积水（如果存在）和维持治疗或改善生活质量。此外，减少肿瘤负担很可能会使进一步辅助治疗更加有效。积极采取进一步手术切除必须评估患者术前表现状态、临床上有意义切除的可能性、年龄、耐受辅助治疗的能力，以及与使用贝伐珠单抗的时间间隔[13]。

Hervey-Jumper 和 Berger 最近分析了关于手术切除复发性高级神经胶质瘤的文献相关内容。分析了 31 项研究，显示出固有选择偏倚。其中 29 项研究显示了切除复发性高级胶质瘤的生存获益。提出了更适用于年轻患者和功能状态较好的患者。GBM 二次术后的较好的 OS 预测因子包括：年龄＜50 岁、Karnofsky 表现状态评分≥ 70、手术间隔时间更长（最好 6 个月或更长时间）、更小的肿瘤体积和更大的切除范围[13]。

2. 放射治疗

多项随机试验证明了放射治疗对 GBM 的生存获益[1]。标准的 GBM 外照射剂量为 54～60Gy，通常施照超过 30～33 次。调强放射治疗（intensity-modulated radiotherapy，IMRT）技术通常用于限制正常脑组织的受照剂量。已有研究并使用超分割模式应用在某些特殊情况下，如体质虚弱老年患者[5]。

3. 全身治疗

(1) 化学治疗：虽然不像手术或放射治疗那么有效，细胞毒性化学治疗仍然是 GBM 治疗的一个重要组成部分。替莫唑胺是一种口服的细胞毒性 DNA 烷基化化学治疗药物，可与放射治疗同步进行。短暂休息后，可再次开始口服作为 6 个月的辅助治疗。如 Stupp 等的证据所示，与安慰剂相比，包括替莫唑胺的治疗方案改善了中位 OS（14.6 个月 vs 12.1 个月），同时显示了良好的耐受性[3]。此外，接受化学治疗的患者 2 年的 OS 率从 10.4% 增加至 26.1%。基于 Stupp 的数据，根据 MGMT 状态进行亚组生存分析，使我们更多地了解到 MGMT 的预后意义。对 200 多例 MGMT 甲基化 GBM 患者进行分析，中位 OS 为 21.7 个月（95%CI 17.4～30.4）。令人惊讶的是其 2 年生存率为 46%[9]。

(2) 抗血管生成治疗：贝伐珠单抗，是抗血管内皮生长因子（vascular endothelial growth factor，VEGF）的人源化单克隆抗体，2009 年经美国食品药品管理局（Food and Drug Administration，FDA）批准用于进展 GBM 治疗。在一项 Ⅱ 期临床试验中显示，贝伐珠单抗作为单独治疗时的患者客观缓解率为 28.2%（97.5%CI 18.5%～40.3%）[14]。另一个独立的试验显示单独应用贝伐珠单抗治疗复发性 GBM 的客观缓解率为 19.6%（95%CI 10.9%～31.3%）[14-16]。

由于贝伐珠单抗治疗复发性 GBM 患者的疗效令人兴奋，在几个完成的小型研究中考虑使用贝伐珠单抗作为前期治疗[17, 18]。两项大型随机 Ⅲ 期临床试验旨在检验前期应用贝伐珠单抗是否会延长 OS 的假设。AVAglio 和 RTOG 0825 评估了对新发 GBM 同步放射治疗和替莫唑胺时是否加用贝伐珠单抗治疗。可悲的是，与标准治疗组相比，这两项研究都证实了对于新诊断的 GBM 患者添加贝伐珠单抗没有任何 OS 优势。有人指出，观察到某些生活质量方面的改善和延长无进展生存期（progression-free survival，PFS）[19, 20]。

(3) 肿瘤电场治疗：2011 年，FDA 批准肿瘤电场治疗（tumor-treating field，TTF）作为复发性 GBM 的单独治疗方式，2015 年批准其用于初治 GBM 的治疗。该方法利用编程下产生的交替电场，以 GBM 特异性频率捕获分裂的细胞。根据 MRI 上显示的肿瘤位置，将一次性传感器阵列固定在头皮上[21, 22]。一项先行临床试验中，10 例复发性 GBM 患者中应用 TTF 治疗，显示中位 OS 为 62.2 周。据此，开展了进一步研究[22]。通过一项 Ⅲ 期临床试验后 FDA 批准了 TTF 的应用，237 例复发性 GBM 患者被随机分配到 TTF 或全身治疗中。TTF 组中位 OS 为 6.6 个月，而全身治疗组是 6.0 个月（风险比 0.86；95%CI 0.66～1.12；P=0.27）。为了获得最佳结果，要求患者平均每天佩戴该设备 18h[23]。

通过咨询接受过 TTF 治疗培训的医生可以获得治疗。随着这种疗法的经验积累，一项 457 例患者的注册数据库结果显示，复发性 GBM 的中位 OS 为 9.6 个月（95%CI 8.0～13.7）。治疗相关的不良事件包括皮肤反应（24.3%）、神经系统疾病（10.4%）、热敏感（8.9%）、电敏感（7.7%）和头痛（5.7%）[24]。近期，EF-14 实验中，公布了在新发 GBM 中 TTF 与替莫唑胺治疗的数据。在第一个 10 年的时间里，显示出新诊断 GBM 的 OS 延长。在这个试验中，患者同步放化疗后接受 TTF 和替莫唑胺治疗组中位 OS 19.6 个月，而对照组为 16.6 个月（P=0.034）[4]。多项临床试验在研究结合全身治疗和 TTF 的治疗方式。

(4) 免疫治疗：与其他癌症一样，免疫治疗已经成功进入胶质瘤辅助治疗的阶段。与其他癌症一样，疫苗治疗法被吹捧为神经肿瘤界的“下一个大事件”。对于像 GBM 这样的肿瘤，被认为是非免疫原性的，这种技术在神经肿瘤学界仍持怀疑态度[25]。

GBM 的第一个获得广泛兴趣的疫苗是以 EGFR 突变 Ⅲ（EGFRv Ⅲ）为靶点的疫苗。这是一种活跃的 EGFR 突变，在 GBM 中表达率为 15%～60%，但很少在其他健康组织中表达。这项 Ⅱ 期临床试验中的中位 OS 为 26.0 个月（95%CI 21.0～47.7）[26]。遗憾的是，Ⅲ 期研究因为缺乏疗效而提前终止。

正在研究的其他疫苗包括使用树突细胞、修饰的病毒和蛋白质复合物[27, 28]。其中一些试验中包括进行肿瘤二次切除或二次活检确认进展的患者。此外，入组标准可能很严格。许多患者不具有参加此类试验的资格。此外，其他非疫苗的免疫治疗法也在研究中。伊匹单抗是一种细胞毒性 T 细胞抗原 -4 受体阻断抗体，在颅内黑色素瘤中产生了令人印象深刻的疗效[29]。在复发性 GBM 中，伊匹单抗及纳武单抗（一种 PD-1 抑制药）的研究正在开展。临床前研究表明放射治疗和 PD-1 阻断可能具有协同作用[30]。目前对新诊断和复发的 GBM 正在进行试验评估这些药物及类似的药物的疗效。为探索未来的免疫靶点，正在开发更多的治疗方案。

4. 支持治疗

许多脑肿瘤患者出现颅内压增高的症状和体征，影像学上表现出血管源性水肿。除了如前所述的方法，还有几个可以用来治疗的策略：如使用皮质类固醇，通常是地塞米松，是治疗这些患者的强有效方法。在术前使用时，剂量是最大的。术后使用取于症状和切除范围，然后逐渐加减量。在使用类固醇时，鼓励患者通过服用 H_2 受体拮抗药或质子泵抑制药来保护胃肠道黏膜。如果患者需要长期使用类固醇，应考虑预防因淋巴细胞减少引起的继发感染。还应保持密切观察、监测肌肉无力（尤其是髋屈肌）、高血糖、体重增加、精神病或情绪不稳定和（或）全身感染等。

GBM 还会带来癫痫发作的风险。目前，如果患者不表现出癫痫发作，预防性抗癫痫药不是强制性的。癫痫发作的风险取决于肿瘤大小和位置。那些感到有高风险的患者可以开始服用预防性药物。由于可能与其他药物的相互作用，应考虑非酶诱导抗癫痫药如左乙拉西坦、拉考沙胺或考虑拉莫三嗪。GBM 患者终生癫痫发作的风险接近 80%[31]。

GBM 患者的凝血风险增加，通常表现为下肢深静脉血栓形成（deep venous thrombosis，DVT）和（或）肺栓塞。大 1/3 的患者发展为 DVT。需注意的是术后即刻发病风险最高。即使是这样，不推荐预防性抗凝血治疗[72]。一旦患者出现 DVT 或肺栓塞，医生应该确认脑成像中没有颅内出血。如果是这样并且没有其他禁忌证，可以开始抗凝血治疗。由于低分子肝素半衰期较短且结合可逆性，优于口服华法林治疗。对脑肿瘤患者，口服Ⅹa 因子抑制药和直接凝血酶的安全性比较尚无定论。

(1) 疼痛管理：令人惊讶的是，这些患者的疼痛通常很轻或很容易控制。由于颅内压增大引起的严重头痛可以用皮质类固醇和（或）对乙酰氨基酚和（或）麻醉药治疗。术后头痛通常很难描述，而且往往需要谨慎的询问病史，需要辨别患者可能会经历不同的头痛之间的关系。神经性疼痛可能出现较晚，可以使用加巴喷丁或其他类似方法进行药物治疗。

(2) 认知功能：由于肿瘤直接引起或实施肿瘤治疗的原因，GBM 患者经常患有神经认知障碍。放射治疗后常见短期记忆受损、注意力持续时间缩短、执行力差等。通常推荐在神经心理学家的指导下进行神经认知测试。药物和（或）认知 / 行为疗法可能有助于治疗这些不良反应[33]。

(3) 心理学：许多 GBM 患者也会感到疲劳、情绪障碍和心理问题。通过咨询神经心理学家和（或）精神病学家可以有助于管理这些并发症。可以使用药物干预措施，如兴奋剂治疗或抗抑郁药。非药物干预措施被也广泛用于该患者群体[33]。

（四）疾病进展

所有 GBM 都将不可避免地发生进展。此时的治疗计划取决于最初的手术方式和处理，以及目前的临床情况。通常建议在进展时进行多学科讨论，并应该考虑再次手术、放射和（或）全身治疗。非常推荐参与临床试验。

复发性 GBM 患者通常会再次挑战标准剂量或替莫唑胺的替代方案。一项来自加拿大的 RESCUE 研究临床数据支持：如果患者使用替莫唑胺作为辅助治疗稳定超过 2 个月，可以再次使用剂量密集的替莫唑胺方案。但是，对替莫唑胺治疗期间或 6 个周期后疾病进展的患者，标准剂量替莫唑胺治疗失败，继续调整替莫唑胺剂量的方案也并无益处[34]。对替莫唑胺的进展的患者，与其他烷化剂结合，如洛莫司汀（Lomustine，CCNU），也是一种可行的治疗方法选择。对于在替莫唑胺和洛莫司汀化学治疗后进展的患者，目前无可靠化学治疗方案选择，患者最好参与临床试验并接受治疗。

鉴于 GBM 高度血管化的性质，抗血管生成靶向药是一种治疗这种疾病有吸引力的方法。如上所述，贝伐珠单抗的靶点是抗 VEGF。这种疗效获益考虑可能是与类固醇保留效应和减少脑水肿相关（图 63-2）。在接受抗血管生成治疗的患者中，由于治疗对血管渗透性影响可使影像上对比度降低，对判断疗效或进展提出挑战。应用新的影像标准进行神经肿瘤学疗效评估（RANO），虽然仍需改进，但已提高了基于影像标准判断进展的准确性[35]。虽然与历史对照相比，贝伐珠单抗单药治疗并未显示生存获益，最近一项来自 EORTC 的随机试验数据表明，与单独的任何一种药物相比，贝伐珠单抗与 CCNU 联合组总体存活率有所提高[36]。这些结果仍然需在大型、随机、Ⅲ期临床试验中确认。

目前尚无推荐的贝伐珠单抗治疗的持续使用时间。假设药物耐受性良好，一些临床医生进行为期

12 个月的治疗，然后开始每月间隔的维持治疗。一旦肿瘤对贝伐珠单抗治疗抵抗，预后即变得令人沮丧[37, 38]。

鉴于这种疾病的可怕预后和关于肿瘤分子驱动机制的诸多疑问，人们努力发起对 GBM 分子生物学的研究。根据癌症基因组图谱项目的基因组分析，已经发现有三种主要通路：①受体酪氨酸激酶/RAS/ 磷脂酰肌醇 3- 激酶（RTK/RAS/PI3K）信号转导（在 90% 的 GBM 中有改变），② p53 信号转导（86% 的 GBM 有改变），③视网膜母细胞瘤信号（在 79% 的 GBM 中有改变）[39]。其他复杂信号通路似乎也参与其中。许多过去和目前的试验试图来抑制这些通路。尽管有些临床前试验数据提供了希望，但不幸的是，到目前为止，单一分子靶向药物的治疗基本上无效。部分原因可能是胶质瘤的分子异质性使得之前期许很高的分子靶向治疗造成了更大的挑战。GBM 及其他原发脑肿瘤，似乎都是异质性的。此外，随着时间的推移，肿瘤复发后的分子表达往往明显不同于最初的肿瘤。在最近进行的成对的胶质瘤样本突变分析中，近一半的病例表现出来初始肿瘤中的突变在复发后检测不出。针对替莫唑胺对复发性肿瘤的突变谱的影响进行了研究，显示这些肿瘤在视网膜母细胞瘤和 Akt-mTOR 途径中表现出高突变率[40]。这些研究结果表明从新发肿瘤到复发应追踪基因表达状态，并强调了对进展性疾病开发靶向药物治疗时面临的困难。

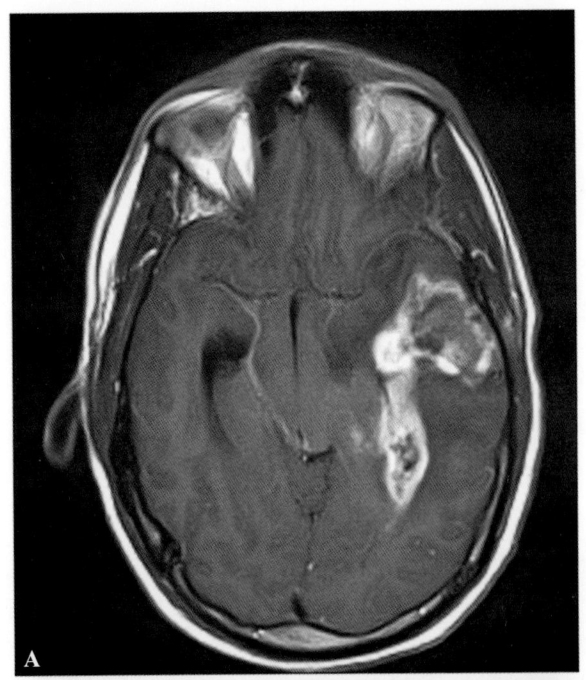

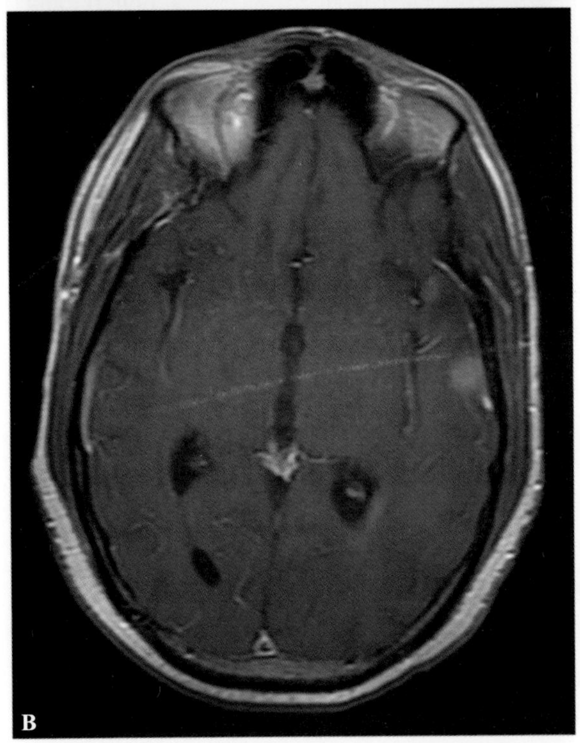

▲ 图 63-2　颅脑 T_1 加权 MRI 的横切面影像

A. 进展期胶质母细胞瘤；B. 接受 4 周贝伐珠单抗之后的反应

近年来因许多阴性研究的发表，新的疗法停滞不前。研究者试图使用剂量密集的替莫唑胺，却没有显著性延长 OS[41, 42]。也尝试与其他受试药物联合的方案，如细胞毒性药（依托泊苷）、贝伐珠单抗[43]和厄洛替尼、索拉非尼等靶向药物[44]。

三、Ⅲ级胶质瘤

与Ⅳ级胶质瘤相比，Ⅲ级胶质瘤种类更多，并且相对不常见。这些肿瘤被定义为间变性星形细胞瘤、间变性少突神经胶质瘤或间变性少突细胞瘤（混合胶质瘤）。当出现星形胶质细胞时，Ⅲ级胶质瘤的预后最差，通常进展为Ⅳ级病变。间变性星形细胞瘤占胶质瘤不到 10%，与 GBM 相比更多见于年轻患者。中位 OS 为 3～5 年。间变性少突胶质细胞瘤患者通常比那些低级别肿瘤患者更老，该亚型占原发性大脑肿瘤的大约 1%。间变性少突神经胶质瘤的预后明显更好，接近 15 年[5, 45, 46]。混合性胶质瘤预后更难以预测。

（一）病理

Ⅲ级胶质瘤与Ⅳ级病变相似，但没有表现出坏死。血管增生也不存在。应提醒临床医生，如果只进行肿瘤活检而不是切除的话，可能低估胶质瘤的等级[1]。还应检测肿瘤存在的*IDH*突变表达。超过70%间变性星形细胞瘤和间变性少突神经胶质瘤存在*IDH*突变[47]。

在Ⅲ级胶质瘤中，最新的进展多发现于间变性少突神经胶质瘤。类似高级胶质瘤的治疗，这些神经胶质瘤表现出有趣的分子模型。由于1p和19q缺失的患者预后更好，对于这部分患者进行1p/19q共缺失状态进行评估是标准治疗的一部分[48, 49]。因此，除对这些肿瘤进行评级，确定1p和19q的状态通常是必须完成的。

（二）治疗

Ⅲ级胶质瘤不像GBM那么常见，所以治疗方案来自GBM的数据。对于间变性星形细胞瘤，尽管不是所有指南都建议同步化学治疗，传统上已被按照GBM进行治疗。原因可能缺乏随机临床数据支持同步放化疗可否增加生存期。不幸的是，针对这种高级别胶质瘤亚型的临床试验很少。RTOG 9813的Ⅰ期临床试验数据表明卡莫司汀和替莫唑胺与放射治疗联合毒性过高[50]。随后的一项Ⅱ期临床研究中随机分配患者单用替莫唑胺或卡莫司汀，但都很早关闭研究了。近期一项回顾性研究分析近100例间变性星形细胞瘤患者的分子分型。纳入的患者接受同步放化疗，辅助治疗是化学治疗联合替莫唑胺。*IDH*突变和MGMT甲基化的肿瘤患者中观察到生存有所提高[51]。

对于具有少突胶质细胞成分的肿瘤，多年来一直在争论化学治疗对它的作用。现在，有两项研究表明用PCV形式的化学治疗（丙卡巴肼、洛莫司汀和长春新碱）可延长生存期。RTOG 9402[52]和EORTC 26951[53]两个关键研究发现，对新诊断的间变性少突神经胶质瘤患者，1p/19q共缺失者在接受PCV辅助化学治疗时具有明确的生存获益。遗憾的是，这两个试验中的化学治疗给药方案剂量不同。

在RTOG 9402试验中，放射治疗前进行4个周期的集中的PCV方案化学治疗。这些患者的PCV方案是每6周给药1次，剂量为：第1天用洛莫司汀130mg/m^2，第8～21天丙卡巴肼75mg/m^2，第8天和第29天为长春新碱1.4mg/m^2[2]。对于那些在放射前接受化学治疗的200多名患者，其整个中位OS无统计学差异（PCV+放射治疗组OS为4.6年vs单纯放射治疗组OS为4.5年；HR 0.79；95%CI 0.60～1.04；P=0.1）。接受PCV的共缺失患者的中位OS比单纯放射治疗组长约7年（PCV+放射治疗为14.7年；HR 0.36；95%CI 0.23～0.57；$P<0.001$；单纯放射治疗组为7.3年：HR 0.40；95%CI 0.27～0.60；$P<0.001$）[54]。

EORTC 26951试验入组患者跨度超过8年。患者在完成6个周期的标准PCV化学治疗后接受放射治疗。虽然中位OS还没有达到，已有超过12年的随访数据。接受辅助化学治疗组的中位PFS显著长于单独放射治疗组（24.3个月vs 13.2个月；HR 0.66；95%CI 0.52～0.83）。经过12年的随访，辅助PCV组的中位OS也较单纯放射治疗组显著延长（42.3个月vs 30.6个月；HR 0.75；95%CI 0.60～0.95）。

在此过程中，并未常规测试1p/19q缺失状态，但76例共缺失患者表现出优越的PFS和OS。224例无共缺失的患者，存在不显著的OS延长趋势[54]。

在考虑这些治疗时，毒性仍然是一个重大障碍。入组RTOG 9402的患者，接受集中PCV方案化学治疗的患者有64%的出现Ⅲ～Ⅴ级明显的血液毒性（包括两次治疗后继发死亡）。只有54%患者接受了完整的4个周期化学治疗。在EORTC 26951中，46%的患者有Ⅲ级或Ⅳ级毒性，但没有报告与治疗相关的死亡。不幸的是，只有30%的患者能够完成最初规定的6个周期化学治疗[53, 54]。

虽然洛莫司汀和丙卡巴肼成分可能确实在胶质瘤中达到了足够的浓度，有证据表明长春新碱不会穿过血脑屏障[55]。正如人们认为的那样，很多神经肿瘤学家一直主张从这种方案中去除长春新碱，因为这是没有治疗益处的毒性[47]。

虽然大多数神经肿瘤学家都认同共缺失的间变性少突神经胶质瘤患者放射后需要化学治疗，但关于哪些药物更理想仍然存在争议。需要解决的其他方面包括：最佳时机化学治疗（新辅助、辅助或同步），由于毒性从PCV中去除长春新碱，用替莫唑胺取代联合化学治疗，以及分子分型的重要性[47]。关于分子测试时，值得一提的是这些研究中都对患者的1p/19q状态和*IDH*进行了回顾性分析。并非所有受试者的肿瘤都有完整的分子分型检测。RTOG 9402研究中仅评估了200多例患者的*IDH*状态。*IDH*突变与提高OS（9.4年vs 5.7年；HR 0.59）。

此外，rs55705857 的 G 等位基因（与 *IDH* 突变风险相关）在 84% 的被试者中存在。这种风险等位基因的存在与联合放化疗后改善 PFS 相关[56]。

虽然由于易于给药和较低的不良反应等情况，目前经常使用替莫唑胺代替 PCV 方案，但其功效尚未得到充分评估[53]。

目前对于无 1p/19q 共缺失的Ⅲ级肿瘤的最佳治疗方法尚较少。对于没有 1p/19q 共缺失的星形胶质细胞瘤患者，应该在术后接受放射治疗，可以考虑加入化学治疗。没有 1p/19q 共缺失的间变性少突神经胶质瘤，如有 *IDH1* 或 *IDH2* 突变也会从放射治疗联合 PCV 化学治疗中显著受益[47]。

四、结论

治疗高级别胶质瘤，特别是星形细胞瘤，仍然是一个持续的挑战。随着成像方式、手术技术、放射治疗系统和新疗法的继续进步，患者将有望获得更好的结果。肿瘤的分型上，如二代测序，更容易获得并且更容易辅助制订个性化治疗方案。

第 64 章　室管膜瘤

Ependymomas

Roberta Rudà　Mark R. Gilbert　Riccardo Soffietti　著
郭　欢　译　　谢　健　校

一、概述

室管膜瘤是原发性中枢神经系统（CNS）肿瘤，起源于室管膜细胞或脑室系统与脊髓中央管的前体细胞。1926 年，Bailey 和 Cushing 在对脑肿瘤的分类中首次明确为独立的实体肿瘤[1]。

室管膜瘤相对罕见，可在任何年龄发病，但更常见于儿童。室管膜瘤发病率占儿童脑肿瘤的 8%～10%，高于成人的发病率（＜ 4%）[2]。室管膜瘤在整个中枢神经系统均有发病，但儿童患者中原发椎管内肿瘤少见（＜ 10%），其更常见于成人（约 75%）。室管膜瘤是一类异质性肿瘤，其临床症状、病理特征、分子结构及治疗后预后均不相同。

二、流行病学和人口学特征

根据美国脑肿瘤登记中心（CBTRUS）数据，室管膜瘤占原发中枢神经系统肿瘤的 1.9%，占所有神经胶质瘤的 5.9%[2]。室管膜瘤的发病率伴随年龄增长而逐步会降低，呈双峰分布，首次在幼儿（0—4 岁）达到峰值，随后在 40—50 岁达到峰值。男性的年发病率略高于女性（0.227/10 万 vs 0.166/10 万）。根据 1973—2003 年流行病监测与最终治疗结果（Surveillance，Epidemiology，and End Results，SEER）数据库信息，室管膜瘤在儿童中发病率稳定，但成人发病率可能有所上升[3]。

室管膜瘤发病部位因年龄而异。儿童多原发于颅内，椎管内受累少见[4]。中枢神经系统肿瘤在儿童和成人各有特点。在儿童中，幕下区肿瘤（约 2/3）比幕上区肿瘤更为常见。成人室管膜瘤多原发于椎管内，而原发于颅内的室管膜瘤更常见于幕上区。原发于腹膜、骶尾部和胸膜的中枢神经系统外室管膜瘤的罕见病例也有报道。

三、神经病理学

世界卫生组织（WHO）在其 2007 年的分类中将室管膜瘤分为室管膜下瘤（Ⅰ级）、黏液乳头状型室管膜瘤（Ⅰ级）、室管膜瘤（Ⅱ级）和间变性室管膜瘤（Ⅲ级）[5]。同时Ⅱ级室管膜瘤分为四个亚型：富细胞型、乳头状型、透明细胞型和伸展细胞型。

室管膜瘤的诊断依据是组织学表现。其标志性特征是血管周围假菊形团（图 64-1）和室管膜菊形团。血管周围假玫瑰花结是室管膜细胞按突起的方向向中央血管壁排列所形成的血管周围区域。室管膜玫瑰花结由柱状上皮样细胞组成，围绕中央管腔

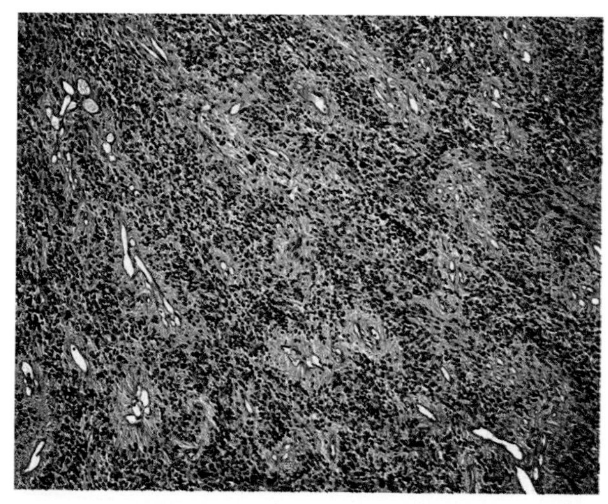

▲ **图 64-1　经典的室管膜瘤与血管周围假玫瑰花结（HE，200×）**

排列。尽管血管周围假玫瑰花结比室管膜玫瑰花结更常见，但后者对室管膜瘤更具特异性。血管周围假玫瑰花结染色显示波形蛋白（vimentin）和胶质纤维酸性蛋白（GFAP）阳性。GFAP 染色阴性应考虑诊断为其他疾病。上皮膜抗原（EMA）的特征染色通常为点状图案。然而，在黏液乳头状型室管膜瘤中未见 EMA 染色。

间变性室管膜瘤的组织学特征包括细胞数增多，有丝分裂活跃，微血管增生和假性萎缩性坏死，这些特征与后颅窝和幕上室管膜瘤更短的无进展生存期（PFS）和总生存时间（OS）相关[5, 6]。神经病理学家对室管膜瘤和间变性室管膜瘤定义，存在明显的观察者间差异[7, 8]。在一项成人室管膜瘤的研究中，20% 的患者在进行中枢神经病理学评估之前被误诊为不同的肿瘤类型[7]。

黏液乳头状型室管膜瘤是 WHO Ⅰ级肿瘤，通常发生在腰骶部的脊髓圆锥、马尾或终丝（图 64–2）[5]。黏液乳头状型室管膜瘤通常是髓外硬膜内肿瘤。这些肿瘤可逐步生长导致椎管扩张并侵蚀椎骨，导致扇形外观。颈髓、胸髓、侧脑室，以及脑实质等部位的肿瘤虽不常见，但也有文献报道。

室管膜下瘤是 WHO Ⅰ级肿瘤，在第四脑室（55%）比在侧脑室（45%）更常见。肿瘤通常生长缓慢，在 90% 以上的病例中会合并脑积水[7]。

四、分子生物学

相当大比例的室管膜瘤存在细胞遗传学异常。一些常见的基因组畸变包括染色体 1q、5p、7、9q、15q 或 18 的获得，以及染色体 6、9p、17p 和 22 的丢失[9–11]。22 号染色体的丢失，即单体 22 或等位基因 22q 丢失是最常见的染色体畸变，在 30% 的室管膜瘤中可以观察到[2]。22 号染色体的丢失在脊髓室管膜瘤中更常见，尤其多见于成人。

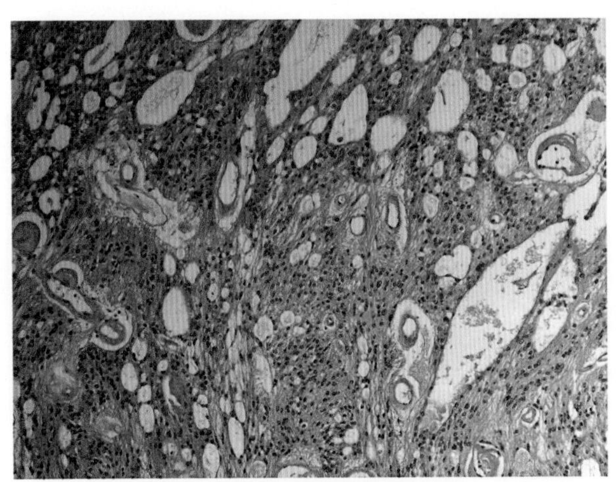

▲ 图 64–2 黏液乳头状型室管膜瘤（HE，250×）

现在已经知道，室管膜瘤与神经纤维瘤病 2 型（NF2）有关。神经纤维瘤病 2 型是一种由编码膜突样蛋白的 *NF2* 基因缺失引起的遗传性疾病。室管膜瘤占所有组织学证实的 NF2 相关胶质瘤的 65%～75%，其中几乎都是脊髓肿瘤。22q12 上的 *NF2* 基因主要在脊髓室管膜瘤中发生突变，而在其他部位的室管膜瘤中没有突变。

1q 获得是儿童颅内室管膜瘤最常见的细胞遗传学异常[11]，而且与后颅窝定位、间变性组织学和低存活率有关[12]。9p21.3 的纯合子缺失跨越了 *CDK2NA/B* 基因位点，常见于幕上和间变性室管膜瘤[11]。9q33–34 获得伴随着两种潜在癌基因 Notch1 和 Tenascin C 的过度表达，这与肿瘤好发于后颅窝位置及肿瘤复发倾向相关[10]。透明细胞室管膜瘤预后较差，常表现为 1q 获得和 9 号染色体丢失[13]。位于 7p11.2 的表皮生长因子受体（RGFR）和位于 5p13.3 的人类端粒酶反转录酶（hTERT）均被发现过度表达并与不良预后相关[14]。在儿童肿瘤中，ErbB2（HER2）和 ErbB4 的过表达率较高[15]。

三种不同的室管膜瘤亚型的患者可以根据染色体的增加或减少来确诊。染色体 1q 增加和 9p21 缺失的亚型（*CDK2NA/B* 基因）预后不良；染色体分布平衡的亚型预后中等；9q、15q 或 18q 增加或 6q 丢失的亚型预后较好[11]。

起源于神经系统内不同区域（幕上、幕下和脊髓）的室管膜瘤，显示了一种区域特异性的基因表达模式[9, 14, 16]。独特的基因表达和调控的区域性模式可能有助于了解室管膜瘤的细胞起源。脊髓室管膜瘤表达同源框（*HOX*）基因，在发育过程中控制前后组织。梲神经胶质细胞是神经祖细胞或干细胞，位于侧脑室和脊髓管的室下区，与人幕上和脊髓室管膜瘤具有相同的基因表达谱[16]。幕上室管膜瘤的 Ephrin 和 Notch 信号通路表达上调，两者均已知对幕上室下区神经干细胞具有调控作用。

后颅窝室管膜瘤通过基因表达谱鉴定出三种不同亚型[12, 14]。不同的亚型被命名为 A 型、B 型和后颅窝室管膜下瘤（PF–SE）[17, 18]。A 型占室管膜瘤的近 50%，主要见于诊断时年龄中位数为 3 岁的儿童患者。这类肿瘤更可能延伸到小脑脑桥角，其中70% 是男性。A 型肿瘤具有稳定的基因组，常伴随预后不良的染色体 1q 的获得[14]，这与预后最差的胶质母细胞瘤分子亚型（间充质基因表达模式）是相似的[12]。A 型肿瘤也表现出 CPG 岛高甲基化表型，有时称为 CIMP 阳性[19]。这种 CIMP 阳性表型也在 *IDH1* 突变的胶质母细胞瘤中被提及；然而，在 CIMP 阳性室管膜瘤中未发现与胶质母细胞瘤中的 CIMP 阳性表型相关的突变，包括 *IDH1* 和 *IDH2* 突变[19, 20]。B 型肿瘤主要见于中位年龄为 30 岁的成人患者。这些肿瘤的基因组在所有室管膜瘤亚型中最不稳定，常表现出全染色体的丢缺失及 CIMP 阴性的基因表达模式。与纤毛发生相关的基因仅在 B 型肿瘤中发现。与 CIMP 阴性肿瘤预后较差的胶质母细胞瘤不同，而且与 CIMP 阳性的 A 型室管膜瘤相比，B 型肿瘤具有更好的临床预后[19, 20]。通过证明两种免疫组织化学标记物[14]及 10 种标记基因[12]可以区分 A 和 B 亚型，这增强了基因表达谱的潜在临床适用性。77% 的 A 型肿瘤在 5 年内进展，而 B 型肿瘤只有 27%，这强调了分子亚型区分的临床重要性。

与后颅窝室管膜瘤相似，幕上室管膜瘤也分为三个亚型，包括室管膜下瘤（ST–SE）和其他两个以基因融合为特征的亚型[18]。幕上室管膜瘤最大的亚型有一个独特的融合基因 *C11orf95-RELA*，缩写为 RELA 融合[21]。早先发现染色体 9p 和 *CDK2NA/B* 缺失与幕上室管膜瘤预后不良有关，但这仅见于 RELA 融合的肿瘤。另一个主要幕上室管膜瘤亚型存在 YAP1 基因融合，主要是 *YAP1-MAMLD1*，简称 YAP1 融合。RELA 融合可导致 NF κ B 通路结构性激活，而 YAP1 融合影响肿瘤发生的精确机制尚未完全阐明[18]。

分子分析表明，在黏液乳头状型室管膜瘤中代谢途径会发生改变，如 HIF1α 和其他蛋白的表达增加。这表明可以通过分析其代谢特性和对有氧糖酵解酶的依赖性（通常被称为 Warburg 效应）与其他脊髓室管膜瘤相鉴别[22]。

五、临床表现和神经影像学特征

室管膜瘤的临床表现主要取决于患者年龄、肿瘤位置和肿瘤大小。由于幕上和幕下室管膜瘤在脑室系统内生长，阻塞脑脊液（CSF）的流动，从而导致颅内压升高和脑积水的症状，如头痛、精神状态改变和呕吐，但这些症状多见于早期幕下肿瘤和晚期幕上肿瘤。因肿瘤浸润或侵犯所致的小脑共济失调和脑干受累所致的脑神经病变是幕下肿瘤的特征。幕上肿瘤也可能伴有癫痫发作（约 15%）[7]。

儿童幕下肿瘤可能表现出独特的症状，包括斜颈和颈部疼痛，这是由于肿瘤通过 Magendie 孔延伸进入颈椎管所致[23]。由于肿瘤起源于中央管，脊髓室管膜瘤通常出现中枢性脊髓综合征伴疼痛（60%～85%）或感觉障碍（常为“暂时性感觉障碍”）作为显著的临床症状或体征（50%～70%）[7, 24]。这是一个重要的临床表现。因为相比之下，脊髓星形细胞瘤通常位于一侧，并伴有 Brown—Sequard 综合征（脊髓半侧损害综合征），而疼痛是一个较不常见的症状。

磁共振成像（MRI）结合造影剂是评估包括室管膜瘤在内的所有原发性中枢神经系统肿瘤的首选方式。计算机断层扫描（CT）可以显示钙化。幕下室管膜瘤起源于第四脑室底部，可从 Luschka 侧孔或 Magendie 中线孔扩张（图 64–3），这有助于区分室管膜瘤和髓母细胞瘤。幕上室管膜瘤发生在脑实质（70%）而不是脑室（30%）[25]。颅内室管膜瘤通常在 T_1、T_2 和造影后 MRI 上具有异质外观，显示出对比度增强的异质模式。

在某些临床情况下，先进的成像方式可能有助于诊断或治疗。弥散加权成像可能有助于区分后颅窝的毛细胞星形细胞瘤、髓母细胞瘤和室管膜瘤[26]。磁共振波谱显示胆碱升高，*N*– 乙酰天冬氨酸降低，与其他原发性脑肿瘤一样。灌注 MRI 可显示脑血容量值升高，这与高级胶质瘤相似。

脊髓髓内肿瘤浸润导致脊髓占位效应和脑脊液流动间隙变窄。90% 的脊髓髓内肿瘤是室管膜瘤（60%）或星形细胞瘤（30%）[24]。髓内室管膜瘤通常出现在脊髓中央，其边界比脊髓星形细胞瘤更明显（图 64–4）。由血液产物（“含铁血黄素帽”）引起的囊肿形成和囊肿壁 T_2 低信号可提示室管膜瘤。脊髓空洞症是脊髓室管膜瘤的另一个常见特征。

六、病程

局部复发是颅内室管膜瘤最常见的复发模式。在室管膜瘤中，脑脊液扩散到脑室、与脑脊液毗邻的脑实质、脊髓（图 64–5）或腰骶神经根播散，形

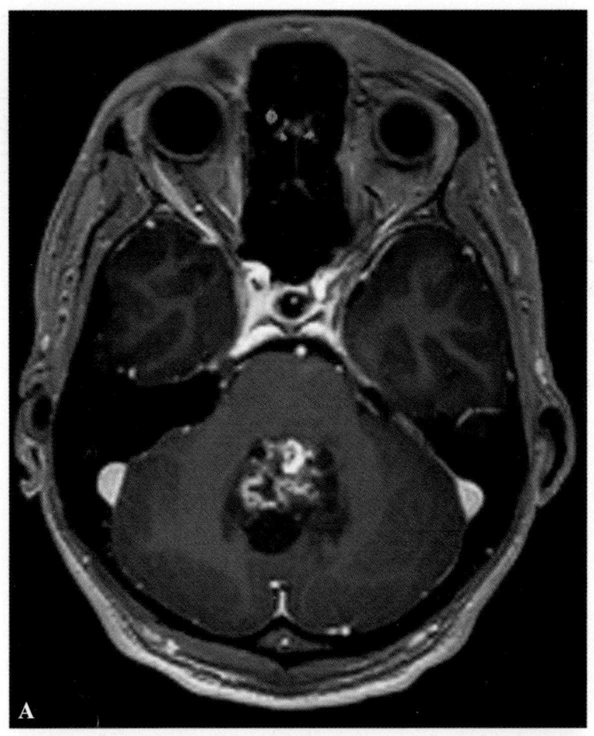

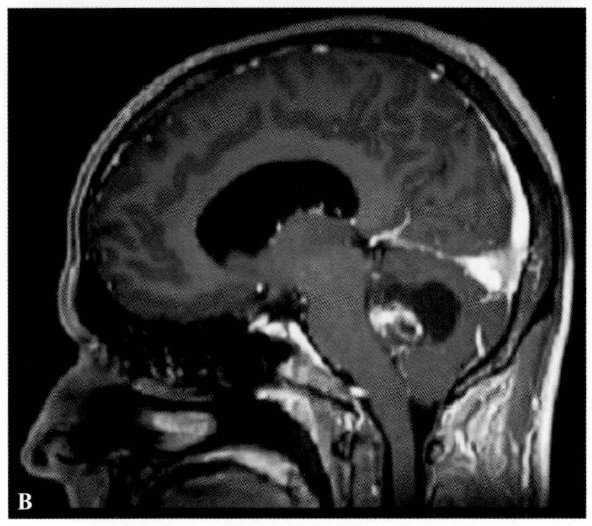

▲ 图 64-3　第四脑室室管膜瘤的 MRI 表现
A. 强化的轴位 T_1 加权图像；B. 强化的矢状 T_1 加权图像

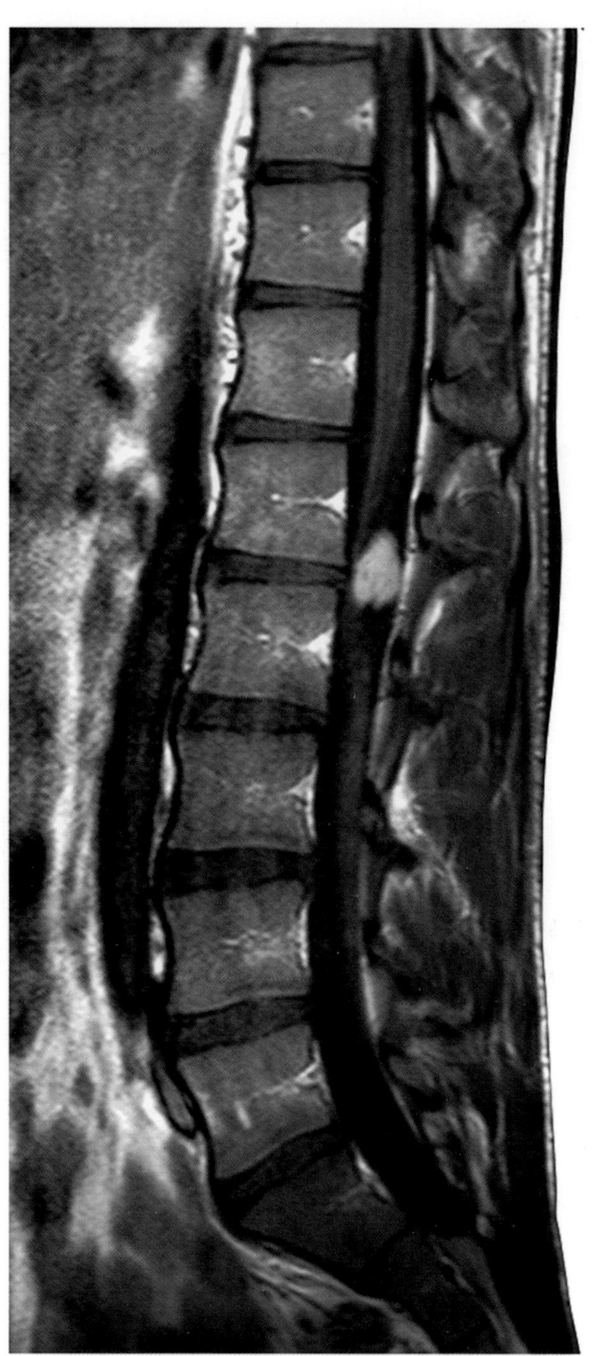

▲ 图 64-4　脊柱室管膜瘤的 MRI 表现
强化的矢状 T_1 加权像

成软脑膜转移肿瘤是相对罕见的。孤立的软脑膜复发而没有局部复发罕见[27]。总体而言，软脑膜转移的发生率估计为 10%（范围 0%～15%）[28, 29]。幕下室管膜瘤比幕上肿瘤更容易通过脑脊液播散。间变性室管膜瘤（30%）比低级室管膜瘤（10%）更常发生脑脊液播散[29]。脑脊液播散的发生率低于 5%[30]。

黏液乳头状型室管膜瘤主要复发模式是局部复发（84%），其次是远端脊髓复发（10%），以及远端脑复发（6%）[31, 32]。然而，尽管复发率很高（27%～37%），甚至在复发之后，OS 也是延长的。MD Anderson 癌症中心和欧洲罕见肿瘤网络的联合研究估计，10 年的 OS 率为 92%，PFS 率为 61%[32]。黏液乳头状型室管膜瘤可有软脑膜播散，这是复发时的典型表现。脑脊液种植播散是一种公认的分块切除法的并发症，或者由肿瘤包膜在切除前破裂所致。软脑膜转移的诊断可以通过

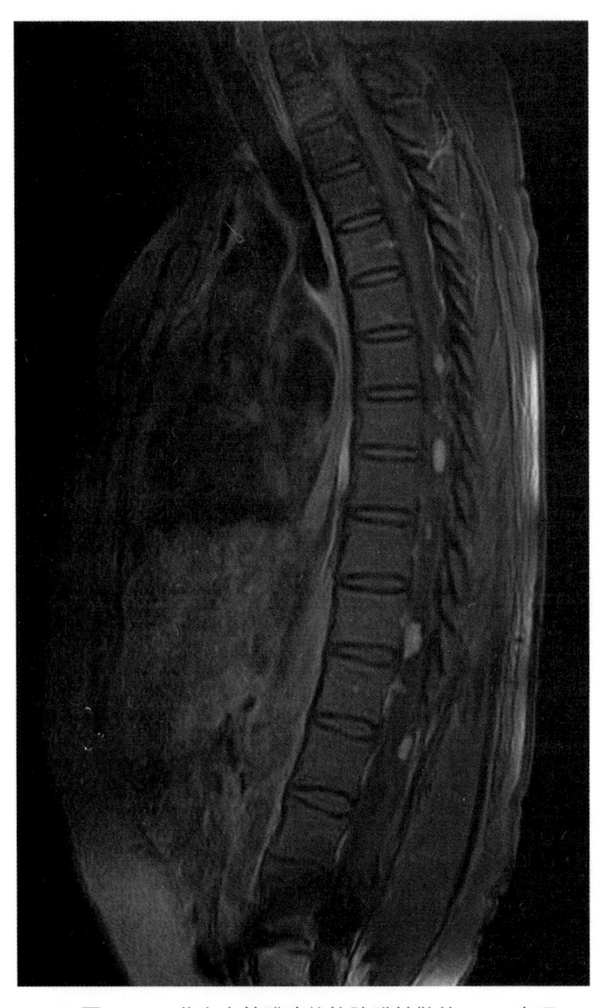

▲ 图 64-5 幕上室管膜瘤的软脑膜扩散的 MRI 表现
强化的矢状 T_1 加权图像

神经影像学（最好是整个神经轴的增强 MRI）和（或）腰椎穿刺的脑脊液细胞学检查来确诊。中枢神经系统外转移，其中主要是肺转移，也有罕见的报道。

七、预后因素

室管膜瘤的预后因素的还在探索中。通过研究 SEER 数据库中的 2408 例室管膜瘤患者发现，男性患者、年龄越小、肿瘤分级、位于颅内及未进行广泛手术切除与不良临床预后相关。0—4 岁的儿童和 60 岁以上的成人的预后最差。相对而言，年龄较大的儿童和年轻人有更好的预后。分子亚组在未来将越来越重要，特别是在新的临床试验设计中。Ⅰ级室管膜瘤（室管膜下瘤和黏液乳头状型室管膜瘤）预后特征不同。它们是边界清楚，如果完全手术切除，是可以治愈的。然而，在黏液乳头状型室管膜瘤的病例中，如果肿瘤包膜破裂，肿瘤细胞播散种植进入脑脊液时，复发就很常见，其预后类似于Ⅱ级脊髓室管膜瘤[33-35]。

八、治疗

（一）颅内室管膜瘤的治疗选择

图 64-6 和框 64-1 分别概述了新诊断和复发颅内室管膜瘤的治疗。

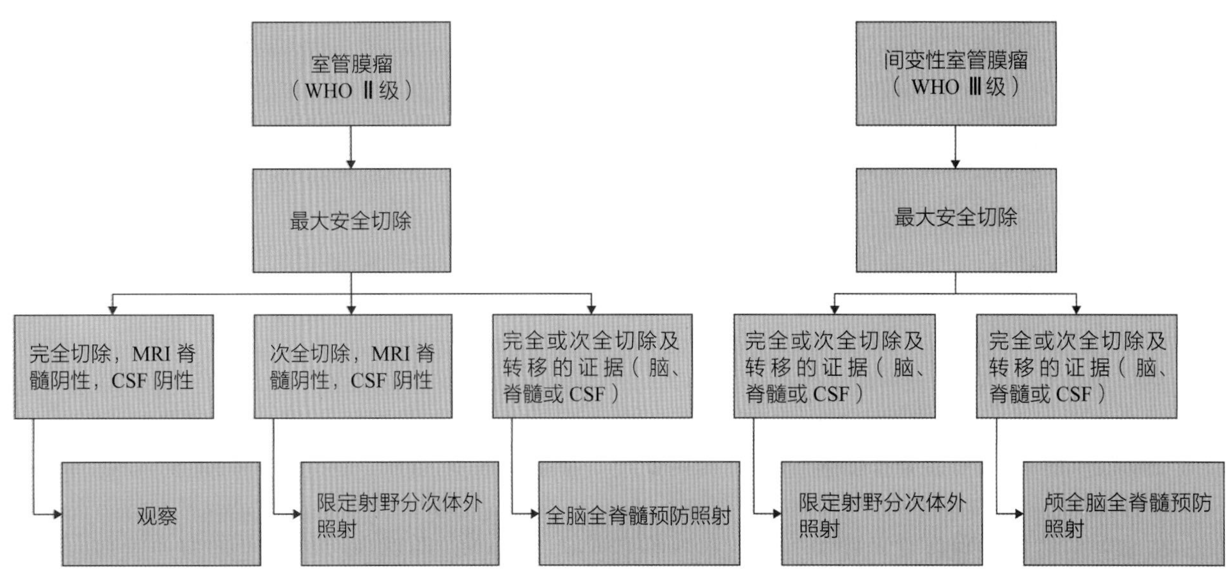

▲ 图 64-6 新诊断颅内室管膜瘤的处理
CSF. 脑脊液；MRI. 磁共振成像；WHO. 世界卫生组织

框 64-1 复发时脑室管膜瘤和脊髓室管膜瘤的治疗

- 尽可能重新手术
- 限定射野体外放射治疗（如果事先没有接受放射治疗）
- 立体定向放射治疗（如果事先接受放射治疗）
- 肿瘤进一步进展时化学治疗（替莫唑胺、铂类化合物）

1. 外科

外科手术是最重要的治疗干预措施，因为广泛的切除术与 PFS 和 OS 的改善有关。此外，手术可以重建正常的脑脊液流量，逆转脑积水。

有几项关于预后的研究支持全面切除肿瘤[27, 36–43]。当第一次手术没有完全切除，并且病变不在“功能”区域时，“二次探查”手术是有用的。然而，进行第二次手术的最佳时间仍然存在争议。50%～75% 的患者经 MRI 证实完全切除。由于肿瘤位置的原因，一些肿瘤不能完全切除，例如在脑干和（或）关键结构（脑神经、血管等）的浸润。由于室管膜瘤可以通过脑脊液播散，所以术后必须进行头颅 MRI 和脑脊液细胞学检查。脑脊液细胞学检查在肿瘤切除后不久可能会有误导性。因此，脑脊液细胞学检查与手术的间隔至少为 2 周。悬而未决的问题是在随访过程中多久进行一次脊柱 MRI 和脑脊液细胞学检查。

2. 放射治疗

尽管缺乏随机临床试验，放射治疗仍是术后治疗的主要手段。目前认为放射治疗是间变性（Ⅲ级）室管膜瘤患者的标准治疗方法，但尚不清楚明确的剂量—反应关系[44–46]。过去曾采用全脑全脊髓放射治疗，但最近的研究表明，在没有脑脊液扩散的情况下，可以使用适形放射治疗且毒性较小。因此，局限性间变性室管膜瘤通常采用总剂量高达 60Gy 的限定射野放射治疗，而全脑全脊髓放射治疗则适用于发生脑脊液播散的患者。

放射治疗对Ⅱ级室管膜瘤的治疗存在争议性[42, 47]。多数研究显示，在不完全切除术后接受 54～55Gy 辅助放射治疗的患者预后明显高于单纯手术治疗[48–51]。目前认为后颅窝室管膜瘤，即使完全切除，辅助放射治疗也可以改善预后。最近，通过对室管膜瘤合作研究网络（CERN）[35] 收集的数据进行回顾性分析证实了上述推荐。而且接受辅助放射治疗的幕下肿瘤患者的 PFS 是延长的。相反，也有专家推荐完全切除的Ⅱ级颅内室管膜瘤在肿瘤进展时推迟放射治疗[52, 53]。总之，在缺乏随机临床试验数据的情况下，完全切除后颅内Ⅱ级室管膜瘤患者，在复发时延迟放射治疗是一种选择，但同时要结合 MRI 进行密切观察随访。

立体定向放射外科通过增加对肿瘤的剂量来克服放射治疗抵抗[54–57]，但其优于传统技术的优势仍有待于临床试验证明。对于既往放射治疗后复发的颅内室管膜瘤患者，立体定向放射治疗可以增加局部控制率和提高生存率，特别是对于治疗靶区量小的患者[58]。在一项回顾性研究中发现局部放射治疗对患者的生活质量有一些负面影响[59]。

3. 化学治疗

由于缺乏随机试验的数据，且关于药物活性的大多数信息来源于小型回顾性研究或病例报告。因此，只有当局部治疗方案（手术和放射治疗）穷尽时才考虑化学治疗[30, 60, 61]。

目前有几项关于使用顺铂或卡铂的铂类药物治疗方案的报道。同时一项回顾性研究表明，与非顺铂药物相比，用顺铂治疗的进行性或复发性室管膜瘤患者的有效率更高；然而，在 PFS 和 OS 方面没有观察到差异[62]。同样，一项包括儿童和成人的回顾性研究表明，铂类方案优于亚硝基脲类方案[63]。

与其他神经胶质瘤相似，替莫唑胺最近已被用于治疗室管膜瘤的成年患者。最近一项对 18 例复发的 WHO Ⅱ级和Ⅲ级颅内室管膜瘤未能再次手术和（或）放射治疗患者的回顾性研究，建议替莫唑胺作为一线治疗的标准治疗方案，无论是从缓解率（22% 完全缓解和部分缓解）还是预后（PFS 9.69 个月，OS 30.55 个月）均是如此[64]。但是仅在化学治疗初治的患者中观察到反应，并且在大多数情况下为迟发性表现并且随时间推移而累积。相反，先前基于铂类方案无效的 WHO Ⅱ级颅内室管膜瘤患者的回顾性研究中，标准方案中的替莫唑胺活有效率有限（缓解率 4%，PFS 2 个月，OS 3 个月）[65]。因此，可能在疾病的早期阶段接受替莫唑胺可以获得更高有效率。在一项单臂Ⅱ期研究中，替莫唑胺与拉帕替尼联合应用于治疗复发性颅内和脊髓室管膜瘤患者[66]。拉帕替尼靶向表皮生长因子受体（ErbB1）和相关的家族成员 HER2/neu（ErbB2）。50 例患者参加了该临床试验，治疗总体耐受良好。WHO Ⅱ级患者的中位 PFS 为 45 周，而 WHO Ⅲ级间变性室管膜瘤患者为25.3周。治疗的缓解率与肿瘤组织中较高的ErbB2 mRNA表达有关。有推测认为，替莫唑胺对室管膜瘤的治疗活性温和，可能是由于室管膜瘤细胞中高水平的*O*–6–甲基鸟嘌呤DNA–甲基转移酶（MGMT）[67]。然而，即使存在，MGMT启动子甲基化与对替莫唑胺的有效性无关。

抗血管生成药贝伐珠单抗已经用于8例复发的WHO Ⅱ级或Ⅲ级颅内室管膜瘤患者，中位PFS为6.4月、OS为9.4个月[68]。

（二）脊髓室管膜瘤的治疗选择

图64–7和框64–1分别概述了新诊断和复发性脊髓室管膜瘤的治疗。

有两种组织学变异：经典型脊髓室管膜瘤在形态特征上与颅内室管膜瘤相似，多发生在脊髓颈段（更常见）和胸段。根据WHO标准将该肿瘤分类为Ⅱ级，但很少能观察到间变性的形式。黏液乳头状型室管膜瘤几乎只位于马尾、终丝和脊髓圆锥区域。根据WHO标准该肿瘤被分类为Ⅰ级。然而，最近的数据表明，相较于Ⅱ级肿瘤，黏液乳头状型室管膜瘤的预后并不好[35]。这表明目前的WHO分级系统可能需要进一步的审视。

手术切除的范围是决定预后的关键因素之一[32–34, 69–71]。脊柱室管膜瘤的金标准疗法是“整块”大体全切术（GTR），而不是分块的次全切除术[32, 72, 73]。高达70%的患者可以实现GTR。与次全切除相比，GTR显著改善了PFS和OS，并降低了复发率。最近的文献综述[70]揭示了一些有趣的发现：Ⅰ级黏液乳头状型肿瘤（59%）的GTR率低于Ⅱ级肿瘤（79%），而且GTR在延长Ⅱ级肿瘤的PFS中起重要作用，而不是在Ⅰ级肿瘤中。一种假设是，Ⅰ级黏液乳头状型室管膜瘤中更难做到GTR，因为微小肿瘤可能遗留在神经根、马尾或终丝上。另外，黏液乳头状型室管膜瘤在生物学上比经典型室管膜瘤更具侵袭性。

经典型或黏液乳头状型室管膜瘤GTR后不需要辅助放射治疗。相反，大多数研究支持对不完全切除的肿瘤或罕见的间变性肿瘤进行术后局部放射治疗[32, 74–78]。一些研究表明，总放射剂量＞50Gy可能优于低剂量放射[79]。但是较高剂量与放射性脊髓损伤的风险增加有关，但据估计，55Gy引发严重脊髓损伤风险低于2%[80]。更广泛的放射治疗，如全脊髓或全脑全脊髓放射治疗，保留给有脑脊液播散证据的患者。

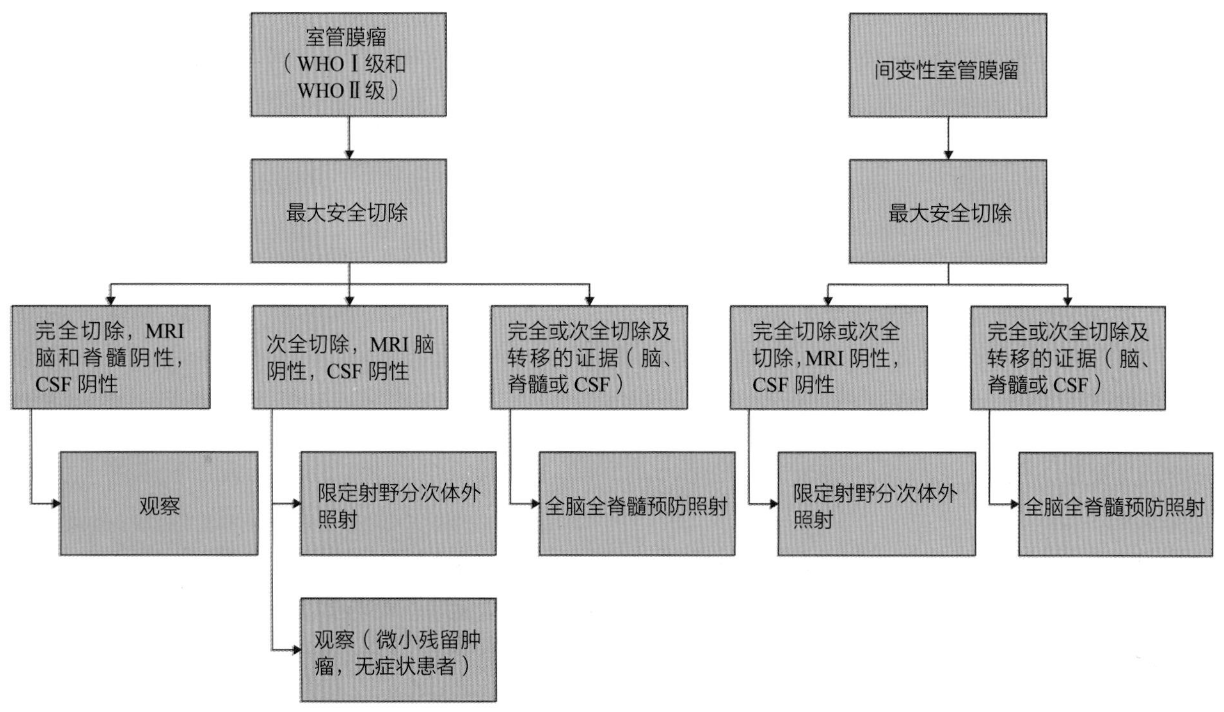

▲ **图64–7　新诊断的脊髓室管膜瘤的处理**

CSF. 脑脊液；MRI. 磁共振成像；WHO. 世界卫生组织

复发性疾病患者的治疗包括再次手术，通常在手术之后接受常规外照射治疗或更集中的放射技术（如射波刀）[81, 82]。此外，再次会导致放射性脊髓损伤的风险增加。

化学治疗在脊髓室管膜瘤患者的治疗中不起重要作用。多种药物已被尝试过，像长期口服依托泊苷有一定的效果[83]。有文献报道，伊马替尼对于在表达血小板衍生生长因子受体的脊髓室管膜瘤中可见轻微疗效[84]。

九、室管膜瘤临床研究的挑战

鉴于室管膜瘤是相对罕见，按分子定义的亚组进行细分，增加了设计更有效治疗所需的靶向特异性临床试验的难度[85]。这是所有罕见疾病面临的挑战。与此同时，人们越来越注重和支持国内和国际合作，如 CERN（www.CERN-foundation.org，最后访问时间为 2016 年 11 月），这些合作将有助于科学研究的发展，以及帮助患者进入临床试验。

第 65 章 成人髓母细胞瘤

Medulloblastoma in Adults

Anna M. Kenney Robert C. Castellino Paul L. Moots Christopher D. Corso Minesh P. Mehta 著
郭 欢 译 谢 健 校

一、概述

髓母细胞瘤和其他中枢神经系统（CNS）、原发性神经外胚层肿瘤（PNET）占儿童原发性 CNS 肿瘤的 25%，但仅占成人原发性 CNS 肿瘤的 1%。其发病率高峰出现于第一个 10 年；在青春期过后，发病率迅速下降。有 10%～20% 的髓母细胞瘤患者年龄在 16 岁以上，而在 40 岁以后则非常罕见[1, 2]。

过去 10 年中，我们对髓母细胞瘤的生物学特性有了更深刻的理解。这种肿瘤被认为是从小脑原基和背侧脑干中的祖细胞发展而来[3, 4]。在中枢其他部位的类似细胞群可能引起其他类型的胚胎中枢神经系统肿瘤，例如幕上 PNET。髓母细胞瘤与家族遗传性疾病（如 Turcot 和 Gorlin 综合征）的关联，使人们怀疑特定的突变可能是疾病的病因。已有研究利用基因工程小鼠，精细调控其增殖和分化的通路，从而确定了髓母细胞瘤细胞发育中的一些关键改变。其中，儿童与成人的这些改变并不相同。

儿童和成人髓母细胞瘤的临床表现也存在重要的区别。比如组织学差异，在成人中发生成纤维细胞瘤的可能性更高。蛛网膜下隙转移的风险在幼儿中最高，在成人中较低。头两年内的复发在儿童中更常见，而晚期复发（如 5～7 年后）在成人中更常见。

成人的治疗方案通常是根据儿童的随机研究结果推断出来的。传统上，单独使用全脑全脊髓预防照射时，“低风险”患者和“高风险”患者的复发率是有区别的。高风险的临床标准通常包括切除后原发部位的大量残留病灶，以及发生任何部位的转移。随机试验的非计划性事后分析提示，高风险儿童在联合化学治疗后可以提高生存率，但成年人可否获益尚不清楚。化学治疗可以减少头颅放射剂量，从而减少延迟的放射后遗症，成为低风险儿童的治疗组成部分，但这种策略对成年人是否有效还不得而知。

伴随着分子亚型的逐步认知，儿童患者风险分层的方法进行了重大修改。髓母细胞瘤分子亚型主要包括 WNT 型、SHH 型、3 型和 4 型，不同亚型患者的预后不同。髓母细胞瘤分子亚型的基础研究，已经取得比临床试验更长足的发展，但亚型内部的进一步分层，则还需要更持久的探索。目前，这一代儿童髓母细胞瘤的临床试验已将分子亚型与传统的复发风险标准结合起来，作为制定治疗计划的基础。低风险组，尤其是 WNT，正在进行不那么激进的临床试验。结果提示，WNT 亚组中 16 岁以上的青少年与年龄较小的儿童相比，治疗效果更差[5]。但当使用传统的临床分层标准时，低风险的 16 岁以上青少年（M_0，残余病灶＜ 1.5cm[2]）与年龄较小的儿童有相同的结果。或许基于分子亚型治疗策略不应用于 16 岁以上的青少年[6]。同样，SHH 亚组是成人最常见的亚组，被认为是预后中等的。在 SHH 亚组内，*TP53* 突变的肿瘤患者治疗效果不佳。因此，不能从儿童的治疗方案和结果中直接推断成人的预后和治疗计划的，但减少治疗强度以减弱低风险成人患者的毒性，却是具有实用性考虑。但最近一次关于儿童危险分层的共识会议特别建议，不应在临床试验之外考虑减少治疗强度。这一建议是基于儿童患者得出的，但在管理成年患者方面也是一个重要的警示，因为基本上所有成人患者都在临床试验之外接受治疗[7]。

治疗的不良反应是备受关注的问题。认知后遗症也需要给予足够的重视。其他晚期后遗症包括内分泌功能障碍、生育问题、血管病变、第二肿瘤、早衰和生长异常。尽管存在这些重要问题，但髓母细胞瘤是少数可治愈的原发性中神经系统肿瘤之一。积极的治疗方法，可以提高患者长期存活率，但与此同时，也给许多患者带来了多重治疗的后遗症。

二、生物学和流行病学

儿童和青少年髓母细胞瘤 /CNS–PNET 的发病率为 0.49/10 万人年。在 15—34 岁年龄段，女性为 0.14/10 万人年，男性为 0.2/10 万人年，随后 20 年中每年减少一半 [8–10]。

一小部分髓母细胞瘤发生在具有明确的癌症遗传倾向的患者中，包括 Turcot 综合征、Gorlin 综合征、Rubinstein–Taybi 综合征、Li–Fraumeni 综合征、范可尼贫血和遗传性视网膜母细胞瘤 [11–19]。最近发表的一项研究表明，8.5% 被诊断患有癌症的儿童和 9% 被诊断患有中枢神经系统恶性肿瘤的儿童在其生殖系中具有肿瘤遗传易感性 [20]。要指出的是，神经纤维瘤病 1 型和 2 型分别与星形细胞瘤和室管膜瘤的发展密切相关，与髓母细胞瘤 /CNS–PNET 的发生无关。

发育中的大脑具有相对高的易感性和（或）向肿瘤转化倾向。与其他实体器官相比，大脑的组织发生期较长，于是有人猜测这可能会使发育的大脑中分裂的细胞更易于暴露于毒素或 DNA 破坏剂后发生恶性转化 [21]。胎儿和出生后早期的婴儿血脑屏障不成熟也可能是导致儿童脑肿瘤相对发病率高的原因之一。在脑发育过程中，易受致癌作用影响的神经上皮前体细胞在位置和时间序列上存在差异。神经元或少突胶质细胞祖细胞的不同离散群体对各种致癌物的易感性不同，所以也可能具有不同的肿瘤转化分子机制 [22]。这些因素或许可能解释在儿童中常见的髓母细胞瘤、CNS–PNET 和胶质细胞瘤（即星形细胞瘤、少突胶质细胞瘤和室管膜瘤）之间的差异。不同的易感性也反映在儿童与成人脑肿瘤类型的显著差异上 [23]。

最近的证据表明，髓母细胞瘤在遗传学和组织学上可分为 4～6 个亚型 [24–26]。不同亚组的患者的预后不同 [27]。其中 SHH 型（sonic hedgehog）或 Wingless 型 MMTV 整合位点家族（WNT 型）这两个亚组由基因特征定义，其上调了下游信号通路靶点的表达 [28]。但 3 型、4 型髓母细胞瘤的信号通路机制尚不清楚，其中 3 型髓母细胞瘤的标志似乎是 *MYC* 和等臂染色体 17q 的扩增或上调，而 4 型髓母细胞瘤的标志则是 *OTX2* 的高表达和存在等臂染色体 17q。总体而言，SHH 型、3 型髓母细胞瘤且有 *TP53* 突变的患者预后最差。成人髓母细胞瘤 SHH 型占 60%，WNT 型占 15%，3 型占 25%，其中 WNT 型的总生存期（OS）和无进展生存期（PFS）最佳，其次是 SHH 型 [29]。有趣的是，成人和儿童 SHH 型髓母细胞瘤的基因表达和预后存在明显差异 [30]。例如，婴儿 SHH 型髓母细胞瘤具有高水平的细胞外基质基因表达，而成人 SHH 型髓母细胞瘤的特征却是上调突触发生和组织形态发生基因的表达。

Richard Gilbertson 实验室的一项设计精巧的研究表明，在小鼠和人类中，WNT 型髓母细胞瘤可能起源于位于胚胎背侧脑干的下菱形嘴唇上的前体细胞。WNT 型髓母细胞瘤患者的肿瘤组织通常可见 6 号染色体拷贝丢失，激活 WNT 信号通路效应因子 *CTNNB1* 的突变，以及 β– 联蛋白的核内积聚。此外，家族性腺瘤性结肠息肉病（APC；Turcot 综合征）患者的髓母细胞瘤发病率是增加的。也有文献报道，在髓母细胞瘤中 *APC* 和 WNT 的拮抗基因 *AXIN1* 和 *AXIN2* 发生突变 [31–34]。

分泌性信号蛋白 Wnt，结合并激活特异性 Frizzled（FZ）受体（类似于 7 次跨膜 G 蛋白偶联受体）。FZ 受体活化后，抑制了 *APC* 基因下游产物对 β– 联蛋白的降解，进而导致了 β– 联蛋白的累积并向核内转移。累积的 β– 联蛋白在核内与转录因子伴侣 TCF 相互作用，进而激活靶基因，如 *Myc* 癌基因 [35, 36]。在 Gibson 等的一项研究中，激活 *Ctnnb1* 的突变促进了胚胎背侧脑干下方菱形唇的前体细胞的增殖和累积。在删除了 *Trp53* 基因后，增生转化为肿瘤，并且具有与人类 WNT 型髓母细胞瘤相似的特征和表达谱。尽管 *Trp53* 的缺失可导致小鼠髓母细胞瘤的形成，但其可否作为人类预后的指标仍存在争议。确实，在一般预后良好的 WNT 型髓母细胞瘤中，研究报道 *TP53* 突变并不影响患者生存时间 [37]。

SHH 信号通路在儿童和成人的大脑正常发育，

以及髓母细胞瘤的发生中起着重要作用[38]。在正常发育过程中，起源于胚胎上部菱形唇的小脑颗粒神经元前体（CGNP），在经历一段由 SHH 诱导的快速增殖期后，形成小脑皮质的外部颗粒层。然后它们向内迁移，形成小脑的内部颗粒层。Purkinje 神经元分泌的 Shh 配体与 12 次跨膜受体 Patched（Ptc）特异性结合。Shh 与 Ptc 的相互作用减弱了 Ptc 对一种与 G 蛋白偶联受体相似的 7 次跨膜蛋白 Smoothened（Smo）的抑制，进而导致通路活化和 Gli 家族转录因子以活化的形式转移至核内。维持全长的 Gli 具有转录活性，可以上调靶基因的表达，进而促进了靶基因的促增殖和抑制 CGNP 的分化的作用[39–42]。

最近的研究强调了初始纤毛在 Shh 信号转导中的重要性[43, 44]。初始纤毛存在于大多数脊椎动物细胞表面，是 Shh 信号转导所必需的[45]。在没有 shh 配体的情况下，Ptc 蛋白和 Gli 亚型的 Gli2 和 Gli3 定位在初始纤毛中，导致 Gli2/3 的隔离和 Gli 靶标的抑制[46, 47]。Shh 配体结合 Ptc 后，导致初始纤毛中 Ptc 的退出和 Smo 的进入，进而导致 Gli2/3 与通路调节因子 Suppressor of Fused（sufu）的分离，以及初始纤毛顶端的 Gli2 富集与激活，进而驱动靶基因的表达[48–50]。

在小鼠中进行的广泛研究表明，神经元前体细胞中 Shh 信号转导的不适当激活会导致不受控制的增殖和髓母细胞瘤的形成[3]。目前已可以通过缺失 *Ptc* 或通过 *Smo* 的激活突变（Shh 信号转导的阳性转导子）在小鼠中构建 SHH 型髓母细胞瘤模型。大约 15% 的 *Ptc* 杂合子小鼠在 1 岁时发展为髓母细胞瘤。*Trp53*[−/−] 背景下的 *Ptc*[+/−] 小鼠，在经 X 线照射 *Ptc*[+/−] 幼崽或条件性删除小脑颗粒神经元祖细胞中的 *Ptc* 后，可以增加髓母细胞瘤的发病率[51–53]。这些小鼠髓母细胞瘤与人髓母细胞瘤具有很强的相似性，并且许多基因不仅与 Shh 通路介导的小鼠髓母细胞瘤形成相关，在人 SHH 髓母细胞瘤中也是失调的。例如，人和小鼠 Shh 相关髓母细胞瘤都具有 *N-myc* 的上调，在正常小脑发育过程中已被鉴定为 Shh 通路的靶基因[54]。在肿瘤中，可见由 *N-myc* 介导的 miR 17/92 的表达上调，以及致癌转录辅助因子相关蛋白（YAP）的扩增。miR 17/92 和 YAP 都已被证明受 Shh 调节，不论是在体外培养的新生小鼠小脑的原代 CGNP 细胞中，还是在体内小鼠外部颗粒层中[55–57]。YAP 及其转录辅助因子 TEAD 在 WNT 和 SHH 亚组中均被扩增或上调[55]。最近也有文献报道，YAP 的下游效应子 Y-box 1 在所有四个髓母细胞瘤亚组中被上调[58]。

有趣的是，初级纤毛可能对于适当调节 Gli 的抑制性亚型和 Shh 驱动的髓母细胞瘤的发生都很重要。当小鼠缺乏初始纤毛，即使 Smo 具有组成性的活性形式，也不会发生髓母细胞瘤。类似地，当小鼠缺乏初始纤毛完整，即使 Gli2 以组成性的活性形式表达，也不会促进髓母细胞瘤的形成，因为此时 Gli 被加工成活性和抑制性两种形式。但是，一旦初始纤毛遗传性缺失，以组成性的活性形式表达的 Gli2 可促进髓母细胞瘤的形成[59, 60]。这表明，Gli 抑制形式的调节可能对髓母细胞瘤的治疗具有重要意义。

hedgehog 通路抑制药在 SHH 髓母细胞瘤患者中显示出令人鼓舞的结果，但主要是 SMO 抑制药。*Ptc*[+/−]、*Trp53*[−/−] 小鼠的初步研究表明，抑制药（HhAntag）有效阻断肿瘤生长并延长了治疗组小鼠的存活率[61]。然而，后续研究表明 HhAntag 治疗对幼鼠的骨结构有害，这种 SMO 抑制药可能不适合治疗年轻患者[62]。成人 SMO 抑制药的 Ⅰ / Ⅱ 期临床试验提示的不良反应有：反复的乏力、味觉障碍、低钠血症、脱发，以及伴随贫血、血小板减少症和肝功能障碍的三级药物毒性反应[63, 64]。但 Genentech 公司（GDC-0449；Vismodegib）研发的 Smoothened 抑制药极大地振奋了人们。Vismodegib 使患有转移性髓母细胞瘤的 26 岁患者的肿瘤快速消退，其肿瘤表现出 PTCH1 杂合性缺失或体细胞突变[65]。但不幸的是，患者出现复发并最终因髓母细胞瘤死亡。研究人员对患者的复发性肿瘤进行分析鉴定后，发现了一种新的 SMO 突变，使其对 Vismodegib 的治疗产生抵抗。髓母细胞瘤小鼠在用 Vismodegib 治疗后，也是通过相同氨基酸的突变产生耐药性。这提示小鼠和人 SHH 髓母细胞瘤之间的高度保守性[66]。然而，在最近的一项令人兴奋的发现中，最近发表的Ⅱ期临床试验结果提示，使用 Vismodegib 治疗可显著改善复发或耐药 SHH 髓母细胞瘤的成人 PFS，但不包括非 SHH 亚组髓母细胞瘤[67]。

3 型和 4 型髓母细胞瘤的起源细胞尚不清楚。然而，最近发表的研究表明，将下面三种病毒：表

达 *cMyc* 和 *shTrp53* 的反转录病毒、突变型阴性表达 *Trp53* 的反转录病毒、表达 *Mycn* 的谷氨酸Ⅰ型转运蛋白（*Glt1*）（GTML）启动子依赖性反转录病毒，转导入小脑干样细胞或 CGNP 后，再进行体内原位注射，可以形成肿瘤，这种肿瘤与 3 型和 4 型髓母细胞瘤在组织学、分子和侵袭性特征方面是一致的[68–70]。有趣的是，83% GTML 小鼠的髓母细胞瘤在 *Trp53* DNA 结合结构域存在突变。GTML 小鼠中 *Trp53* 的丢失增加了髓母细胞瘤的外显率和肿瘤的侵袭性特性，而 *Trp53* 的恢复抑制了髓母细胞瘤的生长并增加了 GTML 小鼠的存活率[71]。这些发现对人髓母细胞瘤的影响尚不清楚，因为之前的报道发现 *TP53* 在人类 3 型和 4 型髓母细胞瘤中很少发生突变。然而，有新的证据表明 p53 的负调节因子，如蛋白磷酸酶 *PPM1D*，在髓母细胞瘤中是失调的[72–75]。这些 p53 的调节通路可能是髓母细胞瘤的治疗靶点[72]。

CNS–PNET 占小儿脑肿瘤的 1%，是一组异质性，高度恶性的肿瘤，组织学上由神经上皮样细胞组成。CNS–PNET 主要发生在幼儿大脑半球，而在青少年和成人中很少发生。成人和儿童 CNS–PNET 在组织病理学上彼此相似，包含具有多种分化形式的细胞。基于组织形态学，世界卫生组织（WHO）先前已将 CNS–PNET 细分为：CNS 神经母细胞瘤、CNS 神经节细胞瘤、髓母细胞瘤和室管膜母细胞瘤（图 65–1）[76]。但是，仅通过组织学很难重复进行这种分类。

最近有报道，染色体 19q13.42（C19MC）上

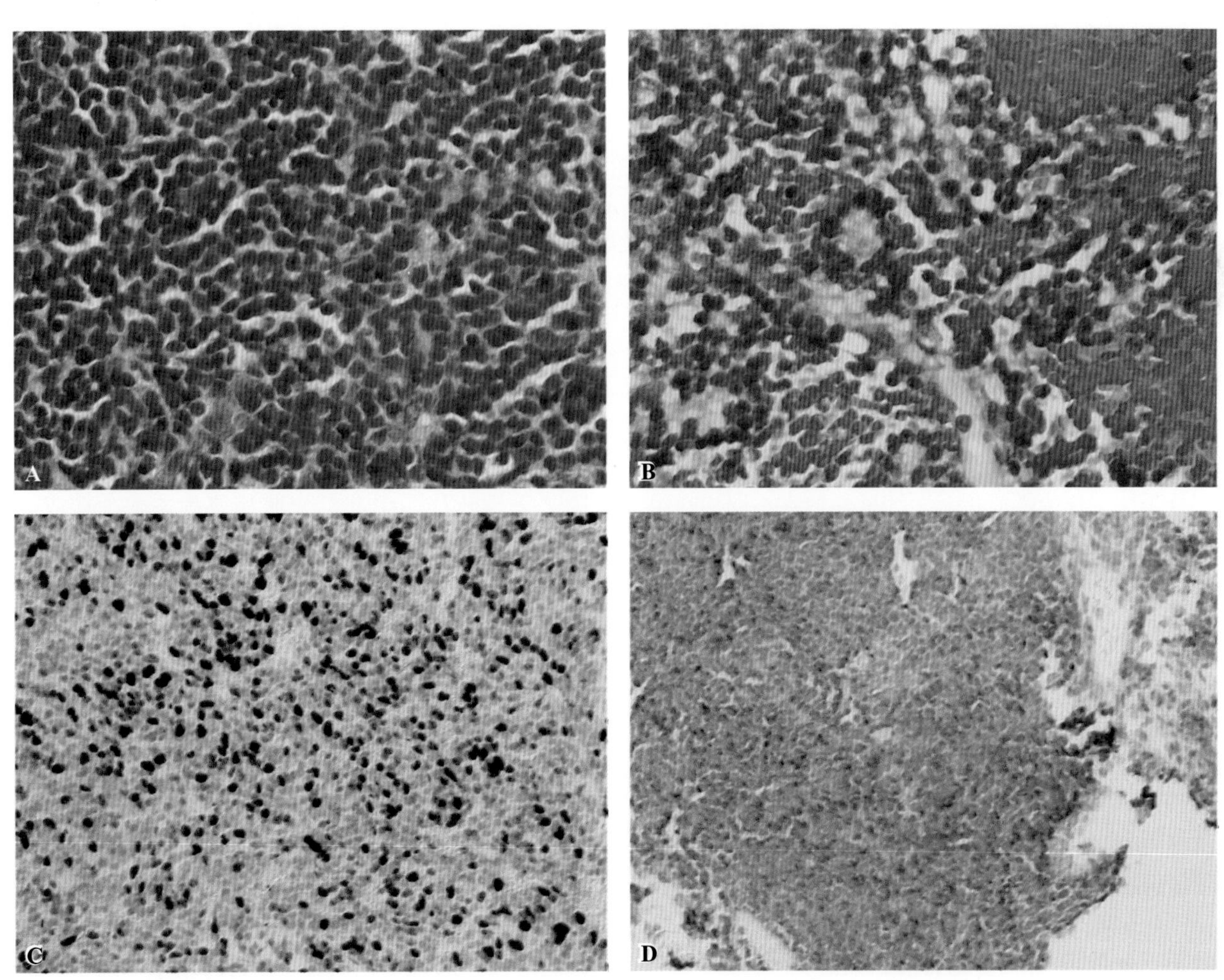

▲ **图 65–1　髓母细胞瘤组织病理学**

A 和 B. 髓母细胞瘤的 HE 染色，可见高度细胞病变，由细胞核深染、细胞质少的细胞构成；B. 可见凋亡小体，散在的有丝分裂象和 Homer–Wright 玫瑰花结形成；在该标本中未观察到坏死；C. 通过 MIB–1 免疫组织化学评估的细胞增殖指数非常高；D. 通过突触素（一种神经元标记物）免疫组织化学染色鉴定分化程度，该髓母细胞瘤是来自 52 岁的男性，其磁共振成像见图 65–2

的微 RNA 的局部扩增导致了一种新命名的多层玫瑰花结样胚胎性肿瘤（ETMR，C19MC 改变），其包括髓质上皮瘤、室管膜母细胞瘤和上述的丰富神经毡和真玫瑰花结的实体胚胎肿瘤[77-79]。先前的研究报道，儿童 CNS-PNET 通常具有 *MYCC* 或 *MYCN* 扩增特征，这在研究样本有限的成人 CNS-PNET 中未观察到，但 *TP53* 突变仅见于成人 CNS-PNET[80]。对不同群体成人 CNS-PNET 的分析显示，部分标本中可以检测到 *MYCC* 扩增[81]。最近，甲基化分析发现 CNS-PNET 与其他儿童中枢神经系统肿瘤没有明显的聚类。在 323 个分析的 CNS-PNET 中，61% 被重新分类为基于分子谱分析的另一种肿瘤类型。在剩余的 CNSPNET 中：11% 与已知的 ETMR 聚类；15% 形成小簇，彼此之间或与其他已知的儿童 CNS 肿瘤没有联系；24% 形成四个不同的新型实体：CNS 神经母细胞瘤伴有 *FOXR2* 激活（14%），中枢神经系统尤因肉瘤家族肿瘤伴有 *CIC* 改变（4%），中枢神经系统高级别神经上皮肿瘤伴 *MN1* 改变（3%），中枢神经系统高级神经上皮肿瘤伴 *BCOR* 改变（3%）[82]。因为结果历来很差，儿童 CNS-PNET 采用髓母细胞瘤的高风险治疗方案。然而，5 年生存率在儿童中仍然只保持在 50%～60%，并且成人 CNS-PNET 治疗结果显著更差[83-85]。上述的研究结果表明，CNS-PNET 的分类和治疗，应基于定义 CNS 恶性肿瘤的统一分子特征，而不应简单认为是单个实体肿瘤。

在分子水平理解肿瘤形成，目的是为了实现：①分子标记作为预后指标，②患者纳入不同治疗组的标准，③对某种特定治疗的可能反应的检测指标。近年来该领域最重要的发展之一是将分子亚组纳入髓母细胞瘤临床试验的风险分层中。这确实不仅需要详细的基因组评估，也需要简单的免疫组织化学方法可以满足需求（但尚未得到证实）[25, 86]。目前最好的例子之一是 SJMB12［NCT01878617（clinicaltrials.gov，最后访问时间为 2016 年 11 月）］其目的之一是评估辅助化学治疗后口服 Vismodegib 维持治疗的疗效。

儿童脑肿瘤的流行病学研究提示，即使在低剂量下，一些环境因素也具有致病作用[87-90]。与成人胶质瘤一样，接触膳食、药物和其他化学品中的含 *N*- 亚硝基的化合物将增加患病风险[91]。妊娠期和产后期间对危险因素的暴露要足够重视。暴露于电离辐射会增加脑肿瘤的风险，同时也会延长潜伏期[92]。有证据表明，孕妇妊娠期间或出生后不久接触杀虫剂，或父母接触某些杀虫剂，会增加儿童脑肿瘤的风险[93, 94]。成人脑肿瘤的发生与吸烟无关，但吸烟父母的孩子的结果确实喜忧参半。一些流行病学研究提示，父亲吸烟增加儿童患脑肿瘤风险，而其他研究则为阴性。也有研究报道，暴露于常见的病毒感染与风险增加有关，如流感、SV-40 病毒。值得注意的是，产前维生素的使用与儿童脑肿瘤的风险降低有关，这可能与维生素直接影响中枢神经系统发育有关，类似于叶酸降低脊柱闭合不良的风险，或者像限制产前暴露于潜在致癌物的抗氧化作用[95]。最近的数据还表明，童年暴露于交通相关的空气污染，如柴油颗粒物，可能与更高的髓母细胞瘤发病率有关[96]。因此，除了暴露于高剂量的电离辐射和某些癌症易感综合征外，有越来越多的证据表明，环境暴露可以增加患髓母细胞瘤 /CNS-PNET 的风险，例如，母亲膳食中的 *N*- 亚硝基化合物、计算机断层扫描（CT）、某些住宅杀虫剂。未来的流行病学的研究，将侧重于识别能改变癌症风险的常见和罕见的遗传多态性。

三、临床表现

成人髓母细胞瘤最常见的症状是头痛（83%）、恶心 / 呕吐（43%）、步态失衡（40%）和头晕（23%）。包括复视在内的脑神经病变较少见。此外，脊柱症状的表现如背部或脊神经根疼痛，或由于蛛网膜下隙“下行转移”引起的脊髓病变的迹象，在成人中并不常见。但当发现明显孤立的髓外硬膜下病变时，应将髓母细胞瘤包括在鉴别诊断中。诊断前的症状持续时间通常为 2～3 个月，但可能超过 6 个月[97, 98]。

在症状持续很短的一段时间后，一些患者的状况会出现急剧恶化。肿瘤内出血，以及流经脑导水管和第四脑室的脑脊液（CSF）阻塞可导致急性脑积水和小脑大孔疝。这种危及生命的并发症需要采取紧急措施来稳定神经系统。高剂量皮质类固醇（例如，地塞米松 40～100mg 静脉快速注射），甘露醇和辅助过度换气的干预措施，或许可以争取几个小时的时间来启动最终治疗。插管有时会导致这种下降。这种神经急症的最终治疗方法是脑室切开减压。

磁共振成像扫描是目前评估颅内肿瘤相关症状

类型的最佳方法（图 65–2）。对于后颅窝病变尤其如此，因为 MRI 扫描提供了比 CT 更好的后颅窝图像和更少的伪影。髓母细胞瘤通常是小脑中线或半球中强烈增强的相对离散的肿块[99]。相比儿童，成人更多见于侧面半球形位置（图 65–3），偶尔肿块可能出现在桥小脑角或小脑中段。在很小的百分比中，增强不存在或信号微弱。由于细胞密度高，许多髓母细胞瘤在弥散加权成像中具有异常表现，这将有助于将它们与小脑星形细胞瘤和室管膜瘤区分开来。肿块很少是囊性的。在一些成人髓母细胞瘤中，肿瘤侵入第四脑室底部提示预后不良。应仔细检查扫描，以确认是否有脑积水，以及肿瘤是否扩散到蛛网膜下隙或脑室内室管膜下。

肿瘤位于后颅窝位置和 MRI 的特征表现可以鉴别诊断包括室管膜瘤和小脑型星形细胞瘤，如毛细胞性星形细胞瘤。后者通常（但并非总是）具有独特的囊性外观。其他类型的胶质瘤，如胶质母细胞瘤和间变性少突胶质瘤在后颅窝部位非常罕见。在成年人群中，转移是鉴别的重要组成部分。大多数成人髓母细胞瘤表现为孤立性病变，年龄很少超过 40 岁，这一事实倾向于原发性肿瘤而不是转移。在后颅窝出现的其他一些肿块病变，如脑膜瘤、脉络丛乳头状瘤和小脑角的听神经鞘瘤，有时会出现非典型外观，难以从影像学上与髓母细胞瘤区别开来。

此外，磁共振成像还可以提供有关髓母细胞瘤特定分子亚型的初步线索。斯坦福大学的一项研究发现，3 型和 4 型肿瘤主要位于中线第四脑室[100]；WNT 肿瘤主要位于小脑足 / 小脑脑桥角池；SHH 肿瘤通常出现在小脑半球。4 型肿瘤常伴有轻微或无对比增强。当这些特征包含在一个基于特征的回归模型中时，66% 的髓母细胞瘤亚型被 MRI 正确预测。

在儿童中，确定蛛网膜下隙转移的重要性已得到公认。如果怀疑有髓母细胞瘤，则有必要对整个脊柱的 MRI 和脑脊液细胞学检查进行神经轴的详细分期。如果可行，在手术前获得这些研究是有好处的。因为脑膜转移与术后伪影难以区分，比如手术部位的脑膜强化、颅内更广泛的脑膜强化、脊髓脑膜强化，以及沿脊髓硬膜外间隙的血液追踪。脑脊液细胞学检查也是神经轴分期的一个重要组成部分，但在手术减压前常被禁止。

人们普遍认为，神经轴索分期对于成人髓母细胞瘤 / CNS–PNET 必不可少[101]。诊断时成人出现

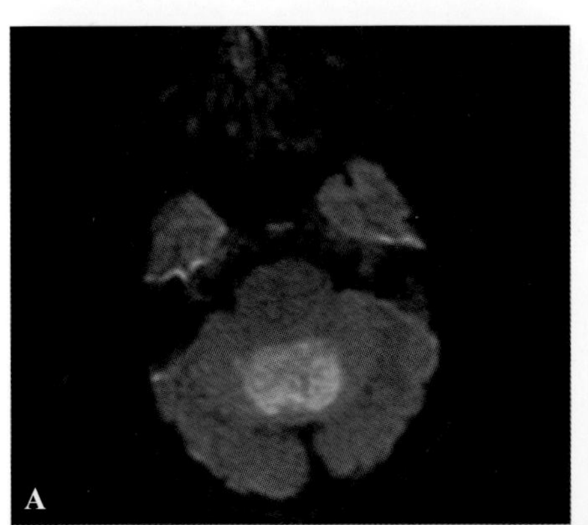

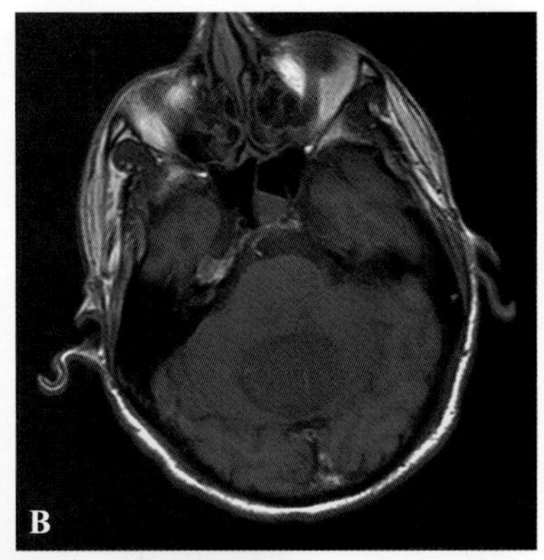

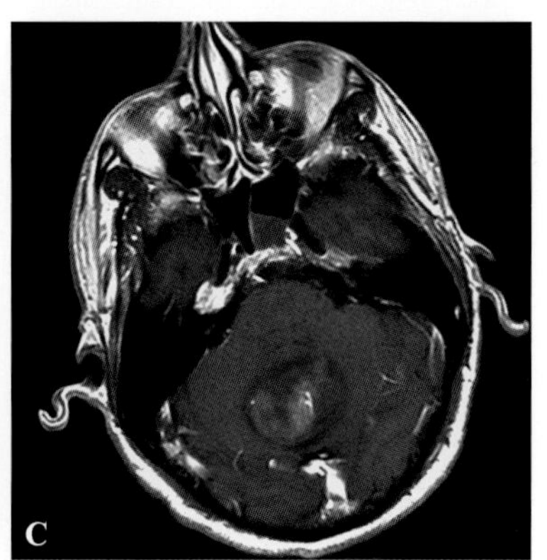

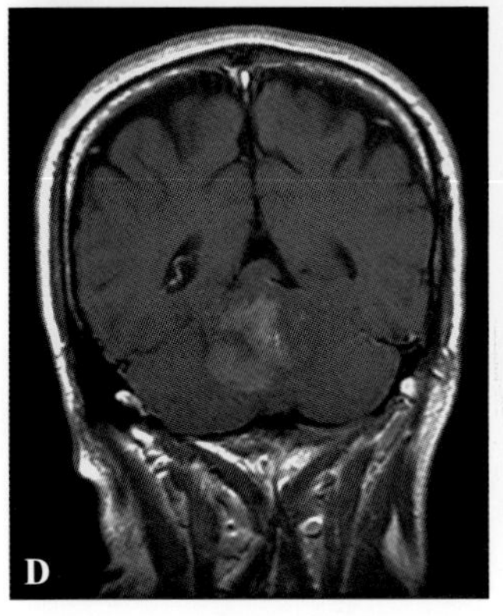

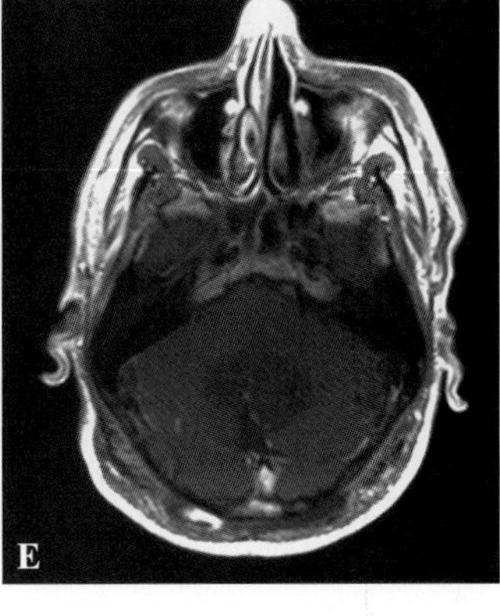

▲ 图 65–2　成人中线髓母细胞瘤的磁共振成像（MRI）

该患者为 52 岁男性，患有 2 个月的步态共济失调和言语不清；A. 磁共振弥散加权成像显示扩散异常，提示高细胞密度肿瘤，因此考虑髓母细胞瘤；B. 在增强之前，获得的轴向 T_1 加权视图显示出斑片状增强；C. 增强之后获得的轴向 T_1 加权视图显示出斑片状增强；D. 冠状 T_1 加权的后增强视图显示了上层蚓部的位置和延伸；未见脑积水；E. 术后 24h 轴向 T_1 加权增强后图像显示肿块完全切除；血液与脑脊液（CSF）的混合使手术腔中的液体的强度略高于 CSF；脊柱 MRI 和 CSF 细胞学是阴性

蛛网膜下隙转移或脑脊液细胞学检查阳性的比例为 10%～30%，比儿童少见（图 65-4）。许多但并非所有成人研究都将蛛网膜下隙转移确定为不良的预后因素。蛛网膜下隙转移后，要调整放射治疗的计划，通常包括对大块转移区域推量照射。化学治疗的治疗决策也受到分期结果的重要影响。

脑积水是另一个问题，会导致患者出现头痛、恶心和呕吐的症状。大约 25% 的成人患有脑积水，需要行脑室—腹腔（VP）分流术。许多神经外科医师更喜欢在手术前或手术时放置一个临时的脑室造口术引流管。在切除肿瘤后，脑脊液流量通常会重建到足够的程度。此时，可以夹闭脑室造口术引流管，然后在观察一段时间后将其移除。这避免了对某些患者进行永久性 VP 分流术。分流功能障碍、感染，以及通过分流器腹膜播种进行肿瘤扩散的情况相对罕见，是不采用 VP 分流术的考虑因素[102]。

四、儿童髓母细胞瘤

儿童髓母细胞瘤的治疗进展来自于 20 世纪 80 年代中期的许多随机前瞻性试验[103-105]。这些试验得出的基本结论包括以下几点。

- 风险分层指导管理。
- 放射治疗计划和交付的质量，以及交付的及时性非常重要。

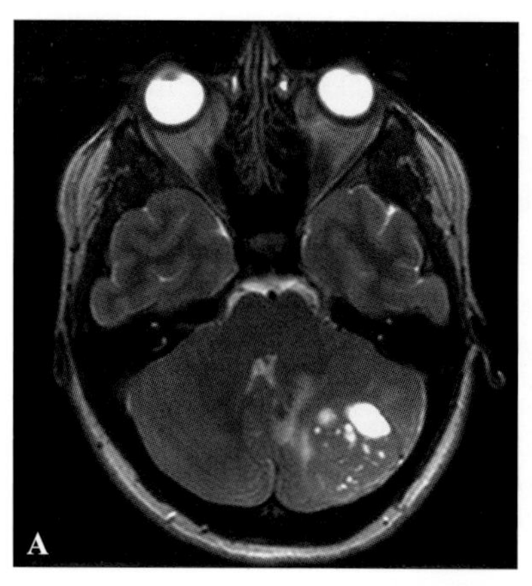

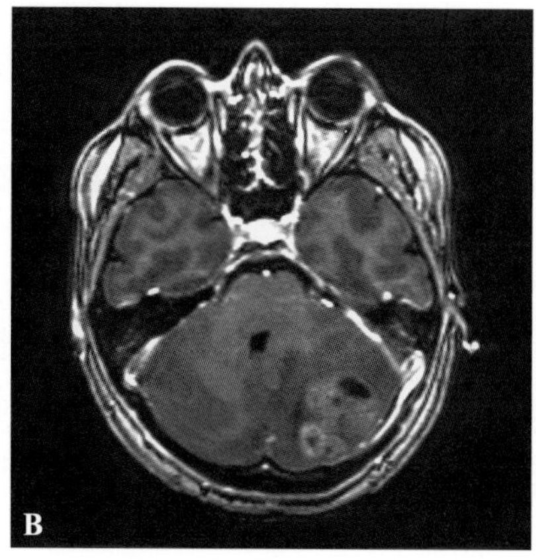

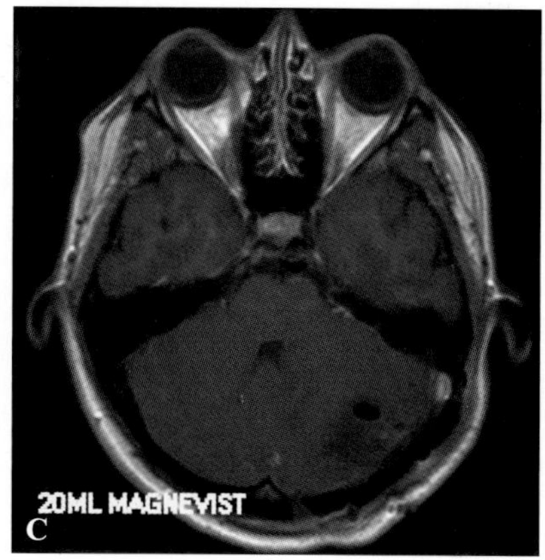

▲ 图 65-3　成人小脑半球外侧髓母细胞瘤的磁共振成像（MRI）

患者是一名 27 岁女性，有 3 周的恶心、呕吐和头痛病史；T_2（A）和 T_1 强化后（B）图像显示一个侧面横向的小脑半球肿块，这是成人髓母细胞瘤的特征性位置；肿块界限相对清晰，部分呈囊性；可见第四脑室变形；C. 术后 24h，T_1 增强后图像显示完全切除；随后的脊柱 MRI 和脑脊液细胞学检查均为阴性

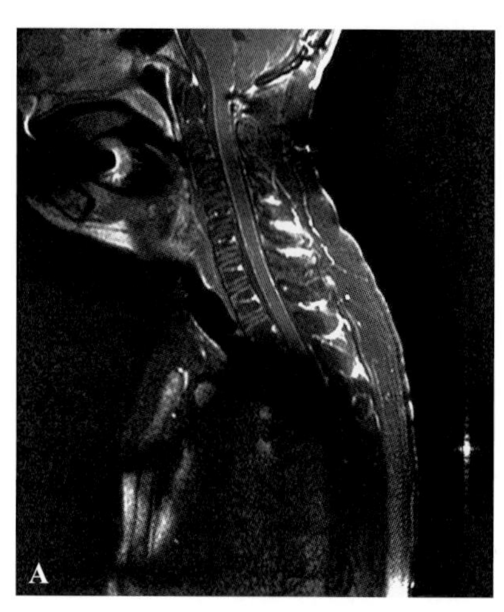

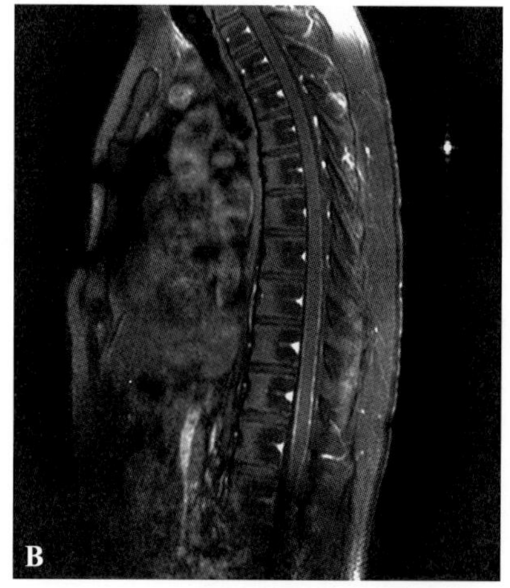

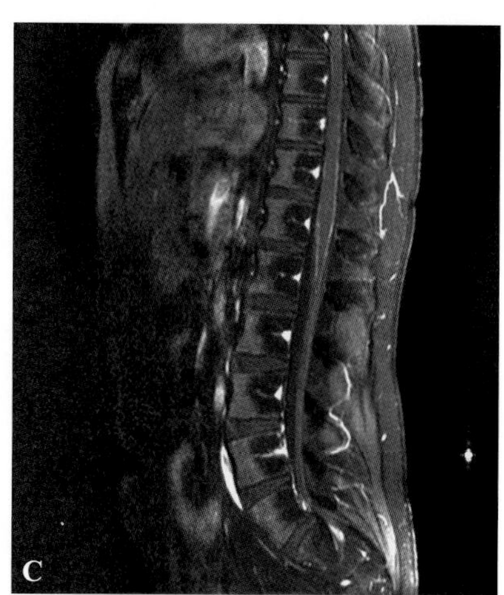

▲ 图 65-4　伴软脑膜播散的复发性髓母细胞瘤

这名 30 岁男子在切除大细胞 / 间变性髓母细胞瘤 6 个月后出现脊髓病和腰神经根症状；诊断时全脊柱 MRI 和脑脊液（CSF）细胞学检查均为阴性；考虑到脊柱骨髓的异常表现，患者接受了全脑全脊髓预防性质子照射；此外，患者还接受了多药联合化学治疗；T_1 颈（A）、胸（B）和腰骶（C）磁共振成像强化后显示软脑膜的弥漫增强；此时脑脊液细胞学检查呈阳性

- 放射治疗后的化学治疗使高危儿童的 5 年无事件生存率（EFS）与单独放射治疗相比显著增加（48% vs 0%）。
- 对于低风险患者，全脑全脊髓预防性照射剂量的降低与 EFS 的下降有关；增加化学治疗可降低全脑全脊髓预防性照射剂量[106, 107]。

（一）风险分层

临床变量一直是风险分层的传统依据。自 20 世纪 90 年代中期以来，年龄、切除范围及是否发生转移是主要的分层因素[108]。与年龄较大患者相比，年龄＜ 3 岁的患者的预后更差，5 年 EFS 只有 32%。部分原因是 M^+（转移）患者比例较高。在较早的试验中纳入年轻的非典型畸胎瘤 / 横纹肌样肿瘤（AT/RT）患者也可能影响结果。术后残余病灶的评估取代了术前 T 阶段的风险评估[109]。现在几乎完全基于 MRI 评估，术后残余病灶大于 1～1.5cm^2 的预后较差。然而，这一标准有些片面，比如在高危患者中，局部残留病灶并不像转移灶那样具有很强的提示预后的作用（框 65–1）。在儿童中，M^+ 比 M_0 预后更差，而且这在所有年龄段似乎都成立。根据这些临床标准，儿童被分类为低风险（＞ 3 年，无或微小残留肿瘤，M_0）或高风险（＜ 3 年，＞ 1～1.5cm^2 残留肿瘤，$M_{1\sim4}$）。单用放射治疗时，两组的 5 年 EFS 率分别约为 65% 和 0%。

一些研究者现在将某些组织学亚型纳入风险分层方案。在髓母细胞瘤的四种组织学亚型中，大细胞 / 间变性亚型预后较差[110]。由于用于诊断这种亚型的病理标准具有一定的主观性，因此它们的使用还没有像前面提到的临床特征那样被广泛接受。相反，促纤维增生 / 结节型髓母细胞瘤的预后较好。这一点在儿童中得到越来越多的认可，尽管传统上认为它在成人中更为常见[111]。与特定的组织学有关的重要的生物学特征，也推动着基于分子的风险分层的发展。

框 65–1 髓母细胞瘤、原发性神经外胚层肿瘤的转移分期

- M_0 无蛛网膜下隙转移或血源性转移
- M_1 脑脊液中可见肿瘤细胞
- M_2 小脑、脑蛛网膜下隙或第三脑室或侧脑室的结节性播散（注：M_2 可通过小脑原发肿瘤部位附近脑膜受累的病理证实）
- M_3 脊柱蛛网膜下隙结节性播散
- M_4 中枢神经系统外转移

引自 Chang 等，1969.[109]

随着人们在分子水平上对髓母细胞瘤起源的不断深入，大量的生物学特性被发现。这些特性在风险分层中可能是有用的。过度表达 *N-myc* 的肿瘤患者预后较差，常表现为大细胞 / 间变性组织学特征。Shh 通路激活的髓母细胞瘤患者预后较好，其中促纤维增生 / 结节型占了很大比例。由于靶向药物的存在，这些肿瘤患者被筛选出来进行临床试验。其他具有独立预后结果的亚组可根据分子遗传学特征加以区分。目前，这些分层方案正在得到验证，预计将纳入临床试验的风险分层[25, 112–114]。

基于分子分类和后颅窝胚胎肿瘤组织学的联合评估使人们认识到中枢神经系统非典型畸胎瘤 / 横纹肌样肿瘤（AT/RT）和髓母细胞瘤的区别。单独依靠的 AT/RT 组织学表现很难与髓母细胞瘤区分开。通过对 *SMARCB1* 基因（也称为 *INI1*）的突变分析来确诊 AT/RT[115, 116]。AT/RT 主要见于 3 岁以下的儿童，在该年龄组中占恶性中枢神经系统肿瘤的 20%。AT/RT 预后极差，3 岁以下儿童 2 年生存率为 15%；大龄儿童预后较好[117]。基因突变分析正在成为儿童恶性中枢神经系统肿瘤病理学评估的标准组成部分。也可以通过免疫组织化学来评估 *SMARCB1/INI1* 的表达[118]。将 AT/RT 排除在目前年轻人骨髓母细胞瘤的临床试验之外，可能会使当前临床试验的结果更好看。

（二）最近的结果和目前的试验

1. 婴幼儿

由于全脑全脊髓预防性照射对神经认知和其他不良发育的严重影响，婴幼儿的治疗以化学治疗为主[119, 120]。一些强化化学治疗方案，包括干细胞支持的骨髓清除治疗，目的是为了推迟或避免放射治疗。这种方法也提供了一些关于新辅助化学治疗在较大儿童和成人潜力的观察。

在婴幼儿中，人们利用多种药物和组合，研究了化学治疗的缓解率和长期疗效。顺铂、环磷酰胺、依托泊苷和长春新碱的联合治疗缓解率（完全缓解 + 部分缓解，CR+PR）为 48%，2 年的 EFS 率为 34%[121]。用卡铂、噻替帕、依托泊苷的多药联合治疗辅以自体骨髓移植，被用作骨髓清除化学治疗前的强化诱导方案。最近，大剂量甲氨蝶呤被添加到这个诱导方案中。所有患者的5年EFS率为52%，全切除的患者5年EFS率为64%，残留病灶的患者5年EFS率为29%[122]。71%的患者避免了放射治疗。另一项包括大剂量甲氨蝶呤、鞘内甲氨蝶呤，以及多药联合的婴幼儿研究表明，完全切除、残余肿瘤或发生转移的患者5年EFS率分别是82%、50%和33%[123]。目前针对幼儿正在进行的其他方案包括大剂量化学治疗联合鞘内注射，随后后颅窝焦点辐射[124]。

由于延迟放射治疗会导致髓母细胞瘤患者的复发率升高，因此在试验HIT-REZ的一个子集分析中研究了全脑全脊髓预防性照射（CSI）对单纯手术和化学治疗后复发的髓母细胞瘤患者的疗效[125]。1997年和2005年HIT-REZ研究中登记的17例儿童髓母细胞瘤患者在首次复发时接受了CSI联合化学治疗作为挽救治疗。采用该方案后，1、3、5年的OS率分别为94%±6%、58%±12%和39%±12%，相应的PFS率分别为88%±8%、46%±12%和40%±12%。这表明，由CSI联合化学治疗组成的挽救治疗为复发性髓母细胞瘤患者提供了第二次治愈的机会。

放射治疗仍是化学治疗后复发的婴幼儿的有效挽救方案。11例化学治疗期间肿瘤进展的患者中有6名（55%）在放射治疗后完全缓解[126]。大剂量化学治疗后，辅以自体骨髓移植也可作为这些儿童有效的挽救治疗方案[127]。

最近幼儿治疗的趋势包括：AT/RT与髓母细胞瘤的区分；观察到婴儿促纤维增生/结节型髓母细胞瘤并不罕见，且有更好的预后；并且高危婴幼儿治疗越来越强化。在新的病理学和分子评估的基础上，诊断准确性和更好的风险分层不断发展，因此与过去研究结果比较的有效性在降低。有人担心临床试验结果的明显改善可能是由于患者入组标准的变化，这在试验设计和报告中必须仔细阐述。

2. 大龄儿童

我们对髓母细胞瘤的主要理解是基于儿童中期到青少年早期的髓母细胞瘤患者的治疗信息。虽然这些信息对推断成人的治疗方案具有一定的局限性，但依然是最核心的依据。在这一年龄范围内的大多数临床试验中，年龄较大的儿童（即4—7岁和8—13岁）的EFS与青少年（14岁以上）的EFS没有统计学差异。然而，一些专门针对青少年（10—20岁）的研究表明，年龄与复发时间呈正线性关系[128]。在成人中也观察到复发时间的延长。一些提示良好预后的分子亚组，尤其是WNT亚组，却与年龄较大的青少年的良好结果无关。

这部分儿童的标准治疗包括：原发肿瘤切除（如果可行），所有的患者均接受全脑全脊髓预防性照射，同时对于原发肿瘤部位及转移肿瘤局部加量照射，传统上后颅窝加量照射累积54～56Gy。对肿瘤和周围组织进行适形放射治疗是有效的，而且减少了对耳蜗的辐射剂量[129, 130]。在高危患者中，头颅放射治疗的总剂量为36Gy，对主要转移部位和病灶额外再增加18Gy。通常每日1.8～2.0Gy。基于减少及延迟辐射毒性和适度增加治疗剂量的目的，对其他分割方案，特别是每天两次的“超分割放射治疗”进行了研究。尽管在健康状况、行为、生活质量或听力损伤方面没有观察到差异，但与标准放射治疗相比，接受超分割方案治疗的低风险髓母细胞瘤儿童和青年成人的执行功能有所改善[131]。另一个获得认可的替代方案是质子治疗，该治疗的放射治疗剂量在靶区以外的穿透力很小，可降低骨髓毒性和第二恶性肿瘤的风险（图65-4）[132]。2012—2013年，澳大利亚、美国、欧洲和其他国家的关于髓母细胞瘤实践模式的调查研究显示，只有8%的患者接受质子了治疗。随着美国质子设施使用量的增加，美国的这一比例有望增加[133]。

为了推迟神经认知、内分泌和生长的后遗症，预防原发部位外复发的放射治疗剂量（如全脑全脊髓预防照射剂量）经过了严格的审核。全脑全脊髓照射剂量降低到24Gy后伴随着早期复发率的增加[107]。但长期随访表明，随着时间的推移，这种差异会消失。低风险的患者接受低剂量全脑全脊髓放射治疗联合化学治疗后，显示出良好的EFS及减少的放射治疗后遗症[106]。

对于低风险的患者使用洛莫司汀（CCNU）联合长春新碱，或洛莫司汀、长春新碱联合顺铂进行放射治疗后的化学治疗，显示结果改善[103, 104]。Packer等报道63例高风险患者使用后一种方案的5年EFS率为85%，这与低风险患者的结果相当[134]。最近对高风险患者进行了同步放化疗的试验调查，例如在放射治疗期间每周同步卡铂化学治疗，随后多周期的维持化学治疗[135]。161例髓母细胞瘤患者接受了36Gy的CSI联合局部加量。在放射治疗期间，患者接受 15～30 次卡铂（每次 30～45mg/m²）联合长春新碱每周 1 次的同步化学治疗，共 6 周。方案 A 的患者接受了 6 个月的环磷酰胺和长春新碱的维持化学治疗。方案 B 的患者一旦确定推荐的Ⅱ期卡铂剂量，顺铂就加入维持方案。方案 A 第二阶段剂量治疗的转移性疾病患者的 5 年 OS 率为 82% ± 9%，方案 B 为 68% ± 10%，结果与历史对照组相比相当令人印象深刻。因此，卡铂作为一种放射增敏剂是治疗转移性髓母细胞瘤的一种很有前景的方法。

有前瞻性试验评估了在低风险髓母细胞瘤 /CNS-PNET 患儿中使用新辅助化学治疗和头颅放射治疗的效果。根据婴幼儿的治疗经验，在放射治疗前接受顺铂、环磷酰胺、依托泊苷和长春新碱的强化治疗方案，60% 的髓母细胞瘤 /CNS-PNET 患者出现了明显的减瘤缓解 [136]。该方案已适用于成人（见稍后），对其余的患者也进行了类似的研究。放射治疗前使用环磷酰胺、顺铂和长春新碱的 30 例患者的缓解率为 43%；2 年的 EFS 率为 40%[137]。事实上，许多研究表明新辅助疗法的缓解率良好 [138-141]，但一些研究表明，推迟放射治疗可能是有害的 [142]。新辅助化学治疗试验中放射治疗前的肿瘤进展发生率为 15%～20%。放射治疗前进行化学治疗，似乎特别适用于成人。成人在接受全脑全脊髓放射治疗后，对化学治疗后骨髓抑制尤其严重。然而，采用新辅助治疗设计的大型随机儿科临床试验并未显示出长期的生存获益 [143]。在一项前瞻性试验中，观察手术切除后高危髓母细胞瘤患儿的结局，在随机分组的放射治疗前或放射治疗后进行化学治疗的患者之间，EFS 或 OS 没有差异 [144, 145]。

高危儿童，尤其是转移性患者的预后仍不理想，5 年 EFS 率通常低于 60%。放射治疗剂量的强化已被纳入一些治疗计划中。经评估后，放射治疗剂量的风险适应，采用全脑全脊髓的剂量：低风险为 23.4Gy，$M_{0\sim1}$ 为 36Gy，$M_{2\sim3}$ 为 39.6Gy。采用适形放射治疗的瘤床累计 55.8Gy，转移部位累计 50.4Gy[146]。在大剂量多药化学治疗后，有研究尝试使用超分割放射治疗方案提高放射剂量，再次将高危患者全脑全脊髓照射剂量提高至 39Gy，而肿瘤原发部位为 60Gy[147]。这些风险适应的放射治疗方案被纳入到同样进行风险适应的强化多药化学治疗方案中。在 St Jude 的研究项目中，采用的方案是放射前应用托泊替康，而放射后为剂量密集型细胞因子为基础的清髓化学治疗和干细胞拯救。在 Milan 试验中，对于放射治疗前接受化学治疗达到完全缓解的患者，随后给予洛莫司汀和长春新碱 1 年的化学治疗后接受放射治疗。没有完全缓解的患者在放射治疗后接受外周血干细胞支持的噻替哌方案清髓化学治疗。St Jude 研究和 Milan 研究分别报道 5 年的 PFS 率为 70% 和 72%[147]。

（三）治疗后遗症

治疗相关毒性是髓母细胞瘤治疗策略演变的主要考虑因素。主要的迟发后遗症包括神经认知和其他神经问题、线性生长受损、内分泌并发症和第二恶性肿瘤。在接受化学治疗和全脑全脊髓放射治疗的髓母细胞瘤患者的前瞻性试验中，预计 10 年的第二恶性肿瘤累计发病率为 4.2%[148]。神经认知后遗症严重程度和接受治疗年龄密切相关，幼儿的智商和学习能力大幅下降，注意力、回忆、心理应对和学习的基本能力受到损害 [149, 150]。文献报道 5 年以上幸存者出现这些这些问题的比例超过了 40%[151]。化学治疗相关神经疾病在儿童中很常见，但相对较轻。在接受髓母细胞瘤治疗的儿童中，出现迟发性听力损伤的儿童占了 7%[152]，而且听力学分析可筛出更多听力受损的儿童。在一个包括许多癌症类型的回顾性研究中，9 例髓母细胞瘤患者中有 8 例发生迟发性听力损伤 [153]。顺铂和后颅窝放射治疗的治疗方案造成听力损伤的风险最高。专门设计的减少或限制耳蜗暴露于射线的方案，可以避免这种风险 [129, 130, 154]。报道的髓母细胞瘤 /CNS-PNET 患者其他迟发（确诊后 5 年以上）神经系统疾病还包括癫痫发作（8%）、协调缺陷（4%）和运动缺陷（4%）[152]。

内分泌后遗症主要是因为下丘脑和垂体功能障碍。生长激素缺乏症最常见。放射治疗对骨骼的直接影响，往往会限制儿童的线性生长。甲状腺功能减退、性腺功能减退和不孕症也比较常见 [155]。儿童中枢神经系统肿瘤的长期存活者 25 岁时，第二肿瘤发生的比例为 11%，其中最常见的是非黑色素性皮肤癌、脑膜瘤和第二中枢神经系统肿瘤。在这方面，随着 Gorlin 和 Turcot 综合征与髓母细胞瘤相关，对遗传性癌症易感综合征的认识越来越重要。

神经认知障碍是全脑全脊髓放射治疗最重要

的长期后遗症之一。接受全脑全脊髓放射加化学治疗的患者的生活质量和长期健康状况指标低于只接受全脑全脊髓放射治疗的患者。根据患者的自我陈述，接受全脑全脊髓放射加化学治疗的患者的健康状况较差。根据父母的陈述，他们也存在较多的行为和情感问题 [156]。与兄弟姐妹相比，长期幸存者的生活质量问题，如大学毕业率、婚姻状况和收入均有所下降。[151]

随着质子治疗在全脑全脊髓放射治疗中的应用越来越多，多项研究已经对这种方式的长期不良反应进行了研究。最近发表的一项针对髓母细胞瘤患者的Ⅱ期临床试验发现，与传统放射治疗的历史对照组相比，质子放射治疗导致的毒性是可接受的，每年平均损失更低 [157]。其他研究发现与传统的基于光子的 CSI 相比，质子 CSI 的第二恶性肿瘤和心脏死亡的风险更低，但随着治疗时患者年龄的增加获益的程度也降低 [158]。

与普通人群相比，髓母细胞瘤长期幸存者的存活率是降低的。儿童脑肿瘤 5 年存活率的累积晚期死亡率在 15 岁时为 13%，30 岁时为 26%[151]。30 岁时的标准化死亡率为 17%，这在髓母细胞瘤患者中是最高的。最常见的死亡原因是复发（61%）和其他医学原因（21%），其中包括第二肿瘤（9%）、心脏病（3%）和肺部疾病（3%）。

五、成人髓母细胞瘤

在成人髓母细胞瘤中，5 年生存率为 48%～84%，10 年生存率为 40%～56%[97, 98, 101, 159–167]。SEER 数据库分析显示，18 岁以上患者中位生存时间为 10.6 年，其 5 年和 10 年生存率为 64% 和 50%[168]。累积相对或年龄调整后的 5 年生存率（62% vs 59%），儿童比成人稍好一点，但在 10 年生存率（57% vs 46%），则是儿童显著更好 [169]。

（一）危险分层

目前，成人风险分层遵循传统的临床指南。指南建议 48h 内的进行术后 MRI，以评估手术部位的残留病灶。此外，还应进行全脊柱的 MRI 扫描和脑脊液细胞学检查。通常在术后 2 周进行，以避免在术后出现因手术本身造成的干扰，如硬膜外血肿和细胞学检查短暂阳性。除非出现特定症状或实验室结果提示系统性的播散，否则不会常规进行骨扫描和骨髓活检以进行分期。残留病变超过 1.5cm^2 或有转移（神经轴索分期 M$^+$）的患者预后不良 [101]，然而也有研究报道，这两个标准并不是所有成人的重要预后因素。此外，考虑到分子亚群后，增加切除范围对预后的益处就不那么明显了 [160, 166, 170–172]。

依据术后影像学和神经轴分期，各种成人髓母细胞瘤系列的高危患者占 43%～72%。在大型回顾性分析中，Prados 等发现 55% 的成人是高风险人群，其中 33% 是 $M_{1\sim3}$ 阶段。高风险患者的预后明显比低风险患者差，两组中 5 年的 PFS 率分别为 58% 和 38%，OS 率分别为 81% 和 54%[101]。另一个大型回顾性研究系列包括 253 例患者，其中 124 例（57%）为低风险，95 例（43%）为高风险，34 例患者数据不足。低风险组的 5 年总生存率为 77%，而高风险组的 5 年总生存率 65%；10 年低风险组总生存率为 62%，而高风险组的 10 年总生存率为 49%，提示低风险组预后明显更好 [166]。一项对 36 例成人患者进行的前瞻性试验（中位随访时间 3.7 年）显示，低风险组的 5 年 PFS 率为 76%，高风险组为 61%。然而，对同一队列的再分析（中位随访时间 7.6 年）表明，这一差异不再显著。

在高风险成人中，M$^+$ 患者的预后比 M_0 患者差，其 5 年的 PFS 率为 75% vs 45%[170]。这一发现与儿童患者的报道一致，表明高风险 M$^+$ 患者的预后比仅残留局部病灶的高风险患者差 [134]。但随着随访时间的延长，M_0（n=23）和 M$^+$（n=13）成人组的结果差异不再具有统计学意义，5 年无进展生存率分别为 78% 和 61%[160]。

其他对成人髓母细胞瘤预后有重要预测作用的临床因素，虽然并不一致，但主要包括第四脑室受累、脑干受累（在不同分期系统中为 T_{3b} 或 T_4）、术后表现状态和小于 50Gy 的后颅窝放射剂量 [166, 171]。

最近针对成人髓母细胞瘤危险分层进行了重要尝试。最值得注意的是，转录分析提示肿瘤与 Shh 通路激活的密切关联。SHH 型髓母细胞瘤在婴幼儿和成人患者中都很常见，但是在成人髓母细胞瘤中 SHH 型占比高达 71%。然而，成人和婴儿 SHH 型肿瘤在其他基因家族的表达方面存在显著差异，其中细胞发育和突触形成相关基因在成人中上调，而细胞外基质基因在婴儿中上调。婴幼儿的预后非常好，而 SHH 成人的预后是中等水平。*TP53* 突变的 SHH 型肿瘤预后更差。细胞遗传学的改变，特别是

10q 缺失，在两个年龄组的 SHH 型肿瘤中都很常见，但似乎仅在成人提示不良的预后[25, 30, 173]。大约 7% 的 WNT 髓母细胞瘤在年轻人中。该组患儿预后良好，但在年龄较大的青少年中预后不佳[5, 7]。成人很少出现 3 型髓母细胞瘤，但 4 型患者占 13%，预后是中等水平[29, 112, 174, 175]。最近，通过临床和细胞遗传学生物标记物识别 SHH、3 型和 4 型髓母细胞瘤亚群中的高风险和低风险患者似乎可以改善患者预后，但这些方法尚未在标准临床实践中广泛使用[176]。

1. 低风险成人

成人髓母细胞瘤患者的治疗结果在许多回顾性研究中都有报道，但并非所有研究都区分了低风险和高风险患者，而且用于风险评估的标准各不相同。在回顾性研究中，对患者进行风险分层是有难度的。

低风险成人患者进行尽可能肿瘤全切后给予全脑全脊髓放射治疗是标准治疗。通常，在约 4 周的时间内接受总共 36Gy（1.8～2.0Gy/d）照射剂量。后颅窝加量至 54Gy，较低剂量的放射治疗控制率下降[177]。照射范围必须包括全部的神经轴，尤其要注意骨性筛板和脊髓鞘的侧面和尾部投射。传统上，原发部位的照射范围在解剖学上定义为全部的后颅窝，而将照射范围定义为增强肿块区域加上 2cm 的边界，是较不常见的。三维适形放射治疗或调强放射治疗或许可以提供有效的局部控制，同时保护颞骨和耳蜗不受辐射，进而降低耳蜗和听神经损伤的可能性。

大多数成人患者可以无中断地完成全脑全脊髓放射治疗。然而，17% 的成人患者出现与放射相关的中性粒细胞减少症[101]。最低白细胞计数往往为 2000～2500/mm^3（译者注：原著有误，已修改）。在放射治疗后用基于亚硝基脲的化学治疗方案治疗的成人中，有 33%～45% 的人出现了严重的骨髓抑制，通常需要减少化学治疗剂量。

大多数研究表明，低风险成人患者的长期结局与儿童患者相似。Prados 等在 1975—1991 年接受治疗的 21 例低风险患者中，观察到 5 年的 PFS 率为 81%，OS 率为 58%[101]。在 1988—2011 年累积的 14 例低风险患者中，Brandes 等在中位随访 7.6 年时，观察到 5 年的 PFS 率为 80%，OS 率为 80%。然而，晚期复发在该组很常见[160]。

在低风险儿童患者中减少全脑全脊髓放射治疗剂量并联合辅助化学治疗并未在成人患者进行的前瞻性研究。由于缺乏这类数据，目前对低风险成人患者最常见的建议是无化学治疗的常规放射治疗[171]。综合治疗是一个有吸引力的概念，因为放射后遗症与放射剂量有关。但是，成人的神经认知问题的严重程度往往比儿童要低。另外，成人髓母细胞瘤化学治疗的疗效尚不明确。因此，对于低风险成人，不能从儿童的治疗结果来推断成人患者的相对风险和获益，从而采取降低全脑全脊髓放射剂量联合化学治疗的方案。

目前已经进行许多的尝试来解决这个问题。一项大型回顾性研究发现，低于 34Gy 的放射剂量产生了明显较差的结果。对于接受超过 34Gy 的患者与接受低于 34Gy 且接受化学治疗的患者相比，OS 没有显著差异[166]。根据传统分期标准，另一项包括 43 名低风险患者（包含 16 岁以上患者）的回顾性研究显示，与单独接受放射治疗的 28 例患者相比，接受放射治疗联合顺铂、依托泊苷和环磷酰胺的 15 例患者的 OS 显著增加，5 年、10 年和 15 年的总生存率分别为 100% vs 100%，100% vs 78%，100% vs 60%[178]。

Friedrich 等报道了 70 例年龄＞21 岁的非转移性（M_0）髓母细胞瘤患者，这些患者根据欧洲 HIT2000 方案作为观察患者接受治疗。治疗方案包括：单用标准全脑全脊髓放射治疗（n=14），化学治疗标准全脑全脊髓放射治疗（放射治疗期间每周同时使用长春新碱，随后使用洛莫司汀、长春新碱和顺铂维持治疗）（n=33），或化学治疗时减少全脑全脊髓放射治疗的剂量（化学治疗方案同上）（n=9）。整个组的 4 年 EFS 率为 68%，OS 率为 89%。无论是放射治疗的标准剂量组还是降低剂量组，在添加化学治疗时，EFS 或 OS 均无差异[179]。

虽然只有回顾性数据，但当风险分层完全按临床标准时，数据支持对低风险成人患者加入化学治疗。

2. 高风险成年患者

在关于高风险成人患者长期预后的一系列研究报道中，5 年 PFS 率为 38%～47%、5 年 OS 率为 54%～65%，且 M^+ 患者比 M_0 患者预后差[101, 160, 161, 166]。

疑似高危髓母细胞瘤患者的手术目标存在一些艰难的考量。患者除了需要组织学明确诊断外，小脑肿块扩大累及小脑脚、第四脑室底部或更深脑干区域的患者可以从减压术中获益。基于这样的考虑，就肿瘤长期控制而言，关注术后残留病灶似乎比关注术前T分期更重要，这也会使患者长期获益。更困难的情况是，术前扫描是否可以提供广泛蛛网膜下隙播散的证据。对于较大的后颅窝肿块，减压手术或许是更令人信服的选择，进而避免急性神经功能恶化。然而，对于比 M_0 患者情况更差 M^+ 患者，术后残留病灶的大小不再是风险分层的主要决定因素。在脑脊液细胞学确诊的特殊情况下，如果存在广泛脑膜播散，可能无法切除原发部位。

高风险成人的放射治疗方式与低风险患者的治疗方式相同，但对有明显影像学定义的大体积疾病的区域，特别是椎管内区域，总剂量可以提高到45Gy。当软脑膜扩散的范围非常广泛，以至于整个脊柱或大脑都被认为是加量的目标时，就会陷入两难的境地。因为任何一个区域的大剂量照射都会大大增加急性和晚期后遗症。在这种情况下，尝试局部加量最严重的区域或症状最明显的区域是比较明智的措施。

放射治疗的时间安排也是一个值得关注的问题。在一些儿童患者的研究中，由于前期化学治疗导致的放射治疗开始或完成的延迟与较差的结果相关。大多数研究显示放射治疗前的进展发生在 15%～20% 的患者，但在 M^+ 患者中更常见，发生在 0%～38% 患者中[137, 138, 140, 180–182]。在成人患者的研究中也发现了类似的结果。在 Brandes 等的前瞻性试验中，放射治疗前化学治疗的进展率为 0%，而在美国东部肿瘤协作组（Eastern Cooperative Oncology Group，ECOG）的前瞻性试验中，进展率为 25%。Chan 等强调，放射治疗的中断是儿童研究中提出的另一个问题。WHO 报道，超过 48d 完成全脑全脊髓放射治疗的成人髓母细胞瘤患者预后差于 48d 内完成放射治疗的患者[161]。从儿科经验中推断，对高危成人患者应增加化学治疗。

这一观点得到了支持，因为成人患者对用于儿童患者的相同的药物谱存在较高的响应率[162, 163]。然而，在成人髓母细胞瘤的回顾性系列研究中，统计分析尚未显示化学治疗的生存获益[165, 166]。最近的 Meta 分析支持化学治疗作为初始治疗的一部分。接受放射治疗联合化学治疗的患者的中位 OS 为 108 个月，而单独接受放射治疗的患者为 57 个月[185]。有两项前瞻性成人试验，因为没有足够的样本量，尚不能回答有关化学治疗获益的问题[160]。尽管存在这些限制，但仍有人主张放射治疗前化学治疗、放射治疗后化学治疗或者两者都推荐。还有人主张剂量强化，如高剂量化学治疗和骨髓重建。

成人患者采取放射治疗前化学治疗的部分目的是采取更强化的化学治疗方案。在高风险儿童患者的前瞻性试验中，放射治疗前铂或环磷酰胺为基础的化学治疗方案有效率为 29%～74%[121, 137, 138, 140, 180, 182]。M^+ 髓母细胞瘤的反应率较低。成人放射治疗前化学治疗的数据有限。Spreafico 等在 5 例 $M_{1\sim3}$ 的接受甲氨蝶呤、依托泊苷、环磷酰胺和卡铂的放射治疗前强化化学治疗方案患者中观察到 3 例完全缓解（CR）。在放射治疗完成后，该小组的 CR 率为 100%[167]。Greenberg 等根据儿科肿瘤组（Pediatric Oncology Group，POG）方案，对 7 例患者（其中 6 例为高风险患者）进行了放射治疗前顺铂、依托泊苷、环磷酰胺和长春新碱治疗。患者在 2～3 个化学治疗周期后观察到 3 个部分缓解（partial response，PR），这 3 例患者在放射治疗后达到 CR[163]。在 ECOG 的一项前瞻性试验中，16 例高风险成人患者接受顺铂、依托泊苷、环磷酰胺和长春新碱的化学治疗方案，化学治疗完成前的客观缓解率为 19%，其中 6 例患者无法评估。放射治疗结束时的客观缓解率为 44%[183, 184]。

制订临床决策时，放射治疗前化学治疗的长期随访结果应纳入考虑之中。在 3 个高风险患儿中进行的Ⅲ期随机临床试验（使用含铂 / 环磷酰胺的方案，随后进行全脑全脊髓放射治疗和维持化学治疗）未能显示 PFS 或 OS 的获益。在 CCG921 和 HIT91 两个试验中，放射治疗前化学治疗组的 EFS 更差[105, 180]。第 3 个试验（POG 9031）的 EFS 没有差异[186, 187]。这些结果，再加上一些证据表明放射治疗延迟或中断时疗效会更差，导致成人对前期化学治疗的热情降低。

Packer 等在放射治疗后采取顺铂、洛莫司汀和长春新碱方案化学治疗，得出了到目前为止高风险儿童患者的最佳结果。在这项试验中，5 年的 PFS 率为 85%，M_0 患者预后比 M^+ 患者好得多[134]。该方案的变体广泛应用于成人，尽管在一些小规模研究报道中，成人的治疗效果并不好。例如，在 Greenberg 等的报道中，10 例患者接受 Packer 方案治疗的中位生存期为 36 个月[163]。与儿童相比，成人有更高风险出现血液毒性及长春新碱相关的神经病变。

（二）新诊断成人髓母细胞瘤的前瞻性试验

在一项成人髓母细胞瘤患者的前瞻性试验中，Brandes 等 12 年内招募 36 例患者。22 例高风险患者接受了放射前化学治疗，转移性疾病患者（n=13）接受了放射后化学治疗。在 1995 年之前采用了一种类似 MOPP（氮芥、长春新碱、丙卡巴嗪、泼尼松）的治疗方案，随后使用的是顺铂、依托泊苷和环磷酰胺的组合方案。低风险患者接受了全脑全脊髓放射治疗（36Gy），原发病灶加量至 54.8Gy。该项研究未提供放射治疗前化学治疗的缓解数据，但在放射治疗前的化学治疗期间患者没有进展。在中位随访 3.7 年时，低风险患者的 5 年 PFS 率为 76%、OS 率为 89%。高风险患者 5 年 PFS 率为 61%、OS 率为 69% 的。M_0 患者明显优于 M^+ 患者，5 年 PFS 率分别为 75% 和 45%。

然而，该队列的长期随访数据显示了不同的发现。在中位随访 7.6 年时，低风险组和高风险组的 5 年 PFS 率分别为 80% 和 69%，而 5 年期 OS 率分别为 80% 和 73%，这些差异都不显著。低风险组的晚期复发导致了统计学意义的丧失。M 状态和术后残余病灶对较长随访时间的结果均无显著影响。T 期（T_{3b}/T_4）对 5 年 PFS 具有临界意义：82% vs 44%。考虑到这些趋势非常明显，可能是因为患者的数量太少，所以无法提供一个确切的结论。

美国东部肿瘤协作组（ECOG）和西南肿瘤学组（ECOG 4397）进行了一项前瞻性试验，对高风险成人患者进行中等强度的多药化学治疗后再进行全脑全脊髓放射治疗。7 年的时间里，11 例患者被纳入研究，每年累计 1.6 例患者，这与 Brandes 等的临床试验结果非常相似。所采用的化学治疗方案高度仿效了 Jennings 等治疗高风险儿童患者的方案 [136, 183, 184]。在儿童的临床试验的给药组中，顺铂、依托泊苷和环磷酰胺的剂量更高 30%，并且是 4 个周期而不是 3 个。10 例患者在完成放射治疗后 CR 率为 50%，PR 率为 60%。中位 PFS 为 44 个月。中位 OS 未达到 48 个月。在 ECOG 4397 试验中，化学治疗结束时观察到的客观缓解率为 18%，其中 6 例无效，而放疗后客观缓解率为 45%。此项临床试验中的 PFS 与 43.8 个月时的儿科组非常相近。客观缓解率的差异可能部分归因于儿科组化学治疗剂量更大，但同样因为患者数量太少而无法得出确切结论。

ECOG 4397（5 年 OS 率为 55%）的长期随访结果与许多高风险儿童试验和 Brandes 等的成人试验非常相似 [160.170]。这些报道中，高风险患者的 5 年 PFS 率（27%）和进展时间（43.8 个月）是相近的，特别是 M^+ 患者。这是尽管成人患者中的前期和放射治疗缓解率较低的印象获得的。如果成人髓母细胞瘤的化学治疗效果较差，说明其本身的化学治疗敏感性较低或治疗剂量强度较低，那么儿科对低风险成人髓母细胞瘤患者的治疗推断就值得关注。在儿童低风险患者中得到的较低的放射剂量联合化学治疗的效果可能在成人中无法实现。

（三）成人大剂量化学治疗

少数报道显示成人复发性髓母细胞瘤的大剂量化学治疗联合自体骨髓或干细胞挽救的方案应用于儿童，发现部分患者可以长期生存 [188–190]。但是较多的不良反应和相对较高的死亡率限制了这种方法的应用。在一项单中心的回顾性研究中，Gill 等比较 13 例接受常规挽救化学治疗的成人患者与 10 例接受高剂量噻替帕和卡莫司汀治疗并随后接受外周血干细胞移植的患者的预后 [191]。常规治疗组中没有长期存活者。移植组的中位进展时间为 1.25 年，而常规治疗组为 0.58 年。10 例高剂量患者中有 4 例无进展，中位随访时间为 2.9 年。高剂量组的中位生存期为 3.5 年，而常规化学治疗组为 2 年。尽管有可预见的血液毒性，但没有与治疗相关的死亡。

（四）复发性髓母细胞瘤

手术、再程放射治疗或加量立体定向放射治疗外科是治疗复发性髓母细胞瘤的有效方法 [192]。然而，对于大多数患者，复发性髓母细胞瘤的治疗将采用化学治疗方案。具有抗髓母细胞瘤活性的化学治疗药包括亚硝基脲、铂化合物、环磷酰胺、长春新碱、甲氨蝶呤、依托泊苷、伊立替康等，这为治疗提供了许多选择。此外，靶向 SHH 途径的药物，替莫唑胺和阿瓦斯汀是重要的新选择。

1. 维莫德吉（Vismodegib）和 SHH 靶向药

最近报道，Smoothened 蛋白抑制药 Vismodegib 治疗复发性成人髓母细胞瘤的前瞻性Ⅱ期试验，这是基于分子亚组分类进行治疗的重要一步 [67]。SHH

亚组主要包括儿童和成人，SHH 途径激活存在多种机制。Vismodegib 具有相当好的中枢神经系统渗透性，并在包含 *PTCH1* 或 *SMO* 异常的肿瘤患者中表现出有效性，但在下游信号（如 *SUFU* 或 *GLI2*）转导异常的患者中则没有。此外，Vismodegib 对存在 *TP53* 突变的 SHH 亚组肿瘤患者无效。总体而言，15% 的 SHH 通路激活的成人髓母细胞瘤表现出影像学有效，即使在无效者中也似乎有改善的 PFS。然而，PFS 不高，4 个月时 41% 无进展。Vismodegib 的毒性很轻微，但治疗的有效性是短暂的，有可能是因为肿瘤的获得性耐药。Robinson 等报道强调要重视每个肿瘤中的 SHH 通路的特异性基因异常，以了解 Vismodegib 是否会有效 [67]。Vismodegib 已被纳入新设计的 SHH 亚组成髓母细胞瘤患儿的初始治疗试验中，结果令人欣喜。旨在减少耐药性出现的多种药物组合目前也在研发中。

2. 替莫唑胺

单药替莫唑胺治疗复发性小儿髓母细胞瘤的 2 个 Ⅱ 期试验证明该药有一定活性。Nicholson 等报道缓解率为 16%（25 例中 4 例），其中 1 例完全缓解（CR）和 4 例部分缓解（PR）。有效性的持续时间通常为 4～6 个月 [193]。替莫唑胺在试验中的剂量为 180mg/（m^2·d），连续 5d 口服，如果先前接受了全脑全脊髓放射治疗，可以适当地减少剂量。Cefalo 等治疗 42 例儿童患者的剂量为 120～200mg/（m^2·d），持续 5d，观察到 42% 的缓解率（6 例完全缓解和 11 例部分缓解）；6 个月时 PFS 率为 30%，12 个月时 PFS 率为 7.5%[194]。

替莫唑胺联合再程放射治疗对复发性髓母细胞瘤有持续控制作用。5 例患者接受了复发部位的分次放射治疗（剂量范围 20～35Gy），以及同步口服替莫唑胺化学治疗，并且多数患者在放射治疗后接受了巩固化学治疗。在中位随访 28 个月中，5 例患者中有 4 例局部无进展 [195]。此外，替莫唑胺也包括在多药方案中，包括利用干细胞解救的高剂量方案 [196]。

3. 贝伐珠单抗

贝伐珠单抗（Bevacizumab）已与其他药物联合使用，特别是伊立替康，用于治疗复发性儿童中枢神经系统肿瘤，包括髓母细胞瘤，其毒性与成人相似 [197]。在 11 例每 2～3 周使用 10～15mg/kg 贝伐珠单抗的髓母细胞瘤患者的回顾性研究中，9 例患者中的 6 例在 3 个月时有客观缓解，而中位进展时间为 11 个月 [198]。也有患有全身性疾病的患者存在显著缓解和持久性缓解的个案报道 [199, 200]。在儿童中枢神经系统肿瘤的文献综述中未发现贝伐珠单抗作为单一药物治疗的报道。

（五）成人中枢神经系统原发性神经外胚层肿瘤

中枢神经系统原发性神经外胚层肿瘤（CNS-PNET）是一组罕见的肿瘤，这些肿瘤具有与髓母细胞瘤相同的胚胎组织学特征（图 65-5）。CNS-PNET 占所有儿童中枢神经系统肿瘤的 2%～3%，约为髓母细胞瘤的 1/10，而成人患者极为罕见。在某些情况下，CNS-PNET 的组织学外观与髓母细胞瘤难以区分，但肿瘤位于小脑外。另外，肿瘤也可能表现出独特的分化组织学特征，如室管膜菊形团、神经菊形团或松果体分化。室管膜母细胞瘤、脑神经母细胞瘤、成松果体细胞瘤，以及其他未分

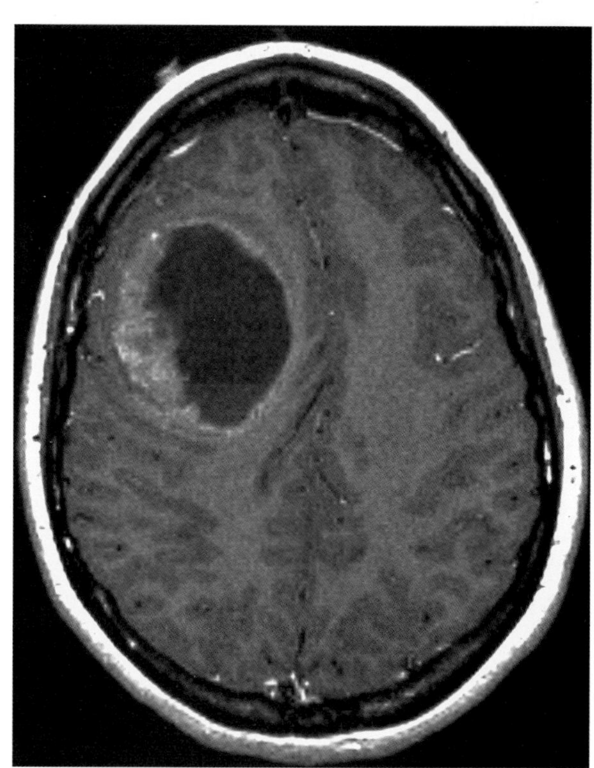

▲ 图 65-5　幕上中枢神经系统原发性神经外胚层肿瘤（PNET）的成人的磁共振成像

患者为 21 岁女性，在几周内出现进行性头痛；T_1 增强扫描图像显示一个增强的、相对清晰的囊性或坏死性肿块；腔内有轻微的液—液平面，提示存在血液或蛋白质碎片；这是一个没有组织学或免疫组织化学分化证据的幕上 PNET；脊柱 MRI 和脑脊液细胞学检查结果为阴性

化的 CNS-PNET，这些不同的肿瘤具有与髓母细胞瘤相同的相对高的蛛网膜下隙播散风险，以及对相同的化学治疗药物谱有反应，尽管疗效不同。松果体母细胞瘤通常与其余的 CNS-PNET 分开讨论，并且大多数报道显示其有更好的缓解率和预后。最近幕上肿瘤中发现了胶质母细胞瘤特征和 PNET 成分，这为重叠或混合肿瘤谱增加了一个新的成员，其治疗方法也是备受争议[201]。

作为一个整体，CNS-PNET 的 PFS 和 OS 明显短于髓母细胞瘤，因此即使无远处转移（M^-），在完全切除的情况下也存在较高风险。在 SEER 数据库的分析中，CNS-PNETs 与 16 个月的 OS 相关[85]。分期有助于制订放射治疗计划和提供重要的预后信息。诊断为远处转移（M^+）的患者预后较差。治疗策略与髓母细胞瘤的治疗策略相似。强化化学治疗、依据风险调整的放化疗方案已经形成。

化学治疗的缓解率似乎比髓母细胞瘤的反应要低。在儿童 CNS-PNET 中，以推迟放射治疗为目的使用顺铂、依托泊苷、环磷酰胺和长春新碱方案进行多药化学治疗的患者客观缓解率为 29%，2 年无进展生存率为 19%，总生存率为 21%[121]。CNS-PNET 患者对“8 合 1”方案的缓解率为 33%，其中成松果体细胞瘤的缓解率为 0%，且 3 年 PFS 率为 25%[121, 202, 203]。

CNS-PNET 的进一步强化治疗一直是儿童临床试验的主题。在 2 项相关试验中，其中 1 个使用了包括顺铂、依托泊苷、环磷酰胺和长春新碱在内的强化诱导方案，而另 1 个试验中添加了高剂量甲氨蝶呤[204]。这些试验纳入 43 例患者，中位年龄为 3.1 岁。88% 的次全切除患者对诱导治疗有客观缓解。32 例完全切除或 CR 诱导的患者继续使用卡铂、硫喷妥和依托泊苷进行骨髓清除治疗，然后进行自体干细胞解救治疗。全组 5 年 EFS 率和 OS 率分别为 39% 和 49%，16 例患者最终接受了局部而非全脑全脊髓的放射治疗。20 名幸存者中有 12 人最终未接受任何放射治疗。

一种类似于髓母细胞瘤的风险调整策略已在患有 CNS-PNET 的年龄较大儿童中进行了评估[205]。3—6 岁的低风险患者，其神经轴分期显示术后残余病灶＜ 1.5cm² 且无远处转移（M_0），接受了 23.4Gy 颅脑放射治疗，而瘤床为 55.8Gy。高风险患者（残留病灶＞ 1.5cm² 或 M^+）接受放射前托泊替康治疗和 36～39.6Gy 全脑全脊髓放射治疗，肿瘤接受的剂量为 55.8Gy。然后所有患者接受 4 个周期的高剂量非清髓化学治疗，包括顺铂、环磷酰胺和长春新碱，并在每个周期后进行自体干细胞或骨髓解救。16 例患者（中位年龄 7.9 岁）接受治疗：8 例为低风险，8 例为高风险；11 例为 M_0，1 例为 M_2，4 例为 M_3。整个组的 5 年 EFS 率和 OS 率分别为 68% 和 74%。低风险患者的 5 年 EFS 率和 OS 率优于高风险患者（EFS 率 75% vs 60%；OS 率 88% vs 58%）。有人建议初步分期相对较好的患者，可以采取与髓母细胞瘤一样的方式，减少全脑全脊髓放射治疗剂量结合高剂量化学治疗来获得良好效果。

这些结果表明强化治疗对这组高度难治性胚胎中枢神经系统肿瘤的治疗重要性。这些疗法在成人中是否可行仍是个难题。对患有 CNS-PNET 的年轻人而言，常规化学治疗方案效果不佳。在一项包括儿童和年轻成人的研究中，对 11 例非松果体 CNS-PNET 患者进行了回顾性分析，其中 8 例患者接受全脑全脊髓放射治疗，然后接受了顺铂、CCNU 和长春新碱方案化学治疗，其 5 年的 OS 率是 12%。按年龄来看，4—13 岁的 5 名儿童的 5 年 OS 率为 25%，20—35 岁 6 名成人的 5 年 OS 率则为 0%[206]。

在这一相对难治的人群中，高剂量化学治疗联合干细胞解救取得了一些令人鼓舞的结果。在一项对 17 例 PNET 患者的研究中，除了 2 名儿童（中位年龄 3.6 岁）外，所有 CNS-PNET 患者（n=7）结果非常好，其中 5 例患者在治疗后的中位无病生存时间为 8 年。此外，该项研究中有 4 例患者在化学治疗后接受了放射治疗[207]。然而，松果体母细胞瘤患者（n=8）的结果非常差。在另一项针对新诊断的松果体母细胞瘤患者（6 名儿童和 6 名成人）进行高剂量化学治疗和放射治疗的试验中，9 例患者的中位 PFS 为 62 个月[208]。

（六）成人治疗后遗症

治疗的主要后遗症包括神经认知和其他神经系统后遗症：内分泌疾病、不孕症、血管病变、早衰、血液学后遗症和第二恶性肿瘤。后遗症的疾病谱与那些有更好的文献资料的儿童的密切重叠。主要差异在于线性生长对于成人不是问题，神经认知后遗症的严重程度与治疗时的年龄密切相关，虽然在成人中仍然非常重要，但不那么严重。

在没有脑积水等混杂因素的情况下，接受全脑全脊髓放射治疗的大多数年轻人的认知功能没有严重下降。即使伴随记忆力下降、疲劳和精神反应缓慢的情况，许多成年患者依然能保持独立生活的能力。这与在更年轻时接受治疗的患者大不相同，这些患者的独立生活、学业表现、工作状态、婚姻和驾驶时的状态都大幅下降[149]。对10名3年以上无进展的成人进行详细的神经心理学评估表明，与患病前预测的水平相比，患者总体智商有所下降、记忆力、言语和非言语推理及算术能力下降。成人的阅读和拼写能力往往保持不变[209]。同样值得注意的还有罕见的后颅窝开颅术后“小脑性缄默”现象[149, 210, 211]。

最常见的其他神经系统后遗症是与长春新碱或顺铂相关的神经病变和听力丧失。神经病变很常见，并且成人比儿童更严重和持久。长春新碱被排除在治疗方案之外或停用情况并不罕见，特别是在Packer疗法后，每周1次与放射治疗联合治疗时。长春新碱偶尔会出现脑神经麻痹、各种单神经病变和自主神经病变。当这些出现时，需要进行详细的检查以排除是软脑膜的原因。听力损失与放射治疗和（或）使用顺铂有关。

内分泌疾病最常见的原因是放射治疗相关的下丘脑损伤。此外，甲状腺和卵巢的直接损伤对延迟后遗症的发生具有重要影响[212]。内分泌疾病往往在治疗几年后变得明显。生长激素缺乏是儿童中最常见的问题，见于40%～80%的患者。其次是甲状腺功能减退症（6%～60%），促肾上腺皮质激素或糖皮质激素缺乏症（24%）和性腺功能减退症（25%～50%）[213]。甲状腺功能减退症和性腺功能减退症是成年人最常见的症状性内分泌疾病。甲状腺功能减退症是因为甲状腺直接暴露于射线，而不是因为下丘脑损伤，但较低的放射剂量不会减少甲状腺功能减退症的发生。对于接受全脑全脊髓放射治疗的年轻女性来讲，直接辐射对卵巢造成损害的可能性是另一个令人担忧的问题。据报道，年轻女性在青春期后接受腹部或骨盆放射治疗或进行烷基化学治疗后，其生育能力会下降（估计为23%）和出现绝经。对青春期前接受治疗的女性而言，这些并不常见[214]。

其他与放射治疗相关的直接损伤包括儿童骨骼生长减少和成人骨质减少、运动试验中最大心脏指数下降的心脏毒性和限制性肺病[213]。心脏和肺部损伤的证据来自详细的测试，但很少是患者主要的症状[215]。与传统的放射治疗相比，成人使用质子放射治疗与治疗相关的发病率较低，包括较少的白细胞计数减少和急性胃肠道毒性[216]。

髓母细胞瘤治疗后，儿童第二种恶性肿瘤的发病率是预期发病率的5.4倍[217]。这些症状通常在治疗多年后出现。最常见的是脑膜瘤和胶质瘤；结肠癌、乳腺癌和肺癌、甲状腺癌、白血病、骨髓发育不良和肉瘤也都有报道。放射治疗区的基底细胞癌已经被观察到，并引起了人们对Gorlin综合征的关注。

六、建议

鉴于成人髓母细胞瘤和CNS-PNET的罕见性，笔者鼓励将其转诊到一个大型的医学中心，同时该中心有一个多学科的神经肿瘤学团队，在儿童和成人髓母细胞瘤患者的管理经验丰富。几乎所有的髓母细胞瘤和CNS-PNET患者的手术目标都是主要切除原发肿瘤。所有患者都应该对神经系统有详细的分期，包括整个脊柱的MRI和CSF研究，包括细胞学。

低风险髓母细胞瘤患者的治疗仍然推荐标准的全脑全脊髓剂量预防性照射，以及后颅窝加量照射。越来越多的证据表明，在成人中降低全脑全脊髓剂量增加化学治疗是可行的，但成人化学治疗方案的比较仍然是个问题。对于高风险髓母细胞瘤和CNS-PNET，建议采用常规放射治疗后多药化学治疗。虽然成人的治疗数据有限，但年轻成人患者群体中治愈的潜力有助于合理地偏向于更积极的治疗。

第 66 章　松果体实质肿瘤

Pineal Parenchymal Tumors

Yosuke Kitagawa　Patrick Y. Wen　Shota Tanaka　著
董　敏　译　　谢　健　校

一、概述

松果体实质肿瘤（pineal parenchymal tumor，PPT）是罕见的松果体肿瘤，常发生于儿童及青少年。鉴于松果体的狭窄通道和周围脉管系统的复杂性，松果体区肿瘤的外科治疗一直具有挑战性。由于缺乏如今的高分辨率成像、手术显微镜、精密麻醉和化学药物等优势，松果体区肿瘤（pineal region tumor，PRT）的外科手术过去常伴随极高的并发症风险[1]。Oppenheim 和 Krause 在 1913 年首次报道 PRT 的手术切除治疗[2]。Dandy 在 1921 年报道了经大脑半球间胼胝体入路的 PRT 手术[2-4]。随后报道了其他几种手术入路。然而，只有在手术显微镜引入神经外科后，PRT 的手术才能以可接受的风险进行。计算机断层扫描（CT）和磁共振成像（MRI）有助于肿瘤的发现，并使精确的术前计划成为可能。此外，立体定向外科手术的问世及辅助放化疗的进展也有助于提高 PRT 的治疗效果。

在各种 PRT 中，PPT 来源于松果体细胞（可以分泌褪黑素、血清素，以及其他神经递质），并占此类肿瘤的 10%～30%[5-9]。根据世界卫生组织（WHO）对脑肿瘤的分类，PPT 根据组织分化程度分为三类：松果体细胞瘤（WHO Ⅰ级）、中度分化的 PPT（PPT of intermediate differentiation，PPTID）（Ⅱ级和Ⅲ级）和松果体母细胞瘤（Ⅳ级）[10]。治疗方法和预后因组织学而异。本章将讨论 PPT 的流行病学、诊断、治疗和预后。

二、流行病学

松果体区肿瘤很少见，在美国每年约有 130 人患病[11]。年龄调整后年发病率为 0.04/10 万，它们仅占所有中枢神经系统（CNS）和脊柱肿瘤的 0.2%，但占儿童 CNS 肿瘤的 3%。值得注意的是，它们影响所有年龄组的儿童，尽管在 4 岁以下的患者中发病率略高，而且似乎有轻微的女性优势。

生殖细胞肿瘤（germ cell tumor，GCT）是 PRT 中最常见的，占 30%～60%[5, 6, 8, 12]，而 PPT 占 PRT 的 14%～27%[6, 9]。其他肿瘤包括星形细胞瘤、脑膜瘤、室管膜瘤、脉络丛乳头状瘤、转移瘤和淋巴瘤[5]。在 PPT 中，松果体细胞瘤和松果体母细胞瘤分别占 14%～33% 和 24%～50%[6, 13-15]。PPT 的发病年龄各不相同，松果体细胞瘤和松果体母细胞瘤主要影响成人（中位年龄 38 岁）、儿童和青少年（中位年龄 18.5 岁）[9, 10, 14-19]，无明显的性别差异。

三、发病机制

PPT 的发病机制与松果体和松果体细胞的发育密切相关，松果体细胞是一种具有感光和神经内分泌功能的细胞[10]。对婴儿松果体的病理学研究表明，该内分泌器官在出生后发生了显著的形态和功能进化[20]。新生儿以紧密排列、暗色、有核细胞（Ⅰ型）为主，偶有玫瑰花环形成，S-100 阳性。而排列疏松、大而透明、神经元特异性烯醇化酶（NSE）强阳性的细胞（Ⅱ型）随年龄增长逐渐增多。

由于这些肿瘤的罕见性，人们对它们的细胞遗传学知之甚少。文献中的一些小细胞遗传学研究未能确定 PPT 中的遗传一致性[21-27]。9 例 PPT 的比较基因组杂交（comparative genomic hybridization，CGH）分析（松果体细胞瘤、PPTID 和松果体母细胞瘤各 3 例）结果显示，松果体细胞瘤的平均染色体变化为零，PPTID 的平均染色体变化为 5.3（增加 3.3，减少 2.0），松果体母细胞瘤的平均染色体变化为 5.6（增加 2.3，减少 3.3）[28]。DNA 拷贝数变化最常见的是 12q（3 例）、4q、5p、5q（4 例）的增加，以及 22(4/6 例)、9q、16q（4/6 例）的缺失。基于这项研究，PPTID 被认为在细胞遗传学上更类似于松果体母细胞瘤，而非松果体细胞瘤。最近的一项 CGH 研究发现，4 个松果体母细胞瘤和 1 个Ⅱ级 PPTID 的平均净染色体畸变率为 8.2（6.4 增加和 1.8 减少）[29]。另一例Ⅱ级 PPTID 患者未发现染色体畸变。5 例染色体畸变肿瘤中有 3 例发生了 12q 和 16p 的增加；4 个松果体母细胞瘤中有 2 个显示出 8q 和整个 17 号染色体的增加，以及 13q 的丢失。利用单核苷酸多态性芯片对 8 例松果体母细胞瘤的基因突变进行了分析 [30]。新的 CNA 基因包括所有病例的 *PCDHGA3* 的增加，50% 病例的 *FAM129A* 增加，50% 病例的 *OR4C12* 减少。对一例 PPTID 患者进行了靶向外显子组测序，发现 *TSC1*[L388P] 和 *IKZF3*[F206C] 发生了新突变 [31]。一项二代测序研究发现，*DICER1* 作为易感基因出现了新的种系突变 [32]。

一项使用微阵列和实时聚合酶链反应（polymerase chain reaction，PCR）的研究表明，正常大脑与胎儿松果体腺相比，PPT 的基因表达存在差异 [33]。例如，在 PPT 和髓母细胞瘤中，对嘌呤霉素敏感的氨基肽酶和畸胎瘤衍生生长因子 3（TDGF3）上调，而腺瘤性结肠息肉病仅在 PPT 中下调。对嘌呤霉素敏感的氨基肽酶在正常大脑的皮质和小脑神经元 [34] 中表达，它编码大脑中最丰富的氨基肽酶，参与细胞生长必需的蛋白质水解 [35]。TDGF3 是 Cripto 家族的一员，该家族的细胞表面相关分子在多种上皮癌中上调 [36]，Cripto 的过度表达可能在癌症进展早期起到作用 [37]。17 号染色体开放阅读框 1a 的上调表达见于高级别 PPT，而非低级别 PPT。该基因编码质膜蛋白，位于 17q12，是髓母细胞瘤中常见遗传改变 [38]。另一项对两个松果体细胞瘤的微阵列研究显示，编码褪黑素生物合成酶（*TPH* 和 *HIOMT*）和视网膜光转导相关酶（*OPN4*、*RGS16* 和 *CRB3*）的基因在松果体细胞瘤中高度表达 [39]。这些光敏相关蛋白在 PPT 中的表达可能为描述肿瘤的分化提供一个有用的诊断工具。此外，一些基因（*PRAME*、*CD24*、*POU4F2* 和 *HOXD13*）在高级 PPTID 中比在低级 PPTID 中表达高，表明其在肿瘤分级中的潜在应用价值。

四、病理学

在目前 WHO 对脑肿瘤的分类中，PPT 分为三类：松果体细胞瘤、PPTID 和松果体母细胞瘤 [10]。一项有趣的回顾性研究报道，经中心审查，281 例患者中有 10.6% 被认为 PPT 的组织学诊断不合适，这强调了手术标本和经验丰富的神经病理学家严谨病理检查的重要性 [13]。典型的松果体细胞瘤是一种分化良好的中等细胞肿瘤，由相对较小、均匀、成熟的松果体细胞样细胞构成。它通常生长在片状或界限不清的小叶中，常以无核空间的松果体细胞瘤玫瑰花结为特征，细胞突起充满精细的网状结构。大多数情况下缺乏有丝分裂象。免疫组织化学通常对神经元标记物如突触蛋白、神经元特异性烯醇化酶和神经丝蛋白，以及神经内分泌标记物如嗜铬粒蛋白 A 具有强阳性 [18, 40]。感光细胞分化与视网膜 S 抗原和视紫红质的免疫反应有关 [18, 41, 42]。松果体细胞瘤符合 WHO Ⅰ级。

松果体母细胞瘤由密集的、小的、低分化的神经外胚层细胞组成，类似于其他小细胞或原始神经外胚层肿瘤（primitive neuroectodermal tumor，PNET）。值得注意的是，“PNET”一词已从 2016 年 WHO 分类更新中删除。单个肿瘤细胞胞质极少，含有深染不规则核，有丝分裂常伴有不同程度的坏死，无松果体细胞瘤玫瑰花结，但可见到 Homer–Wright 玫瑰花结，如髓母细胞瘤。flexner–wintersteiner 玫瑰花结在某些情况下被作为光感受器分化的证据。松果体母细胞瘤的免疫组织化学与松果体细胞瘤相似，表达神经元和光敏标志物。松果体母细胞瘤属于 WHO Ⅳ级。

PPT 被认为是由原始实质细胞到分化良好的松果体细胞组成的一系列肿瘤 [10]；相当比例的 PPT 既不适合松果体细胞瘤，也不适合松果体母细胞瘤。在这些肿瘤中，有些细胞的组织学特征介于典型的松果体细胞瘤和松果体母细胞瘤之间，因此被称为中间分化的 PPT。其他的是分化良好的松果体样细胞和分化的松果体瘤样细胞的混合物，因此被称为混合松果体细胞瘤 / 松果体母细胞瘤，约占 PPT 的 10%[41]。PPTID 可能相当于 WHO Ⅱ级或Ⅲ级，但明确的分级标准尚未建立 [10]。

尽管这一经典分类在为特定患者选择合适的治

疗方案和评估预后方面具有临床优势，但从实际角度来看，令人困惑的是这三种类型之间的组织学区别尚不明确，部分原因是因为形态学诊断存在一定主观性，标准尚未明确[19]。相反 PPT 被认为存在于一个发展的连续体中。事实上，最近报道了一例由保守治疗的松果体细胞瘤转变为松果体母细胞瘤的病例[43]，因此，人们进行了大量的努力，试图更清楚地区分 PPT 肿瘤谱。有丝分裂指数在文献中一直被认为是 PPT 的一个有效的预后标记[14, 42, 44, 45]，神经纤维细丝的免疫阳性也被视为是一个能够明确区分不同级别 PPT 的潜在标志[14, 19, 44]。

对 12 个机构的 66 例 PPT 进行了一项大型回顾性研究，将组织学特征与患者生存率相关联，并利用形态学、有丝分裂指数和神经丝免疫组织化学提出了一个新的分级系统[14]。使用该分级系统，松果体细胞瘤（WHO Ⅰ级）和松果体母细胞瘤（WHO Ⅳ级）分别降为Ⅰ级和Ⅳ级。PPTID 分为两个等级：Ⅱ级包括过渡性、分叶或弥漫性 PPT，神经丝免疫强染色，有丝分裂少于 6 个；Ⅲ级包括分叶或弥漫性 PPT，有丝分裂多于 6 个或少于 6 个，但神经丝未免疫染色。Ⅲ级也包括混合性松果体细胞瘤 / 松果体母细胞瘤。预后方面，该分级系统非常有用，5 年总生存（OS）率Ⅰ级肿瘤接近 90%，Ⅱ级肿瘤接近 80%，Ⅲ级肿瘤接近 40%，Ⅳ级肿瘤接近 10%。

从正常的松果体或松果体囊肿中识别松果体瘤仍然是一个挑战[46]。虽然松果体细胞瘤通常形成片状或扩展的小叶，但正常松果体有小叶和良好的纤维血管间隔，松果体囊肿通常有三层结构。这种鉴别是至关重要的，因为松果体囊肿误诊为松果体细胞瘤可能导致非肿瘤性松果体病变的不必要治疗[41]。

五、临床表现

尽管与低级别 PPT 相比，高级别 PPT 在诊断时的症状持续时间往往更短，但仅凭症状和体征无法将 PPT 与其他 PRT 或松果体细胞瘤与松果体母细胞瘤区分开来[47]。由于 PPT 靠近导水管，可能导致梗阻性脑积水，患者可能出现颅内压升高（increased intracranial pressure，ICP）的迹象。这些肿瘤也可能通过压迫中脑背侧而导致脑神经功能障碍，如向上凝视麻痹、会聚性眼球震颤和近光分离（Parinaud 综合征）。PPT 没有典型的症状或体征，但如果它们压迫小脑或下丘脑，患者会出现共济失调或激素不足。在一项对 30 例 PPT 患者的回顾性研究中，常见症状和体征包括头痛（73%）、视力受损（47%）、恶心和呕吐（40%）、步态受损（37%）、视盘水肿（60%）、共济失调（50%）和向上凝视麻痹（30%）[13]。在罕见的情况下，患者出现肿瘤内出血[17]。

六、诊断注意事项

松果体区出现的病变多种多样，不仅包括 PRT（包括转移），而且还包括血管病变，如海绵状畸形，感染性病变，如结核瘤和蛛网膜囊肿[5-7, 9]。PRT 还表现出不同的肿瘤，具有明显不同的自然病史，因此准确的组织学诊断是选择适当治疗方式和方案的依据。由于 GCT 是松果体区最常见的肿瘤[5, 6, 8, 12]，应检查血清和脑脊液（cerebrospinal fluid，CSF）的 GCT 标记（α– 人绒毛膜促性腺激素，甲胎蛋白）。通常来说，CSF 是在初始 CSF 分流过程中获得的，因此对颅内压升高征象的患者禁用腰椎穿刺。由于可能存在脑脊液播散，在松果体母细胞瘤和高级 PPTID 中需行脑脊液细胞学检查和全脊柱 MRI 检查[13, 14, 48, 49]。

仅凭影像学很难诊断 PRT。在 T_2 加权图像上，PPT 通常是高信号，而 GCT 往往与灰质等信号。然而，不同类型的 PRT 在成像特征上存在明显重叠[50]。在 PPT 中，在液体衰减反转恢复序列中，松果体细胞瘤的信号强度可能高于松果体母细胞瘤，松果体细胞瘤更有可能具有囊性成分[51]。松果体细胞瘤倾向于均匀增强，而松果体母细胞瘤和 PPTID 表现出更多异质性模式（图 66–1）[52]。在高级 PPT 中，常看到大脑受侵的不规则边界[8]。

随着磁共振等诊断影像越来越多地被使用，松果体区域的异常被频繁发现。临床工作中从影像学上区分松果体囊肿和松果体细胞瘤或毛细胞性星形细胞瘤[41]很重要，因为松果体囊肿的切除率从 1% 到 4% 不等[53-55]。误诊会导致治疗不当。通常典型的松果体囊肿有良性的自然疾病病史[55, 56]，仅需观察随访。一些作者主张用薄（＜ 2mm）的强化边缘和无结节作为区分松果体囊肿和肿瘤的标准[57, 58]。

七、治疗

（一）手术

鉴于 PRT 的多样性和 PPT 缺乏肿瘤标志物，几乎所有病例都需要手术治疗以获得组织学诊断。

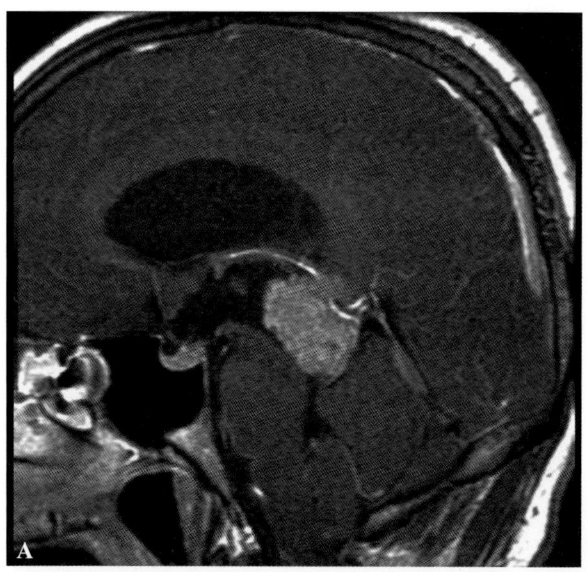

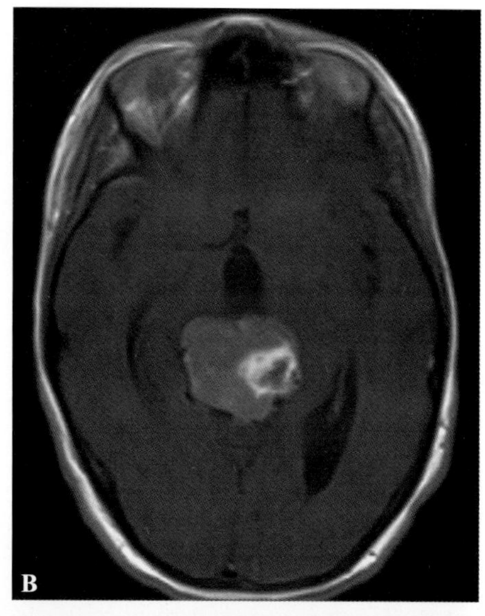

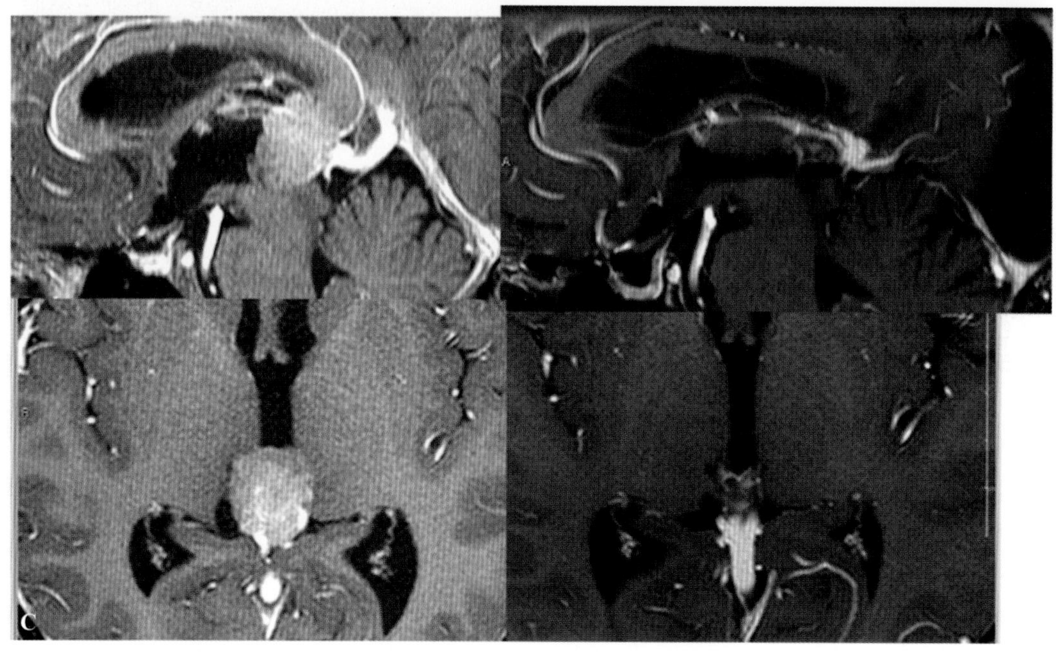

▲ 图 66–1 A. 松果体母细胞瘤的强化后 T_1 矢状位图像；B. 显示其异质性增强的中间分化松果体实质肿瘤（PPTID）；C. 治疗前（左）和治疗后（右）T_1 图像钆增强（上矢状面，下轴向）说明 PPTID 的分辨率

PRT 的活检通常采用两种方法。一种是立体定向活检，它在文献中的诊断率通常很高 [7, 9, 59]，但在一项回顾性研究中，61 例经过立体定向活检的患者中有 18 例接受了外科切除术，活组织检查与组织学诊断的相关性为 89%[6]。这种相对较低的一致性率可能与 PRT 立体定向活检有关，它可能在同一病变内存在组织学混合（例如混合生殖细胞瘤和混合性松果体细胞瘤 / 松果体母细胞瘤）。此外，这种组织学上的不一致性支持了外科切除术在 PRT 中的重要性。考虑到肿瘤的深度和复杂的周围血管系统，如 Galen 静脉和大脑内静脉，在该部位进行立体定向活检有较高的并发症发生率 [60]；然而，根据文献资料，其发病率和死亡率通常较低 [6, 7, 9, 61]。例如，一项对 370 例 PRT 立体定向活检的大型回顾性研究报道死亡率为 1.3%，持续发病率为 0.8%，这并不比立体定向活检的总死亡率高 [9]。

另一种方法是经鼻内镜活检 [62–64]。其最大的优点是，在一次全麻手术中治疗梗阻性脑积水和进行第三脑室造瘘术 [65, 66]。此外，因为脑室腹腔分流术（ventriculoperitoneal shunt，VPS）有分流感染和功能不全的风险，内镜下第三脑室造瘘术（endoscopic third ventriculostomy，ETV）可以避免 VPS。内镜活检的诊断率与立体定向活检相当，从 86.7% 到 100% 不等[62–64]。但由于只有经验丰富的神经外科医师才能安全地进行，因此尚未普及。由于内镜的伸展范围很长，而且需要灵活操作内镜，因此对 PRT 进行内镜手术特别困难。

根治性切除治疗 PPT 的疗效一直存在争议，尤其是对于高级 PPT。尽管梗阻性脑积水通常通过脑脊液分流手术（如 VPS 和 ETV）治疗，但如果患者有继发于肿瘤的梗阻性脑积水，积极减瘤术有可能会恢复脑脊液循环。对于一些良性 PPT，如松果体细胞瘤，完全切除是可以实现的最佳治疗方法，并且具有良好的长期无复发生存期[15, 67–69]。最近对文献的系统性回顾发现，在 166 例松果体细胞瘤患者中，切除组 1 年和 5 年无进展生存（progression-free survival，PFS）率分别为 97% 和 89%，活检组分别为 90% 和 75%[67]。值得注意的是，接受完全切除（gross total resection，GTR）的患者（61 例，42%）的 1 年和 5 年 PFS 率分别为 100% 和 100%。与次全切除（subtotal resection，STR）或活检治疗相比，GTR 对肿瘤的良好控制反映了其预后优势。GTR 组（无放射治疗）1 年和 5 年的 OS 率分别为 91% 和 84%，而 STR 组（放射治疗）为 88% 和 17%，差异具有统计学意义[68]。必须提到的是，考虑到肿瘤的深在位置和周围复杂的血管系统，松果体区域的侵入性手术会带来灾难性的术后神经系统恶化的内在风险，必须对其风险和获益进行深入评估，并在术前与患者充分讨论。相关报道的手术并发症发生率各不相同（死亡率 0%～10%，发病率 0%～18%）[6, 70–72]。

必须对局部解剖学进行全面回顾，以确定肿瘤切除的最佳入路。具体来说，应讨论肿瘤的范围与深静脉系统的关系，小脑幕的夹角、静脉引流的方式。在大多数情况下，首选小脑幕入路，以获得良好的松果体区通路。它有两种变化：小脑上幕下入路和枕幕上入路。肿瘤的尾部延伸可能需要经后半球间经胼胝体入路。关于外科手术方法的详细讨论不在本章的范围内，但在其他地方有广泛的概述[2, 4, 6, 70, 73]。

另一方面，积极的手术切除对恶性肿瘤如松果体细胞瘤的疗效并不明显[74, 75]，尽管一些研究承认 GTR 的生存效益[76, 77]。鉴于 GTR（残留量＜1～1.5cm[3]）是髓母细胞瘤的积极预后因素[78–80]，积极的手术切除也可提高松果体母细胞瘤患者的生存率，尽管早前讨论过的复杂的局部解剖可能导致术后的高并发症率并降低其生存效益，PPTID 被认为在表现和预后方面，比起松果体细胞瘤，更接近松果体母细胞瘤，因此通常治疗起来与松果体母细胞瘤更为相似。

（二）放射治疗

由于松果体细胞瘤的罕见性，暂无关于对其辅助放射治疗疗效的潜在或大型回顾性研究[81]。在前面提到的松果体细胞瘤治疗的全面回顾中，66 例患者（40%）接受了分割放射治疗或立体定向放射外科（stereotactic radiosurgery，SRS）的辅助治疗[67]。辅助放射治疗不能弥补不完全切除，GTR 组的肿瘤控制率明显优于 STR 组和放射治疗组。此外，与单独的 STR 相比，STR 后的辅助放射治疗并没有显著增加肿瘤控制率，这对 STR 后辅助放射治疗的益处提出了质疑。然而，对于次全切除或仅活检的松果体细胞瘤，一般建议术后放射治疗以减少局部复发[4]。如果进行放射治疗，应采取局部野，并应对软脑膜扩散的患者给予全脑全脊髓照射（craniospinal irradiation，CSI）。以往所有评价松果体细胞瘤 SRS 的研究都是回顾性的，患者样本量少[82–85]，因此，SRS 对于良性肿瘤的适应证，除了可以在评估不能实现 GTR 且具有可接受风险的松果细胞瘤中作为初步治疗，尚缺少明确结论[86]。

许多研究表明，无论是在儿童还是成人，放射治疗对松果体母细胞瘤和 PPTID 都有好处[15, 77, 87, 88]。高级别 PPT，尤其是松果体母细胞瘤，容易脱落至脑脊液（14%～45% 的病例），因此无论手术切除的程度如何，CSI 都必须与化学治疗同时进行[5]。通常，建议给神经轴 30～36Gy 的剂量，然后将原发部位的剂量增加到 50～55Gy[4]。脊柱转移瘤 45～50.4Gy[4, 89]。松果体母细胞瘤的局部放射治疗几乎不可避免地失败；在一项回顾性研究中，松果体细胞瘤 5 年的局部控制率为 85%，而松果体母细胞瘤 2 年的局部控制率仅为 30%[84]。

鉴于 PRT 的显微外科手术难度大，对这种深部病变进行立体定向活检的风险大，许多患者在没有组织学诊断的情况下接受放射治疗。在一篇超过

200 例接受放射治疗的 PRT 患者回顾性分析中，各种肿瘤类型（PPT、GCT、非活检）患者对放射治疗的反应各不相同，强调了明确组织学诊断的重要性[90]。

（三）化学治疗

松果体母细胞瘤患者的治疗方案来源于髓母细胞瘤患者，包括化学治疗和 CSI 放射治疗。有趣的是，尽管两者的组织学特征相似，但结果可能不同[74, 91–94]。例如，在儿童癌症组（Children's Cancer Group，CCG）的研究中，松果体母细胞瘤患者对 CSI 和化学治疗的反应明显优于其他胚胎肿瘤患者[75, 91]。本研究中的患者随机分为长春新碱、洛莫司汀和泼尼松治疗组和一天内服用 8 种药物（8 合 1）（甲泼尼龙、长春新碱、洛莫司汀或卡莫司汀、丙卡巴嗪、羟基脲、顺铂、阿糖胞苷和环磷酰胺）治疗组。

松果体母细胞瘤的化学治疗方案在不同的机构和群体之间存在显著差异，化学治疗的最佳方案或时机尚未确定[13]。已使用的药剂包括卡铂、卡莫司汀、顺铂、环磷酰胺、阿糖胞苷、依托泊苷、异环磷酰胺、羟基脲、洛莫司汀、甲氨蝶呤、丙卡嗪、长春碱和长春新碱[13, 75, 87, 95]。最近的一项前瞻性多中心试验 HIT 2000 包括 26 例患者（15 例 CNS-PNET，11 例松果体母细胞瘤）[96]，诊断时的中位年龄为 11.5 岁（4.0—20.7 岁）。整个队列 5 年 PFS 率和 OS 率均为 58%，松果体母细胞瘤患者为 64%。因此，术后超分割放射治疗后联合 8 个周期的维持性化学治疗（洛莫司汀、顺铂和长春新碱）被认为是可行的，没有严重的急性毒性。

在自体干细胞移植后的更密集的化学治疗方案已经在被探索。在一项对复发性幕上 PNET 的研究中，17 例患者接受了高剂量化学治疗（high-dose chemotherapy，HDCT），随后接受了自体干细胞解救（autologous stem cell rescue，ASCR）[97]。化学治疗包括卡铂、噻替帕和依托泊苷。8 例患者为松果体母细胞瘤，其 5 年无事件生存率明显低于其他幕上 PNET 患者（0% vs 62.5%）。值得注意的是，2 例患者（11%）死于毒性反应，6 例患者具有 3/4 级非血液毒性。此外，尽管使用了广谱抗生素，但患者均需要输血，9 例患者出现感染。在新诊断的情况下，12 例（6 名儿童和 6 名成人）松果体母细胞瘤患者接受手术、诱导化学治疗和放射治疗（除 2 例患者外均接受放射治疗），随后接受 HDCT（环磷酰胺、美法仑或白消安和美法仑）和 ASCR 治疗[98]。9 例患者在诊断后的中位数 62 个月（范围 28～125 个月）内存活，没有疾病复发的证据，其中包括 3 例转移性疾病患者和 2 例未接受任何放射治疗的婴幼儿。4 年 OS 率和 PFS 率分别为 71% 和 69%。除了放射治疗外，HDCT 联合放射治疗似乎是新诊断松果体母细胞瘤患者的有效治疗方法。

婴幼儿松果体母细胞瘤的治疗目前是一个重大挑战[99]，为了避免与幼儿 CSI 相关的长期并发症，需要寻求替代方案治疗[75, 92, 100]。对松果体细胞瘤的婴幼儿进行了早期化学治疗延迟放射治疗的试验结果令人沮丧。在儿童肿瘤学组研究中，11 例 3 岁以下的松果体母细胞瘤患者接受了环磷酰胺、长春新碱、顺铂和依托泊苷联合 HDCT 治疗而不进行放射治疗。所有患者在确诊后 12 个月均失败[100]。诊断后的 OS 为 4～13 个月。CCG 研究报道了类似的结果，其中 8 例年龄＜ 18 个月的婴儿接受了“8 合 1”化学治疗，未行放射治疗[75]。所有患者在治疗开始后 3～14 个月（中位数为 4 个月）出现疾病进展。中位 OS 只有 10 个月。因此，关于婴幼儿松果体母细胞瘤的最佳治疗策略仍存在争议。上述 HIT 2000 试验表明，短期强化诱导化学治疗后采用 HDCT 似乎优于长期且低强度诱导方案[101]。

八、预后

PPT 的预后因组织学分级而有显著差异[14]。文献中 PPT 患者的生存数据总结见表 66-1。在一项涉及 76 例患者的最大回顾性研究中，松果体细胞瘤、PPTID（Ⅱ级）、PPTID（Ⅲ级）和松果体母细胞瘤的 5 年 OS 率分别为 91%、74%、39% 和 10%[13]。

松果体细胞瘤手术联合或不联合放射治疗均取得了良好的预后，5 年生存率从 67% 到 91%[13, 15, 68, 89]。GTR 是 OS 最一致的有利预后因素。在一项对 168 例松果体细胞瘤患者的回顾性研究中，切除组和活检组的 5 年 OS 率分别为 82% 和 64%[68]。此外，即使在放射治疗的支持下，STR 也不能达到 GTR 一样的生存率。最近的一项研究结合了来自 109 项研究的 299 个个体数据，强调了积极手术切除在松果体母细胞瘤治疗中的重要性[102]。

最近积极的多学科综合治疗策略在高级别 PPT

表 66-1　松果体细胞瘤、中间分化松果体实质瘤（PPTID）和松果体母细胞瘤的总生存率和无进展生存率的历史比较

		松果体细胞瘤					PPTID					松果体母细胞瘤				
参考文献	年份	患者数量	中位 OS	5 年 OS 率	中位 PFS	5 年 PFS 率	患者数量	中位 OS	5 年 OS 率	中位 PFS	5 年 PFS 率	患者数量	中位 OS	5 年 OS 率	中位 PFS	5 年 PFS 率
Schild 等 [15]	1993	9	NA	67	NA	NA	6	NA	58*	NA	NA	15	NA	58*	NA	NA
Mena 等 [18]	1995	21	NR	NA	NA	NA	3	NA	NA	NA	NA	11	24	NA	NA	NA
Jakacki 等 [75]	1995	–	–	–	–	–	–	–	–	–	–	17	NA	61（3 年）	NA	73（3 年）
Chang 等 [48]	1995	–	–	–	–	–	–	–	–	–	–	10	播散：30； 未播散：NR	NA	NA	NA
Fauchon 等 [13]	2000	19	NR	91	NA	NA	G Ⅱ：27 G Ⅲ：20	G Ⅱ：NR G Ⅲ：38	G Ⅱ：74 G Ⅲ：39	NA	NA	18	16	10	NA	NA
Lutterbach 等 [87]*	2002	–	–	–	–	–	37	165	80	93	NA	64	77	51	46	NA
Gururangan 等 [98]	2003	–	–	–	–	–	–	–	–	–	–	12	NR	69（4 年）	NR	71（4 年）
Lee 等 [77]*	2005	–	–	–	–	–	–	–	–	–	–	34	25.7	NA	NA	NA
Hinkes 等 [95]†	2007	–	–	–	–	–	–	–	–	–	–	年龄＞3 岁：6；年龄＜3 岁：5	年龄＞3 岁：106；年龄＜3 岁：11	NA	年龄＞3 岁：95；年龄＜3 岁：7	NA
Clark 等 [67, 68]	2010	166，168‡	NR	切除：76 活检：64	NR	切除：89 活检：75	–	–	–	–	–	–	–	–	–	

G Ⅱ . Ⅱ级；G Ⅲ . Ⅲ级；NA. 不可用；NR. 未达到；OS. 总生存；PFS. 无进展生存

*. 仅是成人

†. 仅是儿童

‡. 166 例用于 PFS 分析，168 例用于 OS 分析

（松果体母细胞瘤和 PPTID）患者的生存率方面取得了更大的前景（表 66–1）。在一系列接受不同治疗方式治疗的松果体母细胞瘤或 PPTID 患者中，预计 1 年、3 年和 5 年的 OS 率分别为 88%、78% 和 58%[15]。在一项单机构回顾性研究中，OS 和 PFS 中位数分别达到 8.7 年和 10 年[103]。在上述关于幕上 PNET 随机研究的 CCG 亚组分析中，17 例年龄在 18 月龄或以上的松果体母细胞瘤患者接受了 CSI 和多药化学治疗，3 年的 OS 率和 PFS 率分别为 73% 和 61%[75]。相比之下，幼儿松果体母细胞瘤患者存活率仍然很低。在同一个 CCG 研究中，8 例年龄＜ 18 月龄的婴儿单独接受“8 合 1”化学治疗后，中位数 4 月龄内都出现了疾病进展，这表明年龄和放射治疗是生存的重要决定因素[75]。

恶性 PPT 在成人患者中很少见，一般采用儿童方案治疗，缓解有明显差异[104]。在一项对 101 例成人恶性 PPT 患者进行的多中心回顾性研究中，PPTID 患者和松果体母细胞瘤患者的中位 OS 分别为 165 个月和 77 个月[87]。在多因素分析中，疾病程度（局限性与非局限性）、组织学（PPTID 与松果体母细胞瘤）、术后和放射治疗后残留病灶（无 / 轻微与主要）是 OS 的独立预后因素。最近一项基于流行病监测与最终治疗结果（Surveillance，Epidemiology，and End Results，SEER）数据库的回顾性研究报道了一组更好的生存数据，中位 OS 为 176 个月，诊断年龄较小和病变局限是临床相关的预后因素[105]。

直到最近，对 CNS–PNET 和 PRT 的 Meta 分析研究了 DNA CNA 对预后的影响，尚未进行具有预后相关性的遗传分析研究[106]。在多因素分析中，CNA（超过 10 个 CNA）有预后不良的趋势。须行进一步的研究验证。

九、建议

松果体实质肿瘤是由松果体产生的罕见肿瘤，代表了由分化良好的松果体细胞到原始实质细胞分化的一系列肿瘤。因此，通过手术获得的准确的组织学诊断是优化辅助治疗的关键。

松果体细胞瘤是一种生长缓慢的肿瘤，完全切除后可以治愈。由于病变的深度和周围的重要结构，很难进行根治性切除，手术最好由经验丰富的神经外科医师进行。术前必须充分作好手术计划，手术的风险和获益必须与患者及其家属充分讨论。辅助放射治疗的疗效尚未得到充分证明。如果以残留病灶为治疗对象，则应局限于局部，而不应覆盖整个神经轴。

相比之下，松果体母细胞瘤是一种高度侵袭性的肿瘤，需要手术、化学治疗和放射治疗的多模式治疗。目前尚不清楚切除的范围是否会对治疗结果产生影响，尽管在某些情况下，手术大部切除可能会减少病变肿块并有利于进一步治疗。以铂类药为主的各种化学治疗方案已被报道。最近，HDCT 联合 ASCR 已经得到了积极探索，似乎在特定的患者中取得了很好的效果。考虑到肿瘤具有扩散倾向，不管疾病的程度如何，放射治疗都应覆盖整个神经系统。对婴幼儿的治疗仍然极具挑战性，尽管进行了积极的化学治疗，但大多数病例进展很快；这可能因为顾虑放射治疗的长期不良反应而推迟放射治疗有关。比起松果体细胞瘤，PPTID 被认为与松果体母细胞瘤更为相似，因此，治疗方法与松果体母细胞瘤相同。

第 67 章 颅咽管瘤

Craniopharyngiomas

Danilo Silva Mayur Sharma Gazanfar Rahmathulla Gene H. Barnett 著
董 敏 译 谢 健 校

一、概述

颅咽管瘤（craniopharyngioma，CP）被认为是 2007 年世界卫生组织（World Health Organization，WHO）最新分类的 I 级良性肿瘤[1]。尽管具有良性组织学特征和缓慢的生长模式，但过去由于肿瘤的进展和治疗的后遗症，CP 的发病率和死亡率都是相当高的[2]。Jakob Erdheim 于 1904 年首次描述 CP 为“垂体导管肿瘤”[3]，后来于 1932 年由 Harvey Cushing 重新命名为“颅咽管瘤”[4]，CP 被认为起源于颅咽管或 Rathke 囊的胚胎上皮内膜[5]，由于其固有位置，严重症状来自周围神经结构的压迫或侵袭，主要是第三脑室底部的视器、垂体和柄、下丘脑和脑室系统，导致复杂的视觉障碍、内分泌紊乱、行为障碍和颅内压升高的症状。

完整的显微手术切除是传统的治疗手段，并有治愈的可能[6-8]。然而，由于病变的关键位置和黏附性质，这种积极的方法可能充满危害并导致功能障碍。在 20 世纪 50 年代，其手术死亡率为 10%～40%[9]，但随着神经外科技术的进步使其降至 0～10%[10, 11]。这些肿瘤在全切除后复发的可能性高达 57%，因此需要使用替代治疗方法控制肿瘤。据报道已经有多种治疗方法来处理这些病变[12-16]，但最佳治疗仍然存在争议。在本章中，我们将回顾这些罕见肿瘤的性质，考虑各种治疗方案，讨论它们的单独和联合使用，并就当代治疗提出建议。

二、解剖

颅咽管瘤是指鞍区、鞍上区和（或）第三脑室前区沿 Rathke 囊发育的肿瘤[5, 6, 17]。大多数 CP 发生在漏斗柄附近，与下丘脑和视器（图 67-1），以及颈内动脉等区域的主要动脉密切相关。鞍区肿瘤由邻近海绵窦硬脑膜的小血管供应，鞍上 CP 则直接由间脑前动脉的小分支供应。包括大脑前动脉、前交通动脉和后交通动脉。它们通常不是由后循环（即大脑后动脉和椎基底动脉分布）供应的，这具有重要的外科意义。

由于对手术入路的影响，外科医师通常将 CP 分为鞍区、前交叉区和后交叉区。在影像学上，约 75% 的 CP 位于鞍区，20% 的 CP 是鞍区和鞍上区，而只有 5% 的 CP 是完全鞍区性质的，也可能发生在视交叉或第三脑室，甚至在鼻咽、松果体区或蝶骨[18]。

三、胚胎学和流行病学

在妊娠第 3～4 周，口外胚层（口腔顶部）向间脑内陷，与向下突出的漏斗状芽相接，形成了原始的颅咽管。当蝶骨的发育挤压了咽上皮的内陷，就形成了 Rathke 囊。然后囊袋包围漏斗，形成腺垂体。许多人认为，胚胎中那些原本会成为牙芽或口腔上皮的剩余细胞，可能在发育过程中沿着颅咽管沉积，形成 CP。CP 是真正的囊性肿瘤，不应与 Rathke 囊肿混淆，尽管这些囊肿可能也有胚胎起源。一些具有鳞状乳头状病理的成人肿瘤可能是由不同的机制引起的[6, 19]。

CP 可以在任何年龄被诊断，并有双峰分布（图 67-2），儿童期（5—14 岁）和成年（55—84 岁）达到峰值[20]。尽管有一些数据表明儿童男性占主导地位[21]和日本儿童发病率有所增加，但总体年发病率为 0.5/10 万人～2.5/10 万人，且与性别或种族无关。

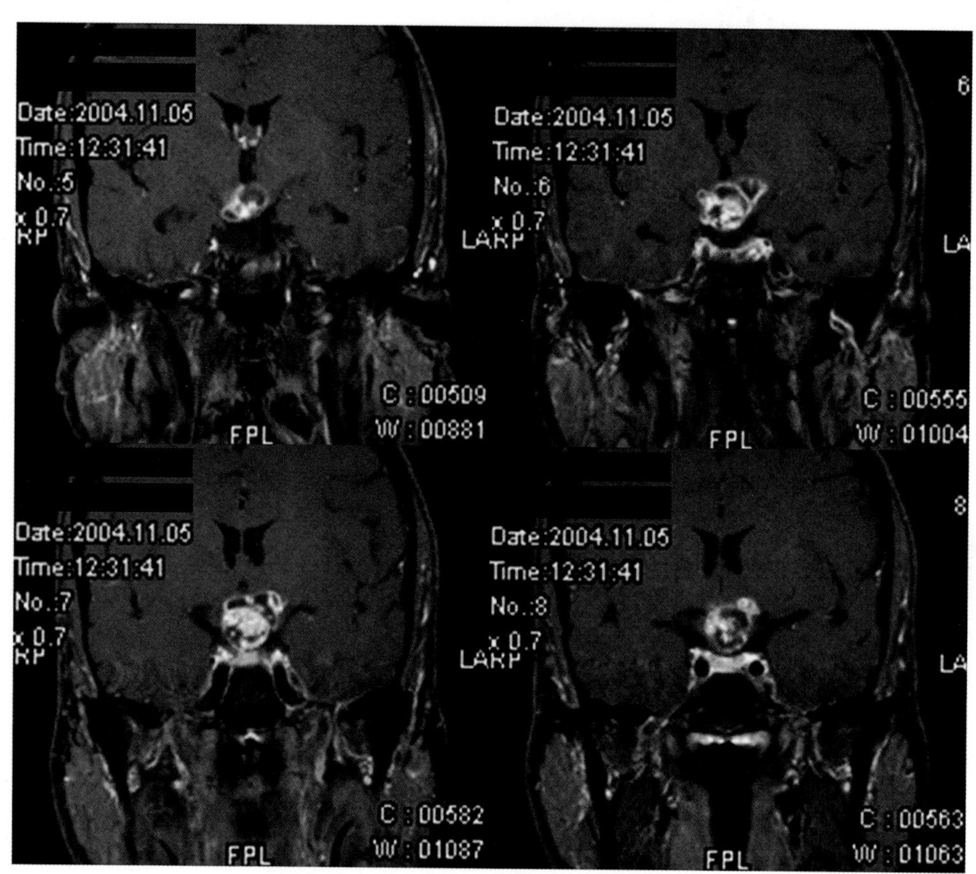

▲ **图 67-1　46 岁男性颅咽管瘤（成釉细胞瘤型）**

注意与下丘脑和视路的密切关系

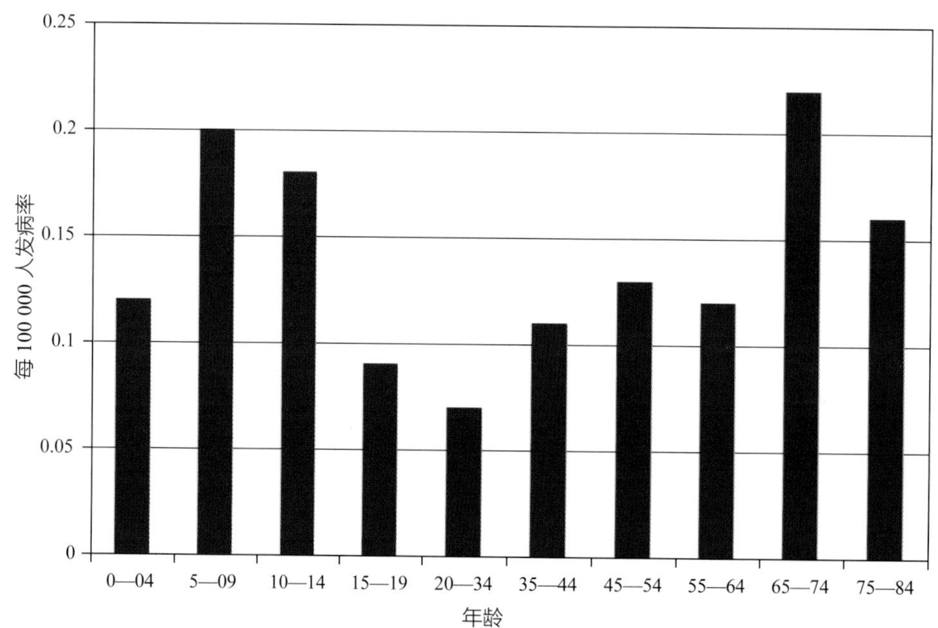

▲ **图 67-2　1990—1993 年由美国中央脑肿瘤登记处（CBTRUS）编制的 135 例颅咽管瘤的年龄分布**

经美国神经外科医师协会许可转载，引自 Bunin 等，1997[20]

在美国，预计每年将发生大约 338 例 CP，其中 96 例发生在 0—14 岁的儿童中。它们占所有儿童肿瘤的 5%～10%，但不到成人颅内肿瘤的 1%；对于鞍旁肿瘤，它们在儿童中占 50%，在成人中占 20%。

虽然有少数报道发生在兄弟姐妹中，但是没有已知的 CP 遗传易感性。迄今为止，没有关于这些肿瘤分子特征的报道，但编码 β- 联蛋白的 *CTNNB1* 基因突变与成釉细胞瘤 CP 有关。

四、病理

颅咽管瘤通常由具有良性组织学的实性部分和不同程度的囊变成分组成[6]。在被诊断时它们的大小不同，当发现肿瘤时已大于 5cm 的情况并不少见。这些肿瘤是 WHO Ⅰ级肿瘤，通过完全手术切除可以治愈。肿瘤可引起邻近的下丘脑、视神经通路和漏斗管的强烈神经胶质反应，并可能附着于这些结构的血管和附近的血管。这些附着点常常限制了手术操作或导致术后并发症。

CP 组织病理学表现为成釉细胞瘤和乳头状瘤。前者见于儿童期和大约一半的成人型肿瘤，周围是由栅栏状、柱状或多边形上皮细胞组成的带状或条状结构组成，内部排列较为松散，呈海绵状结构，囊肿可内衬扁平上皮（图 67–3）。这一模式类似于牙齿的成釉细胞模式，并验证了肿瘤起源于 Rathke 管的假设。“湿”角蛋白、钙化和胆固醇沉积也很常见。囊肿内充满富含胆固醇的油性棕色液体，显微镜下经常发现向邻近大脑的微小肿瘤投射。成釉细胞瘤通常通过厚度不同的胶质反应与邻近的实质分离，因此为更完整的手术切除创造一个安全的平面[22–24]。

鳞状乳头状瘤几乎完全发生在成年人身上，并有累及第三脑室的倾向[25]。由形成假乳头的鳞状上皮和类似于化生呼吸上皮的乳头组成（图 67–4）[26, 27]。囊肿通常衬有简单的鳞状上皮，很少钙化。这些肿瘤可能起源于试图向口腔黏膜分化的细胞壁，也可能起源于成人鞍区的鳞状细胞。乳头状肿瘤无囊肿和钙化，增加了完全切除（gross total resection，GTR）的可能性，在次全切除（subtotal resection，STR）后复发和放疗反应的风险保持不变[28, 29]。

通常标记指数水平（如 MIB–1）＜ 2% 且预测值有限，除非＞ 7% 才有可能发生复发。还没有关于自发的恶性转化和转移的报道，但是已经报道了沿着活组织检查或手术切口的播散，以及手术切除后出现了远端软脑膜转移[30]。此外还有关于辐射诱导鳞状细胞癌转化的报道[31]。

五、临床表现与临床诊断

CP 的症状是由于邻近结构受压而引起的，即视觉器官引起视觉症状；垂体柄和腺体受压引起内分泌症状；下丘脑受压引起行为紊乱；脑室受压导致脑脊液（cerebrospinal fluid，CSF）大量流出并阻塞时，引起颅内压升高的症状，如头痛[8, 32]。

与儿童相比，成人更易出现视力障碍或内分泌异常的症状。视觉障碍在成人中尤其普遍，其结果表明这些肿瘤的生长模式，通常包括双侧偏盲、同

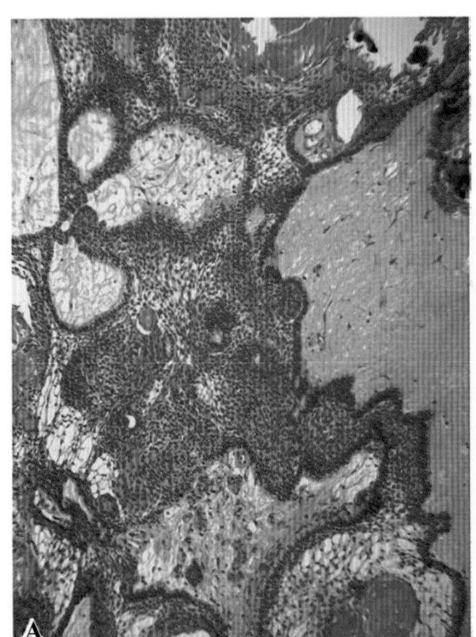

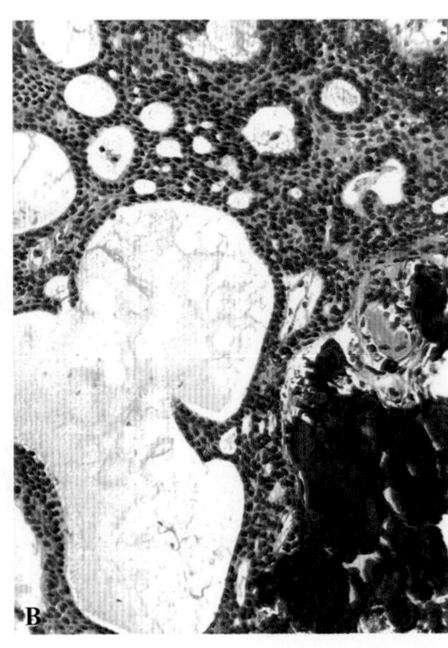

◀**图 67–3　成釉细胞瘤性颅咽管瘤的组织学研究**

A. 典型的栅栏状柱状鳞状细胞，中心呈海绵状；B. 右下为扁平上皮，囊内可见钙化

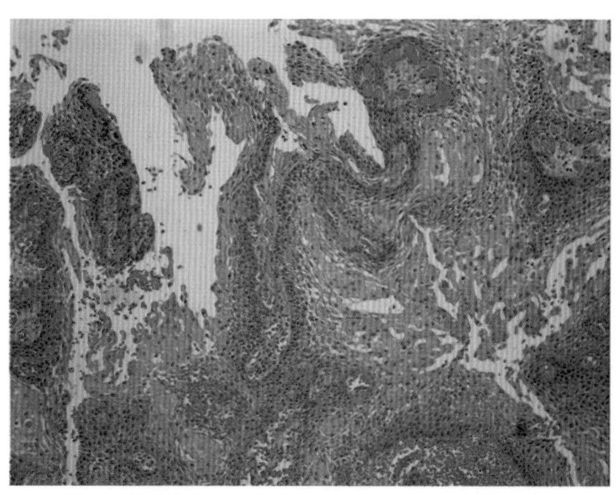

▲ **图 67-4 鳞状乳头状颅咽管瘤的组织学表现为无星状带的乳头状结构中的固体上皮；与成釉细胞瘤型相比，为固体，较少的小囊肿，少量的深色油性液体**

侧偏盲或单侧和双侧视力下降或失明。儿童通常能够耐受视野的逐渐变化，并且在他们的视力明显受损之前不会出现症状。在一个研究中，正式视野检查显示 74.5% 的患者在诊断时出现视力下降。与经蝶窦入路手术相比，经颅入路手术患者的视力损伤尤为明显（84.3% vs 42.9%）。29% 的成人和 20% 的儿童出现视盘水肿 [33]。

尽管测试可能显示有 80%～90% 的人出现激素异常，但只有大约 30% 的成年人会出现内分泌症状。性腺功能不全导致成年男性性欲减退和毛发稀少，女性继发性痛经。由于下丘脑或垂体柄受压，对垂体催乳素释放的正常抑制作用减弱，使得 20% 的患者发生高催乳素血症。在手术前 9%～17% 的患者出现尿崩症。其他内分泌异常包括甲状腺功能减退和继发性肾上腺皮质功能不全。

下丘脑紊乱包括中枢性肥胖、口渴障碍和睡眠周期改变，但对成人的影响往往低于儿童。另一方面，精神障碍在成人中比在儿童中更为常见，超过 30% 的 45 岁以上的患者患有痴呆症或间歇性混乱、冷漠、抑郁或精神运动迟缓。肿瘤向第三脑室生长所致的颅内压增高和梗阻性脑积水在儿童中比在成人中更为常见。在一个研究中，只有 29% 的成年患者有脑积水的迹象，而儿童患者超过 50%。此外，儿童头痛（80% vs 30%）、恶心或呕吐（60% vs 20%）和身材矮小（30% vs 15%）比成年人更常见 [6]。进行性视觉障碍与内分泌紊乱结合应提示鞍区或鞍上区可能有病变，如 CP。

六、影像学

现代神经影像学研究，如计算机断层扫描（CT）和磁共振成像（MRI），与局限于气颅造影、血管造影和头颅 X 线片（脑室和血管移位、鞍上钙化或鞍区受侵）的时代相比，极大地促进了这些病变的影像学诊断。CP 的影像学特征是鞍区、鞍上区和（或）第三脑室前部的实性 / 囊性强化病变。成釉细胞瘤病变在 CT 上是典型的混合性实性 / 囊性和钙化，而乳头状病变通常是等密度、实性的，很少出现钙化。静脉注射造影剂后，几乎所有的 CP 都会增强（图 67-5）[34]。在 MRI 上，肿瘤在 T_1 加权像上通常表现为信号强度不同的囊变成分。T_2 和液体抑制反转恢复（fluid-attenuated inversion recovery，FLAIR）图像特征性地表现为囊肿中的高信号，固体成分中的可变信号和邻近脑组织中的高信号，这表明可能存在神经胶质细胞增生，视交叉或视束受压引起的水肿、肿瘤的浸润和漏出液体的刺激（图 67-6）[35]。磁共振波谱显示囊状成分中脂质含量高。这两种成像方式相辅相成，CT 提供有关颅底骨质解剖和钙化的信息，而 MRI 则提供有关肿瘤与邻近神经解剖结构（如视器、垂体和间脑结构）的三维信息，这对于确定肿瘤治疗的最佳方案是至关重要的。

常规 CT 或磁共振血管造影可用于术前规划和显示肿瘤相关的血管系统，显示移位和（或）包裹的血管，但通常效果甚微。影像学鉴别诊断见表 67-1。

七、医学和内分泌学评估

根据临床表现，治疗前的完整评估包括神经眼科检查、神经内分泌检查、儿童神经心理评估和适当的影像学检查。这些测试本身不能诊断 CP，但当提示有视觉、垂体和（或）下丘脑功能障碍时，它们可以帮助定位病变并指导术前处理。神经眼科检查包括视野、视力图表及眼底检查，以发现视盘水肿。

神经内分泌评估对于确定基线激素水平和治疗过程中需要适当替代至关重要（框 67-1）[36]。常见的内分泌异常包括腺垂体（垂体前叶）产物（促肾上腺皮质激素，促甲状腺激素，促黄体生成素，卵泡刺激素，生长激素 / 胰岛素样生长因子 -1）和

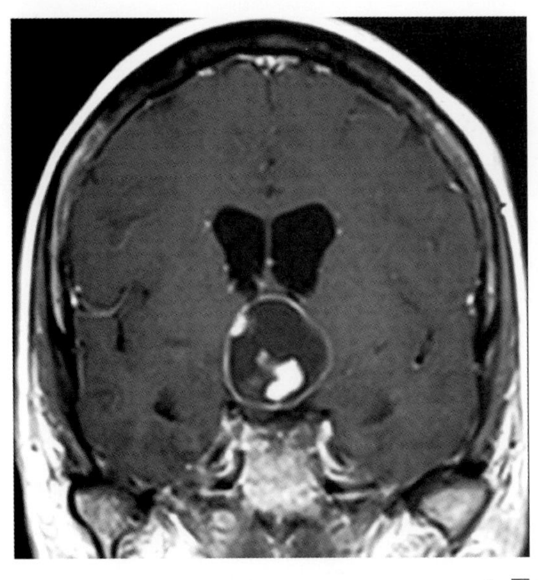
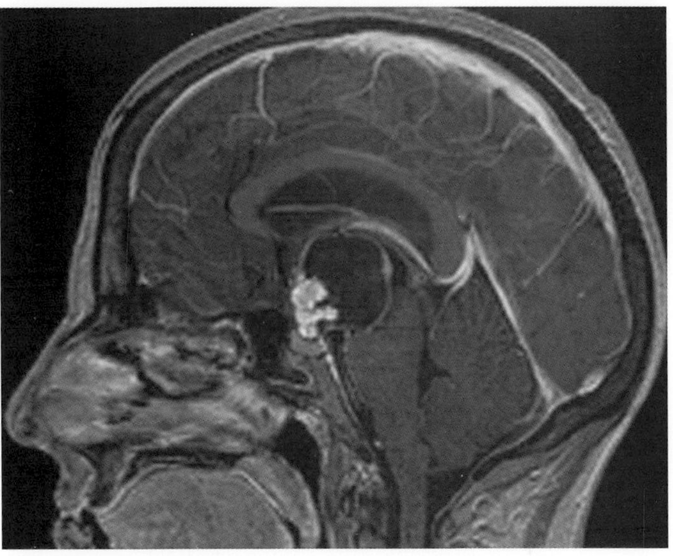

▲ 图 67-5　磁共振成像扫描

左侧显示冠状位 T_1 增强图像，右侧显示矢状增强图像，显示大的鞍区 / 鞍上混合性囊性病变，内有实性强化结节；鞍上延伸可导致视交叉压迫，而囊性成分向后颅窝的后交叉延伸可引起脑干受压

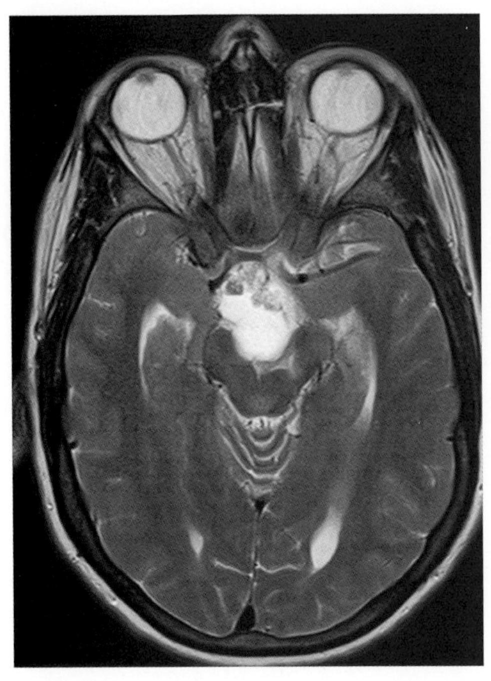
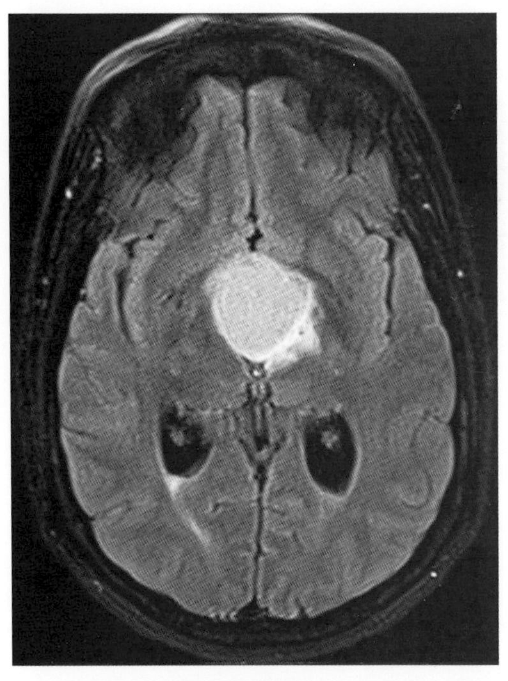

▲ 图 67-6　左侧为轴位 T_2 图像，右侧为 FLAIR 图像，显示囊肿内有实性结节的高信号囊性病变；肿块前方压迫邻近的视器，脑干向后变形

（或）由于生理性漏斗抑制泌乳素产生的中断而导致的泌乳素轻度过量产生（也称为“垂体柄效应”）。患者还可能由于垂体后叶功能障碍和不能集中尿液而出现尿崩症。

对成年人来说，神经心理评估不是常规要求，但对于易出现认知变化、精神运动衰退和人格障碍的儿童来说则可能是必要的。

利用 CT 和 MRI 进行神经成像对于制订最佳手术方案和评估脑积水脑室，以及与患者和家属讨论潜在的并发症和鉴别诊断至关重要。以下将讨论对术前管理的影响。

表 67–1　颅咽管瘤的影像学鉴别诊断

病　变	鉴别特征
Rathke 囊肿	无强化，无实性成分，异质性较少
垂体腺瘤	混合增强（出血性和囊性除外），鞍原发灶，CT 时的鞍区增大
蛛网膜囊肿	无强化，无钙化
表皮样 / 皮样囊肿	无强化，低 CT 密度，MRI 弥散改变
视交叉或下丘脑的毛细胞 / 浸润性星形细胞瘤	实性或微囊性，明显强化，无钙化，可能坏死
黄色星形细胞瘤	青少年组
血栓性动脉瘤	MRI 血流变化，血液产物

CT. 计算机断层扫描；MRI. 磁共振成像

框 67–1　术前最低神经内分泌评估

- 详细的临床病史和检查，包括液体出入量
- 血浆和尿液电解质和渗透压
- 血清尿素和电解质
- 甲状腺功能测试（游离 T_3、T_4 和甲状腺刺激激素）
- 早晨皮质醇（如果患者不服用维持剂量类固醇）
- 催乳素水平
- 胰岛素样生长因子 –1
- 卵泡刺激素 / 促黄体激素

引自 Hopper 等，2006[36]

八、治疗

CP 的最佳方法仍存在争议。不同的治疗策略可以结合起来针对患者进行个性化诊疗。显微手术切除仍然是治疗的主要手段，与其他辅助方式相结合，最大限度地减少手术后的复发和疾病进展。积极而彻底的手术切除是实现完全治愈的理想选择，但必须权衡其好处和潜在的严重并发症。

（一）预处理管理

在开始治疗之前，应进行上一节所述的医学和内分泌评估，以便解决这些病变带来的症状[6, 17]。视觉器官受损，以及纠正手术前和手术后潜在的激素缺乏的可能，是这些患者整体管理的重要组成部分。在存在垂体功能障碍的情况下，接受手术的患者围术期需要使用类固醇激素。任何脑积水都可能需要分流术进行脑脊液分流，在肿瘤有效治疗后，脑室大小通常正常化。

（二）手术

这些肿瘤的传统治疗是积极的显微手术切除。已经有许多通过经颅或经蝶窦途径的手术方法，但对它们的详细描述超出了本章的范围。手术方式的选择主要取决于肿瘤的位置和外科医师的经验[37–39]。微创手术在减少手术不适、发病率和恢复时间方面越来越受欢迎。通过眉毛切口的“锁孔”入路[40, 41]，内镜下经鼻蝶窦入路治疗鞍区[42]和鞍上病变[32–34]，立体定向或内镜放置引流或输送导管用于治疗 CP 囊肿[43]，以及用于诊断和囊肿引流的立体定向活检[44, 45]。将微创立体定向外科手术与药物或放射［组织间，分割放射治疗，立体定向放射外科（SRS，stereotactic radiosurgery）］治疗相结合的多种方法，将病变控制维持在最低风险[46]。

1. 经颅入路

额下入路（额叶下方）是最常用的方法，可以很好地显示视神经和颈内动脉。翼点（额颞部）入路沿大脑外侧裂和外侧蝶骨翼进入鞍旁间隙。颞下入路（颞叶下方）很少用于这些病变，主要用于单侧视交叉后肿瘤。对于局限于鞍区或鞍上区或有明显囊性成分的肿瘤，经蝶窦或内窥镜（经鼻）入路为理想选择[13]。

尽管通过积极的手术切除最大限度地提高了治愈的可能性，但完全切除并不能保证治愈（所谓的“虚假治愈”），并且通常不能在没有相当大的发病率的情况下实现。最近的大型手术系列中，总体手术死亡率在 0%～4%，Yaşargil 等的手术死亡率为 16.7%，其所有患者进行了侵袭性全切除术（aggressive total resection，ATR）[39]。侵袭性手术似乎也增加了严重疾病的风险，包括视觉和其他神经、行为和内分泌疾病（尤其是尿崩症）受损等[47–49]。位置也可能导致侵袭性全切除的发病率，因为第三脑室的病变约有 17% 的死亡率[50]。STR 通常由肿瘤对重要神经血管结构的附着情况和希望将发病率降至最低所决定。在这种情况下，侵袭性全切除有 50%～60% 的病例是通过经颅途径实现的[51]。

2. 内镜下经鼻蝶窦入路

在过去 10 年中，内镜下经鼻蝶窦（endoscopic endonasal transsphenoidal，EET）入路因其有效性和安全性而成为 CP 的主要手术方法之一[52–61]。最

近对 EET 和经颅入路的比较研究表明，前者与较少的脑神经损伤[53-55]、术后癫痫发生率降低[61]、视力改善[53-57]和 GTR 增加[61]有关。与经颅方法相比，EET 方法的缺点是术后脑脊液漏的风险增加[59-61]。两种方法的内分泌并发症相似[58-61]。最近，研究还表明，EET 方法与术后生活质量恶化无关[56]。针对 CP 进行 EET 治疗的专用中心报告了脑神经损伤，术后癫痫发作，视力改善和 GTR 率分别在 1%、0%、80% 和 70%[53-61]。随着颅底重建技术的发展，CFS 的渗漏率约为 4%[56, 59]。术后内分泌功能障碍通常是暂时性的，据报道为 40%～60%[53-61]。

3. 微创立体定向手术结合分割放射治疗或立体定向放射外科

最近出版的系列文章证实了微创立体定向手术结合分割放射治疗或 SRS[62-64]的疗效。这种联合方法最适合于囊性 CP，后者与经典手术入路相比具有低复发率，并且减少对视器的辐射剂量。通过立体定向针进行囊肿抽吸[62, 63]，或使用神经内镜技术进行囊肿开窗手术[64]，然后进行分割放射治疗或 SRS 的组合治疗[62-64]具有良好的临床、内分泌和视觉效果，并且具有较高的肿瘤控制率。此外，如果放置 Ommaya 储液器以便将来进行囊肿抽吸，复发率甚至更低[63]。Liu 等采用立体定向针抽吸 + 伽马刀放射外科（gamma knife radiosurgery，GKRS）治疗 77 例患者（其中 9 例患者有 CP）[62]，临床症状改善率 88%，肿瘤控制率 80%。文献报道 9 例患者采用神经内镜技术行囊肿开窗术，再行分割立体定向放射治疗的联合治疗方法，随访时肿瘤控制率接近 90%，无内分泌紊乱、视觉障碍或下丘脑功能障碍[64]。在笔者的 11 例患者中，在临床结果方面遇到了类似的结果，但复发率较低，可能是由于放置了 Ommaya 储液器用于囊肿抽吸[63]。没有围术期的发病率或死亡率，所有患者的视觉功能保持完好，只有 2 例患者出现一过性尿崩症。术后放射治疗的选择，无论是 GKRS 还是调强放射治疗（intensity-modulated radiotherapy，IMRT），都取决于病变与视神经的接近程度。两组患者的中位随访时间均为 60 个月，肿瘤控制率均较高。只有一名患者在外部机构接受放射外科治疗后肿瘤进展。总之，这些结合微创的方法对于 CP 的患者是可行的，并且术后有良好的生活质量。

（三）放射治疗

CP 的放射治疗传统上是分次外照射，总剂量从 50Gy 到 60Gy 不等[65, 66]。这种放射治疗很少单独用于治疗这些病变[67]，但在肿瘤复发时最常用于 STR 后[68]，结果通常优于再次手术（表 67-2）。在 GTR 后放射治疗的局部控制或存活率方面似乎没有

表 67-2　颅咽管瘤常规放射治疗（CRT）结果总结

文　献	患　者	治　疗	中位剂量（Gy）	肿瘤大小（cm^3）	随访（个月）	肿瘤控制率（%）	并发症（%）
Regine 等[73]	58	CRT	56～62	NA	17 年	10 年：82	NA
Rajan 等[74]	173	CRT	50	NA	12	10 年：83 20 年：79	50
Hetelekidis 等[75]	37	CRT	54	NA	49	10 年：86	60
Habrand 等[76]	37	CRT	50	NA	NA	5 年：78 10 年：56.5	40
Merchant 等[47]	15	CRT	54	NA	72	5 年：94	80
Moon 等[77]	50	CRT	54	12	12.8 年	5 年：96 10 年：91	15
Merchant 等[78]	28	CRT	55	NA	36	3 年：90	NA
Harrabi 等[72]	55	FSRT	52.2	NA	138	5 年：95 10 年：92 20 年：88	3.6

FSRT. 分次立体定向放射治疗；NA. 无

明显的益处；但是，有很好的证据支持其在 STR 后的使用，5 年和 10 年存活率分别为 70% 和 65%[69]。目前争议的是 STR- 手术恢复后继续治疗或等待进展 / 复发后的治疗时机。这两种方法的生存率似乎没有差别，因此许多人主张后一种延迟方法，以尽量降低晚期放射毒性的风险，如认知障碍、恶性转化或诱导良性或恶性继发肿瘤 [70, 71]。分割放射治疗的一个进展是使用立体定向技术，即所谓的立体定向放射治疗，它允许更多的适形放射，限制对周围结构的附带损伤。最近的数据支持进行次全切除和安全切除的 CP 接受术后放射治疗 [72]。Harrabi 等对 55 例 STR 术后患者应用分割立体定向放射治疗（fractionated stereotactic radiotherapy，FSRT），经过 10 年长期随访，结果令人鼓舞 [72]。5 年、10 年和 20 年的肿瘤控制率分别为 95%、92% 和 88%。10 年后总生存率为 83%，20 年后接近 70%，所有病例死亡均未与 CP 生长直接相关。脑神经缺损表现为 1 例嗅觉障碍，1 例视力减退。随访期间，没有患者在 FSRT 后出现内分泌恶化，也没有诊断出继发性恶性肿瘤。

即使通过手术或放射治疗控制实体瘤，现有囊肿的生长或新囊肿的形成也可能导致进行性神经功能障碍。使用立体定向导管和皮下 Ommaya 储液器在腔内使用放射性溶液似乎是治疗肿瘤囊肿的重要方法 [79, 80]。这种治疗剂包括 ^{32}P、^{90}Y、^{192}Ir、^{198}Au 胶体和 ^{125}I。

（四）放射外科

与 CP 放射治疗的相关问题相比，更具争议性的是在新的或复发的 CP 的治疗中使用 SRS。SRS 是一种联合手术 / 放射肿瘤学技术，可在单个（或几个）疗程中将大剂量放射线输送到较小的体积，目的是使用图像引导的立体定向技术来消融或灭活目标，同时达保护附件的结构的目的。对于良性病变，SRS 比分次照射具有一定的放射生物学优势 [81]，但对于某些 CP 而言，SRS 也可能对视神经和下丘脑造成损伤。尽管如此，仍有大量文献（表 67-3）支持对新诊断的、未完全切除的肿瘤或复发性肿瘤使用伽马刀放射外科治疗。SRS 可以单独使用，也可以与其他技术结合使用，例如术前囊肿抽吸（以减小肿瘤大小）或组织间放射治疗（以更好地控制囊肿）[82–84]。有些人主张仅对鞍区 CP 使用 SRS[85]。不管怎样，肿瘤剂量如果不是 9.5Gy 至少应该为 6Gy[84]，对视神经和视交叉的剂量不超过 8～10Gy（越小越好）[86, 87]。当坚持这些参数时，术后视力或内分泌缺陷的风险通常小于 4%，延长（12 年）肿瘤控制约 85%。图 67-7 显示了接受伽马刀放射外科治疗的患者的治疗计划。

最近的文献已经证实，在考虑上述前提的情况下，立体定向放射外科手术后肿瘤控制率良好，不良反应低 [88]。长期系列的 137 例患者中位随访 45.7 个月，肿瘤控制率约为 70%，在囊性、实性或囊性实体瘤之间无统计学意义 [88]。5 年和 10 年的无进展生存率分别为 70% 和 43.8%。重要的是，作者指出，在再程 SRS 后，5 年和 10 年的无进展生存率分别增加到 77.3% 和 61.2%，这表明在患者进展后第 2 次 SRS 的安全性和提高疗效的可能。5 年和 10 年的总生存率分别为 91.5% 和 84%。在随访期间，8% 的患者出现无肿瘤进展的恶化或新发性垂体功能障碍，只有 2 例患者出现无肿瘤进展的视力恶化。

表 67-3　伽马刀放射外科（GKRS）治疗颅咽管瘤的报告结果

文　献	患　者	治　疗	边缘剂量（Gy）	随访（个月）	肿瘤控制率（%）	并发症
Prasad 等 [83]	9	GKRS	13	NA	88	无数据
Chung 等 [89]	31	GKRS	12	3	87	2/31
Amendola 等 [90]	14	GKRS	14	3.3	86	无
Ulfarsson 等 [84]	21	GKRS	3～25	13.6	33	无数据
Kobayashi 等 [98]	98	GKRS	11	5.5	80	6/98
Lee 等 [88]	137	GKRS	12	4	83.6	8% 新的或恶化的内分泌功能障碍；2 名新发视力缺陷患者

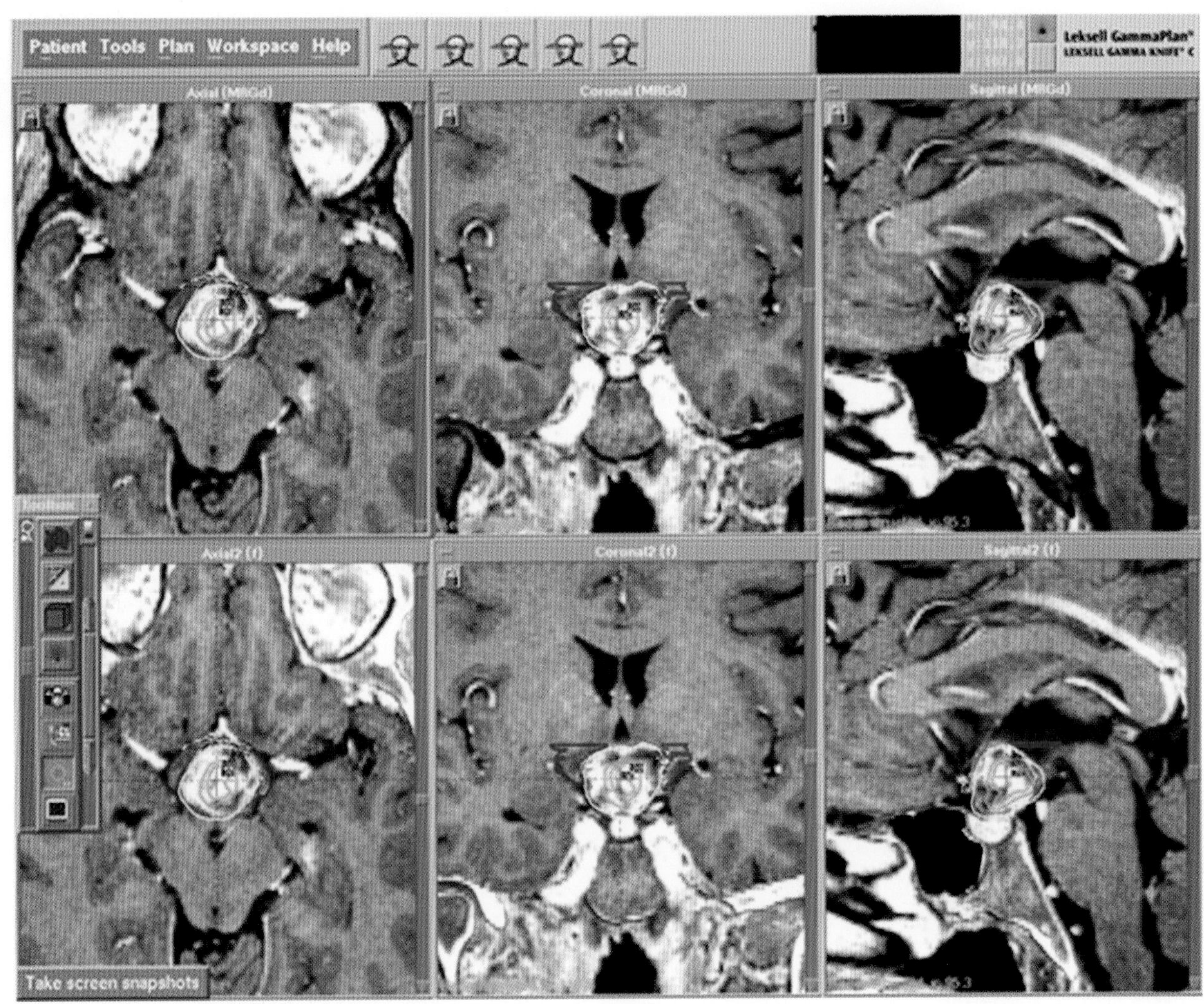

▲ 图 67–7　**Leksell 伽马刀放射治疗计划**

蓝色轮廓代表视神经，视神经是治疗计划中的危及器官（需防止辐射）；红色边界勾勒出肿瘤轮廓，90% 等剂量线用绿色表示，55% 等剂量线用黄色表示

（五）化学治疗和靶向治疗

在安全和可能的情况下，完全切除仍是 CP 的首选治疗方法，10 年无复发生存率为 69%～100%[91, 92]，仅行部分切除的患者为 38%，部分切除后放射治疗的患者为 77%[91]。文献报道了最佳手术 / 放射治疗后的总复发率为 24.5%～50%[92–94]。肿瘤较大、部分切除与周围关键结构（如下丘脑）紧密粘连，高 Ki–67 和 p53 水平，阴性雌激素 / 孕激素受体阴性，以及存在类似于螺纹状排列已被证实与高复发率相关[95, 96]。由于后续治疗选择有限，复发性 CP 构成了一个重大的临床问题。

在文献中已经报道了化学治疗药如博来霉素，发射 β 线的放射性同位素（金，铊，钇和磷）和干扰素等辅助治疗的应用，主要用于控制难治性复发性 CP 患者的肿瘤相关囊肿[97–100]。对于复发性囊性 CP 患者，与手术或其他囊内治疗方式相比，使用有效率有限的博来霉素后肿瘤囊肿大小没有显著差异[101]。此外，博来霉素渗入周围关键结构可能导致失明甚至死亡[97, 98, 102]。据报道，与博来霉素相比，在中位随访 62 个月时，报道囊内磷对整个囊肿的治疗效果和肿瘤控制率分别为 67% 和 42%，不良反应（头痛和呕吐）优于博来霉素[101, 103]。对于囊内治疗药物，干扰素已被证明具有最大获益[98]。在最近的一项研究中，78% 的患者在应用干扰素治疗囊性 CP 后出现了完全和部分反应[100]。在干扰素治疗 5 个周期（总剂量为 3600 万 U/ 周期）后，观察到了诸如内分泌功能障碍（13%）、头痛（33%）和眼睑水肿（28%）等不良反应[100]。值得注意的是，这些囊内治疗药物对肿瘤的实体成分影响很小或没有影响，这可能需要额外的治疗（手术 / 放射治疗）[103]。在一些报道中，全身性化学治疗药［如多柔比星和洛莫司汀[104]的组合，或长春新碱、卡莫斯汀（BCNU），以及基于丙卡巴肼或顺铂的药物[105]］对少数复发性 CP 患者有效。

CP 的位置和对周围临界结构的浸润侵袭是肿瘤相关的神经、内分泌和视觉相关疾病的重要原因。此外，手术、放射治疗和囊内药物等治疗方式增加了与这些肿瘤相关疾病的发病率，在复发的 CP 患者中更是如此。因此，需要一种能提高疗效并将与这些肿瘤相关并发症的发病率降至最低的替代治疗方案。基于这些线索，靶向治疗已经被探索为复发 CP 患者的一种潜在的治疗选择。

最近的基因组分析（全外显子测序）发现 92%（11/12）的成釉细胞瘤 CP 中存在 β- 联蛋白（*CTNNB1*）突变[106, 107]。在基因工程小鼠模型中，将 β- 联蛋白的抗降解突变体形式整合到 Rathke 的囊袋祖细胞中，这表明垂体细胞的增殖导致垂体肿瘤的形成，类似于人类的成釉细胞瘤 CP[108, 109]。值得注意的是，β- 联蛋白突变仅在垂体干细胞中表达时才具有致瘤作用，这意味着 Wingless（Wnt）/β-catenin 信号通路异常[108]。β- 联蛋白突变也被证明可促进肿瘤细胞迁移和肿瘤的浸润，这是成釉细胞瘤 CP 的特征，并排除其肿瘤全部切除的可能[110]。肌成束蛋白是 Wnt/β-catenin 信号通路和参与细胞迁移的细胞骨架蛋白的靶基因，已在肿瘤 - 脑界面分离得到，这表明该蛋白在肿瘤迁移中的作用[111]。除肌成束蛋白外，已在浸润的肿瘤边缘发现了磷酸化的表皮生长因子受体（endothelial growth factor，EGFR），以及酪氨酸激酶抑制药（吉非替尼，Gefitinib）已被证明可减少肿瘤浸润和肌成束蛋白的上调[111]。与乳头状亚型相比，浸润性（成釉细胞瘤）CP 降低了紧密连接蛋白密封蛋白 -1 的水平[112]。复发性成釉细胞瘤 CP 具有血管生成因子如血小板衍生生长因子受体 a（platelet-derived growth factor receptor a，PDGFR-α）和成纤维细胞生长因子 2（fibroblast growth factor 2，FGF-2）的表达增加，而血管内皮生长因子（vascular endothelial growth factor，VEGF）和纤维连接蛋白（FN）的水平与未复发肿瘤无差异[113]。此外，鉴于 β- 联蛋白在其他癌症中对血管内皮生长因子的调控作用[114]，β-cateni 信号通路的突变可能在成釉细胞瘤 CP 患者的血管生成和复发中起作用。因此，EGFR 和 VEGF 的酪氨酸激酶抑制药可能是复发性成釉细胞瘤 CP 患者的潜在治疗选择。这些肿瘤也被证明具有负的或者低的 *O*-6- 甲基鸟嘌呤 DNA 甲基转移酶（MGMT）甲基化，从而暗示替莫唑胺在其他治疗失败的复发性肿瘤患者中的潜在治疗作用[115]。他莫昔芬也被证明能抑制颅咽管瘤患者的细胞增殖和 ADAM-like decysin 1（ADAMDEC1）蛋白的表达[116]。然而，还需要进一步的研究来验证这些疗法的作用。

全外显子测序和定向基因分型已经在所有乳头状 CP 中发现了 100% 和 95% 的 *BRAF* 突变[107]。在本研究中，没有一种肿瘤亚型显示出复发突变或基因组畸变，这表明这些突变具有克隆性质。基于黑色素瘤患者中联合 BRAF 和 MEK 抑制药的成功[117]，最近的一项研究报道了在 39 岁男性患者中使用 Dabrafenib（150mg 每日 3 次）和 Trametinib（2mg 每日 3 次）治疗复发性 *BRAF* V600E 突变后检测阳性乳头状 CP[118]。在服用 Dabrafenib 21 天和联合治疗 14 天（Dabrafenib 和 Trametinib）后，MRI 显示肿瘤体积减少 85%，肿瘤相关囊肿体积减少 81%[118]。有趣的是，本研究还多次使用聚合酶链反应分析检测了该患者外周循环中的 *BRAF* V600E DNA[118]。然而，由于该患者在评估 *BRAF* V600E DNA 之前进行了多次手术。很难确定这种突变是主要存在于循环中，还是手术干预后从肿瘤中释放出来。尽管如此，这份报道提供了一个可能，并揭示了复发性乳头状 CP 患者的最新研究和治疗方案。

九、建议

由于病变位置、组织学和年龄人群的差异，没有一种单一的策略适用于所有 CP。我们提出了一个简单的算法，概述了在儿童（＜ 18 岁）（图 67-8）和成人人群（图 67-9 和图 67-10）中 CP 的治疗方案。在儿童人群中，目标是实现 GTR，并进行临床密切观察和随访，每 3 个月进行一次成像，持续约一年，然后每隔 6 个月或更长时间进行一次，具体取决于手术后的间隔时间。对于没有任何明显并发症且 Karnofsky 表现良好的成年患者，以实现 GTR 为目标的显微手术切除是首选的治疗方法。如果达到了 GTR 并且术后成像显示没有任何肿瘤残

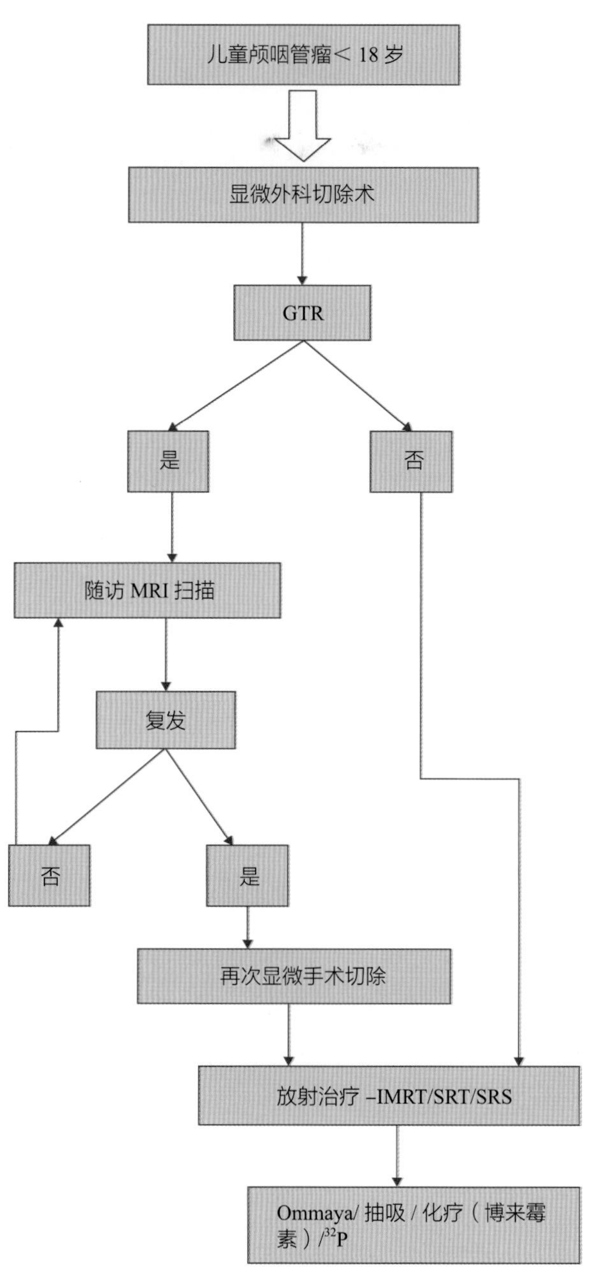

▲ **图 67–8 儿童患者管理（＜ 18 岁）**

目标是进行 GTR，并定期进行临床随访和影像学检查；在复发性疾病中，应根据年龄和对各种疗法的耐受性选择适当的治疗方案；GTR. 肿瘤完全切除；IMRT. 调强放射治疗；MRI. 磁共振成像；SRS. 立体定向放射外科；SRT. 立体定向放射治疗

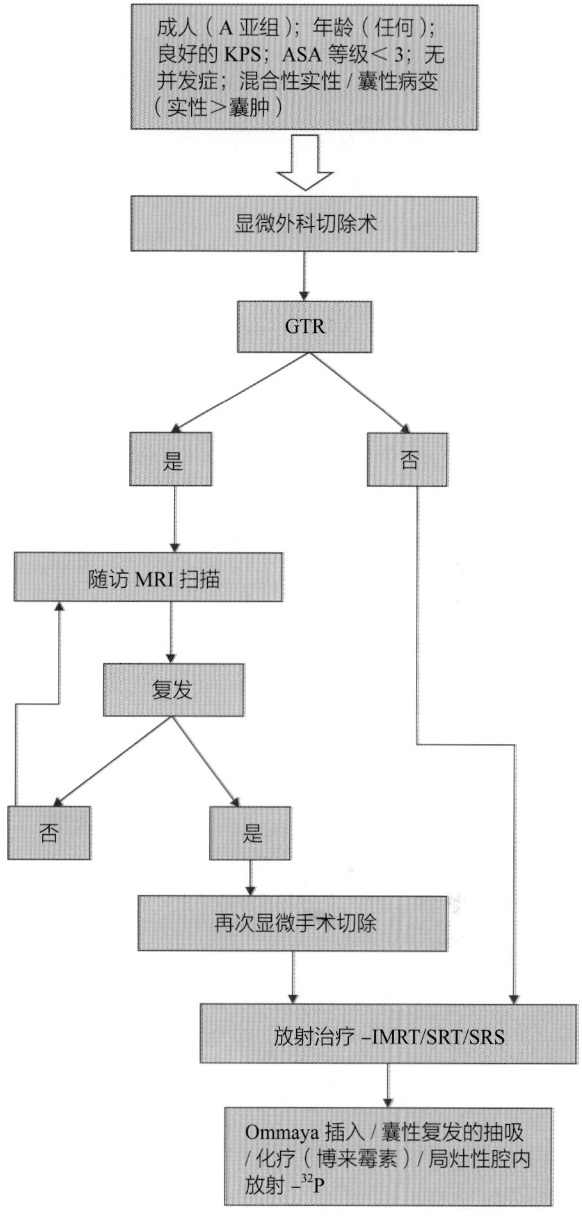

▲ **图 67–9 无并发症的成人患者的管理（A 组）**

手术的目标是完全切除，但如果不能实现，且无再次手术可能，则推荐放射治疗；如果有囊性复发可以用抽吸治疗，也可以选择 Ommaya 植入或囊腔内灌注化学治疗；ASA. 美国麻醉学家协会；KPS. Karnofsky 状态评分；其他缩写见图 67–8

留成分的证据，则可以定期对患者进行观察和随访（图 67–9）。在 STR 已经实现的情况下，患者在 3～6 个月内进行影像学随访，并接受辅助放射治疗（IMRT、GKRS 或 SRS），具体取决于肿瘤大小和与视器的接近程度。

在笔者的研究所，一组无法耐受开颅手术、Karnofsky 表现欠佳或美国麻醉医师协会身体状况评分较差的患者，选择采用替代方法，使用微创治疗（图 67–10）。这包括使用囊肿抽吸、局部放射治疗技术（GKRS、SRS 或 IMRT）和 Ommaya 储液罐植入等多种治疗。迄今为止，笔者已经对 11 例患者进行了上述一种或所有治疗，并且长期随访（1～10 年），取得了良好效果，无任何程序性死亡或发病率。由于患者数量较少，制定指南的数据不

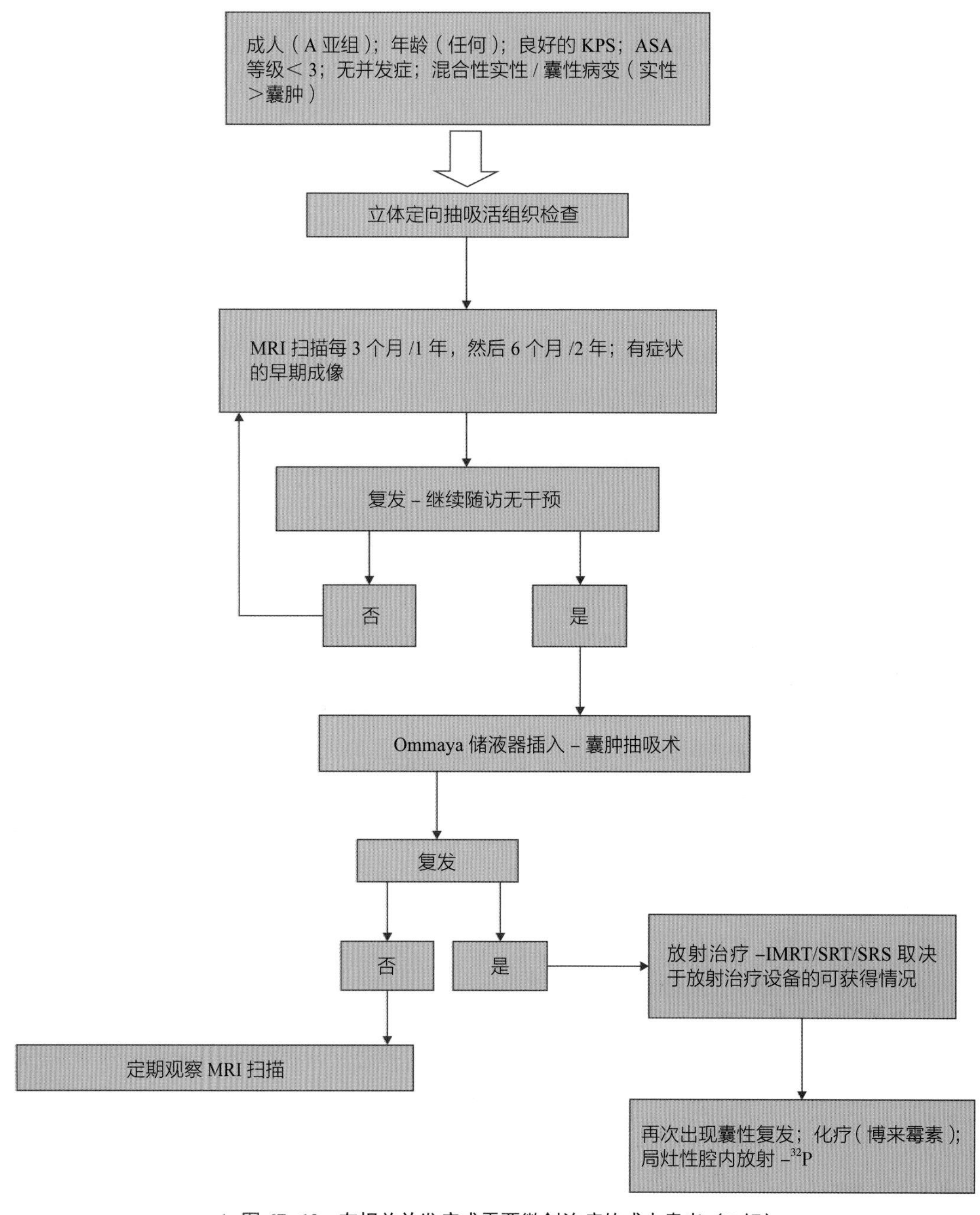

▲ **图 67–10　有相关并发症或需要微创治疗的成人患者（B 组）**

缩写见图 67–8 和图 67–9

足，因此没有Ⅰ级或Ⅱ级数据来创建治疗 CP 的通用算法，并且根据呈现的变量，在方法上必须对每个病例进行个性化处理。

尽管在这种疾病中缺乏Ⅰ类证据，一些概括性的结论可能是有效的。通过经蝶窦显微手术或内镜手术或高精度 SRS（如 GKRS，Elekta Medical Instruments，Stockholm，Sweden）可以很好地控制鞍区病变患者。对于鞍上病变，无论是否使用内镜技术，都应考虑显微外科手术切除（如果关键结构粘连太多，则使用 STR）。第三脑室肿瘤，特别是显示相邻脑部改变的肿瘤，最好通过立体定向抽吸，高精度 SRS 和进行性囊肿腔内治疗等多种方式进行治疗。放射治疗应该用于进展性或进展性次全切除的病变。随着患者对颅内疾病治疗要求风险较低且侵入性较小的方法，多模态微创立体定向技术的作用可能会变得更加普遍。

十、预后

Bunin 等对国家癌症数据库（NCDB）中 1985—1992 年的 63 252 例颅内肿瘤患者中 285 例 CP 患者的数据进行回顾性分析，5 年总生存率为 80%[20]。年龄是显著的预后不良因素，对于诊断年龄＜ 20 岁、20—64 岁和 65 岁或以上的个体，5 年生存率分别为99%、79%和37%。随着时间的推移，儿童的生存率似乎有所提高。在使用一系列微创方法（囊肿引流 ± Ommaya ± SRS/IMRT）治疗的成人患者中，5 年生存率已达到 100%，与 NCDB 的结果不一致[63]。

十一、结论

CP 的成功治疗仍然是每个参与癌症治疗的医生面临的挑战。虽然完整的手术切除可以治愈，但这种方法一直伴随着发病率 / 死亡率的增加和生活质量的下降。此外，由于 CP 的内在侵袭性，完全切除并不总是可行的。因此，笔者提倡对这些肿瘤采取以患者为中心的治疗方法，目的是多年来保持患者的生活质量和功能稳定性。将传统手术入路与新的微创外科技术和不同形式的放射治疗相结合，可以为患者提供良好的临床疗效。未来的靶向治疗时代即将到来，希望患者能在近期内受益。

第 68 章　眼科癌症

Ophthalmic Cancers

Maria M. Choudhary　Arun D. Singh　著
王银霞　译　　孟祥姣　校

一、概述

原发性眼科肿瘤比转移性眼科肿瘤少见，其发生于各种眼科和附件结构。通常，按照解剖学分类可归类为眼睑肿瘤、结膜 / 角膜肿瘤、葡萄膜肿瘤、视网膜肿瘤和眼眶 / 附件肿瘤（表 68–1）。与其他部位的肿瘤类似，眼科肿瘤分为良性肿瘤、交界性肿瘤的和恶性肿瘤，在儿童（视网膜母细胞瘤）和成人（葡萄膜黑色素瘤）中都可发生。症状和临床表现取决于肿瘤的解剖位置。通常，治疗的选择包括手术、放射治疗和化学治疗。此外，专门的眼科手术如热疗和近距离放射治疗也用于局部病变。在本章，我们将讨论局限于每个区域最常见的眼科肿瘤：眼睑（皮脂腺癌）、结膜［鳞状细胞癌（SCC）］、葡萄膜（黑色素瘤）和视网膜（视网膜母细胞瘤）。

表 68–1　常见眼科肿瘤按解剖层次分类

结　构	良　性	恶　性
眼睑	乳头状瘤 痣 血管瘤	基底细胞癌 鳞状细胞癌 皮脂腺癌 默克尔细胞癌
结膜 / 角膜	痣	眼表鳞状瘤
视网膜	视网膜细胞瘤	视网膜母细胞瘤
葡萄膜	痣 血管瘤	葡萄膜黑色素瘤 葡萄膜转移
眼眶 / 附件	皮样囊肿 血管瘤 淋巴管瘤	横纹肌肉瘤 淋巴瘤 眼眶转移

二、眼睑肿瘤

（一）历史背景

目前对皮脂腺癌的认识始于 1956 年 Straatsma 教授发表的一篇综述，该综述确立了皮脂腺癌的起源 [1]。历史发展在别处被总结 [2]。皮脂腺腺癌、皮脂腺细胞癌和皮脂腺癌在文献中可被互换使用 [3, 4]。

（二）解剖学

睑板由纤维组织组成，可为眼睑提供结构性支撑。它包含了睑板腺，是改进的皮脂腺，有助于形成泪膜的油层。睑缘腺在本质上也是皮脂腺，位于与睫毛相关的眼睑边缘附近。

（三）生物学和流行病学

在美国，眼睑恶性肿瘤约占所有皮肤癌的 10%，发病率为每年 15.7/10 万 [5]。皮脂腺癌可发生在多个部位，但眼部和眼眶癌约占全部病例的 75%。总体而言，在美国，腺癌占所有眼睑肿瘤的约 1%，每百万白种人人口中有 0.5 例病例发生 [6]。然而，在亚洲人群中，皮脂腺癌在眼睑肿瘤中占比明显增高（28%～33%）[7, 8]。

皮脂腺癌的病因不明确。在少数情况下，遗传易感性（如视网膜母细胞瘤和常染色体显性遗传性 Muir–Torres 综合征）可能起促进作用 [9–11]。外照射放射治疗，尤其在儿童中，是已知的危险因素 [12]。在获得性免疫缺陷综合征（AIDS）中观察到的免疫抑制也可能与皮脂腺癌有关 [13]。

（四）组织病理学

已知四种组织病理学类型：小叶状，粉刺状癌，乳头状和多种分化程度混杂型。小叶型最常见，与正常皮脂腺结构极为类似[14]。所有类型都含有脂质，这点通过油 – 红 –O 染色很容易证实。免疫组织化学分析显示，皮脂腺癌表达人乳脂小球 –1 和上皮膜抗原，但不同于鳞癌或基底细胞癌，它不表达细胞角蛋白[15]。

皮脂腺癌倾向于局部扩散到泪腺和引流淋巴结（耳前和颌下）。与历史报告区域淋巴结扩散的风险 30% 相比，现在区域淋巴结扩散的风险降低[16-18]。远距离血行转移到肺、肝、骨和脑也变得十分罕见[18]。

（五）临床表现和诊断要点

由于皮脂腺癌的罕见性，有超过 2/3 的皮脂腺癌患者在临床上和病理学上常被误诊[19, 20]。它通常发生于老年女性中（中位诊断年龄 50—70 岁）[3]。在眼周区域，肿瘤起源于睑板腺、睑缘腺、泪阜、结膜和眉毛[21]。皮脂腺癌发生于睑缘腺时可表现为孤立结节，发生于睑板腺时可表现为眼睑弥漫性增厚（图 68–1）。由于上眼睑皮脂腺数量较多，故上眼睑（63%）较下眼睑（27%）的患病率更高。少数病例（5%）表现为双眼睑受累（5%）[2]。亚洲人患眼睑皮脂腺癌的概率是非亚洲人的 6.21 倍[22]。局限的形式常被误诊为睑板腺囊肿，弥漫性形式常被误诊为睑缘炎[2]。

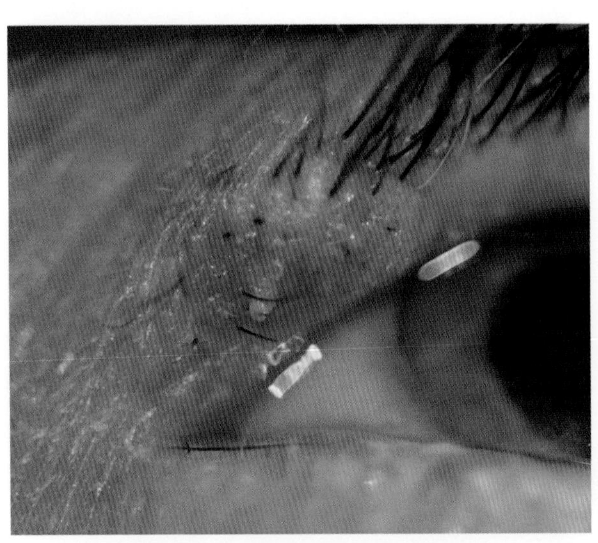

▲ 图 68–1　局部皮脂腺癌的典型外观

高度怀疑是早期诊断的必要条件。切除或切取活检必须包括足够的眼睑厚度以便睑板得到组织病理学检查。由于倾向于表现为湿疹样沿结膜上皮扩散且具有多中心起源，因此可能需要从多个部位，尤其是结膜（定位活检）的多个部位进行活检，以此确定疾病的全部范围[23]。

（六）治疗

治疗上包括两步法：眼睑和结膜活检，然后行局部切除。手术切除应达 5mm 清晰边缘的标准[24]。可通过冰冻切片对照或结果可比的 Mohs 技术获得清晰的边缘[24]。结膜的定位活检也可用于确定疾病范围[23]。提倡补充冷冻疗法，但能否获益尚不确定[25]。局部外用丝裂霉素治疗对结膜受累有效[26]。放射治疗仅用于姑息治疗，且只有当患者拒绝或不适合行手术治疗时才建议使用[24, 27, 28]。切除术用于广泛的眼眶受累[24, 29]。前哨淋巴结活检提供了早期监测区域扩散的可能性[30]。可使用吲哚青绿指导该过程[31]。

笔者建议

一般采用定位活检显示切除的轮廓。存在广泛的眼眶受累时，建议行切除术。

（七）预后

由于诊断延迟，多中心起源倾向，和区域 / 远处扩散的风险，皮脂腺癌的预后较差。然而，皮脂腺癌的生存可能会改善，最近的研究表明死亡率低于 10%[16-18]。

三、眼表鳞状瘤

（一）历史背景

角膜和结膜的鳞状细胞癌（SCC）和鳞状细胞上皮内瘤变统称为眼表鳞状瘤（OSSN）。SCC 最早由 von Graefe 于 1860 年描述[32]。他使用术语“上皮瘤”来描述结膜的凝胶状隆起，其特征是血管和角化程度不一。尽管结膜 SCC 常被认为是低度恶性肿瘤，但及时的诊断和合适的治疗对于预防视力缺损、毁容和威胁生命的浸润性疾病至关重要[33]。

（二）解剖学

结膜是由非角化鳞状上皮和柱状上皮组成的膜性内膜，其固有层较深，从眼睑边缘延伸至角膜缘[34]。

（三）生物学和流行病学

虽然结膜 SCC 是一种罕见的眼科肿瘤，但是它是美国最常见的结膜恶性肿瘤 [35]。发病率为每年 0.03/10 万～2.8/10 万 [36, 37]。SCC 最常见于白种人老年男性（平均年龄 56 岁）[34]。

在角膜缘，从穹窿的柱状结膜上皮过渡到角膜分层的鳞状上皮。该区域在生物学上类似于其他易发生不典型增生的子宫颈过渡组织 [37]。大多数鳞状肿瘤起源于睑间缘，包括结膜和角膜。

紫外线 B（UV–B）暴露已成为主要病因 [38]。长期暴露于风、灰尘、石油和烟雾环境中也被认为是重要的风险因素。人乳头瘤病毒（亚型 16 和 18）也与 SCC 有关，但可能不是结膜肿瘤形成的独立原因 [39]。紫外线 B 辐射后鳞状细胞转化的机制可能与 *p53* 抑癌基因的点突变有关 [40]。着色性干皮病患者发病率更高，为年轻患者中发现的大多数 SCC 的病因 [37]。艾滋病患者表现的全身免疫抑制可能会使 OSSN 的发病风险增加 13 倍 [41, 42]。

（四）组织病理学

结膜上皮肿瘤大致分为结膜上皮内瘤变（CIN）和浸润性 SCC。局限于角膜上皮的病变被称为 CIN[37] 或角膜上皮内瘤变 [43]。浸润固有层的肿瘤被称为结膜或角膜浸润性 SCC[44]。在 CIN 的异质分类中，非典型性增生可以从轻度（非典型细胞占据厚度不到 1/3）到重度（接近全层受累）。全层受累但未穿透基底膜被称为原位癌。

主要细胞类型是纺锤体型，其特征为小的椭圆形细胞且无明显核仁，弱嗜碱性细胞质和频繁的有丝分裂象。具有较大多面体细胞的表皮样型较少见（5%）[38]。黏液表皮样癌是一种罕见的类型，其特征是黏液囊肿和更易局部浸润 [45]。

（五）临床表现和诊断要点

单侧红眼和眼部刺激是最常见的症状，弥散性肿瘤常被误诊为慢性结膜炎。经检查，通常观察到睑间缘结膜呈结节状增厚，呈凝胶状、乳头状或白斑状（图 68–2）[46]。病变可能与良性结膜变性，如结膜黄斑或翼状胬肉相似甚至共存 [35]。

临床上鉴别 CIN 与结膜或角膜浸润性 SCC 是不可靠的 [47]。玫瑰红染色在描绘与 OSSN 相关的黏蛋白层的异常上可能有用。虽然大小和角膜缘周围的广泛浸润等特征与侵袭性有关 [48]，但诊断终究需组织病理学并依赖于对上皮基底膜的侵犯的仔细评估。剥脱性或印迹细胞学检查可增强 OSSN 的非手术确诊可能性，但区分原位癌与微浸润 SCC 的能力是有限的 [46]。

（六）治疗

治疗取决于初始病变范围。对浸润小于 1/3 象限的结膜边缘的 OSSN，手术切除 2～3mm 边缘是首选治疗方法 [49]。任何角膜成分的酒精上皮切除术后通常需要通过板层巩膜切除术去除结膜成分。术

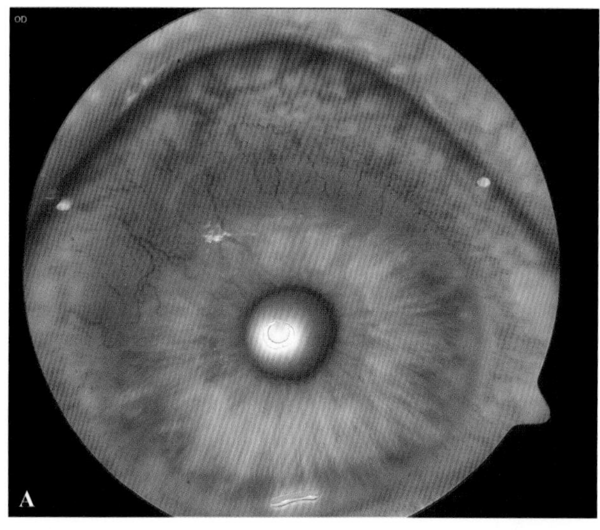

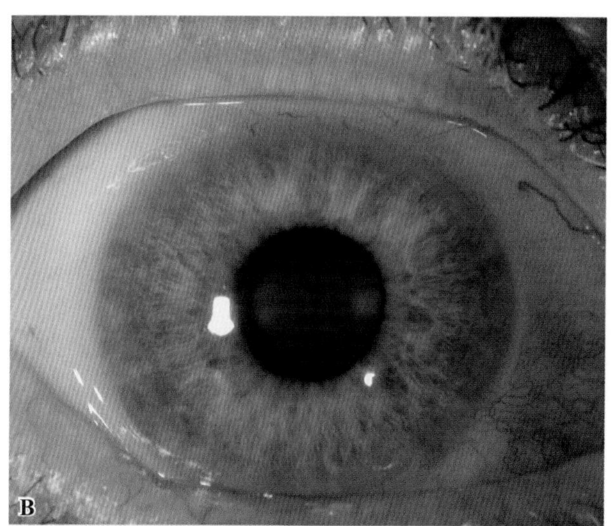

▲ 图 68–2　结膜上皮内肿瘤患者左眼的裂隙灯照片

A. 上角膜缘结膜的结节性增厚和血管形成，伴角膜延伸；B. 经 4 周期局部 0.04% 丝裂霉素局部治疗后的同一只眼睛

中对结膜边缘补充冷冻疗法（双冻－融循环）减少了肿瘤复发风险[50]。Mohs 技术也已在结膜 SCC 治疗技术中描述[51]。对于较大的病灶手术治疗更复杂，全面的手术切除会导致角膜缘干细胞耗竭、角膜瘢痕形成和视力丧失。局部侵袭性疾病的广泛切除可能需要有限或全部切除受影响的眼和眼眶组织，然后再进行结膜自体移植、羊膜移植物或角膜缘干细胞移植。

对较大病灶的和弥漫性原发或复发肿瘤不完全切除后提倡行术中和术后辅助局部化学治疗[52, 53]。最近，局部治疗已被认为可在某些情况下替代切除术[54]。据报道，局部治疗也是一种有效的新辅助治疗方法[55]。虽然丝裂霉素（MMC）是化学治疗药物中研究最好的药物，但其他局部化学治疗药物包括氟尿嘧啶[54, 56]和干扰素 α–2b[57]也有相关研究[58]。局部治疗的方案通常包括暂时性准时阻断后，每隔一周用 0.04% 丝裂霉素滴眼每日 4 次，并休息直至消退[53]。可逆性化学角膜结膜炎在所有药物中均常见，尽管干扰素 α–2b 在体外试验中上皮毒性较小[59]。放射治疗极少被提及[38]。

笔者建议

一般来说，应尝试在可行的情况下完全切除。始终进行补充冷冻疗法。对于肿瘤较大、弥漫性或复发的患者，切口活检后行局部丝裂霉素治疗或干扰素 α–2b 是有效的[60]。研究表明手术与上述疗法的疗效是相同的[61]。

（七）预后

多数 CIN 病变不会进展为浸润性 SCC[47]。结膜 SCC 很少发生转移，但当面对免疫抑制和人类免疫缺陷病毒（HIV）感染时，局部和远处转移的风险要大得多[44]。长期研究中复发率在 16%～52%，且可通过其病灶更大，阳性手术边缘，缺乏补充冷冻疗法，患者年龄较大（＞60 岁），以及 Ki–67 免疫染色的增殖指数升高来预测[46, 48, 50]。组织学类型，非典型增生或临床表现的严重程度无法预测复发的可能性。目前，预计复发率为 5%～10%，中位复发时间为 18 个月[60]。建议每年随访一次。因眼内（13%）或眼眶（11%）受累需行眼球摘除或眼眶切除的情况并不常见[62]。幸运的是，转移性结膜 SCC 非常罕见。导致失明或死亡的最重要因素是诊断延迟[38]。

四、葡萄膜黑色素瘤

（一）历史背景

直至 20 世纪 80 年代，由于大多数数据来自仅基于少数患者在特定中心治疗的回顾性研究[65, 66]，葡萄膜黑色素瘤（小、中或大）的最佳治疗方法还存在争议[63, 64]。此外，摘除术的好处受到了质疑[67, 68]。1984 年，由国家眼科研究院（马里兰州贝塞斯达）资助，设计了协作性眼部黑色素瘤研究（COMS）试验。在过去的 20 年中，大量来自 COMS 和其他研究的可靠数据为葡萄膜黑色素瘤患者的治疗提供了更清晰的指南。

（二）解剖学

葡萄膜是眼球三层结构的中间一层，其外部为巩膜，最内层为视网膜。葡萄膜前端从瞳孔延伸到后部的视盘。葡萄膜从前到后分为三部分：虹膜、睫状体和脉络膜。葡萄膜是高度血管层，具有丰富的神经外胚层来源的黑色素细胞。

（三）生物学和流行病学

葡萄膜黑色素瘤是最常见的原发性眼内恶性肿瘤（85%）[69]。即便如此，眼部和附件结构的黑色素瘤占所有黑色素瘤的约 5%，而原发性眼睑、结膜和眼眶黑色素瘤非常罕见[70, 71]。

葡萄膜黑色素瘤是一种由葡萄膜黑色素细胞引起的葡萄膜原发性恶性肿瘤。基于解剖位置将其分为三种类型：虹膜黑色素瘤、睫状体黑色素瘤和脉络膜黑色素瘤。虽然葡萄膜黑色素细胞和皮肤黑色素细胞具有共同的胚胎起源和某些形态特征，但就预后因素，远处转移部位和转移疾病对化学治疗的反应而言，皮肤黑色素瘤和葡萄膜黑色素瘤之间仍存在一些显著差异。细胞类型是葡萄膜黑色素瘤的重要预后因素，而在皮肤黑色素瘤中意义不大[72]。皮肤黑色素瘤倾向于出现涉及皮肤、皮下组织和远端淋巴结的非内脏转移。相反，葡萄膜黑色素瘤主要转移到肝脏。目前用于治疗转移性皮肤黑色素瘤的化学治疗方案对转移性葡萄膜黑色素瘤无效[73]。

（四）发病率

全球范围内葡萄膜黑色素瘤发生率为 5.3/100 万人～10.9/100 万人[74]。葡萄膜黑色素瘤在美国和欧洲国家的发生率与澳大利亚和新西兰[75]类似，这些地区人群均暴露于更高强度的紫外线下[69]。葡萄膜黑色素瘤的总体平均发病率为 4.3/100 万人，男性（4.9/100 万人）的发病率高于女性（3.7/100 万人）[69]。与皮肤黑色素瘤不同，过去 50 年来美国葡萄膜黑色素瘤的发病率倾向于保持稳定[69, 76]。

1. 宿主因素

在宿主因素中，种族似乎是最重要的，因为葡萄膜黑色素瘤在白人中的发病率约为黑人的 150 倍，而在亚洲人中不常见[71, 77]。浅色皮肤、金色头发和蓝色眼睛是特定的宿主危险因素。遗传因素，如家族史和其他综合征，除眼部（真皮）黑色素细胞增多症外，在葡萄膜黑色素瘤的易感性中只起很小的作用[74]。

2. 环境因素

关于日光暴露在葡萄膜黑色素瘤的发病机制中所起的作用的证据充其量是微弱和矛盾的。此外，没有一致的证据表明有关紫外线或化学药品的特定职业暴露是葡萄膜黑色素瘤的危险因素[71, 77]。

（五）组织病理学

葡萄膜黑色素瘤由内在血管数量不同的黑色素细胞组成。可观察到局部出血、坏死和淋巴细胞浸润。肿瘤由梭形细胞、上皮样细胞，或最常见的两种细胞的混合物（混合细胞型）组成[78]。

（六）临床表现

虹膜黑色素瘤表现为色素沉着。睫状体黑色素瘤因晶体散光而导致视物模糊。失明、频闪和渗出性视网膜脱离是常见的脉络膜黑色素瘤的临床表现。诊断主要是临床上基于间接眼底镜、血管造影检查和超声检查（图 68–3）。这些技术的诊断准确性为 99%，因此仅在非常不典型的病例中才行活检。

（七）治疗

葡萄膜黑色素瘤的治疗是手术和放射治疗。在选择治疗方案时，视力，保持视力的可能性，健侧眼的视力，肿瘤大小和位置，以及患者的偏好是重要因素[79]。对于较小肿瘤，可行手术切除（虹膜切除术，睫状体切除术，脉络膜切除术）。对较大肿瘤和那些可能造成失明或无法保留视力者，采取眼球摘除术。中等大小的肿瘤可采用质子束放射治疗，近距离放射治疗（^{125}I、^{106}Ru），或采用眼球摘除术。较小的脉络膜肿瘤也适合于经瞳孔热疗法（TTT）。

COMS 根据最大基底直径和高度将脉络膜黑色素瘤分为小型、中型和大型（表 68–2）[80]。COMS 包括两项随机试验，一项针对中型和大型肿瘤，一项为针对小型肿瘤的观察性研究[81–83]。小型脉络膜黑色素瘤观察研究确定了与肿瘤生长时间相关的临床特征。Kaplan–Meier 估计增长概率分别为 1 年 11%，5 年 31%[83]。必须认识到大约 2/3 的肿瘤未显示出生长证据，尽管这些肿瘤被归类为小型脉络膜黑色素瘤。中型脉络膜黑色素瘤患者随机接受眼球摘除或 ^{125}I 近距离治疗[81, 84, 85]。Kaplan–Meier 对两个治疗组 5 年全因死亡率和黑色素瘤相关死亡率的估计是类似的。大型脉络膜黑色素瘤的患者被随机分配到单纯眼球摘除组和眼球摘除前放射治疗组（20Gy/5 次）[86, 87]。Kaplan–Meier 对两个治疗组 5 年全因死亡率和黑色素瘤相关死亡率的估计均具有可比性。

笔者建议

肿瘤大小是影响治疗建议的最重要因素。通常遵循 COMS 指南。厚度＜ 4mm 的小型脉络膜黑色素瘤可用 TTT 治疗。在治疗前可观察到更小的无症状肿瘤生长。

（八）预后

由于葡萄膜黑色素瘤倾向于肝转移，因此患者的生存期会缩短。在其他因素中，肿瘤大小、肿瘤细胞类型和细胞遗传学变化是重要的预后因素[72]。COMS 数据表明黑色素瘤相关 5 年死亡率，小型、中型和大型脉络膜黑色素瘤分别为 1%、10% 和 25%。目前使用的每年胸部 X 线检查和半年肝功能检查筛检没有帮助，除非加入肝脏影像学检查[88, 89]。

基于肿瘤细胞遗传学和分子测定的葡萄膜黑色素瘤预后预测现在日趋可行。非随机核型异常包括 3 号染色体缺失、6q 缺失和 8q 染色体增加与转移相关死亡的风险增加有关[90, 91]。基因表达谱可以将葡萄膜黑色素瘤分为侵袭性较低的 1 类肿瘤和转移风险较高的 2 类肿瘤[92, 93]。可在眼球摘除术或切除术后，甚至细针穿刺活检术后取得肿瘤样本[94, 95]。最终目标是为高危转移患者开发靶向辅助治疗[96]。

（九）转移性葡萄膜黑色素瘤

迄今为止，转移性葡萄膜黑色素瘤的治疗一直未获成功[97]。据报道，在少数治疗失败或不能耐

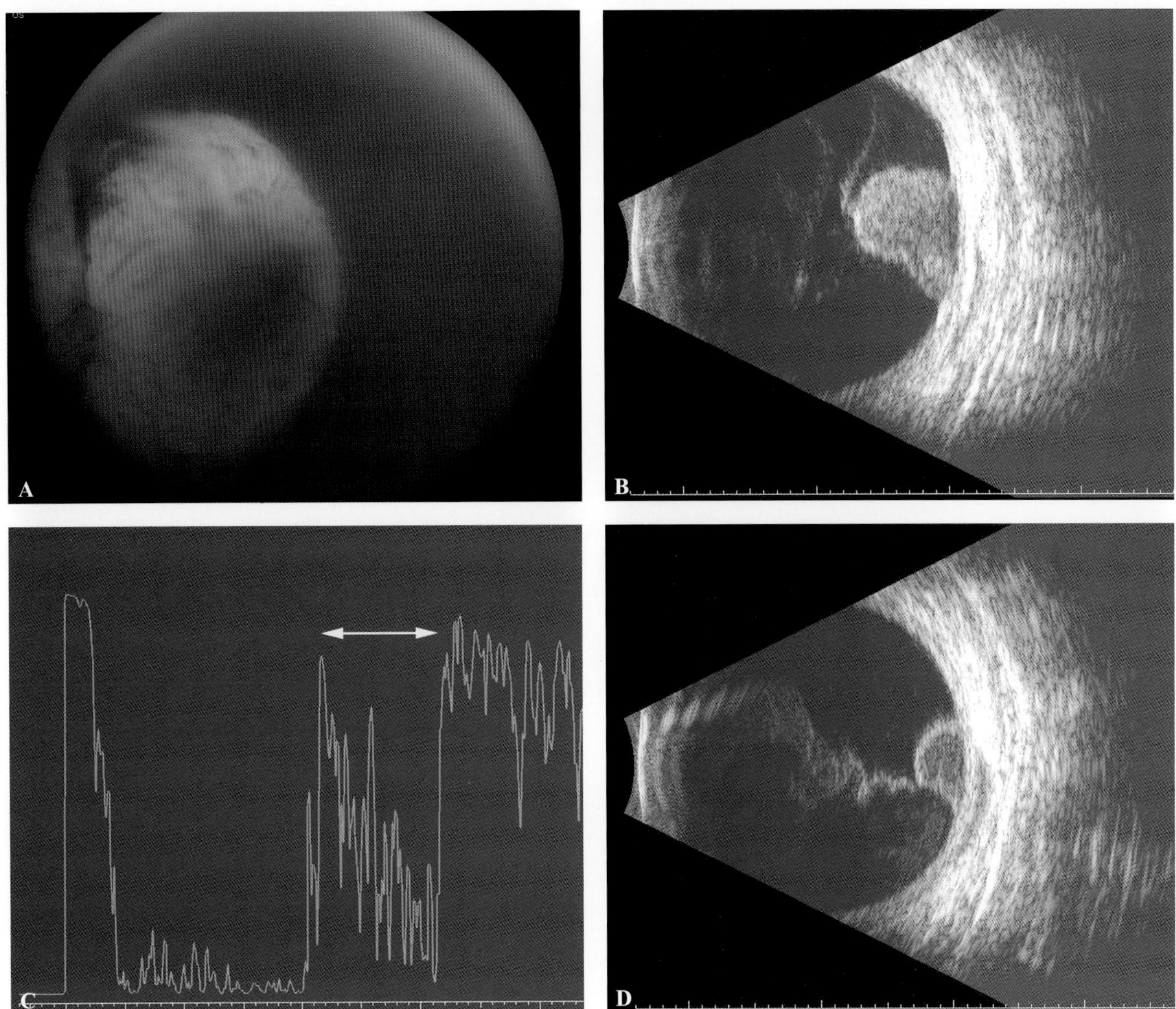

▲ 图 68-3　**A.** 眼底照片示色素性脉络膜肿块；**B. B** 超示穹窿状脉络膜肿块伴视网膜脱离；**C. A** 超提示肿瘤具有典型的低内反射率（两箭之间）；**D.** ^{125}**I** 斑块照射治疗后 **12** 个月，提示肿瘤消退

受先前系统或局部区域治疗的患者中出于同情使用 Ipilimumab（人类抗细胞毒性 T 细胞抗原 -4 单克隆抗体）取得了令人鼓舞的结果 [98]。

五、视网膜母细胞瘤

（一）历史背景

1809 年，James Wardrop 首次将视网膜母细胞瘤识别为一种特殊的实体，并称其为“真菌血肿”。1884 年，von Graefe 建议采用眼球摘除术，同时去除长段的视神经作为治疗视网膜母细胞瘤的方法。1903 年 Hilgartner 率先使用外照射治疗，1953 年 Kupfer 使用化学治疗药治疗视网膜母细胞瘤 [99, 100]。Reese 和 Ellsworth 提出视网膜母细胞瘤的分类，在过去 50 年中用于指导治疗 [101]。最近，出现一种新的视网膜母细胞瘤分类方法，与目前使用的治疗方法有更好的相关性 [102]。

（二）解剖学

视网膜是眼球的最内层。它是一种高度复杂的神经结构，且胚胎学上代表了大脑的直接延伸。视网膜母细胞瘤起源于尚未明确的视网膜母细胞，这种细胞短暂地居于儿童视网膜。

（三）生物学和流行病学

视网膜母细胞瘤是最常见的儿童原发性眼内恶性肿瘤，发病率为 1/15 000 名活产婴儿。在美国，4 岁以下儿童平均每年视网膜母细胞瘤的发生率为

表 68-2 协作性眼部黑色素瘤试验的分类系统和设计*

分 类	大小（mm）		设 计	治 疗
	直径	高度		
痣	＜5.0	＜1.0		
小型黑色素瘤	5.0～16.0	1.0～2.5	非随机	观察†
中型黑色素瘤	＜16.0	2.5～10.0	随机	^{125}I 斑块放射治疗
				眼球摘除
大型黑色素瘤	＞16.0	＞10.0	随机	放射治疗 + 眼球摘除
				眼球摘除

*. 1990 年 11 月后

†. 最初或随访期间提供的治疗基于患者和治疗眼科医师的判断

11.8/100 万 [103]。视网膜母细胞瘤是一种具有常染色体显性遗传的家族性疾病。

视网膜母细胞瘤有 3 种分类方式：家族性或散发性，双侧或单侧，以及遗传性或非遗传性。大约 10% 新发确诊视网膜母细胞瘤病例为家族性，90% 为散发性。所有家族性病例均由遗传种系突变引起。所有双侧病例及 15% 左右的单侧病例代表新的种系突变的发生 [104]。

人类视网膜母细胞瘤易感基因（*RB1*），是一种抑癌基因，位于染色体 13q14 位点上 [105]。突变分布在整个 *RB1* 基因中，没有突变热点。视网膜母细胞瘤蛋白（pRB）通过与 E2F 转录因子结合而在 G_1 限制点阻断细胞周期。在没有 *RB1* 的两个等位基因的情况下，一个由于失活突变，而另一个由于单独的体细胞突变或染色体机制，导致几乎完全缺乏 pRB。在没有 pRB 的情况下，细胞增殖不受控制，从而导致视网膜母细胞瘤 [106]。

（四）组织病理学

视网膜母细胞瘤的生长模式可归类为四种：外生型、内生型、混合型和弥漫浸润型。内生型肿瘤朝向玻璃体腔生长且通过玻璃体种植模拟眼内炎。外生型肿瘤倾向于朝向巩膜方向生长，可导致视网膜脱离。弥漫浸润型肿瘤缺乏局部肿瘤突出，通常被误诊为葡萄膜炎。组织病理学上，视网膜母细胞瘤是一种神经细胞肿瘤，具有大的嗜碱性细胞核和稀少的细胞质。坏死、有丝分裂和钙化是常见特征。菊形团（Flexner-Wintersteiner rosette）是视网膜母细胞瘤的高度特征（图 68-4）[107]。

（五）临床表现和诊断要点

白瞳症和斜视是最常见的临床症状（图 68-4）[108]。其他不常见的表现包括眼内炎症、新生血管形成引起的虹膜变色、前房积血和青光眼。定期通过间接眼底镜检对具有视网膜母细胞瘤家族史的儿童进行筛查，因此可通过筛检来发现早期视网膜母细胞瘤。诊断通常基于检眼镜检时发现白色肿瘤且超声检查或 CT 发现肿瘤内部钙化。由于担心恶性细胞的播散，视网膜母细胞瘤的眼内活检是禁忌的 [109]。

临床上较少见转移性疾病，因此，腰椎穿刺术用于脑脊液分析，骨髓针吸穿刺和骨扫描不作为常规诊断检查 [110]。然而，这些检查手段适用于眼内疾病进展或出现眼外疾病证据表现的儿童。视网膜细胞瘤或所谓的自发性退行性视网膜母细胞瘤是视网膜母细胞瘤的良性等效物 [111]。

（六）治疗

近年来，除了眼球摘除术外，还有一种趋势，尽可能多地使用替代的眼球保留治疗方法，包括激光光凝、冷冻疗法、TTT、斑块放射治疗、外照射放射治疗和化学治疗 [102]。激光光凝和冷冻疗法用于治疗非常小的肿瘤 [112]。TTT 与化学治疗联合用于小肿瘤 [113]。斑块放射治疗在治疗中型肿瘤方面非常有效 [114]。外照射放射治疗用于大型的和与玻璃体种植相关的多发的肿瘤 [115]；由于担心诱发第二恶性肿瘤（SMN），目前不常使用。眼球摘除术仍然是晚期单侧视网膜母细胞瘤的主要有效治疗方案。

自 20 世纪 90 年代以来，化学治疗减容越来越多地用于视网膜母细胞瘤的治疗，用于避免外照射放射治疗或眼球摘除术 [116]。化学治疗静脉给药用来缩小眼内视网膜母细胞瘤的体积，并使其适合局部治疗如冷冻疗法、热疗法或近距离放射治疗。采用 3 种药物（长春新碱、依托泊苷和卡铂）行 6 个周期化学治疗减容是常用方案 [117]。在可用（非对照系列）数据的基础上，可以得出结论，化学治疗减容联合辅助局灶性治疗使 50%～90% 的患者可能避免眼球摘除或外照射放射治疗，能否避免取决于初诊时疾病严重程度 [118]。必须认识到化学治疗减容并非没有缺点；已观察到化学治疗期间肿瘤复发 [119]。

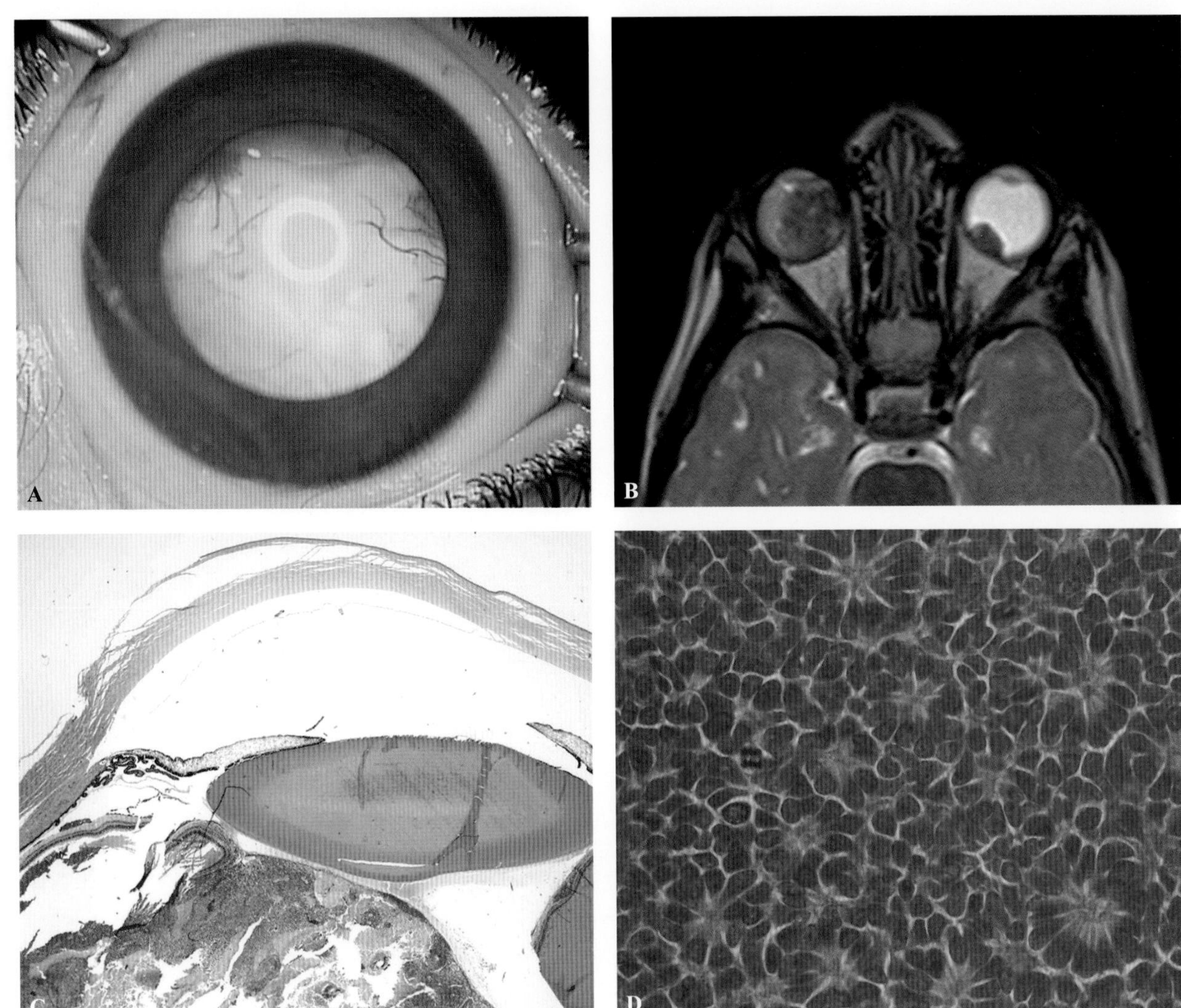

▲ 图 68-4　A. 右眼由视网膜母细胞瘤所致白瞳症；B. 磁共振成像（T_2 序列）提示双侧眼内肿瘤；肿瘤内部黑色区域提示右眼内钙化明显；C. 摘除眼球的组织病理学示肿瘤部分坏死；D. 可见玫瑰花结

与需入院和麻醉下静脉注射抗生素的暂时性骨髓抑制相关的急性并发症，频繁导致检查延迟 [120]。药物诱发的白血病等晚期并发症风险尚未排除。

最近，有一种治疗趋势是通过眼动脉插管超选择性地注射化学治疗药（美法仑）[121, 122]。这种方法的目的是避免全身反应且在玻璃体腔内达到更高的药物水平。尽管最初的结果令人鼓舞，但这种疗法只能在专业中心的临床试验框架内进行 [123]。儿童肿瘤组正在进行一些临床试验 [124]。在玻璃体腔内直接注射化学治疗药治疗顽固性或复发性种植，联合原发（源）肿瘤的治疗也正在积极评估中 [125]。

笔者建议

治疗视网膜母细胞瘤的治疗决策过程相当复杂，因为下列几个因素，如家族史、健侧眼状态、肿瘤的数量、大小、位置、视觉潜力，都是重要的考虑因素。通常使用基于分期的方法 [126]。进展期单侧疾病最好采用眼球摘除术并后续监测健侧眼。双侧疾病的治疗初始采用化学治疗（化学治疗减容）联合局部治疗，包括冷冻疗法、热疗法或近距离放射治疗。双侧疾病通常不推荐采用外照射放射治疗作为初始治疗。

（七）预后

视网膜母细胞瘤患者的生存受三种独立疾病的影响：转移性视网膜母细胞瘤、三侧性视网膜母细胞瘤和 SMN。视网膜母细胞瘤的最新治疗进展使发达国家的 5 年生存率提高到了 90% 以上[103]。然而，在不发达国家，由于视网膜母细胞瘤倾向于往往在更晚期阶段才能获得诊断，因此死亡率仍较高。

转移性疾病通常在视网膜母细胞瘤诊断 1 年内发生，5 年后很少见[127]。中枢神经系统和血源性播散是最常见的转移部位。转移性视网膜母细胞瘤生存期通常在 6 个月内[127, 128]。已确认了几个转移的组织病理学危险因素，存在上述因素时，通常建议化学治疗[129, 130]。在大约 8% 的种系突变视网膜母细胞瘤中观察到原发性颅内肿瘤（三侧性视网膜母细胞瘤）[131]。原发性颅内恶性肿瘤的位置和组织病理学特征各有不同。大多数肿瘤位于松果体区域，但也可发生在鞍上和鞍旁区域。组织病理学表现为松果体母细胞瘤或原发性神经外胚层肿瘤[131, 132]。

在美国，死于 SMN 的患者比死于初期视网膜母细胞瘤的患者多[133]。SMN 通常发生在具有种系突变的青春期儿童。外照射放射治疗增加 SMN 的风险[134]。SMN 谱可见多种肿瘤，但最常见的是成骨肉瘤、软组织肉瘤和皮肤黑色素瘤[135]。

第十一篇　皮肤恶性肿瘤

Cutaneous Malignancies

第 69 章　罕见的皮肤恶性肿瘤

Unusual Cutaneous Malignancies

Charles T. Darragh　Lee E. Wheless　William G. Stebbins　Jeffrey P. Zwerner
Anthony J. Crimaldi　Thomas Olencki　Laura Y. McGirt　著
张亚琨　译　　孟祥姣　校

一、概述

皮肤是一个非常复杂的器官，具有独特的细胞和结构多样性，包括表皮、真皮和皮下组织。因此，皮肤发展的肿瘤或恶性肿瘤可以从许多细胞谱系中的任何一种开始，导致各种各样的癌症。实际上，一些较常见的皮肤恶性肿瘤，包括鳞状细胞癌和黑色素瘤，是从广泛不同的胚胎起源发展而来的。在本章中，我们将介绍罕见的皮肤恶性肿瘤，其中包括汗腺肿瘤、脂肪细胞和神经内分泌衍生的肿瘤。我们根据细胞来源对这些癌症进行分组，并提供了这些实体的临床和组织学特征，以及最新的治疗建议。

二、纤维和组织细胞肿瘤

（一）非典型纤维黄瘤

非典型纤维黄瘤（AFX）是一种经常溃烂的坚硬结节，多发生在老年男性患者头颈部阳光晒伤的皮肤上（图 69–1）。紫外线诱导的 *p53* 基因突变，局部皮肤创伤和先前的放射线照射都可能是诱因[1]。如果病变未侵袭肌肉或筋膜，其临床病程相对较温和[2]。更深更大的病变预后更差，复发率为 10%，远处转移率为 1%[3]。最近的报道已经得出结论，AFX 的转移潜力可能被低估了[4, 5]。

在组织学上，AFX 通常界限良好且通常邻接上覆的萎缩表皮。通常有表皮褶皱。肿瘤由致密的纺锤形细胞、组织细胞样细胞、黄色细胞和多核巨细胞组成。所有细胞可显示出明显的多形性，非典型有丝分裂和核增生。细胞形态学外观可以变化很大，并且已经描述了 AFX 的梭形细胞、透明细胞、颗粒细胞、色素沉着和破骨细胞变体。尽管散布的胶原蛋白通常很少，但有关硬化甚至瘢痕疙瘩胶原的肿瘤报告可能会使诊断变得困难，特别是在评估残留或复发的疾病时。大面积的坏死，神经周围浸润或淋巴管浸润几乎从未出现，应该提醒病理学家注意另一种诊断的可能性，即原发性未分化多形性肉瘤（UPS），它通常可以模仿 AFX，许多人认为它与之相关[6]。免疫染色是 AFX 的排除诊断。大多数肿瘤至少对 CD10、CD68 和前胶原 –1 呈局部阳性。已经报道了黑素生成相关转录因子（MITF）阳性的病例，因此需要包括 S–100 蛋白和细胞角蛋白（CK）在内的免疫染色排除组织学模拟物，如梭形

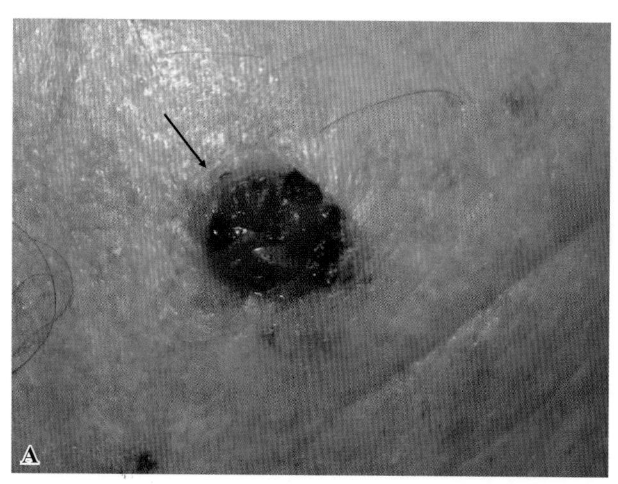

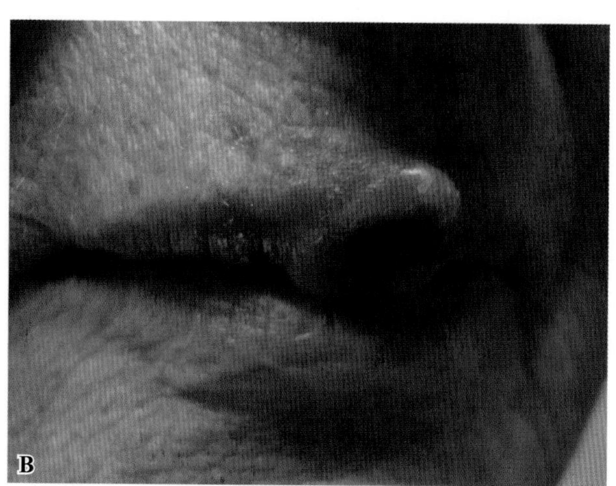

▲ 图 69-1 非典型纤维黄瘤

两名患者外周血干细胞移植后的头部溃疡性结节（箭示表皮皱缩）

细胞鳞状细胞癌和恶性黑素瘤 [4, 7]。

莫氏显微外科手术（MMS）已经发展成为一种选择的治疗方法 [4, 8]。放射治疗（RT）用于局部复发性疾病的治疗。笔者不知道有关转移性治疗的已公布的 1～2 级信息。鉴于这些肿瘤具有相对较低的转移潜能，特别是与 UPS 相比时，笔者认为在开始治疗之前确认可能代表复发或转移的病变的组织学很重要 [6, 9]。（笔者注：以这种类型的组织发生为基础，合理的选择可能包括转诊至肉瘤诊所或考虑化学治疗或其他系统方案。）

（二）隆凸性皮肤纤维肉瘤

隆凸性皮肤纤维肉瘤（DFSP）是一种罕见的皮肤 / 皮下软组织肉瘤，在第 70 章中有更详细的介绍。它的特征是在躯干和四肢上形成缓慢生长的斑块，在头颈部区域较少见。虽然主要在年轻人中发现，但婴儿和幼儿的发病率已有报道 [10]。DFSP 起源于染色体 17 和 22 的易位，t（17；22），导致血小板衍生生长因子 -β（PDGF-β）基因与启动子胶原 *1A1* 型基因的融合。这导致 PDGF 酪氨酸激酶受体 PDGF-β 的组成性激活 [11]。在肿瘤早期可能存在无肿瘤的狭窄区域，“grenz 区”，肿瘤和表皮之间。后来 DFSP 经常被固定到底层结构。

罕见的变异包括色素性 DFSP（Bednar 肿瘤），梭形病变细胞之间有含黑色素的树突状细胞，梭形细胞之间有黏液的黏液样 DFSP。10%～15% 的 DFSP 含有纤维肉瘤（DFSP-FS）的特性，这一发现将等级从低级提高到中级，表明预后更差 [12]。

在组织学上，DFSP 由真皮和（或）皮下组织的弥散浸润组成，其中单形良性外观的梭形细胞以特征性的席纹状图案排列，有时围绕小血管结构。它通常对 CD34 和波形蛋白染色呈阳性，对因子 XⅢ a、S-100 蛋白、平滑肌肌动蛋白和结蛋白呈阴性。相反，良性皮肤纤维瘤通常对因子 XⅢ a 和基质溶酶染色呈阳性，而对 CD34 和波形蛋白染色呈阴性 [13]。

术前分期主要包括受影响区域的磁共振成像。如果患者患有纤维肉瘤性成分或患有长期疾病，则可以考虑进行胸部。在临床实践中，经常使用美国肌肉骨骼肿瘤协会（MSTS）分期系统 [14]。DFSP 的明确治疗是手术切除，病理学切缘阴性。外科手术的选择已经转向 MMS，因为与广泛的局部切除术（WLE）相比，大型病例系列引用证明 MMS 的复发率要低得多 [15]。2016 年国家综合癌症网络（NCCN）指南列出 MMS，分期切除（“缓慢 Mohs”）和 WLE，2～4cm 边缘的 WLE 作为手术切除的可能方法 [16]。用新鲜冰冻石蜡包埋组织进行苏木精 – 伊红染色及免疫组织化学染色，然后再做分期切除，可以进一步提高边缘测定的准确性 [17, 18]。清晰的边缘在这种疾病中至关重要。显微镜下阳性或狭窄边缘＜ 1mm 更可能复发 [19]。

缺乏随机临床试验证明辅助放射治疗的益处。然而，通常建议广泛局部切除大肿瘤，或手术切缘接近或阳性，并且进一步手术不可行的患者行辅助放射治疗 [20-23]。无论是手术前还是术后，放射治疗都可以降低局部复发风险。文献中的几个回顾性研究是针对有或没有放射治疗的局部切除患者进行的[20-23]。这些文章表明，在单独使用WLE会导致主要的美容或功能性缺陷的情况下，保守切除术和术后放射治疗是一种可行的替代方案。

复发性疾病是一种不良事件，因为它增加了深度浸润的可能性，使切除更加困难，并增加了转移的可能性。DFSP-FS的复发率比DFSP高。大多数复发在初次切除后3年内发生。在术后狭窄或阳性切缘的情况下，当重新切除无法实现阴性边缘时，需要明确的辅助放射治疗（剂量为50～65Gy）[21, 24]。Castle等2013年的病例系列研究讨论46例接受DFSP术后放射治疗的患者，其中17例患有严重疾病或阳性切缘。在这17例中，随访6.5年有2例复发[20]。淋巴结受累很少见。转移性疾病主要发生在肺部，可能发生在患有多种复发性疾病的个体或患有DFSP-FS的个体中。对于具有高PS评分且获得明显切缘的个体，应考虑对转移性疾病进行积极的手术切除。对于患有局部晚期或转移性疾病的个体，现在已经将酪氨酸激酶受体PDGF-β作为治疗目标。继发于t（17；22）易位的组成型活化的PDGF-β酪氨酸激酶受体作为可能受益于伊马替尼（Gleevec®）的那些患者的标记物。SWOG试验（400mg每日1次）和EORTC试验（400mg每日2次）共入组24例患者，平均随访时间为2.6年[10]。在24例接受治疗的患者中，46%的患者对伊马替尼治疗表现为至少有部分肿瘤消退即临床PR[10]。该药物也被用于新辅助治疗3～6个月，以便在可能的切除术前“减轻”局部晚期疾病[25, 26]。舒尼替尼正在成为伊马替尼耐药的可能治疗方法。Fu等最近的一篇文章。描述了30例接受伊马替尼耐药肿瘤治疗的患者，其中，有2例肿瘤完全消退即临床CR，10例达到临床PR[27]。进一步的研究正在进行。

（三）上皮样肉瘤

这种肿瘤通常在年轻人中呈现为四肢上的小的、溃疡的皮肤结节，称为经典或常规类型，在腹股沟和骨盆区域，称为近端型[28]。该肉瘤的独特之处在于它没有正常的前体对应物。在超过90%的病例中，整合酶相互作用蛋白1表达的特征性丧失，这一发现可用于诊断[28]。

在组织学上，病变由多个结节组成，这些结节由上皮样细胞或梭形细胞组成，通常具有中心坏死特征。由于病变类似于肉芽肿，因此通常需要免疫组织化学染色。免疫组织化学染色通常对整合酶相互作用蛋白1、波形蛋白、细胞角蛋白和上皮膜抗原（EMA）呈阳性，对S-100蛋白、肌动蛋白和CK5和CK6呈阴性。大约50%的CD34阳性[28, 29]。

对于上皮样肉瘤没有明确的治疗方法，目前的主要治疗方法是WLE[29]。然而，上皮样肉瘤往往沿着筋膜平面生长，使切除困难[30]。据报道，转移性疾病的复发率约为35%[29]。通过前哨淋巴结评估选择可能受益于完全淋巴结清扫的患者。令人乐观的是，这种积极的手术方法可能会降低肿瘤所见肺转移的高发生率。此外，已发表的病例系列使用新辅助或辅助放射治疗来减少复发的发生率[29]。对于转移性疾病化学治疗疗效最差。在病例报告和回顾性研究中，最常用的方案是单药蒽环类药与蒽环类药和异环磷酰胺联合治疗[29]。最近，一份个案报道显示舒尼替尼可以稳定转移性疾病[29]。进一步研究需要充分评估酪氨酸激酶抑制药在上皮样肉瘤中的作用。

（四）未分化的多形性肉瘤

未分化的多形性肉瘤（UPS），以前称为恶性纤维组织细胞瘤，是由多形性纺锤体和源自负责成纤维细胞或肌纤维母细胞分化的祖细胞的上皮样细胞组成的间变性肉瘤[31]。UPS是一种常见的肉瘤，会随着深部软组织的肿大而发生，中年和老年人最常见于头部、颈部和下肢。少数病灶是浅表性的，最初诊断为AFX。病变通常是高级别的，因为UPS的组织学特征可以在不同谱系的许多病变中发现，诊断是一种排除。它没有始终如一的染色模式。

治疗包括通过WLE手术切除。如果可能，建议手术切缘至少2cm[32, 33]。MMS已用于治疗UPS，早期研究显示平均复发率为7%。然而，最近发表的报道显示复发率（37%）与广泛局部切除术中的复发率一致，这可能是由于在早期研究中纳入了更多惰性肿瘤[33]。鉴于这些发现当由于解剖部位至少2cm的边缘不可行或者当美容是重要条件的时候应该使用MMS。前哨淋巴结清扫是有争议的[33]。

如果肿瘤直径＞5cm，清晰边缘＜1cm，或者病理评估中出现镜下阳性切缘，建议进行辅助放射治疗。报道的放射治疗方案包括肿瘤周围至少5cm边缘的治疗区域，剂量范围为60～65Gy[34]。尚不清楚辐射是否影响该疾病的临床过程[33]。对于不可切除软组织肉瘤的治疗方案包括适当的化学治疗。分子靶向治疗如Ipilimumab和舒尼替尼的疗效正在研究中，但目前尚未广泛使用[33]。

（五）黏液纤维肉瘤（黏液样恶性纤维组织细胞瘤）

黏液纤维肉瘤是真皮和皮下组织的肿瘤，易发于中年或老年人，表现为四肢或躯干的无症状生长[32]。

独特的组织学特征包括由非典型梭形，圆形或星状成纤维细胞组成的多结节肿瘤，在黏液样基质中具有不明显的细胞边缘，具有曲线血管通道的特征。

细胞中波形蛋白呈阳性，并且一些病变显示CD34或平滑肌肌动蛋白的可疑阳性。在将病变分类为肌纤维肉瘤之前，应在10%或更多的肿瘤中观察到黏液样改变[35]。最近对近200例病例的回顾性研究表明，使用5%的切除率可能是更好的预后预测指标[36]。肿瘤的分级特别重要，因为低级病变通常复发，而中级和高级病变在30%～35%的病例中转移[37]。

与UPS和其他软组织肉瘤一样，治疗包括广泛切除，边缘至少2cm。如果肿瘤直径＞5cm，清晰的边缘＜1cm，或在病理评估中出现镜下阳性切缘，建议进行辅助放射治疗。不可切除疾病的治疗包括适当的软组织肉瘤化学治疗[38]。

三、具有腺体分化的肿瘤

（一）具有大汗腺分化的汗腺癌

1. 大汗腺癌

大汗腺癌是一种罕见的汗腺肿瘤，最常见于腋窝，通常发生在中老年女性。其他受累部位包括肛门生殖器区域、头皮、眼睑、耳朵、胸部、腕部、唇部、足部、脚趾和手指[39]。这些病变通常表现为生长缓慢，无痛，皮肤色至微红色结节出现。超过50%的大汗腺癌患者在诊断时有淋巴结转移。由于内脏转移灶导致的死亡率约为40%[39]。

组织学检查显示由包含嗜酸性细胞质的上皮样细胞组成的固体、导管、索状和腺体区域组成的非包囊肿瘤。一些损伤细胞可能表现出分泌功能。细胞和核异型是可变的。对于Cam5.2、CKAE1/AE3、EMA、CK15和大体囊性疾病液体蛋白15（GCDFP-15），免疫组织化学显示阳性。癌胚抗原（CEA）表达是可变的。偶然情况下，主要的差异考虑因素是转移性乳腺癌，它通常可以显示相同的染色模式，并且临床相关性是必要的[40]。

最近的一篇综述讨论了33年前流行病监测与最终治疗结果登记的186例皮肤大汗腺癌的病例。作者推荐使用1～2cm边缘的WLE作为首选手术治疗。此外，淋巴结阴性患者与淋巴结阳性患者的生存率差异十分显著（55个月vs 33个月），导致考虑前哨淋巴结活检（SLNBx）用以帮助指导进一步治疗[41]。化学治疗没有被证实起作用；在确定转移灶的地方，建议进行再次活检以确保病变的性质，如果确认组织学，合理的选择是考虑类似于转移性未知原发性腺癌（ACUP）起源的全身治疗或相关的研究方案。笔者的经验是，对ACUP方案持续反应的可能性非常低。

2. 腺样囊性癌

腺样囊性癌（ACC）或原发性皮肤腺细胞癌在头皮和颈部表现为缓慢生长的疼痛性结节，并且经常在口腔中（为了比较，分别见头颈区域和乳房出现ACC的第10章和第24章）。病理学显示大量细胞具有细胞学异型性，以不同的腺样或筛状图排列[42]。病变细胞对高分子量和低分子量细胞角蛋白和S-100蛋白呈阳性。CEA和EMA突出了导管结构。神经周围侵犯是常见的，并伴有疼痛和复发率增加[43]。有病例记录到局部淋巴结或肺部的转移[44]。与非皮肤组织中出现的ACC相反，皮肤的ACC提示预后良好[45]。

鉴于亚临床神经周围和血管周围浸润的高发生率，首次广泛切除序贯精确放射治疗的联合治疗是首选治疗方法。化学治疗在转移性疾病的治疗中具有不确定的益处[46]。也许最有用的ACC全身化学治疗分析是由Laurie等[47]进行Meta分析，主要集中在头颈部肿瘤上。该分析指出几种单药的反应率为30%～50%。包括顺铂、卡铂、多柔比星、表柔比星、米托蒽醌，但一般持续时间短，中位存活时间（如果说明）不到1年。在广泛的联合用药方案中，铂类复合物与蒽环类药的组合似乎可以提供最一致的持续反应模式，但通常不会超过1～2年。

尽管 ACC 表达 C–kit，但伊马替尼确实如此。尽管偶尔会有短期反应，但未被证明是一种可靠的有效药物。进一步的研究已将其他靶向疗法作为单一疗法和细胞毒性化学治疗联合应用，但需要进一步开展工作以充分评估疗效 [46, 48, 49]。

3. 原发性黏液癌

原发性黏液癌是一种生长缓慢的肉色红斑或产生蓝色黏蛋白的肿瘤，在头颈部区域，特别是在眼睑处以无痛性结节的形式出现 [50]。

组织学显示，由薄纤维间隔分开的大量黏蛋白池中，肿瘤细胞簇聚集 [51]。病变细胞的 CKAE1/AE3、CEA、EMA 和 CK7 染色呈阳性，CK20 呈阴性。CAM5.2 表达是可变的 [52]。免疫组织化学是区分原发性皮肤黏液腺癌和转移性腺癌，尤其是乳腺癌或胃肠道皮肤癌的必要条件 [53]。

2014 年的一项审查发现共有 159 例病例，其中包含治疗后的随访数据。与传统切除相比，MMS 复发率显著降低（MMS 为 13%，传统切除为 34%）。然而，必须考虑 MMS 病例的样本量远小于传统切除治疗的样本量（15 例 vs 136 例）[54]。鉴于这些数据，MMS 是这种皮肤癌的一种选择。对于无法切除的疾病患者，建议采用研究方案进行治疗。（编者注：如果无法做到这一点，合理的方法是考虑在未知原发性腺癌中证实的方案，因为没有标准的护理；如前所述，对于类似的皮肤肿瘤，持续缓解的可能性很小。）

4. 乳房外 Paget 疾病

乳房外 Paget 疾病最初由 Crocker 于 1889 年描述，他报道了阴囊和阴茎上的病变，其组织学特征与 James Paget 最初描述的乳晕相似 [55]。乳房外 Paget 疾病是一种罕见的肿瘤，起源于身体突出的大汗腺，被认为是由大汗腺管的上皮内部分形成的原位癌。乳房外 Paget 疾病的特征表现为缓慢生长的瘙痒性红斑至红色鳞状斑块，易发生在 50—80 岁的女性中 [56]。

组织学检查显示大的上皮样细胞（单独或成簇）具有丰富的（嗜酸性）细胞质和突出的囊泡核。原发性乳房外 Paget 细胞通常为 CK7 阳性，CK20 阴性 [56]。此外，乳房外 Paget 细胞对黑色素瘤和皮肤鳞状细胞癌的标志物呈阴性。

原发性乳房外 Paget 疾病在皮肤浸润的情况下预后较差，因为无论技术如何，都很难获得明确的手术切缘 [57]。MMS 与标准手术相比的研究一致表明复发率较低（8%～22%）导致 MMS 的发展成为首选的切除方法 [56]。在极少数情况下，可以考虑进行根治性手术切除 [58]。此外，一些人认为 SLNBx 对有侵袭特征的患者有用 [59]。咪喹莫德乳膏和光动力疗法已被单独用于有限的原位疾病 [60, 61]。放射治疗可能在有效手术切缘阳性（45～65Gy）的会阴病例中也有用 [62, 63]。对于无法切除的疾病患者，建议尽可能采用研究方案进行治疗，尽管最近有许多报道证明用多西紫杉醇和紫杉醇治疗疾病有一定效果 [64]。

（二）具有外泌分化的汗腺癌

1. 外泌腺癌（恶性小汗腺汗孔瘤）

外泌腺癌起源于外泌管的表皮内成分，或者较少见于小汗腺汗孔瘤 [65, 66]。肿瘤表现为外生性生长，最常见于老年患者的下肢、躯干、头部和上肢。有一点轻微的女性倾向。局部复发和转移到区域淋巴结并不少见 [65]。

在组织学上，汗孔癌的特征在于具有特征性小汗腺基底细胞样上皮细胞巢，其在表皮中显示导管分化的病灶。损伤细胞的巢延伸到真皮中。真皮中可存在明显的细胞变化，导管分化和鳞状分化的区域。在 2/3 以上的病例中发现了具有成熟，形态良好的外分泌管的嗜酸性腔内角质层。剩余的病变包含胞质内腔和（或）小的，形成不良的导管 [65]。病变细胞表达泛细胞角蛋白、CEA、CK5/6 和 EMA。大多数汗孔癌表达 p16[67]。不良的组织学预后特征包括有丝分裂活动，淋巴血管和（或）神经周围侵袭，以及侵袭深度。据报道，随着从肿瘤到皮癌的转变，细胞角蛋白染色的强度增加。β 联蛋白在侵袭性的癌细胞中丢失较晚 [67]。

外泌腺癌的治疗是切缘清晰的手术切除。广泛的手术切除和 MMS 已被成功使用 [68, 69]。最近对 2015 年文献的综述显示，MMS 的复发率和转移率较低，这表明这可能优于 WLE，特别是在需要组织保存的很重要的区域 [70, 71]。在某些情况下已经进行了 SLNBx，但尚不清楚这是否会改变患者的临床过程 [70, 72]。总体而言，没有证据表明化学治疗在治疗这种癌症方面具有任何可重复或确定的作用 [73]。此外，有少数病例报告中使用了放射治疗 [74]。在缺乏此类数据的情况下，建议对晚期患者转诊至条件更优的医疗中心征求意见。

2. 外泌导管癌

外泌导管癌是罕见的肿瘤，主要发生在中老年患者的头颈部和四肢，表现为坚硬结节。复发是常见的，转移可能发生在高比例的患者中，死亡率升高[75]。

在显微镜下，外泌导管癌由纤维化背景下真皮中的小上皮样细胞的巢和脊组成。病变细胞表现出广泛的导管分化。神经周围和淋巴血管侵犯是常见的。肿瘤细胞对CAM5.2和CEA呈阳性。已报道S-100蛋白、GCDFP-15、雌激素受体、孕酮受体和HER2/neu染色呈阳性[76]。在显微镜和免疫组织化学上，不可能将外泌导管癌与转移性乳腺癌和大肠转移癌区分开来。在诊断为外泌导管癌之前，有必要排除转移至皮肤的内脏腺癌。

大多数外泌癌的治疗与如上所述的外泌腺癌相同。

3. 外泌螺旋腺癌（恶性外泌螺旋腺瘤）

外泌螺旋腺癌是一种非常罕见的汗腺肿瘤，起源于先前存在的外泌螺旋腺瘤。一项大型研究报道了12例性别分布相同且平均年龄为62岁的病例[77]。在躯干上发现了大的结节性病变，其中一些已存在数月至数年，偶尔在四肢、头部和颈部区域也可见。外泌螺旋腺瘤可以是侵袭性的，转移率为30%～40%[78, 79]。

组织学上，良性螺旋腺瘤中存在恶性变化区域。高度恶性肿瘤的特征包括核多形性，增加的有丝分裂活性，坏死，浸润的生长模式，淋巴血管和神经周围侵袭，以及两个不同肿瘤细胞群的丧失。一些病变的特征是良性螺旋腺瘤与明显恶性肿瘤之间的突然转变。然而，其他低级病变显示出最小的细胞学和结构异型性。螺旋腺瘤区域表达S-100蛋白和CAM5.2，而导管分化区域表达CEA和EMA[80]。恶性肿瘤细胞对p53呈阳性，且不表达MYB[81]。

这种罕见实体瘤的治疗方法与外泌腺癌的治疗方法相同，包括优先考虑淋巴造影和SLNBx。

4. 侵袭性指端乳头状腺癌

侵袭性指端乳头状腺癌（ADPA）是一种罕见的汗腺癌，具有高度局部复发率，并且可能具有高度侵袭性生物学行为。

ADPA的特征是在手指和脚趾，以及手掌和脚掌的邻近皮肤上形成单独的、橡胶状、无痛的肿块。此表现通常会导致诊断延迟。最常见的发生部位是指甲床与远端指间关节之间数指尖端的掌侧面[82, 83]，也有记录低级病变也会发生转移[82]。在任何年龄的男女都可能发生。

组织病理学显示真皮中的局限性病变较差，频繁延伸到由多个由立方形和柱状细胞组成的囊性结节组成的皮下组织中。由多层基底上皮样细胞排列的乳头状结构突出到囊性腔中。存在导管和筛状结构，并且在一些区域中可能存在损伤细胞的实性结节。核多形性，有丝分裂活性和坏死可以是变异的。细胞角蛋白、S-100蛋白、CEA和p53具有很强的阳性，特别是对于囊性区域的腔细胞，而p63在基底细胞中染色阳性[84]。

建议采取积极的初期外科手术治疗。通常建议用先前的淋巴闪烁扫描术和SLNBx切除[85]。然而，对于长期低度恶性疾病的患者，可能只需要广泛的切除[84]。没有关于放化疗疗效的确切证据，也没有关于转移性和复发性疾病最佳治疗的1～2级信息。

5. 恶性圆柱瘤

恶性圆柱瘤是一种非常罕见的局灶性侵袭性肿瘤，通常由老年患者头部和颈部，特别是头皮上预先存在的圆柱瘤引起。恶性圆柱瘤在女性中比男性略微更常见。恶性圆柱瘤可出现在家族性圆柱瘤病（Brooke-Spiegler综合征）的病变中，这是一种罕见的常染色体显性疾病，以多发性圆柱瘤、毛发上皮瘤和螺旋腺瘤为特征[86]。恶性圆柱瘤是高级别、侵袭性肿瘤，复发率约为40%和转移率高达70%[87]。

在组织学上，肿瘤通常在良性圆柱瘤和明显恶性转化区域之间表现出过渡区。在恶性病灶中鉴定出有丝分裂活性、细胞学异型性、外观丧失和侵袭性生长模式。淋巴血管和（或）神经周围侵袭是与侵袭性临床过程相关的组织学特征。细胞对CAM5.2、EMA和CEA呈阳性，可以可变地表达S-100蛋白和GCDFP-15[88, 89]。

治疗建议广泛切除或MMS。由于局部复发率高，初步外科切除是非常重要的[87]。放射治疗已有报道，但作用仍不清楚[87]。同样，没有关于全身化学治疗用于该病症的确切性文献。对于无法切除的疾病患者，建议通过研究方案进行治疗或转诊至医疗中心。

6. 微囊性附件癌（硬化性汗管癌）

微囊性附属器癌是一种罕见的局部侵袭性汗腺肿瘤，主要影响年轻和中年人的脸颊和上唇[90]。已报道在其他各种部位发生。

组织学显示小的浅表角化囊肿，小导管结构和由小上皮细胞组成的浸润性细胞。CKAE1/AE3 有阳性染色。CEA 和（或）EMA 强调了导管分化。S-100 蛋白阴性[92]。活检应包括深部标本，因为诊断的依据在于确定浸润性生长模式，可变的导管分化和突出的神经周围侵袭。

虽然微囊性附件癌很少转移，但侵袭性局部生长和复发并不少见。这些肿瘤的处理主要是手术切除。由于边缘通常超出临床表现，因此 MMS 的积极治疗似乎提供了治愈的最大可能性，同时提供了正常组织的保护[90]。在迄今为止最大的一项前瞻性试验中，MMS 5 年随访期间的复发率为 5%，这个结果与 WLE 公布的复发率 20%～60% 进行了比较[91]。术后放射治疗可以改善高危患者的局部控制率，但这在随机试验中尚未得到证实[92]。

从组织学上看，微囊性附件癌已经被描述为具有抗辐射性，有报道肿瘤在转归后转变为更具侵袭性的形式，尽管对于那些不是手术候选者的人仍然可以考虑[93, 94]。对于无法切除的疾病患者，治疗推荐使用研究方案，因为没有明确的研究表明放射治疗或化学治疗的具体作用。

（三）皮脂腺肿瘤

皮脂腺癌

皮脂腺癌是罕见的肿瘤，最常见于眼和眼外附件结构，包括睑板腺和睑缘腺；然而，眼外皮脂腺癌也会发生，特别是在老年人的头部和颈部[95]。虽然眼外皮脂腺癌被认为没有眼部变异，但最近的研究表明，眼外肿瘤也与转移有关，死亡率高[95]。眼部皮脂腺癌最常见于睑板的睑板腺，而较少见于睑缘腺、泪腺或泪阜。病变通常是坚定和孤立的，具有非特异性临床表现，并且发生在老年患者，尤其是女性中。眼部皮脂腺癌常被误认为是睑缘炎或炎症性疾病，如睑缘炎或角膜结膜炎，延迟诊断很常见[95]。

大约 20% 的皮脂腺癌发生在眼外部位，大多数存在于老年人的头部和颈部。不太常见的表现部位包括腿部、足部、外阴、唾液腺和支气管[96, 97]。皮脂腺癌与先前的面部放射暴露，肾移植后的免疫抑制治疗，以及常染色体 Muir-Torre 综合征有关。主要综合征的特征是存在皮脂腺肿瘤和内脏恶性肿瘤[98-101]。最近它与 Lynch 综合征有更广泛的联系，其特征是在 44 岁之前出现多种肿瘤[102]。这些肿瘤包括在右结肠、子宫内膜、卵巢、乳房、胃、小肠、胰腺、肝胆结构、输尿管和肾盂等部位的癌。对皮脂腺癌中 Lynch 综合征相关的 DNA 错配修复基因异常的研究尚无定论。然而，即使是单一的皮脂腺癌的诊断也应该促使对 Muir-Torre/Lynch 综合征和相关的内部恶性肿瘤进行调查[103]。

皮脂腺癌由小的上皮样细胞的小叶组成，其在纤维血管基质中具有可变的皮脂分化。损伤细胞的浸润性巢和索通常存在于病变的周围。可能存在有丝分裂和坏死区域。眼周皮脂腺癌通常延伸到上覆的表皮或结膜上皮中。病变细胞对 EMA 和雄激素受体呈阳性，对 S-100 蛋白、CEA 和 GCDFP-1 呈阴性。一些报道肿瘤细胞 CAM5.2 和 BRST-1 都是阳性的。眼部皮脂腺癌 CK7 阳性。阴性组织学预后因素包括向表皮的 Paget 样扩展，淋巴和（或）血管侵犯，低分化的病变细胞和浸润性生长模式[95]。

皮脂腺癌的特征是频繁复发（40% 的患者）和转移倾向（18%～25% 的病例）[95, 104]。据报道，大约 30% 的患者长期存活。预后不良与上眼睑和下眼睑受累，眼眶伸展，症状持续时间超过 6 个月，肿瘤直径＞ 10mm 有关[95]。

完全切除仍然是首选治疗方法，因为许多肿瘤位于眼周，边缘清晰是至关重要的。在过去的 15 年中，MMS 已经成为治疗皮脂腺癌的首选方式。这是因为与 WLE 相比，复发率较低[103]。通常，这些肿瘤见于美容敏感区域并且 MMS 允许边缘控制及组织保存。放射治疗作为辅助或对于不可切除的疾病的益处仍然不确定[105]。与手术切除相比，初级放射治疗与更高的复发有关，但对于手术不可行的患者，它仍然是一种治疗选择。对于复发或转移性疾病患者，应保留辅助放射治疗[103]。基于化学治疗的治疗策略目前仅限于病例报告，但最近的文献综述发现，氟尿嘧啶与铂类药联合使用可能证明是最有效的备选项[106]。

四、毛囊和毛发基质肿瘤

（一）毛根鞘癌

这种极为罕见的肿瘤起源于毛囊的外根部，特征为老年人多发，暴露在阳光下的皮肤上的孤立性溃疡病灶。然而，它很少表现为多发肿瘤[107]。临床上它被误诊为基底细胞癌。

病变由高碘酸希夫（PAS）阳性、淀粉酶敏感的透明细胞质的大细胞组成，中央毛根鞘角化从表皮或外部根鞘向下侵入，呈多叶状、小梁状或弥漫性生长模式[108, 109]。大多数病变具有惰性的临床过程；然而，已经描述了神经周围的侵袭、复发和转移，尽管不常见[110, 111]。

具有明显边缘的手术切除是目前的治疗选择。最近的一项综述验证了 2014 年来 WLE 与 MMS 治疗的所有病例，发现两种方式的复发率非常低，尽管很少报道手术切缘[108]。有一份关于局部咪喹莫特应答的个案，并且鉴于转移性疾病极为罕见，化学治疗的疗效尚未得到充分评估[108]。有报道对于手术切缘接近或确定阳性切缘的患者使用术后辅助放射治疗，但没有确定的指南[74, 108]。鉴于缺乏标准治疗，笔者建议转诊到卓越的医疗中心，对这些非常罕见的肿瘤治疗寻求额外的意见。

（二）毛母质癌（毛母质瘤）

这种罕见的滤泡性肿瘤表现为快速生长的坚硬结节，通常从头出现，但在某些情况下可能出现在毛母质瘤或先前切除的毛母质瘤的部位[112]。癌症通常发生在老年人的头皮和面部。男性患者有复发倾向。可能发生远处转移[113]。

组织学检查显示由多形性基底细胞组成的界限不清的肿瘤。有丝分裂和非典型的有丝分裂很常见。无核“阴影”细胞存在于基底细胞巢内[114]。在大多数毛母质癌和毛母质瘤中，已报道 *CTNNB1* 基因中编码 β 联蛋白的突变。这两个现象经常在加德纳综合征中发现，因为它们具有相似的发病机制[115]。

由于担心局部和远处复发，需要定期 WLE 随访。然而，由于局部复发可能具有破坏性，因此 MMS 也可用于原发性切除[116]。手术切缘不明确时可考虑辅助放射治疗，并且有几个病例报告显示在局部复发病例中放射治疗具有局部作用，包括电子束治疗[116]。化学治疗无效，没有确定的治疗作用；传闻病例文献个案中充满了对一系列化学治疗方案产生耐药性的单个病例[116]。

五、脂肪细胞瘤

脂肪肉瘤

皮肤原发性脂肪肉瘤非常罕见[117]。在迄今为止涉及 7 例患者的最大系列中，肿瘤发生在年龄为 39—95 岁（中位数 72 岁）且性别分布相同的患者中。头皮和四肢是最常见的受累部位[118]。临床上肿瘤表现为息肉样结节。

组织学的特征在于相对成熟的脂肪细胞的增殖，其具有细胞大小和形状的变化，具有分散的空泡化成脂细胞。病变细胞通常 CDK4、MDM2 和 HMGA2 染色阳性[119]。脂肪肉瘤的原发黏液样和多形性变异很少涉及皮肤[120]。当鉴别诊断包括这些变异时，应参考软组织病理学文本。

治疗包括广泛切除。如果肿瘤直径＞ 5cm，清晰边缘＜ 1cm 或在病理评估中可见镜下阳性切缘，建议使用辅助放射治疗。不可切除疾病的治疗方案包括适当的肉瘤化学治疗[38]。最近的一项研究表明，动脉内顺铂和多柔比星联合应用可以有效治疗复发性皮下脂肪肉瘤[121]。

六、黑色素细胞瘤

透明细胞肉瘤（软组织恶性黑色素瘤）

软组织原发性透明细胞肉瘤是一种非常罕见的、独特的间充质肿瘤，伴有黑色素细胞分化。它通常表现为缓慢生长且常常疼痛的软组织肿块，主要发生于年轻人群。它常见于下肢，特别是踝关节和膝盖周围[122]。肿瘤通常与肌腱和腱膜有关，但可能通过直接延伸涉及皮下组织和真皮。

组织学证明了单形性上皮样细胞和（或）梭形细胞的巢具有清晰的嗜酸性细胞质、囊泡核和突出的核仁。通常存在黑色素合成，以及 Mart-1、HMB-45、S-100 蛋白和波形蛋白的表达[122]。细胞对 MITF、CD117、CD57 和 BCL2 也经常呈阳性。可见成熟的不同阶段的黑色素细胞分化和细胞质前黑素体。在 50%～75% 的透明细胞肉瘤中鉴定出平衡易位，t（12；22）（q13；q12），但在黑色素瘤中未发现[122]。

治疗包括 WLE，虽然尚未描述明确的手术切缘[123]。值得注意的是，与 WLE 相比，截肢患者似乎不会影响生存。由于早期淋巴结受累，应考虑 SLNBx。尽管没有显示出确凿的益处，但在手术切缘较小的病例中常常推荐辅助放射治疗[124, 125]。化学治疗数据仅限于病例报告，但似乎顺铂化学治疗或咖啡碱类辅助的多柔比星加顺铂可能具有一定的效果，尽管咖啡碱类辅助的真正影响尚未得到证实[122–124]。

七、肌肉肿瘤

浅表平滑肌肉瘤

浅表平滑肌肉瘤是一种罕见的平滑肌衍生肿瘤。皮肤形式被认为是来自毛囊或生殖器的竖脊肌，而皮下类型被认为是由血管的平滑肌壁产生的[126]。尽管这种肿瘤在中年最常见。它可以在婴儿和老年人中发展[127]。病变通常是单发的，但有时可能表现为分组结节（图 69–2）。在大多数病例中报道了覆盖皮肤变色和压力疼痛[128]。

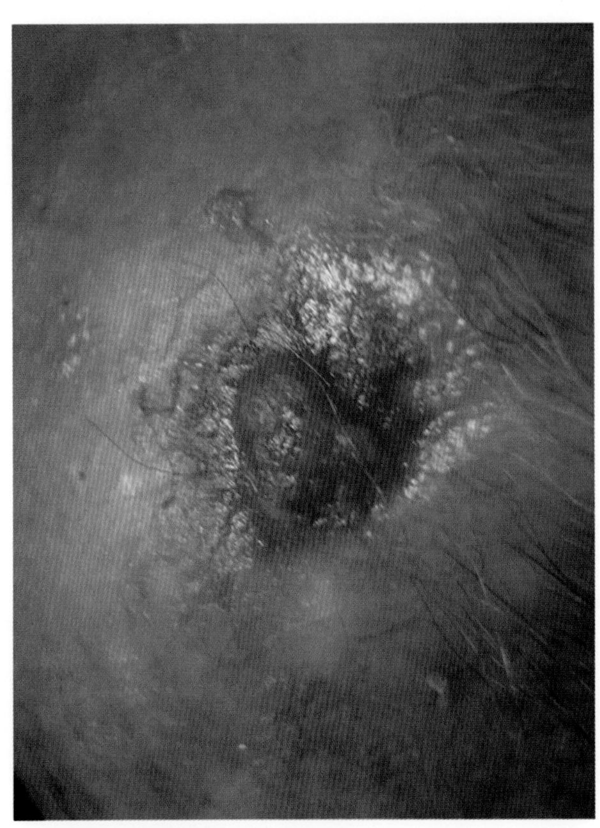

▲ 图 69–2 患者额头上平滑的黄色和粉红色结节，为复发性平滑肌肉瘤

在组织学上，浅表平滑肌肉瘤是大的、界限不明的皮肤增生，由具有嗜酸性细胞质和细长的钝端胞核的细长的梭形细胞束组成。病变细胞对肌间线蛋白、平滑肌肌动蛋白和肌肉特异性肌动蛋白呈阳性。

可能存在核多形性，有丝分裂活性超过平滑肌瘤所允许的活性，并且可能存在坏死。组织学鉴别诊断必须考虑到来自皮肤外部位（如子宫）的转移的可能性。

从历史上看，皮肤平滑肌肉瘤被认为以 30%～45% 的复发，没有报道的转移病例[8]。这与皮下变异相比，报道的复发率高达 70%，30% 的病例转移[8]。MMS 和确定的边缘导致近期文献中复发率显著降低[129]。该亚型的手术切除可能是 WLE 或 MMS。在过去，当 2～5cm 的边缘至筋膜时选择 WLE 的外科手术方法。最近的 2012 年对梭形细胞肿瘤的一篇综述，报道了 MMS 治疗时平滑肌肉瘤的复发率为 7.4%。这促使 MMS 成为一线治疗，特别是对于皮肤变异[8]。辅助性外束放射治疗推荐用于任何一种亚型的高级变体，对于直径＞ 5cm 的肿瘤，并且当无法获得清晰的边缘时[8, 129]。复发最常发生在初次手术后的 1～5 年内，阳性切缘是复发的最重要危险因素[126]。不可切除疾病的治疗包括适当的肉瘤化学治疗。

八、神经组织肿瘤

恶性周围神经鞘瘤

这种非常罕见的肿瘤通常起因于 2%～3% 的神经纤维瘤病 1 型成人的神经纤维瘤的恶性变化。然而，病变可以在放射治疗后或从软组织恶性外周神经鞘瘤（MPNST）的皮肤延伸中发展[130, 131]。它生长为皮肤的结节或息肉样病变，上覆的表皮通常表现出表皮色素沉着过度。大多数肿瘤很大并且位于四肢的屈肌方面。

在组织学上，MPNST 由深染梭形细胞束组成，细胞区和黏液区交替。肿瘤细胞的血管周围螺旋也是特征性的。多形性程度和有丝分裂活动与肿瘤分级相关。低度恶性肿瘤仅占病例的 10%～15%。20% 的病例具有罕见和潜在的误导性组织学特征，如上皮样细胞和发散的间充质或腺体分化[132]。

神经鞘瘤细胞中 *NF1* 肿瘤抑制基因功能的丧失是从神经纤维瘤向 MPNST 发展的关键步骤。肿瘤抑制基因（包括 *p53* 和 *INK4a*）的其他异常有助于恶性生长[133]。在大多数情况下，病变细胞对巢蛋白呈阳性，对 S-100 蛋白呈局灶性阳性。

高分级状态、躯干部位和直径＞ 5cm，预测总体生存率较低[134]。复发和远处转移的发生率较高，尤其是肺部，且预后较差。长期存活率为 20%～30%[134]。

2002 年，发布了一项关于 MPNST 的国际共识声明，建议对这些肿瘤的治疗与其他软组织肉瘤一样[135]。应采用至少 3～5cm 的边缘进行扩大性手术切除[136]。使用放射线预防或术后评估。尽管没有 1 级随机数据，但许多人同意对所有患者使用辅助放射治疗，即使手术切缘为阴性也是如此[137]。虽然常用，但没有研究表明在辅助治疗中化学治疗具有一致的益处。然而，最近多柔比星和异环磷酰胺的组合已显示出与其他软组织肉瘤相当的活性[138]。

九、神经内分泌肿瘤

Merkel 细胞癌

Merkel 细胞癌（MCC）是一种侵袭性皮肤、小细胞、神经嵴来源的未分化神经内分泌癌，通常表现为阳光受损皮肤上的一个小的无痛结节（图 69-3）。癌症细胞最初由 Toker 于 1972 年描述，1978 年，Tang 和 Toker 检测到细胞内的神经分泌颗粒[139, 140]。

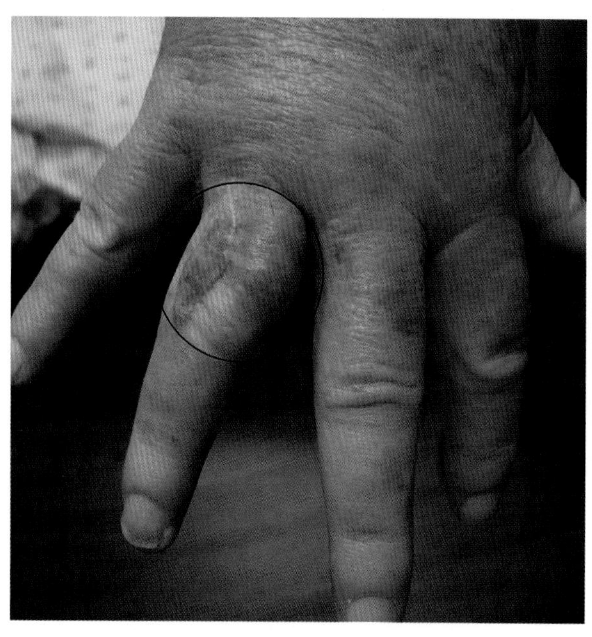

▲ **图 69-3　复发性 Merkel 细胞癌**
紫色至红色结节（黑色圆圈），导致近端环指肿胀

1980 年，由于肿瘤细胞与正常细胞的相似性，提出了 Merkel 细胞癌这一术语[141]。正常 Merkel 细胞的功能是将触摸的机械功能转换为传递到感觉器官的电刺激。每年大约诊断出 1500 名新患者。自 20 世纪 90 年代以来，发病率显著增加。这被认为是随年龄增加，免疫抑制患者数量增加，阳光照射增加，以及这种疾病报告改善等因素引起的继发肿瘤[142]。更准确的免疫组织化学分析的可用性被认为是另一种可能性。

发病的风险因素包括 65 岁以上的年龄，阳光或补骨脂素和紫外线 A（PUVA），既往的放射治疗或热灼伤，皮肤恶性肿瘤的早期诊断或包括 HIV 在内的免疫抑制（8 倍风险），实体器官移植（10 倍风险），或慢性淋巴细胞淋巴瘤（风险增加 34～48 倍）[143]。已发现一种被称为 Merkel 细胞病毒（MCPyV）的多瘤病毒整合到原发性和转移性病变的 MCC DNA 中[144-146]。这是一种环状双链 DNA 病毒，在 80% 的 Merkel 癌症中被发现。MCC 中的病毒载量是正常宿主细胞的 60 倍。88% 的普通人群已经暴露于该病毒，并且还发现在其他癌症中，例如肺小细胞（40%）和皮肤鳞状细胞癌（20%），以及邻近的正常皮肤。似乎存在两个遗传上不同的 MCC 群体：那些对 MCPyV 呈阳性的群体，以及那些阴性但具有非常高的紫外线突变负荷的群体[147]。在其 MCC 中具有病毒整合的患者似乎具有更好的预后。目前，该病毒是一个研究课题，但在 MCC 的诊断中没有任何作用，虽然有些人正在考虑使用增加病毒滴度作为潜在复发性疾病的标志物。

鉴于对阳光照射部位具有生长偏好的特性，MCC 最常见于面部、头皮和颈部，其次是上肢和肩部，然后是下肢和臀部，最后是躯干。10% 的病例没有已知的原发病例。助记符 "A,E,I,O,U"（分别代表无症状、迅速扩张、免疫抑制、50 岁以上和紫外线 / 白皙皮肤）已被提议作为临床诊断辅助手段[148]。

对苏木精伊红染色的切片及免疫过氧化物酶染色的切片进行病理诊断。肿瘤由基质上皮样细胞构成的巢状和片状和（或）小梁组成，其细胞质很少，细胞核具有 "水样" 或点状染色质。CK20 的核周点状阳性通常是诊断的组织学标志。然而，少数 MCC 可能是 CK20 阴性，嗜铬粒蛋白、神经元特异性烯醇化酶和突触素可能存在差异[149]。病例

CKAE1/AE3 在核周点样模式中呈阳性。神经细胞黏附分子（CD56）和 C-kit（CD117）是敏感的但不是特异性标记物。黑色素瘤和淋巴瘤的标志物必须为阴性（表 69-1）。MCC 还必须区别于其他原发部位的转移性神经内分泌癌。TTF-1 的阴性染色区分 MCC 和转移性小细胞肺癌。

分期已更新和简化。对 5823 例平均随访 64 个月的患者进行前瞻性评估，得出目前的分期系统 [150, 151]。原发性直径越大，预后越差。淋巴结状态在临床评估 / 触诊后以“c”为前缀，在手术和病理复查后以“p”为前缀。在手术 / 病理检查后和临床评估后，分别以“a”和“b”的后缀表示。与黑色素瘤不同，转移性亚群分期没有预后意义。MCC 的总生存期为 5 年，而不是黑色素瘤的 10 年，因为 MCC 的死亡率是黑色素瘤的两倍以上（表 69-2 和表 69-3）。

主要由于发病率低，与其他更常见的肿瘤类型一样，尚未在 MCC 中进行明确的前瞻性随机试验。因此，治疗方法存在很大差异。NCCN 指南建议将 WLE 与筋膜 1～2cm 的边距作为治疗标准。当无法使用 2cm 的边缘或必须进行皮肤保护时，可考虑使用 MMS[150]。

据报道，对原发部位的局部辅助放射治疗可降低复发风险 [152]。对于淋巴结阴性（N_0）疾病，NCCN 推荐所有患者进行原发部位放射治疗，除了肿瘤较小（< 1cm）的患者外，手术切缘阴性，没有免疫抑制或淋巴管侵犯等高危因素的证据 [150]。Jouary 等进行了唯一的随机对照试验，探讨已经接受 WLE 和原发部位放射治疗的患者的辅助区域淋巴结放射与观察。用辅助性区域放射治疗，他们发现总体生存率没有差异，但患者局部复发率显著下降 [153]。对于阳性淋巴结转移或转移性疾病的患者，应与多学科团队讨论放射治疗的应用，在大多数情况下，这些患者将接受放射治疗 [150]。

与黑色素瘤一样，通过多变量分析，区域淋巴结的病理状态是总体生存的最重要的预后因素。人们普遍认为，SLNBx 不会提高总体生存率，但它会提供有助于患者计划未来的预后信息，目前被认为是护理标准 [150]。SLNBx 状态将帮助医生治疗毒性最小的患者，最大化受益，并促进试验的发展，这些试验将为未来患者提供有意义的信息。Lemos 等证实临床阴性淋巴结患者的 5 年相对存活率为 59%，而病理性阴性淋巴结患者的存活率为 76%。另外值得注意的是，临床阳性淋巴结的 5 年相对存活率为 26%，而病理学阳性淋巴结转移率为 42%[151]。Iyer 等 2014 年的一项研究发现，0.5cm 肿瘤的淋巴结转移风险为 14%，进一步强调 SLNBx 应该向所有患者提供 [154]。如果 SLNBx 是阳性，建议完成淋巴结清扫，并由多学科团队对患者进行评估 [150]。

如果患者太虚弱或拒绝接受 SLNBx，则可以考虑将辅助性放射治疗治疗区域淋巴结而不是手术。如果区域淋巴结临床阴性，NCCN 推荐的剂量为 46～50Gy。如果盆腔有可触及的淋巴结或在计算机断层扫描中可见，则建议使用 60～66Gy。

辅助化学治疗的管理仍然存在争议，因为尚未完成有效的前瞻性随机研究。虽然在当前时代已将毒性降至最低，但缺乏疗效数据。目前，NCCN 并不常规推荐辅助化学治疗 [150]。

转移性 MCC 的治疗仍然没有明确定义和研究。传统上，一线治疗由顺铂和依托泊苷组成，持续 4～6 个周期 [150]。然而，反应的特征很差且持续

表 69-1　Merkel 细胞癌的免疫组化研究

肿　瘤	AE1/AE3	CK20	NEM*	CK7	TTF-1	CD45	S100 蛋白 /HMB45
MCC	+	+	+/–	–	–		
SCLC	+	+/–	+	+	+		
淋巴瘤						+	
黑色素瘤							+

*. 神经内分泌标志物包括嗜铬粒蛋白、神经元特异性烯醇化酶、突触素

MCC.Merkel 细胞癌；SCLC. 小细胞肺癌

改编自 MCC - Seattle Cancer Care Alliance（www.merkelcell.org）. Accessed August 2016

表 69-2　Merkel 细胞癌的 AJCC 分期系统

肿瘤分期		依据肿瘤的直径大小
T_1		≤ 2.0cm
T_2		2.0～5.0cm
T_3		> 5.0cm
T_4		直接侵犯邻近器官
淋巴结分期		
N_0 → 0LN	cN_0	通过临床检查
	pN_0	通过 SLNBx
N_1 →≥ 1LN	cN_1	临床可检测的淋巴结
	N_{1a}	SLNBx 微转移
	N_{1b}	临床再手术大转移
N_2	N_2	途中转移
转移分期		
M_{1a}		远端皮肤，SQ 或 LN
M_{1b}		肺转移
M_{1c}		内脏 / 远端 LN

术语 $M_{1a\sim c}$ 只是描述性的，没有生存差异。LN. 淋巴结；SLNBx. 前哨淋巴结活检；SQ. 皮下组织（引自 American Joint Committee on Cancer Staging Manual，7th edn，2010.）

时间短。已尝试使用伊马替尼；然而，患者没有被选择用于突变的 C–kit，并且反应率和持续时间都很差[155]。最近，人们一直在努力评估免疫治疗在 MCC 中的作用。已经显示大多数 MCC 表达程序性死亡配体 –1（PD–L1），其是靶向程序性死亡受体 1（PD–1）的治疗性单克隆抗体的靶标[156]。初始病例报告已显示 MCC 对 PD–1 阻断具有显著的持续反应，并且进一步的研究正在进行中[157, 158]。

十、血管瘤

（一）血管肉瘤

血管肉瘤也被称为恶性血管内皮瘤和血管网状细胞瘤。它是由间充质细胞组成的恶性肿瘤，其重塑了血管和淋巴管内皮细胞。这种侵袭性肿瘤倾向于在三种情况下发展：老年人的头部和颈部特发性血管肉瘤、淋巴水肿相关性血管肉瘤（Stewart–Treves 综合征）和放射性血管肉瘤。Stewart–Treves 综合征最初描述于乳腺癌根治性乳房切除术和腋窝淋巴结清扫术后的医源性淋巴水肿患者[159]。然而，在淋巴水肿与乳房切除术无关的情况下也被观察到，这表明慢性淋巴淤滞区域，实际上易于发生血管肉瘤[160]。放射性血管肉瘤主要影响接受保乳手术的乳腺癌患者。淋巴水肿似乎不会导致该亚型的发病机制，这与慢性放射性皮炎有关[161]。皮肤改变通常先于血管肉瘤的诊断。肿瘤以蓝色或紫色结节或红斑为特征，常伴有弥漫性红斑（图 69–4）。

最常见的组织学模式的特征是由非典型内皮

表 69-3　Merkel 细胞癌的 AJCC 分期及生存率

分　期	T 分期	N 分期	M 分期	Merkel 细胞癌 5 年生存率
Ⅰ A 期	T_1	pN_0	M_0	80（2010）
Ⅰ B 期	T_1	cN_0	M_0	60
Ⅱ A 期	T_2/T_3	pN_0	M_0	58
Ⅱ B 期	T_2/T_3	cN_0	M_0	49
Ⅱ C 期	T_4	N_0	M_0	47
Ⅲ A 期	任何 T	N_{1a}	M_0	42
Ⅲ B 期	任何 T	N_{1b}/N_2	M_0	26
Ⅳ期	任何 T	任何 N	M_1	18

经 Springer 许可转载，引自 American Joint Committee on Cancer Staging Manual，7th edn，2010 and Lemos et al. 2010[151]

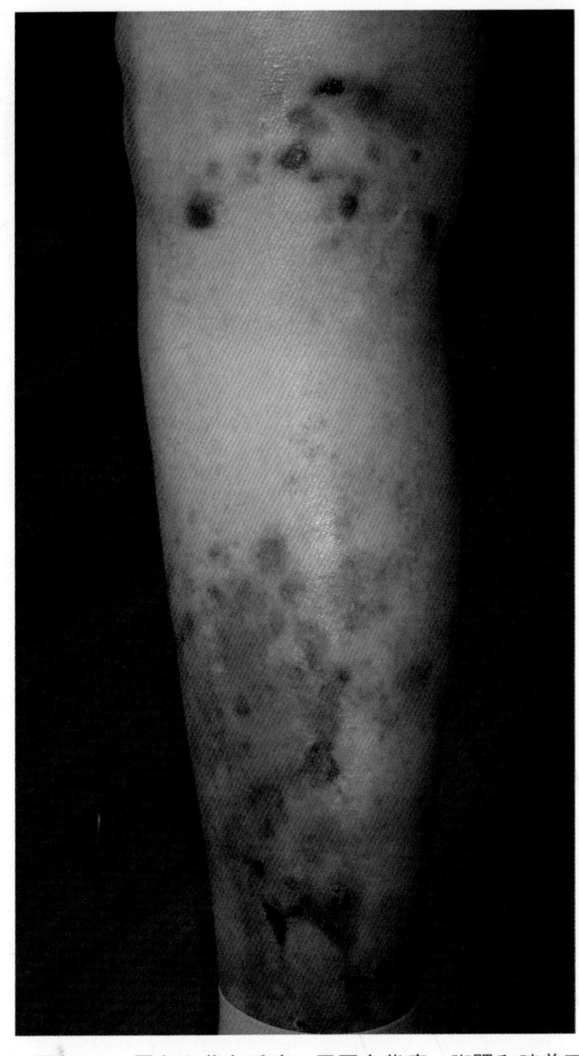

▲ 图 69-4 黑色和紫色丘疹，周围有紫癜，脚踝和膝盖下段有褐色斑块，与血管肉瘤特征一致

细胞排列的不规则吻合血管通道，有些病例显示病变细胞的实心区域。大多数病变细胞表达 CD34、CD31、血管内皮生长因子、D2-40 和成红细胞转化特异性相关基因（ERG），并且对泛细胞角蛋白和 S-100 蛋白呈阴性 [8, 162, 163]。

高龄、延迟诊断和并发症都会导致这种癌症的整体预后不良 [164, 165]。阳性手术切缘和缺乏辅助性放射治疗与不良预后相关。瘤体直径＞ 5cm 是另一个预后变量，但很难量化。局部复发和远处转移是主要问题。整体 5 年生存率约为 30%[164]。

由于大多数肿瘤具有侵袭性，血管肉瘤的治疗通常需要多学科方法。选择的治疗方法是完全切除，通常有很大的余地。不幸的是，切除边缘没有标准，这些肿瘤通常会深入到组织中。即使有 WLE，阴性切缘仅见于大约 20% 的病例，80% 的病例复发 [8]。MMS 已经在某些情况下被使用但有其局限性，通常是由于疾病的程度及其“跳过”病变的倾向 [8]。由于具有侵袭性和高复发率，常规推荐使用术前和术后放射治疗 [166-168]。对于具有大量不可切除的肿瘤或拒绝手术的患者，确定性放射治疗或放化疗也是一种选择。

化学治疗可以增加无进展生存期，但不能提高总生存期。三种最活跃的治疗方案包括：每周紫杉醇；多柔比星、异环磷酰胺和美斯钠（AIM）；以及中位无进展生存期为 4.0～5.4 个月的 Doxil。转移性疾病的中位生存期为 8.5 个月 [164]。最近，在至少一种蒽环类药物治疗失败的软组织肉瘤的Ⅲ期试验中，患者接受了酪氨酸激酶抑制药治疗，并且无进展生存期为 13 个月 [169]。尚未确定这类药物是否可用于这种特定的肉瘤。此外，一种新的针对血管内皮生长因子的重组单克隆抗体，Bevacizumab，已被证明在血管肉瘤中具有活性 [170]。目前正在进行进一步的试验。

（二）上皮样血管内皮瘤

上皮样血管内皮瘤是一种极为罕见的血管恶性肿瘤，很少出现在皮肤中。文献中报道的少数皮肤上皮样血管内皮瘤病例描述了单发，轻度抬高，红斑，有时疼痛的真皮结节，但也可出现更明显的溃疡（图 69-5）。性别分布似乎相等，年龄范围为 21—84 岁 [171]。大约一半的病变发生在先前存在的血管中或与之相关。

在组织学上，发现由具有嗜酸性细胞质的圆形或略微纺锤状的上皮样内皮细胞的细胞，线或巢构成的结节嵌入透明化或黏液样基质中 [172]。病变细胞通常含有可能含有红细胞的细胞质空泡。明显的血管通道很少见。病变细胞通常对 CD31、CD34、D2-40、FL-1 和 ERG 呈阳性 [173]。

治疗包括阴性边缘切除。Mentzel 等报道了 30 例病例。显示 21% 的转移率和 17% 的疾病特异性死亡率 [174]。事实上，一些作者认为这个实体被更好地归类为血管肉瘤 [175]。对于无法切除或转移性疾病的患者，研究方案的治疗是在可行的情况下推荐，并且辐射的作用尚不清楚。上皮样血管瘤偶尔会从肝脏或肺部转移，但缺乏有关管理的结构化信息。鉴于肿瘤的血管分布，已有孤立的病例报告使

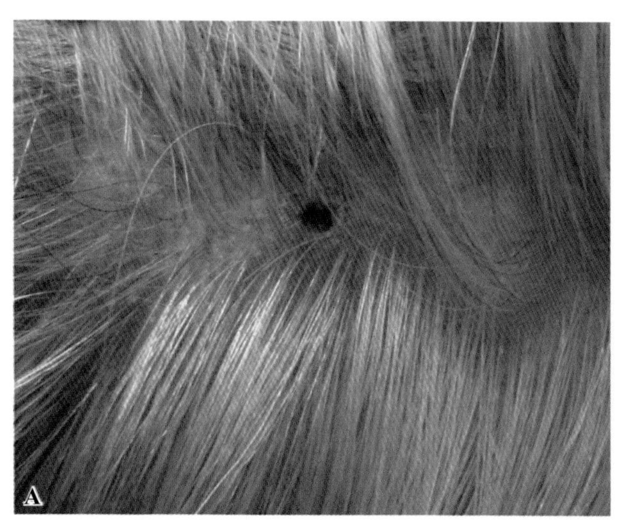

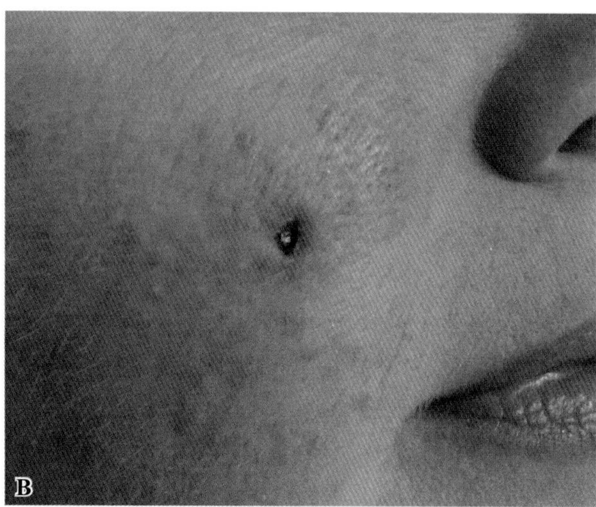

▲ 图 69-5 患者头皮和脸颊出现轻度红斑和硬结，伴有边界明显的溃疡，与上皮样血管内皮瘤特征一致

用蒽环类、干扰素 -β 和最近使用的酪氨酸激酶抑制药。与血管肉瘤类似，血管内皮生长因子单克隆抗体 Bevacizumab 已用于治疗该病症的Ⅱ期临床试验中[170]。

（三）Hobnail 血管内皮瘤（重新形成血管内皮瘤）

这种局部侵袭性肿瘤通常发生于中年人群，女性比男性更常见；然而，在儿童中已有报道病变[176]。人类疱疹病毒 -8（HHV-8）在一例血管内皮细胞瘤中被描述，但似乎没有病因学作用[177]。

在显微镜下，弥漫性和浸润性病变由长的、树状化的血管组成，排列成一个由扁平内皮细胞排列的网状模式，偶尔有类似 Hobnail 外观，存在于真皮中，并与显著的淋巴细胞浸润有关[178]。病变细胞 CD31 和 CD34 染色阳性[175]。

治疗包括手术切除以达到阴性切缘。对于无法切除的患者，没有标准治疗方法，如果可行，笔者建议按照方案进行治疗。在被报道的 14 例病例中，由于这种情况有 2 例淋巴结病而没有死亡报道[175]。由于这些肿瘤很少转移，因此重点应放在局部控制上。

（四）卡波西形成血管内皮瘤

卡波西形成血管内皮瘤，也称为卡波西样婴儿血管内皮瘤，是一种局部侵袭性血管肿瘤，它最初在腹腔内被报道，但可出现在皮肤上[179]。它的名字来源于血管瘤和卡波西肉瘤的共同特征。皮肤病变通常表现为四肢和头颈部的儿童和青少年的紫斑。患有卡波西血管内皮瘤的患者可能出现 Kasabach-Merritt 综合征，这是一种以消耗性凝血病、严重血小板减少症和危及生命的出血为特征的疾病[179]。这种肿瘤与 HHV-8 无关，这一发现有助于将其与卡波西肉瘤区分开来[180]。组织学上，肿瘤由压缩血管通道的不规则结节组成，类似于毛细血管瘤和类似于卡波西肉瘤的梭形细胞区域。淋巴通道经常发生并且通常在主要肿瘤块附近或深处看到。病变细胞 CD31、CD34、FLI-1 和 D2-40 阳性，GLUT-1 和 HHV-8 阴性[181]。

区域淋巴结转移是罕见的，并且尚未报道远处转移。死亡率约为 10%，是由于局部肿瘤效应或 Kasabach-Merritt 综合征造成的[179]，极其罕见，治疗一直是经验性的，包括通过广泛切除或 MMS 完全切除。各种常常无效的药物治疗已被研究过[179, 182]。

（五）血管球瘤（血管球肉瘤）

恶性血管球瘤在老年人中呈现为疼痛性的肿块，最常见于远端末端[183, 184]。这些肿瘤具有相当大的转移潜力，在一系列报道的 45 例病例中，有 12 例转移性病例[184]。

在组织学上，它由梭形或圆形细胞和许多血管成分组成。肿瘤细胞是多形性的，具有大的血管周围肌样细胞，具有明显的细胞学异型性。有丝分裂和坏死很常见。细胞的平滑肌肌动蛋白和胶原蛋白Ⅳ呈阳性。CD34、肌间线蛋白、泛细胞角蛋白和

S-100 蛋白呈阴性[184]。

治疗建议受到记录患者数量少的限制。目前，主要治疗包括通过广泛切除或 MMS 完全切除[183, 185]。没有其他治疗方式被描述为具有高水平的抗癌活性，尽管罕见的病例报告引用放射治疗用于辅助治疗[183, 185, 186]。对于无法切除的患者，建议在可行时使用研究方案进行治疗。

十一、结论

很明显，在皮肤内，可能存在各种各样的恶性肿瘤，这些恶性肿瘤源于不同的胚胎起源。预后也可以因病种而异，包括较轻的三叉神经癌，侵袭性极强的 MCC 和血管肉瘤。鉴于这些癌症的罕见性，多学科团队的协助非常重要，包括但不限于皮肤病学、肿瘤外科、肿瘤内科和放射肿瘤科。此外，虽然许多这些罕见的皮肤肿瘤的主要治疗方法仍然是 WLE 和 MMS，但令人兴奋的是，在不能手术的疾病的医学治疗方面取得了令人鼓舞的进展，特别是对于包括 PD-1 阻断的免疫治疗和针对酪氨酸激酶的靶向治疗。

第 70 章　隆凸性皮肤纤维肉瘤

Dermatofibrosarcoma Protuberans

Carrie Luu　Jane L. Messina　Andrew S. Brohl　Vernon K. Sondak　著
张亚琨　译　　孟祥姣　校

一、概述

隆凸性皮肤纤维肉瘤（DFSP）是一种少见的低度恶性皮肤肉瘤，其临床病程缓慢，有局部侵袭性和浸润性行为的倾向。虽然泰勒在 1890 年首次描述了这种疾病 [1]，直到 1924 年，Darier 和 Ferrand 才详细的记录了其临床和病理的描述 [2]。一年后，Hoffman 将这种疾病过程命名为隆凸性皮肤纤维肉瘤 [3]。

二、生物学

隆凸性皮肤纤维肉瘤的发生通常涉及 17 号和 22 号染色体的重排，导致 Ⅰ 型胶原蛋白 α1（*COL1A1*）和血小板源性生长因子亚基 β（*PDGFB*）基因的融合 [4]，产生的融合蛋白导致酪氨酸激酶受体 β（PDGFRB）的持续激活。*PDGFRB* 基因是 *v-sis* 癌基因的细胞同源基因，与灵长类肉瘤的发生有关 [5, 6]。*PDGFRB* 与其他几种肿瘤及 DFSP 有关，并且 t（17；22）易位导致自分泌和旁分泌产生功能性配体激活 PDGF 受体。

三、临床特点

典型的隆凸性皮肤纤维肉瘤表现为缓慢进展的、无痛的皮肤病变。大多数报道指出，男性往往比女性更容易发病，发病年龄通常在 20—50 岁，中位年龄为 40—48 岁 [7–9]。婴儿和儿童中也有 DFSP 病例的报道。已发表的儿童病例超过 180 例，其中 21 例被描述为先天病例 [10–12]。

典型的 DFSP 初始症状为扁平的紫色或粉色斑块，大部分斑块进展为伴有结节的成分，多数患者表现为多结节。病变溃疡或出血是常见的。DFSP 结节生长缓慢，很长一段时间内大小明显稳定。在临床诊断时易被医生忽视，病变存在多年的病史是常见的。

解剖位置上，DFSP 相对均匀分布。对阳光暴露的皮肤没有明显偏好。因此，DFSP 最常位于躯干上（占病例的 50%～60%），其次是四肢（20%～30%）和头颈部（10%～15%）[13, 14]。

四、病理

隆凸性皮肤纤维肉瘤是一种深部皮肤 / 皮下肿瘤，至少需要一个含有皮下脂肪的穿孔活检进行准确诊断，切除活检更可取。显微镜检查显示梭形细胞增殖以车轮形式排列，并包裹皮下脂肪产生“蜂窝”外观（图 70–1）。成纤维细胞样肿瘤镜下细胞趋于均匀，具有染色质和细胞核 [15]。梭形细胞瘤可能含有黑色素，这种罕见的色素变体被称为“Bednar 肿瘤”（图 70–2）[16]。准确的病理诊断需要免疫组织化学染色来鉴别并排除细胞皮肤纤维瘤，这是 DFSP 最常与之混淆的良性病变。DFSP 细胞 CD34 染色阳性、ⅩⅢ a 染色阴性，在皮肤纤维瘤中表现为相反的染色模式 [17]。有学者报道在 56 例皮肤纤维瘤中均发现 D2–40 染色（一种识别淋巴管内皮标记物的抗体）阳性表达，然而仍有 29 例 DFSP D2–40 染色阴性 [18]。鉴别诊断中的其他病变包括浅表性肢端纤维瘤、孤立性纤维瘤和纤维瘤病。其他已被提出用于辅助诊断的免疫组织化学标记物包括载脂蛋白 D，它在 97% 的 DFSP 中强表达，而在 4 个被测试的表浅肢端纤维黏液瘤中均为阴性 [19]。孤立性纤维性肿瘤 CD34 表达阳性，其组织学表现与 DFSP 相似，Stat6 染色与之鉴别[20]。β 联蛋白染色有助于纤维瘤病的诊断[21]。巨细胞成纤维细胞瘤是一种多见于儿童期的软组织肿瘤，组织学与免疫组织化学均与 DFSP 在表现相似[22]。cDNA 微阵列分析间质肿瘤的基因表达进行组织学诊断[23]。Linn 等报道基于基因表达模式能够将 DFSP 与其他软组织肿瘤区分开来[24]。在疑似病例中，用于 *COL1A1-PDGFB* 易位检测的荧光原位杂交或聚合酶链反应可以辅助诊断。该易位存在于 72%～96% 的病例中。通过结合形态学、免疫组织化学和必要时行遗传分析，病理学家基本可以正确鉴别 DFSP 并帮助临床医师进行诊断及给予合适的手术治疗。

有 10%～15% 病例可能发生 DFSP 的肉瘤转化（图 70-3），通常转化为低级纤维肉瘤，但偶尔也可见到其他和更高级别的转化瘤，包括横纹肌肉瘤[25, 26]。组织学上，转化的病变具有更多的束状或人字形生长模式、更多的核多形性和染色质增厚，以及增加的有丝分裂率（> 5/10 高倍视野）[27, 28]。纤维肉瘤区域的 CD34 阳性染色通常减少或消失[27, 29]。细胞增多与局部复发和转移的风险增加有关[26]。有证据表明复发性 DFSP，特别是多次复发性病变，更容易发生肉瘤转化，这反过来可能增加罕见的风险，发生转移[26, 30]。

切除标本的病理评估应考虑到横向或深部浸润的 DFSP 特征性指状突出，并且可以发现不对称地远离主要肿瘤显微延伸，通常需要免疫组织化学评估以进行鉴定（图 70-4）[31-33]。如果没有完全切除，这些情况会导致局部复发，这给病理学家带来了很大的负担，要彻底评估切除标本的外周边缘和深边缘（见治疗）。

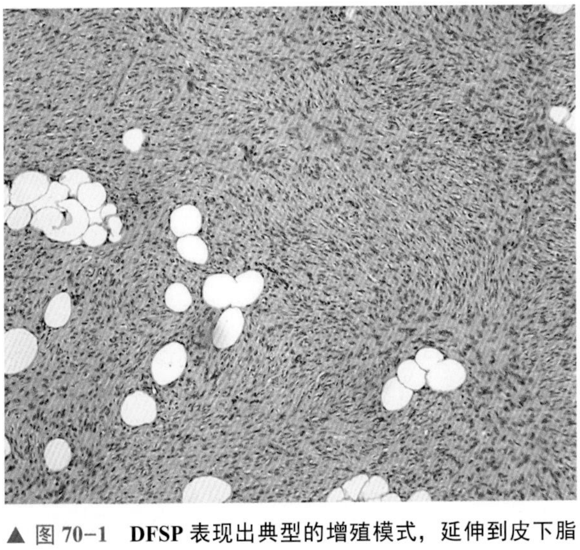

▲ 图 70-1 **DFSP 表现出典型的增殖模式，延伸到皮下脂肪和蜂窝状浸润模式（HE，200×）**

五、治疗

（一）手术治疗

组织学阴性边缘的广泛切除是 DFSP 的主要治疗方法。回顾性分析已发表的文献报道，保守切除的情况下复发率较高，由于难以实现广泛的切除范围，通常在头部和颈部报道的复发率最高。足够的

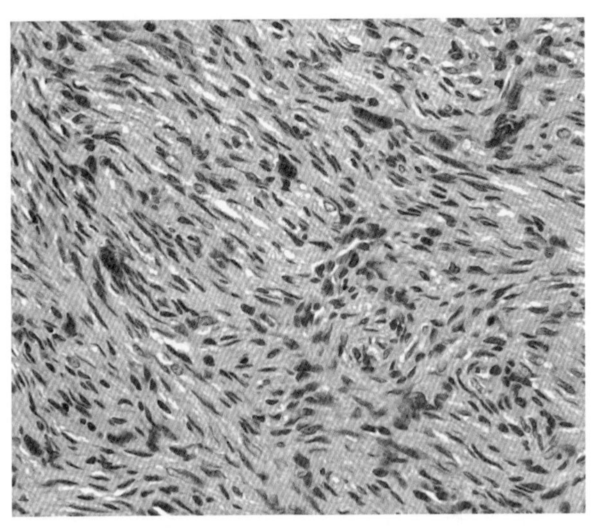

▲ 图 70-2 **皮肤纤维肉瘤（Bednar 肿瘤）色素性隆突性，可见损伤的梭形细胞内的黑色素（HE，400×）**

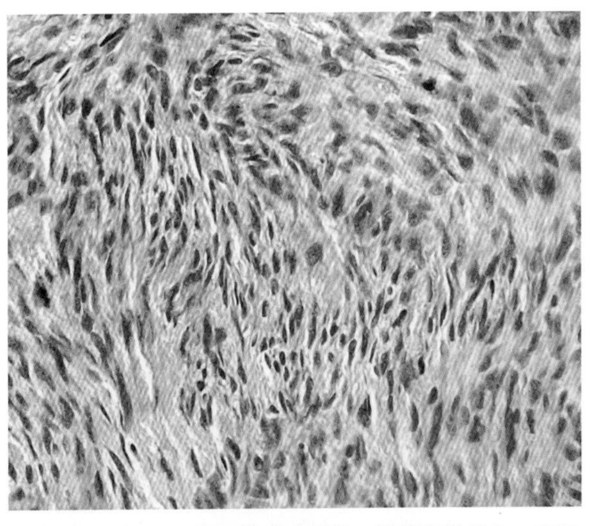

▲ 图 70-3 **DFSP 的纤维肉瘤转化，肿瘤细胞增加，可见有丝分裂（HE，400×）**

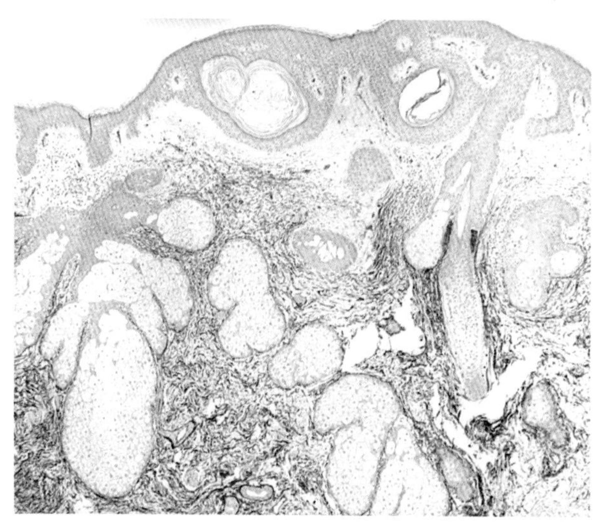

▲ 图 70-4 CD34免疫组织化学染色

在切除组织边缘切线切片上进行，证明肿瘤细胞具有很强的阳性，并确定边缘肿瘤的存在（100×）

原发性切除对于 DFSP 的治疗至关重要，因为持续性病变在再次切除时往往更具侵袭性，更易侵犯到深层的筋膜、肌肉甚至骨骼，并有可能发生肉瘤转化，从而显著增加远处转移的风险[34]。1996 年发表的一篇回顾性研究，发现 317 例接受“保守”切除的患者的平均局部复发率为 43%（26%～60%）。作者列出另外 489 例广泛切除（切除边缘＞ 2cm）的患者，总复发率为 20%（0%～60%）[35]。

莫斯显微外科手术（MMS）代表广泛切除手术方式的改变。1978 年首次报道了 7 例 DFSP 患者（其中 6 例接受了前期非 MMS 手术）接受 MMS 治疗，无局部复发，其中 5 例患者在报道时进行了 5 年以上的随访[36]。从这以后，MMS 被广泛用于 DFSP。Snow 等报道了 29 例来自他们机构的 DFSP 患者，接受 MMS 并至少进行了 5 年的随访[37]，肿瘤范围在头颈部（45%）、躯干和四肢（55%）。在这些病变中，21 例是原发性病变，8 例在之前的非 MMS 切除术后复发。随访期间没有局部复发或转移（平均 10.6 岁，范围 5—20 岁）。他们还回顾了接受 MMS并且至少进行了5年随访的DFSP患者的文献，文献分析了 136 例患者，肿瘤部位发生在整个身体（头颈部 25%、躯干 62%、四肢 13%），局部复发率为 6.6%。Kimmel 等对 DFSP 的 4 个研究中收集的 98 例病例进行了病理学数据的 Meta 分析。他们得出结论，在 95% 的病例中，手术切缘阴性后继续扩大 4cm 切除，他们强调，如此大的边缘可能导致不必要的正常皮肤去除[38]，他们的研究尚未得到证实，而且，为达到组织学上切缘阴性，很可能与过分高估切除宽度有关。

Parker 等使用 MMS 试图定义完全切除肿瘤所需的边缘[39]。在分析的 20 例患者中，2.5cm 的边缘清除了所有的肿瘤。根据肿瘤的大小划分，发现小于 2cm 的肿瘤被完全清除时边缘为 1.5cm。Ratner 等使用 MMS 分析 58 例原发性和复发性 DFSP 患者的微观扩散程度[33]。使用同心肿瘤生长模型，作者评估了使用不同边缘切除不充分的可能性。例如，估计 3cm 的边缘导致全部 58 例患者中 15.5% 的患者存在切除不充分。作者强调，通过标准病理检查，阳性边缘可能不会被检测到。

MMS 是一种劳动密集型技术，对于广泛切除困难或特别变形部位的肿瘤，可能具有显著的价值。此外，MMS 有助于确定广泛切除的范围，并且需要对切除边缘进行更详尽的病理检查。MMS 的一个关键限制因素可能是清除深度边缘的能力，特别是如果 DFSP 渗透到下面的肌肉筋膜或肌肉纤维中时的处理原则。此外，标准手术切除的最新结果显示复发率与 MMS 相当（表 70-1）[40-43]。据报道，通过病理检查切除组织边缘指导广泛切除，10 年时复发率低于 5%。Khatri 等报道 24 例患者（11 例原发肿瘤和 13 例复发肿瘤）接受 DFSP 广泛切除术[44]，切除边缘范围为 2.5～3cm。中位随访 54 个月，没有复发。Stojadinovic 等回顾了 33 例经组织学证实的头颈部 DFSP 患者[45]，手术切缘至少 2cm（17 例）可预测阴性切缘。切缘不到 2cm 的 16 例患者中有 11 例具有阳性微观边缘。在中位随访 82 个月时，至少 2cm 切除组未发生局部复发，而小于 2cm 组则有 3 次局部失败。作者还进行了广泛的文献检索，揭示了两个没有报道局部复发的系列，当手术切缘至少 2cm 时复发率为 6%。Dubay 等报道了 62 例 DFSP 患者的治疗经验，不仅强调了广泛切除的必要性，而且还基于从 MMS 获得的信息对手术切缘进行仔细病理分析的重要性[46]，42 例患者接受了明确的手术治疗，中位随访 4.4 年无局部或远处复发。作者描述了一个更加完整形状的手术标本，这有助于对每个边缘进行更完整的周边边缘评估。

Farma 等发表了来自两个大型三级中心的综合结果，涉及 204 名患者共 206 例 DFSP[8]。基于

表 70-1 皮肤纤维肉瘤的手术治疗和预后的文献综述

作者（年）	患者人数	复发率	中位数随访（个月）
广泛的切除			
Khatri 等（2003）[44]	23	0	54
Dubay 等（2004）[46]	43	0	48
Hersant 等（2013）[49]	52（原发性）	0	30
Farma 等（2010）[8]	206	1%	64
Fiore 等（2005）[13]	136（原发性） 88（复发性）	4% 5%	78
Fields 等（2011）[48]	244	6.5%	50
Lemm 等（2009）[41]	661*	8.8%	22～180
Stojadinovic 等（2000）[45]	33	9%	82
莫斯显微外科手术			
Nouri 等（2002）[40]	20	0	56.4
Snow 等（2004）[37]	29	0	127
Tan 等（2011）[42]	35	0	29.5
Lemm 等（2009）[41]	327*	1.5%	22～> 60
Loghdey 等（2014）[43]	76	1.5%	50
Snow 等（2004）[37]	136*	6.6%	> 60

除非明确说明，否则所有系列均包括原发性和局部复发性隆凸性皮肤纤维肉瘤的患者；*. 文献综述

Dubay 等首次描述的方法 [46]，两个机构的外科医师都仔细地标出了肿瘤的形状并切除肿瘤，测量边缘为 1～2cm。使用样本边缘的切向“面”部分评估整个外围和深边缘。若最终病理学中发现阳性边缘，则进行再切除，另外增加 1cm 的边缘。如果伤口不能立即关闭，则使用临时皮肤覆盖，直到最终边缘被认为是阴性。作者强调，必要时需要对包括 CD34 免疫组织化学在内的所有边缘进行细致的分析。达到阴性边缘所需的切除中位数为 1cm（范围 1～4cm），中间边缘宽度为 2cm（范围 0.5～3cm）。81% 的患者一次切除，16% 的患者需要进行两次切除，3.5% 的患者需要进行三次或四次切除，以在最终病理中获得阴性边缘。69% 的患者使用一级缝合，25% 的患者使用皮肤移植，剩余的 5% 使用局部组织瓣。只有 2 例患者（1%）在 64 个月的中位随访时局部复发。作者得出结论，在大多数患者中，单次切除 1～2cm 边缘是一种很好的方法，只有 4% 需要超过两次切除以达到最终的阴性边缘。这使得大多数患者能够以非常低的复发率进行原发性伤口缝合，这与先前的报道相反，这些报道表明应该“几乎在所有情况下”使用皮肤移植物 [47]。

Fields 等分析了单个机构 27 年内治疗的 244 例原发性或复发性 DFSP 患者 [48]。中位随访 50 个月，有 14 例局部复发（5.7%）和 2 例远处转移（0.8%）。其中 22 例患者未接受手术治疗。在多变量分析中，只有肿瘤深度（超浅与深）和边缘状态（仅对局部复发性疾病的患者）与无病生存率相关。在患有原发性 DFSP 的患者中没有与肿瘤相关的死亡，并且在患有复发性疾病的患者中仅有一例与肿瘤相关的死亡。

更多的现代外科研究证实了这些早期的发现。在许多情况下，不需要过分扩大切除，小于 2～3cm

的边距是足够的，并可以保障良好的美学效果[49, 50]。Lowe 等综述了 1955—2012 年，在一家机构进行 MMS 和广泛切除。尽管作者注意到广泛切除的复发率较高，但当他们评估出现原发性 DFSP 且未复发的患者时，手术组 67 例中只有 4 例复发，而莫斯组 66 例中只有 1 例复发[51]。两组之间 5 年、10 年和 15 年的无复发生存率没有差异[51]。这些研究结果继续强调，在初始手术时需要阴性组织学切缘减少复发率。最近的一项 SEER 研究评估了 DFSP 的预后因素，发现虽然年龄和肿瘤大小与生存率相关，但治疗类型却没有相关性。我们需要重视对所有边缘进行彻底的病理学评估以防止局部复发[52]。此外，应该延迟重建，直到确定阴性切缘。

纤维肉瘤性改变的 DFSP 与复发风险增加和转移增加有关[53]。多项研究试图阐明纤维肉瘤转化对 DFSP 预后的意义。单一机构的回顾性分析指出，5 年无复发生存率为 42%～52%[29, 54]。此外，伴有纤维肉瘤转化的 DFSP 有 10%～15% 的转移风险[9, 55]。然而，在纤维肉瘤转化的病例中，切缘阴性的切除仍然是治疗的目标。

（二）辅助放射治疗

对于解剖学限制或肿瘤的广泛延伸而无法实现阴性手术切缘时，可以采用放射治疗结合切除手术的治疗方案。传统观点认为 DFSP 对放射治疗具有抗性[31, 56]。然而，有多篇报道称放射治疗作为唯一形式的治疗方法，可以适当局部控制孤立病例[57, 58]。当手术留下近距离切缘或者阳性切缘时提出射线作为手术的辅助手段。一项针对 18 例单独接受放射治疗（3 例患者）或放射治疗结合手术（15 例患者）的研究显示，10 年局部控制率为 88%[1]。有三次局部失败，其中每次失败经历了成功的挽救治疗。单独接受放射治疗的 3 例患者（1 例原发，2 例复发），随访 85～108 个月，没有疾病复发的证据[59]。Ballo 等回顾了 19 例接受放射治疗的患者，其中 6 例患者的手术治疗效果良好，19 例患者中仅观察到 1 例复发。Sun 等评估了 34 例接受单独手术或同时接受放射治疗的可评估患者的治疗结果[60]，10 例患者接受了术后放射治疗，在仅接受手术的 24 例患者中，9 例患者局部复发（37.5%），接受放射治疗和手术的 10 例患者中只有 1 例（10%）复发。对 12 项回顾性队列研究和病例系列进行了 Meta 分析，包括接受辅助放射治疗的患者，合并队列包括 167 例手术边缘可变的患者，复发率为 11.74%[61]。与单纯手术相比，术后放射治疗时复发率有降低的趋势，但差异不显著。有趣的是，对于同时具有阴性边缘和辅助放射治疗的患者，没有局部复发，尽管射线对阴性手术切缘的影响尚不清楚。使用目前的手术技术，在完全切除组织学阴性边缘后局部复发率很低，并且没有指示辅助放射治疗。然而，如果 DFSP 手术持续的阳性切缘时，应考虑放射治疗与良好的长期控制率相关。对于其 DFSP 肉瘤转化的患者，特别是如果有高度明显肉瘤化的区域，由于其复发率较高，应考虑辅助放射治疗，但治疗决策应在多学科咨询的背景下作出[9, 54]。

（三）全身治疗

鉴于转移率极低，DFSP 的全身治疗历来作用有限。然而，由于头颈部等美容敏感部位的大型病灶很难以足够的边缘进行切除而不会导致严重的畸形，因此最近的研究已经分析了全身治疗在新辅助治疗或治疗环境中的潜在作用，以及在原发肿瘤及罕见的转移性疾病中的作用。认识到 PDGFRB 失调及其通过自身痉挛和旁分泌途径激活的核心作用，研究使用甲磺酸伊马替尼（Gleevec，Novartis）对受体抑制的作用[55, 62]。已知伊马替尼是一种 PDGFRA、PDGFRB、BCR-ABL 和 KIT 受体酪氨酸激酶的选择性抑制药[63]。伊马替尼治疗 DFSP 的首批临床经验之一是 2 例转移性 DFSP 患者[64]。第 1 例患者在治疗 4 周后有反应，但侵袭性肺转移后不久死亡。第 2 例患者在治疗后 2 个月内出现部分缓解，持续至少 6 个月。在另一项研究中，1 例患有不可切除的 DFSP 椎旁转移的患者每天 2 次用 400mg 伊马替尼治疗 4 个月[65]。肿瘤体积减小 75%，效果显著。Labropoulos 等治疗患有局部复发和转移性 DFSP 难以全身化学治疗的患者，每日 1 次 400mg 伊马替尼[66]。患者在 3 个月内有较大的上背部结节和肺结节消退，并持续至少 20 个月低毒性的完全缓解。

Stacchiotti 等发表了一项关于转移性复发 DFSP 患者的更大规模研究[67]。所有 10 例患者均发生 *COL1A1-PDGFB* 易位。在所有病例中，纤维肉瘤转化也存在于转移性病变中。患者每天接受 400mg 伊马替尼，一些患者在进展后给予剂量递增。80%

的患者有部分反应，通过实体瘤反应评估标准（RECIST）测量[67]。5 例患者接受了切除但均复发。中位无进展生存期为 11 个月，未达到中位总生存期[67]。

其他试验，包括伊马替尼目标探索组研究 B2225，在局部无法切除和转移的情况下验证伊马替尼的作用[68]。10 例晚期原发性或转移性 DFSP 患者每天 2 次用 400mg 伊马替尼治疗。对肿瘤进行分子分析以确定 t（17；22）易位的存在。其中 8 例患者患有局部晚期疾病和 t（17；22）易位。2 例患有转移性疾病的患者具有复杂的核型，缺乏典型的 t（17；22）易位，并且对治疗没有反应。在 8 例局部晚期 DFSP 患者中，4 例患者达到了完全缓解。剩下的 4 例患者部分有反应，手术进行完全切除，使他们无瘤生存。

伊马替尼在局部晚期或转移性 DFSP 中的两项Ⅱ期临床试验由欧洲癌症研究和治疗组织（EORTC）和 SWOG 同时进行。然而，由于效果不佳，两者都提前关闭。两项Ⅱ期试验的综合分析共纳入 24 例患者，反应率为 46%，进展中位时间为 1.7 年，1 年无进展生存率为 56%[69]。EORTC 和 SWOG 试验在试验设计上存在微小差异，但试验之间观察到的相似功效表明，400mg 的日剂量与 800mg 一样有效。这项联合结果与 Rutkowski 等的结果类似，其中 15 例患者接受了治疗[70]。伊马替尼治疗导致 2 年无进展生存率为 60%，2 年总生存率为 78%。67% 的患者部分反应，47% 的患者接受了长期无病生存的残余病灶切除术，强调伊马替尼在无法进行根治手术的患者中取得了成功。Wang 等报道了类似的结果。他们对 22 例接受伊马替尼治疗的局部不可切除和静态 DFSP 患者的研究发现[71]，部分缓解率为 68%，10 例无法切除的患者中有 4 例继续完全切除。1 年和 3 年的总生存率分别为 95.5% 和 77.3%。25% 的患者发生 3～4 级毒性反应。两项Ⅱ期试验描述了伊马替尼在新辅助治疗中的应用。在 Kerob 等的研究中，25 例患有原发性或复发性 DFSP 的患者术前给予 600mg 伊马替尼长达 2 个月。临床反应率为 36%，肿瘤大小中位数减少 20%[72]。Ugurel 等还证实了新辅助治疗中伊马替尼在 16 例每日 600mg 患者中的安全性和有效性，中位肿瘤收缩率为 31.5%，部分和完全缓解率为 57.1%[73]。除了 1 例患者，中位治疗持续时间为 3.1 个月后均接受手术治疗。

许多研究表明，PDGFRB 是伊马替尼的分子靶点，但其耐药机制尚不清楚。在一项由 Fu 等[74]研究的 95 例转移性 DFSP 患者中，一种多酪氨酸激酶抑制药舒尼替尼（Sutent，Pfizer）被用作局部晚期和转移性 DFSP 中伊马替尼耐药后的二线治疗药物。最初接受伊马替尼治疗的患者中，30 例患者出现耐药，并转为使用舒尼替尼治疗。中位随访 2.5 年，疾病控制率（完全反应 + 部分反应 + 稳定疾病）为 80%。舒尼替尼治疗后中位无进展生存期为 19 个月。舒尼替尼的不良事件主要是 1～2 级，并且可以对症支持治疗进行管理。其他药物已被使用过，例如一项病例报道描述 1 例 DFSP 皮下和纵隔转移患者伊马替尼治疗失败，但应用索拉非尼后显示肿瘤明显缩小。与其他形式的软组织肉瘤相似[75]，化学治疗对 DFSP 无效，当其他选择失败时，转移性疾病中可考虑。

目前正在进行评估伊马替尼耐药机制的工作。Eilers 等使用来自患有局部复发和转移性 DFSP 的患者的人 DFSP 细胞系，DFSP 105，其在治疗 10 个月后对伊马替尼产生耐药[76]。研究者发现 *CDKN2A* 缺失，导致 p16/CDK4 途径失调。在来自一些纤维肉瘤转化患者的肿瘤样品中发现了相同的缺失，并且这可能是导致 DFSP 伊马替尼抗性中的另一个治疗靶标。Tazzari 等研究了伊马替尼治疗的 DFSP 纤维肉瘤转化患者，发现了一种“衰老样”表型，其特征是细胞周期抑制因子上调，Ki-67 染色减少[77]。然而，活化的 T 细胞存在并定位于肿瘤高度消退的区域，这表明靶向治疗与免疫治疗相结合具有潜在的作用，这还需要进一步的研究[77]。

六、建议

对于局部 DFSP，首先推荐完整切除组织学证实的阴性边缘。在现有数据的基础上，尚缺乏对最小切除范围的定义，但笔者建议对于较小的病变或在严格的解剖范围内，从 1cm 的边缘开始，从可见和可触到的肿瘤边缘仔细定义。周围正常组织最初 2cm 的边缘可以用于较大的病变或那些导致的缺损可以行初步闭合的区域。笔者设计了一个菱形切口，它至少包含了测量到的最小边缘。在皮肤表面的相同边缘采用全厚度，包括下面的肌肉筋膜。在手术中看到的任何可疑或明显阳性的边缘都会被进一步切除，再切除 1cm 外观正常的组织，但由于相对较低的敏感性和特异性，冰冻切片并不是常规使用。如果伤口不能一期闭合或需要广泛的破坏才能达到一期闭合，则采取分期方法。手术伤口覆盖有同种移植物、生物敷料或其他皮肤替代物[78]，直到最终病理明确诊断后才进行最终闭合，然后选择一期闭合，对于局部伤口的破坏、剥离，可以选择进行全层皮肤移植、肌皮瓣重建。当最终病理分析发现边缘呈阳性时，如有必要，推荐再次切除阳性边缘，并再次推迟重建。在少数病例中，尽管切缘呈阳性但解剖学限制不允许进一步手术治疗，应采用放射治疗作为辅助治疗。在美容敏感的部位或组织保护至关重要的情况下，如面部或耳朵，MMS 是一个合适的选择。对于局部晚期的 DFSP 病例或诊断为转移性且不能手术治疗的病例，应考虑接受伊马替尼治疗。肿瘤肉瘤转化患者的治疗方式应与标本中发现的最高级肉瘤的治疗方式一致。

第 71 章 罕见的黑色素瘤

Unusual Melanomas

Morganna Freeman Richard D. Carvajal Mark Faries Omid Hamid 著

张亚琨 译 孟祥姣 校

一、概述

恶性黑色素瘤是一种由黑色素细胞引起的侵袭性肿瘤，占所有恶性肿瘤的 2%[1]。尽管采取了关于阳光暴露的公共卫生措施来降低阳光暴露的风险，但其发病率正在迅速上升：在过去的 40 年里，其发病率增加了 300%。1990—2012 年，男性和女性的发病率几乎翻了一番，分别从 16% 增加到 30%、12% 增加到 20%[2]。在 5%～10% 的病例中，黑色素瘤不仅来自于皮肤，还包括眼部和黏膜病变。可在口腔、鼻窦、生殖道和直肠中发现黏膜黑色素瘤；发生在视网膜或葡萄膜中的黑色素瘤通常被称为葡萄膜黑色素瘤。

皮肤黑色素瘤的治疗规范经历了巨大的变化，其中利用免疫系统检查点阻断治疗显著改善了转移性黑色素瘤患者的生存。这一进展与针对已知在致癌转化中有效的靶向疗法有效结合，已为患者创造了大量新的治疗选择。然而，虽然已经在皮肤黑色素瘤的大规模试验中鉴定和审查了许多分子和免疫靶标，但这些试验中大多数已经排除了罕见的亚型：黏膜黑色素瘤的结果从未单独提出，葡萄膜黑色素瘤通常被试验排除在外。虽然这造成了这些罕见肿瘤的治疗匮乏证据支持，但这也提供了一个扩大对其独特致癌途径的了解机会，并进一步确定治疗靶点。

二、黏膜黑色素瘤

如前所述，黑色素瘤是一种相对罕见的恶性肿瘤，绝大多数病例出现在皮肤中，并且主要与紫外线（UV）辐射有关。值得注意的是，黏膜黑色素瘤是一个例外，其出现在黏膜上皮区域和身体大部分屏蔽紫外线辐射的区域。黏膜黑色素瘤与受紫外线影响的皮肤黑色素瘤，在临床表现和预后方面不同。在美国，黏膜黑色素瘤仅占所有病例的 1.3%[3]。然而，黏膜原发肿瘤可能占非洲裔美国人黑色素瘤的 10% 以上，在中国约占 1/3[4]。虽然黏膜原发的比例较高，但黏膜黑色素瘤的绝对发生率在不同人群中差异不显著[5]，约为 0.15/10 万[6]。与皮肤黑色素瘤的发病率逐年上升相比，黏膜黑色素瘤的发病率随时间变化不大。

黏膜部位黑色素瘤的发病率很低，对“防晒”部位黑色素瘤的发病率进行了研究[7]。考虑到这些部位所占的少量体表面积，在外阴、足掌部和额耳部皮肤，以及黏膜部位（肛门和阴道）的黑色素瘤发生频率实际上相当高。例如，肛管黑色素瘤几乎是皮肤黑色素瘤平均发病率的 2 倍，阴道黑色素瘤的发病率大致等于典型的皮肤原发黑色素瘤的发病率。长期接受阳光暴露的面部皮肤的平均发病率是皮肤黑色素 2 倍，与外阴部位发病率几乎相同。这表明虽然这些区域中黑色素瘤的绝对发病率非常低，但相对于体表面积的高频发病率可能是与这些区域中黑色素细胞恶性转化的特定易感性有关。

与皮肤和眼部黑色素瘤相比，黏膜黑色素瘤的 5 年生存率最低，仅为 25%[3]。黏膜黑色素瘤的不良预后归因于晚期诊断（相对隐蔽的解剖部位）和这些部位丰富的血液和淋巴管滋养。此外，最近发现的黏膜黑色素瘤的分子变化有望能解释这些临床行为的差异，并提供新的治疗途径。

黏膜黑色素瘤的诊断年龄比皮肤黑色素瘤晚 10 年左右，并在 70 岁达到高峰[8]。总体而言，相对于男性，女性发病率更高（女性和男性分别为 2.8% 和 1.5%），因为女性在泌尿生殖道、外阴或阴道部位疾病的发生频率要高得多。黏膜黑色素瘤的好发部位在头颈部（55.4%），其次是肛门、直肠（23.8%），女性生殖道（18%）和泌尿道（2.8%）[3]。因为每个部位的主要治疗方案大多是由不同学科提供的，这些不同部位的黑色素瘤在很大程度上是分开研究的。因此本章节将分别讨论每个解剖部位。因为在这些病变中发现了特殊的基因异常，这为这种迄今证明对大多数疗法都具有抗药性的疾病的潜在治疗开辟了新的途径。

（一）头部和颈部

1. 流行病学和临床评价

头颈部黏膜黑色素瘤是最常见的黏膜亚型，最初由 Weber 于 1859 年描述[9]。基于人群的这些肿瘤评估发现最常见的原发部位是鼻腔（49.1%），其次是鼻旁窦（23.1%）、口腔（18.8%）、鼻咽部（5.5%）和口咽部（3.2%）[10]，喉部和中耳的原发肿瘤也有少量报道[11]。这种表现模式模仿了黑素细胞在发育过程中从神经嵴迁移的过程，这就是口咽部黑色素瘤发生频率较低的原因，口咽部黑色素瘤来源于内胚层。胚胎模式之后的这种分布导致一些人认为发育异常是一种病因；其他一些报道的病因包括暴露于烟草和甲醛。一些报道显示男性发病率较高，而基于人群的研究发现女性较高（53.9%）[10]。头颈部黏膜黑色素瘤的流行病学可能存在地区差异，因为来自上海的一个相对较大的研究发现男性占 2/3，发病年龄要年轻得多（54.1 岁）[12]。

头颈部黏膜黑色素瘤引起的症状和体征在很大程度上取决于发病部位，并且可能在诊断前 3～8 个月就已经出现症状[9]。对于鼻腔病变，最常见的症状是鼻出血（72%）和单侧鼻塞（53.5%），也可能出现疼痛、面部畸形或失明[13]。口腔黑色素瘤常见色素沉着病变（62%），不合适的假牙（25%）或出血（13%）（图 71-1）[9]。色素沉着在口腔中是常见病变，并且最常见的是良性病变；一个常见原因是牙科汞合金浸出引起的文身[14]。黑色素病的鉴别诊断还包括口腔痣、种族色素沉着、吸烟相关的黑变病、炎症后色素沉着、药物黑变病，Peutz-Jeghers 综合征、艾迪生病和卡波西肉瘤[15]。口腔黑变病是黏膜中黑色素细胞的良性增生，可能在 1/3 的病例中先于黑色素瘤发生。大多数病变在临床上为局灶性（60%～88%），少数患者有明显的淋巴结（10%～30%）或远处（＜ 15%）转移[13, 16–18]。

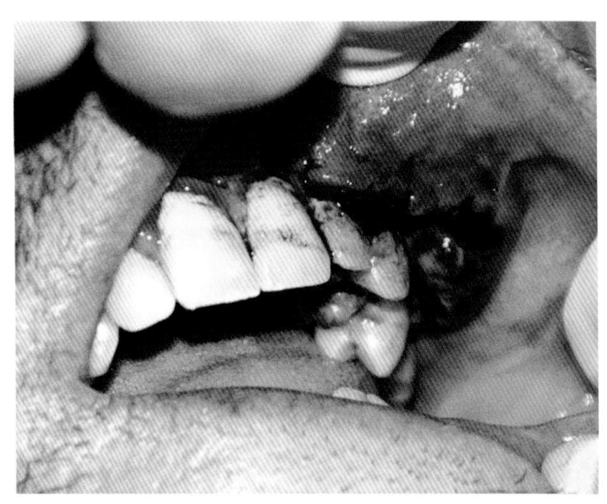

▲ 图 71-1 牙龈上出现的口腔黏膜黑色素瘤
典型的病变清晰可见

尽管为局灶性，但预后很差。手术切除是首选治疗方案，但 5 年生存率仍然很差，25%～42%[19]。与许多黏膜分布部位一样，因为这些患者的总体预后不良和发病病例相对较少，预后因素很难确定，这导致随着时间的推移，分期一直不一致。最常用的分期系统是 Ballantyne 于 1970 年提出的[20]，分为三个阶段：Ⅰ（局部）、Ⅱ（区域转移）和Ⅲ（远处转移）。虽然这可以指导预后，但由于绝大多数患者处于Ⅰ期，因此临床指导意义有限。一部分学者使用美国癌症联合委员会（AJCC）分期系统指导治疗头颈部上皮肿瘤，并发现它也是黏膜黑色素瘤的预后因素。在最近的 AJCC 分期手册（第 7 版）中，头颈部黏膜黑色素瘤有了自己的分类[21]。这个分期系统有趣是肿瘤分期始于 T_3，作为最低肿瘤阶段，并被认为是Ⅲ期疾病。T_{4a} 肿瘤是中度晚期进展期肿瘤，侵及深部软组织、软骨，骨或上覆皮肤。这个阶段被归为ⅣA 期。T_{4b} 肿瘤“进展更晚”，并侵及脑、硬脑膜、颅底、较低的脑神经、咀嚼肌间隙、颈动脉、椎前间隙或纵隔。与早期分期系统一样，相对较少的分期可能会限制该系统提供预后判别的能力。

目前已经提出了其他预后因素。一些学者发现肿瘤大小[9, 10, 22]、厚度[23]和侵袭水平[24]是影响预后因素，而其他研究则没有发现[25]。可能由于易于诊断，原发部位似乎影响预后，鼻腔病变预后最好（5 年生存率 15%～30%），其次是口腔（12%）和窦道（0%～5%）[9]。年龄增加[17]、有丝分裂增加、Ki–67 高表达[26]、p53 缺失[18]、切缘阳性[17]和血管侵犯[9]也是影响预后的负性变量。一个大型分析显示，假性乳头状瘤的生长与局部复发率显著升高有关，但这在随后的研究中未得到证实[13, 17]。

2. 治疗

头颈部黏膜黑色素瘤的治疗存在挑战。可选择的方式包括手术、放射治疗和药物治疗。虽然手术切除仍然是标准的治疗手段，但由于原发病灶的早期进展特性，以及与重要结构的联系紧密，根治性切除受到限制。此外，在头颈部和其他部位的黏膜黑色素瘤中，肿瘤的微观侵犯范围经常超过肉眼可见的受累区域。这种特性使得边缘完全切除更难以实现，并且局部复发也是常见的问题。

当病变相对较小时（鼻腔或口腔黑色素瘤最常见），可单独应用手术切除。这取决于确保切缘阴性，手术完整切除与更好的总生存期（OS）相关，并且可以在多次切除后取得同样有利结果[17]。手术完整切除可以改善预后，但从现有的回顾性数据中尚不清楚这种联系是由于外科技术，还是由于肿瘤的大小和位置易于成功切除[27]。在最近发表的一系列文章中，一些作者建议考虑应用内镜切除术。这通常排除了整块切除的可能性，但完全切除是可能的。一个内镜系列报道显示 70% 的内镜切除是完整的，这与传统方法记录的 80% 相似[28]。在许多根治性、开放性的切除手术中，通过使用义齿封闭器，可以获得功能性和美观上可以接受的结果，在保持这些患者的生活质量方面起着重要作用[29]。

区域淋巴结是早期转移的常见部位。这些部位的病理状态可能会影响预后[12]。然而，并非所有报道都发现了淋巴结受累的预后意义。这可能是由于大多数原发性病变的早期进展性，以及许多患者在发现病变时已有血行播散的可能性。因此，未指出选择性完全淋巴结清扫。然而，一些学者建议在没有临床相关区域淋巴结的患者中使用淋巴标测和前哨淋巴结活检[9]。这可能特别适用于口腔和鼻腔原发病灶的患者。

由于头颈部黏膜黑色素瘤的解剖位置和病理性质与局部复发率高（＞50%）相关，即使采用根治性手术治疗，在许多情况下可能需要联合其他治疗方式。黑色素瘤传统上被认为是一种抗放射性肿瘤[30]。除了在抗紫外线辐射的皮肤保护中的作用外，黑色素细胞被认为在解毒反应性化合物中发挥作用。这种能力表明有可能有更广泛的机制来修复黑色素细胞和黑色素瘤细胞中的辐射诱导的损伤，从而限制了放射治疗的潜在治疗影响。然而，关于该问题的临床前和临床数据目前尚不明确。

法国几家医疗机构的 160 例患者的回顾性研究表明，与单独手术相比，行术后辅助放射治疗后，局部复发率有显著改善（55.6% vs 29.9%，$P < 0.01$）。局部复发的多变量风险比为 0.31（95%CI 0.15～0.61，$P < 0.01$）[31]，放射治疗可以使患者获益。尽管多变量分析未显示 OS 的获益，但考虑到复发率的改善。在这些区域，单独局部控制的改善足以证明为这些患者推荐放射治疗是合理的。其他报道也证实了类似的发现[13]。在一些小的研究中，放射治疗也被用作一种无须手术的确切治疗方式。有些学者认为这不是一个合适的选择，但其他报道中有使用放射治疗而持续缓解期的患者，特别是对于原发于鼻腔鼻窦病变的治疗[32]。

为了规避黑色素瘤对放射治疗的抵抗性，30 年前在皮肤黑色素瘤中提出了每次治疗（即大分割放射治疗）给予较高剂量的照射[33]。这种方法常用于转移性皮肤黑色素瘤的辅助放疗。在头颈部黏膜黑色素瘤中，一些研究报道，大分割可以获得更高的反应率和更好的预后[34]。然而，MD Anderson 癌症中心的一个报告支持大分割治疗，并提出了标准的分割方案。最常见的放射治疗不良反应是黏膜炎，其与更好的反应率有关，但对患者来说仍然是一个具有挑战性的生活质量问题。此外，由这些不良反应引起的治疗中断与局部控制失败有关[28, 29]。

皮肤黑色素瘤对全身化学治疗的反应很差，并且几乎没有证据证明化学治疗对头颈部黏膜黑色素瘤有效[35]。然而，一些医疗中心通常使用由达卡巴嗪和顺铂组成的化学治疗方案作为恶性黑色素瘤术后辅助治疗，并且显示与没有接受化学治疗的患者相比，具有更好的获益[36]。一项研究显示接受化学治疗的 15 例患者表现出非常高的客观反应率（ORR）（47%）和完全缓解率（27%）。其中一些持续维持长达 49 个月。目前，大多数机构仅在高度选择的病例中将化学治疗应用于转移性皮肤黑色素瘤，但在这些高度侵袭性黏膜病变中可能也是合理的选择。

皮肤黑色素瘤免疫治疗的成功促使研究其在非皮肤病变中的疗效；已经探索的一种生物标志物是PDL-1表达，其存在与黑色素瘤和非小细胞肺癌的反应率有关[37, 38]。Thierauf等使用免疫组织化学（IHC）染色的方法来评估患有原发性黏膜黑色素瘤患者的23个肿瘤样品中的PD-L1表达，以及与临床病理学和结果数据相关的表达状态。其中肿瘤来自鼻腔（43.5%）、鼻窦（43.5%）和结膜（13%）。所有患者均接受了手术治疗；39%的患者接受了辅助放射治疗，13%的患者接受了全身干扰素治疗。IHC染色显示在13%（n=3）的黏膜黑色素瘤中有PD-L1表达，而在100%的皮肤黑色素瘤对照组（n=9）中检测到显著的PD-L1染色。有趣的是，PD-L1阳性的黏膜黑色素瘤患者的无复发生存率显著延长（P=0.026），这可能表明PD-L1 IHC可用于预测黏膜疾病的预后[39]。

尽管已经进行了显著的探索，黏膜黑色素瘤中免疫检查点抑制的临床经验仅限于病例报道，一例49岁男性患有口腔黏膜黑色素瘤的病例报告描述了应用Ipilimumab和Nivolumab后的临床完全缓解，无须手术[40]；另一例73岁女性患有原发性鼻黑色素瘤的病例显示放射治疗和化学治疗后单药应用Nivolumab的肿瘤消退失败[41]。随着免疫检查点抑制药的使用变得越来越普遍，预计会有更多关于非皮肤来源的恶性黑色素瘤治疗的数据。

（二）食管

临床评估和治疗

食管恶性黑色素瘤非常罕见。与其他黏膜黑色素瘤相似，发现时大部分已是晚期。并且由于其在内部难以发现而在发现时已处于进展期。可引起的临床症状包括吞咽困难、体重减轻和胃肠道出血引起的贫血。发生的主要部位通过食管相当均匀地分布，并可向下延伸至胃食管连接处。有些学者推荐根治性切除是最好的治疗方法[42]，但鉴于这些病变的预后不良与全身扩散率高[43]和许多患者的高龄相关，治疗决策应该个性化。关于食管和胃恶性黑色素瘤的最新进展的数据非常有限。然而，据报道病灶内干扰素联合全身化学治疗的方案具有一定的疗效[44]。

（三）肛管

1. 流行病学和临床评估

肛门直肠的黑色素瘤最早由Moore于1857年描述[45]。在美国，肛门直肠的黑色素瘤占所有黑色素瘤的0.31%，占肛管肿瘤的1%～5%[3, 46, 47]。在瑞典，这一比率与肛门原发性黑色素瘤相似，占黑色素瘤的0.4%，女性发病率为0.001‰，男性为0.0007‰[48]。随着时间的推移，发病率似乎一直保持稳定[23]，尽管有报道显示在20世纪80年代末，旧金山年轻男性的发病率激增[49]。这导致人们猜测人类免疫缺陷病毒（HIV）是这种疾病的危险因素。但是，还没有进一步的数据来证实这一理论。该病以女性为主（1.5∶1～2∶1）[50–52]。与头颈部黑色素瘤一样，它的发病年龄较大，而不像皮肤黑色素瘤，中位发病年龄在70—80岁年龄组末期，而在儿童年龄组中很少见[53]，并且与环境紫外线辐射暴露似乎没有关系[54]。

肛门直肠黑色素瘤被认为起源于肛管区域。Clemmensen等检查了该区域的上皮，发现黑色素细胞经常出现在肛门鳞状区，偶尔出现在过渡区，而在结直肠区并不存在（图71-2）[55]。这与肛门直肠黑色素瘤的位置大致相同，大多数病变在齿状线处或附近部位。尽管存在一些非常罕见的证据，真正原发于直肠的黑色素瘤一直存在争议[56]。Baskies等[57]报道他们的研究中90%出现在齿状线或其附近，并且Cooper等报道，病变主要在肛门瓣膜处或附近，有近2/3的病例来自近端梳状肌(肛管远端部分，被覆层鳞状上皮覆盖）[58]。瑞典国家癌症登记中心对大量病例进行了回顾性分析，Ragnarsson-Olding等发现54%的肿瘤在肛管中出现，10%来自肛门边缘[48]。他们发现24%的肿瘤占据整个肛门直肠，因此难以对这些常见肿瘤的起源部位进行有意义的区分。

大多数患者会出现直肠出血（45%～78%），其他常见症状包括疼痛（13%～27%）、肿块（16%～34%）、排便习惯改变（10%～22%）和瘙痒（3%～8%）[46, 59–64]。肛门直肠黑色素瘤也常被误诊为“痔疮”（8%～16%），经常被认为是由于深色和疼痛引起的血栓形成。在明确诊断前，症状通常持续数月（中位3～5个月）[65]。症状持续时间越长，预后越差[66]，并且诊断时常常处于晚期，因为解剖

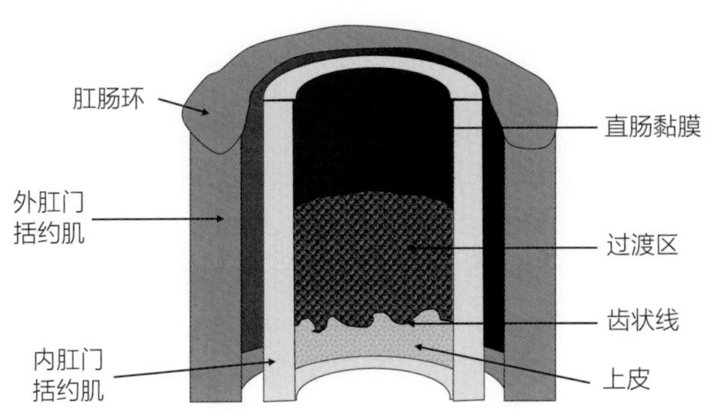

▲ 图 71-2　肛管的解剖结构

肛管与远端的括约肌间沟和肛门直肠环相邻近点；它被肛门内括约肌包围；上皮从鳞状内皮转变为黏膜直肠；齿状线标记过渡黏膜的远端；大多数肛门黑色素瘤起源于这个过渡区域，但由于病变的大小，通常很难确定确切的起源部位

位置相对隐蔽，大约 1/3 的肿瘤缺乏明显的特征，临床上容易漏诊。在组织活检时，只有少数病例临床怀疑是黑色素瘤。在几项研究的综述中，40% 经活检证实的肛门直肠黑色素瘤最初被认为是癌；17% 和 14% 分别被认为是痔疮或息肉。只有 23% 被认为是黑色素瘤 [58]。黑色素瘤也可能与间变性鳞状细胞癌混淆，用 S-100、Melan-A 和 HMB-45 进行免疫组织化学染色有助于确诊 [66]。

肛门直肠黑色素瘤的分期遵循先前描述的 Ballantyne 三阶段分期（Ⅰ局限于原发部位，Ⅱ局部区域侵犯，Ⅲ远期转移）。分期是最重要的预后变量。第一阶段的 5 年生存率为 27%～32%，第二阶段的生存率为 10%～17%，第三阶段为 0%。中位 OS 分别为 24 个月、17 个月和 8 个月 [50, 67]。病变厚度也是预后因素，因为较薄的病变（＜ 2mm[68] 或＜ 4mm[69]）存活率较高。其他负性影响预后因素包括肿瘤大小 [59]、溃疡 [70]、解剖侵犯部位 [46]、高龄 [48]、神经周围浸润 [70] 和 Ki-67 表达 [71]。

与皮肤黑色素瘤相比，肛门直肠黑色素瘤的体积更大。中位肿瘤直径在 2～5cm，肿瘤可以优先沿放射状扩散或形成结节，从而形成息肉样结构 [59, 61, 70, 72, 73]。中位深度介于 3.7～8mm[74]。大多数肛门直肠黑色素瘤伴有临床局限性疾病，但很大一部分在初诊即表现出局部或远处转移。Iddings 等检查了流行病监测与最终治疗结果（SEER）数据库，其中 60% 的肛门直肠黑色素瘤是局限期，但 19% 有淋巴结转移，21% 有远处转移 [50]。瑞典国家肿瘤登记处的数据显示 1/3 的患者发生了转移 [47]。14% 的患者报告可触及转移性淋巴结。随着时间的推移，关于肛门直肠黑色素瘤是否在较早时间被检测到的数据是不确定性的。在近年来的一些系列研究中，平均肿瘤厚度似乎在减少 [67, 70]，但在基于整体人群的评估中，相同或更多数量的肿瘤被诊断为淋巴结转移 [3, 67]。对于这些患者，持续的不良预后证明如果仅在检测方面取得的进展是不够的。

肛门直肠黑色素瘤患者的检查应包括彻底的病史和体格检查，并仔细检查肛门括约肌和区域淋巴结的潜在受累情况。由于转移的可能性很高，通常也应进行影像学检查以评估区域和远处的扩散。在某些情况下，通过使用直肠内超声来提供对括约肌受累可能性的更详细评估可以促进对原发性肿瘤的评估 [75]，因为这会影响到手术治疗的计划。磁共振成像（MRI）也可能是有用的，特别是来源于黑色素细胞的黑色素瘤在 MRI 上具有特异性特征。

2. 治疗

对于大多数肛门直肠黑色素瘤患者，手术是治疗的重要组成部分。对于局部或区域性疾病的患者，切除术具有潜在的治愈性。对于有转移的患者，手术也可以起到控制疼痛、出血或阻塞的作用（图 71-3）。随着肛门括约肌的侵犯，手术方式的选择是明确的，需要腹部会阴切除术（APR）。对于那些没有侵犯的患者来说，APR 或广泛的局部切除术（WLE）应该是首选，但这一点备受争议。依赖于回顾性研究比较 APR 和 WLE 的数据很难获得。这些都受到少数病例选择偏差和未矫正的协变量的统一影响，这可能对结果产生显著影响。此外，即使专家就每种手术方式的结果达成基本共识，这些数据和治疗建议的影响往往也大不相同。

现在普遍认为 APR 是一种更为激进的手术，并不能改善患有这种疾病的患者的 OS。许多系列研究也得出结论，与 WLE 相比，APR 的局部疾病控制率更高 [46, 66, 77, 78]。虽然这不是普遍的，并且一些报道显示 WLE 的局部控制率相当或更高 [70, 79]，甚至那些假设 APR 改善局部复发率并不能得出结论认为它是更受青睐的手术。这是由于 APR 对生活质量的不利影响，如果确实发生局部复发，可以行挽救性 APR，但这些患者整体生存率低。Memorial Sloan Kettering 癌症中心的经验就是这方面的例证。该机构的初步报道发现，90% 的长期幸存者接受

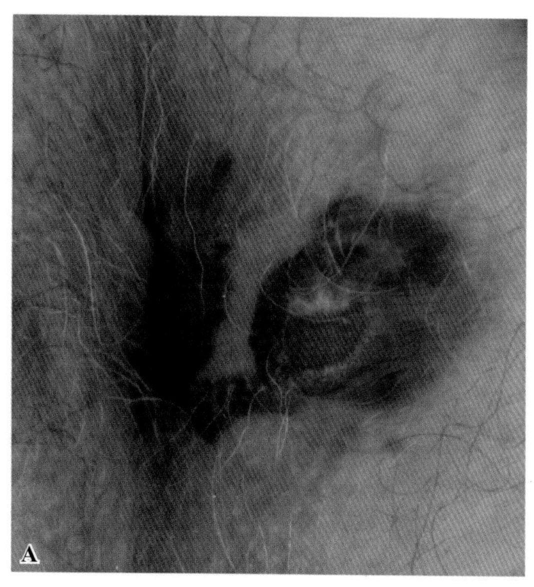
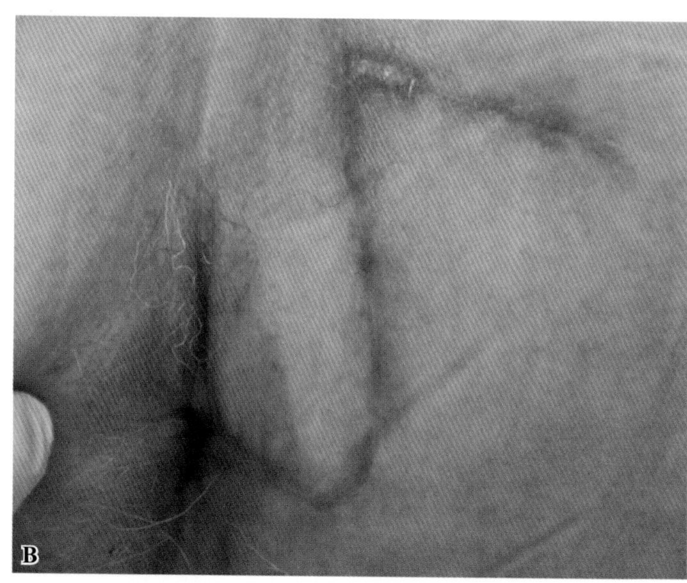

▲ 图 71-3 肛门黑色素瘤

A. 明显广泛的病变分布；B. 尽管尺寸很大，但有可能通过皮瓣重建进行保留括约肌的局部广泛切除术；尽管关于最佳手术治疗存在相当大的争议，但如果技术上可行，大多数黑色素瘤中心现在推荐这种方法

了 APR 治疗。鉴于局部晚期肿瘤中发生转移的高风险，他们当时的建议是在可能实现长期生存的相对早期病例中进行 APR[57]。来自同一机构的最新研究表明，大约在 1997 年发生的实践模式，现在大多数患者正在接受 WLE 治疗[70]。这种转变反映了许多黑色素瘤中心的类似模式的转变[80]。然而，SEER 数据显示 APR 的应用从 27% 增加（1973—1996）至 43.2%（1997—2003）[50]。对于这种趋势的原因尚不清楚，但可能表明治疗肛门直肠黑色素瘤的医生仍然不熟悉当前的专家建议，或者对现有数据的解释不确定。

区域淋巴结评估存在争议。由于肛门是淋巴分水岭区域，肛门直肠黑色素瘤可能扩散到腹股沟或直肠周围 / 肠系膜淋巴结。研究报道在每个部位的转移淋巴结的频率方面各不相同。据 Brady 等报道，42% 的病例涉及肠系膜淋巴结，而 Cooper 等报道为 69%[58, 59]。然而，肠系膜淋巴结的受累情况可能取决于原发肿瘤的大小和生长的程度。小型淋巴标测和前哨淋巴结活检研究也报道了更常见的原发性腹股沟引流术[81-83]。

由于难以通过平面淋巴闪烁成像对该解剖区域进行成像，使用单光子发射计算机体层摄影（SPECT）的轴向成像可能有助于确定肠系膜淋巴结受累的情况[84]。

放射治疗也可用于术后辅助治疗。这种治疗的疗效尚未明确，一些非随机对照研究未能显示出放射治疗的获益[76]。然而，Ballo 等报道 23 例肛门直肠黑色素瘤患者接受括约肌保留手术，然后进行大分割放射治疗，5 年局部和淋巴结控制率分别为 74% 和 84%[69]。

放射治疗也是在无法切除的疾病的情况下用于局部缓解的方式之一。但是疾病控制率在严重疾病中并未获益。有些研究报道大多数患者在放射治疗后仍发生进展[46]。据报道，其他局部姑息治疗包括电化学治疗[85]和局部注射 β 干扰素[86]。

全身治疗肛肠疾病治疗在黑色素瘤中受到限制。一研究对 18 例转移性疾病患者应用生化治疗[87]，44% 的患者有缓解，其中 2 例（11%）完全缓解，中位 OS 为 12.2 个月。尽管目前没有任何病例报道可用于支持临床获益，但可能正在探索标准外抑制转移性肛门黑色素瘤的使用。正如本章后面所讨论的，目前对这些肿瘤的靶向治疗具有重要意义，这些肿瘤可能具有特定的突变，使得它们对这些治疗具有潜在的敏感性。

（四）泌尿生殖道

1. 流行病学和临床评估

18% 的黏膜黑色素瘤发生在女性泌尿生殖道，

尿路仅占 2% 多一点[3]。由于外阴和阴道黑色素瘤比阴茎黑色素瘤更常见，因此女性与男性的比例超过 10∶1。根据种族差异，阴道黑色素瘤对人群没有偏好，外阴黑色素瘤的发病率差异远小于皮肤黑色素瘤。这表明紫外线辐射对其病因的影响很小或没有影响[88]。

女性生殖道的黑色素瘤虽然罕见，但在女性中诊断出近 10% 的黑色素瘤，并代表了一种更致命的变异，可能是由于诊断时间的延迟。最新的国家癌症数据库报道称，5 年 OS 率仅为 11.4%；外阴黑色素瘤具有更好的生存预后，如瑞典大型研究显示，5 年生存率为 47%，而阴道黑色素瘤为 18%[3, 89]。外阴黑色素瘤比阴道黑色素瘤更常见，通常是色素沉着病变，小阴唇是最常见的发病部位。大阴唇和阴蒂是少见的发生部位，病变常常延伸到与阴道的黏膜皮肤交界处[23]。阴道黑色素瘤最常见于阴道的下 1/3；很少有黑色素瘤可以在子宫颈中发展，占黏膜原发部位的比例不到 5%。阴茎黑色素瘤在黏膜黑色素瘤中同样罕见，仅占 2.5%[90]。

2. 治疗

手术治疗仍然是主要的治疗手段。外阴黑色素瘤的早期报道推荐根治性外阴切除术合并腹股沟淋巴结清扫术[91]。最近推荐的参考皮肤黑色素瘤治疗和前哨淋巴结活检的淋巴标测已被用于代替选择性淋巴结清扫术。对于阴道黑色素瘤，来自 MD Anderson 癌症中心的病例显示，与接受其他治疗方式的患者相比，局部 / 根治性切除或盆腔切除术的中位 OS 明显更好（分别为 24.3～34.4 个月与 8.7 个月）[92]。

有效的辅助治疗仍然是难以确定的：病例报道使用了从放射治疗到诸如顺铂、干扰素 -α、白细胞介素 -2（IL-2）、粒细胞巨噬细胞集落刺激因子、紫杉醇和贝伐珠单抗等药物的方式。一般来说，由于缺乏特有的数据，所以应用于皮肤黑色素瘤的治疗标准也用于外阴和阴道黑色素瘤的治疗。与皮肤黑色素瘤一样，治疗趋势已转向更保守的切除手术和对复发风险高的患者进行辅助治疗的探索。转移性疾病的外科切除可能对某些有症状的患者有益[93]。

由于该疾病的罕见性，泌尿生殖道黏膜黑色素瘤的免疫治疗数据有限。最近发表了 2012—2015 年在纪念 Sloan Kettering 癌症中心进行的放射治疗联合 Ipilimumab 治疗的结果；共有 4 例患者，平均年龄 61.5 岁（范围 44—68 岁），3 例患有阴道黑色素瘤，1 例患有宫颈黑色素瘤。病变范围的平均数为 4.7cm（范围 3.3～5.3cm）；所有患者均为 Ballantyne Ⅰ期。所有患者均接受 3～4 个周期 Ipilimumab，均接受体外照射。2 例患者出现 3 级结肠炎和皮疹。3 例患者接受了治疗后手术切除，1 例患者出现完全病理缓解。2 例在诊断后 9 个月和 10 个月复发；2 例无病生存期分别为 20 个月和 38 个月[94]。

总体而言，尽管明显优于阴道黑色素瘤，外阴黑色素瘤的预后仍然很差。阴道黑色素瘤最常发生在阴道的下 1/3 处。黑色素瘤在子宫颈中发展少见，小于 5%。阴茎黑色素瘤在黏膜黑色素瘤中同样罕见，仅占 2.5%[73]。尿道黑色素瘤在女性中也更常见，接近 2∶1。

（五）睾丸黑色素瘤

临床评估和治疗

恶性黑色素瘤转移到睾丸是罕见的。它是一种侵袭性疾病，预后差，死亡率高[95]。这可能模拟原发性睾丸肿瘤并且在尸检中常被发现[96, 97]。它表现为快速生长的睾丸肿块，并且较少见于黑色素瘤[98]。与发病年龄在 20—30 岁和 50—70 岁的睾丸癌不同，睾丸恶性黑色素瘤的常见发病年龄为 43—80 岁，在此期间血清睾丸标记物（乳酸脱氢酶、甲胎蛋白、β-HCG）并未升高。在大多数情况下，这些患者的预后较差，常在 12 个月内死亡[99, 100]。

目前对睾丸原发性黑色素瘤的诊断存在争议。与其他不能定位原发部位的广泛性黑色素瘤一样，它们被归因于黑色素瘤，在黑色素瘤中，最初的皮肤或其他部位由于自身免疫而退化。这一争议得到以下观点的支持：睾丸的胚胎发育源于中胚层，使得黑色素瘤不太可能由组织类型引起。然而，也有人认为非肿瘤性黑色素细胞可能是由胚胎期间黑色素生成细胞从神经嵴迁移到中胚层衍生物引起的。这可能导致在这个部位转变为原发性黑色素瘤的可能性[101]。

睾丸黑色素瘤的治疗没有特别独有的特征，手术是治疗的主要方法，包括评估转移淋巴结状态。与其他部位的黑色素瘤一样，放射治疗的价值有限，如上所述的全身治疗偶尔会对远处转移患者有用。

（六）黏膜黑色素瘤的基因组分析

如前所述，与皮肤黑色素瘤不同，黏膜黑色素瘤似乎与紫外线照射无关。以下几个方面表明这一点：这些病变大多数处于遮挡防晒部位，随着纬度的降低发病率并未增加，以及不同肤色的族群之间的发生率相对相似。此外，在黏膜黑色素瘤中几乎从未发现皮肤黑色素瘤中常见的突变和与紫外线损伤一致的遗传基因变化。可能病因包括病毒原因，如人类疱疹病毒 –8（HHV–8）和人乳头瘤病毒 –16（HPV–16），但没有发现这些病毒作为致病因子的证据 [102]。还有人猜测，与黑色素细胞在解毒多环烃（包括烟草中的那些）中的潜在作用相关的环境因素可能在黏膜黑色素瘤中发挥作用，但仍缺乏确凿的证据 [26]。

Curtin 等研究了来自身体不同部位的黑色素瘤中发现的遗传基因变化，包括长期受阳光照射的皮肤、间歇性阳光照射皮肤、肢端皮肤和黏膜部位 [103]。分析了以下部位的标本：长期受阳光照射的皮肤（*n*=30），间歇性地暴露在阳光下的皮肤（*n*=40），手掌 / 掌侧 / 甲床部位（*n*=36），以及黏膜部位（*n*=20）。检查标本全基因组突变的拷贝数，以及 *BRAF* 和 *N-RAS* 突变的基因组范围的改变，皮肤黑色素瘤中常见促分裂原活化蛋白激酶（MAPK）通路突变。来自黏膜或肢端部位的标本显示出比长期或间歇性暴露于阳光的皮肤更大程度的染色体畸变。特别是黏膜黑色素瘤的扩增频率（85%）比长期或间歇性暴露于阳光的部位更频繁。虽然 MAPK 途径的突变在间歇性暴露于阳光的部位（*BRAF* 59%，*N-RAS* 22%）中是常见的，但它们在黏膜部位非常罕见（*BRAF* 11%，*N-RAS* 5%）。这表明导致这些黑色素瘤亚型的遗传基因改变是不同的，并提出了可以确定其他转化机制的可能性，并提出针对黏膜黑色素瘤的靶向治疗手段。

在食管黑色素瘤中，*N-RAS* 突变特别令人感兴趣，在一项研究中 16 例中有 6 例（37.5%）发生突变 [104]。另外一项研究在 2/3 的食管黑色素瘤患者中发现 *N-RAS* 突变 [105]。*N-RAS* 突变也常见于阴道原发性黑色素瘤，有研究发现 43%（7 例中有 3 例）的阴道原发性黑色素瘤存在 *N-RAS* 突变 [106]。

KIT 是黏膜黑色素瘤中特殊基因（图 71–4）[107]。*KIT* 基因于 1987 年发现，编码 CD117，一种Ⅲ型

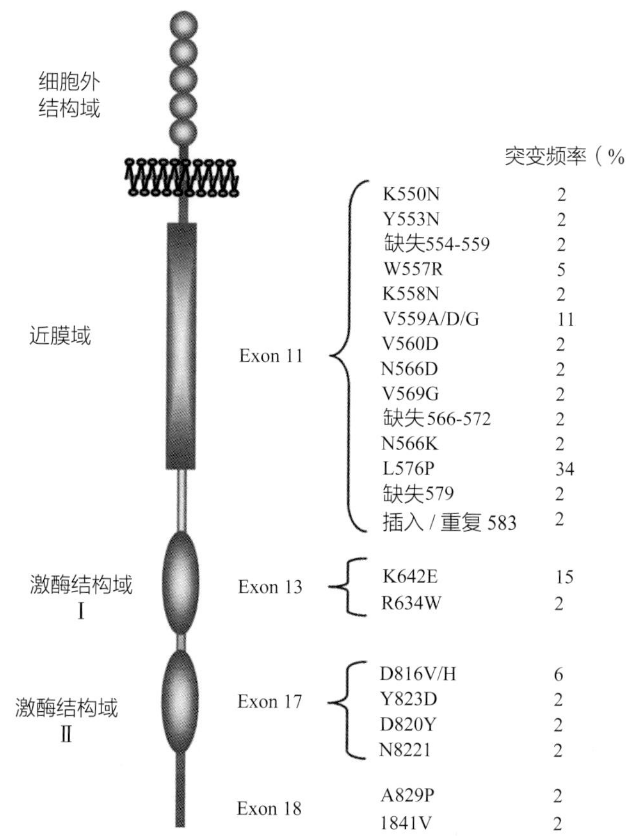

▲ 图 71–4 *KIT* 酪氨酸激酶受体突变频率示意

5 个免疫球蛋白样区位于胞外区，是 *KIT* 配体干细胞因子的结合位点；除非受体被配体结合，膜旁自抑制结构域用于维持激酶结构域处于抑制状态，*KIT* 突变在近膜结构域的第 11 外显子处频率最高（约 70%）；激酶结构域Ⅰ的外显子 13（约 13%）和激酶结构域Ⅱ的外显子 17（约 9%）也发生突变；所有百分比都四舍五入到最接近的整数

酪氨酸激酶受体，其配体为干细胞因子 [108]。CD117 的激活导致下游通路发出信号，包括 MAPK 和 PI3 激酶通路，这两种通路都参与黑色素瘤的发展。它还参与发育过程中的正常黑色素细胞的迁移 [109, 110]。

矛盾的是，尽管 CD117 通常在正常黑色素细胞和良性痣中表达，但它常常在发育不良的痣中丢失，并且在结节性黑色素瘤或表面扩散的黑色素瘤中不常见 [111]。此外，CD117 的表达与失去恶性行为有关，蛋白质的丢失与黑色素瘤的进展有关 [112]。这些发现并未表明 *KIT* 在黑色素瘤中起重要作用，但通过免疫组织化学方法对一些黑色素瘤亚型进行筛选，显示了该蛋白的表达，随后的遗传学研究发现，在一些患者中存在基因突变或扩增。

现在有几个研究报道了黑色素瘤中 CD117 表达和 *KIT* 突变的频率。在外显子 11、13、17 和 18

中已经被鉴定出黑色素瘤中的 *KIT* 突变。与胃肠道间质瘤相反，在外显子 9 中未发现黑色素瘤相关的突变。这些变化在长期受太阳损伤、肢端或黏膜部位的黑色素瘤中相对常见。Curtin 等报道，*KIT* 突变频率为 21%（38 例中有 8 例），黏膜黑色素瘤中有 26%（38 例中有 10 例）[103]。随后的几个研究也报道了相似的突变频率（15%～38%）和扩增频率（20%～33%）[113-118]。这可能存在一些区域差异，因为对 167 例中国患者的大型研究发现 *KIT* 突变率仅为 9.6%，扩增率为 10.2%，在韩国的一项研究中，只有不到 6% 的黏膜黑色素瘤表现出突变 [119]。不同世界地区的特定突变也存在一些差异。虽然大多数黏膜黑色素瘤不具有 *KIT* 突变，但突变病例的比例足以证明该亚组的检测合理性。

为了便于突变状态的评估，推荐 CD117 的免疫组织化学染色作为一种筛查工具。如果突变或扩增状态（可能是靶向治疗敏感性的预测标记）与 CD117 染色相关，则可以使用更简单、更快速且更便宜的免疫组织化学检测来选择患者进行基因评估。这两种方式之间似乎有一定的相关性，但对于 CD117 染色是否足够敏感，是否可以作为一种可靠的筛查方法仍存在争议。一些学者发现，几乎所有 *KIT* 突变患者都有非常强的 CD117 表达。例如，Torres-Cabala 等发现 82% 的 *KIT* 突变肿瘤在超过 50% 的肿瘤细胞中染色阳性 [117]。

然而，在一项胃肠道间质瘤（GIST）的研究中，25 例 CD117 阴性病例中有 4 例发现 *KIT* 突变，包括预测对靶向治疗敏感性的突变 [93]。此外，GIST 中 CD117 染色的程度未表现出与治疗疗效相关 [94]。在黑色素瘤中，Kong 等报道 CD117 表达与 *KIT* 基因拷贝数呈正相关，但与突变状态无关 [4]。事实上，CD117 仅在 44% 的 *KIT* 突变肿瘤中呈阳性。Beadling 等报道，50% 的 *KIT* 突变患者不存在 CD117 染色，而 1/3 的 *KIT* 拷贝数没有增加 [115]。总体而言，CD117 染色可能不足以作为鉴定的筛选工具，在黏膜黑色素瘤患者中，可能需要进行突变分析。

识别黏膜黑色素瘤中 *KIT* 异常的目的是能够选择那些可能受益于酪氨酸激酶抑制药如伊马替尼、达沙替尼或索拉非尼的患者。这种抑制药在 GIST 中显示出显著的疗效 [120, 121]，并且希望它们在选定的黑色素瘤患者中发挥同样作用。然而，最初的临床结果令人失望。在几项未选择的黑色素瘤患者的试验中，这些药物没有发现可检测到的获益 [122-125]。当 *KIT* 异常仅在相对较小的黑色素瘤患者亚群中出现时，对这些抑制药的治疗潜力的兴趣集中于鉴定可能获益的人群。一些引人注目的病例报道记录了少数患有 *KIT* 异常的患者的显著获益 [118, 126-128]。随后进行了更大规模的临床试验，检查选定的患者人群。

迄今已报道了两项此类试验。Fisher 等进行的一项试验仅以抽象形式报道 [129]。该试验招募了 20 例患有肢端黑色素瘤、黏膜黑色素瘤或长期受阳光照射的黑色素瘤的患者。在 *KIT* 野生型患者中没有观察到疗效，但在 *KIT* 突变患者中，10 例中有 5 例具有部分缓解。Carvajal 等 [130] 最近报道了第二项试验。这项多中心Ⅱ期临床研究筛选了 295 例 *KIT* 突变或扩增的患者。在 51 例遗传突变患者中，28 例患者每天 2 次用伊马替尼 400mg 治疗。整体持续反应率为 16%，中位 OS 为 46.3 周。在某些热点（例如外显子 11 中 L576P，外显子 13 中 K642E）和具有高突变体与野生型等位基因比率的肿瘤的患者中，反应率更高。随着获得在黏膜黑色素瘤患者中使用这些抑制药的更多临床经验，可能会开发出更好的预测临床获益的方法。

（七）小结

黏膜黑色素瘤是一种罕见的疾病，发现时常为晚期，并且通常快速进展。它似乎出现在与皮肤黑色素瘤不同的人群中，并且源于不同的病因。最近的数据表明黏膜黑色素瘤中发生了特定的遗传改变，这些可能使该疾病适合用新的或新出现的靶向疗法治疗。

三、葡萄膜黑色素瘤

（一）流行病学和临床评估

葡萄膜黑色素瘤（UM）来自由虹膜、睫状体和眼脉络膜组成的葡萄膜内的黑色素细胞，占所有眼部恶性肿瘤的 70%，使其成为成人中最常见的原发性眼内恶性肿瘤 [131]。尽管如此，UM 仅约占所有黑色素瘤病例的 5%。其发病率为每年 4.3/100 万，每年在美国确诊 1500 例 [3, 132-134]，男性（4.9/100 万）的发病率高于女性（3.7/100 万）。老年人的发病率较高。目前对 UM 生物学的理解提出它在生物学上与皮肤黑色素瘤不同[132]。在诊断的20年内，大约50%的患者发生转移。从诊断远处转移时的中位生存期是6～12个月。

尽管有良好的肿瘤局部控制，但是UM的生存率几十年来没有改善。目前尚不清楚早期局部干预是否能提高生存率。Eskelin等发现当肿瘤最小基底直径为3mm、厚度为1.5mm时，微转移可以在局部眼科治疗前5年发生[135]。初步诊断时仅有2%的患者出现临床明显的转移病灶。所有发生转移的患者中70%～90%转移的主要部位是肝脏。鉴于过去治疗失败及远处转移的高风险，UM是一种许多问题仍未得到解决的罕见肿瘤。

（二）分期

葡萄膜的黑色素瘤被分类为小（厚度＜3mm）、中（厚度3～10mm或最大基底直径＜15mm）和大（厚度＞10mm或最大基部直径＞15mm）。已有报道表明肿瘤大小和死亡率之间存在显著相关性。小肿瘤的5年死亡率为16%，中型肿瘤为32%，大肿瘤为53%[136]。

眼部黑色素瘤协作性研究（COMS）是一项多中心研究，旨在评估脉络膜黑色素瘤患者的治疗干预措施，并阐明新诊断的葡萄膜黑色素瘤的适当治疗方法。从1986年开始，COMS的主要目标是确定可以用放射治疗代替手术治疗的患者，以避免眼球摘除和保留视力。在COMS中进行的评估旨在确定两种替代疗法中的哪一种能够更好地延长被诊断为患有脉络膜黑色素瘤的个体的生存期。避免复发和视力保留是次要终点。两项随机对照试验正在作为单独的亚组进行：①对至少高2.5mm但不超过10mm，基底直径不超过16mm，称为中型肿瘤的眼球摘除术与放射治疗进行比较；②标准眼球摘除术与先手术治疗之间的比较。其中肿瘤高度＞10mm，或高度＞2mm基底直径＜16mm，或高度＞8mm的肿瘤，如果有视神经受累则进行外部照射（大肿瘤）。除了两项随机试验外，COMS研究人员已经并将继续进行一些试点研究和辅助研究。

患者入组COMS的随机试验，应用^{125}I近距离放射治疗中型脉络膜黑色素瘤，始于1987年2月，并于1998年7月完成。入组标准：患者必须有2.5～10.0mm的脉络膜黑色素瘤；最长基部直径不超过16.0mm；患者至少21岁，没有其他原发肿瘤，没有其他在接下来的5年内威胁他们生命的疾病。出组条件是以前有与眼癌相关治疗的患者。符合条件的患者在美国和加拿大主要人口区的43个临床中心就诊并接受治疗。

第一项研究招募了1317例中型脉络膜黑色素瘤患者。大约98%是非西班牙裔白人。该组按性别平均分配，平均年龄为60岁。通过随机化将患者分配到两个治疗组中。一组660例患者被分配进行摘除术。另一组657例患者被分配接受放射治疗。通过^{125}I巩膜外斑块传递辐射。在治疗之前，测量肿瘤的尺寸。在大尺寸脉络膜黑色素瘤的研究中，遵循两组肿瘤大到足以需要切除眼睛的患者。一组在切除之前接受了对受影响的眼睛的放射治疗。另一组在没有放射治疗的情况下切除了眼睛。研究人员发现，经过5年的随访研究，放射治疗对生存期没有影响[137]。

（三）预后

与预后不良相关的原发性肿瘤的特征包括睫状体或脉络膜（与虹膜相对）的位置，弥散构型和较大的尺寸。具有上皮样细胞形态的UM比具有梭形细胞的肿瘤预后更差[138]。那些具有更高有丝分裂活性、巩膜外浸润或存在微血管网络的UM也是如此[139-141]。

目前还没有明确的程序来筛查患者的转移性疾病。对于UM没有明确的系统治疗选择，一旦诊断出转移性疾病，随着患者通过多线不尽人意的治疗而进展，预后较差。UM最常见的转移部位是肝脏。Rietschel等对Memorial Sloan Kettering癌症中心的经验进行了全面回顾。指出89%的患者在首次确诊转移时有单一器官受累，其中68%涉及肝脏。除肝脏外，大约40%的患者最常见的转移部位是肺部。20%的患者接受了完整的外科转移瘤切除术。与改善预后相关的因素包括女性、年龄＜60岁、从原发性UM治疗到发生转移的较长时间、转移瘤的手术切除，以及肺或软组织是转移的唯一部位。这一事实强调了仅行肝脏成像作为筛选程序的无效性，其将错过大量转移患者。尽管如此，肝脏转移仍然是患者死亡的主要原因，总共有77.3%的患者最终发生肝脏受累，42.9%的患者从未表现出肝外转移。最终约有10%的患者发生脑转移，17%的患者发生骨转移。分析表明，生存期与以下因素有关：女性，诊断时年龄在 60 岁以下，仅转移到肺和软组织部位，初始诊断和发生转移之间的间隔时间延长，以及手术或肝内转移灶的治疗 [142]。

UM 的遗传特征是影响预后的主要因素。3 号染色体单体和 8q 号染色体扩增被认为是预后不良的指标 [143]。Damato 等报道转移性死亡几乎全部发生在 3 号染色体单体性黑色素瘤患者中；这些患者中有近 85% 的比例进行了眼球摘除治疗 [144]。染色体 6 也可能在 UM 中发挥作用；6p 的扩增似乎对系统性转移具有保护作用，与 3 号染色体单体相互排斥。3 号染色体单体与 8 号染色体三体的组合几乎总是导致转移性疾病患者的死亡。UM 基于其基因表达谱聚集成两个分子组。Zuidervaart 等基于这三个基因表达谱上的两个不同的类别，最近在 UM 中显示了二分法 [145]。这种分子分类显著预测转移性死亡，并且证明 UM 的亚群存在惰性过程 [146]。1 级特征的肿瘤很少转移，而具有 2 级特征的具有非常高的转移率并且与死亡率增加有关。然而，这种肿瘤转移倾向的生物学基础仍不清楚。平均而言，2 级 UM 具有比 1 级肿瘤更高的增殖率。还有待观察 3 号染色体缺失是否增加非整倍性 [147]，或其他因素是增殖增加的决定因素 [146, 148]。

皮肤黑色素瘤和 UM 表现出不同的转移扩散模式。皮肤黑色素瘤通过淋巴系统或血源性或两者转移。由于眼睛缺乏淋巴引流，UM 通过血行扩散。两种疾病之间血行播散的主要部位不同，皮肤黑色素瘤中最常见的转移性扩散部位是皮肤、软组织、淋巴结、肺和脑，而眼部黑色素瘤最常见的转移部位是肝脏。中枢神经系统转移是罕见的。这种差异反映了这两种黑色素瘤类型之间存在肿瘤生物学的差异 [149]。

（四）生存

在明确的局部治疗后，对于眼黑色素瘤没有已知的有效辅助治疗。超过 50% 的患者可能在几十年后发生转移 [132, 150, 151]。大多数转移性黑色素瘤患者没有有效的长期治疗方法，可能是因为在肝脏和其他内脏器官中发现了转移。眼黑色素瘤预后较差，报道的中位生存期为 2～12 个月 [152]。COMS 是 UM 发表的最大研究经验，中位数后的生存率诊断为 3.6 个月，5 年生存率低于 1%。回顾性分析报道从诊断到转移时的存活时间为 6 个月或更短 [153, 154]。总体 1 年生存率为 13%，2 年生存率为 5%。UM 的生存率在近 25 年内没有变化。COMS 报道发生肝转移的患者的 1 年生存率仅为 20%。

（五）随访

尽管缺乏有效的治疗方法和对提前期偏倚的争议，频繁的影像学检查可能会导致肝转移的发现，从而使患者获益。获益主要由于更早的发现，在可能存在致命进展之前提供多种治疗选择。目前缺乏明确的随访方案，也没有高风险患者的定义。临床病理学特征用于识别这些高风险患者，这些特征包括最重要的大小、位置、肿瘤细胞类型、有丝分裂活动、血管结构、肿瘤浸润淋巴细胞和巩膜外扩展的存在 [155]。医生之间不存在特定的检查方式：CT、超声或 MRI。由于肝脏容易出现转移，大多数医生认为每隔 3～6 个月需要对该器官进行连续评估。有关肝功能检查和转氨酶的效用的报道显示，在识别敏感性的早期疾病中无效（0.27～0.67）。血清乳酸脱氢酶显示出最高的敏感性，相似于其在皮肤黑色素瘤治疗中的作用 [135, 156]。虽然腹部 MRI 可能在较早时期显示肝转移，但这在美国尚未成为标准。

（六）治疗

大多数转移性眼部黑色素瘤患者没有标准的长期治疗方法。当积极的局部治疗通过放射治疗或手术摘除最终失败时，剩下的用于对抗进展性疾病的医疗方案就所剩无几了。由于在流行病学、分子生物学、发病机制及皮肤黑色素瘤的转移模式方面存在差异，大多数这些患者被排除临床试验之外，这一领域在很大程度上仍在研究中。关于它们对常规化学治疗和免疫治疗的反应率存在争议，因此它们主要被排除在恶性皮肤黑色素瘤的临床试验之外 [157]。有初步数据表明，UM 具有可以在治疗上进行探索的生物学和分子学基础，但这需要进一步研究。

常规化学治疗在治疗转移性疾病方面历来无效。在 COMS 研究中，只有 39% 的患者接受了转移性疾病的治疗。在纪念 Sloan Kettering 癌症研究所，81% 的患者接受了Ⅳ期疾病的治疗，结果并无明显改善。这种消极的研究结果一再发生。审查其研究的合作小组通过东部肿瘤协作组（ECOG）和西南肿瘤学组（SWOG）再次验证了这些失败 [158, 159]。MD Anderson 癌症中心对 143 例接受治疗的患者的情况报道了单一客观反应率[160]。替莫唑胺的Ⅱ期研究显示，反应率为0%，进展的中位时间为1.8个月，中位生存期为6.7个月[161]。COMS是UM发表的最大研究，诊断后的中位生存期为3.6个月，5年生存率低于1%。目前，没有显著的化学治疗可以为转移性UM患者带来临床获益。由于缺乏全身治疗的疗效或获益，以及控制威胁生命的疾病的局部进展的紧迫性，局部治疗等同于控制UM。

转移性UM的手术切除很少见，只有9%的患者符合根治性切除的条件。在对75例转移至肝脏的UM患者的综述中，75例患者中的74例被发现在肝脏的两个叶中都有转移病灶。28.5%的患者可能进行肉眼可见的肿瘤切除。另外49%的患者可能是明显的减瘤术。大多数患者能够耐受随后的动脉栓塞治疗。当有可能进行根治性切除时，中位生存期从10个月增加到22个月（$P < 0.001$）。完全切除提供了生存获益。这些数据为辅助动脉栓塞治疗奠定了基础，需要通过临床试验进行评估[162]。无须外科手术干预的局部消融手术包括使用射频消融或冷冻消融。该过程适用于肝转移病灶较少或手术风险过高的患者。

鉴于大约90%的转移性UM患者死于弥漫性肝转移的并发症[163]，肝转移治疗已被研究作为改善生存的可能途径。已有报道指出，只有9%的肝内受累患者具备手术切除机会，这是因为当患者接受内科治疗时，受累程度不同。在发现传统成像技术未观察到的微转移病灶后，更多患者被送往手术室进行错误的手术切除[164]。

通过一些不同的策略直接治疗肝脏已经被评估用于治疗转移性UM。由于以下几个原因，这种肝脏定向治疗似乎是合理的：①肝脏是超过60%的UM病例中首要转移部位，可能是疾病的主要部位；②目前可用于转移性疾病的全身治疗效果有限；③区域治疗的应用允许剂量递增至癌症器官，同时通过分离区域和体循环使系统暴露和毒性最小化；④基于其独特的血管解剖结构，肝脏是区域治疗的有利器官，因为肝脏中已形成的肿瘤大部分来自动脉供血[165]，而正常肝脏中约50%的氧气供应来自门静脉系统[166, 167]。

为了通过控制这种疾病过程中危及生命的部分来延长生存期，已经开发了多种技术，包括经肝导管导向的肝转移治疗，例如肝动脉化学治疗灌注、经动脉化学治疗栓塞（TACE）、免疫栓塞和分离的肝脏灌注（表71-1）。尽管如此，大多数来自UM的肝转移患者最终都会经过这些方法后而进展。随后的挽救治疗需要延长UM肝转移患者的生存期。用^{90}Y微球进行放射性栓塞的挽救治疗，用粒细胞巨噬细胞集落刺激因子进行经动脉免疫栓塞，以及用卡莫司汀进行化学栓塞，实现了部分和完全的反应率。据报道，生存期越来越长，OS在获得缓解的患者中明显长于仅获得稳定的患者[168]。然而，在大多数情况下，这种方法尚未在充分的随机对照试验中得到验证。

表71-1　转移性葡萄膜黑色素瘤的局部治疗

治疗策略	已使用的药物
免疫栓塞	GM-CSF、IL-2
内放射治疗	钇
肝动脉内化学治疗	多柔比星、卡莫司汀、顺铂、卡铂、福莫司汀
化学治疗栓塞	丝裂霉素
肝动脉灌注	美法仑、组织坏死因子
放射	射波刀放射治疗
射频消融术	
冷冻消融	
药物洗脱微珠	伊立替康、多柔比星
电离层	
外科切除	

GM-CSF. 粒细胞巨噬细胞集落刺激因子；IL. 白细胞介素

尽管已采用各种肝脏转移治疗策略，包括手术、轻度栓塞、化学治疗栓塞、免疫栓塞、放射性栓塞、肝动脉内化学治疗和肝动脉灌注，但是使用Delcath双球囊下腔静脉导管（Delcath Systems，纽约，纽约，美国）的美法仑经皮肝灌注（PHP）是唯一一个以Ⅲ期随机试验进行测试过的系统[169-171]。该试验将93例转移至肝脏的黑色素瘤患者随机分组至PHP（n=44）或最佳支持治疗（n=49）。最初随机接受最佳支持治疗的患者在进展时被允许接受PHP。该研究的主要终点是肝脏无进展生存期（PFS），次要终点包括总体PFS和OS。在随机分配的93例患者中，有82例患有眼部疾病。由于PHP

导致的血液学毒性在该试验中非常显著，61.2% 发生 3～4 级中性粒细胞减少症，74.1% 发生为 3～4 级血小板减少症，46.6% 发生 3～4 级贫血。2 例死亡与严重的中性粒细胞减少症有关。

该研究达到肝脏 PFS 的主要终点，风险比为 0.301（$P < 0.001$），以及整体 PFS 的次要终点（$P < 0.001$），均有利于 PHP。然而，观察到意向治疗人群对 OS 没有影响（风险比 0.920；P=0.78）。有趣的是，如果他们随后接受 PHP，那么最初随机接受最佳支持治疗的患者的生存率会提高（124d vs 398d；P=0.01）；然而，这一结论很可能受到选择偏差的严重影响。

尽管肝脏治疗可获益，但尚未在治疗方面取得重大进展。幸运的是，免疫治疗和靶向治疗的出现为 UM 的治疗带来了新的希望（表 71–2）。黑色素瘤是首先基于预测和诊断生物标志物的鉴定取得显著进展的例子之一。有效阻断 *BRAF* 突变的治疗在转移性黑色素瘤中产生了明显的生存获益，因此美国食品药品管理局于 2011 年 8 月批准了 Vemurafenib。通过鉴定该系统中的其他基因突变，在该肿瘤中使用多种药物靶点治疗可能导致生存期增加。相反，在没有携带 *BRAF* 突变的患者中，鉴别和针对不同的癌基因可以带来长期的临床获益。

鉴于其在皮肤黑色素瘤中良好的结果，Ipilimumab 被认为在转移性眼黑色素瘤中具有潜在的临床获益。最初 Ipilimumab 在回顾性和扩大性研究中取得了一些成功，但对 188 例患者的汇总分析显示只有 1 例完全缓解，7 例部分缓解和 52 例稳定。得到的反应率为 4.3%，疾病控制率为 31.9%。使用另一种抗 CTLA4 抗体 Tremelimumab 的数据同样令人失望，免疫治疗初治患者的中位 PFS 为 2.9 个月，中位 OS 为 12.8 个月，导致该研究因第一个中期阶段无效而停止 [172–176]。

其中一些原因可能是由于新抗原负担较低而 T 细胞微环境较差，因此 UM 中的免疫启动较差 [177]。此外，眼睛被定性为“免疫特权”的位置，其中对抗原（包括肿瘤抗原）的免疫应答被调节以保护非再生眼组织，如果受到炎症损害，则会损害视力 [178]。通过 CTLA–4 阻断或针对黑色素体蛋白的疫苗接种的免疫诱导都是治疗 UM 的新兴概念；在Ⅰ期临床试验和随访的Ⅲ试验中 [179, 180]，Ipilimumab 与 Nivolumab 联合使用比单独应用 Nivolumab 治疗皮肤黑色素瘤的 ORR 更高，分别为 61% vs 11% 和 57.6% vs 43.7%。目前正在进行转移性 UM 联合治疗的Ⅱ期试验（NCT01585194）。

“免疫诱导”也可以通过双特异性抗体或 ImmTAC 实现。由亲和力更强的单克隆 T 细胞受体与抗 CD3 特异性抗体片段组成，单克隆 T 细胞受体靶向癌细胞，CD3–scFv 效应子驱动 T 细胞的募集和活化。ImmTAC 使免疫突触形成，诱导 T

表 71–2　葡萄膜黑色素瘤的临床试验

临床试验	研究名称	分　期	机　制
NCT00596362	安维汀玻璃体腔内注射治疗大型葡萄膜黑色素瘤	Ⅰ	抗 –VEGF
NCT01585194	Nivolumab 联合 Ipilimumab 治疗葡萄膜黑色素瘤的Ⅱ期研究	Ⅱ	抗 –CTLA4、抗 –PD1 免疫调节药
NCT02359851	Pembrolizumab 治疗晚期葡萄膜黑色素瘤	Ⅱ	抗 –PD1 免疫调节药
NCT01983748	树突状细胞联合自体肿瘤 RNA 治疗葡萄膜黑色素瘤	Ⅲ	免疫调节药
NCT02068586	舒尼替尼或丙戊酸钠辅助治疗高危葡萄膜黑色素瘤	Ⅱ	靶向治疗
NCT02223819	克唑替尼在明确治疗后治疗高危葡萄膜黑色素瘤	Ⅱ	ALK 和 ROS1 抑制药
NCT02570308	IMCgp100 在晚期葡萄膜黑色素瘤患者体内递增给药方案的研究	Ⅰ	免疫调节性双特异性抗体
NCT02363283	Glembatumumab Vedotin 治疗转移性或局部复发葡萄膜黑色素瘤	Ⅱ	GPNMB 的抗体药物结合物
NCT01473004	SIR–Spheres® ^{90}Y 微球治疗转移性葡萄膜黑色素瘤	Ⅱ	肝内治疗
NCT01587352	Vorinostat 治疗眼部转移性黑色素瘤	Ⅱ	mTOR 抑制药

细胞杀死癌细胞。最近对31例患有晚期和不可切除的黑色素瘤的患者进行了ImmTAC评估，其中60%的患者接受了先前的治疗。在16例可评估的患者中，4例部分缓解和1例完全缓解，其中2例在UM患者中观察到。IMCgp100在转移性UM中的特异性Ⅰ期试验（NCT02570308）目前正在招募患者[181]。

此外，有关转移性UM中PD-1抑制药的数据即将形成：最近公布了10例因无法切除而在先前的Ipilimumab治疗中取得进展的病例报道[182]。患者每3周用Pembrolizumab静脉滴注治疗直至疾病进展或不耐受；中位年龄为65岁，其中70%为女性。截至2015年5月14日的数据显示，中位PFS为18周（范围3.14～49.3周），目前仍有4例患者在接受治疗。治疗耐受性良好，报告有1级或2级毒性反应。在8例可评估的患者中，有1例完全缓解，2例部分缓解，1例病情稳定。Pembrolizumab作为Ⅱ期试验（NCT02359851）中的单一药物和与组蛋白去乙酰化酶抑制药（恩替司他）组合的Ⅰ期试验（NCT02697630）在未接受免疫治疗的患者中进行评估。

（七）葡萄膜黑色素瘤的基因组分析

尽管在具有皮肤黑色素瘤的个性化医疗中观察到临床获益，但UM的特征在于存在活化突变。在UM中不存在激活*BRAF*[183]和*N-RAS*途径中的突变。有一种观点认为，尽管没有这些突变，MAPK途径的激活在UM中对于病灶的转移和疾病进展起重要作用。在一小型队列研究中，大约15%的UM已经描述了肿瘤抑制基因*PTEN*的缺失突变[184, 185]。其他研究表明，在UM样本中存在许多基因高百分比的扩增（但不是突变），包括*NBS1*、*MYC*、*DDEF1*、*CCND1*、*HDM2*和*Bcl-2*。与皮肤黑色素瘤不同，UM已被发现缺乏*BRAF*、*N-RAS*或*KIT*突变[186]。*BRAF*突变已在10%的结膜黑色素瘤和50%的结膜痣中发现[187]。但是，Malaponte等描述了UM携带*BRAF*突变（V600E）的案例[188]。研究人员还检测到结膜和虹膜黑色素瘤中的*BRAF*突变，但在其他地区的UM中未发现突变[189, 190]。然而，86%的UM通过磷酸化-ERK的激活来表达MAPK途径的激活。

研究已经确定G蛋白是UM中MAPK途径激活的潜在驱动因子。遗传基因筛选显示，46%～53%的UM在GNAQ中表现出突变。数据显示，缺乏GNAQ突变的UM超过一半表现出GNA11突变[191]。对81例患者OS和无病生存期的检查未发现携带GNAQ突变与携带GNA11突变的肿瘤患者之间存在显著差异。与携带GNAQ突变或未携带GNA11或GNAQ突变的患者相比，携带GNA11突变的肿瘤患者被观察到存活率增加的趋势[192, 193]。鸟嘌呤核苷酸结合蛋白Q多肽（Gnaq）是一种异源三聚体蛋白，在Gnaq密码子209中的Q209L活化突变可将细胞表面7-跨膜结构域受体与细胞内信号通路如MAPK通路相结合，在45%～50%的原发性UM中可见[191, 193]。体外试验分析显示两种药理学MEK抑制药对携带GNAQ或GNA11突变的UM细胞系有肿瘤生长的抑制作用。对MEK抑制药AZD6244治疗的UM患者的临床试验的亚组分析表明，无进展时间是使用标准化学治疗两倍。虽然与替莫唑胺相比，所有UM患者似乎从AZD6244（Selumetinib）治疗中获益，但有GNAQ突变的UM患者的中位无进展时间超过GNAQ野生型患者的两倍。使用单药Selumetinib的中位PFS为15.9周，而化学治疗为7周（HR=0.46；95%CI 0.30～0.71；$P<0.001$）[194]。Selumetinib的中位OS为11.8个月，化学治疗组为9.1个月（HR=0.66；95%CI 0.41～1.06）；然而，这并不具有统计学意义（P=0.09）。遗憾的是，在Ⅲ期SUMIT试验中，与转移性UM患者单独使用达卡巴嗪相比，使用Selumetinib和达卡巴嗪组合治疗未能提高PFS，PFS为2.8个月 vs. 1.8个月（HR=0.78；95%CI 0.48～1.28；双侧P=0.3196）。在Selumetanib/DTIC组中没有看到疗效（0/97）。需要更多的研究来探索合适的针对UM的靶向治疗[195]。

这些发现表明了一个潜在的预测生物标记物，该标记物可以指示携带该突变的患者在接受MEK抑制药治疗时的反应。GNAQ和GNA11在黑素细胞中具有重叠功能，并且当活化时均能激活MAPK途径。GNAQ和GNA11突变细胞中的MEK抑制也可引起类似的生物学效应。

一项研究在高转移性UM中寻找转移相关突变，发现了染色体3p21.1.BAP1上编码*BRCA1*相关蛋白1（BAP1）的基因中的体细胞突变失活。BAP1在含有多种转录因子和辅酶因子的多蛋白复合物的组装中是至关重要的，并且激活转录并因此调节参与细胞过程的多种基因的表达。在 26/31（84%）的转移性肿瘤中，包括 15 例导致蛋白质过早终止的突变，5 例影响其泛素羧基末端水解酶结构域的突变，细胞系中 BAP1 的敲除导致更具侵袭性的表型，基因表达模式的变化导致肿瘤预后不良。BAP1 编码脱喹酶并具有肿瘤抑制因子 *BRCA1* 和 *BARD1* 的结合结构域，并且在细胞分裂、干细胞多能性和其他发育过程中具有组蛋白修饰的作用。这些发现暗示了 UM 转移中 BAP1 的丢失，并提示 BAP1 通路可能是一个有价值的治疗靶点[196]。

四、结缔组织增生性黑色素瘤

（一）流行病学和临床评估

结缔组织增生性黑色素瘤是 1971 年由 Conley 最初识别的罕见的黑色素瘤变体[197]。该变体通常表现为覆盖在可见的皮肤或黏膜下结节的皮肤或黏膜色素沉着。这些病变通常被误诊为瘢痕、基底细胞癌或纤维瘤。只有一半的促结缔组织增生性黑色素瘤是色素沉着的，这加剧了它们的误诊[198]。结缔组织增生性黑色素瘤常发生在头部、颈部、上背部和黏膜区域。与具有较年轻患者发病率的皮肤黑色素瘤形成鲜明对比，结缔组织增生性黑色素瘤的中位发病年龄为 60—80 岁，男女性发病率比为 1.75：1[199]。

早期病变难以与良性幼年黑色素瘤区分开，因此需要专家进行组织学鉴别。结缔组织增生性黑色素瘤与传统皮肤黑色素瘤的预后不同，具有相同浸润深度的结缔组织增生性黑色素瘤的转移风险显著低于传统黑色素瘤[200-202]。相反，这些肿瘤具有高复发率。复发可以是无黑色素的及存在于先前瘢痕的区域中并且侵入局部结构。这些肿瘤中的神经亲和性增加了局部复发的可能性[203-204]。

组织学上，结缔组织增生性黑色素瘤是垂直生长相黑色素瘤，侵袭性细胞表现出梭形。围绕这些细胞是一种促纤维增生的基质反应。结缔组织增生性黑色素瘤分为单纯（PDM）和混合（MDM）亚型。在整个肿瘤（PDM）中，结缔组织形成可能是突出的，或者代表预后不同的非肿瘤性黑色素瘤（“组合”或 MDM）的一部分，单纯形式有较长的疾病生存期。肿瘤细胞很少受限于肿瘤内发现的具有大量胶原沉积的反应性成纤维细胞。细胞可能被定位在一个以黏液基质包围的束状结构中，导致误诊为外周神经鞘肿，例如神经鞘瘤、神经瘤或神经纤维瘤。与呈现相似厚度的传统黑色素瘤相比，结缔组织增生性黑色素瘤的呈现厚度高达 3 倍，生存期更高[205, 206]。

（二）治疗

对于结缔组织增生性黑色素瘤的治疗有时可能需要行包括筋膜的深度切除，这是由于该肿瘤的嗜神经性的侵入性，以及由于先前的误诊而导致的初始治疗的延迟。应避免遗留在边缘的神经侵犯，因为这是导致局部快速复发的原因。厚度＜ 2mm 的较薄病灶的 5 年生存率约为 75% 和 90%[207]。伴有常规垂直生长相黑色素瘤病灶的结缔组织增生性黑色素瘤预后明显较差，10% 的病例有区域淋巴结转移而 PDM 仅有 1%[208]。与单纯型垂直生长相肿瘤的 5 年死亡率 11% 不同，混合形态的肿瘤则为 31%。

具有高风险特征的结缔组织增生性黑色素瘤的辅助治疗可包括放射治疗。对于结缔组织增生性黑色素瘤患者的放射治疗试验评估了 95 例患者的局部控制、远处无转移生存和 OS，这些患者无论是否进行了辅助和（或）挽救性放射治疗。局部复发的总体发生率为 10%，但是无论是辅助治疗组还是挽救性放射治疗组都没有局部复发。尽管放射治疗患者的病理特征较差，但辅助放射治疗并未显著改善 5 年局部无复发生存率（100% vs. 81%；P=0.59）。尽管有 100% 局部控制率，但 4/7（57%）挽救性放射治疗患者发生远处转移。辅助放射治疗对 5 年 OS 率没有显著影响（86% vs. 82%；P=0.43）。因此，辅助和挽救性放射治疗可能有助于改善局部控制率，但似乎不会影响长期生存[209]。

（三）结缔组织增生性黑色素瘤的基因组分析

结缔组织增生性黑色素瘤的基因组分析已经提高了对分子发病机制的理解，并且还提供了潜在的靶向治疗。编码神经纤维瘤蛋白的 *NF1* 等位基因的丢失和原癌基因 RET（RETp）中的多态性，在结缔组织增生性黑色素瘤中是常见的。大多数 *NF1* 突变导致截短 / 缺失的蛋白质，使得经免疫组织化学筛选的神经纤维瘤蛋白成为 *NF1* 等位基因丢失的理想替代物。在一项对 78 例保存的结缔组织增生性黑色素瘤样本的研究中，与非增生性样本相比，神经纤维蛋白丢失在增生性黑色素瘤中比较常见（69% vs.

54%；P=0.02）。神经纤维蛋白丢失的显著差异也见于：非头颈部与头颈部活检部位（88% vs. 55%）和PDM与MDM变异（80% vs. 56%）。在性别、交界成分的存在、Breslow深度、溃疡、有丝分裂、宿主反应、RETp、BRAF状态或神经周围入侵方面没有显著的关联性。作者建议神经纤维蛋白的免疫组织化学染色可用于验证*NF1*突变/等位基因缺失的发生，并有助于进一步分类亚型并因此预测预后[210]。

对结缔组织增生性黑色素瘤的进一步基因组分类显示该肿瘤具有高突变负荷。最近发表了针对20个促结缔组织增生性黑色素瘤的低覆盖率和高覆盖率外显子基因组测序，随后在42例病例的验证队列中对293个基因进行靶向测序。高突变负荷（中位数为62个突变/Mb）将结缔组织增生性黑色素瘤列为突变最严重的癌症，其中14.5%的样本中存在NFKBIE(编码NF-κB抑制剂ε)的反复启动子突变。在黑色素瘤中常见的致癌突变，特别是在*BRAF*和*N-RAS*中的突变不存在。相反，在73%的样本中发现了已知激活MAPK和PI3K信号通路的其他遗传改变，影响*NF1*、*CBL*、*ERBB2*、*MAP2K1*、*MAP3K1*、*BRAF*、*EGFR*、*PTPN11*、*MET*、*RAC*、*SOS2*、*NRAS*和*PIK3CA*，其中一些目前正在作为靶向治疗的候选进行评估[211]。

据报道，由于结缔组织增生性黑色素瘤具有比其他亚型黑色素瘤更高的突变负荷，因此还研究了使用检查点抑制的免疫治疗法。七个机构（加州大学洛杉矶分校、MD安德森癌症中心、加州大学旧金山分校、纪念Sloan Kettering癌症研究所、范德比尔特英格拉姆综合癌症中心、澳大利亚黑色素瘤研究所和韦斯特米德医院）对1000多例接受抗PD1/PDL1治疗的黑色素瘤患者进行回顾性分析，评估ORR、OS和PFS。观察到RECIST ORR为70%，包括9例完全缓解和7例部分缓解（3例按RECIST标准肿瘤大小缩小75%以上）。中位随访时间为13.4个月。3例患者最终发生孤立的转移灶，并进行手术切除，而没有进一步的疾病进展。并且23例患者中只有2例接受了随后的全身治疗。最后一次随访时有18例患者存活；中位OS（2.8个月至3.5年以上）和中位PFS（1.4个月至2.7年以上）还未达到。基于这些结果，计划对无法切除的疾病患者进行抗PD1抗体Pembrolizumab的Ⅱ期临床试验（NCT02775851）[212]。

（四）小结

与黏膜黑色素瘤一样，葡萄膜和结缔组织增生性黑色素瘤是罕见的疾病，其特征在于高复发率和对全身治疗的低反应率。这两种疾病的基因组图谱的最新数据表明，特定基因的改变是未来很有希望的治疗选择，从而使每一种疾病都能接受新的或新兴的靶向治疗。

第十二篇　骨骼肌肿瘤

Musculoskeletal Tumors

第 72 章　软组织罕见肿瘤

Uncommon Tumors of Soft Tissue

William Ahrens　Michael Livingston　Robert Lopez　Anthony J. Crimaldi　Jeffrey Kneisl　著

郑雅文　译　　孟祥姣　校

一、概述

软组织肉瘤（STS）是一组异质性的实体瘤，起源于脂肪、肌肉、纤维结缔组织、血管组织或外周神经组织。他们占不足 1% 的成人新发肿瘤和接近 6% 的儿童新发肿瘤 [1, 2]。在美国，STS 每年新发病例数至少 11 410 例，造成 4390 例患者死亡。有超过 50 种不同的 STS 组织学类型，根据细胞分化最类似的成人组织将它们分类。最常见的类型有未分化多形性肉瘤、脂肪瘤、平滑肌肉瘤、滑膜肉瘤、胃肠间质瘤 [3]。原发肿瘤的解剖部位影响治疗和预后。在一组 1240 例 STS 患者中［除外胃肠间质瘤（GIST）］，最常见原发部位是肢体（59%）、躯干（19%）、躯干内部（腹腔、腹膜后和盆腔，15%）和头颈部（6%）[3]。接近 10% 的 STS 患者具有远处转移，最常见的转移部位是肺 [4–6]。

关于 STS 的诊治方法，国家综合癌症网络（NCCN）指南中已经进行了总结 [7]。STS 患者在初始治疗前，应该由在肉瘤方面具有专业知识和经验的多学科协作诊疗小组进行评估和管理（图 72–1）。肢体或腹膜后肉瘤的诊断首先是病史和体格检查，然后是原发肿瘤的影像学检查。影像学检查的主要目的是确认软组织肿块的情况，评估其位置和解剖范围，以便进行分期并评估可能接受的治疗 [8]。虽然超声检查也可以在检查初期用于确认软组织肿块的存在，但考虑到磁共振成像（MRI）具有更高的软组织对比度，以及具有多平面成像技术，因此 MRI 仍然是软组织肿块诊断和分期的主要手段。增强的计算机断层扫描（CT）也可用于分期，一些文献认为它能够评估肿瘤对肌肉和神经血管的累及，从而在局部分期中同样具有价值 [9]。然而，由于不具有电离辐射及软组织的高对比度，在大多数中心 MRI 仍是优于 CT 作为局部分期成像的方式。

仅凭影像学图像，区分良性和恶性软组织肿块的能力仍然有限。文献中最初的报道指出，仅凭影像学就能做出正确的组织学诊断仅占大约 1/3 的病例 [10]。最近的一系列研究显示 MRI 在 548 例患者中有 50% 的正确的组织学诊断率 [11]。即使使用较新的分子成像方式，如氟脱氧葡萄糖正电子发射体层扫描（FDG–PET），良性和恶性软组织病理类型之间的判断仍有相当大的重叠 [12]。新的基于 MRI 的诊断技术，如 MR 光谱学、弥散和灌注成像等，目前有望帮助提高诊断可信度。然而，早期的研究也显示存在一些良性和恶性组织学的重叠，相对于

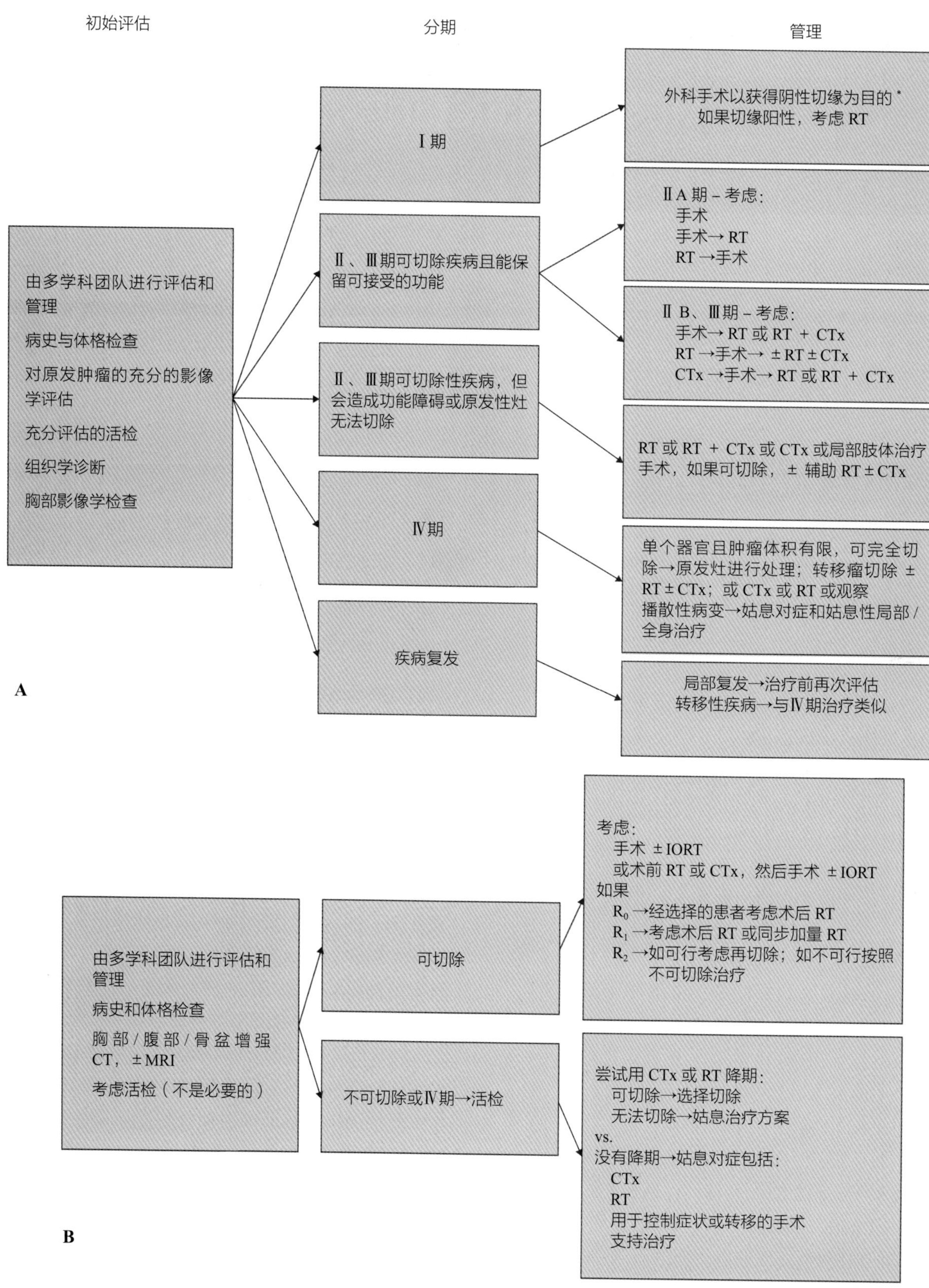

▲ 图 72-1 **A.** 不包括横纹肌肉瘤或硬纤维瘤在内的四肢软组织肉瘤 **NCCN** 治疗指南；**RT.** 放射治疗；**CTx.** 化学治疗；***.** 最终边缘＞ **1.0cm** 或完整筋膜平面；经 **John Wiley** 许可转载，引自 **Kneisl** 等，**2014**；**B.** 不包括 **GIST**、硬纤维瘤或横纹肌肉瘤在内的腹膜后 / 腹腔内软组织肉瘤 **NCCN** 治疗指南；**IORT.** 术中放射治疗；经 **John Wiley** 许可转载，引自 **Kneisl** 等，**2014**[39]

初始诊断，这些技术在评估肿瘤对治疗的反应方面可能更有价值[13, 14]。很少一部分软组织肿块，如脂肪瘤、神经节囊肿、腱鞘巨细胞瘤、血管畸形和异位骨化，需要更充分的影像学特征来提高诊断的可信度。在大多数情况下，所有模式的影像学表现都是非特异性的，但结合临床病史和体格检查（如肿物是多发吗？随着时间的推移，病变是稳定的还是在增长？肿物柔软吗？患者在使用抗凝血治疗吗？等等），并且根据已知肿瘤亚型的发病年龄和解剖位置，影像学可大大缩小鉴别诊断范围[15]。特定的影像学表现，结合上述情况，有利于提高在特定情况下的诊断可信度（例如，在一个具有多个软组织肿块和神经纤维瘤皮肤红斑的患者身上，超声波或 MRI 检查出的“目标”应该提示周围神经鞘瘤的诊断）。如前所述，超声和 CT 等成像方式也常用于引导粗针穿刺或细针穿刺活检。

活检应由经验丰富的外科医生（或放射科医生）进行周密计划，以便获得组织学诊断，并由经验丰富的病理学家进行肿瘤分级。活检应当进行，尤其是开放式活检，这样活检部位可与最终的手术标本同时切除。通常，更推荐针穿活检和切开活检。但是，细针抽吸也是可接受的[16, 17]。为判断分期应进行胸部影像学检查，并可考虑进行 PET 等其他全身成像以评估转移情况[18]。

二、分级和分期

肢体肉瘤的分期按照美国癌症联合委员会（AJCC）第 7 版指南，包括肿瘤大小、深度、淋巴结转移、远处转移和组织学分级（表 72–1）[19]。STS 的 5 年总生存率约为 57%[20]。AJCC 分期可预测患者的总体生存期，并且在 NCCN 指南中对于 STS 管理中也做了引用[21]。STS 的综合分级与疾病特异性生存密切相关。最广泛使用的评分系统是法国肿瘤中心肉瘤组（FNCLCC）系统，该系统是基于 155 例成人 STS 的多变量分析[22]。细胞分化、有丝分裂率和肿瘤坏死被发现是肉瘤分级最有用的参数。组织学分级是预测生存率的一个最重要的因素。肿瘤深度（浅表与深部）是另一个重要的诊断参数。在 410 例 STS 患者中比较了早期 AJCC 分级系统与目前推荐的 FNCLCC，结果显示，FNCLCC 系统可能具有略好的预测转移发展和生存的能力[23]。为了进一步帮助制定治疗决策，一些列线图和统计

表 72–1　美国联合委员会关于软组织肉瘤分期

原发灶（T）				
T_X	原发肿瘤不能评估			
T_0	没有原发肿瘤的证据			
T_1	肿瘤最大直径≤ 5cm			
T_{1a}	表浅肿瘤			
T_{1b}	深部肿瘤			
T_2	肿瘤最大直径＞ 5cm			
T_{2a}	表浅肿瘤			
T_{2b}	深部肿瘤			
区域淋巴结（N）				
N_X	区域淋巴结不能评估			
N_0	无区域淋巴结转移			
N_1	有区域淋巴结转移			
远处转移（M）				
M_0	无远处转移			
M_1	有远处转移			
组织学分级（G）				
G_X	分级不能评估			
G_1	高分化			
G_2	中分化			
G_3	低分化			
病理分期 / 预后分组				
ⅠA 期	T_{1a} T_{1b}	N_0 N_0	M_0 M_0	G_1、G_X G_1、G_X
ⅠB 期	T_{2a} T_{2b}	N_0 N_0	M_0 M_0	G_1、G_X G_1、G_X
ⅡA 期	T_{1a} T_{1b}	N_0 N_0	M_0 M_0	G_2、G_3 G_2、G_3
ⅡB 期	T_{2a} T_{2b}	N_0 N_0	M_0 M_0	G_2 G_2
Ⅲ期	T_{2a}、T_{2b} 任何 T	N_0 N_1	M_0 M_0	G_3 任何 G
Ⅳ期	任何 T	任何 N	M_1	任何 G

经 Springer 许可转载，引自 Edge 等，2010 年[19]

模型的图形表示的统计模型已经被开发出来，包括预测原发性非转移性 STS 术后死亡风险和局部复发后死亡风险的模型 [24, 25]。手术治疗后计算局部复发风险的列线图模型也被开发出来，以帮助评价术后放射治疗的必要性 [26]。此外，组织学特异性列线图已被开发用于预测脂肪肉瘤和滑膜肉瘤的特异生存率 [27, 28]。

三、治疗

STS 的全身治疗传统上是基于有限数量的细胞毒性药物，最突出的是阿霉素类。在 21 世纪初，伊马替尼成功治疗 GIST 肿瘤之后，STS 领域的药物开发都集中在“靶向”治疗上。酪氨酸激酶抑制药、单克隆抗体和哺乳动物西罗莫司靶蛋白（mTOR）抑制药已经取得了不同程度的成功，并引发了持续的科学兴趣。PD-1 抑制药目前正在临床试验中。几乎可以肯定的是，该领域未来的进展将是分子驱动的，具有组织学特异性，并最终为患者量身定制。然而，目前，在非手术的一线治疗中，几乎所有 STS 的治疗仍然是传统的细胞毒治疗。

手术切除肿瘤以获得阴性的组织学切缘（R_0 切除）是 STS 治疗的基础 [7]。获得 R_0 切除的可行性取决于适当的术前成像和计划、相关的局部解剖学边界和肿瘤大小。安大略肉瘤疾病组最近通过对 MEDLINE 和 EMBASE 数据库，以及 Cochrane 图书馆中描述的 STS 手术边界指南进行了 Meta 分析，制定了 STS 手术指南 [29]。他们的推荐是：“在 STS 保肢手术中，手术的目的应该是获得一个干净的切缘。然而，为了保持功能，手术可能会导致近切缘阳性，甚至显微镜下的阳性切缘。根据专家小组的一致意见，在甲醛溶液固定后，在 1cm 以内被认为近切缘。在近切缘或镜下切缘呈阳性的情况下，可考虑术前或术后放射治疗。”为了保留未受累的关键神经血管结构、骨骼和关节，以及维持功能，近边缘可能是必要的。最终切除边缘＞ 1.0cm 或完整的筋膜面是首选，因为一些作者报道手术切缘阳性与较高的局部复发率和较低的生存率相关 [30–36]。根治性切除并不是常规必要的，如果适当的肿瘤切除可行的话，保留肢体是首选。如果采用闭式吸引引流，则应将引流管放置在靠近手术切口边缘的位置（以便再次切除或放射治疗）。在切缘阳性（R_1 切除）的情况下，权衡潜在的临床和功能的结局，应强烈考虑再次手术切除以获得阴性切缘。如果预期全切除肿瘤会导致肢体功能丧失，或所有保留肢体的方法都已用尽，则应考虑截肢并结合患者的意愿。

在腹膜后部位，由于腹膜后间隙的范围广泛，解剖结构复杂，与肢体切除相比，真正的 R_0 切除率较肢体 STS 低。然而，如同肢体 STS，对于发生在腹膜后的 STS，R_0 切除仍是唯一可能的治愈方法。边缘切除或 R_1 手术切除最常发生在肿瘤邻近实体器官或它们的血液供应周围，如发生在肠系膜根部。由于 R_2 切除后的预后一般并不比未切除的腹膜后肉瘤（RPS）好，因此应避免肉眼上不完全的 R_2 切除。虽然 RPS 通常不会侵犯邻近的器官，但通常需要切除相邻的器官。周围的器官通常附着在肿瘤上或被肿瘤包裹，或肿瘤累及供血血管。通常需要同侧结肠切除术（以肠系膜作为腹膜后腔室的前缘）和同侧肾切除术 [37–39]。如果计划进行同侧肾切除，应通过影像学，如分离的肾功能扫描，评估对侧肾功能。对于较高的左侧 RPS，即使没有明显的侵犯，可能也需要远端胰腺切除和脾切除。然而，对侵犯性右侧病变，由于较高的潜在并发症发病率，胰十二指肠切除术和右肝切除术通常是保留选择。对于特定器官的保留应根据患者个人倾向进行选择。决定哪些神经血管结构需要切除或保留，需要权衡潜在的局部控制和长期功能障碍的可能。

放射治疗在 STS 的管理中发挥着重要作用，一如既往，多学科团队是至关重要的。放射治疗可在术前或术后进行，两种方法各有优缺点。在比较术后和术前放射治疗的研究中，两者的局部复发、远处复发和无进展生存期（PFS）无差异 [31, 40]。术前放射治疗的优点包括较小的辐射范围，较低的辐射剂量，以及手术治疗前肿瘤消退的可能性。虽然术前放射治疗在最初的伤口并发症方面发生率明显较高，但长期并发症发生率较低。术后放射治疗的好处是减少了伤口并发症。然而，术后放射治疗的组织体积更大，剂量更大。远期的并发症，如淋巴水肿、纤维化和运动范围受限，在术后放射治疗的患者中是增加的。辅助放射治疗可改善接受保肢手术的 STS 患者的局部复发率。然而，与不放射治疗相比，它并没有提高总生存率 [33, 41, 42]。

放射治疗应该属于多学科设置的一部分，因为根据 AJCC 分期、组织学、位置、分级和其他因素，放射治疗的适应证因人而异。当原发 STS 患者肿瘤体积小（T_1）、位置浅表，可仅行 R_0 切除。当患者肿瘤体积大、位置深、组织学分级高、手术切缘阳性（R_1 或 R_2）时，术后放射治疗的复发率较无辅助治疗低[33]。NCCN 指南建议考虑对近软组织切缘或镜下或骨、主要血管或主要神经边缘呈阳性的患者进行辅助放射治疗。此外，局部复发风险高的患者也应考虑术后放射治疗，包括那些肉眼切缘阳性（二次手术不允许时）、年龄较大和Ⅲ期患者[43]。手术治疗后局部复发的风险可以用最近开发的列线图来计算[26]。

STS 放射治疗的一般原则可以总结为术前和术后的治疗策略。术前和（或）术后使用磁共振成像与放射治疗定位 CT 相结合是保证恰当治疗的关键。这包括必要时采用多个成像序列和在所有 MRI 序列上描绘目标体积，然后将所有的勾画融合到计划 CT 上。在术前治疗肉瘤患者时，临床医师对于设定照射野，在 5 周内进行 25 次放射治疗，给予 50Gy 的最终剂量。照射野范围包括肿瘤区（GTV）加上、下外扩 5cm，四周外扩 2cm（如果不具转移风险，应不包括骨或其他重要器官）以获得临床靶区（CTV）。计划靶区（PTV）是 CTV 加外扩 0.5cm。手术在放射治疗完成三周后进行。如果有近切缘阳性或 R_1 切除，则建议手术后对有危险的区域（GTV）外扩 2cm 得到的 CTV 和 CTV 外扩 0.5cm 得到的 PTV 进行放射治疗加量。处方剂量为 16Gy，分 8 次照射，时间 1.5 周。如果存在 R_2 切除，则最终剂量应至少为 72Gy。

术后放射治疗采用缩野技术。治疗应在术后 3～4 周开始。然而，如果在这个时间点伤口还没有充分愈合（根据外科医师的判断），辅助放射治疗的开始可能会延迟。初始射野应包括任何引流管位置或活检针道（如果不在瘤床上）。如有需要，应使用填充物，以确保瘢痕和引流管位置达到足够的剂量。如果达到 R_0 切除，则不存在 GTV。若是 R_1 或 R_2 切除，则与外科医师讨论进一步手术切除的可能性。如果进一步的手术不可行，那么术后应进行 MRI 检查，以帮助勾画残留病灶的 GTV。例如，GTV（如果是 R_1/R_2 切除）将用于设计成照射野的高剂量部分。所有病例的 CTV 均为由手术夹和（或）瘢痕所确定的瘤床。再次强调，如果可能，术前和术后磁共振成像的融合是必要的。CTV 应该有上、下方向外扩 5cm，四周外扩 2cm（如果不存在风险，不含骨或其他重要器官）。PTV 是通过在前面描述的体积的各个方向上外扩 0.5cm 得到的，5 周接受 25 次照射累计 50Gy。如果存在广泛的阴性切缘，则各个方向缩至 CTV 外扩 2cm，总剂量为 60Gy（10Gy/5F），最终 PTV 为上述体积基础上各方向外扩 0.5cm。如果近切缘阳性或 R_1 切缘，最终剂量应该是先前描述的体积照到 60Gy，近切缘或 R_1 切缘外扩 2.5cm 的范围再加 6Gy 到最终剂量 66Gy。如果存在 R_2 切除，则最终剂量应为 72～76Gy，在完成 60Gy 后进行加量，用 GTV 外扩 2.5cm 获得加量的靶区。使用调强放射治疗（IMRT）已被证明可以减少对周围骨骼的剂量，随着时间的推移，可能会降低病理性骨折晚期并发症的风险[44-47]。

四、肺泡软组织肉瘤

（一）概述

1952 年 Christopherson 等从纪念 Sloan Kettering 癌症中心的档案中提取了一组包括 12 例独特肿瘤的病例，命名为肺泡软组织肉瘤（ASPS）[48]。在被描述性术语"肺泡软组织肉瘤"统一之前，这些病例被分类到多种不同的名称类别下，包括滑膜瘤、颗粒细胞成肌细胞瘤、横纹肌瘤、横纹肌肉瘤、脂肪肉瘤和转移性腺癌。最初的 10 例发生在女性、年龄在 3—38 岁的患者中。主要发生部位为四肢（10 例），其余 2 例是舌肌和腹壁。所有病变均位于骨骼肌或肌筋膜内。所描述的组织学表现在单个肿瘤内部和肿瘤之间都是一致的，其特征是"假肺泡或类器官，细胞排列在许多纤细的内皮内衬血管通道和隔膜中。"所有患者均接受手术治疗，3 例接受辅助放射治疗，其中 2 例死于转移性疾病。5 例患者随后发展为转移性疾病（肺、脑、骨和淋巴结转移）。5 例患者在原发肿瘤切除后存活 5～15 年。虽然关于病变组织的发生机制仍在研究，但确切的细胞来源不能确定。ASPS 是一种罕见的肿瘤，较大病例系列研究报道，其仅占所有 STS 的 0.5%～0.9%[49, 50]。

（二）临床特征

ASPS 主要发生在青少年和青壮年（15—35 岁），女性更常见（60%），尤其是在较年轻（不到 20 岁）确诊的患者中。在对 102 例病例的回顾中，Lieberman 等发现成人肿瘤最常见的发病部位是下肢（约 40%），但肿瘤也存在于其他多种不同解剖部位[51]。在婴儿和儿童中，头部和颈部，尤其眼眶和舌头是最常见的部位[52]。典型的 ASPS 表现为生长缓慢、无痛的肿块。影像学检查通常会显示为非特异性软组织肿块，但在少数病例中可看到点状瘤内钙化[53]。MRI 显示为分叶状软组织肿块，有明确的边界。两个独立的病例系列报道，有 67% 和 90% 的病例的 T_1 加权图像上瘤内信号强度大于骨骼肌[54, 55]。非均匀 T_2 信号是典型的。这些信号强度归因于出血，反映了这些肿瘤的血管分布。代表了大血管的蛇形流动空隙常在肿瘤周围明显（图 72–2）。在包含 22 例患者的多中心研究中，100% 的肿瘤表现出这种特征[56]。对于这样的富血管肿瘤，增强后明显强化很典型，尽管在上述病例系列中，38% 的肿瘤表现为中央坏死而不强化。据报道，FDG–PET 显示示踪剂的摄取增加[57]。

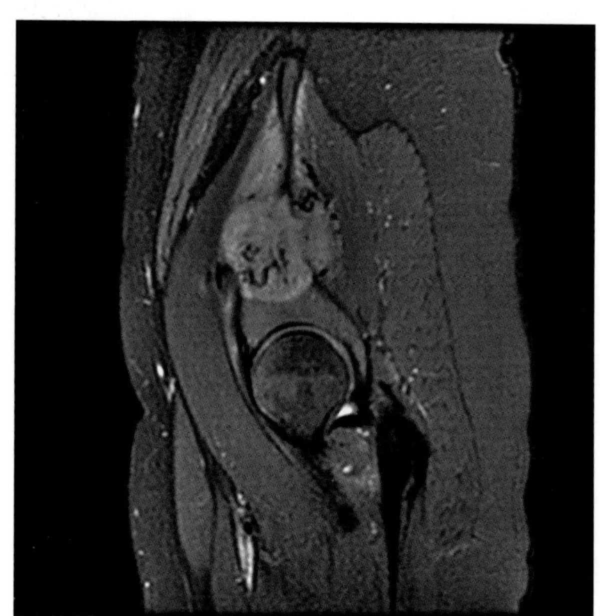

▲ 图 72–2　一例 20 岁的盆腔肺泡软组织肉瘤患者
矢状面 T_2 加权脂肪抑制 MRI 图像显示，左侧髂骨内溶骨性肿块 T_2 信号增强，肿瘤上下侧有锯齿状血流空洞，与明显的血管分布一致

（三）镜下特征

肺泡软组织肉瘤在同一肿瘤内及不同肿瘤之间呈现出非常均匀一致的表现，这种均一性也体现在转移灶中。肿瘤的特征是“假肺泡”或细胞巢的器官样排列，这些细胞巢由一层内皮细胞内衬的薄壁纤维血管通道分隔（图 72–3A）。巢状结构可表现为中央变性 / 坏死，形成假肺泡结构（图 72–3B）。婴儿和儿童的肿瘤往往表现为更致密、更坚实的结构。不同厚度的纤维小梁将肿瘤分成不规则的小室。单个肿瘤细胞体积大，呈椭圆形至多边形，有丰富的嗜酸性细胞质，通常表现出明显的细胞边界。一个或多个具有不同核仁的细胞核通常是常见的。虽然可以看到核的多形性，但核内的变异通常很小。有丝分裂很少见。血管浸润是常见的，可以用于解释发生转移的倾向（图 72–4）。

组织化学染色［高碘酸希夫（PAS）］显示 PAS 阳性、抗淀粉酶棒状或菱形晶体，对确定 ASPS 诊断非常有用（图 72–5）。蛋白质电泳和超微结构分析显示单羧酸转运体 1 定位于胞质晶体及其前体颗粒[58]。

免疫组织化学分析已被用于明确 ASPS 组织发生的研究中，但在很大程度上并不成功。研究结果可以看到 S–100 蛋白和神经元特异性烯醇化酶染色，但非特异性。肌肉标记物（结蛋白，平滑肌肌动蛋白）染色也有报道[59]。然而，还是有少数（＜ 50%）的病例被认为不是肌肉来源的[60]。此外，较早报道认为可通过免疫组织化学和蛋白电泳分析以确定 MyoD1 表达来排除骨骼肌分化[61]，但并没

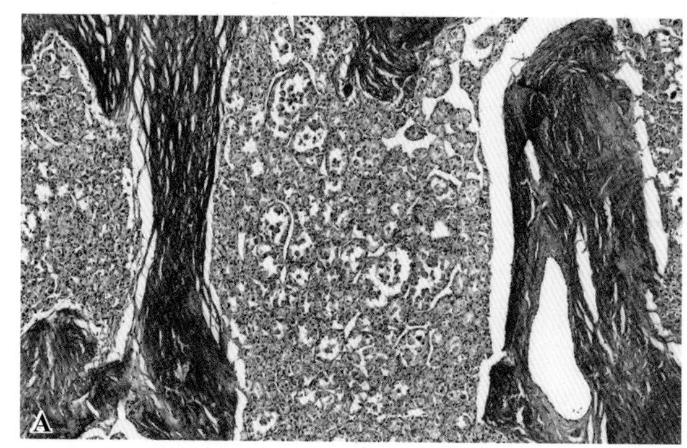

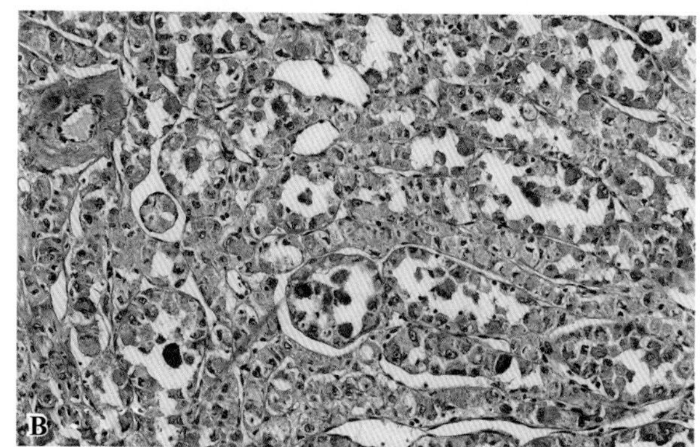

▲ 图 72–3　肺泡软部肉瘤的特点是呈“假肺泡”或细胞巢的类器官排列，由单层内皮细胞排列的薄壁纤维血管通道分隔开

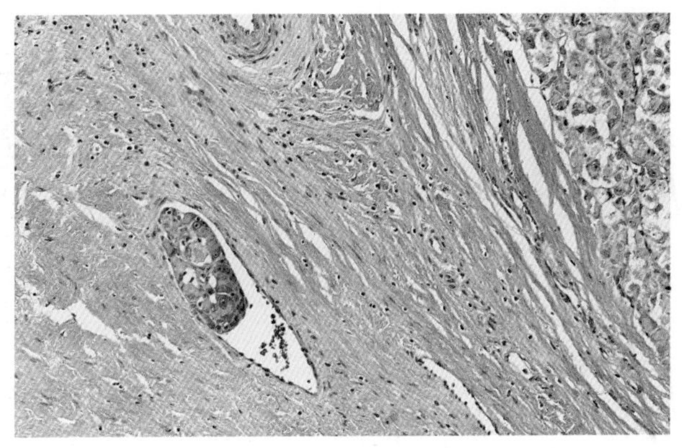

▲ 图 72-4　肿瘤侵及血管

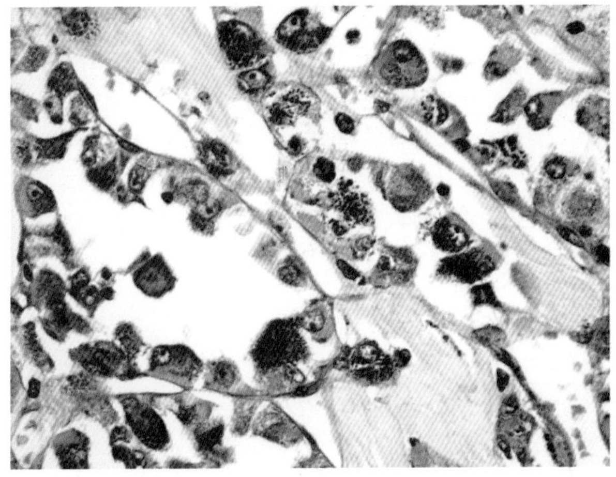

▲ 图 72-5　高碘酸希夫染色突出显示 **PSA** 阳性、呈棒状或菱形的晶体

有被其他作者认可[62, 63]。核 TFE3 染色与 Xp11.2 上的 *TFE*3 基因变异相对应，在大多数 ASPS 中都有报道[64]。

（四）细胞遗传学和分子遗传学特性

细胞遗传学研究已经明确 ASPS 存在一种特殊的变化，der（17）t（X；17）(p11.2；q25）导致不平衡易位发生，将 Xp11.2 上的 *TFE3* 基因与在 17q25 上的 *ASPSCR1* 基因（ASPL）融合[65]。融合蛋白基因定位于细胞核，在细胞核中发挥异常转录因子的作用[66]。在软组织肿瘤中，这种融合是有较高敏感性和特异性的，使用反转录聚合酶链反应（RT-PCR）和荧光原位杂交（FISH）在甲醛溶液固定石蜡包埋组织中可被识别[64, 67]。

（五）鉴别诊断

良性和恶性实体瘤都需要与之进行鉴别诊断，因为他们的形态与 ASPS 相似，包括肾细胞癌、颗粒细胞瘤和副神经节瘤。结合临床 / 影像学发现，以及适当的组织化学 / 免疫组织化学分析和细胞遗传学 / 分子遗传学检测，应足以与 ASPS 鉴别。上皮膜抗原免疫阳性和缺乏 PAS 阳性晶体物质应足以与肾细胞癌鉴别。颗粒细胞瘤因其特有的颗粒状细胞质和强阳性的 S-100 蛋白而被鉴别。副神经节瘤会在支持细胞中表达神经内分泌标志物（突触素和染色颗粒）及 S-100 强阳性。此外，副神经节瘤在四肢并不常见。

（六）治疗

肺泡软组织肉瘤通常被认为对传统细胞毒性药物治疗耐药。鉴于这种肿瘤的罕见性，局限于这种组织学的正式临床试验并不常见，而且必然受到病例数偏少的限制。有关化学治疗的数据是回顾性的，且是在很长一段时间内积累得到。Portera 等描述了 26 例进展期 ASPS 患者使用多柔比星为基础的化学治疗，只有 1 例病例有应答[68]。同样，Kayton 等注意到，一小群Ⅳ期患者对治疗没有缓解。本系列研究了多种药物，包括抗代谢药、蒽环类和烷基化剂[69]。靶向治疗已初步显示出治疗 ASPS 的希望，尤其是具有抗 VEGF 活性的酪氨酸激酶抑制药。2013 年，Kummar 等发表了迄今为止最大的在 ASPS 中使用西地尼布的前瞻性试验，这项Ⅱ期试验中，43 例可使用地西尼布（针对所有三个 VEGFR 的小分子抑制药）治疗可评价的患者中，在 24 周获得 85% 的疾病控制率（稳定和疾病缓解）[70]。同样，另外两种具有抗血管生成活性的小分子抑制药，舒尼替尼和索拉非尼，在少数患者中也显示出类似的疾病控制率[71, 72]。在另一项Ⅱ期研究中，替伐替尼（Tivatinib），一种 MET 的选择性抑制药，也在一小部分具有小眼畸形相关转录因子肿瘤的患者中，显示出超过 50% 的疾病稳定率，其中就包括 ASPS[73]。在 Cediranib 研究中，缓解率为 35%，除此之外，目前抗血管生成治疗的较大获益似乎仅限于稳定疾病。值得记住的是，ASPS 在转移的情况下可能有一个相当惰性的过程，在解释上述研究时可能需要注意。到目前为止，还没有报道成功的免疫治疗方法来治疗这类肿瘤。

预后取决于分期、原发灶大小和原发灶手术的彻底性（R_0 或 R_1）。在一个来自意大利的回顾性系列中，早期肿瘤随访显示 R_0 切除的5年生存率接近90%。而 R_1 切除5年生存率下降到50%左右[74]。因为这种肿瘤可能有很长的自然史，即使转移中位生存期可达4年。

对于原发肿瘤，广泛切除以获得 R_0 切缘是一般外科手术的目标。在可行的情况下，应制订保肢手术计划[75]。放射治疗在这些肿瘤中的作用是基于病例报告。一项对三个最大样本研究的综述建议在成人和儿童患者中使用辅助放射治疗 R_1 切除[75-77]。这些小样本研究表明，随着辅助放射治疗的增加，局部控制得到改善。然而，必须考虑这些研究是回顾性的，以及是在长时间内获得少量病例进行的分析。用于治疗的放射治疗剂量将遵循本章前面一般放射治疗中所写的建议。

五、透明细胞肉瘤

（一）概述

1965年由美国武装部队病理学研究所（AFIP）的Franz Enzinger历时25年收集了21例组织学上非常独特的病例，命名为“肌腱和腱膜透明细胞肉瘤”[78]。该系列肿瘤多发生于女性，诊断时平均年龄为28岁，范围为13—65岁。肿瘤是无痛性的，在大多数情况下是在下肢的膝盖水平，或更常见在肢体远端，脚踝周围。在臀部或上肢的病例也偶有报道。在所有病例中，肿瘤大都牢固附着于肌腱或腱膜结构。肿瘤大小不一，2～6cm。手术切除，无论是保守的还是根治的，都是治疗的选择。临床随访显示病程呈缓慢且持续的过程，伴有频繁的局部复发和转移。在19例有效随访的病例中，14例死于疾病。转移到局部淋巴结、肺、肝和脑是死亡的原因，转移的时间从最初的几个月到30年不等。透明细胞肉瘤以前被称为“软组织恶性黑色素瘤”。然而，尽管在组织学上有一些相似之处，透明细胞肉瘤在临床、基因和生物学上都与黑色素瘤不同。

（二）临床特征

Montgomery等报道了58例年轻（中位年龄31岁）的肌腱和腱膜透明细胞肉瘤患者。肿瘤累及远端最多（58%），其次为肢体、肢体束带和躯干。他们指出，5年生存率为63%，中位26个月的转移率为44%。转移几乎都是致命的；20例转移患者中有19例死于这种情况。最常见的转移部位是肺，其次是骨和淋巴结[79]。为了确定与侵袭性行为相关的临床病理特征，Lucas等发现肿瘤大小超过5cm、有坏死，与更快速的进展相关[80]。但总体预后较差。5年生存率为67%，20年后只有10%的患者存活。54%的患者死于转移性疾病，其中出现转移与最初诊断时间间隔最长可达201个月。

影像学研究证实这些肿瘤常与邻近的肌腱、韧带或腱膜密切相关，这种解剖关系应提示该诊断。肿瘤的边缘通常不明显，由于肿瘤靠近肌腱、韧带和骨骼，所以在回顾AFIP病例时，影像学图像显示1/3的病例软组织肿块侵犯骨并不令人惊讶[15]。不同于滑膜肉瘤，在透明细胞肉瘤中钙化是罕见的。一项最大的多中心影像病例回顾包括21例患者，结果显示这些肿瘤中52%的患者在 T_1 加权图像上的信号略高于肌肉[81]。也有文献报道在50%的肿瘤中，T_2 加权图像信号强度低[82]（图72-6）。这些发现可能是有益的，并归因于顺磁效应的黑色素。然而，在许多情况下，这些肿瘤内的黑色素量可能太小，无法通过MRI检测到这些特定的信号变化。强化后肿瘤明显的弥漫性增强是正常的[83]。

（三）镜下特性

显微镜下的特征是紧密的巢状或梭状细胞束或纺锤状细胞束，周围有纤细的纤维结缔组织分隔，合并入邻近的肌腱或腱膜。肿瘤细胞细胞核呈圆形，染色质呈泡状，核仁突出（图72-7）。肿瘤细胞的细胞质外观介于透明细胞和嗜酸性细胞之间。多核巨细胞经常出现（图72-8）。在大多数病例中，细胞质内存在黑色素沉积，在苏木精染色和伊红染色上可以看到大量的黑色素沉积（图72-9）。组织化学染色（Fontana）可用于黑色素沉积较集中的病例。核多形性在原发病灶中不典型，但在转移灶中可能更为突出（图72-10）。同样，有丝分裂活动在转移中可能是重要的，但在原发性病变，有丝分裂往往是罕见的。

免疫组织化学分析显示多种黑色素细胞分化标志物阳性，包括S-100蛋白、HMB-45、Mart-1和MITF（图72-11）。CD57和神经元特异性烯醇化酶染色，以及CD117染色也被报道存在于少数病例中。

（四）细胞遗传学和分子遗传学特性

透明细胞肉瘤的特征性细胞遗传学改变是一致

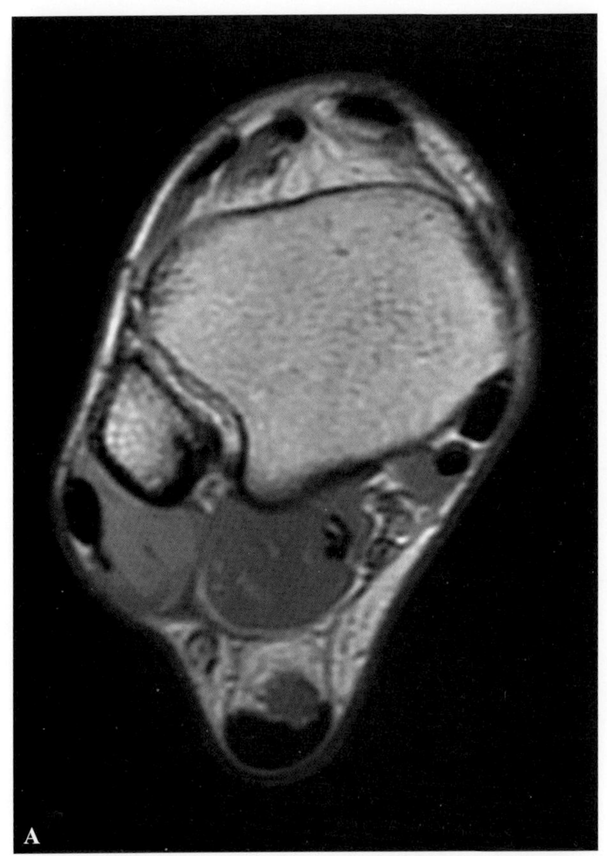

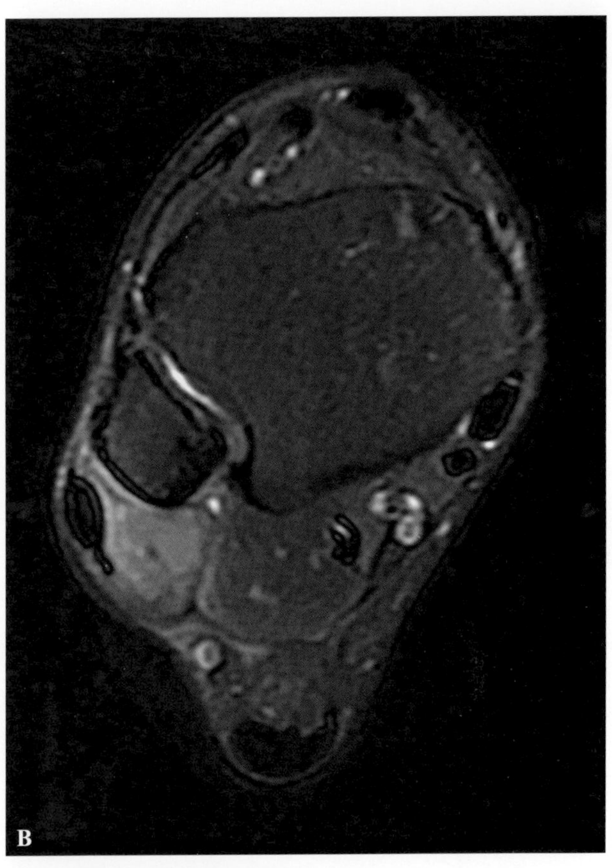

▲ 图 72-6　一名 35 岁女性患有外侧踝部透明细胞肉瘤

轴向 T_1（A）和脂肪抑制 T_2 加权（B）图像显示一个软组织肿块在腓骨远端短肌，毗邻腓骨肌肌腱和远端腓骨；相对于肌肉信号强度，肿块 T_1 信号高，T_2 信号非均匀性略低

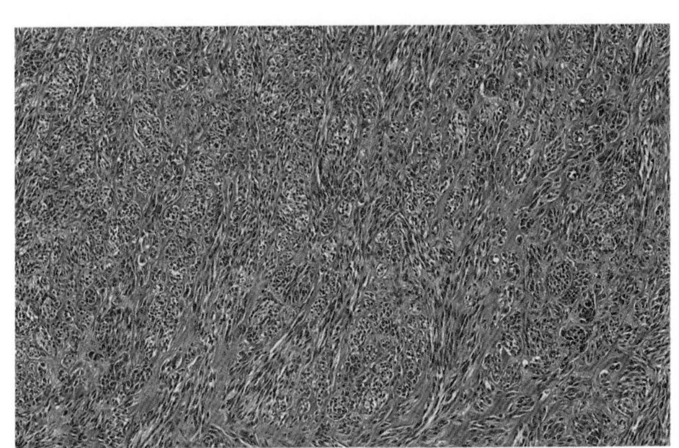

▲ 图 72-7　透明细胞肉瘤

显示梭形或纺锤状细胞的紧密巢状或束状，周围有纤细的纤维结缔组织间隔

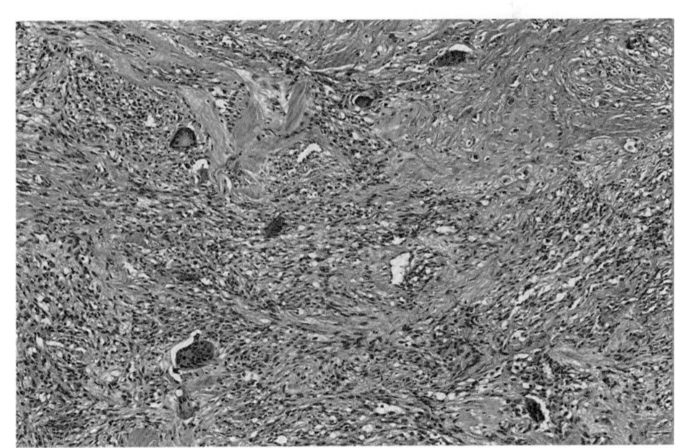

▲ 图 72-8　常可见散在的多核巨细胞

的平衡易位 t（12；22）（q13；q12）[84]。t（12；22）导致 22 号染色体上的 *EWSR1* 基因重排，12 号染色体上的 CREB 家族转录因子 *ATF1* 产生嵌合的 *EWSR1/ATF1* 基因[85]。EWS/ATF1 融合蛋白已被证明占据 MITF 启动子，模拟黑色素细胞——刺激激素信号诱导表达 MITF，MITF 是黑素细胞的主转录因子，随后调节黑色素的产生和 EWSR1/ATF1 诱导的肿瘤生长[86]。

考虑到 *BRAF* 或 *NRAS* 基因突变在黑色素瘤中很常见，并对治疗具有重要意义，*BRAF/NRAS* 突变

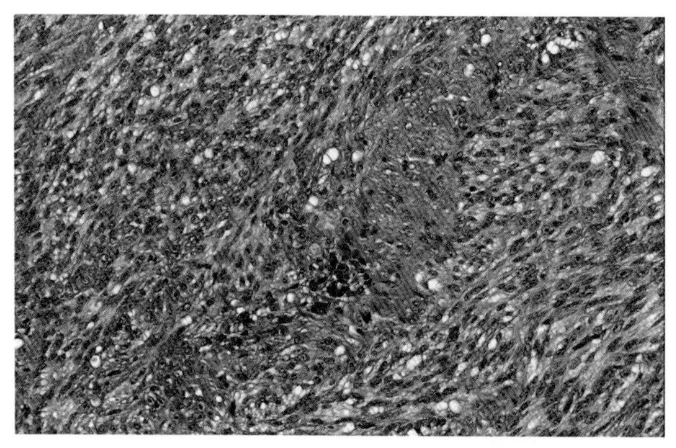

▲ 图 72-9　大多数病例存在黑色素胞质沉积

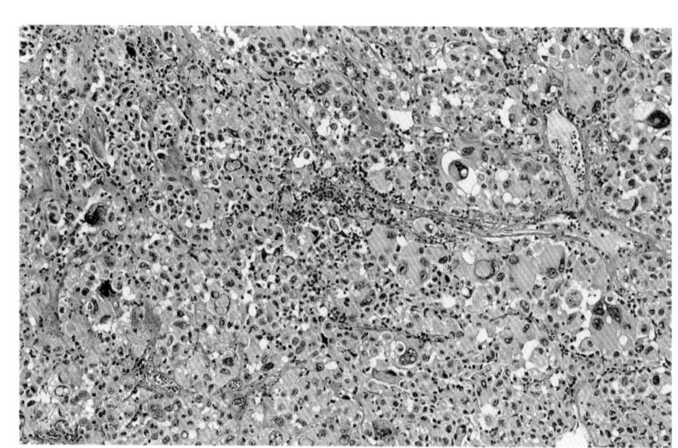

▲ 图 72-10　肺转移灶呈现核多形性

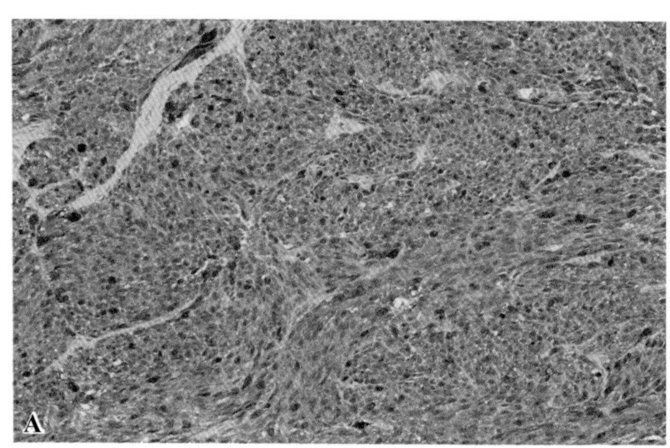

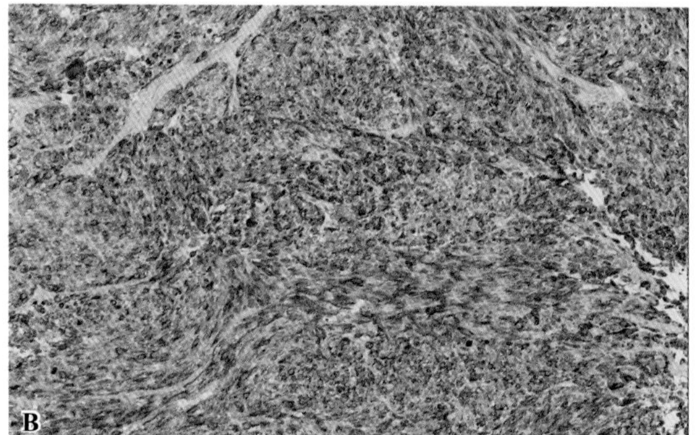

▲ 图 72-11　S-100 蛋白（A）和 HMB-45（B）免疫染色显示强阳性

分析已在透明细胞肉瘤中进行了研究[87]。在 22 例患者中，只有 2 例出现 *BRAF* 或 *NRAS* 基因突变。发现 *BRAF* 和 *NRAS* 基因突变的这两个肿瘤也含有 *EWSR1/ATF1* 融合基因，被认为是不典型的。

（五）鉴别诊断

如上所述，黑色素瘤是鉴别诊断中最具挑战性的实体瘤。典型的透明细胞肉瘤的形态学特征有核仁突出、透明的细胞质、黑色素的沉积，以及免疫组织化学染色的黑色素细胞标记物的表达，这些使其很难与黑色素瘤区分开来。与临床特征相关的某些因素可能是有助于鉴别的，因为透明细胞肉瘤主要出现在深层结构，很少涉及真皮。t（12；22）的分子遗传学分析与鉴定将有效区分黑色素瘤，因为这种异常尚未在黑色素瘤中发现。血管周围上皮样细胞瘤（PEC 样肿瘤）与黑色素瘤和透明细胞肉瘤相似，具有明显纯净的细胞质、巢状结构和 HMB-45 免疫染色阳性。然而，PEC 样肿瘤表现为平滑肌标志物阳性，缺乏 S-100 蛋白典型染色和 t（12；22）。

滑膜肉瘤可能类似于透明细胞肉瘤，特别是单相变异体，无论是其纺锤状的形态，以及发生在远端的倾向。滑膜肉瘤可能在少数病例中表达 S-100 蛋白，但不像透明细胞肉瘤那样呈弥漫的、强染色的特点。此外，其他黑色素细胞标记物将不会表达，细胞遗传学分析明确显示存在 t（X；18）而不是透明细胞肉瘤特有的 t（12；22）。上皮样肉瘤常累及手脚，因此也要纳入鉴别诊断。然而，细胞角蛋白阳性和 *SMARCB1* 免疫染色缺乏，而不表达黑色素细胞标记物，将用于区分上皮样肉瘤。同样，腱鞘巨细胞瘤可能表现为纺锤状细胞和多核巨细胞，但不会表现为黑色素细胞标记阳性。

（六）治疗

透明细胞肉瘤传统上被认为是对化学治疗不敏感的，但与 STS 所有组织学亚型一样，这缺乏严格的前瞻性组织学特异性的临床试验验证。Jones 等描述了 24 例在两个转诊中心接受一线化学治疗的患者，仅有 1 例（4%）患者出现治疗应答，中位 PFS 为 11 周。虽然在二线和三线治疗中，只有极少数患者出现了病情稳定，但作者的结论是，常规化学治疗的有效性很低，需要新的治疗方法 [88]。透明细胞肉瘤是一种与小眼畸形转录因子相关的肿瘤（透明细胞肉瘤、ASPS 和易位相关的肾细胞癌），MET 通路抑制药已经开始研究。Wagner 等描述了使用 MET 抑制药 Trivatinib 治疗的 11 例患者，疾病控制率为 36%，中位 PFS 为 2 个月 [73]。鉴于其形态学与恶性黑色素瘤相似，免疫治疗策略已在透明细胞肉瘤治疗中得到研究，至少有一份报道显示，化学治疗难治性患者对维罗非尼（*BRAF* 突变）可达到完全缓解 [89]。此外，也有关于对干扰素轻微反应的报道，但迄今为止还没有关于 PD–1 或 PD–L1 活性的报道 [90]。类似于 ASPS，透明细胞肉瘤的预后在转移情况下较差，但仍有很大的不确定性。手术切缘阴性是延长生存的关键。

对于原发肿瘤，广泛切除以获得 R_0 切缘通常是外科手术的目标。如果可行，应制定保肢手术计划。前哨淋巴结活检的作用已被研究，目前尚未明确。这组患者的淋巴结转移率较高，SLN 在个别病例中被报道，但未被确认为治疗标准 [87]。放射治疗在这些肿瘤的治疗中所起的作用缺乏数据支持，选择的方式是手术和（或）化学治疗。任何放射治疗的使用都应权衡长期风险（继发性癌症、生长受限、病理性骨折等）与局部控制的潜在好处。较强的辅助治疗推荐用于近切缘或阳性切缘（R_1）患者 [91–93]。治疗设计的原则已经在本章的一般放射治疗部分讨论过。

六、促纤维增生性小圆细胞肿瘤

（一）概述

1989 年，William Gerald 和 Juan Rosai 发表了一个 8 岁儿童腹腔内肿块的病例，该病例具有上皮细胞、神经内分泌细胞和骨骼肌细胞特征性的免疫组织化学染色。他们将这种肿瘤命名为“具有不同分化的促纤维增生性小圆细胞肿瘤”[94]。2 年后，他们又随访了另外 19 例确诊为新肿瘤的病例，命名为“腹腔内促纤维增生性小圆细胞肿瘤”[95]，这篇论文指出了该病好发于男性（男：女＞5：1），原发（通常是排他的）于盆腹腔内，伴多个腹膜种植，治疗初始对化学治疗的无完全应答，随之而来的是无法控制的肿瘤复发和高死亡率。促纤维增生性小圆细胞肿瘤（DSRCT）以多发腹膜结节为特征，侵犯包括膀胱、结肠、肝脏和小肠在内的局部解剖结构。组织学分析显示小细胞簇被明显的间质所分离，呈浸润性生长模式。肿瘤细胞的免疫组织化学染色显示出非常独特的多表型，表达上皮、神经和肌肉组织标志物。关于组织发生的理论各不相同，他们推测肿瘤可能起源于间皮组织，因此认为它是间皮瘤。从最初的报道开始，DSRCT 的组织结构和临床特征都有了显著的变化，并被报道可发生在各种解剖位置 [96–98]。

（二）临床特征

Gerald 等随后报道了 109 例患者，进一步描述了 DSRCT 的特征。在这个系列中，有 90 名男性，19 名女性，平均年龄 22 岁（范围 6—49 岁）。共有 103 个肿瘤发生在腹腔，4 个在胸部，1 个在后颅窝，1 个在手部。大部分肿瘤常位于腹膜后、骨盆、网膜或肠系膜。肿瘤常常通过直接扩张浸润邻近的器官和多种浆膜种植 [99]。Gerald 的患者系列最终预后非常差，这与其他多位作者报道的情况相似，尽管采用了积极的多模式治疗，包括减积手术、多药化学治疗和放射治疗。由于这些肿瘤多位于腹部和骨盆，CT 的影像学特征报道最多（图 72–12）。通常，

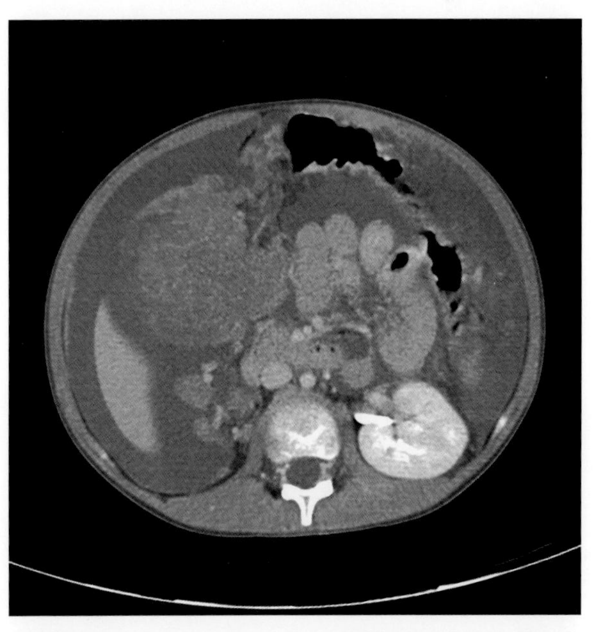

▲ **图 72–12　一名 7 岁男孩，患有促纤维增生性小圆细胞肿瘤**
腹部 CT 对比显示大量腹水，一个大的软组织肿块，中心区域在右侧肠系膜，无强化，在小肠肠系膜和网膜有几个小结节

会有一个主要的较大的单一腹部 / 盆腔肿块，无法确定其来源于哪一个实体器官。在许多病例中还会发现多个较小的腹膜肿块，平均每个患者有 4.4 个肿块，在一个病例系列中报道的主要肿块的平均大小为 5cm[100]。这些肿块病灶区有低信号，超过 75% 的病例显示坏死，22% 的肿块有小的钙化灶 [101]。50% 转移到肝脏的病例可能显示钙化。强化程度通常是轻度到中度的，由于上述提到的坏死，中心区域常不增强。MRI 显示肿块有低至中等强度 T_1 信号，不均匀的高 T_2 信号，有时可由于肿瘤内出血出现液平 [102]。FDG-PET/CT 能显示肿块的代谢活动增强，并可用于评估治疗效果 [103]。

（三）镜下特性

显微镜下，肿瘤由清晰可见的巢状小圆蓝色细胞组成，巢状细胞间质丰富（图 72-13）。不同肿瘤之间及同一肿瘤内部的细胞结构可能不同，因此在个别病例中，细胞或间充质成分均可能占主导地位。肿瘤细胞小到中等大小，细胞核呈圆形到椭圆形，核仁不明显（图 72-14）。肿瘤通常表现为嵌套结构，小梁排列也可能存在。肿瘤细胞的栅栏状结构和花结状结构是常见的。有丝分裂指数通常是高的（图 72-15）。

多表型免疫组织化学染色是 DSRCT 的特点。肿瘤细胞表达上皮细胞标记物（细胞角蛋白和上皮膜抗原）、间充质 / 肌肉标记物（波形蛋白，结蛋白）和神经标记物（神经元特异性烯醇酶和 CD56）。结蛋白的免疫染色模式为典型的点状和核周细胞质阳性（图 72-16）。绝大多数 DSRCT 是 WT1 阳性，WT1 是一种针对 WT1 蛋白氨基末端的多克隆抗体。CD99 抗原的染色可能存在于 DSRCT 中，使其与尤因肉瘤 / 原始神经外胚层肿瘤（ES/PNET）的鉴别更加复杂。然而，染色不像 ES/PNET 中那样弥漫

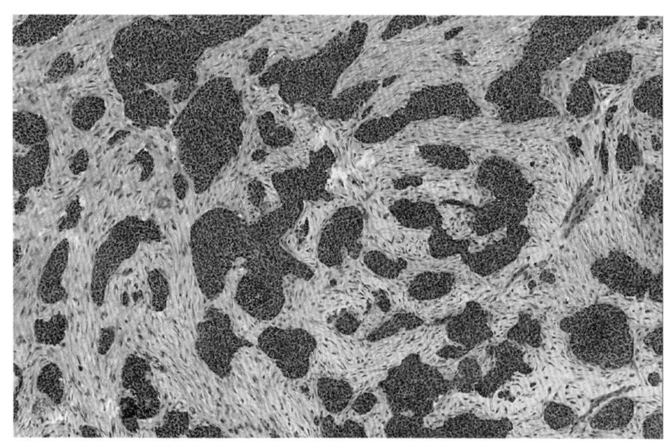

▲ 图 72-13　间充质性小圆细胞瘤由界限清楚的蓝色小圆细胞巢构成，间充质间质丰富

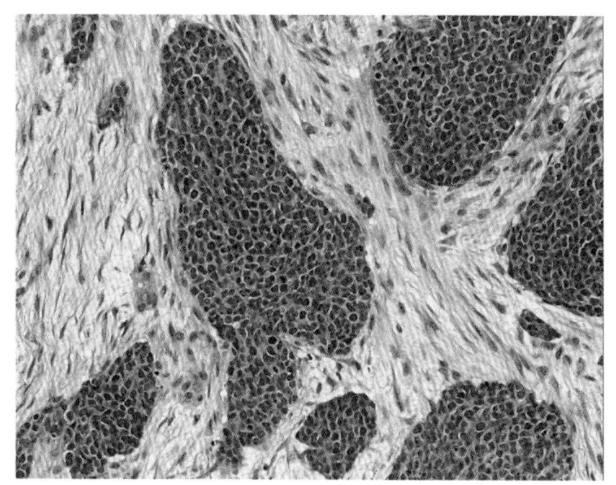

▲ 图 72-15　有丝分裂指数通常高

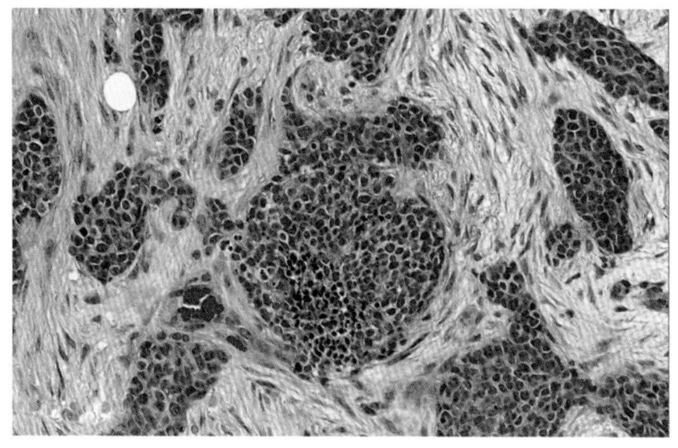

▲ 图 72-14　肿瘤细胞小至中等，细胞核呈圆形至椭圆形，核仁不明显

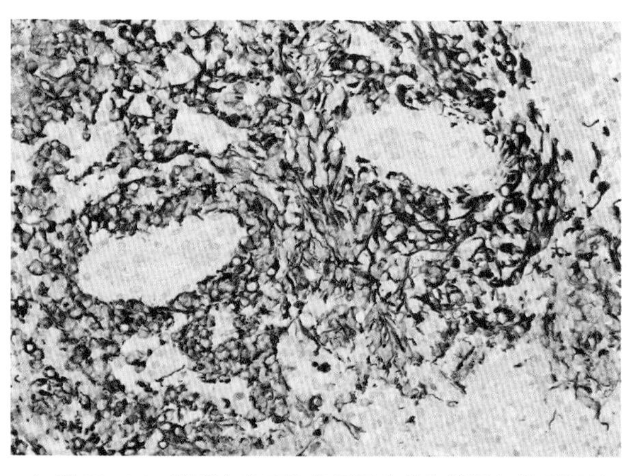

▲ 图 72-16　结蛋白免疫染色显示点状和核周细胞质阳性

性 / 强，染色模式通常为胞质，而不是 ES/PNET 中观察到的膜染色。

（四）细胞遗传学和分子遗传学特性

细胞遗传学研究表明，t（11；22）（p13；q12）是一种特征性的染色体互易易位[104]。断点包括 22q12 上的 *EWSR1* 基因和在 11p13 上的肾母细胞瘤基因。无论其解剖位置如何，这种移位对 DSRCT 都是特异性的。Ladanyi 和 Gerald 一致报道了通过 RT–PCR 技术可以检测 DSRCT 中的 *EWS* 和 *WT1* 基因融合，以及与融合基因产物相对应的嵌合转录物[105]。Lee 等确定了 *EWS-WT1* 融合转录物的第一个下游靶点，尤其是 PDGFA[106]。PDGFA 是一种分泌性生长因子，对成纤维细胞和内皮细胞起着强有力的有丝分裂原和趋化剂的作用。IL–2/15 受体 β 链（IL–2/15Rβ）和 LRRC15 也被认为是 *EWS-WT1* 的转录靶点[107–108]。Karnieli 等的研究表明，EWS–WT1 能够识别并激活 *IGF-1R* 启动子[109]。他们随后证明 *IGF-1R* 基因是 EWS–WT1 的分子靶点。已知 *IGF-1R* 在正常组织的生长发育，以及在许多肉瘤的发生、维持、存活、进展和转移中发挥重要作用。

（五）鉴别诊断

任何以“小细胞”形态为主的肿瘤都将纳入 DSRCT 鉴别诊断。根据发病的年龄和肿瘤解剖位置，需要考虑的实体瘤会有所不同。在儿童和年轻人中，ES/PNET、横纹肌肉瘤、淋巴瘤和母细胞瘤（神经母细胞瘤、肾母细胞瘤）必须与 DSRCT 区分。在成人中，ES/PNET 和淋巴瘤仍然需要鉴别诊断。其他实体瘤，如神经内分泌肿瘤、默克尔细胞癌和间皮瘤也需要排除。

如上所述，CD99 抗原的染色可能出现在 DSRCT 中，使其与 ES/PNET 的区别更加复杂。细胞遗传学分析揭示 t（11；22）在两个肿瘤都存在。然而，DSRCT CD99 染色不像 ES/PNET 染色那样弥漫性 / 强，染色模式通常为胞质染色，而 ES/PNET 染色为膜质染色。通常在 DSRCT 中促纤维增生性间质很显著，但不会在 ES/PNET 中看到，也不会出现 WT1 或结蛋白表达染色。

考虑到 DSRCT 可能显示出与上述所有病变的形态学和免疫组织化学的重叠，所以应进行广泛的免疫组织化学检查和 RT–PCR 或 FISH 鉴定 t（11；22）。也推荐结合临床和影像学结果。

（六）治疗

促纤维增生性小圆细胞肿瘤采用多种手段的方式治疗。治疗主要包括：①化学治疗；②减积手术；③全腹部放射治疗。化学治疗通常采用尤因肉瘤方案，具体为长春新碱、多柔比星、环磷酰胺与异环磷酰胺和依托泊苷交替至少 6 个周期。更积极的化学治疗方案也在尝试，但尚不清楚它们是否与生存优势有关。在纪念 Sloan Kettering 医院进行的一项前瞻性研究未能证明使用清髓化学治疗和自体干细胞移植法有改善作用[110]。19 例患者接受治疗，5 年无事件率和总体生存率仅分别为 11% 和 16%。有 2 例长期幸存者。新的治疗方法包括放射计划的改进和递送技术的进步，以及腹腔内热化学治疗。MD Anderson 最近报道了 32 例患者，所有患者在接受标准化学治疗和外科去瘤治疗的基础上，还都接受了先进的放射计划技术和腹腔内热化学治疗。该研究的中位总生存时间为 60 个月[111]。不幸的是，无病生存时间很短（10 个月），84% 的患者出现 3 级或更高的治疗毒性。此外，2 例患者死于静脉阻塞疾病。

在一线多模式治疗失败后，从已发表的二线治疗和干预措施之外的数据来看，指导作用微乎其微。文献报道的无病生存和总体存活之间的相对较长时间间隔可能表明，该肿瘤在挽救治疗中仍然具有化学治疗敏感性。然而，它也可能只是在一组患者中反映出的疾病生物学特性，这些患者中大多数是健康的 20—30 岁的年轻人。Frezza 等报道了 9 例接受帕唑帕尼单一药物治疗的患者。他们注意到 78% 有临床受益率（部分缓解加疾病稳定，超过 12 周）[112]。不幸的是，长期生存并不常见。当优秀的临床医师应用最先进的技术时，中位生存期可达到 4～5 年。需要探索新的方法。

考虑到这种肿瘤经常发生在腹腔内，首要的手术目标应该是积极地减积手术，以避免 R_2 切除。减积手术是治疗的主要手段[113, 114]。放射治疗腹腔 DSRCT 的作用是为了最大限度地解决多药化学治疗后和减积手术后的残留病灶。整个腹腔—盆腔治疗的总剂量为 30Gy/20F，如果术后仍有不可切除的大体肿瘤残留，再加量 12～24Gy。虽然 IMRT 的使用显示出急性毒性特别是血液学毒性的下降，但 IMRT 的使用并没有显示出疾病控制方面的改善[115]。位于腹腔外的肿瘤采用与 ES/PNET 相同的治疗流程。考虑到复发的倾向，即使在可能取得 R_0 切除的情况下，也会给予辅助放射治疗。

七、上皮样肉瘤

（一）概述

虽然早前有关于滑膜肉瘤的非典型病例的报道，但“上皮样肉瘤”是一组滑膜肉瘤的名称，由 Franz Enzinger 于 1970 年在 AFIP 发表。在被诊断为肉瘤之前，这些肿瘤一直被混淆为各种各样的其他病变，包括良性和恶性[116-119]。Enzinger 描述了 62 例收集于 AFIP 的病例，主要发生在手部软组织、前臂伸肌表面和胫骨前区。肿瘤被描述为“木质”组成的结节，要么位于真皮表面，要么更深入地固定在筋膜或肌腱。肿瘤的大小为 2mm～5cm。大多数患者为年轻男性（中位年龄 23 岁），肿瘤以频繁的局部复发和晚期转移为特征。Enzinger 最初描述的肿瘤目前被称为“远端型”或“常规”上皮样肉瘤。

一种“近端型”变异随后在 1997 年被 Guillou 等描述。患者男性 11 例，女性 7 例，平均年龄 35.5 岁。肿瘤发生在骨盆和会阴区（6 例）、耻骨区和外阴（4 例）、臀部（3 例），以及臀部、阴茎、前臂、腋窝和枕骨的深层软组织[120]。

（二）临床特征

2009 年 Chbani 等报道了 106 例（70 例常规和 36 例“大细胞”/ 近端型）上皮样肉瘤的研究，证实了 Enzinger 先前的观察结果，肿瘤发生在年轻成年人（中位年龄 31 岁），男性居多。常规病例多发生在上肢，近端型病例多发生在会阴、生殖器、头颈部和躯干壁。在有随访的 80 例患者中，54% 出现了转移，31% 死于该疾病。单因素分析表明，肿瘤大小和有丝分裂指数对无转移生存具有重要意义。肿瘤的近端位置、肿瘤大小、肿瘤多灶性和有丝分裂指数对总生存有显著影响[121]。当与常规型病例分开回顾时，近端型外膜样肉瘤的侵袭性被证实。在 Guillou 系列病例中，14 例随访长达 8 年的患者中有 6 人出现了转移，5 人死于肿瘤。Hasegawa 等对此进行了描述，其中局部复发 20 例，转移率 75%，死亡率 65%[122]。

影像学图像显示 8%～19% 的病例有钙化[123]。与其他软组织肿瘤一样，可以看到邻近骨骼的重塑。一项关于 MRI 最大的病例回顾显示 MRI 序列为非特异性，相对于肌肉，T_1 信号降低，T_2 信号不均性增加[124]。Hanna 等报道说，有时可以看到水肿沿着筋膜平面延伸，这对于其他肿瘤来说是不常见的，因此通过影像学可能有助于提示诊断[125]。在该系列中，17% 的肿瘤由于瘤内出血而 T_1 信号增加，出血引起的液平也有报道[126]。肿块的非出血部分造影强化很明显，在邻近的筋膜平面也能看到（图 72-17）。区域淋巴结受累的评估应该进行，50% 的原发性肿瘤在 MRI 上表现为结节样增大。后者也可以用 PET 成像来评估。

（三）镜下特性

上皮样肉瘤呈典型的结节状结构，有一个或多个结节（图 72-18）。在位置较浅的病例中，结节往往有较好的边界，皮肤溃疡相对常见。深部病变通常边界不清。多发结节多见于复发性病变，而非切除原发病灶时。中央变性和坏死几乎是所有病例的特征，并与出血、纤维蛋白沉积、偶尔的骨形成有关（图 72-19）。肿瘤呈沿肌腱、筋膜、骨膜及神经血管结构浸润的趋势。肿瘤细胞形态从大的圆形、多角形细胞到饱满的具有嗜酸性细胞质纺锤状细胞。多形性不是一种典型的现象。可常见有丝分裂。胶原沉积可以是显著的，在某些情况下，足以掩盖典型的结节结构。免疫组织化学分析显示，低分子量和高分子量的细胞角蛋白和上皮膜抗原在这些细胞成分中均呈阳性（图 72-20）。细胞角蛋白染色的程度可能在肿瘤间不同，也可能在肿瘤内部不同。当肿瘤区域显示更多的“上皮样”细胞形态时，细胞角蛋白染色结果可能更可靠。约 50% 的肿瘤可见 CD34 染色。S-100 蛋白和 CD31 免疫染色呈阴性。最近，*SMARCB1*（INI1）免疫染色已被确定，虽然非特异性，已被发现在上皮样肉瘤中是一个有益的现象。稍后将对此进行扩展说明。

“近端型上皮样肉瘤”与传统的上皮样肉瘤一样，具有多节细胞生长模式、上皮样细胞形态和大的囊泡细胞核，核仁突出。然而，肿瘤细胞往往表现出更大的细胞异型性及核旁透明包涵体，从而呈现横纹肌样外观（图 72-21）。近端肿瘤的免疫组织化学染色结果与传统的上皮样肉瘤相似。

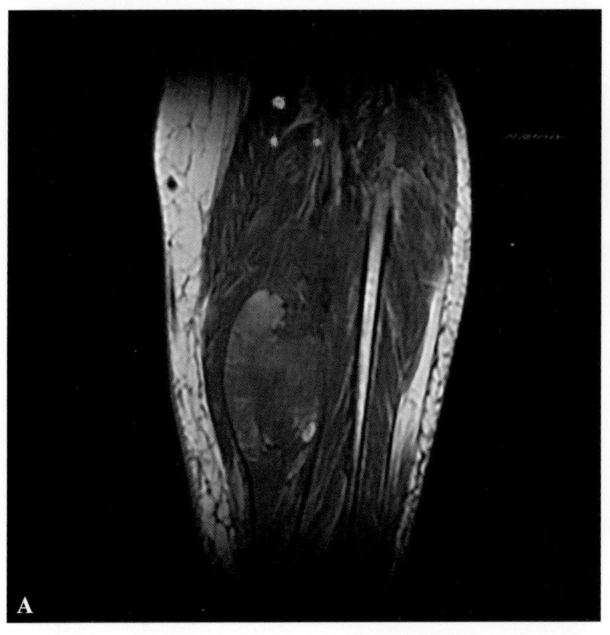

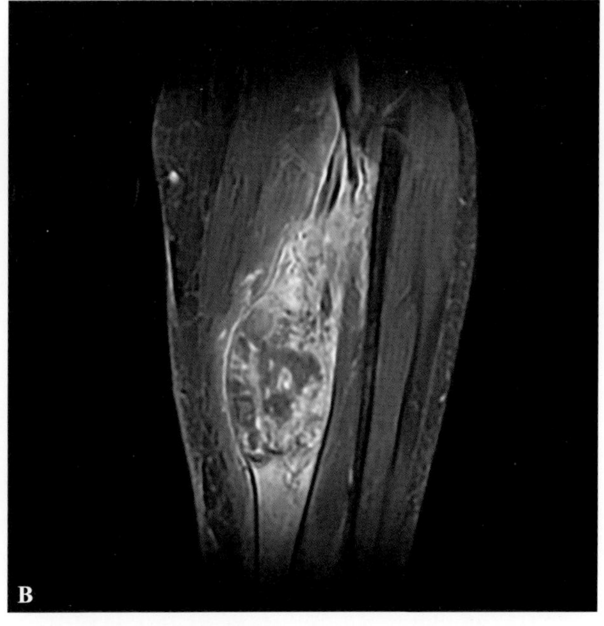

▲ 图 72-17　**70** 岁女性患者，小腿后肌室上皮样肉瘤

A. 冠状 T_1 加权图像显示，肿块内 T_1 信号增加的不均匀区域与出血范围一致；B. 冠状 T_1 脂肪抑制图像显示出血性肿块不均匀强化，邻近肌肉和筋膜平面明显增强

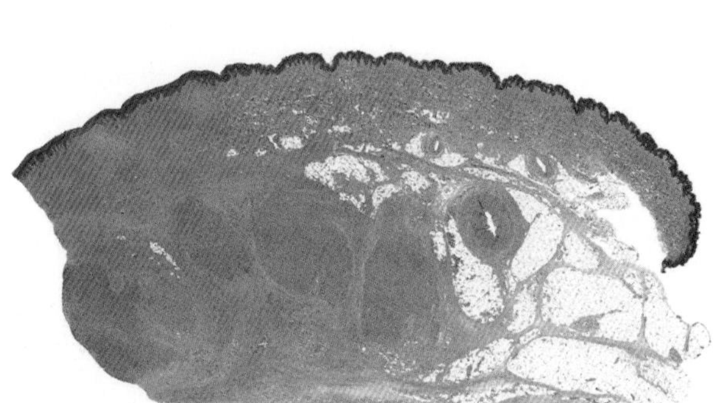

▲ 图 72-18　上皮样肉瘤显示真皮内结节状结构

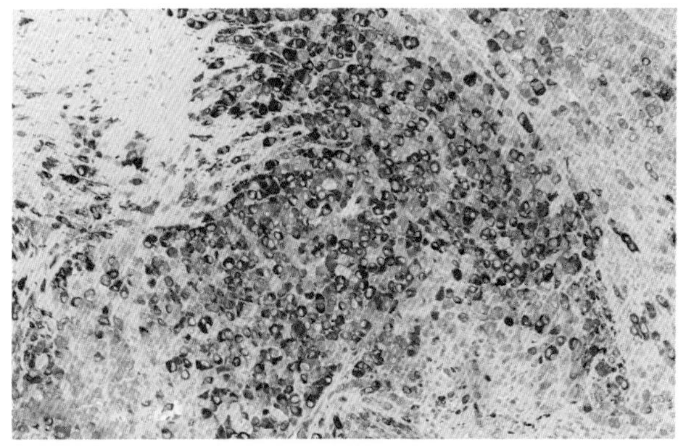

▲ 图 72-20　上皮样肉瘤典型的强细胞角蛋白免疫染色

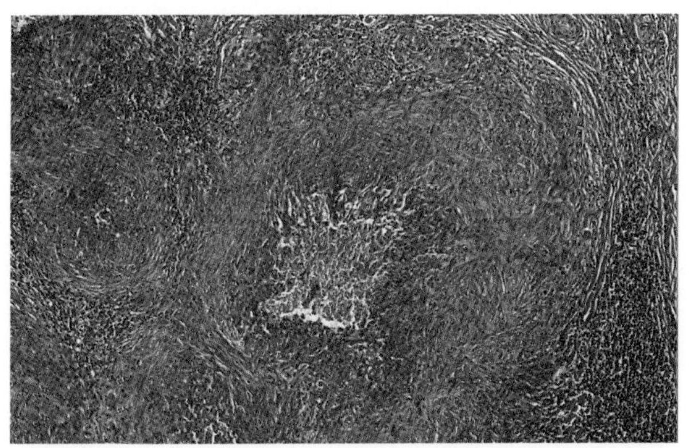

▲ 图 72-19　中心变性坏死伴出血、纤维蛋白沉积及邻近的慢性炎症

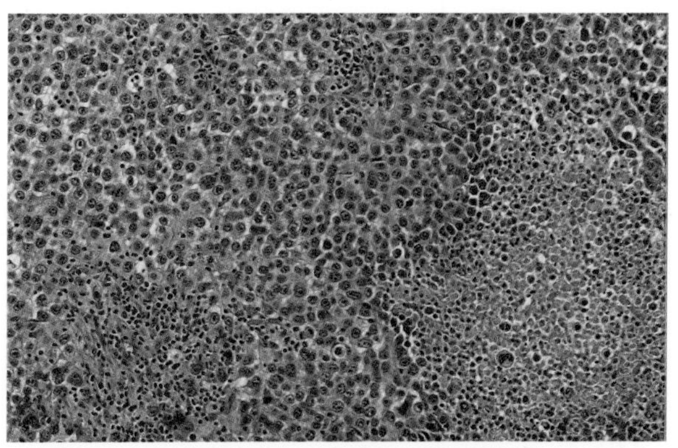

▲ 图 72-21　近端型上皮样肉瘤

肿瘤细胞表现出更大的细胞学异型性及更丰富的嗜酸性细胞质，呈现横纹肌样外观

（四）细胞遗传学和分子遗传学特性

SMARCB1（INI1）是位于 22 号染色体长臂上的 SWI/SNF 多亚单位染色质重构复合体（22q11.2）的成员之一[127]。这个复合体激活核小体并将 DNA 暴露于转录因子中。*SMARCB1* 在婴儿期恶性横纹肌样肿瘤和非典型畸形 / 横纹肌样肿瘤中均表现出纯合缺失或突变 / 缺失（双等位基因失活），证实了其作为肿瘤抑制基因的功能。在免疫组织化学研究中，Hornick 等发现 136 例（93%）ES 患者中，127 例完全缺乏 INI1 表达（染色丢失），包括 91% 的常规上睑板样肉瘤、95% 的近端型肿瘤，以及所有显示常规 / 近端型混合型特征的病例[128]。

SMARCB1 基因位于 22q，已有多篇报道证实了 22 号染色体长臂在常规和近端上皮样肉瘤中的畸变[129, 130]。Sullivan 等发现 *SMARCB1* 在上皮样肉瘤中缺失的频率很高，12 例中有 10 例肿瘤检测显示基因纯合缺失，2 例显示杂合缺失和多态性，但无序列突变[131]。

（五）鉴别诊断

如上所述，在将上皮样肉瘤确定为一种特殊的组织学亚型之前，这些肿瘤与许多良恶性病变混淆，需要鉴别诊断。慢性炎症条件，包括环状肉芽肿应予以鉴别，特别是考虑到上皮样肉瘤可在疾病进展早期主要出现在远端，外观看似普通。考虑到坏死性 / 假性肉芽肿样病变，脂样坏死和类风湿结节也可类似上皮样肉瘤。免疫组织化学分析，特别是细胞角蛋白和上皮膜抗原染色应足以区分上皮样肉瘤和炎症性病变。

上皮样肉瘤可类似于许多“类上皮”恶性肿瘤，包括肉瘤和癌。上皮样血管肉瘤和上皮样血管内皮瘤可显示细胞角蛋白和 CD34 染色。然而，在这些病变中可以看到其他血管标记染色（CD31、Fli-1），上皮膜抗原染色将不存在。此外，*SMARCB1* 染色在血管肉瘤和血管内皮瘤中都是完整的。溃疡性鳞状细胞癌应表现为角化珠和角化不良，这些在上皮样肉瘤中不存在，细胞角蛋白 5/6 和 p63 染色呈阳性，*SMARCB1* 染色完整。黑色素瘤和透明细胞肉瘤都会表达黑色素细胞标记物（S-100 蛋白、HMB-45 等）。

（六）治疗

对大型转诊中心的化学治疗的回顾性研究表明，晚期患者的化学治疗效果有限。Jones 等描述了 20 例主要使用多柔比星或多柔比星与异环磷酰胺联合治疗的患者。他注意到有 3 例患者达到部分缓解，12 例患者达到疾病稳定，5 例患者疾病进展。然而，中位 PFS 仅为 29 周，中位总生存期为 51 周[132]。Pink 等描述了 12 例使用吉西他滨和紫杉特尔治疗的患者，其中 1 例完全缓解，6 例部分缓解。作者注意到，所有 6 例接受吉西他滨 / 紫杉特尔治疗作为一线治疗的患者都有可评估的治疗疗效。然而，与 Jones 的研究相似，持久的反应是罕见的，中位 PFS 为 9 个月[133]。与大多数 STS 一样，辅助治疗的益处仍然是不确定的。一般来说，这种组织学类型不给予化学治疗。

在这一点上，据推测，但几乎没有发表的临床证据表明非细胞毒性治疗的好处。Irimura 等发表了一份病例报道，报道显示在 1 例一线治疗转移疾病中，Pazopanib 几乎达到完全缓解[134]。舒尼替尼也被使用。上皮样肉瘤的分子谱研究已经产生了许多潜在的靶点，其中 *SMARCB1*、EGFR 和 mTOR 的临床应用尚待研究。上皮样肉瘤的分子病理学似乎特别复杂，这促使一些人得出结论，成功的治疗需要同时靶向多个异常通路。

预后取决于分期和对多种治疗方式的反应。五项回顾性研究共对 150 例患者进行了评估，结果表明淋巴结复转移占 20%～45%。远处转移率为 40%～50%，10 年总生存率为 50%～75%。在转移情况下，中位生存期为 1 年[135-139]。

对于原发肿瘤，广泛切除以获得 R_0 边缘是一般外科手术的目标。尽可能地进行保肢手术。前哨淋巴结活检的作用已被研究，目前尚未明确。这组患者的淋巴结转移率较高，前哨淋巴结活检已在个别病例中得到证实。然而，目前前哨淋巴结活检尚未被认为是治疗标准[140]。放射治疗在上皮样肉瘤治疗中的作用得到回顾性研究数据的支持。其中 1/3 的患者采用新辅助或辅助放射治疗。在这些研究中，局部和远处复发的高发生率意味着放射治疗可能有助于改善切缘状态，从而使患者能够接受更保守的手术切除。放射治疗设计的原则已经在本章的一般放射治疗部分讨论过。

八、骨外黏液样软骨肉瘤

（一）概述

1953 年，Arthur Purdy Stout 描述了 7 例位于成人四肢的骨外软骨肉瘤[141]。虽然所提供的显微照片具有一定异质性，但至少有两个描述的肿瘤是相似的，而且几乎肯定代表了我们目前所说的“骨外黏液样软骨肉瘤”（EMC）。Enzinger 描述了 1972 年从 AFIP 档案中收集到的另外 34 个案例[142]。在 Enzinger 的研究中患者主要是男性（22/34），年龄为 13—89 岁（平均年龄 48.7 岁）。所有病例均发生于四肢软组织，其中 29 例发生于下肢，包括臀部和腹股沟。大多数肿瘤位于身体深部。然而，有 7 例位于皮下。肿瘤大小 1.5～23cm。所有病例均接受手术治疗，在 31 例接受了临床随访的患者中，有 4 例死于转移性疾病。另有 3 名转移患者在首次手术后 10 年、12 年和 20 年仍然存活。EMC 是一种罕见的肿瘤，其发病比例占 STS 不足 3%[143]。

（二）临床特征

在一项关于 EMC 最大的综述报道中，其描述的临床特征与 Enzinger 研究一致。男性发病率是女性的两倍，肿瘤发展的高峰年龄为 40/50 岁出头。肿瘤平均大小为 7cm。肿瘤总是发生在深部皮下或深部软组织内，肿瘤 80% 发生在四肢近端或下肢带骨内，其余 20% 发生在躯干。手术是治疗的主要手段。据报道，局部复发率（包括多次局部复发）相对较高（37%～48%）。26%～46% 的患者报道有转移，13% 的患者在发病时发现并发转移。估计 5 年、10 年和 15 年的生存率分别为 90%、70% 和 60%[144]。

影像学检查通常无特异性，但有时可显示矿化或骨化。横断面图像如 CT 和 MRI，显示一个边缘良好的，典型的肌肉内软组织肿块。与其他黏液样肿瘤的 MRI 一样，由于含水量增加，这些肿块在 T_2 加权图像上中心的信号强度非常高[145]。肿瘤在 T_1 加权图像上可能存在中到高的信号强度变化，这是因为肿瘤内出血很常见[146]。增强扫描将显示肿瘤不均质或存在周围 / 间隔强化模式。最近报道的一系列病例发现，在含有 EWS-CHN 细胞变异的肿瘤中，周围强化更为常见[147]（图 72-22）。FDG-PET 活性可能非常多变，少数病例报告显示标准摄取值（SUV）为 0～7.4[148]。

（三）镜下特性

肿瘤的特征是结节性肿块，由排成索链状的小嗜酸细胞组成，这些嗜酸细胞类似成软骨细胞，被丰富的黏液物质分离（图 72-23）。肿瘤细胞通常大小和形状一致，核小而深染（图 72-24）。胞质空泡化也可能存在（图 72-25）。出血可能是突出的，在某些情况下可能会掩盖黏液样基质。EMC 的“细胞”或“高级别”变异体，可能与更多的“典型”例子共存[149]（图 72-26）。这些病例由大的上皮样细胞片组成，有泡状核和突出的核仁(图 72-27)。最后，笔者报道了一些非常罕见的病例，这些病例已经转化为高级别多形性肉瘤[150]。

胶体铁和 Alcian 蓝的组织化学染色将使细胞外黏液样基质更突出。免疫组织化学分析通常没有帮助。虽然肿瘤细胞中波形蛋白染色阳性，但在其他肿瘤中阳性的免疫组织化学染色，如 S-100 蛋白、上皮膜抗原，甚至细胞角蛋白则很少呈阳性。

（四）细胞遗传学和分子遗传学特性

骨外黏液样软骨肉瘤的特征是染色体平衡易位，典型为 t（9；22）（q22；q12.2），融合 *EWSR1* 与 *NR4A3*（以前称为 *CHN*、*TEC* 或 *NOR1*）[151]。已经确定的其他几个染色体反式位置包括 t（9；17）（q22；q11.2）导致 RBP56 - NR4A3 融合，或 t（9；15）（9q22;q21）导致 NR4A3-TCF12 融合，或 t(3；9)（q12；q22）导致 NR4A3 - TFG 融合[152, 153]。研究已经开始阐明异常融合蛋白的功能。Filion 等发现了一组与其他肉瘤相比 EMC 中明显过度表达的基因，包括 *PPARG* 和 *NDRG2*[154]。他们注意到在 EMC 中总体 *PPARG* 的表达可以通过 *EWSR1/NR4A3* 和 *NR4A3* 两者之间的平衡来实现调节，而 *PPARG* 可能在这些肿瘤的发展中发挥关键作用。*PPARG* 的上调也可能具有治疗意义。

（五）鉴别诊断

将 EMC 与其他几个良性和恶性黏液样病变区分开来可能是一个挑战。软组织软骨瘤是一种良性病变，好发于手脚，可能表现为小叶黏液样结构。透明软骨和钙化通常在软骨瘤很丰富，然而在 EMC 这是很少出现的。形态学上，脊索瘤可能是需要鉴别诊断的。结合影像学表现可迅速排除脊索瘤，因为脊索瘤通常位于脊柱中线，通常位于骶尾

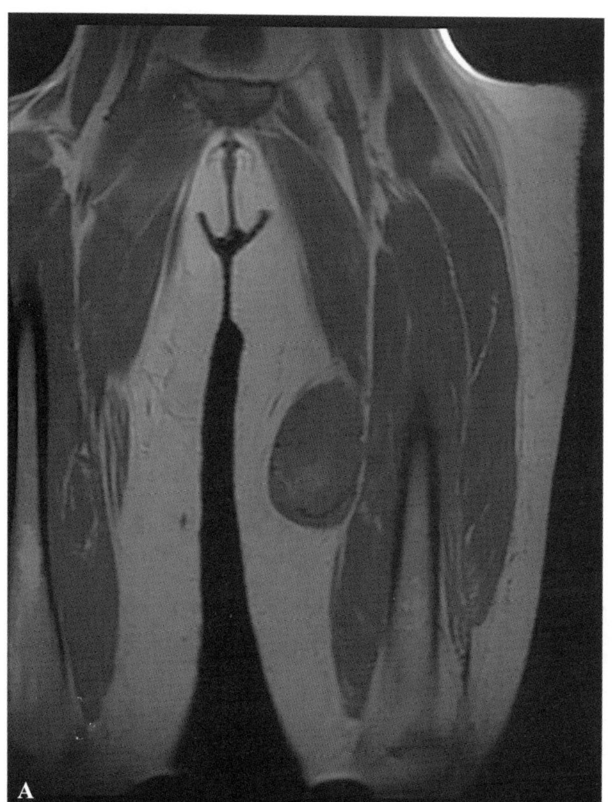

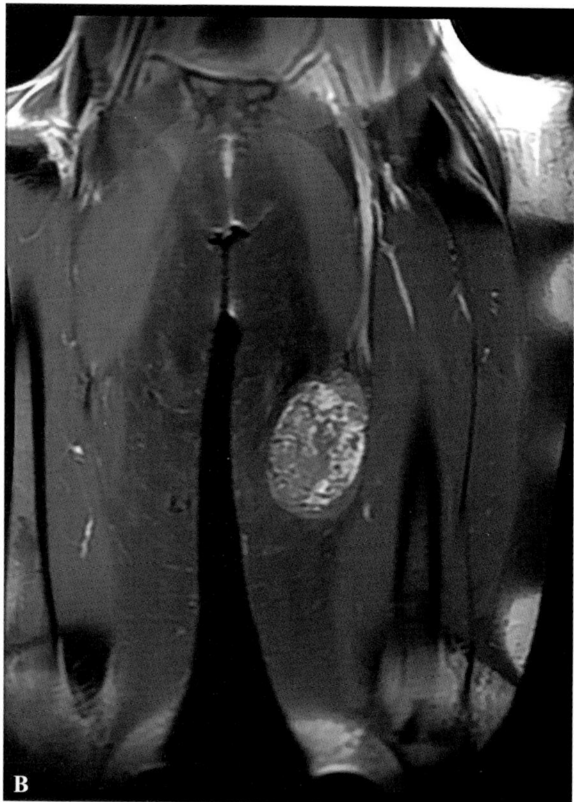

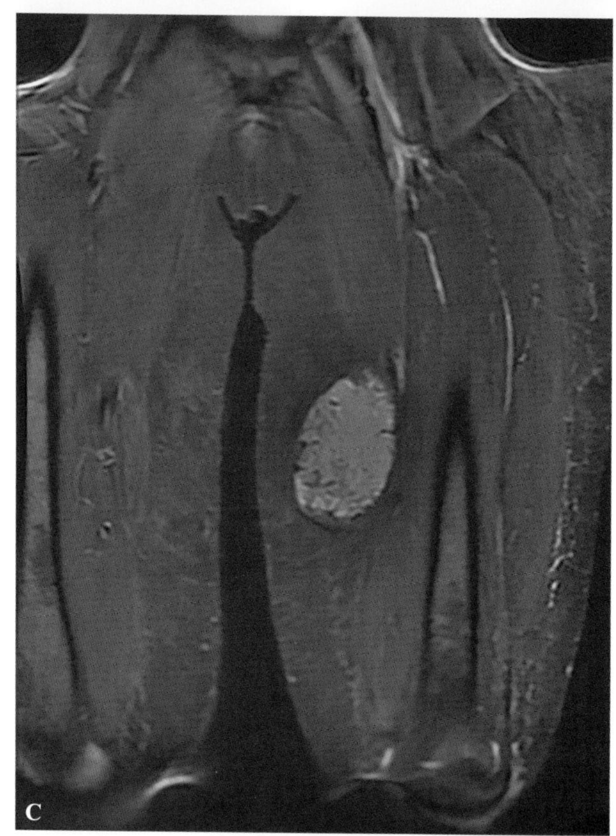

▲ **图 72-22　40 岁女性患者，骨外黏液样软骨肉瘤**

A. 冠状位 T_1 图像显示大腿内侧软组织肿块，远处 T_1 信号增强区域与瘤内出血一致；B. 冠状位 T_1 压脂图像经对比处理后显示周边和间隔强化模式；C. 冠状 T_2 加权 STIR 图像显示肿物非常亮，中心流体状使 T_2 信号增加

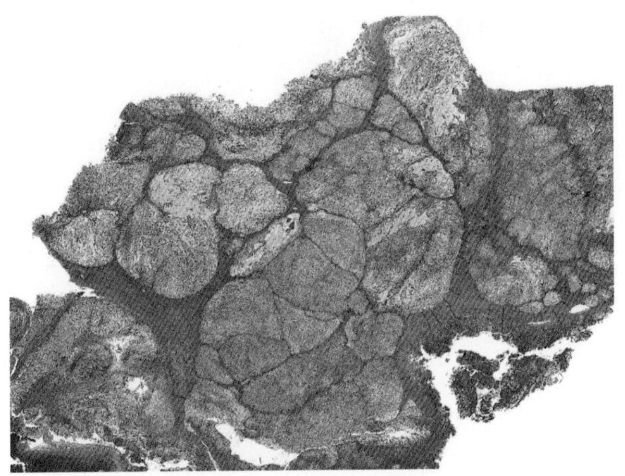

▲ 图 72-23　显示骨外黏液样软骨肉瘤的特征性结节结构

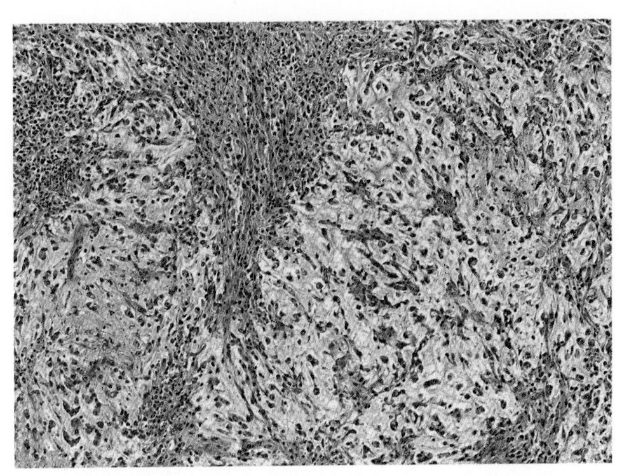

▲ 图 72-24　富含黏液样基质的嗜酸性细胞巢和索

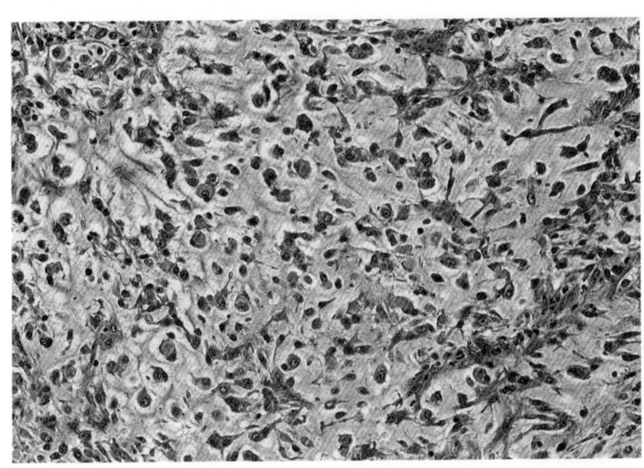

▲ 图 72-25　肿瘤细胞，细胞核均匀，偶见核仁，胞质嗜酸性

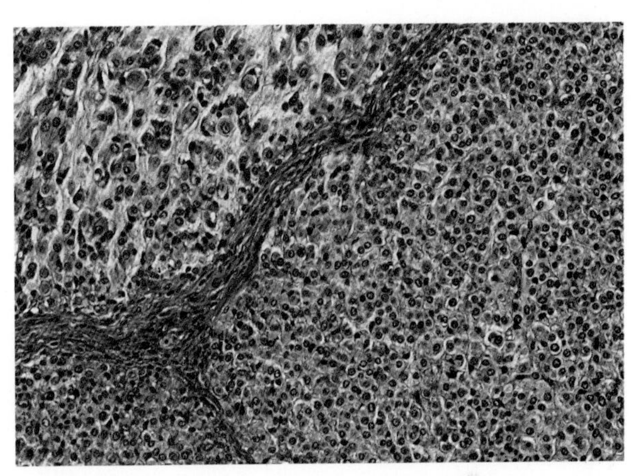

▲ 图 72-26　从“常规”的骨外黏液样软骨肉瘤（左上）向“细胞”型转变

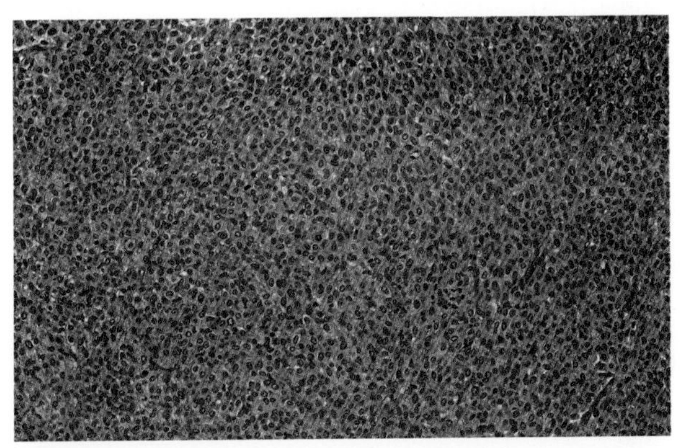

▲ 图 72-27　细胞变异，由大的上皮样细胞片组成，细胞核泡状，核仁突出

部区域或颅底。此外，免疫组织化学分析显示脊索瘤 S-100 蛋白强染色，不同于 EMC 显示的较弱、不一致（或阴性）染色。脊索瘤中的鼠短尾突变体表型、上皮膜抗原和细胞角蛋白染色也会阳性。黏液样脂肪肉瘤也需要鉴别，但其突出的是丛状血管包含脂肪母细胞，偶见圆形细胞转化，FISH 识别的 *FUS* 或 *DDIT3* 基因重组也可以帮助排除黏液样脂肪肉瘤。肌上皮瘤，包括良性和恶性混合肿瘤，可类似 EMC，但上皮和肌上皮标志物（细胞角蛋白、S-100 蛋白、钙调理蛋白、GFAP、p63）应能帮助区分肌上皮性肿瘤。黏液性纤维肉瘤的表现具有上皮样组织结构改变，其可能与 EMC 混淆。然而，更典型的“纺锤”区域的存在与上皮样区域结合，将有助于排除黏液纤维肉瘤。最后，需要鉴别黏液样间质肉瘤样癌，但结合影像学检查和免疫组织化学研究，应能确定浸润性病变转移的原发部位。

（六）治疗

这种肿瘤极度罕见（占 STS 不足 5%），使得关于有效的晚期患者全身干预措施，非常难以得到有意义的评论。传统认为它是抵抗化学治疗药的。2008 年发表的一项回顾性研究显示，21 例接受 32 周期化学治疗的患者均未出现治疗疗效 [155]。在那份报告中注意到有疾病短期稳定。然而，考虑到这种肿瘤偶尔呈惰性，疾病的稳定性可能不仅反映治疗效果，还反映了肿瘤的自然病程。另一项更近的但是前瞻性的研究表明，以蒽环素为基础的治疗具有一定的疗效 [156]。在 10 例患者中，Stacchiotti 等使用 RECIST 标准记录了 4 例患者部分缓解和 3 例患者疾病稳定。大多数患者接受蒽环类药和异环磷酰胺的联合化学治疗。据报道，抗 VEGF/TKI 的治疗在这一疾病中是有效的。从 2011 年 7 月开始，10 例出现进展的 EMC 患者在意大利的几个中心接受了舒尼替尼治疗（每日 37.5mg）。截至 2014 年 2 月，仍有 8 例患者接受治疗 [157]。使用 RECIST 标准，作者报道了 6 例患者为部分缓解和 2 例患者为疾病稳定。考虑到这种肿瘤不同的自然病程和化学治疗耐药的可能，辅助细胞毒性治疗似乎不太可能是获益。然而，这一组织学缺乏前瞻性随机数据，所以对于这个问题尚不能得到一个明确的答案。

预后是各不相同的。与大多数 STS 相似，它在很大程度上取决于诊断时的分期，这并不奇怪。回顾纪念 Sloan Kettering 医院收治的 87 例患者，5 年、10 年和 15 年生存率分别为 82%、65% 和 58% [155]。在该队列中有远处转移的患者，接受化学治疗的 3 个月、6 个月和 9 个月的 PFS 分别为 69%、40% 和 26%。

对于原发肿瘤，广泛切除以获得 R_0 边缘是一般外科手术的目标。任何可能的情况下都应进行保肢手术 [155]。据报道，在病例研究中，高达 70Gy 的放射治疗可使患者的肿瘤体积大幅缩小，但在更大规模的研究中发现这并不与更好的预后相关 [149, 155]。目前还没有比较 EMC 放射治疗疗效的前瞻性试验。

九、炎性肌纤维母细胞瘤

（一）概述

炎性肌纤维母细胞瘤（IMT）是一种罕见的梭形细胞肿瘤，主要发生于儿童和青少年的脏器和软组织。虽然早期的文献主要关注它在肺中的发生，但后来 IMT 几乎在每个解剖位置都有报道。从历史上看，它有多种名称，包括炎性假瘤、细胞炎性假瘤、浆细胞肉芽肿、炎性肌纤维组织细胞瘤，甚至炎性纤维肉瘤 [158-161]。在早期，它的生物潜能甚至是否是肿瘤都引发了讨论，术语“炎症”“炎性假瘤”被用来描述范围广泛的反应性和肿瘤性病变。1991 年，Meis 和 Enzinger 发表了描述 38 例儿童和青少年腹腔内及腹膜后病变的临床资料，他们称为“炎性纤维肉瘤”[162]。Coffin 等在 1995 年报道了 84 例肺外 IMT 病例，其在临床和组织学特征上与 Meis 和 Enzinger 描述的病例重叠 [163]。染色体 2p 重复克隆重排更支持 IMT 是一种具有独特的临床、病理和分子特性的实体瘤 [164]。虽然易发生局部复发，IMT 很少转移，因此被归类为中度恶性肿瘤 [165]。

（二）临床特征

炎性肌纤维母细胞瘤好发于儿童和青少年，但也可能发生在 80 多岁的年龄。Coffin 等的病例系列研究显示，女性患者略多（女性 48 例，男性 36 例），肿瘤发生最常见的解剖部位为肠系膜和（或）网膜、其他腹腔内部位、泌尿生殖道、上呼吸道、腹膜后、躯干和四肢。患者出现肿块或表现其他非特异性症状，包括发热、疼痛、体重减轻、隐痛。躯体症状包括发热、体重减轻和不适，在 15%～30% 的患者中可见，实验室评估可能显示小细胞性贫血、血沉增加、血小板增多和（或）多克隆的高 γ 型球蛋白血症。这些全身表现通常在肿瘤切除后消退。

在最初报道的 84 例患者中，69 例接受了肿块切除。5 例患者也接受了化学治疗和（或）放化疗。在 53 例随访的患者中，33 例没有疾病迹象，7 例复发，4 例带瘤存活。研究中有 5 例患者死亡，其中 2 例直接归因于 IMT。2 例患者均有广泛的腹腔内病变，包括小肠、大肠和肠系膜，其中一人的肿瘤有组织学进展。Coffin 等在他们的病例中没有发现转移，且复发或侵犯行为与发病部位无关，与邻近重要结构阻碍了手术切除也无关。Meis 和 Enzinger 研究的肿瘤显示出更显著的侵袭性行为。27 例（37%）患者在随访中出现局部复发，3 例（11%）有转移，5 例（19%）死于该病。

由于它们可发生于多个解剖位置，以及不同程度的纤维化和细胞浸润，这些肿瘤的影像学表现千变万化 [166]。例如，在肺中，它可以表现为一个明确的分叶性实质肿块，以下叶明显，也可以表现为腔内气管支气管肿块，或纵隔浸润性肿块 [167]。在腹部超声检查中，病变可有不同的回声强度和边缘，而肝脏病变通常表现为边界清晰，多普勒检查显示血管扩张[168]。当发生于胆道时，门静脉周围浸润和导管扩张可见[169]。在 MRI 上，病变显示 T_1 和 T_2 信号下降，可能是由于它们的纤维化所致，当然这也取决于肿瘤纤维化的程度[167]。CT 和 MRI 的增强程度也因位置不同而不同，肠系膜肿块表现为不均一强化[169]（图 72–28）。

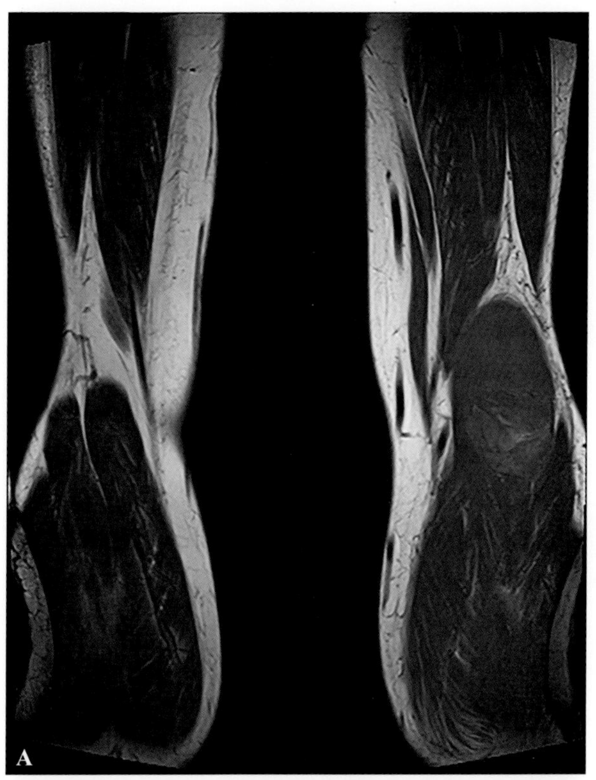

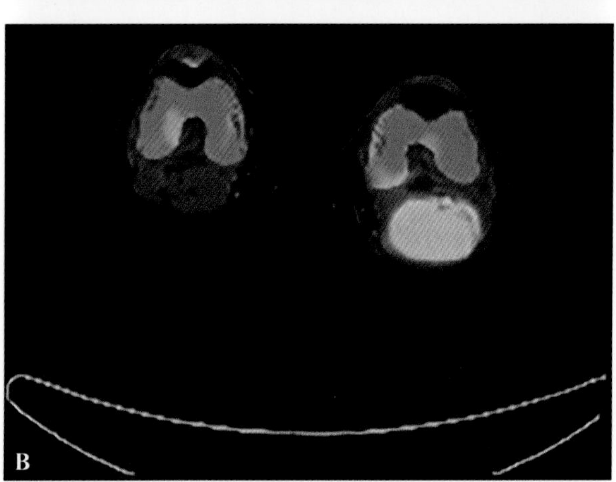

▲ 图 72–28 **53 岁女性患者，腘窝软组织炎性肌纤维母细胞瘤**

A. 冠状 T_1 加权图像显示，腘窝肿块下部 T_1 信号增强，与出血相一致；B. 轴向 FDG–PET/CT 融合图像显示摄取增加

（三）镜下特性

IMT 的组织学表现可能有显著差异，有时同一肿瘤内可能存在多种组织学模式。“经典”的外观是肌纤维母细胞的纺锤状细胞，位于可变的黏液样或纤维间质内，伴有含浆细胞、淋巴细胞、中性粒细胞和嗜酸性粒细胞的混合炎症浸润（图 72–29）。纺锤状细胞呈典型的均匀分布，胞质呈淡酸性，胞核呈圆形，呈锥形，有一个或多个核仁。核多形性可能存在，但并不显著。散在分布的“神经节样”细胞与增生性筋膜炎相似（图 72–30）。有丝分裂活性普遍较低，非典型有丝分裂少见。

Coffin 等描述了三种基本的组织学类型：黏液 / 血管型、紧密梭形细胞型和少细胞纤维（纤维瘤病样）型。黏液 / 血管型的特征是在水肿或黏液样基质中松散排列着饱满梭形细胞，具有明显的血管系统和筋膜炎样外观（图 72–31）。炎性浸润常缺乏其

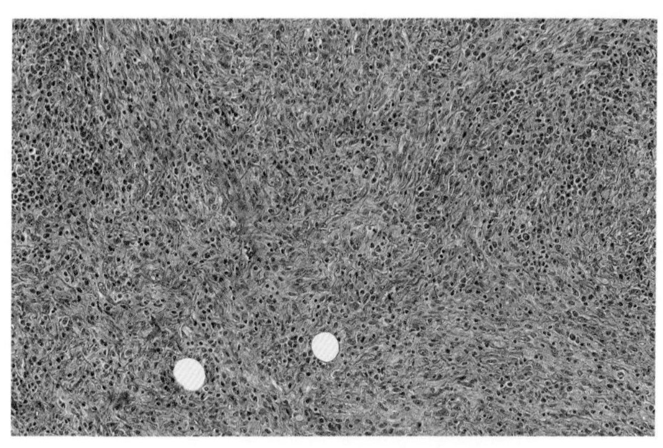

▲ 图 72–29 **炎性肌纤维母细胞瘤**

显示纺锤状细胞位于可变黏液样或纤维间质内，伴有含浆细胞、淋巴细胞、中性粒细胞和嗜酸性粒细胞的混合炎性浸润

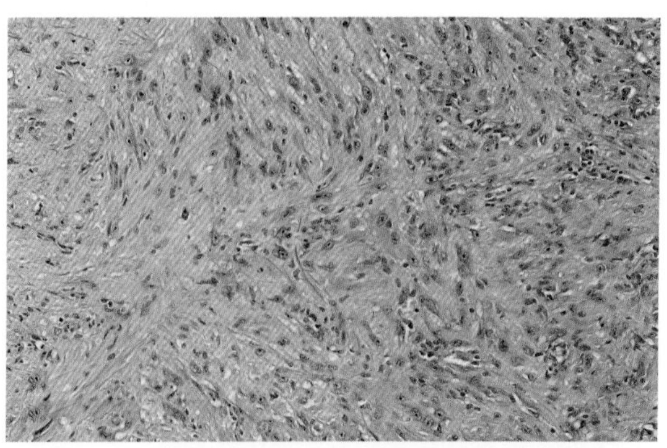

▲ 图 72–30 **可见散在的“神经节样”细胞，与增生性筋膜炎相似**

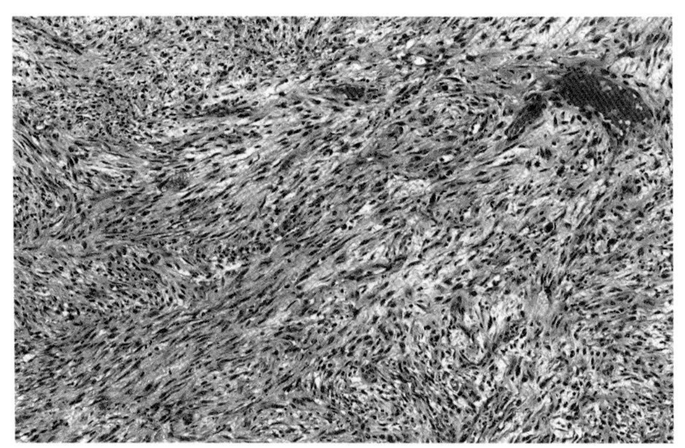

▲ 图 72-31　黏液 / 血管型

特征为水肿或黏液样基质中松散排列的饱满梭形细胞，具有明显的血管系统和“筋膜炎样”外观

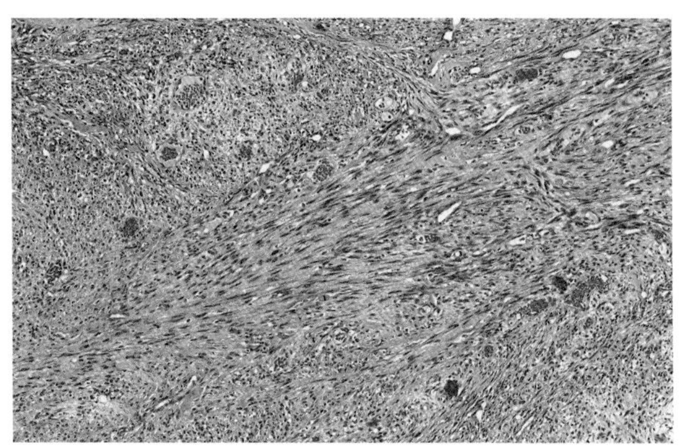

▲ 图 72-32　紧密梭形细胞型

显示梭形细胞均匀分布于胶原基质中，呈束状或层状结构

他类型中所见的显著浆细胞成分。相反，较多的中性粒细胞和嗜酸性粒细胞通常存在。在紧密梭形细胞型中，梭形细胞更均匀地分布在胶原基质中，呈束状或层状结构（图 72-32）。大量的浆细胞和淋巴细胞分散在梭形细胞中，淋巴滤泡和浆细胞聚集也很常见。纤维瘤病样型是相对少细胞的，细长而不是饱满的梭形细胞，分布在密集的胶原背景下，同时也有分散的淋巴细胞、浆细胞和嗜酸性粒细胞（图 72-33）。

在 IMT 中已经提到肿瘤向更高级别病变的组织学演变。这些病变通常表现为多形性梭形细胞、上皮样、圆形或多边形的细胞类型。明显的核异型性、频繁的有丝分裂、不典型的有丝分裂和（或）坏死非常常见（图 72-34）。这些病变具有侵袭性行为，伴有多处局部复发和（或）转移 [163, 170]。

免疫组织化学分析显示肌样标志物在 IMT 呈现不同程度阳性，包括平滑肌肌动蛋白、肌特异性肌动蛋白和结蛋白。局部细胞角蛋白免疫活性也可以在少数病例中看到。大约 50% 的 IMT 中间变性淋巴瘤激酶（ALK）呈阳性（图 72-35）。IMT 中 ALK 的表达可以可靠地预测 ALK 基因的重排。此外，ALK 免疫染色模式可能与特异性基因融合有关。ALK 弥漫性细胞胞质染色可见于 *TPM3*、*TPM4*、*CARS*、*ATIC*、*SEC31L1* 融合类型，核膜染色见于 *RANBP2* 融合类型，颗粒状细胞质染色见于 *CLTC* 融合类型 [171]。

（四）细胞遗传学和分子遗传学特性

2p23 染色体上的间变性淋巴瘤激酶位点的重排

▲ 图 72-33　纤维瘤病样型

细长梭形细胞，密集的胶原背景，分散的淋巴细胞、浆细胞和嗜酸性粒细胞

在近 50% 的肺内和肺外 IMT 中均有报道 [172, 173]。ALK 是一种受体酪氨酸激酶，最初被认为是 NPM-ALK 融合肿瘤蛋白的组成部分，在含有 t（2；5）易位的间变性大细胞淋巴瘤中异常表达 [174]。已经确定了几个 ALK 融合伙伴，包括 1p23 的 *TPM3*，19p13 上的 *TPM4*，2q35 上的 *ATIC*，17q23 上的 *CLTC*，11p15 上的 *CARS*，2q13 上的 *RANBP2*，4q21 上的 *SEC31L1* [175–181]。在 IMT 中，ALK 的表达与预后之间没有一致的相关性。来自病例报告的有限数据表明，*RANBP2*-ALK 融合的 IMT 通常呈现上皮样 / 圆形细胞形态，并可能呈现更侵袭性的临床过程 [182, 183]。最近的研究表明，部分 ALK 阴性 IMT 的致癌机制可能是 *ROS1*、*ETV6* 或 *NTRK3* 的重排 [184–187]。

（五）鉴别诊断

IMT 的鉴别诊断根据临床表现和它所呈现的形态学外观而有所不同。在小细胞纤维类型的肿瘤

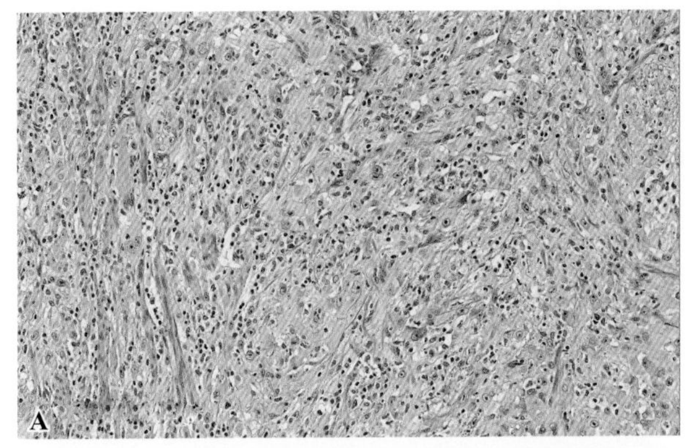
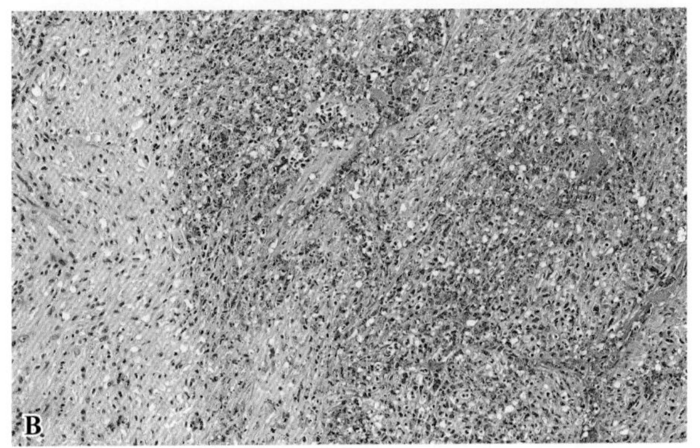

▲ 图 72-34 “高级别”炎性肌成纤维细胞瘤

显示多形性梭形和（或）上皮样细胞，伴有明显的核异型性、频繁的有丝分裂和坏死

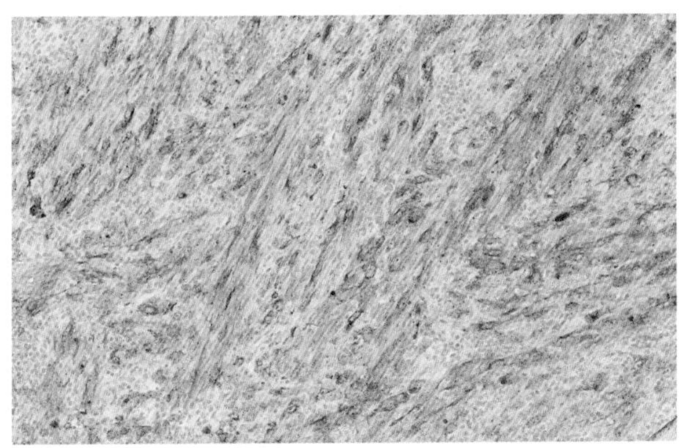

▲ 图 72-35 间变性淋巴瘤激酶（ALK）免疫染色显示梭形细胞呈强阳性

中，纤维瘤病需考虑鉴别。IMT 中可见的炎症成分在纤维瘤病中不存在。此外，免疫组化 β- 联蛋白表达和 *CTNNB1* 或 *APC* 突变均不会出现在 IMT 中。在较大的腹部肿块中，尤其是那些累及胃壁或肠壁的肿块，必须排除 GIST。GIST 形态多样，但炎症成分不典型。免疫组织化学分析显示 GIST 中 CD34、CD117（C-kit）和 DOG-1 与 IMT 相比呈阳性。GIST 也有 *KIT* 或 *PDGFRA* 突变的特征。脂肪肉瘤，包括分化良好的和分化差的个体，可以有显著的炎症，并经常涉及腹膜后，从而鉴别诊断会考虑到 IMT。脂肪肉瘤很少发生在年轻患者。然而，考虑到 IMT 可能发生在老年患者，不应依靠患者的年龄来排除任何一种诊断。高分化脂肪肉瘤中的“炎症型”病例，除了较明显的炎性区域外，通常还会出现典型的低级别脂肪肉瘤区域。根据定义，除表现出较大的非典型性和（或）异源分化的区域（骨肉瘤、软骨肉瘤等）外，去分化脂肪肉瘤还包括高分化脂肪肉瘤区域。细胞遗传学 / 分子遗传学分析揭示涉及染色体 12q 的多余环和（或）标记。定位于 12q13-q21 的 *MDM2* 和 *CDK4* 基因扩增，这可以通过免疫组织化学和 FISH 检测发现。显示显著炎症的平滑肌肉瘤可能与 IMT 类似。与 IMT 相比，平滑肌肉瘤的核形态学表现更不清晰。平滑肌肉瘤还会显示出肌肉标记物强阳性（平滑肌肌动蛋白、结蛋白），缺乏 ALK 染色，细胞遗传学分析将显示非常复杂的核型，也不存在在 IMT 中看到的特异性改变。纤维硬化性病变如硬化性肠系膜炎和特发性腹膜后纤维化累及腹部结构，可以表现出不同程度的炎症。它们通常会更广泛地浸润生长，而不是 IMT 更常见的形成肿块。此外，硬化性肠系膜炎或特发性腹膜后纤维化不会见到 ALK 染色。免疫染色的 IgG_4 已被探索作为一种用以区分 IgG_4 相关纤维硬化性疾病与 IMT 的手段。然而，Saab 等证明，部分炎性肌纤维母细胞瘤的 IgG_4/IgG 值在 IgG_4 相关硬化性疾病的 IgG4/IgG 值范围内。因此，单凭比值不能作为鉴别这两个实体瘤的可靠手段[188]。最后，也有极少数 IMT 病例包含大的、多核的肿瘤细胞，并具有明显的核仁，这与霍奇金淋巴瘤中的 R-S 细胞相似。免疫组织化学分析能够迅速区分这两种实体瘤，因为 IMT 中的梭形细胞会表达肌动蛋白和 ALK，同时不会有 CD15 和 CD30 染色。

（六）治疗

即使是在 STS 这样罕见的癌症中，IMT 也是极其少见的。目前尚无针对该肿瘤治疗的随机临床试验，甚至很少有回顾性病例。治疗主要基于病例报告和历史先例。在大多数情况下，与所有局限性 STS 一样，手术切除是治疗的主要方法。通常在儿童群体中，这些肿瘤可以表现为惰性，这种情况并不少见。手术治疗通常能取得成功。一部分患者会出现体积庞大、不能切除或临界可切除的病变，通常发生在腹部。在这种情况下，考虑使用单药多柔比星或基于多柔比星联合治疗的“标准”肉瘤化学治疗方案是合理的。也有关于细胞毒性治疗效果的病例报道[189]。考虑到约50%的IMT显示ALK重排，可以考虑使用ALK抑制药进行靶向治疗。与其他ALK重排肿瘤相似，IMT已被第一代ALK抑制药克唑替尼成功治疗[190]。尽管没有强有力的证据支持，但克唑替尼仍是转移性ALK重排肿瘤的合理一线治疗手段。通常情况下，STS的预后取决于充分的手术切除。许多病例属于中等程度分化，能够被完全切除，一般不需要给予全身辅助治疗。那些肿瘤体积庞大（通常是腹部疾病的老年患者）、不可切除疾病的患者预后较差。

对于原发肿瘤，广泛切除以获得 R_0 切缘是一般外科手术的目标。任何可能的情况下都应进行保肢手术[191, 192]。放射治疗在这些肿瘤的治疗中作用有限。由于这种组织学诊断的患者年龄一般较轻，多学科肿瘤会诊的作用至关重要。任何放射的使用都应权衡长期风险（继发性癌症、生长缺陷、病理性骨折等）和潜在益处。

十、黏液样 / 圆细胞脂肪肉瘤

（一）概述

由于脂肪肉瘤包括黏液样脂肪肉瘤是成年人最常见的肉瘤类型，早在 1865 年 Rudolph Virchow 就首次报道描述了它[193–195]。1962 年，他回顾了 103 例脂肪肉瘤，其中包括 47 例黏液样脂肪肉瘤和另外 13 例圆形细胞脂肪肉瘤。这些肿瘤主要见于下肢，男性多于女性。他描述这些肿瘤的外观“与正常脂肪发育的连续阶段在结构和组织化学上有密切的相似性”。在 Enzinger 的病例系列中，黏液样脂肪肉瘤患者 5 年生存率为 77%，肿瘤发生圆形细胞转化的患者为 18%[196]。

（二）临床特征

如上所述，包括所有的组织学亚型，脂肪肉瘤是成人最常见的肉瘤。黏液样脂肪肉瘤约占所有脂肪肉瘤病例的 1/3 到一半，也是青少年和年轻人中最常见的脂肪肉瘤类型[197]。随后对大量患者的回顾证实了 Enzinger 系列的临床特征。1996 年，Kilpatrick 等人回顾了从 1971 年到 1992 年梅奥诊所就诊的 95 例患者[198]。在该系列中，发病时的中位年龄为 44 岁（范围 16—81 岁）。男性比女性更好发，比率为 3∶1。典型的肿瘤表现为无痛性肿块，在诊断前病史可从短至 2 周到长达 13 年。绝大多数肿瘤发生在四肢（下肢 86 例；上肢 5 例），另有会阴 1 例，腹腔内及腹膜后 3 例。平均肿瘤直径为 12cm，除 1 个肿瘤外，其余肿瘤均深至筋膜。5 年和 10 年的总生存率分别为 82% 和 67%。圆细胞分化比例、自发性肿瘤坏死率和患者年龄与不良生存率显著相关。年龄在 45 岁或更年轻的 49 例患者中，18% 死于肿瘤。相比之下，年龄在 45 岁以上的患者中，49% 死于这种疾病。未发生圆形细胞转化的患者（54 例），23% 发生转移，21% 死于肿瘤。14 例患者的肿瘤中圆形细胞分化超过 5% 但小于 25%，其中 35% 发展为转移性疾病，29% 死于肿瘤。24 例患者中有 25% 或更多的圆形细胞分化，58% 发生转移，54% 死于肿瘤。黏液样脂肪肉瘤的转移模式是特殊的，因为它表现出向软组织和腹腔内部位（包括腹膜后）扩散的倾向。骨和肺也是转移性传播的常见部位。

Antonescu 等随后的一项研究修正了圆细胞分化的百分率大于 5%，应为组织学“高级别”[199]。他们还发现坏死和 p53 过表达的存在是黏液样脂肪肉瘤局限期病例预后不良的预测因子。黏液样脂肪肉瘤在影像学上表现为复杂的流体型特征，CT 低密度，MRI 上 T_1 低信号，T_2 高信号。由于脂肪成分可能小于其体积的 10%，因此预期的脂肪 T_1 信号的增加在这些肿瘤中往往看不见[200]。存在这种情况时，肿瘤上一个单独的非脂肪 / 非黏液样信号结节成分可以与圆形细胞成分相关[201]。在一项对 30 例患者的研究中，超过 5% 的肿瘤区域显示这些非脂肪 / 非黏液成分与较高的组织学分级相关[202]。对 36 例患者进行回顾性影像学检查显示，肿瘤直径＞ 10cm，位置深，无分叶，边缘不规则，间隔厚，组织学分级较高[203]。这些作者还认为周围强化或球状 / 结节强化模式提示为圆形细胞，级别更高的组织类型（图 72–36）。这些肿瘤并不都是 FDG 高摄取的，因此 FDG–PET 在检测转移性疾病方面的敏感性有限[201]。在圆形细胞比例大于 5% 的高危患者中，全身磁共振成像已被提出作为一种转移筛查工具[204]。

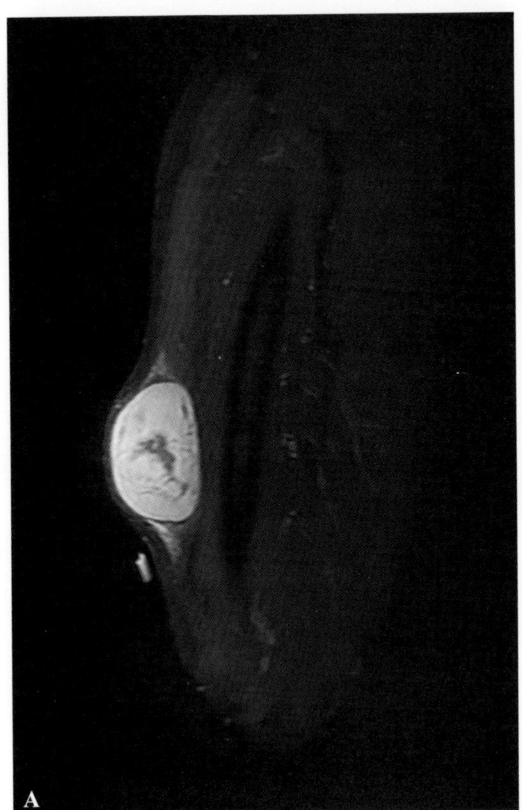

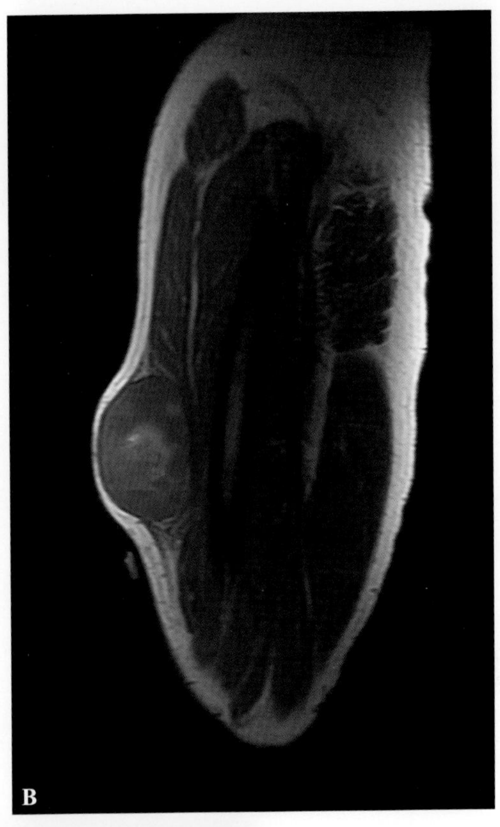

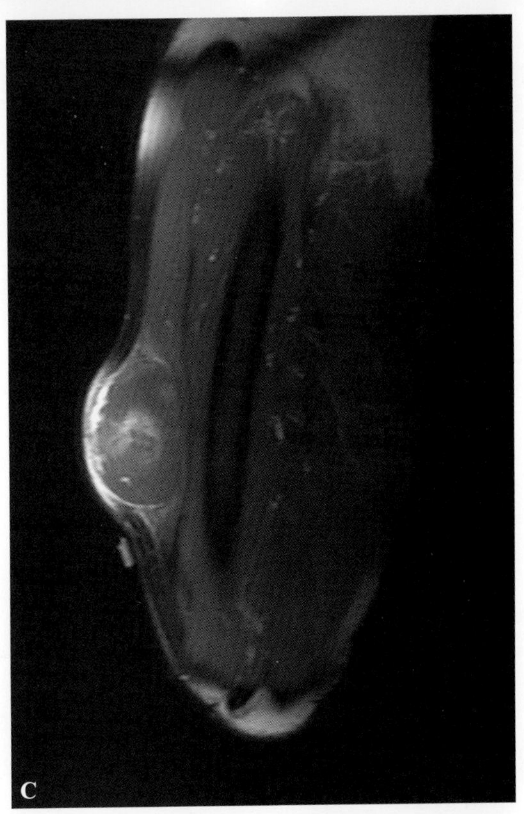

▲ **图 72-36 40 岁男性患者，大腿前侧 11cm 软组织肿块**

A. 矢状位 T_2 加权脂肪抑制图像显示 T_2 信号显著增高的黏液样成分；B. 矢状位 T_1 加权图像显示 T_1 脂肪信号增加的中心区域，这在提示脂肪肉瘤诊断时非常有用；大多数黏液 / 圆形细胞脂肪肉瘤不会显示内部脂肪信号；C. 造影后矢状位 T_1 加权脂肪抑制图像显示中心和周围增强；这个肿瘤有超过 5% 的圆形细胞

（三）镜下特性

黏液样脂肪肉瘤的典型形态为，散在的印戒脂肪母细胞和淡色梭形到球形细胞嵌在丰富的黏液 / 黏液样基质中，伴有显著的丛状毛细血管网络（即所谓的“鸡丝血管系统”）（图 72–37）。肿瘤细胞核呈单形染色质，核仁不明显。细胞学上的异型性不明显，有丝分裂也很少见。可见结节状结构，肿瘤结节周围细胞增多。然而，这不应该与真正的圆形细胞转化相混淆。尽管圆形细胞的转化可能是渐进的，但它通常会以一种突然转变的形式存在，从更为经典的组织学转变为细胞数量增加的区域，如细胞 / 基质比例大于 50%（图 72–38）。肿瘤细胞有较大但相对均匀深染的细胞核和少量嗜酸性细胞质。核仁更为明显。细胞的丰富程度可能会掩盖典型的血管网络，而成脂细胞可能很难识别，甚至不存在。

经典的和圆形细胞的组织学变异是最容易识别的。然而，在黏液样脂肪肉瘤中可能出现未被充分认识的多种组织学类型，这种异质性可能导致诊断上的差异，尤其是在小的活检标本中。Fritchie 等描述了可以看到的组织学类型的范围，并强调了这可能在小标本活组织检查以及“非典型”的组织学类型中有显著的代表性[205]（图 72–39）。黏液样脂肪肉瘤的诊断依赖于对经典和较少见的组织病理学类型的认识。没有具体的或可靠的有助于诊断的免疫组织化学染色指标。细胞遗传学 / 分子遗传学测试特别有帮助，将在下一节中进行描述。

（四）细胞遗传学和分子遗传学特性

超过 90% 的黏液样和圆形细胞脂肪肉瘤具有 t（12；16）（q13；p11）易位，从而导致 12 号染色体上的 *DDIT3*（也被称为 *CHOP*）基因和 16 号染色体上的 *FUS*（*TLS*）基因融合编码[206, 207]。少数肿瘤携带变异融合基因，其中 *FUS* 被 *EWSR1* 取代[208]。最后，带有（12；16）（q13；p11.2p13）插入突变的圆形细胞脂肪肉瘤病例也有报道[209]。嵌合的 *FUS-DDIT3* 融合基因可能产生至少三种不同的转录产物[210]。*FUS-DDIT3* 通过多种靶点发挥作用，包括 PPAR γ2 和 C/EBPα[211]。融合类型与总生

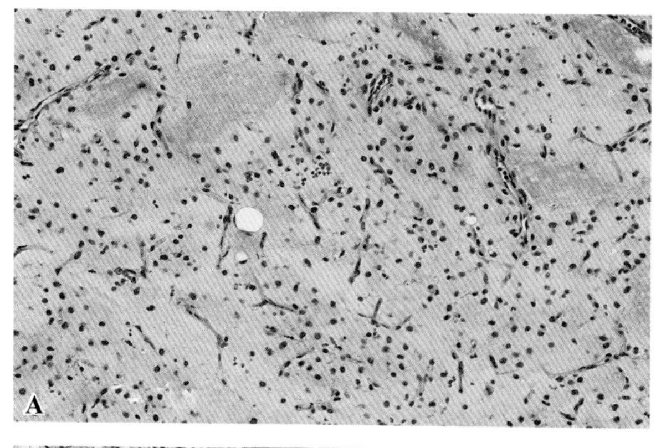

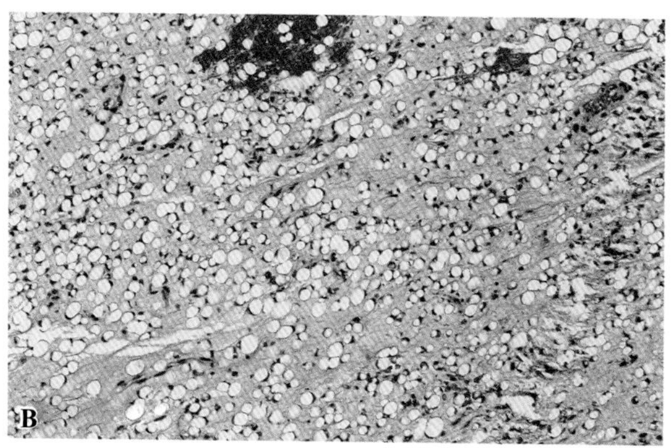

▲ 图 72–37　黏液样脂肪肉瘤

显示印戒脂肪母细胞嵌在丰富的黏液 / 黏液样基质中，具有明显的丛状毛细血管网络

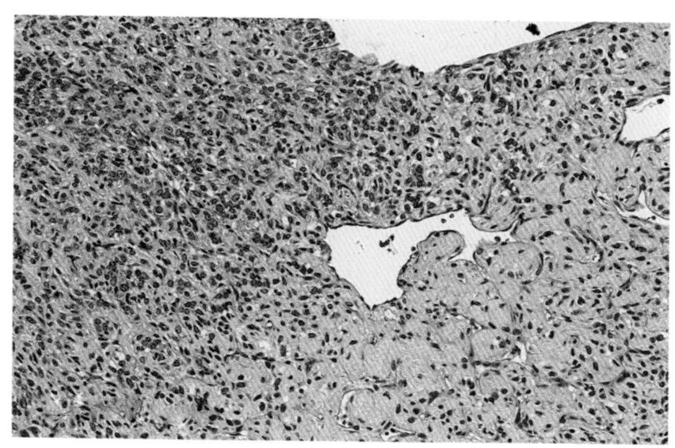

▲ 图 72–38　呈现圆形细胞转化，从经典组织学的突然转变

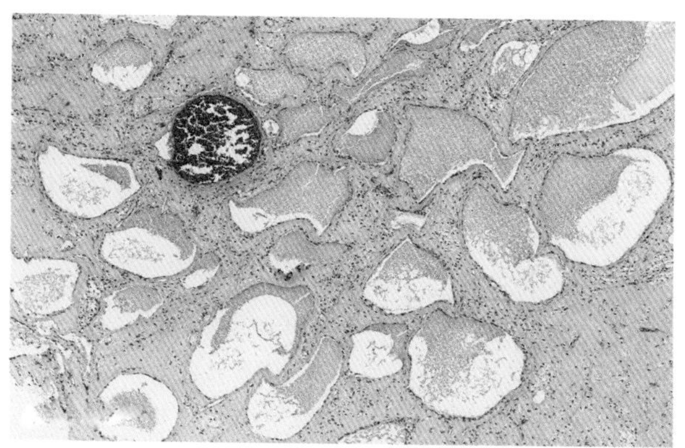

▲ 图 72–39　黏液样脂肪肉瘤，显示广泛的囊性改变

存率无相关性[199]。

微 RNA（miRNA）是一类内源性的非编码小 RNA，调控其靶基因的表达，其下调作用已被证明在包括肉瘤在内的许多生物学过程中发挥作用[212]。有趣的是，*DDIT3-CHOP* 已被证明可抑制 miR–486 的表达，在人黏液样脂肪肉瘤中诱导转移调节分子 PAI–1 的上调。miR–486 的抑制造成 PAI–1 表达的增加对黏液样脂肪肉瘤细胞的存活至关重要[213]。*P13K* 突变在黏液性脂肪肉瘤中较为常见，并与不良预后相关[214]。

（五）鉴别诊断

鉴别诊断包括许多表现为黏液样形态的病变，包括良性和恶性的病变。影像学检查可能提示肌内黏液瘤。然而，组织学可迅速排除黏液瘤，因为细胞的多样程度远低于黏液样脂肪肉瘤，看不到脂肪母细胞，虽然会出现小口径的血管，但缺乏脂肪肉瘤中常见的典型丛状血管模式。黏液样脂肪肉瘤很少能显示软骨区域，这可能与软骨样脂肪瘤混淆。脂肪母细胞、丛状血管的缺乏和整体良性形态应排除软骨样脂肪瘤。黏液纤维肉瘤是一种低级别黏液样肉瘤，可能与黏液样脂肪肉瘤相似。它比黏液样脂肪肉瘤更常见于浅表部位，虽然可能存在细胞质空泡化的肿瘤细胞，但不存在成脂细胞。黏液性纤维肉瘤的血管形态为小口径血管，而非黏液性脂肪肉瘤的丛状血管。具有圆形细胞形态的病例，特别是在小的活组织检查中，或圆形细胞成分占优势的情况下，需要与多种病变鉴别。ES/PNET 对 CD99 和 Fli–1 有很强的染色能力。且细胞遗传学分析揭示存在 t（11；22）或 t（21；22）。具有圆形细胞形态的低分化滑膜肉瘤也可类似于圆形细胞脂肪肉瘤。细胞角蛋白和上皮膜抗原免疫染色及 t（X；18）的存在可鉴别滑膜肉瘤。

（六）治疗

黏液样 / 圆形细胞脂肪肉瘤是 STS 较常见的组织学亚型之一（据估计占全部 STS 的 10%）。总的来说，它们对传统的多柔比星治疗（仍然是 STS 的一线治疗）比大多数其他类型的 STS 更敏感。2015 年，在欧洲普遍使用很多年的一种药物——他比特定（Trabectedin），在美国被批准用于蒽环类耐药的脂肪肉瘤和平滑肌肉瘤，这主要基于一个大型的Ⅲ期试验，它证明与达卡巴嗪相比，他比特定获得近 3 个月 PFS 改善（4.2 个月 vs 1.5 个月；风险比 0.87；$P < 0.001$）[215]。值得注意的是，他比特定在黏液样 / 圆形细胞脂肪肉瘤中表现出特别强的疗效。据报道其临床获益率超过 50%，并获得长期疾病控制。根据 RECIST 标准所衡量的治疗效果与以往的治疗效果相比，是滞后的，这种情况并不少见。据报道组织密度下降与长期的疾病稳定相关[216]。他比特定也具有标准细胞毒性化学治疗药的不良反应，其中最显著的是疲劳和中性粒细胞减少风险。另外，很少有关于心脏和肝脏毒性的病例报道。

除了多柔比星（联合 / 不联合异环磷酰胺）和他比特定外，没有明确的标准治疗。然而，在晚期疾病中基于临床试验的证据正开始出现。2016 年初，艾瑞布林被 FDA 批准用于对蒽环类化学治疗耐药的脂肪肉瘤的治疗，这是基于一项在平滑肌肉瘤和脂肪细胞肉瘤患者中，艾瑞布林对比达卡巴嗪的Ⅲ期临床试验（中位生存期 13.5 个月 vs 11.5 个月，危险比 0.768）[217]。一项的亚组分析表明，脂肪肉瘤患者存活率增加了一倍。与大多数其他 STS 相比，帕唑帕尼通常不用于脂肪肉瘤。在实验性治疗中，因为注意到这个肿瘤中 mTOR 信号通路改变的频率相对较高，mTOR 抑制药可能提供一些希望。然而，到目前为止，还缺乏确切的临床证据证明其疗效。

对于原发肿瘤，广泛切除以获得 R_0 切缘是一般外科手术的目标。尽可能地进行保肢手术[218]。黏液样 / 圆形细胞脂肪肉瘤已被报道显示对放射治疗有明显的临床反应。有几项回顾性研究显示这些肿瘤对术前放射治疗或单纯放射治疗有反应[219–222]。这些研究表明，术前放射治疗可使肿瘤体积缩 50%～60%[219, 220]。在大多数手术切除的肿瘤中均表现出明显的放射治疗反应[219]。所有单纯 MLS 患者术前放射治疗后均有病理上的完全缓解（8 例）[222]。相比于其他肉瘤组织学类型，该肿瘤术前或术后使用放射治疗与明显较高的 5 年无复发生存率相关，这一事实可用于改善该肿瘤患者的预后[221]。术前或术后放射治疗的使用应遵循本章前部分的一般放射治疗中的建议。

十一、恶性血管周上皮样细胞瘤

（一）概述

血管周上皮样细胞瘤（PEComa）是世界卫生

组织定义的一种罕见肿瘤，它是“间充质肿瘤，由组织病理学和免疫组织化学上独特的血管周上皮样细胞组成”[223]。PEComa 家族包括发生在脏器部位的实体，如肾或肝血管平滑肌脂肪瘤（AML）、肺透明细胞“糖”瘤（CCST）和淋巴管平滑肌瘤（LAM），以及发生在各种非脏器部位的肿瘤，包括软组织、皮肤和骨骼[224-230]。

1991 年，Pea 等描述了在肾 AML 和肺 CCST 的血管周围存在一种独特的细胞，其“细胞质边界明显，清晰到颗粒状、嗜酸性细胞质”[231]。1992 年，他们为这些细胞创造了“血管周围上皮样细胞”（PEC）这个术语[232]。由于 PEC 没有已知的正常对应物，对位于多个解剖位置，主要由这些细胞组成的肿瘤被称为“PEComa”[233, 234]。PEC 肿瘤家族的概念不断发展，并与结节性硬化症（TSC）的关系已被明确。1998 年 Eble 描述了发生于肾脏的 AML 及其与 TSC 相关性[235]。在 1973 年 Valensi 报道了 LAM 和 TSC 之间的关系[236]。Pea 在肾 AML 中发现 HMB-45 免疫阳性和前黑色素小体，随后在肝 AML、肺 CCST 和 LAM 中观察到相同的情况，从而确立了这些肿瘤在形态学、免疫组织化学相关的概念，虽然他们和 TSC 相关[237-239]。

（二）临床特征

在 2005 年，Folpe 等描述了 26 例发生在软组织和妇科部位的 PEComa，特别关注了关于临床行为的特征预测[227]。发病的高峰期是在 40 几岁，性别方面，即使排除了妇科肿瘤，仍有显著的女性优势（7∶1）。他们注意到复发和（或）转移与肿瘤大小（平均 8cm）、有丝分裂活性＞1/50 高倍镜视野及坏死密切相关。他们提出了一个包括肿瘤大小、浸润生长模式、高的核分级 / 细胞数、有丝分裂率大于 1/50 高倍镜视野、坏死和血管浸润作为“高风险”组织学变量的分类系统。回顾发生于“非经典”解剖位置的 PEComa（PEComa-NOS），Bleeker 等评估了英文的文献报道的 234 例 PEComa-NOS 的诊断特征、治疗方法和结果[240]。回顾组织学特征，以完善现有的风险分层标准。只有原发肿瘤大小为 5cm 或 5cm 以上，以及高有丝分裂率（1/50 高倍镜视野）是有意义的手术切除后复发的相关因素。细胞毒性化学治疗和放射治疗在 PEComa-NOS 治疗中几乎没有什么益处。作者还指出，mTOR 抑制药即将成为一种治疗选择[241]。

恶性 PEComa 的影像学特征报道较少。在 32 例患者的回顾性研究中，只有 6 例被归为恶性[242]。最大的关于恶性 PEComa 影像特征的报道来自 36 例患者，肿瘤最常见的位置在腹膜后，其次是女性生殖道[243]。原发性肿瘤通常边界清楚，MRI 上具有非特异性信号特征（T_1 降低，T_2 异质性明显）。CT 和 MRI 均有明显强化。1/3 的肿瘤出现坏死，少数出现出血和钙化（图 72-40）。本系列中 72% 的患者发生了转移，大多数转移到肺、肝和腹膜。作者认为，PEComa 应考虑在影像学上与较大的肾肿块鉴别，特别是在没有肾静脉侵犯和腺病时，另外还应与 T_2 信号增加的子宫肿瘤相鉴别。FDG-PET

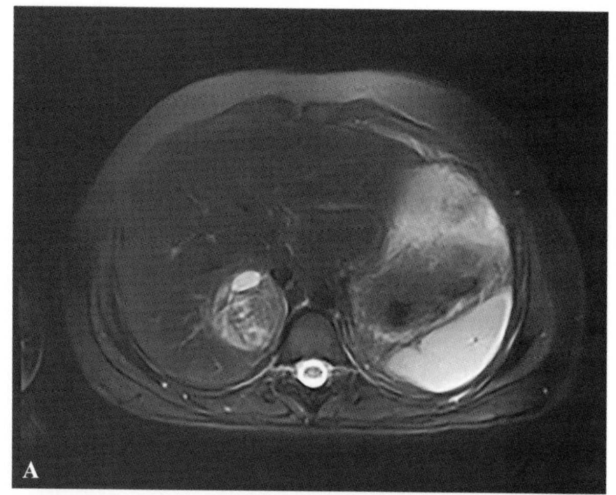

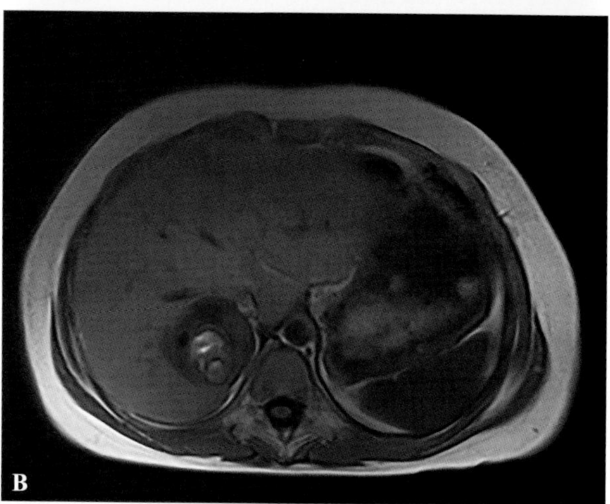

▲ **图 72-40　11 岁患者，合并患有 Li-Fraumeni 综合征和肝 PEComa**

A. 轴位 T_2 加权脂肪抑制图像显示，在毗邻肝下腔静脉的右后肝叶内有一个信号不均匀的肿块；B. 轴位 T_1 加权图像显示与中心出血一致的增强信号

在鉴别良恶性 PEComa 方面显示出良好的前景，前者示踪剂摄取较少，SUVmax ＜ 2.0，而后者有明显的示踪剂摄取，SUVmax 为 3～72[244]。由于 mTOR 通路可以控制 Glut-1 的功能，一些作者推测 FDG-PET 活性的增加可以帮助预测对 mTOR 抑制药的反应[244]。但是，这些推测是根据病例报告作出的，需要在这方面进行进一步的研究。

（三）镜下特性

肿瘤可能以局限或浸润的方式生长，由明显的嗜酸性细胞组成，呈束状、巢状或片状结构（图 72-41）。肿瘤细胞通常在血管周围呈放射状排列。突出的血管系统是典型的特征，血管范围从小口径分叉毛细血管到更厚的，通常是玻璃样变的小动脉和小动脉（图 72-42）。肿瘤最常表现为上皮样细胞和梭形细胞的混合，细胞结构程度不同。多核肿瘤巨细胞可看作是具有嗜酸性细胞中心带的巨细胞，周围环绕着一个清楚的外围带，令人联想到存在于成人横纹肌瘤中的“蜘蛛细胞”（图 72-43）。有丝分裂活性变化很大，在恶性肿瘤中会发现非典型的有丝分裂，同时肿瘤也表现为高细胞性、坏死和血管浸润。PEComa 的一种独特的“硬化”变异型显示广泛的间质玻璃样变，而且在中老年女性的后腹膜有好发的倾向（图 72-44）[245]。

PEComa 的特点是具有平滑肌和黑素细胞分化的免疫组织化学表现。HMB-45 是最敏感的指标，

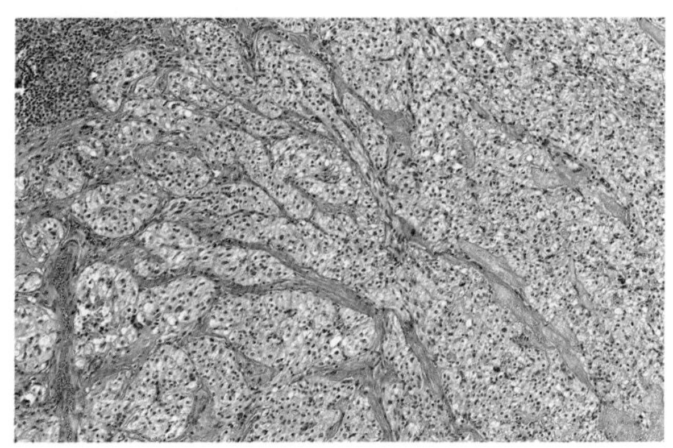

▲ 图 72-41　**PEComa** 显示透明 / 嗜酸性细胞，呈巢状或片状结构

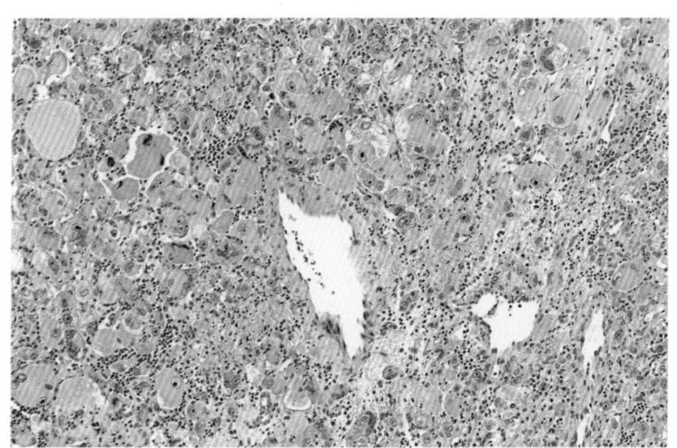

▲ 图 72-42　典型特征为明显的血管系统，肿瘤细胞通常沿血管呈放射状排列

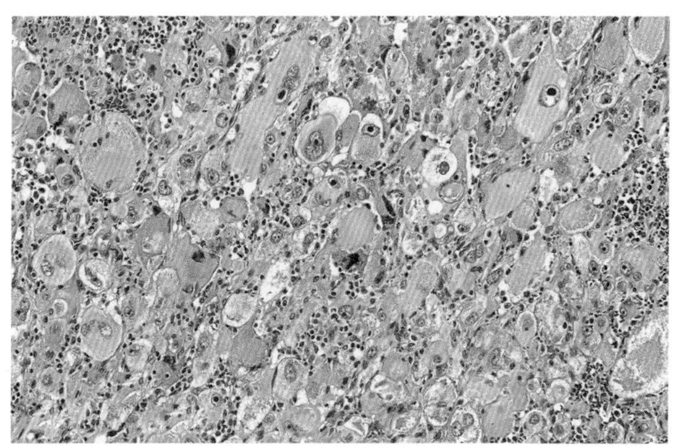

▲ 图 72-43　肿瘤为上皮样和梭形细胞的混合，可见多核肿瘤巨细胞

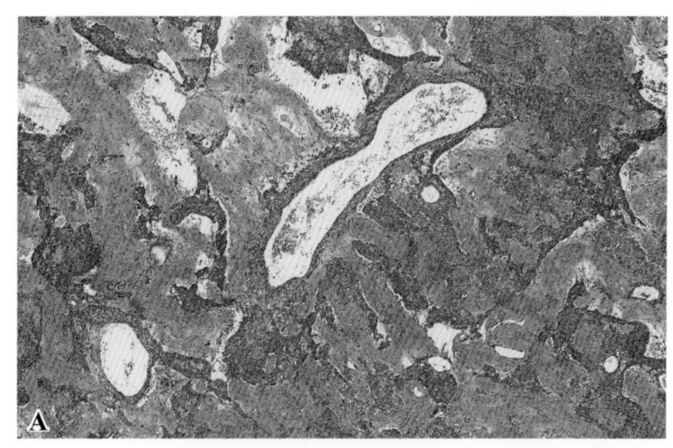

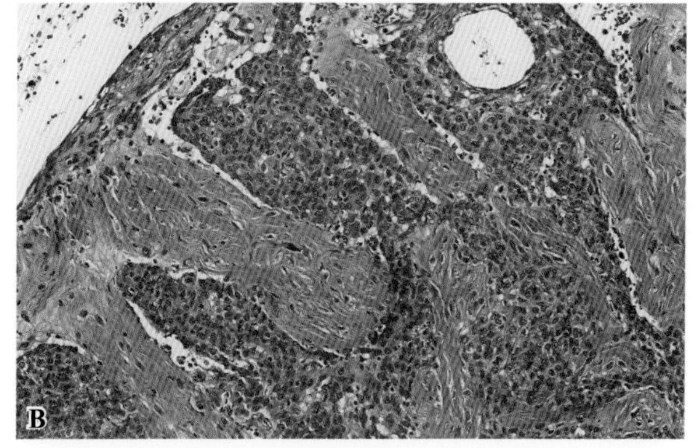

▲ 图 72-44　中年女性患者腹膜后硬化性 **PEComa**，显示广泛的间质玻璃样变

其次是 Melan-A 和 MiTF（图 72-45）。在大多数病例中都存在平滑肌肌动蛋白的表达，在上皮样细胞中比在梭形细胞中更常见。少数病例也会出现结蛋白和钙调蛋白结合蛋白染色。也可以看到 TFE3 的表达。一些作者报道了多达 1/3 的病例中出现了 S-100 蛋白表达。虽然这种共表达使 PEComa 和黑色素瘤或透明细胞肉瘤之间的区别变得有挑战性，但在黑色素瘤或透明细胞肉瘤中不会出现平滑肌标志物的表达。在罕见的情况下，异常的细胞角蛋白免疫染色也可以点状出现。

（四）细胞遗传学和分子遗传学特性

如上所述，AML 和淋巴管平滑肌瘤病发生在结节性硬化症的背景下。综合征性和散发性 PEComa 常常有 *TSC1* 或 *TSC2* 基因功能缺失性突变，导致 mTOR 通路激活，从而能够使用 mTOR 抑制药靶向治疗 [246-249]。*TFE3* 是 MiT 转录因子家族中的一员，有一部分 PEComa 含有 *TFE3* 基因融合 [250-254]。Agaram 等研究了 38 例 PEComa，其中 11 例发生在软组织。通过利用 RNA 测序和 FISH 相结合，他们发现了 9 例 *TFE3* 基因重组肿瘤，其中 3 个病例

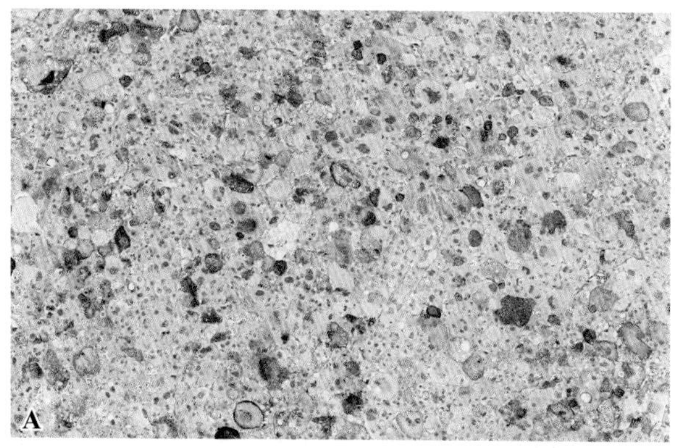

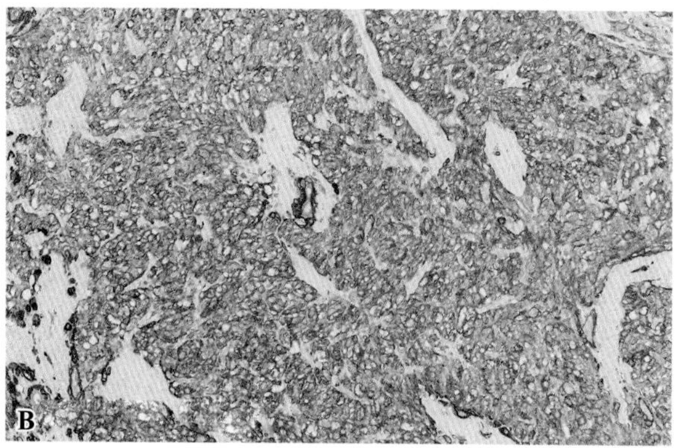

▲ 图 72-45 **HMB-45（A）和肌动蛋白（B）免疫染色显示肿瘤细胞具有较强的免疫染色**

显示为 *SFPQ/PSF-TFE3* 基因融合，1 例显示了新的 *DVL2-TFE3* 基因融合。组织学检查显示 *TFE3* 阳性病灶呈明显的巢状 / 肺泡形态，且在软组织和内脏部位分布均匀。在 3 例子宫肌瘤中发现了新的 *RAD51B* 基因序列，显示出复杂的融合模式，其中 2 例融合到 *RRAGB/OPHN1* 基因。在 2 例中发现其他非重复性基因融合，*HTR4-ST3GAL1* 和 *RASSF1*-PDZRN3。在检测的 80% 的 *TFE3* 融合阴性病例中，发现有 *TSC2* 突变。63% 的 *TSC2* 突变 PEComa 患者同时存在 *TP53* 基因突变。他们的结果表明，*TFE3* 重排的 PEComa 缺乏共存的 *TSC2* 突变，这表明了肿瘤发生存在其他途径 [255]。

（五）鉴别诊断

当 PEComa 发生在内脏器官时，如肾脏或肝脏，其必须与发生在这些器官的癌区分开。在这些病例中，PEComa 中的黑色素细胞标记物稳定表达应该足以区分。不幸的是，这种表达及形态学重叠可以在 PEComa 和黑色素瘤或透明细胞癌见到，使得它们之间的鉴别变得困难。如上所述，S-100 蛋白阳性可在多达 1/3 的 PEComa 中看到，其表达通常不像黑色素瘤或透明细胞肉瘤那样强烈和弥漫，平滑肌标志物的表达也不会出现在这些病变中。此外，t（11；22）的鉴定可以明确区分透明细胞肉瘤和 PEComa。腹腔内的 PEComa 病例可能需要与 GIST 鉴别诊断。极少数病例的 PEComa 可能表达 CD117，但强 CD117 染色在 GIST 中更为常见。GIST 中也可见 CD34 强阳性，但在 PEComa 中不典型。最后，GIST 中常见的 DOG-1 表达尚未见在 PEComa 报道。PEComa 可能与真正的平滑肌肿瘤混淆，无论是平滑肌瘤还是平滑肌肉瘤，它的外观和免疫组织化学表达平滑肌标志都容易造成混淆。PEComa 的典型血管结构和常见的多核巨细胞将有助于排除平滑肌瘤 / 平滑肌肉瘤。黑素细胞标记物的表达也有利于支持 PEComa 的诊断。

（六）治疗

恶性 PEComa 是 STS 中极为罕见的一个亚型。直到目前，对进展性转移性疾病的有效的全身治疗还是未知的。2010 年首次描述 mTOR 抑制药的临床益处 [249]。迄今为止发表的最大的病例系列文章是一项回顾性研究，来自皇家马斯登医院 [256]。作者描述了 2007—2013 年接受 mTOR 抑制药治疗的

10 例患者（9 例接受西罗莫司治疗，1 例接受替西罗莫司治疗）。观察到 5 例部分缓解，1 例病情稳定。3 例患者在治疗中病情进展（2 例进展迅速），1 例不能耐受治疗。

对于原发肿瘤，广泛切除以获得 R_0 切缘是一般外科手术的目标。尽可能地进行保肢手术。放射治疗对该肿瘤的作用是基于病例报告。Bleeker 等回顾了 234 例患者，并评估了 PEComa 的化学治疗和放射治疗的疗效[240]。新辅助化学治疗后放射治疗或放化疗的 3 例患者，临床有效率在 0%～20%。仅接受新辅助放射治疗的 6 例患者中有 5 例无反应，其中 1 例术后局部复发。8 例患者接受辅助放射治疗，其中 2 例局部复发。如果不能进行进一步的手术切除，可以考虑辅助放射治疗。用于治疗的放射治疗剂量将遵循本章前部分的一般放射治疗中的建议。

十二、尤因肉瘤 / 软组织的原始神经外胚层肿瘤

（一）概述

原始神经外胚层肿瘤或“骨外”尤因肉瘤在医学文献中首次出现是在 1918 年，当时 Arthur Purdy Stout 描述了 1 例 42 岁男性，患尺神经肿瘤，肿瘤由未分化的圆形细胞组成，形成花结[257]。3 年后，James Ewing 报道了 1 例 14 岁女孩尺骨内的圆形细胞瘤，他将其命名为“弥漫性骨内皮瘤”[258]。虽然 Ewing 提示内皮细胞分化，但组织发生的问题有争议，肿瘤随后被称为“尤因肉瘤”。1961 年，Dahlin 等描述了 165 例发生在骨头上的尤因肉瘤，体现了梅奥诊所对于该肿瘤的经验[259]。他们将肿瘤定义为“高度间变性、恶性、小圆细胞肿瘤”，临床上主要发生于骨骼。患者年龄为 18 月龄至 59 岁，肿瘤在男性中更为常见。各种不同的治疗方案都是包括手术和放射治疗。在随访的患者中，5 年生存率为 15%，10 年生存率为 10%。1975 年，Angervall 和 Enzinger 首次对“骨外”尤因肉瘤进行了综述，他们描述了 39 例发生在软组织中的肿瘤，这些软组织在组织学上被认为与尤因肉瘤难以区分[260]。患者的年龄范围和轻微的男性优势与 Dahlin 等报道的相似，肿瘤常常呈侵袭性进展的病程，这也与 Dahlin 等的系列病例相似。在他们的随访病例中，有 22 例死亡，临床过程往往是快速的，在原发肿瘤切除后几个月内就会出现转移病灶。

在随后的几年里，几位作者发表了一系列软组织的“外周”神经外胚层肿瘤或恶性小圆细胞肿瘤出现在特定的解剖位置（Askin 肿瘤）[261, 262]。随着免疫组化分析、细胞遗传学和分子遗传学检测的发展，包括对 t（11；22）（q24；q12）的鉴定，很明显，所有这些肿瘤都可归为尤因肿瘤家族，具有连续统一的形态学表现[263, 264]。

（二）临床特征

随后的回顾已经确认了原病例系列的临床病理特征。大多数患者为青少年或年轻人，男性居多。如果只考虑软组织中出现的病例，年龄范围会更大一些[265, 266]。PNET 几乎在每个解剖位置都有描述，但最常出现在四肢的深层软组织（大腿 / 臀部、上臂 / 肩膀）。典型的肿瘤表现为快速生长的、深嵌的肿块，在少数病例中可能会有疼痛。PNET 可能出现在接受其他恶性肿瘤治疗的患者中[267]。

这些肿瘤的影像学表现是可变的和非特异性的，MRI 在 T_1 加权图像上显示为低至中信号，在 T_2 加权图像上显示为中至高信号[268]。具有高细胞性和细胞质核比降低的肿瘤可能有较少的磁化自由水分子，因此与黏液样或含坏死内容物的肿瘤相比，PNET 在 T_2 加权图像上显示中等信号。当肿瘤内出血区域出现时，可表现为肿瘤内局部 T_1 信号增高。影像中边缘通常由于伪包膜而很清晰，尽管也可以看到边缘浸润[269]。与其他含丰富血管的肿瘤一样，MRI 可以显示肿块周围存在蛇形血流空隙（由于血管内血流丰富，所有序列上血管通道的信号都是降低的）。强化通常是显著的[270]。PET 成像在细胞分化较差时摄取增加，肿瘤内最大 SUV 增加，但有文献报道有假阴性，可能是继发于分化良好的肿瘤组织[271]（图 72–46）。

（三）镜下特性

虽然尤因肿瘤家族的不同成员的外观可能有所不同，但“经典”的描述是肿瘤细胞排列紧密，这些细胞呈一致的小而圆的蓝色，片状构成，细胞间基质很少或没有（图 72–47）。肿瘤细胞核中染色质含量中等，核膜清晰，核仁不明显。肿瘤细胞不清晰，可能由于糖原沉积而空泡化。从历史上看，使用 PAS 染色和淀粉酶消化显示肿瘤细胞胞质内糖原是明确诊断的重要手段。然而，由于糖原存在的多样性，以及免疫组织化学和细胞遗传学分析

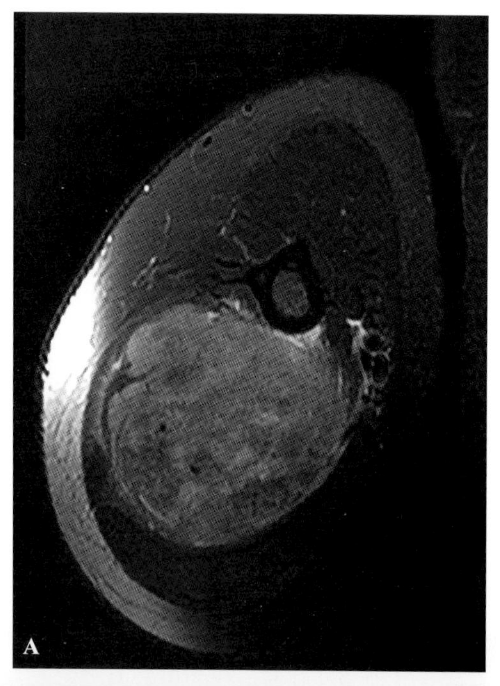

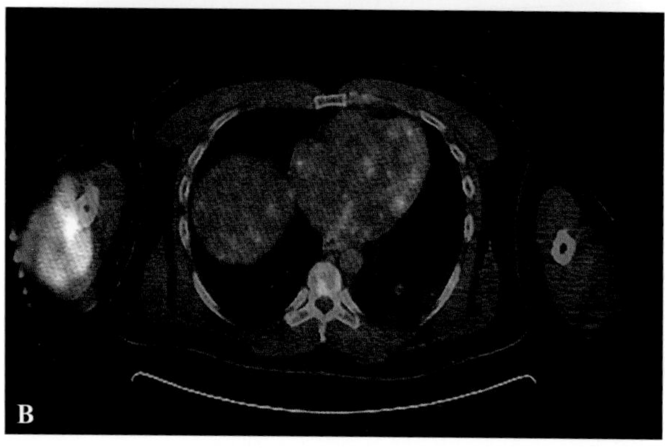

▲ 图 72-46　一名 38 岁男性患者，PNET 位于右臂后肌间隔内

A. 轴向 T_2 加权图像显示一个大的软组织肿块，具有明显的异质性和中等的信号强度，提示为瘤细胞丰富；B. CT/FDG-PET 图像显示右臂肿块内明显的代谢活性；SUVmax 为 12.3

的出现，证明细胞质内存在糖原目前来说并不是必要的。有丝分裂活性的程度多种多样。坏死在某些病例中可能是显著的，典型的坏死区域表现为有存活的细胞聚集在血管周围（图 72-48）。在某些情况下，这些细胞呈簇状或花结状排列，令人想起神经母细胞瘤。可观察到 PNET 病例间存在组织学异质性，并报道了“非典型”或“大细胞”变异（图 72-49）。这些病例显示核扩大，核外形不规则，核仁突出，缺乏花结[272]。如前所述，以往对 ES/PNET 的诊断是排他性的，其他实体常被误诊为 PNET。基本上所有 PNET 都以弥漫性和强的膜染色模式表达 CD99[273]（图 72-50）。虽然对 PNET 非常敏感，但 CD99 的表达并不特异性，可以在许多其他需要鉴别诊断的肿瘤中看到。绝大多数 PNET 病例均可通过免疫组织化学法分析 *FLI1* 的表达。在非肿瘤组织中，*FLI1* 的表达仅限于内皮细胞和造血细胞。Rossi 等利用 *FLI1* 单克隆抗体对 15 例患

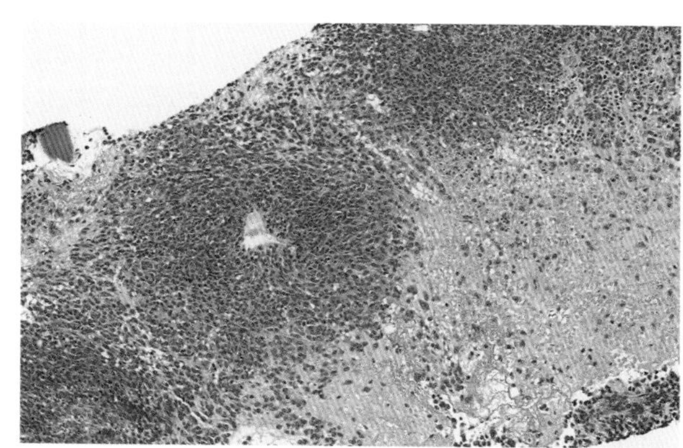

▲ 图 72-48　坏死在某些病例中可能很明显，典型的带状坏死，存活细胞聚集在血管周围

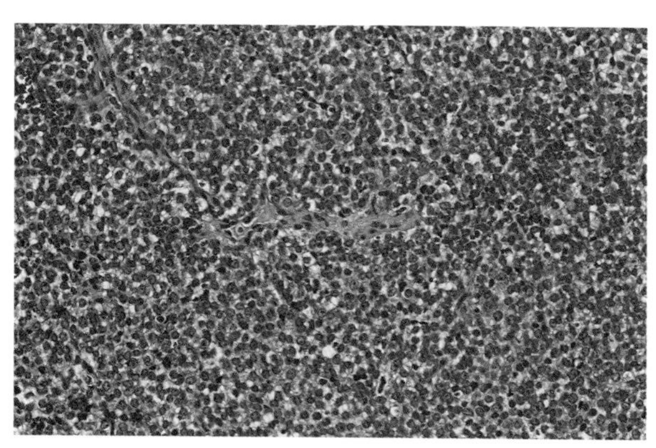

▲ 图 72-47　原始神经外胚层肿瘤

呈片状均匀的小而圆的蓝色细胞，细胞间质很少或没有

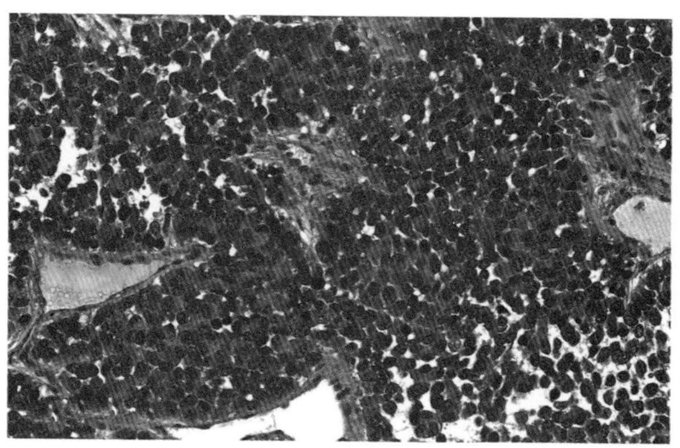

▲ 图 72-49　PNET 的“非典型”或“大细胞”变异

显示细胞核增大、不规则的核轮廓和明显的核仁

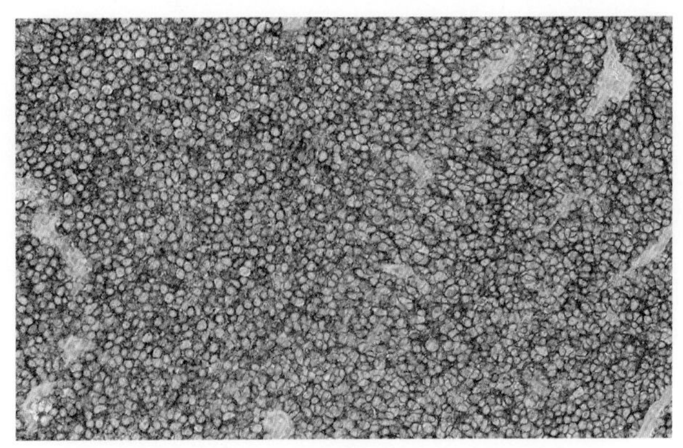

▲ 图 72-50 **CD99 免疫染色显示均匀的膜阳性**

者进行检测，100% 阳性[274]。Folpe 等证明在已知有 *EWS-FLI1* 融合的病例中，有 94% 的病例为 *FLI1* 阳性[275]。其他的标记物表达在 PNET 是多变的，包括波形蛋白、细胞角蛋白和神经标志物（突触素、染色质、CD57、S-100）。

（四）细胞遗传学和分子遗传学特性

尤因家族肿瘤的主要特征是存在非随机易位，导致 *EWS* 基因与 ETS 转录因子家族成员中的一个发生融合[276, 277]。这些易位中最常见的是 t（11；22）（q24；q12），在多达 90%～95% 的病例中可以发现。这将导致在 22q12 的 *EWS* 和在 11q24 的 *FLI1* 融合，形成在 der（22）上的 *EWS-FLI1*，包括 5′ 端的 *EWS* 和 3′ 端的 *FLI1*。融合基因编码的癌蛋白包含 *EWS* 的 N 端结构域和 *FLI1* 的 DNA 结合结构域[278]。第二个最常见的易位是 t（21；22）（q22；q12），占 5%～10% 的病例，这种异位导致 *EWS* 与在 21q22 上的 *ERG* 融合[279]。在 5% 以下的其他病例中出现的易位包括 t（7；22）（p22；q12）、t（17；22）（q12;q12）、t（2;22）（q33;q12）和 inv（22），它们分别导致 *EWS* 与 *ETV1*、*E1AF*、*FEV* 和 *ZSG* 融合[280-284]。最后，在非常罕见的情况下，会涉及 *FUS* 基因的异位而不是 *EWS*。Shing 等发现了一个 t（16；21）（p11；q32）导致 *FUS-ERG* 融合[285]。Ng 等在一例尤因肉瘤中发现了一种新的 t（2；16）易位，它产生了 *FUS* 和 *FEV* 编码框内融合[286]。这些易位可以在甲醛溶液固定石蜡包埋组织中用 FISH 和 RT-PCR 被检测到[287]。Bridge 等指出 FISH 检出率的敏感性和特异性分别为 91% 和 100%。而 RT-PCR 的灵敏度为 54%，特异性为 85%，其优势在于它可以提供关于融合转录亚型的额外信息。因此，FISH 和 RT-PCR 检测方法是互补的。

（五）鉴别诊断

如上所述，ES/PNET 所显示的形态学和免疫组织化学特征可能与许多其他具有“小而圆的细胞”形态的肿瘤重叠。来自 Folpe 等描述的尤因家族肿瘤可能表现出的形态学和免疫组织学多样性，被作为这方面的权威资源[288]。结合 *EWS* 基因易位的细胞遗传学和分子遗传学检测，形态学和免疫组织化学的表现应足以区分 PNET 与类似的肿瘤。考虑到神经母细胞瘤的好发年龄和肿瘤位于椎旁的位置，神经母细胞瘤需要与之鉴别诊断。多达 25% 的神经母细胞瘤是先天性的，另外 50% 在 2 岁前被诊断出来。这比 PNET 相对年轻。临床检查还发现约 90% 的神经母细胞瘤患者尿儿茶酚胺代谢物升高，而 PNET 患者则没有这一发现。神经母细胞瘤含有类似 PNET 的小圆细胞，但也会含有神经纤维和神经节因子，这取决于其分化程度。通过免疫组织化学分析，神经母细胞瘤表达神经抗原，但缺乏 CD99 和 *FLI1* 表达。此外，神经母细胞瘤缺乏 *EWSR1* 的改变。肺泡横纹肌肉瘤可能类似 PNET，特别是当它的结构更“坚实”时。虽然 CD99 的局灶性染色可能存在于横纹肌肉瘤中，但它的肌源性标记物（结蛋白、肌原蛋白、MyoD1）可呈强阳性。用细胞遗传学或分子遗传学技术检测 t（1；13）或 t（2；13）也可用于区分横纹肌肉瘤和 PNET。低分化滑膜肉瘤的病例可能在外观上与 PNET 重叠，尤其是那些没有突出上皮成分的滑膜肉瘤。滑膜肉瘤也可显示 CD99 染色。滑膜肉瘤细胞角蛋白阳性，在 PNET 中很少见。滑膜肉瘤中 TLE1 染色是另一个有用的鉴别指标。最后，t（X；18）的测定可确诊滑膜肉瘤的病例。除了“小圆细胞”形态外，DSRCT 显示出多表型的免疫染色特点，包括在某些情况下 CD99 染色呈现各种程度的变化。DSRCT 还包含一个涉及 *EWSR1* 的染色体易位，特别是 t（11；22）（p13；q22）。11 号染色体上涉及的位点涉及肾母细胞瘤的肿瘤基因（*WT1*），因此利用 RT-PCR，鉴定 *EWSR1-WT1* 融合将区分 DSRCT 和 PNET。淋巴瘤也可作为一个考虑的诊断，考虑到 T 细胞淋巴母细胞瘤典型地表达 CD99，在怀疑淋巴瘤的情况下，一个应该使用更广泛的免疫组织化学小组，包括 B 细胞和 T 细胞的标记物。转移性小细胞癌和皮肤神经内分泌（默克尔细胞）癌应在老年患者及浅表肿瘤患者中考虑到。这些病例应综合考虑患者的临床病史、免疫组织化学和细胞/分子遗传学分析。

近年来，已经有报道未分化的肉瘤，有些具有圆形细胞形态，并类似ES/PNET的免疫染色。Yoshimoto等描述了两个原始的圆形细胞肉瘤，显示CIC基因在19q13上重新排列——t（4；19）（q35；q13）[289]。Italiano等证实具有t（10；19）的肿瘤是累及了*CIC*基因和一个在10q26上与*DUX4*基因具有同源性的基因[290]。一些研究人员描述了未分化的小圆蓝色细胞肉瘤，其具有涉及*BCOR*基因的基因改变——*BCOR-CCNB3* X染色体臂内倒位和*BCOR-MAML3*嵌合融合[291-293]。随着特定治疗流程的出现，这些病例突出了病理学家和临床医师在面对原发小蓝色圆形细胞肿瘤的鉴别诊断时所面临的挑战。

（六）治疗

在成人中，PNET一词指的是起源于骨外的尤因家族肿瘤的成员（如胸壁的"Askin"肿瘤）。这些肿瘤的免疫组织化学和分子特征与更常见的骨骼疾病相似，而且在很大程度上难以区别。同样，治疗也是相似的。最常用的是基础细胞毒药物（长春新碱、多柔比星和环磷酰胺与异环磷酰胺和依托泊苷交替使用）和从第12周开始局部治疗（手术、放射治疗或两者兼用）。总共需14～17个周期。有一些回顾性的证据表明软组织肿瘤的表现可能突出于骨表现[294]。较新的治疗方法包括剂量密集方案（2周化学治疗方案），这在一项主要是儿科（中位年龄12岁）的随机对照试验中证实了，在5年随访中，无事件生存率提高了8%（73% vs 65%，间歇压缩有获益）[295]。最近，以儿童肿瘤学组牵头，研究对比生物制剂（IGF-R1单克隆抗体）联合细胞毒性药（如拓扑替康），与传统基础药物（如长春新碱、多柔比星和环磷酰胺/异环磷酰胺/依托泊苷）的疗效区别。

与更常见的尤因肉瘤的骨变异相似，PNET肿瘤的预后主要取决于分期。Baldini等研究了37例ES/PNET初诊患者。5年生存率为37%，5年局部控制率为85%。在单因素分析中，有利于生存的预测因素包括发病时为局限性疾病、骨原发、原发灶小于8cm，以及对化学治疗有良好反应。局限性疾病患者的5年生存率为49%，相比之下，诊断时远处转移的患者是0%。多因素分析显示有三个重要的独立预测死亡的因素：诊断时为转移性疾病、原发于骨外组织而不是骨，年龄≥26岁[296]。

携带*EWS-FLI1*融合转录物的局限期肿瘤患者可能比其他*EWS-FLI1*融合类型的患者具有更有好的临床预后[297, 298]。据推测，造成这种差异的潜在原因是1型融合转录物编码的嵌合转录因子活性较低。研究尚未确定携带*EWS-FLI1*和*EWS-ERG*融合物的肿瘤有何不同的临床特征[299]。

对于原发肿瘤，广泛切除以获得R_0切缘是一般外科手术的目标。任何可能的情况下都应进行保肢手术。考虑到这一组织学类型在成人中是罕见的，少于5%的PNET病例发生在40岁以上的成年人中，数据仅限于7个单中心的15岁以上的患者，他们都接受了针对PNET或尤因肉瘤的治疗[300-306]。在儿童群体中有大量的临床试验，研究PNET的多模式治疗的效果，并对该人群的数据进行了汇总，结果表明外科手术和放射治疗均可用于局部控制[307]。目前的治疗指南推荐如果可以达到R_0切除、无过度并发症、保留正常功能，则选择进行手术切除。对于潜在可切除的病灶，以及那些不那么重要的骨骼（如腓骨、肋骨、手部或足部的小病灶），手术仍是首选的治疗方式，因此使得患者可以避开放射治疗和与放射治疗相关的远期风险（继发性肉瘤）。对于脊柱原发性肿瘤，放射治疗通常是局部控制的选择[308]。

如果手术边界不足或R_1/R_2残留病灶，建议对切除患者进行辅助放射治疗[306, 309-311]。对化学治疗前和术前软组织肿瘤及骨肿瘤，应给予放射治疗45Gy/25F。最后给予10.8Gy/6F的加量（使总剂量达55.8Gy）用于化学治疗后的术前软组织疾病和原发骨性肿瘤。切除的淋巴结接受50.4Gy照射，即使没有包膜外侵犯；如果一个结节是R_1切除，或者是未切除，则按上面所述的给予55.8Gy的照射。

在特殊情况下，如巨大肿瘤或其他困难部位，手术联合放射治疗可以使手术范围更有限，从而比任何单一方式的局部治疗有更好的功能结果和更好的局部控制[209, 310, 312, 313]。放射治疗可以在术前（45Gy）或术后（如上所示）进行。脊椎肿瘤的剂量为45～50.4Gy，马尾区54Gy。有报道称，在病例系列中对过大到无法切除的原发性肿瘤使用了更高剂量的治疗，可能改善了局部控制（60+Gy）。

十三、滑膜肉瘤

（一）概述

虽然起源于滑膜的肿瘤可能以不同的名字被报道过，Haagensen 和 Stout 在 1944 年对“滑膜肉瘤”进行了全面的和重要的分析 [118, 314]。他们描述了 104 例患者，其中 9 例来自他们自己的机构，95 例来自他们认为正确分类 / 记录的文献。男性在他们的病例系列中占主要（62 例），肿瘤发生的年龄范围广，平均年龄 32 岁。下肢，尤其是膝关节周围，是肿瘤最常发生的部位（79%），其次是上肢。治疗选择手术切除、局部切除或截肢。辅助放射治疗也得到应用。然而，在所有以放射治疗为主的病例中，肿瘤都进展了。50 例患者出现了转移性疾病，最常见的转移部位是肺或淋巴结。虽然在某些病例中肿瘤的病程较长，但已知已有 47 例患者死亡，对于有效随访的患者来说平均总病程为 5.7 年。作者的建议是，在滑膜肉瘤的组织学诊断后，截肢应“迅速”完成。

滑膜肉瘤约占 STS 的 10%[315]。虽然在早期的文献中发现了与滑膜发育的相似之处，但绝大多数此类病变并不发生在关节中，也没有证据表明肿瘤起源于滑膜或向滑膜分化 [316]。即使在 Haagensen 和 Stout 的论文中，作者也质疑肿瘤细胞是否来自滑膜，“他们是否来自正常的关节、肌腱鞘和滑囊的衬里细胞，这是非常值得怀疑的，因为肿瘤通常在这些结构的外面，虽然通常离它们很近。”

（二）临床特征

在对 Rizzoli 研究中心治疗的患者的回顾性研究中，Palmerini 等在 1976—2006 年发现了相对平衡的男女比例（128 名女性：122 名男性），与 Haagensen 和 Stout 报道的病例不同 [317]。这组病例系列的平均年龄是 37 岁（范围 7—83 岁）。然而，滑膜肉瘤可能发生在儿童 [318]。绝大多数（71%）肿瘤同样是发生在下肢，16% 在上肢，还有肿瘤发生于躯干（13%）。随后的报道中，几乎在每个解剖部位都发现了滑膜肉瘤。原发病灶通常有痛感且较大（121 例患者中大于 5cm）。虽然大多数患者为局限期，但 18% 的患者在发病时确实有转移病灶。所有的局限期患者都接受了手术，24% 的患者接受了截肢。50% 的局限期患者接受放射治疗，48% 的患者接受化学治疗。据报道，局限期患者的 5 年总生存率为 76%。转移性患者的情况明显更糟，5 年总体生存率为 10%。大约 50% 的病例会发生转移，最常见的是肺、淋巴结和骨髓转移。临床病理分析显示，患者年龄、肿瘤大小、组织学亚型和放射治疗的使用是无进展事件生存的独立因素。

多达 1/3 的滑膜肉瘤在影像学上表现为不均匀的钙化，通常为周围性钙化 [319]。在 11%～20% 的病例中，还会有邻近的骨受累（骨膜反应、骨重构或侵犯）[320]。由于钙化，一些肿瘤的骨扫描显示微弱的放射性核素吸收。MRI 表现通常非特异性，T_1 信号略低于或等于肌肉，T_2 信号等于或高于皮下脂肪。肿块通常多分叶，位于关节附近，但通常不是来源于关节，通常边缘清晰。Jones 等报道了 34 例患者的 MRI 信号表现 [321]。T_2 信号通常是不均匀的。在这项研究中，35% 的患者肿瘤内区域在 T_2 加权图像上表现为高于、等于和低于脂肪的信号。这种“三重信号”强度信号被认为是由于混合物含坏死、出血和固体成分，作者认为当其存在时有助于诊断。液—液平可在高达 25% 的肿瘤中观察到。然而，如果肿瘤很小，这些特征可能不存在。同样，这也可以在其他软组织肿瘤如未分化多形性肉瘤中看到，因此缺乏特异性。单相和双相亚型之间没有特殊的影像学差异 [270]。增强扫描强化通常是不均匀的。PET 示踪剂的摄取通常以高 SUV 为特点。在对 20 例患者的回顾性研究中，SUVmax 越高，预后越差 [322]（图 72-51）。

（三）镜下特性

滑膜肉瘤由两种形态不同的细胞（上皮细胞和梭形细胞）组成，以某种细胞类型为主和（或）这些细胞类型混合，因此分为两种主要的组织学亚型——单相型和双相型。其中有一类“低分化”变异型，它被认为是组织学上的一种进展，而不是一个独特的亚型，因为它可能发生在单相和双相肿瘤中。双相滑膜肉瘤是经典的亚型，由上皮细胞和成纤维细胞样梭形细胞组成（图 72-52）。上皮成分可包括索、巢，甚至腺结构。鳞状细胞分化也可见（图 72-53）。上皮细胞嵌入纤维肉瘤样梭形区域，相对一致的梭形细胞以人字形结构排列。在单相滑

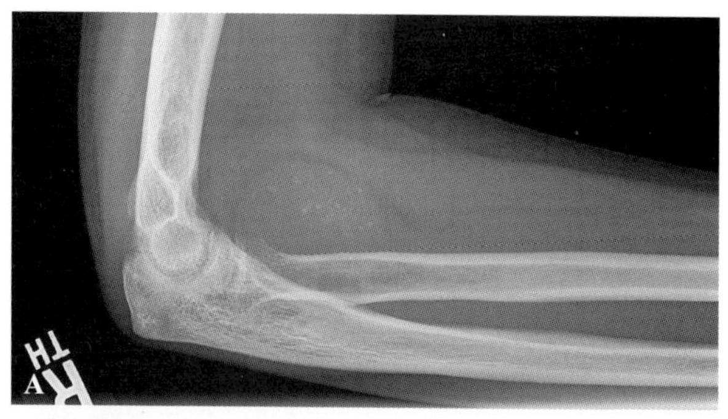

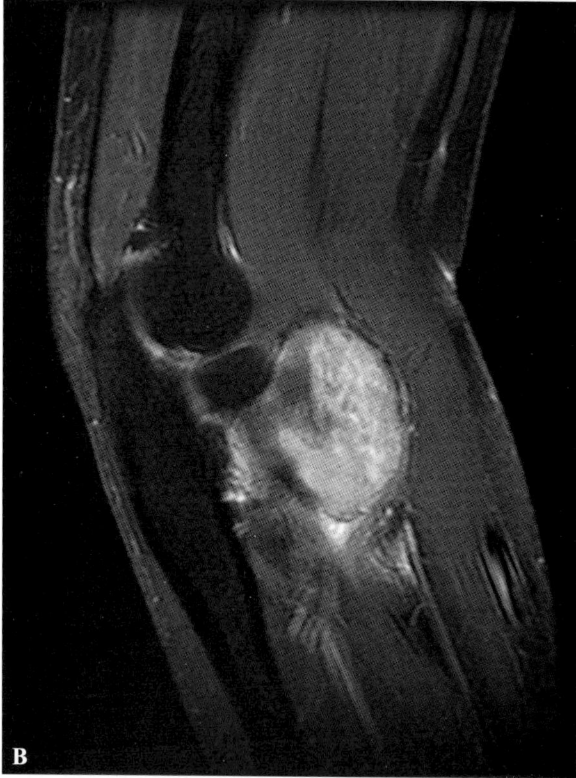

▲ 图 72–51　1 例 29 岁患者，肘部肿物

A. 右肘侧位片显示近桡骨掌侧有一软组织肿块，肿块周围有多个钙化；B. 矢状位 MR T_1 加权脂肪抑制后对比显示明显的异质性和液—液平

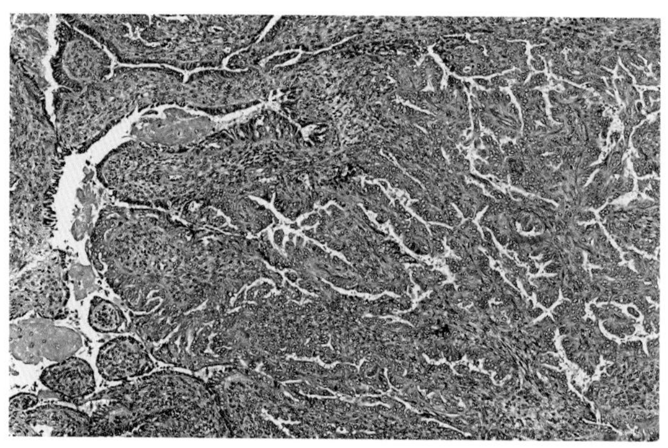

▲ 图 72–52　双相滑膜肉瘤显示上皮细胞和成纤维细胞样梭形细胞的混合

膜肉瘤中，正如名字所暗示的那样，上皮成分是看不到的（图 72–54）。这两种亚型都可能出现钙化，在某些情况下，钙化程度可能很显著（图 72–55）。肿瘤内的细胞结构可能不同，可能存在透明样或黏液样改变。囊性改变可能是局灶性或弥漫的。有丝分裂率差异很大。有丝分裂基本总是存在的，但可能只在细胞较多或分化较差的病例中明显。肿瘤血管的分布范围也可能从相对不明显的小口径血管到

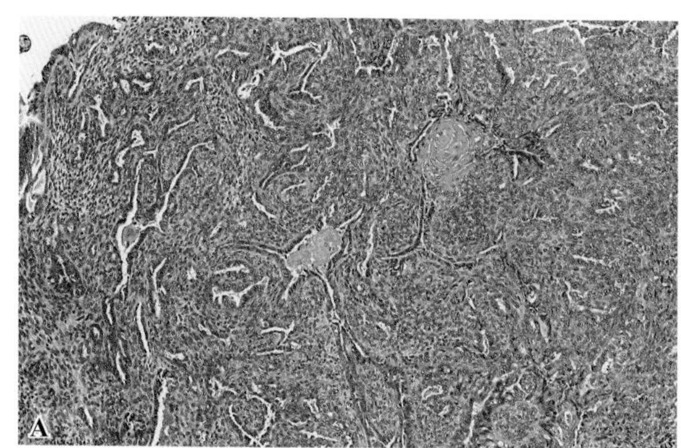

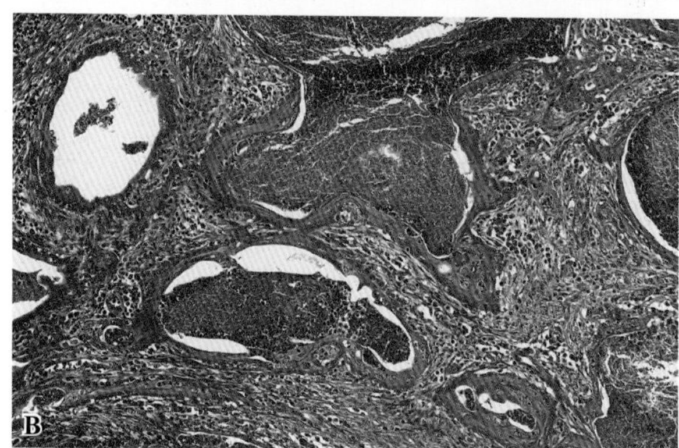

▲ 图 72–53　A. 上皮成分可能包含腺结构；B. 鳞状分化也可见

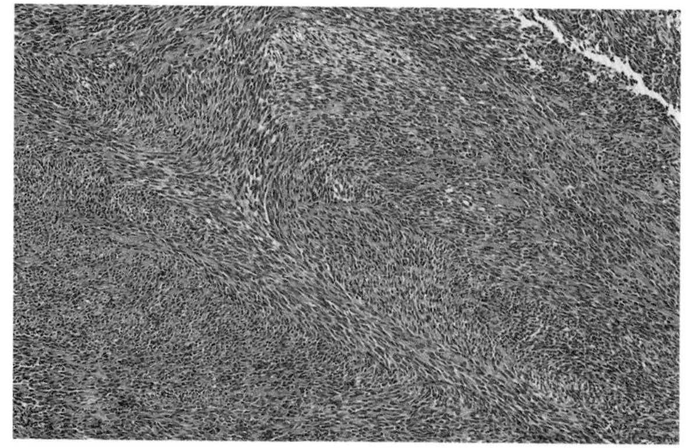

▲ 图 72–54　单相滑膜肉瘤显示均匀的梭形细胞群，呈人字形排列

包含大扩张血管的富血管病变，即所谓的“血管外皮细胞”血管模式（图 72–56）。低分化滑膜肉瘤的诊断可能具有挑战性，尤其是在小活检标本或组织学分化较差的肿瘤中（图 72–57）。重要的是要认识到，存在较高比例的病例表现出更强的侵袭性和转移性[323]。

基本上所有的滑膜肉瘤病例通过免疫组织化学分析都有一定程度的细胞角蛋白染色（图 72–58）。上皮膜抗原染色也出现在大多数（约 90%）的病例中。上皮膜抗原染色在低分化滑膜肉瘤中可能特别有用，因为其细胞角蛋白染色可能呈局灶性甚至缺失。多达 30% 的滑膜肉瘤可显示一定程度的 S–100 蛋白染色。在大多数情况下，这与上皮标记物共存。然而，极少数病例可能上皮膜抗原或细胞角蛋白染色为阴性，在这种情况下，与恶性周围神经鞘肿瘤的鉴别可能是困难的。CD99 和 BCL2 免疫组织化学染色可在滑膜肉瘤中见到，但非特异性，通常对确诊没有帮助。基因表达谱研究几乎已经确定了 *TLE1* 可在所有的滑膜肉瘤中表达，并且这个标记物可能在区分滑膜肉瘤与其他肉瘤方面非常有用，特别是细胞角蛋白阴性的情况下[324.325]。

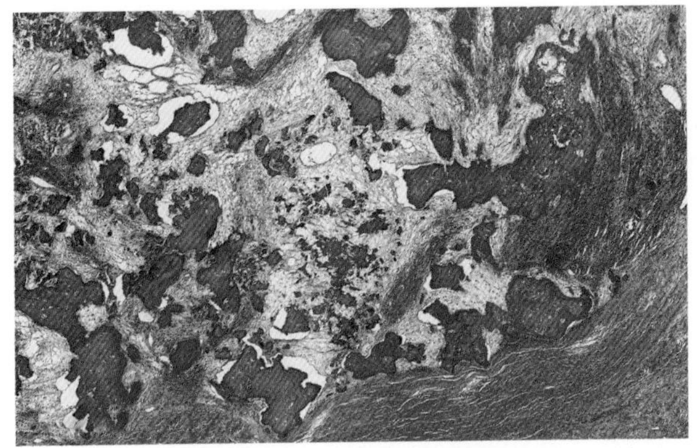

▲ 图 72–55　钙化可能显著

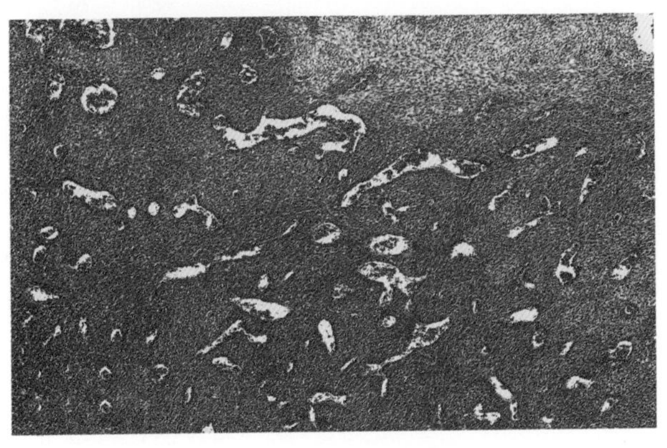

▲ 图 72–56　“血管外皮细胞样”血管形态

（四）细胞遗传学和分子遗传学特性

滑膜肉瘤具有特征性的 t（X；18）（p11；q11），导致位于 18 号染色体上的 *SS18* 基因（也称为 *SYT*）与位于 X 染色体上（Xp11）上的 *SSX1* 或 *SSX2* 基因，或者少见的 *SSX4* 基因融合。由此产生的基因融合似乎是相互排斥的，并且在原发灶和转移灶中一致[318, 326, 327]。大约 2/3 的病例携带 *SS18-SSX1* 融合基因，剩下的 1/3 携带 *SS18-SSX2* 融合基因。一些研究者已经确定了基因融合亚型和组织学亚型之间的联系[328, 329]。*SS18-SSX2* 融合见于绝大多数单相肿瘤，而 *SS18-SSX1* 融合通常见于双相肿瘤。有报道试图确定 *SS18-SSX* 在肿瘤发生 / 进展中所起作用，已经发现 *SS18-SSX* 作为表观遗传修饰剂和在染色质重塑中发挥作用的证据[330, 331]。融合类型与

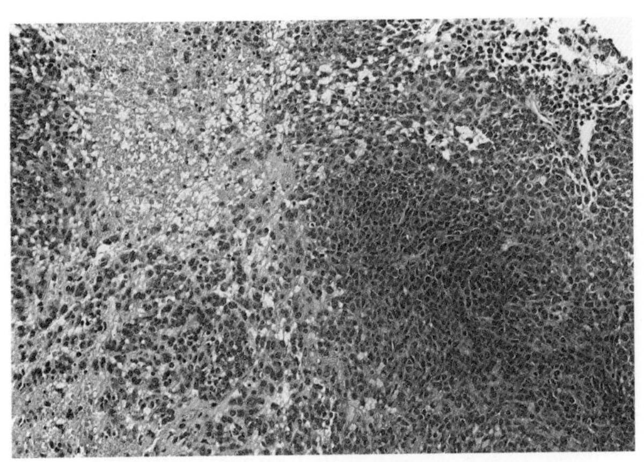

▲ 图 72–57　“低分化”滑膜肉瘤内伴有大量坏死

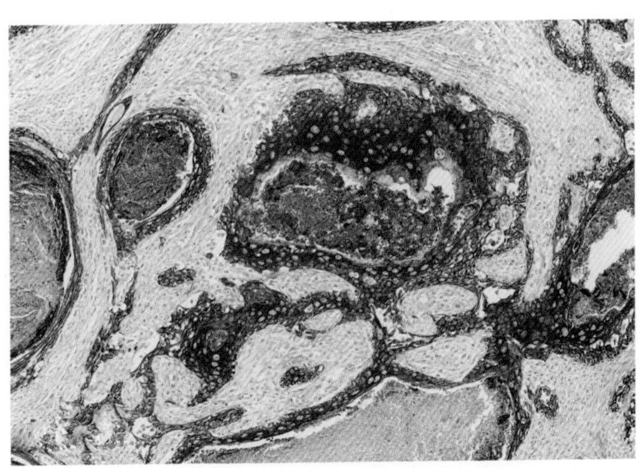

▲ 图 72–58　细胞角蛋白免疫染色突出了上皮成分

预后的关系在文献中存在争议。最初的研究发现，具有 *SS18-SSX2* 融合的局限期患者无转移生存期较长 [329]。在一项大型研究中，融合类型是唯一显著影响患者总体生存的独立因素，存在 *SS18-SSX2* 融合基因的患者存活时间比 *SS18-SSX1* 融合基因存活时间长 50%[318]。然而，随后的多项研究并没有发现融合类型对预后有影响 [332, 333]。

（五）鉴别诊断

双相滑膜肉瘤通常不易与其他肿瘤鉴别，尤其是发生在成人的四肢。然而，当它出现在不典型的位置，如腹膜或胸膜腔，包括肉瘤样癌和肉瘤样间皮瘤的其他病变可能需要进行鉴别。大多数肉瘤样癌的腺体和纺锤状结构均表现出较大的异型性。当间皮瘤累及腹膜和胸膜腔时，往往是弥漫性的，而不是像滑膜肉瘤那样形成一个孤立的肿块。且间皮瘤更容易发生在老年患者及有石棉接触史的患者。间皮瘤和滑膜肉瘤之间存在免疫组织化学重叠，包括细胞角蛋白和钙蛋白染色。WT1 和 TLE1 染色应能区分病变，滑膜肉瘤不会见到 WT1 染色，间皮瘤也不会见 TLE1 表达。另外，在可疑病例中鉴别 t（X；18）能确认滑膜肉瘤的诊断。

对于怀疑为单相滑膜肉瘤的病例，鉴别诊断可能要很广泛。如前所述，滑膜肉瘤在少数病例中可表达 S-100 蛋白，结合其纺锤状的形态学表现，可能与恶性周围神经鞘瘤混淆。这在无神经纤维瘤病史的恶性外周神经鞘瘤的病例中尤其如此。与间皮瘤一样，在这些病例中，TLE1 染色和 t（X；18）的检查应该是有帮助的。平滑肌肉瘤表面上可能类似于滑膜肉瘤。然而，它的组成细胞通常是钝化的，并且比滑膜肉瘤具有更多的束状结构。高表达的平滑肌标志物（肌动蛋白、结蛋白）也将有助于区分平滑肌肉瘤。当单相滑膜肉瘤具有血管外皮细胞样血管结构时，可表现为单发纤维性肿瘤。这种血管形态通常是局灶性的，两种病变之间几乎没有免疫组化重叠。

鉴于 t（X；18）在甲醛溶液固定石蜡包埋组织中相对容易识别，如果形态学特征或免疫组织化学染色模式与上述任何肿瘤相似，应进行 t（X；18）的研究 [334, 335]。

（六）治疗

滑膜肉瘤虽然不常见，但也是在 STS 中较为常见肿瘤之一，且可能是其中化学治疗敏感性最高的肿瘤。在转移性疾病中，它们对蒽环类和烷化剂为基础的治疗均有反应。在一些专科中心，肾功能良好的患者会接受高剂量异环磷酰胺治疗（每周期＞ 10g/m^2）。更常见的是，他们接受“AIM”联合化学治疗（多柔比星加异环磷酰胺和美司钠，每周期 6～10g/m^2 的异环磷酰胺联合 60～75g/m^2 的多柔比星）。滑膜肉瘤对标准细胞毒性治疗比大多数其他 STS 更敏感的现象主要是来源大型转诊中心的观察研究。但是欧洲癌症研究和治疗组织最近发表了一项 STS 的回顾性研究（结合 15 项针对不同类型 STS 的一线试验），结果显示，对化学治疗反应明显较好（27.8%）的滑膜肉瘤与 STS 其他组织学亚型相比，具有较长的 PFS（6.3 个月 vs. 3.7 个月）和更好的总生存期（15.0 个月 vs. 11.7 个月）[336]。

与大多数 STS 一样，但也不是所有除 GIST 外的 STS，二线全身治疗的获益尚不清楚。如果在一线治疗中使用单药多柔比星，换用单药异环磷酰胺是合理的。吉西他滨或基于吉西他滨的联合治疗（吉西他滨 / 紫杉特尔）也可能有效。多靶点酪氨酸激酶抑制药帕唑帕尼已在美国被批准用于非脂肪细胞性且在化学治疗后进展的 STS。滑膜肉瘤可能是 STS 中帕唑帕尼对其有效的一类 [337]。80% 的滑膜肉瘤表达癌睾丸抗原 N-ESO-1[338]。关于以该蛋白为靶点的免疫治疗的临床试验正在进行中。以提高生存率为目的的全身辅助治疗（无论是在局部治疗之前还是之后）仍存在争议，但考虑到滑膜细胞肉瘤进展期疾病的反应情况，全身辅助治疗用于滑膜肉瘤可能比其他类型的 STS 更合理。但在特定条件下，组织学特异性的 STS 接受辅助治疗仍然是一个猜测。

非转移性肿瘤的预后主要取决于肿瘤的大小和足够的切除。Ferrari 等研究了 271 例患者（年龄 5—87 岁）[339]。他们发现研究队列的 5 年无事件生存率为 37%，且生存率随年龄而变化（年龄 16 岁、17—30 岁和 30 岁，分别为 66%、40% 和 31%）。在手术切除的患者中，5 年无转移生存率在接受了化学治疗的患者为 60%，没有接受的为 48%。对于 17 岁以上、肿瘤直径超过 5cm 的患者来说，使用化学治疗的益处似乎最大［无转移生存，47%（化学治疗）vs. 27%（没有化学治疗）］。在具有可测量疾病的患者亚组中，肿瘤对化学治疗的有效率约为

48%。与大多数 STS 患者一样，孤立性肺转移切除术后有时可延长生存期（20%～25% 的患者）。与肺切除的长期益处相关的临床因素包括复发晚（至少是 1 年），手术切缘阴性和“有限的”转移性肺结节数量。

对于原发肿瘤，广泛切除以获得 R_0 切缘是一般外科手术的目标。任何可能的情况下都应考虑行保肢手术。放射治疗在这些肿瘤的治疗中所起的作用是由回顾性数据提供的，所选择的治疗方式是手术和（或）化学治疗。为此，一项对 103 例患者进行的 30 年回顾性研究发现，接受辅助放射治疗患者（75 例患者）的局部无复发生存率较没有接受辅助放射治疗患者的 PFS 有所提高 [340]。任何放射治疗的使用都应对长期风险（继发性肿瘤、生长受限、病理性骨折等）与局部控制的潜在好处进行权衡。若存在近切缘或阳性（R_1）切缘更强推荐辅助治疗。放射治疗设计的原则已经在本章的普通放射肿瘤学部分讨论过。

第十三篇　儿童肿瘤
Pediatric Cancers

第 73 章　儿童罕见恶性肿瘤总论
Introduction to Rare Pediatric Malignancies

Alberto S. Pappo　Gregory H. Reaman　著
倪　燕　译　　王景福　施鹏越　校

儿童肿瘤本身就是一种罕见的疾病，在美国每年大约 15 000 名 20 岁以下的儿童被确诊患有癌症[1]。此外，2002 年的“罕见疾病定义”将罕见疾病定义为在美国影响人口少于 20 万的疾病[2]。因此，儿童群体中罕见肿瘤的定义存在重大挑战。比定义更困难的是寻找系统地研究各种罕见肿瘤，以及评估新药在单个罕见肿瘤亚型中的应用以改善预后的方法和策略。

一、罕见肿瘤的定义

来自意大利儿童罕见肿瘤合作组（TREP）的研究人员将儿童罕见肿瘤定义为每年发病率低于 2/100 万的疾病，并非特定临床试验的对象[3]。但是这种分类方法没有将甲状腺癌和黑色素瘤考虑在内，其在 15—19 岁群体中的发病率分别为 26.7/100 万、11.1/100 万，是青少年最常见的 2 种恶性肿瘤[4]。德国儿童罕见肿瘤小组（STEP）成立于 2006 年，登记的患者未被纳入到德国儿童肿瘤学和血液学会（GPOH）试验中[5]。儿童肿瘤学会（COG）采用一种更广泛和更具描述性的方式对儿童罕见肿瘤进行定义，并将国家癌症研究所数据库监测、流行病学和最终结果（SEER）部分中的国际儿童肿瘤分类第Ⅺ组中列出的肿瘤子集包括在内[6]。这组肿瘤包括肾上腺皮质癌、鼻咽癌、恶性黑色素瘤、非黑色素瘤皮肤癌和其他非特异性肿瘤，占所有儿童肿瘤的 10% 左右（图 73–1）[7]。其中 75% 的肿瘤被纳入到 COG 罕见肿瘤委员会的研究当中，但因其主要影响 15—19 岁年龄组的患儿，故具极具挑战。虽然发病率为更小年龄组患儿的 2 倍，但临床试验参与率仅为他们的 1/4[4]。同样，存活率较更小年龄组患儿差[8]。

二、北美对罕见儿童肿瘤的研究

2000 年儿科肿瘤工作组和儿童癌症工作组进行合并，2002 年儿童肿瘤协作组建立了罕见肿瘤委员会，包括罕见肿瘤分委会、肝肿瘤分委会、生殖细胞瘤分委会，以及最近的视网膜母细胞瘤分委会。罕见肿瘤分委会的主要目的是通过跨学科多中心合作促进儿童罕见肿瘤的研究。为了更好地明确各肿瘤在儿童群体中发病率的差异，罕见肿瘤分委会鼓励研究人员参与 COG 登记系统，是所有成员机构都可以使用的工具，并已向 COG 参与中心搜集了所有儿童期癌症的新病例。2002—2007 年，20 岁以下罕见肿瘤患儿在 SEER 登记系统注册人数达到 9756 例，但仅 686 例（7%）被收录在 COG 登记系统[8]，与合并前两个工作组先前报道的数据相似[9]。有趣的是，作为儿童肿瘤中最常见的“罕见肿瘤”，黑色素瘤和甲状腺癌患儿的登记

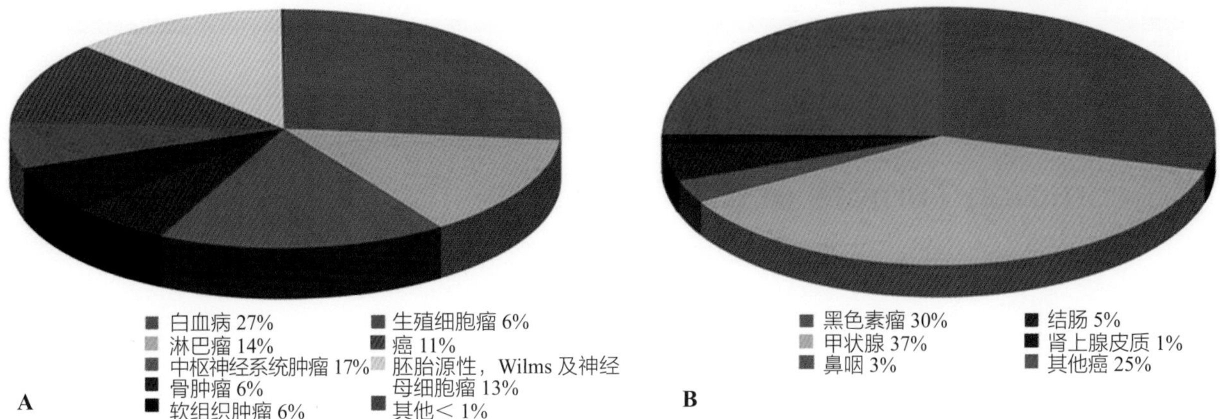

▲ 图 73-1　**根据《国际肿瘤疾病分类》（2000 年美国人群）编码的 20 岁以下儿童的恶性肿瘤（A）和癌及黑色素瘤（B）的年发病率**

经 American Society of Clinical Oncology 许可转载，引自 Pappo 等，2015[5]

率最低（约 5%），而其他罕见肿瘤，如肾上腺癌、鼻咽癌的登记率明显较高[8]。为了改善在 COG 接受治疗的 20 岁以下患者的集中式儿科癌症登记机制，COG 开发了儿童肿瘤研究网络[10]。在 2 年间，美国登记了 18 580 名患者，根据 SEER 数据，占同期预期儿童癌症病例的 42%。但通过 COG 登记系统进行登记的患儿仅为 5%，其中肾上腺皮质癌登记率最高（19%），甲状腺癌登记率最低（1%）[7]。我们的经验与其他研究者相似，证实了罕见肿瘤的注册率与年龄及组织学有关[11]。这些差异可通过以下事实来解释，那些患有肾上腺皮质癌等罕见肿瘤的年轻患者通常被转诊到具有临床专业知识的多模式管理中心。对于患有“成人型癌症”的年轻患者，如鼻咽癌，转诊到具有多学科管理团队的中心对于成功治疗至关重要。相反，甲状腺癌和黑色素瘤主要是外科疾病，治疗主要在儿科以外的中心进行。此外，这些中心的医生可能渴望留住这些患者，可能并不知道儿科协作组提供的研究机会。

正常组织和肿瘤组织配对的有效性对于推动研究至关重要。登记专科诊所的最新病例促进了儿童罕见肿瘤的重要发现，例如在巴西儿童肾上腺皮质癌病例中鉴定出一种独特的种系 *p53* R337h 突变[12]，家族性肺母细胞瘤病例中发现 RNase 核酸内切酶 *DICER1* 的种系失活突变[13]，以及在胃肠道间质瘤的年轻患者亚组中，琥珀酸脱氢酶复合物Ⅱ中存在种系突变[14]。有趣的是，这里引用的病例中的肿瘤和患者的信息来自与国家合作组无关的登记处。在这方面，Bleyer 等发现青少年和年轻人群中可用的库存肿瘤组织不足，这一事实可能会阻碍该患者群体的研究工作[15]。根据 COG 的经验，罕见肿瘤的肿瘤组织库存率仅为 10% 左右[7,8]。

三、儿童罕见肿瘤的临床试验

患有罕见肿瘤的青少年和年轻人的临床试验参与率并不理想[8,9]，并且由于患者数量有限，前瞻性随机试验无法开展。出于这个原因，各合作组的研究人员采用了不同的方法来制订这些疾病的诊断和治疗建议。COG 联合东部肿瘤协作组和西南部肿瘤学组开展了两项治疗小儿黑色素瘤（年龄≥ 10 岁）的随机研究，但在 4 年期间，只有 4 名患有黑色素瘤的患者参加了这些试验。此外，COG 还开发了两项用于治疗小儿鼻咽癌和肾上腺皮质癌的单组临床试验，这项试验耗时 7 年，突显了儿童罕见肿瘤临床试验的难度[7]。欧洲小儿罕见肿瘤合作研究组（EXPeRT）倡议促进意大利、法国、英国、波兰和德国的研究人员在儿童罕见肿瘤方面的合作研究[16]。该研究组发表了许多儿童罕见肿瘤（包括胰腺母细胞瘤[17]、胸腺瘤[18]和胸膜肺母细胞瘤[19]）的回顾性临床信息，并提供会诊以协助解决疑难病例。

显然，开展更多的合作对于提高我们对儿童罕见肿瘤的认识是必要的。儿童肝脏肿瘤国际合作是 4 个多中心合作组合作制订统一的儿童肝母细胞瘤危险度分层和治疗方法的完美范例[20]。“COG 每个儿童工程”将提供一种收集在 COG 机构中观察的儿童的生物标本，以及儿童肿瘤发病人口、治疗及预后信息的方法。最后，我们必须探索不同的方法，积极参与治疗试验并扩大国际合作机会以提高治疗试验和生物学研究的成效。

在接下来的章节中，读者将进一步了解各种罕见儿童肿瘤的显著临床特征及治疗方案。

第 74 章　儿童消化道罕见肿瘤

Uncommon Tumors of the Gastrointestinal Tract in Children

Alberto S. Pappo　Wayne L. Furman　著

于雪迪　译　　王景福　施鹏越　校

一、概述

2014 年，美国大约有 289 610 例消化系统肿瘤患者，其中 50% 的患者因此死亡[1]。消化系统肿瘤最常见的组织类型是结肠癌（33%）、胰腺癌（16%）和直肠癌（14%）[1]。结直肠癌与胰腺癌的中位诊断年龄分别为 68 岁和 71 岁。在成人中，腺癌占消化道恶性肿瘤的大部分，另外还包括神经内分泌癌、肝细胞癌、食管鳞状细胞癌、恶性淋巴瘤、平滑肌肉瘤和恶性胃肠道间质瘤（gastrointestinal stromal tumors，GIST）。除恶性淋巴瘤外，其他绝大多数肿瘤是在 40 岁以上人群中诊断出来的。

胃肠道恶性肿瘤在儿童中较罕见（表 74–1）。有综述报道，利用监测、流行病学和结果（SEER）数据库，选取 2008—2012 年确诊为胃肠道恶性肿瘤的 714 名 20 岁以下的儿童患者，分析显示最常见的肿瘤是肝脏肿瘤，其中最常见的部位及组织类型见表 74–2。基于这些数据，儿童胃肠道最常见的上皮恶性肿瘤是类癌和结直肠癌，大多数发生在年龄较大的儿童。

二、类癌

类癌属于神经内分泌肿瘤，因分泌的激素和原发部位不同，其临床表现也是多样的。由于类癌具有生长缓慢的特性，起初被称为“癌样”。然而，一部分具有相似组织学形态的这些肿瘤，具有更强的侵袭性。目前常用的术语是神经内分泌瘤（neuroendocrine tumors，NET），其描述了该类肿瘤的起源。然而类癌仍经常与 NET 互换使用[6]。这些肿瘤起源于多能造血祖细胞，具有神经内分泌特征[7]，并且几乎可以出现在任何地方，包括肺[8]、支气管[9]、胸腺[10, 11]、胃肠道[12–14]、胰腺[15]、肝脏[8, 16, 17]和性腺[6, 18]。在儿童中，这些肿瘤最常见于肺、软组织、甲状腺和盲肠[6, 18–31]。这些肿瘤大多含有由膜包裹的分泌颗粒，其中含有多种血管活性肽，其中最常见的是血清素[32]。除血清素外，这些肿瘤还可包含其他生物活性物质，包括组胺、生长抑素、生长激素、降钙素、胃泌素、前列腺素、多巴胺、血管活性肠肽和促肾上腺皮质激素[32, 33]。这些血管活性肽释放进入体循环中产生的症状称为类癌综合征[18, 32–36]。症状包括间断性腹泻和面部潮

表 74–1　儿科胃肠道肿瘤

参考文献	患者数	淋巴瘤	结直肠癌	类　癌	其　他
Ladd 和 Grosfeld[2]	58	30	6	2	20
Bethel 等[3]	55	41	3	9	2
Skinner 等[4]	39	22	4	1	12
Hameed 等[5]	57	47	7		3

表 74-2　2008—2012 年 SEER 数据库按年龄分析消化系统恶性肿瘤

	年　龄					
	0 岁	4 岁	9 岁	10—14 岁	15—19 岁	总　计
消化系统	123	234	56	80	221	714
食管	0	0	0	0	0	0
胃	0	0	0	^	26	^
小肠	^	0	0	^	^	8
结直肠	^	0	0	18	111	130
结肠	^	0	0	17	84	102
盲肠	^	0	0	0	^	7
阑尾	D	0	0	^	42	56
升结肠	0	0	0	0	^	6
结肠肝区	0	0	0	0	^	3
横结肠	0	0	0	^	^	5
结肠脾区	0	0	0	^	^	2
降结肠	0	0	0	0	^	^
乙状结肠	0	0	0	^	^	15
大肠，nos	0	0	0	0	^	^
直肠及乙状结肠与直肠交界区	0	0	0	^	27	^
乙状结肠与直肠交界区	0	0	0	0	^	^
直肠	0	0	0	^	23	^
肛门、肛管和肛门直肠交界区	0	0	0	^	^	^
肝和肝内胆管	74	162	29	30	38	333
肝	74	162	29	29	34	328
肝内胆管	0	0	0	^	^	^
胆囊	0	0	0	0	^	^
其他胆管	0	^	^	^	^	^
胰腺	^	^	^	^	21	33
腹膜后	42	64	19	^	^	152
腹膜、网膜和肠系膜	^	^	^	^	0	10
其他消化器官	^	^	0	^	^	6

^. 由于少于 16 个案例，未显示统计数据；nos. 没有详细说明

红，通常有燥热感，以及支气管收缩、外周血管收缩症状和发绀，以上症状随分泌的血管活性肽的类型不同而变化[32, 33]。类癌的术前诊断，通常基于尿中5-羟基吲哚乙酸（5-HIAA）（一种血清素代谢物）的升高[32]。血浆中嗜铬粒蛋白A的水平也是诊断类癌有用的肿瘤标志物[37]。

虽然上述介绍大部分适用于任何部位的类癌，但一般仅限于儿童腹腔内出现的肿瘤。类癌大约占儿童肿瘤的0.1%[20]，而且在女孩中更常见，儿童中常见于阑尾[18–30, 38]，15岁以下的儿童患者中，每100万有1～1.42名诊断为类癌[22]。在成人中，类癌最常见于小肠（45%）[32]。行阑尾切除术时，有少于1%的患者偶然中发现类癌[39, 40]。除少数病例例外[41]，类癌体积很小（直径＜2cm）[30]，虽然有报道称一名8岁男性患儿，肿瘤4mm，除了腹痛和发热外还伴有类癌综合征[27]，但在儿童患者中，很少产生类癌综合征[18, 22, 24–26]。通常，阑尾类癌除非有转移证据或肿瘤直径＞2cm，一般只需要简单的手术切除即可[39, 42]。如果肿瘤较大或有转移证据，有时建议行右半结肠切除术[13, 39, 40, 43]，但是在儿童中这可能不是必要的[19, 24, 30, 44]。

恰当的诊断评估取决于原发肿瘤部位[45]，用于初步分期的评估，包括胸部、腹部和盆腔的计算机断层扫描（CT），^{99m}Tc骨扫描及24h尿液中5-HIAA[27]和血浆嗜铬粒蛋白A的分析[37, 45, 46]。在CT成像不清楚的情况下，磁共振成像（MRI）可能是有帮助的[47]。由于大多数类癌肿瘤表达生长抑素受体，因此经常使用奥曲肽扫描[48–51]。虽然大多数类癌是散发性的，但所有NET患者都应筛查家族性内分泌癌综合征，如多发性内分泌肿瘤1（multiple endocrine neoplasia 1，MEN1）、MEN2或神经纤维瘤病1（neurofibromatosis 1，NF1），因为这可能对整个家庭产生重要影响[7, 52]。

在可能的情况下，完整手术切除是最佳的治疗方式[12, 32, 36, 43, 46, 47, 53, 54]。当无法切除时，化疗栓塞或射频消融可减轻症状及提高生存率[55–57]。伴有转移的患者，治疗尚无明确推荐[58, 59]。如果患者有类癌综合征，奥曲肽及其类似物治疗通常可以改善症状，并在一些患者中有显著的临床效果[59–62]。奥曲肽联合干扰素α可为某些患者带来额外的获益，尤其是对单独应用奥曲肽耐药的患者[47, 59, 63, 64]。尽管基于链脲佐菌素的治疗方案有一定效果，但大多数类癌对细胞毒性药物化疗不敏感[59, 65]。舒尼替尼（一种酪氨酸激酶抑制药）现已获批准用于治疗无法切除且分化良好的胰腺NET患者[66]，对比安慰剂治疗组，患者无进展生存期分别为11.4个月vs. 5.5个月（$P < 0.001$）。最近，有一项随机、双盲和安慰剂对照的Ⅲ期试验，评估依维莫司在肺或胃肠道非功能性NET中的疗效。结果发现，依维莫司较安慰剂治疗无进展生存期显著改善（中位无进展生存期11个月vs.3.9个月），且疾病进展或死亡的预估风险降低52%HR=0.48；95%CI 0.35～0.67；$P < 0.00001$[67]。据此，依维莫司获得美国食品药品管理局（FDA）批准，用于上述适应证。对伴有转移的患者，较佳治疗方式仍需进一步研究。

三、结直肠癌

结直肠癌（colorectal carcinoma，CRC）发病率在成人中居第三位[68]，但在儿童和青少年中非常罕见。我们掌握的关于儿科CRC的知识，是基于少数病例系列和个案报道[69–90]。由于CRC在这个年龄组是罕见的，只有一个小的临床试验数据报道[72]。结果显示与成人CRC相比，组织学类型为黏液性癌的频率更高，诊断时疾病分期更晚。下面我们对儿童和青少年CRC的现有数据进行总结，内容包括流行病学、危险因素、临床特征、诊断和分期及治疗。

（一）流行病学

在美国，每年约有150 000例新发CRC患者，其中超过90%发生在50岁以上（图74–1）[68, 91]。但是，在儿童、青少年和年轻人中，每年诊断CRC的患者不到100例（图74–1插图）[87]。虽然在早产儿[92]及9月龄的婴儿[93]有CRC的报道，但是CRC在15—29岁年龄组恶性肿瘤中仅占比2.1%（图74–2）[91]。1962—2003年，在美国孟菲斯的St Jude儿童研究医院超过20 000例儿童和青少年肿瘤病例中，诊断为CRC且年龄≤20岁，仅有77例[69]。

（二）危险因素

在成人中，CRC在发达国家更为常见。虽然对这种差异的原因尚不清楚，但饮食差异被认为是一个主要因素。据报道，与成人CRC发病率增加相关的其他因素包括肥胖[94]、高热量饮食、过多摄入和（或）过度烹饪的红肉[95]、过量饮酒[96, 97]、久坐

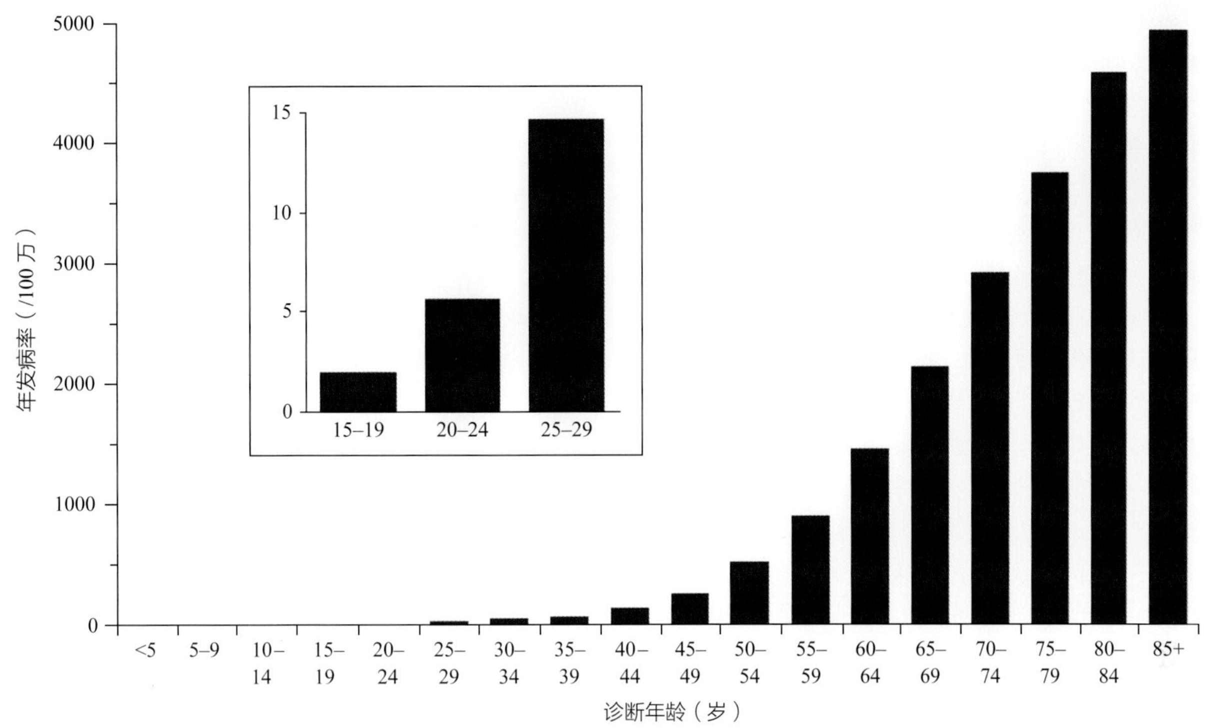

▲ 图 74-1　**根据国家 SEER 数据库，1975—2000 年按年龄组划分的结直肠癌发病率**

引自 Bleyer 等，2006 中的 Spunt 等[91]

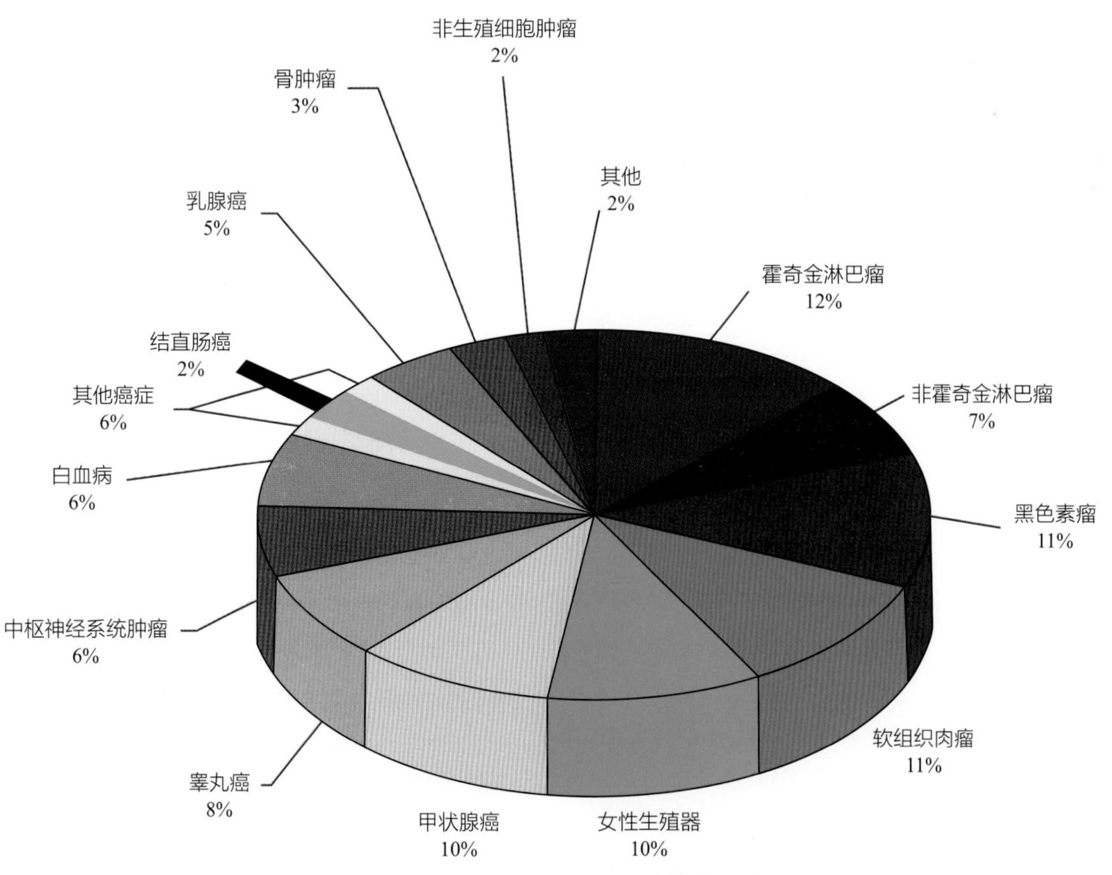

▲ 图 74-2　**15—29 岁年龄组的癌症亚型**

引自 Bleyer 等，2006 中的 Spunt 等[91]

缺乏运动的生活方式[98]和吸烟[99]。然而，发达国家和不发达国家的不同发病率更有可能反映多种因素之间的复杂相互作用，包括遗传、生活方式、环境和饮食[100]。上述中大多数因素不太可能对儿童产生重大影响。尽管病例报道提供了关于20岁以下患者CRC的生物学特性的线索，但对少量患者的研究无法得出确切的结论。

在成人中，大多数CRC是从先前存在的腺瘤中逐步进展形成的[101]。1990年Fearon和Vogelstein通过观察结肠腺瘤和癌样本中的遗传突变，提出了CRC的发展模型，即结肠病变从上皮增生到腺瘤再进展为浸润性癌[102, 103]。腺瘤性息肉需要超过5年的生长才具有临床意义，从腺瘤到癌的发展需要大约10年时间[104]。这种模型似乎在大多数成人CRC中都是适用的[104–106]，但它可能不适用于儿童CRC病例[107]。原因有以下几个点：①CRC已见于早产儿[92]；②儿童散发性CRC很少见到恶变前的腺瘤；③儿童CRC患者的组织学类型多是黏液性癌[87, 107]。但胃肠道家族性息肉样综合征患儿，如家族性腺瘤性息肉病（familial adenomatous polyposis，FAP）综合征例外，它适用于Fearon和Vogelstein模型[102, 103]。患有FAP的儿童，由于遗传易感性，导致腺瘤加速进展和恶性转化，在较小年龄时就发展为CRC[108–110]。

20%～30%成人CRC患者有明显的家族史，被定义为CRC的一级或二级亲属；然而，只有约5%有明确的遗传综合征[111]。最常见的（3%～5%的患者）是遗传性非息肉病CRC（hereditary nonpolyposis CRC，HNPCC）或Lynch综合征；其次（约1%）是FAP或Gardner综合征。其余是涉及错构瘤息肉的综合征，如Peutz–Jeghers综合征和家族性青少年息肉病[112]。对于大多数病例，特定的基因特征仍有待确定[113]。在儿童CRC中，无法从现有的病例中明确遗传综合征的发生率[69–71, 74, 75, 79–82, 84, 85, 87, 109, 110, 114]。儿童CRC的其他易感因素包括炎症性肠病[115, 116]、辐射暴露史[117, 118]和某些遗传性疾病。

FAP作为显性遗传病，具有90%的外显率，并且可能与37岁时多种癌症发病有关[119, 120]。早期诊断和全结肠切除治疗消除了这些患者患CRC的风险。如果不接受治疗，几乎所有FAP患者最终都会患上CRC，所以预防性结肠切除是标准治疗。然而，FAP患儿接受结肠切除术的最佳时机尚不清楚[108, 110]。儿童患结肠息肉的中位年龄为16岁[121]，但已见于5岁儿童[122]。由FAP发展为CRC的儿童，绝大多数有严重的息肉病（超过1000个结肠息肉）[123]。

年轻患者CRC相关的其他综合征包括Turcot综合征[124]、Oldfield综合征[126]和Gardner综合征[127]，已在Turcot综合征患者中发现腺瘤性息肉病基因的高频突变[125]。神经纤维瘤病和息肉病可能有相关性[128]，一位患有多发性腺瘤性息肉和多发性结肠癌的患者，*p53*基因结构性缺失，这也与神经纤维瘤病有关[128]。

（三）临床特征

多数大型研究表明，儿童初诊时往往已经是晚期，组织学类型多为黏液性，预后也较差[69–72, 74, 75, 79–82, 85, 87, 88, 109]。然而，最近对SEER数据的研究表明，上述调查结果可能反映了报告偏差[91]。CRC的早期症状很难与常见的引起儿童腹部不适的良性疾病区分开来。患者主诉往往含混不清且缺乏特异性，如腹痛、体重减轻、排便习惯改变、贫血和出血[69, 87, 129]。最近一项关于CRC患儿的回顾性研究，纳入就诊于St Jude儿童研究医院的77名儿童，发现这些患者就诊前出现临床症状中位时间为3个月，大多数症状是贫血[69]。所有就诊的主诉在儿科诊疗中都很常见，以至于可能忽略CRC的诊断，而在成人中，同样的主诉会被建议行结肠镜检查。推迟的CRC诊断可能是许多儿童患有晚期疾病的原因。与大多数其他儿科机构一样（在Saab和Furman[87]中的总结），St Jude的77名患者中有66名（86%）患有晚期疾病，48名（62%）组织学类型为黏液癌，33名（43%）有＞10%的印戒细胞，10年无事件生存率仅为（17.7±5.1）%[69]。所有这些数据都比成人CRC的“差”[68, 130]。无论如何，对儿科CRC的警惕仍然很重要，成人筛查检查（如结肠镜检查、常规粪便潜血试验和乙状结肠镜检查）不太可能具有成本效益，并且在没有已知危险因素的情况下通常会出现许多假阳性结果。

在St Jude的回顾分析中，从症状发作到诊断的中位持续时间为3个月（范围为1天～18个月）[69]。几乎所有的儿童CRC都有如此漫长的诊断时间[87]，诊断前的症状持续时间为1天～6年，中位持续时间为数月。究其原因，可能是由于儿童CRC比较罕见，以及有多种小儿腹部良性疾病可出现类似症状，并且良性疾病更常见造成的。这种诊断的延迟，也可能是造成儿童CRC诊断时分期较成人更晚的原因之一。然而，在St Jude的回顾中[69]，从症状出现后，诊断时间少于2个月（20例患者）的患者，与2～6个月（12例患者）的患者比较，结果显示后一组患者往往疾病分期较早（P=0.063），并且无事件生存率（P < 0.001）和总生存期（P=0.014）更好。这些数据表明，诊断时间较长可能是肿瘤生物学差异的结果，而不是简单的症状识别延迟造成的。

患有CRC的儿童和青少年也经常出现急腹症，例如急性梗阻、穿孔或阑尾炎发作样的严重疼痛。在成人中，出现肠梗阻症状的病例占15%～20%[131]。在一些儿科报道中，急性症状，包括肠梗阻和阑尾炎般的急性疼痛，约占临床表现的50%[71, 74, 77–80]。上述原因大部分归咎于，儿童肿瘤的症状，在肿瘤大到导致急性腹部症状前，经常被忽视。另一种解释，可能是儿童肿瘤生物学行为更具侵袭性，导致疾病迅速发展并出现急性症状。

（四）诊断和分期

疑似病例的诊断，通常包括腹部X线检查、钡剂灌肠、腹部和盆腔CT检查，如果CT检查不充分，则需要进行MRI检查。这些检查一般可显示梗阻、结肠腔狭窄或腹部肿块（图74–3）。根据患者情况，接下来需要进行结肠镜下切除结肠息肉或肿物活检。然后进行组织的病理学检查以明确诊断（图74–4）。根据患者的临床情况，与外科医师共同协商下确定取得组织的最好方法。同时应考虑到手术是获得组织最重要的方法。

一旦明确诊断，就应评估远处转移情况，包括胸部CT检查。某些患者可能需要考虑进行正电子发射断层扫描（PET）CT检查，但并不作为常规推荐[132]。目前，氟脱氧葡萄糖PET（FDG–PET）扫描的实用性尚不清楚。该方法在检测黏液组织学病变中似乎不太有用[133]。由于在儿童中黏液性病变占多数，FDG–PET扫描对这些患者帮助不大。

需要完善的其他检查包括：全结肠镜检查以排除其他同步病变或息肉、全血细胞计数、包括肝酶检测的血液化学检测，以及具有代表性的标志物血清癌胚抗原（CEA）水平的检测。虽然这种抗原在成人中是有用的[132, 134]，可以监测疾病并预测复发或进展，但在大多数儿科病例中作用很小。在Rao等的一项研究中，23例儿科患者中有9例患儿CEA水平与残留病灶情况或疾病进展均不相符[73]。在后续研究中，同样得出结论，CEA并不是监测大多数CRC患儿的有效标志物[135]。成人患者的分期指南适用于儿童CRC。目前，美国癌症联合委员会（AJCC）指南是最广泛使用的分期系统[136]。

（五）治疗

由于只有一项针对儿童和青少年CRC患者的前瞻性临床试验[72]，治疗建议必须根据成人经验进行调整。完全手术切除是一种可选的治疗方法，如果不能全切，通常不可能治愈。手术方法应遵循已确立的成人中相同范围疾病的治疗指南[132]。外科手术的基本原则是将肿瘤及受侵犯的器官或结构进行完整切除，包括肿瘤的主要血管及其淋巴管。应至少切除肿瘤周围5cm以上的正常肠组织，以最大限度地减少吻合口复发的可能性[137, 138]。必须进行充分的淋巴结清扫。病理医生检测受累淋巴结数目

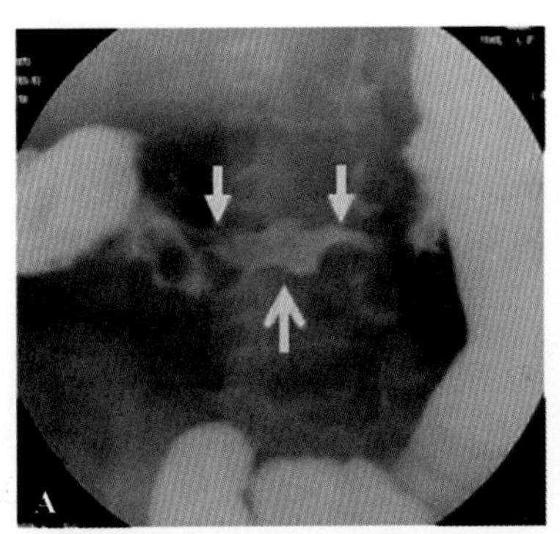

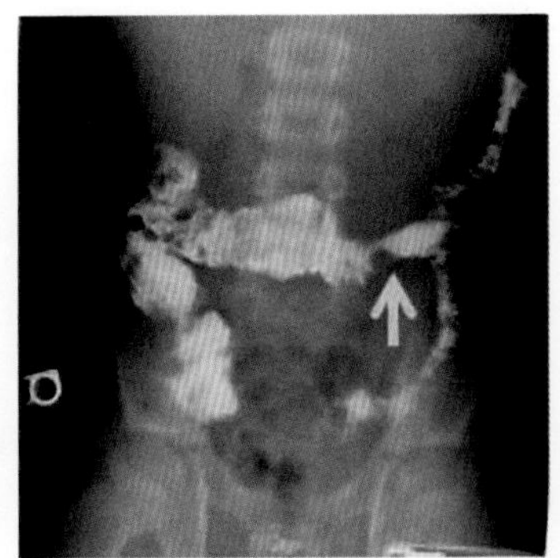

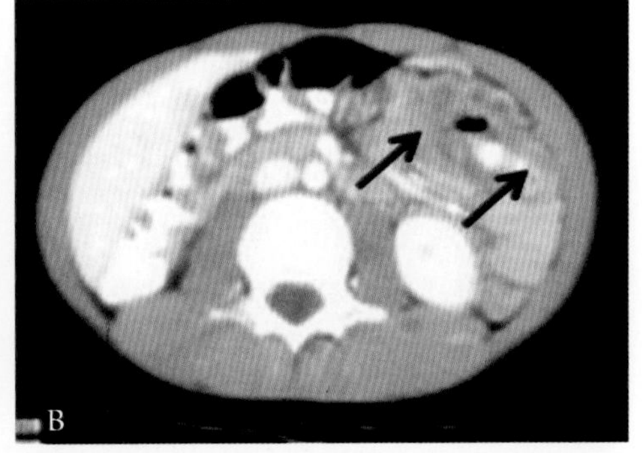

▲ 图 74–3 **A. 14岁大肠癌患儿钡剂灌肠的X线图像，显示横结肠中苹果核样病灶（箭）；B. 同一患者腹部CT扫描，显示结肠壁内环形高密度灶（箭）**

经Dr Kaste许可转载，引自Dr Sue Kaste，St Jude Children's Research Hospital，Memphis，TN，USA.

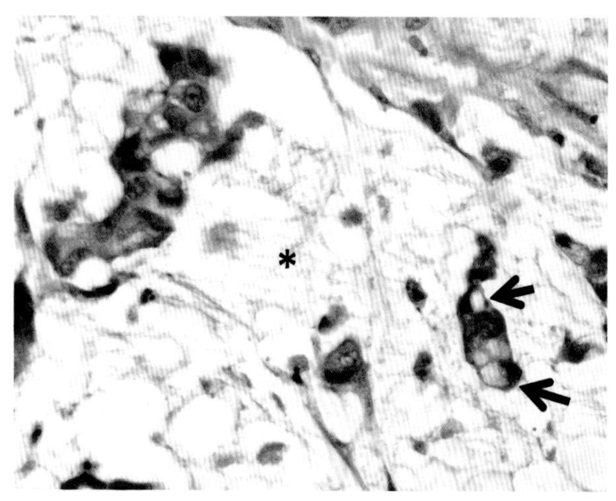

▲ 图 74-4 黏液性结直肠癌的组织学切片

肿瘤中有大量黏液性物质（*）和印戒细胞（箭）（经 Dr Jenkins 许可转载，引自 Dr Jesse Jenkins，St Jude Children's Research Hospital，Memphis，TN，USA.）

可预测生存预后[139]，因此，应至少检查 12 个淋巴结阴性，才可以定义为淋巴结阴性疾病[132]。如果未在术前做出诊断，且如果是在急诊探查急腹症中发现的 CRC 患者，外科医生应将手术方式改为标准的结肠癌切除术，并切除引流的淋巴管。不幸的是，对于许多儿童和青少年患者，在最初的鉴别诊断中很少考虑 CRC，因此最初的手术范围通常不够。在这种情况下，应前往具备该类手术经验的中心进行二次手术，以保证足够切缘的肠切除及充分淋巴结取样。

由于儿童 CRC 的罕见性，很少有儿科肿瘤学家对这种疾病有丰富的经验。咨询治疗成人 CRC 经验丰富的医学肿瘤医生非常重要。儿童的治疗应根据当前成人治疗建议进行调整。仅通过手术治疗的 Ⅰ 期疾病的五年总体生存率至少为 90%[68]。对于 Ⅱ 期疾病，总体来说辅助化疗的益处仍在研究。目前，辅助化疗似乎不能将生存率提高 5% 以上[132, 140-142]。密切随访是对成人 CRC 手术切除术后无疾病迹象的合理建议。但是，对于那些有预后不良因素的患者，如组织学分化差、穿孔、T_4 病变、肿瘤周围淋巴管受累或淋巴结取样不充分，则可能建议辅助治疗[132, 140]。不幸的是，许多儿童 CRC 患者存在 1 个或多个不良的预后因素。最大型的儿科系列研究显示了局限期 CRC 患儿的不良结局，8 例患有 Ⅱ 期疾病的儿童，10 年无病生存率估计值只有（37.5 ± 15）%[69]。相比之下，在大多数成人研究中，Ⅱ 期的 5 年无病生存率为 60%～80+%[140]。CRC 患儿的最佳选择是参加临床试验，尽管这种机会很少。

根据定义，在诊断时一种或多种不良预后因素和年轻患儿的相对患病率提示，对于大多数 Ⅱ 期疾病的儿童，应强烈考虑辅助化疗（和肿瘤学家和家人仔细讨论）。对于 Ⅲ 或 Ⅳ 期疾病，已证明接受化疗的成人具有明显的生存获益[132, 143]，应以类似方式治疗儿童。尽管目前选择的是亚叶酸钙、氟尿嘧啶和奥沙利铂（FOLFOX）[144, 145] 方案或其衍生方案（如改良的 FOLFOX-6）[146]，但针对晚期疾病的化学疗法仍在积极研究中，并且正在迅速变化。在标准化疗方案中添加靶向药物，如贝伐单抗[147, 148]、西妥昔单抗[149] 和帕尼单抗[150-152]，在某些患者组中已显示生存获益。最近，在其他类型肿瘤中应用免疫治疗取得了相当大的成功，并在 CRC 中得到了广泛评估[153]。越来越多的证据表明，如果最终可以进行完整的手术切除，某些 Ⅳ 期疾病也可以治愈[154]。在对晚期的儿科患者选择治疗方案时，应仔细阅读最新的医学文献，并在推荐具体治疗方案之前，咨询有治疗成人 CRC 经验的肿瘤学家。

四、胃肠道间质瘤

胃肠道间质瘤（GIST）是成人中最常见的胃肠道间质肿瘤，每年的发病率为（11～19.6）/100 万，这意味着美国每年有 3300～6000 个新发病例[155]。患者诊断的中位年龄为 60 岁，肿瘤最常见于胃（60%）和小肠（25%）[156]。大多数 GIST 以梭形细胞组织学形态为病理特征，转移的风险与肿瘤有丝分裂率、大小和解剖位置相关[157, 158]。

大约 90% 的成人 GIST 具有 *KIT* 或血小板源性生长因子受体（*PDGFR*）原癌基因的激活突变，并且经证实，选择性受体酪氨酸激酶抑制药，如伊马替尼、舒尼替尼和雷戈非尼，对治疗非常有效[159]。成人 GIST 中，有一小部分患者出现其他基因突变，如 *BRAF* 和 *NF1*，达拉非尼对 *BRAF* 突变的肿瘤治疗有效[155, 160]。GIST 在儿科患者中比例很少，但确切的病例数量难以量化。在 St Jude 儿童研究医院的一系列研究中，GIST 占所有小儿非横纹肌肉瘤软组织肉瘤的 2%，在 Sloan Kettering 纪念医院的一系列研究中，作者估计在该中心诊疗的所有 GIST

患者中，有 1.5%～2% 是儿科患者 [146, 147]。来自英国国家儿童肿瘤登记处的一份报告显示，14 岁以下儿童的年发病率为 0.02/100 万 [148]，德国癌症儿童癌症登记处报道的一项罕见颅外实体瘤的回顾性研究中显示，GIST 占所有登记病例的 0.01%[161]。2000—2011 年，SEER 数据库中，登记了 32 名年龄＜ 20 岁的 GIST 患者，2000 年在美国按年龄调整的发病率是 0.01/10 万。

（一）病因与临床表现

年轻患者的胃肠道间质瘤多见于女性，最常见的症状是继发于胃肠道出血的贫血 [162]。胃是最常见的原发部位，多个病灶和淋巴结转移很常见，这可以解释文章中报道的，很多患者不能完整切除肿瘤和高局部复发率 [162-164]。肿瘤大小差异很大，文献报道的中位大小约为 6cm。评估成人 GIST 预后的推荐标准包括肿瘤大小、有丝分裂率和解剖来源，似乎无法预测年轻患者中肿瘤的临床行为 [162, 165]。在年轻患者中，大多数 GIST 具有上皮样或混合性上皮样和梭形细胞组织学成分。在所有儿童 GIST 中，2 位患儿先前患有恶性肿瘤，包括骨肉瘤和神经母细胞瘤 [162]。尽管 GIST 患儿在诊断时经常伴有转移灶，但因肿瘤生长缓慢，且多次复发，这些患儿的病程多缓慢且较长（表 74-3）[162-164]。

（二）生物学特征

只有约 15% 的 GIST 出现 *KIT* 缺失或 *PDGFR* 突变，因此被称为野生型 GIST。这些肿瘤绝大多数被称为琥珀酸脱氢酶（succinate dehydrogenase，SDH）缺陷型 GIST，因为通过免疫组织化学染色发现，肿瘤细胞丧失了 SDH 复合物的功能，并且 SDHB 表达缺乏 [166]。SDH 缺陷型 GIST 患者，大多数年龄＜ 40 岁，并且所有肿瘤都原发于胃。该类肿瘤大多有功能丧失的亚基突变，最常影响 SDHB，并且在至少 50% 的患者中，该突变也存在于生殖细胞中 [166, 167]。一小部分 SDH 缺陷型 GIST 患者被称为表观突变型 GIST，原因是 SDHC 启动子特异性 CpG 岛的超甲基化，导致基因沉默。Carney-Stratakis 综合征患者中，最常见的是 SDH 复合体中的种系突变，而约 40% 的 Carney 三联征患者患有表观突变型 SDHC GIST[168, 169]。

SDH 缺陷型 GIST 的其他特征包括，通过免疫组织化学发现的 KIT（图 74-5）、DOG1/Ano1（anoctamin-1）和 CD34 的表达，以及胰岛素样生长因子 1 受体（IGF-1R）的过表达 [166]。

（三）治疗指南

迄今为止，尚无总结小儿 GIST 的诊断检查和治疗的指南出版，但推荐由具有肉瘤专长的多学科团队进行治疗。初步评估应进行全面的病史询问，以识别潜在的诱发因素，如 Carney 三联征或 Carney-Stratakis 综合征。最初的实验室检查应包括全血细胞计数（贫血是最常见的表现）、血清化学检查、胸部 X 线检查（寻找软骨瘤）及腹部和骨盆的 CT 扫描。不建议常规使用 PET 扫描。鉴于年轻患者中绝大多数 GIST 发生在胃，并且胃出血在这些患者中很常见，因此食管胃十二指肠镜检查应是这些患者首选的有创性检查 [170]。如果在手术期间进行活检，则应结合超声内镜，因为这些病变通常位于黏膜下层，常规活检钳可能无法获得准确信息 [170]。

表 74-3　小儿与成人胃肠道间质瘤（GIST）的临床和病理学特征

特　征	SDH- 缺陷型 GIST	经典成人型 GIST
性别优势	女性	男女无差异
疾病的位置 / 范围	胃、多灶、淋巴结	胃、小肠
组织学	上皮样或混合型	梭形
致病机制	通过突变或甲基化使 SDH 失活	*KIT* 和 *PSGFR* 突变
遗传倾向	常见	少见
自然史 / 结果	生长缓慢、惰性、多个局部复发、对酪氨酸激酶抑制药反应差	对酪氨酸激酶抑制药反应敏感

SDH. 琥珀酸脱氢酶
引自 Miettinen 和 Lasota，2014[166]；Pappo 等，2015[167]

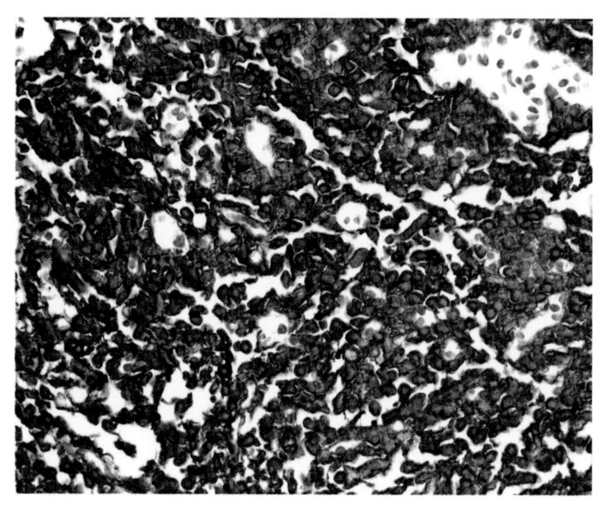

▲ 图 74-5　小儿 GIST 中免疫染色显示强 C-kit 表达（40×）
经 Dr Bahrami 许可转载，引自 Dr Armita Bahrami，St Jude Children's Research Hospital，Memphis，TN，USA.

SDH 缺陷型 GIST 患者，应立即转诊给遗传专家和癌症易感诊所。

由于 10%～15% 的小儿 GIST 患者出现治疗靶点的激活突变，因此应将肿瘤组织进行 *KIT*、*PDGFR* 和 *BRAF* 突变分析 [170]。在野生型肿瘤中，由甲醛溶液固定和石蜡包埋处理后的组织，应进行 SDHB 免疫组织化学染色。SDHB 表达缺乏与 SDH 亚基突变密切相关，因此研究人员应进行 SDH 突变的检测和筛选，并转诊进行遗传评估 [166]。

手术是 GIST 治疗的主要手段，目的是实现完全切除；但是，由于肿瘤病程缓慢，复发率高，广泛的手术切除可能不能改善预后，应仔细评估儿童的手术。在大多数情况下，最好采用楔形切除术，以避免肿瘤复发，鉴于这些患者淋巴结转移的高发率，应考虑进行淋巴结取样。

如果肿瘤具有 *KIT* 或 *PDGFR* 突变，则治疗应遵循由国家综合癌症网络（www.nccn.org；上次访问时间：2016 年 11 月）发布的指南。对于患有野生型肿瘤的儿童和青少年，如果可行，可进行手术切除，术后进行严密随访复查，包括对比术后 5 年内每隔 3～6 个月进行一次的腹部增强 CT 成像或 MRI（如果担心放射线照射）[170]。不建议常规使用 PET 扫描，鉴于这些患者相对疗效不佳，不建议术后使用伊马替尼辅助治疗 [170, 171]。如果患者无临床症状，并且肿瘤较大，不可切除，或已发生转移，则应严密观察，因为这些肿瘤病程缓慢且对靶向药物的反应较差。但是，如果肿瘤进展或引起症状，则需要试用酪氨酸激酶抑制药。儿科 GIST 对伊马替尼的反应欠佳，在 10 例患者中，1 例部分缓解，3 例疾病稳定 [162]。在野生型 GIST[172] 中，舒尼替尼比伊马替尼更有效，在一项儿科研究中，有 6 例患者观察到抗肿瘤活性疗效（1 例为部分缓解，5 例疾病稳定）[173]。目前正在研究的 SDH 缺陷型 GIST 的替代疗法包括 vandetanib I（NCT 02015065）和 IGF-1R 抑制药 [174]。

为了进一步研究儿童 GIST，美国各学术机构的临床医生共同成立了 NIH 儿科和野生型 GIST 诊所，儿童和成人肿瘤学家、外科医生、遗传学家和基础科学研究者共同更好地定义 SDH 缺陷型 GIST 的自然史和生物学行为。自 2008 年成立以来，已有 120 多名患者就诊，并且有重要发现（如本节概述的内容），让人认识到 SDH 缺陷型 GIST 是一种有独特临床和生物学特征的类型 [168, 169, 175]。

五、胰腺肿瘤

胰腺原发性肿瘤在儿童中很少见，根据英国儿童肿瘤国家注册局的信息估计，15 岁以下儿童胰腺肿瘤的年发病率约为 0.1/100 万 [176]。1976—2006 年在 SEER 数据库中，登记年龄＜ 20 岁的胰腺肿瘤患者 69 例，年龄调整后，估计年发病率为 0.19/100 万 [176]。根据组织学分类，胰腺肿瘤分为外分泌肿瘤和内分泌肿瘤。胰腺外分泌肿瘤包括导管肿瘤和腺泡细胞肿瘤。胰腺内分泌肿瘤为胰岛细胞肿瘤。在儿童中，2 种重要的肿瘤类型为胰腺母细胞瘤和实体假乳头状肿瘤，尽管在电子显微镜和（或）免疫组织化学检查中，两者均含有少量具有神经内分泌功能的肿瘤细胞，提示它们原始或发育不良的性质，但均归类为外分泌胰腺肿瘤。

表 74-4 给出了包括 246 例患者的 8 个系列的小儿胰腺肿瘤的组织学诊断。

（一）外分泌肿瘤

1. 导管型腺癌

导管型腺癌在 40 岁以下患者中极为罕见，但为老年人中胰腺最常见的原发性恶性肿瘤，占所有病例的 85%。在年轻患者中，胰腺导管型腺癌多见于 15—19 岁 [179]。在一篇综述中提到，根据文献报道，71 例 40 岁以下胰腺肿瘤患者中，只有 20 例可归为

表 74-4　小儿胰腺肿瘤

参考文献	病例数	实体假乳头状肿瘤	胰腺母细胞瘤	癌	其他
Shorter 等 [177]	17	7	5	1	内分泌 2 PNET 2
Dall' Igna 等 [178]	21	12	4	2	内分泌 3
Perez 等 [179]	58	10	10	11	内分泌 19 肉瘤 5 不清楚 3
Park 等 [180]	32	19	2	4	内分泌 2 淋巴瘤 3 PNET 1 血管内皮瘤 1
Yu 等 [181]	18	4	0	6	内分泌 5 肉瘤 1 腺瘤 2
*Ellerkamp 等 [216]	55	38	5	12	0
Nasher 等 [182]	14	6	1		胰岛素瘤 3 淋巴瘤 1 胰腺囊肿 1 Wilms 和增生性小圆细胞瘤转移 2
Rojas 等 [183]	31	22	4		神经内分泌瘤 4 未分类梭形细胞瘤 1
总计	246	113#	31#	36	56

*. 仅包括外分泌肿瘤；#. 原著有误，已改
PNET. 原始神经外胚层肿瘤

导管型腺癌 [184]。据报道，1 例 13 岁的 Shwachman-Diamond 综合征患者发展为胰腺导管腺癌，增加了该综合征与导管型腺癌相关的可能性 [185]。

2. 腺泡细胞癌

腺泡细胞癌是胰腺的另一种恶性外分泌肿瘤，占所有胰腺肿瘤的 1%[186]。与导管型腺癌一样，成人中很多病例诊断为该病，但其也可发生于儿童。这些肿瘤的特殊之处在于，在一些病例中，其与儿童和青少年中发生的胰腺母细胞瘤和实体假乳头状瘤有重叠的病理特征。

（二）胰腺母细胞瘤

胰腺母细胞瘤是胰腺的胚胎性肿瘤，起源于多能细胞，含有胰腺的正常胚胎学特征。胰腺母细胞瘤一词最早由 Horie 于 1977 年提出 [187]。该恶性肿瘤罕见，1966—2003 年，文献报道只有 153 例 [188]。在 Kiel 儿科肿瘤登记系统中，胰腺母细胞瘤仅占登记的 22 783 例恶性肿瘤的 0.01%[188]。1973—2004 年，SEER 数据库仅登记了 10 例 [179]，英国国家儿童肿瘤登记局在 30 多年间仅记录 11 例 [176]。由于这种疾病的罕见性，欧洲对罕见肿瘤感兴趣的国家（意大利、法国、英国、波兰和德国）已联合成立了一个名为 EXPeRT（欧洲小儿罕见肿瘤合作研究组）的国际工作组。该工作组的第 1 篇论文，分析了 2000—2009 年的 20 例胰腺母细胞瘤 [189]。

胰腺母细胞瘤具有明显的类器官结构，具有鳞状小体，周围由腺泡排列，并分成小叶 [187]。肿瘤更常见于亚洲血统的孩子，且男性多见 [188]。胰腺母细胞瘤几乎仅发生于中位年龄为 5 岁的儿童；10 岁以内病例占 78%，17 岁及以上病例占 11%[188]。肿瘤最常见于胰头部（39%）和胰尾部（24%）（图 74-6）[188]。据报道，胰腺母细胞瘤与 Beckwith-

Wiedemann 综合征 [190–192] 和 FAP 相关 [193]。通过对 1 例 4 岁胰腺母细胞瘤患者肿瘤细胞进行遗传学分析，发现 t（13；22）（q10；q10）和 t（13；13）（q10；q10）2 个易位，并且复杂的细胞遗传学变化最常见于 1、2、3、6、7、8、12、13、14、16、19、20、21、22 号染色体和 X 染色体 [194]。对比基因组杂交检测到染色体 1p、6p、7q、8q、17q、21q 和染色体 X 扩增，2p、2q、3p、4p、4q、9q、13、14q 和 20 号染色体区域的拷贝数增加 [195]。在未分化的小细胞中也有 IGF-2 过表达的报道，在 11p15.5 出现母源性等位基因的杂合性丢失 [196]。已报道，β-catenin 在鳞状小体中异常表达，以及基因突变伴有细胞周期蛋白 D1 的过度表达，这些发现可能对鳞状小体的形态认识是重要的，鳞状小体是胰腺母细胞瘤的特征 [197]。对 2 例胰腺母细胞瘤患者进行全外显子组测序，发现 *SMAD4* 和 *CTNNB1* 突变 [198]。

大多数胰腺母细胞瘤患者无症状，偶然发现腹部肿块 [199]。患者临床症状可能包括体重减轻、呕吐和梗阻性黄疸，发现时通常已是晚期，表现为局部扩散或远处转移 [188, 189]。有 17%～35% 的患者发生转移，肝脏转移最常见 [188]。结节性转移灶可见于门静脉和脾脏区域及肺部。高达 75% 的患者血清中甲胎蛋白水平升高，中位值为 658U/ml[188, 189]。手术是治疗的主要手段，如胰十二指肠切除术，大多数患者可以实现肿瘤的完整切除 [189]。对于无法手术切除或转移的肿瘤患者，已证明化疗是有效治疗手段，在一系列研究中，超过 70% 的患者化疗有效。有效率最高的药物包括顺铂、阿霉素、环磷酰胺和依托泊苷，但建议使用顺铂 – 多柔比星（PLADO）方案 [189]。由于肿瘤对化疗敏感，因此治疗方案应包括前期辅助化疗，然后进行最佳的治疗方法，手术切除。辅助化疗和放疗的作用尚未确定。在一个系列研究中，5 年无事件生存率和总生存率分别为 58% 和 79%[189]。肿瘤可切除性、对化疗敏感及无转移与患者预后良好相关 [188, 189]。在少数几例肿瘤复发的患者中，已报道了对长春瑞滨和小剂量口服环磷酰胺及脂蛋白酶有效 [200, 201]。

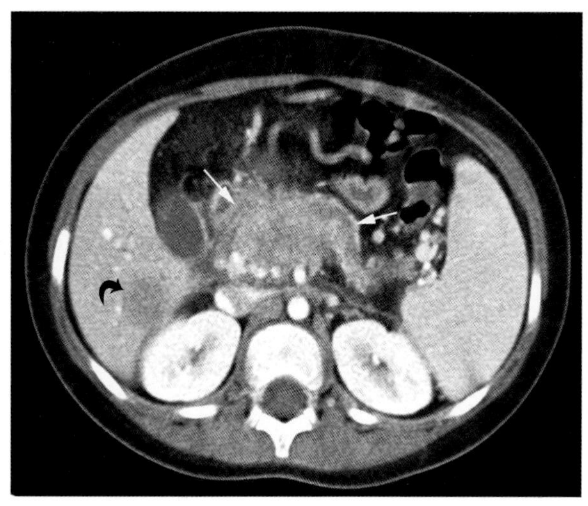

▲ 图 74–6　上腹部水平位增强 CT 图像

胰腺母细胞瘤（直箭）侵犯胰头、颈部和胰体，并显示了肝内其中一个转移灶（弯箭）（经 Dr Coleman 许可转载，引自 Dr Jamie Coleman，St Jude Children's Research Hospital，Memphis，TN，USA.）

（三）实体假乳头状瘤

胰腺实性假乳头状瘤或 Frantz 肿瘤（图 74–7）是胰腺的一种罕见而独特的肿瘤，其在成人胰腺肿瘤中占 1%～2%，但在儿童胰腺肿瘤中多见（表 74–4），多见于女性（M∶F 为 1∶8～1∶9），平均年龄为 22 岁 [202]。大约 20% 的患者年龄为 1—18 岁 [202]。大体上，肿瘤为囊性和出血性，伴有实性灰白色组织的病灶区域。在显微镜下，肿瘤均匀生长，以不同比例的实体、假乳头状或出血性假性囊性结构为特征。实体部分主要为均匀的空泡 – 嗜酸性肿瘤细胞及不规则假乳头状细胞。实体区域可能有小梁的上皮外观，而其他病灶则具有假性腺样特征，并伴有透明 / 黏液样基质。肿瘤细胞的波形蛋

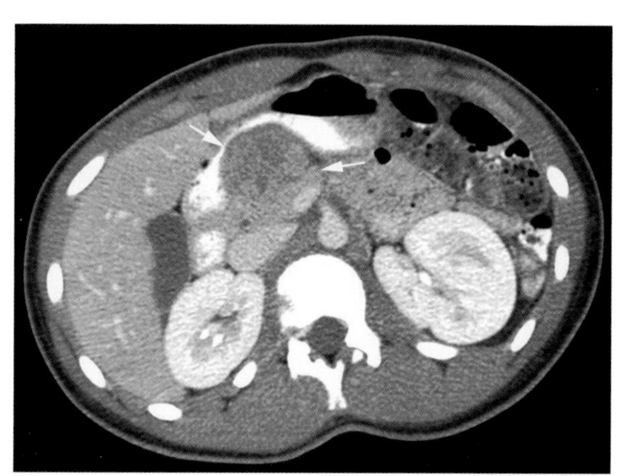

▲ 图 74–7　上腹部水平位增强 CT 图像

来源于胰头的坚实而清晰的肿块，与胰腺的实体乳头状上皮肿瘤相容。（经 Dr Coleman 许可转载，引自 Dr Jamie Coleman，St Jude Children's Research Hospital，Memphis，TN，USA.）

白、α_1- 抗胰蛋白酶、神经元特异性烯醇化酶和 α_1- 抗胰凝乳蛋白酶染色阳性[203]。肿瘤最常累及胰头和胰尾，很少侵犯腹膜后或肠系膜[203]。一项关于 25 例中国台湾病例的研究发现，实体假乳头状瘤均匀表达并携带 *CTNNB1* 基因突变，提示 Wnt 通路对于这种罕见疾病的发生至关重要[204]。对 8 例实体假乳头状瘤患者进行全外显子测序，结果显示所有病例中 *CTNNB1* 基因的少数基因组改变和突变[205]。

实体假乳头状瘤的临床表现是非特异性的，约 1/3 的患者无症状。如果出现症状，则主要表现为腹痛[193]。其他症状，如发热、黄疸和体重减轻，见于不到 5% 的患者[202, 203]。

手术是主要治疗手段。在 553 例接受手术治疗的患者中，三分之一的患者未进行广泛手术切除，仅进行了局部切除或摘除术。在另一个研究中，315 例患者中，31% 的患者安全地进行了远端胰腺切除术，25% 的患者进行了胰十二指肠切除术[203]。个别病例报道中使用了化疗，提示异环磷酰胺、顺铂、依托泊苷[206]、吉西他滨[207]、顺铂、氟尿嘧啶[208]和长春新碱[209]对肿瘤有效。其他治疗方法，例如经动脉化学栓塞、放射和射频消融也有报道[203]。肿瘤的治疗效果极佳，预计 1 年、3 年和 5 年生存率分别为 99.4%、97.5% 和 96.9%。

（四）内分泌肿瘤

1. 胰岛细胞瘤

胰岛细胞瘤包括腺瘤和癌，所有病例中彼此的病理学判别均不明确。与成人相比，肿瘤在儿童所有胰腺肿瘤中占比更大。患有非胰岛细胞瘤的儿童应考虑 1 型 MEN 的可能性[210]。大多数胰岛素瘤是腺瘤，仅需手术切除。Zollinger–Ellison 综合征产胃泌素型胰岛细胞瘤，大多数在诊断时伴有局部淋巴结和（或）肝转移[211]。

2. 治疗

对于无法手术切除治疗的病例，可能需要进行医疗管理。生长抑素类似物和干扰素可控制 75% 患者的症状，并使约 50% 患者疾病稳定[212]。使用链佐星联合氟尿嘧啶或阿霉素化疗，在 40% 的胰腺神经内分泌肿瘤患者中，持续起效约 9 个月[213]。最近，在晚期胰腺神经内分泌肿瘤患者中，与接受最佳支持治疗的患者相比，舒尼替尼或依维莫司治疗可以提高患者 6 个月的无进展生存期[66, 214]。

基于生长抑素的放射肽 ^{90}Y 标记的 1，4，7，10- 四氮杂环十二烷 -1，4，7，10- 四乙酸（(90Y–DOTA）–TOC）为基础的肽受体放射性核素的治疗也是有希望的，据报道，在约 1/3 的神经内分泌肿瘤患者中有效[215]。

第 75 章　儿童头颈部罕见恶性肿瘤

Rare Pediatric Malignancies of the Head and Neck

Cynthia E.Herzog　Michael E.Kupferman　Winston Huh　Anita Mahajan　著
于雪迪　译　　王景福　施鹏越　校

一、概述

根据监测、流行病学和最终结果（SEER）数据库的数据统计，在 19 岁以下的恶性肿瘤患者中，头颈部肿瘤约占 12%[1]。这些肿瘤中，部分更常见于非头颈部的其他部位，如淋巴瘤（27%）、骨肉瘤及软组织肉瘤（14%）。部分只发生在头颈部区域，如甲状腺肿瘤（21%）和视网膜母细胞瘤（16%）。剩余的 22% 由许多罕见的肿瘤引起，包括唾液腺肿瘤（4%）和鼻咽癌（1%）。

儿童头颈部肿块的诊断可分为 4 大类：先天性畸形、与炎症 / 感染相关的病变、其他良性病变和恶性肿瘤。幸运的是，大部分儿童头颈部肿物是良性的。患儿的发病年龄和原发肿瘤的解剖部位有助于疾病的鉴别诊断。儿童头颈部肿瘤的治疗需要采取多学科的方法，包括外科、儿科肿瘤学、放射肿瘤学、眼科、口腔外科和牙科。需要特别关注是，这些患儿的组织结构仍在生长和发育，长期治疗可能出现的晚期不良反应。本文将介绍唾液腺肿瘤和鼻咽癌，这是真正的恶性肿瘤。此外，本文也将介绍可能导致局部侵袭的颌骨巨细胞瘤。

二、唾液腺肿瘤

唾液腺肿瘤约占美国患癌人口的 1%，在大唾液腺（腮腺和下颌下腺）和小唾液腺（口腔、鼻旁窦、喉、口咽和气管）均可发生。由于大多数唾液腺恶性肿瘤研究未提供儿童小唾液腺肿瘤的亚组分析，因此儿童的数据有限，文献报道很少。

（一）流行病学

在儿童群体中，唾液腺恶性肿瘤占所有儿童头颈癌症的 10%。只有 5% 的唾液腺肿瘤发生在儿童中，特别的是，其中大多数（45%～55%）是上皮性恶性肿瘤[2-7]。基于人群的良恶性唾液腺肿瘤的大规模研究发现，每年发病率为 0.4/10 万～1/10 万，其中 15%～25% 位于小唾液腺[6, 8, 9]。这些恶性肿瘤的百分比因报告而异，范围为 40%～80%[6, 9]。这些肿瘤包括多种组织学类型，其多样性混淆了与手术管理和辅助疗法作用有关的问题[10]。人群研究表明，只有 5% 的小唾液腺肿瘤发生在儿童中，其中一半是恶性的。

（二）病理学与生物学

黏液表皮样癌是大唾液腺中最常见的病理类型（49%），其次是腺泡状细胞癌（35%）和腺样囊性癌（5%）。其中大多数是低级别或中级别的肿瘤（78%），而高级别组织学与不良预后相关。在小唾液腺中，肿瘤组织学的分布倾向于黏液表皮样癌（60%）、腺样囊性癌（25%）和腺癌（10%）构成其余组织学类型。神经周围浸润的存在与不良预后有关，并表明需要辅助治疗。

（三）临床表现和传播方式

大多数青少年患者的颈部肿块位于腮腺区域或下颌下腺。脑神经或感觉运动症状可发生在 10%～15% 的患者中，是侵袭性恶性肿瘤的标志，因为它们通常表明肿瘤在神经周围扩散。很少见到转移性淋巴结肿大（＜ 10%）。通常，在评估前临床症状和体征已经存在 6～12 个月。

按表现阶段划分，小肿瘤占主导地位，其中 70～75% 的肿瘤表现为 T_1（≤ 2cm）或 T_2（＞ 2cm 和＜ 4cm）的病变。这些肿瘤位于大唾液腺时，通常会侵犯局部骨结构。但是，小唾液腺的肿瘤则不是这种情况，当存在于鼻窦道中会侵犯局部结构。多达 40% 的患者可发生淋巴结转移，大部分转移自腮腺。

（四）评估

仔细的病史和体格检查对患者的初步评估和鉴别诊断大有帮助。使用计算机断层扫描（CT）或磁共振成像（MRI）进行对比对于确定病变范围、周围组织的浸润和淋巴结转移非常重要。每种成像方式都有其独特的优势。CT 对于评估骨转移及颅底病变具有优势，而 MRI 扫描在软组织清晰度和显示颅内病变方面具有优势。任何影像学检查都应包括全颈部，以便全面评估可能需要活检的可疑淋巴结。代谢成像，例如 ^{18}F- 氟脱氧葡萄糖正电子发射断层显像（FDG-PET），可以提供有关评估原发肿瘤异常代谢活性和评估淋巴结受累的其他信息。但是，FDG-PET 在确定＜ 1cm 的病变中的代谢活性，以及有时区分炎症性疾病和恶性疾病方面存在局限性。

对于患有唾液腺肿瘤的患儿，应进行细针穿刺术（FNA）以确定病灶的组织学类型，因为这些病灶中存在明显恶性肿瘤的风险。病理诊断可能具有挑战性，应由经验丰富的细胞病理学家或头颈部病理学家进行检查。如果 FNA 结果模棱两可，则通常建议使用针芯活组织检查或手术切除活检技术，以获得足够的病变组织用于进一步的检查，例如免疫组织化学检测或细胞遗传学检查。

（五）鉴别诊断

先天性病变（如甲状腺舌管囊肿）不太可能成为腮腺分化的一部分，因为这些病变通常发生在颈前三角区域。潜在的非恶性疾病诊断数量相当大，如果进行广泛的介绍将超出本章的范围。关于其他主要考虑的恶性肿瘤，横纹肌肉瘤是儿童头部和颈部最常见的软组织肉瘤，并且咀嚼肌间隙的横纹肌肉瘤可与腮腺肿瘤的临床表现相似 [1]。其他要考虑的恶性肿瘤包括滑膜肉瘤、恶性周围神经鞘瘤、淋巴瘤、骨肉瘤、甲状腺癌和恶性肿瘤（如神经母细胞瘤）转移灶 [11-14]。硬纤维瘤病和朗格汉斯细胞组织细胞增生症是非恶性疾病，也应予以考虑，因为它们通常需要积极治疗。

（六）治疗

对于唾液腺的恶性肿瘤，手术切除一直是主要的治疗方式。对于大多数腮腺肿瘤，通常需要做保留面神经的腮腺浅叶切除术。对于较大或腮腺深叶的肿瘤，可能需要全腮腺切除术。面神经切除对患儿外貌、生理功能和心理具有深远影响，因此在术前必须对此问题进行坦率的讨论。初次切除时最好行重建手术，特别是对于预期行面神经切除的患者。

对于恶性程度高、大肿瘤及有淋巴结转移的患者，应行淋巴结清扫术。对于下颌下腺癌患者，应完全切除下颌下腺和主要淋巴结，并进行Ⅰ～Ⅲ级全面清扫。对于小唾液腺癌，根据原发肿瘤部位的不同，手术切除可选择经颅底切除或经口切除。这些技术的更多细节可以在其他章节中找到。尽管完整的肿瘤切除是主要目标，但在选择最佳手术方法时应考虑功能和美容方面的问题。

对于高级别病变，手术切缘阳性和具有侵袭性特征的患者，应加强局部治疗，因为这些肿瘤不仅有复发风险，而且预后不良。尽管推荐鳞状组织肿瘤术后治疗采用化疗和放疗相结合，但这种积极的治疗策略在唾液腺恶性肿瘤的治疗中很少受到关注，尤其是在儿童患者中。传统的细胞毒药物化疗主要是针对进行性转移性疾病的患者。不幸的是，评估众多研究结果是困难的，因为患者数往往较少，且组织学诊断和既往治疗史不一。各种单一化疗药物研究报道的缓解率一直很低。研究中最常见的化疗方案是环磷酰胺、阿霉素和顺铂（CAP 方案）。据报道有 25%～50% 的缓解率，但是有明显毒性反应 [15, 16]。

随着新型分子靶向药物的出现，人们对确定唾液腺恶性肿瘤的遗传特征充满兴趣。例如，在大量腺样囊性癌中观察到 C-kit 的过度表达。此外，据报道表皮生长因子受体（EGFR）在黏液表皮样癌和腺样囊性癌中过度表达 [17-19]。然而不幸的是，在使用伊马替尼、吉非替尼、西妥昔单抗、拉帕替尼和硼替佐米的临床试验中未观察到客观缓解 [10, 15-28]。因此，需要更深入地了解所涉及的分子途径，以确定哪些途径对于肿瘤的发展至关重要，确定适合作为靶向治疗的候选药物。这种方法对儿童是否有益还有待观察。

随着适形技术的提高，放射治疗的作用也有很大的发展。放射治疗用于不良组织学或临床特征或复发的患者 [21, 29, 30]。放射治疗和靶向治疗取决于肿瘤的位置、侵袭性特征和淋巴结的存在。可用的外照射技术包括电子线治疗、调强放射治疗（IMRT）和质子治疗。正如 Grant 等 [31] 报道的那样，根据初步经验，质子治疗前景广阔。当治疗一批儿童的唾液腺肿瘤时，质子治疗的急性毒性和体重减轻相对更有优势。

（七）预后

小儿唾液腺恶性肿瘤患者的治疗效果普遍良好，5 年无病生存率为 80%～95%[20-23]。

唾液腺肿瘤治疗引起的与治疗有关后遗症对儿童群体影响较大。远期不良反应包括永久性口干、面部瘫痪、颅面生长畸形、视力障碍、骨放射性坏死和外观畸形。尽管小儿唾液腺肿瘤预后良好，但发生放射相关第二原发肿瘤的风险很大 [32]。

远期并发症发生率与成人患者几乎相同，即面神经功能障碍、口干症和龋齿。尽管中脸发育不全和眼部异常与 10 岁以下儿童行中脸放疗有关，但对于已经成年的小儿恶性肿瘤幸存者，大多数远期反应主要与全身治疗和颅骨放射治疗有关。根据这些数据，我们得出结论，小儿人群唾液腺恶性肿瘤局部强化治疗与晚期不良反应相关性不大，但在治疗决策中应谨慎考虑。但是，这些结果不应改变当前美国医学研究所（IOM）的指南，其建议对放射治疗的小儿患者加强监测 [33]。

可以为仅接受手术的患者建立个性化监测，因为在 IOM 指南中将其归类为低风险。特别是对于唾液腺癌，超过 5 年复发是很常见的，局部复发的中位时间是在治疗后 8 年。

三、鼻咽癌

鼻咽癌（nasopharyngeal cancer，NPC）（见第 12 章）是一种罕见的原发癌，仅占所有儿童恶性肿瘤的 1%。鼻咽癌的治疗具有挑战性，通常需要精心计划的跨学科治疗才能获得最佳效果。儿童鼻咽癌的许多治疗方法是从成人研究中借鉴过来的，因为大量的成年患者可供研究。

（一）流行病学

鼻咽癌的发病受多种因素影响，包括遗传、环境和病毒。东南亚人、因纽特人和北非人有很高的地理 / 遗传发生率。在流行地区，发病率为每年 15/10 万～20/10 万，而在世界其他大部分地区，每年发病率不到 1/10 万。环境风险因素包括香烟烟雾、职业性甲醛暴露和木屑 [34]。在成人中，NPC 占所有原发性鼻咽肿瘤中的 70%，在 40 岁和 60 岁患者中，发病率似乎呈双峰年龄分布。EB 病毒的暴露和 NPC 的诊断密切相关，特别是在流行地区。鼻咽癌与特定的 HLA 类型有关，其他遗传因素也可能起作用，尤其是在低发病率人群中。

在流行地区，小儿人群中鼻咽癌的发病率较低，在其他地区，小儿鼻咽癌主要发生在青少年中。在世界范围内，它的诊断率为每年 1/100 万～1.5/100 万，但在流行地区，发病率高达每年 8/10 万～25/10 万。鼻咽癌占所有鼻咽部原发肿瘤的 35%～50%。男性的发病率是女性的 2 倍，在美国的黑人中更为常见。在儿科人群中，大多数鼻咽癌是世界卫生组织（WHO）3 型（未分化，也称为淋巴上皮瘤）[35]。EB 病毒存在于几乎在所有未分化、非角化 NPC 病例中 [36]。

（二）病理

WHO 最初描述了 NPC 的 3 个不同组织学亚型：1 型（鳞状细胞）、2 型（非角质化）和 3 型（未分化）。在 2005 年，提出了一个新的分类：角质化鳞状细胞癌、非角化癌（分化和未分化）和基底样鳞状细胞癌 [37]。非角化肿瘤最常见，在流行地区占 99%，在美国占 75%。在香港，角质化肿瘤仅占 NPC 肿瘤的 1%，而在美国为 25%。基底样鳞状细胞癌非常罕见，但与其他亚型的 NPC 相比，其临床侵袭性可能较低。

（三）生物学

在几乎所有未分化、未角质化的鼻咽癌中都发现了 EB 病毒 [36]。上皮细胞的 EB 病毒转化会导致 2 型潜伏感染，其中 EB 病毒基因编码的小核 RNA（EBER）、EB 病毒核抗原 1（EBNA1），以及潜伏膜蛋白 1 和 2（LMP1 和 LMP2）基因被转录。这不同于 B 淋巴细胞的 3 型潜伏感染，在这种感染中，还转录了包括 EBNA2 和 EBNA3 在内的其他基因 [38]。

（四）转移方式

鼻咽是一个开放区域，其前部为鼻腔的鼻孔，下部为软腭的上表面，上方和后部为颅底和第 1、2

颈椎椎体。侧壁包括咽鼓管开口，由咽鼓管圆枕和咽隐窝限定。大多数鼻咽癌起源于咽隐窝周围的侧壁。NPC 向前可生长至鼻腔，向后上方可生长至颅底、蝶窦、椎前间隙和斜坡。通过裂孔和卵圆孔侵犯海绵窦和颅中窝。丰富的淋巴引流导致肿瘤可早期转移至淋巴结。超过 85% 的患者存在颈部淋巴结转移。最常累及颈内静脉二腹肌淋巴结。50% 的患者双侧颈淋巴结受累 [39]。据报道，有 3% 的患者在诊断时发生血源性扩散，在整个病程中高达 50% 的病例存在血源性扩散。

（五）临床表现

大多数局部晚期的患儿表现为颈部淋巴结肿大。其他表现包括鼻出血、听力下降、鼻塞、疼痛和脑神经缺陷 [40]。患者表现出多种症状。在大多数情况下，乳酸脱氢酶水平升高，但是这是非特异性的。诊断是通过鼻咽或颈部淋巴结的活检明确的。

（六）评估

所有表现为颈部无痛肿大包块的患者均应进行全面的头颈部临床检查。对鼻咽、颅底、鼻旁窦和颈部区域进行 CT 和 MRI 检查，以确定局部区域病变的范围。为了确定疾病的起源和范围，应尝试进行纤维鼻腔镜检查并进行活检以确诊。完整的分期检查可以包括胸部 X 线、骨扫描、胸部和腹部 CT 扫描或 PET 扫描。该评估应针对患者的症状和实验室评估而定。监测 EBV 病毒滴度有助于评估疾病状况。

（七）鉴别诊断

在美国，鼻咽癌为少见的诊断，因此儿童鼻咽肿瘤的鉴别诊断相当广泛。其他发生在鼻咽的肿瘤包括血管纤维瘤、横纹肌肉瘤、淋巴瘤、腺瘤、唾液腺肿瘤等。图 75–1 显示了 15 年来在某医疗机构中鼻咽肿瘤的诊断分布情况，将儿童与成人进行了比较。

（八）治疗

鼻咽癌需要多学科综合治疗。放射治疗一直是鼻咽癌的主要治疗手段，对于局部病变的患者，仅用这种方式就可以实现良好的总生存率。因为大多数患者分期较晚，所以手术通常仅限用于诊断。在一项前瞻性随机试验和最新的 Meta 分析的支持下，成人患者使用新辅助化疗和辅助化疗改善了局部控制率和总生存率 [41–43]。回顾已发表的成人单纯放射治疗与放射治疗联合化学治疗的随机对照试验，报道了同步放化疗具有一致的生存获益 [35, 44]。新辅助化疗或辅助化疗的疗效不确切，但确实可以减少局部复发和远处转移。有很多关于晚期患儿在大剂量放射治疗中增加化学治疗的报道，但 NPC 的罕见性限制了在儿科人群中进行的随机对照试验。意大利儿科罕见肿瘤项目和 St Jude 研究支持将放射治疗与化学治疗作为鼻咽癌的主要治疗方法 [45, 46]。

放射治疗的计划很复杂，因为关注的范围从颅底延伸到锁骨上窝，以便包括所有涉及原发肿瘤和淋巴扩散的风险区域。基于 MRI/CT 的计划对于识别正常区域和靶区至关重要。应监测并尽可能降低腮腺、口腔黏膜、下颌骨、脑干、脊髓、颞叶、垂体、下丘脑、耳蜗、视神经、视交叉、视网膜和晶状体的辐射剂量。常规的放疗剂量为亚临床受累部位 50Gy，肿瘤区域 68～70Gy，每周 5 天，每天

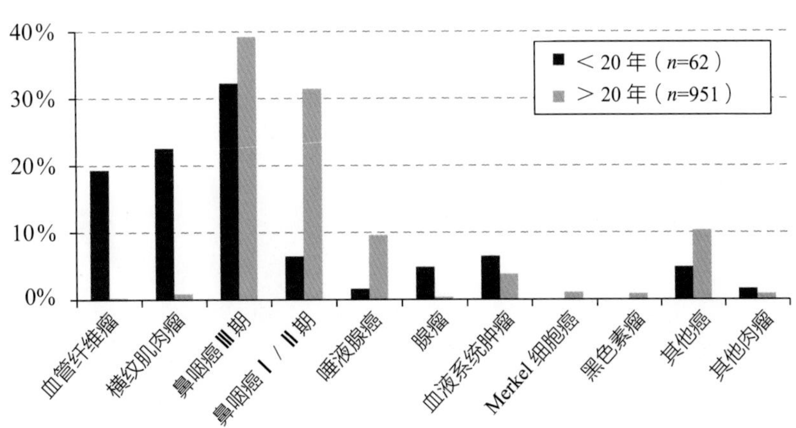

▲ 图 75–1　**2000—2015 年 MD 安德森肿瘤中心鼻咽癌组织学分型**

1.8～2Gy。出于实际原因，出现许多分割模式及计划技术，如同期加量和同步加量，其对肿瘤控制没有不利或有利的影响。

先进的放射治疗技术，例如 IMRT、拉弧疗法、断层疗法、图像指导和质子疗法，可以保留正常组织并降低放射相关反应的发生率[47–49]。图 75–2 显示了 1 例 18 岁淋巴结阳性未分化 NPC 行 IMRT 和同步加量技术治疗的例子。注意减少的腮腺剂量，如白箭所示。

即使在标准的大剂量放疗中加入化疗后，存活率有所提高，但仍有许多晚期鼻咽癌患者会复发和（或）发展为远处转移性疾病。此外，鼻咽癌患者高剂量放射治疗继发的毒性包括但不限于黏膜炎、慢性干口症、垂体功能低下、严重的听力下降，以及偶发颞叶坏死和骨放射性坏死[50]。努力针对 EB 病毒开发毒性更低、更有效的疗法，这与所有鼻咽癌患儿有关。

采用 EB 病毒细胞毒性 T 淋巴细胞继发免疫疗法治疗鼻咽癌已有报道。这种疗法似乎是安全的，并可能具有明显的抗肿瘤活性[51]。

（九）预后

在过去的 60 年中，成人鼻咽癌的生存率一直稳定增长。最近的研究表明，5 年总体生存率是 75%，而 1940—1960 年为 35%，1970—1990 年为 55%～60%[43, 49]。原发病灶有效控制者的 5 年生存率达到 80%。鼻咽癌仍然存在局部复发和远处转移，根据需要进行额外的监视和干预。

特别是对于儿童来说，正常组织的照射可能与许多重大疾病相关，包括耳毒性、视力丧失、白内障形成、颞叶坏死、脑干损伤、神经内分泌功能不全、伴有发育迟缓、牙关紧闭、口干症、牙齿问题、咬合不正和继发第二原发肿瘤。这些问题应得到监测，并应及时采取干预措施，以尽量减少对生活质量的影响。化学治疗会进一步加重毒性反应，如听力丧失。

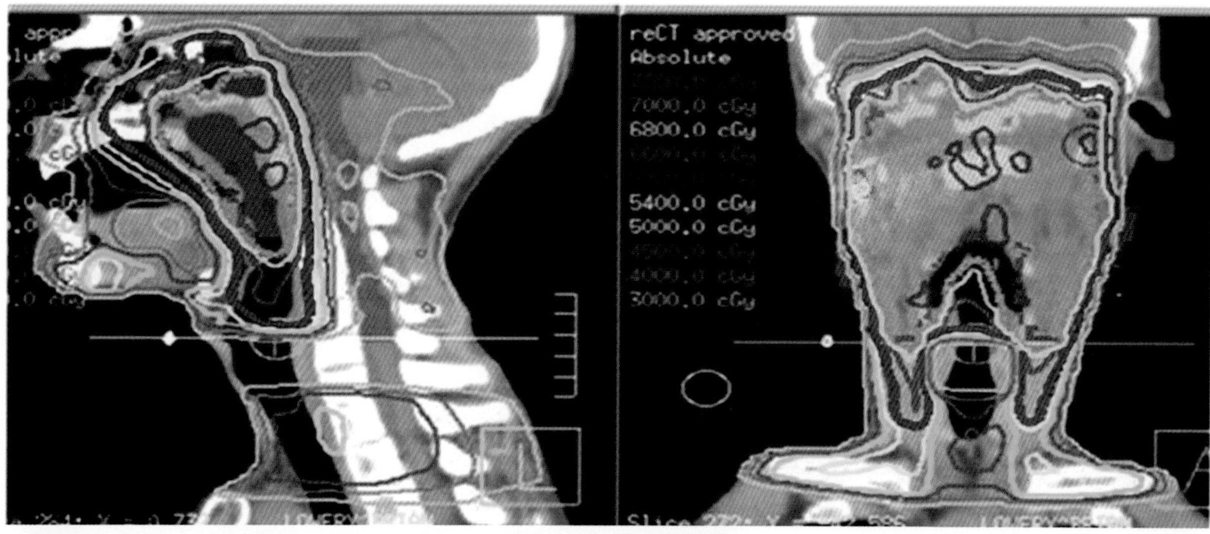

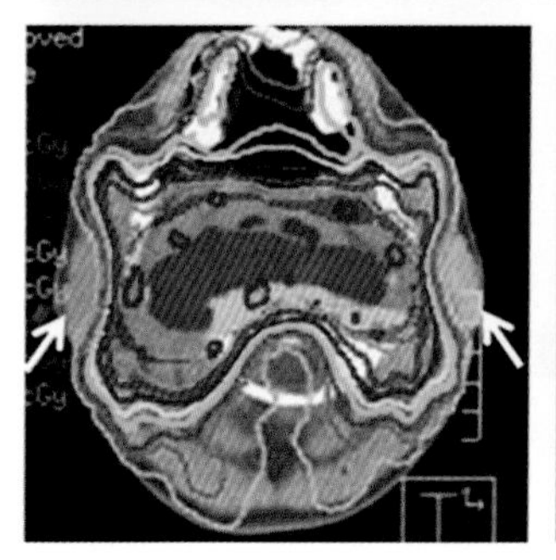
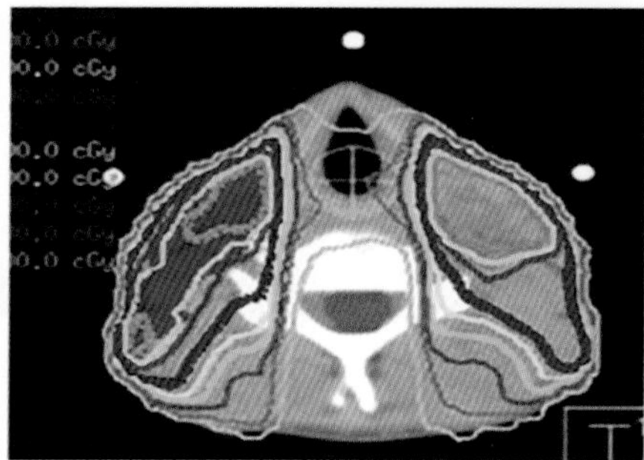
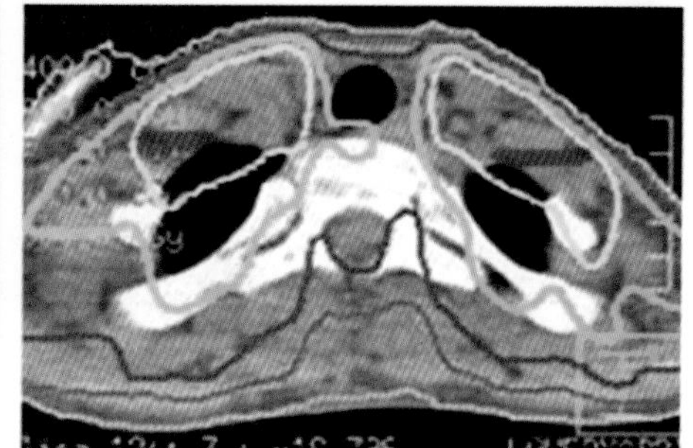

▲ 图 75–2　使用调强放射治疗对鼻咽癌患者进行放射治疗剂量测定
伴随的加量技术使原发部位剂量为 70Gy，高危淋巴结剂量为 56Gy，锁骨上淋巴结剂量为 50Gy

四、中央性巨细胞病变

1953 年，Jaffe 用下颌骨的巨细胞修复性肉芽肿一词来表示局部修复反应[52]。该术语旨在表达该病灶的良性性质，并将其与长骨恶性巨细胞瘤区分开来。Chuong 等认识到某些此类颌骨肿瘤具有侵袭性特点，但不能从组织学上将侵袭性肿瘤与更良性的肿瘤区分开来，因而提出了中央性巨细胞病变（central giant cell lesion，CGCL）一词[53]。

（一）流行病学

中央性巨细胞病变的病因尚不清楚。De Lange 等报道，对荷兰人群的 CGCL 进行一项分析，发现 CGCL 在下颌骨（67%）、女性（56%）和年轻患者中更常见，在 10—14 岁男性和 15—19 岁女性中最多见[54]。这些发现与其他报道相符[55, 56]。然而，与其他人报道相比，丹麦人群中侵袭性病变更少见[55, 56]。这可能反映出以下事实：其他报道不是基于人群的，而是基于患者系列，可能会转变为更具侵袭性的病变。

（二）病理

中央性巨细胞病变通过切开活检可明确诊断。组织学特征是存在纺锤形的基质细胞和巨细胞，这些细胞不是非常丰富，分布不规则，通常在出血区域周围很常见[53, 56]。

（三）生物学

该肿瘤的行为具有多样性，从惰性到局部侵袭性。Chuong 等分析了 1986 年的 17 例 CGCL 患者的样本，以试图找出可区分侵袭性和非侵袭性病变的组织学因素[53]。侵袭性病变的临床特征是疼痛、生长迅速、牙根吸收、皮质穿孔和复发率高。2 种类型之间没有组织学差异，但是具有侵袭性肿瘤的患者年龄较小且肿瘤较大。随后提出了针对这些肿瘤的术语中央性巨细胞病变，临床分类为侵袭性或非侵袭性。真正的恶性肿瘤罕见病例已有报道[57]。

（四）临床表现和传播方式

大多数患者表现出无痛的颌骨肿胀，通常在常规牙科 X 线检查中可见。少数有疼痛或神经衰弱。骨骼破坏、牙齿松动和移位及咬合不良很常见。CGCL 不会转移，但可以局部侵袭。

（五）评估

可以使用 CT 扫描，但是担心患者会受到放射线照射，而且费用昂贵，限制了使用这种检查的频率。另外，难以给患者摆位以便能每次都通过相同的结构重现完全相同的部分，从而损害了在系列检查之间进行对比的能力。

（六）鉴别诊断

应当对血清钙、磷酸盐和甲状旁腺激素水平进行常规分析，以将这些病变与原发性或继发性甲状旁腺功能亢进可能发生的“褐色肿瘤”区分开来。必须考虑巨颌症，特别是在双侧疾病的情况下。尽管在 Noonan 综合征和 1 型神经纤维瘤病中已报道了 CGCL，但其发生率很低并且可能是巧合[56]。

（七）治疗

1. 手术

标准疗法是外科手术，最常见的是刮除术。侵袭性亚型的处理需要广泛的手术切除，切缘为 5mm 或更大，并且这加剧了已经变形的状况。但是，由于位置的原因，整块切除可能会导致高不良反应发生率，因此人们尝试寻找有效的替代疗法。

非手术辅助疗法可能会将与邻近肿瘤的手术诱导重要结构的损伤最小化，包括生长中心、恒牙、神经、关节，以及支持面部美学轮廓的骨骼结构。理想情况下，人们将寻求设计出一种完全非手术的方式来对这些肿瘤进行治疗，从而完全避免医源性损害。

2. 内部注射类固醇

Jacoway 等于 1988 年首先报道了病灶内注射类固醇用于治疗 CGCL[58]。之后已有许多病例报道和小的系列研究，由 de Lange 等对其进行了综述[56]。大多数报道使用曲安西龙 10mg/ml 与 0.5% 的可卡因或利多卡因 1∶1 混合，每周 2～6ml，共 6 周。在所有 12 例患者中均观察到完全或相当程度的缓解，只有 1 例患者需要手术治疗。Nogueira 等报道了 21 例患者，用曲安奈德 20mg/ml 与 2% 利多卡因 /1∶200 000 肾上腺素 1∶1 混合，每周 2 次，每次 1ml/1cm 肿瘤，连续 6 周[59]。2 例患者无效，其中 4 例患者效果中等，15 例效果良好。在侵袭性类型中，2 例未观察到效果，3 例效果中等，5 例效果良好；而在非侵袭性肿瘤中发现 1 例效果中等和 10

例效果良好。目前尚不清楚 Nogueira 等发现较低的有效率是否由于包含侵袭性病变，其似乎对使用替代类固醇治疗的有效率较低。

病灶内使用类固醇后，显示出骨骼重塑和病灶愈合。这种治疗方法相对简单且便宜，但是对于可能使用类固醇有问题的患者（例如免疫功能低下的患者或患有糖尿病或消化性溃疡疾病的患者）应谨慎使用。

3. 降钙素

Harris 在 1993 年首次报道了使用降钙素；当人类降钙素不再可用时，Pogrel 等报道了使用鲑鱼降钙素 [60, 61]。已通过皮下和鼻内使用降钙素。de Lange 等在 2007 年一篇综述中指出了变量效应 [56]。目前只有 1 个关于降钙素的双盲、安慰剂对照试验 [62]。这项研究对比了安慰剂与鼻内应用鲑降钙素，剂量为 200U/d，共 3 个月，然后所有患者均继续使用降钙素治疗 1 年进行比较。3 个月或 15 个月后，肿瘤大小无差异。停药后可见肿瘤持续消退。

4. 干扰素

在 1999 年，Kaban 等报道了 1 例 CGCL 患者，该患者在行 2 次手术切除并在应用降钙素后仍出现进展，在疾病复发后接受干扰素治疗 [63]。

Kaban 等随后报道了 26 例肿瘤摘除后用干扰素治疗的侵袭性 CGCL 患者的经验 [64]。患者每天皮下注射干扰素 -α，300 万 U/m^2，平均治疗（8.0 ± 3.1）个月。16 例患者已停止治疗至少 2 年，无复发迹象。有 6 例在停药不到 2 年后没有复发的证据，还有 4 例仍在接受治疗。

Busaidy 等报道了他们对 5 例患者使用干扰素治疗以避免手术的经验 [65]。随后，已有 14 例患者接受了治疗（未发表的数据）。5 例患者无须手术干预：3 例患者已使用干扰素 3～5 年，另外 2 例患者已使用干扰素 9～12 个月。还有 6 例患者除使用干扰素外还接受了保守手术。1 例患者依从性差且疾病进展，需要手术切除。2 例患者失去随访。

5. 其他疗法

最近，唑来膦酸 [66] 和狄诺塞麦 [67] 也提示有效。

（八）预后

仅考虑侵袭性病变时，手术治疗后的复发率为 11%～49%[56]，最高可达 72%[53]。化疗可能会降低侵袭性肿瘤的复发率，但缺乏有关最佳治疗方法和有效性证明的信息。

五、结论

头颈部肿瘤在小儿人群中相对较少，约有 12% 的小儿恶性肿瘤发生在头颈部区域。唾液腺肿瘤、鼻咽癌和中央性巨细胞病变是小儿人群中罕见的头颈部肿瘤。这些肿瘤需要采取多学科综合治疗的方法，通常包括手术、儿科肿瘤学和放射肿瘤学，在某些情况下可能涉及其他学科，如眼科、口腔外科和牙科。为了更有效地治疗干预，需要对这些罕见疾病的生物学特征有更好的了解。

第 76 章 儿童胸部罕见肿瘤
Uncommon Pediatric Tumors of the Thorax

Yoav H. Messinger　Kris Ann P. Schultz　Louis P. Dehner　著
倪　燕　李　阳　译　王景福　施鹏越　校

一、概述

虽然原发性肺部恶性肿瘤在成人中很常见，但在年龄＜20岁的群体中非常罕见[1, 2]。事实上，儿童中最常见的恶性肺肿瘤是来自其他原发性肿瘤的转移，主要是肉瘤[3]。本章的目的是讨论一组不同病理类型的肿瘤，它们共同起源于胸腔内器官及胸壁，并且已在儿童群体中有描述。这些肿瘤大多数都是恶性的，包括淋巴瘤和神经源性肿瘤，临床表现依赖于具体的肿瘤类型和病理分期。有几种肿瘤是儿童所特有的，特别是胸膜肺母细胞瘤（pleuropulmonary blastoma，PPB），是儿童肺部最常见的原发性恶性肿瘤[4]。

与成人中癌症及间皮瘤与环境因素（如吸烟和石棉暴露）之间公认的相关性相比，儿童原发性肺肿瘤的流行病学尚未得到充分证实。患有原发性或继发性免疫缺陷综合征和神经纤维瘤病的儿童偶尔会出现造血和（或）肉瘤性质的肺或纵隔肿瘤[5]。患有结节性硬化症的婴儿会出现心脏横纹肌瘤，其具有自发消退的能力，这更倾向于一种错构瘤而不是肿瘤[6]。目前认为DICER1综合征导致了PPB，并阐明了其遗传基础[7–9]。除此之外，儿童的流行病学因素尚未得到阐明。

儿童胸腔内肿瘤的临床症状通常表现为肿物直接的表现或气道阻塞。在某些病例中，可通过超声检测到子宫中胎儿的肿物。咳嗽、呼吸困难、胸痛、发热、上腔静脉综合征、气喘和心功能不全是一些较常见的临床表现。少数肿瘤有杵状指的表现，如胸腔内淋巴瘤[10]、间皮瘤、胸腺瘤、婴儿纤维肉瘤[11]、肺癌[12]，脊髓压迫时伴有肢体无力，神经源性或椎体恶性肿瘤有肠/膀胱功能障碍的表现[13]，纵隔淋巴血液肿瘤或胸腺瘤有自身免疫现象。

由于大多数肺肿瘤以肿块形式存在，肿瘤通常最早在患儿疑似呼吸道感染或气胸[14]而行胸部X线片检查时被发现，但如果肿瘤无临床症状，则几乎均在偶然情况下被发现。一些肺部的转移性病变和PPB还可能具有肺囊肿及气胸的表现。例如，原发胸膜肺的滑膜肉瘤和转移性滑膜肉瘤表现为气胸[15]。肺部受累的朗格汉斯细胞组织细胞增生症或少年黄色肉芽肿的儿童也可出现实性病变、多发性囊肿和气胸[16]。伴或不伴纵隔淋巴结肿大的实质弥漫性网状结节浸润，或免疫抑制的儿童出现肿块，应该警惕血液淋巴系统的问题，EB病毒（EBV）与平滑肌肿瘤或感染有关[17]。

影像学检查包括计算机断层扫描（CT），能够对病变进行精确定位，识别微小的实质病变，并对转移性病灶具有很高的敏感性[18, 19]。磁共振成像(MRI)组织密度区分度高，脊柱和神经孔能清晰成像，尤其适用于纵隔肿瘤[20]。但MRI不能很好地识别肺内病变，对PPB的诊断及随访用途有限。正电子发射断层扫描（PET/CT）能够识别具有侵袭性，高代谢活性的肿瘤，如实体PPB或淋巴瘤。超声心动图用于化疗前评估是否存在心脏、大血管及心包受累。

除了在血液或骨髓中可以诊断血液淋巴血液系统恶性肿瘤之外，无论原发部位在何处，几乎所有的胸内实体瘤都需进行组织学诊断。有时在手术之前进行纤维支气管镜活检。参与诊断及管理的各医师之间的有效沟通对全面的术前评估至关重要。

由于儿科肿瘤方案通常需要根据肿瘤的各种形

态学和生物学特征进行风险评估，如果可能的话，有必要获得足够的肿瘤组织以进行完整的评估。大多数情况下，如果肿瘤不能完全切除，优先选择开放性活组织检查，但特殊类型的活组织检查必须根据潜在的并发症风险进行权衡利弊。进行活组织检查时，应为术中冰冻切片获取足够的肿瘤组织标本，以确保诊断组织的存在。对于可疑的血液淋巴组织恶性肿瘤及未行冰冻切片的病变组织，应留出一些组织进行流式细胞术检查。注意应该将新鲜冷冻组织和新鲜组织送去进行分子遗传学和细胞遗传学检测。这是至关重要的，因为可通过全基因组测序（whole genome sequencing，WGS）、全外显子组测序、RNA 测序、分子靶标评估和异种移植模型开发的可能性等对这些罕见肿瘤进行评估[21]。

二、纵隔

纵隔分为前纵隔、中纵隔和后纵隔，每部分都有几种好发的特定类型的肿瘤。儿童和成人肿瘤发生频率和类型也存在差异。总体而言，60%～65% 儿童纵隔肿物是良性的（包括畸胎瘤、神经节细胞瘤和血管畸形），其余为恶性（35%～40%）[22-26]。

血液淋巴恶性肿瘤。霍奇金淋巴瘤和非霍奇金淋巴瘤好发于儿童的前纵隔，包括胸腺和淋巴结。结节硬化型霍奇金淋巴瘤、T 细胞淋巴母细胞瘤、大 B 细胞淋巴瘤（图 76–1）占儿童纵隔淋巴恶性肿瘤的大多数（≥ 75%）。

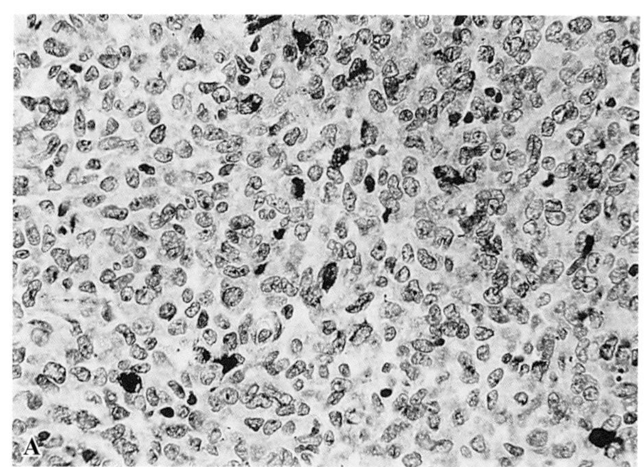

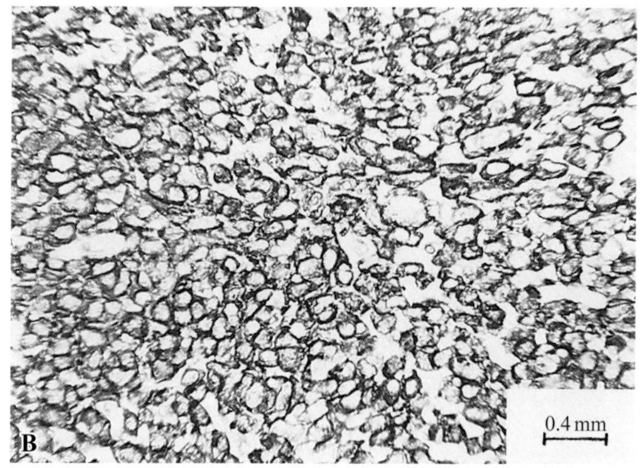

▲ **图 76–1　16 岁男性患者的淋巴母细胞淋巴瘤呈纵隔肿大**
A. 纵隔活检显示恶性胸腺淋巴母细胞浸润，核盘旋和非盘旋（HE，400×）；B. *MIC2* 基因产物的抗体 CD99 或 013 的免疫过氧化物酶染色显示均匀的膜反应（400×）；肿瘤细胞对 CD45RO 也免疫阳性

胸腺肿瘤。不同于淋巴组织增生性恶性肿瘤，在儿童中并不常见[27]。儿童纵隔肿瘤中只有 1%～2% 为胸腺瘤，其起源于胸腺上皮组织（见第 14 章）[23, 27, 28]。如稍后将讨论的，大多数肿瘤需要完全切除，这可能导致胸腺完全被切除。这些患者需要监测免疫功能，因为胸腺切除术可能导致免疫功能障碍[29, 30]。

胸腺瘤。2010 年 Liang 等总结了 32 例儿童胸腺瘤的病例[31]。欧洲小儿罕见肿瘤合作研究组（EXPeRT）在 12 年间（2000—2012 年）确诊 16 名胸腺瘤患儿[32]。这些患者的中位年龄为 11 岁，范围为 1—17 岁。与胸腺瘤相关的最常见的副肿瘤综合征是重症肌无力，在儿童胸腺瘤患儿中占 13%[32]，远低于成人患者的 50%[33]。免疫缺陷和发育不良性贫血（Good 综合征）不是常见的副肿瘤表现。世界卫生组织（WHO）胸腺瘤亚型的组织病理学分类包括 A 型、AB 型、B_1～B_3 型，并已更新和完善（表 76–1）[34]。先前定义为 C 型的胸腺癌呈现异型性，无器官型特征且多种分化。富含淋巴细胞的胸腺瘤（B_1 和 B_2 型）可被误诊为淋巴瘤，因为上皮细胞相对不明显，而上皮为主的胸腺瘤（B_3 型）应与胸腺癌相鉴别[31, 35, 36]。与成人相同，胸腺瘤分期基于 Masaoka–Koga 分期系统（表 76–2）[37, 38]。包囊、通过包膜侵犯、周围组织（心包、胸膜）的受累是预测预后重要病理因素（表 76–2）。胸腺瘤的流式细胞术与 T 细胞淋巴母细胞淋巴瘤有相似的表现（双阳性 $CD4^+$、$CD8^+$、$CD1a^+$、TdT^+）。和明确定义的、一致的、CD3 表达确定的 T 细胞淋巴母细胞瘤 / 白血病相比，两者唯一的区别是胸腺瘤 CD3 表达发生变异[38]。从分散的细胞角蛋白阳性上皮细胞群能很容易区分富含淋巴细胞的胸腺瘤和 T 细胞淋巴母细胞淋巴瘤。

表 76-1　世界卫生组织胸腺肿瘤分类 [34]

胸腺瘤亚型	必要标准	可选标准
A 型	出现平淡无奇的梭形上皮细胞（至少在病灶处）；肿瘤内缺乏 * 未成熟（TdT⁺）T 细胞	多角形上皮细胞；CD20⁺ 上皮细胞
非典型 A 型	A 型胸腺瘤的诊断标准；此外，粉刺型肿瘤坏死；有丝分裂计数增加（> 4/2mm²）；核拥挤	多角形上皮细胞；CD20⁺ 上皮细胞
AB 型	出现平淡无奇的梭形上皮细胞（至少在病灶处）；未成熟（TdT⁺）T 细胞在肿瘤局部或全身丰富 *	多角形上皮细胞；CD20⁺ 上皮细胞
B_1 型	胸腺样结构和细胞学：未成熟 T 细胞丰富，髓质分化区域（髓质岛）；多边形或树突状上皮细胞缺乏，无聚集（即< 3 个相邻上皮细胞）	Hassall 小体；血管周围间隙
B_2 型	单个或簇状多角形或树突状上皮细胞与大量未成熟 T 细胞混合的数量增加	延髓岛；Hassall 小体；血管周围间隙
B_3 型	多角形的稍不典型到中等不典型的上皮细胞；缺乏或罕见的细胞间桥：缺乏或缺乏混合的 TdT⁺T 细胞	Hassall 小体；血管周围间隙
MNT†*	由无上皮细胞的淋巴间质包围的扁平梭形或椭圆形上皮细胞结节	淋巴滤泡；单克隆 B 细胞和（或）浆细胞（罕见）
化生性胸腺瘤	双相肿瘤，由外观平淡的梭形细胞背景下的上皮细胞实性区组成；缺乏未成熟的 T 细胞	上皮细胞的多形性；肌动蛋白、角蛋白或 EMA 阳性梭形细胞
少见的其他类型 †	–	–

*. 贫乏与丰富：在超过 10% 的被调查肿瘤中，任何一个聚集的未成熟 T 细胞区域或中等数量的未成熟 T 细胞都表明“丰富”
†. 显微镜下胸腺瘤、硬化性胸腺瘤和脂肪纤维腺瘤
EMA. 上皮膜抗原；MNT. 带淋巴间质的小结节性胸腺瘤
经 WHO 许可转载，引自 Marx 等，2015[34].

表 76-2　Masaoka–Koga 分期系统

分　期	定　义
Ⅰ	肉眼和显微镜下肿瘤完全包裹
Ⅱa	显微经包膜侵犯
Ⅱb	肉眼可见侵犯胸腺或周围的脂肪组织，或贴附于但不突破中间胸膜或心包
Ⅲ	对邻近器官（如心包、大血管或肺）的肉眼侵犯
Ⅳa	胸膜或心包转移
Ⅳb	淋巴或血行转移

经 John Wiley & Sons 许可转载，引自 Koga 等，1994[38].

胸腺瘤的治疗不受年龄影响，因为这些肿瘤的行为与年龄无关。但是，有人提出 10 岁及以下男性儿童胸腺瘤患者的预后要比 10 岁以上女性儿童差 [31]。原位局限性肿瘤应考虑外科切除 [31, 32, 39, 40]。肿瘤分期和组织学类型是胸腺瘤最主要的预后因素 [41-44]。Ⅰ期和Ⅱ期患者预后极好，生存率接近 100%[45]。可切除的Ⅲ期患者采用手术切除联合术后放疗；不能完全切除的Ⅲ期患者要求化疗，放疗与否无特定要求，如果可能的话行外科减瘤术 [46]。Ⅳ a 期胸腺瘤（胸膜扩散）应尽可能采用

手术治疗和化疗相结合；放疗是否有效目前尚无定论[46]。Ⅳb 期患者治疗方式为化疗。胸腺瘤的化疗方案以铂类为基础，联合依托泊苷、多柔比星、表柔比星、长春新碱、环磷酰胺及泼尼松多种组合进行[47]。关于胸腺肿瘤中活化途径的最新数据引起了对靶向治疗的研究，由于胸腺瘤患者表皮生长因子受体（EGFR）突变的罕见性，其对 EGFR 抑制药的反应很差，同样，由于 *KIT* 突变并不常见，胸腺瘤患者对伊马替尼的反应性亦较差。新的靶向药物抗胰岛素样生长因子 1 型受体（抗 IGF-1R）抗体和 CDK 抑制药（PHA-848，125AC）目前正处于临床试验阶段，或许前景广阔[48]。

胸腺癌。与胸腺瘤不同，胸腺癌组织病理学特征为恶性上皮肿瘤，通常类似于中度分化的鳞状细胞癌。在成人中占胸腺肿瘤的 10%～25%[41]。与胸腺癌相反，胸腺瘤是器官性肿瘤（即它们的形态是胸腺独有的，在其他器官的肿瘤中未发现，它们具有正常胸腺的功能特征，即肿瘤上皮细胞能产生未成熟 T 细胞）。胸腺癌是非器官性肿瘤，它们与肺和唾液腺中的肿瘤具有相似的病理特征。这些肿瘤不具有像胸腺瘤一样促进瘤体内未成熟 T 细胞成熟的能力[49]。胸腺癌的病理类型和预后之间存在相关性。例如，局限于胸腺的胸腺鳞状细胞癌患者的 10 年生存率可高达 65%。分化良好的胸腺神经内分泌肿瘤（典型和非典型类癌）5 年生存率低于 50%[50]。胸腺癌伴 t（15；19）染色体易位 *BRD4-NUT* 基因融合者侵袭性高，被称为“NUT 癌”，可见于青少年和年轻人。在组织学上其类似于低分化鳞状细胞癌，预后不良[51]。在儿童中可见胸腺淋巴上皮瘤样癌，在一位 14 岁男孩中观察到 EB 病毒早期核糖核酸（EBER）阳性。这些肿瘤通常表现为晚期，不可切除，经手术及化疗（伴或不伴放疗）后仍预后不良。

欧洲小儿罕见肿瘤合作研究组（EXPeRT）进行了系列报道，报道了 2000—2012 年欧洲收治的 20 名胸腺癌患儿[32]，中位年龄为 14 岁（范围 4.5—19 岁），男性多见（男性 14 名，女性 6 名）。其中，Masaoka Ⅱ期 2 名，Ⅲ期 7 名，Ⅳa 期 5 名，Ⅳb 期 6 名。组织病理学亚型包括淋巴上皮瘤样癌（8 例）、低分化癌（5 例）、小细胞癌（2 例）、鳞状细胞癌（2 例）和神经内分泌肿瘤（1 例）[52, 53]。20 例患儿中有 4 例存在副肿瘤综合征（占 25%），其中包括肥厚性肺骨病、系统性红斑狼疮、多发性肌炎和肾炎综合征[32]。儿童胸腺癌大多数处于晚期，并且转移扩散到多个部位，包括肺、肝、淋巴结和骨。EXPeRT 报道 20 例中只有 1 例可以完全切除，并且 1 个活检结果排除了血液淋巴组织恶性肿瘤[32]。

与胸腺瘤相比，胸腺癌患儿的预后较差，尽管采用多模式治疗，20 名患儿只有 4 名存活，5 年生存率只有 20%[32]。其化疗方案包括顺铂、蒽环类药物或烷化剂如环磷酰胺或异环磷酰胺[32]。2013 年的一项 Cochrane 报道未发现关于成人胸腺癌化疗的随机对照试验，预后仍然很差[54]。虽然放疗看似能改善成人胸腺癌的预后，但其应用目前仍有争议[55, 56]。同样在 EXPeRT 报道中，只有 4 名幸存者接受了 39～54Gy 剂量的辅助放疗，这表明无论长期毒性如何，大剂量放疗应该可以发挥作用[32]。儿童胸腺癌的不良预后可能反映了儿童淋巴上皮瘤样癌的比例过高，这些肿瘤在成人中同样预后不良[57]。

最近有相关研究者着手研究胸腺上皮肿瘤治疗中新靶向药物的应用。数据表明，血管内皮生长因子（VEGF）、IGF-1R、细胞周期蛋白依赖性激酶（CDK）和哺乳动物西罗莫司靶蛋白（mTOR）可能是潜在有用的靶标[58]。由于后者在儿童中并不常见[49]，应谨慎这些药物在成人胸腺鳞状细胞癌中的应用。尽管 EGFR 在 35% 的胸腺癌中强烈表达，但在使用 EGFR 抑制药厄洛替尼和吉非替尼的两项Ⅱ期临床试验的结果均显示效果不佳[59, 60]。有趣的是，C-kit（CD117）在大多数胸腺鳞状细胞和基底细胞癌中高表达。然而，伊马替尼活性仅限于那些具有 C-kit 突变的肿瘤，只占病例的 5%～10%，因此该药物的活性潜力有限[49]。多激酶抑制药舒尼替尼可能是一种更具吸引力的药物，因为它在突变型和野生型 C-kit 下都具有活性；最近一项关于化疗难治性胸腺癌患者的Ⅱ期研究显示，23 名可评估患者中，单药 26% 部分缓解（PR）和 65% 疾病稳定（SD）[61]。虽然这些数据结果很好，但在将这些结果应用于这些病理亚型较少见的儿童时，仍需谨慎行事。重要的是要验证推定的靶标在小儿任何胸腺癌中均有表达。

胸腺脂肪瘤。是一种良性肿瘤，通常生长缓慢，位于前纵隔，由成熟的脂肪组织和胸腺组织的小叶组成，包括上皮细胞、淋巴细胞和胸腺小体，很少有血管瘤形态[49]。胸腺脂肪瘤可能与甲亢或重症肌无力有关。这种肿瘤主要见于青少年或年轻人，也可见于幼儿，手术切除是治疗的首选 [62–65]。

胸腺囊肿。表现为多房结构或单个囊肿，由胸腺上皮和胸腺细胞排列而成。据估计，儿童纵隔肿块中约有 3% 为胸腺囊肿，其中 1/3 为先天性，其余为获得性。先天性囊肿通常呈单房结构 [66]。获得性囊肿是多房结构，可能与干燥综合征、系统性红斑狼疮、肌无力或人类免疫缺陷病毒（HIV）感染引起的炎症有关 [67, 68]。霍奇金淋巴瘤、朗格汉斯细胞组织细胞增生症、生殖细胞瘤、畸胎瘤和胸腺瘤可表现为胸腺囊肿，这些肿瘤通常最初在显微镜检查中被识别出来 [69–71]。

生殖细胞肿瘤（germ cell neoplasms，GCN）。虽不常见，但在儿童纵隔肿瘤中占了 10%～20%。其仅次于骶尾部的第 2 常见的颅外、性腺外部位生殖细胞瘤 [72]。几乎都位于前纵隔，占前纵隔肿瘤的 25%[73]。总体而言，5%～6% 的儿童生殖细胞肿瘤发生在前纵隔 [73]。大部分前纵隔生殖细胞肿瘤为成熟畸胎瘤，其囊性或囊实性结构由外胚层、内胚层和中胚层的成熟组织组成 [74, 75]。与成人生殖细胞肿瘤不同（具有特征性染色体 12q 获得），1 号染色体的失衡、4q 和 6q 的缺失及 20q 获得为其细胞遗传学畸变 [76]。胎儿期的畸胎瘤可能与胎儿水肿有关。Takayas 等描述了 1 例通过吸出胎儿囊液并在出生后成功切除来治疗并发于胎儿水肿的胎儿畸胎瘤的病例 [77]。

其余的纵隔生殖细胞肿瘤是恶性的，通过以下一种或多种组织病理学类型定义：生殖细胞瘤（精原细胞瘤）、胚胎癌、卵黄囊肿瘤（内胚窦肿瘤）、绒毛膜癌、未成熟畸胎瘤和非生殖肉瘤 [75]。除恶性成分外，这些肿瘤通常还残留畸胎瘤成分。在女性中，卵黄囊瘤往往是唯一的恶性成分；而在男性中，常常是混合的恶性成分 [78]。纵隔恶性生殖细胞肿瘤通常发生在 12—35 岁的男性 [72, 79]。Klinefelter 征（先天性睾丸发育不全）的患儿纵隔生殖细胞肿瘤的风险增加，因此应对患有纵隔生殖细胞瘤的男孩进行染色体分析 [80, 81]。在诊断时通常伴有 AFP 或 β–HCG 增高。由于纵隔是睾丸生殖细胞肿瘤转移的潜在部位，因此在临床评估中不应忽视睾丸隐匿性原发肿瘤的可能性 [82]。

生殖细胞瘤（精原细胞瘤）是纵隔恶性生殖细胞瘤最常见的亚型 [83]。这些肿瘤可能是囊性的，并且有明显的淋巴细胞成分，类似于霍奇金淋巴瘤、胸腺瘤或弥漫性大 B 细胞淋巴瘤。其他恶性种类包括卵黄囊瘤（内胚窦瘤）和绒毛膜癌 [84, 85]。混合型纵隔恶性生殖细胞瘤成分包括胚胎癌、畸胎瘤（通常为未成熟型）和卵黄囊瘤。与婴幼儿中出现的未成熟畸胎瘤的良性行为相比，这些肿瘤在青春期和年轻人诊断时可能表现为恶性（图 76–2）。血管肉瘤、横纹肌肉瘤或粒细胞肉瘤等非胚胎性恶性肿瘤在纵隔生殖细胞肿瘤中很罕见，但都是有据可查的（图 76–3）[86]。目前已经证明一些血液恶性肿瘤来自生殖细胞而不是人体造血细胞 [87–90]。

纵隔生殖细胞肿瘤可能伴有呼吸窘迫、胸痛、上腔静脉阻塞、男性乳房发育症或性早熟症状。前纵隔肿块在麻醉期间存在发生气道压迫的风险。大血管受累可能妨碍早期手术切除。一些研究证实，与性腺

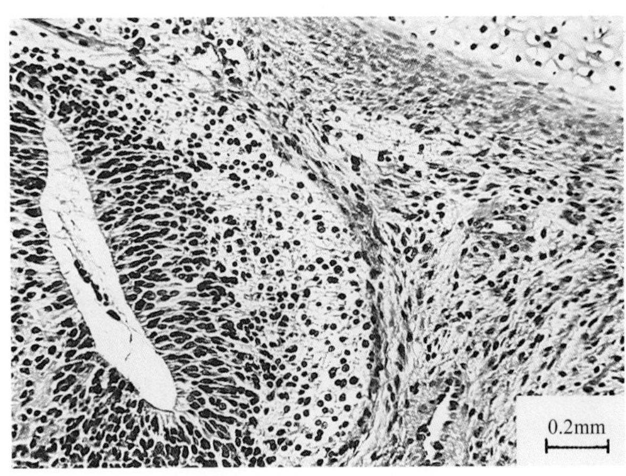

▲ **图 76–2　前纵隔未成熟畸胎瘤**

显示胚胎或原始出现的神经管，有栅栏状神经母细胞；纤维间质和软骨也存在（HE，200×）

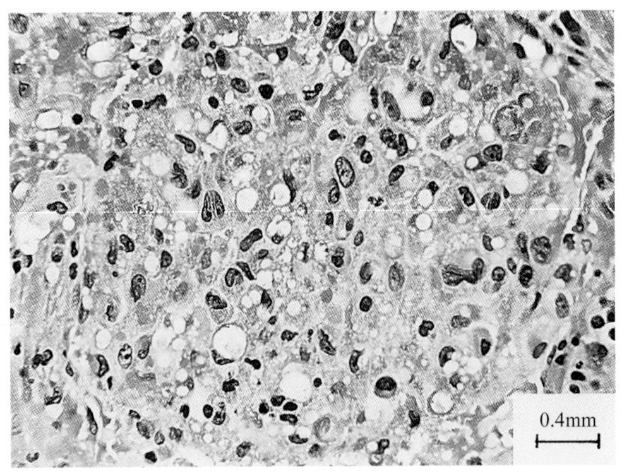

▲ **图 76–3　15 岁男性患者前纵隔恶性混合生殖细胞肿瘤中的上皮样血管肉瘤**

印戒样细胞是恶性内皮细胞（HE，400×）

生殖细胞肿瘤相比，纵隔生殖细胞瘤预后较差。

手术是纵隔畸胎瘤治疗的主要方法。如果能够完全切除，要确保切缘为连续非重要结构（如胸腺）。当肿瘤无法切除时应通过活检确诊，但如果获取肿瘤样本不足时，应小心存在误诊的风险，因为这些肿瘤通常是异质的。活检可能只穿刺到成熟畸胎瘤，未成熟成分可能没被检测到。需要结合临床发现和肿瘤标志物来决定治疗策略。患有纵隔恶性生殖细胞瘤的患者通常需要手术联合化疗。某些病例活检之后可能需行新辅助化疗。一项研究比较了博来霉素、依托泊苷分别联合顺铂和卡铂的疗效，发现联合卡铂的方案比联合顺铂的方案有效且毒性较小[91]。儿童癌症组和儿童肿瘤学组研究了 8882 名患者，评估使用依托泊苷和博来霉素联合高剂量铂类和低剂量铂类的有效率和生存率。分析了纵隔生殖细胞肿瘤的临床和手术结果。发现不管前期还是诱导化疗后大肿块仍然存在，均强调了手术切除的重要地位[78]。Kesler 等研究了化疗后肿瘤的病理特征，发现肿瘤坏死和畸胎瘤是生存预测因子，那些持续存在非畸胎瘤性生殖细胞瘤或肉瘤样变的患者需要进行额外的手术治疗[92]。难治性生殖细胞肿瘤采取紫杉醇 + 异环磷酰胺 / 卡铂 + 依托泊苷交替化疗，并行干细胞移植疗效可能较好[93]。Kesler 等还研究了 431 名有肺或纵隔转移的睾丸非精原细胞瘤的患者，这些患者接受了化疗，然后进行了手术切除。431 例患者共进行了 640 次手术，平均随访时间为 5.6 年，生存率接近 70%。这些作者提出，化疗后积极的手术切除肺或纵隔中任何残留的畸胎瘤是合理的[94]。

神经源性肿瘤。是起源于周围交感神经 – 副交感神经节的软组织肿瘤。其好发于后纵隔，其中＞90% 的病例起源于胸部。儿童纵隔肿块中约有 25% 是神经源性的，而成人则为 15%～20%[26, 95, 96]。在儿童中，10% 的神经母细胞性肿瘤原发于胸腔，特别是后纵隔[97]。实际上，2 岁以下儿童的所有神经源性肿瘤均为低分化神经母细胞瘤或混合型节细胞神经母细胞瘤（图 76–4 和图 76–5），这些肿瘤倾向于低分期（50%～90% 的病例），并具有良好的组织学和生物学标志。年龄较大的儿童分期较高，类似于非胸部的神经母细胞瘤。在儿童期后期和青春期，神经源性肿瘤更可能是节细胞神经瘤、神经鞘瘤或神经纤维瘤。儿童节细胞神经瘤通常混合有

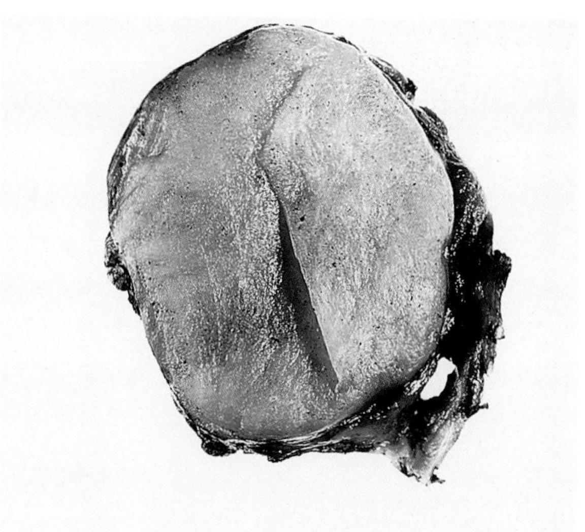

▲ **图 76–4　1 岁女性患者后纵隔复合神经节细胞瘤（富含结节间质的神经节细胞瘤）**

局限性灰褐色肿块代表富含基质的神经节神经瘤成分，周围有含神经母细胞的出血组织

节细胞神经母细胞瘤，但在大多数情况下，治疗和良好的预后不太可能发生显著改变。节细胞神经瘤、节细胞神经母细胞瘤和神经母细胞瘤的治疗应遵循 2015 年最新更新的国际神经母细胞瘤风险组（INRG）分期系统[98]。INRG 分期系统使用治疗前影像学标准来确定原发病灶和转移病灶的范围[98, 99]。

局限性节细胞神经瘤和混合性节细胞神经母细胞瘤属于低危组，具有良好的预后，总生存率＞98%[98]。儿童纵隔神经源性肿瘤的外科治疗受肿瘤大小的影响，较小的神经源性肿瘤通常可通过胸腔镜进行切除，较大的肿瘤需行开胸手术[100]。许多情况下，为获良好的预后而进行完全手术切除是没有必要的，有些只需要通过随访进行观察就可以[98, 101]。

副神经节瘤。起源于交感神经和副交感神经节；交感神经副神经节瘤在组织学上与肾上腺嗜铬细胞瘤有关。15%～20% 的后 2 种肿瘤发生于 20 岁以下的群体中。不论特定年龄组，所有纵隔肿物中仅 1%～2% 为副神经节瘤，大多数发生在后纵隔，少数位于前纵隔和中纵隔。儿童副神经节瘤的重要性在于具有显著的家族性遗传疾病特征，包括具有 *RET* 突变的多发性内分泌腺瘤（multiple endocrine neoplasia，MEN）2A 和 2B、伴有 *NF1* 突变的神经纤维瘤病 1（neurofibromatosis 1，NF1）、具有 *VPL* 突变的 Hippel–Lindau 综合征、

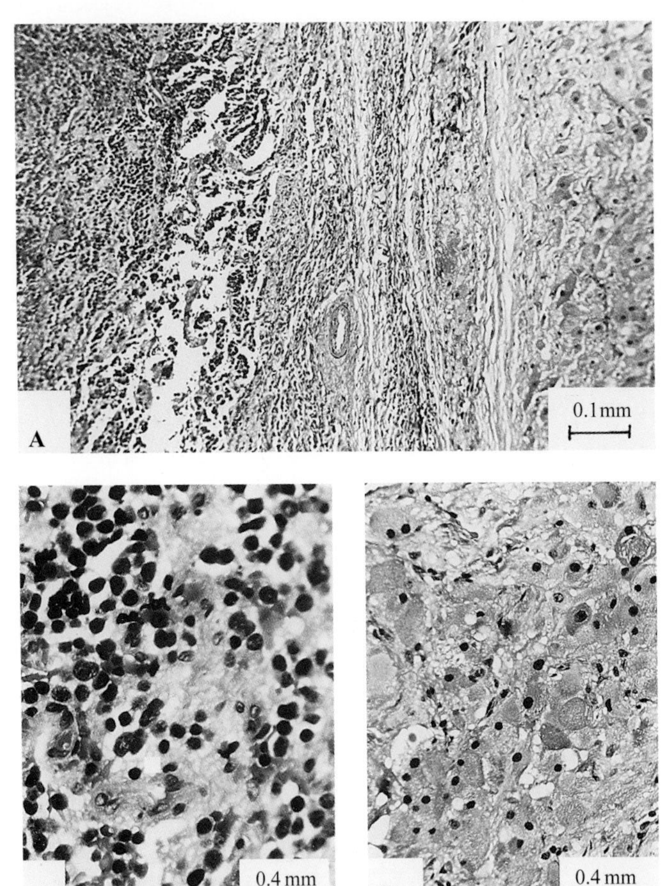

▲ 图 76-5　复合节细胞神经母细胞瘤（富含结节间质的节细胞神经母细胞瘤）

A. 将节细胞神经瘤与神经母细胞瘤成分（HE，100×）分离的纤维组织的尖锐平面；B. 低分化神经母细胞瘤（HE，400×）；C. 神经节细胞瘤（HE，400×）

Carney 综合征、Carney-Stratakis 综合征等[102-105]。所有这些综合征都与特定的表型和其他肿瘤的易感性有关。几种不同的家族性副神经节瘤综合征（PGL1-5）是由编码琥珀酸脱氢酶（SDHx）或正确组装 SDH 复合物所必需的基因突变引起的[104, 106-108]。其为伴有 *SDHA*、*SDHB*、*SDHC* 和 *SDHD* 突变的常染色体显性遗传。SDH（或琥珀酸 - 辅酶 Q 还原酶）是与线粒体内膜结合的酶复合物，参与三羧酸循环和线粒体电子传递链。它是异四聚体，分为三个结构域：SDHA，催化结构域；SDHB，电子转移亚基；SDHC 和 SDHD，锚亚基[106, 107]。无论在儿童还是成人中，副神经节瘤原发于后纵隔，50%～70% 病例伴有转移[109]。诊断检查包括 MRI、^{131}I- 间碘苄基胍（MIBG）和 PET-CT。长期随访通常是必要的，因为转移性疾病可在原发肿瘤的初始切除后很长时间内发生。如果副神经节细胞瘤是功能性的，那么会发生阵发性高血压，必须控制术前高血压，并在术前使用 α 肾上腺素受体拮抗药或 β 肾上腺素受体拮抗药，即使如此仍可能发生严重的术中高血压[110]。手术是治疗的首选[110, 111]。转移性疾病最常用 MIBG 或环磷酰胺、长春新碱和达卡巴嗪联合化疗[112]。舒尼替尼是一种口服的多靶点酪氨酸激酶抑制药，具有抗肿瘤和抗血管生成作用，已被美国食品药品管理局（FDA）批准用于治疗晚期、分化良好的胰腺神经内分泌肿瘤。它已被用作单一药剂或与 MIBG 联合使用，且有一定疗效[113, 114]。

胸腺神经内分泌肿瘤。胸腺神经内分泌肿瘤（neuroendocrine tumor，NET）或胸腺类癌在任何年龄组都不常见，但发病率正在增加，原因尚不完全清楚[115]。胸腺 NET 占纵隔肿物的 2%～4%，其中 20 岁以下年龄组患者所占比例＜ 1%。在各种案例中，有针对儿童和青少年的胸腺 NET 的个案报道[116-121]。国际胸腺恶性肿瘤小组和欧洲胸外科医师协会发布了 205 例成人胸腺 NET 的最大规模的报道[122]。在这一系列报道中，男性占优势（男女比为 3∶1），且大多数为晚期患者。MEN-1 综合征与高达 25% 的胸腺类癌病例有关，同时，约 8% 的 MEN-1 患者患有胸腺 NET[123]。这种高度侵袭性的肿瘤具有转移倾向，并且与副肿瘤性内分泌病相关，最常见的是库欣综合征[124, 125]。在诊断时，胸腺 NET 发生于前纵隔，通常伴有局部侵袭性或纵隔淋巴结转移[123]。连同受累的心包、胸膜，甚至是大血管一起完整地切除肿瘤，尽可能实现 R_0 切除是首选治疗方式，尽管局部复发很常见但仍可提高生存率[115, 122, 126]。Masaoka-Koga 分期系统（表 76-2）用于分期，与预后相关。Masaoka Ⅰ期和Ⅱ期的中位生存期为 13.5 年，Ⅲ期为 7.3 年，Ⅳ a 期为 3.8 年。Ⅳ b 期为 4.2 年[122]。目前还没有证据显示放疗和化疗对任何年龄组 NET 患者有效[115, 122, 126]。据相关研究报道，在一些伴有 C-kit（CD117）过表达的胸腺 NET 中甲磺酸伊马替尼有效[127]。在最近报道的Ⅱ期研究中，靶向药物舒尼替尼（一种口服酪氨酸激酶抑制药）在 NET 中的效果非常有限[128]。然而，舒尼替尼联合奥曲肽显著缩小了 1 例患者的肿瘤，从而为完整的手术切除提供了可能[129]。总体而言，胸腺NET预后很差[115, 122, 126]。

其他神经源性肿瘤起源于周围神经，包括神经纤维瘤和神经鞘瘤；值得注意的是，神经节细胞瘤的基质具有类似于以上2种肿瘤的微观特征。神经纤维瘤和神经鞘瘤均原发于椎旁－脊柱旁，以及侧胸壁和前胸壁。起源于纵隔的神经源性肿瘤范畴的其他肿瘤包括婴儿期的黑色素神经外胚瘤、颗粒细胞瘤、黏液性室管膜瘤和恶性周围神经鞘瘤[130–132]。

在胸腔中已经发现几乎所有类型的软组织肿瘤，可能表现为胸腺、肺或心脏内肿瘤及非器官软组织肿瘤。目前已有关于幼儿前纵隔脂肪母细胞瘤的相关报道[133]。囊状淋巴管瘤是婴儿期的淋巴管畸形，表现为孤立的肿块样病变，但更常见的是伴有颈部和腋窝的弥漫性浸润。横纹肌肉瘤是儿童纵隔最常见的原发性肉瘤。另一个独特的病理类型是PPB，其常主要是横纹肌肉瘤成分。实际上，大多数5岁以下儿童胸腔内原发的横纹肌肉瘤都可能是PPB。除了临床病理学背景，大多数胸部横纹肌肉瘤为胚胎性横纹肌肉瘤。纵隔椎旁横纹肌肉瘤应与神经母细胞瘤和尤因肉瘤／原始神经外胚叶瘤（Ewing sarcomal Primitive neuroectodermal tumor，EWS–PNET）相鉴别。如果可能的话，建议对胸腔内的横纹肌肉瘤进行完整切除，如不能进行完整切除则需要术前辅助化疗。横纹肌肉瘤研究协作组中有1篇涉及10例纵隔横纹肌肉瘤患者预后的早期报道[134]。同一组的后续研究评估了躯干横纹肌肉瘤，其中10例位于椎旁区域，经过放化疗后有7例患者在确诊后3～7年无瘤生存[135]。儿童肿瘤协作组（COG）和欧洲合作软组织肉瘤试验组最近的报道将胸腔和纵隔作为躯干的一部分，目前还没有关于这些部位原发性横纹肌肉瘤预后的具体数据。来自国际肿瘤学会的报道，146例中存在8例（占5.5%）原发胸部转移性横纹肌肉瘤，但未包括具体预后结果[136]。

恶性周围神经鞘瘤。是纵隔中的另一种肉瘤，典型特征是发生于患有1型神经纤维瘤病的儿童中，为中纵隔或后纵隔的神经纤维瘤恶变所致。其他已经在儿童纵隔肿瘤报道的类型包括EWS–PNET、滑膜肉瘤、血管外皮细胞瘤、恶性横纹肌样瘤、软骨肉瘤、黏液性脂肪肉瘤、肺泡软组织肉瘤、上皮样肉瘤、孤立性纤维瘤和血管肉瘤[137–146]。

三、心脏、心包和大血管

儿童和成人心脏、心包和大血管的原发性肿瘤构成罕见的肿瘤组，据报道尸检的发病率仅为0.001%～3%[147]。一项回顾性研究发现心脏肿瘤约占儿童27 640例心脏疾病的0.06%～0.32%[148]。这些肿瘤几乎全是间叶细胞来源的，少数例外，如心包畸胎瘤。

黏液瘤。是成人心脏中最常见的原发性肿瘤，占所有病例的80%，通常发生在左心房，并且散发。20岁以下患者在所有心脏黏液瘤患者群体中所占比例不足8%[149]。儿童右心、瓣膜上或多灶性黏液瘤患者应注意Carney综合征的可能性；这种综合征存在于7%～10%的心脏黏液瘤中[150]。横纹肌瘤和纤维瘤占儿童原发性心脏肿瘤的60%。其中，横纹肌瘤占先天性心脏肿瘤的60～85%，占儿童心脏原发性肿瘤的至少50%[151, 152]。儿童原发性心脏肿瘤85%～90%在病理上是良性的，但这并没有减少这些肿瘤可能导致致死性心律失常继发死亡甚至猝死的事实[148]。

心脏横纹肌肉瘤。是儿童心脏肿瘤中最常见的[151]。它可以说是错构瘤，不是真正的肿瘤。这些肿瘤通常在产前通过超声心动图和MRI进行检测[152]。心脏横纹肌肉瘤的临床表现各不相同，包括无症状的偶然发现、胎儿积水、潜在致命性心律失常、流入和（或）流出通道梗阻、心力衰竭、瓣膜功能障碍和肺栓塞[149, 152]。通过超声心动图（有时是MRI）诊断的横纹肌瘤通常为多发肿瘤，心脏纤维瘤则与之相反，多为单发病灶[149]。据估计，50%～80%的心脏横纹肌瘤是结节性硬化症（tuberous sclerosis complex，TSC）的表现，伴有*TSC1*或*TSC2*基因突变[6, 148, 151, 152]。妊娠中期横纹肌瘤快速增长，32周后稳定。胎儿积水、胎儿心律失常和肿瘤≥20～40mm可预测新生儿发病[6, 152]。大多数病例在4岁前可自发消退[149, 152, 153]。当肿瘤阻塞血流或存在难治性心律失常时需要进行手术切除[149, 154]。大多数情况下，横纹肌瘤临床预后良好（生存率为80%～100%）[6, 151, 152]。典型的临床表现为原发于心室壁、房室瓣或室间隔的多发分叶状肿块。这些肿块由含有丰富细胞质的大圆细胞组成[155]。

纤维瘤。与心脏横纹肌瘤一样，通常出现在胎儿期、新生儿期和婴儿早期，也可见于青春期[156]。

临床表现为心律失常、心力衰竭、发绀、晕厥、胸痛或猝死，但 1/3 病例可能无临床症状[149]。大约 3% 患有 Gorlin–Goltz 综合征（一种常染色体显性遗传病），除了多发性基底细胞癌、牙源性角化囊肿和骨骼异常之外还患有心脏纤维瘤[157, 158]。与横纹肌瘤不同，纤维瘤通常是在室间隔中产生的单个肿块，或者左心室隔膜和游离壁的腔内肿块（图 76–6）。在患有先天性肌纤维瘤病的新生儿中可发现多个心脏纤维瘤。其主要特征为以宽束分布的梭形细胞的均匀增殖取代了心肌。其他显微镜下特征包括坏死和营养不良钙化。纤维瘤在病理学上被认为是与婴儿肌纤维瘤病相似的肿瘤。尽管纤维瘤可以保持静止状态多年，但自发消退的可能性不大，对流入或流出通道或冠状动脉血流产生影响时需行减压手术。纤维瘤是儿童中最常见的可切除的心脏肿瘤，1 岁以下的患儿中占 30%～35%，同时也是儿童尸检时发现的第二大常见肿瘤[157]。如果无法进行手术切除，可能需要心脏移植[149, 152, 159]。

炎性肌纤维母细胞瘤（inflammatory myofibroblastic tumor，IMT）。据报道可发生在所有年龄段的儿童中[160]。该肿瘤起源于心内膜，包括瓣膜，也可从肺延伸到心脏[161]，为多灶性肿瘤。与心外 IMT 间变性淋巴瘤激酶 1（ALK–1）阳性率 50% 不同，心脏 IMTALK–1 阳性率只有 2/57（4%）[162]。治疗上可根据临床情况行手术切除或心脏移植。有研究表明使用皮质激素可使肿瘤缩小[162]。根据包含 57 例患者（其中 2/3 为儿童）的最全面的文献综述报道，死亡率为 25%、复发率为 7%[162]。人们普遍认为 IMT 是一种肿瘤[163]。心肌的钙化纤维性假瘤可能与 IMT 无关。

组织细胞样或嗜酸性粒细胞性心肌病（心脏错构瘤）。是一种未知的肿瘤性病变，在 2 岁以下的婴幼儿中可能会危及生命，导致心律失常或猝死[164]。多发性黄色结节存在于心内膜、心肌、甚至心脏瓣膜中。这些病变由淡染色的多边形细胞组成，这些细胞以黏性聚集体排列，通常位于心内膜下方（图 76–7）。细胞质具有嗜酸性颗粒状外观。这种影响心肌细胞的非肿瘤性疾病现在被认为是一种在线粒体细胞色素 B 基因发生点突变的线粒体病[165]。在核编码的线粒体 X 连锁基因 *NDUFB11* 和复合物 I 基因 *NDUFAF2* 和 *NDUFB9* 中发现了其他突变[166]。左心室心肌非致密化可能是相关的发现。在患有难治性心律失常的婴儿中，治疗包括手术切除或多个小结节的冷冻消融，生存率约为 80%[157]。

据报道，在 1 例儿童的心脏中发现了脂肪母细胞瘤[167]。血管瘤位于心内膜或肌肉内，新生儿的右心房。大多数病例与心外血管瘤或弥漫性新生儿血管瘤病无关[168]。

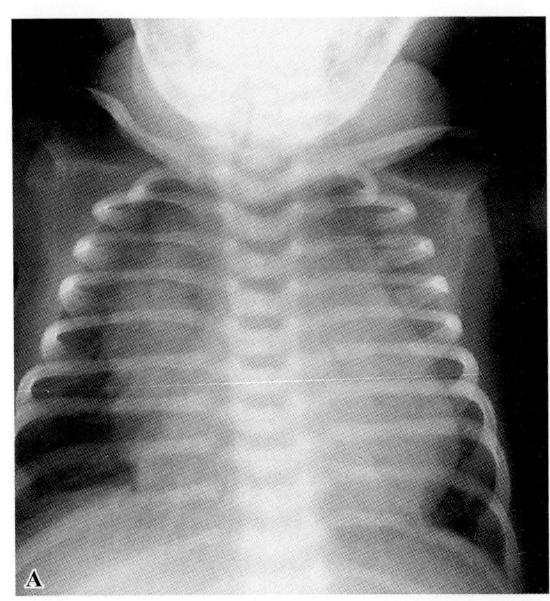

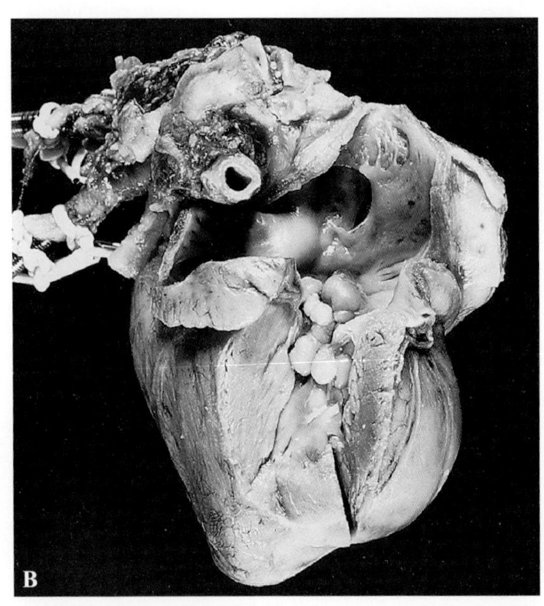

▲ **图 76–6　喂养时出现呼吸急促和发绀的新生儿的心脏纤维瘤**

A. 胸部 X 线片显示明显的心脏增大，婴儿在 16 天时死亡；B. 尸检时，心脏重 54g，正常值为（21 ± 5）g，左心室和心室腔被灰白色的心肌肿块所代替

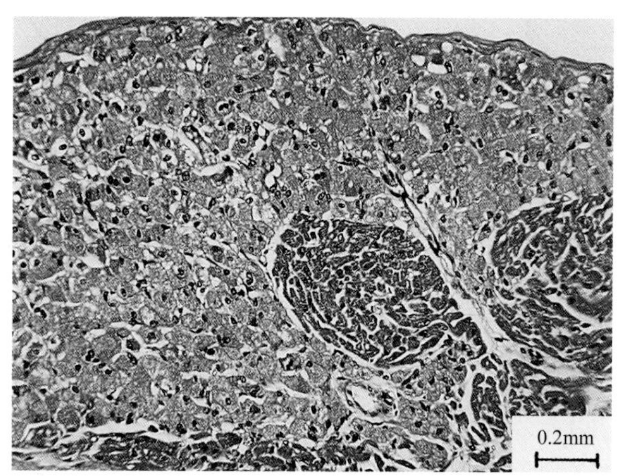

▲ **图 76-7　组织细胞样（嗜酸细胞性）心肌病婴儿在没有明显死因的情况下突然死亡**

心脏内可见多个黄色结节，由均匀的多边形细胞组成，类似颗粒细胞（HE，200×）

心脏原发性肉瘤。非常罕见，IMT 可能被错误地诊断为肉瘤，特别是在长期生存的情况下 [157]。此前已描述了各种类型的肉瘤，包括未分化的肉瘤、血管肉瘤、横纹肌肉瘤、平滑肌肉瘤和骨肉瘤 [151, 157]。许多患者在 13 个月内死亡 [157]。在 1 例 11 岁的儿童中发现了心脏原发性软组织肉瘤与 ASPL-TFE3 融合转录相关 [169]。在另一案例中，我们发现了 1 例 14 岁男孩的心脏滑膜肉瘤。儿童主动脉和肺动脉的肉瘤比心脏中少见 [170, 171]。这些肿瘤是内膜下成纤维细胞引起的难以分类的肿瘤。

心包畸胎瘤。是儿童期心包最常见的原发性肿瘤 [171]。表现为胎儿期、新生儿或婴儿期出现胎儿积水、心脏压塞或心肺功能紊乱 [172-174]。产前和（或）围产期发现可能需要行产前心包穿刺或激光消融肿物的供应血管。围产期病例的死亡率超过 40%[173]。肿瘤的大体外观为位于心脏右侧、附着于主动脉外膜上的囊性肿物。这些多囊性肿瘤由成熟和间或不成熟的畸胎瘤组成。如果可以完整切除，这些肿瘤中的未成熟体细胞成分不会改变肿瘤良好的预后。儿童肿瘤协作组（COG）关于高危恶性生殖细胞瘤的组间研究显示了对含有未成熟成分的肿瘤以顺铂为基础的化疗具有很大的益处 [175]。恶性间皮瘤很少发生在儿童的心包中 [152]。

心脏转移瘤。儿科年龄组中最常见的一类心脏肿瘤是继发性或转移性恶性肿瘤。儿童所有心脏肿瘤中约 75% 是来自白血病、淋巴瘤浸润、各种类型的骨和软组织肉瘤、肾母细胞瘤、肝母细胞瘤和胸膜肺母细胞瘤（PPB）转移 [151, 157, 171, 176]。淋巴细胞白血病 - 淋巴瘤好发心脏转移。

四、肺和气道

绝大多数儿童的肺和气道肿瘤是转移性或继发性肿瘤，常见包括霍奇金淋巴瘤、肾母细胞瘤和骨肉瘤 [4]。这些是实质性肿瘤。有一些是发生于气道的肿瘤病变，其症状通常与阻塞相关。

气管支气管乳头状瘤。是由人乳头瘤病毒 6（HPV-6）和 HPV-11 驱动的上、下气道黏膜增生所致。感染通常通过产道从母亲垂直传播到婴儿。病变最初在喉部发现，随后在气管和支气管中连续扩散，少数病例中呼吸道黏膜转变为鳞状上皮。基于 HPV-11 的气管支气管乳头状瘤病很少转变为鳞状细胞癌 [177]。

气管和支气管肿瘤表现为内生性肿块，主要限于由黏膜下腺和几种类型的间充质 - 间质瘤引起的一组上皮肿瘤 [178, 179]。

支气管类癌（低级 NET）。是儿童时期最常见的原发性气道上皮恶性肿瘤 [1, 2]，大约 10% 的病例在 20 岁以下年龄组中诊断，诊断年龄为 3—19 岁 [180, 181]。这些肿瘤阻塞性表现为喘息、治疗抵抗性肺炎和肺不张 [182]。纤维支气管镜检查活检具有较高的诊断率，但存在出血风险 [183]。由于存在突出的血管成分，进行内镜切除可能是危险的，目前通常不推荐行内镜切除 [178, 184]。可选择完整的手术切除，目前的治疗包括实质保留性手术（例如亚叶和支气管切除术）[183, 185]。在文献报道的 25 例儿科病例中，有 5 例（20%）局部复发，3 例在初诊后数年内死亡 [178, 186, 187]。有 1 例描述了脉络膜转移 [187]。法国的一个包括 11 例支气管类癌的研究报道中，所有患者都接受了手术切除，大多数患者行肺叶切除或全肺切除，没有 1 例复发 [185]。这些上皮下肿瘤具有坚硬的质地并且凸出到气道的内腔中。从腔内观察明显受限且可能产生误导，因为肿瘤经常渗透并穿过支气管软骨，以及进入邻近的肺实质。均匀的多边形肿瘤细胞排列成小梁、岛状和带状轮廓。有丝分裂活性的程度将典型与非典型类癌相区别；与较常见的典型类癌相比，非典型类癌临床侵袭性更强。骨化生是一种不常见的特征。支气管类癌已被证实具有放射反应性。非典型类癌（其预后较差）对顺铂和依托泊苷治疗有效，甚至早期非典型类癌也可从术后放化疗中获益[188-190]。支气管类癌很少发生类癌综合征[191, 192]。

黏液表皮样癌和腺样囊性癌。可存在于气管中，更常见于支气管中[193, 194]。与支气管类癌一样，主要临床表现为气道阻塞。这些肿瘤通常来自主支气管或近端叶支气管的黏液腺，呈支气管腔内息肉样生长，被正常呼吸道上皮覆盖。支气管灌洗很少用于诊断，且钳夹活检同样具有出现风险[178, 195, 196]。有人提出，支气管黏液表皮样癌在儿童中可能与支气管类癌一样普遍[197]。大多数支气管黏液表皮样癌是低级别肿瘤，具有极好的预后（图 76–8），甚至高级别肿瘤也不一定具有侵袭性行为[178, 187, 195, 198, 199]。6 例儿童中有 2 例出现局部复发，需要再次进行手术治疗，有 1 例行化疗和放疗，但所有患者均在接下来的随访中存活[185]。虽然大多数低级别黏液表皮样癌很容易在病理学上进行诊断，但是高级别的肿瘤难以与标准的鳞状细胞癌或 NUT 中线癌区分开来。治疗包括完全切除，尽可能保留薄壁组织。对受累的支气管段进行袖状切除在儿童和成人中都取得了成功[185, 200]。

腺样囊性癌在儿童支气管腺瘤中最不常见[197, 201]。这种肿瘤在气管与支气管中的发病率无差异。咳嗽和阻塞性肺炎是最常见的临床表现。在成人中可能与吸烟史有关[202]。当这种肿瘤在气管中浸润比支气管更局限时，更容易完全切除。均匀肿瘤细胞的小圆柱形巢在整个背景中扩张和浸润且伴有周围神经侵犯，是局部复发率高的原因。腺样囊性癌不仅可扩散到淋巴结，还可扩散到肺部，但很少转移到肝脏或大脑[202]。

多形性腺瘤、恶性肌上皮瘤和腺样细胞癌是支气管唾液腺肿瘤的其他罕见类型[203]。

呼吸道肉瘤。包括喉[204, 205]及支气管[206]横纹肌肉瘤、平滑肌肉瘤和纤维肉瘤[207-210]。胎儿期或新生儿出现的后 2 种肿瘤在 WHO 分类中统称为先天性支气管周肌纤维母细胞瘤[177]。是婴儿的良性原发性肺肿瘤，可以通过产前或产后即刻检测到。临床表现为呼吸窘迫、心力衰竭、羊水过多、非免疫性胎儿积水和胎儿宫内死亡。手术切除可能需要肺叶切除甚至全肺切除，目前还没有复发的相关报道[211]。

纤维组织细胞瘤可能与 IMT 有一些共同的微观特征的相关性病变，但由含少量巨细胞的单核细胞组成（图 76–9）。虽然纤维组织细胞瘤在病理学上被认为是一种良性肿瘤，但它偶尔可能会像 IMT 一

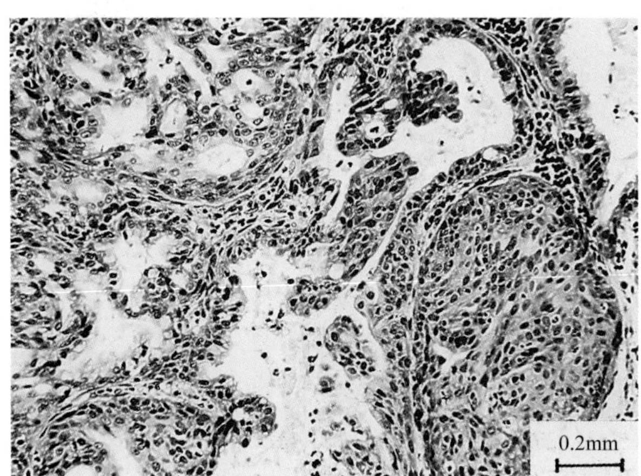

▲ 图 76–8　10 岁男性患者支气管黏液表皮样癌，表现为气喘和呼吸急促

低级别鳞状上皮和腺体的固体巢，以及由高分化黏液上皮覆盖的囊肿是该低级别肿瘤的特征（HE，200×）

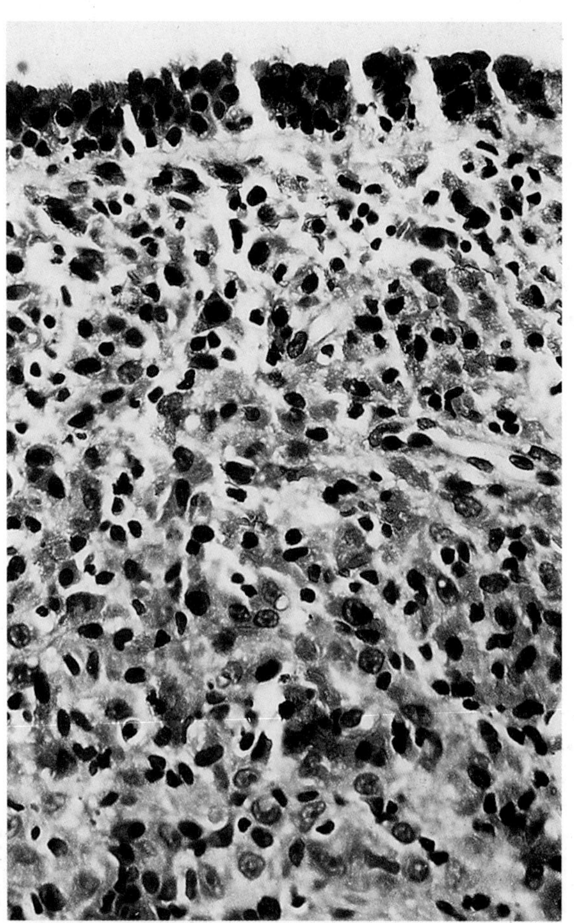

▲ 图 76–9　16 岁男性患者的支气管纤维组织细胞瘤，表现为呼吸急促

肿瘤主要由单核细胞组成，背景为梭形细胞；这些肿瘤可能是局部侵袭性的，如本例，有多处局部复发

样多次局部复发[212, 213]。有些病例很难区分支气管纤维组织细胞瘤与幼年黄色肉芽肿。

胸膜肺母细胞瘤（PPB）。是儿童期肺实质最常见的原发性恶性肿瘤[4]。与肾母细胞瘤、神经母细胞瘤、肝母细胞瘤等相似，是因个体发育不良产生的肺部胚胎性肿瘤。这种肿瘤被认为是源于原始的胸膜肺间质，这就解释了其在周围肺实质及脏胸膜或壁胸膜中的高发生率[214, 215]。自 1988 年 11 例胸膜肺母细胞瘤病例作为一类疾病进行原始描述以来，截至 2016 年，国际 PPB 登记处（IPPBR）已登记了 480 多个病例。

PPB 通常见于 7 岁以下的儿童群体中。青春期或成人中罕见，其中包括 1 例 36 岁的病例[216]。PPB 可从最初的纯囊性病变（Ⅰ型 PPB）转变为高级别多变性肉瘤（Ⅲ型 PPB）。病理性进展可通过肉瘤过度生长且伴有上皮内囊肿（Ⅱ型）的部分闭塞及实体肿瘤（Ⅲ型）的出现而被识别，其通常占满整个胸腔并且在某些病例中可延伸到纵隔。病理分型对于治疗及预后至关重要。I 型 PPB 可在产前或儿童早期诊断，而Ⅱ型或Ⅲ型 PPB 最常诊断年龄为 2—7 岁（图 76–10）。Ⅰ型 PPB 的中位诊断年龄为 8 月龄，Ⅱ型为 35 月龄，Ⅲ型为 41 月龄[216]。大多数 PPB 为单灶病变，但有些病例可能包括多灶性和（或）双侧囊性病变，伴有一到两个相邻的肺叶受侵[216]。

Ⅰ型 PPB 的典型表现为：充气、多房、外周囊肿（很少充满液体）（图 76–11A）。极端情况下，囊肿可能占据整个半胸。囊肿在胸膜、大部分或全部的肺叶上呈外生性生长。Ⅰ型 PPB 的临床和影像学特征经常被错误地解释为先天性囊性腺瘤样气道畸形（congenital cystic adenomatoid airway malformation，CCAM），也称为先天性肺气道畸形（congenital pulmonary airway malformation，CPAM）。多灶性和（或）双侧囊肿或 DICER1 相关病症的个体或家族史应提示Ⅰ型 PPB 而非 CCAM–CPAM 的可能性[217]。术中可见，多囊结构位于脏胸膜下的肺外周，而不是像 CCAM–CPAM 一样位于肺实质内。

Ⅱ型 PPB 的临床表现为囊实性病变，通过影像学可以观察到其中的实性成分（图 76–11B、图 76–12 和图 76–13）[217]。与常被误诊为 CCAM–CPAM 而进行有限的切除的纯囊性 PPB 不同，Ⅱ型 PPB 通常行肺叶切除术。Ⅲ型 PPB 表现为以肺叶为基础的实性肿块（图 76–14）。治疗难度在于肿瘤和胸壁之间的粘连及整个肺部的浸润。因Ⅲ型 PPB 广泛出血和坏死之后变软且易碎，故容易被误诊为囊性肿块。如果肿瘤发生肺外的严重侵袭，可能存在胸腔污染的可能。手术条件不佳时可先进行活检，然后行新辅助化疗并随后手术切除。

Ⅰ型 PPB 与Ⅱ型、Ⅲ型 PPB 可从病理学上进行区分，Ⅱ型囊性成分可用于区别纯囊性Ⅰ型

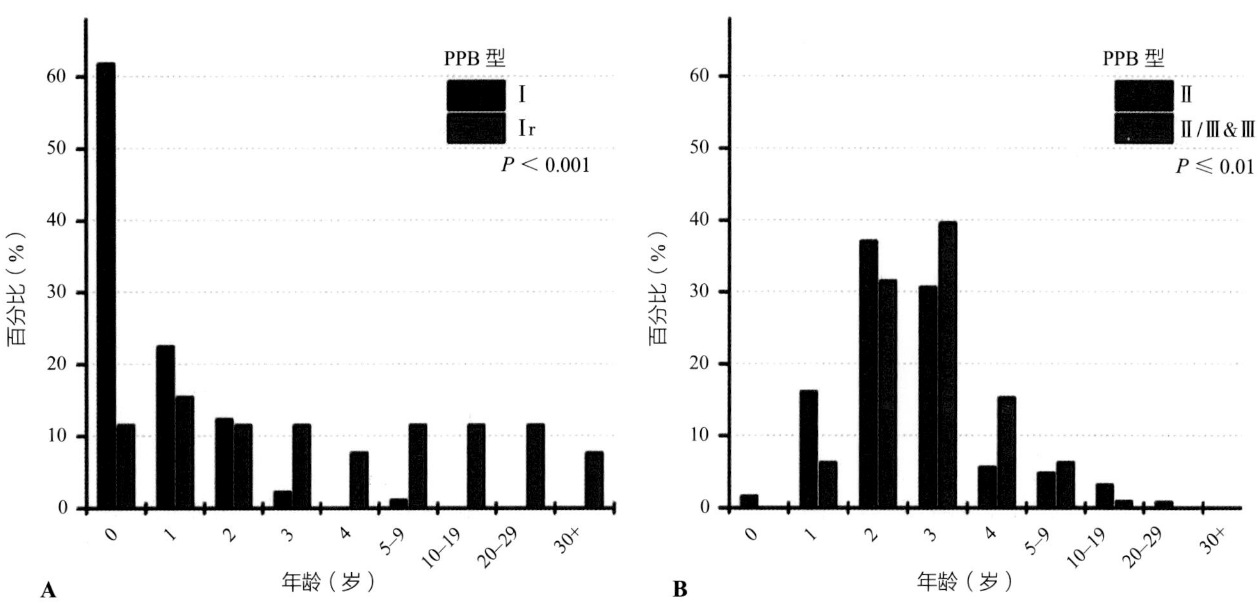

▲ 图 76–10 胸膜肺母细胞瘤（PPB）的年龄分布

A. Ⅰ型和Ⅰr 型 PPB；B. Ⅱ型和Ⅲ型 PPB；经 John Wiley&Sons 许可转载，引自 Messinger 等，2015[218]

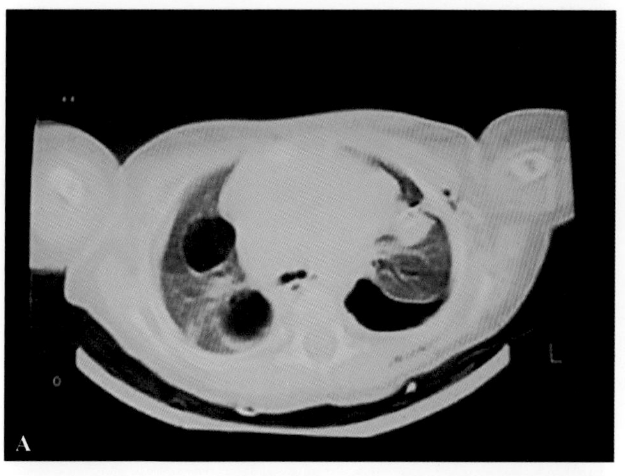
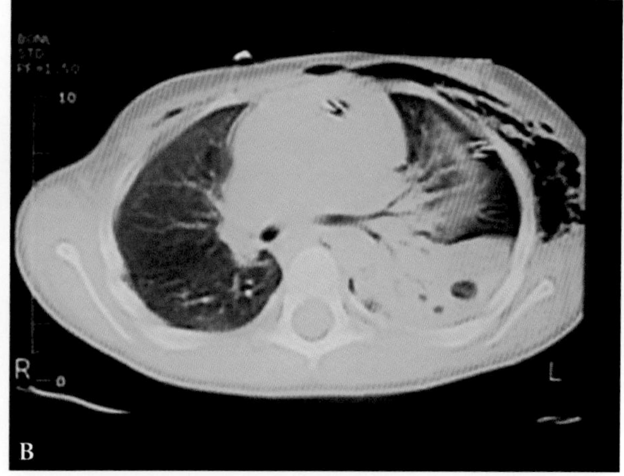

▲ 图 76-11　同一患者 39 个月内发生的Ⅰ型和Ⅱ型胸膜肺母细胞瘤（PPB）的 CT

A. 双侧，多灶，Ⅰ型 PPB 伴气胸；囊肿广泛分布于双肺；分别因气胸和感染切除 2 次；B. Ⅰ型切除术后 39 个月左肺Ⅱ型 PPB；10 多年后患者还活着

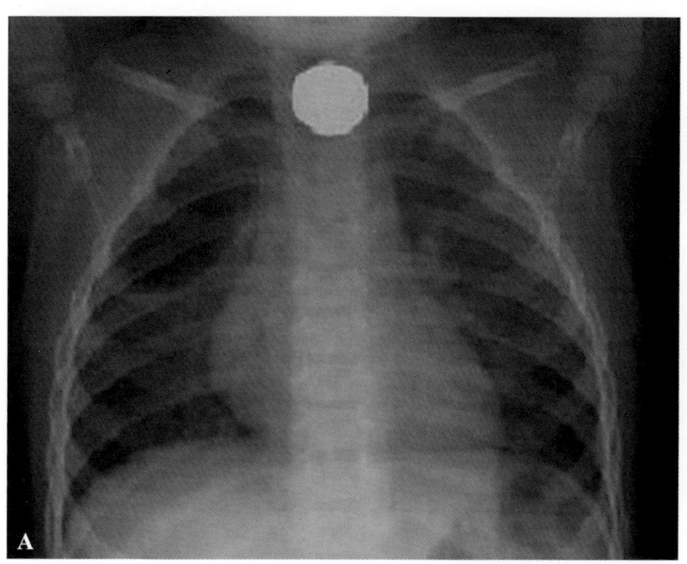
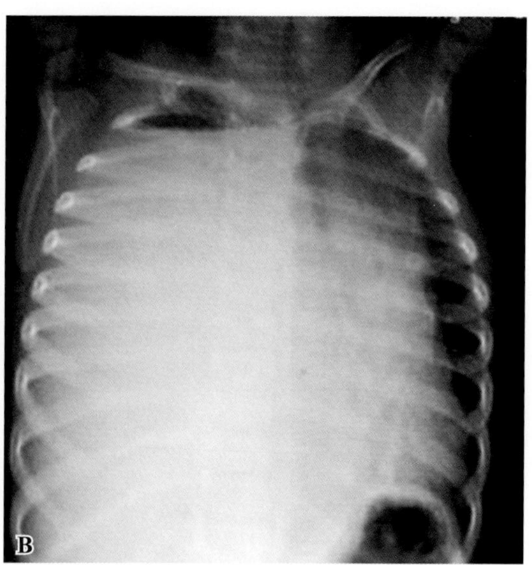

▲ 图 76-12　Ⅱ型胸膜肺母细胞瘤由充满空气的囊性病变演变而来

A. 因摄入硬币而获得的胸部 X 线片；右上胸前囊性病变不明显；B. 同一患者 6 个月后出现大的囊性 / 实性肿瘤伴胸腔积液

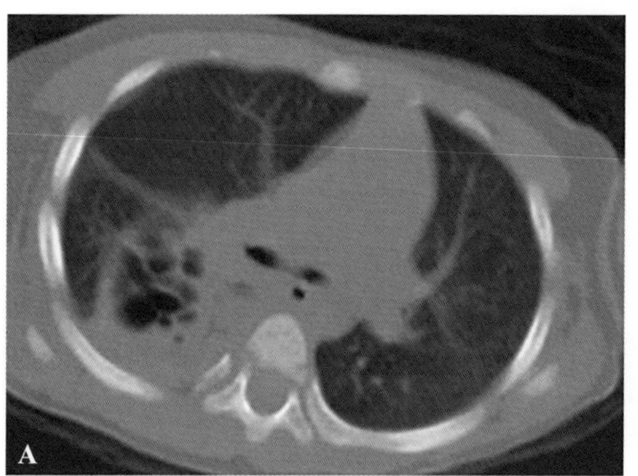
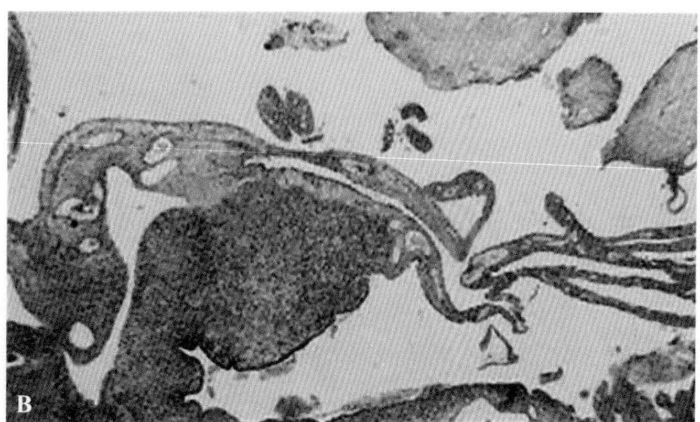

▲ 图 76-13　Ⅱ型胸膜肺母细胞瘤

A. 侵犯残余气囊腔的实体瘤的轴位 CT 表现；30 个月前，在腹部 X 线片上发现一个巨大的右下腹囊肿（未显示）；这个囊肿没有被发现；B. 囊肿间隔肉瘤样增生（与 A 不同）

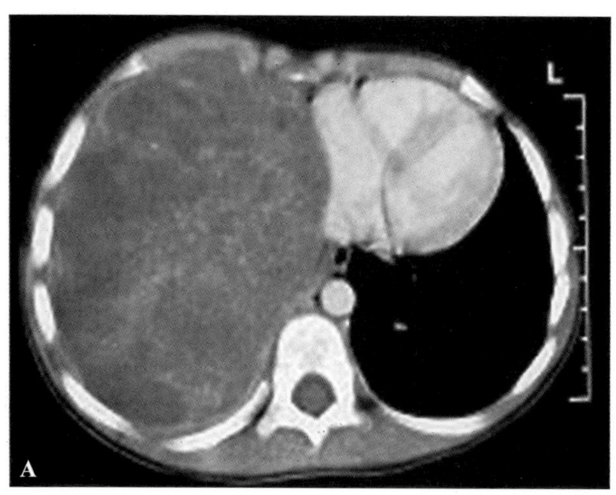

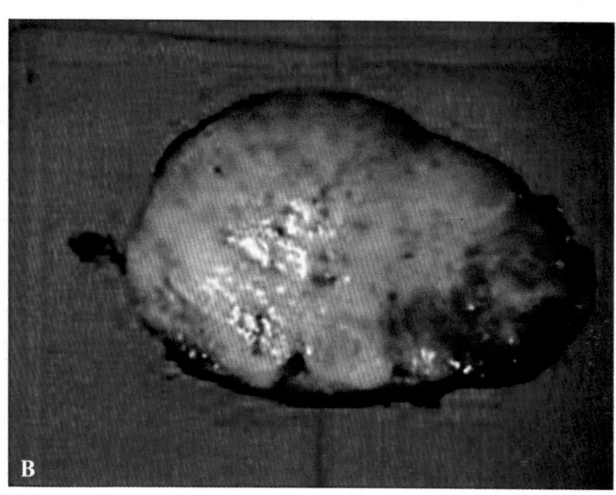

▲ 图 76-14 Ⅲ型胸膜肺母细胞瘤（PPB）

A. 右半胸大肿块的轴位 CT 表现；B. 化学治疗前切除包膜固体 PPB 切片；这名儿童在胸部 PPB 诊断 12 个月后出现双侧脑转移；胸部疾病没有复发；在确诊 10 年后仍存活

PPB。同样地，Ⅱ型 PPB 的实性成分与纯实性的Ⅲ型 PPB 具有相同的组织学特征。伴或不伴横纹肌细胞分化和胎儿软骨结节的Ⅰ型 PPB 的精细囊性结构及其原始小细胞群与Ⅱ型 PPB 残余囊性区域具有相同的特征（图 76-13）。含有胚胎性横纹肌肉瘤、高级别梭形细胞肉瘤、未分化细胞及肉瘤样软骨结节的复杂肉瘤出现闭塞和缺乏囊性病灶是Ⅲ型 PPB 的特征。在任何一种Ⅲ型 PPB 中，4 个基本特征不需要全部具备。诊断时的年龄与病理进展相关，年龄越大，越易出现转移，治愈可能性降低。

大约 25% 的 PPB 被诊断为Ⅰ型病变。但因Ⅱ型和Ⅲ型 PPB 中原发的单纯囊性病变的比例未知，故临床上无法确定是否每个病例都始于Ⅰ型病变。一些首诊为先天性肺囊肿的Ⅱ型和Ⅲ型 PPB 患儿被诊断为 CCAM-PAM，后经复查发现为囊性 PPB；这些患儿后来表现为Ⅱ型或Ⅲ型 PPB（图 76-11 和图 76-12）。同样地，Ⅰ型 PPB 可进展到Ⅱ型或Ⅲ型，证实了这一发展过程。

Hill 及其同事对Ⅰr 型 PPB（有退化的微观特征）的认识表明，并不是所有囊性 PPB 都会不可避免地发展为Ⅱ型或Ⅲ型 PPB[218]。这些具有Ⅰ型 PPB 结构的多房囊肿缺乏上皮下原始小细胞群并出现间质透明化。Ⅰr 型 PPB 可在各年龄段发病，包括 PPB 患者的老年亲属。与Ⅰ型 PPB 一样，Ⅰr 型病变可伴有自发性气胸。在婴儿的Ⅰ型病变中也可观察到Ⅰr 型 PPB 的这些退化的特征，这或许可以解释原始小细胞和横纹肌细胞的局灶性存在；但要进一步解释这一特征，须对所有年龄段多囊性病变的患者进行广泛地组织取样。若在 PPB 患者的老年亲属中未检测到Ⅰr 型 PPB 则不太可能进展至Ⅱ型或Ⅲ型病变[216]。在 IPPBR 诊断的 89 位Ⅰ型 PPB 患者中，最大诊断年龄为 9.5 岁（114 月龄）[216]。已知囊肿的异常晚期进展并不常见；1 例伴有肺部囊肿的患者被报道时年龄为 4.5 岁，在 7.5 岁时发展为Ⅱ型 PPB[219]。7 岁（＞95% Ⅱ型及Ⅲ型病变诊断时的年龄[216]）以后 PPB 家族成员中无症状的肺囊肿可能是Ⅰr 型病变（图 76-10）；虽然可以考虑切除，但并非强制要求。退化的或恢复原状的囊性 PPB 病症表明病理进展的过程不是不可避免的事件，这可从原位的肾上腺神经母细胞瘤或肾肿瘤退化中得到启发。

患者可以有不止一处病变，且这些病变在病理特征方面不一定同步或一致[216]。例如，患有Ⅱ型或Ⅲ型 PPB 的患者可能在其他肺叶处发生Ⅰ型和（或）Ⅰr 型病变。单肺中的Ⅰ型 PPB 可伴有对侧Ⅱ型 PPB。囊肿的这种不同步行为的机制目前尚不清楚。

如果怀疑幼儿（＜7 岁）患有Ⅰ型 PPB 或Ⅰr 型病变，建议进行完整的囊肿切除术；这其中涉及切除外生性的囊肿复合体、疱状胸膜表面的囊肿，或进行囊肿的部分肺叶切除以取代全肺叶或大部分肺叶切除术。研究发现，即使在切除之前完全不张，剩余的肺组织和其他未受影响的肺叶术后也容易扩张。大囊肿或张力性气胸可压迫周围肺不张组织中的小囊肿，因此，建议进行术后 CT 扫描以寻找残留的囊肿。如果术后发现邻近有残留的囊肿，则应再次行手术切除，如果不是，则通过随后密切的监测进行随访即可。在一些儿童中，可能存在多个同侧或对侧叶囊肿，使完全切除的可能性降低。

对于可疑的Ⅱ型和Ⅲ型 PPB，建议初诊时或在新辅助化疗后进行完整的手术切除。由于这些肿瘤通常非常大，需要进行术前活检。然而，当尝试进行初次切除时，该过程通常比影像学检查所示更易进行。2～ 3 个疗程的新辅助化疗可使肿瘤体积减小 30～90%。化疗不应超过 3 个疗程，应尝试手术切除进行局部控制，因为相关数据显示超过 3 个疗程化疗后可致肿瘤复发。此外，单纯化疗并不能完全根除肿瘤。

在手术中，Ⅱ型或Ⅲ型 PPB 可能被完全包裹（图 76–14）或高度坏死易碎，有碎裂和破裂的倾向时需要逐步切除。胸内溢漏与Ⅱ型 PPB 无事件生存率较差有关，但与Ⅲ型 PPB 无关[216]。通常，Ⅱ型和Ⅲ型 PPB 超过 1 个或 2 个肺叶时需保留残余肺。胸内扩散可能涉及胸膜表面的直接侵犯，包括纵隔或更远的叶间胸膜。肋骨和肋间肌很少被侵犯，但会有膈肌侵犯；目前已有相关的放置补片的膈肌切除术。Ⅲ型 PPB 可能来自壁胸膜，有时不伴肺部受累。偶尔需要进行胸膜外全肺切除术以切除侵犯肺部和双侧胸膜表面的广泛肿瘤，一些患者耐受性良好，与化疗相结合可达长期无病生存状态。区域淋巴结转移并不常见[216]。

Ⅰ型 PPB 的主要风险是进展为Ⅱ型和Ⅲ型病变，其预后较差且需要化疗。IPPBR 最近对 115 例Ⅰ型和 40 型Ⅰr 型 PPB 进行分析，显示其疾病进展率为 19/155（12%），且均发生在 53 个月的时候。在最后一次随访中，该组中 115 例Ⅰ型 PPB 患者中有 95% 存活，并且所有死亡病例均为进展至Ⅱ型或Ⅲ型所致[220]。辅助化疗是否阻止这种疾病进展是目前Ⅰ型 PPB 治疗中亟待解决的问题。早期关于Ⅰ型 PPB 的回顾性研究表明，辅助化疗可能会改善预后[221]。但 IPPBR 对 89 例Ⅰ型和 26 例Ⅰr 患者的大型研究未显示出化疗的统计学优势[222]。影响是否进行辅助化疗的因素包括年龄、切除的完整性和是否存在其他肺囊肿。如果医生选择对Ⅰ型 PPB 进行辅助化疗，IPPBR 目前建议使用约 10 个月的长春新碱、放线菌素 D 和环磷酰胺（VAC）方案，EXPeRT 组则建议使用长春新碱和放线菌素 D[222]。

对于Ⅱ型和Ⅲ型 PPB，需要采用包括手术和高强度化疗[216, 222, 223]在内的多模式治疗方式。新辅助化疗可用于体积较大的肿瘤，以进行肿瘤减积，易于后期进行完整的手术切除。局限于肺叶的肿瘤首选手术切除。所有治疗的最终目标都是进行完整的手术切除。为实现这一目标，应考虑根据横断面成像监测的局部肿瘤反应性进行第二次甚至第三次外科手术。

以前，Ⅱ型和Ⅲ型 PPB 的化疗方案是基于其他儿童肉瘤的方案，包括长春新碱、放线菌素 D、环磷酰胺、异环磷酰胺和多柔比星[216, 222–224]。包括铂类和依托泊苷的多种药物治疗方案已应用于临床。IVADo 是一种前期应用的 4 药方案，包括异环磷酰胺、长春新碱、放线菌素 D 和多柔比星[225]。自 2009 年以来，IPPBR 推荐的该方案以半前瞻式的方式用于 54 例患者。2015 年，随机分析显示该方案与历史上其他方案相比具有优势（图 76–15）。

Ⅱ型和Ⅲ型 PPB 可发生转移，但在纯囊性 PPB（Ⅰ型 PPB）中尚未观察到这种现象。脑转移是最常见的部位[216]。其临床表现为癫痫发作和颅内压增高，临床中可观察到同步多发转移和异时转移，在正常监测脑影像学情况下，6 周内可观察到中枢神经系统（CNS）转移，这表明脑转移具有潜在快速生长的特点。因此，至少需要及时进行手术或立体定向放射外科治疗，然后进行适形放射治疗。许多儿童还接受了额外的化疗，包括高剂量化疗和干细胞移植[226]。其他的转移部位包括沿胸膜表面的胸内转移，骨和肝转移较少见。骨髓转移罕见；除非肿瘤活检只能表明为横纹肌肉瘤但不确定是否为纯横纹肌肉瘤，否则诊断时或之后没有必要进行常规的骨髓评估。肺实质转移很少见；但我们必须认识到，当考虑到肺实质转移的可能性时，PPB 多灶或双灶转移不常见。

前期放疗在Ⅱ型和Ⅲ型 PPB 中的作用尚未完全明确。一些报道表明放疗对 PPB 有效，但这些报道受到 PPB 诊断未经集中复审这一事实的限制[224, 227]。IPPBR 的一项分析表明，胸部放疗作为前期治疗的一部分可能与患者生存率的改善无关，但该分析受到报道中对患者施用非随机放疗和非统一化的化疗方案的限制[216]。放疗适用于对可量化的残留病灶经二次甚至三次手术进行局部控制的、脑转移或胸

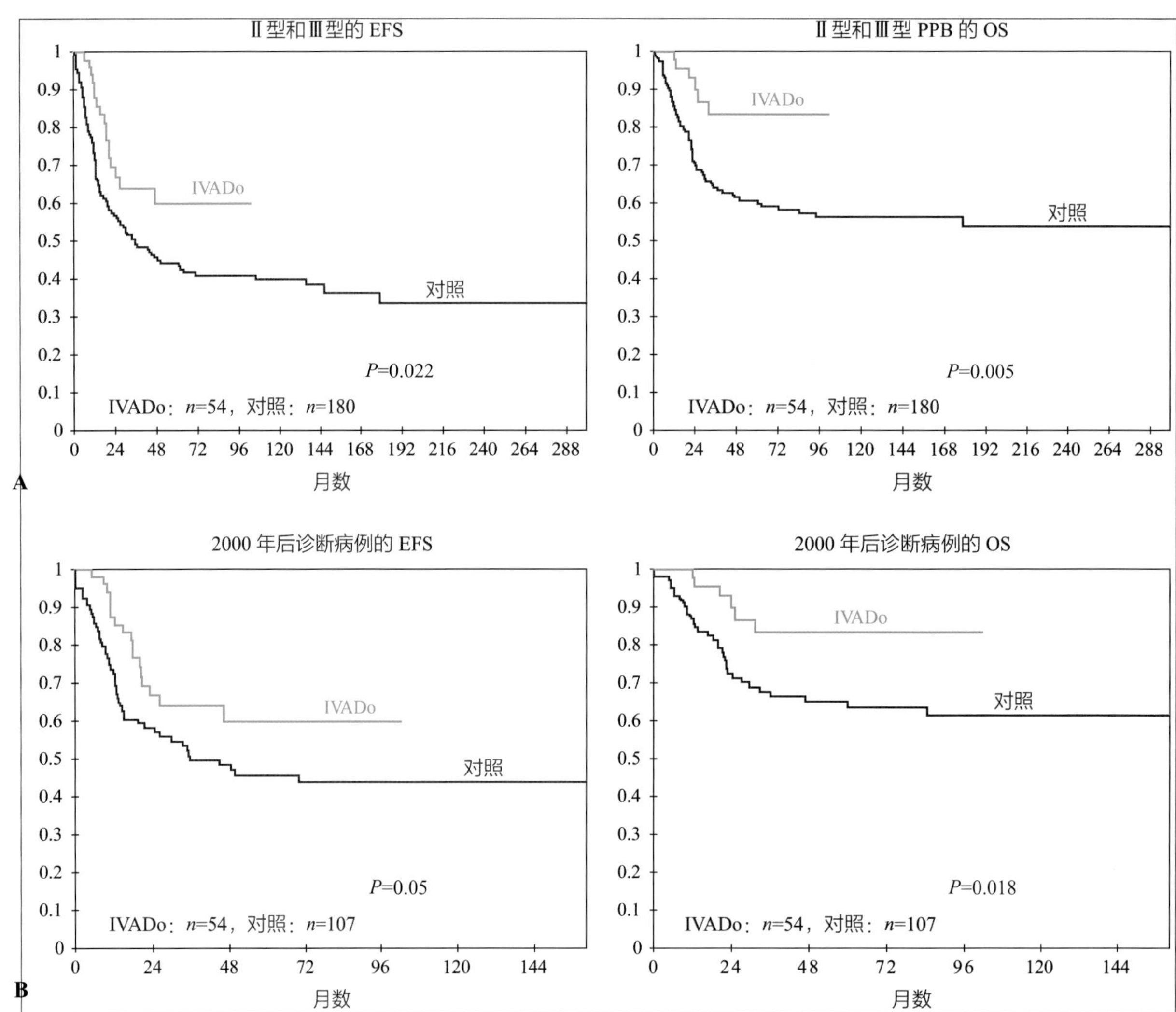

▲ 图 76-15　2015 年 IPPBR 对 54 例经 IVADo 治疗的Ⅱ型和Ⅲ型胸膜肺母细胞瘤（PPB）患者的无事件生存率（EFS）和总生存率（OS）与历史对照组的分析

A. 总体人群；B. 2000 年后接受治疗的患者。在这两种情况下，均记录了生存效益。IVADo. 异环磷酰胺、长春新碱、放线菌素 D 和多柔比星

部局部复发的患者。如一份报道所示，高级别肉瘤体外放射治疗的适宜剂量为 44Gy 或以上 [224]。

胸部Ⅰ型或Ⅰr 型 PPB 进展至Ⅱ型或Ⅲ型通常在诊断后 36 个月内发生。对于仅手术后进展为Ⅱ型或Ⅲ型的Ⅰ型 PPB，治疗应与具有相同预后的Ⅱ型或Ⅲ型 PPB 相同。

PPB 的预后与病理类型相关，从纯囊性至实性肿瘤，其侵袭性逐渐增强。根据 IPPBR 回顾性分析 350 例非标准化治疗的病例，Ⅰr 型的长期总生存率为 100%，Ⅰ型 PPB 为 94%，Ⅱ型为 71%，Ⅲ型为 53%（图 76-16）[216]。在Ⅱ型和Ⅲ型 PPB 中，诊断时存在转移是唯一的其他预后不良因素。

复发性Ⅱ型和Ⅲ型 PPB 目前尚无标准的治疗方案，其预后很差，长期生存率仅为 26%[228]。有些儿童复发后在多学科治疗下存活，其中包括手术、放疗和高剂量化疗后自体干细胞移植。最近关于复发 PPB 患者的 IPPBR 分析中指出，大多数复发（26/44 或 59%）为脑转移；部分为局部胸部复发。在大多数病例中，脑转移发生在原发肿瘤诊断后 36 个月内，且与胸部疾病状态无关 [216, 228]。沿脊髓“下降”转移可能是脑转移的晚期并发症；即使在晚期中枢神经系统并发症中，脑脊液细胞学也可能不会显示异常。

高度特异的家族性肿瘤和发育不良综合征（OMIM 601200）影响 PPB 患者或第一级及第二级亲属 [7]。正如 Hill 及其同事首次报道的那样，DICER1 中的杂合种系突变是该综合征的基础 [8]。DICER1

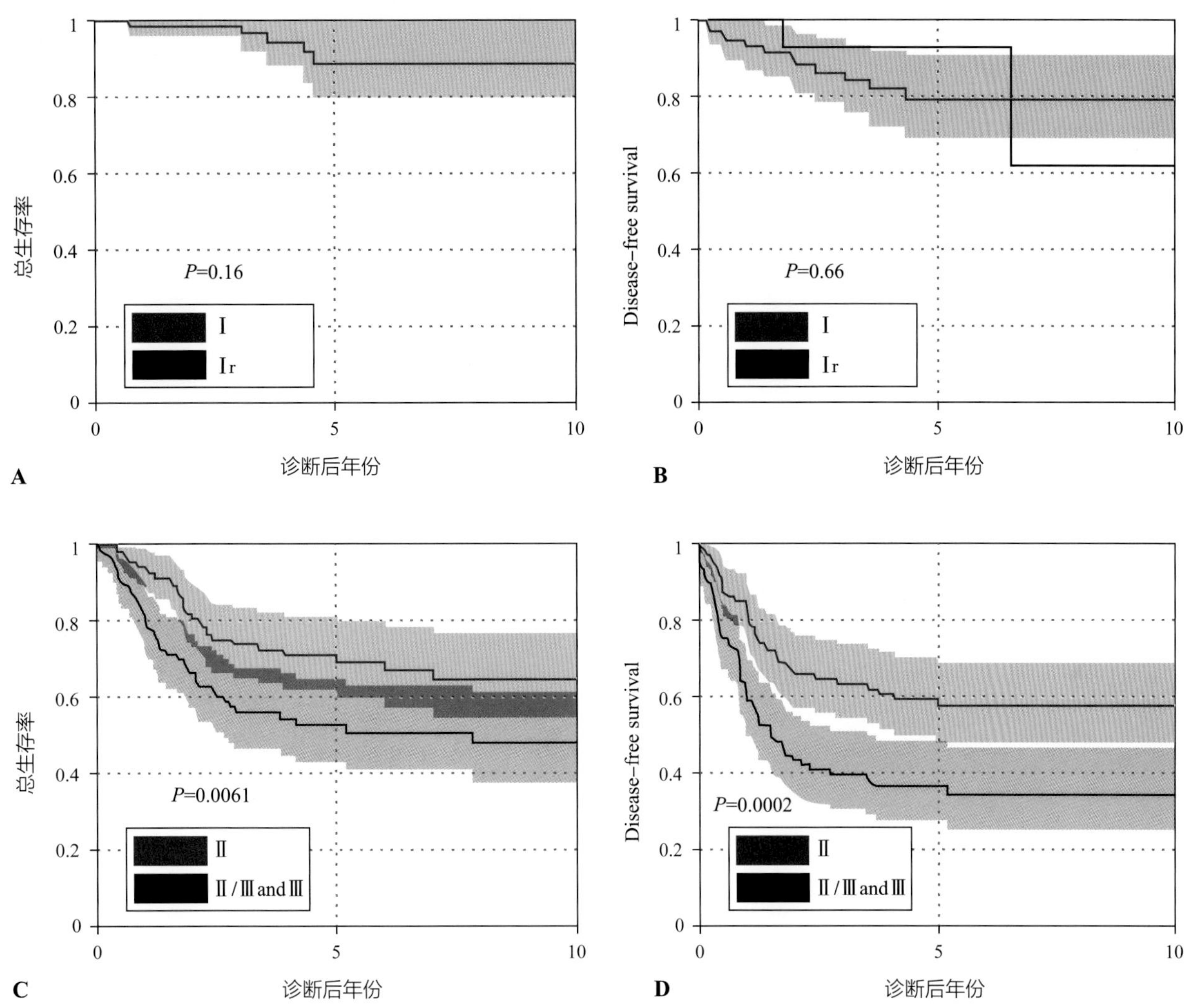

▲ 图 76-16　Ⅰ、Ⅱ和Ⅲ型 Kaplan-Meier 曲线

A 和 C. Ⅰ/Ⅰr 和Ⅱ/Ⅲ型胸膜肺母细胞瘤（PPB）的总生存率；B 和 D. Ⅰ/Ⅰr 和Ⅱ/Ⅲ型 PPB 的无病生存率；经 John Wiley&Sons 许可转载，引自 Messinger 等，2015 [218]

是一种内切核糖核酸酶，产生成熟的小 RNA 分子（miRNA），具有关键的信使 RNA 调节活性。PPB 序列通常在 *DICER1* 的核糖核酸酶Ⅲ b 结构域中的 5 个特定热点密码子之一显示错义突变，并且在另一个等位基因中完全丧失功能（LOF）[229, 230]。*DICER1* 功能的改变与 miRNA5' 端发夹状结构的保留有关 [229, 230]。在一组 124 例患有 PPB 的患者中，超过 70% 发现具有遗传或新生的生殖系 LOF 突变。少数患者易诱发 *DICER1* 突变而具有嵌合性。具有核糖核酸酶Ⅲ b 热点突变嵌合性的个体比种系或嵌合功能突变缺失者更早且更多地发生肿瘤性疾病 [229]。同时，也可观察到缺失及内含子突变现象。

家族性综合征的表现尚未完全阐明，但现在已知包括肺囊肿、囊性肾瘤 [231, 232]、结节性甲状腺肿、甲状腺癌 [233-235] 和卵巢性索 / 基质细胞瘤，尤其是间质细胞瘤（SLCT）[233, 236, 237]。与 PPB 和（或）*DICER1* 突变有关的其他代表性的疾病是鼻腔软骨间叶性错构瘤 [238, 239]、睫状体髓质上皮瘤 [240]、子宫颈胚胎性横纹肌肉瘤（ERMS）[241, 242]、松果体母细胞瘤 [243, 244] 和垂体母细胞瘤 [245, 246]。其他儿童肿瘤包括肾母细胞瘤 [247]、膀胱胚胎性横纹肌肉瘤、髓母细胞瘤 [248, 249] 和未分化肉瘤 [250]。也有滑膜肉瘤、其他软组织肉瘤、原发性大脑肉瘤和脑髓质上皮瘤的报道。PPB、囊性肾瘤和膀胱 ERMS 主要见于 7 岁以下儿童，而鼻和眼肿瘤则在 10 岁时诊断。卵巢肿瘤的发病年龄为 2—41 岁，宫颈 ERMS 集中在青少年时期。甲状腺疾病可能贯穿整个生命周期。正在进行的研究包括与 *DICER1* 相关的 PPB，国家癌症研究所的研究可进一步阐明这种癌症易感综合征的基因外显率和多向性[7]。

早期识别 *DICER1* 突变的家族性风险可以最早、最可治愈的方式诊断 PPB。2014 年，对 1 例有 SLCT 病史的年轻女性的 *DICER1* 基因突变的识别促使她对婴儿期儿子进行筛查，其子最终确诊为 I 型 PPB[251]。自此之后，对 DICER1 综合征新的认识促进了在 PPB 患者家族中对此病的筛查和早期诊断。

胎儿肺间质肿瘤（fetal lung interstitial tumor，FLIT）。在出生前和 3 月龄时表现为实性肿块，可导致胎儿水肿[252, 253]。它是由不规则空泡结构组成的海绵状肺叶病变组成，具有微囊性特征和扩张的隔膜内未成熟的间质细胞。与 I 型 PPB 相比，FLIT 是一种实性的海绵状病变。1 例 FLIT 的荧光原位杂交（FISH）结果显示 8 号染色体呈三体性，尽管作者 de Chadarevian 否认其为 FLIT，但 Dehner 等明确地将其诊断为 FLIT 并表明该病变可能是 I 型 PPB 的变异[254]。另 1 个 FLIT 病例显示 ALK 与新型配体 α_2– 巨球蛋白（A2M）的重排导致 A2M–ALK 融合，因其可能为 ALK 抑制药克唑替尼的靶点，故可能具有治疗意义[255]。FLIT 是一种良性病变，仅需完全切除，通常不需要化疗。在 Dishop 等的原始报道中有 1 例患者接受了以长春新碱为基础的化疗，其他患者则均未行化疗[252]。

在大多数情况下，儿童肺部各种类型的原发性肉瘤被当作个例进行研究。无已知原发部位的肺实质横纹肌肉瘤在儿童中很少见[132]。目前已经报道了与 CCAM–PAM 相关的肺横纹肌肉瘤的其他实例，但通常认为这些病例中的相当一部分是囊性 PPB[256, 257]。

其他纤维肉瘤、平滑肌肉瘤、恶性纤维组织细胞瘤、上皮样血管内皮瘤和肺滑膜肉瘤多见于 20 岁以下群体[210, 258–262]。许多肺纤维肉瘤在儿童早期发病，而在新生儿期并不常见；这些肿瘤与所谓的先天性平滑肌肉瘤一起被统称为先天性支气管周肌纤维母细胞瘤（图 76–17）[263, 264]。Moran 及其同事分享了他们对 18 例肺平滑肌肉瘤的经验，其中 2 例患者的诊断年龄分别为 5 岁和 17 岁[265]。在 HIV 感染或获得性免疫缺陷综合征（AIDS）的儿童或已接受器官移植的儿童中，包括肺在内的多个脏器部位均

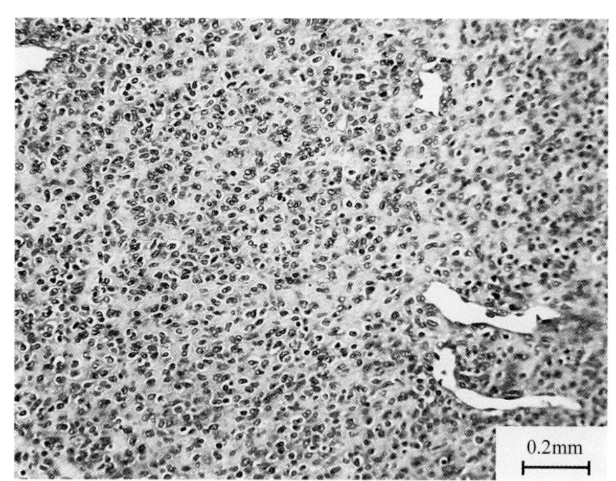

▲ 图 76–17　先天性肺纤维肉瘤

表现为一种具有局灶性、裂隙状、血管间隙的纤维素瘤，类似血管外皮细胞瘤；尽管这些肿瘤在新生儿期表现出较大的体积、细胞性和有丝分裂活性，但成功切除后预后良好（HE，200×）

已记录到有良性和恶性平滑肌肿瘤发生[266]。在免疫抑制的情况下，EB 病毒与那些平滑肌肿瘤的发病有关[17, 267, 268]。高病理学分级与预后不良相关。在免疫抑制儿童中至少报道了 9 例肺卡波西肉瘤[269, 270]。

滑膜肉瘤。被认为是原发性胸膜肺肿瘤[15]。它表现为以胸膜为基础的肿瘤，伴有胸痛或咳嗽等症状，但很少出现气胸。病理学上，它是囊性 / 大块病变，只有少量的证据表明伴或不伴上皮成分的恶性梭形细胞增殖。通过免疫组织化学（波形蛋白、细胞角蛋白、上皮细胞膜抗原、CD99 和 bcl–2 阳性）和 FISH t（X；18）（p11.2；q11.2）易位可以确诊。该易位产生 SWI/SNF 亚基 SS18 与 SSX1 或 SSX2 的 C 末端抑制结构域的融合。致癌 SS18–SSX 融合基因导致多梳介导的基因抑制，SWI/SNF 染色质重塑和 WNT–β 蛋白信号转导失调[271]。Wnt 串联的抑制阻止了滑膜肉瘤在体内生长[272, 273]。肺囊性滑囊肉瘤可发生于年龄较大的儿童和青少年，常被误诊为囊性 PPB[15]。肺部转移性滑膜肉瘤比原发性更常见。原发性滑膜肉瘤也可以起源于心脏、心脏瓣膜和纵隔。

血管外皮细胞瘤。很罕见，即使经过手术及化疗，预后仍很差[274, 275]。儿童肺部已有恶性纤维组织细胞瘤的报道[276, 277]。上皮样血管内皮瘤（血管内细支气管肺泡肿瘤）是一种低度血管肉瘤，据报道，在年龄较大的儿童及青少年中为多发，常表现为双肺结节；这些肺部肿瘤通常为肝脏原发性血管肿瘤转移所致[278, 279]。肺中已有 EWS/PNET 和增生

性小圆细胞肿瘤的报道[280, 281]。

支气管肺癌。正如少数流行病学研究所述，成人中常见的支气管肺癌在儿童中极为罕见[282, 283]。包含小细胞肺癌和非小细胞肺癌（鳞状细胞癌、大细胞肺癌和腺癌）的术语“支气管肺癌”在最近 WHO 分类指南中已被以上各肿瘤类型所取代[284]。

所有解剖部位的癌占儿童恶性肿瘤的 2% 甚至更少。Hancock 及其同事在对原发性儿童肺部恶性肿瘤的研究报告发现约 17% 为支气管肺癌[2]。年龄较大的儿童和青少年群体中主要有以下 3 种类型：鳞癌、腺癌和小细胞未分化癌[285–290]。这些肿瘤的病理特征及自然病程似乎与成人相当。在肿瘤的病理诊断中可能会出现一些特定问题，包括区分黏液表皮样癌、气管支气管乳头状瘤病和鳞状细胞癌[291]，以及避免将支气管类癌或淋巴增生过程误诊为小细胞未分化癌。腺癌较其他亚型在青少年和青壮年中所占比例更大[4, 292–294]。腺泡癌和细支气管肺泡癌（图 76–18）在年龄较大的儿童及青少年群体中有所记载。由 CCAM–CPAM 引起的支气管肺泡癌或非典型杯状细胞增生的几个例子表明，两者之间的关系可能并非巧合[295–297]。

对于患有支气管肺癌的儿童，应和成人一样行纵隔镜检查以明确分期。根据疾病程度决定是否进行手术治疗。由于治疗选择基本相同，与年龄无关，因此请咨询肿瘤内科医生。几个分子靶标的发现，包括 *p53* 突变、*EGFR* 突变及随后的 ras/raf 激酶通路失调和 *kras* 突变促进了新的靶向治疗方法的研究[290]。对于支气管肺癌患者，首先应尽可能地切除肿瘤，然后根据肿瘤 / 淋巴结转移（TNM）分期和分子特征进行化疗、放疗和靶向治疗。在患有其他非肺部恶性肿瘤的儿童中发现了原发性肺腺癌；其中，6 例进行肿瘤基因检测的患儿中有 3 例被检测出具有常见的 *EGFR* 和 *KRAS* 突变，且均于化疗之前发生[298]。尽管短期随访中的 8 例儿童均存活[298]，但普遍认为儿童晚期腺癌的预后很差[4, 292–294]。

胚胎型肺腺癌（类似于胎儿肺的肺内皮肿瘤）。是一种分化良好的腺癌，其复杂的腺体形态类似于肺发育过程的假腺期[299]。这些肿瘤大多数存在于成人中，但在儿童后期和青春期也很常见[300, 301]。其显微结构的主要特征是细长的、管状的、圆形的腺体，伴或不伴少量间质的乳头状包裹（图 76–19）。肿瘤细胞具有桑葚状形态。柱状细胞具有丰富的糖原，清晰的细胞质和细胞核，呈现中 – 低级的细胞学异常。在治疗上可选择肺叶切除术，如果上皮成分或肉瘤基质中没有高度的细胞学异常，则预后良好。胎儿肺腺癌、PPB 和经典肺母细胞瘤之间可能存在组织遗传学关系[302]。最近，两位 *DICER1* 突变的青少年被诊断为伴有 DICER1RNase Ⅲ b 突变的分化良好的胎儿型肺腺癌。此外，这 2 例患者均患有卵巢 SLCT 和多结节性甲状腺肿，这提示罕见肿瘤为 DICER1 综合征的一部分[303, 304]。

肺母细胞瘤。是一种恶性肿瘤，在由未成熟细胞组成的基质中具有原始管 – 腺状双相分布[305]。据报道在这些肿瘤出现各种分化线，包括软骨，甚至卵黄囊肿瘤。在 15 年的时间里对 63 例病例进行了回顾分析，结果发现年龄＜ 20 岁的患者只有 3

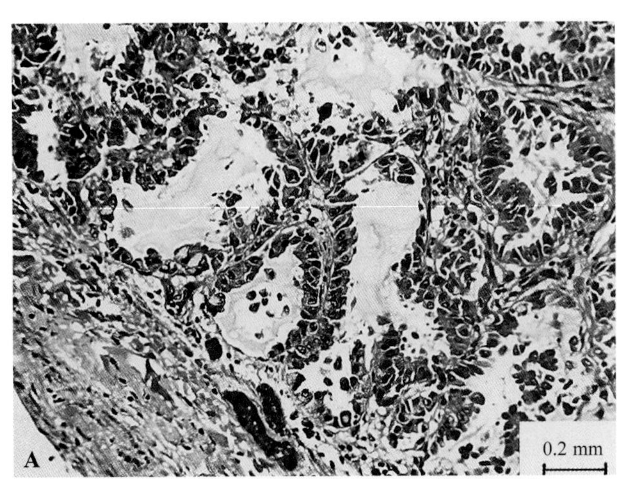

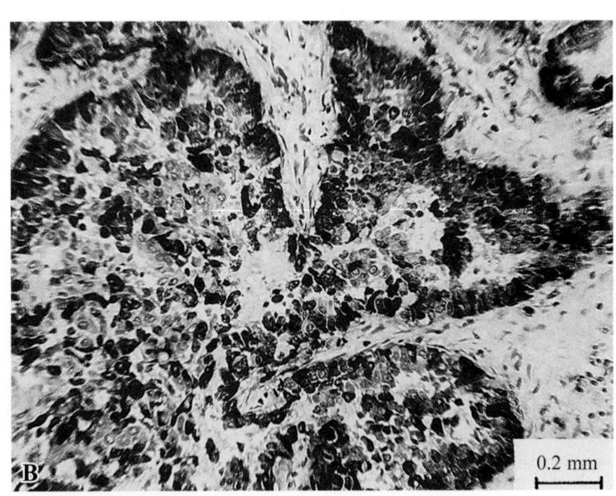

▲ 图 76–18　15 岁男性细支气管肺泡癌患者，表现为急性呼吸窘迫和肺浸润，在确诊前死亡

A. 显微镜检查见一腺癌，其特征是肿瘤柱状细胞沿空腔生长；B. 肿瘤细胞对癌胚抗原呈强阳性；（HE，200×；免疫过氧化物酶，200×）

例（16 岁、17 岁和 19 岁）[306]。该肿瘤几乎仅在成人中发生，这使其不适合作为儿童期其他发育不良肿瘤相关的肿瘤。

炎性肌纤维母细胞瘤（IMT）。是儿童和青少年中最常见的肺部原发性肿瘤之一，典型的临床表现为孤立性肿块。少数儿童可能具有炎症过程的症状和体征，这是由肿瘤产生的细胞因子介导的。目前已知在不同部位的多灶性肿瘤病例不足 5%[307]。在大多数情况下，IMT 被认为是激酶融合驱动的肿瘤，ALK 基因重排占 50%～70%，*ROS1* 重排占 10%（几乎全部在儿童中），*PDGFRB* 和 *RET* 重排较为罕见 [308, 309]。其肿瘤形态表现为：实性、轮廓分明的棕褐色结节，伴或不伴营养不良性钙化（图 76–20）。梭形细胞、淋巴细胞、浆细胞和致密纤维化灶是其基本的微观特征（图 76–21）。梭形细胞具有肌成纤维细胞的超微结构和免疫表型（图 76–22）。大多数情况下，肺叶切除后疗效显著。少数 IMT 可表现出侵袭性，向胸壁侵犯，伴随肿瘤坏死及去分化明显增加（图 76–23）[276, 310]。ALK 和 ROS1 抑制药克

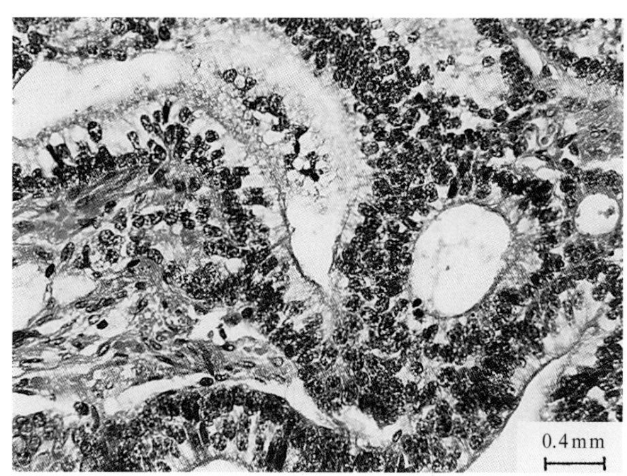

▲ **图 76–19　14 岁女性患者胎儿肺腺癌**

显示特征性管状腺体，内衬分层柱状细胞，胞质清晰不典型（HE，400×）

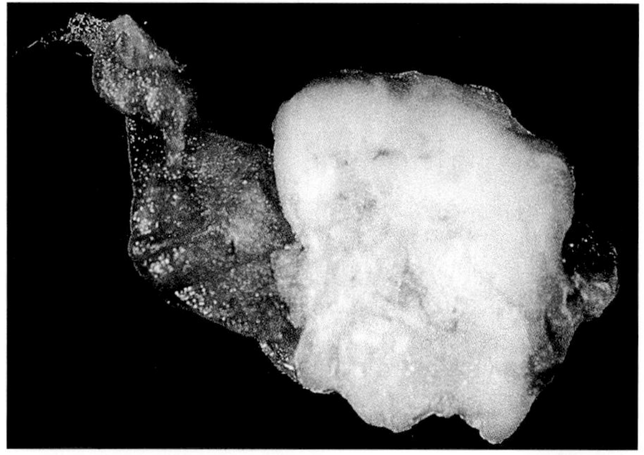

▲ **图 76–20　从 4 岁女性患者右下叶切除的炎性肌成纤维细胞瘤**

一个周界良好的肿块，直径为 1.5cm，表面呈淡褐色，有淡黄色的钙化点（经 Stanley B. Smith 许可转载，引自 Stanley B. Smith.）

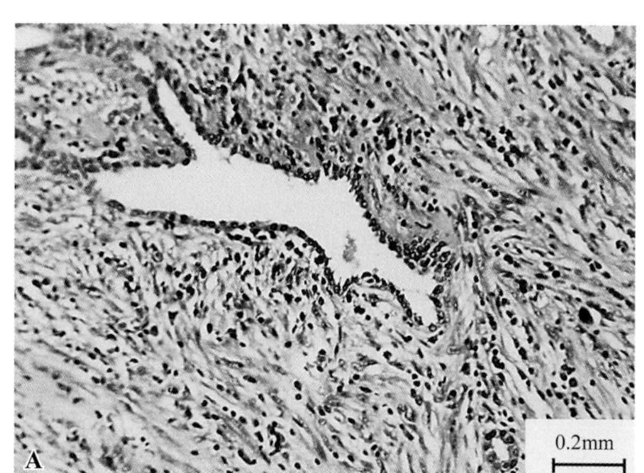

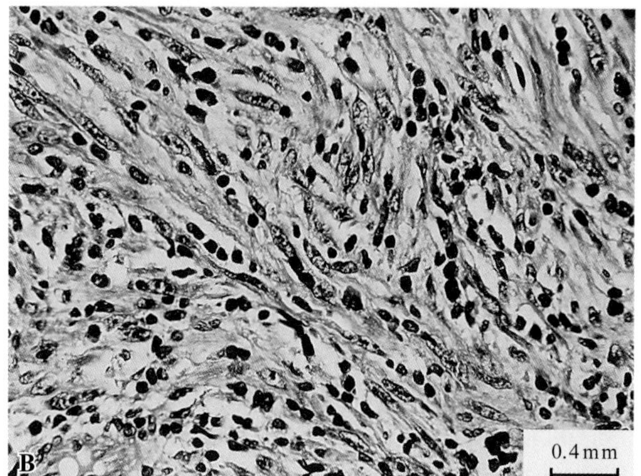

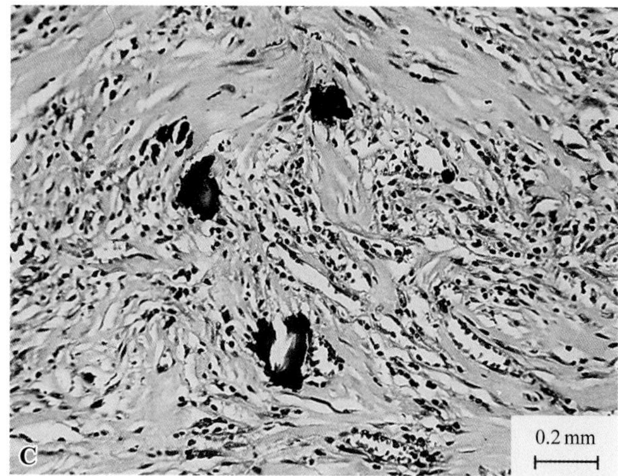

▲ **图 76–21　炎症性肌成纤维细胞瘤，显示 4 岁女性患者从肺部切除的肿瘤的 3 种特征性显微镜形态**

A. 组织学特征为周围有致密的纤维炎症囊；B. 梭形细胞与浆细胞和淋巴细胞混合；C. 致密的低细胞胶原钙化灶；（HE，200×，400×，200×）

唑替尼在 IMT 中显示出活性[309, 311]。但建议谨慎使用，因为该药物与在脐血移植后 IMT 患者中弥漫性肺泡损害引起的致命肺毒性有关[312]。

五、胸壁、膈肌及胸膜

胸壁、膈肌和胸膜的原发性恶性肿瘤虽然在儿童中不常见，但相关记录完善[313–317]。Pinto 及其同事对儿童胸膜肿瘤进行了回顾[318]。儿童胸壁病变及胸部肿瘤也由相关作者进行总结分析[266, 319, 320]。EWS–PNET 是最常见的胸壁原发性恶性肿瘤[321]。术前化疗可改善 EWS–PNET 的生存率和局部控制率[322, 323]。对于胸部肿瘤，扩大手术切缘可提高生存率，但在某些病例中可能难以实现[323]。德国小儿血液肿瘤学会对 1998 年 7 月至 2009 年 4 月登记的 198 例胸壁非转移性尤因肉瘤患者进行了回顾性分析[324]。报道显示其 5 年总生存率为 71%，无事件生存率为 65%。放疗能改善预后[325]，但对完全切除后的局部控制无效果[324]。这项德国研究发现肿瘤体积大和组织学反应不佳是重要的不良预后因素。那些诊断时即有转移性疾病的儿童预后较差[322, 324]。

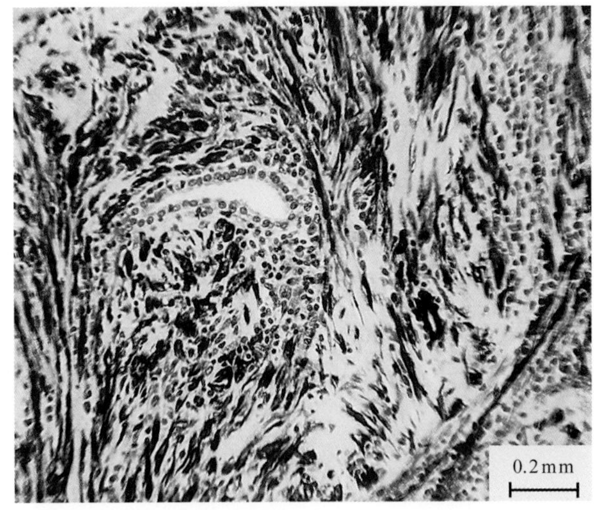

▲ 图 76–22　炎性肌成纤维细胞瘤，显示梭形细胞成分中平滑肌肌动蛋白的免疫反应性
免疫过氧化物酶，200×

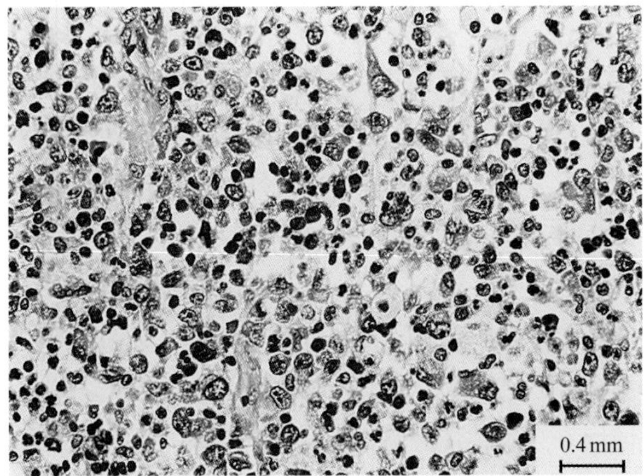

▲ 图 76–23　14 岁女性患者肺部炎性肌成纤维细胞瘤
除了肺肿块中典型的梭形细胞型外，一部分肿瘤已经生长到胸膜腔和胸壁，其组织学表现为非典型圆形细胞的混合，其免疫表型为组织细胞，而不是肌成纤维细胞（图 76–21）；（HE，400×）

就其病理学特征和免疫表型而言，另一个相似的肿瘤是促结缔组织增生性小圆细胞肿瘤（desmoplastic small round cell tumor，DSRCT），据报道它是一种基于胸膜的肺部肿瘤[326–328]。EWS–PNET 和 DSRCT 都涉及 *EWS22* 基因 q12 易位，但融合片段不同[329]。这些侵袭性肿瘤通过手术切除、放疗和辅助化疗进行治疗[322, 323, 327]。

胸壁横纹肌肉瘤是儿童中第二常见的原发性胸壁恶性肿瘤[319, 323]。Hayes–Jordan 等回顾性分析了横纹肌肉瘤研究组（IRSG）Ⅰ～Ⅳ期治疗组 130 例患者的经验[330]。报道显示，诊断时患者的中位年龄为 9 岁（范围为 0—20 岁）。腺泡型横纹肌肉瘤占 37%，此外 40% 患者诊断时为Ⅳ期。从 IRSG Ⅰ～Ⅳ期，患者的无事件生存率和总体生存率均得到了逐步提高。诊断时转移性疾病对结局是重要的不良因素（有转移的占 7%，无转移的占 61%）。Ⅰ、Ⅱ、Ⅲ和Ⅳ期患者的 5 年无事件生存率和总生存率差异无统计学意义。组织学亚型（腺泡型、未分化型、胚胎性、梭形细胞型）和肿瘤大小对非转移性横纹肌肉瘤的无事件生存率和总生存率没有影响。而且，在诱导化疗之前或之后对肿瘤进行完整切除并不会改变预后；大多数切缘阳性的患者接受放射治疗。除非外科医生自信能完整切除并保证切缘阴性，否则建议先进行活检，然后进行化学疗法，最后再进行手术切除[330]。4 项连续的 IRSG 研究表明改善预后的最重要因素是加强化学治疗和放射治疗。在过去的几十年中，转移性疾病的治疗没有取得任何进展，预后仍然极差[330]。

儿童其他罕见的恶性胸壁或胸膜肿瘤还包括骨外黏液样软骨肉瘤[331]、血管外皮细胞瘤[323, 332]和恶性间皮瘤[333]。尽管胸淋巴瘤通常表现为纵隔肿块，但它可在胸壁表现为孤立的软组织肿块或直接侵袭纵隔[319]。

第 77 章 儿童及青少年罕见肾上腺肿瘤

Uncommon Adrenal Tumors in Children and Adolescents

Raul C. Ribeiro Carlos Rodriguez-Galindo Emilia M. Pinto Gerard P. Zambetti Bonald C. Figueiredo 著
李 阳 译 王景福 白孟麟 校

一、概述

第一例儿童肾上腺皮质肿瘤（肾上腺皮质肿瘤）于 1865 年被报道[1]。随后库欣（Cushing）在 1912 年描述了皮质醇增多症的典型特征，但肾上腺肿瘤在此综合征中的作用直到 1934 年才被充分了解[2]。

儿童肾上腺皮质肿瘤，大部分被归类为肾上腺皮质癌（ACC），具有不同于其他儿童恶性肿瘤的独特的临床和生物学特征。大多数儿童恶性肿瘤的发病率随着年龄的增长而增加，而 65% 的肾上腺皮质癌多发于 5 岁以下的儿童中[3, 4]。实际上，这一年龄分布特点类似于胚胎起源的肿瘤。在本章中，总结了儿童肿瘤的临床和生物学特征及治疗结果。

二、流行病学与发病机制

只有大约 0.2% 的儿童恶性肿瘤是儿童肾上腺皮质肿瘤。在 4 岁以内年龄组中，儿童肾上腺皮质肿瘤的发病率为 0.4/100 万，在随后的 10 年中降至 0.1/100 万。然后在青春期后期上升到 0.2%，并在 30—40 岁达到另一个高峰。美国流行病监测和最终治疗结果（SEER）图表数据显示，美国每年有 23 例肾上腺皮质癌新病例发生在 20 岁以下的人身上[5]。同样，欧洲癌症研究中心的一份涵盖 20 个欧洲国家 1983—1994 年数据的报告显示，在 25 457 例儿童恶性实体瘤中，只有 65 例（0.26%）是儿童肾上腺皮质肿瘤[6]。而对国家癌症数据库中来自美国、加拿大及波多黎各 1500 家医院的肿瘤登记处的资料进行分析显示，在 1998—2011 年共有 111 个年龄在 18 岁以下的肾上腺皮质癌患者[7]，这些估计值偏低，因为它不包括肾上腺皮质腺瘤或组织学未确定的肿瘤。如果假设所有儿童肾上腺皮质肿瘤中有 1/3 是腺瘤或组织学不确定的肿瘤，那么在美国，20 岁以下的人群中估计每年有 30～33 人罹患肾上腺皮质肿瘤。世界各地不同区位的儿童肾上腺皮质肿瘤的发病率不同。14 岁以下儿童组每百万人发病率从香港和孟买的 0.1% 到洛杉矶的 0.4% 到巴西南部的 3.4% 不等[6, 8-11]。自 20 世纪 60 年代末期首次被怀疑[12]，现在有强有力的证据表明巴西南部有许多儿科肾上腺皮质肿瘤患者[13, 14]。

在大多数患有肾上腺皮质肿瘤的儿童和青少年中发现了易感的体质遗传因素（表 77-1），并提供了其发病机制的线索。Li 和 Fraumeni 观察到以常染色体显性遗传方式分离的多种癌症的家庭的儿童中肾上腺皮质肿瘤的发生率非常高（44 例恶性肿瘤中有 4 例，占 10%）[15, 16]。除了儿童肉瘤和绝经前乳腺癌外，这些家族的成员也具有更高的罹患其他恶性肿瘤的风险[17]。1990 年，Malkin 等[18]筛选了其中的五个家族，发现所有五个家族中的种系突变均聚集在 *TP53* 基因的外显子 7 上。现在众所周知，肾上腺皮质肿瘤患儿的大多数组成型遗传异常是 *TP53* 各种外显子的种系突变。实际上，罹患肾上腺皮质肿瘤的幼儿中有 50%～60% 可能具有全身 *TP53* 基因突变[19, 20]。这些观察结果支持以下建议：应在罹患肾上腺皮质肿瘤的儿童和青少年中筛查是否存在种系 *TP53* 突变[21, 22]。最终，*TP53* R337H 突变[23, 24]是巴西南部的原始突变，频率约为 0.27%[25]，它和该地区儿童肾上腺皮质癌高发病率相关。

Beckwith-Wiedemann 综合征（BWS）是另一种罕见的遗传性疾病，其肾上腺皮质肿瘤发病率高于预期。BWS 的临床表现包括先天性脐疝、巨舌

表 77–1 与肾上腺皮质肿瘤（ACT）相关的体质遗传异常

状 态	肿瘤类型	观测结果
Li–Fraumeni 综合征和其他种系 *TP53* 突变	腺瘤、癌	Li–Fraumeni 综合征中 4% 的肿瘤是 ACT
Beckwith–Wiedemann 综合征	腺瘤、癌	ACT 是第二常见的肿瘤（大约 15% 的儿童患有 ACT）；其中 20% 是 ACT
偏身肥大与先天性肾上腺增生	腺瘤、癌	异位肾上腺皮质组织睾丸肿瘤
Carney 复合体	腺瘤、癌（非常罕见）；约 25% 的患者发生原发性 PPNAD；儿童常见色素结节性肾上腺皮质病（PPNAD）	约 25% 的患者出现 PPNAD；儿童常见
多发性内分泌肿瘤 1 型	结节、腺瘤、癌	癌症患者的中位年龄是 40 岁

经 Elsevier 许可复制，引自 Ribeiro 和 Figueiredo，2004[13]

和巨人症[26]，广泛的表型表达及基因连锁分析表明 BWS 与染色体 11p15 区的调控异常有关[26, 27]。编码胰岛素样生长因子 2（IGF2）的 *IGF2* 基因和编码一条长非编码 RNA 的 *H19* 基因已被定位到这个染色体区域。一种罕见孤立的偏身增生与包括肾上腺皮质肿瘤的一些良性和恶性肿瘤有关，表现为全身或部分的不对称过度生长[28–32]。BWS 和孤立的偏身增生在染色体 11p15 区域具有相同的分子异常[33, 34]，在与 BWS 相关的遗传和表观遗传异常中，染色体 11p15 区域的父系二倍体与肾上腺皮质肿瘤和其他胚胎肿瘤的发生率增加有关[35]。促肾上腺皮质激素（ACTH）对肾上腺的慢性刺激被认为有助于肿瘤发生[36, 37]。但是，肾上腺皮质肿瘤仅在先天性肾上腺增生患者中被描述[38–40]，并且 21– 羟化酶在肾上腺肿块发病中的作用受到了挑战[41]。Carney 复合体和多发性内分泌肿瘤（MEN）1 在本章的其他地方进行了概述[42–47]。

不论全身症状如何，儿童肾上腺皮质肿瘤的发生机制似乎与 IGF2 的过度分泌有关。IGF2 介导了几个对胚胎发育至关重要的细胞过程，包括细胞增殖和凋亡[48]。IGF2 的表达受 *H19* 基因编码的长非编码 RNA 调控，该 RNA 位于染色体 11p15.5 区，与 *IGF2* 基因相邻。*IGF2* 和 *H19* 基因是由一个印迹控制区（ICR）分离的，该区域根据亲本被甲基化或去甲基化。母体等位基因 ICR 甲基化，导致 *IGF2* 表达减弱，而父系等位基因 ICR 未甲基化，因此 *IGF2* 表达增多[49]。虽然在几乎所有儿童肾上腺皮质肿瘤病例中都观察到 IGF2 过表达，但 *IGF2* 基因调控异常的机制在肾上腺皮质肿瘤发生中有所不同。在种系 *TP53* 突变的情况下，由于基因组不稳定（非整倍体）而引起染色体数目的改变，导致整个母系 11 号染色体丢失，父系染色体重复，从而导致 IGF2 的过度表达。此外，还有整个 17 号染色体的丢失，其携带野生型 *TP53*，与 *TP53* 突变等位基因重复（称为杂合性损失）。因此，IGF2 的过度表达和 p53 功能的缺失是在 *TP53* 突变携带者中肾上腺肿瘤发生的基础[50]。在 BWS 或孤立的半增生儿童中，*IGF2/H19* 位点的遗传和表观遗传改变导致 IGF2 的过度表达，从而驱动肿瘤的发生。体细胞事件，特别是激活 Wnt/β 联蛋白信号通路和获得性 *TP53* 突变，在肿瘤进展中起协同作用。在一些典型的正常儿童中，肾上腺皮质肿瘤是 BWS 的唯一表现[51]。

三、临床特征

在国际儿童肾上腺皮质肿瘤登记处（IPACTR）登记的 254 名儿童中，诊断为肾上腺皮质肿瘤的中位年龄为 3.2 岁。不到 15% 的患者在诊断时年龄在 13 岁或以上。女孩的肾上腺皮质肿瘤发生率高于男孩，总体男女之比为 1.6∶1，而 0—3 岁组为 1.7∶1，青少年（≥ 13 岁）为 6.2∶1。虽然女性中这种流行的原因尚不清楚，但有证据表明肾上腺中有性别特有的生理变化[52, 53]。男性化症状和体征是最常见的临床表现，出现在 60%～80% 的患者中（图 77–1）[54–58]。其特征性表现包括阴毛增多、面部痤疮、阴蒂肿大、声音变化、面部毛发增

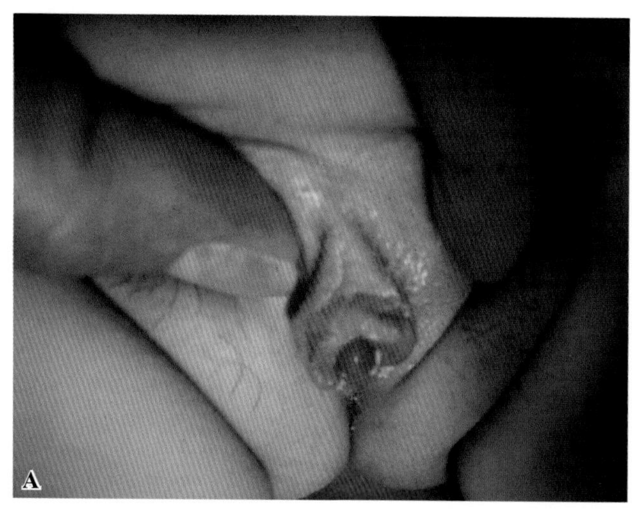

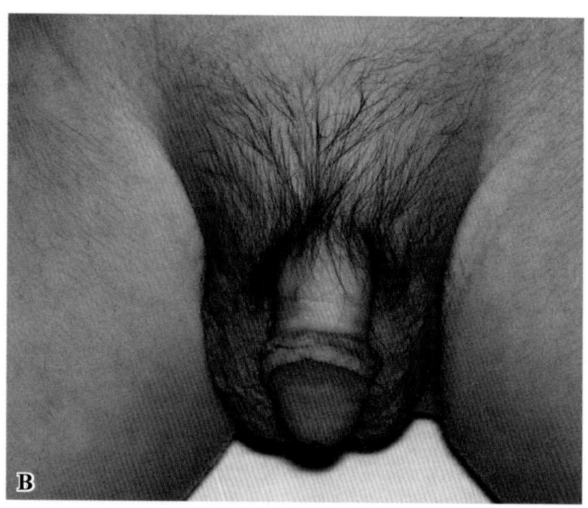

▲ 图 77–1　肾上腺皮质肿瘤的临床症状

A. 患有肾上腺皮质癌的女孩的早熟性假性青春期（clitoromegaly）；B. 患有肾上腺皮质癌的男孩的早熟性假性青春期；B 图经 Springer 许可转载，引自 Ribeir 等，2009 [57]

多、多毛症、肌肉肥大、生长加速和阴茎增大。男性化症状可单发或伴有其他肾上腺皮质激素（包括糖皮质激素、醛固酮或雌激素）过度分泌的临床表现。糖皮质激素过度分泌（库欣综合征）在幼儿中比较少见，在青少年中更常见。原发性醛固酮增多症（Conn 综合征）[59] 和纯粹的女性化症状很少发生 [60–62]。

最常见的高醛固酮血症临床表现包括头痛、前列腺肌无力、多尿症、伴或不伴心力衰竭的心动过速、低钾血症和高血压。女性化最常见的表现是男子女性型乳房和女孩的假性早熟。儿童肾上腺皮质肿瘤的其他相关临床表现特征包括血压升高，甚至导致高血压危象，以及部分患者癫痫发作。患有分泌糖皮质激素肿瘤（库欣型或混合型）的患者中可存在高血压症状；它也可能发生在表现出单纯男性化症状或无功能肿瘤的患者。

治疗肾上腺皮质肿瘤诱发的高血压是一项艰巨的挑战。高血压危象可导致患者死亡 [56, 63]。尽管在某些情况下需要添加其他药物，如酮康唑，总的来说，卡托普利对患者疗效良好 [63]。肾上腺皮质肿瘤的临床表现可在出生时出现 [64]。自发性肿瘤破裂引起的急腹症较少在肾上腺皮质肿瘤患者中出现 [65]。只有 10%～15% 的肾上腺皮质肿瘤患儿在出现内分泌综合征时没有临床证据。

基于 IPACTR 数据库的信息，儿童肿瘤的大小差别很大。182 例患者中，83 例肿瘤重 200g 以上 [4]。肿瘤无倾向一侧生长的趋势，也有双侧肿瘤报道 [66, 67]。异位肾上腺皮质肿瘤极少发生，仅仅在椎管内肿瘤 [68, 69] 或胸腔内 [70] 被发现。异位肾上腺皮质组织常见于腹膜后的腹腔干、肾脏、外生殖器、阔韧带、附睾和精索等 [71]，其中任何一处都可能是肾上腺皮质肿瘤生长的潜在部位。

患有功能性肾上腺皮质肿瘤的儿童和青少年容易出现生长障碍症状 [72]。在 Curitiba 序列中，肾上腺皮质肿瘤患儿的身高和体重在诊断上往往超过第 50 百分位数。年龄高于预期身高的患者不仅包括肾上腺皮质肿瘤男性化型患者，而且还包括混合型患者。68% 患者骨龄延长 1 岁以上。在长期生存患者中，生长和发育的指标一直保持在正常范围内 [73]。真正的性早熟很少被发现。最近，Grisa 等报道，所有 19 名已被诊断为男性化型的成人（17 例在 4 岁之前）的身高正常 [74]。

许多情况下，这些儿童加速的躯体生长发育情况、总体健康的外表，以及不存在可触及的腹部肿块，使儿科医师在诊断时无法将其与恶性疾病相关联。为了避免肾上腺皮质肿瘤的诊断延迟，任何 4 岁以下的阴毛生长的儿童都应该被认为患有肾上腺皮质肿瘤，直到其他情况被证实。此外，婴儿痤疮的存在可被认为是肾上腺皮质病变的特征性表现。最后，由于库欣综合征在儿童中非常罕见，它应该被认为是 10 岁以下儿童肾上腺皮质肿瘤的高度特异性表现 [75]。

四、诊断

肾上腺皮质肿瘤的诊断依据是手术获得的组织的大体和组织学表现（图 77–2）[76]。儿童肾上腺皮质肿瘤的病理分类很麻烦。Weiss 等 [77, 78] 和 Hough 等 [79] 根据诊断的大体、微观和临床特征建立成人肾上腺皮质肿瘤分类系统。将这些分类系统应用于儿童肾上腺皮质肿瘤行为导致大量病例被归类为“未确定的组织学病例”，而不能预测结果。Bugg 等 [80] 使用 Weiss 等 [77, 78] 标准的修正模式来分析一系列儿童肾上腺皮质肿瘤。本研究将肾上腺肿瘤分为三组：肾上腺皮质肿瘤、高级别癌和低级别癌。高级别癌和肿瘤重量是最可靠的预后预测因素。另一项对 1965—1997 年提交武装部队病理研究所的 83 例肾上腺皮质肿瘤患者的研究提出了一项儿童肾上腺皮质肿瘤的分类标准：肿瘤重量＞ 400g，肿瘤直径＞ 10.5cm，延伸到肾上腺周围软组织和（或）肾上腺周围器官，侵犯腔静脉，静脉浸润，包膜浸润，肿瘤坏死，有丝分裂率＞ 15/20 个高倍镜视野（HPF），以及不典型有丝分裂。在这项研究中，只满足这些标准中的一个或两个与良性进程相关，而满足四个或更多标准则与不良结果有关。肿瘤符合三个标准的病例的预后被认为是不确定的 [81]。总之，即使是有经验的病理学家也很难区分儿童良性肾上腺皮质肿瘤和恶性肾上腺皮质肿瘤 [76]，因为大约 80% 的儿童肾上腺皮质肿瘤会分泌一种或多种肾上腺皮质激素，术前翔实的实验室评估对于这些肿瘤的早期和长期治疗至关重要 [82, 83]。对疑似肾上腺皮质肿瘤的常规实验室评估包括测定血浆皮质醇、硫酸脱氢表雄酮、睾酮、雄激素、17– 羟基孕酮、醛固酮、肾素活性、去氧皮质酮和其他 17– 脱氧类固醇前体的水平。这个全面的检查小组不仅有助于疾病的诊断和初步管理，而且还为检测肿瘤复发提供了有参考价值的标记物。糖皮质激素和雄激素水平的升高是肾上腺肿瘤的有力标志。

几种成像方法被用来支持肾上腺皮质肿瘤的诊断，并提供有关疾病范围和手术计划的关键信息 [84]。由于儿童中没有发现偶发瘤，因此没有必要使用成像来区分偶发瘤和肿瘤。一项比较腺瘤和癌的影像学表现的研究表明，两者的影像学表现有一定的重叠 [85]。计算机断层扫描（CT）、超声、磁共振成像（MRI）和正电子发射体层扫描（PET）最

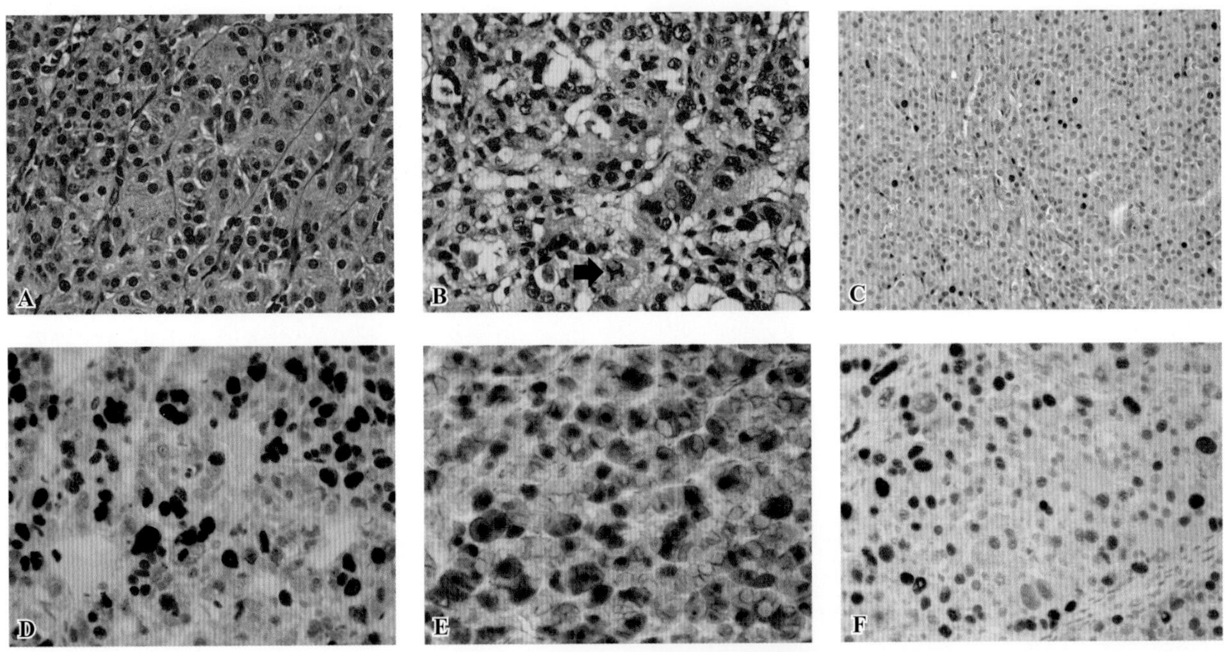

▲ 图 77–2 儿童肾上腺皮质肿瘤的组织病理学

A. 腺瘤由排列在实巢和索中的多边形到圆形细胞组成；未见细胞异型性、坏死或有丝分裂活性增强；偶尔可以识别出双核或多核细胞（HE，400×）；B. 癌细胞由嗜酸性细胞质细胞和增大、深染、多形的细胞核组成；偶尔可见明显的核仁；有丝分裂象（箭）经常出现（HE，400×）；C 和 D. 评估腺瘤（C）和癌（D）的增殖指数免疫组织化学（IHC）法检测 Ki–67 的核表达（400×）；E. β 联蛋白的 IHC 染色，显示腺瘤细胞核和细胞质积聚；F. IHC 染色 p53，癌细胞核染色阳性（400×）

常用于肾上腺皮质肿瘤的推测性诊断。在美国孟菲斯的圣裘德儿童研究医院，MRI 的使用在过去几年中稳步增加。这种模式与 CT 相比具有几个优点，包括没有电离辐射，能够成像多个平面，以及改善组织对比分化。在 CT 成像上，肾上腺皮质肿瘤通常与增强的周边囊有良好的界限。大肿瘤通常具有由出血导致的星状外观样中央区域。该星状带在 T_2 加权和短反转恢复 MRI 上呈高信号。钙化很常见。由于肾上腺皮质肿瘤是具有代谢活性的，在肾上腺皮质肿瘤患者中经常使用 FDG-PET（图 77-3）[86-88]。虽然 FDG-PET 不太可能为原发肿瘤及其区域延伸的 CT 或 MRI 所获得的信息提供更多的信息，但它可以显示 CT 或 MRI 无法识别的远处转移。PET 还可以在常规成像可能漏掉的区域及肿瘤侵犯下腔静脉患者中检测肿瘤复发（图 77-4）[89]。较新的成像方式正在开发中，可以提高我们维持现有模式有效性的能力，并减少患者的电离辐照暴露程度[90]。C- 美托咪酯（MTO）是一种持续性 11-β- 羟化酶活性的标记物，已被研究作为肾上腺皮质显像的替代示踪剂。在成人肾上腺肿瘤的诊断中，MTO-PET 已经与传统的影像学检查方式（如 CT 和 MRI）进行了比较。MTO-PET 具有高度的特异性和敏感性，虽然它未能检测到小于 1cm 的肿瘤[91, 92]。然而，由于 MTO-PET 的成本和可用性限制，以及缺乏对儿童的研究，这种模式不推荐用于儿童肾上腺皮质肿瘤患者的常规治疗。

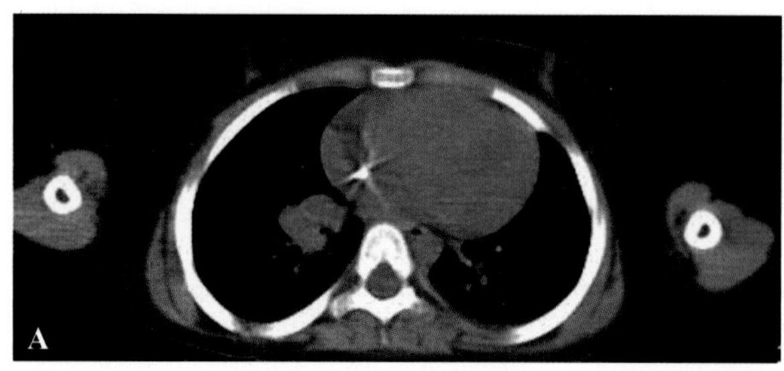

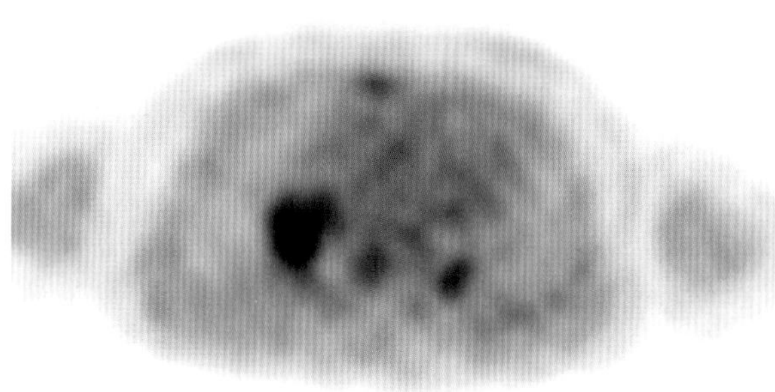

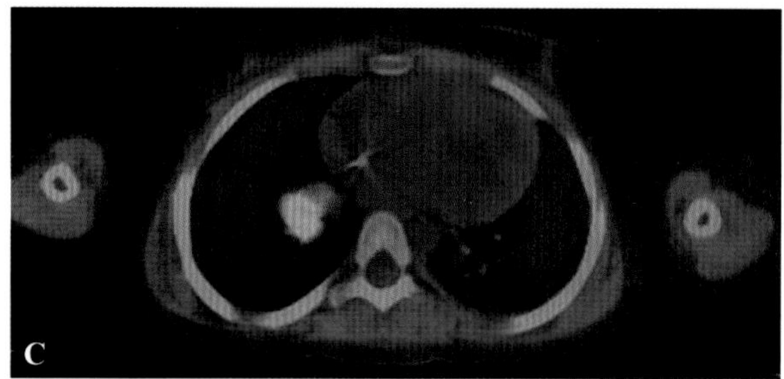

▲ 图 77-3 4 岁女性患者肺转移性肾上腺皮质癌

A. CT 显示右下叶和左下叶有异常软组织；B. 相应的 FDG-PET 图像显示在 CT 显示的病灶内 FDG 积聚增加，与转移瘤一致；C. 上面板 CT 和 PET 图像的融合图像

笔者目前的建议是，除了超声，所有疑似肾上腺肿瘤的患者都应接受 CT 和 MRI 检查。由于肝脏和肺部是诊断时最常见的转移部位，所有新诊断的肾上腺皮质肿瘤患者都推荐胸部 CT 和腹部 MRI。少数病例涉及骨骼和中枢神经系统（CNS），在对肾上腺皮质肿瘤儿童的初步评估中，通常会进行锝放射性骨扫描，尽管正常情况下其并不会对 CNS 成像。对怀疑 *TP53* 种系突变的幼儿进行诊断检查时应特别注意尽量减少接触电离辐射的可能性。

五、治疗

（一）手术

手术是成功治疗肾上腺皮质肿瘤的最重要方式。它通过经腹方法进行，通常通过同侧肋下切口，其可以修改为人字形或双侧肋下切口。

对于罕见的大的局部侵袭性肿瘤，可能需要整块切除，其可包括肾脏、胰腺和（或）肝脏的部分，或其他相邻结构。在极少数情况下可行胸腹切口。区域淋巴结清扫建议用于治疗儿科肾上腺皮质肿瘤，因为患有大肿瘤的患者通常出现局部复发。从肾静脉延伸到髂血管的分叉水平进行同侧改良淋巴结清扫术。如果有对侧肿大的淋巴结，也应该将其除去。腹股沟淋巴结清扫术对大型局限性肿瘤患者预后的影响尚未确定；目前正在儿童肿瘤学组（COG）ARAR0332 协议（本章稍后讨论）中研究这种方法。手术切除局部和远处复发也很重要。在后一种情况下，可能需要多次手术切除以使患者免于再次罹患疾病[93]。这种积极的方法与延长生存期相关，特别是与化学治疗联合时[94, 95]。由于肾上腺皮质肿瘤的脆弱性，囊壁破裂和肿瘤播散较为常见（大约 20% 的病例发生在手术起始阶段，43% 的病

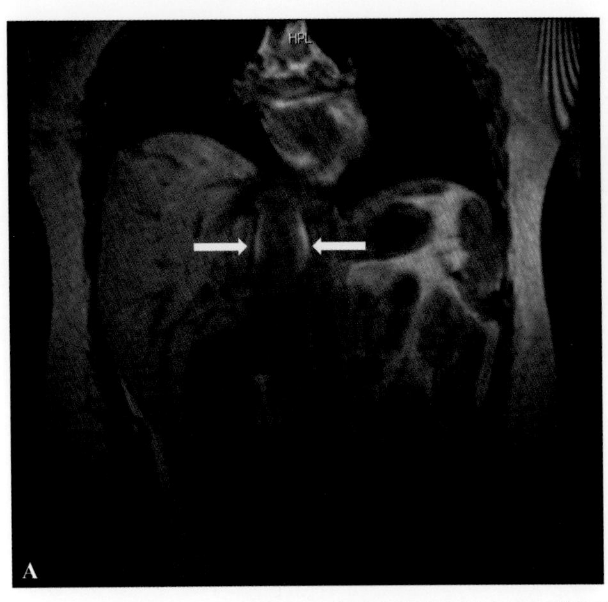

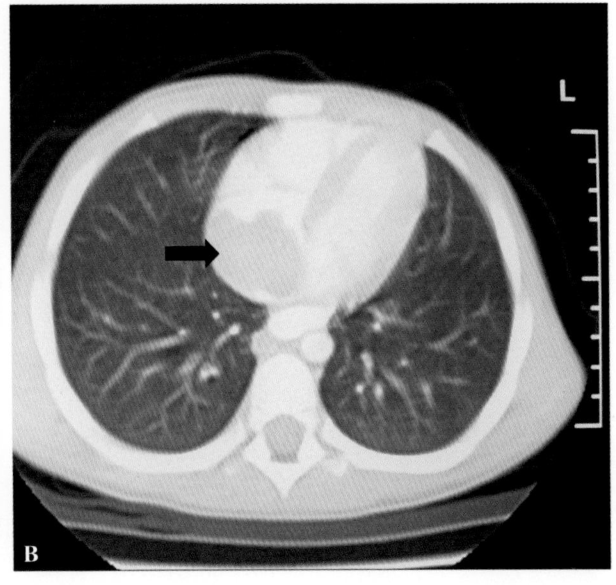

▲ 图 77-4 A. 肾上腺皮质肿瘤腔内扩张导致腔静脉受累（箭）；B. 心房内巨大肿瘤血栓的轴位 MRI（箭）

例发生在局部复发后）[56]。尽管有报道称通过体外循环成功完成瘤栓的完全切除，但腔静脉的浸润可能使根治性手术变得困难[96, 97]。

手术需要仔细和精确的围术期计划。所有患有糖皮质激素分泌肿瘤的患者都可抑制对侧肾上腺功能；因此，他们接受类固醇替代疗法。这些患者必须特别注意电解质平衡、高血压、手术伤口护理和感染性并发症。

（二）化学治疗

化学治疗在治疗儿童期肾上腺皮质肿瘤中的作用尚未确定。米托坦［1，1- 二氯 -2-（邻氯苯基）-2-（对氯苯基）乙烷，或 O，P'-DDD］，一种导致肾上腺皮质坏死的杀虫剂衍生物，已广泛用于成人肾上腺皮质肿瘤[98-100]。但其作用机制仍留待进一步研究[101]。米托坦的作用机制已于最近被证实[102, 103]。通常与其他药物联合使用情况下，对于无法手术的肿瘤，在手术前给予治疗；对于复发风险较高的患者，在手术后给予治疗（联合辅助化学治疗）。米脱坦也被用于控制与肾上腺激素生成增加相关的症状。15%～60% 的成年患者获得了对米托坦的客观疗效[104]。反应率的巨大差异可能部分反映了米托坦的药动学。当米托坦的血浆浓度超过 14mg/L 时，有证据表明肿瘤反应更大[105, 106]。米托坦的最重要的常见毒性作用是恶心、呕吐、腹泻和腹痛。不太常见的反应包括嗜睡、共济失调、抑郁和眩晕。有趣的是，青春期前患者可能合并男性乳房发育症或过早乳房发育。米托坦治疗的另一个缺点是它显著改变类固醇激素代谢，因此血液和尿液类固醇测量不能用作肿瘤复发的标志物。米托坦应被视为治疗肾上腺皮质肿瘤儿童的实验剂。其他化学治疗药物，包括氟尿嘧啶、依托泊苷、顺铂、卡铂、环磷酰胺、多柔比星、吉西他滨和链佐星，已单独或联合用于治疗肾上腺皮质肿瘤，疗效各异[107-111]。

在患有肾上腺皮质肿瘤的儿科患者中，尚未对常规化学治疗药进行正式试验，但现有的病例报告和 IPACTR 的经验表明，小部分儿童肾上腺皮质肿瘤对常规化学治疗敏感。在儿科患者中最常使用的药物组合包括顺铂和多柔比星联合米托坦使用，有或没有依托泊苷。少数患者已进行了包括靶向治疗在内的新兴治疗方法，但结果令人失望，并且这些方法不太可能在患有肾上腺皮质肿瘤的儿童患者中进行实验[112-114]。成人肾上腺皮质肿瘤的免疫治疗现在才开始使用。在几种成人肿瘤中，编码 T 细胞对肿瘤组织的反应性已相对成功。程序性死亡配体 1（PD-L1）受体在成人肾上腺皮质肿瘤中表达，从而增加了对 ACT 进行免疫治疗的可能性[115]。这些发现与儿童肾上腺皮质肿瘤相关，因为肿瘤生长受到主要组织相容性复合体（MHC）Ⅱ类基因表达的影响。放射治疗在治疗肾上腺皮质肿瘤中的作用存在争议，但一些研究者一直在倡导使用[116-118]。由于肾上腺皮质肿瘤患儿通常携带种系 *TP53* 突变，因此在这些患者中使用放射治疗需要慎重考虑[119, 120]。

六、结局

在 IPACTR 系列中，已知的 254 例患者中 97 例（38.2%）死亡，157 例（61.8%）在中位随访 2 年 5 个月（范围 5 天至 22 年）[4]。5 例患者死于与肿瘤进展无关的原因（2 例死于感染，1 例出现高血压并发症，其中 1 例出现手术期间大出血，1 例出现未明确的并发症）。5 年无事件生存（EFS）率和总生存率估计分别为 54.2%（95%CI 48.2%～60.2%）和 54.7%（95%CI 48.7%～60.7%）。该研究中的存活率与其他人[121]和当前的 IPACTR 登记处（R. C. Ribeiro，个人通信）报告的存活率相似。

七、预后因素

完整的肿瘤切除是最重要的预后指标。如果不给予辅助化学治疗，手术后残留疾病的患者预后不良。在 IPACTR 系列中有 57 例患者在手术后患有远处或局部的严重或微小残留疾病，只有 8 例患者没有患病。相反，完全切除肿瘤的儿童的长期存活率约为 75%。在后者中，肿瘤大小具有预后价值。登记数据显示，在 192 例此类患者中，肿瘤重量大于 200g 的患者 EFS 率估计值为 39%，而肿瘤较小者则为 87%。在一些肾上腺皮质肿瘤研究中，肿瘤大小一直与预后相关[81, 122]。肿瘤产生过量糖皮质激素的儿童预后比具有纯粹男性化表现的儿童预后更差。

用于指导儿童肾上腺皮质肿瘤治疗的分类方案或疾病分期系统仍在不断发展。Sandrini 等对分期系统的改进（包括肿瘤体积和可切除性）已被修改用于 COG 治疗方案（表 77-2）。手术期间肿瘤假包膜破裂与预后不良有关，即使在肿瘤完全切除的患者中也是如此。需要注意的是在这套疾病分期标准中，组织学不被认为是变量，因为在区分儿童肾上腺皮质肿瘤中独立的组织学参数方面存在众所周知的困难。此外，2003 年的一项研究中，一些组织学肿瘤特征，如血管或囊壁浸润、广泛坏死和明显的有丝分裂活动，与预后独立相关[81]。儿童肾上腺皮质肿瘤生物学的新信息可能为进一步完善肿瘤分类提供分子标记[50, 123, 124]。

表 77-2　儿童肾上腺皮质肿瘤的分期

分　期	肿瘤类型
Ⅰ	完全切除的小肿瘤（< 100g 和< 200cm^3）术后激素水平正常
Ⅱ	完全切除大肿瘤（> 100g 或> 200cm^3）术后激素水平正常
Ⅲ	不可切除的大体或微观残余疾病 肿瘤溢出 Ⅰ期和Ⅱ期肿瘤患者术后激素水平未能正常化 腹膜后淋巴结受累
Ⅳ	远处转移

改编自 Sandrini 等，1997[56]

八、St Jude 国际儿童肾上腺皮质肿瘤登记处

由于其罕见性，儿童肾上腺皮质肿瘤的发病机制和自然病史及治疗它的最佳方案仍然很大程度上未知。IPACTR 由 St Jude 儿童研究医院的研究人员于 1990 年创建，旨在收集肾上腺皮质肿瘤儿童的临床和实验室特征、治疗实践和结果数据。此外，开发了一项转化研究计划，以研究疾病发病机制及在肾上腺皮质肿瘤临床前模型中进行药物疗效测试。如前所述，50%～60% 患有肾上腺皮质肿瘤的儿童携带从头、遗传或体细胞 *TP53* 突变。遗传 *TP53* 突变的儿童的家庭成员患恶性疾病的风险增加，尽管风险似乎根据突变的类型而变化[19, 125]。组织特异性因子可能与突变的 p53 相互作用促进肿瘤发生。此外，越来越明显的是，某些基因的常见多态性可能会调节 p53 的癌基因潜力（图 77-5）[126]。最后，胚胎和成人型肾上腺组织可能需要不同的遗传异常组合来启动和驱动肿瘤发生[127]。因此，儿童肾上腺皮质肿瘤的研究为识别与肿瘤发生有关的细胞通路提供了独特的机会。然而，研究罕见肿瘤存在重大挑战。首先，大量病例对于有意义的临床和实验室研究是必要的；其次，生存和预后因素分析需要特定的统一治疗方案；再次，对于体质突变的携带者，需要对受影响儿童进行长期随访，并更新其亲属癌症病史信息；最后，生物材料的可用性对于基因型—表型相关分析是必不可少的。

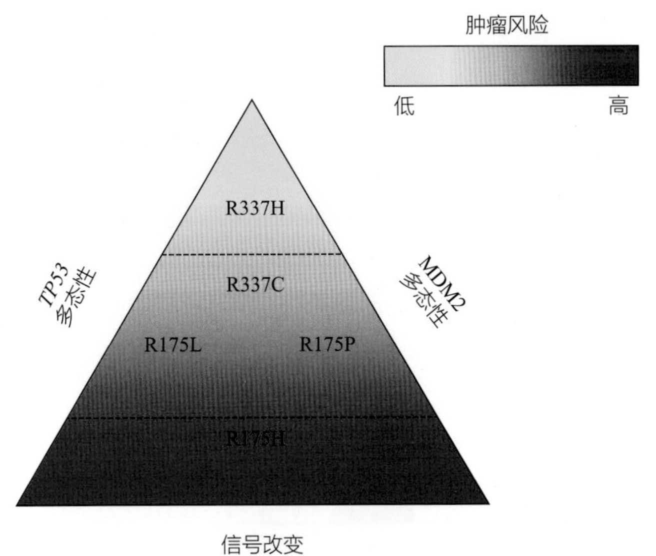

◀图 77-5　不同的 *TP53* 突变显示了一个活性谱（p53 梯度效应）

p53 细胞途径成分的改变，包括 *TP53* 和 MDM2 多态性，可能调节 p53 的致癌潜能并影响肿瘤敏感性；经 John Wiley & Sons 许可转载，引自 Zambetti，2007[126]

诸如 IPACTR 之类的罕见肿瘤注册系统可以克服患者人数少，治疗方法不一，缺乏随访等诸多挑战，并可收集信息和生物学样本以进行转化研究。自 20 世纪 90 年代以来，已有 377 名肾上腺皮质肿瘤儿童参加了 IPACTR 研究。已经报告了首批登记的 254 例患者的临床和辅助实验室数据[4]。自本报告编写以来，已有 123 名肾上腺皮质肿瘤儿科患者参加了 IPACTR 研究。这些患者在多个国家被确诊，包括美国、巴西、阿根廷、智利、洪都拉斯、危地马拉、墨西哥、西班牙、希腊、波兰、沙特阿拉伯和英国。在许多患者中，IPACTR 已经从患者、他们的父母和（或）患有癌症的其他亲属收集了生物材料，包括肿瘤样品（冷冻或石蜡块）和血液。TP53 分析的血液和肿瘤组织可用于当前 IPACTR 数据中的 97 例。47 例患者（48.4%）携带种系 *TP53* 突变，50 例（51.6%）患有种系野生型 *TP53*。在后面这些病例的 8 个（16%）中，肾上腺皮质肿瘤在肿瘤进展期间获得了 *TP53* 突变。在 18 例中，只有肿瘤样本可用于 *TP53* 测序，并且所有这些样本都具有 *TP53* 突变。29 例父母血液样本可用，其中 21 例父母（72%）也携带 *TP53* 突变。并且，8 例患者（28%）具有新生突变。笔者的 IPACTR 病例中 *TP53* 的突变包括一个碱基对的变化（错义或无义突变），以及复杂的突变（插入、缺失和重复）。图 77-6 说明了 IPACTR 队列中的突变范围。

九、儿童肿瘤组肾上腺皮质肿瘤试验

在过去的几十年中，合作的、多机构的努力在推动儿科肿瘤学方面发挥了关键作用。然而，罕见的儿童肿瘤仍然缺乏研究，患有这些罕见恶性肿瘤的儿童尚未从群体倡议中受益。2002 年，COG 成立了罕见肿瘤委员会，该委员会目前整合了肝脏肿瘤、生殖细胞肿瘤、视网膜母细胞瘤和罕见肿瘤的小组委员会。不常见的肿瘤小组委员会的主要目标是建立一个组织框架，以促进这些罕见的恶性肿瘤的研究，并开发注册生物样本库和临床试验。基于 IPACTR 的经验，COG 罕见肿瘤委员会试图鼓励在 COG 研究登记处登记所有儿童罕见肿瘤。根据 SEER 数据库的估计，71% 的预期 ACC 病例被登记，这与其他儿童罕见肿瘤［如黑色素瘤（14%）和视网膜母细胞瘤（38%）］的登记相比非常好。尽管这些数据令人鼓舞，但它们仍然凸显了针对极罕见肿瘤开展临床研究的障碍[128]。

在最初的努力之后，COG 与巴西机构合作制定了 ARAR0332 协议书（手术加淋巴结清扫和多药化学治疗肾上腺皮质肿瘤）。该协议研究了三个主要的临床问题。

- 单独手术治疗Ⅰ期肿瘤的疗效（疾病分期系统见表 77-2）。
- 腹膜后淋巴结切除术在减少Ⅱ期肿瘤局部复发中的作用。
- 基于米托坦和顺铂的化学治疗对不可切除

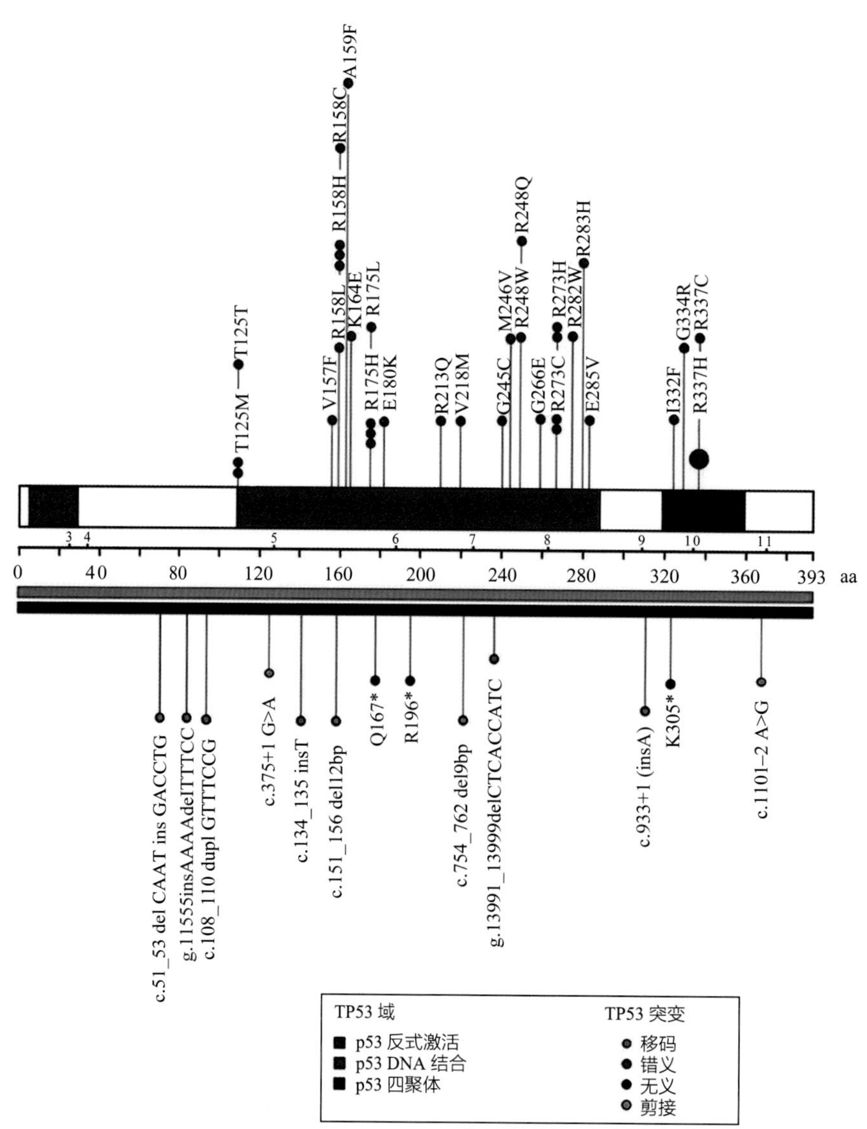

▲ **图 77-6 在国际儿童肾上腺皮质肿瘤登记处登记的肾上腺皮质肿瘤病例中观察到的生殖系和体细胞 *TP53* 突变**

该图说明了 *TP53* 的功能域（外显子 1～11）；在 DNA 结合区内外检测到 *TP53* 突变；错义突变是最常见的；经 SAGE 许可转载，引自 Pinto 等，2011[129]

和转移性疾病的影响（表 77-3）。

ARAR0332 协议累计收录 78 例患者。重要的是，超过 1/3 的患者来自巴西南部的肾上腺皮质肿瘤集群区。这突出了儿童肾上腺皮质肿瘤合作研究的重要性。该协议将使收集有关 ACT 儿童的临床特征、治疗和结局的大量数据成为可能，并将增加我们对其生物学和流行病学的了解。初步结果显示仅用手术治疗的Ⅰ期患者的预后良好，存活率超过 90%。在该研究中，腹膜后淋巴结清扫似乎对Ⅱ期患者没有益处；大约一半的患者复发，但大部分都被抢救。Ⅲ期患者在手术，全身化学治疗和米托坦治疗方面表现良好，存活率超过 90%。然而，尽管进行了强化多模式治疗（C.Rodriguez-Galindo，个人通信），Ⅳ期患者的预后仍然令人沮丧。

正如 IPACTR 和 ARAR0332 研究结果所示，需要采取措施来协调儿童肾上腺皮质肿瘤的工作。只有通过开展国际合作项目，我们才能进一步了解这一肿瘤的流行病学和生物学。

致谢

这项工作部分得到了国家癌症研究所和 ALSAC 的资助 P30 CA-21765 和 PO1 CA-20180 的支持。笔者感谢 Keith A. Laycock 对手稿的专家评审。

表 77-3　肾上腺皮质肿瘤临床分期治疗方案

分　期	治疗方案（ARAR0332）*	2016 年治疗建议
Ⅰ	单纯手术	单纯手术
Ⅱ	手术、腹膜后淋巴结清扫术	对选定患者进行手术和化疗
Ⅲ	米托坦 CDDP/ETO/DOX 手术 + 腹膜后淋巴结清扫术	相同，但除外腹膜后淋巴结清扫
Ⅳ	米托坦 CDDP/ETO/DOX 手术 + 腹膜后淋巴结清扫术	相同，但除外腹膜后淋巴结清扫

CDDP. 顺铂；DOX. 多柔比星；ETO. 依托泊苷
* 引自 Rodriguez-Galindo C 等，2005 [130].

第78章　儿童泌尿生殖系统肿瘤

Uncommon Pediatric Genitourinary Tumors

Hans Pohl　Jeffrey S. Dome　著
李　阳　译　　王景福　白孟麟　校

一、概述

儿童泌尿生殖系统肿瘤约占19岁以下儿童罹患恶性肿瘤的10%[1]，其中最常见的是肾脏的肾母细胞瘤、性腺生殖细胞瘤，以及睾丸附件、阴道、子宫、膀胱、前列腺来源的横纹肌肉瘤。本章重点介绍不太常见的儿童泌尿生殖系统肿瘤。基于本综述的要求，泌尿生殖系统肿瘤按起源部位划分为：肾脏来源、女性生殖系统来源（子宫颈、阴道、子宫和卵巢）和男性生殖系统来源（阴茎、前列腺和睾丸）。

二、肾脏

（一）肾细胞癌

儿童肾细胞癌（RCC）是儿童和青少年中第二常见的肾脏恶性肿瘤。肾母细胞瘤是14岁以下年龄组儿童中最常见的肾癌，而儿童肾细胞癌在15–19岁儿童年龄组更为常见[1]。基于研究包括的年龄范围，儿童确诊病例发病年龄中位数在9—13岁[2–5]，其中30%～40%患儿临床表现为疼痛，30%～40%表现为严重血尿，20%～25%表现为腹部肿块。需要注意的是，在15%～40%的儿童中发现了非特异性症状，例如发热、体重减轻和嗜睡等[2, 3]。

儿童肾细胞癌的组织学特征与成人肾细胞癌截然不同。绝大多数成人肾细胞癌具有清晰的细胞组织学特征，而儿童肾细胞癌具有不同的组织学类型。以往研究显示，大多数儿童肾细胞癌的细胞具有乳头状结构[6]。易位肾细胞癌在2004年被世界卫生组织（WHO）描述并确认为一个独特的实体后，相当一部分儿童肾细胞癌也被归为易位亚型（图78–1）[5, 7]。易位肾细胞癌与涉及编码小眼畸形（MiTF）转录因子家族成员的基因转位有关。最常见的基因是Xp11染色体上的*TFE3*，它可以与多个基因融合，包括*ASPL*（17q25）、*PRCC*（1q21）、*PSF*（1p34）、*NonO*（Xq12）和*CLTC*（17q23）[8]。

不太常见的易位肾细胞癌亚型涉及未翻译的*alpha*基因（11q12）与*TFEB*基因（6p21）的融合[9, 10]。有趣的是，15%的易位肾细胞癌发生在先前接受过各种恶性肿瘤化学治疗（肾母细胞瘤、急性髓细胞性白血病、神经母细胞瘤）和非恶性疾病（红斑狼疮）的个体中[11]。神经母细胞瘤后嗜酸细胞样肾癌的一个独立实体已被研究，它不同于易位肾癌，并在世界卫生组织中有自己的分类[12]。在120例儿童和青少年肾细胞癌的儿童和青少年中进行了AREN03B2肾肿瘤生物学和分类研究，中心病理专家评审将肿瘤分类为易位形态（56例）、乳头状（20例）、肾髓样癌（13例）、嫌色细胞瘤（4例）、大嗜酸粒细胞瘤（1例）、常规透明细胞癌（1例）和肾细胞癌（25例）。尽管透明细胞肾细胞癌是迄今为止在成人中最常见的肾细胞癌亚型，但其在儿童中却很罕见[5]。

儿童肾细胞癌最常见的转移部位是淋巴结、肺、骨和脑。现代儿童肾细胞癌研究使用美国癌症联合委员会（TNM）分期系统，但历史文献报道了基于改良的Robson分类的结果（表78–1）[13]。在COG AREN03B2研究中使用TNM系统分为Ⅰ期（29%）、Ⅱ期（9%）、Ⅲ期（36%）、Ⅳ期（21%）和未分类（5%）[5]。与成人肾细胞癌一样，儿童肾细胞癌生存率取决于分期（表78–1）。

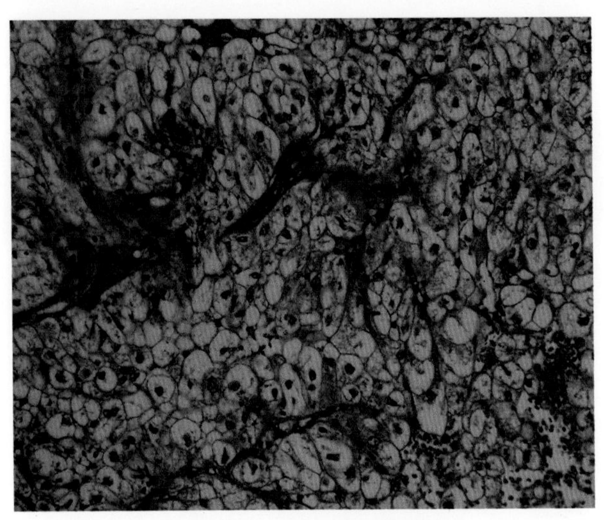

▲ **图 78-1　易位性肾细胞癌**

大细胞的固体巢，胞质丰富，细胞核清晰，核仁圆形（HE，400×）（经 D. Ashley Hill 许可转载，引自 D. Ashley Hill，Children's National Health System）

表 78-1　改良的 Robson 分期对应的儿童肾细胞癌的发生频率和结果

分　期	Ⅰ	Ⅱ	Ⅲ	Ⅳ
患者数	79（32.5%）	26（10.7%）	66（27.1%）	72（29.6%）
存活率（%）	92.4	84.6	72.7	13.9

肿瘤切除术是儿童肾细胞癌治疗的主要手段。推测大多数患者患有肾母细胞瘤，并接受了根治性肾切除术和淋巴结清扫术。根据肾母细胞瘤手术指南。在单纯的儿童系列中，即使在未接受辅助治疗的患者中，局部淋巴结受累也不会导致不良结局[13]。COG AREN0321 研究前瞻性地验证了局部儿童肾细胞癌不需要辅助治疗的假设，预计明年会有结果。合并转移的患者预后较差。尽管已经报道了大剂量白介素 -2 疗法的成功，但公认非透明细胞肾细胞癌对免疫疗法反应不佳[14, 15]。在易位和其他非透明细胞肾细胞癌中，已经报道了酪氨酸激酶抑制药和直接针对血管内皮生长因子（舒尼替尼、索拉非尼、雷莫昔单抗）的疗法的最新报道[16-18]。在非透明细胞肾细胞癌中还评估了 mTOR 途径的抑制药，其作用中等[19]。靶向 c-Met 途径诱导了肾细胞癌易位，因为 TFE3 融合产物与 c-Met 启动子结合，导致途径激活[20]。然而，对 c-Met 抑制药 Tivantinib 的Ⅱ期研究中，6 例接受过移位的肾细胞癌治疗的患者中疗效不佳[21]。

（二）肾透明细胞肉瘤

肾透明细胞肉瘤（CCSK）是 15 岁以下儿童中第二常见的肾脏恶性肿瘤。与影响较大儿童的儿童肾细胞癌不同，CCSK 的年龄分布与肾母细胞瘤相似，平均年龄为 3 岁[22]。CCSK 在临床表现（腹部肿块、疼痛和血尿）和影像学表现上与肾母细胞瘤几乎没有区别[23]。透明细胞肉瘤的经典形态学形态是由巢状或条索状细胞定义的，这些细胞含有丰富的细胞外基质，形成清晰的细胞外观（图 78-2）。细胞团块被毛细血管壁网隔开，毛细胞壁经常被更多纺锤状的间隔细胞所包围。CCSK 的几种变异模式可能会使其和其他儿童肾脏肿瘤产生混淆[22]。

最近的进展阐明了 CCSK 的分子病因。在将近12% 的 CCSK肿瘤中发现了复发性t（10；17）（q22; p13）易位，导致*YWHAE* 和 *NUTM2B/E* 基因融合[25]。2015 年[24]，在 108 例 CCSK 病例中，几个研究组鉴定了 *BCOR* 的内部串联重复（ITD），*BCOR* 是编码 BCL6 的共抑制子和一个 Polycomb 复合物蛋白成分的基因，在这 7 个包含易位的肿瘤和 101 个无易位的肿瘤之间没有明显的临床差异[26-28]。大序列表明，约有 85% 的 CCSK 带有 *BCOR* ITD，并且这种遗传改变与 *YWHAE-NUTM2B/E* 易位互斥[29, 30]。CCSK 均无遗传病灶[30]。对基因表达和甲基化数据的分析表明，除一种发生 *YWHAE-NUTM2B* 易位的病例

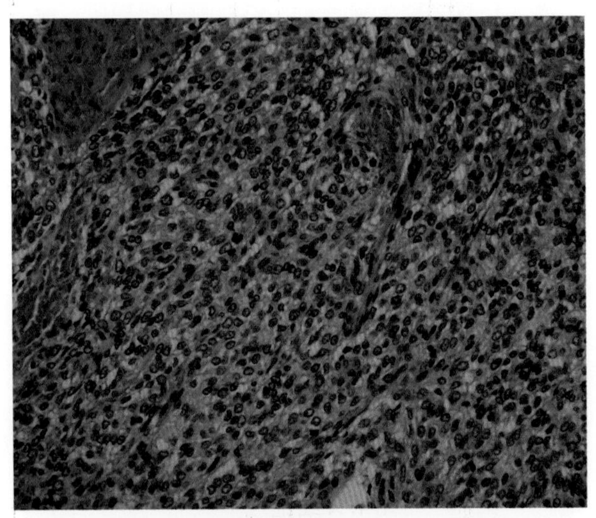

▲ **图 78-2　肾脏的透明细胞肉瘤，经典模式**

浅染的肿瘤细胞巢被细小但独特的细血管间隔网络隔开；细胞核为囊泡，染色质染色较弱，核仁不明显（HE，200×）（经许可转载，引自 D. Ashley Hill，Children's National Health System）

外，在所有 CCSK 病例中，启动子超甲基化和肿瘤抑制基因 *TCF21* 是低表达的 [31]。CCSK 的其他基因表达研究显示，随着音猬因子（sonic hedgehog）和磷酸肌苷激酶 /Akt 途径的激活，神经标记物可频繁上调 [32]。

尽管 CCSK 被称为“儿童期骨转移性肾脏肿瘤”，但诊断时远处转移扩散并不常见，仅对 4%～5% 的患者有影响 [22, 33]。CCSK 最常见的转移部位是骨骼、肺和肝。在诊断中，大约 30% 的患者会转移到局部淋巴结 [22]。CCSK 患者的无复发和总体生存率估计随着时间的推移已显著改善。在基于长春新碱 / 放线霉素的化学治疗方案中加入多柔比星是改善预后的关键因素之一 [22, 33]。第四次国家肾母细胞瘤研究表明，接受 9 个月化学治疗方案的患者，即长春新碱、放线菌素、多柔比星和局部放射治疗（8 年无复发生存率，87.8%），与标准的 6 个月方案（8 年无复发生存率 60.6%，*P*=0.08）相比，可提高无复发生存率。但是，长期（8 年总生存率 87.5%）和短期（8 年总生存率 60.6%）治疗期的总生存率相似 [34]。第五次国家肾母细胞瘤研究评估了一种新方案由长春新碱、多柔比星、环磷酰胺、依托泊苷和 6 个月以上的局部放射治疗组成。通过这种方法，5 年无事件生存率分别为 100%（Ⅰ期）、87%（Ⅱ期）、74%（Ⅲ期）和 36%（Ⅳ期）[35]。在较早的研究中，骨骼和肺是最常见的复发部位 [33, 34]，但现在大脑是最常见的部位 [35-37]。对这种自然史变化的解释尚不清楚，但这表明大脑是 CCSK 细胞的庇护所，使其少受化学治疗影响。尽管 CCSK 以前与晚期复发有关，但在现代治疗方案中，绝大多数复发在诊断后 3 年之内 [35]。

（三）肾脏横纹肌瘤

儿童中约 2% 的肾肿瘤是肾脏恶性横纹肌肉瘤（RTK）[38]。RTK 最初被认为是肾母细胞瘤的横纹肌肉瘤样变种，但缺乏成肌细胞分化和与肾母细胞瘤的形态学联系导致其被分类为单独的实体（图 78-3）[39]。诊断时的中位年龄为 13 个月；75% 的病例发生在 3 岁之前，而 90% 的病例发生在 4 岁之前 [38]。临床表现的常见特征包括发热、高血压、肉眼或镜下血尿和尿路刺激症状（新生儿疼痛很难评估）[40]。超过 26% 的患者出现高钙血症，这是将 RTK 与肾母细胞瘤区分开来的标志 [40]。

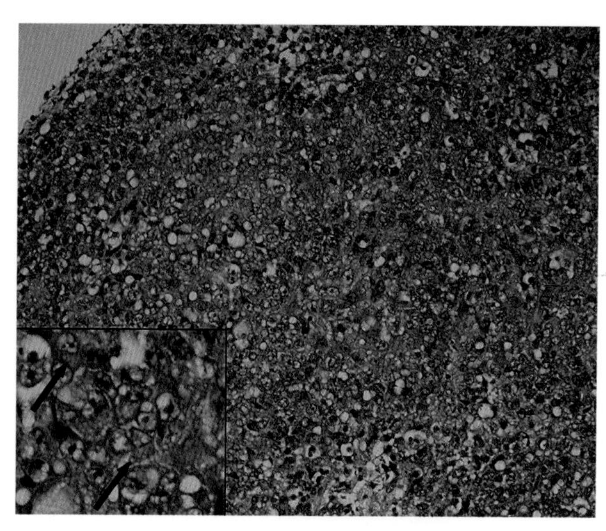

▲ 图 78-3 肾脏恶性横纹肌瘤

未分化的细胞片，具有大核和突出的核仁；凋亡细胞和坏死是常见的；该领域中的偶然细胞显示出核中嗜酸性包涵体，称为横纹肌细胞（插图）（HE，200×；400×，插图）（经 D. Ashley Hill 许可转载，引自 D. Ashley Hill，Children's National Health System）

尽管首先被在肾脏中描述，但横纹肌瘤可出现在许多部位，包括大脑（称为“非典型钙化类 / 类胡萝卜素瘤”）、肝脏和全身软组织。在病理学文献中一直存在争议，肾外横纹肌样肿瘤是否代表与 RTK 相同的实体，而不是另一种具有“梭形特征”的肿瘤类型 [41, 42]。在 22q 染色体上发现 *SMARCB1* 基因缺失和突变的现象（也称为如 *INI1*、*BAF47* 和 *hSNF5*）大部分肾和肾外横纹肌样瘤都明确认为，横纹肌样瘤确实是一个独特的实体 [43-45]。对患有肾和脑横纹肌样瘤，以及种系 *SMARCB1* 突变的患者的研究支持了不同部位的横纹肌样瘤特点相似的前提 [46, 47]。*SMARCB1* 是编码 SWI/SNF 染色质重塑复合体的一个成员，该复合体通过控制转录对基因启动子的访问来调节转录 [48]。尚不清楚与横纹肌样瘤发展有关的确切基因，但是，已经证明受 SMARCB1 复合物调节的蛋白质和途径（包括周期蛋白 D_1、p16INK4a、极光激酶 A、干扰素和音猥因子）在 RTK 中受到调节 [49-52]。最近的研究集中在 EZH2 作为 RTK 的潜在治疗靶标上。EZH2 是 polycomb 抑制复合物 2（PRC2）的催化亚基，它催化组蛋白 H3（H3K27）的赖氨酸 27 甲基化，从而导致转录抑制。人们认为 PRC2 复合物可以拮抗 SWI/SNF 复合物，抑制 EZH2 会抑制横纹肌样瘤细胞的生长 [53, 54]。EZH2 抑制药的临床试验正在进行中。

RTK是侵袭性最强的儿童恶性肿瘤之一。这些肿瘤可能转移到肺、腹部、肝脏、脑、骨骼或淋巴结。目前的治疗方案包括长春新碱、环磷酰胺和（或）异环磷酰胺、多柔比星、卡铂和依托泊苷，以及放射治疗。尽管使用了多药治疗方案，但RTK的总生存率仍然很低，仅为20%左右[55, 56]。较低的Ⅰ期和Ⅱ期分期以及诊断时的高龄与更好的预后相关[55]。一些研究者建议采用联合进行干细胞移植的大剂量疗法以治疗横纹肌瘤[57]，但尚不清楚这是否可以改善预后，因为目前为止无已行干细胞移植的晚期疾病幸存者报道[58, 59]。

（四）先天性中胚层肾瘤

先天性中胚层肾瘤（CMN）是一种罕见的肿瘤，约占儿童肾肿瘤的3%[60]。出现时的中位年龄为2.2个月，是婴儿出生后前2个月中最常见的肾脏肿瘤。常见症状和体征包括腹部肿块、高血压和血尿[60, 61]。基于细胞结构和有丝分裂活性的程度，CMN有两种主要的组织学亚型：经典型（或常规型）和细胞型（或非典型）（图78-4）[62, 63]。第三种变体具有两种亚型的特征，其中两种组织学模式并存。细胞型CMN在逻辑上与婴儿纤维肉瘤相似，并且都具有相同的染色体易位t（12；15）（p13；q25），这导致12号染色体上的*ETV6*基因与15号染色体上的*NTRK3*基因融合[64–66]。*ETV6*（*TEL*）基因也与儿童前体B细胞急性淋巴细胞白血病的t（12；21）（p13；q22）有关，并编码具有螺旋—环—螺旋蛋白二聚结构域的转录因子。NTRK3是一种受体酪氨酸激酶。嵌合ETV6-NTRK3蛋白被假定能够持续激活酪氨酸激酶生长信号通路[67]。

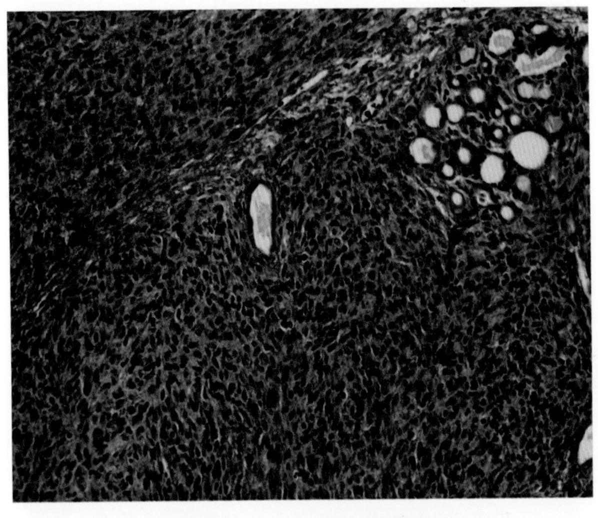

▲ 图78-4 先天性中胚层肾瘤

细胞梭形细胞瘤，由平淡卵形至梭形细胞核，不清楚的核仁和边界不清的细胞组成；一个特征是正常肾脏在肿瘤边缘浸润；右上角显示了肿瘤浸润的肾小管（HE，400×）（经D. Ashley Hill许可转载，引自D. Ashley Hill，Children's National Health System）

单纯肾切除术治疗的CMN患者的结局通常是极好的，总体生存率为95%[60]。只有极少数病例报告了扩散到肺和脑的罕见的复发和转移[68, 69]。少数复发的肿瘤几乎完全是细胞变异。CMN中Ⅲ期细胞的患者是否能从辅助化学治疗中受益仍然是有待讨论的。在德国儿童肿瘤学小组发表的系列文章中，5例Ⅲ期细胞性CMN患者中有2例复发性疾病，而其余45例中只有1例复发[70]。与婴儿纤维肉瘤的表现相似，长春新碱、放线菌素、多柔比星和环磷酰胺的各种组合的治疗方案对细胞型CMN疗效良好[70, 71]。

（五）后肾肾肿瘤

后肾肿瘤包括一系列良性肾肿瘤，包括纯上皮病变（后肾腺瘤）、纯间质病变（后肾间质瘤）和间质—上皮混合病变（后肾腺纤维瘤）[72]。后肾腺瘤可发生在儿童时期，但通常发生在五六十岁。它们通常是偶然发现的，但可能伴有疼痛和血尿。大约10%的患者患有红细胞增多症，一旦切除肿瘤，红细胞增多症就会消失。肿瘤是良性的，不需要辅助治疗。后肾间质瘤的中位年龄为13月龄（范围为新生儿至13岁）。病变类似于典型的先天性中胚层性肾瘤的梭形细胞基质，但是一个独特的实体[73]。至今未见复发病例，但有3例与血管异常有关，如动脉瘤和血管增生[73]。后肾腺纤维瘤（MAF），以前称为肾源性腺纤维瘤[74]，它的中位年龄为30月龄（范围从5月龄至36岁）[75]。MAF已被细分为常见类型、有丝分裂的MAF、以肾母细胞瘤为背景MAF和以乳头状肾细胞癌背景的MAF，无论其亚型如何，MAF患者均预后良好[75]。最近的研究发现，在绝大多数后肾腺瘤中，后肾性星形细胞瘤和MAF中发现了*BRAF* V600E突变[76–80]，因此，*BRAF*突变测试可以作为诊断测试，以将这些肿瘤与儿童时期的其他罕见肾脏肿瘤区分开来。

（六）肾髓样癌

肾髓样癌（RMC）是一种高度侵袭性的恶性肿

瘤，发生在具有镰状细胞性状或血红蛋白 SC 病的青少年患者中[81]。有趣的是，纯镰状细胞病（血红蛋白 SS）仅有 2 例报道[82]。平均发病年龄为 19 岁，发病年龄范围为5—40岁，男女数量之比为2：1[82]。在 RMC 中未见任何单个病原学遗传异常，但 *BCR-ABL* 和 *ABL* 基因扩增在极少数的情况下被描述，*ALK* 基因重排也是如此[82-84]。在 RMC 中未观察到通过免疫组织化学法对 SMARCB1 染色的提示，这表明肾脏的横纹肌样瘤和 RMC 可能是常见的发病机制[85]。

RMC 患者几乎总是伴有转移并具有极差的预后。甲氨蝶呤 / 长春碱 / 多柔比星 / 顺铂（MVAC）或铂类 / 吉西他滨 / 紫杉烷治疗后，可观察到疾病的短暂缓解[82, 86-89]。经蛋白体抑制药硼替佐米治疗后，RMC 患者表现出完全的肿瘤缓解[90]。如上文针对横纹肌样瘤所述，RMC 中 *SMARCB1* 表达的缺乏已引起人们对使用 EZH2 作为治疗靶标的兴趣。

三、女性生殖道

（一）宫颈

1. 宫颈癌

青少年的宫颈癌发病率非常低，SEER 数据库显示，1990—2006 年，年龄 15—19 岁的女童发病率为 0.1/10 万[91]。然而，人乳头状病毒（HPV）感染是宫颈癌的主要病因且 HPV 感染在青少年中极为普遍，感染率高于其他任何年龄组[92]。超过 50% 的性活跃青少年有生殖器 HPV 感染[93]。在所有 920 万受 HPV 感染的青少年或年轻成年人中，有 74% 发生于 15—24 岁年龄组[94]。美国疾病控制和预防中心估计，年龄在 50 岁以下的女性中有 80% 会感染生殖器 HPV[94]。已鉴定出 100 种 HPV，其中约 40 种发生在肛门生殖器区域。15 种是罹患宫颈癌的高危因素。HPV-16 和 HPV-18 占引起所有子宫颈癌和癌前病变的类型的 70%[94]。HPV-6 和 HPV-11 是“低风险”的，与诸如尖锐湿疣和大多数宫颈上皮内瘤样病变（CIN）1 等良性疾病有关[94]。

单纯宫颈癌非常少见，细胞形态异常型更为普遍。Bethesda 宫颈细胞学系统是美国用于报告 Pap 结果的分类标准。该系统将其分类为鳞状上皮内病变（SIL）或非典型鳞状细胞（ASC），取代了 WHO 用于细胞学的 CIN 类别[95]。具有不确定性的 ASC（ASCUS）被认为是相对良性的，尽管“不能排除更高级别的 ASC”（ASC-H）对更严重的病变有更高的预测作用[95]。从阴道镜检查获得的宫颈活检样本仍使用 WHO 的 CIN1、CIN2 或 CIN3 分类。CIN1 被认为是良性的，但 CIN3 癌前病变有 30%～70% 可能进展为癌症[95]。CIN2 预后尚不确定，病理学家可能难以可靠地识别[95, 96]，许多病理学家会将其归类为 CIN2/3。一些研究表明，青少年 CIN2 病变多数会随时间消退，尽管该回归率可能存在年龄差异[95]。

对年轻女性进行筛查并没有影响 30 岁以下女性宫颈癌的发生率[96]。因此，对筛查建议进行了修订，以使宫颈筛查应从 21 岁开始，而无需对首次性活动的年龄提出警告[96]。由于 HPV 患病率高，因此没有对青少年中进行 HPV 的集中检测。青少年分类异常细胞学结果的指南最近已更新，以最大限度地减少手术干预，手术可能导致早产和低出生体重风险的增加[96]。美国食品药品管理局已经批准了两种疫苗用于预防 HPV 感染，用以预防子宫颈癌。一种是血清型为 HPV-6、HPV11、HPV16 和 18 的四价疫苗（HPV-4）（Gardasil，Merck）。另一个是血清型 16 和 18 的二价（HPV-2）（Cervarix，GlaxoSmithKline）。功效研究表明，在未接触过疫苗所含 HPV 血清型的女性中有效率接近 100%，不过对于非疫苗所含血清型的功效似乎较低[97-99]。众所周知青少年的 HPV 感染率很高，并且青少年疫苗试验表明，对于未感染 HPV 的人注射疫苗疗效更好，针对更年轻女孩进行疫苗接种似乎最大限度地发挥了作用。在美国，免疫实践咨询委员会建议，对于 11—12 岁的女性，应接种三剂二价或四价 HPV 疫苗，尽管该疫苗最早可在 9 岁时开始使用。尽管仅建议使用四价疫苗来预防生殖器疣、外阴癌和阴道癌，但两种疫苗均被建议用于预防子宫颈癌和前癌病变[100]。在全国范围内，1/3 的青春期女孩接受过三剂 HPV 疫苗接种，未投保者和南部一些州的依从性较低，这与这些人群中的子宫颈黏液涂片检查筛查率较低和宫颈癌发生率较高有关[93]。

2. 葡萄状肉瘤（embyronal rhabdomyosarcoma）

葡萄状肉瘤是胚胎性横纹肌肉瘤的一种亚型，最常见于婴儿的阴道，但也有极少数病例报道见于 18 岁以下女性子宫颈中[101-103]。由于葡萄状肉瘤子宫颈内口的蠕动不如子宫或阴道蠕动强烈，因此有可能“保留生育力”。这些患者通常接受横纹肌肉瘤治疗方案：手术治疗，长春新碱和放线菌素的化学治疗，以及局部晚期疾病的放射治疗[104]，其预后极好。宫颈葡萄状横纹肌肉瘤是与种系 *DICER1* 突变相关的癌症易感综合征，同时伴有胸膜肺胚芽瘤、囊性肾瘤、鼻软骨间质错构瘤、卵巢支持一睾丸型间质细胞瘤、睫状体髓样上皮瘤、松果体母细胞瘤、垂体瘤和结节性甲状腺增生或甲状腺癌[105]。

（二）阴道和子宫

1. 泡状软组织肉瘤

泡状软组织肉瘤（ASPS）通常位于儿童的四肢、骨盆、头部和颈部[106]。但是据报道，这些肿瘤中有少数是由阴道或子宫引起的[107–111]。大多数患者临床表现为月经过多。在细胞遗传学上，存在一个不平衡的易位，der（17）t（X；17）（p11；q25），导致 17 号染色体上的 *ASPL* 基因与 X 号染色体上的 *TFE3* 基因融合[112]。文献中描述的患有子宫疾病的患者进行了子宫切除术，伴或不伴双侧输卵管卵巢切除术[113]。这些患者没有接受辅助治疗，在平均随访 37 个月（6～72 个月）后，没有复发或复发仅 1 例发生转移。出现这样良好的预后可能是由于这些肿瘤在出现时相对较小（＜ 5cm）。阴道 ASPS 的 5 例患者中有 4 例接受了 4500～8200cGy 的放射治疗，其中 1 例接受了顺铂和环磷酰胺的化学治疗[108]，3 例患者仍存活，并且从诊断到患病 3～17 年没有再次发病，其他 2 例患者未知。此类肿瘤常见的转移部位是肺、脑和骨骼。子宫和阴道的 ASPS 似乎比女性生殖道外的 ASPS 的预后更好。但是，这可能是由于报道的随访时间相对较短，因为大约 1/3 的复发是在诊断后 10 年或更长时间。ASPS 对大多数常规化学治疗药都有耐药性，并且放射治疗的作用尚有争议。最近的报道表明酪氨酸激酶抑制药舒尼替尼和抗血管生成药贝伐珠单抗对 ASPS 中具有一定疗效[114–116]。

2. 内胚窦肿瘤

尽管这种生殖细胞肿瘤通常发生在卵巢中，但有报道称阴道内膜内胚窦肿瘤主要发生在 2 岁以下的儿童中[117–122]。典型表现为阴道出血。经查体可发现延伸到阴道腔的息肉样肿瘤。在临床上，阴道内胚窦肿瘤可能被误诊为类葡萄状横纹肌肉瘤。在成功治疗其他部位生殖细胞肿瘤的化学治疗方案的基础上，目前的治疗方法包括顺铂、博来霉素和依托泊苷或长春新碱，以及内镜下肿瘤切除术。在考虑进行手术或放射治疗之前，应将化学治疗用作前期治疗。

（三）卵巢

1. 青少年型颗粒细胞瘤

青少年型颗粒细胞瘤是导致女孩性腺激素释放性激素依赖性性早熟的罕见原因。它可能表现为病毒性或高钙血症[123, 124]。青少年型占所有颗粒细胞瘤的 5%，占所有青春期前性脐带瘤的 90%[125]。抑制素和米勒抑制物可能是有用的肿瘤标记物[126, 127]。鉴于成年型颗粒细胞瘤含有 *FOXL2* 基因突变，而 60% 的青少年型颗粒细胞瘤则含有 *AKT1* 框内重复。即使没有明显的基因突变，似乎转录组也可能由 AKT1 驱动[128]。肿瘤分期是最重要的影响预后因素[123, 129]。大多数患者诊断时处于Ⅰ期（FIGO 分类），可达到 90% 生存率[123, 130, 131]，而Ⅱ期和Ⅲ期的预后极差[132]。开腹手术时，应检查对侧卵巢和输卵管，以及腹腔内器官和腹膜表面。应进行盆腔冲洗，并进行盆腔和主动脉旁淋巴结清扫，以完成完整的原发手术分期[133, 134]。由于双侧疾病的发生率低且预后良好，因此对于Ⅰ A 期单侧卵巢切除术就足够了。提倡对晚期或复发性疾病患者进行化学治疗[132, 135–139]。通常使用基于顺铂的化学治疗，类似于生殖细胞肿瘤的疗法[135, 136]。复发通常在 3 年以内。但是，据报道 3 年后仍存在复发可能[140]。

2. 小细胞癌伴高钙血症

该肿瘤的平均出现年龄为 23 岁，报道的范围为 14 月龄至 44 岁[141, 142]。其症状是非特异性的，例如腹痛和肿胀。卵巢小细胞癌几乎全部为单侧发病。在 2/3 的患者中出现了高钙血症，尽管只有 2.5% 的人有高钙血症的症状[143, 144]。高钙血症的机制尚不完全清楚，但肿瘤可能会产生甲状旁腺激素相关蛋白[145]。血清钙离子可以在术后检测用作肿瘤标志物。小细胞癌是高度侵袭性的肿瘤，在ⅠA 期患者中仅生存 30%[143]；大多数患者在诊断后 6 个月内死亡[141]。儿童数据大多限于病例报告或小系列研究。大多数研究者建议进行强化辅助化学治疗[142, 146]。Distelmaier 等建议先用顺铂、异环磷酰胺和多柔比星进行 6 个周期的治疗，然后使用卡铂和依托泊苷进行大剂量化学治疗[142]。其他人建议不使用大剂量的化学治疗方案[144, 147, 148]。文献中尚未对这些患者的手术方法达成共识。一些人认为，由于这种肿瘤具有侵袭性，因此即使是低危组疾病，也应施行双侧输卵管卵巢切除术，子宫切除术，骨盆和主动脉旁淋巴结清扫术进行根治性手术[149]。另一种观点认为，如果子宫和对侧的卵巢看起来正常，那么仅需要行单侧输卵管卵巢切除术[143, 150]。

3. 卵巢转移性肿瘤

在儿童中，关于这类疾病的文献很少。最大的报道描述了 14 例[151]。这些病例中大多数是在尸检时诊断出来的，尽管有 5 例死前是有症状的，但都在最初被误诊为原发性卵巢肿瘤。转移至卵巢的最常见肿瘤是神经母细胞瘤，尸检标本经常显示卵巢被肿瘤弥漫性侵蚀。这必须与卵巢原发性神经母细胞瘤区分开来，后者已被报道了 5 例（大概由畸胎瘤引起）[151]。转移至卵巢的下一个最常见的肿瘤是横纹肌肉瘤[151, 152]。据报道，其他肿瘤也会侵袭到卵巢，包括尤因肉瘤、视网膜母细胞瘤、髓母细胞瘤、增生性小圆形细胞瘤和肾母细胞瘤[151–153]。在青少年中结直肠癌转移至卵巢的报道非常罕见。转移至卵巢的胃癌和胃癌[151]在成人中更常见。

4. 白血病和淋巴瘤

在疾病的末期或尸检中，卵巢受累常发生于急性淋巴母细胞白血病（ALL）中。卵巢肿块很少是复发性急性粒细胞白血病或ALL的最初表现[154–156]。在一系列 ALL 复发的卵巢患者中，有 9 例患有双侧疾病，而 13 例患有单侧疾病[154]。在该类疾病中，约 20% 的脑脊液细胞学检查阳性，而 20% 合并骨髓复发。大多数病例发生于晚期，通常在初诊后超过 36 个月。腹痛是最常见的症状，大多数可观测的病例有明显的腹部肿块。ALL 涉及卵巢的患者可接受全身化学治疗，方案与其他部位的髓外复发患者的治疗相似，但白血病性卵巢肿瘤似乎对化学治疗具有抵抗力。手术切除和全身治疗似乎可以延长最长的生存期[156]。放射治疗的作用尚不清楚。据报道，1/3 的患者持续完全缓解，平均随访 42 个月[154]。

据报道，卵巢是儿童新诊断淋巴瘤的最初表现部位，尽管只有少数肿瘤是由卵巢引起的[157–159]。患者出现腹部或背部疼痛，下肢肿胀，“B” 症状，阴道不规则出血，腹水和胸腔积液。在一项包括成年和儿童卵巢淋巴瘤在内的大型回顾性研究中，标本的主要组织学是小的未裂解伯基特型和弥散大 B 细胞型[160]。

5. 原发性卵巢肉瘤

肉瘤在卵巢肿瘤所占比例少于 3%[161]，它们可能起源于畸胎瘤、恶性混合性中胚层肿瘤或支持—睾丸型间质细胞瘤，并与 DICER1 癌症易感综合征相关[162–164]。包括横纹肌肉瘤、基质细胞肉瘤、纤维肉瘤和平滑肌肉瘤。手术治疗是这些肿瘤的主要治疗方式，包括双侧输卵管卵巢切除术和子宫切除术[161]。在大多数组织学中，辅助化学治疗或放射治疗的疗效尚不清楚，并且多数预后不良[161–163, 165, 166]。对于低度间质肉瘤，即使扩散超过卵巢，其存活率也非常高[161]。

四、男性生殖系统

（一）阴茎

在儿童中很少见到阴茎恶性肿瘤。阴茎鳞状细胞癌发生在 60—70 岁，尽管 15 岁以下儿童中有 5 例报道[167, 168]。包皮完整的男性局部卫生状况不佳会增加阴茎癌的风险，因为在包皮环切的男性中几乎没有罹患过鳞状细胞癌[169–171]。龟头病变位于阴茎龟头、冠状沟或包皮内皮。通过单纯外科手术治疗，低危疾病（< 1cm）可以通过激光治疗或莫斯微创手术治愈[172]。横纹肌肉瘤是儿童中较常见的肿瘤之一，但其起源于阴茎并不常见。文献中报道了 6 例儿科患者[173–178]。这些癌症表现为会阴—耻骨肿块，其中 1 例位于腹侧并伴有阴茎异常勃起。治疗包括横纹肌肉瘤的手术和（或）放射治疗，以及传统化学治疗，并且取决于疾病的分期，例如横纹肌肉瘤起源部位。

（二）前列腺

在 35 岁以下的男性中，前列腺腺癌是一种非常罕见的肿瘤，在 18 岁以下的儿童中报道了 14 例，最小的是 20 月龄[179–182]。儿童通常表现为尿潴留和血尿，并且往往诊断时肿瘤负担大。儿童患者始终合并低分化，侵袭性肿瘤，其前列腺酸磷酸酶和前列腺特异性抗原的肿瘤标记阴性[181–182]，这些肿瘤转移至局部和远处的淋巴结和肺部。与成人不同，骨转移通常发展较晚，并且具有溶骨性[180, 182]。报道的大多数儿童患者在诊断时往往患有晚期疾病，不适合行根治性手术，并且对放射治疗和激素治疗的反应较差。化学治疗可能有一定疗效（与成人不同），包括长春新碱、多柔比星和异环磷酰胺[179]。然而，大多数患者会在一年内死亡。

（三）睾丸

儿童恶性肿瘤的1%是睾丸肿瘤，每100万美国白人中就有1名发生[183]。一般来说，青春期前男孩中发生的睾丸肿瘤的发生率，组织学分布和预后与男性青春期后发生的肿瘤不同。青春期后男性的睾丸肿瘤发病率是12岁以下男孩的10倍，据报道成人的发病率是5.4/10万，而儿童中为0.5/10万[184]。精原细胞瘤、胚胎癌和绒毛膜癌更常见于成人恶性生殖细胞肿瘤，青春期前睾丸肿瘤中未见报道。相反，青春期前睾丸的恶性生殖细胞肿瘤中有98%是纯卵黄囊瘤，其余病例被鉴定为性腺瘤和罕见的恶性基质细胞瘤、间质细胞瘤和混合基质细胞瘤[171]。当在青春期后睾丸肿瘤中发现卵黄囊组织时，它通常与畸胎瘤、胚胎癌和滋养细胞一起作为组织学上混合的肿瘤的成分存在[185]。

根据大型国家睾丸肿瘤登记数据，教科书和文献调查，卵黄囊肿瘤已被报道为青春期前男性最常见的原发性睾丸肿瘤。在美国儿科学会青春期前睾丸肿瘤登记处，卵黄囊肿瘤占398例肿瘤的62%。同样，在武装部队病理研究所（青少年睾丸肿瘤登记处）中，卵黄囊肿瘤是青春期前患者的主要细胞类型。与之形成鲜明对比的是，四家主要儿童医院的汇总数据差异较大，良性病变占所有肿瘤的74%，最常见的是畸胎瘤（48%）和表皮样囊肿（14%）。这种差异的最可能解释是患者倾向于向肿瘤登记处报告良性病变。

对于可疑的恶性肿瘤，应通过腹股沟切除术切除高位腹股沟睾丸，以治疗所有睾丸实体瘤。但是，青春期前睾丸肿瘤中良性病变居多的特点强烈支持标准方法的发展变化。保留睾丸的良性肿瘤摘除术正迅速成为青春期前畸胎瘤，表皮样囊肿和其他良性肿瘤的诊疗标准。

当面对一个青春期前男孩的未成熟睾丸肿物时，超声检查和血清甲胎蛋白（AFP）的测量可以帮助确定哪些肿瘤适合行保留睾丸的治疗方法。畸胎瘤、表皮样囊肿、囊性颗粒细胞瘤、囊性异型增生和单纯性囊肿通常可通过超声检查与外观更坚固的青春期前睾丸肿瘤（如卵黄囊瘤和大多数性腺基质细胞瘤）区分开。术前AFP水平进一步使卵黄囊肿瘤与其他肿瘤在术前有所区别，因为至少93%的卵黄囊肿瘤对该标志物染色呈阳性，并与血清水平升高相关。在英国儿童癌症小组研究中，所有64例卵黄囊肿瘤患者中的血清AFP均升高。相反，畸胎瘤和其他良性肿瘤则没有这种变化，并且与正常血清AFP水平相关。因此，如果在术前发现血清AFP水平正常的产前男孩的睾丸内肿块，则可以术前确定排除卵黄囊肿瘤诊断，特别是如果该肿块在超声检查中具有囊性特征时。

1. 成性腺细胞瘤

这种稀有肿瘤在性腺发育不全的患者中可见。大多数患者是具有不同程度男性化的女孩。其余的是患有尿道下裂和隐睾症的男孩。Scully报道了病例数最大的综述，其中57%的受影响患者为46XY，30%为45X/46XY，1名患者为45X，其余患者具有其他嵌合型[186]，其中1/3的肿瘤在诊断时为双侧。从组织学上看，可以看到三个不同的类型：类似于精原细胞瘤的大型生殖细胞，性索非生殖器官细胞（支持或颗粒）和间充质或基质细胞（间质细胞）。可能会看到瘤体钙化。一半的生殖细胞成分会过度生长，其中的10%会转移[186]。在新生儿期睾丸发育不全的患者中已对此实体进行了报道[187]，强调了早期诊断和预防性性腺切除术的重要性。向恶性细胞的转化似乎依赖于OCT3/4转录因子和睾丸特异性蛋白Y编码（TSPY）基因[188-190]。关于性发育障碍儿童恶性肿瘤风险的共识声明提供了何时推荐预防性腺切除术的指导[191, 192]。

2. 精原细胞瘤

虽然这是成人中最常见的睾丸肿瘤，但在青春期前的男孩中很少见[193]。推荐的治疗方法与成人相同：Ⅰ期睾丸切除术，Ⅱ期睾丸切除术加化学治疗或放射治疗，以及术前化学治疗（Ⅲ）[194]。化学治疗采用顺铂和博来霉素。已在不育及性腺发育不良的年轻男性中发现了原位睾丸精原细胞瘤[195]。

3. 睾丸支持细胞瘤

睾丸肿瘤中少于1%是睾丸支持细胞瘤，其中15%发生在儿童中[196]临床症状通常表现为无痛的睾丸肿块。最常见的内分泌失调表现为女性乳房发育。Peutz-Jeghers综合征也与之有关联[197, 198]。其中大多数是良性的。然而，已报道儿童恶变病例，其中之一已发生转移[199]。5岁以下儿童仅接受腹股沟睾丸切除术治疗。但是，应该对 5 岁以上的儿童或肿瘤直径＞ 5cm 或表现出血管浸润、坏死、细胞异型性或有丝分裂活性增强的患儿进行全面的分期评估。腹膜后淋巴结清扫术适用于具有恶性特征的支持细胞瘤[200]。支持细胞瘤的一种变种，是睾丸的大细胞钙化支持细胞瘤，它通常是双侧的，并且内分泌失调更常见，例如继发于雌激素升高的男性乳房发育症[201]。据报道，这些肿瘤与心脏黏液瘤及内分泌失调有关，包括肾上腺皮质增生、垂体腺瘤和性早熟。简单的睾丸切除术的治疗方法类似于其他间质细胞的肿瘤。

4. 睾丸转移疾病

在患有广泛转移疾病的患者中，已经报道了神经母细胞瘤和肾母细胞瘤转移到睾丸的病例[202, 203]。神经母细胞瘤患者中发现高达 4% 的患者存在睾丸转移[204]。这些患者通常表现为肾上腺原发性和转移性腹膜后淋巴结，骨骼和骨髓疾病。睾丸受累通常在尸检时被发现[202]。有两例病例报道了肾母细胞瘤转移[205, 206]。一例患者累及睾丸和精索的所有静脉，提示逆行静脉扩张，无其他系统性转移。另一例患者在睾丸切除术后出现多处转移，并在 1 年内死亡。

5. 白血病和淋巴瘤

患有 ALL 的男孩中有 2%～3% 患有小脑受累[207]。患者通常伴单侧或双侧的无痛的睾丸肿胀。从历史上看，放射治疗是睾丸白血病治疗的重要组成部分，但在现代全身治疗方案中，通常不需要放射治疗[207]。在当前的 COG 研究中，睾丸受累患者被认为患有高危疾病并使用相对密集的化学治疗方案进行治疗，仅在诱导治疗后睾丸涉及体征消失的情况下接受睾丸照射。不建议在诊断或维持治疗结束时没有临床发现的情况下进行常规睾丸活检。

在诊断或复发时已有非霍奇金淋巴瘤（NHL）明显浸润睾丸的报道[208, 209]。报道最多的系列是成年患者，描述的儿童患者相对较少。Kellie 等在对 St Jude 研究的回顾中[210]，发现所有 NHL 男孩中有 5%，而患有晚期疾病的男孩中 7% 有睾丸受累。9 例患者中有 6 例在诊断时患有疾病，并且睾丸无痛增大。2 例是双侧疾病。4 例患有弥漫性未分化的非伯基特淋巴瘤，1 例患有淋巴母细胞性淋巴瘤。全部 6 例患者对诱导疗法出现临床完全缓解。这些患者中有 4 例在 2.9～8.3 年内无病。这些患者中有 2 例接受了对睾丸的放射治疗（2250～2400cGy），其中 1 例患有睾丸炎。在法国儿童肿瘤学会的一项研究中，有 5.3%（742 例中的 30 例）男孩患有未分化的 B 细胞淋巴瘤，其睾丸受累并接受了放射治疗。5 例患者接受了诊断性睾丸切除术，其余未接受。28 例患者完全缓解，26 例患者存活，无进行性疾病，中位随访时间为 6.5 年[211]。

6. 青少年型睾丸颗粒细胞瘤

最近报道了最大的 70 例青少年型颗粒细胞瘤病例[212]。年龄范围是妊娠 30 周至 10 岁。6 例发生在未降的睾丸中，2 例发生在遗传异常的性腺中。这些通常表现为阴囊睾丸增大而无内分泌异常。所有获知随访的 24 例患者均在单侧睾丸切除或楔形切除术后 2～348 个月内恢复。没有患者接受淋巴结清扫或辅助治疗[212]。Shukla 等治疗取得的成功充分证明，可以通过保留睾丸的睾丸切除手术来治疗这些肿瘤[213]。

7. 表皮样囊肿

尽管这些疾病最常见于成人，但已有儿童病例报道[214–216]。它们通常表现为无痛的结节或囊肿，并在临床上类似生殖细胞肿瘤。因此，它们通常在手术前不易诊断。睾丸上皮内瘤样病变的缺乏将它们与畸胎瘤区分开。通常，这些肿瘤的病程是良性的，已经有行保留睾丸的切除术，而没有局部复发的报道[214, 217]。

第 79 章　罕见的儿童脑肿瘤

Uncommon Pediatric Brain Tumors

Robert C. Castellino　Matthew Schniederjan　Tobey J. MacDonald　著

于雪迪　译　　王景福　白孟麟　校

一、概述

脑肿瘤是儿童期最常见的实体肿瘤。本章主要介绍被典型地归类为“其他”或由于每种类型相对稀少而未被分类的肿瘤。

二、血管性神经胶质瘤

（一）临床表现

这类肿瘤在 2005 年被首次描述，目前记录在案的病例少于 75 例。血管性神经胶质瘤于 2007 年被世界卫生组织（WHO）正式命名。与神经节胶质瘤和胚胎发育不良性神经上皮肿瘤一样，血管性神经胶质瘤是一种低度恶性肿瘤，与长期耐药的癫痫病密切相关。仅有一小部分患者只表现为头痛（7%）或视力障碍（7%），并没有癫痫发作。根据位置的不同，一些患者还会出现局灶性缺陷。此症状的术前平均持续时间约为 7 年[1]。男女患病比例相同，癫痫发作通常发生在儿童或青少年时期，但也可能发作较晚，诊断年龄范围较广（2—70 岁，平均 16 岁）[2-6]。

血管性神经胶质瘤的神经影像学检查显示，T_2/ 液体抑制反转恢复（FLAIR）下的孤立的浅表皮层区域，通常增强扫描后不会强化。T_1 加权序列可能显示出细小的皮质边缘强化[3, 4]。除 1 例患者发生在中脑，所有报道的病例均位于幕上[7]。与神经节神经胶质瘤好发于颞叶不同，它在各脑叶的发病无特异性。

（二）组织病理学

该肿瘤细胞以浸润生长方式侵犯脑实质。其他区域可能表现出更稳定的生长模式，但病变不同于其他低级别肿瘤，没有清楚的边界。单个细胞和神经束穿行于受累区域，并呈放射状围绕着大小血管。有些细胞可能纵向地或同心地朝向血管。肿瘤细胞的放射状排列类似于室管膜瘤和星形胚细胞瘤中的血管周围的假玫瑰花结状。可以沿软脑膜下表面形成类似的排列，双极肿瘤细胞平行或垂直于软脑膜。肿瘤细胞均匀，多为双极型，有雪茄状核和厚的胶质胞质突起，可见一个小核仁。有些细胞的细胞质中含有嗜酸性结构，这与电镜观察到的微腔相对应[6]。胶质原纤维酸性蛋白（GFAP）通常呈阳性，但也可能是不可定或弱阳性。细胞质微腔在上皮膜抗原（EMA）染色时表现为实体、圆形或不规则反应点。EMA 还以不一致的方式标记膜和细胞质。血管性胶质瘤中的增殖率通常非常低，通过一种称为 MIB1 的特异性单克隆抗体对 Ki-67 蛋白进行染色测定，为 1%～2%[3]。

（三）分子病理学

最近的文献报道，在儿童低级别神经胶质瘤（PLGG）中，涉及丝裂原激活蛋白激酶（MAPK）通路和 *V-Myb* 禽类成髓细胞病病毒致癌基因同系物（*MYB*）家族的基因频繁改变[8, 9]。与这一发现一致的是，最近的一份报道发现，172 个 PLGG 中有 16 个（10%）具有涉及 *MYB* 家族成员的基因重排。通过全基因组或 RNA 测序，该队列中的 7 个血管性神经胶质瘤中有 6 个表现出 *MYB-QKI* 基因重排，另一个血管性神经胶质瘤发生了 *MYB-ESR1* 重排。通过阵列比较基因组杂交，荧光原位杂交（FISH）或全外显子测序验证了另外 12 例血管性神经胶质

瘤的 *MYB* 改变。*MYB-QKI* 重排会产生融合蛋白是血管性神经胶质瘤特有突变。该融合蛋白作为转录因子并激活 *MYB* 启动子以促进细胞转化。融合蛋白还抑制已知的肿瘤抑制子 *QKI* 的表达。因此，MYB-QKI 融合蛋白通过驱动癌基因的表达和抑制抑癌基因的表达来促进肿瘤的发生[10]。它还可以驱动 *KIT* 和 *CDK6* 的表达，对于这些靶点已经存在用于临床的小分子抑制药。而且，MYB-QKI 融合蛋白联合与组蛋白乙酰化（H3K27AC）结合的增强子向 *MYB* 启动子的近端移位表明，布罗莫结构域抑制药可能在治疗次全切除或复发的血管性神经胶质瘤中发挥作用。

（四）治疗和结果

通过磁共振成像（MRI）鉴别后，大多数（70%）诊断为血管性神经胶质瘤的患者，完全切除（GTR）后，90% 无癫痫发作。肿瘤切除后仍然有癫痫发作的患者，很可能只进行了次全切除（STR），或出现了超出肿瘤边界的致痫灶，皮质脑电图证实了这一点[2]。大多数报道的病例都保持缓慢的病程，除一例肿瘤复发和另一例癫痫发作是在成年期开始并因进行性疾病死亡外，所有患者都能够长期生存[1]。尽管有 2 例患者由于肿瘤位于运动功能区或其他重要的功能区域，接受了术后放射治疗，但由于 GTR 的良好预后及其良性疾病的本质，通常不建议进行术后放射治疗或化学治疗。

三、星形母细胞瘤

（一）临床表现

Bailey 和 Bucy 于 1930 年首次描述了这个病症，迄今为止，文献中已描述了 127 例，其中很多是单个案例[11, 12]。该肿瘤的确切定义及其组织发生机制尚不确定。星形母细胞瘤一般是儿童期和成年早期的肿瘤，平均年龄为 17 岁，分为 5 个系列，共有 51 位患者，但分布范围一直延伸到成年期（最高 58 岁）[13–17]。女性占报告病例的大多数，比例为 3∶1。无家族性倾向或其他疾病关联的描述。临床症状取决于肿瘤的位置、大小和占位效应。头痛、局灶性缺陷、恶心和呕吐、视力障碍和癫痫是最常见的症状。

磁共振成像（MRI）和计算机断层扫描（CT）研究最常显示幕上肿物钙化，边界清楚且异质性增强[13]。绝大多数的星形母细胞瘤发生在大脑半球，极少数出现在其他部位。对比后的 T_1 加权图像上星形母细胞瘤的一个识别特征是由多个肿瘤内囊肿产生的“气泡”外观[16]。周围水肿的程度变化很大。

（二）组织病理学

定义该肿瘤的精确的组织学标准尚未得到普遍认可。星形母细胞瘤的共同特征是血管周围的假玫瑰花结，与室管膜瘤相似，但具有从血管表面向外延伸的宽的柱状足突。星形母细胞瘤中的血管周细胞非常明显，具有明确的细胞边界，而室管膜瘤中的纤维状过程重叠进而掩盖了细胞间边界。细胞质明显的条带终止于不均匀的细胞核层，在细胞核的外部胞质很少或没有胞质。星形母细胞瘤的其他主要特征是界限和血管透明质化。星形母细胞瘤的组织学恶性特征包括有丝分裂率升高、血管增生、核异型性和结构丧失。然而，低级星形母细胞瘤与恶性星形母细胞瘤之间的界限尚不清楚，对其进行完善将需要更多的经验。星形母细胞瘤与 S-100 蛋白、GFAP 和波形蛋白的抗体有反应；虽然，每个可能只是病灶的。与室管膜瘤不同，星形母细胞瘤中不存在点状和环状的 EMA 反应性。

（三）治疗和结果

星形母细胞瘤的预后和最佳治疗方法尚待确定。公认的组织学攻击性分为两大类：高分化和恶性。对于任何一种组织学类型，GTR 对长期无进展生存（PFS）可能都很重要，并且在大多数患者中通常是可行的。这是正确的，因为这些肿瘤的外围位置和良好的边界性质，即使肿瘤非常大也是如此[15, 18]。典型的 STR 病例将在术后进行放射治疗，尽管目前还没有明确的证据证明放射治疗的有效性。尽管在 2007 年 WHO 第 4 版中枢神经系统（CNS）肿瘤分类中被分类为Ⅲ / Ⅳ级肿瘤，但在对 116 例患者的分析中，接受 GTR 的患者的 5 年 PFS 率为 83%，甚至在控制组织学分级后，接受 STR 和术后放射治疗的患者中的 55% 仍然存在[18]。该分析还表明，仅接受 GTR 的患者（94%）与接受 GTR 和放射的患者（73%）的 5 年 PFS 没有明显差异[18]。在复发性高分化病灶的情况下，建议再次切除，然后放射治疗。

该肿瘤有时可表现出侵袭性，观察到较短的生存时间。由于尚不清楚该病的自然病程，因此在某些情况下，无论组织学的外观和切除的程度如何，一些神经肿瘤科医师都会在切除后选择放射治疗。尽管已在恶性肿瘤中采用了替莫唑胺等辅助化学治疗，但目前尚无关于化学治疗的最终结果[15]。

四、非典型类畸胎样 / 横纹肌样肿瘤

（一）临床表现

非典型畸胎样 / 横纹肌样肿瘤（AT/RT）是一种罕见、高度恶性的肿瘤，多发于儿童和成人，但对婴儿有一定的倾斜性，1 岁以下儿童占 70%，3 岁以下儿童占 90%。横纹肌样肿瘤最初被描述为肾脏内的一种预后不良的肾母细胞瘤[19]。随后的病例报道在肾外软组织[20]和中枢神经系统[21]中发现了横纹肌瘤。在 1996 年中枢神经系统非典型畸胎样 / 横纹肌样肿瘤被认为是一种独特的肿瘤[22]，在 2000 年 WHO 将其分类为 CNS 的Ⅳ级肿瘤[23]。AT/RT 也发生在“家族性横纹肌样瘤易感性综合征”的病例中，最多可达 1/3[24]。横纹样肿瘤易感性综合征是染色体 22q11.2 上的 *SMARCB1*（*INI1/hSNF5*）肿瘤抑制基因发生种系突变，导致无功能等位基因的结果。当 *SMARCB1* 位点发生体细胞“第二次攻击”时，伴有该种系突变的患者容易形成肿瘤。

来自单一机构的研究报道，AT/RT 肿瘤的患病率占所有儿童脑瘤的 0.9%～1.3%[25, 26]。根据美国中央脑肿瘤登记处（CBTRUS）的数据，2007—2011 年，AT/RT 占所有儿科中枢神经系统恶性肿瘤的 2.3%[27]。奥地利脑瘤登记处发布的一项涵盖 1996—2006 年的基于人群的研究报道称，15 岁以下儿童的 AT/RT 年龄标准化年发病率为 1.38/100 万[28]。在 2007—2011 年，按年龄调整的 15 岁以下儿童的 AT/RT 年发病率是 0.12/10 万[27]。在 3 岁以下的儿童中，AT/RT 是最常见的胚胎脑肿瘤（按年龄调整的年发病率为 0.66/10 万。在 1—4 岁，AT/RT 不如髓母细胞瘤那么常见，其发生率与上皮性原发性神经外胚层肿瘤（PNET）相似（年龄调整的年发病率分别为 0.63/10 万、0.24/10 万、0.19/10 万）[27]。此外，50% 的 AT/RT 最初被误诊，这与较低的 5 年总生存期相对应（初始诊断为 AT/RT 的患者与重新分类为 AT/RT 的患者的 5 年 OS 分别为 66.7% 和 15%）[28]。

迄今为止，仅公布了约 55 例 18—45 岁成人的 AT/RT 病例[29–34]。与大多数 AT/RT 发生在心室或后颅窝的儿童相反，大多数成人 AT/RT 发生在大脑半球。在对诊断后 1～30 个月的 11 例患者，通过 FISH 进行分子和（或）基因检测，发现 *SMARCB1* 的缺失或突变，成人 AT/RT 被认为总生存期更好，免疫组织化学（IHC）检测 INI1 染色缺失[29, 35]。目前尚不清楚，是否由于成年人脑部 AT/RT 更容易切除、成人放射治疗的广泛使用或生物学原因所引起的成人和儿童 AT/RT 肿瘤之间的生存差异。

由于大多数（18%）儿童的 AT/RT 位于后颅窝[36]，他们经常出现的症状包括晨间头痛、呕吐、嗜睡和共济失调。位于脑膜上方，沿脑膜或沿椎管的 AT/RT 可能会出现其他症状，包括癫痫发作、截瘫、进行性神经病变或脑神经麻痹。诊断时的中位年龄为 12 个月[27, 36]。约 30% 的患者在诊断时年龄超过 3 岁[37, 38]。一些研究还指出，被诊断为 AT/RT 的男性略占优势[38, 39]。CBTRUS 的最新报告显示，男女之比为 0.88，并不显著[27]。

AT/RT 可能发生在大脑中的任何位置，幕上区和幕下区分布大致相同[39–41]。脊髓内偶尔会发生病例，其发生率可能与脊髓相对于大脑的相对体积一致[42]。在 MRI 上，AT/RT 通常是有局限性的，具有异质的对比增强和信号强度，通常继发于出血和坏死区域。软脑膜扩散是一种常见的放射学发现，在诊断时有 1/5～1/4 的病例存在[36, 40]。

（二）组织病理学

组织学的异质性是 AT/RT 的特征，表现为神经外胚层、间充质细胞，以及很少存在上皮细胞分化。神经外胚层成分可以充分依照髓母细胞瘤。大多数 AT/RT 由多形性细胞片组成，这些细胞通常具有大的细胞核，具有开放的水泡染色质和突出的核仁，以及少量或中等数量的轻度嗜酸性细胞质。大多数病例包含具有明显胞质液泡的细胞灶。许多病例至少有局灶性横纹肌样形态，胞质夹杂物呈粉红色，呈离心状，使细胞核凹陷[22, 43]。这些胞质内含物由中间细丝的螺旋状聚集体组成[44]。但是，诊断 AT/RT 不需要横纹肌内含物或形态存在。

AT/RT 具有典型的异质免疫表型。可以观察到 EMA、平滑肌肌动蛋白（SMA）、波形蛋白、细胞角蛋白、GFAP、突触素和神经丝反应性的局灶性染色。与其他 CNS 肿瘤不同，AT/RT 在 22q11.2 号染色体 *SMARCB1* 位点的遗传改变上表现出显著的一

致性[45, 46]。报道的这些改变包括同性和异性缺失、杂合性缺失，以及 *SMARCB1* 的突变，特别是外显子 5 或 9[47, 48]。由于 INI1 的表达或功能缺失被认为是 AT/RT 形成过程中的一个关键分子改变，因此在伴有胚胎性脑瘤的患者中，证实其缺失或突变是诊断 AT/RT 的一种可靠方法（图 79–1）。FISH 与基因组测序的结合使用可鉴定超过 75% 的 AT/RT[48, 49]。虽然存在胚胎性脑瘤，其组织学与 AT/RT 一致，但 SMARCB1 蛋白（INI1）的免疫组织化学染色呈阳性，但这种情况更为罕见，仅占所有 AT/RT 的 2%[50]。最近发表的一篇文章显示，保留野生型 *SMARCB1* 及其蛋白产物的 AT/RT 常常在 *SMARCA4* 及其相关的染色质建模蛋白 BRG1 中发生突变[51]，*BRG1* 和 *SMARCB1* 是 SWI/SNF 复合物的重要组成部分，在线性指标和干细胞维护中起着重要作用。脉络膜丛癌和 CNS–PNET 先前被报道缺乏 NI1 反应活性。

（三）分子病理学

有趣的是，除了 *SMARCB1* 或 *SMARCA4* 突变外，大多数 AT/RT 几乎没有（如果有的话）其他复发性体细胞突变。但是，利用 192 个主要 AT/RT 的基因表达和甲基化谱分析，最近的出版物提出可以将 AT/RT 分为三个分子上不同的亚组：TYR、音猥因子（SHH）和 MYC[52]。AT/RT–TYR 肿瘤更常见于幕下，男女均等分布，染色体 22q 丢失，基因组高甲基化，*OTX2* 和 *LMX1A* 转录因子富集，*EZH2*、*DMTs*、*CCND1*、*VEGFA* 和 *ERBB2* 上调。AT/RT–SHH 肿瘤平均分布于幕上和幕下区，多见于男性，通常无 *SMARCB1* 改变，基因组甲基化过度，SHH 通路靶基因（包括 *GLI2* 和 *FOXK1* 转录因子）富集，*EZH2*、*DMTs* 和 *CDK6* 上调。AT/RT–MYC 肿瘤的特点是幕上位置发病率增加，男性发病率增加，*SMARCB1* 频繁局灶性缺失，基因组低甲基化，*MYC* 和 *HOXC* 转录因子富集，*MYC*、*HOX* 基因、*EZH2*、*DMTs* 和 *ERBB2* 上调[52]。希望这样的研究将为将来针对分子靶向疗法的研究提供参考，以改善 AT/RT 的疗效。

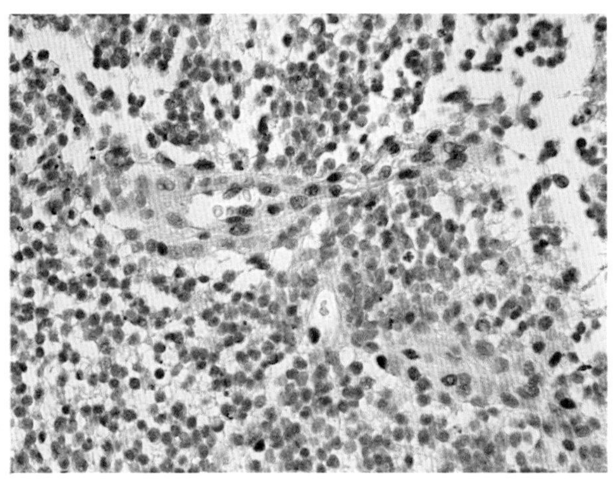

▲ 图 79–1 非典型类畸胎样 / 横纹肌样肿瘤
免疫组织化学染色显示肿瘤细胞中 INI1 表达丧失，而天然内皮细胞保留 INI1 的染色（棕色）

（四）治疗和结果

非典型畸胎样 / 横纹肌样肿瘤是一种侵入性肿瘤，总体预后较差。尽管已进行了包括最大手术切除和联合化学治疗在内的治疗，无论是否进行全脑全脊髓放射线照射（CSI），已发表的研究报告均显示诊断后的中位生存期为 8～17 个月。一项针对 36 例 AT/RT 患者的研究报告显示，11% 的患者无 AT/RT 事件，17% 的 3 岁以下儿童无 AT/RT 事件，占研究参与者的 71%[32]。与不良结果反复相关的两个因素是：诊断时年龄＜ 3 岁和存在转移性疾病[22, 41]。相反，最大程度的手术切除与生存率增加密切相关[39]。

常规疗法与大剂量化学治疗（HDC）结合自体干细胞抢救的作用仍存在争议。至少有两项已发表的研究报告显示，使用基于卡铂 / 塞替哌的 HDC 方案治疗 AT/RT 患者时，生存率＞ 50%[39, 53]。唯一可预期的、前瞻性的 AT/RT 研究采用改良横纹肌肉瘤型组间横纹肌肉瘤Ⅲ方案，并辅以鞘内化学治疗和局灶性或全脑全脊髓照射，2 年内的 PFS 率和 OS 率分别为 53% 和 70%[54]。放射治疗的作用和时机也存在争议。一些临床医师认为放射治疗对于 AT/RT 的治疗至关重要[55]，而另一些临床医师则倾向于推迟使用放射线，因为它在幼儿中使用时会对认知产生破坏性的 不良反应[56]。圣裘德儿童医院（美国孟菲斯）提供的数据为早期使用 AT/RT 放射治疗提供了支持[41]。质子束治疗仪也已在 AT/RT 中显示出令人鼓舞的结果。在一项针对 31 例 AT/RT 患者的研究中，PFS 中位数为 21 个月，OS 中位数为 34 个月[57]。在另一项研究中，15 例儿童患者接受了笔形线束扫描质子束治疗，结果显示 2 年的 PFS 率和 OS 率分别为 66% 和 65%，毒性均不大于 2 级[58]。在 4 例复发的 AT/RT 患者中，最近一项研究采用了极光激酶 A 激酶抑制药，Alisertib，作为单一药物的研究表明，该病至少稳定了 9 周。2 例患者在 1 年和 2 年的研究中病情稳定 [59]。总的来说，新的治疗方案改善了 AT/RT 患者的生存预后，并使少数患者获得了长期治愈 [54]。

五、髓上皮瘤

（一）临床表现

与其他胚胎肿瘤一样，髓上皮瘤最常发生在幼儿中，通常在 6 月龄至 5 岁，男女之间分布均匀 [60]。1926 年，贝利和库欣首次描述了这种罕见的 PNET，它可能出现在神经轴的任何位置，甚至在眼眶 [61] 和骨盆 [62] 的边缘。在影像学上，髓上皮瘤在 T_1 加权 MRI 上表现为低一等强度，在 T_2 上表现为高一等强度 [61]。它们往往被很好地限制，只有轻微的异质。症状和体征与肿瘤的具体位置有关。虽然都称为髓母细胞瘤，但中枢神经系统髓母细胞瘤和眼内髓母细胞瘤在遗传学上是截然不同的，临床特征也有很大不同 [63]。

（二）组织病理学

髓上皮瘤的特征是管状结构的“背向”增生，管状结构由假复层柱状上皮组成，类似于原始 / 胚胎神经管（图 79–2）。这些结构也让人联想起分化良好的腺癌的恶性腺体，与病变一样，髓上皮瘤的柱状细胞也位于共享的基底膜上。尽管肾小管占主导，该病灶的组织学图像还显示了未分化的区域。肿瘤细胞通常缺乏明显的多态性，并且具有较高的核质比，具有规则的椭圆形大核，包含粗糙的，开放的染色质和突出的核仁，通常是多个核仁。有丝分裂象丰富。髓上皮瘤可分化为胶质细胞、神经细胞和间叶细胞 [60, 64–66]。在非神经上皮细胞分化的情况下，必须注意确保所讨论的病变实际上不是未成熟的畸胎瘤。Ⅳ型胶原的网状染色和免疫染色，以及高碘酸希夫染色强调了肿瘤上皮的共有基底膜。典型的神经上皮标记物，如 S–100、突触素和 GFAP，在髓上皮瘤中有不同程度的表达。

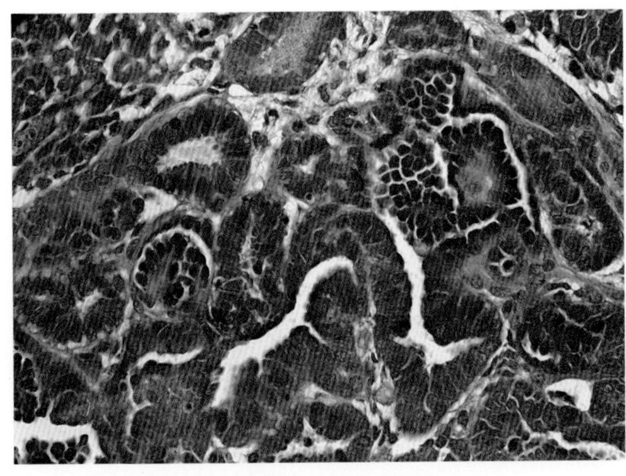

▲ 图 79–2　髓上皮瘤
苏木精和伊红染色显示髓上皮瘤中典型的腺状结构，类似于胚胎神经管

（三）分子病理学

近年来的研究探讨了髓上皮瘤的分子基础。最近的一项研究指出，在 19 例眼内髓上皮瘤患者中，有 11 例中 *DICER1* 或 *MLL2/KMT2D* 基因反复出现突变 [67]。但是，占小儿脑肿瘤 1% 的 CNS–PNET 是一组组织学上由神经上皮样细胞组成的异质性高恶性未分化肿瘤。根据组织形态学，世界卫生组织先前将中枢神经母细胞瘤分为：中枢神经母细胞瘤、中枢神经节神经母细胞瘤、髓上皮细胞瘤和室管膜细胞瘤 [68]。然而，这一亚分类很难进行重复性的组织学检查。

组蛋白突变似乎可以区分儿童和成人的高级别胶质瘤 [69]，但 CNS–PNET 也含有 H3.3 G34 突变，并且具有与 H3.3 G34 突变的胶质细胞瘤相似的表观遗传学特征和生存结果 [70]。最近鉴定出染色体 19q13.42（C19MC）上的微 RNA 簇具有局灶性扩增，从而导致了新的胚胎瘤的新名称，即多层玫瑰花结（ETMR，C19MC 改变），其中包括髓上皮细胞瘤、上皮细胞瘤和先前描述的实体胚胎肿瘤，具有丰富的神经纤维和真玫瑰花结（ETANTR）[71–73]。最近，甲基化分析发现 CNS–PNET 与其他小儿 CNS 肿瘤没有明显的聚集。根据分子谱分析，在分析的 323 种 CNS–PNET 中，有 61% 被重新分类为另一种肿瘤类型。在其余的 CNS–PNET 中，有 11% 与已知的 ETMR 聚集在一起，有 15% 形成了彼此不相关或与其他已知的儿科 CNS 肿瘤没有关联的小簇，还有 24% 形成了四个独特的新实体：具有 *FOXR2* 激活的 CNS 神经母细胞瘤（14%），中枢神经系统改变的中枢神经系统尤因肉瘤家族肿瘤（4%），中枢神经系统 *MN1* 改变的高级别神经上皮肿瘤（3%），*BCOR* 改变的 CNS 高度神经上皮肿瘤（3%）[74]。总之，这表明髓上皮瘤可能是 ETMR 的独特组织学模式[72]。根据其分子和表观遗传特征，髓上皮瘤可作为EMTR类型进行更好的分类和治疗。

（四）治疗和结果

由于以往的不良结果，患有CNS-PNET的儿童一直按照髓母细胞瘤治疗方案的高风险部分进行治疗。然而，在接受CNS-PNET治疗后，5年生存率在儿童中保持在50%～60%，而成人的生存率明显较低[75-77]。然而，与其他CNS-PNET不同的是，以往的髓上皮瘤预后不佳，报道的中位生存期为5个月，迄今为止，文献报道的36例中只有3例在治疗后生存期超过5年。在这三例病例中，患者均经历了GTR，并且没有肿瘤扩散的证据，包括恶性细胞脑脊液（CSF）细胞学检查阴性。其中一例，CSI和多药全身化学治疗与其他CNS-PNET相似。另一病例，仅给予局部立体定向放射治疗至20Gy，效果同样良好[78, 79]。由于未知原因，眼眶内髓上皮瘤预后良好，经过简单的摘除术，其长期生存率相对较高。

六、带有多层玫瑰花结的胚胎肿瘤

（一）临床表现

带有多层玫瑰花结的胚状肿瘤是一种新的病原学实体，包括先前的三个分别诊断为上皮细胞母细胞瘤、ETANTR和髓质上皮性瘤[72, 80-86]。ETMR发生在幼儿中，平均年龄约2岁，最大可达5岁，女性占的比例约为2∶1[80]。最常见的MRI表现是在幕上和幕下隔室内出现一个增强的、边界清楚的实性肿块[80]。

（二）组织病理学

组织学外观由神经绒毛状基质海中的胚胎肿瘤细胞岛组成，形成管腔或“室管膜母细胞性”玫瑰花结（图79-3）。上胚层的玫瑰花结出现在低细胞和高细胞区域，并且由多层细长的肿瘤细胞形成，这些细胞沿放射状排列在一个清晰的、圆形至狭缝状的管腔周围。有时管腔是初步的，并且包含少量的粒状嗜酸性物质。类似于结节性髓母细胞瘤，ETMR肿瘤细胞显示出不同水平的分化，从细胞区域内的胚胎到低细胞区域内的神经细胞，有时甚至是神经节细胞。尽管簇中未分化的细胞通常无法染色神经元或神经胶质标记物，但在神经纤维样区域的更高分化细胞中，但NeuN、突触素和神经丝染色可能很强。GFAP突出显示散在的，被包裹的星形胶质细胞和偶发的肿瘤细胞。

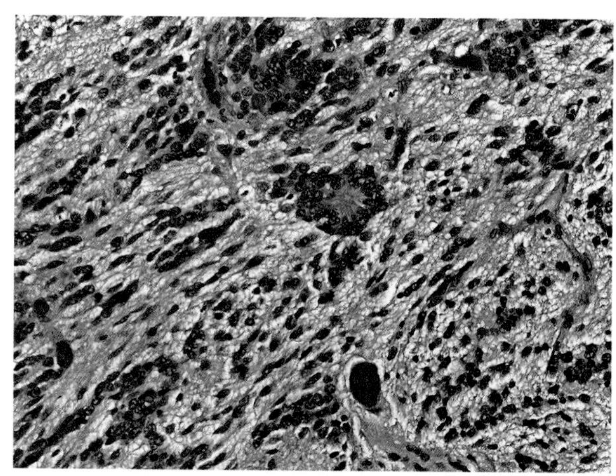

▲ **图79-3　具有多层玫瑰花结的胚胎肿瘤（ETMR）**
尽管苏木精和伊红染色显示相对于其他CNS恶性肿瘤细胞含量较低，但ETMR是一种高度侵袭性的胚胎性肿瘤

（三）分子病理学

C19MC的局部扩增导致命名为ETMR，C19MC改变，包括中位神经节瘤、上皮细胞瘤和ETANTR[71-73]。

（四）治疗和结果

尽管迄今仅准确记录了48例患者的临床结果，但ETMR患者的中位生存期为诊断后的13个月[86]。6例患者接受了完全切除和积极的放射治疗和（或）化学治疗辅助治疗，经多次切除和HDC治疗后，仅有1例患者在34个月后无疾病存活[84]。迄今为止报道的48例病例中，有6例儿童存活了30个月以上。报道的最长生存期是42个月[86, 87]。

七、松果体母细胞瘤

（一）临床表现

松果体薄壁组织产生的肿瘤很少见，约占中枢神经系统原发性肿瘤的2.5%（10—14岁儿童中高达4%），不到松果体区域肿瘤的1/3[27, 88, 89]。松果体母细胞瘤主要发现于儿童期和成年早期。松果体母细胞瘤的发病率在女性中略有增加[27]。松果体薄壁组织肿瘤可出现急性阻塞性脑积水或帕里诺综合征的症状，由于睑板受压而导致上视凝视性麻痹和牵拉性眼球震颤。很少会出现自发性出血[90]。

松果体和视网膜的组织在发育上是相关的。视网膜和松果体的感光细胞均来自间脑第三脑室的憩室[91]。松果体母细胞瘤很少能在 *RB1* 基因的种系突变中出现。当松果体母细胞瘤与双侧视网膜母细胞瘤同时被发现时，它被称为“三侧视网膜母细胞瘤”，其预后明显差于单独诊断为视网膜母细胞瘤的患者[92]。诊断为家族性腺瘤性息肉病的患者中也很少报道松果体母细胞瘤[93]。

（二）组织病理学

松果细胞瘤与其他 PNET 极为相似，由小片和分化差的胚胎细胞组成，常伴有坏死、大量有丝分裂和血管增生。某些情况下，可能会出现具有明显核仁和其他非典型增生特征的大角状细胞，其意义尚不清楚。有时会出现管状(Flexner–Wintersteiner)[11]和纤维状（Homer Wright）[94] 玫瑰花结。松果体母细胞瘤也可能与低级恶性肿瘤共存。一些病理学家观察到松果体母细胞瘤内的骨骼肌、软骨和黑变上皮。这些病例类似于视网膜的类似病变，被称为松果体肿瘤[95, 96]。这种病变中的内胚层结构是诊断未成熟畸胎瘤的基础。尽管松果体母细胞瘤在形态上与其他部位的 PNET（如髓母细胞瘤或非松果体 CNS–PNET）相同，并具有传播脑脊液的倾向，但它们的表现不同。事实上，松果体母细胞瘤与其他 PNET 的区别在于它的位置，而不是任何形态学或免疫组织化学的发现。

（三）分子病理学

最近的报道还鉴定了 21 例松果体母细胞瘤中的 6 例 *DICER1* 基因的种系突变，其中 3 例在 *DICER1* 基因位点也具有杂合性丧失。另一例仅在肿瘤内具有 2 个 *DICER1* 突变[97]。生殖细胞 *DICER1* 缺陷也与许多其他肿瘤有关，包括胸膜肺母细胞瘤、囊性肾瘤等。因此，基因检测可用于诊断为松果体母细胞瘤的儿童[98]。

（四）治疗和结果

总体而言，诊断时的年龄是松果体母细胞瘤治疗结果的主要因素，3 岁及 3 岁以下儿童的 PFS 和 OS 均极差。这可能是由于大多数肿瘤学家决定避免对 3 岁以下的儿童进行放射治疗，以避免电离辐射对发育中的大脑产生实质性的有害影响。这些患者的总体策略一直是使用化学治疗，直到孩子长大且稳定到可以接受放射治疗为止。不幸的是，松果体瘤对 3 岁以下的儿童的预后普遍一致，不论是采用常规化学治疗还是大剂量化学治疗。

迄今为止最好的结果来自于 Head Start Ⅰ和Ⅱ试验，在这些试验中，研究人员报道了 5 年的 PFS 率，其中松果体母细胞瘤患儿为 15%，而非松果体中枢神经网络患儿为 48%[99]。有趣的是，3 岁以上的松果体母细胞瘤患儿往往比 CNS–PNET 患儿表现更好。迄今为止，报道的最佳结果来自 SIOP/UKCCSG PNET3 研究，该研究对儿童进行了联合化学治疗，然后进行 CSI 并加强了原发部位的治疗。松果体肿瘤的 5 年 PFS 率为 71.4%，非松果 CNS–PNET 为 40.7%。但是，两组的总生存期无显著差异。在美国，儿童癌症研究小组 99701 的研究人员对 3 岁以上的儿童进行了 CSI 的初步位点增强，每日卡铂和每周长春新碱的治疗，随后进行了 6 个化学治疗周期，报道了松果体母细胞瘤患者 5 年的 PFS 率和 OS 率，分别为 62% 和 81%，对于诊断为非松果 CNS–PNET 的患者分别为 39% 和 44%[76, 99]。GTR 显著提高了松果体母细胞瘤和非松果体 CNS–PNET 患者的存活率，这表明神经外科医师应尽可能尝试 GTR。

八、脉络丛癌

（一）临床表现

0—14 岁的儿童中，脉络丛肿瘤占所有主要中枢神经系统肿瘤的 2.3%。然而，在 1 岁以下的儿童中，它们占 CNS 肿瘤的 10.3%[27]。脉络丛肿瘤中有 20% 是脉络丛癌（CPC），2 岁以下儿童的脉络丛肿瘤中有 70% 是脉络丛癌[100–102]。据报道，所有脉络丛肿瘤的中位年龄为 3.5 岁，在一项广泛的综述中男性和女性的平均年龄相同[27, 103]。与 WHO 低级脉络丛乳头状瘤（CPP）完全切除后治愈率高不同，CPC 预后较差[104]。CPC 的最常见表现是由于病变的脑室内生长而阻塞性脑积水。CPC 的最常见位置是在侧脑室[103]。脉络丛神经的影像学检查显示为实心，边界清楚，增强对比的肿块，有时在内部为囊性。CPC 也倾向于在 CSF 中传播。

（二）组织病理学

WHO 根据组织病理学特征，将脉络丛肿瘤分为三类。从组织学上看，WHO Ⅰ级 CPP 类似于正常的脉络膜结构。WHO Ⅱ级非典型 CPP（aCPP）有证据表明其生长速度加快，有≥ 2 个有丝分裂 /10 个高倍镜视野（HPF）。第三类 CPC 是增生性的、无序的和恶性的。一项研究使用了以下四个或更多标准诊断 CPC：＞ 5 个核分裂 /10 HPF，细胞过多，坏死，乳突状结构丧失和多态性 [105]，CPC 通常是从头开始合成，但可以从预先存在的较低等级的 CPP 中发展出来。CPC 常常表达细胞角蛋白，而缺乏前白蛋白（甲状腺素视黄质运载蛋白）和 S-100 的表达，而它们通常在低级乳头状瘤中表达 [106, 107]。在大多数 CPC 中，MIB1 染色的比例为 14%[108]。腺癌的其他标志物，例如 BerEP4、TTF1 和 CDX2，在 CPC 中应为阴性 [109]。

（三）分子病理学

脉络丛癌在 Li-Fraumeni 综合征中被发现，其中一些已发生种系 *TP53* 突变 [110, 111]。虽然，CPC 在 Li-Fraumeni 相关癌症中并不特别常见，但有研究表明，*TP53* 基因的种系突变在 CPC 患儿中很常见。最近的一项研究表明，端粒的选择性延长在大量的 *TP53* 突变体 CPC 中富集，并且可能对总体生存产生不利影响 [112]。

最近发表的一篇论文使用来自 92 个脉络丛肿瘤的甲醛溶液固定石蜡包埋组织，通过高密度 DNA 甲基化阵列将这些肿瘤分成三个不同的亚组：第一亚组为儿童 CPP，大多数为小脑屏障上 aCPP；第二亚组为成人 CPP 和大多数幕下 aCPP；第三亚组是儿童 CPP，其他 aCPP，以及主要是幕上 CPC。第三亚组中的 aCPP 具有显著增加肿瘤进展的风险。相反，第一和二亚组没有 aCPP 进展。所有 CPC 均聚集在第三亚组中，分别与 55 个月和 105 个月的较低的 PFS 和 OS 相关 [113]。最早的 CPC 小鼠模型之一提示 DNA 修复基因 *RAD54L* 与转录因子 TAF12 和 NFYC 协同作用于 CPC 的发生发展 [114]。

（四）治疗和结果

CPC 的主要治疗方法是手术切除，并经常进行化学治疗。切除范围是影响预后的重要因素之一 [101, 115]。从历史上看，CPC 的 5 年 OS 率为 30%～35%，尽管在 GTR 之后已经实现了长期治愈 [116]。由于侵袭性和血管可预防 GTR，一些作者建议采用两阶段的手术方法，首先进行活检，然后进行新辅助化学治疗和确定性手术。回顾性分析多伦多儿童医院的 12 例首次尝试 GTR 失败的患者，发现 12 例患者中有 11 例在使用异环磷酰胺、卡铂和依托泊苷（ICE）进行 4 个化学治疗周期后，能够进行＞ 95% 的切除。在进行第二次手术后，平均进行了 7 个 ICE 化学治疗周期。新辅助化学治疗可显著减少术中失血量，并在所有接受新辅助化学治疗的患者中使得 GTR 降低 [117]。8 例患者存活，平均随访 6.9 年。有趣的是，没有人接受过电离辐射治疗，但 8 例中的 6 例在治疗后经历了严重的神经认知和感觉缺陷 [102]。

在患有 CPC 的幼儿中，尤其是 3 岁以下的儿童，神经肿瘤学家试图避免使其暴露于辐射，用自体干细胞拯救 HDC 治疗。最近发表的一篇文章描述了 12 名儿童（诊断时的中位年龄为 19.5 月龄）接受“提前开始方案（Head Start regimen）”治疗的结果 [118]。其中 10 名儿童至少在 GTR 附近经历过。在完成巩固化学治疗的 10 例患者中，有 5 例在诊断后 29～89 个月无疾病。7 例孩子的肿瘤复发中位数为 13 个月。5 例患儿因残留或复发性疾病需要放射治疗，其中 1 例在 61 个月时仍存活；5 年 PFS 率和 OS 率分别为 38% 和 62%[118]。

放射治疗似乎也有益处，但其在 CPC 的治疗中的作用仍不清楚。最近的一项回顾性研究分析了 56 例诊断为 CPC 的患者的放射治疗效果 [119]。研究中患者的中位年龄为 2.7 岁。整个患者群的 OS 和 PFS 生存率分别为 59.5% 和 37.2%。GTR 和 CSI 是影响 PFS 的两个积极因素。事实上，接受 CSI 的患者 5 年 PFS 率为 44.2%，而仅接受现场辐射的患者 5 年 PFS 率为 15.3%[119]。然而，使用电离辐射治疗的 Li-Fraumeni 综合征的 CPC 患者的 OS 较低：2 年 OS 率为 18%，而未使用电离辐射的患者为 58%[120]。

九、增生性婴儿神经节神经胶质瘤 / 星形细胞瘤

（一）临床表现

增生性婴儿神经节神经胶质瘤 / 星形细胞瘤（DIG/DIA）主要出现在婴儿中，出现时的平均年龄和中位年龄为 6 月龄 [121, 122]，尽管报道了 15 例在儿童期较大阶段出现的病例 [123, 124]。男女比例为 1.5 : 1。住院超过 6 个月的大多数患者是男性 [125]。典型的婴儿表现为囟门高突、头围增大和昏迷。脑部 MRI 显示大块异质性和部分囊性肿块，压迫大脑半球并毗邻硬脑膜（图 79-4）。迄今为止所描述的 DIG/DIA 仅在保护区上方找到。MRI 显示了一个浅表、对比度增强的 T_1 等强实心区域和一个中央的囊

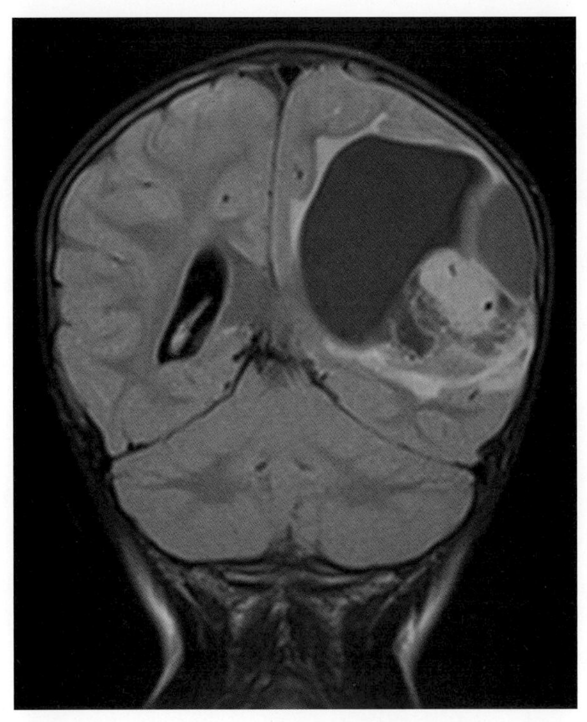

▲ **图 79-4　增生性婴儿神经节神经胶质瘤（DIG）/ 星形细胞瘤**

液体抑制反转恢复磁共振成像捕获了 DIG 的典型成像特征：大、浅表、异质和囊性

性 T_2 超强区域。影像学检查还可显示水肿、钙化和骨骼重塑 [126]。

（二）组织病理学

大多数 DIG/DIA 在同一病变内显示两种生长模式。颅骨附近肿块的固体成分由分散在波浪状、致密的胶原原纤维背景中的星形胶质细胞和成梭形的成纤维细胞组成 [121]。即使在同一肿瘤内，肿瘤细胞与胶原蛋白的比例也可以有很大差异，甚至在肿瘤的某些部位都有硬化和细胞减少的区域。神经元是 DAI 和 DIG 之间的唯一区别，在这个成分中可以找到通常是小的多边形细胞，几乎没有明显的神经元分化和神经节细胞。胶原原纤维紧密地沉积在肿瘤细胞之间，并可以通过网状蛋白染色清楚地显示出来。不成熟或胚胎性成分通常集中存在，由小的嗜碱性细胞组成，胞质很少，形态分化很小。该成分缺乏致密的胶原蛋白背景，偶尔包含有丝分裂和坏死，虽然令人担忧，但并不表明肿瘤更具侵袭性。这些高细胞区域没有明确的预后意义 [127, 128]。

尽管 DIG/DIA 具有典型的局限性，但它们经常沿血管周围空间侵犯周围组织。GFAP 染色有助于暴露嵌入在纤溶性背景中的微小星形胶质细胞。因为苏木精和伊红染色也可能无法显示清楚的神经元分化，突触素染色可以显示肿瘤神经元。MIB1 标记通常出现在 5% 或更少的肿瘤细胞核中。已经报道了 MIB1 高发生率和转移的侵袭性 DIG/DIA 实例 [127, 128]。

（三）治疗和结果

完全切除是 DIG/DIA 的首选治疗方法。在可行的情况下，GTR 是唯一需要的治疗方法。如果肿瘤复发，应尝试再次切除。根据已发表的文献，只有 56% 的患者能够实施 GTR。尽管，一个研究组报道了 2 例仅患有 STR 肿瘤的婴儿自发性消退。完全切除的主要障碍是深位肿瘤、双侧肿瘤的扩大和明显的与肿瘤相关血管系统。迄今为止，对于不适合手术切除的 DIG/DIA，仅 11 例接受了化学治疗，12 例接受了放射治疗，总体效果不一 [129]。对 84 例临床病例的回顾研究显示，尽管采取了多种治疗方法，但仍有 7/84（8%）的患者死于疾病，其中 1 例患者是通过软脑膜播散 [130]，显示出比先前报道的临床异质性更具侵袭性。但是，肿瘤完全切除的患者可以期待长期治愈。

十、胚胎发育不良性神经上皮肿瘤

（一）临床表现

胚胎发育不良性神经上皮肿瘤（DNET）是一种低级肿瘤，与难治性局部癫痫密切相关。它最初在颞叶标本中被发现以控制癫痫发作 [131]。大多数患者在儿童期就有长期难治性癫痫病史，但成年期也有可能发病。DNET 是经典的幕上病变，位于颞叶中皮层。然而，它们也可能位于大脑皮质、小脑或脑干的其他区域 [132-135]。在 MRI 上，DNET 扩张皮质，无肿块效应和水肿（图 79-5）。可能存在多个小的囊性或假性囊性结构。T_1 加权 MRI 显示低强度或等强度，而 T_2 加权图像显示高强度。DNET 通常不会增强对比度。CT 检查通常显示肿瘤相关钙化的证据 [136]。

（二）组织病理学

DNET 的病理性病变是一种特殊的胶质细胞，轴突排列成垂直于皮质表面的圆柱状，两侧是类似于胶质细胞的寡胶质细胞和酸性黏液胞质物质的微囊池。微囊偶尔含有“浮动神经元”，这是 DNET 的一个独特特征 [131]。特定的神经胶质神经元元素还包含“神经胶质小结”，表现出多结节外观。微血管增殖、坏死、罕见有丝分裂和核异型性均可见，但对肿瘤预后无影响[137]。血管增生可形成肾小球结构或多余血管的长弧形边缘。一些报道已经确认了与大脑皮质发育异常相一致的发现，这些发现与DNET 的病变有关[138, 139]。IHC 对 DNET 的分析显示，少突胶质样细胞对 S–100 呈阳性染色，而对突触素、神经丝和Ⅲ类 β– 微管蛋白仅呈偶发阳性[140]。一项研究表明，70% 的 DNET 对 BCL–2 和 BCL–X 蛋白呈阳性染色[141]。MIB1 可能是区分 DNET 的最有用抗体，在大多数情况下其比率＜ 1%[142]。整个外显子组和 DNET 靶向测序显示 58%～82% 的病例 *FGFR1* 发生了种系和体细胞突变[143, 144]。

（三）治疗和结果

全切除术是 DNET 的首选治疗方法。已发表的系列报道指出，接受外科手术治疗的患者中有 3/4 实现了对癫痫的控制。部分或全部切除后的肿瘤复发较少。完全切除可能会带来更有利的长期结果，而术中 MRI 的使用似乎有助于实现完整的手术切除[145, 146]。据报道，术后恶性转化非常罕见，文献中仅描述了 3 例。在其中 2 例进行了辅助治疗包括放射治疗和化学治疗，而在 1 例患者没有进行辅助治疗。化学治疗和（或）电离辐射治疗似乎并不影响肿瘤的进展或复发[147]。

十一、黏液乳头状室管膜瘤

（一）临床表现

黏液乳头状室管膜瘤优先定位于马尾区，在该区域通常起源于尾丝末端（图 79–6）。它们很少发生在其他中枢神经系统的位置，可能以涉及皮下软组织的骶尾部肿瘤的形式出现。黏液乳头状上皮瘤多见于年轻人（平均年龄 36 岁），男性多于女性。肿瘤通常生长为界限清楚的香肠状肿块，从马尾向下延伸并充满硬膜内囊。临床表现为腰痛和下肢症状，包括感觉变化和运动障碍。在出现时也可能会观察到背部僵硬和膀胱功能障碍。几乎所有儿童都有腰痛、骶痛或神经根痛[148]。

（二）组织病理学

从组织学上讲，这些肿瘤通常不是乳头状的，而是微囊性的，在纤维状神经胶质细胞和厚玻璃样血管的单态种群中有大量黏液物质。顾名思义，黏液乳头状室管膜瘤可能由围绕中央血管和结缔组织

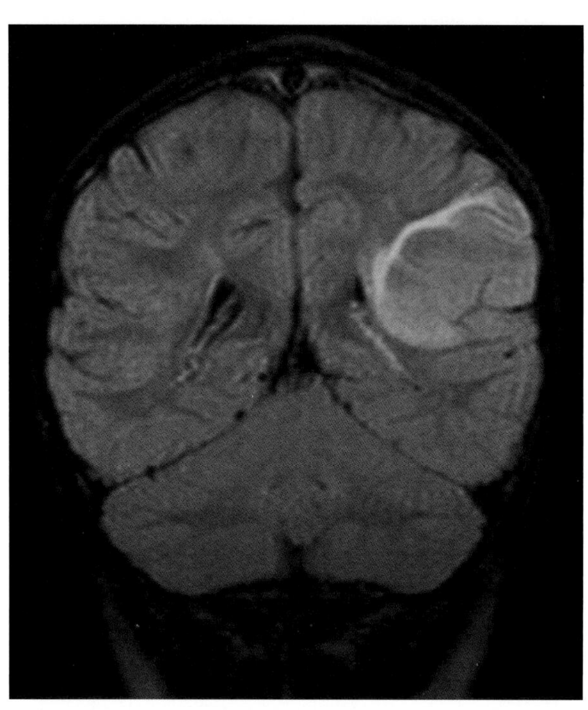

▲ 图 79–5 胚胎发育不良的神经上皮肿瘤（DNET）
液体抑制反转恢复磁共振成像证明了 DNET 如何在不产生明显质量效应的情况下扩张皮质带

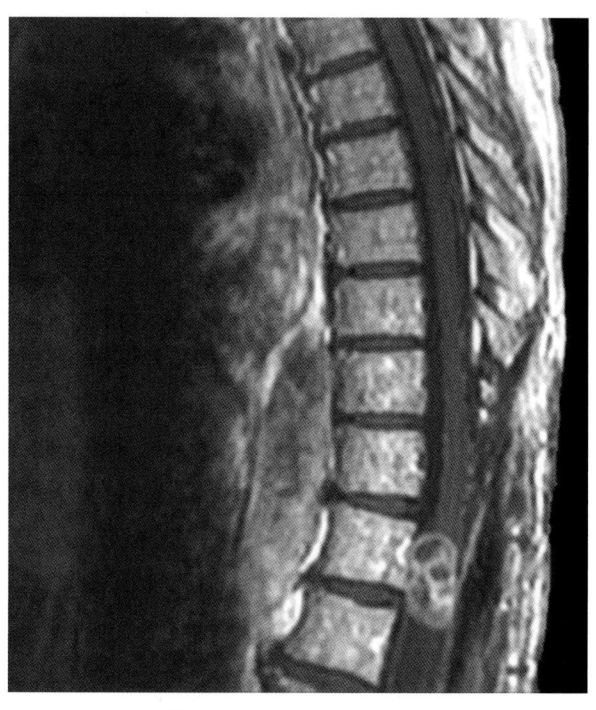

▲ 图 79–6 黏液乳头状室管膜瘤
代表性的 T_2 加权磁共振图像显示了黏液乳头状室管膜瘤通常在 L_{1-2} 位置

基质的原纤维立方状至柱状细胞组成，具有明显的乳突状结构。一个可靠但不常见的特征是中央血管周围有一圈透明蛋白或黏蛋白，并将其与环形室管膜瘤细胞分离。黏液乳头状室管膜瘤的独特组织学特征来自于肿瘤细胞的这种变性、黏液样改变和黏蛋白的产生。有时，血管周围的透明质粒沉积几乎完全取代了原来的病变，几乎不能辨认出黏液性乳头状室管膜瘤。像更典型的室管膜瘤一样，黏液乳头型对于 GFAP、S-100 蛋白、波形蛋白和 CD99 呈阳性。没有组织学标准来预测转移或局部侵袭行为的这些病变存在。除了临床和肿瘤生物学方面的独特性之外，黏液乳头状室管膜瘤与颅内Ⅱ级和Ⅲ级室管膜瘤相比还表现出深远的基因组差异，包括 HIF1α 和其他与需氧糖酵解相关的蛋白质的上调，这被称为 Warburg 效应 [149]。

（三）治疗和结果

由于这种肿瘤非常罕见，尚未对其建立治疗指南。尽管有报道称此类病变的转移 [150–153]，但这些肿瘤患者在完全切除后的预后通常较好。不考虑肿瘤的弥散性，其总生存率约为94%[148, 154]。因此，黏液乳头状室管膜瘤被定为 WHO Ⅰ级。然而，儿童在临床上表现出更强的侵袭性，局部复发和神经中枢内传播的比率远高于成人（64% vs 32%）[148]。即使在进行 GTR 后也有 10%～20% 的复发率，GTR 在成人和儿童中均具有良好的预后 [148]。大部分不涉及髓质或马尾的病例可完全切除，但对于涉及圆锥体的病例只有约 10% 可完全切除 [155]。在儿童中，有 8%～12% 的病例会累及圆锥体，据报道在这些儿童中，疾病无进展的比例低至 20%[148]。在儿童完全切除肿瘤后进行放射治疗或化学治疗并无明显益处；然而，次全切除的肿瘤一般采用局部、全脊柱或全颅全脊髓照射治疗。如果没有残留或扩散，则无需进一步治疗即可切除局部复发的肿瘤。术后神经损伤，尤其是膀胱功能障碍，可出现在多达 25% 的患者中，尤其是那些未包囊性肿瘤的患者，并且这可能是不可逆的。其他术后并发症如脊髓栓系和截瘫也可被观察到 [155]。

十二、毛黏液样星形细胞瘤

（一）临床表现

毛黏液样星形细胞瘤（PMA）是毛细胞型星形细胞瘤的一个独特亚群，最常见于出生后 3 年，诊断时的平均年龄为 18 个月（毛细胞型星形细胞瘤的平均诊断年龄为 58 个月）。像毛细胞型星形细胞瘤一样，PMA 随着年龄的增长发生的频率逐渐降低 [156]。成年人中也有罕见的病例 [157, 158]。大多数病例集中在交叉 / 下丘脑区，但在神经轴的任何位置都可以发现 PMA。来自脊髓的几个病例已经被描述 [158, 159]。典型的症状与颅内压升高有关，包括发育不良、发育迟缓、意识改变、呕吐、进食困难和全身无力。也可能观察到与视觉或下丘脑功能有关的局灶性缺陷。在婴儿中，可能会观察到头围增大或隆突。毛细胞型星形细胞瘤和 PMA 的神经影像学相似 [160]。

（二）组织病理学

该肿瘤在结构上是单态的，缺乏密集的原纤维状星形细胞瘤的纤维状成分和双相外观，而是始终显示出松散的类胶状体模式。尽管经典的毛细胞型星形细胞瘤可以是单形黏液样，但 PMA 具有独特的肿瘤细胞血管周围取向，类似于室管膜瘤的假玫瑰结（图 79-7）。尽管缺乏罗森塔尔纤维，但允许使用稀有的嗜酸性粒细胞 [161]。周围组织的浸润受到限制，但据报道超过了传统的毛细胞型星形细胞瘤 [162]。对于 PMA 的诊断，绝大多数肿瘤应表现出典型的绒毛状黏液样特征。与毛细胞型星形细胞瘤相似，PMA 经常带有 *KIAA1549-BRAF* 融合，很少有 *BRAF* V600E 错义突变。*BRAF* 改变与肿瘤复发无相关性；然而，无论手术切除与否，全 7 号染色

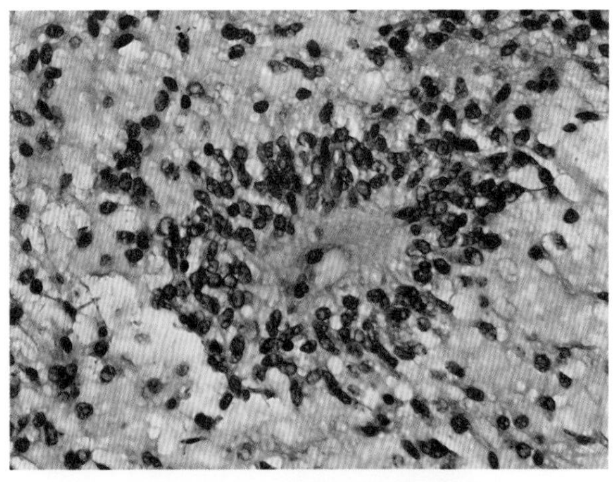

▲ 图 79-7　毛黏液样星形细胞瘤
苏木精和伊红染色显示在均匀的黏液样背景下肿瘤细胞的血管周围方向

体的增加与近 5 倍的复发风险相关[163]。

（三）治疗和结果

与毛细胞型星形细胞瘤相比，毛黏液样病变更具侵袭性，局部复发率更高（分别为 50% vs 76%）和更高的 CSF 扩散率。目前，尚无针对 PMA 的具体治疗指南，并且对于低级神经胶质瘤的治疗（例如卡铂和长春新碱），常规治疗均与经典的毛细胞型星形细胞瘤相同。与转移性毛细胞型星形细胞瘤相似，可通过化学治疗和局灶性或全脑全脊髓照射来治疗弥散性 PMA。最初的报道表明，即使在控制位置和年龄的影响时[156, 164]，PMA 的存活率也比毛细胞型星形细胞瘤低[161]。据报道，BRAF 抑制药成功治疗了用化学治疗较难治愈的 *BRAF* V600E 突变阳性的 PMA 病例[165]。一系列研究表明，7 号染色体的扩增是毛细胞型 / 毛黏液样星型细胞瘤预后呈阴性的标志物[166]。

十三、原发性黑色素细胞性肿瘤

中枢神经系统的黑色素细胞病变起源于脑膜黑色素细胞。原发性中枢神经系统黑色素细胞性肿瘤很罕见，占所有原发性颅内肿瘤的比例不到 1%。该肿瘤可分为三类：黑色素细胞增多症、黑色素细胞瘤和原发性中枢神经系统黑色素瘤。

（一）先天性黑色素细胞增多症（神经皮肤黑变病）

1. 临床表现

黑色素细胞增多症几乎只发生在遗传性斑痣性错构瘤病、神经皮肤黑变病的情况下——一种伴有巨大或多发的先天性毛痣的综合征，伴有弥漫性脑膜黑色素细胞增多症或黑色素瘤病[167]。在正常的胚胎发育过程中，黑色素细胞从神经嵴沿着软脑膜迁移，最终到达皮肤。异常的迁移可能导致黑色素细胞沿软脑膜的沉积，从而导致神经皮肤黑变病。即使是沿着软脑膜的良性黑色素细胞增殖受到控制，也会导致颅内压升高的症状[168]。通常在 2 岁之前就诊断出神经皮肤黑变病。患者表现为巨大的毛痣，可无症状，也可表现出各种严重的、进展性的神经症状，如脑积水、癫痫、共济失调或脑神经缺损。在两项前瞻性队列研究中，约 7% 有巨大的先天性黑色素细胞痣的儿童发展为神经皮肤黑变病。该队列中没有患者发展成皮肤黑色素瘤。发展为恶性黑色素瘤的 5 年累积风险为 2.3%，神经皮肤黑色素瘤为 2.5%[168]。无性别或种族差异[167, 169]。脑 MRI 显示脑膜增厚并伴有明亮的均质增强和由于水肿引起的邻近的 T_2 高强度。

2. 组织病理学

黑色素细胞增多症的特征是细胞群单调，可呈梭形、椭圆形或多边形[167]。肿瘤细胞在蛛网膜下隙填充和扩展，并浸入皮质血管周围空间。这不能被误认为是真正的薄壁组织的入侵。核异型性、核分裂、坏死、核仁较大或多个，以及神经纤维网的侵袭均提示恶性转化。色素沉积的变化范围从很少到极重不等，并带有大量黑色素细胞。许多神经皮肤黑变症的病例显示，在中枢神经系统和皮肤病变中都存在 *NRAS* 突变[170]。

3. 治疗和结果

即使是患有良性 CNS 黑色素细胞增多症的患者，其前景仍然严峻，由于出现神经系统症状或体征，其中位生存期不到 3 年。化学治疗和放射治疗无法显著改变疾病进程[169]。

（二）黑色素细胞瘤

1. 临床表现

尽管年龄范围很广，但黑色素细胞瘤的中位年龄为 56 岁[171]。据报道，女性病例多于男性。黑色素细胞瘤的症状与脑膜瘤相似。当色素沉着时，MRI 可通过异常明亮的 T_1 高强度和 T_2 低强度[172]来识别黑色素细胞瘤病变通常发生在后颅窝、脑干或脊髓，因为大多数脑膜黑色素细胞可以在这些相同的位置被识别。

2. 组织病理学

黑色素细胞瘤来源于软脑膜色素细胞[173]。黑色素细胞瘤含有轻度梭形细胞，细胞核呈椭圆形至细长，且有沟槽状排列成小片状和密度不等的簇。少数黑色素细胞瘤表现出上皮样特征[171]。细胞簇相似于脑膜内皮轮状细胞的外观。核异型性、核分裂、坏死、核仁较大或多个，以及神经纤维网的侵袭均提示恶性转化。虽然有丝分裂象≤ 1/10 HPF 是允许的[171]。病变包括 1～3 个有丝分裂象，属于“中级” CNS 黑色素细胞瘤。

3. 治疗和结果

尽管文献报道的病例很少，但黑色素细胞瘤无复发的生存是典型的，即使是切除不全的[171]。然而，这些肿瘤可局部复发，应在手术切除后密切随访。

（三）黑色素瘤

1. 临床表现

原发性 CNS 黑色素瘤是一种罕见的侵袭性肿瘤，占所有黑色素瘤病例的 1%。CNS 黑色素瘤的年龄和结构分布与黑色素细胞瘤相似。

2. 组织病理学

原发性 CNS 黑色素瘤类似于皮肤黑色素瘤。黑色素瘤比黑色素细胞瘤表现出更多的变性核，具有更高的细胞密度，并经常表现出组织浸润和坏死。在隐匿性非皮肤的原发部位，很难证明中枢神经系统病变不是皮肤病变的转移。原发性中枢神经系统黑色素细胞病变的免疫组织化学结果与颅外病变相似，对 S-100、HMB-45、酪氨酸酶（MART-1）和小眼畸形转录因子具有免疫反应性。尽管已经在成年的中枢神经系统黑色素细胞病变和葡萄膜黑色素瘤中发现了 *GNAQ* 和 *GNA11* 体细胞突变，但在儿童病例中很少见 [174]。*BRAF* 突变在皮肤黑色素瘤中很常见，但在中枢神经系统黑色素细胞病变中却很少见 [175]。

3. 治疗和结果

不论其临床治疗如何，原发性中枢神经系统黑色素瘤往往具有侵袭性，并常常致命 [171]。

十四、多形性黄色星形细胞瘤

（一）临床表现

多形性黄色星形细胞瘤（PXA）是一种罕见的低级神经胶质瘤，主要影响儿童和年轻人。PXA 最常见于 30 岁之前，但 40% 的病例发生在 25 岁 [176]。男女受影响的比例相同。大多数患者具有长期顽固性癫痫病史。50% 的 PXA 出现在颞叶内；另外 40% 发生在大脑半球的其他部位。肿瘤位于皮质浅层，常邻接并延伸到软脑膜。约 8% 的 PXA 出现在小脑内 [177]。MRI 表现为环状肿瘤，在 T_1 加权序列上与灰质等强度，在 T_2 上具有轻度高强度，并且强烈增强了对比度 [178]。对比增强的模式在实体瘤内通常是不均匀的。多数包含形成“具有壁结节性囊肿”构型的囊性区域。

（二）组织病理学

多形性黄色星形细胞瘤可被描述为具有多形性大细胞和多核巨细胞的局限的星形细胞瘤，其肿瘤细胞趋于拉长并排列成束。血管增生和钙化的证据很少见。有丝分裂增加（＞ 5/10HPF）或坏死足以诊断为“具有间变性特征的多形性黄色星形细胞瘤”，这与复发率增加相关 [176]。“间变性多形性黄色星形细胞瘤”很可能在下一届 WHO 脑肿瘤命名法中得到正式认可。

PXA 典型的密集细胞性和多态性应将神经节神经胶质瘤、胶质母细胞瘤、巨细胞胶质母细胞瘤、胶质肉瘤和多形性肉瘤进行鉴别诊断。嗜酸性粒细胞的存在和致密结构也应将毛细胞型星形细胞瘤纳入鉴别诊断 [179]。PXA 与神经节胶质瘤在位置、年龄分布、临床表现和影像学特征上存在重叠。这两种肿瘤具有相似的结构、网状蛋白背景、蛋白聚集和血管周淋巴细胞。与神经节胶质瘤和毛细胞型星形细胞瘤一样，大多数 PXA 包含不同形式的蛋白质聚集体。网状蛋白染色标记了在 PXA 中包围单个细胞的基底层，并将其与胶质母细胞瘤的巨细胞模式区分开。

PXA 的免疫表型通常遵循星形细胞肿瘤的预期，对 S-100 和 GFAP 呈弥散性阳性。大多数 PXA 的神经元标记突触素、神经丝和微管相关蛋白 2（MAP2）染色呈阴性 [180]。在大多数 PXA 中可见Ⅲ级微管蛋白免疫阳性 [181]。MIB1/Ki-67 标记指数通常低于 3%。在巨细胞胶质母细胞瘤中不存在的 PXA 的特征如束状结构、嗜酸性粒状体和广泛的细胞间网状蛋白沉积。TP53 在大多数巨细胞胶质母细胞瘤中广泛表达，仅在少数 PXA 中局灶性表达。除Ⅲ类 β- 微管蛋白外，神经元标记物也更受 PXA 的限制 [182]。最近的一项研究发现，在 20 例（60%）PXA 中有 12 例存在 *BRAF* V600E 突变，并且在所有 PXA 中检测到磷化 -ERK 的表达增加，而与 *BRAF* 突变状态无关。在 71 例胶质母细胞瘤中仅有 2 例（2.8%）发生 *BRAF* V600E 突变，9 例巨细胞胶质母细胞瘤中有 1 例（11.1%）发生 *BRAF* V600E 突变 [179]。

（三）治疗和结果

PXA 的主要治疗方法是手术切除，然后通过 MRI 密切监测。5 年总生存率为 80%，10 年总生存率为 70%。但是，手术后的复发率在 5 年时为 30%，在 10 年时为 40%。文献中的许多病例也接受了不同剂量和方案的放射治疗和化学治疗。与其他 PLGG 相比，无间变性特征的低级 PXA 的总体存活率较低。然而，与其他 PLGG 相比，PXA 辐射使用的增加可能是造成这种差异的部分原因，因为多变量分析表明，放射治疗是 PLGG 中与肿瘤死亡相关的最重要因素 [183]。一组研究者确定了手术的切除程度是 PFS 中最重要的单一因素，非典型有丝分裂和有丝分裂≥ 5 个 /10 HPF 在单因素分析中也显著相关 [176]。总生存率与手术切除无关，但有丝分裂指数≥ 5/10 HPF 与死亡相关，坏死和非典型有丝分裂也有一定程度的相关性 [176]。复发性病变或肿瘤在初次切除时表现出间变性特征，可采用放射治疗 [184] 和化学治疗方案 [176, 185] 进行治疗，化学治疗方案也可用于治疗间变性星形细胞瘤和胶质母细胞瘤。由于 PXA 中 *BRAF* V600E 突变的发生率较高，因此在复发和难治性疾病中应考虑使用 BRAF 抑制药 [186]。

十五、玫瑰花结形成性胶质神经元瘤（第四脑室）

（一）临床表现

该实体瘤的命名是由于所有病例最初发生在这个位置，直到在其他地方也发现了该肿瘤，特别是胫骨、脊髓和小脑 [65, 187, 188]。尽管据报道少于 50 例，但大多数发生在 10—40 岁，没有明显的性别差别。由于脑导水管阻塞，导致了头痛和共济失调，以及颅内压升高的其他症状在玫瑰花结形成性胶质神经元瘤（RGNT）中很常见，约一半的报道病例中可见。但是，症状发作缓慢，通常持续数月才发现肿块。MRI 通常显示一个实心和部分囊性的局限的中线肿块，在 T_2 序列上高强度，在 T_1 序列上低强度。在大多数情况下，使用造影剂至少显示局灶性结节增强 [189]。大约一半的报道病例存在钙化。

（二）组织病理学

虽然 RGNT 与 DNET 有一定的区别，但 RGNT 与 DNET 有一些共同的特点，可能代表了一类体外 DNET。细胞的主要成分单一，具有小的，圆形，增色的细胞核和少量的纤维状细胞质。这些细胞排列成颗粒状的纤化区，在黏液样物质的背景下形成柱状、血管周围的假红细胞和小的纤化玫瑰花结。像毛细胞型星形细胞瘤和 DNET 一样，这些细胞也可以在少突胶质细胞样细胞中生长，并形成带有“漂浮神经元”的黏液性微囊。免疫组织化学显示突触素在血管周围和玫瑰花结内有反应，而弥漫的 GFAP 染色则出现在更多的绒毛状星形胶质细胞中。MIB1 增殖指数应低于 2%～3%。在一个系列的 8 例 RGNT 中，发现有 2 例（25%）存在 *FGFR1* 突变 [190]。另一个系列在 8 例被检查的病例中有 3 例确定了 *PIK3CA* 突变 [191]。

（三）治疗和结果

与该病变的组织学低级别外观相一致，RGNT 的主要治疗方法是手术切除。许多 RGNT 患者在治疗后仍存在持续的神经功能缺损，但这可能反映了尝试在第四脑室及其周围进行积极的手术切除 [192]。几乎所有 RGNT 在完全切除后均不会复发，但仅 STR 或活检后进展缓慢。对文献报道的病例进行分析显示，只有 42% 的患者接受了完全切除，然而，1.5 年的 PFS 率为 100%[193]。在一份报道中，术后随访的 35 例中只有 1 例（2.9%）在术后 10 年内复发 [194]。2 年随访的稳定的未切除的卫星病灶的报道提示，仅靠活检来确诊或有限切除来减轻症状可能是这些肿瘤的全部治疗方法 [192]。

术后并发症最多的报道是共济失调和脑神经麻痹，多达 20% 的患者会出现这些并发症。因此，应小心限制这些良性肿瘤的切除，以避免发病。放射治疗和化学治疗没有被证明是有益的。

十六、室管膜下巨细胞星形细胞瘤

（一）临床表现

原发性中枢神经系统肿瘤很少有比室管膜下巨细胞星形细胞瘤（SEGA）更立体的临床表现。绝大多数 SEGA 被认为是在结节性硬化症的背景下发生的 [195]，但是由于渗透率的变化，许多 SEGA 患者不会表现出该综合征的临床明显体征（面部血管纤维瘤、皮质结节、顽固性癫痫、喉下纤维瘤、“灰叶点”和“青绿色斑块”）[196, 197]。肿瘤诊断的年龄从先天性 [198] 到 75 岁 [199]，但大多数病例出现在 20 岁之前。男性和女性受到的影响程度相似。几乎所有的 SEGA 都发生在侧脑室或第三脑室中，其中大部分集中在 Monro 孔附近（图 79-8）。由于接近脑脊液流动的这一过程，一些患者会出现脑脊液阻塞的体征和症状，但癫痫发作也可能促使 SEGA 的发

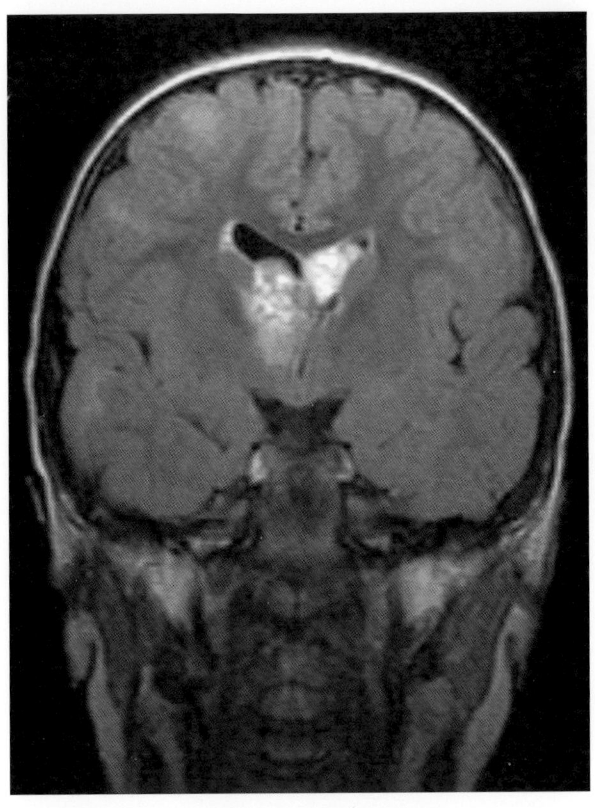

▲ **图 79-8　室管膜下巨细胞星形细胞瘤（SEGA）**
SEGA 的磁共振成像在侧脑室的典型位置，以 Monro 孔为中心

现 [200]。CT 显示外侧静脉内壁有部分钙化结节 MRI 显示 T_1 等强，T_2 高强。造影剂强烈增强病变。其他发现可能包括室管膜下小结节（“蜡烛沟”）、皮质结节和曲线状白质异常 [201]。

（二）组织病理学

在 SEGA 的大多数情况下，可以看到大型多边形细胞的片状生长。细胞较大，且具有偏心，光滑，嗜酸性的细胞质，以及一个或两个神经元样核，具有开放的染色质和突出的中心核仁。尽管 SEGA 包含相当大的细胞，真正的巨细胞是一个少见的组成部分。微钙化是常见的，有时可遮盖肿瘤细胞，但在少数情况下不存在 [202]。有丝分裂和坏死已经在良性病程的病例中被描述过，表明它们并不令人担忧 [203]。

大多数 SEGA 均表达神经胶质和神经元抗原，并在大多数样本中有 GFAP、S-100、神经丝、Ⅲ类 β- 微管蛋白、突触素、神经元特异性烯醇酶和 MAP2 各种混合物 [202, 204]。在超微结构证据的支持下，这种双表型特征导致该肿瘤逐渐被重新分类为胶质神经元性肿瘤 [202]。在结节性硬化复合物中见到的其他肿瘤，例如肾血管平滑肌脂肪瘤和心脏横纹肌瘤，与单克隆抗体 HMB45 发生反应，但在 SEGA 中未见此特征 [196, 205]。

（三）治疗和结果

在有症状的情况下或在监测过程中病变进展时，应采用 GTR 进行治疗 [206]。完全切除后的生长率很低，使手术成为一种成功和永久的治疗方式。但是，仅在不到 10%～20% 的结节性硬化症（TS）患者中才能看到切除的病例 [195, 207]。对于不能手术的肿瘤或没有 TS 的患者有持续生长的肿瘤，使用保形或伽马刀照射治疗可能是必要的。最近，已证明给予哺乳动物西罗莫司靶标（mTOR）抑制药是有效的，它是 TS 中被干扰的主要促生长途径。西罗莫司和雷帕霉素类似物（如依维莫司）可抑制 mTOR，已在美国和欧洲批准用于治疗 TS 和 SEGA 患者 [208]。依维莫司治疗可导致高达 70% 的与 TS 相关 SEGA 肿瘤迅速消退，在肿瘤缩小和稳定的较慢阶段，可能提供比手术干预和放射治疗更低的风险。[209–211]。使用 mTOR 抑制药的治疗还可以减轻癫痫发作的负担并治疗其他与 TS 相关的病变；然而，使用 mTOR 抑制药进行治疗会带来免疫抑制和高胆固醇血症的额外风险，因此可能需要长期服用 [212]。尚不确定这种治疗的全部益处和风险。

第 80 章　儿童皮肤及皮下组织恶性肿瘤

Malignant Tumors of the Skin and Subcutaneous Tissue in Children

Alberto S. Pappo　Carlos Rodriguez-Galindo　著
倪　燕　李　阳　译　　王景福　白孟麟　校

一、概述

儿童皮肤及皮下组织恶性肿瘤很少见。儿童中只有约 1% 的皮肤肿瘤是恶性的 [1, 2]。一项包含以往 20 年间对大型治疗中心就诊的 36 207 名儿童皮肤病患者进行的回顾中，发现 53 例（36 例原发和 17 例转移）肿瘤诊断为恶性。其中最常见的组织学类型包括横纹肌肉瘤，占 25%；淋巴瘤，占 19%；基底细胞癌，占 13%，白血病，占 13%；神经母细胞瘤，占 10%；恶性黑色素瘤，占 6%；鳞状细胞癌，占 6%；未分类的肉瘤，占 4%；上皮样神经鞘瘤，占 2%；以及室管膜瘤，占 2%[3]。Senerchia 等对儿童，青少年和年轻人的皮肤恶性肿瘤进行研究，在 30 岁以下的患者中鉴定出 7814 例（表 80–1）[4]。在这个年龄段，黑色素瘤是最常见的皮肤恶性肿瘤，其次是各种肉瘤和淋巴瘤。女性黑色素瘤的发病率较高，皮肤肉瘤的发病率较低，且随着时间的推移其黑色素瘤和 T 细胞淋巴瘤的发生率逐渐增加 [4]。在另一篇研究中，白血病（38%）、组织细胞增多症（20%）、神经母细胞瘤（17%）、横纹肌样瘤（11%）和横纹肌肉瘤（6%）是最常见的新生儿皮肤转移相关的恶性肿瘤 [5]。

本章概述了儿童和青少年皮肤和皮下组织中最相关的原发性和转移性肿瘤。

二、黑色素瘤

小儿和青春期儿童中黑色素瘤很少见，在 20 岁以下的肿瘤患者中约占 2%，但在 15—19 岁肿瘤患者中占 7%（图 80–1）[5]。在儿科年龄组中，黑色素瘤在女性中更为常见，但在 40 岁以后男性占主要地位 [6]。儿科黑色素瘤的发病率以每年 2% 的速度增加，且在 15—19 岁的女性发病率最高。但是，SEER 数据库最近的一项分析报道了 1185 名儿童和青少年黑色素瘤的发病情况，表明该疾病的发病率从 2004 年到 2010 年有所下降，而且这种下降趋势在 15—19 岁的患者中更为明显，自 2003 年以来，每年减少 11%[7]。黑色素瘤的发病率随年龄增长而增加，超过 90% 的儿童病例发生在 10 岁以上的患者中；74% 年龄在 15—19 岁 [6]。

（一）风险因素

儿童中也有与成人黑色素瘤发展相关的危险因素，包括皮肤浅色、雀斑和黑色素细胞痣数量增加 [8]。此外，小儿患者具有独特的诱因，例如以下所列因素。

- 着色性干皮病 [9]，一种常染色体隐性遗传疾病，其特征在于对紫外线（UV）辐射极度光敏，并由核苷酸切除修复互补基团的突变引起；患者的中位年龄为 22 岁，其罹患黑色素瘤的风险增加了 2000 倍 [10]。
- 遗传性视网膜母细胞瘤的幸存者，无论是否接受过辐照，患黑色素瘤的风险增加了 30 倍，而双侧疾病和家族病史阳性的风险最高 [11-12]。
- Werner 综合征 [13]。
- 先天性黑色素瘤 [14]。
- 巨大的先天性黑色素细胞痣（图 80–2）[15]；这些患者终生罹患黑色素瘤的风险约为 5%；更大的尺寸和众多的卫星痣增加了风险 [15]。
- 神经皮肤黑色素沉着症 [16] 是一种罕见的

表 80-1 2000—2008 年按组织病理学亚型划分的原发性皮肤恶性肿瘤

组织病理学分型	病例数	发病率*	男性发病率*	女性发病率*
总计	7814	25.66	19.40	32.3
黑色素瘤	6503 (83.2%)	21.33	14.60	28.46
肉瘤	811 (10.4%)	2.66	3.22	2.07
隆凸性皮肤纤维肉瘤	512	1.70	1.55	1.85
卡波西肉瘤	248	0.80	1.51	0.05
平滑肌肉瘤	14	0.05	0.05	0.05
恶性纤维组织细胞瘤	11	0.04	0.04	0.03
其他	26	0.09	0.08	0.10
淋巴瘤	420 (5.3%)	1.40	1.38	1.42
皮肤 T 细胞淋巴瘤	336	1.12	1.07	1.18
蕈样肉芽肿	193	0.64	0.57	0.72
原发性皮肤 $CD30^+$T 细胞淋巴瘤	70	0.24	0.25	0.22
皮肤 T 细胞淋巴瘤	65	0.22	0.21	0.22
其他	4	0.01	0.01	0.02
皮肤 B 细胞淋巴瘤	71	0.23	0.27	0.19
边缘区 B 细胞淋巴瘤	37	0.12	0.15	0.10
非霍奇金淋巴瘤，大 B 细胞	15	0.05	0.04	0.05
弥漫性滤泡性淋巴瘤	15	0.05	0.08	0.02
其他	4	0.01	0.01	0.02
癌	64 (0.8%)	0.21	0.17	0.26
未成熟血液肿瘤	13 (0.1%)	0.05	0.04	0.05
其他	16 (0.2%)	0.05	0.03	0.08

*. 每 100 万人的年龄标准化发病率；经 John Wiley&Sons 许可转载，引自 Senerchia 等，2014[4]

疾病，其特征是大或多发性先天性痣伴有脑膜黑素瘤或黑素病。先天性大黑色素痣患者发生神经皮肤黑色素沉着症的风险为 2.5% ～ 12%[16]。

- 约有 1/4 的无症状的先天性痣患者具有中枢神经系统黑色素病的影像学证据，但这些患者很少出现症状性疾病[16]。
- 免疫缺陷或实体器官及骨髓移植后的免疫抑制与黑色素瘤风险增加相关[17–19]；儿童癌症幸存者罹患黑色素瘤的风险增加 2.5 倍，确诊时的中位年龄为 32.3 岁[20]。
- 遗传和环境因素，包括使用日晒床，据一份报道估计，在美国、欧洲国家和澳大利亚，每年可能导致 10 000 多例黑素瘤病例[21, 22]。

（二）临床及病理特征

小儿和青春期儿童黑色素瘤的临床表现与成人黑色素瘤相似，但高达 60% 的患者诊断较晚[23–24]。最初的症状和体征可能包括出血、溃疡、痣体积增加、瘙痒和明显的肿块[25]。一项对包含 4400 例患者的两大系列儿童黑色素瘤的分析显示，女性患病

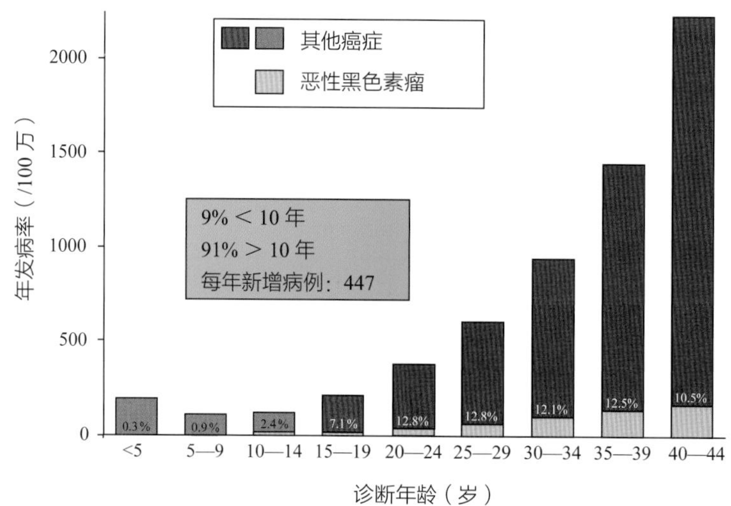

▲ 图 80-1 恶性黑色素瘤相对于所有癌症的发病率（SEER 数据，1975—2000 年）

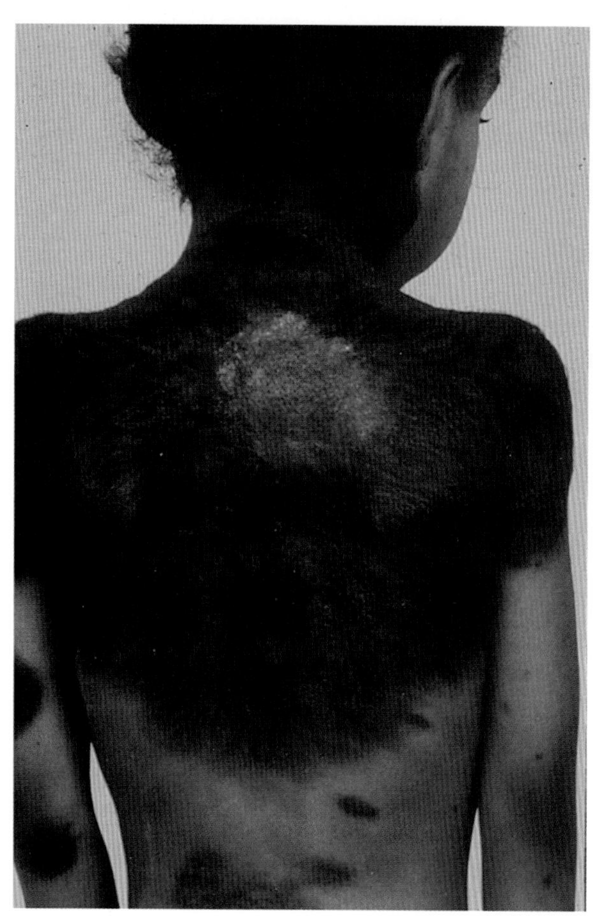

▲ 图 80-2 巨大先天性黑色素细胞痣

率更高，其中 90% 的患者年龄在 10 岁以上，而且在儿童及青少年组中超过 90% 的患者是白人[26, 27]。来自国际黑色素瘤登记处的 365 例患者数据也显示，诊断时的平均年龄较高（16 岁），及女性占多数[28]。在 20 岁之前出现黑色素瘤的患者中有超过 70% 出现局部疾病，56% 的原发灶直径≤ 1mm[26]。尽管大多数患者表现为局部疾病，但幼年患者（< 10 岁）更容易出现晚期疾病、头颈原发及组织学呈结节性[26, 27]。

（三）诊断及检查

建立儿童黑色素瘤的诊断是很困难的。Wechsler 等[29]同 8 位经验丰富的皮肤病理学家对 85 例儿童黑色素瘤病例进行了回顾，结果表明仅 39% 的病例与诊断完全吻合。在 Laman 等开展的研究中，13 例小于 15 岁的黑色素瘤患者中的 8 例被重新归类为不常见的痣[30]。诸如转移潜能未知的黑色素细胞肿瘤（MELTUMPS）和非典型斯皮茨痣等新兴术语通常令人困惑[31]，该术语可能会影响临床医师的治疗决策。在一份 57 种 MELTUMPS 的文献中，只有 50% 的参与者能够将临床上有利的病变诊断为良性，73% 的参与者将不良行为的病变诊断为恶性[31]。比较基因组杂交[32]和荧光原位杂交（FISH）已被用于对这些黑色素细胞病变进行分类[32]。*RREB1n*（6p25）、*MYB*（6q23）、*CCND1*（11q13）和 *CEP6*（6p11.1–q11）的四色 FISH 探针已被广泛用于鉴定非典型的斯皮茨样病变（Spitzoid lesion），并且在一项研究中发现了纯合 9p21 缺失患者合并前哨淋巴结阳性时与远处转移的发生有关[32]。Lu 等使用不同的测序平台描述了 15 种常规黑色素瘤，3 个巨大痣中产生的黑色素瘤和 5 个斯皮茨样黑色素瘤的基因组图谱[33]。常规黑色素瘤与成年黑色素瘤非常相似，其特点是突变负荷高，且与紫外线引起的损害一致。此外，儿童常规黑色素瘤的 *BRAF*（86%）及 *TERT* 启动子（92%）突变发生率较高。相比之下，巨大痣中产生的黑色素瘤含有 *NRAS* 激活突变。斯皮茨样黑色素瘤（Spitzoid melanoma）的特征是激酶融合，可能涉及多种基因，包括 *ALK*、*RET*、*NTRK1* 和 *BRAF*。Lee 等在后续文章证明 *TERT* 启动子独立地预测了斯皮茨样黑色素瘤的侵袭性临床行为[34]。

（四）分期

小儿黑色素瘤的分期指南尚未制定，因此大多数临床医师使用美国癌症联合委员会（AJCC）成人黑色素瘤的分类对这些患者进行分期和制定治疗措施（图 80–3）[35]。在新的 AJCC 系统中，患者被分为四组，那些有局部肿瘤的患者又根据其主要肿瘤的厚度、是否存在溃疡及有丝分裂率被分为两个阶段（Ⅰ和Ⅱ）。Ⅲ期患者存在结节性疾病，Ⅳ期患者存在远处转移。儿童患者，特别是那些具有非典型黑素细胞病变的患者，似乎具有更高的淋巴结转移率，尽管这一特征可能不会影响临床预后[34, 36–39]。常规使用计算机断层扫描（CT）检测黑色素瘤患儿的转移性疾病的方法尚未得到很好的研究，但一篇文献表明，较厚的原发灶可增加临床上未知转移灶的发生率[25]。小儿黑色素瘤人群常规使用前哨淋巴结活检[36–38]。斯皮茨样黑色素瘤的淋巴结转移率很高（39%），但这一发现似乎对临床预后没有影响，因为这些患者中有 98%～99% 在诊断后 59 个月还可以存活[39]。这些患者的样品中存在 *TERT* 启动子突变可能有助于鉴定那些可能受益于辅助治疗的儿童[34]。

（五）治疗

根据 SEER 数据库，黑色素瘤儿童和青少年的 5 年相对生存率为 94.3%（http://seer.cancer.gov/csr/1975_2012/results_merged/sect_29_childhood_cancer_iccc.pdf，最后一次登录时间为 2016 年 12 月），图 80–4 给出了按年龄划分的预后。手术切除是小儿黑色素瘤治疗的主要手段。当前的手术指南推荐以下切除边缘：原位黑色素瘤切除边缘为 0.5cm，厚度＜ 1mm 的黑色素瘤为 1.0cm，1～2cm 黑色素瘤厚度为 1.01～2mm 时为 2cm，肿瘤厚度＞ 2mm 时为 2cm（www.nccn.org/professionals/physician_gls/pdf/melanoma.pdf）。病灶较薄（≤ 0.75mm）的患者不应进行常规前哨淋巴结活检[40]。对于病变厚度为 0.76～1mm 且伴溃疡，或具有有丝分裂比率、病变厚度≥ 1mm 的患者，应讨论进行前哨淋巴结活检[40]。病变厚度 1～4mm 的患者也应进行前哨淋巴结活检[41]。前哨淋巴结活检在厚度＞ 4mm 的病变中的价值尚有争议，但多项研究表明，它可能提供重要的预后信息并有助于指导治疗。高危原发性皮肤黑色素瘤患者，特别是局部淋巴结受累的患者，应选择接受辅助干扰素 α–2b、聚乙二醇化干扰素，或参加采用新型免疫治疗的辅助临床试验[37, 42–44]。针对 *BRAF* 突变患者使用 BRAF 和 MEK 抑制药的新疗法，在 *BRAF* 突变的成人黑色素瘤中产生了卓越的临床反应[45, 46]。基于小儿和青少年常规黑色素瘤的基因组情况，预计这些肿瘤也将对这些疗法产生疗效，目前正在各种临床试验中对其进行研究。小儿患者也正在研究使用靶点抑制药的免疫治疗。伊匹单抗（Ipilimumab）在患有晚期实体瘤的小儿患者的Ⅰ期临床试验中显示，该药对 3mg/kg 的剂量具有良好的耐受性，5mg/kg 和 10mg/kg 时毒性逐渐增加，尤其是 12 岁以下的患者；1 例黑色素瘤患者出现病情稳定[47]。

三、皮肤恶性上皮肿瘤

小儿基底细胞癌和鳞状细胞癌均不常见。在墨西哥城一个大型中心的超过 36 000 例皮肤科患者中，仅发现 53 例恶性肿瘤，其中只有 25% 是鳞状细胞癌或基底细胞癌[3]。在 SEER 数据库的另一个系列中，皮肤癌占 17 个 SEER 注册管理机构 2000—2008 年报告的所有皮肤原发性恶性肿瘤的 0.008%[4]。表 80–1 列出了一些最常见的皮肤和皮下肿瘤。基底细胞癌在儿童患者中很少见，通常在诸如着色性干皮病[9] 和戈林综合征（Gorlin Syndrome）等易感性疾病的背景下发生，该病的特征是生殖系 *PTCH1* 突变，使罹患各种肿瘤的风险增加，包括基底细胞癌、横纹肌肉瘤、髓母细胞瘤、纤维肉瘤、血管瘤和卵巢纤维瘤[48]。这些患者电离辐射引起的染色体畸变率增加，因此可以避免局部放射治疗而受益。Vismodegib 是一种有效的 Hedgehog 途径小分子抑制药，已被证明可有效治疗髓母细胞瘤和晚期基底细胞癌患者[49, 50]。

皮肤鳞状细胞癌在儿童中很少见，大多数病例

美国肿瘤联合会

皮肤黑色素瘤分期

（第 7 版）

定义

原发肿瘤

- T_x 原发灶无法被测量（如刮除术后或明显退缩后的黑色素瘤）
- T_0 无原发肿瘤的征象
- T_{is} 原位黑色素瘤
- T_1 厚度小于 1.0mm 的黑色素瘤
- T_2 1.01～2.0mm 黑色素瘤
- T_3 2.01～4.0mm 黑色素瘤
- T_4 大于 4.0mm 黑色素瘤

备注：T 分期的 a 和 b 亚组分类根据溃疡及每平方毫米的有丝分裂数，如下所示。

分类	厚度（mm）	溃疡状态 / 有丝分裂
T_1	≤ 1.0	a. 不伴溃疡且有丝分裂数 <1/mm^2 b. 伴有溃疡且有丝分裂数≥ 1/mm^2
T_2	1.01～2.0	a. 无溃疡 b. 有溃疡
T_3	2.01～4.0	a. 无溃疡 b. 有溃疡
T_4	＞4.0	a. 无溃疡 b. 有溃疡

区域淋巴结（N）

- N_X 患者区域淋巴结无法被测量（如之前因其他原因被移除）
- N_0 未发现区域转移
- $N_{1\sim3}$ 基于转移淋巴结数量的局部转移及是否存在淋巴管内转移（移行或卫星转移）

备注：N 分期的 1～3 及 a～c 亚组分类标准如下所示

N 分期	转移淋巴结数量	转移淋巴结大小
N_1	1 个淋巴结	a. 微转移 [1] b. 宏转移 [2]
N_2	2～3 个淋巴结	a. 微转移 [1] b. 宏转移 [2] c. 移行或卫星转移，无转移淋巴结
N_3	4 个或更多的转移淋巴结；转移淋巴结黏连；或有移行或卫星转移，伴有可见的淋巴结转移	

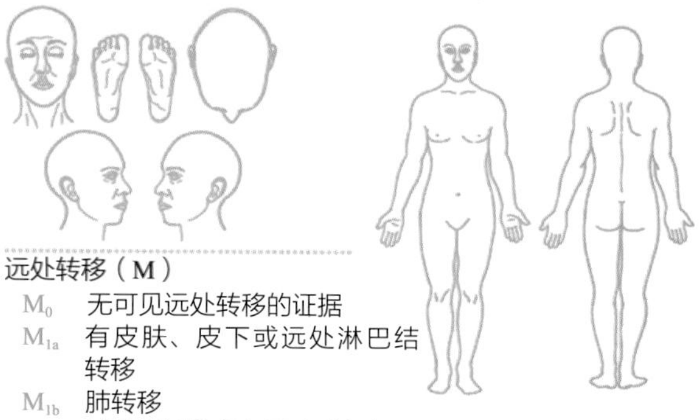

远处转移（M）

- M_0 无可见远处转移的证据
- M_{1a} 有皮肤、皮下或远处淋巴结转移
- M_{1b} 肺转移
- M_{1c} 转移至其他任何器官或任何远处转移伴有血清 LDH 升高

注意：血清 LDH 与 M 分期关系如下所示

M 分期	转移灶	血清 LDH
M_{1a}	远处皮肤，皮下组织，或淋巴结	正常
M_{1b}	肺转移	正常
M_{1c}	任何其他脏器	正常
	任何远处转移	升高

解剖分期 / 预后分组

临床分期 [3]				病理分期 [4]			
0 期	Tis	N_0	M_0	0 期	Tis	N_0	M_0
ⅠA 期	T_{1a}	N_0	M_0	ⅠA 期	T_{1a}	N_0	M_0
ⅠB 期	T_{1b}	N_0	M_0	ⅠB 期	T_{1b}	N_0	M_0
	T_{2a}	N_0	M_0		T_{2a}	N_0	M_0
ⅡA 期	T_{2b}	N_0	M_0	ⅡA 期	T_{2b}	N_0	M_0
	T_{3a}	N_0	M_0		T_{3a}	N_0	M_0
ⅡB 期	T_{3b}	N_0	M_0	ⅡB 期	T_{3b}	N_0	M_0
	T_{4a}	N_0	M_0		T_{4a}	N_0	M_0
ⅡC 期	T_{4b}	N_0	M_0	ⅡC 期	T_{4b}	N_0	M_0
Ⅲ期	任何T	≥ N_1	M_0	ⅢA 期	$T_{1\sim4a}$	N_{1a}	M_0
					$T_{1\sim4a}$	N_{2a}	M_0
				ⅢB 期	$T_{1\sim4b}$	N_{1a}	M_0
					$T_{1\sim4b}$	N_{2a}	M_0
					$T_{1\sim4a}$	N_{1b}	M_0
					$T_{1\sim4a}$	N_{2b}	M_0
					$T_{1\sim4a}$	N_{2c}	M_0
				ⅢC 期	$T_{1\sim4b}$	N_{1b}	M_0
					$T_{1\sim4b}$	N_{2b}	M_0
					$T_{1\sim4b}$	N_{2c}	M_0
					任何T	N_3	M_0
Ⅳ期	任何T	任何N	M_1	Ⅳ	任何T	任何N	M_1

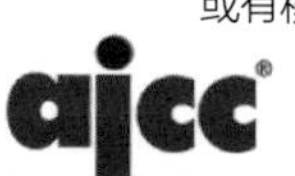

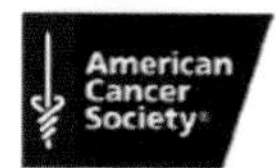

Financial support for AJCC 7th Edition Staging Posters provided by the American Cancer Society

注意：

1. 微转移灶的诊断在在前哨淋巴结活检或完全淋巴结切除术后（如果做过的话）
2. 宏转移的定义为经治疗性淋巴结切除术后确认或淋巴结表现出整体囊外扩张的临床上可见的淋巴结转移
3. 临床分期包括原发黑色素瘤微浸润及临床或影响评估的转移灶。依惯例，该分期应在完全切除原发灶后采用以评估区域或远处转移
4. 病理分期包括原发黑色素瘤的微转移及部分或完全淋巴切除术后的区域淋巴结病理信息。病理分期为 0 期或Ⅰ A 期的患者是例外，因为它们无须对淋巴结进行病理评估

▲ 图 80-3　美国肿瘤联合会（AJCC）黑色素瘤分期

经 Springer 许可转载，引自 Edge 等，2010 [47]

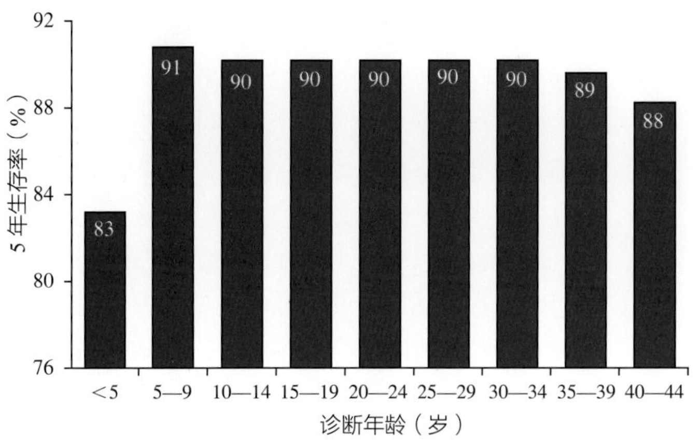

◀图 80-4　恶性黑色素瘤 5 年生存率（SEER 数据，1975—1999 年）

引自 Bleyer 等，2006

已在着色性干皮病儿童中被描述[10]。其他原因包括慢性、愈合不佳的瘢痕，免疫抑制，γ 干扰素受体 2 缺乏症，营养不良性大疱性表皮松解和全身性硬化或局限性硬皮病[51-53]。与成年人一样，肿瘤的位置和大小也会影响治疗选择。病变主要通过手术切除，其他治疗方法包括放射治疗、化学治疗、莫斯显微外科手术和光动力治疗。预后取决于肿瘤的大小和深度，似乎与成人相似，早期病变易于治愈，晚期病变对治疗反应较差。

四、组织细胞增生

组织细胞增生是一组异质性疾病，其特征在于反应性或赘生性组织细胞的增殖和积累。根据细胞的来源及临床和生物学行为，组织细胞增生分为三类，皮肤受累是所有组织细胞增生的常见特征（表 80-2）。

表 80-2　皮肤受累的组织细胞性疾病

分　类	疾　病
Ⅰ类	朗格汉斯细胞组织细胞增生症
	Hashimoto-Pritzker 自愈性网状组织细胞增多症
Ⅱ类	幼年黄色肉芽肿
	Rosai-Dorfman 病
	嗜血细胞性淋巴组织细胞增多症
	多中心网织组织细胞增多症
	海蓝组织细胞综合征
	坏死性黄色肉芽肿
	播散性黄瘤
Ⅲ类	恶性组织细胞病

（一）Ⅰ类：朗格汉斯细胞组织细胞增生症

朗格汉斯细胞组织细胞增生症（LCH）是一种由朗格汉斯细胞的克隆增殖引起的疾病，朗格汉斯细胞与表皮的主要抗原呈递细胞具有相同的表型特征。对小鼠模型和人类 LCH 样品的分子分析表明，LCH 的起源细胞可能不是表皮朗格汉斯细胞本身，而是髓样来源的 $CD1a^+/CD207^+$ 前体。这些致病细胞（LCH 细胞）统一表现为通过激活丝裂原激活的蛋白激酶（MAPK）途径的体细胞突变，从而导致细胞外信号调节激酶（ERK）磷酸化[54, 55]。无论是否检测到上游激活突变，在所有病例都应记录 ERK 激活[56, 57]。在多达 2/3 的病例中，*BRAF*（*BRAF* V600E）的体细胞突变继发于途径的激活。在其余的病例中，发现了 *MAP2K1*、*MAP3K1*[55, 58] 中的突变或该途径中的其他成员如 *ARAF*[59] 中的不频繁突变，它们均可致 ERK 磷酸化[55, 58]。

LCH 的特征是各种程度的器官受累和功能障碍。患者可能患有局限的疾病或涉及多系统疾病。LCH 的治疗根据危险度进行调整，具有单一病变的患者可能对局部治疗反应良好，而患有多系统疾病和高危器官的患者（造血、肝脏、脾脏）需要更深入的治疗。尽管无器官功能障碍的患者生存期极佳，但器官功能障碍患者的死亡率可能达到 30%～40%。对于低危疾病患者，虽然治愈几乎是普遍的，但疾病的复发率超过 30%[60]。

LCH 可影响许多不同的器官，包括骨骼、皮肤、淋巴结、肝脏、肺、脾脏，以及血液系统、视神经和中枢神经系统。皮肤可为单一器官受累或作为多系统疾病的一部分，最初发病时有多达 50% 的患者出现皮疹[61]。皮肤的任何部位都可能受到影响，包括指甲。头皮受累很常见，在婴儿中更典型，其次是颈部、腋窝，以及生殖器泌尿区域的褶皱部位。它表现为弥漫性和广泛性的，柔软的，鳞状的，红斑状的斑块，这些斑块可能变成皮瓣状的，并表现出带有浆液性痂的小侵蚀。在躯干上，皮疹往往更多是斑丘疹和鳞屑，类似于点状银屑病或玫瑰糠疹。外阴受累通常发生在老年妇女中[61]。

孤立的皮肤 LCH 总体上预后良好，有大约 50% 会在几个月内出现缓解。但是，皮肤中的病灶可以再次活化或散播性进展，有时是致命的。必须长期密切观察，尤其是在新生儿和婴儿中，因为高达 60% 的疾病进展为多系统疾病，且通常侵及高危器官[62-64]。在小儿年龄段，新生儿和婴儿的皮肤受累尤为典型。在单系统疾病（92%）和多系统疾病（86%）中，皮肤 LCH 是最常见的初始表现[63]。在这个年龄组中，区别于 Hashimoto—Pritzker 自愈网状组织细胞增生症是关键。LCH 的这种自我限制形式通常始于新生儿期，结节性病灶的出现类似于水痘的结节病，并影响身体的任何部位，包括手掌和脚底。尽管旧病灶消退时可能会出现新病灶，但这些病灶会在数周内消退。通常不可能根据临床或组织病理学特征区分哪些病例会自发消退[62, 64, 65]。但是，严重的多系统受累婴儿通常具有较急性的皮肤症状，在头皮、弯曲部位和躯干出现丘疹性皮疹。也有报道称 LCH 表现为“蓝莓松饼样婴儿”[66]。

需要根据患者的年龄和其他器官的受累程度来考虑皮肤 LCH 的治疗。偶尔可能需要手术切除孤立的结节，但拒绝伤残性大的手术。局部类固醇可以作为一线治疗有益，尤其是对于红斑病变，但治疗后复发很常见。在严重的皮肤病中，局部氮芥、局部他克莫司或补骨脂素与紫外线（PUVA）光化学治疗可能是有效的。在广泛的疾病中，建议进行温和的全身化学治疗，例如泼尼松和长春碱，但如果涉及多个系统，则可能需要进行更深入的治疗[67]。在 50%～60% 的患者中存在致癌性 *BRAF* V600E 突变及其与复发风险增加的关联性，为使用 BRAF 抑制药提供了非常有力的理由[68]。据报道维罗非尼（Vemurafenib）在多系统性和难治性 LCH 的成年患者中引起反应，包括携带 *BRAF* V600E 突变的严重皮肤受累[69-74]。

（二）Ⅱ类：良性非朗格汉斯细胞组织细胞增生症

这组疾病的起源细胞是单核细胞 / 巨噬细胞，一种具有多种分化潜能的细胞。包括几种疾病，其中大多数首先表现为皮肤受累（表 80-2）。

幼年黄色肉芽肿（JXG）是最常见的组织细胞病；它通常出现在婴儿期或幼儿期（中位年龄 5—12 月龄），并且通常自发消退[75-77]。通常情况下，患者会出现孤立的小而淡黄色的坚硬丘疹，表面有毛细血管扩张，但可能会发展为多处病变，并有全身受累（包括中枢神经系统、肝 / 脾、肺、眼和肌肉）。眼睛是最常见的皮肤外部位，所有患有 JXG 的儿童都应进行适当的眼科评估[76]。2/3 的患者出现孤立的皮肤病变；这些病变通常出现在幼儿期（中位年龄为 2 岁），以小的（＜ 1cm）坚硬的结节形式出现，并以头颈为首[75]。在大约 16% 的患者中，JXG 可能表现为孤立的皮下结节或深部软组织肿块。这种形式的病变可能更大，可达 3cm 或 4cm，并且患者被诊断时的年龄更小（中位年龄为 3 月龄）[75, 77]。不到 10% 的患者存在多发性皮肤病变；这种形式通常在婴儿期出现，随着时间推移结实结节逐渐减少或消退。少数患者（＜ 5%）出现皮肤和内脏受累（肝、肺、脾、肾和脑）；这种全身性形式几乎是新生儿时期所独有的，并且预后极差[75, 77]。

JXG 的病理学特征是异物巨细胞（Touton 巨细胞），以及乳头和网状真皮中的泡沫细胞的密集，界限不清的浸润。多达 38% 的病例发生在皮下组织，筋膜和周围肌肉中[75-76]。特征性组织细胞与朗格汉斯细胞区别点在于 CD68、XⅢa 因子和波形蛋白的阳性表达。通常，仅限于皮肤的 JXG 不需要治疗，但是内脏受累的 JXG 可能需要全身治疗，尽管它被认为是化学治疗耐药性疾病。

窦性组织细胞增生伴大量淋巴结病（Rosai—Dorfman disease）是一种反应性组织细胞增生，通常为自限性的良性病变，主要局限于颈淋巴结。它通常影响年轻人，后者表现为无痛性双侧颈淋巴结病，通常伴有红细胞沉降率升高和多细胞系丙种球蛋白病。多达 40% 个体患有结外疾病，皮肤是最常见的部位，其次是骨骼、唾液腺、中枢神经系统，以及泌尿生殖系统、呼吸系统和胃肠道系统。很少有孤立的皮肤受累，但描述得很清楚[76]。皮肤病变为黄色，有时为红斑丘疹或结节，直径可达 4cm，通常可见自发消退。Rosai—Dorfman 病的病理学定义为大型泡沫组织细胞与浆细胞混合后淋巴结窦的特征性扩张。囊的纤维化和淋巴细胞吞噬作用突出。典型的皮肤病变包括密集的上皮组织细胞浸润及散在的多核巨细胞（Touton 细胞）。这些病理组织细胞 CD1a 阴性，但 XⅢa 阳性 [76]。对 Rosai—Dorfman 病目前尚无有效的治疗方法，通常建议密切观察，但在疾病进展或侵犯关键结构的情况下可能建议使用类固醇或 LCH 型治疗。

吞噬性淋巴细胞组织细胞增生症（HLH）是一种罕见的，威胁生命的，迅速进展的组织细胞增生症，其特征是 T 细胞活化引起的活化巨噬细胞良性增生，导致不受控制的吞噬细胞综合征。这种现象可能在任何年龄的继发感染中发生，最常见的情况是在自然杀伤（NK）溶菌功能存在结构缺陷的婴儿中。多达 65% 的患者出现由非特异性，暂时性，全身性，斑丘疹性皮疹。此外，还报道了红皮病和紫癜性斑疹 / 丘疹，均不会发生孤立的皮肤受累。HLH 的治疗包括全身性化学治疗结合免疫调节及巩固性异体造血干细胞移植以减少细胞增生 [76]。

皮肤受累的Ⅱ类组织细胞增生症发生频率要低得多，在儿童中多中心网状组织细胞增生症、海蓝组织细胞综合征、坏死性黄色肉芽肿和多发性黄色瘤发生的很少（见 Newman 等的综述 [76]）。

（三）Ⅲ类：恶性组织细胞增生症

恶性组织细胞增生症是一种极为罕见的危及生命的疾病，其特征是组织细胞的广泛肿瘤性增生，累及肝脏、脾脏、淋巴结和骨髓。它通常表现为疼痛的淋巴结病、肝脾大、发热和盗汗 [76]。在多达 50% 的患者中可见结外扩展，主要影响皮肤、骨骼和胃肠道。皮肤受累的病例为 10%～15%，有单个或多个丘疹样病变，范围从皮肤着色到紫红色不等。病变可以发生在任何地方，但更易发生于四肢，尤其是小腿和臀部。病理显示附件结构和血管周围的非典型组织细胞有深层真皮和皮下浸润。细胞侵入现象也很普遍。恶性组织细胞增生症的治疗方法尚不明确，但通常建议使用间变性大细胞淋巴瘤（ALCL）的一般治疗指南进行管理。

五、皮肤和皮下组织的原发性软组织肉瘤

皮肤的原发性肉瘤极为罕见，在成人中占恶性实体瘤的 1% 以下，在儿童中则更少（表 80–3）[78]。儿童、青少年和年轻人中最常见的皮肤软组织肉瘤按频率递减的顺序排列依次是隆凸性皮肤纤维肉瘤、卡波西肉瘤、平滑肌肉瘤、血管瘤样纤维组织细胞瘤和血管肉瘤 [4]。

（一）隆凸性皮肤纤维肉瘤

隆凸性皮肤纤维肉瘤（DFSP）是一种罕见的低度恶性皮肤癌，通常表现为躯干或四肢近端结节状肿块，占所有肉瘤的 1%，估计年发病率为

表 80–3 皮肤和皮下组织原发性软组织肉瘤

起源细胞	肿 瘤
血管	卡波西肉瘤
	血管肉瘤
	上皮样血管内皮瘤
	血管内乳头状血管内皮瘤
	视网膜状血管内皮瘤
	恶性血管球瘤
纤维	隆凸性皮肤纤维肉瘤
	血管瘤样纤维组织细胞瘤
	婴儿肌纤维瘤病
	非典型纤维黄色瘤
	皮肤纤维瘤
	从状纤维组织细胞瘤
平滑肌	浅表平滑肌肉瘤
	浅表平滑肌瘤
	错构瘤
	血管脂肪平滑肌瘤
神经鞘	皮肤恶性周围神经鞘瘤
神经嵴	透明细胞肉瘤
神经外胚层	原发性浅表尤因肉瘤
脂肪	浅表脂肪肉瘤
未知	上皮样肉瘤

（0.8～4.2）/100 万[79, 80]。该肿瘤的特征在于其浸润性和低转移潜力[81]。DFSP 是第二常见的皮肤肉瘤，在基于人群的研究中占皮肤肉瘤的 18%，且好发于 20—50 岁人群[81]。巨细胞纤维母细胞瘤是 DFSP 的一种幼年形式，主要见于 1 岁以内患者，最常见于腹部、背部和腹股沟的浅表软组织肿块[82]。儿童 DFSP 占所有 DFSP 病例数的 6%[80]。Gooskens 等[83]在 2010 年总结了 166 例儿童 DFSP 病例，并将其分为先天性（23%）和获得性（77%）。先天性 DFSP 最常见的部位是躯干，而四肢则更常见于后天性 DFSP[83]。超微结构和免疫组织化学分析表明 DFSP 起源于成纤维细胞。在＞ 90% 的病例中，DFSP 具有 t（17；22）（q22；q13）易位或由源自 t（17；22）的混合片段组成的多余染色体环。这导致 22 号染色体上的 *PDGF* 基因与 17 号染色体上的 *COL1A1* 基因融合，并产生组成型的 COL1A1–PDGF–β 融合蛋白，经翻译后加工形成功能性 PDGF–β[80, 84]。巨细胞成纤维细胞瘤与 DFSP 中观察到的 *COL1A1-PDGF* 融合蛋白具有相同的 t（17；22）（q22；q13）易位，但有证据表明，DFSP 中存在染色体环，而巨细胞成纤维细胞瘤中存在线状衍生物[85]。此外，一份报道表明，仅在 DFSP 中发现了 *COL1A1-PDGF* 融合蛋白的基因融合，而在巨细胞成纤维细胞瘤中则没有[86]。

DFSP 最常见于中年人，通常发生在躯干（40%～50%）、四肢近端（30%～40%）和头颈部（10%～15%）[80]。病灶表现为硬结的粉红色、紫红色或肉色斑块，周围皮肤可能显示毛细血管扩张症。患者临床病程缓慢，症状发作前间隔时间长（数月至数年）。症状是固定在真皮上但不侵及深层组织的病变，通常在病程后期才显示出阳极 / 突起的生长模式，并且可能呈紫红色或蓝红色或棕色[79, 80]。有些病例的萎缩性斑块平坦或凹陷，可能多年不突起。病理学上，DFSP 的特征是存在大而平淡的梭形细胞，具有细长的核和低的有丝分裂率。免疫组织化学染色 CD34 和载脂蛋白 D 阳性，S–100、细胞角蛋白、结蛋白和平滑肌肌动蛋白阴性[80]。DFSP 的低级别经典形式包含了大多数 DFSP 案例。纤维肉瘤很少见，且发生局部和远处转移的风险更高[79]。但是，在一项对 18 例均完整切除的病例研究时发现，局部复发率与传统 DFSP 相似，并且未追踪到转移病例[87]。

可通过查体评估肿瘤的程度和对下层组织的固定程度；而且，磁共振成像（MRI）可用于确定深部肿瘤浸润。DFSP 的主要治疗方法是手术切除。广泛的局部切除术后局部复发率约为 20%，而与之相比，使用莫斯手术（Mohs surgery）该比例为 1.6%[88]。在一项回顾性研究中，对 204 例中位切除边缘为 2cm 的患者进行了研究，发现 1% 的患者出现局部复发[89]。在意大利的另一项回顾性研究中，136 例原发性肿瘤患者的 10 年局部复发率为 4.9%，而 82 例复发性肿瘤患者则为 5%[90]。在这项研究中，手术切缘阳性与 10 年局部复发率更高相关（8% vs 3.7%）[90]。国家综合癌症网络（NCCN）建议，应尽一切努力在被覆筋膜中使用莫斯手术或使用 2～4cm 边缘的手术切除来实现切缘阴性，并推迟进行重建手术直至确认切缘阴性为止（http://www.nccn.org/professionals/physician_gls/pdf/dfsp.pdf）。辅助放射治疗已普遍用于手术切缘阳性的患者，在这些患者中，无法进行二次手术且局部控制率高。DFSP 典型的血小板源性生长因子（PDGF）的组成性激活为在罕见的转移性疾病、无法手术或复发及广泛性疾病的患者中使用伊马替尼提供了强有力的理由[91, 92]。使用这种治疗方法已经发表了几篇儿科报道[83, 93]。

（二）卡波西肉瘤

卡波西肉瘤（KS）是一种血管增生性疾病，是基于人口研究的最常见的皮肤软组织肉瘤，占所有皮肤恶性肿瘤的 70% 以上，在所有年龄段的男性中发病率均较高[78]。KS 有 4 种主要类型：经典 KS，通常发生在地中海老年男性或德系犹太人中；流行性或人类免疫缺陷病毒（HIV）相关的 KS；地方性 KS，出现在中非国家的群体中；以及移植相关的 KS。所有这四种类型都与人疱疹病毒 8（HHV–8）感染有关[94–96]。与 KS 相关的疱疹病毒（KSHV）不会引起非常普遍的感染，并且不同地区流行率差别很大。KSHV 在撒哈拉以南非洲非常常见，血清阳性率＞ 50%，在地中海国家中中等流行（20%～30%），在欧洲、美国和澳大利亚则流行率较低（＜ 10%）。同性恋者的患病率最高。

KS 的特征是形成紫色或深色的斑点、斑块和皮肤结节，易出现溃疡和出血。这些病变可以维持数月至数年不变，但它们也可以迅速生长并在数周至数月内传播[94-96]。在儿童中，KS主要局限于HIV和获得性免疫缺陷综合征（AIDS）流行率较高的国家，而与移植相关的则更少见[97]。尽管在90%以上的KS成人中观察到皮肤病变，但无论是否伴有HIV感染，皮肤KS在儿童中均较少见[97]。具有流行病学病史的幼儿，KS主要涉及淋巴结，这是成年人中的非典型表现，与HHV-8血清转化有关[98]。

有效的抗反转录病毒疗法是通过免疫重建和控制HIV病毒血症来控制KS，并且已证明它可以阻碍KS的发展。由于免疫再激活炎症综合征，开始抗反转录病毒治疗时可能会出现轻度恶化。KS不被认为是可治愈的肿瘤，但可以实现持久的缓解。开始治疗KS的适应证包括快速进展疾病、内脏疾病和大块皮肤疾病。不同的局部治疗方法被证实是有效的，包括放射治疗、冷冻治疗和病灶内注射。全身治疗适用于大而快速进展的疾病。长春新碱、博来霉、多柔比星、依托泊苷和紫杉醇的组合治疗方案已被证明是有效的[95, 96, 98]。但是，鉴于其罕见性，目前尚无治疗儿童KS的共识性指南[97]。脂质体多柔比星是目前的首选药物。聚乙二醇化脂质体优先聚集在高度血管化的KS病变中，随机试验显示单药脂质体多柔比星优于长春新碱、博来霉素和多柔比星联合治疗[95, 96]。而且，内皮细胞的优先感染和血管内皮生长因子（VEGF）的二次产生为使用抗血管生成药提供了强有力的理由。已发现使用西罗莫司靶向哺乳动物西罗莫司靶蛋白在移植后KS中有效，目前正用于预防和治疗该疾病[95, 96]。

（三）皮肤和皮下平滑肌肉瘤（浅表平滑肌肉瘤）

原发性浅表平滑肌肉瘤（LMS）是一种罕见的惰性平滑细胞瘤，仅占所有皮肤软组织肉瘤的不到3%[4, 78, 99]。浅表LMS被分为两组：皮肤的（在立毛肌或生殖器根部的真皮中形成，伴或不伴皮下组织侵犯）、和皮下的（从皮下组织血管的平滑肌壁形成）[94]。浅表LMS表现为硬结、红斑，生长缓慢，单个或簇状结节，并经常表现出局部变色，范围从红色、深蓝色和黑色到发白。皮下类型表现为可触及的肿块，类似于脂肪瘤、囊肿或神经纤维瘤[95]。从婴儿到老年人，所有年龄段的人均可患浅表LMS，但频率最高的是中年人群[94, 99-101]。它通常在四肢，尤其是下肢的毛发表面呈单个或成群的结节状[94, 99, 101]。尽管皮肤和皮下病变的局部复发率均在30%～50%，但治疗主要是外科手术。因此，建议采用3～5cm边缘的广泛局部切除或莫斯手术[99]。虽然远处转移很少以皮肤形式发生，并且通常局限于局部淋巴结转移，多达50%皮下LMS出现了转移[99, 101]。

（四）血管瘤样纤维组织细胞瘤

血管瘤样纤维组织细胞瘤（AFH）最初被认为是一种恶性纤维组织细胞瘤的变体，在一定比例的病例中存在转移。然而，随后的研究证明了这种肿瘤总体呈惰性，只有不到5%的病例出现转移，通常局限于局部淋巴结[102]。AFH是第三大最常见的皮肤肿瘤，在基于人群的研究中占5%[78]。AFH在儿童和年轻人中易感，其诊断时的中位年龄分别为14岁和20岁[103, 104]，临床表现为四肢（65%）或躯干（28%）的表浅肿物缓慢增长[103]。临床上，肿块可能类似于血肿、血管瘤或良性囊肿。在少数病例中报道了发热、体重减轻和贫血等症状，这很可能是由于*EWS-CREB1*转录导致白细胞介素6生成过多[103, 105]。Tocilizumab已成功用于治疗这些症状[106]。

组织学非常独特，有致密的纤维囊和周围的淋巴细胞浸润，可能与淋巴结的转移性密切相关。这种慢性炎性浸润通常在肿瘤周围最明显[102]。肿瘤被通常称为充满血液的囊性腔，但不是普遍的。AFH具有独特的免疫表型，大约一半的病例具有结蛋白阳性，骨骼肌标志物阴性。据报道，上皮膜抗原CD99和CD68在40%～50%的病变中呈阳性[107]。AFH通常是通过*EWSR1*基因和*CREB1*基因的易位而被界定的[107]。同时也涉及*FUS-ATF1*和*EWSR1-ATF1*的罕见易位[107]。

AFH的治疗是外科手术性的。高达10%的病例可见局部复发，淋巴结和远处转移（5%）极为罕见[103, 104]。

（五）血管肉瘤和其他血管肿瘤

1. 血管肉瘤

血管肉瘤是一种侵袭性强，恶性的，血管或淋巴管起源的内皮细胞瘤，占所有皮肤肉瘤的2%～5%[78, 108]。它可能在任何年龄发生，但其发生率在老年人中较高，而在儿童中发生则极为罕见。血管肉瘤分为五种类型：皮肤的血管肉瘤、淋巴水肿相关的血管肉瘤、放射诱导的血管肉瘤、原发性乳房血管肉瘤和软组织血管肉瘤[108, 109]。皮肤血管肉瘤通常存在于老年白人男性中，并优先累及头皮。它可能像瘀伤，通常是多灶性的，并且可能被误认为是简单的良性病变，导致诊断延迟。随着肿瘤尺寸的增加，会发生组织浸润、水肿、肿瘤菌样瘤、溃疡和出血[84]。淋巴水肿相关的皮肤血管肉瘤（Stewart-Treves 综合征）已被描述为继发于多种机制，但大多数病例发生在乳房切除术后[109]。放射诱导的皮肤血管肉瘤通常间隔很长时间后发生，通常表现为弥漫性浸润性斑块或丘疹，并伴有溃疡[109]。治疗是基于根治性手术，在无法切除、复发或转移性疾病的情况下使用化学治疗（紫杉醇类或异环磷酰胺/多柔比星的组合）[108]。小儿血管肉瘤通常表现为软组织或内脏疾病，尽管多达 30% 的病例可能发生在头颈部浅表部位[110]。真正的皮肤血管肉瘤在儿童中极为罕见，但似乎具有一些独有的特征。肿瘤似乎以下肢为主，女性多见，并存在先天性偏侧肥大、心肌梗死综合征、先天性淋巴水肿和接受过放射治疗的先天性血管瘤[111, 112]。

2. 上皮样血管内皮瘤

上皮样血管内皮瘤是一种低度血管肉瘤。它通常表现为孤立的、轻微疼痛的软组织肿瘤。它可能发生在任何年龄，但在儿童时期很少见。至少一半的病例与血管（通常是静脉）紧密相关，在某些情况下，血管闭塞可导致大多数症状，例如水肿或血栓性静脉炎。治疗包括广泛切除和临床评估淋巴结情况。上皮样血管肉瘤也可与上皮样血管内皮瘤相混淆[109]。

3. 血管内乳头状血管内皮瘤（Dabska 瘤）

这是低级血管肉瘤的一种罕见变体，最初见于 6 名年龄在 4 月龄至 15 岁之间的儿童的头颈部和四肢。如果淋巴结肿大，则治疗包括广泛切除和局部淋巴结清扫术[109]。

4. 网状血管内皮瘤

这是皮肤低级血管肉瘤的一种独特变体，优先累及上肢和下肢。它在所有年龄段均可发病，临床上表现为生长缓慢的外生性肿块或斑块状真皮和皮下结节。尽管局部复发很常见，但具有极低的转移潜力，治疗以外科手术为主[109]。

5. 恶性血管球瘤

大多数的血管球瘤是体积小的良性肿瘤，好发于四肢的真皮或皮下组织。但是，偶发性血管球瘤可能表现出更具侵略性的临床行为，因此常使用“血管球肉瘤（glomangiosarcoma）”这一名称。非典型和恶性血管球瘤极为罕见，其病变比传统的血管球瘤更大更深，并且可能发生转移。病理可能显示肉瘤与良性血管球肿瘤相混合[109, 113]。该肿瘤在儿童中极为罕见，但已发现相关病例[113]。其他具有明显血管成分的皮肤肿瘤包括多核细胞血管组织细胞瘤、血管纤维瘤、血管平滑肌瘤、血管脂肪瘤、血管平滑肌瘤和血管黏液瘤[109]。

（六）上皮样肉瘤

上皮样肉瘤是非常罕见的软组织肉瘤，不到软组织肉瘤的 1%[114]。其组织发生是未知的，但它似乎是具有主要上皮分化的间充质肿瘤，对上皮和间充质标记物（如细胞角蛋白、上皮膜抗原、波形蛋白和 CD34）均显示反应性[115]。与大多数软组织肉瘤不同，它的特征是通过淋巴管扩散到皮肤、深层软组织、筋膜和骨骼的非连续区域。具有以下两种类型的上皮样肉瘤：经典型和近端型。以其常规或经典形式，它通常是累及年轻人下肢远端的真皮、皮下组织或较深的软组织的孤立性或多灶性肿瘤，并经常与上皮溃疡发生相关。经典型上皮样肉瘤在儿童和老年人中很少见。近端型具有更多的轴向分布（纵隔、骨盆、会阴、躯干），从一开始就具有更深的位置和更侵袭性的临床行为，主要发生于成人。

组织学上，近端或轴向型与经典型的区别在于存在较大的上皮样细胞，具有囊泡核，突出的核仁和异型性，以及横纹肌样特征。在近端但非经典类型中已描述了 22q11 中 *SMARCB1/INI1* 的失活（及相应的 INI1 染色缺失），因此横纹肌样瘤家族中包括上皮样肉瘤这种变体。

上皮样肉瘤是侵袭性肿瘤，极易局部复发。它持续复发，通常在更近端出现连续的病变，最终转移[115]。故需要广泛、全面，切缘清晰的手术切除。此外淋巴结转移很常见，在诊断检查中可能会行前哨淋巴结活检。

（七）肌腱和腱膜的透明细胞肉瘤

透明细胞肉瘤是一种罕见的肉瘤，也称为软组织的恶性黑色素瘤，被认为源自神经嵴细胞。通过免疫组织化学、超微结构和基因组图谱研究有黑色素细胞分化的证据。从遗传上讲，它的特征是存在

t（12；22）（q13；q12）易位，导致 *AFT1/EWSR1* 融合[116]。透明细胞肉瘤好发于青少年和年轻人肢体的远端，尤其是下肢，并且易出现区域或远处转移。组织学上，病变通常侵及肌腱和腱膜。根据这种肿瘤的缓慢生长行为，有丝分裂特征很少见。透明的细胞外观归因于糖原的积累。免疫组织化学对于与黑色素合成相关的抗原（例如 HMB-45，黑色素 A 和 S-100）表达的检测有很重要的意义，这使其与恶性黑色素瘤没有区别。治疗主要是外科手术，通常需要根治性切除。化学治疗和放射治疗作用通常非常有限。前哨淋巴结活检有助于分期并指导手术范围[116, 117]。

（八）原发性浅表尤因肉瘤

皮肤和皮下尤因肉瘤是一种罕见的但被广泛描述的肿瘤，具有独特的临床特征[118-121]。它通常发生在青少年和年轻人（中位年龄为 17 岁）的皮下组织（较少见于真皮）中，并且女性多见。与经典的尤因肉瘤不同，浅表尤因肉瘤好发于四肢（占病例的 60%），其次是头颈部区域（占 20%）[118]。它在组织学和分子学上与经典的尤因肉瘤没有区别。当按照尤因肉瘤的标准指南进行治疗并进行化学治疗和积极的局部控制时，浅表尤因肉瘤的预后非常好，长期生存率超过 90%。仅接受手术治疗的患者具有较高的局部和远处复发率[118-121]。

（九）婴儿肌纤维瘤病

婴儿肌纤维瘤病（IM）是一种罕见的婴儿纤维性肿瘤，可呈单发或多发。目前已发现兄弟姐妹和后代患病的家族病例。在这些病例中可见 *PDGFRB* 或 *NDRG4* 基因的种系突变[122-124]。IM 分为 3 种类型：单发 IM，其特征是单个病变主要累及头部、颈部或躯干的皮肤或肌肉，而很少发生于四肢，约占病例的 75%；无内脏累及的多灶性 IM；以及累及内脏的多灶性 IM（不仅在皮肤和肌肉中而且在骨骼、肺、心脏和胃肠道中也出现多中心病变）。单发 IM 男性中较为普遍，而多灶性 IM 在女性中更为常见。IM 几乎是婴儿和儿童所独有的：88% 的病例在 2 岁之前被诊断，60% 的病例在出生时或出生后不久被发现。大约 50% 的单发病例和 90% 的多灶性病例是先天性的[125, 126]。

IM 病灶边界清晰，无触痛，直径为 0.5～7cm，表现为橡胶状、硬的皮下结节或被正常皮肤覆盖的肿块。由于血管突出，原发性皮肤病变可能类似于血管瘤。在显微镜下，它们形成具有双相特征的界限清楚的结节，梭形细胞的周围区域排列成交织的束状或呈螺旋状（平滑的肌样束状），中心部分具有圆形细胞，其血管分布从真皮延续到皮下组织。通常在肿瘤结节中心发现坏死或类血管内皮细胞瘤样结构。免疫染色示肌动蛋白、波形蛋白和结蛋白的阳性，以及 S-100 阴性，提示梭形细胞的肌成纤维细胞起源[126, 127]。

无内脏受累者预后良好，在 1～2 年内，特别是多灶性病变可自行消退[127]。手术治疗被用于单发病灶，但不应该尝试进行激进的手术。内脏受累的患者可能患有更严重的疾病，尤其是胃肠道或心肺功能不全的患者，已有相关的致死病例。在这种情况下，化学治疗可能会促进肿瘤消退。长春碱和甲氨蝶呤的组合，或更强的治疗肉瘤的方法，已被证明是有效的[126, 128]。

（十）皮肤恶性周围神经鞘瘤

皮肤恶性周围神经鞘瘤是一种非常罕见的皮肤肉瘤，可能出现在有或没有 1 型神经纤维瘤病的患者中。它具有反复局部复发的能力，似乎与转移倾向较低有关。这些肿瘤尽管好发于头、颈和上半身，但可出现任何年龄段儿童身体的任何地方。在婴儿期和儿童期表现为先天性或后天性肿瘤的丛状肿瘤，符合这种局部侵袭性生长和转移倾向低的生长模式[94]。

（十一）非典型纤维黄色瘤

非典型纤维黄色瘤是一种恶性纤维组织细胞性肿瘤，最常见于阳光晒伤的老年人皮肤。它趋于局部复发，转移的可能性低于其较深的软组织恶性纤维组织细胞瘤。非典型纤维黄色瘤也可能发生在辐射后的年轻个体的未暴露部位，以及患有色素性干皮病的儿童。临床表现为头颈部阳光晒伤或受辐照的皮肤上出现结节或溃疡。治疗是外科手术性的，通常需要宽边距，建议行莫斯显微手术[94]。

（十二）皮肤和皮下平滑肌瘤

单发性和多发性毛发平滑肌瘤产生于立毛肌，而会阴部单发性平滑肌瘤源自乳头、外阴或肉膜状肌肉。最常见的表现形式是多发性毛发平滑肌瘤，表现为硬固的红色至棕色的皮内结节，成组、线性或皮节排列，固定在皮肤上，但未侵及较深的组织。最经常发生于四肢，尤其是伸肌表面，其次是躯干和面部/颈部。疼痛可能是继发于肿瘤内神经纤维压力或肌肉纤维收缩所致的寒冷、情绪、触觉、创伤或压力引起。多发性平滑肌瘤患者也可能发展为子宫平滑肌瘤，很少发生平滑肌肉瘤。在多发性病变的情况下，临床过程是逐渐发展的，不存在自发消退。治疗取决于病变的数量和症状的存在与否。可能需要进行植皮手术，但经常复发，特别是在有多个病变的患者中。其在儿童中极为罕见[99]。

（十三）平滑肌错构瘤

平滑肌错构瘤是一种罕见的平滑肌良性增生，可能以两种形式出现。先天性病变通常发生在躯干和肢体近端，可能含有深色，长的或浓密的毛发，并且色素沉着不定。多毛症、色素沉着和硬结的程度可能随时间而变化。随着孩子的成长也可能会长大。经常会出现短暂的毛发竖起或因摩擦而引起的病变升高，称为假Darier征。病理学特征显示网状真皮内有散在的增生性平滑肌束。这些肌束可能会延伸到皮下组织中，或者可能与多达40%的毛囊相关[99]。在青少年或贝克痣型，伴有色素沉着和多毛症的错构瘤通常发生在青春期男性的肩部。平滑肌错构瘤的鉴别诊断包括单发性肥大细胞瘤、咖啡牛奶斑或先天性色素性毛状痣细胞痣[99]。

儿童中极少见的其他皮肤和皮下间充质瘤包括浅表脂肪肉瘤、皮肤血管平滑肌瘤、皮肤纤维瘤、丛状纤维组织细胞瘤、软组织巨细胞瘤和皮肤恶性横纹样瘤[99, 102]。

六、皮肤和皮下组织转移瘤

已发现许多小儿恶性肿瘤会转移到皮肤和皮下组织。实际上，据估计儿童中50%的恶性皮肤肿瘤是转移性的[129]。转移到皮肤的最常见的实体恶性肿瘤是神经母细胞瘤和肉瘤[129, 130]。约有1/3的新生儿和所有神经母细胞瘤病例的3%出现皮肤转移。典型的病变是坚硬的，蓝色至紫色丘疹和结节，并带有蓝莓松饼外观。儿茶酚胺释放可能导致结节发展，并伴有红斑[100]。引起皮肤转移的最常见的肉瘤是横纹肌肉瘤，尤其是腺泡型[129, 130]，皮肤受累也是新生儿横纹肌肉瘤的常见表现[131]。骨肉瘤也似乎好发皮肤转移[132, 133]。在那些情况下，软组织巨细胞瘤的鉴别诊断很重要。最后，新生儿和婴儿恶性横纹肌样瘤可转移至皮肤[134]。

蓝莓松饼婴儿

蓝莓松饼婴儿是紫癜性病变的描述性术语，反映了髓外血细胞生成。临床病变最常见于宫内感染，例如风疹和巨细胞病毒（CMV），而较少见于恶性肿瘤和血液系统疾病。表型名称蓝莓松饼婴儿于1960年代首次用于描述受先天性风疹影响的新生儿的特征性外观。病毒诱导的真皮髓外造血可导致多个暗黑色至紫色丘疹和结节[66]。但是，在过去40年中，已经报道了蓝莓松饼婴儿的其他病因，它与各种宫内先天性感染（弓形虫、CMV、风疹或疱疹病毒）、血液系统疾病（遗传性球菌病、溶血性贫血或双胎输血综合征）、自身免疫性疾病（新生儿狼疮）和增生性疾病（先天性白血病、朗格汉斯细胞组织细胞增生症、转移性神经母细胞瘤、横纹肌肉瘤、绒毛膜上皮癌或横纹肌样瘤）有关。大多数病变表现出在皮肤转移中观察到的特征性组织学特征，以及真皮定位的结节[5, 66]。

七、原发性皮肤淋巴瘤

表80-4总结了世界卫生组织/欧洲癌症研究和治疗组织（WHO-EORTC）对原发性皮肤淋巴瘤的分类[135]。皮肤T细胞淋巴瘤是最常见的皮肤淋巴瘤，包括蕈样真菌病、Sezary综合征、皮肤$CD30^+$ T细胞淋巴增殖性疾病和原发性皮肤外周T细胞淋巴瘤。皮肤B细胞淋巴瘤非常罕见，几乎是成人所独有的。儿童原发性皮肤淋巴瘤极少发生，在20岁以下的患者只占比5%[136]；然而，在过去的20年中，发病率有所增加[4]。大多数病例与原发性皮肤T细胞淋巴瘤相对应，但也已有其他异常皮肤淋巴瘤的记录[4, 137, 138]。

（一）皮肤T细胞和NK细胞淋巴瘤

1. 蕈样真菌病

蕈样真菌病是最常见的皮肤淋巴瘤，占成人所有原发性皮肤淋巴瘤的50%。它的特征是具有脑形核的中小型T细胞增殖，通常会影响老年人，老年人出现斑块（通常在防晒区域），这些色斑多年来会发展形成斑块和肿瘤[135, 139]。在疾病的后期，可能会累及淋巴结和内脏器官。肿瘤细胞具有成熟的

表 80-4 世界卫生组织 / 欧洲肿瘤研究和治疗组织对皮肤淋巴瘤的分类

类 别	肿 瘤
皮肤 T 细胞和 NK 细胞淋巴瘤	蕈样肉芽肿
	Sezary 综合征
	成人 T 细胞白血病 / 淋巴瘤
	原发性皮肤 CD30$^+$ 淋巴增生性疾病 • 原发性皮肤间变性大细胞淋巴瘤 • 淋巴瘤样丘疹病
	皮下脂膜炎样 T 细胞淋巴瘤
	结外 NK/T 细胞淋巴瘤，鼻型原发性皮肤外周 T 细胞淋巴瘤 • 原发性皮肤表皮细胞 CD8$^+$T 细胞淋巴瘤 • 皮肤 Y/∂ T 细胞淋巴瘤 • 原发性皮肤 CD4$^+$ 中小型多形性 T 细胞淋巴瘤
皮肤 B 细胞淋巴瘤	原发性皮肤边缘区 B 细胞淋巴瘤
	原发性皮肤滤泡中心淋巴瘤
	小腿型原发性皮肤弥漫性大 B 细胞淋巴瘤
	原发性皮肤弥漫性大 B 细胞淋巴瘤，其他前体血液肿瘤
血液肿瘤前期	CD4$^+$/CD56$^+$ 血皮肤瘤（母细胞性 NK 细胞淋巴瘤）

引自 Willemze 等，2005[135]

CD4$^+$ T 细胞表型，并且存在克隆性 T 细胞受体基因重排。通常对仅患有皮肤疾病的患者进行局部治疗，包括光疗、局部应用氮芥或放射治疗。全身多药化学治疗仅在皮肤外受累的情况下使用。预后通常很好，取决于皮肤病变的分期，类型和程度。10 年特定疾病的生存率从表现为局限斑块患者的 98% 到淋巴结受累患者的低于 20% 不等 [135]。蕈样真菌病是儿童和青少年中最常见的皮肤淋巴瘤，尽管其色素沉着形式似乎在该年龄组中所占比例过高，但其临床病程似乎与成人所描述的惰性病程没有区别 [135, 138, 140]。多数青少年发作的蕈样真菌病表现为早期症状，且效果良好 [138]。

2. 原发性皮肤 CD30$^+$ 淋巴增生性疾病

该肿瘤包括原发性皮肤间变性大细胞淋巴瘤（C-ALCL）、淋巴瘤样丘疹（LyP）和非典型病例。现在，人们普遍接受 C-ALCL 和 LyP 构成疾病谱，而且仅靠组织学标准常常不足以加以区分。临床表现和病程作为确定诊断和治疗选择的决定性标准 [138]。

(1) 原发性皮肤间变性大细胞淋巴瘤。

原发性 C-ALCL 的定义是存在间变性、多形性或免疫母细胞形态的大细胞且伴有 CD30 抗原表达。它好发于成年人，男女之比为 2～3：1。大多数患者表现为孤立的或局部的结节或肿瘤，通常伴有溃疡。在 20% 的病例中存在多灶性病变。皮肤病变可能显示部分或完全自发消退，如 LyP[138]。这些淋巴瘤经常在皮肤中复发。皮肤外扩散发生在大约 10% 的患者中，主要累及淋巴结。免疫表型上，肿瘤细胞通常显示活化的 CD4$^+$ T 细胞表型。大多数病例显示 T 细胞受体基因的克隆重排，t(2；5)(p23；35) 易位及其变体是 ALCL 的特征，这在 C-ALCL 中很少见 [138]。通常通过手术切除或放射治疗进行治疗。如果存在多个病变，则低剂量甲氨蝶呤化学治疗可获得良好的效果。在疾病进展或皮肤外受累的情况下，建议使用 ALCL 型疗法。通常，此病预后良好，长期无病生存率超过 80%[135, 136]。

(2) 淋巴瘤样丘疹。

淋巴瘤样丘疹病（Lyp）定义为慢性，复发性，自愈性丘疹性坏死或丘疹性皮肤病，且具有组织学特征提示 CD30$^+$ 的恶性淋巴瘤。好发于 40—50 岁人群，男性稍多，但高达 10% 的病例发生在儿童中 [138]。病变在发育的不同阶段表现为丘疹或丘疹坏死小结节，主要出现在躯干和四肢上。持续时间可能从几个月到 40 年以上不等。与成人相比，儿童中的 LyP 可能以三种不同的模式出现，包括多次暴发，强度逐渐降低，直到完全停止出疹；局部形式持续数年，直到其普遍化；以及突然大面积暴发 [138]。瘙痒症也是常见现象，可能会在 40% 的儿童病例中发生 [138]。病理学特征是大型 CD30$^+$ 细胞簇与可变比例的炎症细胞交织在一起。但是，结果可能随病变的年龄而变化。与 C-ALCL 相似，肿瘤性病变的 T 细胞受体基因克隆重排且没有 t（2；5）（p23；35）易位。由于大多数病变可自发消退，因此预后极好 [136]。小剂量口服甲氨蝶呤是抑制新病灶复发的最有效疗法 [135]。

3. 鼻型 NK/T 细胞淋巴瘤

淋巴结外型鼻型 NK/T 细胞淋巴瘤在 WHO-

EORTC 皮肤淋巴瘤分类中作为单独的 CD56$^+$ 肿瘤分类。它在亚洲国家相对常见，在中美洲和南美洲也有相关报道，但在欧洲和北美却很少见。大多数病例起源于鼻咽或扁桃体。这种疾病通常是局部的，但多达 1/3 的患者可能有 B 症状。常见的血管浸润和坏死，与 EB 病毒有关，好发年轻男性及皮肤受累是其特征。鼻型 NK/T 细胞淋巴瘤对放射治疗高度敏感，但对化学治疗具有相对的抵抗力 [135, 138, 141]。

4. 其他皮肤 T 细胞淋巴瘤

皮肤外周 T 细胞淋巴瘤具有异质性，包括不适合任何其他亚型的所有 T 细胞肿瘤。它在儿科中非常罕见，但儿童中高达 15% 的非变性周围性 T 细胞淋巴瘤可能有皮肤受累 [140, 142]。

皮下脂膜炎样 T 细胞淋巴瘤的特征是原发性 T 细胞和巨噬细胞的皮下浸润，主要影响青少年的腿部，并常伴有噬血细胞综合征。在没有皮下累及和血细胞吞噬的情况下，临床过程可能相当缓慢 [135, 138, 140]。

（二）皮肤 B 细胞淋巴瘤

皮肤 B 细胞淋巴瘤的发病率要低得多，仅占成年人原发性皮肤淋巴瘤的 30% 以下 [108]。它包括三类：边缘区 B 细胞淋巴瘤、滤泡中心淋巴瘤和弥漫性大 B 细胞淋巴瘤，它们在儿童中极为罕见 [139, 140, 143, 144]。

（三）CD4/CD56 血液皮肤肿瘤

CD4/CD56 血液皮肤肿瘤（以前称为原始 NK 细胞淋巴瘤）是一种最近识别的实体肿瘤，其特征是含有表达 CD4 和 CD56 的母细胞肿瘤细胞。它具有很高的皮肤受累率，并具有白血病传播的风险。尽管最初被认为是 NK 肿瘤，但最近的研究表明它源自浆细胞样树突状细胞 [135, 145]。常见的 B 细胞、T 细胞、NK 细胞和骨髓单核细胞谱系标记均为阴性。中位年龄为 65 岁，患者通常表现为孤立性病变，并随时间扩散至多处。10%～20% 的病例涉及淋巴结和骨髓的侵犯。尽管该实体肿瘤在该年龄段的真实发病率和临床行为尚不为人所知，但已有了儿童期的相关报道 [146]。

八、继发于血液系统肿瘤的皮肤侵犯

皮肤白血病是皮肤病患者皮肤癌的通用术语。病变是由肿瘤性白细胞或其前体浸润皮肤引起的。在先天性和儿童期白血病中都可以看到皮肤白血病，包括急性和慢性淋巴细胞白血病（ALL、CLL），以及急性和慢性粒细胞性白血病（AML、CML）。通常，皮肤白血病的存在往往与高肿瘤负荷和不良预后有关 [130]。先天性白血病患者中皮肤白血病的发生频率为 25%～30%（在典型情况下可表现为蓝莓松饼综合征），AML 中为 10%～15%，ALL 中仅为 1%～2%。临床上，皮肤角质病的病变高度可变，从红斑到紫丘疹、结节和（或）斑块，并且它们的临床表现并非限定于特定类型的白血病 [130, 147]。

皮肤淋巴瘤在儿童淋巴瘤中相对较少。皮肤淋淋巴瘤的发生率约为 10%，但在 ALCL 儿童中可能高达 26%[147, 148]。在 ALCL 中，皮肤是最常见的结外部位，皮肤受累是独立的不良预后因素 [148]。

髓样肉瘤是由髓样系列的未成熟细胞组成的髓外肿瘤块，其发生在 AML 或骨髓增生异常综合征中。尽管髓样肉瘤可能在任何年龄发生，但最常见于 15 岁以下的患者。原发性髓样肉瘤好发于皮肤，但其他器官也可能受到影响，包括眼眶、骨骼和生殖器泌尿道或胃肠道 [118, 119]。据报道，AML 期间髓样肉瘤的发生率为 3%～5%，并且可能通常在 AML 诊断之前 [149, 150]。皮肤浸润是与骨髓单核细胞分化相关的最常见的局限性病灶 [150]。采用适当的 AML 治疗方法，其预后与 AML 儿童相当 [150]。

九、皮肤肥大细胞增多症

皮肤是肥大细胞增多症最常发生的器官。肥大细胞增多症发病较早，并经常伴有肥大细胞活化的症状，如潮红、瘙痒、荨麻疹、腹痛、恶心、呕吐、腹泻、骨骼疼痛、血管不稳定、头痛和神经精神疾病。皮肤受累有以下三种类型：结节状、斑丘状和弥漫性皮肤肥大细胞增多。大疱性病变可以以各种形式发生，且与病变肥大细胞负荷有关。

结节性皮肤肥大细胞增多症占病例的 10%～15%，并且发病较早，通常在出生后 3 个月内。病变也称为肥大细胞瘤，为单发或数量很少，并以斑块或结节的形式出现，常见于四肢。它们通常被清晰地定义为橙色 / 黄色，并且在摩擦时显示出 Darier 征（荨麻疹和轴突耀斑）。

黄斑丘疹性皮肤肥大细胞增多是最常见的形

式，占病例的 80% 以上。它的特征是黄斑、丘疹和斑块随机分布形成全身性皮疹，但手掌和脚掌稀少。瘙痒、皮肤病和 Darier 征是这些皮疹发作的附加特征。出现丘疹变体的婴儿在青春期前容易发作；年龄较大的儿童和青少年表现出色素性荨麻疹，数量众多，但手掌和脚掌稀少，持续到成年。

最不常见的形式是弥漫性皮肤肥大细胞增多症，通常表现为红皮病，几乎累及整个皮肤。Darier 征表现明显，通常与出血和水疱形成有关。由于广泛的肥大细胞负荷，这些儿童可出现潮红、低血压、休克和腹泻[151]。

第 81 章　罕见的儿童血液系统恶性肿瘤

Rare Hematological Malignancies in Children

Abby M. Green　Stephen P. Hunger　著
李　阳　译　　解琳娜　王景福　校

一、概述

急性白血病是儿童肿瘤中最常见的一种类型。过去 50 年里，儿童白血病的治疗方案被不断改进和优化，使得患者存活率显著提高，但难治和复发的急性白血病仍然会增加儿童血液病的死亡率。

作为一个学科，儿科肿瘤学致力于了解肿瘤生物学和癌症遗传学，这些研究改变和改进治疗方案，使其更加精准、低毒且成功率更高。

在儿童白血病的亚型中，急性淋巴细胞白血病（ALL）和急性髓系白血病（AML）占大多数。在这里，我们讨论了几种少见的亚型，包括早幼粒细胞白血病、慢性粒细胞白血病和急性巨核细胞白血病，其中许多类型在生物学和遗传学上具有独特性。总的来说，这些罕见的亚型仅占儿童白血病的 5%～10%，但它们的治疗失败率和死亡率都很高。

二、幼年型粒单核细胞白血病

幼年型粒单核细胞白血病（JMML）是一种罕见的幼儿期骨髓增殖性肿瘤，表现为单核系细胞的克隆增殖。JMML 在临床上多表现为惰性的，类似于常见的儿童疾病，如疱疹病毒感染，容易误诊。遗传学研究发现，大约 90% 患有 JMML 的儿童在其体细胞或生殖细胞的 RAS 信号通路中存在基因突变 [1, 2]，这一发现使诊断更加迅速准确，同时对预后分析更为统一。重要的是，遗传学的发现也为 JMML 的治疗开辟了新的途径。

（一）流行病学

JMML，历史上被称为幼年慢性粒细胞白血病，占所有儿童白血病的 2%～3%，年发病率为 120/100 万 [3-5]。中位诊断年龄为 2 岁，男孩的患病率略高于女孩［男性：女性 =（2～3）：1］[6]。以目前的治疗手段，5 年无事件生存（EFS）率约为 50%[7]。虽然基因组驱动病变的检测和靶向治疗使 JMML 的诊治模式迅速发展，EFS 或 OS 仍未得到显著改善。

（二）生物学

JMML 的分子发病机制已经被阐明，主要是由于髓系信号通路中存在许多异常导致疾病发生。JMML 从根本上说是一种 RAS 信号高度活化的疾病，JMML 中绝大多数已知的分子突变影响 RAS-MAPK 信号通路的组成，在粒细胞巨噬细胞集落刺激因子（GM-CSF）等刺激下调节细胞的生长和增殖 [8]。GM-CSF 信号通过 Janus 激酶（JAK）和 Src 家族激酶来激活下游 Ras 信号 [9, 10]。传统下游信号级联式引发 Ras-RAF-MEK-ERK 的激活（图 81-1）。

首次明确基因组突变与 JMML 相关的报道，是来自于一例患有神经纤维瘤（NF）1 型的儿童罹患血液系统肿瘤 [11]。同样，患有努南综合征（NS）（先天性侏儒 - 痴呆综合征）的儿童中 JMML 的发生率远高于预期 [12]。神经纤维瘤是由 *NF1* 基因的生殖系突变引起的，*NF1* 基因是一个明确的肿瘤抑制基因，编码神经纤维蛋白，它是一种参与上游 Ras 通路信号转导的蛋白质。50% 的努南综合征儿童在 *PTPN11* 中有一个生殖系突变，该突变编码 SHP-2 蛋白，也参与了 Ras-MAPK 路径的激活方式 [10, 13]。努南综合征患者有 JMML 的易感性，这使得我们在非努南综合征患者中也需排查有无 Ras-MAPK 路径相关的体细胞突变。35% 的患 JMML 且为非努南

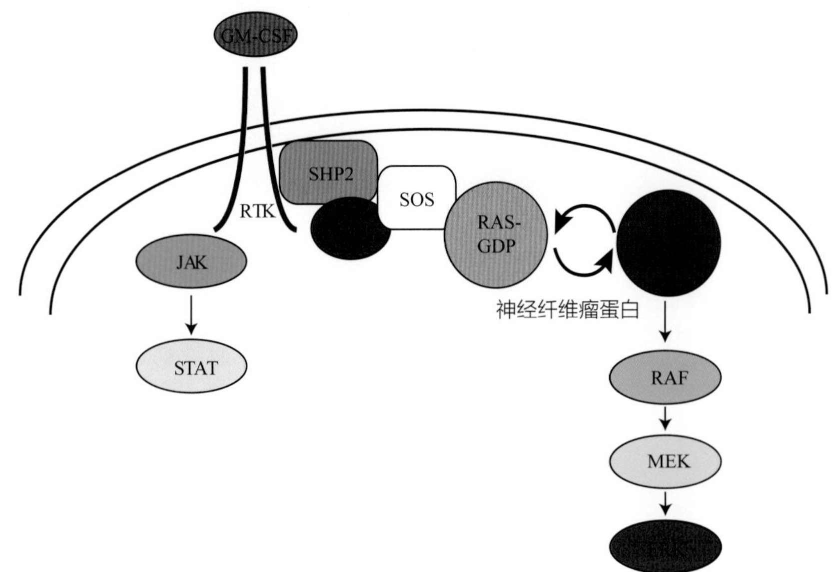

◀图 81-1 RAS 信号被粒 - 巨噬细胞集落刺激因子激活

参与 RAS 途径激活和下游信号转导的蛋白质在幼年型粒单核细胞白血病中发生突变（引自 Perugini 等，2010[9]；Chang 等，2014[10]；Loh 等，2004[13]；Satwani 等，2015[21]）

综合征患者中，存在 *PTPN11* 中有体细胞突变[14]。有趣的是，体细胞突变发生在相似的外显子中，但与生殖细胞突变相比，会导致不同的改变。生物学上，体细胞突变赋予 Ras 通路的“更强”活化，并与更严重的临床表型相关。努南综合征患者中的 *PTPN11* 突变导致 Ras 途径功能活化不明显，并且该类患者通常合并短暂性、自限性 JMML[15, 16]。

目前，JMML 患者中 90% 的人在 Ras 通路中有可识别的体细胞或生殖细胞活化突变，包括 *NRAS*、*KRAS*、*CBL*、*NF1* 或 *PTP11* 的突变[17]，其中 7 号染色体突变的发生率是 25%，最常见的是伴随 *KRAS* 的突变[1]。虽然 JMML 的特点是基因组突变较少，但外显子测序已经阐明了 *SETBP1* 和 *JAK3* 次级突变的患者临床预后差[2, 18, 19]。这些次级突变被认为与克隆进化和疾病进展有关。

（三）临床特点

幼年型粒单核细胞白血病仅发生在幼儿，诊断时的中位年龄为 2 岁，很少出现于 5 岁以上儿童中。表现的特征是骨髓单核细胞过度增殖，浸润脾脏、肺和肠[20]。临床症状通常包括发热、皮疹、血小板减少、腹泻、发育停滞和脾大[10, 21]。但是，JMML 的表现和临床进程各不相同。JMML 与其他儿童疾病类似，例如疱疹病毒感染和 Wiskott—Aldrich 综合征，因此基因分析对于明确诊断很重要。诊断 JMML 的患者应注意与其有相似临床特征和基因突变的 NF、NS 或其他 Ras 相关病例的鉴别。JMML 可能是罹患以上综合征的幼儿的首发表现[22]。

尽管与 JMML 相关的某些基因突变可以提供预后信息，但很少有严格的基因型—表型相关性。一些患者迅速死亡，而另一些患者自限性缓解。具备 *PTPN11* 突变的 NS 患者经常会出现 JMML 的短暂或自限性缓解。另外，具有体细胞 *CBL* 突变的患者经常实现自限性缓解，而其他患者即使接受异基因造血干细胞移植（HSCT），仍有疾病进展。在 JMML 亚型中，研究者发现了一个新的有重要预后指标的 AML 型基因。与没有 AML 型标记的患者相比，AML 型标记与预后不良相关，并且该类患者 EFS 率明显降低[23]。

诊断为 JMML 的患者应持续监测继发于单核细胞浸润的器官功能障碍。在 HSCT 之前接受减瘤化学治疗的儿童，应在骨髓抑制恢复后监测“反弹性”器官功能障碍。当进入骨髓的单核细胞增殖浸润到 JMML 患者肺、肠和脾脏，损害肺和胃肠功能。最常见的死亡原因是 JMML 细胞大量器官浸润导致出血、呼吸衰竭和感染[7]。

（四）诊断评价

JMML 被世界卫生组织认为是骨髓增生异常 / 骨髓增生性疾病。外周血涂片可见成熟的粒单核细胞。JMML 的特点是单核细胞对 GM-CSF 刺激过于敏感[24]，由于各个实验室的测试条件差异，导致该项检测敏感性和特异性低[1, 10]。疑似 JMML 的患者应行血红蛋白电泳检验以评估血红蛋白 F 水平，该水平在一半以上的患者中升高[25]。诊断标准在表 81–1 中概述。

（五）治疗

唯一可以治愈侵袭性 JMML 的方法是 HSCT。极罕见的患者遗传学突变提示 JMML 会自发消退，这种患者无须治疗。这在具有 *PTPN11* 突变，种系 *NRAS* 和 *KRAS* 突变的 NS 患者，以及一些具有纯合 *CBL* 突变的患者中最为常见[1, 26–28]。大多数 JMML 患者需要 HSCT 才能达到长期缓解。HSCT 后的总体生存期约为 50%[7, 29]。鉴于诊断出患有 JMML 的患者人数很少，旨在优化移植前化学治疗，供体来源和预处理方案的研究非常有限。

强化化学治疗不会为 JMML 患者带来持久的缓解，但可以用于减轻患有侵袭性疾病的患者的肿瘤负荷。巯基嘌呤或低剂量阿糖胞苷（ARAC）可有效减轻肿瘤负荷[1, 21]。替代方案包括 13– 顺式维 A 酸诱导髓系祖细胞分化[10]。在病情严重患者中，氟达拉滨和阿糖胞苷联合使用可改善临床状况[21]。然而，HSCT 后的复发率和总生存率，不受移植前化学治疗的影响[7]。

HSCT 之前的脾切除术已被用于减少肿瘤负荷，增加血小板计数，并通过减少供体细胞在肿大脾脏中潴留的可能性来提高植入率。然而，尚未报道脾切除术会影响 JMML 患者的预后[7]。在决定是否在移植前进行脾切除术时，应考虑某些患者特异性因素，例如巨脾、血小板减少和脾功能亢进。

表 81–1　JMML 诊断标准

- 临床 / 血液学特征
  - 单核细胞增多症＞ 1×10^9/L（外周血）
  - ＜ 20% 的母细胞（外周血和骨髓）
  - 脾大
  - 缺少 BCR–ABL 易位
- 遗传异常（必须有一种）
  - *PTPN11*、*KRAS* 或 *NRAS* 的体细胞突变
  - NF1 种系突变或 NF1 的临床诊断
  - 纯合 *CBL* 突变
- 如果没有发现遗传异常，必须满足以下 2 个条件
  - 胎儿血红蛋白升高
  - 外周血涂片上发现髓系祖细胞
  - 粒–巨噬细胞集落刺激因子过敏
  - 单体 7 或其他染色体异常
  - STAT5 的高磷酸化

引自 Arico 等，1997[20]；Satwani 等，2015[21]

目前为止，尚未报道供体来源显著影响移植后的结果，EFS 在移植了人 HLA 相关的亲缘供者和无关供体的比例相当[7, 30]。同样，也没有报道移植物类型会影响预后。在接受外周血干细胞、骨髓和脐带血的儿童中，EFS 相似[31]。脐血移植的优势在于，患有严重疾病且需要紧急移植的 JMML 儿童可快速获得脐血干细胞[1]。诊断变量中，包括脾脏大小、性别、细胞遗传学标志、胎儿血红蛋白（HbF）百分比和原始细胞比例等被认为是会影响 HSCT 结果，但大规模研究发现只有诊断疾病时的年龄才是唯一可以预测移植预后的指标结局[7]。

在 HSCT 时，JMML 患者常用的预处理方案包括白消安、美法仑和环磷酰胺[7, 31]。在美国，许多研究中心从该方案中去除了美法仑，或用氟达拉滨代替环磷酰胺以降低急性毒性[10]。这些替代方法尽管尚未进行严格的比较，但似乎会影响患者生存结局[32, 33]。JMML 诊断的患者的年龄很小，而全身放射治疗会影响神经系统发育，造成内分泌不良反应，所以基于全身照射的预处理方案不会被应用。

JMML 患者在 HSCT 治疗失败的主要原因是疾病复发，据报道约有 50% 的患者会复发[34, 35]。复发通常发生很早，多在移植后第一年（中位时间，HSCT 术后 4 个月）[7]。欧洲儿童 MDS 工作组和欧洲骨髓移植小组（EWOG MDS/EBMT）进行了迄今为止最大的 JMML 患者 HSCT 研究，其结果发表于 2005 年，报道了 5 年的复发累积率为 35%，中位时间为 HSCT 后 6 个月[7]。诊断时年龄为 4 岁以上儿童的复发率增加[7]。应密切监测 JMML 患者异基因移植后的供体嵌合状态和疾病复发。减少免疫抑制和输注供体淋巴细胞是改善 HSCT 移植后抗白血病作用以控制疾病复发的有效策略[10, 36, 37]。移植后复发的儿童中，多达 50% 能够在第二次 HSCT 之后以相同或替代的供体获得第二次缓解[7, 38]。

移植相关死亡是 JMML 移植患者第二大死亡原因，其 5 年累积发生率约为 13%[7]。移植相关死亡的最常见原因是移植物抗宿主病。

对 JMML 基因组学的深入了解及新兴的疗法已为 JMML 儿童带来了新的靶向治疗选择。包括使用 MEK 抑制药进行下游 Ras 途径抑制，以及对 JMML 和已知 *JAK3* 突变的患者使用 JAK 抑制药[10, 19, 39]。此外，在 JMML 中发现新的发病机制为高甲基化，也可以尝试应用去 DNA 甲基化药物 5–

氮胞苷实验性研究[40, 41]。

三、慢性粒细胞白血病

在过去 15 年中，由于酪氨酸激酶抑制药（TKI）的出现，慢性粒细胞白血病（CML）的治疗进程被彻底改变了，从高致命性疾病变为可挽救的慢性疾病。第一个 TKI，伊马替尼（Imatinib）于 1998 年被投入到临床使用，并在很短的时间内被公认为优于干扰素或 HSCT[42]。CML 诊断的中位年龄为 60—65 岁，所以在儿童中很罕见[43]。然而，患有 CML 儿童受益于成人进行的临床试验，大多数 CML 儿童接受 TKI 治疗。接受 TKI 治疗的儿童患者预后在很大程度上与成年患者相同。

（一）流行病学

慢性粒细胞白血病占 15 岁以下儿童白血病的 2%，占 15—19 岁青少年白血病的 9%[44]。CML 在成年人中更常见，并且在该疾病的监测和治疗中已有许多成果从成人转接到儿童。

（二）生物学

1960 年发现了费城染色体（Ph），这是 CML 细胞中可见的染色体异常，在这种疾病和癌症克隆演化时都发生了显著改变[45, 46]。CML 由 22 号染色体上的 *BCR* 基因与 9 号染色体上的 *ABL1* 激酶基因易位产生的癌基因驱动。t（9；22）导致 *BCR-ABL1* 基因融合，该基因编码构成活性的酪氨酸激酶。根据断裂位点不同，BCR-ABL1 融合蛋白可能为 190kDa 或 210kDa，后者与几乎所有 CML 病例和少数儿童急性白血病有关，前者与 Ph 阳性急性白血病有关[47, 48]。

通常，CML 会经历三个疾病阶段，分别为慢性期（CP）、加速期（AP）和急变期（BP）。根据血液学、分子学和临床标准（表 81-2）诊断出不同的阶段，儿童患者和成年患者的标准也不相同[49]。随着疾病进展到后期阶段，分子遗传学异常非常明显，且临床表现变得更加严重。CML 在急变期最难治疗，这一阶段本质上是急性白血病。

（三）临床特点

大约 95% 的 CML 儿童处于慢性期。临床症状包括疲劳、脾大和贫血。白细胞计数高于成人（中位数为 $250 \times 10^9/L$）[50]。患有 AP 或 BP 的患者可能会出现白细胞增多的迹象。晚期患者 2/3 表现出髓系急变，而 1/3 是淋巴急变。

（四）诊断评价

怀疑患有 CML 的儿童应接受外周血涂片检查、骨髓穿刺检查和活检。CML 慢性期外周血涂片的典型表现：来自骨髓里的未成熟细胞。急变期血涂片的特征在于原始细胞和嗜碱性细胞增多（表 81-2）。

CML 患者骨髓细胞增殖活跃，包含：髓系祖细胞，以及成熟中性粒细胞、嗜酸性粒细胞和嗜碱性粒细胞。细胞遗传学检查对于 CML 的诊断至关重要。费城染色体可以通过中期核型观察，也可以用新型的荧光原位杂交方法，更快，更灵敏。标准的染色体核型分析仍然是必不可少的诊断工具，因为在 Ph 病患者中发现其他染色体异常可能表明 CML 更晚期和（或）转化为 Ph 急性白血病。

通过血液学、细胞遗传学和分子标志物评估 CML 对治疗的反应（表 81-3）。血液学反应评价包括白细胞计数、血小板计数、原始细胞百分数和外周嗜碱细胞数确定。通过对费城染色体的定量来评估细胞遗传学反应。治疗成功的最重要预测指标是完整的细胞遗传学反应（CCyR）[51]。实时定量聚合酶链反应（qPCR）技术被应用于监测 BCR-ABL 转录水平，从而为 CML 患者的最小残留疾病状态提供更精细的检查手段[52, 53]。尽管 qPCR 为 CML 的监控提供了很好的方法，但不同实验室之间技术的差异给解释结果带来了一定的困难。通过 qPCR

表 81-2　慢性粒细胞白血病慢性期、加速期和急变期的诊断标准

- 慢性期（CP）
  - ＜ 10% 母细胞（骨髓）存在
  - 存在 BCR-ABL 易位
  - 缺少 AP/BP 的标准
- 加速期（AP；必须含以下 1 项以上）
  - 10%～19% 母细胞（外周血或骨髓）
  - ≥ 20% 嗜碱性粒细胞（外周血）
  - 血小板增多症（$1000 \times 10^9/L$）或血小板减少症（$100 \times 10^9/L$），治疗无效
  - 脾大或白细胞增多，对治疗无反应
  - 克隆进化的分子或细胞遗传学证据（诊断时不明显）
- 暴发期（BP；必须含以下 1 项以上）
  - ≥ 20% 母细胞（外周血或骨髓）
  - 髓外疾病
  - 骨髓活检中的成簇母细胞

表 81-3 慢性粒细胞白血病治疗反应

疗效参数	结果说明	疗效评估
血液	有差别的 CBC	完全缓解：白细胞＜ 10×10^3/L （CHr）血小板＜ 450×10^9/L 无母细胞 ＜ 5% 嗜碱性粒细胞
细胞遗传学	Ph+ 中期染色体（骨髓）	完全缓解（CCyR）：0% 部分缓解（PCyR）：1%～35% 未成年人：35%～67% * 主要细胞遗传学缓解（MCyR）包括完全和部分缓解
分子学	BCR-ABL 转录（外周血）	完全缓解：不可检测 主要病灶（MMR）：3-log 倍下降，或＜ 0.1% BCR-ABL：按国际标准控制基因比率

CBC. 全血计数；CCyR. 完全细胞遗传学缓解；CHr. 网织红细胞血红蛋白含量；MMR. 主要分子水平缓解；PCyR. 部分细胞遗传学缓解
引自 Andolina 等, 2012[51].; Mensink 等, 1998[52].; Branford 等, 2008[54].; Baccarani 等, 2013[69].

建立国际规模的 BCR-ABL 转录水平测量有助于标准化实践和最小残留疾病评估[54]。尽管在个体患者中 BCR-ABL 转录水平波动的情况下必须考虑检查技术的稳定性。一旦开始治疗，应经常监测患者的血液学，细胞遗传学和分子反应。表 81-4 概述了实验室监测时间的建议。

（五）治疗

酪氨酸激酶抑制药治疗已经彻底改变了 CML 治疗模式，并将治疗目标重新分类为慢性控制而非治愈。历史上，唯一已知的 CML 治愈性疗法是 HSCT。在引入 TKI 之前，处于 CML-CP 期儿童在接受同胞供者异基因移植后，EFS 率大约为 60%，总生存率为 75%～90%[44, 55, 56]。无关供体移植的儿童的结果稍差于同胞供者移植。CML 治愈依赖于移植物抗白血病效应，因此可以通过供体淋巴细胞输注有效地控制移植后的复发。然而，急性和慢性移植物抗宿主病的高发病率严重影响了 CML 的移植死亡率。CML-AP 或 CML-BP 移植或 CML-CP 复发后移植的患者，其结果要比初次缓解时移植的患者差[55]。

表 81-4 实验室监测指南

实 验	频 率
CBC	每周检测直到白细胞正常，然后每月检测 * 包括在治疗期间每 3 个月监测血液毒性
BCR-ABL（外周血）的骨髓细胞遗传学 / FISH-qPCR	每 3 个月直到 CCyR 每 3 个月直到 MMR，然后每 6 个月检测

CBC. 全血计数；CCyR. 完全细胞遗传学缓解；FISH. 荧光原位杂交；MMR. 主要分子缓解；qPCR. 定量实时聚合酶链反应

在 TKI 治疗之前，患者在 HSCT 之前接受羟基脲、阿糖胞苷和干扰素 α 的细胞诱导治疗[57]。由于对 CML 患者 HSCT 的大量研究是在 TKI 治疗之前进行的，因此该研究结果可能已经过时。伊马替尼于 2001 年被美国食品药品管理局批准应用于成人，并于 2003 年应用于儿童[51]。伊马替尼是第一代 TKI，已被第二代化合物达沙替尼和尼洛替尼所取代。伊马替尼对儿童或成人的疗效相同[58]。迄今为止，伊马替尼治疗 CML 的最大前瞻性儿童试验报告显示，在治疗 1 年时，95% 的儿童获得了完全的血液学缓解，61% 的儿童获得了完全遗传学缓解（CCyR），31% 的儿童获得了主要的分子生物学缓解（MMR）。与化学治疗和 HSCT 相比，伊马替尼治疗的患者 EFS 和 OS 有所提高[59]。

患者对第二代 TKI 同样具有良好的耐受性，而且对伊马替尼耐药的 *ABL1* 激酶区突变患者有较好的治疗效果。第二代 TKI 在成人患者中达到早期 CCyR 和 MMR 率明显优于伊马替尼，达沙替尼在 CML 儿童中至少与伊马替尼相当，试验仍在进行中。所谓的看门人突变 T315I 对达沙替尼和尼洛替尼均耐药，但帕纳替尼可以克服这种突变的克隆活性[51]。泊纳替尼在儿童临床试验正在进行。

从治疗相关的并发症的角度来看，TKI 治疗相关并发症显著少于异基因移植。TKI 的常见不良反应包括细胞减少、胃肠道症状、皮疹、水肿、肌肉疼痛和肝酶升高。血液学毒性可以通过短暂停药来改善。三种最常用的 TKI 不良反应不同导致患者耐受性不同，并可能影响最终的治疗选择。与第二代 TKI 相比，伊马替尼更常见的胃肠道症状包括恶心、腹泻和腹痛[63]。达沙替尼与儿童患者胸腔积液有关[60]。目前临床使用的所有药物似乎都会导致显著的低血钙、低磷血症和骨重塑失调，从而导致生长迟缓，这对使用 TKI 治疗的儿童很重要[64]。青春期前的患者毒性反应更强烈，据报道约 75% 的儿童接受了 TKI 治疗[65]。在成人接受 TKI 治疗时有报道的心脏毒性，特别是长 Q–T 间期综合征，在儿童中没有观察到[51, 66]。TKI 是潜在的致畸原，不建议在妊娠期间使用[67, 68]。

罹患 CML–CP 的儿童应首先使用伊马替尼或达沙替尼，并应迅速确认 *BCR-ABL1* 融合的存在（表 81–5）。在某些情况下，如果 TKI 治疗不能立即获得或施行，羟基脲可用于减少白细胞[51]。治疗开始后，应经常通过全血计数监测疗效，直到白细胞和血小板计数恢复正常，然后每月监测药物毒性。在达到 CCyR 之前，每 3 个月进行 1 次骨髓穿刺术以评估细胞遗传学反应。应每 3 个月从外周血中提取 BCR–ABL 进行 1 次 qPCR 测量，直到达到 MMR，然后应每 6 个月测量 1 次，以进行监测。反应不佳、Ph^+ 染色体增加或通过 qPCR 测量 BCR–ABL 增加（5～10 倍）应立即对药物依从性、TKI 突变分析和治疗评估进行彻底分析。

HSCT 在 CML 患者治疗中的地位在短时间内经历了重大的演变。目前，推荐对第二代 TKI 耐药或不耐受的 CML–CP 患者进行移植[69]。成人 CML 患者移植中，减低剂量预处理方案和的清髓预处理方案治疗结果相似，但没有数据比较两种方案在儿童患者中治疗效果[70]。AP 或 BP 患者应在 HSCT 前需接受 TKI 联合化学治疗。对于急变期患者或在治疗过程中从 CML–CP 进展到加速期的患者，应积极寻找合适供者。CML–BP 患者应接受清髓性预处理方案[69, 71]。尽管没有明确的疗效，CML 患者在移植后应持续接受 TKI 治疗，同时定期接受微小残留的监测。

表 81–5　儿童酪氨酸激酶抑制药剂量

药　品	剂量 / 频次
伊马替尼	340mg/m^2，每天 1 次
达沙替尼	60～80mg/m^2，每天 1 次
尼罗替尼	170～230mg/m^2，每天 2 次

引自 Hijya 等，2016[44]；Champagne 等，2011[58]

对于儿童患者来说，停止 TKI 治疗是一个特别重要的选择。TKI 是否能彻底治愈 CML 结果还不清楚。持续进行的试验正在评估成人 TKI 治疗后的疗效。有几项临床试验尝试达到持续深度分子水平缓解的 CML 患者停用 TKI。有报道称，大约 40% 的成人患者在 TKI 停药后仍处于持续的 MMR 状态[72, 73]。另外 20%～30% 的患者仍处于稳定的缓解状态，但可检测到分子表达[72, 73]。明显的分子生物学复发在停止治疗的第 1 年内早期发生，并且大多数患者重新开始 TKI 治疗后可获得第二次缓解。虽然人们对这一课题非常感兴趣，但仍需要更多的数据来对 CML 儿童停止 TKI 治疗提出建议。新的临床试验开始在 CML 儿童中研究这个问题。

四、费城染色体阳性急性淋巴细胞白血病

BCR-ABL1 融合基因也存在于一种急性淋巴细胞白血病亚型（Ph^+ ALL）患者中。Ph^+ ALL 是一种不同于 CML 急变期的疾病，尽管这两种疾病在诊断上可能很难区分。与 CML 类似，随着 ABL 类 TKI 的出现，Ph^+ ALL 的治疗方法也发生了革命性的变化，并且治疗结果也有了显著的改善。

（一）流行病学

费城染色体阳性的急性淋巴细胞白血病随着年龄的增长越来越常见。儿童中只有 3%～4% 是 Ph^+，而成人中有 25% 是 Ph^+，近 50% 的老年患者可检测到 *BCR-ABL1* 融合基因[74, 75]。Ph^+ ALL 被认为是儿童的高风险疾病，目前的治疗方案包括在强化化学治疗方案中添加 TKI，生存率仍明显低于其他儿童高危急性淋巴细胞白血病。

（二）生物学

CML 和 Ph^+ ALL 之间的主要细胞遗传学区别是 BCR 区域与 ABL1 激酶融合产生一个活性激酶。在慢性粒细胞白血病中，转移涉及主要断裂点簇区

（MBCR），而大多数 Ph⁺ 都表现出发生在次要 BCR 区（mBCR）内的转移[48]。这些变异融合产生大小稍有不同的蛋白质：MBCR 融合为 210kDa，mBCR 融合为 190kDa。这些 BCR-ABL1 融合蛋白在疾病表现上的差异可能在于激酶活性和靶点的变化，导致 190kDa 产物的转化能力更强[76]。在 Ph^+ ALL 的儿童中，约 85% 的儿童有 mBCR 融合和 p190，15% 的儿童有 MBCR 融合和 p210[48]。

ABL 激酶结构域的激活导致多种磷酸化靶点的下游活化，包括 Janus 家族激酶（JAK1–3）、MAPK、MTOR、PI3K 等[77–79]。最终，这些活化途径导致转录、细胞周期和存活，以及凋亡信号的解除调控。最常见的与 *BCR-ABL1* 融合基因共同发生的遗传异常是 *IKZF1* 的缺失或突变，*IKZF1* 编码淋巴特异性转录因子 Ikaros，约占 Ph^+ ALL 的 75%[80, 81]。Ikaros 和其他 B 细胞转录因子（*PAX5*、*EBF1*）的突变引发的二次打击是导致白血病形成、克隆演化和疾病进展的重要因素[82–84]。

（三）临床特点

尽管 Ph^+ ALL 与高白细胞增多和中枢神经系统白血病的发病率增加有关，但其临床表现与儿童 ALL 及其他细胞遗传学异常并无明显区别。在 TKI 疗法出现之前，Ph^+ ALL 患儿的完全缓解率（85%～90% vs 98%）低于其他 ALL 患儿，早期复发频繁，EFS 率和总生存率明显低于非 Ph^+ ALL 患儿[85, 86]。

（四）诊断评价

所有确诊为 ALL 的儿童均应进行淋巴细胞的细胞遗传学评估，并应进行荧光原位杂交或 PCR，以评估是否为 *BCR-ABL1* 融合基因阳性的 Ph^+ ALL。无论年龄大小，白细胞呈递多寡，以及诱导结束时的微小残留的比率，Ph^+ ALL 都被认为是高风险的。

（五）治疗

在 Ph^+ ALL 中引入 TKI 治疗之前，大多数儿童接受了强化化学治疗和 HSCT 治疗，总生存率低于 50%[85]。与 CML 不同，Ph^+ ALL 不能用单一的 TKI 治疗。当用 TKI 单药治疗时，与 CML 相比，Ph^+ ALL 患者对 TKI 治疗产生耐药的激酶结构域突变更为频繁[87, 88]。然而，TKI 联合化学治疗高风险 ALL 可达到持续缓解，并可使大多数儿童免于接受 HSCT 治疗。

在北美（儿童肿瘤组，COG）和欧洲（费城阳性 ALL 诱导后治疗的欧洲组间研究）进行的里程碑式临床试验（EsPhALL）对 Ph^+ ALL 的儿童进行了伊马替尼联合细胞毒性化学治疗的试验[89–91]。两项试验都发现，与历史对照组或单纯化学治疗对照组相比，伊马替尼添加到标准化学治疗方案后，患者 EFS 率和总生存率均有改善[89–91]。由于伊马替尼的用药时机和持续时间在这些试验间各不相同，其最佳治疗策略仍在研究中。与 CML 患者不确定地持续 TKI 治疗不同，接受这些试验的儿童在确诊 2～2.5 年后完成了 TKI 和化学治疗。尽管有一些晚期复发的报道，大多数被评估的患者仍然处于缓解期[89, 90]。

第二代 TKI（达沙他尼、尼罗替尼）已经在少数的 Ph^+ ALL 儿童中进行了研究，但与伊马替尼相比，它可能具有一些理论上的优势。首先，第二代药物可以克服导致对伊马替尼耐药的激酶结构域突变[92]。这方面的一个重要突变是 T315I 突变，该突变可导致对所有三种药物的耐药[93]。泊纳替尼是第三代 TKI，对 *BCR-ABL1* 突变体包括 T315I 突变体有效。泊纳替尼在成人 CML 患者中显示出良好的疗效。然而，它有明显的心脏毒性反应，限制了它在临床试验中的进展[94]。泊纳替尼在儿童患者中的安全性和有效性尚未被研究。

此外，达沙替尼在脑脊液中达到治疗浓度。与伊马替尼不同，伊马替尼的中枢神经系统（CNS）渗透性相对较差[95]。中枢神经系统是 ALL 的理想避难所，对于 Ph^+ ALL 患者治疗需要选择可以透过血脑屏障的药物。

目前，人们普遍认为 HSCT 不适合所有 Ph^+ ALL 患儿，许多患儿可以通过化学治疗加 TKI 治疗获得治愈。然而，首次缓解期后立即 HSCT 对某些患者仍然很重要，大多数临床医师推荐在化学治疗加 TKI 治疗约 3 个月后，如果患者出现应答不佳，则立即行 HSCT。HSCT 仍然是 Ph^+ 儿童二次缓解后的标准治疗。此外，TKI 在 Ph^+ 儿童移植后的持续使用仍存在争议。目前各医疗单位做法各异，对于移植后 TKI 的持续时间没有标准的建议。

五、急性巨核细胞白血病

急性巨核细胞白血病（AMKL）的特征是白血

病细胞表达血小板特异性细胞表面标志物（CD41、CD61）。在 FAB 分型系统下，AMKL 被归类为 AML-M7，在唐氏综合征（DS）患儿中最常见。AMKL 在非唐氏综合征患者中不常见，在成人患者中极为罕见。目前 WHO 分型系统下，把 AMKL 归为急性髓系白血病下，非特指型，而 DS-AMKL 属于与唐氏综合征相关的单独类别的髓系增殖性疾病[49]。在这些不同的患者群体中，AMKL 之间的生物学、遗传学和临床差异使得它是一种异质性疾病，需要患者的个体化诊断和治疗。

（一）流行病学

AMKL 占儿童 AML 的 4%～15%，仅占成人 AML 的 1%[96, 97]。儿童 AMKL 进一步细分为 DS-AMKL 和非 DS-AMKL，后者极为罕见。在无 DS 的患者中，AMKL 占 AML 的 10% 左右，且预后较差[98]。AMKL 是 DS 患者中最常见的 AML 亚型，在 DS 儿童中的发病率是普通人群的 500 倍[99]。短暂性骨髓增生异常症（TAM），一种巨核母细胞克隆性增殖，发生在 3%～10% 的 DS 新生儿中，其中 15%～30% 的病例将进展为 AMKL[100, 101]。

（二）生物学

讨论唐氏综合征—急性巨核细胞白血病不能不提其前身，TAM。尽管 80% 的 TAM 患者在 3～6 个月内出现自发性缓解，但 TAM 细胞与 AMKL 细胞无明显区别[102]。从遗传学上讲，TAM 与 DS-AMKL 相比相对静息，但这两种疾病都以 *GATA1* 基因突变为特征。GATA1 是红细胞和巨核细胞正常发育所必需的转录因子[103]。TAM 患者 *GATA1* 突变的获得被认为发生在子宫内，根据从 Guthrie 试验的卡片上的血点收集的数据，其中约 30% 的新生儿 DS 患者有 *GATA1* 突变的证据[104]。*GATA1* 突变促进胎儿肝脏巨核细胞增殖，产生易突变的克隆前体细胞。从 TAM 到 AMKL 的转变在于原始细胞获得额外的、协同体细胞突变。不幸的是，目前尚无临床或遗传标记能够预测哪些 TAM 患者最有可能进展为 AMKL。

非 DS-AMKL 基因与 DS-AMKL 基因不同。非 DS-AMKL 通常与产生 *RBM15-MKL1* 融合基因的 t（1；22）有关[105]。与 RBM15 的融合锚定 MKL1。MKL1 是参与生长和增殖的转录因子，位于细胞核内，可导致转录激活[106]。最近发现的非 DS-AMKL 的重复性遗传异常是 16 号染色体上导致 *CBFA2T3-GLIS2* 融合基因的反转。这种逆转与其他体细胞事件相结合，包括 JAK 基因突变或 21 号染色体关键区域的扩增[105]。据报道，*CBFA2T3-GLIS2* 易位与非 DS-AMKL 患者的预后不良有关[107]。尽管这些遗传异常的临床和预后相关性尚待证实，目前正在进行深入的测序工作以确定更多的本病的重复性病变（表 81-6）。有趣的是，关于获得性扩增 21 号染色体和 *GATA1* 突变的非 DS-AMKL 的报道表明，这些患者的预后良好[105, 108]。

（三）临床特点

短暂性骨髓增生异常症在出生后的前 3 个月内发病，通常出现在出生后的第一周内[102]。症状多变，可能包括肝脾大、呼吸窘迫、黄疸、皮疹和出血。TAM 新生儿由于白细胞增多可能出现的罕见并发症，如胎儿水肿和肝纤维化。许多中心定期获得所有患有 DS 的新生儿的血液计数，TAM 可能在没有明显临床症状的儿童中被诊断出来。大约 80% 的 TAM 患者不需要治疗，并且该疾病在出生后 3～6 个月内自然消退[109, 110]。TAM 婴儿如果有严重症状，如肝纤维化、弥散性血管内凝血病或导致呼吸窘迫的巨大器官肿大，可能需要治疗[111]。

TAM 后 AMKL 多发生在患儿出生的头 4 年内[110]。由于并非常规筛查所有 DS 新生儿的血液学异常，因此最终患 AMKL 的儿童中，亚临床 TAM 的比例可能会超过公认的比例。许多被诊断为 TAM 的患者可以自发地或通过治疗达到疾病的缓解，并

表 81-6　儿童急性巨核细胞白血病的遗传事件

	DS-AMKL	无 -DS AMKL
原发性突变	*GATA1* 突变	T（1; 22），RBM15-MKL1 inv（16），CBFA2T3-GLIS2 NUP98-KDM5A KMT2A 重排 MLL 重排 染色体 7 单体
协同突变	JAK/STAT 激酶 RAS NIPBL（黏蛋白复合物负载蛋白） EZH2 和 SUZ12（多克隆抑制复合物 2 亚单位）	

DS. 唐氏综合征；AMKL. 急性巨核细胞白血病

引自 Gruber 等，2012[107].; Gruber 等，2015[105].; Carroll 等，1991[114]

在数月至数年后患上 AMKL。生命早期患有 TAM 的儿童应密切监测 AMKL 的发展。尽管存在显著的实践差异，但建议在 45 岁之前每 3 个月复查一次全血细胞计数 [102, 109]。DS-AMKL 患者的总生存率远高于非 DS-AMKL 患者 [98, 112]。

非 DS-AMKL 倾向于出现在年龄较小的儿童中，其红细胞计数低于其他儿童 AML。风险组的确定是基于对治疗的反应，虽然关于 AMKL 细胞遗传学标记的新数据可能有助于未来的风险分层 [113]。

（四）诊断评价

TAM 的诊断很困难，部分原因是临床表现形式多样，部分原因是缺乏明确的诊断指南。另外，有或没有 DS 的新生儿外周血循环中均可检测到非恶性的原始细胞，并且对于这种非恶性母细胞群体没有正常定量。通常，基于白细胞增多症、血小板减少症、小结节病和巨核细胞增多症，在患有 DS 的新生儿中诊断出 TAM。尽管 TAM 和 DS-AMKL 的诊断特征相同，但应诊断 3 月龄以内的 DS-AMKL 婴儿为 TAM。建议使用 *GATA1* 突变分析来确认诊断，并且 TAM 患者通常具有体细胞突变，导致 GATA1 蛋白产物缩短 [102]。

AMKL 的诊断与 DS 无关，都依赖于骨髓中超过 20% 的原始细胞，至少 50% 表现出巨核细胞表型 [49]。尽管 AMKL 的原始细胞形态是多形的，但许多细胞质内有气泡，类似于从巨核细胞表面脱落的血小板。患有 DS-AMKL 的儿童经常发生骨髓纤维化。巨核细胞可以通过流式细胞仪根据它们的髓样标记（CD13、CD33）和血小板糖蛋白（CD41、CD61）的表达来鉴定 [114]。在 TAM 和 AMKL 中，原始细胞免疫表型是无法区分的 [115]。在 DS-AMKL 中，原始细胞共表达 CD7 和 CD11b 的比例通常较非 DS-AMKL 组高 [116]。

（五）治疗

患有 TAM 的新生儿出现严重器官肿大、充血性心力衰竭或胎儿水肿等危及生命的症状时，应使用小剂量阿糖胞苷来减轻肿瘤负荷 [109]。尽管大剂量阿糖胞苷有效，其对新生儿群体的毒性是显著的，使用大剂量化学治疗不会延缓 AMKL 的进展或改善长期预后 [109, 110]。

一般来说，与非 DS 患者相比，DS 儿童化学治疗后相关疾病的发病率更高。在 DS-AMKL 中，在保持治疗效果的同时减少细胞毒性化学治疗的探索已经取得成功 [117]。目前的治疗方案包括相对低剂量的阿糖胞苷、蒽环类和硫鸟嘌呤的组合。鞘内阿糖胞苷用于中枢神经系统预防 [117, 118]。

非 DS-AMKL 的最佳治疗方案尚未确定，且疗效明显低于 DS-AMKL。非 DS-AMKL 采用蒽环类药 / 阿糖胞苷强化诱导化学治疗。尽管大约一半的患者选择在首次缓解期立即移植，但这一治疗方法仍存在争议 [98, 113, 119]。

附录 缩略语

2D-RT	two-dimensional radiotherapy	二维放射治疗
3D-CRT	three-dimensional conformal radiotherapy	三维适形放射治疗
AA	aplastic anemia	再生障碍性贫血
ABC	adenoid basal carcinoma	腺样基底细胞癌
ABMTR	American Bone Marrow Transplant Registry	国际骨髓移植登记处
ABVD	adriamycin, bleomycin, vinblastine and dacarbazine	多柔比星 + 博来霉素 + 长春花碱 + 达卡巴嗪
AC	adenocarcinoma/atypical carcinoid	腺癌 / 非典型类癌
ACA	adrenocortical adenoma	肾上腺皮质腺瘤
ACC	acinar cell carcinoma/adenoid cystic carcinoma/ adrenocortical carcinoma	腺泡细胞癌 / 腺样囊性癌 / 肾上腺皮质癌
aCML	atypical chronic myeloid leukemia	非典型性慢性髓样白血病
ACOSOG	American College of Surgeons Oncology Group	美国外科学院肿瘤学组
aCPP	atypical choroid plexus papilloma	非典型性脉络丛乳头状瘤
ACS	American Cancer Society	美国癌症学会
ACT	adrenocortical tumor	肾上腺皮质肿瘤
ACTH	adrenocorticotropic hormone	促肾上腺皮质激素
ACVBP	doxorubicin,cyclophosphamide,vindesine,bleomycin and prednisone	多柔比星 + 环磷酰胺 + 长春新碱 + 博来霉素 + 泼尼松
ADAM	Arginine Deiminase and Mesothelioma (trial)	精氨酸脱亚胺酶与间皮瘤（试验）
ADC	apparent diffusion coefficient	表观扩散系数
ADCC	antibody-dependent cellular cytotoxicity	抗体依赖细胞介导的细胞毒效应
ADH	antidiuretic hormone	抗利尿激素
ADI-PEG20	pegylated arginine deiminase	聚乙二醇化精氨酸脱亚胺酶
ADOC	adriamycin,cisplatin,cyclophosphamide and vincristine	多柔比星 + 顺铂 + 环磷酰胺和长春新碱
AEs	adverse events	不良事件
AFH	angiomatoid fibrous histiocytoma	血管瘤样纤维组织细胞瘤
AFIP	Armed Forces Institute of Pathology	武装部队病理学研究所
AFP	α-fetoprotein	甲胎蛋白
AFPGC	α-fetoprotein-producing gastric carcinoma	甲胎蛋白阳性胃癌
AFX	atypical fibroxanthoma	非典型性纤维黄色瘤
AGA	American Gastroenterological Association	美国胃肠协会
AI	aromatase inhibitor/doxorubicin and ifosfamide	芳香化酶抑制药 / 多柔比星 + 异环磷酰胺
AIDS	acquired immunodeficiency syndrome	艾滋病，获得性免疫缺陷综合征
AIS	adenocarcinoma *in situ*	原位腺癌
AJCC	American Joint Committee on Cancer	美国癌症联合会
AKT	protein kinase B /serine /threonine-protein kinase	蛋白激酶 B/ 丝氨酸 / 苏氨酸蛋白激酶

ALA	American Lung Association	美国肺脏协会
5-ALA	5-aminolevulinic acid	5– 氨基乙酰丙酸
ALCL	anaplastic large cell lymphoma	间变性大细胞淋巴瘤
ALK	anaplastic lymphoma kinase	间变性淋巴瘤激酶
ALL	acute lymphoblastic leukemia	急性成淋巴细胞性白血病
allo-SCT	allogeneic stem cell transplantation	异基因干细胞移植
ALPL	alkaline phosphatase	碱性磷酸酶
A2M	α_2-macroglobulin	α_2– 巨球蛋白
AMACR	α-methyl-CoA racemase	α– 甲基脂酰辅酶 A 消旋酶
AMH	antimüllerian hormone	抗米勒激素
AMKL	acute megakaryoblastic leukemia	急性成巨核细胞性白血病
AML	acute myeloid leukemia /angiomyolipoma	急性髓样白血病 / 血管平滑肌脂肪瘤
anti-PD-1	antiprogrammed cell death 1	抗程序性死亡蛋白 1
AP	accelerated phase	加速期
APC	adenomatous polyposis coli	结肠腺瘤性息肉病，腺瘤性大肠息肉
APR	abdominoperineal resection	腹会阴联合切除术
APUD	amine precursor uptake and decarboxylation	胺前体摄取与脱羧
APW	absolute percentage washout	绝对廓清率
AR	androgen receptor	雄激素受体
ara–C	cytarabine	阿糖胞苷
ara-G	9-β-arabinofuranosyl guanine	9–β–D– 阿糖呋喃糖鸟嘌呤
ART	adenocarcinoma of the rete testis	睾丸网腺癌
AS	angiosarcoma	血管肉瘤
ASC	adenosquamous carcinoma/atypical squamous cells	腺 – 鳞状上皮癌 / 不典型性鳞状细胞
ASCR	autologous stem cell rescue	自体干细胞移植
ASCT	autologous stem cell transplant	自体干细胞移植
ASM	aggressive systemic mastocytosis	侵袭性系统性肥大细胞增生症
ASPS	alveolar soft part sarcoma	腺泡状软组织肉瘤
ASR	age-standardized rate	年龄调整标准化率
ASS1	argininosuccinate synthetase 1	精氨酸琥珀酸合成酶 1
AT/RT	atypical teratoid/rhabdoid tumor	非典型畸胎瘤样 / 横纹肌样瘤
ATC	anaplastic thyroid carcinomas	甲状腺未分化癌
ATG	antithymocyte globulin	抗胸腺细胞球蛋白
ATP	adenosinetriphosphate	腺苷三磷酸
ATS	American Thoracic Society	美国胸科学会
AUC	area under the curve	曲线下面积
AVL	atypical vascular lesions	非典型性血管病变
BAC	bronchioalveolar carcinoma	细支气管肺泡癌
BAP1	BRCA1-associated protein 1	BRCA1 相关蛋白 1
BAT	best available therapy	可获得的最佳治疗方案
BBB	blood–brain barrier	血脑屏障
BC	blast crisis	急性变
BCC	basal cell carcinoma	基底细胞癌
BCG	bacillus Calmette–Guérin	卡介苗
BCM	breast cancer in men	男性乳腺癌
BCOP	Breast Outcomes Database	乳腺结局数据库

BCS	breast conserving surgery	保乳手术
BD-IPMN	branch duct intraductal papillary mucinous neoplasm	分支导管内乳头状黏液癌
BED	biologically effective dose	生物有效剂量
BEP	bleomycin, etoposide, and cisplatin	博来霉素 + 依托泊苷 + 顺铂
bFGF	basic fibroblast growth factor	碱性成纤维细胞生长因子
bid	twice daily	每日 2 次
BilIN	biliary intraepithelial neoplasm	胆管上皮内瘤
BMF	bone marrow failure	骨髓衰竭
BML	benign metastasizing leiomyoma	良性转移性平滑肌瘤
BMM	bone marrow mastocytosis	骨髓肥大细胞增多症
BOT	borderline ovarian tumor	交界性卵巢肿瘤
BPH	benign prostatic hyperplasia	良性前列腺增生
BS	breast sarcomas	乳腺肉瘤
BSO	bilateral salpingo-oophorectomy	双侧输卵管 – 卵巢切除术
BTK	Bruton tyrosine kinase	Bruton 酪氨酸激酶
BTTP	British Testicular Tumour Panel	英国睾丸肿瘤调查组
BWH/DFCI	Brigham and Women's Hospital /Dana-Farber Cancer Institute	布瑞根唯玫医院 / 丹娜法伯癌症研究所
BWS	Beckwith–Weidemann syndrome	Beckwith–Weidemann 综合征，贝 – 维综合征 (脐疝 – 巨舌 – 巨体综合征)
CA4P	combretastatin A4 phosphate	康普瑞汀磷酸脂 A4
CA19-9	carbohydrate antigen 19-9	糖抗原 19–9
C-ALCL	cutaneous anaplastic large cell lymphoma	皮肤间变性大细胞淋巴瘤
CALGB	Cancer and Leukemia Group B	癌症与白血病 B 组
CAN	copy number alteration	拷贝数变异
CAP	cyclophosphamide, doxorubicin, and cisplatin	环磷酰胺 + 多柔比星 + 氯氨铂
CAPOX	capecitabine and oxaliplatin	卡倍他滨 + 奥沙利铂
CAR	chimeric antigen receptor	嵌合抗原受体
CASR	calcium-sensing receptor	钙敏感受体
CASTLE	carcinoma showing thymus-like differentiation	呈胸腺样分化的癌
CBF	core-binding factor	核心结合因子
CBTRUS	Central Brain Tumor Registry of the United States	美国中央脑肿瘤注册中心
CCA	clear cell adenocarcinoma	透明细胞腺癌
CCAM	congenital cystic adenomatoid malformation	先天性囊性腺瘤样畸形
CCC	clear cell carcinoma	透明细胞癌
CCG	Children's Cancer Group	儿童癌症研究组
CCNU	lomustine (1-(2-chloroethyl)-3-cyclohexyl-1-nitrosurea)	洛莫司汀 [1–(2– 氯乙烯) –3– 环己基 –1– 亚硝基脲]
CCOC	clear cell ovarian carcinoma	卵巢透明细胞癌
CCP-RCC	clear cell papillary renal cell carcinoma	透明细胞乳头状肾细胞癌
CCSK	clear cell sarcoma of the kidney	肾透明细胞肉瘤
CCST	clear cell "sugar" tumor	透明细胞 "糖" 瘤
CCyR	complete cytogenetic response	完全细胞遗传学反应
CD	celiac disease /cluster of differentiation	乳糜泻 / 分化簇，分化抗原
CDC	collecting duct carcinoma	集合管癌
CDK	cyclin-dependent kinase	细胞周期蛋白依赖性激酶
CEA	carcinoembryonic antigen	癌胚抗原

CECT	contrast-enhanced computed tomography	对比增强计
CEL-NOS	chronic eosinophilic leukemia – not otherwise specified	慢性嗜酸性粒细胞白血病 – 非特殊型
CERN	Collaborative Ependymoma Research Network	室管膜瘤研究协作网
CgA	chromogranin A	嗜铬素 A
CGCL	central giant cell lesion	中心性巨细胞病变
CGD-TCL	cutaneous γδ T cell lymphoma	皮肤 γδT 细胞淋巴瘤
CGE	cobalt-Gray equivalent	钴灰当量
CGH	comparative genomic hybridization	比较基因组杂交
CGI	cisplatin, gemcitabine, and ifosfamide	顺铂 + 吉西他滨 + 异环磷酰胺
CGNP	cerebellar granule neuron precursors	小脑颗粒神经元前体细胞
CHOEP	cyclophosphamide, doxorubicin, etoposide, vincristine, and prednisone	环磷酰胺 + 多柔比星 + 依托泊苷 + 长春新碱 + 泼尼松
CHOP	cyclophosphamide, doxorubicin,vincristine, and prednisone	环磷酰胺 + 多柔比星 + 长春新碱 + 泼尼松
CHOPR	cyclophosphamide, doxorubicin, vincristine, prednisone, and rituximab	环磷酰胺 + 多柔比星 + 长春新碱 + 泼尼松 + 利妥昔单抗
CI	confidence interval	置信区间
CIBMTR	Center for International Blood and Marrow Transplant Research	国际血液和骨髓移植研究中心
CIN	cervical intraepithelial neoplasia	宫颈上皮内瘤形成
CIS	carcinoma *in situ*	原位癌
CK	cytokeratin	细胞角蛋白
CLARINET	Controlled Study of Lanreotide Antiproliferative Response in Neuroendocrine Tumors	兰乐肽抗神经内分泌肿瘤增殖反应的对照研究
CLL	chronic lymphoblastic leukemia /chronic lymphocytic leukemia	慢性淋巴细胞白血病 / 慢性淋巴细胞性白血病
CMF	cyclophosphamide, methotrexate, and 5-fluorouracil	环磷酰胺 + 氨甲喋呤 + 氟尿嘧啶
CML	chronic myelocytic leukemia	慢性髓细胞白血病
CMML	chronic myelomonocytic leukemia	慢性髓单核细胞性白血病
CMN	congenital mesoblastic nephroma	先天性中胚层肾瘤
CMV	cytomegalovirus	巨细胞病毒
CNL	chronic neutrophilic leukemia	慢性嗜中性粒细胞性白血病
CNS	central nervous system	中枢神经系统
COG	Children’s Oncology Group	儿童肿瘤学组
COMFORT-I	Controlled Myelofibrosis Study with Oral JAK Inhibitor Therapy	口服 JAK 抑制药治疗控制骨髓纤维化的研究
COMS	Collaborative Ocular Melanoma Study	协作眼黑色素瘤研究
COX-2	cyclooxygenase-2	环氧合酶 –2
CP	chronic phase/craniopharyngioma	慢性期 / 颅咽管瘤
CPAM	congenital pulmonary airway malformation	先天性肺气道畸形
CPC	choroid plexus carcinoma	脉络丛癌
CPP	choroid plexus papilloma	脉络丛乳头状瘤
CPT	choroid plexus tumor	脉络丛肿瘤
CR	complete remission /complete response	完全缓解
CR1	first complete remission	首次完全缓解
CRC	colorectal carcinoma	结直肠癌
CrCl	creatinine clearance	肌酐清除率
CRH	corticotropin-releasing hormone	促肾上腺皮质激素释放激素

CROSS	Chemoradiotherapy for Oesophageal Cancer Followed by Surgery Study	食管癌放化疗后的手术研究
CRT	conformal radiotherapy	适形放射治疗
CsA	cyclosporine A	环孢素
CSF	cerebrospinal fluid	脑脊液
CSF3R	colony-stimulating factor receptor	集落刺激因子 -3 受体
CSI	craniospinal irradiation	全中枢照射
CSS	cancer-specific survival	肿瘤特异生存
CT	computed tomography	计算机体层摄影术
CTLA	cytotoxic T lymphocyte antigen	细胞毒 T 淋巴细胞抗原
CTLA-4	cytotoxic T lymphocyte-associated molecule-4	细胞毒 T 淋巴细胞相关分子 -4
CTV	clinical target volume	临床靶区
CVP	cyclophosphamide, vincristine, and prednisone	环磷酰胺 + 长春新碱 + 泼尼松
CyBorD	cyclophosphamide, bortezomib,and dexamethasone	环磷酰胺 + 硼替佐米 + 地塞米松
CYFRA	cytokeratin 19	细胞角蛋白 19
DBA	Diamond–Blackfan anemia	Diamond–Blackfan 贫血，先天性纯红细胞再生障碍性贫血
DCE	dynamic contrast enhanced	动态对比增强
DCIS	ductal carcinoma in situ	导管原位癌
DCR	disease control rate	疾病控制率
DEB-TACE	drug-eluding bead transarterial chemoembolization	载药微球 – 经动脉化疗栓塞术
DES	diethylstilbestrol	己烯雌酚
DFR	distant failure rate	远处失败率
DFS	disease-free survival	无病生存期
DFSP	dermatofibrosarcoma protuberans	隆凸性皮肤纤维肉瘤
DHEA	dehydroepiandrosterone	脱氢表雄酮
DHEA-S	dehydroepiandrosterone sulfate	硫酸脱氢表雄酮
DIC	disseminated intravascular coagulation	弥漫性血管内凝血
DIG/DIA	desmoplastic infantile ganglioglioma/astrocytoma	婴儿促纤维增生性节细胞胶质瘤 / 星形细胞瘤
DIPSS	Dynamic International Prognostic Scoring System	动态国际预后评分系统
DKC	dyskeratoses congenita	先天性角化不良
DLBCL	diffuse large B cell lymphoma	弥漫性大 B 细胞淋巴瘤
DLCO	diffusing capacity of the lung for carbon monoxide	肺一氧化氮弥散量
DNET	dysembryoplastic neuroepithelial tumor	胚胎发育不良性神经上皮肿瘤
DoR	duration of response	缓解持续时间
DS	Down syndrome	唐氏综合征
DSC	dynamic susceptibility contrast	动态磁敏感对比
DSNLB	dynamic sentinel lymph node biopsy	前哨淋巴结动态活检
DSRCT	desmoplastic small round cell tumor	结缔组织增生性小圆细胞肿瘤
DSS	disease-specific survival /Durie–Salmon staging	Durie–Salmon 疾病特定存活率 /Durie–Salmon 分期
DTC	differentiated thyroid cancer	分化型甲状腺癌
DTPA	diethylene triamine pentaacetic acid	二乙三胺五乙酸
DVT	deep venous thrombosis	深静脉血栓形成
EATL	enteropathy-associated T cell lymphoma	肠病相关性 T 细胞淋巴瘤
EAU	European Association of Urology	欧洲泌尿外科学协会
EBER	Epstein–Barr virus encoded small nuclear RNA	EB 病毒编码的小核 RNA

EBMT	European Group for Blood and Marrow Transplantation	欧洲骨髓移植协作组
EBNA	Epstein–Barr nuclear antigen	EB 病毒核抗原
EBRT	external beam radiotherapy	体外照射放疗
EBV	Epstein–Barr virus	EB 病毒，Epstein–Barr 病毒，爱泼斯坦 – 巴尔病毒，非洲淋巴细胞瘤病毒
EC	endometrioid carcinoma	子宫内膜癌
ECOG	Eastern Cooperative Oncology Group	美国东部肿瘤协作组
EESS	extrauterine endometrioid stromal sarcoma	宫外子宫内膜样间质瘤
EET	endoscopic endonasal transsphenoidal	内镜下鼻内经蝶窦
EFS	event-free survival	无事件生存率
EGF	epidermal growth factor	表皮生长因子
EGFR	epidermal growth factor receptor	表皮生长因子受体
EGILS	European Gastro-Intestinal Lymphoma Study	欧洲胃肠道淋巴瘤研究
EIC	endometrial intraepithelial carcinoma	子宫内膜上皮内癌
EMA	epithelial membrane antigen /European Medicines Agency	上皮膜抗原 / 欧洲药品管理局
EMA-CO	etoposide, methotrexate (with folinic acid), actinomycin D, cyclophosphamide,and vincristine	依托泊苷 + 甲氨蝶呤（含亚叶酸）+ 放线菌素 D + 环磷酰胺 + 长春新碱
EMC	extraskeletal myxoid chondrosarcoma	骨外黏液样软骨肉瘤
EMT	epithelial-to-mesenchymal transition	上皮 – 间质转换
ENB	esthesioneuroblastoma	嗅神经母细胞瘤
ENETS	European Neuroendocrine Tumor Society	欧洲神经内分泌肿瘤学会
ENSAT	European Network for the Study of Adrenal Tumors	欧洲肾上腺肿瘤网络研究
EORTC	European Organization for Research and Treatment of Cancer	欧洲癌症治疗研究组织
EP	etoposide and cisplatin	依托泊苷 + 顺铂
eP/D	extended pleurectomy/decortication	扩大胸膜切除术 / 剥脱术
EPOH	etoposide, prednisone, vincristine,cyclophosphamide, and doxorubicin	依托泊苷 + 泼尼松 + 长春新碱 + 环磷酰胺 + 多柔比星
EPP	extrapleural pneumonectomy	胸膜外全肺切除术
ER	estrogen receptor	雌激素受体
ERCP	endoscopic retrograde cholangiopancreatography	内镜逆行胰胆管造影术
ERK	extracellular signal-regulated kinase	细胞外信号调节激酶
ERMS	embryonal rhabdomyosarcoma	胚胎性横纹肌肉瘤
ERS	European Respiratory Society	欧洲呼吸学会
ES	Ewing sarcoma	尤因肉瘤
ESS	endometrial stromal sarcoma	子宫内膜间皮肉瘤
ET	essential thrombocythemia /essential thrombocytosis	原发性血小板增多症
ETANTR	embryonal tumor with abundant neuropil and true rosettes	伴有神经原纤维和真菊形团的胚胎源性肿瘤
ETFL	European Task Force on Lymphoma	欧洲淋巴瘤特别工作组
ETMR	embryonal tumor with multilayered rosettes	伴有多层菊形团的胚胎性肿瘤
ETS	E-twenty-six	E26 转录因子
ETT	epithelioid trophoblastic tumor	上皮样滋养细胞肿瘤
ETV	endoscopic third ventriculostomy	内镜下第三脑室底造瘘术
EURORDIS	European Organisation for Rare Diseases	欧洲罕见疾病组织
EUS	endoscopic ultrasound	超声内镜
EWS	Ewing sarcoma	尤因肉瘤

EXPeRT	European Cooperative Study Group for Pediatric Rare Tumors	欧洲儿童罕见肿瘤合作研究小组
FA	Fanconi anemia	Fanconi 贫血，范可尼贫血
FAC	5-fluorouracil, doxorubicin, and cyclophosphamide	氟尿嘧啶 + 多柔比星 + 环磷酰胺
FACT	Fosbretabulin in Anaplastic Cancer of the Thyroid (study)	康普瑞汀治疗甲状腺未分化癌（研究）
FAK	focal adhesion kinase	黏着斑激酶
FAM	5-fluorouracil, doxorubicin, and mitomycin-C	氟尿嘧啶 + 多柔比星 + 丝裂霉素
FANC	Fanconi anemia complementation	范可尼贫血互补
FAP	familial adenomatous polyposis	家族性腺瘤性息肉病
FDA	Food and Drug Administration	美国食品药品管理局
FDG	fluorodeoxyglucose	氟脱氧葡萄糖
FDG-PET	fluorodeoxyglucose-positron emission tomography	氟脱氧葡萄糖 – 正电子发射断层显像术
FEV_1	forced expiratory volume in 1 s	第 1 秒用力呼气容积
FFPE	formalin-fixed paraffin-embedded	福尔马林固定石蜡包埋
FGF	fibroblast growth factor	成纤维细胞生长因子
FGFR	fibroblast growth factor receptor	成纤维细胞生长因子受体
FHIT	fragile histidine triad	脆性组氨酸三联体基因
FIGO	International Federation of Gynecology and Obstetrics	国际妇产科联盟
FIHP	familial isolated hyperparathyroidism	家族性孤立性甲状旁腺功能亢进症
FISH	fluorescent *in situ* hybridization	荧光原位杂交
FLAER	fluorochrome conjugated variant of aerolysin	荧光标记的嗜水气单胞菌溶素变异体
FLAIR	fluid-attenuated inversion recovery	液体吸收反转恢复，液体衰减反转回复
FLIT	fetal lung interstitial tumor	胎儿肺间质性肿瘤
FMTC	familial medullary thyroid cancer	家族性甲状腺髓样癌
FNA	fine needle aspiration	细针穿刺，细针抽吸
FNCLCC	French Federation of Cancer Centers Sarcoma Group	法国癌症中心联合会肉瘤组
FOLFIRI	leucovorin, 5-fluorouracil, and irinotecan	亚叶酸钙 + 氟尿嘧啶 + 伊立替康
FOLFOX	leucovorin, 5-fluorouracil, and oxaliplatin	亚叶酸钙 + 氟尿嘧啶 + 奥沙利铂
FOXP1	forkhead box P1 transcription factor	叉头框转录因子
FSRT	fractionated stereotactic radiotherapy	分次立体定向放射治疗
5-FU	5-fluorouracil	氟尿嘧啶
GBM	glioblastoma	胶质母细胞瘤
GC	gemcitabine and cisplatin	吉西他滨 + 顺铂
GCALS	gastric carcinoma associated with lymphoid stroma	伴淋巴间质的胃癌
GCC	glassy cell carcinoma	毛玻璃细胞癌
GCIG	Gynecologic Cancer InterGroup	妇科肿瘤协作组
GCN	germ cell neoplasm	生殖细胞肿瘤
G-CSF	granulocyte colony-stimulating factor	粒细胞集落刺激因子
GCT	germ cell tumor	生殖细胞肿瘤
GEM-FLP	5-fluorouracil, leucovorin, gemcitabine, and cisplatin	氟尿嘧啶 + 亚叶酸钙 + 吉西他滨 + 顺铂
GEP	gastroenteropancreatic	胃肠胰的
GEP-NET	gastroenteropancreatic neuroendocrine tumor	胃肠胰神经内分泌肿瘤
GETT	Groupe d'Etudes des Tumeurs Thymiques	胸腺肿瘤研究小组
GFAP	glial fibrillary acidic protein	胶质纤维酸性蛋白
GHSG	German Hodgkin Study Group	德国霍奇金研究协作组
GI	gastrointestinal	胃肠道的

GIMEMA	Il Gruppo Italiano Malattie E Matologiche dell'Adulto	意大利成人血液病工作组
GIST	gastrointestinal stromal tumor	胃肠道间质瘤
GKRS	gamma knife radiosurgery	伽马刀外科放射学
GMALL	German Multicenter Study Group for Adult Acute Lymphoblastic Leukemia	德国多中心成年人急性淋巴细胞白血病研究组
G-MALTL	gastric mucosa-associated lymphoid tissue lymphoma	胃黏膜相关淋巴组织淋巴瘤
GM-CSF	granulocyte-macrophage colony-stimulating factor	粒细胞 – 巨噬细胞集落刺激因子
G-NET	gastric neuroendocrine tumor	胃神经内分泌肿瘤
GOG	Gynecologic Oncology Group	妇科肿瘤协作组
GPI	glycosylphosphatidylinositol	糖基化磷脂酰肌醇
GPI-80	glycosylphosphatidylinositol-anchored protein 80	糖基化磷脂酰肌醇 – 锚定蛋白 80
GPOH	German Society of Pediatric Oncology and Hematology	德国儿童肿瘤学与血液学研究组
GS	granulocytic sarcoma	粒细胞肉瘤
GSC	glioma stem cell	胶质瘤干细胞
GST	glutathione S-transferase /gonadal (sex cord) stromal tumor	谷胱甘肽 S– 转移酶 / 性腺（性索）间质瘤
GTD	gestational trophoblastic disease	妊娠滋养细胞疾病
GTML	glutamate type I transporter	谷氨酸 I 型转运体
GTN	gestational trophoblastic neoplasia	妊娠滋养层瘤形成
GTP	gemcitabine, paclitaxel, and cisplatin	吉西他滨 + 紫杉醇 + 顺铂
GTR	gross total resection	全切除
GTV	gross tumor volume	大体肿瘤靶区
GVHD	graft-versus-host disease	移植物抗宿主病
GWAS	genome-wide association studies	全基因组关联研究
H&E	hematoxylin and eosin	苏木素和伊红
HAART	highly active antiretroviral therapy	高效抗逆转录病毒治疗
HBOC	hereditary breast and ovarian cancer	遗传性乳腺癌和卵巢癌
HBV	hepatitis B virus	乙肝病毒
HCC	hepatocellular carcinoma	肝细胞癌，肝癌
HCC-CC	hepatocellular cholangiocarcinoma	肝细胞胆管癌
HCD	heavy chain disease	重链病
hCG	human chorionic gonadotropin	人绒毛膜促性腺激素
β-HCG	β-human chorionic gonadotropin	β - 人绒毛膜促性腺激素
HCL	hairy cell leukemia	毛细胞白血病
HCT	hematocrit/hematopoietic cell transplantation	血细胞比容 / 造血细胞移植
HDC/HDCT	high-dose chemotherapy	大剂量化疗
HDGC	hereditary diffuse gastric cancer	遗传性弥漫性胃癌
HD-MTX	high-dose methotrexate	大剂量甲氨蝶呤
HDR	high-dose rate	高剂量率
HER2	human epidermal growth factor receptor type 2	人类表皮生长因子受体 2
HES	hypereosinophilic syndrome	高嗜酸性粒细胞综合征
HGNEC	high-grade neuroendocrine carcinoma	高级别神经内分泌癌
HGSC	high-grade serous carcinoma	高级别浆液性癌
HGSOC	high-grade serous ovarian carcinoma	卵巢高级别浆液性癌
HHV	human herpesvirus	人类疱疹病毒
5-HIAA	5-hydroxyindoleacetic acid	5– 羟吲哚乙酸

HIPEC	hyperthermic intraperitoneal chemotherapy	腹腔热灌注化疗
HIV	human immunodeficiency virus	人类免疫缺陷病毒
HLA	human leukocyte antigen	人白细胞相关抗原
HLH	hemophagocytic lymphohistiocytosis	嗜血细胞性淋巴组织细胞增多症
HLRCC	hereditary leiomyomatosis and renal cell carcinoma	遗传性平滑肌瘤病和肾细胞癌
HNC	head and neck cancer	头颈部肿瘤
HNF-1ß	hepatocyte nuclear factor-1β	肝细胞核因子 - 1β
HNPCC	hereditary nonpolyposis colorectal cancer	遗传性非息肉性结直肠癌
HPA	hypothalamus–pituitary–adrenal	下丘脑 – 垂体 – 肾上腺轴
HPF	high-power field	高倍视野
HPS	hemophagocytic syndrome	嗜血细胞综合征
HPT-JT	hyperparathyroidism–jaw tumor	甲状旁腺功能亢进症 – 颌骨肿瘤
HPV	human papillomavirus	人乳头状瘤病毒
HR	hazard ratio	危险比
HRD	homologous recombination deficiency	同源重组缺陷
HSCT	hematopoietic stem cell transplantation	造血干细胞移植
HSTCL	hepatosplenic T cell lymphoma	肝脾 T 细胞淋巴瘤
HT	helical tomotherapy	螺旋断层放疗
hTERT	human telomerase reverse transcriptase	人类端粒末端转移酶逆转录酶
HU	Hounsfield unit /hydroxycarbamide /hydroxyurea	亨氏单位 / 羟基脲 / 羟基脲
HUMARA	human androgen receptor analysis	人雄激素受体分析
hyper-CVAD	rituximab, cyclophosphamide, vincristine,doxorubicin, and dexamethasone	利妥昔单抗 + 环磷酰胺 + 长春新碱 + 多柔比星 + 地塞米松
IARC	International Agency for Research on Cancer	国际癌症研究组织
IASLC	International Association for the Study of Lung Cancer	国际肺癌研究协会
IBD	inflammatory bowel disease	炎性肠病，炎症性肠疾病
IBMTR	International Bone Marrow Transplant Registry	国际骨髓移植登记程序
ICC	interstitial cells of Cajal	Cajal 间质细胞
ICE	ifosfamide, carboplatin, and etoposide	异环磷酰胺 + 卡铂 + 依托泊苷
ICP	intracranial pressure	颅内压
ICR	imprinting control region	印迹调控区
IDH	isocitrate dehydrogenase	异柠檬酸脱氢酶
IELSG	International Extranodal Lymphoma Study Group	国际结外淋巴瘤研究组
IFN	interferon	干扰素
IFUM	Iressa Follow-Up Measure (trial)	易瑞莎后续措施（试验）
Ig	immunoglobulin	免疫球蛋白
IGCLC	International Gastric Cancer Linkage Consortium	国际胃癌联合协会
IGF	insulin-like growth factor	胰岛素样生长因子
IGFR	insulin-like growth factor receptor	胰岛素样生长因子受体
IG-IMRT	image-guided intensity-modulated radiotherapy	图像引导调强放疗
IHC	immunohistochemical/immunohistochemistry	免疫组织化学的 / 免疫组织化学
IL	interleukin	白细胞介素
IM	infantile myofibromatosis	婴儿型肌纤维瘤病
IMC	inflammatory myofibroblastic tumor	炎性肌成纤维细胞瘤
IMIG	International Mesothelioma Interest Group	国际间皮瘤小组
IMRT	intensity-modulated radiotherapy	调强放射治疗

IMT	inflammatory myofibroblastic tumor	炎性肌成纤维细胞瘤
INRG	International Neuroblastoma Risk Group	国际神经母细胞瘤危险因素组织
INT	Instituto Nazionale Tumor	那不勒斯肿瘤研究所
IOM	Institute of Medicine	医学研究所
IP	intraperitoneal	腹腔内的
IPACTR	International Pediatric Adrenocortical Tumor Registry	国际儿童肾上腺皮质癌数据库
IPASS	Iressa Pan-Asia Study	易瑞沙泛亚洲研究
IPI	International Prognostic Index	国际预后指数
IPIG	International PNH Interest Group	国际阵发性睡眠性血红蛋白尿症协作组
IPMN	intraductal papillary mucinous neoplasm	导管内乳头状黏液性新生物
IPNB	intraductal papillary neoplasm of the bile duct	胆管内乳头状肿瘤
IPPBR	International Pleuropulmonary Blastoma Registry	国际胸膜肺母细胞瘤注册机构
IPSET	International Prognostic Score for Thrombosis in Essential Thrombocythemia	原发性血小板增多症血栓形成的国际预后评分
IPSS	International Prognostic Scoring System	国际预后指数评分系统
IRSG	Intergroup Rhabdomyosarcoma Study Group	横纹肌肉瘤研究协作组
ISM	indolent systemic mastocytosis	惰性系统性肥大细胞增生症
ISUP	International Society of Urological Pathology	国际泌尿病例协会
IT	immature teratoma	未成熟畸胎瘤
ITC	insular thyroid carcinoma	甲状腺岛状癌
ITMIG	International Thymic Malignancy Interest Group	国际胸腺恶性疾病协作组
ITP	ifosfamide, taxol, and cisplatin	异环磷酰胺 + 紫杉醇 + 顺铂
IV	intravenous	静脉内的
IVADo	ifosfamide, vincristine, actinomycin-D, and doxorubicin	异环磷酰胺 + 长春新碱 + 放线菌素 D+ 多柔比星
IVC	inferior vena cava	下腔静脉
IVLBL	intravascular large B cell lymphoma	血管内大 B 细胞淋巴瘤
JMML	juvenile myelomonocytic leukemia	幼年型粒单核细胞白血病
JXG	juvenile xanthogranuloma	幼年性黄色肉芽肿
KPS	Karnofsky performance status	Karnofsky 功能量表，卡式功能量表，卡式活动状态评分
KS	Kaposi sarcoma	Kaposi 肉瘤，卡波西肉瘤
KSHV	Kaposi sarcoma -associated herpesvirus	Kaposi 肉瘤相关疱疹病毒，卡波西肉瘤相关疱疹病毒
LAR	long-acting release /long-acting repeatable	长效缓释 / 长效可重复
LC	local control	局部控制
LCA	leukocyte common antigen	白细胞共同抗原
LCH	Langerhans cell histiocytosis	Langerhans 细胞组织细胞增生症，朗格汉斯组织细胞增生症
LCNEC	large cell neuroendocrine carcinoma	大细胞神经内分泌癌
LCNED	large cell carcinoma with neuroendocrine differentiation	大细胞癌伴神经内分泌分化
LCNEM	large cell carcinoma with neuroendocrine morphology	大细胞癌伴神经内分泌形态学
LCT	Leydig cell tumor	莱迪希细胞瘤
LDH	lactate dehydrogenase	乳酸脱氢酶
LELC	lymphoepithelioma-like carcinoma of the cervix	子宫颈淋巴上皮瘤样癌
LFS	Li–Fraumeni syndrome	Li–Fraumeni 综合征，里 – 费综合征
LG	lymphomatoid granulomatosis	血管中心型 T 细胞淋巴瘤或淋巴瘤样肉芽肿
LGSC	low-grade serous carinoma	低级别浆液性癌

LH	luteinizing hormone	黄体生成素
LHRH	luteinizing hormone-releasing hormone	黄体生成素释放激素
LMP	latent membrane protein /low malignant potential	潜伏膜蛋白 / 低恶性潜能
LMS	leiomyosarcoma	平滑肌肉瘤
LN	lymph node	淋巴结
LOF	loss of function	功能丧失
LOH	loss of heterozygosity	杂合性丢失
LPL	lymphoplasmacytic lymphoma	淋巴浆细胞性淋巴瘤
LRA	long-acting release	长效缓释
LRC	locoregional control	局部控制
LRF	leukemia/lymphoma-related factor	白血病 / 淋巴瘤相关因子
LyP	lymphomatoid papulosis	淋巴瘤样丘疹病
MAC	membrane attack complex	攻膜复合体
MAF	metanephric adenofibroma	后肾腺纤维瘤
MALT	mucosa-associated lymphoid tissue	黏膜相关淋巴样组织
MAP2	microtubule-associated protein 2	微管相关蛋白 -2
MAPK	mitogen-activated protein kinase	有丝分裂原激活蛋白激酶
MARS	Mesothelioma and Radical Surgery (trial)	间皮瘤和根治性手术 (试验)
MASC	mammary analog secretory carcinoma	乳腺样分泌癌
mBCR	minor breakpoint cluster region	次要断裂集中区
MBCR	major breakpoint cluster region	主要断裂集中区
MBOT	mucinous borderline ovarian tumor	卵巢交界性黏液瘤
MCC	Merkel cell carcinomaMerkel/mitomycin C	细胞癌 / 丝裂霉素
MCD	multicentric Castleman disease	多中心性巨大淋巴结增生症
MCL	mantle cell lymphoma	套细胞淋巴瘤
MCN	mucinous cystic neoplasms	黏液性囊性肿瘤
MCUL1	multiple cutaneous uterine leiomyomatosis	多发性皮肤子宫肌瘤病
MCyR	major cytogenetic response	主要细胞遗传学反应
MDACC	MD Anderson Cancer Center	MD 安德森癌症中心
MD-IPMN	main duct intraductal papillary mucinous neoplasm	主导管内乳头状黏液肿瘤
MDM	mixed desmoplastic melanoma	混合性促纤维增生性黑色素瘤
MDNEC	moderately differentiated neuroendocrine carcinoma	中分化神经内分泌癌
MDS	myelodysplastic syndromes	骨髓发育不良综合征，骨髓增生异常综合征
MEC	mucoepidermoid carcinoma	黏液表皮样癌
MEITL	monomorphic epitheliotropic intestinal T cell lymphoma	单行性嗜上皮性肠道 T 细胞淋巴瘤
MEK	mitogen-activated protein kinase kinase	丝裂原活化蛋白激酶激酶
MELTUMPS	melanocytic tumors of unknown metastatic potential	转移潜能未知的黑色素细胞瘤
MEN	multiple endocrine neoplasia	多发性内分泌肿瘤
MET	mesenchymal–epithelial transition	间质 – 上皮转化
MF	mitotic figure	有丝分裂象
MFH	malignant fibrous histiocytoma	恶性纤维组织细胞瘤
MG	myasthenia gravis	重症肌无力
MGMT	O-6-methylguanine DNA methyltransferase	O - 6 - 甲基鸟嘌呤 –DNA 甲基转移酶
MGUS	monoclonal gammopathy of undetermined significance	意义未明的单克隆免疫球蛋白病
MHC	major histocompatibility complex	主要组织相容性复合体

MHE	malignant hemangioendothelioma	恶性血管内皮细胞瘤
MIA	minimally invasive adenocarcinoma	微浸润腺癌
MIBG	meta-iodobenzylguanidine	间碘苄胍
MITF	melanogenesis-associated transcription factor	黑色素生成相关转录因子
MKI	multikinase inhibitor	多激酶抑制药
MM	malignant mesothelioma	恶性间皮瘤
MMC	mitomycin-C	丝裂霉素
MMP	matrix metalloproteinase	基质金属蛋白酶
MMR	major molecular response	主要分子反应
MMS	Mohs micrographic surgery	Mohs 显微描记手术
MMTV	malignant mesothelioma of the tunica vaginalis	睾丸鞘膜恶性间皮瘤
MOPP	mechlorethamine, vincristine, procarbazine, and prednisone	甲氯氨苄 + 长春新碱 + 丙卡巴嗪 + 泼尼松
MPAL	mixed phenotype acute leukemia	混合表型急性白血病
MPN	myeloproliferative neoplasm	骨髓增殖性肿瘤
MPNST	malignant peripheral nerve sheath tumor	恶性周围神经鞘膜瘤
MRCP	magnetic resonance Cholangiopancreatography	磁共振胆管胰腺摄影术
MRI	magnetic resonance imaging	磁共振成像
MRS	magnetic resonance spectroscopy	磁共振波谱
MS	mastocytosis	肥大细胞增生症
MSD	matched sibling donor	同胞相合供者
MSI-H	microsatellite instability – high	高度微卫星不稳定
MSKCC	Memorial Sloan Kettering Cancer Center	纪念斯隆凯特林癌症中心
MTC	medullary thyroid carcinoma	甲状腺髓样癌
MTO	C-metomidate	C - 美托咪酯
mTOR	mammalian target of rapamycin	哺乳动物雷帕霉素靶蛋白
MTSCC	mucinous tubular and spindle cell carcinoma	黏液样小管状和梭形细胞癌
MTX	methotrexate	甲氨蝶呤
MUC	mucin	黏蛋白
MYB	myeloblastosis	成髓细胞瘤
MZL	marginal zone lymphoma	边缘区 B 细胞淋巴瘤
N:C	nuclear-to-cytoplasmic (ratio)	核质（比）
NAACCR	North American Association of Central Cancer Registries	北美中央癌症登记协会
NCCN	National Comprehensive Cancer Network	国际综合癌症网络
NCDB	National Cancer Data Base	国立癌症数据库
NCI	National Cancer Institute	国际癌症研究所
Nd:YAG	neodymium-doped yttrium-aluminium garnet	掺钕钇铝石榴石
NE	neuroendocrine	神经内分泌
NEC	neuroendocrine carcinoma	神经内分泌癌
NEN	neuroendocrine neoplasm	神经内分泌肿瘤
NEPC	neuroendocrine prostate cancer	神经内分泌前列腺肿瘤
NET	neuroendocrine tumor	神经内分泌肿瘤
NF	neurofibromatosis	神经纤维瘤病
NHEJ	non-homologous end joining	非同源末端连接
NHL	non-Hodgkin lymphoma	非霍奇金淋巴瘤
NIH	National Institutes of Health	国立卫生研究院

NK	natural killer	自然杀伤细胞
NLPHL	nodular lymphocyte-predominant Hodgkin lymphoma	结节性淋巴细胞为主型霍奇金淋巴瘤
NNLM	National Network of Libraries of Medicine	国家医学图书馆网
NORD	National Organization of Rare Disorders	国家罕见疾病组织
NOS	not otherwise specified	非特殊型
NPC	nasopharyngeal cancer	鼻咽癌
NR	not reached	未达到
NS	Noonan syndrome	Noonan 综合征
NSCLC	non-small cell lung carcinoma	非小细胞肺癌
NSE	neuron-specific enolase	神经元特异烯醇化酶
NWTSG	National Wilms Tumor Study Group	国家肾母细胞瘤研究组
NYHA	New York Heart Association	纽约心脏协会
OAR	organs at risk	濒危器官，面临危险的器官
OGCT	ovarian germ cell tumor	卵巢生殖细胞肿瘤
17-OHP	17-hydroxyprogesterone	17– 羟孕酮
OR	odds ratio	可能率，概率
ORR	objective response rate /overall response rate	客观缓解率 / 总缓解率
OS	overall survival	总生存期
OSSN	ocular surface squamous neoplasia	眼表面鳞状瘤形成
P/D	pleurectomy /decortication	胸膜切除术 / 剥脱术
PAC	cisplatin, doxorubicin, and cyclophosphamide / plasma aldosterone concentration	顺铂 + 多柔比星 + 环磷酰胺 / 血浆醛固酮浓度
PAP	prostatic acid phosphatase	前列腺酸性磷酸酶
PARA	paraganglioma	副神经节瘤
PARP(i)	poly-(ADP-ribose)-polymerase (inhibitor)	多聚（ADP– 核酸）聚合酶（抑制药）
PAS	periodic acid-Schiff	过碘酸 – 雪夫
PBPC	peripheral blood progenitor cell	外周血祖细胞
PC	prostate cancer	前列腺癌
PCL	plasma cell leukemia	浆细胞性白血病
PCNA	proliferating cell nuclear antigen	增殖细胞核抗原
PCNSL	primary central nervous system lymphoma	原发性中枢神经系统淋巴瘤
PCR	polymerase chain reaction	聚合酶链反应
PCV	procarbazine, lomustine, and vincristine	丙卡巴嗪 + 洛莫司汀 + 长春新碱
PD-1	programmed cell death (protein) 1	程序性细胞死亡（蛋白）1
PDAC	pancreatic ductal adenocarcinoma	胰导管腺癌
PDGF	platelet-derived growth factor	血小板源性生长因子
PDGFR	platelet-derived growth factor receptor	血小板源性生长因子受体
PD-L1	programmed death ligand 1	程序性死亡配体 –1
PDM	pure desmoplastic melanoma	纯促纤维增生性黑色素瘤
PEComa	perivascular epithelioid cell tumor	血管周上皮样细胞肿瘤
PEL	primary effusion lymphoma	原发性渗出性淋巴瘤
PET	positron emission tomography	正电子发射断层显像
PFS	progression-free survival	无进展生存期
PGL1–5	paraganglioma syndromes	副神经节瘤综合征
Ph+ ALL	Philadelphia chromosome-positive acute lymphoblastic leukemia	费城染色体阳性急性淋巴细胞白血病
PHEO	pheochromocytoma	嗜铬细胞瘤

PHH3	phosphohistone H3	磷酸化组蛋白 H3
PHP	percutaneous hepatic perfusion	经皮肝灌注
PHPT	primary hyperparathyroidism	原发性甲状旁腺功能亢进
PI3K	phosphatidylinositol 3-kinase	磷脂酰肌醇 3– 激酶
PIP2	phosphatidylinositol-4,5-bisphospate	磷脂酰肌醇 –4,5– 二磷酸
PIP3	phosphatidylinositol-3,4,5-triphosphate	磷脂酰肌醇 –3,4,5– 三磷酸
PJS	Peutz–Jeghers syndrome	Peutz–Jeghers 综合征，皮肤黏膜色素斑 – 肠道多发息肉综合征
PLAP	placenta-like alkaline phosphate	胎盘碱性磷酸酶
PLGA	polymorphous low-grade adenocarcinoma	多形性低度恶性腺癌
PlGF	placental growth factor	胎盘生长因子
PLGGs	pediatric low-grade gliomas	儿童低级别胶质瘤
PLL	prolymphocytic leukemia	幼淋巴细胞白血病
PMA	pilomyxoid astrocytoma	毛细胞黏液样星形细胞瘤
PMBL	primary mediastinal large B cell lymphoma	原发性纵膈大 B 细胞淋巴瘤
PMF	primary myelofibrosis	原发性骨髓纤维化
P-NET	pancreatic neuroectodermal tumor	胰神经内分泌肿瘤
PNET	primitive neuroectodermal tumor	原始神经外胚层瘤
PNH	paroxysmal nocturnal hemoglobinuria	阵发性睡眠性血红蛋白尿症
PNMT	phenylethanolamine N-methyltransferase	苯乙胺 –N– 甲基转移酶
POEMS	polyneuropathy, organomegaly, endocrinopathy,monoclonal gammopathy, and skin changes (syndrome)	多发性神经病变，脏器肿大，内分泌功能紊乱，单克隆丙种球蛋白病，皮肤改变（综合征）
POG	Pediatric Oncology Group	儿科肿瘤研究组
PP	partial pleurectomy	部分胸膜切除术
PPB	pleuropulmonary blastoma	胸膜肺母细胞瘤
PPC	primary peritoneal carcinoma	原发性腹膜癌
PPI	proton pump inhibitor	质子泵抑制药
PPNAD	primary pigmented nodular adrenal disease	原发性色素性结节样肾上腺病
PPS	primary pulmonary sarcoma	原发性肺肉瘤
PPT	pineal parenchymal tumor	松果体实质瘤
PPTID	pineal parenchymal tumor of intermediate differentiation	中分化松果体实质瘤
PR	partial response /progesterone receptor	部分缓解 / 孕激素受体
PRA	plasma renin activity	血浆肾素活性
PRCA	pure red cell aplasia	纯红细胞再生障碍
ProGRP	pro-gastrin-related polypeptide	胃泌素释放肽前体
PRRT	peptide receptor radionuclide therapy	肽受体放射性核素治疗
PRT	pineal region tumor	松果体区肿瘤
PSA	prostate-specific antigen	前列腺特异性抗原
PSCCT	primary squamous cell carcinoma of the thyroid	原发性甲状腺鳞状细胞癌
PSTC	papillary squamotransitional carcinoma	乳头状鳞状移行细胞癌
PSTT	placental site trophoblastic tumor	胎盘部位滋养层肿瘤
PTC	papillary thyroid cancer	甲状腺乳头状癌
PTEN	phosphate and tensin homolog	磷酸酶与张力蛋白同源
PTH	parathyroid hormone	甲状旁腺激素
PTLD	posttransplantation lymphoproliferative disease	移植后淋巴组织增生性疾病
PTR	paratesticular rhabdomyosarcoma	睾丸旁横纹肌肉瘤

PTV	planning target volume	计划靶体积
PUVA	psoralen with ultraviolet	补骨脂素联合紫外线
PV	polycythemia vera	真性红细胞增多症
PVB	vinblastin, bleomycin, and cisplatin	长春花碱+博来霉素+顺铂
PXA	pleomorphic xanthoastrocytoma	多形性黄色星形细胞瘤
qid	four times daily	每日4次
QoL	quality of life	生活质量，生存质量，生命质量
qPCR	quantitative real-time polymerase chain reaction	定量聚合酶链反应
RA	refractory anemia	难治性贫血
RAEB	refractory anemia with excess blasts	难治性贫血伴原始细胞增多
RANO	response assessment in neuro-oncology	神经肿瘤学疗效评估
RARS	refractory anemia with ring sideroblasts	难治性贫血伴环状铁粒幼细胞
Rb/RB	retinoblastoma	视网膜母细胞瘤
RBC	red blood cell	红细胞
RCC Ma	renal cell carcinoma marker	肾细胞癌标记物
RCC	renal cell carcinoma	肾细胞癌
RCHOP	rituximab, cyclophosphamide, doxorubicin, vincristine, and prednisone	利妥昔单抗(美罗华)+环磷酰胺+多柔比星+长春新碱+泼尼松
RCMD	refractory cytopenia with multilineage dysplasia	难治性血细胞减少伴多系发育异常
RCUD	refractory cytopenia with unilineage dysplasia	难治性血细胞减少伴单系发育异常
RECIST	response evaluation criteria in solid tumors	实体肿瘤疗效评估标准
RFA	radiofrequency ablation	射频消融
RFS	relapse-free survival	无复发生存期
RGNT	rosette-forming glioneuronal tumor	菊形团形成型胶质神经元肿瘤
R-ISS	Revised International Staging System	修订版国际分期系统
RMC	renal medullary carcinoma	肾髓质癌
R-MPV	rituximab, methotrexate, vincristine, and procarbazine	利妥昔单抗+氨甲喋呤+长春新碱+丙卡巴嗪
RMS	rhabdomyosarcoma	横纹肌肉瘤
RN	refractory neutropenia	难治性中性粒细胞减少
RPLND	retroperitoneal lymph node dissection	腹膜后淋巴结清扫
RPW	relative percentage washout	廓清率
RR	response rate	缓解率
RRSO	risk-reducing salpingo-oophorectomy	预防性输卵管–卵巢切除术
RT	radiotherapy /refractory thrombocytopenia	放射疗法/难治性血小板减少
RTK	receptortyrosine kinase /rhabdoid tumor of the kidney	受体酪氨酸激酶/肾横纹肌样瘤
RTKI	receptor tyrosine kinase inhibitor	受体酪氨酸激酶抑制药
RTOG	Radiation Therapy Oncology Group	美国放射治疗肿瘤组
RT-PCR	reverse transcriptase–polymerase chain reaction	逆转录–聚合酶链反应
SAA	severe anaplastic anemia	重型再生障碍性贫血
SAM	significance analysis of microarray	微阵列显著性分析
SB	sarcoma botryoides	葡萄状肉瘤
SBOT	serous borderline ovarian tumor	卵巢浆液性交界性肿瘤
SBRT	stereotactic body radiotherapy	立体定向体部放疗
SCC	small/squamous cell carcinoma	小细胞癌/鳞状细胞癌
SCCC	small cell carcinoma of the cervix	宫颈小细胞癌
SCCOHT	small cell carcinoma of the ovary：hypercalcemic	卵巢小细胞癌：高血钙型

SCCOPT	small cell carcinoma of the ovary：pulmonary type	卵巢小细胞癌：肺型
SCF	stem cell factor	干细胞因子
SCLC	small cell lung cancer	小细胞肺癌
SCN	serous cystic neoplasm	浆液性囊腺瘤
SCST	sex cord stromal tumor	性索间质肿瘤
SCT	Sertoli cell tumor	支持细胞瘤，Sertoli 细胞瘤
SCTAT	sex cord tumor with annular tubules	环状小管性索瘤
SD	stable disease /standard deviation	疾病稳定 / 标准差
SDH	succinate dehydrogenase	琥珀酸脱氢酶
SEER	Surveillance, Epidemiology, and End Results	监测、流行病学和最终结果
SEGA	subependymal giant cell astrocytoma	室管膜下巨细胞星形细胞瘤
SETTLE	spindle epithelial tumor with thymus-like differentiation	伴胸腺样分化的梭形细胞肿瘤
SFT	solitary fibrous tumor	孤立性纤维瘤
SIADH	syndrome of inappropriate secretion of antidiuretic hormone	抗利尿激素分泌异常综合征
SIL	squamous intraepithelial lesions	鳞状上皮内病变
SIOP	Societe Internationale d’Oncologie Pediatrique	国际儿科肿瘤学会
SIR	standardized incidence ratio	标化发病比
SLCT	Sertoli–Leydig cell tumor	支持 – 间质细胞瘤
SLL	second-look laparoscopy	二次腹腔镜探查术
SLN	sentinel lymph node	前哨淋巴结
SLNBx	sentinel lymph node biopsy	前哨淋巴结活检
SLX	sialyl Lewis X-I	唾液酸化的路易斯 X 抗原 –I
SM	systemic mastocytosis	系统性肥大细胞增生症
SMA	smooth muscle actin	平滑肌肌动蛋白
SM-AHNMD	systemic mastocytosis with an associated hematological nonmast cell lineage disorder	系统性肥大细胞增生症相关血液学非肥大细胞系疾病
SMART	surgery for mesothelioma after radio therapy	放疗后间皮瘤外科治疗
SMN	second malignant neoplasm	继发恶性肿瘤
SNP	single nucleotide polymorphism	单核苷酸多态性
SPB	solitary plasmacytoma of the bone	骨孤立性浆细胞瘤
SPCC	serous papillary carcinoma of the cervix	宫颈浆液性乳头状癌
SPECT	single photon emission computed tomography	单光子发射计算机断层显像
SPTL	subcutaneous panniculitis-like T cell lymphoma	皮下脂膜炎样 T 细胞淋巴瘤
SRS	somatostatin receptor scintigraphy / stereotactic radiosurgery	生长抑素受体显像 / 立体定向放射外科治疗
SSA	somatostatin analog	生长抑素类似物
SSCCT	squamous cell carcinoma of the thyroid	甲状腺鳞状细胞癌
ssIMRT	step-and-shoot intensity-modulated radiotherapy	静态调强放射治疗
SSM	smoldering systemic mastocytosis	阴燃系统性肥大细胞增生症
SSR	somatostatin receptors	生长抑素受体
STC	sarcomatoid thymic carcinoma	肉瘤样胸腺癌
STEP	Pediatric Rare Tumor Group	儿童罕见肿瘤学组
STI-571	signal transduction inhibitor-571	信号转导抑制药 –571
STIC	serous tubal intraepithelial carcinoma	浆液性输卵管上皮内癌
STO	soft tissue osteosarcomas	软组织骨肉瘤
STR	subtotal resection	次全切

STS	soft tissue sarcomas	软组织肉瘤
STUMP	stromal tumors of uncertain malignant potential	恶性潜能未定的间质肿瘤
SUV	standard uptake value	标准摄取值
swIMRT	sliding window	滑动窗
Sz-M	streptozocin and mitotane	链脲佐菌素和米托坦
TACE	transarterial chemoembolization	经动脉化疗栓塞
T-ALL	T cell acute lymphoblastic leukemia	急性 T 淋巴细胞白血病
TAM	transient abnormal myelopoeisis	一过性骨髓异常增生
TARC	thymus- and activation-regulated chemokine	胸腺和活化调节趋化因子
TCC	transitional cell carcinoma	移行细胞癌
TCCC	thymic clear cell carcinoma	胸腺透明细胞癌
TCL1	T cell leukemia/lymphoma 1	T 细胞白血病 / 淋巴瘤 1
TCR	T cell receptor	T 细胞受体
TDGF	teratocarcinoma-derived growth factor	畸胎瘤衍生生长因子
TEC	transient erythroblastopenia of childhood	儿童一过性红细胞减少症
TERT	telomerase reverse transcriptase	端粒酶反转录酶
6-TG	6-thioguanine	6– 硫代鸟嘌呤
TIA	T cell intracellular antigen	T 细胞内抗原
TKI	tyrosine kinase inhibitors	酪氨酸激酶抑制药
T-LBL	T cell lymphoblastic lymphoma	T 细胞淋巴母细胞性淋巴瘤
T-LGL	T cell large granular lymphocyte leukemia	T 细胞大颗粒淋巴细胞白血病
t-MDS	therapy-related myelodysplastic syndrome	治疗相关性骨髓增生异常综合征
TMP	paclitaxel, methotrexate, and cisplatin	紫杉醇 + 甲氨蝶呤 + 顺铂
TNBC	triple-negative breast cancer	三阴乳腺癌
TNF	tumor necrosis factor	肿瘤坏死因子
TNM	tumor/node/metastasis	肿瘤 / 淋巴结 / 转移
TPF	cisplatin, docetaxel, and 5-fluorouracil	顺铂 + 多西紫杉醇 + 氟尿嘧啶
TREP	Cooperative Project on Rare Pediatric Tumors	儿童罕见肿瘤合作项目
TRM	tumor-related mortality	肿瘤相关死亡
TRUS	transrectal ultrasound	经直肠超声
TS	thymidylate synthase /tuberous sclerosis	胸苷酸合成酶 / 结节性硬化
TSC	tuberous sclerosis complex	结节性硬化症
TSQCC	thymic squamous cell carcinoma	胸腺鳞状细胞癌
TTF	thyroid transcription factor /tumor-treating field	甲状腺转录因子 / 肿瘤治疗电场
TTP	time to progression	进展时间
TTT	transpupillary thermotherapy	经瞳孔温热疗法
TUR	transurethal resection	经尿道切除
TURP	transurethral resection of the prostate	经尿道前列腺切除
TVUS	transvaginal ultrasonography	经阴道超声检查
UC	urothelial carcinoma	尿路上皮癌
UICC	Union for International Cancer Control	国际抗癌联盟
uLMS	uterine leiomyosarcoma	子宫平滑肌肉瘤
UM	uveal melanomas	葡萄膜黑色素瘤
uPA	urokinase plasminogen activator	尿激酶型纤溶酶原激活物
UPS	undifferentiated pleomorphic sarcoma	未分化多形性肉瘤
UPSC	uterine papillary serous carcinoma	子宫乳头状浆液性癌

USO	unilateral salpingo-oophorectomy	单侧输卵管 – 卵巢切除术
UV	ultraviolet	紫外线
VAC	vincristine, actinomycin-D, and cyclophosphamide	长春新碱 + 放线菌素 D+ 环磷酰胺
VAD	vincristine, adriamycin, and decadron	长春新碱 + 多柔比星 + 地塞米松
VAT	video-assisted thoracoscopy	电视胸腔镜
VATS	video-assisted thoracoscopic surgery	电视胸腔镜手术
VCA	viral capsid antigen	病毒壳抗原
VCL	vinculin	钮蛋白
VEGF	vascular endothelial growth factor	血管内皮生长因子
VEGFR	vascular endothelial growth factor receptor	血管内皮生长因子受体
VGPA	villoglandular papillary adenocarcinoma	宫颈绒毛状腺癌
VGPR	very good partial remission	很好的部分缓解
VHL	von Hippel–Lindau	von Hippel–Lindau 综合征
VIP	etoposide, ifosfamide, and cisplatin	依托泊苷 + 异环磷酰胺 + 顺铂
VMAT	volumetric modulated arc therapy	容积旋转调强
VMAT2	vesicular monoamine transporter 2	囊泡单胺转运体 2
VP	ventriculoperitoneal	脑室腹腔的
VPCBAE	vinblastine, cisplatin, cyclophosphamide, bleomycin, doxorubicin, and etoposide	长春花碱 + 顺铂 + 环磷酰胺 + 博来霉素 + 多柔比星 + 依托泊苷
VPS	ventriculoperitoneal shunt	脑室腹腔分流术
WBC	white blood cells	白细胞
WBRT	whole-brain radiotherapy	全脑放疗
WDTC	well-differentiated thymic carcinoma	分化良好的胸腺癌
WGS	whole genome sequencing	全基因组测序
WHO	World Health Organization	世界卫生组织
WLE	wide local excision	局部扩大切除
WM	Waldenström macroglobulinemia	Waldenström 巨球蛋白血症
WT	Wilms tumor	肾母细胞瘤
YST	yolk sac tumor	卵黄囊瘤
ZES	Zollinger–Ellison syndrome	卓 – 艾综合征

（赵亚兰　译）